不孕症与辅助生殖

Infertility and Assisted Reproduction

主　编
BOTROS RIZK
JUAN GARCIA-VELASCO
HASSAN SALLAM
ANTONIS MAKRIGIANNAKIS

主　译
孙　鲲

人民卫生出版社

不孕症与辅助生殖

Infertility and Assisted Reproduction

主　编

BOTROS RIZK

JUAN GARCIA-VELASCO

HASSAN SALLAM

ANTONIS MAKRIGIANNAKIS

主　译　孙　鲲

顾　问　王蔼明

主　审　曹铁生　段云友

译　者（按姓氏笔画排序）

王　岩　武警北京总队第二医院特诊科

王　莉　上海中医药大学基础医学院

王伟周　海军总医院妇产科

王蔼明　海军总医院妇产科

白桂芳　海军总医院妇产科

闫　玲　海军总医院妇产科

庄　磊　新疆军区乌鲁木齐总医院超声科

刘成军　海军总医院妇产科

孙　鹏　Phoenix institute of herbal medicine and acupuncture, Arizona, USA

孙　鲲　海军总医院妇产科

吴海燕　海军总医院妇产科

陈　怡　海军总医院妇产科

张兰梅　海军总医院妇产科

周　宁　第四军医大学唐都医院超声科

赵　勇　海军总医院妇产科

段云友　第四军医大学唐都医院超声科

姜　文　海军总医院妇产科

曹铁生　第四军医大学唐都医院超声科

商　微　海军总医院妇产科

人民卫生出版社

Infertility and Assisted Reproduction by Botros Rizk, first published by Cambridge University Press 2008
(ISBN 978-0-521-87379-6)

图书在版编目(CIP)数据

不孕症与辅助生殖/(英)瑞兹克主编;孙鲲译. —北京:
人民卫生出版社,2013.3
ISBN 978-7-117-16693-5

Ⅰ.①不… Ⅱ.①瑞…②孙… Ⅲ.①不孕症-研究
②试管婴儿-研究 Ⅳ.①R711.6②R321-33

中国版本图书馆 CIP 数据核字(2012)第 279666 号

人卫社官网	www.pmph.com	出版物查询，在线购书
人卫医学网	www.ipmph.com	医学考试辅导，医学数据库服务，医学教育资源，大众健康资讯

图字：01-2012-1747

不孕症与辅助生殖

主　　译：孙　鲲
出版发行：人民卫生出版社（中继线 010-59780011）
地　　址：北京市朝阳区潘家园南里 19 号
邮　　编：100021
E - mail：pmph @ pmph. com
购书热线：010-67605754　010-65264830
　　　　　010-59787586　010-59787592
印　　刷：三河市宏达印刷有限公司（胜利）
经　　销：新华书店
开　　本：889×1194　1/16　**印张**：50　**插页**：24
字　　数：1619 千字
版　　次：2013 年 3 月第 1 版　2018 年 7 月第 1 版第 3 次印刷
标准书号：ISBN 978-7-117-16693-5/R · 16694
定　　价：199.00 元
打击盗版举报电话：010-59787491　E-mail：WQ @ pmph. com
（凡属印装质量问题请与本社销售中心联系退换）

作者名录

EDITORS

Botros R. M. B. Rizk, M.D., M.A., F.R.C.O.G., F.R.C.S.(C), H.C.L.D., F.A.C.O.G., F.A.C.S.
Professor and Head, Division of Reproductive Endocrinology and Infertility, Department of Obstetrics and Gynecology, University of South Alabama, Medical and Scientific Director USA ART program, Mobile, Alabama, USA

Juan A. Garcia-Velasco, M.D., Ph.D.
Director, IVI-Madrid, Assistant Professor, Rey Juan Carlos University, Madrid, Spain

Hassan N. Sallam, M.D., F.R.C.O.G., Ph.D. (London)
Director, The Suzanne Mubarak Regional Centre for Women's Health and Development, Professor, Obstetrics and Gynaecology, and Vice Dean, University of Alexandria, Alexandria, Egypt

Antonis Makrigiannakis, M.D.
Professor of Obstetrics and Gynecology, Laboratory of Human Reproduction, Department of Obstetrics and Gynecology, University of Crete, Crete, Greece

AUTHORS

Michel Abou Abdallah, M.D.
Executive Director, Middle East Fertility Society, Beirut, Lebanon

Mohamed Aboulghar, M.D.
Professor, Department of Obstetrics and Gynaecology, Cairo University, Medical Director, Egyptian IVF-ET Centre, Cairo, Egypt

Mostafa Abuzeid, M.D., F.A.C.O.G., F.R.C.O.G.
Director of the Division of Reproductive Endocrinology, Department of Obstetrics and Gynecology, Hurley Medical Center, Flint, Michigan, USA
Practice Director, IVF Michigan, Rochester Hills, Michigan, USA
Professor, Department of Obstetrics and Gynecology, Michigan State University College of Human Medicine, East Lansing, Michigan, USA

G. David Adamson, M.D., F.R.C.S.C., F.A.C.O.G., F.A.C.S.
Director, Fertility Physicians of Northern California, Palo Alto, California, USA
Director, Fertility & Reproductive Health Institute of Northern California, San Jose, California, USA
Clinical Professor, Stanford University, Associate Clinical Professor, U.C. San Francisco School of Medicine, San Francisco, California, USA

Ashok Agarwal, Ph.D., H.C.L.D.
Professor and Director, Reproductive Research Centre, Glickman Urological Institute, The Cleveland Clinic Foundation, Cleveland, Ohio, USA

Claudio Alvarez
Instituto Valenciano de Infertilidad, Santiago, Chile

Amutha Anpananthar, M.B.B.S., B.Sc.
University College London, Department of Community Child Health, London, UK

Aydin Arici, M.D.
Associate Professor and Head, Division of Reproductive Endocrinology & Infertility, Department of Obstetrics and Gynecology, Yale University School of Medicine, New Haven, Conneticut, USA

Alicia Armstrong, M.D., M.H.S.C.R.
Reproductive Biology and Medicine Branch, National Institute of Child Health & Human Development, Bethesda, Maryland, USA

Cem S. Atabekoglu, M.D.
Department of Obstetrics and Gynecology, Ankara University School of Medicine, Ankara, Turkey

Nabil Aziz, M.B., Ch.B., M.R.C.O.G., M.D.
Consultant Gynecologist, Liverpool Women's Hospital, Lecturer, The University of Liverpool, Liverpool, UK

Shawky Z. A. Badawy, M.D.
Professor and Chair, Department of Obstetrics and Gynecology, Division of Reproductive Endocrinology and Infertility, State University of New York, Upstate Medical University, Syracuse, New York, USA

Susan Baker
Associate Professor, Division of Maternal Fetal Medicine, Department of Obstetrics and Gynecology, University of South Alabama, Mobile, Alabama, USA

Juan Balasch, M.D.
Professor and Chairman, Institute Clinic Gynecology, Obstetrics and Neonatology, Hospital Clinic-Institut d'Investigacions Biomediques August Pi I Sunyer (IDIBAPS), Faculty of Medicine – University of Barcelona, Barcelona, Spain

Theodore A. Baramki, M.D., F.A.C.O.G.
Department of Gynecology and Obstetrics, Johns Hopkins University School of Medicine, Baltimore, Maryland, USA

Alberto Barros
Centre for Reproductive Genetics, Porto, Portugal

Mohamed A. Bedaiwy, M.D.
Department of Obstetrics and Gynecology, The Cleveland Clinic Foundation, Cleveland, Ohio, USA

Bulent Berker, M.D.
Ankara University School of Medicine, Department of Obstetrics & Gynecology, Division of Reproductive Endocrinology & Endoscopic Surgery, Ankara, Turkey

O. Bern
Infertility and IVF Unit, Assaf Harofeh Medical Center, Zerifin, Sackler School of Medicine, Tel-Aviv University, Tel-Aviv, Israel

C. M. Boomsma, Ph.D. Student
Division Perinatology and Gynaecology, University Medical Center Utrecht, Utrecht, The Netherlands

E. Bosch
Instituto Universitario IVI, Madrid, Spain

Gurkan Bozdag, M.D.
Hacettepe University Faculty of Medicine, Department of Obstetrics and Gynecology, Ankara, Turkey

Hyacinth N. Browne, M.D.
Reproductive Biology and Medicine Branch, National Institute of Child Health & Human Development, Bethesda, Maryland, USA

Cristiano E. Busso
Instituto Valenciano de Infertilida, Valencia, Spain

Rafael A. Cabrera, M.D.
HOUSTON IVF, Memorial Hermann Memorial City Hospital, Houston, Texas, USA

Robert F. Casper, M.D., F.R.C.S.(C)
Professor, Division of Reproductive Sciences, Fran and Lawrence Bloomberg Department of Obstetrics & Gynecology, Senior Scientist, Samuel Lunenfeld Research Institute, Mount Sinai Hospital, The University of Toronto, Toronto, Ontario, Canada, President, CAREM (Canadian American Reproductive Medicine), Windsor, Ontario, Canada

Charles Chapron, M.D.
Reproductive Endocrinology and Infertility, Department of Obstetrics and Gynecology, Hôpital Cochin, Paris, France

Ri-Cheng Chian, Ph.D.
McGill University, Department of Obstetrics and Gynecology, Royal Victoria Hospital, Montreal, Quebec, Canada

Patrizia Maria Ciotti, B.Sc.
Infertility and IVF Centre, University of Bologna, Bologna, Italy

Mel Cohen, Ph.D.
Executive Director, Reproductive Medicine & Fertility Centers, Colorado Springs, Colorado, USA Corona Institute for Reproductive Medicine & Fertility, Corona, California, USA New Mexico Gynecology & Fertility Institute, Santa Fe, New Mexico, USA

Frank Comhaire, M.D., Ph.D.
Professor Emeritus, Endocrinology-Andrology, Ghent University Hospital, Gent, Belgium

Nieves Cremades
IVF Lab, Department of Gynecology and Obstetrics, Academic Hospital of Alicante, Spain

Diane K. Cridennda, L.Ac.
Owner/Director, East Winds Acupuncture, Inc., Colorado Springs, Colorado, USA

Giuseppe Damiano, M.D.
Infertility and IVF Centre, University of Bologna, Bologna, Italy

Alan H. DeCherney, M.D.
Branch Chief of Reproductive Biology and Medicine Branch, National Institute of Child Health & Human Development, Bethesda, Maryland, USA

Aygul Demirol, M.D.
Medical Director, CLINIC Women Health,
Infertility and IVF Center, Ankara, Turkey

Ezgi Demirtas, M.D.
McGill University,
Department of Obstetrics and Gynecology,
Royal Victoria Hospital, Montreal, Quebec, Canada

Martine De Rycke, Ph.D.
Research Centre for Reproduction and Genetics,
Academisch Ziekenhuis, Vrije Universiteit Brussel,
Brussels, Belgium

Petra De Sutter, M.D., Ph.D.
Center for Reproductive Medicine,
Research Fellow of the Flemish Foundation for
Scientific Research (FWO), Women's Clinic,
Ghent University Hospital, Ghent,
Belgium

Paul Devroey, M.D., Ph.D.
Clinical Director,
Research Centre for Reproduction and Genetics,
Academisch Ziekenhuis, Vrije Universiteit Brussel,
Brussels, Belgium, The Center for Reproductive
Medicine, Brussels, Belgium

Dominique de Ziegler
Joint Division of Reproductive Endocrinology and
Infertility, Department of Obstetrics and Gynecology,
University Hospitals of Geneva and Lausanne,
Switzerland

Richard Palmer Dickey, M.D., Ph.D., F.A.C.O.G.
Section of Reproductive Endocrinology,
Department of Obstetrics and Gynecology,
Louisiana State University School of Medicine,
New Orleans, Louisiana, USA, Medical Director,
The Fertility Institute of New Orleans,
Mandeville, Louisiana, USA

Maria Dirodi, M.D.
Infertility and IVF Centre, University of Bologna,
Bologna, Italy

J. Domingo
Instituto Universitario IVI, Spain

F. Domínguez
Fundacion IVI, Instituto Universitario IVI, Universidad
de Valencia, Valencia, Spain

Shai Elizur, M.D.
McGill University, Department of Obstetrics and
Gynecology, Royal Victoria Hospital, Montreal,
Quebec, Canada

John Erian, M.B., B.Ch., F.R.C.O.G.
Consultant Gynaecologist and Minimal Access Surgeon,
Kent, UK

Ibrahim Esinler, M.D.
Hacettepe University Faculty of Medicine,
Department of Obstetrics and Gynecology,
Ankara, Turkey

Tommaso Falcone, M.D.
Professor and Chair,
Department of Obstetrics & Gynecology,
The Cleveland Clinic Foundation,
Cleveland, Ohio, USA

Valeria Farfalli, M.D.
S.I.S.Me.R., Reproductive Medicine Unit, Bologna, Italy

Bart C. J. M. Fauser, M.D., Ph.D.
Professor of Reproductive Medicine, Chair,
Department of Reproductive Medicine & Gynecology,
Head, Division of Perinatology & Gynecology,
University Medical Center, Utrecht, The Netherlands

Anna Pia Ferraretti, M.D., Ph.D.
Scientific Director, S.I.S.Me.R. Reproductive Medicine
Unit, Bologna, Italy

Gordon Lucas Fifer, M.D.
Department of Urology, Tulane University, School of
Medicine, New Orleans, Louisiana, USA

Timothee Fraisse, M.D.
Joint Division of Reproductive Endocrinology and
Infertility, Department of Obstetrics and Gynecology,
University Hospitals of Geneva and Lausanne,
Switzerland

S. Friedler, M.D.
Infertility and IVF Unit, Assaf Harofeh Medical Center,
Zerifin, Sackler School of Medicine,
Tel-Aviv University, Tel-Aviv, Israel

Juan A. Garcia-Velasco, M.D.
Director, IVI Madrid,
Assistant Professor of Obstetrics and Gynecology,
Rey Juan Carlos University, Madrid, Spain

David K. Gardner, Ph.D.
Chair of Zoology, University of Melbourne, Australia,
Scientific Director, Colorado Center for
Reproductive Medicine, Englewood, Colorado, USA

Tarek A. Gelbaya, M.D.
Department of Obstetrics and Gynaecology,
Royal Bolton Hospital, Bolton, UK

Jan Gerris, M.D., Ph.D.
Professor, Division of Gynecology,
Center for Reproductive Medicine,
Women's Clinic, University Hospital,
Ghent, Belgium

Luca Gianaroli, M.D.
S.I.S.MeR. Centre, Bologna, Italy

Yariv Gidoni, M.D.
McGill University, Department of Obstetrics and Gynecology, Royal Victoria Hospital, Montreal, Quebec, Canada

Raúl Gomez, M.D.
Universidad de Valencia, Valencia, Spain

Alfredo Guillén
IVI-Madrid, Spain

Timor Gurgan, M.D.
Professor, Hacettepe University, Department of OB/GYN, Reproductive Endocrinology and IVF Unit, Academic Director, CLINIC Women Health, Infertility and IVF Center, Ankara, Turkey

Levent Gurkan, M.D.
Department of Urology, Tulane University, School of Medicine, New Orleans, Lousiana, USA

Julie Hazelton
Division of Reproductive Endocrinolgy and Infertility, Department of Obstetrics and Gynecology, University of South Alabama, Mobile, Alabama, USA

Wayne J. G. Hellstrom, M.D., F.A.C.S.
Professor, Department of Urology, Tulane University, School of Medicine, New Orleans, Lousiana, USA

Ahmet Helvacioglu, M.D., F.A.C.O.G.
Obstetrics and Gynecology, Fairhope, Alabama, USA

Timothy N. Hickman, M.D.
Medical Director, Houston IVF, Memorial Hermann Memorial City Hospital, Houston, Texas, USA

James Hole, D.O., F.A.C.O.G.
Division of Maternal Fetal Medicine, Department of Obstetrics and Gynecology, University of South Alabama, Mobile, Alabama, USA

Scherri B. Holland, R. N.
Division of Reproductive Endocrinolgy and Infertility, Department of Obstetrics and Gynecology, University of South Alabama, Mobile, Alabama, USA

Hananel Holzer, M.D.
McGill University, Department of Obstetrics and Gynecology, Royal Victoria Hospital, Montreal, Quebec, Canada

Amjad Hossain, Ph.D., H.C.L.D.
Assistant Professor and Director, Andrology and ART Laboratory Services, Division of Reproductive Endocrinology and Infertility, Department of Obstetrics and Gynecology, University of Texas Medical Branch, Galveston, Texas, USA

Ziad R. Hubayter, M.D.
Department of Gynecology and Obstetrics, Division of Reproductive Endocrinology and Infertility, The Johns Hopkins University, Baltimore, Maryland, USA

Chris A. Huff
Division of Reproductive Endocrinology and Infertility, Department of Obstetrics and Gynecology, University of South Alabama, Mobile, Alabama, USA

Hesham Al Inany, M.D.
Department of Obstetrics and Gynaecology, Cairo University, Egyptian IVF-ET Centre, Cairo, Egypt

Howard W. Jones, Jr.
Emeritus Professor, Eastern Virginia Medical School, Founder of the Jones Institute, Norfolk, Virginia, USA

Nadia Kabli, M.D.
Fellow of Reproductive Endocrinology and Infertility, McGill University, Montreal, Quebec, Canada

E. Kasterstein
Infertility and IVF Unit, Assaf Harofeh Medical Center, Zerifin, Sackler School of Medicine, Tel-Aviv University, Tel-Aviv, Israel

Ruth Kennedy, C.R.N.P.
IVF Coordinator, Division of Reproductive Endocrinology and Infertility, Department of Obstetrics and Gynecology, University of South Alabama, Mobile, Alabama, USA

Alexis H. Kim
Fertility Physicians of Northern California, Palo Alto, California, USA

D. Komarovsky
Infertility and IVF Unit, Assaf Harofeh Medical Center, Zerifin, Sackler School of Medicine, Tel-Aviv University, Tel-Aviv, Israel

T. F. Kruger, M.D.
Reproductive Biology Unit, Department of Obstetrics and Gynecology, University of Stellenbosch and TygerBerg Hospital, TygerBerg, South Africa

Michela Lappi
Medicine via pazzani, Bologna, Italy

Mariano Lavolpe, M.Sc.
Associate Director IVF Laboratory, Center for Studies in Gynecology and Reproduction (CEGYR), Buenos Aires, Argentina

N. S. Macklon, M.B.Ch.B., M.D.
Department of Reproductive Medicine and Gynecology, University Medical Center, Utrecht, The Netherlands

Paul C. Magarelli, M.D., Ph.D.
Owner/Medical Director, Reproductive Medicine & Fertility Centers, Colorado Springs, Colorado, USA
Associate Professor, University of New Mexico, Department of Obstetrics & Gynecology, Albuquerque, New Mexico, USA

M. Cristina Magli, M.Sc., S.I.S.Me.R.
Reproductive Medicine Unit, Bologna, Italy

Ahmed Mahmoud, M.D., Ph.D.
Laboratory of Andrology, Ghent University Hospital, Gent, Belgium

Antonis Makrigiannakis, M.D.
Professor of Obstetrics and Gynecology, Laboratory of Human Reproduction, Department of Obstetrics and Gynaecology, University of Crete, Crete, Greece

Suketu M. Mansuria, M.D.
Assistant Professor of Obstetrics, Gynecology and Reproductive Sciences, Division of Minimally Invasive Gynecologic Surgery, University of Pittsburgh Medical Center, Magee-Womens Hospital, Pittsburgh, Pennsylvania, USA

Claire Mazoyer, M.D.
Laboratory of Hormonology and Tumor Markers, Department of Clinical Chemistry/Anatomopathology, University Hospital Free University Brussels, Brussels, Belgium

Laurie J. McKenzie, M.D., F.A.C.O.G
Houston IVF, Houston, Texas, USA

Ioannis E. Messinis
Department of Obstetrics and Gynecology, University of Thessalia, Larissa, Greece

Sameh Mikhail, M.D.
Department of Medicine, Rochester General Hospital, Rochester, New York, USA

Mohamed F. M. Mitwally, M.D.
Clinical Assistant Professor, Division of Reproductive Endocrinology & Infertility, Department of Obstetrics and Gynecology, University of New Mexico, Albuquerque, New Mexico, USA
Reproductive Endocrinologist, RMFC (Reproductive Medicine and Fertility Center), Colorado Springs, Colorado, USA

David Mortimer, Ph.D.
President, Oozoa Biomedical, Inc., West Vancouver, British Columbia, Canada

Sharon T. Mortimer
Oozoa Biomedical, Inc., West Vancouver, British Columbia, Canada

Hany F. Moustafa, M.D.
Fellow, Division of Reproductive Endocrinology and Infertility, Department of Obstetrics and Gynecology, University of South Alabama, Mobile, Alabama, USA,
Alabama Lecturer, Suez Canal University, Ismailia, Egypt

Suheil J. Muasher, M.D.
Department of Gynecology and Obstetrics, Division of Reproductive Endocrinology and Infertility, Johns Hopkins University, Baltimore, Maryland, USA, Director, The Muasher Center for Fertility and IVF, Fairfax, Virginia, USA, Department of Obstetrics and Gynecology, Johns George Washington University, Washington, DC, USA, Department of Obstetrics and Gynecology, Virginia Commonwealth University, Richmond, Virginia, USA

Santiago Munnè, Ph.D.
Reprogenetics, Paramus, New Jersey, USA

Manubai Nagamani, M.D.
Professor and Chief, Division of Reproductive Endocrinology and Infertility, Department of Obstetrics and Gynecology, University of Texas Medical Branch, Galveston, Texas, USA

Zsolt Peter Nagy, M.D., Ph.D., H.C.L.D.
Scientific and Laboratory Director, Reproductive Biology Associates, Atlanta, Georgia, USA

Luciano G. Nardo, M.D.
Department of Reproductive Medicine, St Mary's Hospital, Division of Human Development, University of Manchester, Manchester, UK

Mary George Nawar, M.D., M.R.C.Oph.
Department of Obstetrics and Gynecology, University of South Alabama, Mobile, Alabama, USA

Camran Nezhat, M.D., F.A.C.O.G., F.A.C.S.
Fellowship Director, Center for Special Minimally Invasive Surgery, Past President, Society of Laparoendoscopic Surgeons, Clinical Professor of OB/GYN(Adj), Clinical Professor of Surgery(Adj), Stanford University Medical School, Stanford University, Palo Alto, California, USA

Florencia Nodar, M.Sc.
Director, IVF Laboratory, Center for Studies in Gynecology and Reproduction (CEGYR), Buenos Aires, Argentina

Anastasios Pachydakis, M.D., D.F.F.P., M.R.C.O.G.
Specialist Registrar Obstetrics and Gynaecologist,
Princess Royal University Hospital UK,
Sidcup, UK

Antonio Pellicer
Professor, IVI, Instituto Valenciano de Infertilidad,
Valencia, Spain

M. E. Poo, C., M.D.
Spanish Stem Cell Bank, Prince Felipe Research Center,
University of Valencia, IVI Foundation, University of
Valencia, Valencia, Spain

Eleonora Porcu, M.D.
Director, Infertility and IVF Center, University of Bologna,
Bologna, Italy

Kathy B. Porter, M.D., M.B.A.
Professor and Chair, Department of Obstetrics and
Gynecology, University of South Alabama, Mobile,
Alabama, USA

Marc Princivalle, Ph.D.
Target Validation, Ferring Research Ltd, Southampton, UK

Guillermo Quea
IVI-Madrid, Spain

Caroline Ragheb
University of Alabama, School of Medicine, Birmingham,
Alabama, USA

Nasir Rana, M.D., M.P.H., F.A.C.O.G.
Associate Director, Oak Brook Institute of Endoscopy,
Oak Brook, Illinois, USA, Assistant Professor,
Rush Medical College, Chicago, Illinois, USA

Vanesa Y. Rawe, M.Sc., Ph.D.
Director, Basic Research Laboratory,
Center for Studies in Gynecology and Reproduction
(CEGYR), Buenos Aires, Argentina

A. Raziel
Infertility and IVF Unit, Assaf Harofeh Medical Center,
Zerifin, Sackler School of Medicine, Tel-Aviv
University, Tel-Aviv, Israel

Robert W. Rebar, M.D.
Executive Director, American Society for Reproductive
Medicine, Volunteer Professor, Department of
Obstetrics and Gynecology, University of Alabama,
Birmingham, Alabama, USA

S. Reis
Instituto Universitario IVI, Madrid, Spain

J. Remohí
Instituto Universitario IVI, Madrid, Spain

Antonio Requena
IVI-Madrid, Spain

Botros R. M. B. Rizk, M.D., M.A., F.R.C.O.G., F.R.C.S.(C),
H.C.L.D., F.A.C.O.G., F.A.C.S.
Professor and Head, Division of Reproductive
Endocrinology and Infertility,
Department of Obstetrics and Gynecology,
University of South Alabama,
Medical and Scientific Director, USA
ART program, Mobile, Alabama, USA

Christine B. Rizk
John Emory Scholar, Emory University, Atlanta,
Georgia, USA

Christopher B. Rizk
Rice University, Houston, Texas, USA

David B. Rizk
Research Assistant, Department of Obstetrics and
Gynecology, University of South Alabama,
College of Medicine, Mobile,
Alabama, USA

A. Rolaki
Laboratory of Human Reproduction,
Department of Obstetrics and Gynaecology,
Medical School, University of Crete, Crete,
Greece

R. Ron-El, M.D.
Professor and Head of Fertility and IVF Unit,
Assaf Harofe Medical Center, Tel-Aviv University,
Zerifin, Israel

Carlos Rotman, M.D., F.A.C.O.G.
Director, Oak Brook Institute of Endoscopy,
Oak Brook, Illinois, USA,
Associate Professor, Rush Medical College,
Chicago, Illinois, USA

Rosália Sá
Lab Cell Biology, ICBAS, University of Porto,
Porto, Portugal

Jean Clair Sadeu, M.D.
Follicle Biology Laboratory, Vrije Universiteit Brussel
(VUB), Brussels, Belgium

Hassan N. Sallam, M.D., F.R.C.O.G., Ph.D. (London)
Director, The Suzanne Mubarak Regional Centre for
Women's Health and Development, Professor,
Obstetrics and Gynaecology, University of Alexandria,
Alexandria, Egypt

Joseph S. Sanfilippo, M.D., M.B.A.
Professor of Obstetrics,
Gynecology and Reproductive Sciences,
Division of Reproductive Endocrinology &
Infertility & Minimally Invasive Gynecologic Surgery,
Vice Chairman, Division of Reproductive Sciences,
University of Pittsburgh Medical Center,
Magee-Womens Hospital, Pittsburgh,
Pennsylvania, USA

Jonathan G. Scammell, Ph.D.
Professor, Pharmacology and Chair Comparative Medicine, University of South Alabama College of Medicine, Mobile, Alabama, USA

M. Schachter
Infertility and IVF Unit, Assaf Harofeh Medical Center, Zerifin, Sackler School of Medicine, Tel-Aviv University, Tel-Aviv, Israel

A. Michele Schuler, D.V.M., Ph.D.
Department of Comparative Medicine, University of South Alabama, Mobile, Alabama, USA

Gamal I. Serour, F.R.C.O.G., F.R.C.S.
Professor of Obstetrics and Gynecology, Director, International Islamic Center of Population Studies and Research, Al-Azhar University, Former Dean of Al-Azhar University, Clinical Director, The Egyptian IVF & ET Center, Maadi, Cairo, Egypt

Françoise Shenfield, L.R.C.P., M.R.C.S., M.A.
Reproductive Medicine Unit, University College Hospital, London, UK

Jennifer Shinners, M.D.
Department of Obstetrics and Gynecology, State University of New York, Upstate Medical University, Syracuse, New York, USA

Frances Shue, M.D.
Department of Obstetrics and Gynecology, State University of New York, Upstate Medical University, Syracuse, New York, USA

Sherman J. Silber, M.D.
Infertility Center of St. Louis, St. Luke Hospital, St. Louis, Missouri, USA

Joaquina Silva
Centre for Reproductive Genetics, Porto, Portugal

Carlos Simón, M.D.
Spanish Stem Cell Bank, Prince Felipe Research Center, University of Valencia, IVI Foundation, University of Valencia, Valencia, Spain

Johan Smitz, M.D., Ph.D.
Laboratory of Hormonology and Tumor Markers, Department of Clinical Chemistry/Anatomopathology, University Hospital Free University Brussels, Brussels, Belgium

Jonathan Y. Song, M.D., F.A.C.O.G.
Oak Brook Institute of Endoscopy, Oak Brook, Illinois, USA, Assistant Professor, Rush Medical College, Chicago, Illinois, USA

Mário Sousa, M.D., Ph.D.
Specialist of Laboratorial Medicine of Reproduction, Director, Lab Cell Biology, Inst. Biomedical Sciences Abel Salazar, University of Porto, Porto, Portugal

Samuel J. Strada, Ph.D.
Dean, College of Medicine, Professor of Pharmacology University of South Alabama, Mobile, Alabama, USA

D. Strassburger
Infertility and IVF Unit, Assaf Harofeh Medical Center, Zerifin, Sackler School of Medicine, Tel-Aviv University, Tel-Aviv, Israel

Carlos E. Sueldo, M.D., F.A.C.O.G.
Clinical Professor, University of California San Francisco-Fresno, Fresno, California, USA
Senior Consultant, Oak Brook Institute of Endoscopy, Oak Brook, Illinois, USA
Center for Studies in Gynecology and Reproduction, Buenos Aires, Argentina, USA

Eric S. Surrey, M.D.
Medical Director, Colorado Center for Reproductive Medicine, Englewood, Colorado, USA

Alastair Sutcliffe, M.D., M.R.C.P., F.R.C.P.C.H.
Senior Lecturer in Child Health, Honorary Consultant, Institute of Child Health, Royal Free and University of Medical School, University of College London, Department of Community Child Health, London, UK

Seang Lin Tan, M.D., M.B.B.S., F.R.C.O.G., F.R.C.S.C., M.med. (O&G), M.B.A.
Professor and Chair, McGill University, Department of Obstetrics and Gynecology, Royal Victoria Hospital Montreal, Quebec, Canada

Biljana Popovic Todorovic
The Center for Reproductive Medicine, Brussels, Belgium

Togas Tulandi, M.D., M.H.C.M.
Professor of Obstetrics and Gynecology, Milton Leong Chair in Reproductive Medicine, McGill University, Montreal, Quebec, Canada

Evert J. P. Van Santbrink, M.D., Ph.D.
Division of Reproductive Medicine, Department of Obstetrics and Gynecology, Dijkzigt Academic Hospital, Rotterdam, The Netherlands

Stefano Venturoli, M.D.
Infertility and IVF Centre,
University of Bologna,
Bologna, Italy

A. Watrelot, M.D.
CRES (Centre de Recherche et d'Etude de la Sterílite),
Lyon, France

Hakan Yarali, M.D., Ph.D.
Hacettepe University Faculty of Medicine,
Department of Obstetrics and Gynecology,
Ankara, Turkey

Edgardo Yordan
Oak Brook Institute of Endoscopy, Oak Brook,
Illinois, USA

前　言

Howard W. Jones, Jr.

这是一部真正意义上的关于不孕症及辅助生殖方面的国际性著作，参编人员来自 18 个国家，这反映了辅助生殖技术已得到广泛的发展，世界各地都有自己的生殖专家。事实上在国际生育学会联合会的赞助下，有关辅助生殖技术的法律与法规的出版物《生殖与不育》2007 年的增刊《07 年监测》中指出，世界上三分之二的人口所居住的国家可以提供辅助生殖技术的医疗服务。当然，需要着重指出的是在不同的国家中这项服务的普及率也大不相同。

《07 年监测》同时也指出在不同的国家中人们认为真正需要监控的部分也有很大区别，这种区别导致了一些有趣的和意想不到的结果，例如：

- 在意大利，受精卵的低温保存是被禁止的，这导致了科研人员对卵细胞的低温保存和玻璃化保存的深入研究（参看 Porcu 主编的章节）。
- 在比利时，能够享受政府提供的医疗保险的人群中，如果接受体外受精的患者小于 36 岁，则每次只能移植一个受精卵，这就促使科研人员加强了对选择性单胚胎移植（eSET）的评估研究，其结果是 eSET 明显提高了移植受孕率并大幅度地减少了多胎妊娠（参看 Gerris 主编的章节）。

厨师可以根据菜谱去做一道美味的菜肴，而一名合格的医生则不能只依靠教科书行医。毫无疑问，医生需要通过实践获得知识，但要想成为一名知识全面的医生则必须懂得在表面的症状下所潜在的生理学与病理学基础。本书可帮助医生获得更多的知识，比如说，在有关受精卵移植的章节中，本书从实践方面（参看 deZiegler 主编的章节）和分子方面（参看 Simon 主编的章节）分别进行了阐述。

要学习控制受精卵移植前的卵巢过度刺激综合征，必须先学习其中的生理学基础（参看 Makrigiannakis 和 Messinis 主编的章节）。只有这样作为一名医生才能懂得各种各样的刺激症状和机体反应的前因后果（参看 Fauser、Macklon、Aboulghar 和 Nardo 主编的章节）。

与其他医学学科相比，生殖医学需要面对众多敏感的伦理学及政策问题，仅仅是因为它涉及生殖这一特殊而又与众不同的社会领域。一名合格的医生必须了解患者在这一方面的顾虑。

总之，本书可帮助各位从业者成为一名合格的辅助生殖医生。

序

Samuel J. Strada, Ph. D.

本书综合了生殖医学各研究方向领军人物的最新成果,读者将从本书中领略他们对生殖医学学科全面而又独到的观点。本书的编者集中了来自六大洲的精英人士。本书的一些章节,比如说,第二部分不孕症,内容丰富翔实,完全可以独立成册。该部分从介绍女性的发育开始到详细阐述不孕症治疗中内窥镜、宫腔镜和腹腔镜所起的作用。接下来又论述了男性与女性的超声检查,为我们带来了先进的男性不育症评价方法,介绍了现行的临床标准,并对未来 DNA 技术的应用进行了展望。本部分还阐述了排卵过程的生理学知识以及目前妇科医生指定的常用药物的药理学机制,并附专文讨论未来可能改变治疗策略的药理学研究进展;在其后半部分还讨论了生殖医学其他临床范畴,诸如子宫内膜异位症的治疗、多囊卵巢与不孕症的关系,以及卵巢早衰等等。第三部分是由本书主编之一 Botros R. M. B. Rizk 所做的专家讲座,对辅助生殖技术进行了详尽的综合评价,毫无疑问会吸引众多读者的注意。更多秘而不宣的科研题目,或者至少是不常见诸于报道的课题,诸如低温生物学、中草药与辅助生殖技术、与辅助生殖技术有关的各种先天性畸形和染色体异常,还有最后一部分生育与辅助生殖中的伦理学难题,对干细胞研究从科学性、合法性以及宗教信仰等多方面进行了探讨。换言之,对于致力于生殖生物学研究的人员,无论你是专家还是初学者,本书都是一本有用的参考书。

简　介

Botros R. M. B. Rizk, Juan A. Garcia-Velasco, Hassan N. Sallam, Antonis Makrigiannakis

在过去的30年里，时间见证了生殖医学由科幻小说的情节转变为发展最为迅速的医学学科之一，本书也证实了这一使我们的临床医学发生巨变的科研成就。在Alexandria举行了庆祝活动，祝贺人类的体外受精（IVF）成功30周年，并以此特别纪念Robert Edwards。如今全世界已有超过百万的试管婴儿诞生，这扇由Robert Edwards和Patrick Steptoe开启的神秘之门引领着我们走向更多的奇迹：卵胞浆内单精子注射；未成熟卵细胞的体外培养；卵细胞玻璃化冻存；胚胎植入前遗传学诊断技术；以及卵巢移植等等都已梦想成真，但是还有很多夫妇无法生育自己的孩子，这激励着我们继续向前。

本书的作者们是这30年里生殖医学领域的佼佼者，他们把最好和最先进的研究成果奉献给我们，使我们感受到他们每个人心里真诚的信念，他们的努力支撑着社会中的道德伦理和尊严。他们之间的友谊与协作精神令人惊异。他们确实来自六大洲，许多人还不止在一个大洲工作过，所以他们能够以这样一种高雅和独特的方式进行合作是很正常的。不同的章节风格各异，但书中体现的精神让它们合为一体。从生殖生理学到手术操作再到辅助生殖，作者文风优雅，充分考虑了伦理与道德因素。我们由衷地感谢每一位作者带给我们的专业知识，钦佩并欣赏他们的友谊。我们郑重地把它交到您——我们的读者手上，希望这部体现生殖医学发展水平的著作能够让您一窥未来，并激发起您求知的本能。祝您阅读愉快，一如我们的愉快编写。

■ 提　　要 ■

本书详细介绍了有关不孕症及辅助生殖医疗操作技术与原理。目前辅助生殖技术已相当普及，覆盖了全球三分之二的人口。来自18个不同国家的世界顶级专家奉献了在各自领域的研究成果，共同编写了这部开创性的专著。辅助生殖技术是当代医学迅猛发展又备受争议的领域之一，不同的国家对辅助生殖应用技术研究有着不同的限制，因此来自世界各地的专家们在不同的生殖技术专题中为我们带来了多种多样且具有权威性的观点。本书内容全面，阐述了有关生殖生理学、不孕症的评估和治疗、辅助生殖技术的最新研究进展以及由此产生困扰临床医生与从业人员的医学伦理学难题。本书可作为世界范围内的辅助生殖从业人员的指导性参考书。

声　明

在遵循目前公认的医学标准与实践的基础上我们已经做了一切努力保持本书内容的准确性和先进性。但是，各位编者、编辑及出版商不能保证本书所涉及的各种信息完全正确，尤其因为随着研究的深入与新规则的制定，临床的医疗标准也在不断地调整之中，因此本书编者、编辑及出版商在此郑重声明，对由于使用本书内容而造成的直接或间接的各种损害不负担任何法律责任，并强烈建议读者在使用设备或药物前仔细阅读厂方提供的指导资料。

译　者　序

在国家有关部门指导下，中国妇女儿童事业发展中心、中国人口协会共同发起了“2009 中国不孕不育现状调查”活动，结果显示，全国有育龄夫妇约 2.3 亿人，不孕不育发生率大概在 15% 到 20%，也就是说至少有 1000 万个家庭受生育难题的困扰，而且每年以数十万的速度递增。海军总医院妇产科于 2007 年成立辅助生殖中心，开展不孕不育诊治及辅助生殖工作，2009 年门诊量约 15 000 例，完成辅助生殖周期 400 余例。目前越来越多的医院及医疗机构开展不孕症及辅助生殖诊治工作，以满足日益增长的患者需求，由此产生了很大的专业人员的空缺，多数从业人员的专业理论方面水平亟待提高。

本书由美国阿拉巴马医科大学生殖内分泌与辅助生殖系主任 Botros R. M. B 教授主编，参编作者多达 150 余位，几乎包含了全美所有从事生殖医学的一流专家，内容包括四部分：生殖生理学、不孕症的评价与治疗、辅助生殖、生育与辅助生殖中的伦理学难题。内容详尽，知识新颖，是一本非常值得向中国同行推荐的辅助生殖医学专著。

由于译者水平有限，书中错误在所难免，请广大读者批评指正。译者在此再次提醒，书中提及各种药品名称及用量仅供参考，实际名称及用量请以国内药典为准。本文译者不承担由此引起的各种损失的法律责任。特此声明。

孙鲲

2012.8

目　录

第一部分　生殖生理学

第二部分　不孕症的评价与治疗

第三部分　辅助生殖

第四部分 生育与辅助生殖中的伦理学难题

■ 第一部分 ■

生殖生理学

第1章

卵泡的生长过程:从窦前卵泡到黄体的退化

Antonis Makrigiannakis, A. Rolaki

引言

女性性腺最重要的功能是生成配子,即卵细胞,以及分泌性激素,如雌激素和孕激素,以控制女性第二性征的发育和维持妊娠。这两种功能从青春期开始发挥作用,呈周期性变化,直到绝经为止,多种内分泌及旁分泌因子作用于卵巢内不同种类的细胞以调控此变化。卵巢的诸多功能来源于一个形态学上微小个体的演变,即卵巢滤泡,其中心为卵母细胞,周边围绕着颗粒细胞和多层的体泡膜细胞(somatic theca cells)(1)。卵泡要经过原始卵泡、初级卵泡、次级卵泡才能发育成熟,这个过程受到卵巢产生的多种因子的调节。颗粒细胞是卵泡内的主要细胞成分,促性腺激素、卵泡刺激素(FSH)及黄体生成素(LH)是刺激其分化和黄素化的主要物质。在女性的生育期内只有少数的卵泡能发育成熟并最终排卵,绝大部分卵泡逐渐闭锁消失。在每个月经周期内只有一个优势卵泡会发育成熟排卵,以避免多胎妊娠的可能。

每个月经周期黄体在退化过程中会产生黄体酮以维持其正常水平。多种因素相互作用以控制卵泡生长并最终使其获得发育成熟的可能性,其复杂的发生机制尚在进一步研究中(2),目前为大家所接受的是卵泡闭锁和黄体退化时伴有组织的细胞死亡过程,称为细胞死亡过程或凋亡(3)。有综述报道众多因子参与了不同时期的卵泡发育,阐明卵泡发育机制将有助于避免女性生育功能失调以及其他一些相关疾病,并有可能在体外受精过程中为卵细胞的培育找到新的途径。

排卵前卵泡

窦前卵泡的发育包括卵母细胞的生长、透明带的形成、广泛的颗粒细胞的增殖、基底层的形成、基质细胞在基底层周围聚集形成卵泡膜层,多个小液腔逐步汇合形成窦腔(4,5)。如果缺少适当的促性腺激素的刺激,卵泡发育将终止于窦卵泡早期并闭锁。

Touraine 等的研究认为早期的卵泡发育,包括窦卵泡早期,不需要 FSH 和 LH 的参与,因为 FSH 受体的失活不会阻止卵泡发育成大的窦前卵泡(6)。窦卵泡对促性腺激素的低反应性可能是因为此期的卵泡所含的促性腺激素受体较少,虽然抗苗勒管激素(AMH)也可降低窦前卵泡和小窦卵泡对 FSH 的反应性(7)。窦前卵泡同时还受其他非促性腺激素因子的影响,诸如一些 β 转化生长因子(TGF-β)、雌激素、雄激素、胰岛素,以及类胰岛素生长因子 1(6,1)。窦前卵泡可生成极少量的黄体酮和雄烯二酮,其内含有微量的芳香类化合物但不含有雌激素(8)。

直径为 0.4~2.3mm 的窦卵泡有一个特征性的窦腔,内为卵泡液。窦腔的发育始于卵母细胞一端的一个小腔。窦腔形成后 6 天,卵泡发育至排卵前期。窦卵泡的大小主要取决于窦腔的体积和卵泡细胞的增殖率,例如在优势卵泡中颗粒细胞和泡膜细胞的增殖率非常快,因此相对于其他同时期的卵泡来说优势卵泡的体积比较大。

在窦腔的发育过程中,卵泡在内外泡膜建立了毛细血管网,随着卵泡的生长血管的数量和管径也在不断地增加,但并不会穿过基底膜(9)。据认为一种促有丝分裂因子 VEGF 参与了血管生长过程,同时也通过 VEGF 受体参与了窦腔的形成。在哺乳动物体内阻断 VEGF 则会减少血管的形成,降低细胞的增殖率,减缓窦卵泡的生长。其他研究结果证实 VEGF 与卵泡周围的因子一起参与了排卵过程(10),降低 VEGF 水平则会抑制卵泡血管的生长和窦卵泡的发育,并最终抑制排卵(11,12)。

FSH 被认为是卵泡生长发育的主要驱动因子。在正常的月经周期里,在卵泡发育早期提高 FSH 水平则会增加窦前卵泡和小窦卵泡的数量,并刺激其生长;在卵泡发育中晚期，FSH 水平的降低和 LH 水平的逐步提高有助于优势卵泡的选择和生长，并最终促其排卵。在辅助生殖技术（ART）中促性腺激素作为重要的组成部分被用于可控的卵巢刺激过程，尤其是在卵泡发育的全过程中，伴随着不同程度的 LH 活性，使用外源性 FSH 可升高 FSH 浓度，促进多卵泡发育，以获得多个卵细胞（13）。然而，近期的研究显示，在卵泡发育中晚期使用小剂量的 hCG 可替代 FSH 以选择性地增加 LH 活性（14）。

黄体

排卵后的卵泡在 LH 的作用下形成黄体（CL），称为黄素化，在此影响下排卵前的 LH 水平迅速上升，形态学上的改变包括卵泡细胞组成成分的快速重组，特别是颗粒细胞，出现细胞基质发生变化并相互作用的现象，此种现象在人种间无明显差异，且不具有特异性。卵细胞排出后泡膜的毛细血管快速侵入颗粒层，启动了这些细胞的黄素化并形成黄体。血管网遍布黄体并开口于卵泡腔，颗粒层细胞变成巨大的黄体细胞，其内部超微结构与类固醇合成细胞一致。黄体主要生成黄体酮激素，诱导子宫内膜生长修复，形成一种容受状态，以期受精卵的植入。黄体持续时间不长，如果没有受孕，黄体会在月经周期的末期退化并最终分解消失。如果受孕则黄体的退化终止，因为主要的类固醇激素是由黄体合成，以保证受孕的成功。虽然在黄体的形成和退化过程中也出现了一些生化和内分泌反应，但颗粒细胞的迁移和存活的分子学机制以及 LH 和 hCG 作用于颗粒细胞以促进排卵后的卵泡形成黄体的内分泌和旁分泌机制并未被完全揭示。许多研究表明细胞间的黏接强度与黄体的成熟度和完整性显著相关（15），VEGF 及其黄素化的颗粒细胞上所表达的受体 Flt-1（图 1.1）也被认为与黄体的发育有关。最近的研究表明在大白鼠模型上抑制 VEGF 可几乎完全抑制黄体的形成（16）。我们未发表的研究资料也与这些观察相吻合，并支持 hCG 依赖于 VEGF 促进人黄素化颗粒细胞迁移和存活的观点。以下模式尤其值得推荐（图 1.2）：LH 或 hCG 绑定颗粒细胞后促其释放 VEGF，并诱导这些细胞表面表达 VEGF 受体（VEGFR）。VEGF（或许尚有其他来源的）与颗粒细胞表面新表达的 VEGFR 结合后刺激分泌纤维连接蛋白（FN）进入细胞周围的基质内，并对至少两种细胞表面表达的 FN 相关的整合蛋白（$\alpha_5\beta_1$ 和 $\alpha_v\beta_3$）起到负反馈作用，FN 与这些整合蛋白的相互作用随后引发了一系列黏合过程和细胞内信息的瀑布式传递，促进了颗粒细胞的迁移、存活和分化，最终导致了黄体的形成和（或）维持。对于其后黄体的分解和闭锁机制，我们尚知之不多，细胞凋亡是人黄体退化可能的机制（17）。细胞凋亡在黄体早期就已出现，至晚期黄体出现退化时已非常明显（18），Bcl-2 因子在这个过程中起了关键性的作用（19，20）。

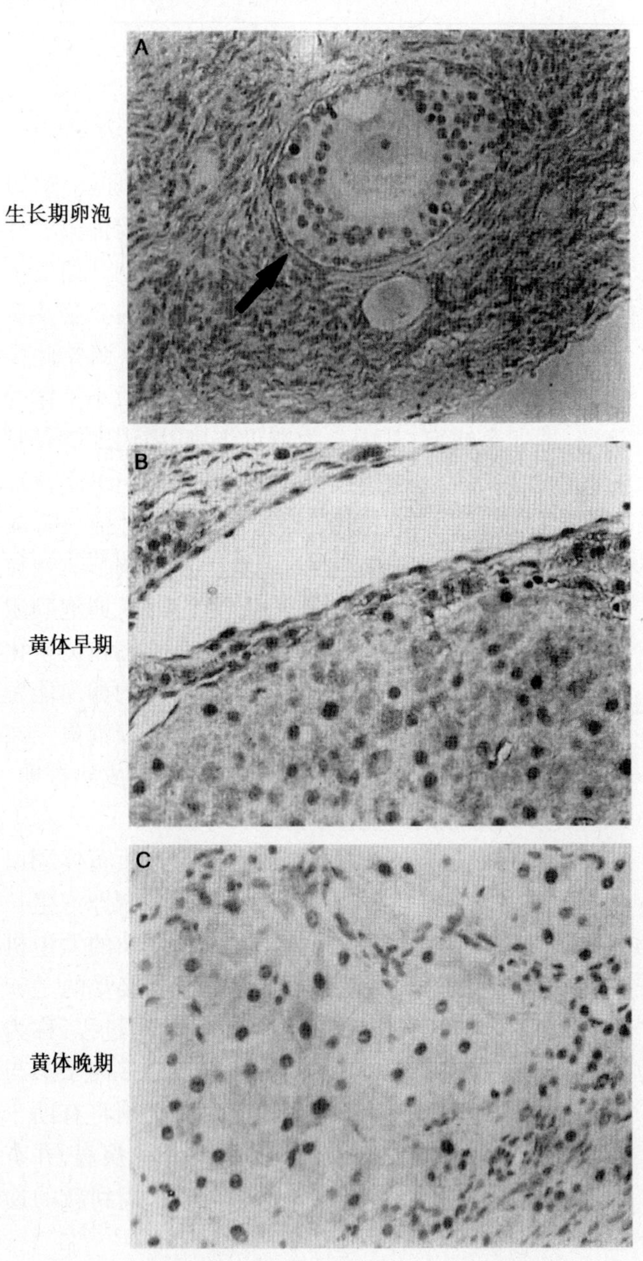

图 1.1 卵巢组织切片，染色的地方表明有 Flt-1 表达。卵巢组织用抗 Flt-1 抗体染色以确定在卵泡生长期和黄体的形成及退化期是否表达。在生长期卵泡中未检出 Flt-1（A，箭头），但是在黄体早期颗粒细胞上有表达（B），在黄体晚期则表达不明显（C）（放大倍数：×400）

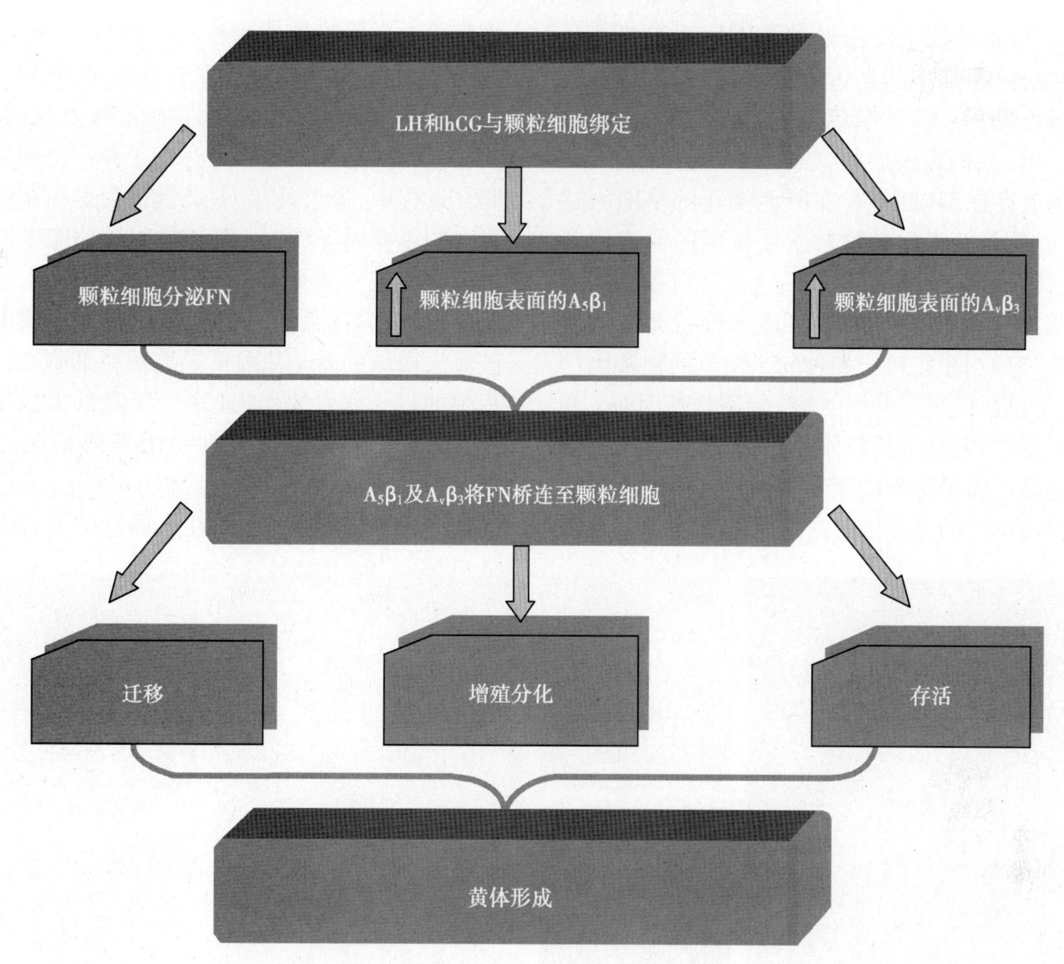

图 1.2　黄体形成过程中纤维连接蛋白和它的两个整合蛋白配体之间可能的参与机制以及 hCG 通过 VEGF 对这个过程的控制机制

细胞凋亡以及相关基因

前文已提到细胞凋亡或者说程序化细胞死亡是哺乳动物维持卵巢动态平衡的基本过程,在胎儿期的卵巢发育和出生后的卵巢周期中起着举足轻重的作用(21),它保证在每一个发情周期或者是月经周期中只有一个或少数几个卵泡能够排卵,减少了多胎妊娠的可能性,而其他的卵泡在女性生育期内逐渐消失。老化黄体内部的细胞凋亡过程能保持卵巢的可修复性,对于保证发情周期或月经周期中黄体酮的释放也是必要的(22),而且在诱导排卵周期中还会影响怀孕(23),这或许是一些原因不明的不孕症的病因(24)。其他主要的器官系统也是如此,一套进化产生的基因保全架构和信息传递通道已隐含其中,对发育过程中的指令或病理情况导致的结果做出反应,以决定卵巢原始细胞和体细胞是否死亡,因此有研究提示一些与凋亡相关的基因可能与卵泡的生长和闭锁有关。基因 *p53* 是研究最多的肿瘤抑制基因,而且可能是凋亡过程中的主要操作者(25),它的主要功能是保护细胞基因组免受各种有害因素的侵扰,例如活性氧物质和电离辐射等等。*p53* 是一种转录基因,具有改变靶基因活性的能力,并可被 Wilms 瘤抑制基因(*WT1*)所产生的抗癌基因蛋白所修饰(26),虽然有记载这种肿瘤抑制蛋白在大白鼠卵泡颗粒细胞内的聚集会导致卵泡闭锁,但在人体促性腺激素具有抑制 *p53* 免疫反应性的作用,从而抑制颗粒细胞的凋亡(27)。这些研究已被多个实验室所证实并深化,结果都支持以下假说:在卵泡闭锁的过程中颗粒细胞核上 *p53* 的易位预示着细胞即将死亡(28)。在人卵巢表达的 *p53* 与在孤立的颗粒细胞上的 *p53* 的功能是相近的(29),近期的研究也证实了在变形的颗粒细胞链上 *p53* 的过度表达会导致凋亡(30),但是人卵巢在卵泡发育过程中 *p53* 的空间定位和未变形的人颗粒细胞上肿瘤抑制基因的表达规律依然有待进一步研究。已有资料显示肿瘤抑制基因组中两个重要的成员 *p53* 和 *WT1* 与卵泡的生长和闭锁有关联(31),其中在颗粒细胞上表达的基因 *p53* 与细胞的存活直接相关。在接受外源性促性腺激素治疗的患者中(27),这种易被凋亡所诱导的基因水平出现下降，提示 *p53* 可能对处于促性腺激素依赖期的卵泡存活或妊娠期的黄体细胞的保护有着重要的调节作用。*WT1* 是一种已知的 *p53* 转录调节因子，也可在人颗粒细胞表达(31)，我们已发表的文献也指出这种基因在人颗粒细胞上存在基础表达，在卵泡发育的早期表达尤为明显，但随着处于促性腺激素依赖期的卵泡逐渐发育成熟，其表达水平也愈来愈低，这些资料提示在卵泡的促性腺激素依赖期里 *WT1* 可能与维持卵泡的静止状态有关(31)(图 1.3)。多种 *p53* 调节的靶基因已被识别，其中包括促生存基因 *bcl-2*、促凋亡基因 *bax* 和几个抗氧化基因，尤其是线粒体内 *bcl-2* 基因组中促凋亡因子和抗凋亡因子之间的相互作用被认为是决定凋亡通道是否被激活的主要因素。这种相互作用调节着细胞色素 c 从线粒体到胞液的释放，从而激活半胱天冬酶-9 及其衍生物，包括半胱天冬酶-3(32)。基因 *bcl-2* 起初是在 B 细胞恶性肿瘤里被发现的，越来越多的研究提示这种原癌基因存在于卵泡不同发育时期的凋亡过程中，最近几年 *bcl-2* 被认为是控制人颗粒细胞凋亡的重要因子(33)，但其在卵巢功能中所发挥的作用尚有待进一步研究。基因 *bax* 是 *bcl-2* 基因组的另一成员，可通过激活细胞中的 *bcl-2* 来引发凋亡。靶向破坏大白鼠的 *bax* 基因可导致颗粒细胞在卵泡闭锁过程中的耐受能力的受损(34)，而降低大白鼠颗粒细胞的 *bax* 水平则会影响促性腺激素依赖期的卵泡存活(27)。在凋亡的人颗粒细胞内可检出 *bax*，但在健康的卵泡内则没有(29)，它在人卵泡的发育和凋亡过程

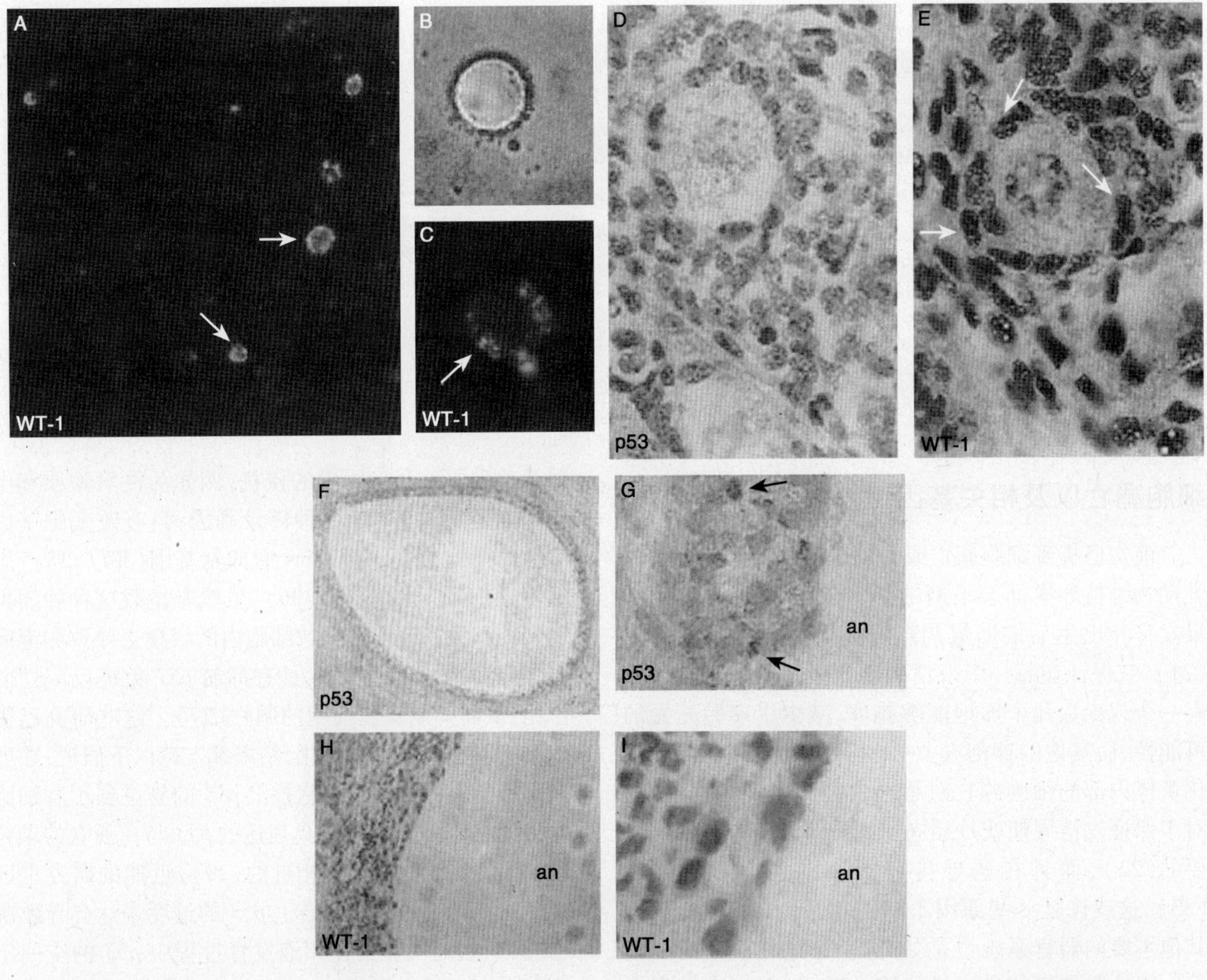

图 1.3 人卵巢 *p53* 和 *WT1* 的原位表达。(A～C)*WT1* 在一个孤立的人窦前卵泡上的免疫定位。人的窦前卵泡从卵巢活检组织中被分离出来，然后再对 *WT1* 进行免疫定位。在低倍放大镜下(A)，多个大小不同的窦前卵泡(箭头)被 *WT1* 阳性的颗粒细胞所包围。在高倍放大镜化方法对人胎儿卵巢的 *p53*(D)和 *WT1*(E)的原位染色。注意几乎所有的颗粒细胞上均出现浓染的 *WT1*，相对而言 *p53* 的染色浅淡(E，箭头)。免疫组化方法在一个闭锁卵泡上检出 *p53*(F)，G 为其高倍显示；在闭锁卵泡上染色的 *WT1*(H)，I 为高倍显示，注意在有代表性的闭锁卵泡上，许多颗粒细胞核及一些细胞基质内出现染色的 *p53*(G，箭头)，而在一个窦腔内 *WT1* 则相对淡染。放大倍数：A 和 F，×3100；B 和 C，×3600；D，E，G 和I，×3400；H，×3200。an 窦腔下

中所起的作用尚不明确。

类固醇的作用

性类固醇对女性卵泡的发育和生育力的保持起到了非常关键的作用(35)。在卵巢里类固醇是由泡膜细胞和颗粒细胞产生的,这个过程受促性腺激素诱导。大家熟知的“两种细胞,两种促性腺激素”的理论强调在雌激素合成的过程中,泡膜细胞需要 LH 的激活,颗粒细胞则受 FSH 激活。黄体酮(P4)是卵巢分泌的主要类固醇之一,随着卵泡的发育分泌量也逐渐上升,许多研究都已证明高水平的 P4 有助于排卵(36),也有研究提出黄体酮和其他卵巢类固醇一起,通过影响 cGMP 的浓度作用于卵巢(37)。在大白鼠和猪的颗粒细胞培养中,LH 可以诱发黄体酮的产生,而排卵前的卵泡可产生黄体酮拮抗剂 RU486,以抑制颗粒细胞黄体化(38),近期的研究表明在人卵泡的刺激排卵过程也有黄体酮的参与(39),其可能的机制是黄体酮诱导产生蛋白酶,后者对于排卵过程非常重要。黄体酮还通过黄体酮受体抑制颗粒细胞和黄体细胞的凋亡(40)。我们也发现 RU486 会促发人颗粒细胞的凋亡。雄激素由泡膜细胞产生,受 LH 水平的影响,通过人卵泡上优势卵泡和次级卵泡的雄激素受体发挥作用。对雌性羊胎给予睾酮治疗有助于促进卵泡发育(41),对灵长类卵巢给予雄激素治疗可提升窦前卵泡和小窦卵泡(42)。雄激素还被认为有增强颗粒细胞分化、促使卵细胞成熟的作用(43)。在多囊卵巢综合征(PCOS)患者中,泡膜细胞产生过量的雄激素导致高雄激素血症,这被认为是不排卵的原因(44)。通过抗雄激素药物、氟他胺或者醋酸环丙黄体酮治疗可恢复排卵,怀孕率也显著提高,这有力地支持了上述假说(45)。但是相当大一部分 PCOS 患者不能排卵的真正原因是很复杂的,有待进一步的研究揭示。卵巢内的雄激素芳香化后产生雌激素,尤其是雄激素是芳香化酶 P450 的酶作用物,该酶可促进雌激素的转化。雌激素通过 ERa 和 ERb 两种结构的受体发挥作用,这两种亚型的受体对女性生育力都很重要,但 ERb 还参与了卵泡的生长过程(46)。在健康人的卵巢中,增加优势卵泡的雌激素产出可使雌激素水平上升,通过对丘脑垂体肾上腺皮质轴的负反馈作用血清中 FSH 的浓度下降,进而阻止未成熟卵泡的发育,但不论是雌激素对卵泡生长的基本作用还是对卵细胞成熟的影响目前均不十分清楚。

黏附分子的作用

卵泡发育过程中颗粒细胞之间需要建立细胞间胞缝连接和黏附连接,卵泡和黄体的退化过程中伴随着颗粒细胞间连接的断裂。先前的研究已证实一个体外培养的孤立的大颗粒细胞发生凋亡的可能性是有连接的颗粒细胞的两倍(47)。这项研究提示颗粒细胞相互接触可抑制凋亡。尽管相互连接的颗粒细胞大多是由于类固醇的作用而形成的,却有证据认为由黄体酮作用而形成的颗粒细胞并不会因相互接触而减少凋亡的可能性。还有研究认为胞缝连接并不会提高颗粒细胞的存活率,黏附连接则会通过运输保护性因子以维持细胞间的接触。细胞与细胞间的这种接触需要种类繁多的细胞黏附分子作中介物质,其中包括一些整合蛋白、免疫球蛋白的次生物以及钙结合蛋白。这些黏附分子的表现形式是细胞专属性的,事实上所有固态的多细胞生物体都存在着由钙结合蛋白参与的钙离子依赖性细胞间连接(48)。钙结合蛋白是一类扩展迅速的钙离子依赖性细胞黏附分子(CAM),可对上皮细胞间、内皮细胞间、神经细胞间和癌细胞间的不同的细胞连接方式进行调控。在原始卵泡、初级卵泡、早期的二级卵泡及健康的窦卵泡中(47),相邻的细胞通过 N-钙结合蛋白分子之间的相互作用,在细胞的接触面形成连接。早期和中期黄体内部的细胞也含有大量的 N-钙结合蛋白,但在晚期黄体内部的 N-钙结合蛋白的含量则较小,因为随着卵泡的退化,N-钙结合蛋白的表达下降,颗粒细胞最终相互游离(47)。而且在窦前卵泡内不发生细胞凋亡,在早期黄体内也少有发生,但在晚期黄体内则有明显的凋亡发生(47)。这些研究提示:①N-钙结合蛋白在人体内卵泡成熟过程和黄体形成过程中的表达是受调控的;②N-钙结合蛋白的存在和缺失与细胞的凋亡过程直接相关。N-钙结合蛋白提高颗粒细胞存活率的机制目前尚不十分清楚。最近的研究表明 N-钙结合蛋白与成纤维细胞生长因子(FGF)受体相互作用有助于细胞连接而阻止凋亡(49),bFGF 通过增强蛋白激酶(PKC)的活性以诱发它自身受体的酪氨酸磷酸化,这个过程将刺激钙的摄取,增加细胞质内的钙储存(50)。综上所述,N-钙结合蛋白与 FGF 受体结合后增强了 PKC 的活性,维持了细胞内钙浓度的稳定,并最终提高了细胞存活率(51)。细胞间的连接可提高颗粒细胞的存活率,N-钙结合蛋白的丢失则导致凋亡的发生,这说明这种细胞黏附分子在颗粒细胞生存周期里的重要意义。N-钙结合蛋白以五联体的形式占据细胞外区,末端的 N-钙结合蛋白通过其黏附区与胞膜上的结合蛋白专用黏附区相结合,金属蛋白酶(MMP)会使细胞外区出现裂缝，继而 N-钙结合蛋白的黏附能力丧失，导致细胞死亡。使用 MMP 拮抗剂可阻止裂缝形成，降低颗粒细胞凋亡率（47）。另有研究表明 cAMP 依赖通道数量的上升会导致对 N-钙结合蛋白的反应敏感性下降。

E-钙结合蛋白是钙结合蛋白大家族的重要成员，常在自然形成的永生化颗粒细胞（SIGC）上表达（52）。E-钙结合蛋白连接邻近的细胞，如果这些钙依赖性的细胞连接遭到 EGTA 或 E-钙结合蛋白抗体的破坏，SIGC 胞质和细胞核内的半胱天冬酶-3 的活性将会升高。β-连环蛋白的裂变产生一种与 E-钙结合蛋白相连的蛋白质，可在凋亡的 SIGC 中检出。前期的研究揭示 β-连环蛋白和 E-钙结合蛋白是半胱天冬酶-3 的底物，这些结果支持了细胞质内半胱天冬酶-3 活性的增加与 β-连环蛋白和 E-钙结合蛋白的降解相关联的想法，因此可以推断 E-钙结合蛋白是通过一种信号转导通道抑制半胱天冬酶-3 的活性，进而提高细胞的存活率的。

结论

卵泡的发育和黄体的形成、退化与女性生育力密切相关。类固醇生成物和卵巢细胞的凋亡对卵巢的生理功能似乎是起到了积极而重要的作用。破坏卵巢正常活动会导致生殖功能失常甚至恶变，因此，必须阐明优势卵泡从卵泡生成到黄体溶解这一正常生存周期的调控机制。

关键点

- 通过人工刺激卵巢控制多卵泡发育以获取多个卵细胞已成为现实，并成为辅助生殖技术的重要组成部分。
- 黄体生成的主要激素是黄体酮，可促使子宫内膜修复以接受胚胎着床。
- 黄体酮还参与刺激人卵泡排卵的过程。
- 多囊卵巢综合征的患者由于泡膜细胞产生过量的雄激素导致高雄激素血症，这被认为是不排卵的原因。
- 优势卵泡产生的雌激素可降低 FSH 水平，从而抑制其他未成熟卵泡的发育。
- 细胞凋亡或者说程序化细胞死亡可保证在每一个发情周期或月经周期里，只有一个或少数几个卵泡会排卵，从而降低多胎妊娠的可能性。

参考文献

1. McGee EA, Hsueh AJ. 2000. Initial and cyclic recruitment of ovarian follicles. *Endocr Rev* 21:200–14.
2. Fair T. 2003. Follicular oocyte growth and acquisition of developmental competence. *Anim Reprod Sci* 15:203–16.
3. Markström E, Svensson EC, Shao R, et al. 2002. Survival factors regulating ovarian apoptosis—dependence on follicle differentiation. *Reproduction* 123:23–30.
4. Zeleznik JA. 2004. The physiology of follicle selection. *Reprod Biol Endocrinol* 2:31–7.
5. Rizk B (Ed.). 2008. Ultrasonography in reproductive medicine and infertility. Cambridge, UK: Cambridge University Press, (in press).
6. Touraine P, Beau I, Gougeon A, et al. 1999. New natural inactivating mutations of the follicle-stimulating hormone receptor: correlations between receptor function and phenotype. *Mol Endocrinol* 13:1844–54.
7. Visser JA, Themmen AP. 2005. Anti-Mullerian hormone and folliculogenesis. *Mol Cell Endocrinol* 234:81–6.
8. Roy SK, Treacy BJ. 1993. Isolation and long-term culture of human preantral follicles. *Fertil Steril* 59:783–90.
9. Barboni B, Turriani M, Galeati G, et al. 2000. Vascular endothelial growth factor production in growing pig antral follicles. *Biol Reprod* 63:858–64.
10. Kaczmarek MM, Schams D, Ziecik JA. 2005. Role of the vascular endothelial growth factor in ovarian physiology—an overview. *Reprod Biol* 5:111–36.
11. Waltenberger J, Claesson-Welsh L, Siegbahm A, et al. 1994. Different signal transduction properties of KDR and Flt-1, two receptors for vascular endothelial growth factor. *J Biol Chem* 269:26988–95.
12. Filicori M, Cognigni EG. 2001. Roles and novel regimens of luteinizing hormone and follicle stimulating hormone in ovulation induction. *J Clin Endocrinol Metab* 86:1437–41.
13. Rizk B. 2006. Genetics of ovarian hyperstimulation syndrome. In Rizk B (Ed.), *Ovarian Hyperstimulation Syndrome*. Cambridge, New York: Cambridge University Press, Chapter 4, pp. 79–91.
14. Filicori M, Cognigni EG, Tabarelli C, et al. 2002. Stimulation and growth of antral ovarian follicles by selective LH activity administration in women. *J Clin Endocrinol Metab* 87:1156–61.
15. Mohri H. 1996. Fibronectin and integrins interactions. *J Invest Med* 44:429–41.
16. Senger DR, Claffey KP, Benes JE, et al. 1997. Angiogenesis promoted by vascular endothelial growth factor: regulation through $\alpha_1\beta_1$ and $\alpha_2\beta_1$ integrins. *Proc Natl Acad Sci USA* 94:13612–17.
17. Vaskivuo TE, Ottander U, Oduwole O, et al. 2002. Role of apoptosis, apoptosis-related fectors and 17beta-hydroxysteroid dehydrogenases in human corpus luteum regression. *Mol Cell Endocrinol* 30:191–200.
18. Vaskivuo TE, Tapanainen JS. 2003. Apoptosis in the human ovary. *Reprod BioMed Online* 6(1):24–35.
19. Rodger FE, Fraser HM, Krajewski S, et al. 1998. Production of the proto-oncogene Bax does not vary with changing in luteal function in women. *Mol Hum Reprod* 4:27–32.
20. Sugino N, Suzuki T, Kashida S, et al. 2000. Expression of Bcl-2 and Bax in the human corpus luteum during the menstrual cycle and in early pregnancy: regulation by human chorionic gonadotropin. *J Clin Endocrinol Metabol* 85:4379–86.
21. Rolaki A, Drakakis P, Millingos S, et al. 2005. Novel trends in follicular development, atresia and corpus luteum regression: a role for apoptosis. *Reprod Biomed Online* 11:93–103.
22. Amsterdam A, Gold RS, Hosokawa K, et al. 1999. Crosstalk among multiple signaling pathways controlling ovarian cell

death. *Trends Endocrinol Metabol* 10:255–62.
23. Oosterhuis GJE, Michgelsen HW, Lambalk CB, et al. 1998. Apoptotic cell death in human granulosa-lutein cells: a possible indicator of in vitro fertilization outcome. *Fertil Steril* 4:747–9.
24. Idil M, Cepni I, Demirsoy G, et al. 2004. Does granulosa cell apoptosis have a role in the etiology of unexplained infertility? *Eur J Obstet Gynecol Reprod Biol* 112:182–4.
25. Kaelin WG Jr. 1999. Cancer. Many vessels, faulty gene. *Nature* 399:203–4.
26. Davies R, Moore A, Schedl A, et al. 1999. Multiple roles for the Wilms' tumor suppressor, WT1. *Cancer Res* 59:1747–50.
27. Tilly JL, Tilly KI. 1995. Inhibitors of oxidative stress mimic the ability follicle-stimulating hormone to suppress apoptosis in cultured rat ovarian follicles. *Endocrinology* 136:242–52.
28. Kim JM, Yoon YD, Tsang BK. 1999. Involvement of the Fas/Fas ligand system in p53-mediated granulosa cell apoptosis during follicular development and atresia. *Endocrinology* 140: 2307–17.
29. Kugu K, Ratts VS, Piquette GN, et al. 1998. Analysis of apoptosis and expression of bcl-2 gene family members in the human and baboon ovary. *Cell Death Differen* 5:67–76.
30. Hosokawa K, Aharoni D, Dantes A, et al. 1998. Modulation of Mdm2 expression and p53-induced apoptosis in immortalized human ovarian granulosa cells. *Endocrinology* 139:4688–700.
31. Makrigiannakis A, Amin K, Coukos G, et al. 2000. Regulated expression and potential roles of p53 and Wilms' tumor suppressor gene (WT1 during follicular development in the human ovary. *J Clin Endocrinol Metab* 85:449–59.
32. Quirk MS, Cowan GR, et al. 2003. Ovarian follicular growth and atresia: the relationship between cell proliferation and survival. *J Anim Sci* 82:40–52.
33. Sasson R, Winder N, Kees S, Amsterdam A. 2002. Induction of apoptosis in granulosa cells by TNFα and its attenuation by glucocorticoids involve modulation of Bcl-2. *Biochem Biophys Res Com* 294:51–9.
34. Knudson CM, Tung KSK, Tourtellotte WG, et al. 1995. Bax-deficient mice with lymphoid hyperplasia and male germ cell death. *Science* 270:96–99.
35. Drummond EA. 2006. The role of steroids in follicular growth. *Reprod Biol Endocrinol* 4:16–26.
36. Robker RL, Russell DL, Espey LL, et al. 2000. Progesterone-regulated genes in the ovulation process: ADAMTS-1 and cathepsin L proteases. *Proc Natl Acad Sci USA* 97:4689–94.
37. La Polt SP, Leung K, et al. 2002. Roles of cyclic GMP in modulating ovarian functions. *Reprod Biomed Online* 6:15–23.
38. Natraj U, Richards JS. 1993. Hormonal regulation, localisation and functional activity of the progesterone receptor in granulosa cells of rat preovulatory follicles. *Endocrinology* 133:761–9.
39. Zalanyi S. 2001. Progesterone and ovulation. *Eur J Obstet Gynecol Reprod Biol* 98:152–9.
40. Makrigiannakis A, Coukos G, Christofidou-Solomidou M, et al. 2000. Progesterone is an autocrine/paracrine regulator of human granulosa cell survival *in vitro*. *Ann N Y Acad Sci* 900:16–25.
41. Steckler T, Wang J, Bartol FF, et al. 2005. Fetal programming: prenatal testosterone treatment causes intrauterine growth retardation, reduces ovarian reserve and increases ovarian follicular recruitment. *Endocrinology* 3185–93.
42. Vendola KA, Zhou J, Adesanya OO, et al. 1998. Androgens stimulate early stages of follicular growth in the primate ovary. *J Clin Investig* 101:2622–9.
43. Hillier SG, De Zwart FA. 1981. Evidence that granulosa cell aromatase induction/activation by follicle-stimulating hormone is an androgen receptor-regulated process in-vitro. *Endocrinology* 109:1303–5.
44. Abbott DH, Dumesic DA, Franks S. 2002. Developmental origin of polycystic ovary syndrome—a hypothesis. *J Endocrinol* 174: 1–5.
45. De Leo V, Lanzetta D, D'Antona D, et al. 1998. Hormonal effects of flutamide in young women with polycystic ovary syndrome. *J Clin Endocrinol Metab* 83:99–102.
46. Hegele-Hartung C, Seibel P, Peters O, et al. 2004. Impact of isotype-selective oestrogen receptor agonists on ovarian function. *Proc Natl Acad Sci USA* 101:5129–34.
47. Makrigiannakis A, Coukos G, Christofidou-Solomidou M, et al. 1999 N-cadherin mediated human granulosa cell adhesion prevents apoptosis: a role in follicular atresia and luteolysis? *Am J Pathol* 154:1391–406.
48. Knudsen KA, Soler AP, Johnson KR et al. 1995. Interaction of a-actinin with the cadherin cell-cell adhesion complex via acatenin. *J Cell Biol* 130:67–77.
49. Trolice MP, Pappalardo A, Peluso JJ. 1997. Basic fibroblast growth factor and N-Cadherin maintain rat granulosa cell and ovarian surface epithelial cell viability by stimulating the tyrosine phosphorylation of the fibroblast growth factor receptors. *Endocrinology* 138:107–13.
50. Fewtrell C. 1993. Ca^{2+} oscillations in non-excitable cells. *Annu Rev Physiol* 55:427–54.
51. Peluso JJ. 1997. Putative mechanism through which N-Cadherin-mediated cell contact maintains calcium homeostasis and thereby prevents ovarian cells from undergoing apoptosis. *Biochem Pharmacol* 54:847–53.
52. Peluso JJ, Pappalardo A, Fernandez G. 2001. E-Cadherin-mediated cell contact prevents apoptosis of spontaneously immortalized granulosa cells by regulating Akt kinase activity. *Biol Reprod* 65:94–101.

第 2 章

卵泡的发育机制:促性腺激素的作用

Ioannis E. Messinis

引言

从胎儿期到绝经期为止,女性的卵泡生成是一个动态的而且是不间断的过程。随着青春期的到来,生殖轴发育成熟,卵巢出现了从原始卵泡到排卵前卵泡等各级卵泡。经过了 20 年的研究,现已逐渐清楚卵泡的发育过程,主要是根据卵泡大小和颗粒细胞的数量被分为 8 个级别,顺序排列(Gougeon,1986),例如:1 级卵泡为次生窦前卵泡,8 级卵泡为巨大的排卵前卵泡。

卵泡的生成是一个很长的过程(图 2.1)。基于颗粒细胞倍增的时间计算,从原始卵泡到排卵前卵泡大约需要一年的时间(Gougeon,1986),但卵泡从 1 级到 8 级的发育只需要 85 天(Gougeon,1986)。在开始阶段,排列成多层的颗粒细胞发生增殖,原始卵泡成为窦前卵泡,随后,内层泡膜细胞发育,窦腔形成。我们不知道究竟有多少比例的原始卵泡会离开原始卵泡池进行下一步的发育,但原始卵泡似乎是按一定的排列顺序离开原始卵泡池的,所以越早形成的卵泡离开卵泡池的时间就越早(Hirshfield,1991)。

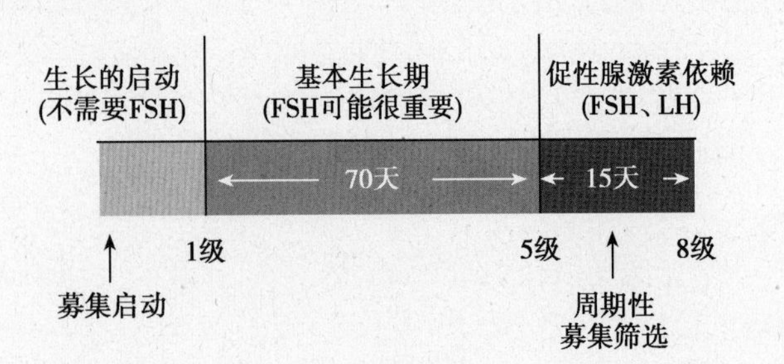

图 2.1 卵泡不同的生长期和卵泡成熟所需要的时间。1 级卵泡对应次生窦前卵泡,8 级卵泡对应巨大的排卵前卵泡。从 5 级到 8 级对应着正常月经周期中的卵泡期,这一阶段需要促性腺激素的支持。"募集启动"是指原始卵泡的募集,"周期性募集"是指优势卵泡的募集和筛选

目前尚不清楚哪些因子启动了原始卵泡的发育过程,以及促发窦前卵泡发育成窦卵泡(图 2.1)。在人体中,这一阶段的卵泡发育是不需要促性腺激素参与的。卵泡从 1 级到 5 级这一阶段在一定程度上受促性腺激素的影响,从 5 级到 8 级,对应于正常月经周期的后 15 天,促性腺激素是促进卵泡成长发育唯一的决定性因素(Gougeon,1986),换言之,如果缺少卵泡刺激素(FSH)和黄体生成素(LH)卵泡就不会发育到排卵前期。

募集启动:窦前卵泡的生长

募集(recruitment)是指一群卵泡同时由一特定发育阶段进入下一阶段(图 2.1),"募集启动"则是特指原始卵泡的发育(McGee 和 Hsueh,2000)。同样的,"周期性募集"是指一群窦卵泡在卵泡发育早期周期性的筛选优势卵泡的过程(McGee 和 Hsueh,2000)。已确定 FSH 是最主要的促进卵泡成熟的激素,特别是在卵泡发育的后期。虽然 FSH 的受体是在窦前卵泡的颗粒细胞上表达的(Roy 等,1987),已有证据显示卵泡只有发育到窦卵泡期才开始需要 FSH 的参与,一个合理的解释是原始卵泡处于卵巢内一个血管缺乏的区域,所以它们容易受卵巢本身因素而不是全身因素的影响(van Wezel 和 Rodgers,1996)。有一些例子可以说明女性卵泡即使在极其微量的 FSH 水平下也可发育到窦前卵泡,如青春期前(Peters 等,1972),妊娠期(Westergaard 等,1985),促性腺激素分泌不足引起的生殖功能减退(Rabin 等,1972),或者在 FSH 无活性的情况下,如 FSHβ 的突变(Matthews 等,1993),FSH 受体突变失去活性等(Touraine 等,1999)。

在某些种群中 FSH 在窦前卵泡发育调控过程中的重要性是不同的,虽然我们尚不清楚 FSH 促发募集启动的参与机制。体外实验表明在使用一种类 cGMP

物质抑制凋亡的情况下，FSH是大白鼠窦前卵泡的一种生长分化因子（McGee等，1997），单独使用FSH则不能阻止这些卵泡的凋亡发生。而且，FSH促进了这些窦前卵泡的生长、细胞的数量和细胞的分化，抗苗勒激素（如AMH或MIS）或者是活化素可增强FSH的这些功能（McGee等，2001）。与大白鼠不同，小鼠窦前卵泡分泌的AMH能够抑制募集启动，即使是存在FSH刺激影响的由原始卵泡向早期窦卵泡发育的过程中（Visser和Themmen，2005）。其中机制尚不明了，但种群间的差异或许是AMH出现相反作用的原因，近期体外研究表明AMH可抑制人原始卵泡的募集启动（Carlsson等，2006）。

一些由几个基因编码的特殊蛋白质和生长因子表达在小卵泡的颗粒细胞上，这些因子包括表皮生长因子（EGF）、转化生长因子α（TGF-α）、TGF-β、类胰岛素生长因子1（IGF-1）等，可能参与启动了原始卵泡的生长（May等，1990；Adashi，1998；Knight和Glister，2006）。TGF-β的超级家族成员中一组类似的因子在图2.2中标出。Wilms肿瘤抑制基因（*WT1*）是另外一个由原始卵泡和初级卵泡产生的因子，能够抑制各种不同的生长因子的基因表达，维持卵泡的静止状态（Hsu等，1995）。同样的，成视网膜细胞瘤蛋白（pRb）可能也是通过抑制人颗粒细胞的增殖来发挥类似的作用（Bukovsky等，1995a，1995b）。在原始卵泡向初级卵泡转化的过程中，还有一些因子也参与其中，诸如*myc*癌基因（Piontkewitz等，1997）、编码kit蛋白配体的*steel*位点（Huang等，1993）以及血小板源生长因子（Nilsson等，2006）。最后，某些神经营养蛋白分子，如神经生长因子（NGF）也作用于小鼠早期卵泡的发育中（Dissen等，2001）。

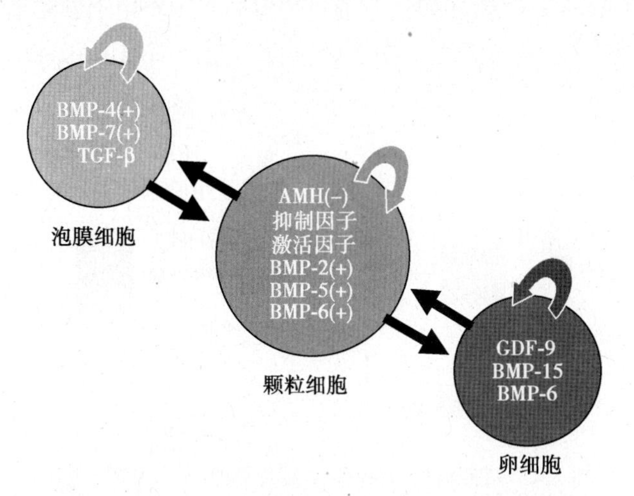

图2.2　TGF-β超级家族的成员主要由泡膜细胞、颗粒细胞和卵细胞产生。泡膜细胞与颗粒细胞之间以及颗粒细胞与卵细胞之间存在旁分泌调节，也可能存在自主分泌的调节

在卵泡生长过程中，卵细胞经历了一系列功能性的改变以便在排卵时能够受精。来源于卵细胞的多种因子对窦前卵泡的发育起着至关重要的作用（Erickson和Shimasaki，2001），例如，生长分化因子9（GDF-9）是TGF-β超级家族的一员，由卵细胞表达（McGrath等，1995），可促进窦前卵泡和优势卵泡的颗粒细胞增殖和DNA合成（Vitt等，2000），对体外培养的窦前卵泡的生长也有刺激作用（Hayashi等，1999）。有人认为在格拉夫滤泡（graafian follicle，囊状滤泡或成熟卵泡。译者注）中存在一种GDF-9的浓度梯度，越靠近卵细胞其浓度越高（Erickson和Shimasaki，2000），这种梯度影响了颗粒细胞受FSH刺激而进行的分化过程，导致了颗粒细胞的多样性。例如，GDF-9可促进细胞膜上编码LH受体、P450芳香化酶、P450侧链裂解酶、kit蛋白配体以及尿激酶型纤溶酶原激活因子等多种基因的表达，卵丘细胞也表达编码IGF-1、透明质酸合成酶2和环氧化酶2（COX-2）等的基因（Erickson和Shimasaki，2000）。然而，GDF-9对窦前卵泡和优势卵泡的作用是不同的。

骨形态发生蛋白15（BMP-15或GDF-9B）是另外一种由卵细胞产生的蛋白质（Dube等，1998）。与GDF-9类似，这种蛋白质也会刺激体外培养的颗粒细胞的有丝分裂（Otsuka等，2000），而且，BMP-15能够刺激早期卵泡的生长，但是会抑制FSH受体的表达，阻止未成熟黄体向成熟黄体的转变，从而控制卵泡向排卵前期的转化（Moore和Shimasaki，2005）。GDF-9和BMP-15是生成正常卵泡和女性生殖力所必需的，去除GDF-9的小鼠会持续不孕，所有卵泡均被固定于原始状态（Carabatsos等，1998）。同样，在BMP-15或GDF-9基因位点突变的纯合子的绵羊体内，或者其他对这两种因子产生免疫的动物体内，所有卵泡的发育均停滞于原始状态（McNatty等，2005）。最后，在人体内如果发生BMP-15的基因突变将导致卵巢发育不良，出现促性腺激素分泌不足引起的卵巢功能衰退（Di Pasquale等，2004）。除了这两种因子，其他由卵细胞生成的物质，如BMP-6、成纤维细胞生长因子8（FGF-8）和TGF-β2已经进行了小范围的研究（Erickson和Shimasaki，2000）。由卵巢基质和泡膜细胞生成的BMP-4和BMP-7被证明参与了原始卵泡向初级卵泡的转化过程（Knight和Glister，2006）。

窦卵泡的生长:优势卵泡

FSH 的周期内升高

巨大窦卵泡的生长依赖于促性腺激素,这些激素对于月经周期中卵泡的成熟是必需的。尽管在月经周期的卵泡期和黄体期 FSH 的水平明显偏低(Messinis 和 Templeton,1988a),但在黄体期向卵泡期转变的过程中 FSH 的分泌却发生了重要的变化,尤其是在黄体晚期到行经前和下一月经周期的卵泡早期 FSH 的水平出现升高(Mais 等,1987;Messinis 等,1993),其原因是黄体死亡引起的雌激素、黄体酮和抑制因子 A 水平的下降(Groome 等,1996;Messinis,2006)。

FSH 的这种"月经周期内的高峰"也被称作"FSH 窗",是正常月经周期中选择优势卵泡的主要因素(图 2.3)。FSH 升高的持续时间和强度对刺激卵泡成熟是非常重要的,在该时间段内 FSH 水平比基础值升高 30% ~50% 就足以促使卵泡生长,大约在 30 年前服用外源性 FSH 就被认为是对不排卵妇女进行诱导排卵的关键一步,并有了"FSH 阈值"的概念(Zeleznik,1969)。

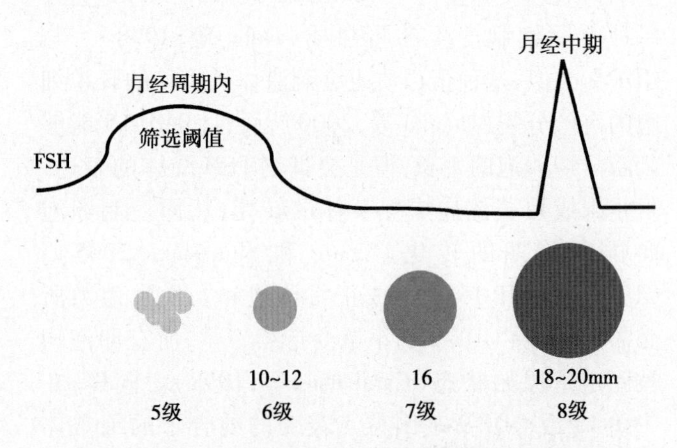

图 2.3 FSH 水平在黄体期到卵泡期的转变过程中出现了周期内升高,形成了一个筛选阈值以筛选优势卵泡。筛选后,尽管 FSH 的水平下降,该卵泡还是继续生长至排卵前期

虽然 FSH 是优势卵泡筛选中必不可少的一个因子,但筛选过程其实是有多因子参与的(Zeleznik,1981;Baird,1983)。FSH 水平的周期内升高刺激了一组大约 4 ~6 个健康的 4 ~5 级窦卵泡的"周期性募集"(cyclic recruitment)(Gougeon 和 Lefevre,1983)。这些窦卵泡在卵泡液内积聚 FSH,直到其中一个卵泡内 FSH 水平最终达到了成为优势卵泡所需要的决定性阈值(McNatty 等,1975)。在该卵泡中,FSH 刺激产生的雌激素超过了那些非优势卵泡,卵泡的微环境内此种类固醇浓度也随之上升(McNatty 等,1975;Van Dessel 等,1996a)。同时,卵泡内的颗粒细胞快速增殖,卵泡液形成的速度加快,所以卵泡的直径与颗粒细胞的数量是相关的(McNatty 等,1979a),但只有在卵泡液的 FSH 浓度能够被检测出的卵泡里,其内部雌激素的浓度才与颗粒细胞的数量显著相关(McNatty 和 Baird,1978)。对更年期妇女使用促性腺激素治疗后可发现成群的卵泡提高了黄体早期的有丝分裂率(Gougeon 和 Testart,1990),据此假设卵泡的筛选可能发生于该时期。

类固醇的生成

类固醇生成是卵泡筛选的重要环节(图 2.4)。已经证实泡膜细胞生成雄激素,而颗粒细胞只有在雄激素的参与下才能生成雌激素(Hillier 等,1994)。体外实验表明在优势卵泡的泡膜细胞层所表达的 P450c17 酶和颗粒细胞表达的 P450 芳香化酶能够将黄体酮转化为雄激素(Smyth 等,1993;Hillier 等,1994)。虽然 FSH 对卵泡的生长十分重要,在卵泡生长早期类固醇的生成是 FSH 和 LH 合作的结果,也即"两种细胞,两种促性腺激素"理论(Hillier 等,1994),尤其是 LH 通过特定受体作用于泡膜细胞对雄激素(雄烯二酮和睾酮)的生成至关重要(Erickson 等,1985)。由此产生的雄激素被转运至颗粒细胞内,被用作芳香化酶的底物以生成雌激素(分别是雌激素酮和雌激素)(McNatty 等,1979b)。P450 芳香化酶的合成受 FSH 的影响(Whitelaw 等,1992),它通过特定的受体作用于颗粒细胞(Roy 等,1987),同时 FSH 也对同一细胞上它自己

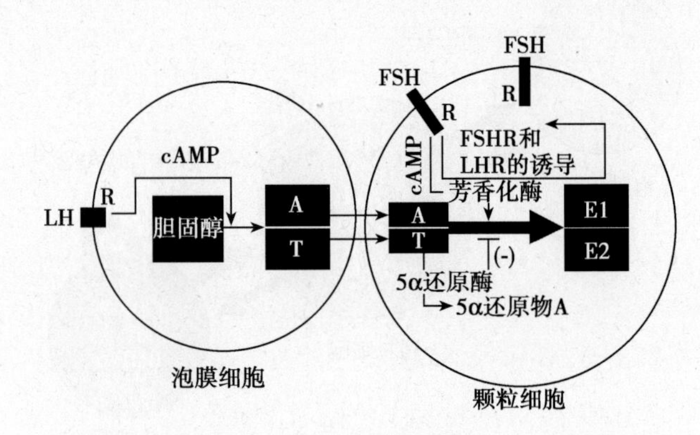

图 2.4 两种细胞,两种促性腺激素理论。泡膜细胞在 LH 的影响下生成雄激素,颗粒细胞在 FSH 的影响下对雄激素进行芳香化。5α 还原酶对雄激素进行还原生成了 5α 还原物,抑制芳香化酶的产出,FSH 则通过刺激芳香化酶的产出来克服 5α 还原酶的作用

的受体进行正调节（Dorrington 和 Armstrong，1979）。只有在优势卵泡内才含有高活性的芳香化酶，才能产生更多的雌激素释放至血液循环（McNatty 等，1979c），这样就干扰了卵巢的负反馈系统，使剩下的卵泡群失去了 FSH 的支持，导致只有一个卵泡被筛选出来（Fauser 和 Van Heusden，1997）。

甾体激素的产生受控于卵泡产生的各种不同因子的旁分泌或自分泌作用，以调节 FSH 和 LH 的效用。这些因子属于抑制素/激活素系统、IGFs（IGF-1 和 IGF-2）系统以及它们结合的蛋白质（IGFBPs）、雄激素和雌激素等等（Hillier，2001）。

抑制因子与激活因子系统

抑制因子是 TGF-β 超级家族中的一员（de Kretser 等，2002）。抑制因子和激活因子均由颗粒细胞合成，在卵巢内部发挥着作用。激活因子由不成熟的卵泡产生，其在卵泡内的含量比抑制因子要高，但随着卵泡逐渐成熟，抑制因子的含量会超过激活因子（Nakatani 等，1991；Miro 和 Hillier，1996）。体外实验证明抑制因子和激活因子至少参与了小窦卵泡生成类固醇的过程（图 2.5）。抑制因子增强了泡膜细胞内 LH 对雄激素合成的作用，而激活因子则对此过程具有抑制作用（Hillier，2001）。作为一种动态平衡的结果，在该卵泡发育期只有相当少量的雄激素被合成，但也足以满足颗粒细胞生产雌激素的需求。激活因子能够提高 FSH 的作用，包括 FSH 诱导的有丝分裂和类固醇合成，从而促进颗粒细胞生成雌激素（Hillier，2001）。因此，激活因子可使卵泡内环境快速雌激素化，这对优势卵泡的表达功能很重要。最近有体外实验的资料显示牛科动物在依赖于 FSH 进行卵泡筛选的关键时刻其卵泡内部的激活因子含量出现了明显的升高（Glister 等，2006）。

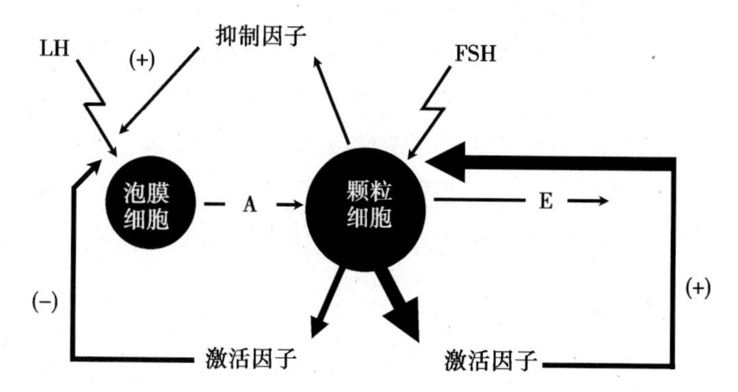

图 2.5　在卵泡早期进行优势卵泡筛选的过程中抑制因子与激活因子的作用。抑制因子提高了 LH 对泡膜细胞的作用，从而增加了雄激素的合成，而激活因子则抑制了抑制因子的作用。同时，激活因子提高 FSH 对颗粒细胞的作用，促进了雄激素的芳香化过程，增加雌激素的合成

IGFs/IGFBPs

体外实验的数据表明 IGFs（类胰岛素生长因子，译者注）和 IGFBPs（类胰岛素生长因子结合蛋白，译者注）的系统在月经周期中的卵泡早期参与了卵泡生成过程。在优势卵泡的颗粒细胞内可检出被 IGF-1 和 IGF-2 激活的 IGF-1 受体，在泡膜细胞和颗粒细胞中也发现了 IGF-2 受体（Mazerbourg 等，2003）。IGFs 的作用受其所在地结合蛋白的调控，六个结合蛋白中有五个在人卵巢内有表达（Wang 和 Chard，1999），其中 IGFBP-4 因为在体外实验中抑制了人颗粒细胞内由 FSH 诱导的雌激素生成过程而备受关注（Mason 等，1998）。IGFBP-4 结合 IGFs 并抵消了它们的生物学活性。而在 FSH 水平的周期内升高的影响下，即将成为优势卵泡的卵泡内颗粒细胞对由 FSH 生成的一种蛋白酶具有最高的容受性，该蛋白酶可降解 IGFBP-4，可能还有 IGFBP-5 和 IGFBP-2，从而增加了自由 IGFs 的水平（Spicer，2004）。

最近研究表明一种与怀孕有关的血浆蛋白 A（PAPP-A），也是一种金属蛋白酶，具有 IGFBP-4 酶的活性（Lawrence 等，1999）。由于 PAPP-A 也存在于卵泡液里（Conover 等，1999），当这种蛋白酶的基因编码在人卵巢发生表达时（Hourvitz 等，2000），所生成的蛋白酶有可能在优势卵泡的筛选过程中起到一定的生理作用。还有研究提出即将发展为优势的卵泡在体积比募集群内其他卵泡大之前就已在 FSH 的作用下捕获了 PAPP-A（Rivera 和 Fortune，2003）。PAPP-A 只在健康的卵泡里发生表达，而 IGFBP-4 则在闭锁的卵泡里发生表达（Hourvitz 等，2000）。

IGFBP-4/5 发生蛋白水解后分裂为有生物活性的 IGF-1 和 IGF-2，参与控制卵泡的成熟。IGF-1 在人卵泡形成过程中的重要性不如 IGF-2 的清楚。IGF-1 在多种生物种群的颗粒细胞上发生表达，在人体内则没有（El-Roeiy 等，1993）。临床资料显示患有 Laron 型侏儒症的妇女具有特征性的 IGF-1 缺失，这说明 IGF-1 在卵泡形成过程中所起的作用并不重要（Dor 等，1992）。不过，这种因子在人泡膜细胞上有表达（Mason 等，1996），可以在人卵泡液中检测出（Eden 等，1990），在窦卵泡上有 IGF-1 的受体（Hernandez 等 1988；Zhou 和 Bondy，1993）。体外实验显示 IGF-1 可提高体外培养的人颗粒细胞和颗粒-黄体细胞（granulosa-lutein cells）的雌激素生成量，还可促进颗粒细胞

的增殖和分化(Bergh 等,1991)。有人认为至少在一种动物模型中由颗粒细胞合成的 IGF-1 对泡膜细胞具有旁分泌作用,可增加 LH 的受体数量,刺激受体后反应的进行,包括类固醇的合成(Magoffin 和 Weitsman,1994)。IGF-1 也具有自分泌功能,可通过增加 FSH 的功能性受体数量来增强卵巢对 FSH 的反应性(Minegishi 等,2000)。肝脏可在生长激素的影响下合成 IGF-1,这种外源性的 IGF-1 有可能对卵巢起到某种生理性的内分泌作用。

与 IGF-1 不同,女性的泡膜细胞和颗粒细胞均可生成 IGF-2(El-Roeiy 等,1993),已有研究证实在小窦卵泡和排卵前卵泡的颗粒细胞均存在此种情况(Geisthovel 等,1989)。在人卵泡液也可检测到 IGF-2(Barreca 等,1996;Van Dessel 等,1996b),在泡膜细胞和颗粒细胞上均有它的受体(El-Roeiy 等,1993)。体外实验的资料显示 IGF-2 与 IGF-1 相似,可刺激雌激素的合成,促使颗粒细胞和颗粒-黄体细胞增殖(Kamada 等,1992)。泡膜细胞生成的 IGF-2 可能具有自分泌功能,能够增强 LH 的作用和雄激素生成量,同时,它对颗粒细胞还具有旁分泌功能,能够促进 FSH 的作用,增加雌激素生成量和细胞的增殖(Di Blasio 等,1994;Mason 等,1994)。

卵泡的挽救与闭锁

上文讨论过的 FSH 与 IGFs 之间的相互关系说明卵泡的发育是一个自给自足的过程,是一个链接了卵泡周边各种不同因子的功能性环路。例如,抑制因子不仅通过增强 LH 对泡膜细胞的作用来影响类固醇的合成,在体外实验中还能增强 IGF-1 和 IGF-2 对泡膜细胞的作用以增加雄激素的生成(Nahum 等,1995)。FSH 能促进卵泡的成熟(Campbell,1999),这些反应的结果是增加了优势卵泡内雌激素在卵泡液中的浓度。在 FSH 出现周期内升高时,卵泡的颗粒细胞上没有足够的 FSH 受体满足雌激素合成的需求,只有当 FSH 受体数量到达一个临界范围雄激素才能经过芳香化后形成雌激素,所以在此之前,雄激素是卵泡内主要的类固醇。体外实验证明只有当卵泡直径大于 8mm 时,颗粒细胞才有可能在 FSH 的控制下将雄激素代谢成雌激素(Mason 等,1994)。直径大于 8mm 的人健康窦卵泡液内的雌激素与雄激素的比例较体积小的卵泡高,这些小卵泡内的雄激素水平较高(van Dessel 等,1996a)。巨大的优势卵泡的直径与卵泡内的雌激素水平显著相关,与雄烯二酮的浓度则无关(Westergaard 等,1986;van Dessel 等,1996a)。

内环境是雌激素为主的卵泡将被容许进行下一阶段的发育,而内环境是雄激素为主的卵泡将发生闭锁。闭锁在卵泡形成的各个阶段均可发生,其内在的机制就是细胞凋亡,虽然其中的信息通道尚不清楚。虽然富于雄激素的内环境或许是凋亡的结果而非原因,已有的资料证明雄激素本身可使 DNA 碎片增多,进而出现凋亡,而雌激素则可减少 DNA 的碎片(Billig 等,1993)。许多基因参与其中,如 *p53*,*c-myc*,*c-fox*,*bax*,*bcl-x* 等等。Fas-Fas 配体系统也有涉及,还有一些半胱天冬酶(Hussein,2005)。如果基因出现缺陷,细胞凋亡的过程也会出现问题,如缺失凋亡前体蛋白 *bax* 的小鼠(Perez 等,1999)。抗凋亡因子包括 FSH 和 LH,还有 IGF-1、EGF、bFGF、TGF-α、白介素-1β、bcl-2、bcl-x、胰岛素,以及卵巢类固醇(Hussein,2005;Rolaki 等,2005)。闭锁因子包括 TGF-β、IL-6、雄激素、活性氧物质、*bax*、Fas 抗原、*p53*、肿瘤坏死因子(TNF)和半胱天冬酶(Hussein,2005;Rolaki 等,2005)。在卵泡进行筛选过程的关键时刻如果缺乏 FSH 将会引起募集卵泡的凋亡。这些卵泡内没有 PAPP-A,所以 IGFBP-4 不能被降解,芳香化酶的功能受到抑制(Mazerbourg 等,2003),这也说明雄激素不能被转化为雌激素,容易促进凋亡的发生。

雄激素

雄激素除了有促发闭锁的作用外,在大白鼠和灵长类动物的体外实验中还表明雄激素对卵泡的形成有促进作用,雄激素的受体位于早期窦卵泡的颗粒细胞上,但在排卵前卵泡上则没有(Tetsuka 等,1995)。有人提出雄激素除了可作为雌激素的底物以外,在早期窦卵泡还可增加颗粒细胞对 FSH 刺激的敏感性,特别是少量的雄激素在体外实验中可放大 FSH 诱导的蛋白激酶 A 在大白鼠颗粒细胞内的信使作用(Tetsuka 和 Hillier,1996)。在更高的卵泡发育级别中,例如排卵晚期阶段,颗粒细胞上的雄激素受体数量下降,卵泡对 FSH 的敏感性也随之降低,减缓各种促性腺激素对颗粒细胞终末期分化和黄素化的作用,直到 LH 水平开始迅速升高(Hillier 和 Tetsuka,1997)。

雌激素

雌激素在卵泡成熟过程中的作用并不十分清楚。在卵巢上有雌激素的 α 和 β 受体(Pelletier 和 El-Alfy,2000;Scobie 等,2002)说明它在卵巢的局部是有一定作用的。虽然已证明雌激素对动物卵泡的发育非常重要,但对人卵泡的重要性尚未完全搞清(Findlay 等,

2000)。在大白鼠体内雌激素与 FSH 一起协同作用促进颗粒细胞的增殖,增加 FSH 的受体和芳香化酶的合成,从而阻止闭锁(Wang 和 Greenwald,1993;Fauser 和 Van Heusden,1997)。

关于雌激素受体,β 亚型受体在卵巢内的作用似乎较 α 亚型受体更为重要。敲除 β 亚型受体的雌性小鼠的卵泡发育停滞在早期窦卵泡向大窦卵泡转变期的数量增多,进而形成闭锁,雌激素的合成减少,排卵率下降(Emmen 等,2005)。虽然 β 亚型受体缺失,排卵前卵泡还是能够使一定量的雄激素发生芳香化生成雌激素。颗粒细胞的分化受限,LH 受体减少,卵泡破裂排卵率下降,这些变化导致了卵泡对 FSH 的敏感性降低(Couse 等,2005)。

患有 17α 羟化酶或 17,20-裂解酶功能不全的女性在脑垂体脱敏后给予外源性 FSH 可刺激卵泡发育,但是雌激素的合成却很低(Rabinovici 等,1989)。患有芳香化酶功能不全综合征的女性成熟卵泡的囊内雄激素水平较高,而雌激素水平则较低(Mullis 等,1997)。同样,患有促性腺激素分泌不足引起的性腺功能不全的女性,如果只用 FSH 治疗而不用 LH,即使雌激素的血清浓度很低也会出现多个排卵前卵泡(Schoot 等,1992),对卵泡穿刺吸引后也证明卵泡内雌激素的水平较低。从这些资料可以证明,没有高浓度的雌激素,只用 FSH 就可刺激窦卵泡发育成排卵前卵泡,这说明雌激素在女性的卵泡发育过程中并不是必需的。但是,雌激素水平较低的女性是否与正常女性一样,其卵泡大小和颗粒细胞的增殖相关,对于这一点尚存争议。

其他因子

黄体酮是一种卵巢类固醇,其血清浓度在月经周期的卵泡期非常低。有人认为该时期循环中的黄体酮主要来源于肾上腺(Judd 等,1992),但是临床证据表明卵巢也产生黄体酮(Alexandris 等,1997)。虽然这种类固醇在卵泡期可能具有内分泌功能(Dafopoulos 等,2004),但不太可能对卵泡的筛选起作用,因为黄体酮受体只有在 LH 浓度迅速升高的中期才出现在颗粒细胞上(Petito 等,1988;Iwai 等,1990)。糖皮质激素在卵巢内的功能尚不清楚。体外实验表明在人排卵前卵泡的颗粒细胞中,地塞米松和氢化可的松对由 TNF-α 引起的凋亡可通过 bcl-2 对细胞起到保护作用(Sasson 和 Amsterdam,2002)。

在体外实验中其他因子,如 EGF、FGF、TGF-α 和 TGF-β 等可能会通过调节 FSH 的功能而作用于卵泡的发育。血管内皮生长因子(VEGF)在体外实验中也表现出对卵泡的形成有一定的作用,在优势卵泡的生长过程中使用抗 VEGF 阻断抗体可短暂抑制血管生长,导致卵泡期延长(Zimmermann 等,2003)。

单一卵泡筛选

优势卵泡生成的雌激素释放入血,增加了雌激素的血清浓度(图 2.6)。有人提出升高的雌激素水平通过一种负反馈机制,从脑垂体水平抑制了 FSH 的分泌,终止了它的周期内升高(van Santbrink 等,1995)。在女性的卵泡早期和中期不断上升的雌激素含量抑制了 FSH 的浓度(Messinis 和 Templeton,1990a;Messinis 等,1994),在自然月经周期的卵泡期 FSH 水平的降低幅度和雌激素的升高幅度存在一种负相关(Santbrink 等,1995),因此在这种情况下,FSH 窗的幅度被限制,使发育程度低于优势卵泡的那些卵泡不再参与筛选和进一步生长。这些卵泡虽然可能会有足够多的 FSH 受体,但在其周边环境中 FSH 的浓度不能达到阈值。在猴子身上做的实验表明雌激素血清浓度的早期升高会持续降低 FSH 水平,危害优势卵泡的存

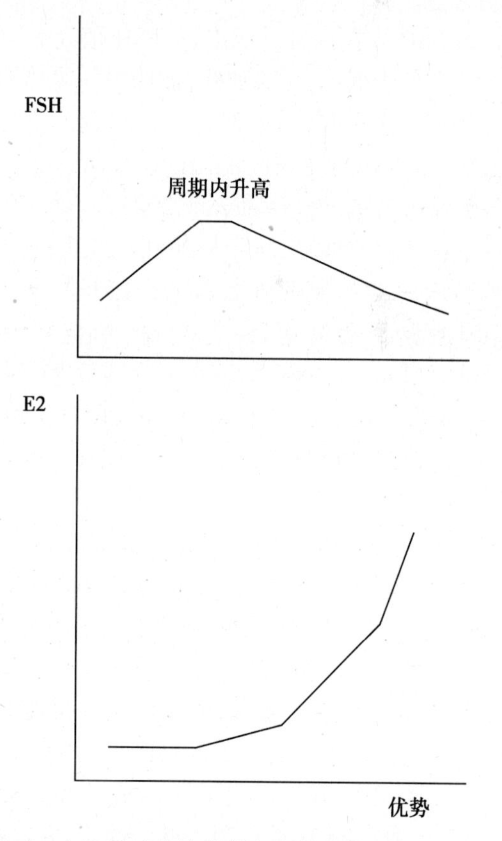

图 2.6 血液循环中的雌激素浓度升高抑制了 FSH 水平,终止了 FSH 的周期内升高,随即进行优势卵泡的筛选。这种机制保障在健康的月经周期中只有一个卵泡能够发育成熟

活(Zeleznik,1981),如果在卵泡的中晚期对其给予雌激素抗体,使其发生被动免疫以阻止FSH水平的下降,则会出现多卵泡的发育(Zeleznik等,1987),这就说明,FSH窗的幅度和持续时间同样重要。

在人体试验中已表明雌激素不是终止女性FSH周期内升高的唯一因素(Messinis,2006)。在健康女性月经周期的早中期给予抗雌激素化合物,如氯米芬,可延长FSH的升高,这支持了雌激素终止FSH周期内升高的观点,同时提出了抑制因子也有调控FSH周期内升高的作用(Messinis和Templeton,1988b)。抑制因子B的血清水平在卵泡期的早期会出现快速升高,在FSH水平的升高被终止后则会下降(Groome等,1996),说明抑制因子B有可能是由优势卵泡生成的,当FSH出现周期内升高时则参与"关闭"FSH窗的机制。虽然抑制因子A在恒河猴的实验中被证明能够从脑垂体水平抑制FSH的分泌(Molskeness等,1996),它在人体对女性FSH分泌的作用尚不清楚(Klein等,2004)。

优势卵泡的生长

随着FSH周期内升高的终止,FSH值在余下的卵泡期中一直处于低位,尽管如此,被选中的优势卵泡却持续生长直到排卵期(图2.3)。这一过程的机制并不十分清楚,有人认为在完成了筛选过程后优势卵泡对FSH的敏感性逐渐增高(Zeleznik,2004)。这一假说已在食蟹猴身上得到验证,给予外源性高纯度的FSH和LH之后,内源性的促性腺激素的分泌被一种GnRH(促性腺激素释放激素,译者注)的拮抗物所阻断(Zeleznik和Kubik,1986)。虽然此后雌激素的水平开始升高,渐进性地减少FSH的给药量以降低FSH水平并不影响卵泡的进一步生长。

优势卵泡对FSH的敏感性逐渐增高,对这一现象目前有两种解释。一是不同的卵泡内调控因子作用的结果,二是从卵泡中期开始,卵泡对LH不再依赖。卵泡内调控因子中起重要作用的是抑制因子和激活因子(图2.7)。与卵泡早期相比,接下来的卵泡发育需要大量的雄激素去合成雌激素,泡膜细胞内抑制因子对由LH诱导的类固醇合成过程的刺激作用超过了激活因子的抑制作用。但激活因子增强了FSH对颗粒细胞的作用,促使雄激素进行芳香化合成雌激素(Hillier,2001)。卵泡抑素的作用也不清楚,这种物质与激活因子结合后抵消了后者的生物活性,在BMPs的作用下,促使卵泡发生黄素化和(或)闭锁(Knight和

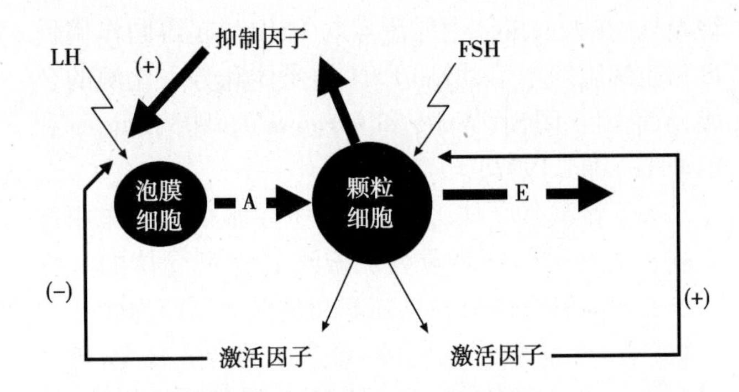

图2.7 抑制因子与激活因子在卵泡晚期对卵泡成熟的调控作用。抑制因子增强了LH在雄激素生成过程中的作用,从而使雌激素的生成量显著增加

Glister,2003)。

除了抑制因子/激活因子系统,还有一些生长因子,如EGF、TGF-α、FGF、VEGF、NGF和TNF-α都对优势卵泡的生长过程有一定的影响。TGF-β的超级家族的作用也很重要(图2.2),例如BMP-2、BMP-5和BMP-6都来源于颗粒细胞,BMP-4和BMP-7来源于泡膜细胞。在体外实验BMP-6由卵细胞生成,能促进颗粒细胞的增殖,刺激雌激素和抑制因子的分泌,同时抑制牛颗粒细胞生成黄体酮,保护卵泡不出现闭锁和早期黄素化(Knight和Glister,2003,2006)。雌激素目前被认为能促进FSH的自分泌以增强其作用(Adashi和Hesuh,1982;Reilly等,1996)。

如上所述,LH受体只出现在生长期窦卵泡的颗粒细胞上,但在优势卵泡的筛选过程以后,由于FSH的影响在LH受体也会出现在颗粒细胞上(Piquette等,1991)。由于芳香化酶必须借助于这些受体才能发挥作用,所以雌激素的合成是受LH直接调控的(Zeleznik和Hillier,1984;Zeleznik,2001)。体外实验显示如果人卵泡的直径等于或超过10mm,其内的颗粒细胞就能够对LH出现应答,并开始生成雌激素和黄体酮(Willis等,1988)。同样有实验显示使用基因重组FSH进行卵泡的募集筛选后,单独使用基因重组LH即可保持直径约为14mm的卵泡的生长(Sullivan等,1999),这说明,在卵泡晚期,优势卵泡对FSH的依赖逐渐减少,部分是因为它具有了对LH的应答能力,虽然FSH在循环中的浓度很低,仅依靠LH就可发育到排卵前期。LH对人晚期的卵泡发育的作用是受到限制的,但在体外的动物实验中,虽然其作用不如FSH明显,但LH确能提高窦前卵泡的存活,诱发卵泡内的窦腔形成(Cortvrindt等,1998)。

在过去的几年里,对于卵泡筛选的研究一直在进行,研究内容主要针对邻近的细胞和卵泡之间的"诱发

性信息”和“横向规范”(lateral specification)等相互作用(Baker 和 Spears,1999)。除了内分泌因子,这些相互作用被认为在卵泡发育的早期和“周期性”募集和筛选中也起了一定的作用。一些可能的因子,如由某些卵泡生成的颗粒细胞抑制因子(GCIF),会抑制小的和中等大小的卵泡的增殖。

在卵泡筛选结束时,优势卵泡的直径大约为10～12mm(van Santbrink 等,1995),此时正值血清中雌激素浓度第一次显著升高,这时的优势卵泡可通过经阴道超声被显示。优势卵泡到排卵前期的生长几乎是线性的,一天大约生长1.5～2.0mm(Templeton 等,1986)。由超声计算的卵泡直径和腹腔镜下卵泡的抽吸物体积呈显著相关(Messinis 和 Templeton,1986)。优势卵泡的增大不仅与卵泡内液体容量的增多有关,还与颗粒细胞以指数方式的增殖有关(McNatty 等,1979a)。

在发育期,发生在颗粒细胞上最明显的变化是增殖和分化。在原始卵泡中,只有一层扁平的前体颗粒细胞(pregranulosa cell)围绕着卵细胞。当卵泡离开休眠池(resting pool)时,颗粒细胞开始增殖并变成立方形,这一时期有大约2000个细胞组成了窦腔,颗粒细胞分化出三个主要的种群(Gosden 等,1993),根据其位置的不同分为卵泡壁或者说卵泡壁层颗粒细胞、卵泡内部靠近卵细胞的颗粒细胞,以及经过定量染色技术显示的中层或窦周颗粒细胞(Zoller 和 Weisz,1979)。更进一步的细胞分化也可被确定,例如,在给予hCG后运用流式细胞仪可在人卵泡抽吸物中确定两种黄素化的细胞种群(Whitman 等,1991)。当然,在准备IVF而行超促排卵的女性卵泡中的情况会有所不同,流式细胞仪发现非整倍体的粒黄体细胞(granulosa-lutein cell)所占的百分率较正常人增高(Grunwald 等,1998)。

这种颗粒细胞种群的不均质性反映了形态上的区别,同时也反映了功能上的不同,如细胞大小、蛋白质表达、配体的结合、酶、FSH受体等(Kerketze 等,1996;Marrone 和 Crissman,1988)。形成这种不均质性的机制尚不明了,但由卵细胞生成的成型素,如GDF-9和BMP-15,在卵泡内形成了一种浓度梯度,可能导致不同细胞种群对FSH出现选择性的生理性反应(Erickson 和 Shimasaki,2000)。总之,卵丘细胞的持续性增殖表现出较高的有丝分裂指数,壁层颗粒细胞表达LH受体和类固醇合成酶。

多卵泡发育

自1978年第一例IVF婴儿出生以来,人们一直在努力使治疗的成功率达到最高,超促排卵的诱导被认为是获得多个卵细胞的首要方法。这种方法是通过给予外源性FSH或从脑垂体水平刺激内源性FSH的分泌以延长FSH窗,筛选单一卵泡的过程就会被突破(Messinis,1989;Salha 和 Balen,2000)。在这种情况下,卵泡的发育是不同步的。尽管如此,多卵泡的发育还是给我们理解人卵泡生长的生理学机制提供了重要信息。对卵泡成熟的生理学过程的理解会提供制订卵泡促发育方案的基础,有助于我们提高辅助生殖的水平。当多个卵泡被诱导发育,卵巢及下丘脑垂体轴会发生显著的变化(Messinis,2006)。例如,循环中雌激素水平会超过生理性水平,抑制因子水平增高,激活因子类如促性腺激素平抑因子(GnSAF)则会影响这些变化,内源性LH将会显著升高。

FSH 阈值

目前临床上主要使用两种卵巢刺激方案,FSH递增方案和FSH递减方案(Fauser 和 Van Heusden,1997)。在递增方案中,FSH的剂量根据卵巢的反应而逐渐增加;在递减方案中,有些像正常的卵泡筛选过程,首先给予较高剂量的FSH使FSH浓度快速升高,然后再降低FSH的剂量使FSH水平逐渐下降。

两种方案孰优孰劣临床上并无明确评价,但基于最近的研究(资料未发表),两种方案的卵巢激素水平曲线明显不同,反映了卵泡生成过程中特定事件的发生时间是不相同的,特别是在递减方案中,雌激素浓度的升高较递增方案为早,但在治疗结束时两者的浓度基本相同(图2.8)。由于FSH的血清浓度快速升高,采用递减方案时卵泡的募集要早于递增方案,但不是所有募集的卵泡都会发展到排卵前期,因为到了后期FSH水平逐渐降低,卵泡失去了激素的支持,最终两种方案形成的排卵前卵泡数量大致相同。这些结果说明在递减方案中卵泡中期和晚期所给予的FSH剂量是不足以维持所有募集的卵泡的生长的。有人认为使用外源性FSH促发的募集卵泡需要一定量的FSH水平才能继续发育。

前期研究在健康妇女的自然月经周期的第二天给予单次大剂量的FSH(450IU)(Messinis 等,1994),所得到的结论基本相同。与同一妇女未经治疗的月经周期相比,给予FSH导致了一次短暂的但却明显的FSH血清浓度的升高,同时伴有一次明显的持续时间相同的雌激素血清浓度的升高(图2.9)。从这以后到月经中期,FSH与雌激素的水平与自然周期中的水平基本一致,所以适合单个卵泡的发育。这些结果表明在给

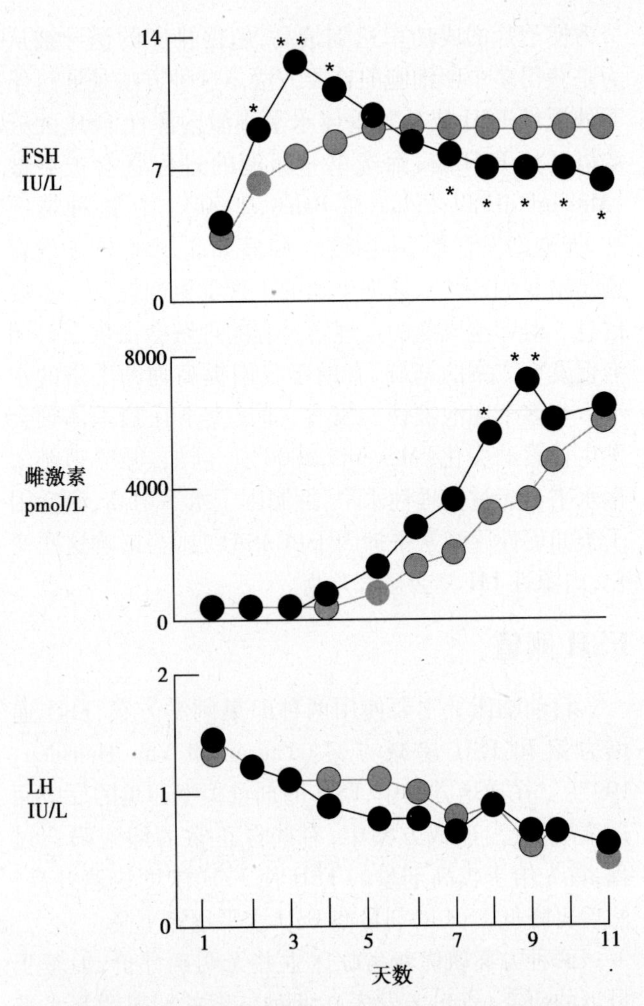

图 2.8　比较递增和递减两种方案中使用外源性 FSH 进行刺激时的 FSH、雌激素和 LH 的平均水平。使用两个方案对 45 个月经周期正常的女性进行了两个不同周期的治疗。在递增方案中，FSH 的首剂量为 150IU，5 天后看卵巢的反应性决定是否增加剂量。在递减方案中，FSH 首剂量为 300IU，连续 2 天，剩下的治疗期内每天 150IU

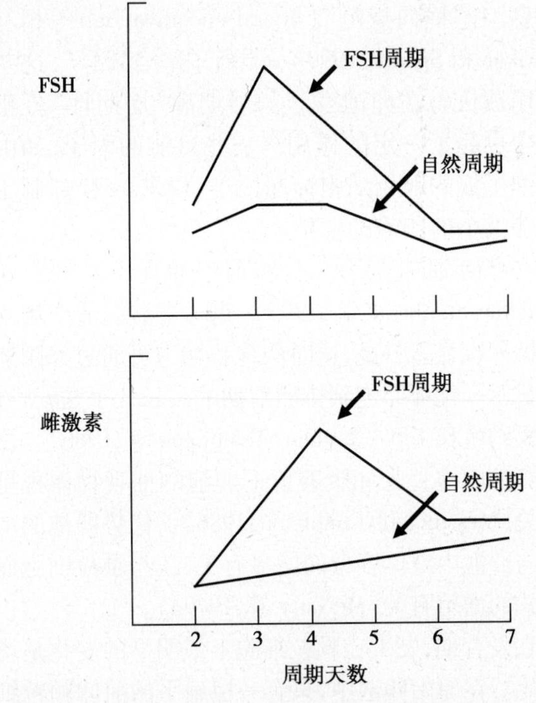

图 2.9　于健康妇女月经周期的第二天给予单剂量为 450IU 的 FSH，FSH 与雌激素水平所发生的变化，并与同一妇女自然周期的水平相比较

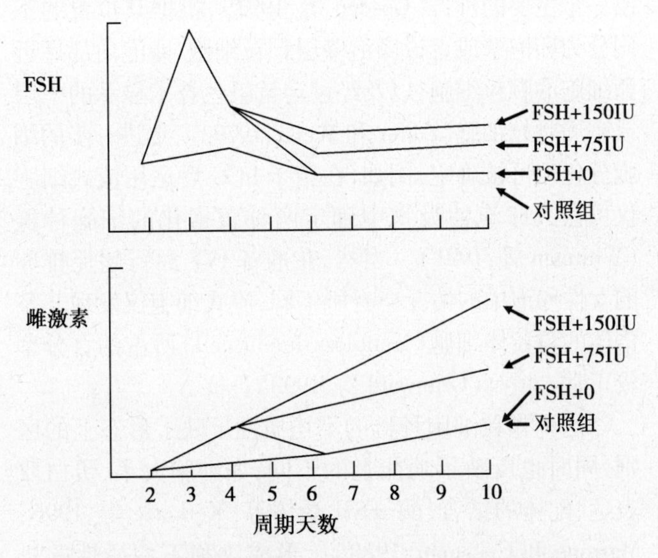

图 2.10　FSH 治疗月经正常女性时 FSH 和雌激素的浓度。在月经第二天给予首剂量为 450IU 的 FSH，从月经第四天起，分别给予这些女性以三种不同的 FSH 剂量：0、75IU、150IU，观察 FSH 和雌激素浓度的变化并与同一组女性自然月经周期中（对照组）的浓度进行比较。雌激素的浓度随 FSH 浓度的增加而成比例增加

予单剂量的 FSH 后雌激素浓度的短暂升高缘于多卵泡的募集，大部分卵泡得不到进一步的发育，这意味着卵泡中期和晚期的 FSH 血清浓度足以刺激优势卵泡的生长，但却不足以维持因为 FSH 短暂升高而募集的多卵泡的进一步发育。有人提出给予外源性 FSH 刺激募集的卵泡比正常月经周期中的优势卵泡需要更高浓度的 FSH 才能进一步生长，这一假说受到上述研究结果的支持。

这一假说后来被一后续研究所验证，在月经周期第二天给予单剂量为 450IU 的 FSH 之后，从月经第四天起，每天再给予额外的不同剂量的 FSH（Lolis 等，1995），结果发现雌激素浓度和发育到排卵前期的卵泡数随着卵泡中晚期给予外源性 FSH 的剂量而成比例的增加（图 2.10）。虽然排序第一的卵泡生长速度不受额外给予的 FSH 的影响，排在第二和第三的卵泡的生长速度则会随增加的 FSH 水平而成比例的提高。这说明在卵泡早期，多卵泡的诱导发育需要有超出生理性的 FSH 浓度，决定最终排卵前期的卵泡数量的关键因素则是卵泡中晚期时的 FSH 水平。最近的资料

也证实了在卵泡早期时给予外源性的 FSH 后,其水平增高而超过阈值,小窦卵泡的数量会有所增加,优势卵泡的发育却不受影响(Schipper 等,1998),只有当卵泡中晚期 FSH 水平持续增高时才会出现多卵泡的发育。

已有资料证明在超促排卵的诱导过程中,每一个卵泡都有其自己的两个阈值,一个与募集筛选有关,另一个与进一步发育有关(图 2.11)。排序第一的卵泡的阈值与自然周期中优势卵泡的阈值基本相同,换句话说,对月经正常的妇女进行超促排卵的诱导不会影响卵泡募集及优势卵泡的进一步发育。排序第二的卵泡的 FSH 阈值比排序第一的卵泡要高,排序第三的卵泡阈值比第二的要高,以此类推。对于所有的卵泡来说,募集和筛选的阈值要比进一步发育的阈值高。

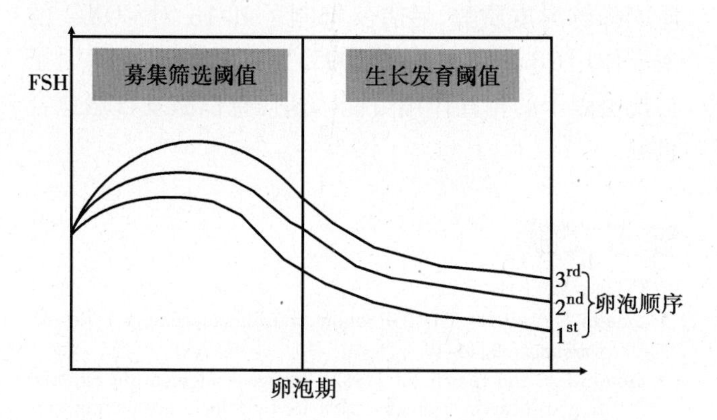

图 2.11　一种对人卵泡形成过程中 FSH 阈值的解释理论。每一个卵泡都有一个募集阈值和进一步生长发育的阈值

不论何时,只要 FSH 水平超过某个卵泡的阈值,卵泡募集过程就会持续启动。在月经周期的卵泡期,如果每天给予高剂量的 FSH,新的卵泡募集会不停地启动,导致了卵泡发育的不同步。在两个最近的研究中(Hohmann 等,2001,2005),对于月经周期正常的女性给予一个低剂量 FSH 给药方案的治疗(75IU/d),不论在月经周期第几天(第 3、第 5 或第 7 天)开始给予 FSH 都会出现多卵泡的发育和雌激素水平的升高。月经第 5 天或第 7 天给予 FSH 的给药方案会出现 FSH 水平逐渐下降的现象,而这是单一卵泡发育的首要条件,因此,FSH 水平的增长,以及给予外源性 FSH 后延长 FSH 周期内升高的持续时间,这两种情况都会突破单一卵泡的筛选过程。

FSH 水平在卵泡早期的升高对多卵泡募集和卵泡期持续时间的长短都是十分重要的(图 2.12)。有研究在月经周期的第 4 天和第 6 天给予不同的治疗方案,使 FSH 水平的升高幅度不同,结果发现卵泡期的持续时间与 FSH 的增高幅度呈负相关(Messinis 和 Templeton,1990b)。由于卵泡期的持续时间与卵泡中晚期的 FSH 水平无关,有人提议应在卵泡筛选晚期提高 FSH 水平。这一发现在生理学上的意义尚不明了,但月经周期中 FSH 水平的变化幅度的不同可以解释为什么月经周期正常的女性卵泡期持续时间却不相同。

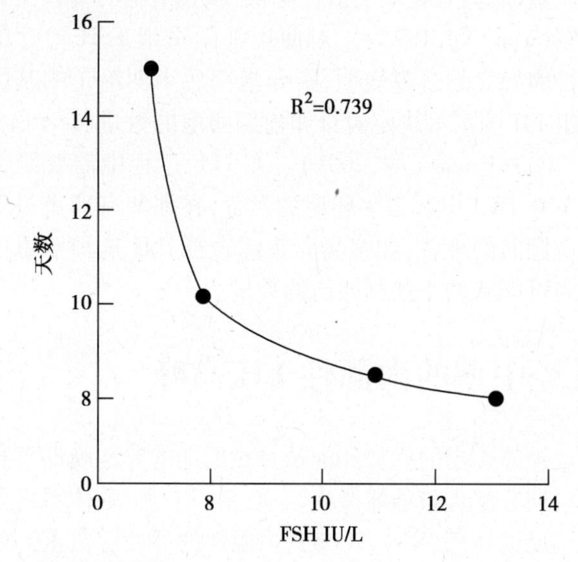

图 2.12　使用 FSH 刺激卵巢以获得多卵泡的发育,在卵泡早期 FSH 的血清浓度和卵泡期持续时间的关系。卵泡期的持续时间与 FSH 值的增长成比例,但不会少于 8 天

从上述讨论我们可以知道使用外源性 FSH 获取的多卵泡发育是不可能同步的,因为在 FSH 水平升高的时候,总会至少有一个卵泡会比同群的卵泡具有更多的 FSH 受体,因此也具有更高的 FSH 敏感性。利用不同的 FSH 异构体或许对临床有所帮助(Wide,1982;Baird,2001),但目前被用于临床的 FSH 异构体只有 FSH-CTP,这是一种长效物质(Duijkers 等,2002)。单次给予这种异构体会引起 FSH 水平升高一星期左右,制造一个长时间的 FSH 窗(Beckers 等,2003),出现多卵泡被筛选的情况,但各卵泡的发育不会同步,所以这种物质目前看来并不适合用来优化卵泡刺激过程。

LH 阈值

已经证实除了 FSH,LH 也是促进女性卵泡成熟的重要激素。LH 能够作用于泡膜细胞,也能在月经周期的卵泡期后半期,即在筛选过程结束后,通过优势卵泡内颗粒细胞上特定的受体起作用。在正常的卵泡生长过程中也存在 LH 阈值,如果血清中 LH 浓度低于此阈值,卵泡的发育就会停止。在卵泡期的后半期对月经正常的女性给予 GnRH 拮抗剂会抑制 LH 浓度,优势卵泡的发育会停滞(Leroy 等,1994)。

体外实验和人体实验均表明控制 LH 的浓度上限十分重要。如果 LH 浓度超过某一上限值，就不利于卵泡的发育成熟（Hillier，1994）。体外实验中使用低剂量 LH 作用于颗粒细胞，则会促进细胞增殖、类固醇合成以及 DNA 的合成；如果使用高剂量 LH，黄体酮的合成增加，芳香化酶的活性降低，颗粒细胞的生长受到抑制（Yong 等，1992）。对使用基因重组 FSH 治疗的无排卵妇女的研究表明，在卵泡期后半期给予的基因重组 LH 的剂量决定着排卵前期卵泡的数量（Loumaye 等，2003；Hugues 等，2005）。在 IVF 过程中需要给予外源性 FSH 以获得多卵泡的发育，在那些有卵巢过度反应倾向的患者，如多囊卵巢综合征，LH 这种双重的作用可能有助于控制卵泡的数量。

月经中期的内源性 LH 高峰

被筛选出的优势卵泡从月经周期的卵泡晚期到排卵前期分泌大量的雌激素入血，对下丘脑-垂体系统发挥正反馈作用（Rizk，2008），内源性的促性腺激素高峰也随之到来。在 LH 高峰到来时，颗粒细胞开始进行最后的分化，表达了一种黄体特定型基因（Richards，1994），这是黄体形成过程的开始，类固醇的合成发生变化，卵泡内雌激素的浓度显著下降，血清中的黄体酮浓度则逐渐上升（McNatty 等，1979a，1979c）。黄体的形成是颗粒细胞和泡膜细胞向黄体表现型转化的重要过程。

LH 的高峰形成后，颗粒细胞停止分裂，细胞周期激活因子包括 D2 和 E 的含量快速下降，一些细胞周期抑制因子的含量则反应性升高，如 p21cip1 和 p27kip1（Richards，1994；Richards 等，1998）。在小鼠实验中，如果缺乏 p27kip1，则不能完成正常的黄体形成过程，说明细胞停止分裂和黄体形成过程是相关的（Richards 等，1998）。卵细胞产生的因子，如 GDF-9 和 BMP-15，在黄体形成过程中会使周围颗粒细胞减少雌激素的合成，促进黄体酮分泌（Knight 和 Glister，2003）。虽然 LH 高峰形成时颗粒细胞即停止分裂，临床数据表明在 LH 高峰时卵泡直径还是在不断地增大。不论在自然周期中还是使用 FSH 超促排卵的周期中，卵泡的生长速度在内源性 LH 高峰期内基本一致（Messinis 和 Templeton，1987）。这种卵泡体积的增加是否只是增加了卵泡液容量目前尚不得而知。

随着 LH 高峰的形成发生了一系列的反应，最终导致了卵泡的破裂（Richards 等，1998）。LH 高峰诱导颗粒细胞表达黄体酮受体（PR）和前列腺素内过氧化物合成酶 2（PGS-2）或 COX-2。各种蛋白酶的合成改变了细胞外基质的整体性，这一过程受 PR 和 PGS-2 控制。PR 可能还参与调节卵巢细胞对前列腺素的反应性。其他通路包括 PR 和 PGS-2 对促纤维蛋白合成素和趋化因子功能的调节，其他生长因子，如启动血管生长的 VEGF，也同样重要。各种蛋白酶（金属蛋白酶）受 PR 和 PGS-2 激活后开始降解卵巢表面上皮，导致排卵的发生。

卵泡的破裂引起了一系列卵巢表面上皮的损伤和修复过程，这一过程本质上是一个炎性过程，同时引发了代偿性的抗炎反应，皮质醇在其中起主要作用（Rae 和 Hillier，2005）。在体外实验中炎性细胞因子如 IL-1α 增加了 11β 羟基类固醇脱氢酶的表达，将肾上腺皮质酮降解为皮质醇，后者又抑制了 IL-1α 对 COX-2 的诱导作用（Rae 和 Hillier，2005）。在排卵后炎性因子与抗炎因子的相互作用可能传递信息以激发自然愈合机制。

参考文献

1. Adashi E.Y. (1998) The IGF family and folliculogenesis. *J. Reprod. Immunol.* 39, 13–19.
2. Adashi E.Y. and Hsueh A.J. (1982) Estrogens augment the stimulation of ovarian aromatase activity by follicle-stimulating hormone in cultured rat granulosa cells. *J. Biol. Chem.* 257, 6077–83.
3. Alexandris E., Milingos S., Kollios G., Seferiadis K., Lolis D. and Messinis I.E. (1997) Changes in gonadotrophin response to gonadotrophin releasing hormone in normal women following bilateral ovariectomy. *Clin. Endocrinol. (Oxf.)* 47, 721–6.
4. Baird D.T. (1983) Factors regulating the growth of the preovulatory follicle in the sheep and human. *J. Reprod. Fertil.* 69, 343–52.
5. Baird D.T. (2001) Is there a place for different isoforms of FSH in clinical medicine? IV. The clinician's point of view. *Hum. Reprod.* 16, 1316–18.
6. Baker S.J. and Spears N. (1999) The role of intra-ovarian interactions in the regulation of follicle dominance. *Hum. Reprod. Update* 5, 153–65.
7. Barreca A., Del Monte P., Ponzani P., Artini P.G., Genazzani A.R. and Minuto F. (1996) Intrafollicular insulin-like growth factor-II levels in normally ovulating women and in patients with polycystic ovary syndrome. *Fertil. Steril.* 65, 739–45.
8. Beckers N.G., Macklon N.S., Devroey P., Platteau P., Boerrigter P.J. and Fauser B.C. (2003) First live birth after ovarian stimulation using a chimeric long-acting human recombinant follicle-stimulating hormone (FSH) agonist (recFSH-CTP) for in vitro fertilization. *Fertil. Steril.* 79, 621–3.
9. Bergh C., Olsson J.H. and Hillensjo T. (1991) Effect of insulin-like growth factor I on steroidogenesis in cultured human granulosa cells. *Acta. Endocrinol. (Copenh).* 125, 177–85.
10. Billig H., Furuta I. and Hsueh A.J. (1993) Estrogens inhibit and androgens enhance ovarian granulosa cell apoptosis. *Endocrinology* 133, 2204–12.
11. Brown J.B., Evans J.H., Adey F.D. and Taft H.P. (1969) Factors involved in the induction of fertile ovulation with human gonadotrophins. *J. Obstet. Gynaecol. Br. Commonw.* 76, 289–307.
12. Bukovsky A., Caudle M.R., Keenan J.A., Wimalasena J., Foster J.S.

and Van Meter S.E. (1995a) Quantitative evaluation of the cell cycle-related retinoblastoma protein and localization of Thy-1 differentiation protein and macrophages during follicular development and atresia, and in human corpora lutea. *Biol. Reprod.* 52, 776–92.

13. Bukovsky A., Caudle M.R., Keenan J.A., Wimalasena J., Foster J.S., Upadhyaya N.B. and van Meter S.E. (1995b) Expression of cell cycle regulatory proteins (p53, pRb) in the human female genital tract. *J. Assist. Reprod. Genet.* 12, 123–31.
14. Campbell B.K. (1999) The modulation of gonadotrophic hormone action on the ovary by paracrine and autocrine factors. *Anat. Histol. Embryol.* 28, 247–51.
15. Carabatsos M.J., Elvin J., Matzuk M.M. and Albertini D.F. (1998) Characterization of oocyte and follicle development in growth differentiation factor-9-deficient mice. *Dev. Biol.* 204, 373–84.
16. Carlsson I.B., Scott J.E., Visser J.A., Ritvos O., Themmen A.P. and Hovatta O. (2006) Anti-Mullerian hormone inhibits initiation of growth of human primordial ovarian follicles in vitro. *Hum. Reprod.* 21, 2223–7.
17. Conover C.A., Oxvig C., Overgaard M.T., Christiansen M. and Giudice L.C. (1999) Evidence that the insulin-like growth factor binding protein-4 protease in human ovarian follicular fluid is pregnancy associated plasma protein-A. *J. Clin. Endocrinol. Metab.* 84, 4742–5.
18. Cortvrindt R., Hu Y. and Smitz J. (1998) Recombinant luteinizing hormone as a survival and differentiation factor increases oocyte maturation in recombinant follicle stimulating hormone-supplemented mouse preantral follicle culture. *Hum. Reprod.* 13, 1292–302.
19. Couse J.F., Yates M.M., Deroo B.J. and Korach K.S. (2005) Estrogen receptor-beta is critical to granulosa cell differentiation and the ovulatory response to gonadotropins. *Endocrinology* 146, 3247–62.
20. Dafopoulos K.C., Kotsovassilis C.P., Milingos S.D., Kallitsaris A.T., Georgadakis G.S., Sotiros P.G. and Messinis I.E. (2004) Changes in pituitary sensitivity to GnRH in estrogen-treated post-menopausal women: evidence that gonadotrophin surge attenuating factor plays a physiological role. *Hum. Reprod.* 19, 1985–92.
21. de Kretser D.M., Hedger M.P., Loveland K.L. and Phillips D.J. (2002) Inhibins, activins and follistatin in reproduction. *Hum. Reprod. Update* 8, 529–41.
22. Di Blasio A.M., Vigano P. and Ferrari A. (1994) Insulin-like growth factor-II stimulates human granulosa-luteal cell proliferation in vitro. *Fertil. Steril.* 61, 483–7.
23. Di Pasquale E., Beck-Peccoz P. and Persani L. (2004) Hypergonadotropic ovarian failure associated with an inherited mutation of human bone morphogenetic protein-15 (BMP15) gene. *Am. J. Hum. Genet.* 75, 106–11.
24. Dissen G.A., Romero C., Hirshfield A.N. and Ojeda S.R. (2001) Nerve growth factor is required for early follicular development in the mammalian ovary. *Endocrinology* 142, 2078–86.
25. Dor J., Ben-Shlomo I., Lunenfeld B., Pariente C., Levran D., Karasik A., Seppala M. and Mashiach S. (1992) Insulin-like growth factor-I (IGF-I) may not be essential for ovarian follicular development: evidence from IGF-I deficiency. *J. Clin. Endocrinol. Metab.* 74, 539–42.
26. Dorrington J.H. and Armstrong D.T. (1979) Effects of FSH on gonadal functions. *Recent Prog. Horm. Res.* 35, 301–42.
27. Dube J.L., Wang P., Elvin J., Lyons K.M., Celeste A.J. and Matzuk M.M. (1998) The bone morphogenetic protein 15 gene is X-linked and expressed in oocytes. *Mol. Endocrinol.* 12, 1809–17.
28. Duijkers I.J., Klipping C., Boerrigter P.J., Machielsen C.S., De Bie J.J., and Voortman G. (2002) Single dose pharmacokinetics and effects on follicular growth and serum hormones of a long-acting recombinant FSH preparation (FSH-CTP) in healthy pituitary-suppressed females. *Hum. Reprod.* 17, 1987–93.
29. Eden J.A., Jones J., Carter G.D. and Alaghband-Zadeh J. (1990) Follicular fluid concentrations of insulin-like growth factor 1, epidermal growth factor, transforming growth factor-alpha and sex-steroids in volume matched normal and polycystic human follicles. *Clin. Endocrinol. (Oxf).* 32, 395–405.
30. El-Roeiy A., Chen X., Roberts V.J., LeRoith D., Roberts C.T., Jr. and Yen S.S. (1993) Expression of insulin-like growth factor-I (IGF-I) and IGF-II and the IGF-I, IGF-II, and insulin receptor genes and localization of the gene products in the human ovary. *J. Clin. Endocrinol. Metab.* 77, 1411–18.
31. Emmen J.M., Couse J.F., Elmore S.A., Yates M.M., Kissling G.E. and Korach K.S. (2005) In vitro growth and ovulation of follicles from ovaries of estrogen receptor (ER){alpha} and ER{beta} null mice indicate a role for ER{beta} in follicular maturation. *Endocrinology* 146, 2817–26.
32. Erickson G.F. and Shimasaki S. (2000) The role of the oocyte in folliculogenesis. *Trends Endocrinol. Metab.* 11, 193–8.
33. Erickson G.F. and Shimasaki S. (2001) The physiology of folliculogenesis: the role of novel growth factors. *Fertil. Steril.* 76, 943–9.
34. Erickson G.F., Magoffin D.A., Dyer C.A. and Hofeditz C. (1985) The ovarian androgen producing cells: a review of structure/function relationships. *Endocr. Rev.* 6, 371–99.
35. Fauser B.C. and Van Heusden A.M. (1997) Manipulation of human ovarian function: physiological concepts and clinical consequences. *Endocr. Rev.* 18, 71–106.
36. Findlay J.K., Drummond A.E., Britt K.L., Dyson M., Wreford N.G., Robertson D.M., Groome N.P., Jones M.E. and Simpson E.R. (2000) The roles of activins, inhibins and estrogen in early committed follicles. *Mol. Cell. Endocrinol.* 163, 81–7.
37. Geisthovel F., Moretti-Rojas I., Asch R.H. and Rojas F.J. (1989) Expression of insulin-like growth factor-II (IGF-II) messenger ribonucleic acid (mRNA), but not IGF-I mRNA, in human preovulatory granulosa cells. *Hum. Reprod.* 4, 899–902.
38. Glister C., Groome N.P. and Knight P.G. (2006) Bovine follicle development is associated with divergent changes in activin-A, inhibin-A and follistatin and the relative abundance of different follistatin isoforms in follicular fluid. *J. Endocrinol.* 188, 215–25.
39. Gosden R.G., Huntley J.F., Douglas A., Inglis L. and Miller H.R. (1993) Quantitative and cytochemical studies of mast cell proteases in rat ovaries and uteri in various reproductive states. *J. Reprod. Fertil.* 98, 577–82.
40. Gougeon A. (1986) Dynamics of follicular growth in the human: a model from preliminary results. *Hum. Reprod.* 1, 81–7.
41. Gougeon A. and Lefevre B. (1983) Evolution of the diameters of the largest healthy and atretic follicles during the human menstrual cycle. *J. Reprod. Fertil.* 69, 497–502.
42. Gougeon A. and Testart J. (1990) Influence of human menopausal gonadotropin on the recruitment of human ovarian follicles. *Fertil. Steril.* 54, 848–52.
43. Groome N.P., Illingworth P.J., O'Brien M., Pai R., Rodger F.E., Mather J.P. and McNeilly A.S. (1996) Measurement of dimeric inhibin B throughout the human menstrual cycle. *J. Clin. Endocrinol. Metab.* 81, 1401–5.
44. Grunwald K., Feldmann K., Melsheimer P., Rabe T., Neulen J. and Runnebaum B. (1998) Aneuploidy in human granulosa lutein cells obtained from gonadotrophin-stimulated follicles and its relation to intrafollicular hormone concentrations. *Hum. Reprod.* 13, 2679–87.
45. Hayashi M., McGee E.A., Min G., Klein C., Rose U.M., van Duin M. and Hsueh A.J. (1999) Recombinant growth differentiation factor-9 (GDF-9) enhances growth and differentiation of cultured early ovarian follicles. *Endocrinology* 140, 1236–44.
46. Hernandez E.R., Resnick C.E., Svoboda M.E., Van Wyk J.J., Payne D.W. and Adashi E.Y. (1988) Somatomedin-C/insulin-like growth factor I as an enhancer of androgen biosynthesis by cultured rat ovarian cells. *Endocrinology* 122, 1603–12.

47. Hild-Petito S., Stouffer R.L. and Brenner R.M. (1988) Immunocytochemical localization of estradiol and progesterone receptors in the monkey ovary throughout the menstrual cycle. *Endocrinology* 123, 2896–905.

48. Hillier S.G. (1994) Current concepts of the roles of follicle stimulating hormone and luteinizing hormone in folliculogenesis. *Hum. Reprod.* 9, 188–91.

49. Hillier S.G. (2001) Gonadotropic control of ovarian follicular growth and development. *Mol. Cell. Endocrinol.* 179, 39–46.

50. Hillier S.G. and Tetsuka M. (1997) Role of androgens in follicle maturation and atresia. *Baillieres Clin. Obstet. Gynaecol.* 11, 249–60.

51. Hillier S.G., Whitelaw P.F. and Smyth C.D. (1994) Follicular oestrogen synthesis: the 'two-cell, two-gonadotrophin' model revisited. *Mol. Cell. Endocrinol.* 100, 51–4.

52. Hirshfield A.N. (1991) Development of follicles in the mammalian ovary. *Int. Rev. Cytol.* 124, 43–101.

53. Hohmann F.P., Laven J.S., de Jong F.H., Eijkemans M.J. and Fauser B.C. (2001) Low-dose exogenous FSH initiated during the early, mid or late follicular phase can induce multiple dominant follicle development. *Hum. Reprod.* 16, 846–54.

54. Hohmann F.P., Laven J.S., de Jong F.H. and Fauser B.C. (2005) Relationship between inhibin A and B, estradiol and follicle growth dynamics during ovarian stimulation in normo-ovulatory women. *Eur. J. Endocrinol.* 152, 395–401.

55. Hourvitz A., Widger A.E., Filho F.L., Chang R.J., Adashi E.Y. and Erickson G.F. (2000) Pregnancy-associated plasma protein-A gene expression in human ovaries is restricted to healthy follicles and corpora lutea. *J. Clin. Endocrinol. Metab.* 85, 4916–20.

56. Hsu S.Y., Kubo M., Chun S.Y., Haluska F.G., Housman D.E. and Hsueh A.J. (1995) Wilms' tumor protein WT1 as an ovarian transcription factor: decreases in expression during follicle development and repression of inhibin-alpha gene promoter. *Mol. Endocrinol.* 9, 1356–66.

57. Huang E.J., Manova K., Packer A.I., Sanchez S., Bachvarova R.F. and Besmer P. (1993) The murine steel panda mutation affects kit ligand expression and growth of early ovarian follicles. *Dev. Biol.* 157, 100–9.

58. Hugues J.N., Soussis J., Calderon I., Balasch J., Anderson R.A. and Romeu A. (2005) Recombinant LH Study Group. Does the addition of recombinant LH in WHO group II anovulatory women over-responding to FSH treatment reduce the number of developing follicles? A dose-finding study. *Hum. Reprod.* 20, 629–35.

59. Hussein M.R. (2005) Apoptosis in the ovary: molecular mechanisms. *Hum. Reprod. Update* 11, 162–77.

60. Iwai T., Nanbu Y., Iwai M., Taii S., Fujii S. and Mori T. (1990) Immunohistochemical localization of oestrogen receptors and progesterone receptors in the human ovary throughout the menstrual cycle. *Virchows Arch A. Pathol. Anat. Histopathol.* 417, 369–75.

61. Judd S., Terry A., Petrucco M. and White G. (1992) The source of pulsatile secretion of progesterone during the human follicular phase. *J. Clin. Endocrinol. Metab.* 74, 299–305.

62. Kamada S., Kubota T., Taguchi M., Ho W.R., Sakamoto S. and Aso T. (1992) Effects of insulin-like growth factor-II on proliferation and differentiation of ovarian granulosa cells. *Horm. Res.* 37, 141–9.

63. Kerketze K., Blaschuk O.W. and Farookhi R. (1996) Cellular heterogeneity in the membrana granulosa of developing rat follicles: assessment by flow cytometry and lectin binding. *Endocrinology* 137, 3089–100.

64. Klein N.A., Houmard B.S., Hansen K.R., Woodruff T.K., Sluss P.M., Bremner W.J. and Soules M.R. (2004) Age-related analysis of inhibin A, inhibin B, and activin A relative to the intercycle monotropic follicle-stimulating hormone rise in normal ovulatory women. *J. Clin. Endocrinol. Metab.* 89, 2977–81.

65. Knight P.G. and Glister C. (2003) Local roles of TGF-beta superfamily members in the control of ovarian follicle development. *Anim. Reprod. Sci.* 78, 165–83.

66. Knight P.G. and Glister C. (2006) TGF-beta superfamily members and ovarian follicle development. *Reproduction* 32, 191–206.

67. Lawrence J.B., Oxvig C., Overgaard M.T., Sottrup-Jensen L., Gleich G.J., Hays L.G., Yates J.R., 3rd and Conover C.A. (1999) The insulin-like growth factor (IGF)-dependent IGF binding protein-4 protease secreted by human fibroblasts is pregnancy-associated plasma protein-A. *Proc. Natl. Acad. Sci. U. S. A.* 96, 3149–53.

68. Leroy I., d'Acremont M., Brailly-Tabard S., Frydman R., de Mouzon J. and Bouchard P. (1994) A single injection of a gonadotropin-releasing hormone (GnRH) antagonist (Cetrorelix) postpones the luteinizing hormone (LH) surge: further evidence for the role of GnRH during the LH surge. *Fertil. Steril.* 62, 461–7.

69. Lolis D.E., Tsolas O. and Messinis I.E. (1995) The follicle-stimulating hormone threshold level for follicle maturation in superovulated cycles. *Fertil. Steril.* 63, 1272–7.

70. Loumaye E., Engrand P., Shoham Z., Hillier S.G. and Baird D.T. (2003) Clinical evidence for an LH 'ceiling' effect induced by administration of recombinant human LH during the late follicular phase of stimulated cycles in World Health Organization type I and type II anovulation. *Hum. Reprod.* 18, 314–22.

71. MacNatty K.P., Hunter W.M., MacNeilly A.S. and Sawers R.S. (1975) Changes in the concentration of pituitary and steroid hormones in the follicular fluid of human graafian follicles throughout the menstrual cycle. *J. Endocrinol.* 64, 555–71.

72. Magoffin D.A. and Weitsman S.R. (1994) Insulin-like growth factor-I regulation of luteinizing hormone (LH) receptor messenger ribonucleic acid expression and LH-stimulated signal transduction in rat ovarian theca-interstitial cells. *Biol. Reprod.* 51, 766–75.

73. Mais V., Cetel N.S., Muse K.N., Quigley M.E., Reid R.L. and Yen S.S. (1987) Hormonal dynamics during luteal-follicular transition. *J. Clin. Endocrinol. Metab.* 64, 1109–14.

74. Marrone B.L. and Crissman H.A. (1988) Characterization of granulosa cell subpopulations from avian preovulatory follicles by multiparameter flow cytometry. *Endocrinology* 122, 651–8.

75. Mason H.D., Willis D.S., Holly J.M. and Franks S. (1994) Insulin preincubation enhances insulin-like growth factor-II (IGF-II) action on steroidogenesis in human granulosa cells. *J. Clin. Endocrinol. Metab.* 78, 1265–7.

76. Mason H.D., Cwyfan-Hughes S.C., Heinrich G., Franks S. and Holly J.M. (1996) Insulin-like growth factor (IGF) I and II, IGF-binding proteins, and IGF-binding protein proteases are produced by theca and stroma of normal and polycystic human ovaries. *J. Clin. Endocrinol. Metab.* 81, 276–84.

77. Mason H.D., Cwyfan-Hughes S., Holly J.M. and Franks S. (1998) Potent inhibition of human ovarian steroidogenesis by insulin-like growth factor binding protein-4 (IGFBP-4). *J. Clin. Endocrinol. Metab.* 83, 284–7.

78. Matthews C.H., Borgato S., Beck-Peccoz P., Adams M., Tone Y., Gambino G., Casagrande S., Tedeschini G., Benedetti A. and Chatterjee V.K. (1993) Primary amenorrhoea and infertility due to a mutation in the beta-subunit of follicle-stimulating hormone. *Nat. Genet.* 5, 83–6.

79. May J.V., Frost J.P. and Bridge A.J. (1990) Regulation of granulosa cell proliferation: facilitative roles of platelet-derived growth factor and low density lipoprotein. *Endocrinology* 126, 2896–905.

80. Mazerbourg S., Bondy C.A., Zhou J. and Monget P. (2003) The insulin-like growth factor system: a key determinant role in the growth and selection of ovarian follicles? A comparative species study. *Reprod. Domest. Anim.* 38, 247–58.

81. McGee E.A. and Hsueh A.J. (2000) Initial and cyclic recruitment of ovarian follicles. *Endocr. Rev.* 21, 200–14.

82. McGee E., Spears N., Minami S., Hsu S.Y., Chun S.Y., Billig H. and Hsueh A.J. (1997) Preantral ovarian follicles in serum-free culture: suppression of apoptosis after activation of the cyclic guanosine 3',5'-monophosphate pathway and stimulation of growth and differentiation by follicle-stimulating hormone.

Endocrinology 138, 2417–24.

83. McGee E.A., Smith R., Spears N., Nachtigal M.W., Ingraham H. and Hsueh A.J. (2001) Mullerian inhibitory substance induces growth of rat preantral ovarian follicles. *Biol. Reprod.* 64, 293–8.
84. McGrath S.A., Esquela A.F. and Lee S.J. (1995) Oocyte-specific expression of growth/differentiation factor-9. *Mol. Endocrinol.* 9, 131–6.
85. McNatty K.P. and Baird D.T. (1978) Relationship between follicle-stimulating hormone, androstenedione and oestradiol in human follicular fluid. *J. Endocrinol.* 76, 527–31.
86. McNatty K.P., Smith D.M., Makris A., Osathanondh R. and Ryan K.J. (1979a) The microenvironment of the human antral follicle: interrelationships among the steroid levels in antral fluid, the population of granulosa cells, and the status of the oocyte in vivo and in vitro. *J. Clin. Endocrinol. Metab.* 49, 851–60.
87. McNatty K.P., Makris A., Reinhold V.N., De Grazia C., Osathanondh R. and Ryan K.J. (1979b) Metabolism of androstenedione by human ovarian tissues in vitro with particular reference to reductase and aromatase activity. *Steroids* 34, 429–43.
88. McNatty K.P., Makris A., DeGrazia C., Osathanondh R. and Ryan K.J. (1979c) The production of progesterone, androgens, and estrogens by granulosa cells, thecal tissue, and stromal tissue from human ovaries in vitro. *J. Clin. Endocrinol. Metab.* 49, 687–99.
89. McNatty K.P., Juengel J.L., Reader K.L., Lun S., Myllymaa S., Lawrence S.B., Western A., Meerasahib M.F., Mottershead D.G., Groome N.P., Ritvos O. and Laitinen M.P.E. (2005) Bone morphogenetic protein 15 and growth differentiation factor 9 co-operate to regulate granulosa cell function. *Reproduction* 129, 473–80.
90. Messinis I.E. (1989) Drugs used in in vitro fertilisation procedures. *Drugs* 38, 148–59.
91. Messinis I.E. (2006) Ovarian feedback, mechanism of action and possible clinical implications. *Hum. Reprod. Update* 12, 557–71.
92. Messinis I.E. and Templeton A. (1986) Urinary oestrogen levels and follicle ultrasound measurements in clomiphene induced cycles with an endogenous luteinizing hormone surge. *Br. J. Obstet. Gynaecol.* 93, 43–9.
93. Messinis I.E. and Templeton A.A. (1987) Endocrine and follicle characteristics of cycles with and without endogenous luteinizing hormone surges during superovulation induction with pulsatile follicle-stimulating hormone. *Hum. Reprod.* 2, 11–16.
94. Messinis I.E. and Templeton A.A. (1988a) The endocrine consequences of multiple folliculogenesis. *J. Reprod. Fertil. Suppl.* 36, 27–37.
95. Messinis I.E. and Templeton A. (1988b) Blockage of the positive feedback effect of oestradiol during prolonged administration of clomiphene citrate to normal women. *Clin. Endocrinol. (Oxf).* 29, 509–16.
96. Messinis I.E. and Templeton A.A. (1990a) Effects of supraphysiological concentrations of progesterone on the characteristics of the oestradiol-induced gonadotrophin surge in women. *J. Reprod. Fertil.* 88, 513–19.
97. Messinis I.E. and Templeton A.A. (1990b) The importance of follicle-stimulating hormone increase for folliculogenesis. *Hum. Reprod.* 5, 153–6.
98. Messinis I.E., Koutsoyiannis D., Milingos S., Tsahalina E., Seferiadis K., Lolis D. and Templeton A.A. (1993) Changes in pituitary response to GnRH during the luteal-follicular transition of the human menstrual cycle. *Clin. Endocrinol. (Oxf).* 38, 159–63.
99. Messinis I.E., Lolis D., Zikopoulos K., Tsahalina E., Seferiadis K. and Templeton A.A. (1994) Effect of an increase in FSH on the production of gonadotrophin-surge-attenuating factor in women. *J. Reprod. Fertil.* 101, 689–95.
100. Minegishi T., Hirakawa T., Kishi H., Abe K., Abe Y., Mizutani T. and Miyamoto K. (2000) A role of insulin-like growth factor I for follicle-stimulating hormone receptor expression in rat granulosa cells. *Biol. Reprod.* 62, 325–33.
101. Miro F. and Hillier S.G. (1996) Modulation of granulosa cell deoxyribonucleic acid synthesis and differentiation by activin. *Endocrinology* 137, 464–8.
102. Molskness T.A., Woodruff T.K., Hess D.L., Dahl K.D. and Stouffer R.L. (1996) Recombinant human inhibin-A administered early in the menstrual cycle alters concurrent pituitary and follicular, plus subsequent luteal, function in rhesus monkeys. *J. Clin. Endocrinol. Metab.* 81, 4002–6.
103. Moore R.K. and Shimasaki S. (2005) Molecular biology and physiological role of the oocyte factor, BMP-15. *Mol. Cell. Endocrinol.* 234, 67–73.
104. Mullis P.E., Yoshimura N., Kuhlmann B., Lippuner K., Jaeger P. and Harada H. (1997) Aromatase deficiency in a female who is compound heterozygote for two new point mutations in the P450arom gene: impact of estrogens on hypergonadotropic hypogonadism, multicystic ovaries, and bone densitometry in childhood. *J. Clin. Endocrinol. Metab.* 82, 1739–45.
105. Nahum R., Thong K.J. and Hillier S.G. (1995) Metabolic regulation of androgen production by human thecal cells in vitro. *Hum. Reprod.* 10, 75–81.
106. Nakatani A., Shimasaki S., Depaolo L.V., Erickson G.F. and Ling N. (1991) Cyclic changes in follistatin messenger ribonucleic acid and its protein in the rat ovary during the estrous cycle. *Endocrinology* 129, 603–11.
107. Nilsson E.E., Detzel C. and Skinner M.K. (2006) Platelet-derived growth factor modulates the primordial to primary follicle transition. *Reproduction* 31, 1007–15.
108. Otsuka F., Yao Z., Lee T., Yamamoto S., Erickson G.F. and Shimasaki S. (2000) Bone morphogenetic protein-15. Identification of target cells and biological functions. *J. Biol. Chem.* 275, 39523–8.
109. Pelletier G. and El-Alfy M. (2000) Immunocytochemical localization of estrogen receptors alpha and beta in the human reproductive organs. *J. Clin. Endocrinol. Metab.* 85, 4835–40.
110. Perez G.I., Robles R., Knudson C.M., Flaws J.A., Korsmeyer S.J. and Tilly J.L. (1999) Prolongation of ovarian lifespan into advanced chronological age by Bax-deficiency. *Nat. Genet.* 21, 200–3.
111. Peters H., Byskov A.G. and Grinsted J. (1978) Follicular growth in fetal and prepubertal ovaries of humans and other primates. *J. Clin. Endocrinol. Metab.* 7, 469–85.
112. Piontkewitz Y., Sundfeldt K. and Hedin L. (1997) The expression of c-myc during follicular growth and luteal formation in the rat ovary in vivo. *J. Endocrinol.* 152, 395–406.
113. Piquette G.N., LaPolt P.S., Oikawa M. and Hsueh A.J. (1991) Regulation of luteinizing hormone receptor messenger ribonucleic acid levels by gonadotropins, growth factors, and gonadotropin-releasing hormone in cultured rat granulosa cells. *Endocrinology* 128, 2449–56.
114. Rabin D., Spitz I., Bercovici B., Bell J., Laufer A., Benveniste R. and Polishuk W. (1972) Isolated deficiency of follicle-stimulating hormone. Clinical and laboratory features. *N. Engl. J. Med.* 287, 1313–17.
115. Rabinovici J., Blankstein J., Goldman B., Rudak E., Dor Y., Pariente C., Geier A., Lunenfeld B. and Mashiach S. (1989) In vitro fertilization and primary embryonic cleavage are possible in 17 alpha-hydroxylase deficiency despite extremely low intrafollicular 17 beta-estradiol. *J. Clin. Endocrinol. Metab.* 68, 693–7.
116. Rae M.T. and Hillier S.G. (2005) Steroid signalling in the ovarian surface epithelium. *Trends Endocrinol. Metab.* 16, 327–33.
117. Reilly C.M., Cannady W.E., Mahesh V.B., Stopper V.S., De Sevilla L.M. and Mills T.M. (1996) Duration of estrogen exposure prior to follicle-stimulating hormone stimulation is critical to granulosa cell growth and differentiation in rats. *Biol. Reprod.* 54, 1336–42.
118. Richards J.S. (1994) Hormonal control of gene expression in the ovary. *Endocr. Rev.* 15, 725–51.
119. Richards J.S., Russell D.L., Robker L., Dajee M. and Alliston T.N. (1998) Molecular mechanisms of ovulation and luteinization. *Mol. Cell. Endocrinol.* 145, 47–54.
120. Rivera G.M. and Fortune J.E. (2003) Proteolysis of insulin-like growth factor binding proteins -4 and -5 in bovine follicular

fluid: implications for ovarian follicular selection and dominance. *Endocrinology* 144, 2977–87.

121. Rizk B. (Ed.). 2008 Ultrasonography in reproductive medicine and infertility. Cambridge: United Kingdom, Cambridge University Press (in press).

122. Rolaki A., Drakakis P., Millingos S., Loutradis D. and Makrigiannakis A. (2005) Novel trends in follicular development, atresia and corpus luteum regression: a role for apoptosis. *Reprod. Biomed. Online* 11, 93–103.

123. Roy S.K., Wang S.C. and Greenwald G.S. (1987) Radioreceptor and autoradiographic analysis of FSH, hCG and prolactin binding sites in primary to antral hamster follicles during the periovulatory period. *J. Reprod. Fertil.* 79, 307–13.

124. Salha O. and Balen A.H. (2000) New concepts in superovulation strategies for assisted conception treatments. *Curr. Opin. Obstet. Gynecol.* 12, 201–6.

125. Sasson R. and Amsterdam A. (2002) Stimulation of apoptosis in human granulosa cells from in vitro fertilization patients and its prevention by dexamethasone: involvement of cell contact and bcl-2 expression. *J. Clin. Endocrinol. Metab.* 87, 3441–51.

126. Schipper I., Hop W.C. and Fauser B.C. (1998) The follicle-stimulating hormone (FSH) threshold/window concept examined by different interventions with exogenous FSH during the follicular phase of the normal menstrual cycle: duration, rather than magnitude, of FSH increase affects follicle development. *J. Clin. Endocrinol. Metab.* 83, 1292–8.

127. Schoot D.C., Coelingh Bennink H.J., Mannaerts B.M., Lamberts S.W., Bouchard P. and Fauser B.C. (1992) Human recombinant follicle-stimulating hormone induces growth of preovulatory follicles without concomitant increase in androgen and estrogen biosynthesis in a woman with isolated gonadotropin deficiency. *J. Clin. Endocrinol. Metab.* 74, 1471–3.

128. Scobie G.A., Macpherson S., Millar M.R., Groome N.P., Romana P.G. and Saunders P.T. (2002) Human oestrogen receptors: differential expression of ER alpha and beta and the identification of ER beta variants. *Steroids* 67, 985–92.

129. Smyth C.D., Miro F., Whitelaw P.F., Howles C.M. and Hillier S.G. (1993) Ovarian thecal/interstitial androgen synthesis is enhanced by a follicle-stimulating hormone-stimulated paracrine mechanism. *Endocrinology* 133, 1532–8.

130. Spicer L.J. (2004) Proteolytic degradation of insulin-like growth factor binding proteins by ovarian follicles: a control mechanism for selection of dominant follicles. *Biol. Reprod.* 70, 1223–30.

131. Sullivan M.W., Stewart-Akers A., Krasnow J.S., Berga S.L. and Zeleznik A.J. (1999) Ovarian responses in women to recombinant follicle-stimulating hormone and luteinizing hormone (LH): a role for LH in the final stages of follicular maturation. *J. Clin. Endocrinol. Metab.* 84, 228–32.

132. Templeton A., Messinis I.E. and Baird D.T. (1986) Characteristics of ovarian follicles in spontaneous and stimulated cycles in which there was an endogenous luteinizing hormone surge. *Fertil. Steril.* 46, 1113–17.

133. Tetsuka M. and Hillier S.G. (1996) Androgen receptor gene expression in rat granulosa cells: the role of follicle-stimulating hormone and steroid hormones. *Endocrinology* 137, 4392–7.

134. Tetsuka M., Whitelaw P.F., Bremner W.J., Millar M.R., Smyth C.D. and Hillier S.G. (1995) Developmental regulation of androgen receptor in rat ovary. *J. Endocrinol.* 145, 535–43.

135. Touraine P., Beau I., Gougeon A., Meduri G., Desroches A., Pichard C., Detoeuf M., Paniel B., Prieur M., Zorn J.R., Milgrom E., Kuttenn F. and Misrahi M. (1999) New natural inactivating mutations of the follicle-stimulating hormone receptor: correlations between receptor function and phenotype. *Mol. Endocrinol.* 13, 1844–54.

136. van Dessel H.J., Schipper I., Pache T.D., van Geldorp H., de Jong F.H. and Fauser B.C. (1996a) Normal human follicle development: an evaluation of correlations with oestradiol, androstenedione and progesterone levels in individual follicles. *Clin. Endocrinol. (Oxf).* 44, 191–8.

137. van Dessel H.J., Chandrasekher Y., Yap O.W., Lee P.D., Hintz R.L., Faessen G.H., Braat D.D., Fauser B.C. and Giudice L.C. (1996b) Serum and follicular fluid levels of insulin-like growth factor I (IGF-I), IGF-II, and IGF-binding protein-1 and -3 during the normal menstrual cycle. *J. Clin. Endocrinol. Metab.* 81, 1224–31.

138. van Santbrink E.J., Hop W.C., van Dessel T.J., de Jong F.H. and Fauser B.C. (1995) Decremental follicle-stimulating hormone and dominant follicle development during the normal menstrual cycle. *Fertil. Steril.* 64, 37–43.

139. van Wezel I.L. and Rodgers R.J. (1996) Morphological characterization of bovine primordial follicles and their environment in vivo. *Biol. Reprod.* 55, 1003–11.

140. Visser J.A. and Themmen A.P. (2005) Anti-Mullerian hormone and folliculogenesis. *Mol. Cell. Endocrinol.* 234, 81–6.

141. Vitt U.A., Hayashi M., Klein C. and Hsueh A.J. (2000) Growth differentiation factor-9 stimulates proliferation but suppresses the follicle-stimulating hormone-induced differentiation of cultured granulosa cells from small antral and preovulatory rat follicles. *Biol. Reprod.* 62, 370–7.

142. Wang H.S. and Chard T. (1999) IGFs and IGF-binding proteins in the regulation of human ovarian and endometrial function. *J. Endocrinol.* 161, 1–13.

143. Wang X.N. and Greenwald G.S. (1993) Synergistic effects of steroids with FSH on folliculogenesis, steroidogenesis and FSH- and hCG-receptors in hypophysectomized mice. *J. Reprod. Fertil.* 99, 403–13.

144. Westergaard L., McNatty K.P. and Christensen I.J. (1985) Steroid concentrations in fluid from human ovarian antral follicles during pregnancy. *J. Endocrinol.* 107, 133–6.

145. Westergaard L., Christensen I.J. and McNatty K.P. (1986) Steroid levels in ovarian follicular fluid related to follicle size and health status during the normal menstrual cycle in women. *Hum. Reprod.* 1, 227–32.

146. Whitelaw P.F., Smyth C.D., Howles C.M. and Hillier S.G. (1992) Cell-specific expression of aromatase and LH receptor mRNAs in rat ovary. *J. Mol. Endocrinol.* 9, 309–12.

147. Whitman G.F., Boldt J.P., Martinez J.E. and Pantazis C.G. (1991) Flow cytometric analysis of induced human graafian follicles. I. Demonstration and sorting of two luteinized cell populations. *Fertil. Steril.* 56, 259–64.

148. Wide L. (1982) Male and female forms of human follicle-stimulating hormone in serum. *J. Clin. Endocrinol. Metab.* 55, 682–8.

149. Willis D.S., Watson H., Mason H.D., Galea R., Brincat M. and Franks S. (1998) Premature response to luteinizing hormone of granulosa cells from anovulatory women with polycystic ovary syndrome: relevance to mechanism of anovulation. *J. Clin. Endocrinol. Metab.* 83, 3984–91.

150. Yong E.L., Baird D.T., Yates R., Reichert L.E. Jr. and Hillier S.G. (1992) Hormonal regulation of the growth and steroidogenic function of human granulosa cells. *J. Clin. Endocrinol. Metab.* 74, 842–9.

151. Zeleznik A.J. (1981) Premature elevation of systemic estradiol reduces serum levels of follicle-stimulating hormone and lengthens the follicular phase of the menstrual cycle in rhesus monkeys. *Endocrinology* 109, 352–5.

152. Zeleznik A.J. (2001) Follicle selection in primates: "many are called but few are chosen". *Biol. Reprod.* 65, 655–9.

153. Zeleznik A.J. (2004) The physiology of follicle selection. *Reprod. Biol. Endocrinol.* 2, 31.

154. Zeleznik A.J. and Hillier S.G. (1984) The role of gonadotropins in the selection of the preovulatory follicle. *Clin. Obstet. Gynecol.* 27, 927–40.

155. Zeleznik A.J. and Kubik C.J. (1986) Ovarian responses in macaques to pulsatile infusion of follicle-stimulating hormone (FSH) and luteinizing hormone: increased sensitivity of the maturing follicle to FSH. *Endocrinology* 119, 2025–32.

156. Zeleznik A.J., Hutchinson J.S. and Schuler H.M. (1987) Passive immunization with anti-oestradiol antibodies during the luteal phase of the menstrual cycle potentiates the perimenstrual rise in serum gonadotrophin concentrations and stimulates follicular growth in the cynomolgus monkey (Macaca fascicularis). *J. Reprod. Fertil.* 80, 403–10.
157. Zhou J. and Bondy C. (1993) Anatomy of the human ovarian insulin-like growth factor system. *Biol. Reprod.* 48, 467–82.
158. Zimmermann R.C., Hartman T., Kavic S., Pauli S.A., Bohlen P., Sauer M.V. and Kitajewski J. (2003) Vascular endothelial growth factor receptor 2-mediated angiogenesis is essential for gonadotropin-dependent follicle development. *J. Clin. Invest.* 112, 659–69.
159. Zoller L.C. and Weisz J. (1979) A quantitative cytochemical study of glucose-6-phosphate dehydrogenase and delta 5-3 beta-hydroxysteroid dehydrogenase activity in the membrana granulosa of the ovulable type of follicle of the rat. *Histochemistry* 62, 125–35.

■ 第3章 ■

人卵泡的体外培养

Jean Clair Sadeu, Claire Mazoyer, Johan Smitz

引言

女性性腺的功能是产生成熟的卵细胞以便受孕，并为胚胎提供适合的发育和妊娠环境。在哺乳类动物的卵巢内原始卵泡是卵泡发育的最早形态，原始卵泡池的大小决定着女性的生殖能力。卵巢内卵泡的发育始于休眠期原始卵泡的激活。这些卵泡的发育经过初级卵泡、次级卵泡、窦卵泡期，最终到排卵前期。在LH高峰的作用下，处于排卵前期的卵泡释放出成熟的卵细胞，残存的泡膜细胞和颗粒细胞发生分化形成黄体。卵巢内卵泡的生长受各种内分泌因子、旁分泌因子、自分泌因子以及细胞间、细胞与基质间相互作用的调控(1)。卵细胞与周围的颗粒细胞和泡膜细胞之间的协同作用被认为是卵泡正常发育的决定性因素(2)。但是对于卵泡生长的最早期阶段还需大量的研究才能完全明了。人们通过对自然发生基因突变的动物(3~5)和人为制造的基因敲除的动物模型(6)的研究，试图确定对卵泡发育有调控作用的生长因子。我们对卵泡最早期的生理性调控因子并不十分清楚，对大型哺乳动物卵泡最早期的持续时间也不甚了解，也没有足够多的人类样本可供对照研究，这些都阻碍了对人类和大型哺乳动物卵泡培育系统的进一步研究。体外卵泡培育(卵巢组织培育或单卵泡培育)为研究卵泡发育和卵细胞成熟的调控机制提供了一种基本的实验模式，但如何更好地模拟出生理环境是卵泡培育研究中最复杂的问题之一。体外实验中卵泡生长的培育条件受到各种因素的影响，包括卵巢组织本身和人为处理(是胎儿组织还是成人组织，是小动物还是大型动物，是否激素维持的由女性转变为男性的变性患者，是否低温贮存等等)、培育方式(是卵巢组织培育还是单卵泡培育)、培育容器(是试管还是培养皿，是否带盖)、培育时间长短、培养基的配方、精液的状况、气体张力/氧气张力、pH值、渗透压、温度、补充物品的添加，以及动物的应激状况等等。这些因素间复杂的相互作用是获得大型动物能够进行可繁殖性减数分裂的卵母细胞的主要障碍。某些女性因为基因疾病或癌症的治疗而有可能承担不孕的风险，她们可以在治疗前预先将自身卵巢皮质的切片低温贮存。从这一方面来讲，成功地冻存卵巢组织和卵泡培育相结合，会在保存或维持女性生殖能力等方面拥有重要的临床应用空间。患有恶性肿瘤时，如果肿瘤细胞有通过卵巢种植而传播的潜在风险，那卵泡培育是唯一可行的选择。肿瘤细胞可以潜藏在卵巢组织内部，而单个发育成熟的卵母细胞不会受到任何肿瘤细胞的浸润。目前生殖医学面临的挑战是如何建立一套成功的卵泡培育系统，产生能够进行正常的减数分裂的卵母细胞以用于辅助生殖技术。在过去的十年里，已对人类和不同种类动物的卵泡培育进行了许多研究，本章主要针对人卵泡培育，对一些与之有关的动物卵泡的培育只做简短的描述。

动物实验中调节原始卵泡发育的卵巢内因子

卵巢在胎儿体内形成后，卵巢内的颗粒细胞、卵母细胞和基质内间质细胞便开始生成各种具有自分泌信号和(或)旁分泌信号的生长因子以调节卵巢的功能。来自血管和神经元来源的因子也参与了卵泡形成和最早期的生长过程。这些因子可能是激活因子，也可能是抑制因子。下丘脑促性腺释放激素(GnRH)脉冲发生器通过调节FSH和LH的合成而控制卵巢功能。基因敲除技术揭示来源于卵母细胞的因子GDF-9、GDF-9B(BMP-15)和BMP-6同属于肿瘤生长因子(TGF-B)超级家族的成员，在最早期的卵泡生成过程中具有关键的作用。靶向敲除*GDF-9*基因的小鼠(7)或*BMP-15*基因位点发生自然突变的绵羊(5)的卵泡发育停滞在原始阶段。多方面证据显示抗苗勒管激素(AMH)是原始卵泡激活过程的调控因子，它的作用是抑制原始卵泡为进入下一生长阶段而进行的募集。基因敲除的纯合子小鼠会表现出原始卵泡池的过早衰竭(6)。AMH还能调节生长期卵泡对FSH的敏感性(8)。卵母细胞在卵泡生长期的发育受Kit蛋白配体(KL)和它的受体c-kit所调控。伴有白斑基因(W)或Sl位点(Steel locus)突变的小鼠会出现严重的或轻度的早期卵泡发育缺陷(3,4)。W位点编码c-kit(9)，Sl位点编码KL(3)。在近期的综述文章(10,11)和本书的第一、第二节列举了涉及卵泡形成和早期发育的全部有关因子与反应过程。几种带有自分泌和(或)旁分泌功能的因子以及它们的受体被发现参与了卵泡最早期形成过程的调控，它们在体外实验中促进卵泡发育所需的用量尚在进一步研究中(图3.1)。

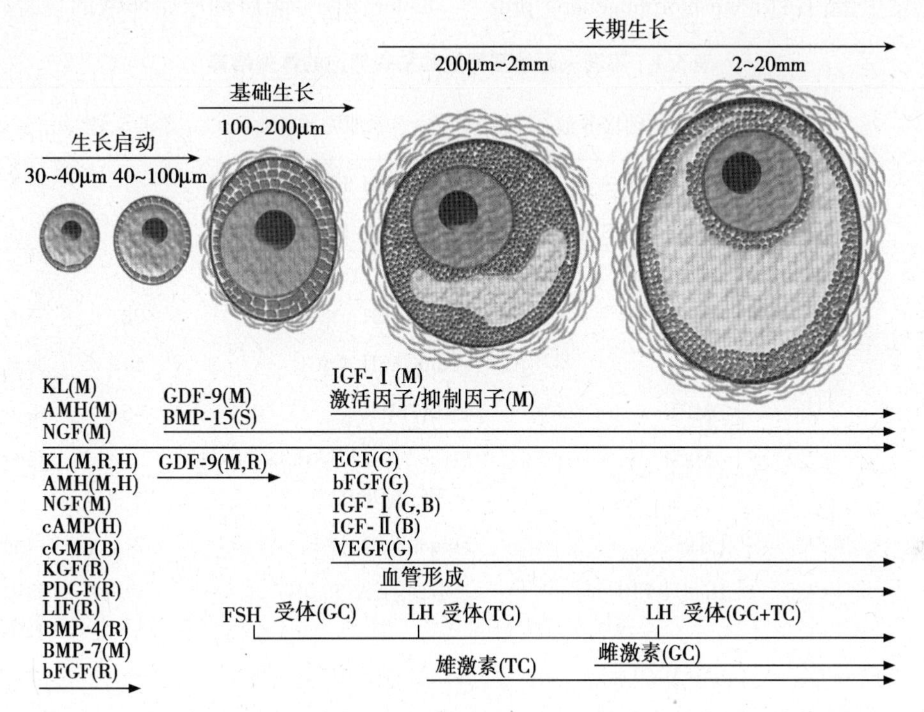

图3.1 参与卵泡早期发育调节机制的各种因子示意图：绿色表示资料来自体内实验，蓝色表示资料来自体外实验。AMH：抗苗勒管激素；bFGF：基础成纤维细胞生长因子；BMP：骨形态发生蛋白质；cAMP：环磷酸腺苷；cGMP：环鸟苷酸；EGF：上皮生长因子；FSH：卵泡刺激素；GDF-9：生长分化因子9；IGF：类胰岛素生长因子；KL：kit配体；KGF：角质细胞生长因子；LIF：白血病抑制因子；LH：黄体生成素；NGF：神经生长因子；PDGF：血小板源性生长因子；VEGF：血管内皮生长因子；GC：颗粒细胞；TC：泡膜细胞；H：人类；B：牛；G：山羊；M：小鼠；R：大白鼠；S：绵羊

添加生长因子的体外培养液

卵巢组织切片原始卵泡的激活

从动物模型中，我们已经了解了原始卵泡(primordial follicle)从静止期到生长期的激活以及卵泡发育过程中主要生长因子的功能(如图3.1)。在几种培养液体中添加这些生长因子以评估它们在调节人卵泡早期发育的作用。生长因子的浓度主要根据“卵泡自主选择理论”添加，也就是说，生长因子的最佳浓度是根据卵泡在体外培养的最佳效果剂量确定。到目前为止，所有人卵泡体外培养的原料均来自成年女性(12～15)或者胎儿卵巢(16～18)。卵泡的体外成熟培养在几种大型哺乳动物中进行了初步研究，包括山羊(19)、绵羊(20)、牛(21,22)、狒狒(23)。在人(24)和啮齿类动物(25,26)卵泡体外培养研究中发现，重组的GDF-9能促进早期卵泡的发育，这说明GDF-9可能对人类卵巢卵泡发育有促进作用。几篇研究报道，在人卵泡体外培养液中添加几种生长因子对启动和(或)调控卵泡早期发育有一定促进作用(表3.1)；已经证实有促进作用的因子包括促卵泡素(FSH)(27)、胰岛素、IGF-Ⅰ和Ⅱ(28)以及第二信使[如8-溴3,5环磷酸鸟苷(29)、3,5环磷酸腺苷(30)]。肾上腺皮质激素对卵泡早期发育的影响还存在争议，最近的研究发现在卵泡培养液中添加肾上腺皮质激素对人(31)和小鼠(32)早期卵泡发育有一定阻碍作用；但一篇报道认为在人卵泡培

养液中添加肾上腺皮质激素能促进卵泡发育(33)，目前第一种观点被大多研究者认可。另据研究发现，在卵泡体外培养液中添加KL(kit ligand)有利于人卵泡的存活(34)，且能促使大鼠和小鼠原始卵泡发育到初级卵泡(primary follicle)(35～37)。角质化细胞生长因子(39)(keratinocyte growth factors，KGF)、白血病抑制因子(40)(leukemia inhibitory factor，LIF)、骨形态发生蛋白-4(bone morphogenetic protein-4，BMP-4)(41)，和BMP-7(42)以及基本成纤维细胞生长因子(basic fibroblast growth factor，bFGF)(37，43)对大鼠原始卵泡到初级卵泡的发育有也促进作用；而间质衍生因子1(stromal derived factor-1，SDF1)及其受体CXCR4(44)抑制原始卵泡向初级卵泡的发育。在对用山羊卵巢组织培养卵泡发育的研究中发现，FSH和表皮生长因子(epidermal growth factor，EGF)能启动原始卵泡的发育(19)。

表3.1　不同来源始基卵泡和初级卵泡的体外培养

研究者	来源	基础培养液	添加物质	培养天数	结果
Hovatta 等(12)	人	αMEM/EBSS	Serum，FSH，LH	21	卵泡存活并生长
Wright 等(27)	人	αMEM/EBSS/Waymouth	Serum/HSA-ITS，FSH	10	卵泡生长
Hovatta 等(45)	人	EBSS	Serum，FSH	28	卵泡存活并生长
Louhio 等(28)	人	EBSS	Serum，FSH，I，IGF	14	卵泡生长
Rahimi 等(14)	人	DMEM	FBS，FSH	45	减少卵泡凋亡
Hreinsson 等(24)	人	αMEM	Serum/HSA，ITS，FSH，cGMP，GDF-9	7	卵泡存活并生长
Otala 等(13)	人	EBSS	Serum，FSH，NAC	21	卵泡凋亡被抑制
Otala 等(15)	人	Ham's F10	FSH，I，HSA，T，DHT，E	1	卵泡存活，雄激素受体表达
Scott 等(69)	人	αMEM	HSA，FSH，ITS	14	卵泡存活并生长
Zhang 等(30)	人	αMEM	Serum，cAMP	21	卵泡存活并生长
Schmidt 等(33)	人	αMEM	HSA，EGF，ITS，FSH，LH，AMH	28	激活卵泡生长的启动
Carlsson 等(31)	人	EBSS	Serum/HSA，FSH，KL	14	卵泡存活
Carlsson 等(34)	人	αMEM	HSA，FSH，ITS，cGMP，AMH	7	抑制卵泡生长的启动
Zhang 等(16)	人	Waymouth	FBS，FSH，I	25+40	得到MⅡ期卵子
Biron 等(17)	人	不含血清培养液	FBS，FSH	28	卵泡存活
Sadeu 等(18)	人	不含血清培养液	无	63	卵泡存活并生长
Wandji 等(23)	狒狒胎儿	Waymouth	BSA-ITS/FBS	20	卵泡存活并启动生长
Wandj 等(23)	牛胎儿	Waymouth	BSA，ITS	20	卵泡存活并启动生长
Yang 和 Fortune(60)	牛胎儿	Waymouth	BSA，ITS，VEGF	10	激活初级卵泡向次级卵泡的转变
Silva 等(19)	山羊	MEM	ITS，FSH，EGF	5	卵母细胞生长
Silva 等(2006)	山羊	αMEM	ITS，follistatin，activin	6	激活卵泡生长的启动且GDF-9/BMP-15/KL有表达

续表

研究者	来源	基础培养液	添加物质	培养天数	结果
Mery 等(20)	绵羊	DMEM	FBS,ITS	15	卵泡存活且 GDF-9/BMP-15 有表达
Dissen 等,Kezele 等,Nilsson 等,Parrott 等(1999—2006)	大鼠	DMEM-Ham F12	BSA,ITS,BMP-4/KL/KGF/LIF/bFGF/PDGF/insulin	14	激活卵泡生长的启动
Nilsson 等(2002)	大鼠	DMEM-Ham F12	BSA,ITS,GDF-9	14	卵泡生长
Eppig,O'Brien,O'Brien 等(1996,2003)	小鼠	Waymouth	FBS	8	分离到次级卵泡
Lee 等(42)	小鼠	αMEM	BSA,BMP-7,ITS	4	卵泡存活并启动生长

AMH,抗苗勒管激素(anti-Mullerian hormone);BMP,骨形态发生蛋白(bone morphogenetic protein);bFGF,基本成纤维细胞生长因子(basic fibroblast growth factor);cAMP,环磷酸腺苷(cyclic adenosine monophosphate);cGMP,环磷酸鸟苷(cyclic guanosine monophosphate);DHT,双氢睾酮(dihydrotestosterone);DMEM,(Dulbecco's modified Eagle's medium);EBSS,(Earle's balanced salt solution);EGF,表皮生长因子(epidermal growth factor);E,雌二醇(17-estradiol);FBS,胎牛血清(fetal bovine serum);FSH,促卵泡素(follicle-stimulating hormone);GDF-9,生长分化因子9(growth differentiation factor 9);HSA,人血清白蛋白(human serum albumin);ITS,胰岛素、转铁蛋白和硒(insulin,transferrin,selenium);IGF,胰岛素样生长因子(insulin-like growth factor);KL,(Kit ligand);KGF,角质化生长因子(keratinocyte growth factor);LIF,白血病抑制因子(leukemia inhibitory factor);LH,促黄体素(luteinizing hormone),MEM,最低基础培养液(minimum essential medium);NAC,N-乙酰半胱氨酸(N-acetyl cysteine);PDGF,血小板源性生长因子(platelet-derived growth factor);T,睾酮(testosterone);VEGF,血管内皮生长因子(vascular endothelial growth factor)

分离的早期卵泡培养

早期卵泡的体外培养技术可以在整个培养阶段连续研究单个卵泡,而且能研究特定物质与卵泡发育的关系。关于早期卵泡体外培养已经做了很多研究,且早期卵泡能培养发育到不同阶段(45～47)。不过,该研究主要在大型哺乳动物中开展,包括山羊(48)、绵羊(49～51)、牛(52～56)和猪(57～59)。EGF 和 bFGF 能维持山羊的窦前卵泡(preantral follicle)存活,而胰岛素样生长因子Ⅰ不能维持山羊窦前卵泡存活但能激活卵泡的生长。胰岛素、促卵泡素、胰岛素样生长因子Ⅰ、表皮生长因子、胰岛素样生长因子Ⅱ和血管内皮生长因子能激活牛窦前卵泡的发育(54,56,60)。胰岛素样生长因子Ⅰ和表皮生长因子能促进猪卵泡颗粒细胞增生并抑制窦前卵泡的凋亡(表3.2)。

表3.2 不同物种卵巢来源的分离卵泡体外培养研究汇总表

研究者	卵泡来源	分离卵泡的发育阶段	分离技术	基础培养液	添加因子	培养天数	卵泡培养的发育结果
Roy 和 Treacy(47)	人	窦前卵泡	酶消化法	DMEM	BSA,ITS,FSH	5	窦卵泡发育
Abir 等(1997)	人	窦前卵泡和早期窦卵泡	机械法	αMEM	血清,FSH/LH	28	窦卵泡发育
Roy 和 Terada(1999)	人	窦前卵泡	酶消化法	DMEM	BSA, ITS, FSH/LH/IGHI/EGF/TGF-β1	1	具备糖代谢能力
Abir 等(1999)	人	初级卵泡和次级卵泡	酶消化法	EBSS	FBS,FSH	1	次级卵泡发育
Abir 等(46)	人	窦前卵泡	酶消化法	EBSS	FBS/血清+FSH	1	卵泡存活并生长
Hirao 等(57)	猪	窦前卵泡	机械法和酶消化法	Waymouth	FBS,FSH,雌二醇	16	发育到MⅡ期卵子
Wu 等(59)	猪	窦前卵泡	机械法	NCSU23	IT,维生素 C,血清,FSH	4	形成囊胚

续表

研究者	卵泡来源	分离卵泡的发育阶段	分离技术	基础培养液	添加因子	培养天数	卵泡培养的发育结果
Mao 等(58)	猪	窦前卵泡	机械法	NCSU/TCM 199	FBS, IT, 维生素 C, FSH	4	卵泡存活并生长
Hulshof 等(1994)	牛	小窦前卵泡	机械法	MEM, M199	ITS, BSA/FBS/FSH/雌二醇	7	卵泡生长
Schotanus 等(1996)	牛	窦前卵泡	机械法和酶消化法	限制性 Ham's F12/DMEM	BSA, ITS, FBS	8	窦前卵泡发育
Van den Hurk 等(53)	牛	窦前卵泡	机械法	T199	FBS, BSA, IT	5	卵泡存活
Katska 和 Rynska(55)	牛	窦前卵泡和早期窦卵泡	机械法	TCM 199	FBS, ITS, FSH, 雌二醇	23	卵泡存活并生长
Gutierrez 等(54)	牛	窦前卵泡	机械法	Mc Coy's 5a	BSA, ITS, FSH/EGF/IGF	28	窦卵泡发育
Thomas 等(2001)	牛	窦前卵泡	机械法	Mc Coy's 5a	BSA, ITS, 维生素 C	12	窦前卵泡发育
Itoh 等(56)	牛	大窦前卵泡	机械法	M119	BSA, IGF Ⅰ/IGF Ⅱ, I, FSH/LH	13	窦卵泡发育
Wandji 等(1995)	牛胎儿	窦前卵泡	酶消化法	Waymouth	BSA, ITS, bFGF/FSH/EGF/TGF-β	6	卵泡生长
Newton 等(49)	绵羊	窦前卵泡	酶消化法	αMEM	BSA, ITS, IGF Ⅰ, FSH, LH	30	窦卵泡发育
Cecconi 等(50)	绵羊	窦前卵泡	机械法	αMEM	FBS, ITS, FSH	10	窦卵泡发育
Murvuvi 等(2005)	绵羊	原始卵泡	酶消化法	Waymouth	BSA, ITS, KL	28	卵母细胞生长
Santos 等(2007)	绵羊	窦前卵泡	机械法	MEM	FBS, ITS	5	卵泡生长
Zhou 和 Zhang(48)	山羊	窦前卵泡	酶消化法	DMEM	FBS, ITS, cAMP, FSH, IGF Ⅰ/EGF/bFGF	9	卵泡存活并生长
Roy 和 Greenwald(73)	仓鼠	窦前卵泡	酶消化法	DMEM	BSA, ITS, FSH/LH/孕激素/雌二醇	7	窦卵泡发育
Hayashi 等(25)	大鼠	窦前卵泡	机械法	αMEM	ITS, cGMP, GDF9/FSH	3	卵泡生长
Eppig 和 Schroeder(77)	小鼠	窦前卵泡	酶消化法	MEM	FBS	10	活产幼崽
Nayudu 和 Osborn(72)	小鼠	窦前卵泡	机械法		小鼠血清, FSH	6	卵泡存活并生长
Spears 等(75)	小鼠	初级卵泡	机械法		小鼠血清, FSH	5	活产幼崽
Eppig 和 O'Brien, O'Brien 等(1996, 2003)	小鼠	初级卵泡和次级卵泡	酶消化法	Waymouth/αMEM	BSA, ITS, FSH, EGF, 胎球蛋白	14	活产幼崽
Lenie 等(76)	小鼠	初级卵泡	机械法	αMEM	FBS, ITS, FSH, LH	18	发育到 MⅡ期卵子
Kreeger 等(2005)	小鼠	次级卵泡	机械法	αMEM	BSA, ITS, FSH	8	发育到 MⅡ期卵子
Cortvrindt 等(67)	小鼠	初级卵泡和次级卵泡	机械法	αMEM	FBS, IT, FSH	12	活产幼崽

NCSU, North Carolina State University Medium; TGF-β, 转化生长因子 β(transforming growth factor-β)

卵巢组织的来源、特性和利用

卵巢皮质储存着大量的原始卵泡，是体外成熟培养中未成熟卵子的主要来源。研究用的人卵巢皮质经主要获得途径有：经病人同意在子宫切除术或者卵巢切除术中(12,46,47)、绝育女性做腹壁部分切除术或者腹腔镜手术中(14,45,46)和在剖宫产时做卵巢活检获得。除了这种有限的卵巢组织捐赠，变性者(女性变男性)也是卵巢皮质组织的一个潜在来源(62)。胎儿卵巢(妊娠晚期流产女婴)和青春期前的女孩卵巢组织单位面积的原始卵泡最多，也是卵泡的最佳来源。成年女性病人卵巢皮质中原始卵泡的分布不均匀且随着女性年龄增加的卵泡密度降低，因此在研究比较不同培养条件对人卵泡的影响时，胎儿卵巢和青春期前的女孩卵巢组织被普遍认为原始卵泡的最理想的来源。胎儿卵巢和青春期前的女孩卵巢组织中丰富的原始卵泡确实能更好地说明不同培养条件对卵泡的影响。因此，许多研究偏爱将胎儿卵巢组织作为卵泡来源(16~18)。由于人和大型动物整个卵巢体积较大，将其整个培养时营养物质不能在卵巢不同区域顺利传导，气体交换困难且随着代谢废物的积聚经常导致卵巢坏死，因此不能将整个卵巢进行培养。鉴于此，经常将大型哺乳动物卵巢皮质切成薄片进行培养。培养卵巢组织的优点在于其不仅能保存结构完整的组织，还使得卵巢间质和卵泡能进行相互的物理作用。

分离卵巢中卵泡的方法

卵巢中分离得到的早期卵泡也可以用来做体外培养的研究。目前分离卵泡主要有两种方法，即机械法(显微解剖法)和酶消化法。用酶部分或者完全消化卵巢组织后就可以分离卵泡，所用的酶有蛋白水解酶如胶原酶(collagenase)Ⅰ、胶原酶Ⅱ或Ⅸ(45,47,63,64)，也可以用胶原酶结合脱氧核糖核酸酶(deoxyribonuclease)(47)和释放酶(liberase)(65)。机械法分离卵泡就是用细针将含有紧密纤维的卵巢间质组织切割，使卵泡分离出来。经酶部分消化后的卵巢组织再用机械方法分离卵泡往往更容易。但不管酶消化还是机械法都有一定局限性。由于大型哺乳动物卵巢间质含有纤维，使得机械法分离卵泡费力费时，而且机械法分离的卵泡存活率一般很低。酶消化法主要的缺点是破坏卵泡的完整性，经常使基底膜(basal membrane)和膜细胞(theca cell)破裂从而导致卵丘-卵母细胞通讯及物质交换受阻，而且这种破坏经常使体外培养的卵泡发育力低下。虽然卵泡分离存在很多不足之处，但培养分离的卵泡意义重大。分离卵泡的培养可以帮助我们了解在卵巢组织中卵泡的物质组成，还可以避免培养没有卵泡的卵巢皮质薄片。但要证实在人和大型动物卵巢中分离卵泡的安全性是一项艰难的工作。目前，只是在啮齿类动物模型——小鼠中验证了分离卵泡的安全性。经酶消化法(66)或机械法(67)分离的小鼠次级卵泡均能在体外培养得到具有发育潜力的成熟卵子，并最终得到了活产的小鼠幼崽。

卵泡培养的方法

通过卵泡培养方法的调整和完善，卵泡培养得到小鼠成熟卵子并形成胚胎，且有足月小鼠出生的报道(66~68)。遗憾的是，人和大型动物卵泡培养方法的研究进展缓慢。卵泡培养方法的选择根据物种的自然属性而定，目前卵泡培养基本上从三个途径进行，即卵巢皮质的培养(人和大型动物)、整个卵巢的培养(啮齿类动物)和分离卵泡的培养(人，大型动物和啮齿类动物)。

在卵巢皮质培养中，经常将卵巢皮质组织切割成厚度为0.1~1mm，面积为$1mm^2$的薄片进行培养(12~14,18,61~71)。这样大小的薄片增加了面积与体积比，使组织与培养液能更好进行物质交换，且便于组织的气体交换(72)。几种不同的基础培养液被用于人和其他动物的卵巢皮质组织和分离卵泡的培养(见表3.1和表3.2)，BSS(balanced salt solution)、IMDM(Iscove's modified Dulbecco's medium)、AIM-V溶液用于人卵泡的培养(12,70,71)；aMEM(minimum essential medium alpha)和D-MEM(D-minimum essential medium)用于人(27,46,47)、小鼠(67)、牛(21)和绵羊(20)卵泡的培养；Waymouth液体用于人(16)、小鼠(66)、牛(22)、猪(57)和狒狒(23)卵泡的培养。

在卵泡体外培养中，胰岛素、转铁蛋白、硒(insulin，transferrin，and selenium，ITS)或与人血清白蛋白和(或)血清是卵泡体外培养液的主要添加物，添加这些物质的目的是促进卵泡代谢和提高激素活性。培养所用的培养皿从简单的试管到塑料质地的培养板不尽相同(16,18)。培养板或包被(12,16,17,24,72)或不包被(12,46)组织培养嵌合物。这些嵌合物一般由细胞外基质(extracellular matrix，ECM)化合物组成，包括Ⅰ

型胶原(63)或层粘连蛋白、Ⅳ型胶原和蛋白聚糖的混合物(12),或Ⅰ型、Ⅲ型胶原混合物(73)。此外,琼脂(47)、胶原凝胶和藻酸盐细胞外基质凝胶(74)也被用于分离卵泡的培养。添加这些物质的目的是为卵泡体外培养提供一个三维组织培养体系,促进卵泡细胞聚集,使培养体系更接近卵泡的体内生长环境,以便更好地维持卵泡生理控制功能。"静止"的原始卵泡从卵巢间质中分离出来后还没有成功的培养方法,培养整个卵巢组织的方法也只在卵巢体积较小的动物中开展,如啮齿类动物(32,35~37,44,66),该方法的主要途径就是激活卵巢中"静止"原始卵泡使其生长。分离卵泡的培养研究限定在初级和次级卵泡(secondary follicle)上,这些卵泡已经从人(45~47)、山羊(48)、绵羊(49~51)、牛(52~56)、猪(57~59)和啮齿类动物(25,66~68,74~80)中成功分离,并在体外发育到各个阶段。

卵泡培养结果的评定方法

几种组织形态学方法可以用来观察卵泡体外发育情况。尽管不同物种卵泡存在差异,但形态学及形态测量学的特征如卵泡存活、窦卵泡腔(antral cavity)的形成、卵母细胞存活和减数分裂能力、卵泡和卵泡内卵母细胞的直径均可以用来评估所有物种卵泡体外发育情况。培养卵泡可以在倒置显微镜下对卵泡直接观察,而培养卵巢皮质组织与此不同,只能将组织处理后进行组织学分析来评估卵泡的发育情况。组织学分析是卵巢组织培养结束后必做的,组织经过甲醛溶液或者Bouin溶液固定、石蜡包埋然后切片。这些切片放到载玻片上,经苏木精、曙红和saffran染色后,在光学显微镜下观察卵泡形态及其发育阶段(图3.2)。根据切片的组织学分析,已有几种不同办法用来估算卵泡

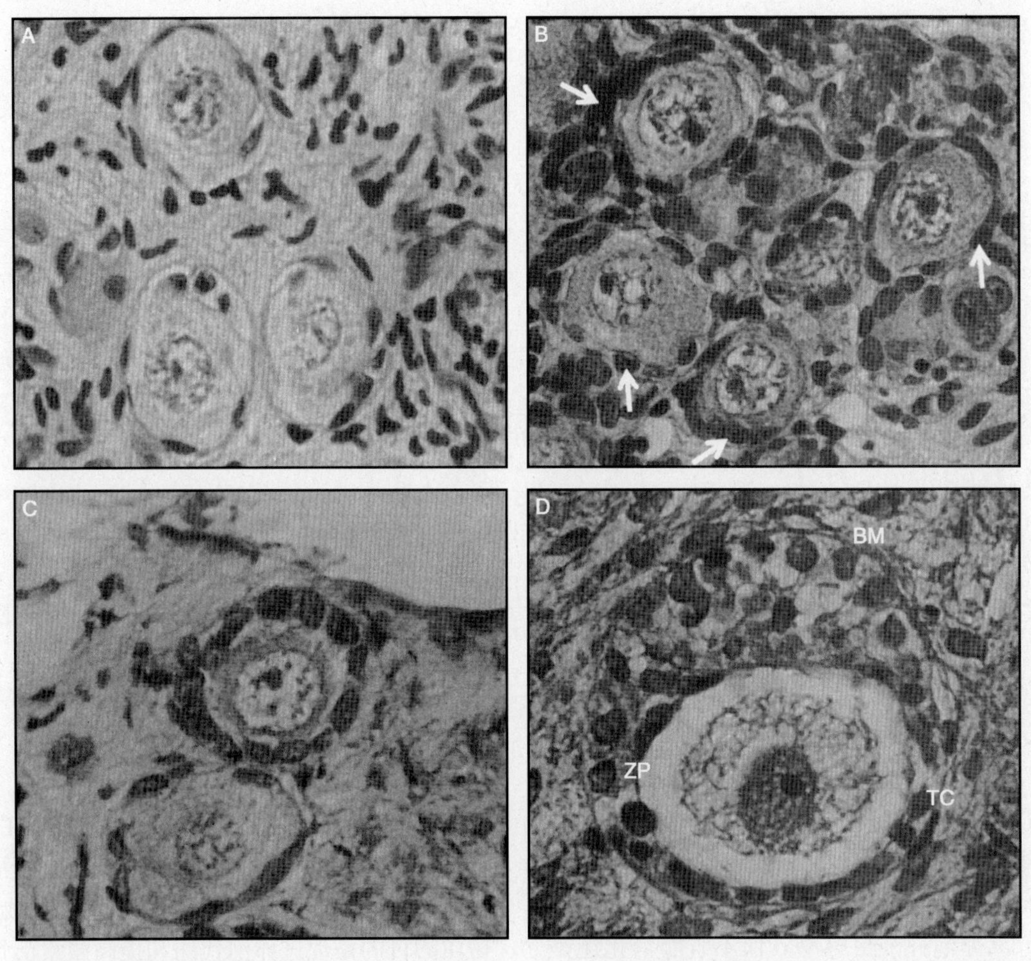

图3.2 人卵巢皮质早期卵泡发育的组织学观察。(A)冷冻解冻后的卵巢皮质中原始卵泡由扁平的颗粒细胞包围;(B)在体外培养中,原始卵泡被激活后,扁平颗粒细胞变为柱状;(C)卵泡进一步发育,颗粒细胞增殖分化,并形成由一单层颗粒细胞包围的初级卵泡;(D)颗粒细胞分化,形成次级卵泡。卵母细胞的生长伴随着透明带(zona Pellucida,ZP)的沉积,卵泡膜细胞(theca cell,TC)的募集和基底膜(basal membrane,BM)的形成(A~C,200×;D,400×)

数目。为避免重复计算同一个卵泡,经常将卵母细胞的核作为一个卵泡中央的标志。根据闭锁卵泡的形态学标准如核仁固缩、基膜的完整性和卵丘颗粒细胞的结构形状等来确定卵泡是否存活。卵泡培养后体外发育情况通过与对照组(未培养组或不添加生长因子组)比较各阶段卵泡数目来确定。卵泡体外生长情况根据卵泡及卵母细胞的直径和颗粒细胞的数目确定。常规的组织形态学分析仍是卵巢组织培养必需的检查方法,但此方法主要的缺点是费时费力。

透射电子显微术(transmission electron microscopy, TEM)可以分析卵泡的超微结构(图3.3)。TME已用于分析经过长时间培养后卵泡细胞内的完整性,包括人(18,53)及牛(18,53)的卵泡。卵泡细胞内结构破坏的特征包括胞质出现空泡及脂滴、线粒体肿胀、染色体凝集和核膜的皱缩或破裂。TME也可以观察并区分细胞闭锁和凋亡在形态学上的差异(18,53)。

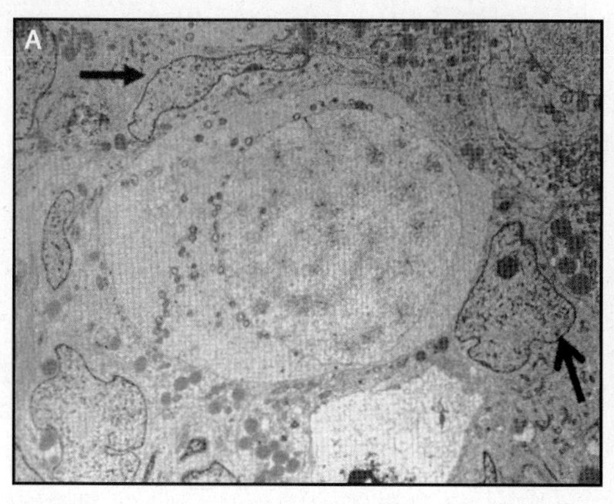

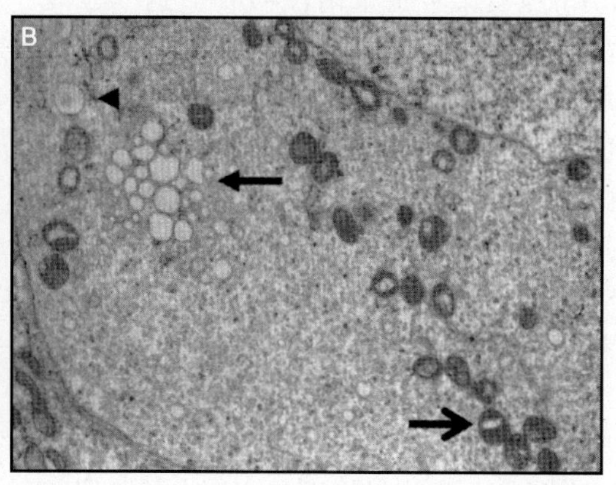

图3.3 人卵泡皮质中早期卵泡的电子显微镜观察。(A)体外培养原始卵泡开始生长时,卵母细胞被扁平(实箭头)和柱状(空箭头)颗粒细胞包围;(B)卵泡被激活后细胞器的位置。溶酶体(lysosomes,如三角箭头所示),高尔基体(Golgi complex,实箭头),线粒体(mitochondria,如空箭头所示)(4.850×)

人卵巢皮质组织中卵泡存活和细胞坏死情况可以用荧光标记后在荧光显微镜下观察(图3.4)。聚阴离子染料钙黄绿素-AM(calcein AM)可以留在活细胞内,酯酶诱导其分解,分解产物可以产生强烈且稳定的绿色荧光。二聚乙锭(ethidium homodimer-1)可以复染细胞膜受损的所有细胞而呈红色荧光(82~84)。对于细胞核DNA螺旋状的细胞,染色后荧光更强。这个技术已经是人卵巢皮质组织内卵泡密度和卵泡发育阶段评估的快速方法。罗丹明(rhodamine)是用到另一种染料,它利用膜电位差持续进入正常的线粒体(83),可以反映线粒体活性,与二聚乙锭染色后的结果相似。此外,为检测细胞膜的完整性,将一种能特异结合到双链DNA的染料加入卵巢组织培养液中,染色效果更佳(14)。这种DNA染料可以使细胞核清晰可见,因此可以观察和分辨卵泡内物质及卵母细胞外不同细胞层。

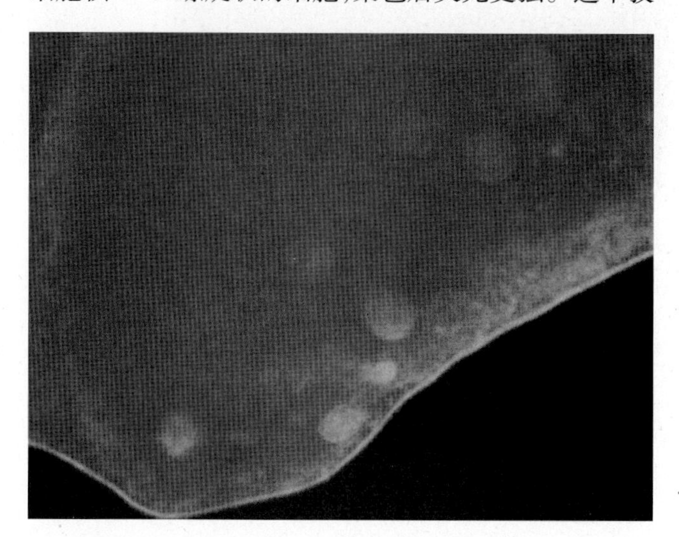

图3.4 卵巢皮质冷冻解冻后早期卵泡的位置。如图所示:活的卵泡用钙黄绿素AM染色,发绿色荧光,死的细胞被二聚乙锭染色后发红色荧光

卵泡通过凋亡途径而死亡的比例可以用来判定培养液是否合格。凋亡早期的形态学特征包括染色质凝聚和细胞皱缩。末端转移酶介导的脱氧三磷酸尿苷末端标记法[terminal deoxyribonucleotidyl transferase (TdT)-mediated deoxyuridine triphosphate (dUTP) nick end labeling, TUNEL]已经用于颗粒细胞和卵母细胞凋亡的检测(19),但也有报道称TUNEL方法检测细胞凋亡存在假阳性(14)。细胞凋亡程序的启动需要一类特殊蛋白酶的出现,这类蛋白酶被称为caspase家族。据此卵巢组织切片可以用caspase-3抗体或抗caspase-3抗体转染来观察卵巢内细胞的凋亡(13,14)。

在颗粒细胞复制时,颗粒细胞会表达增殖细胞核

抗原(proliferating cell nuclear antigen,PCNA),因此PCNA可以作为细胞复制的一个重要标志(图3.5)。PCNA是一个核内蛋白,在细胞分裂周期的调整中扮演着重要角色,可以用免疫组化检测。在对牛胎儿和狒狒卵泡的研究中,已经证实PCNA和卵泡生长的启动有关联(23)。免疫染色发现当卵母细胞周围的颗粒细胞由扁平变为柱状时,颗粒细胞内PCNA的表达呈强阳性(22,23)。卵泡培养几天后,生长卵泡内的颗粒细胞PCNA免疫染色也呈阳性(18)。这一发现表明在卵泡生长启动的早期有一些DNA合成活动。

颗粒细胞增生也可以用溴代脱氧尿苷(bromodeoxyuridine,BrdU)与卵泡共培养后检测。在细胞周期的S期,BrdU可以参与到DNA的复制过程,因此BrdU可以作为DNA合成的一个标志(17,52,85)。传统放射性标志物^{3}H胸苷(^{3}H thymidine)也可以用于检测分离卵泡中颗粒细胞的DNA合成。在其他的研究中,^{3}H胸苷加入卵泡培养液中几小时后,在卵泡或卵母细胞-卵丘复合体中就能检测到^{3}H胸苷(47,50)。

卵泡是否生长也可以通过检测与卵泡生长阶段相关的生长促进因子或它们的受体来判定(图3.6和图3.7)。卵泡生长阶段特异性因子如GDF-9和AMH就是体内早期卵泡生长启动和调节的因子。据此,GDF-9和AMH可以作为卵泡体外培养的功能指标。在体外培养液中添加GDF-9和AMH后,用免疫组化的方法分析它们在卵泡内的卵母细胞和(或)颗粒细胞中的生化表达是否得以维持。

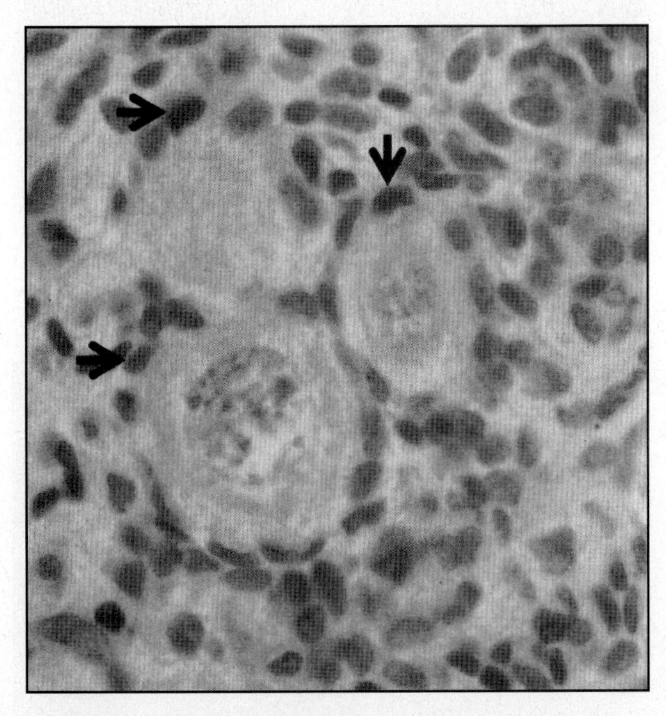

图3.5 人卵巢皮质中PCNA的免疫染色。柱状颗粒细胞PCNA染色显示阳性(箭头所示),颗粒细胞的分裂说明卵泡生长被激活(200×)

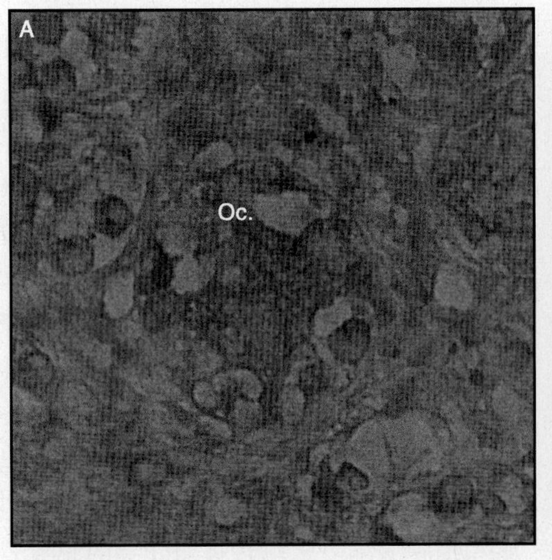

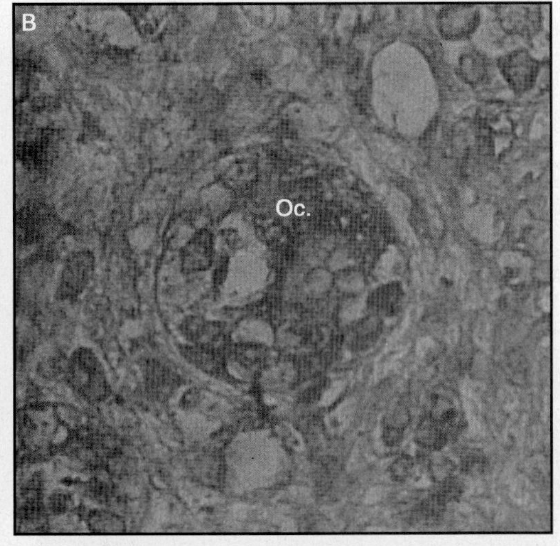

图3.6 体外培养卵泡GDF-9的免疫组化检测。体外培养的初级卵泡中GDF-9呈阳性(Oc.)(400×)

分子生物学的技术也可以用来体外培养卵泡的功能分析。基因的调节是细胞分化、生长和形态发生的基础,且基因表达的量已用于细胞功能的判定。实时定量PCR(quantitative real-time PCR)技术可以用于卵泡培养的评估,但该方法比较适合分离卵泡的检测。

在体外培养各个时间点提取的培养液能反映体细胞分化程度。通过检测培养液中几种分泌物可以用来评估卵泡体外培养的情况。雌二醇的缺失或浓度低可能与颗粒细胞无芳香化或芳香化不完全或细胞膜部功能缺失有关,此外,可以通过在培养液中添加雄激素

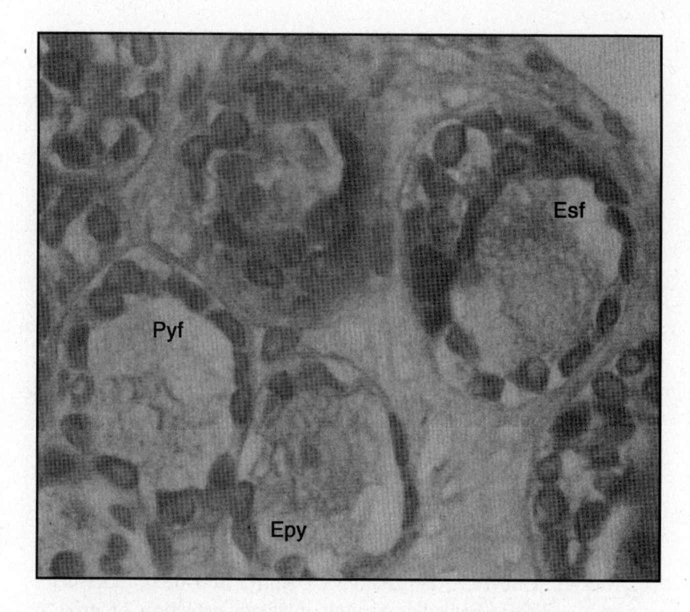

图3.7 体外培养的卵泡中 AMH 免疫组化检测。如图所示，正在生长的早期初级卵泡（Epy）、初级卵泡（Pyf）和早期次级卵泡（Esf）中均有 AMH 的表达（400×）

（雄烯二酮）做差示分析。在接近卵泡发育末期，颗粒细胞正常的分化模式伴随着 LH 受体的表达。

卵泡培养的结果

在体内，原始卵泡生长的启动需要几个月的时间（86）。但卵巢组织体外培养研究中发现，在体外培养液中添加生长因子后，成人卵巢皮质切片大量的原始卵泡在第一周内就开始生长了（24，27，45），而胎儿卵巢组织中原始卵泡3个星期后才开始生长（16）。在一种无血清、简化的长期培养体系中，从卵泡启动生长到发育到下一阶段需要2个月的时间（18）。培养狒狒（23）和人（12，24，45）卵巢皮质组织1～3周时，30%～35%的存活卵泡发育到次级卵泡。在卵泡体外培养时，次级卵泡的发育与卵母细胞直径的增长没有相关性，这与体内生长一样，在此阶段卵母细胞直径增长有限甚至没有变化。在体外，颗粒细胞增殖及数量的增加可以作为次级卵泡发育的标志，这些卵泡直径的增长微乎其微（23～45）。

分离的人窦前卵泡培养5天（47）及4周（46）后，经染色发现卵泡直径在220μm（47）与350μm（46）之间。窦前卵泡培养5天后发育到窦卵泡阶段，且能检测到颗粒细胞增殖（47）。窦前卵泡培养4周后，70%形成窦卵泡腔。但也有颗粒细胞出现了闭锁，且卵泡未能发育到早期窦卵泡阶段，这可能是因为培养环境没有达到最佳条件（46）。

在培养开始时，分离的人窦前卵泡只有20%含有颗粒细胞紧密包围的卵母细胞，而大部分卵泡中的卵母细胞可能是由于闭锁而变性消失。这一研究表明人类窦前卵泡可以在体外培养发育，并能使卵母细胞生长及颗粒细胞分化，但只能使小部分卵泡发育，效果不理想。目前，只有动物模型小鼠由窦前卵泡培养得到了健康后代（78，80，87）。在动物模型猪上，晚期窦前卵泡培养16天后，卵母细胞直径由90μm变为110μm，且这些卵母细胞中40%具有排出第一极体的发育潜能。有人对直径170μm的牛晚期窦前卵泡进行了培养研究，发现50%的卵泡培养10天后能形成窦卵泡腔（54）。绵羊晚期窦前卵泡培养的研究结果最让人鼓舞：直径在170～190μm的绵羊晚期窦前卵泡培养后有所发育（49，88），这些卵泡培养10天后78%形成了窦卵泡腔（88）。由新鲜和冷冻解冻后的绵羊卵巢组织分离的晚期窦前卵泡培养30天后，直径均由200μm发育到1mm，同时20%的卵泡形成了窦卵泡腔。培养结束后，发现卵母细胞直径由80μm发育到130μm（49）。

结论

卵泡培养体系为研究相关的生物学问题提供了有趣的试验模型，以便更好地了解动物和人类生殖生理。要研究的问题包括卵泡的形成、原始卵泡的激活和早期发育调节机制、体外培养具有受精能力的卵母细胞以及早期胚胎的发育。不管研究的最终目的是什么，卵泡体外培养技术最终还是由卵巢体积（物种因素）、卵泡发育的目标阶段和卵泡发生的持续性决定。卵泡培养在临床上有明确的适应证：患全身性癌症的年轻女性、家族性过早绝经患者和需要化疗的自身免疫性疾病重症患者。联合卵巢皮质冷冻与移植或卵泡体外培养能为上述病人生育力保存带来重大突破。得到具有发育潜能的卵母细胞是卵泡培养体系成功的标志，目前只有在动物模型小鼠上实现了这一目标。大型哺乳动物卵泡体外培养技术仍有很多问题需要解决，因此仍需对此做大量研究工作。令人遗憾的是，成人卵巢皮质的卵泡不是研究卵泡培养体系的理想来源，因为卵泡密度可能非常低且不均匀。大型哺乳动物卵巢间质致密且纤维较多，致使分离卵泡难度加大，卵泡培养体系的发展受阻。大型哺乳动物卵泡发育时间长，而维持长时间组织培养存在很多困难，也许可以用类似小鼠卵泡的培养方法来解决大型哺乳动物原始卵泡培养体系存在的问题。最早阶段卵泡生长的需求至今仍不清楚，需进一步明确。为了研究卵泡体外培养条件和探索卵泡培养新途径，研究者更偏爱用胎儿卵巢，这是因为胎儿卵巢卵泡密度高且质地柔软。少数报道称，从胎儿卵巢分离的卵泡体外培养后在形态上可以与体内卵泡相媲美。但细胞在体外培养条件下容易发生遗传改变，因此体外培养卵泡的基因状态令人担忧。长时间培养还可能造成肿瘤细胞的形成及非定向的细胞分化和基因修饰。鉴于此，有人建议体外培养的卵泡应当分析是否出现肿瘤细胞标志物。此外，应当应用分子生物学技术分析卵母细胞正常的甲基化类型。

参考文献

1. Thomas FH, Walters KA, Telfer EE. (2003). How to make a good oocyte: an update on in-vitro models to study follicle regulation. *Hum Reprod Update*;**9**:541–55.
2. Eppig JJ, Wigglesworth K, Pendola FL. (2002). The mammalian oocyte orchestrates the rate of ovarian follicular development. *Proc Natl Acad Sci U S A*;**99**:2890–4.
3. Huang EJ, Manova K, Packer AI, Sanchez S, Bachvarova RF, Besmer P. (1993). The murine steel panda mutation affects kit ligand expression and growth of early ovarian follicles. *Dev Biol*;**157**:100–9.
4. Kuroda H, Terada N, Nakayama H, Matsumoto K, Kitamura Y. (1988). Infertility due to growth arrest of ovarian follicles in Sl/Slt mice. *Dev Biol*;**126**:71–9.
5. Galloway SM, McNatty KP, Cambridge LM, Laitinen MP, Juengel JL, Jokiranta TS, et al. (2000). Mutations in an oocyte-derived growth factor gene (BMP15) cause increased ovulation rate and infertility in a dosage-sensitive manner. *Nat Genet*;**25**: 279–83.
6. Durlinger AL, Kramer P, Karels B, de Jong FH, Uilenbroek JT, Grootegoed JA, et al. (1999). Control of primordial follicle recruitment by anti-Mullerian hormone in the mouse ovary. *Endocrinology*;**140**:5789–96.
7. Dong J, Albertini DF, Nishimori K, Kumar TR, Lu N, Matzuk MM. (1996). Growth differentiation factor-9 is required during early ovarian folliculogenesis. *Nature*;**383**:531–5.
8. Durlinger AL, Gruijters MJ, Kramer P, Karels B, Kumar TR, Matzuk MM, et al. (2001). Anti-Mullerian hormone attenuates the effects of FSH on follicle development in the mouse ovary. *Endocrinology*;**142**:4891–9.
9. Chabot B, Stephenson DA, Chapman VM, Besmer P, Bernstein A. (1988). The proto-oncogene c-kit encoding a transmembrane tyrosine kinase receptor maps to the mouse W locus. *Nature*;**335**:88–9.
10. Juengel JL, McNatty KP. (2005). The role of proteins of the transforming growth factor-beta superfamily in the intraovarian regulation of follicular development. *Hum Reprod Update*;**11**: 143–60.
11. Matzuk MM, Lamb DJ. (2002). Genetic dissection of mammalian fertility pathways. *Nat Cell Biol*;**4** (Suppl.):s41–9.
12. Hovatta O, Silye R, Abir R, Krausz T, Winston RM. (1997). Extracellular matrix improves survival of both stored and fresh human primordial and primary ovarian follicles in long-term culture. *Hum Reprod*;**12**:1032–6.
13. Otala M, Erkkila K, Tuuri T, Sjoberg J, Suomalainen L, Suikkari AM, Dunkel L. (2002). Cell death and its suppression in human ovarian tissue culture. *Mol Hum Reprod*;**8**:228–36.
14. Rahimi G, Isachenko E, Sauer H, Wartenberg M, Isachenko V, Hescheler J, Mallmann P, Nawroth F. (2001). Measurement of apoptosis in long-term cultures of human ovarian tissue. *Reproduction*;**122**:657–63.
15. Otala M, Makinen S, Tuuri T, Sjoberg J, Pentikainen V, Matikainen T, et al. (2004). Effects of testosterone, dihydrotestosterone, and 17beta-estradiol on human ovarian tissue survival in culture. Fertil Steril;**82** (Suppl. 3):1077–85.
16. Zhang J, Liu J, Xu KP, Liu B, DiMattina M. (1995). Extracorporeal development and ultrarapid freezing of human fetal ova. *J Assist Reprod Genet*;**12**:361–8.
17. Biron-Shental T, Fisch B, Van Den Hurk R, Felz C, Feldberg D, Abir R. (2004). Survival of frozen-thawed human ovarian fetal follicles in long-term organ culture. *Fertil Steril*;**81**:716–9.
18. Sadeu JC, Cortvrindt R, Ron-El R, Kasterstein E, Smitz J. (2006). Morphological and ultrastructural evaluation of cultured frozen-thawed human fetal ovarian tissue. *Fertil Steril*;**85** (Suppl. 1): 1130–41.
19. Silva JR, van den Hurk R, Costa SH, Andrade ER, Nunes AP, Ferreira FV, et al. (2004). Survival and growth of goat primordial follicles after in vitro culture of ovarian cortical slices in media containing coconut water. *Anim Reprod Sci*;**81**:273–86.
20. Mery L, Lefevre A, Benchaib M, Demirci B, Salle B, Guerin JF, et al. (2006). Follicular growth in vitro: detection of growth differentiation factor 9 (GDF9) and bone morphogenetic protein 15 (BMP15) during in vitro culture of ovine cortical slices. *Mol Reprod Dev*;**74**:767–74.
21. Braw-Tal R, Yossefi S. (1997). Studies in vivo and in vitro on the initiation of follicle growth in the bovine ovary. *J Reprod Fertil*;**109**:165–71.
22. Wandji SA, Srsen V, Voss AK, Eppig JJ, Fortune JE. (1996). Initiation in vitro of growth of bovine primordial follicles. *Biol Reprod*;**55**:942–8.
23. Wandji SA, Srsen V, Nathanielsz PW, Eppig JJ, Fortune JE. (1997). Initiation of growth of baboon primordial follicles in vitro. *Hum Reprod*;**12**:1993–2001.
24. Hreinsson JG, Scott JE, Rasmussen C, Swahn ML, Hsueh AJ, Hovatta O. (2002). Growth differentiation factor-9 promotes the growth, development, and survival of human ovarian follicles in organ culture. *J Clin Endocrinol Metab*;**87**:316–21.
25. Hayashi M, McGee EA, Min G, Klein C, Rose UM, van Duin M, et al. (1999). Recombinant growth differentiation factor-9 (GDF-9) enhances growth and differentiation of cultured early ovarian follicles. *Endocrinology*;**140**:1236–44.
26. Nilsson EE, Skinner MK. (2002). Growth and differentiation factor-9 stimulates progression of early primary but not primordial rat ovarian follicle development. *Biol Reprod*;**67**:1018–24.
27. Wright CS, Hovatta O, Margara R, Trew G, Winston RM, Franks S, et al. (1999). Effects of follicle-stimulating hormone and serum substitution on the in-vitro growth of human ovarian follicles. *Hum Reprod*;**14**:1555–62.
28. Louhio H, Hovatta O, Sjoberg J, Tuuri T. (2000). The effects of insulin, and insulin-like growth factors I and II on human ovarian follicles in long-term culture. *Mol Hum Reprod*;**6**:694–8.
29. Scott JE, Zhang P, Hovatta O. (2004). Benefits of 8-bromo-guanosine 3',5'-cyclic monophosphate (8-br-cGMP) in human ovarian cortical tissue culture. *Reprod Biomed Online*;**8**:319–24.
30. Zhang P, Louhio H, Tuuri T, Sjoberg J, Hreinsson J, Telfer EE, et al. (2004). In vitro effect of cyclic adenosine 3', 5'-monophosphate (cAMP) on early human ovarian follicles. *J Assist Reprod Genet*;**21**:301–6.
31. Carlsson IB, Scott JE, Visser JA, Ritvos O, Themmen AP, Hovatta O. (2006). Anti-Mullerian hormone inhibits initiation of growth of human primordial ovarian follicles in vitro. *Hum Reprod*;**21**:2223–7.
32. Durlinger AL, Gruijters MJ, Kramer P, Karels B, Ingraham HA, Nachtigal MW, et al. (2002). Anti-Mullerian hormone inhibits initiation of primordial follicle growth in the mouse ovary. *En-*

docrinology;**143**:1076–84.

33. Schmidt KL, Kryger-Baggesen N, Byskov AG, Andersen CY. (2005). Anti-Mullerian hormone initiates growth of human primordial follicles in vitro. *Mol Cell Endocrinol*;**234**:87–93.
34. Carlsson IB, Laitinen MP, Scott JE, Louhio H, Velentzis L, Tuuri T, et al. (2006). Kit ligand and c-Kit are expressed during early human ovarian follicular development and their interaction is required for the survival of follicles in long-term culture. *Reproduction*;**131**:641–9.
35. Parrott JA, Skinner MK. (1999). Kit-ligand/stem cell factor induces primordial follicle development and initiates folliculogenesis. *Endocrinology*;**140**:4262–71.
36. Kezele P, Skinner MK. (2003). Regulation of ovarian primordial follicle assembly and development by estrogen and progesterone: endocrine model of follicle assembly. *Endocrinology*;**144**:3329–37.
37. Nilsson EE, Skinner MK. (2004). Kit ligand and basic fibroblast growth factor interactions in the induction of ovarian primordial to primary follicle transition. *Mol Cell Endocrinol*;**214**:19–25.
38. Hutt KJ, McLaughlin EA, Holland MK. (2006). KIT/KIT ligand in mammalian oogenesis and folliculogenesis: roles in rabbit and murine ovarian follicle activation and oocyte growth. *Biol Reprod*;**75**:421–33.
39. Kezele P, Nilsson EE, Skinner MK. (2005). Keratinocyte growth factor acts as a mesenchymal factor that promotes ovarian primordial to primary follicle transition. *Biol Reprod*;**73**:967–73.
40. Nilsson EE, Kezele P, Skinner MK. (2002). Leukemia inhibitory factor (LIF) promotes the primordial to primary follicle transition in rat ovaries. *Mol Cell Endocrinol*;**188**:65–73.
41. Nilsson EE, Skinner MK. (2003). Bone morphogenetic protein-4 acts as an ovarian follicle survival factor and promotes primordial follicle development. *Biol Reprod*;**69**:1265–72.
42. Lee WS, Yoon SJ, Yoon TK, Cha KY, Lee SH, Shimasaki S, et al. (2004). Effects of bone morphogenetic protein-7 (BMP-7) on primordial follicular growth in the mouse ovary. *Mol Reprod Dev*;**69**:159–63.
43. Nilsson E, Parrott JA, Skinner MK. (2001). Basic fibroblast growth factor induces primordial follicle development and initiates folliculogenesis. *Mol Cell Endocrinol*;**175**:123–30.
44. Holt JE, Jackson A, Roman SD, Aitken RJ, Koopman P, McLaughlin EA. (2006). CXCR4/SDF1 interaction inhibits the primordial to primary follicle transition in the neonatal mouse ovary. *Dev Biol*;**293**:449–60.
45. Hovatta O, Wright C, Krausz T, Hardy K, Winston RM. (1999). Human primordial, primary and secondary ovarian follicles in long-term culture: effect of partial isolation. *Hum Reprod*;**14**:2519–24.
46. Abir R, Franks S, Mobberley MA, Moore PA, Margara RA, Winston RM. (1997). Mechanical isolation and in vitro growth of preantral and small antral human follicles. *Fertil Steril*;**68**:682–8.
47. Roy SK, Treacy BJ. (1993). Isolation and long-term culture of human preantral follicles. *Fertil Steril*;**59**:783–90.
48. Zhou H, Zhang Y. (2005). Regulation of in vitro growth of preantral follicles by growth factors in goats. *Domest Anim Endocrinol*;**28**:235–42.
49. Newton H, Picton H, Gosden RG. (1999). In vitro growth of oocyte-granulosa cell complexes isolated from cryopreserved ovine tissue. *J Reprod Fertil*;**115**:141–50.
50. Cecconi S, Capacchietti G, Russo V, Berardinelli P, Mattioli M, Barboni B. (2004). In vitro growth of preantral follicles isolated from cryopreserved ovine ovarian tissue. *Biol Reprod*;**70**:12–17.
51. Muruvi W, Picton HM, Rodway RG, Joyce IM. (2005). In vitro growth of oocytes from primordial follicles isolated from frozen-thawed lamb ovaries. *Theriogenology*;**64**:1357–70.
52. Hulshof SC, Figueiredo JR, Beckers JF, Bevers MM, van der Donk JA, van den Hurk R. (1995). Effects of fetal bovine serum, FSH and 17beta-estradiol on the culture of bovine preantral follicles. *Theriogenology*;**44**:217–26.
53. van den Hurk R, Spek ER, Hage WJ, Fair T, Ralph JH, Schotanus K. (1998). Ultrastructure and viability of isolated bovine preantral follicles. *Hum Reprod Update*;**4**:833–41.
54. Gutierrez CG, Ralph JH, Telfer EE, Wilmut I, Webb R. (2000). Growth and antrum formation of bovine preantral follicles in long-term culture in vitro. *Biol Reprod*;**62**:1322–8.
55. Katska L, Rynska B. (1998). The isolation and in vitro culture of bovine preantral and early antral follicles of different size classes. *Theriogenology*;**50**:213–22.
56. Itoh T, Kacchi M, Abe H, Sendai Y, Hoshi H. (2002). Growth, antrum formation, and estradiol production of bovine preantral follicles cultured in a serum-free medium. *Biol Reprod*;**67**:1099–105.
57. Hirao Y, Nagai T, Kubo M, Miyano T, Miyake M, Kato S. (1994). In vitro growth and maturation of pig oocytes. *J Reprod Fertil*;**100**:333–9.
58. Mao J, Wu G, Smith MF, McCauley TC, Cantley TC, Prather RS, et al. (2002). Effects of culture medium, serum type, and various concentrations of follicle-stimulating hormone on porcine preantral follicular development and antrum formation in vitro. *Biol Reprod*;**67**:1197–203.
59. Wu J, Emery BR, Carrell DT. (2001). In vitro growth, maturation, fertilization, and embryonic development of oocytes from porcine preantral follicles. *Biol Reprod*;**64**:375–81.
60. Yang MY, Fortune JE. (2007). Vascular endothelial growth factor stimulates the primary to secondary follicle transition in bovine follicles in vitro. *Mol Reprod Dev*;**74**:1095–104.
61. Nugent DNH, Gosden RG, Rutherford AJ. (1998). Investigation of follicle survival after human heterotopic autografting. *Hum Reprod*;**13**:22–3 (O-046).
62. Van Den Broecke R, Van Der Elst J, Liu J, Hovatta O, Dhont M. (2001). The female-to-male transsexual patient: a source of human ovarian cortical tissue for experimental use. *Hum Reprod*;**16**:145–7.
63. Abir R, Fisch B, Nitke S, Okon E, Raz A, Ben Rafael Z. (2001). Morphological study of fully and partially isolated early human follicles. *Fertil Steril*;**75**:141–6.
64. Roy SK, Terada DM. (1999). Activities of glucose metabolic enzymes in human preantral follicles: in vitro modulation by follicle-stimulating hormone, luteinizing hormone, epidermal growth factor, insulin-like growth factor I, and transforming growth factor beta1. *Biol Reprod*;**60**:763–8.
65. Dolmans MM, Michaux N, Camboni A, Martinez-Madrid B, Van Langendonckt A, Nottola SA, et al. (2006). Evaluation of liberase, a purified enzyme blend, for the isolation of human primordial and primary ovarian follicles. *Hum Reprod*;**21**:413–20.
66. Eppig JJ, O'Brien MJ. (1996). Development in vitro of mouse oocytes from primordial follicles. *Biol Reprod*;**54**:197–207.
67. Cortvrindt R, Smitz J, Van Steirteghem AC. (1996). In-vitro maturation, fertilization and embryo development of immature oocytes from early preantral follicles from prepuberal mice in a simplified culture system. *Hum Reprod*;**11**:2656–66.
68. O'Brien MJ, Pendola JK, Eppig JJ. (2003). A revised protocol for in vitro development of mouse oocytes from primordial follicles dramatically improves their developmental competence. *Biol Reprod*;**68**:1682–6.
69. Isachenko E, Isachenko V, Rahimi G, Nawroth F. (2003). Cryopreservation of human ovarian tissue by direct plunging into liquid nitrogen. *Eur J Obstet Gynecol Reprod Biol*; **108**:186–93.
70. Isachenko V, Montag M, Isachenko E, van der Ven K, Dorn C, Roesing B, Braun F, Sadek F, van der Ven H. (2006). Effective method for in-vitro culture of cryopreserved human ovarian

tissue. *Reprod Biomed Online*;**13**:228–34.

71. Isachenko V, Isachenko E, Reinsberg J, Montag M, van der Ven K, Dorn C, Roesing B, van der Ven H. (2007). Cryopreservation of human ovarian tissue: comparison of rapid and conventional freezing. *Cryobiology*;**55**:261–8.
72. Scott JE, Carlsson IB, Bavister BD, Hovatta O. (2004). Human ovarian tissue cultures: extracellular matrix composition, coating density and tissue dimensions. *Reprod Biomed Online*;**9**: 287–93.
73. Telfer E, Torrance C, Gosden RG. (1990). Morphological study of cultured preantral ovarian follicles of mice after transplantation under the kidney capsule. *J Reprod Fertil*;**89**:565–71.
74. Kreeger PK, Deck JW, Woodruff TK, Shea LD. (2006). The in vitro regulation of ovarian follicle development using alginate-extracellular matrix gels. *Biomaterials*;**27**:714–23.
75. Nayudu PL, Osborn SM. (1992). Factors influencing the rate of preantral and antral growth of mouse ovarian follicles in vitro. *J Reprod Fertil*;**95**:349–62.
76. Roy SK, Greenwald GS. (1989). Hormonal requirements for the growth and differentiation of hamster preantral follicles in long-term culture. *J Reprod Fertil*;**87**:103–14.
77. Roy SK, Greenwald GS. (1996). Methods of separation and in-vitro culture of pre-antral follicles from mammalian ovaries. *Hum Reprod Update*;**2**:236–45.
78. Spears N, Boland NI, Murray AA, Gosden RG. (1994). Mouse oocytes derived from in vitro grown primary ovarian follicles are fertile. *Hum Reprod*;**9**:527–32.
79. Lenie S, Cortvrindt R, Adriaenssens T, Smitz J. (2004). A reproducible two-step culture system for isolated primary mouse ovarian follicles as single functional units. *Biol Reprod*;**71**: 1730–8.
80. Eppig JJ, Schroeder AC. (1989). Capacity of mouse oocytes from preantral follicles to undergo embryogenesis and development to live young after growth, maturation, and fertilization in vitro. *Biol Reprod*;**41**:268–76.
81. Tilly JL. (2003). Ovarian follicle counts—not as simple as 1, 2, 3. *Reprod Biol Endocrinol*;**1**:11.
82. Cortvrindt RG, Smitz JE. (2001). Fluorescent probes allow rapid and precise recording of follicle density and staging in human ovarian cortical biopsy samples. *Fertil Steril*;75:588–93.
83. Schotanus K, Hage WJ, Vanderstichele H, van den Hurk R. (1997). Effects of conditioned media from murine granulosa cell lines on the growth of isolated bovine preantral follicles. *Theriogenology*;**48**:471–83.
84. Reynaud K, Nogueira D, Cortvrindt R, Kurzawa R, Smitz J. (2001). Confocal microscopy: principles and applications to the field of reproductive biology. *Folia Histochem Cytobiol*;**39**:75–85.
85. Cortvrindt RG, Hu Y, Liu J, Smitz JE. (1998). Timed analysis of the nuclear maturation of oocytes in early preantral mouse follicle culture supplemented with recombinant gonadotropin. *Fertil Steril*;**70**:1114–25.
86. Gougeon A. (1996). Regulation of ovarian follicular development in primates: facts and hypotheses. *Endocr Rev*;**17**: 121–55.
87. Cortvrindt R, Liu J, Smitz J. (1998). Validation of a simplified culture system for primary mouse follicles by birth of live young. In: Ares Serono Symposia; 1998; XI International Workshop on Development and Function of the Reproductive Organ; Artis Zoo, Amsterdam, The Netherlands.
88. Cecconi S, Barboni B, Coccia M, Mattioli M. (1999). In vitro development of sheep preantral follicles. *Biol Reprod*;**60**: 594–601.
89. Kezele PR, Nilsson EE, Skinner MK (2002). Insulin but not insulin-like growth factor-1 promotes the primordial to primary follicle transition. *Mol Cell Endocrinol*;**192**:37–43.
90. Nilsson EE, Detzel C, Skinner MK. Platelet-derived growth factor modulates the primordial to primary follicle transition. (2006). *Reproduction*;**131**:1007–15.
91. Silva JR, van den Hurk R, van Tol HT, Roelen BA, Figueiredo JR. (2006). The Kit ligand/c-Kit receptor system in goat ovaries: gene expression and protein localization. *Zygote*;**14**:317–28.
92. Abir R, Roizman P, Fisch B, Nitke S, Okon E, Orvieto R, Ben Rafael Z. (1999). Pilot study of isolated early human follicles cultured in collagen gels for 24 hours. *Hum Reprod*;**14**:1299–301.
93. Hulshof SC, Figueiredo JR, Beckers JF, Bevers MM, van den Hurk R. (1994). Isolation and characterization of preantral follicles from foetal bovine ovaries. *Vet Q*;**16**:78–80.
94. Thomas FH, Leask R, Srsen V, Riley SC, Spears N, Telfer EE. (2001). Effect of ascorbic acid on health and morphology of bovine preantral follicles during long-term culture. *Reproduction*;**122**:487–95.
95. Wandji SA, Eppig JJ, Fortune JE. (1996). FSH and growth factors affect the growth and endocrine function in vitro of granulosa cells of bovine preantral follicles. *Theriogenology*; **45**:817–32.
96. Santos RR, van den Hurk R, Rodrigues AP, Costa SH, Martins FS, Matos MH, Celestino JJ, Figueiredo JR. (2007). Effect of cryopreservation on viability, activation and growth of in situ and isolated ovine early-stage follicles. *Anim Reprod Sci*;**99**:53–64.
97. Kreeger PK, Fernandes NN, Woodruff TK, Shea LD. (2005). Regulation of mouse follicle development by follicle-stimulating hormone in a three-dimensional in vitro culture system is dependent on follicle stage and dose. *Biol Reprod*;**73**:942–50.

第 4 章

子宫内膜的容受性

Dominique de Ziegler, Timothee Fraisse, Charles Chapron

引言

IVF 技术已经有 25 年的历史了,有关子宫内膜容受性的问题一直令人困扰,并具有挑战性。挑战性在于虽然近年来胚胎着床率已有了显著的提升,子宫内膜容受性却一直是辅助生殖技术(ART)中的瓶颈问题。与先前 ART 一系列步骤的计算结果相比较而言,诸如多卵泡刺激诱导、抽取卵母细胞、受精率和卵裂率均达到或超过 50%,而胚胎着床率却一直落在后面。

子宫内膜容受性的困扰在于它的调节方式非常简单,单独使用外源性 E2 和孕激素即可,即使那些卵巢功能早衰超过 20 年的女性也可如此治疗。事实上,即便以今天的标准来衡量,供卵 IVF 接受者使用激素替代疗法所取得的胚胎着床率也算是非常高的,无论是自然周期还是各种 ART 治疗结果从未超越它,至多与之相同。

这些源源不断的供卵 IVF 治疗结果告诉我们,E2 和孕激素足以将子宫内膜容受性调节到最佳状态,这就暗示卵巢来源的其他因子,尤其雄激素不仅是最不需要的因子,而且还可能伤害到子宫内膜容受性。在 ART 中卵巢处于超生理量的促性腺激素的刺激下,称为控制下超促排卵(COH)。这不仅增加了 E2 和排卵后孕激素的生成,同时也刺激产生了一大批同样对促性腺激素敏感的其他因子。正如我们将要讲到的,这些后续产物的当中一些会影响子宫内膜容受性。本章阐述的这个假说被命名为"第三因子理论",将进一步解释关于 COH 对于子宫内膜造成负面影响的原因。

月经周期:子宫内膜的序贯性变化产生对胚胎的容受性

子宫内膜的两个组成部分:子宫内膜上皮腺体和基质

月经周期中,E2 的生成发生于卵泡期。足够的证据表明在对子宫内膜的雌激素受体(ER)和孕激素受体(PR)存在一种调节机制(1,2)。今天我们知道卵泡期的长度具有可变性,部分是因为卵泡功能起点的不确定性,月经周期中 FSH 何时升高,卵泡期何时真正开始(3)。但是卵泡期长度的这种可变性并不影响子宫内膜开启的质量并且也不会对黄体期的子宫内膜的容受性造成不良后果(4 ~6)。

Noyes 等详细地描述了子宫内膜在月经周期黄体期发生的变化(7)。令人惊讶的是,Noyes 和 Haman 发表的最初研究已超过 50 年了,但其结果现今仍被证明是正确的。然而,我们认为在 COH 中非常重要的子宫内膜形态学的变化,这些作者却并未在他们的阐述中给予充分重视,例如黄体早期和黄体中期发生于子宫内膜上皮腺体和基质细胞的序贯性变化的有关参数。

以阐明所谓的子宫内膜腺体-间质的不同步假说而进行的供卵模型的研究最终发现了子宫内膜腺体和

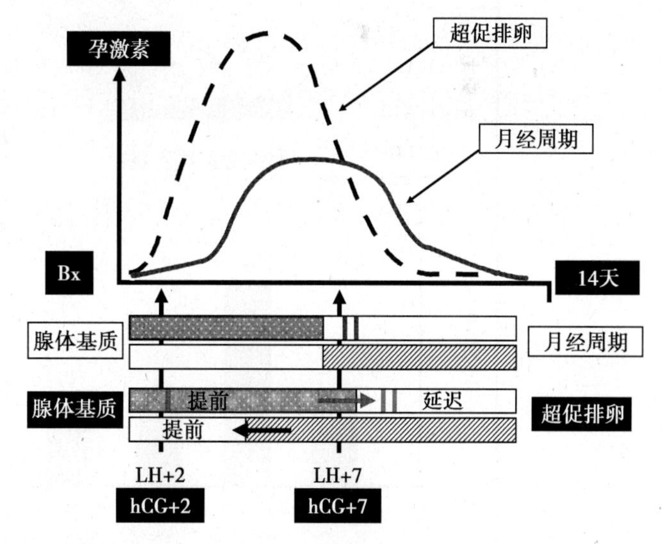

图 4.1 试管婴儿黄体早期激素的概况。该图描绘孕激素水平在月经周期和超促排卵周期中的模式。在超促排卵周期,血浆孕酮峰值出现较早,并达到较高水平。子宫内膜组织学分析表明,子宫内膜的腺体分泌转化延迟(hCG 注射后两天内略有暂时的轻度转化),而子宫内膜间质的前蜕膜反应在特异性转化

间质上皮对于孕激素的敏感性不同(8~12)。虽然子宫内膜上皮腺体对于孕激素的作用更加敏感,但是在COH的月经周期中子宫内膜的间质细胞却表现出比腺体更强的反应(13)。所以,在COH周期有可能会发现在理论上的植入窗期时存在子宫内膜的腺体发育滞后而间质细胞发育提前的现象,由此提出了腺体-间质不同步学说。据认为子宫内膜腺体发育滞后是由于COH周期中由于使用GnRH-a使得晚卵泡期抑制了血清孕激素的升高,这与正常月经周期相反。子宫内膜间质细胞发育提前则反映了由于多发排卵导致的较正常月经周期升高的血清孕激素水平(图4.1)。

子宫内膜容受性的标志:从整合素到胞饮小泡

整合素是存在于所有人类细胞表面,细胞与细胞之间相互黏附的分子物质。根据免疫过氧化酶染色结果发现,在月经周期的不同时期子宫内膜表达的整合素形式也有所不同。尤为有趣的是在月经周期的第20天,免疫染色发现b3-亚单元出现断裂。这与胚胎植入时或植入窗期时出现的短暂的子宫内膜容受性相符。与之相反,来自于不孕症患者的非植入窗期子宫内膜活检结果发现均与整合素β3的延时表达和(或)缺失表达相关,据此将生育力的下降归因于胚胎植入的障碍(15)。正如本节后续章节将要谈到的,整合素β3的表达将在两种情况下出现异常,子宫内膜异位症(16)和对供卵IVF周期所进行的E2和孕激素替代周期(17)。子宫内膜异位症导致了子宫内膜容受性的下降,而后者则没有此种情况。

胞饮小泡是在子宫内膜植入窗期子宫内膜特异表达的表面结构,研究者对于它能成为子宫内膜容受性可评估的特异性标记物给予厚望(18)。有趣的是在IVF周期,胞饮小泡的表达是有变化的,可能反映出这些特征性周期子宫内膜容受性的下降(19,20)。那些接受E2和孕激素替代周期的患者,如供卵IVF周期(18),其子宫内膜的胞饮小泡的表达不同步,因此提出胞饮小泡的同步表达是子宫内膜容受性的前提条件。进一步说,很明显在E2和孕激素替代周期观察到胞饮小泡的提前表达与整合素β3的变化,与子宫内膜腺体和间质细胞的组织学变化相一致。然而这种不同步并没有影响供卵模型的子宫内膜容受性,正如接受激素替代周期的内膜容受性一样。

最近,HOX基因的作用被认为是一种促进激素作用于子宫内膜的介导物质,而不是发起物质。HOX基因是在胚胎形成过程中形成身体轴时的进化保护结构(21)。在胚胎形成过程中HOX基因除发挥其基本活性外,还在成人某些快速变化的特定组织中,尤其是造血系统和子宫内膜等发挥作用。在子宫内膜中,每个

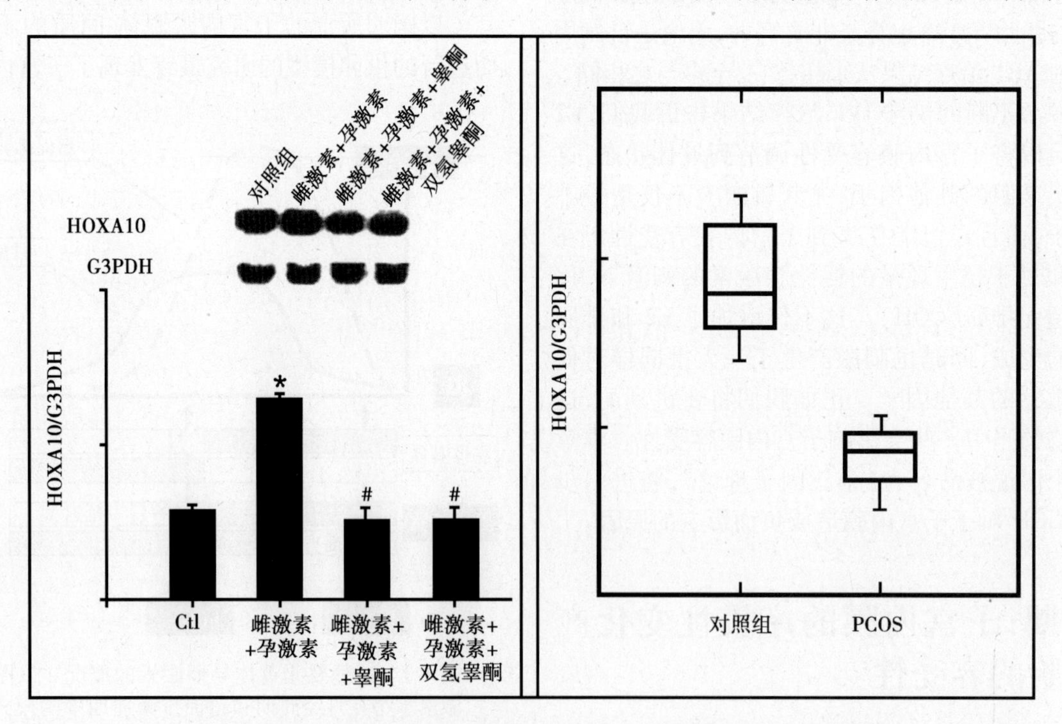

图4.2 HOXA-10的表达性类固醇的影响。HOXA-10的表达中存在的E2,E2和孕激素,E2和孕激素加睾酮(T)或双氢睾酮(DHT)。E2和孕激素共同较E2单纯作用使得诱导HOXA-10的一个更重要的表达。相反,增加T或DHT严重阻碍E2和孕激素对于HOXA-10的影响。在PCOS,内源性的T也干扰了HOXA-10的表达

月经周期的卵泡期和黄体期时 HOX 基因中作为子宫内膜编码基因,HOXA-10,都会发生周期性的激活,就像子宫内膜每月都要重生一样。HOXA-10 的表达受 E2 刺激,并进而受 E2 和孕激素的联合刺激(22,23)。所以,与其说孕激素对抗了 E2 对内膜增殖的促进作用,还不如说孕激素增强了 E2 对 HOXA-10 表达的促进作用,只有发生妊娠时激素水平进一步增高才能抑制这种作用。与之相反,HOXA-10 的表达被某些(如睾酮,双氢表雄酮,或 DHT)而不是全部的雄激素(Δ4 雄甾烯二酮)所抑制,就像图 4.2 中标明的那样(22,23)。相似的,当发生输卵管积水时,HOMA-10 的表达会受到阻碍,此种情况与子宫内膜容受性的下降有关。正如本章下面将要讨论的那样,当出现子宫内膜容受性下降时,HOXA-10 的表达也会下降,尤其是患有子宫内膜异位症时。

供卵 IVF:子宫内膜容受性的参考及一种研究模型

IVF 技术的出现开启了用捐赠卵母细胞治疗因为卵巢早衰(POF)而导致不孕症的先例。但是出于疗效的考虑,采用捐赠卵细胞进行 IVF 的治疗要求子宫内膜的容受性用外源性的 E2 和孕激素。对于先行者而言,具有挑战性的是通过单独使用外源性激素来复制人的月经周期,从而得到所需要的子宫内膜容受性。根据最初的供卵 IVF 治疗成功报告,研究者很快明白接受捐赠卵母细胞的患者比那些接受常规 IVF 治疗的患者受孕率要高(27)。到目前为止,捐赠卵细胞 IVF 已有 20 多年的历史,胚胎植入存活率一直异乎寻常的高,至少与其他任何治疗方式甚或是采用自然月经周期的治疗成功率相同。

供卵模式带给我们的第一个经验是要分别考虑到子宫内膜和胚胎暴露于孕激素的时机,最佳子宫内膜状态的获得必须在给予孕激素之后再给予足够的 E2 进行调节(28)。通过比较胚胎植入存活率、胚胎种植时间和孕激素的使用树立了最佳移植时机也即"移植窗"的概念。根据早期报道,我们知道最好的结果就是当使用外源性孕激素三到四天时包含 2 到 8 胚胎细胞(29,30)。虽然提前种植也可获得一些妊娠(最早到使用 E2 的最后一天),使用孕激素超过五天时就不会再获得妊娠,这就是移植窗的时限。

早期研究还比较了使用不同的可利用激素给药路径的有效性。结果显示尽管给予不同比例的 E1 与 E2,采用经皮和口服 E2 调节子宫内膜容受性的功效是一致的(31)。与之类似,经阴道和肌注孕激素有相同的功效,相关研究众多但结论大致相同(32)。

E2 和孕激周期在供卵 IVF 治疗中对子宫内膜容受性的明显调节功效,已经吸引很多研究者采用此种周期作为研究模型来界定各种激素成分所发挥的单独功效。在早期 IVF 研究中,研究者普遍认为 COH 诱导的高 E2 水平(33)打破了理论上 E2 与孕激素的平衡比例,从而改变了子宫内膜容受性(34~37)。然而,对于这个所需的 E2 与孕激素的比例,我们逐渐了解到,排卵后由黄体产生的黄体 E2 也作为 E2 的一部分形成了与孕激素的平衡比例,而这一部分 E2 的功能我们并不知晓。在一项前瞻性实验中,我们比较了孕激素在女性患者子宫内膜腺体(第 20 天)和间质(第 24 天)的作用,这些患者或接受生理性 E2 和孕激素的替代治疗,或在月经周期进入第 15 天后自身孕激素开始产生时就停止补充 E2(38)。在后一组中患者采用 E2 模拟自然月经周期中卵泡期的调节作用,当孕激素出现时就停止 E2 的使用,所以这就构成了无黄体的 E2 模型。令人惊奇的是,在无黄体 E2 模型中活检证实在第 20 天和第 24 天子宫内膜的变化并无差异。因此,这就说明黄体 E2 对子宫内膜形态上没有作用(38),而且后来的发现证实了这一推测(40)。我们随后进行了与之相反的实验,对患者同时给予药理学剂量的 E2 和孕激素的补充。在这个实验组,在给予 6 天(月经周期第 20 天时结束)或 10 天(月经周期第 24 天时结束)的孕激素补充后子宫内膜腺体和间质的变化与自然月经周期中或接受 E2 和孕激素生理性剂量替代治疗的患者相比,并无差异(40)。在进一步进行的 E2 和孕激素治疗周期中,Navot 等(4)认为单独使用 E2 的治疗阶段能够缩短到仅 6 天。随后,西班牙 simon 研究组认为 E2 调节阶段能延长到 100 天而没有毒副作用(41)。

超促排卵周期:第三因子理论的基础和微刺激的原理

尽管缺少证据表明高水平 E2 对子宫内膜形态的作用,但还是有众多研究发现 COH 中机体对高水平 E2 产生的强烈反应不利于良好的子宫内膜形态(13)和 IVF 的成活率(42)。我们十分相信上述各项研究的临床相关性,但是,将子宫内膜改变(13)和 IVF 低成功率(42)归因于高 E2 水平的作用这种假说尚存疑问。

与普遍认同的原理相反,高 E2 水平在某些 COH 方案中会对子宫内膜形态和容受性产生不良影响,所以我们提出另一种假说。这一假说假定在 COH 治疗中高水平的促性腺激素会刺激卵巢其他因子超过 E2 和孕激素的作用(也即第三因子理论假说),从而改变子宫内膜容受性。作为第三因子理论假说中能够在 COH 中改变子宫内膜容受性的首要候选因子当为卵巢产生的雄激素类因子。促性腺激素类(43-45)可促使卵巢产生此类因子,其程度随个体差异而有所不同,其结果足以改变子宫内膜质量,对 HOX-A10 的表达干扰尤其显著(46)。

由于意识到 COH 治疗中除 E2 和孕激素以外的卵巢因子有可能对子宫内膜造成损害,因此我们采用特殊监测以防止在 COH 治疗后期时 FSH/hMG 用量过大,其方法主要是在 COH 后期降低 FSH/hMG 剂量或者将 LH 作为主要治疗药物(48)。

子宫收缩与容受性

最初研究胚胎移植时的子宫内膜容受性时只考虑了激素对子宫内膜的作用。随后的研究发现作用于子宫肌层的因子通过改变子宫肌壁的收缩足以影响胚胎着床,进而改变胚胎移植(ET)的结局。因此在本综述中,总结内分泌因子对子宫肌层收缩性的调控,分析可能改变对胚胎移植容受性的那些变化是十分必要的。

月经周期中子宫肌层存在有三种特征性的收缩形式。这三种形式发生在月经期、滤泡后期和黄体期。在月经期时,子宫收缩(UC)在强度和持续期上出现明显的增强,但子宫收缩的频率只有中度增加(49,50)。而且,在月经期,静息时子宫内压力升高(50,51)。在此月经周期阶段,子宫肌壁的各层均有收缩,女性可感觉到此种收缩。在生理状态下,女性在经期劳动时子宫肌层的收缩表现为一种细弱的方式(52)。如果此种收缩方式的幅度进一步增强至可察觉的程度,女性将此种收缩描述为一种痛觉时即为痛经(53,54)。患有子宫内膜异位症的妇女会有长期的痛经病史,这种症状可能导致子宫内膜容受性降低(55,56)。然而,痛经与生殖力和/或胚胎移植的容受性是否有关尚不清楚。

最后,在滤泡晚期,随着 E2 水平升高,子宫收缩频率渐进性增加(57)。这些收缩只能波及子宫肌层的内膜下层,而且不会被妇女觉察出来。子宫收缩频率在排卵前时大约为每 5 分钟一次,达到整个月经周期的最高值。已积累的众多研究数据表明滤泡晚期的子宫收缩逐渐消退(52)。Leyendecker 研究团队采用大分子白蛋白聚集物标记记录了在滤泡晚期,子宫收缩的消退主要是从子宫颈传播到子宫基底部,而在滤泡生长期是由宫颈向子宫两侧传播的(52)。综合来看,子宫收缩在滤泡晚期时的主要功能是利于精子运输到输卵管,最后到达输卵管末端以便受孕。

黄体期时子宫处于静息状态,这种状态是排卵后黄体分泌的孕激素维持的。在自然周期中,子宫收缩频率在排卵后 2~4 天出现显著降低(4,50)。卵巢早衰的患者在经阴道给予外源性 E2 进行调节后也会在周期的同一时段出现相似的子宫收缩频率下降(58)。与这些现象有所不同,在 IVF 治疗进行胚胎移植时,子宫收缩会出现增强,虽然胚胎移植的时限为排卵 4 天或以后,在自然周期时正是子宫处于静息状态时(59)。我们所做的实验中,得到三个优质胚胎以备移植的患者中,在胚胎移植时子宫收缩频率持续升高者妊娠率显著下降(59)。

在一项前瞻性研究中,我们比较了正在接受 IVF 治疗的患者和处于自然月经周期即将接受 IVF 治疗的患者两者的子宫收缩频率(60)。接受研究的患者从 LH 峰当天(自然月经周期者)或接受 hCG 当天(IVF 治疗者)开始每两天监测一次子宫收缩频率,直到 LH

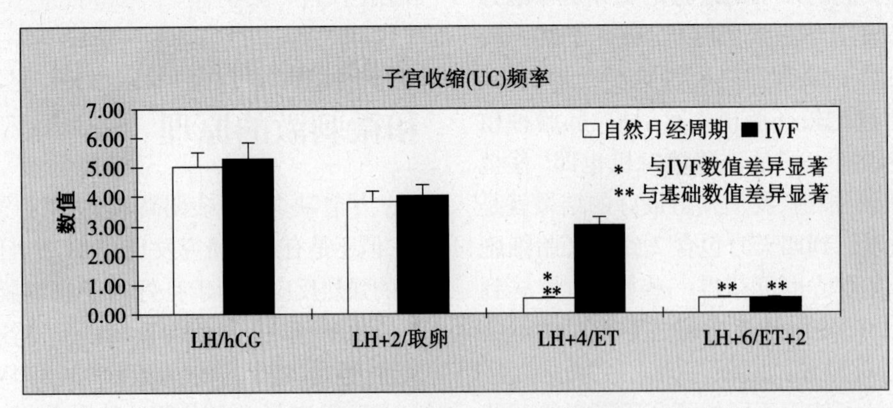

图 4.3 在月经周期和 IVF 周期中的子宫收缩。在月经周期和试管婴儿周期的黄体期的子宫收缩。在月经周期,LH 峰后的第四天观察到子宫收缩大大减少。当该患者接受 IVF 治疗,观察到由于对黄体酮的无反应导致内膜特异性延迟

峰后或接受hCG后第6天为止。所得结果标示在图4.3。在接受hCG当天或LH峰当天的两组患者的子宫收缩频率每五分钟比较一次(60)。根据结果可以推出,在IVF中E2水平的增高没有导致高频率的子宫收缩,提示月经周期中的E2水平已经达到最大的子宫收缩刺激值。在LH峰或给予hCG后进行监测的第四天,处于自然月经周期和接受IVF治疗的两组患者的子宫收缩频率出现了显著的不同。与其他研究结果相同(49),自然月经周期的患者子宫收缩频率出现明显的下降,给予外源性E2后也会出现此种情况,反映了黄体期子宫处于静息状态时的特点(58)。同一女性接受IVF治疗,注射hCG的第四天子宫收缩频率会持续升高,其数值与滤泡晚期的收缩频率相近。但是,在注射hCG的第六天,子宫收缩频率出现细微的下降,如同在黄体期我们所看到的那样。从这些结果中可以推断,IVF治疗中高水平的E2不会再对子宫收缩频率产生进一步的刺激,超过在自然月经周期的滤泡期,但是能够对孕激素的子宫舒张效应产生一定的抵抗。

Fanchin等(61)在一项回顾性研究中发现在取卵日如果提前经过阴道给予孕激素进行黄体支持,与那些未提前进行黄体支持的患者相比,会降低两天后胚胎移植时的子宫收缩频率。通过这些研究,我们决定在进行卵巢取卵后,立即进行黄体支持,采用明胶胶囊内装的孕激素经阴道进行(300mg/day)。所有这些尝试已使我们意识到采用β复制物或NO供体在IVF治疗的胚胎移植前进一步降低子宫收缩频率,并不能提高胚胎着床率(62)。另一种选择是如果在卵巢取卵后2~3天时子宫收缩频率仍然处于高位,则应推迟胚胎移植,直到取卵5天后的囊胚期(63)。

从上述有关激素影响子宫收缩性的综述中可以得出一项结论,我们不应该在评价胚胎着床时子宫容受性的相关问题时仅仅局限于对子宫内膜的分析。采用外源性孕激素进行黄体支持时可能还会产生其他益处是通过作用于子宫肌层实现的。子宫收缩对IVF结局的影响也突出了预防的重要性,在进行胚胎移植时应将子宫收缩调节至相匹配的范围,以便将其对胚胎移植的影响降至最低(64)。

子宫内膜容受性下降时的情况:子宫内膜异位症与子宫内膜炎

子宫内膜异位症和降低的子宫内膜容受性

已经证明有几种疾病会影响子宫内膜对胚胎着床的接受能力(65)。一种就是子宫内膜异位症。毫无疑问,子宫内膜异位症主要影响生殖过程中的腹腔期,其特征是精子与卵细胞的受精过程。当然众多的研究数据也支持子宫内膜异位症损害子宫内膜对胚胎移植的容受性这一假说。但此子宫内膜异位症损害子宫内膜容受性的假说也因各种不同的证据而受到质疑。

一方面,报道子宫内膜异位症患者存在低着床率的研究众多(66)。然而直到今天,分析并确定子宫内膜异位症患者损害ART妊娠率与着床率的病因也是一个十分棘手的问题,到底是子宫内膜异位影响了卵巢功能,继而损害了卵细胞质量,导致了低妊娠率与着床率,还是子宫内膜异位症的病变直接导致了这一结果?

另一方面,众多研究将重点聚焦到子宫内膜异位症患者子宫容受性标记物的变化或单一缺失方面(67)。Lessey等在他们那些已被公认为经典性的研究中记录到在理论推测的着床时间细胞粘合分子β-整合素的表达是降低的(16)。有报道β-整合素的表达在E2和孕激素替代周期中出现延迟(17),这一富于临床意义的发现立刻带来了诸多疑问。虽然近来有报道表明β-整合素表达的异常缺失起因于月经分泌中期ERα异常的持续存在和不适当的过度表达(68),这让我们对可能存在的机制产生了新思路。根据这个假说,E2,也可能是通过PG-E2的增加(72),激活了子宫内膜异位症患者的芳香化酶基因,作用于子宫内膜局部,引起了子宫内膜中ERα的内在结构异常(69-71)。近期研究表明,芳香化酶表达上的变化并不仅仅存在于子宫内膜异位症患者,而是炎症时一种普遍存在的现象(73-75)。

近年来,越来越多的研究认为芳香化酶抑制剂对子宫内膜异位症可能存在治疗意义(76,77)。有关子宫内膜异位症患者采用口服避孕药和芳香化酶抑制剂联合治疗疗效的文献令读者迫不及待。

研究者观察到子宫内膜异位症患者采用GnRH激动剂(GnRH-a)首先出现的是卵巢功能的抑制,而不是大幅度改善IVF的治疗结局,其原因是子宫内膜容受性受损,这一观点目前是愈辩愈明。Surrey等(78)发现在过去6个月内被诊为子宫内膜异位症的患者如果在接受IVF治疗前先进行三个月的GnRH-a治疗会有较好的IVF结局。有趣的是,在这个试验中,在随机分为GnRH-a组或直接接受IVF治疗组之前,患者都接受了FSH或hMG治疗。因此,我们有理由确信,三个月的GnRH-a治疗并未降低卵巢的反应性,虽然尚有这样的疑虑存在。在GnRH-a组中,患者在接受了28天的长效GnRH-a注射后,在第45天开始COH方案,目前尚无仪器用于观察患者是否存在过度抑制，因此需要一种好的检查手段以便进行监测。

与众多认为子宫内膜异位症患者的子宫内膜容受性受到损害的研究相反，一项前瞻性研究却认为子宫内膜异位症患者的子宫内膜容受性并无明显变化(79)。Diaz 等在他们的研究中比较了患有或未患子宫内膜异位症的女性在接受捐卵进行胚胎移植后的着床率。他们的数据表明患有严重子宫内膜异位症的实验组和未患有子宫内膜异位症的对照组两者的胚胎着床率大致相同。但有一点值得注意的是，这个试验中所移植的胚胎数较为有限。而且，研究中子宫内膜异位症患者接受了 E2 和孕激素替代方案以调整胚胎移植的时间，这一外在因素也被研究者忽视了。因此，任何可能损害子宫内膜容受性的卵巢因子都没有在这个研究范例中进行表述，而子宫内膜异位症患者在接受 IVF 治疗时的真实情况却并非如此。

子宫内膜炎:一项排除性的诊断

子宫内膜炎是子宫内膜有炎症或受到感染的一种情况。子宫内膜炎的急性形式通常与其他部位的盆腔感染并存，或只是盆腔感染的一部分，也可能是子宫分娩、膨大或刮宫术以及其他宫腔操作后的并发症。急性子宫内膜炎最常见于人工流产术后的妊娠物残留，很少会成为不孕症的病因，除非术后患上 Asherman 综合征(宫腔粘连综合征——译者注)。

然而晚近，不孕症专家注意到轻度子宫内膜慢性炎(CE)可能是一些原因不明不孕症的病因(80)。CE 的组织学诊断标准是活检的子宫内膜组织内有过多数量的中性粒细胞与浆细胞的浸润(81,82)。众多的文献描述到在对不孕症患者进行诊断性宫腔镜手术中发现有相当比例的患者子宫内膜存在慢性炎症，这有力地支持了上述新观点。在这些描述中，患者宫腔一处或多处的黏膜出现增厚。子宫内膜炎通常表现为红色黏膜区域内片状的白点，有研究者将其描述为“草莓征”(strawberry-like patches)(80)。

一项近期的研究发现引起了研究者对治疗子宫内膜异位症和子宫内膜炎这两种损害子宫内膜的疾病的兴趣。直到最近才证实，控制雌激素合成最后一步的芳香化酶可能会被各种不同的组织激活。而在此之前我们认为只有特定的类固醇合成器官(卵巢、睾丸和肾上腺)以及脂肪组织才会激活芳香化基因，现在文献表明芳香化基因的激活是与炎症相关联的普遍存在的反应(74)。与之相关的器官中，局部合成的雌激素可能也在疾病本身中发挥了某些作用。在子宫内膜异位症患者中，芳香化酶的局部激活会产生 E2，进一步加重症状，恶化了子宫内膜对胚胎着床的容受性状态。

关键点

- 胚胎植入时的子宫内膜容受性一直是人类生殖系统的薄弱环节。在辅助生殖技术中，随着 IVF 技术的不断进步，获卵率，受精率，和胚胎卵裂率都最终达到了 60%-90%，而胚胎着床率却一直落在后面，究其原因可能源于我们从开始 IVF 的第一天就形成的成见，认为诱导多发排卵必须给予患者激素类用药，导致了患者体内的激素紊乱，从而导致其胚胎着床率下降。提出此假说的多项研究反复观察到采用捐卵的 IVF 治疗中妊娠率与胚胎着床率比常规 IVF 要高。
- 虽然 IVF 中 COH 导致的高 E2 水平可能危害到子宫内膜容受性，但是在 COH 中卵巢相关因子的增加也许是最主要的原因。第三因子假说基于高 E2 水平状态，对采用外源性 E2 和孕激素的捐卵模式则没有不利影响。相反，COH 也许增加了其他的卵巢因子，如雄激素，对子宫内膜容受性可能造成的损害。近来对于 HOX 基因在月经周期子宫内膜生长中所起的作用的研究中发现，雄激素对子宫内膜有负面作用。虽然 E2 和孕激素可以导致全部 HOX 系统的表达，但是却可以被外源性或内源性的雄激素所阻碍。在日常的临床实践中，根据我们对于激素对子宫内膜的影响的了解，要求在 COH 终末阶段尽量减少促性腺激素刺激，尤其是 FSH 的用量。如要通过用量递减的治疗方案以便减少卵巢刺激，需要在 COH 中将促性腺激素初始用量略微提高。

参考文献

1. Garcia E, Bouchard P, De Brux J, Berdah J, Frydman R, Schaison G, Milgrom E, Perrot-Applanat M. Use of immunocytochemistry of progesterone and estrogen receptors for endometrial dating. *J Clin Endocrinol Metab*. 1988;67:80–7.
2. Bergeron C, Ferenczy A, Toft DO, Schneider W, Shyamala G. Immunocytochemical study of progesterone receptors in the human endometrium during the menstrual cycle. *Lab Invest*. 1988;59:862–9.
3. le Nestour E, Marraoui J, Lahlou N, Roger M, de Ziegler D, Bouchard P. Role of estradiol in the rise in follicle-stimulating hormone levels during the luteal-follicular transition. *J Clin Endocrinol Metab*. 1993;77:439–42.
4. Navot D, Bergh PA, Williams M, Garrisi GJ, Guzman I, Sandler B, Fox J, Schreiner-Engel P, Hofmann GE, Grunfeld L. An

insight into early reproductive processes through the in vivo model of ovum donation. *J Clin Endocrinol Metab.* 1991;72:408–14.
5. Navot D, Bergh P. Preparation of the human endometrium for implantation. *Ann N Y Acad Sci.* 1991;622:212–9. Review. No abstract available.
6. Navot D, Anderson TL, Droesch K, Scott RT, Kreiner D, Rosenwaks Z. Hormonal manipulation of endometrial maturation. *J Clin Endocrinol Metab.* 1989;68:801–7.
7. Noyes RW, Haman JO. Accuracy of endometrial dating; correlation of endometrial dating with basal body temperature and menses. *Fertil Steril.* 1953;4:504–17.
8. Navot D, Anderson TL, Droesch K, Scott RT, Kreiner D, Rosenwaks Z. Hormonal manipulation of endometrial maturation. *J Clin Endocrinol Metab.* 1989;68:801–7.
9. Navot D, Scott RT, Droesch K, Veeck LL, Liu HC, Rosenwaks Z. The window of embryo transfer and the efficiency of human conception in vitro. *Fertil Steril.* 1991;55:114–8.
10. Bergh PA, Navot D. The impact of embryonic development and endometrial maturity on the timing of implantation. *Fertil Steril.* 1992;58:537–42.
11. de Ziegler D. Hormonal control of endometrial receptivity. *Hum Reprod.* 1995;10:4–7.
12. de Ziegler D, Bouchard P. Understanding endometrial physiology and menstrual disorders in the 1990s. *Curr Opin Obstet Gynecol.* 1993;5:378–88.
13. Basir GS, O WS, Ng EH, Ho PC. Morphometric analysis of peri-implantation endometrium in patients having excessively high oestradiol concentrations after ovarian stimulation. *Hum Reprod.* 2001;16:435–40.
14. Lessey BA, Damjanovich L, Coutifaris C, Castelbaum A, Albelda SM, Buck CA. Integrin adhesion molecules in the human endometrium. Correlation with the normal and abnormal menstrual cycle. *J Clin Invest.* 1992;90:188–95.
15. Lessey BA. The use of integrins for the assessment of uterine receptivity. *Fertil Steril.* 1994;61:812–4.
16. Lessey BA, Castelbaum AJ, Sawin SW, Buck CA, Schinnar R, Bilker W, Strom BL. Aberrant integrin expression in the endometrium of women with endometriosis. *J Clin Endocrinol Metab.* 1994;79:643–9.
17. Damario MA, Lesnick TG, Lessey BA, Kowalik A, Mandelin E, Seppala M, Rosenwaks Z. Endometrial markers of uterine receptivity utilizing the donor oocyte model. *Hum Reprod.* 2001;16:1893–9.
18. Nikas G, Drakakis P, Loutradis D, Mara-Skoufari C, Koumantakis E, Michalas S, Psychoyos A. Uterine pinopodes as markers of the 'nidation window' in cycling women receiving exogenous oestradiol and progesterone. *Hum Reprod.* 1995;10:1208–13.
19. Nikas G, Develioglu OH, Toner JP, Jones HW Jr. Endometrial pinopodes indicate a shift in the window of receptivity in IVF cycles. *Hum Reprod.* 1999;14:787–92.
20. Bentin-Ley U, Sjogren A, Nilsson L, Hamberger L, Larsen JF, Horn T. Presence of uterine pinopodes at the embryo-endometrial interface during human implantation in vitro. *Hum Reprod.* 1999;14:515–20.
21. Daftary GS, Taylor HS. Endocrine regulation of HOX genes. *Endocr Rev.* 2006;27:331–55.
22. Taylor HS, Arici A, Olive D, Igarashi P. HOXA10 is expressed in response to sex steroids at the time of implantation in the human endometrium. *J Clin Invest.* 1998;101:1379–84.
23. Taylor HS. Transcriptional regulation of implantation by HOX genes. *Rev Endocr Metab Disord.* 2002;3:127–32.
24. Daftary GS, Taylor HS. Hydrosalpinx fluid diminishes endometrial cell HOXA10 expression. *Fertil Steril.* 2002;78:577–80.
25. Lutjen PJ, Leeton JF, Findlay JK. Oocyte and embryo donation in IVF programmes. *Clin Obstet Gynaecol.* 1985;12:799–813.
26. Navot D, Laufer N, Kopolovic J, Rabinowitz R, Birkenfeld A, Lewin A, Granat M, Margalioth EJ, Schenker JG. Artificially induced endometrial cycles and establishment of pregnancies in the absence of ovaries. *N Engl J Med.* 1986;314:806–11.
27. Rosenwaks Z, Veeck LL, Liu HC. Pregnancy following transfer of in vitro fertilized donated oocytes. *Fertil Steril.* 1986;45:417–20.
28. Rosenwaks Z, Garcia-Velasco JA, Isaza V, Caligara C, Pellicer A, Remohi J, Simon C. Factors that determine discordant outcome from shared oocytes. *Fertil Steril.* 2003;80:54–60.
29. Rosenwaks Leeton J, Chan LK, Trounson A, Harman J. Pregnancy established in an infertile patient after transfer of an embryo fertilized in vitro where the oocyte was donated by the sister of the recipient. *J In Vitro Fert Embryo Transf.* 1986;3:379–82.
30. Sauer MV, Paulson RJ, Lobo RA. Simultaneous establishment of pregnancies in two ovarian failure patients using one oocyte donor. *Fertil Steril.* 1989;52:1072–3.
31. Smitz J, Devroey P, Faguer B, Bourgain C, Camus M, Van Steirteghem AC. A prospective randomized comparison of intramuscular or intravaginal natural progesterone as a luteal phase and early pregnancy supplement. *Hum Reprod.* 1992;7:168–75.
32. Steingold KA, Matt DW, de Ziegler D, Sealey JE, Fratkin M, Reznikov S. Comparison of transdermal to oral estradiol administration on hormonal and hepatic parameters in women with premature ovarian failure. *J Clin Endocrinol Metab.* 1991;73:275–80.
33. Forman R, Fries N, Testart J, Belaisch-Allart J, Hazout A, Frydman R. Evidence for an adverse effect of elevated serum estradiol concentrations on embryo implantation. *Fertil Steril.* 1988;49:118–22.
34. Mahadevan MM, Fleetham J, Taylor PJ. Effects of progesterone on luteinizing hormone release and estradiol/progesterone ratio in the luteal phase of women superovulated for in vitro fertilization and embryo transfer. *Fertil Steril.* 1988;50:935–7.
35. Maclin VM, Radwanska E, Binor Z, Dmowski WP. Progesterone: estradiol ratios at implantation in ongoing pregnancies, abortions, and nonconception cycles resulting from ovulation induction. *Fertil Steril.* 1990;54:238–44.
36. Gorkemli H, Ak D, Akyurek C, Aktan M, Duman S. Comparison of pregnancy outcomes of progesterone or progesterone + estradiol for luteal phase support in ICSI-ET cycles. *Gynecol Obstet Invest.* 2004;58:140–4.
37. Gelety TJ, Buyalos RP. The influence of supraphysiologic estradiol levels on human nidation. *J Assist Reprod Genet.* 1995;12:406–12.
38. de Ziegler D, Bergeron C, Cornel C, Medalie DA, Massai MR, Milgrom E, Frydman R, Bouchard P. Effects of luteal estradiol on the secretory transformation of human endometrium and plasma gonadotropins. *J Clin Endocrinol Metab.* 1992;74:322–31.
39. Younis JS, Ezra Y, Sherman Y, Simon A, Schenker JG, Laufer N. The effect of estradiol depletion during the luteal phase on endometrial development. *Fertil Steril.* 1994;62:103–7.
40. de Ziegler D, Fanchin R, de Moustier B, Bulletti C. The hormonal control of endometrial receptivity: estrogen (E2) and progesterone. *J Reprod Immunol.* 1998;39:149–66.
41. Remohi J, Gutierrez A, Cano F, Ruiz A, Simon C, Pellicer A. Long oestradiol replacement in an oocyte donation programme. *Hum Reprod.* 1995;10:1387–91.
42. Simon C, Garcia Velasco JJ, Valbuena D, Peinado JA, Moreno C, Remohi J, Pellicer A. Increasing uterine receptivity by decreasing estradiol levels during the preimplantation period in high responders with the use of a follicle-stimulating hormone step-down regimen. *Fertil Steril.* 1998;70:234–9.
43. Fanchin R, de Ziegler D, Castracane VD, Taieb J, Olivennes F, Frydman R. Physiopathology of premature progesterone elevation. *Fertil Steril.* 1995;64:796–801.
44. Fanchin R, Righini C, Olivennes F, Taieb J, de Ziegler D, Frydman R. Premature plasma progesterone and androgen elevation are not prevented by adrenal suppression in in vitro fertilization. *Fertil Steril.* 1997;67:115–9.

45. Fanchin R, de Ziegler D, Taieb J, Olivennes F, Castracane VD, Frydman R. Human chorionic gonadotropin administration does not increase plasma androgen levels in patients undergoing controlled ovarian hyperstimulation. *Fertil Steril*. 2000;73:275–9.
46. Daftary GS, Taylor HS. Endocrine regulation of HOX genes. *Endocr Rev*. 2006;27:331–55.
47. de Ziegler D, Fanchin R, Freitas S, Bouchard P. The hormonal control of endometrial receptivity in egg donation and IVF: from a two to a multi-player scenario. *Acta Eur Fertil*. 1993;24: 147–53.
48. de Ziegler D, Mattenberger C, Schwarz C, Ibecheole V, Fournet N, Bianchi-Demicheli F. New tools for optimizing endometrial receptivity in controlled ovarian hyperstimulation: aromatase inhibitors and LH/(mini)hCG. *Ann N Y Acad Sci*. 2004;1034: 262–77.
49. Bulletti C, de Ziegler D, Polli V, Diotallevi L, Del Ferro E, Flamigni C. Uterine contractility during the menstrual cycle. *Hum Reprod*. 2000;15:81–9.
50. Martinez-Gaudio M, Yoshida T, Bengtsson LP. Propagated and nonpropagated myometrial contractions in normal menstrual cycles. *Am J Obstet Gynecol*. 1973;115:107–11.
51. Bulletti C, Rossi S, Albonetti A, Polli VV, de Ziegler D, Massoneau M, Flamigni C. Uterine contractility in patients with endometriosis. *J Am Assoc Gynecol Laparosc*. 1996;34:S5.
52. Kunz G, Leyendecker G. Uterine peristaltic activity during the menstrual cycle: characterization, regulation, function and dysfunction. *Reprod Biomed Online*. 2002;4:5–9.
53. Leyendecker G, Kunz G, Herbertz M, Beil D, Huppert P, Mall G, Kissler S, Noe M, Wildt L. Uterine peristaltic activity and the development of endometriosis. *Ann N Y Acad Sci*. 2004;1034: 338–55.
54. Lumsden MA, Baird DT. Intra-uterine pressure in dysmenorrhea. *Acta Obstet Gynecol Scand*. 1985;64:183–6.
55. Fauconnier A, Chapron C. Endometriosis and pelvic pain: epidemiological evidence of the relationship and implications. *Hum Reprod Update*. 2005;11:595–606.
56. Milingos S, Protopapas A, Kallipolitis G, Drakakis P, Makrigiannakis A, Liapi A, Milingos D, Antsaklis A, Michalas S. Laparoscopic evaluation of infertile patients with chronic pelvic pain. *Reprod Biomed Online*. 2006;12:347–53.
57. de Ziegler D, Bulletti C, Fanchin R, Epiney M, Brioschi PA. Contractility of the non-pregnant uterus: the follicular phase. *Ann N Y Acad Sci*. 2001;943:172–84.
58. Ayoubi JM, Fanchin R, Kaddouz D, Frydman R, de Ziegler D. Uterorelaxing effects of vaginal progesterone: comparison of two methodologies for assessing uterine contraction frequency on ultrasound scans. *Fertil Steril*. 2001;76:736–40.
59. Fanchin R, Righini C, Olivennes F, Taylor S, de Ziegler D, Frydman R. Uterine contractions at the time of embryo transfer alter pregnancy rates after in-vitro fertilization. *Hum Reprod*. 1998;13:1968–74.
60. Ayoubi JM, Epiney M, Brioschi PA, Fanchin R, Chardonnens D, de Ziegler D. Comparison of changes in uterine contraction frequency after ovulation in the menstrual cycle and in in vitro fertilization cycles. *Fertil Steril*. 2003;79:1101–5.
61. Fanchin R, Righini C, de Ziegler D, Olivennes F, Ledee N, Frydman R. Effects of vaginal progesterone administration on uterine contractility at the time of embryo transfer. *Fertil Steril*. 2001;75:1136–40.
62. Schoolcraft WB, Surrey ES, Gardner DK. Embryo transfer: techniques and variables affecting success. *Fertil Steril*. 2001;76: 863–70.
63. Fanchin R, Ayoubi JM, Righini C, Olivennes F, Schonauer LM, Frydman R. Uterine contractility decreases at the time of blastocyst transfers. *Hum Reprod*. 2001;16:1115–19.
64. Mansour R. Minimizing embryo expulsion after embryo transfer: a randomized controlled study. Hum Reprod. 2005 Jan; 20(1):170–4. Epub 2004 Nov 26. *Erratum in: Hum Reprod*. 2005;20:1118.
65. Selam B, Arici A. Implantation defect in endometriosis: endometrium or peritoneal fluid. *J Reprod Fertil* Suppl. 2000;55: 121–8.
66. Garcia-Velasco JA, Arici A. Is the endometrium or oocyte/embryo affected in endometriosis? *Hum Reprod*. 1999;14:77–89.
67. Garrido N, Navarro J, Garcia-Velasco J, Remoh J, Pellice A, Simon C. The endometrium versus embryonic quality in endometriosis-related infertility. *Hum Reprod Update*. 2002;8:95–103.
68. Lessey BA, Palomino WA, Apparao K, Young SL, Lininger RA. Estrogen receptor-alpha (ER-alpha) and defects in uterine receptivity in women. *Reprod Biol Endocrinol*. 2006;4:S9.
69. Noble LS, Simpson ER, Johns A, Bulun SE. Aromatase expression in endometriosis. *J Clin Endocrinol Metab*. 1996;81:174–9.
70. Fazleabas AT, Brudney A, Chai D, Langoi D, Bulun SE. Steroid receptor and aromatase expression in baboon endometriotic lesions. *Fertil Steril*. 2003;80:820–7.
71. Attar E, Bulun SE. Aromatase and other steroidogenic genes in endometriosis: translational aspects. *Hum Reprod Update*. 2006; 12:49–56.
72. Noble LS, Takayama K, Zeitoun KM, Putman JM, Johns DA, Hinshelwood MM, Agarwal VR, Zhao Y, Carr BR, Bulun SE. Prostaglandin E2 stimulates aromatase expression in endometriosis-derived stromal cells. *J Clin Endocrinol Metab*. 1997;82: 600–6.
73. Jakob F, Homann D, Seufert J, Schneider D, Kohrle J. Expression and regulation of aromatase cytochrome P450 in THP 1 human myeloid leukaemia cells. *Mol Cell Endocrinol*. 1995;110:27–33.
74. Schmidt M, Weidler C, Naumann H, Anders S, Scholmerich J, Straub RH. Androgen conversion in osteoarthritis and rheumatoid arthritis synoviocytes—androstenedione and testosterone inhibit estrogen formation and favor production of more potent 5alpha-reduced androgens. *Arthritis Res Ther*. 2005;7:R938–48.
75. Schmidt M, Naumann H, Weidler C, Schellenberg M, Anders S, Straub RH. Inflammation and sex hormone metabolism. *Ann N Y Acad Sci*. 2006;1069:236–46.
76. Attar E, Bulun SE. Aromatase inhibitors: the next generation of therapeutics for endometriosis? *Fertil Steril*. 2006;85:1307–18.
77. Amsterdam LL, Gentry W, Jobanputra S, Wolf M, Rubin SD, Bulun SE. Anastrazole and oral contraceptives: a novel treatment for endometriosis. *Fertil Steril*. 2005;84:300–4.
78. Surrey ES, Silverberg KM, Surrey MW, Schoolcraft WB. Effect of prolonged gonadotropin-releasing hormone agonist therapy on the outcome of in vitro fertilization-embryo transfer in patients with endometriosis. *Fertil Steril*. 2002;78:699–704.
79. Diaz I, Navarro J, Blasco L, Simon C, Pellicer A, Remohi J. Impact of stage III-IV endometriosis on recipients of sibling oocytes: matched case-control study. *Fertil Steril*. 2000;74:31–4.
80. Cicinelli E, de Ziegler D, Nicoletti R, et al. Chronic endometritis: correlation among hysteroscopic, histologic and bacteriologic findings in a prospective trial with 2190 consecutive office hysteroscopies. *Fertil Steril*. 2008;89(3):677–84.
81. Kiviat NB, Wolner-Hanssen P, Eschenbach DA, Wasserheit JN, Paavonen JA, Bell TA, et al. Endometrial histopathology in patients with culture-proved upper genital tract infection and laparoscopically diagnosed acute salpingitis. *Am J Surg Pathol*. 1990;14:167–75.
82. Greenwood SM, Moran JJ. Chronic endometritis: morphologic and clinical observations. *Obstet Gynecol* 1981;58:176–84.

第5章

胚胎植入的分子学机制

F. Domínguez, Carlos Simón, Juan A. Garcia-Velasco

引言

胚胎的成功植入需要一个功能正常的囊胚和良好的子宫内膜容受性，同时两者的相互作用也很关键。这一过程有严格的调控机制，需要很多系统在旁分泌-自分泌水平上的共同参与。不仅人胚胎植入需要这种“对话”，其他物种如小鼠或者灵长类动物也需要，有关这种相互联系已经在前面介绍了(1,2)。

在胚胎定位阶段(apposition)，人类囊胚会在母体子宫内膜的特定区域找一个植入点。胚胎黏附(adhesion)阶段通常发生在排卵后6～7天，称为“植入窗”(implantation window)，在此阶段，子宫内膜上皮细胞(endometrial epithelium, EE)和囊胚滋养层细胞(trophoectoderm, TE)直接建立联系。最后，在胚胎植入阶段，胚胎滋养层突破基底膜，侵入(invasion)子宫内膜基底层并到达子宫血管层。

EE是覆盖子宫内部的单层立方细胞，作为生殖道的黏膜屏障，EE必须为子宫腔提供持续的保护，以防止病原体的入侵。但EE允许胚胎的植入，这种机制对于哺乳动物的延续是非常重要的一件事情。囊胚滋养层细胞黏附到子宫内膜上皮细胞膜是胚胎植入和胎盘发育的前提条件。EE是专受激素调控的细胞群，必须经过周期性形态和生化的改变为胚胎植入前的发育提供适合的环境。同时，EE作为一个调节者，转移和控制胚胎在子宫内膜间质与血管间隙的接触，并将激素信号转变成胚胎信号。

有关子宫内膜容受性的研究为探明人类生殖奠定了基础，但到目前为止，所有子宫内膜容受性的生化指标在临床上或者功能上的意义还没有证实。

在这一章节中，我们将总结有关人类胚胎植入和子宫内膜容受性调节系统的研究，并集中讨论趋化因子系统，比较胚胎植入与白细胞跨内皮细胞转运的异同。同时也将讨论基于芯片技术的新方法，以及这些方法在探明此领域各个分散信息中的作用。

胚胎植入中的趋化因子

趋化因子是一类小分子多肽的家族，分子量在8～12kD，它们通过黏附到细胞表面受体而吸引特定的白细胞亚群。两类主要的亚家族趋化因子多肽链中邻近氨基末端有两个(第二和第四)保守的半胱氨酸残基，两者的区别主要在于这两个半胱氨酸残基的排列不同。趋化因子CXC主要作用于中性粒细胞，而趋化因子CC则主要作用于单核细胞、嗜酸性粒细胞、T淋巴细胞和自然杀伤细胞。另外两个亚家族趋化因子是CX3C家族和C家族，CX3C在两个半胱氨酸之间有三个氨基酸；C家族又称为淋巴细胞趋化因子(3)，在邻近N末端只有一个半胱氨酸，这一结构使得淋巴细胞而非单核细胞具有趋化能力。趋化因子是通过细胞表面的G蛋白偶联受体起作用的(4)。一种趋化因子受体可以与多种趋化因子结合，同时一种趋化因子也可以与多种受体结合(5)。因此，趋化因子的活性受细胞类型、趋化因子的配体、受体结构和构型以及酶活性的共同影响。

在生殖生物学中，重要生理过程(如排卵、月经、胚胎植入和分娩)及病理过程(如早产、HIV感染、子宫内膜异位症和卵巢过度刺激综合征)均有趋化因子的参与(6,7)。由子宫内膜上皮细胞和人类囊胚产生的趋化因子仅是这个分子系统的一部分。在胚胎植入过程中，子宫组织的变化受子宫内膜上皮细胞的影响，上皮细胞主要受卵巢类固醇激素的刺激产生一系列精确的趋化因子类型(8)，使不同亚群的白细胞被募集到子宫内膜。趋化因子作用到一定的白细胞亚群，又促使形成许多蛋白酶和其他调节物从而使胚胎植入更加容易(9)。

趋化因子受体属于G蛋白偶联受体超家族，根据这些受体配基的结构分为CXC或CC。这些受体含有

7个20～25疏水残基构成的α螺旋跨膜结构、一个胞外N端、三个胞外环和三个胞内环以及一个胞内C末端，其作用是将细胞外环境中趋化因子的信息传给细胞。

在EE中已经发现了有很多趋化因子的表达，包括调节活化正常T细胞表达与分泌的趋化因子（regulated upon activation normal T cell expressed and secreted，RANTES），巨噬细胞炎症蛋白（macrophage inflammatory protein，MIP）如MIP-1α和MIP-1β，巨噬细胞趋化蛋白因子（macrophage chemotactic protein，MCP）（MCP-1）和其他因子。

人白细胞介素8（interleukin-8，IL-8）属于CXC家族的趋化因子，由子宫间质细胞和腺细胞分泌，具有中性粒细胞和T细胞的趋化活性。在整个月经周期中，子宫表皮和腺体中均可见IL-8。这表明IL-8可能参与子宫内膜募集中性粒细胞和淋巴细胞的过程（10）。排卵后，子宫中大颗粒淋巴细胞数量增加（11），这可能是子宫内膜上皮趋化因子作用的结果。前列腺素E和IL-8协同参与中性粒细胞从外周循环的渗透（12）。环氧化酶2（cyclooxygenase 2，COX-2）、IL-8和MCP-1也具有相似的调控物，白细胞介素1β可以正向调节COX-2、IL-8和MCP-1的产生，同时这一调节能被地塞米松和黄体酮抑制；子宫内膜组织体外培养发现其可以产生IL-8，而黄体酮可以抑制其产生（13）。雌激素通过调控子宫内膜上皮细胞粒-巨噬细胞集落刺激因子（GMCSF）的产生，参与调节子宫内膜白细胞的迁移（14）。总之，雌激素和孕激素的去除引发了一系列的级联事件，包括EE趋化因子（IL-8、MCP-1和GM-CSF）的产生，这些因子在月经前白细胞的聚集中扮演着重要角色。

啮齿类动物妊娠第一天，腔上皮出现高浓度的白细胞，且以巨噬细胞为主。此时白细胞从上皮进入子宫腔吞噬精子碎片，说明精子中可能含有特定的白细胞趋化因子。在第三天即胚胎定位时，巨噬细胞浓度降低并均匀地分布在整个子宫组织（15）。在第五天即胚胎黏附时，大量巨噬细胞会出现在上皮细胞。所有这些发现均说明在胚胎植入前，会有大量趋化因子参与其中，包括RANTES、MCP-1和GM-CSF。此外，子宫内膜上皮细胞的趋化因子也受胚胎的调节。通过检测IL-8及其mRNA和分泌因子发现，囊胚对于人子宫内膜上皮细胞IL-8的生产和分泌没有影响；但4～8细胞的胚胎能抑制子宫内膜上皮细胞分泌IL-8，这一现象表明IL-8可能与早期胚胎的移动有关（16）。不过有趣的是，在体外将子宫内膜上皮细胞与胚胎共培养与对照组相比能增加IL-8 mRNA的表达（16）。

我们的研究小组用荧光定量PCR对四个趋化因子受体（CXCR4、CXCR1、CCR5和CCR2）在自然周期中mRNA的表达做了分析，结果显示受体CXCR1和

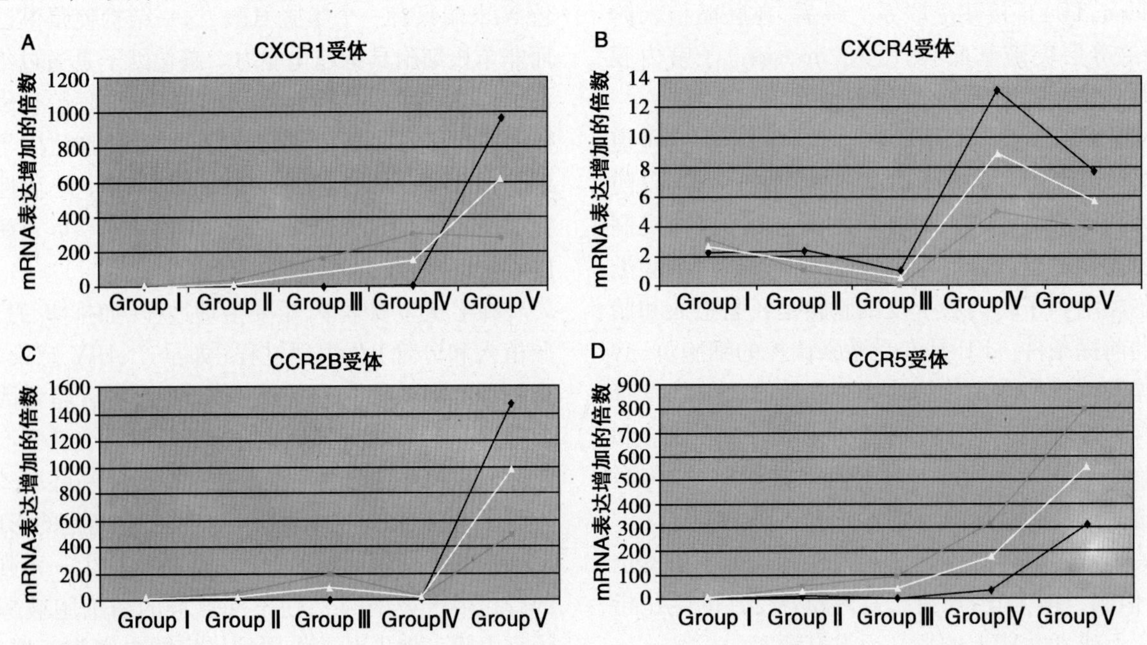

图5.1 应用荧光定量PCR测定分析整个月经周期中不同受体基因的表达情况。（A）CXCR1受体的表达；（B）CXCR4受体的表达；（C）CCR2B受体的表达；（D）CCR5受体的表达。按整个月经周期子宫内膜的变化分为5个组，group Ⅰ，增殖早期到中期（月经1～8天）；group Ⅱ，增殖晚期（月经9～14天）；group Ⅲ，分泌早期（月经15～18天）；group Ⅳ，分泌中期（月经19～22天）；group Ⅴ，分泌晚期（月经23～28天）。正方形：结果一；菱形：结果二；三角形：均值

CCR5 属于孕激素依赖受体，且其 mRNA 表达量从分泌早期持续到分泌中期，并在分泌末期达到高峰（图5.1）。CXCR4（SDF-1 受体）的 mRNA 的表达在黄体期开始增加，在黄体中期的表达量增加了 9 倍达到高峰，而黄体早期和末期分别增加了 0.5 倍和 5.7 倍。因此，在子宫内膜上皮细胞中 CXCR4 在植入窗期明显增加（17）。

为了研究体内激素对这四种受体的调节，我们应用免疫组织化学方法来分析活检的子宫内膜。只应用雌激素的病人，在月经第 13 天 CCR2B、CCR5 和 CX-CR4 受体在腔上皮和腺上皮及内皮细胞的表达均很低。在子宫内膜处于接受期前后（the prereceptive and receptive periods；分别为月经第 18 天和 21 天），腺体腔中 CXCR1 受体染色强度明显增加，说明该受体明显增多。

经免疫染色发现 CCR5 受体主要存在于腔上皮细胞，少量存在于间质细胞和血管壁细胞，且受体含量在子宫内膜接受期较接受期前略微升高。腔上皮内 CCR2B 受体在第 18 天和 21 天有所增加，而在内皮细胞和间质细胞中均没有发现 CCR2B 受体。CXCR4 受体的免疫染色结果与 CCR5 相同，均主要在月经第 18 和 21 天上皮细胞中表达，此外在内皮细胞和间质细胞也含有少量受体（17）。

我们应用人类胚胎定位研究模型，研究在体外培养的子宫内膜上皮细胞中胚胎对趋化因子 CXCR1、CXCR4、CCR5 和 CCR2B 受体表达和极化的影响。这个模型采用单层子宫内膜上皮细胞培养人囊胚。当没有囊胚时，仅仅在很少上皮细胞中检测到微量的趋化因子受体 CXCR1、CXCR4、CCR5。然而，当放入囊胚后，能检测到 CXCR1、CXCR4、CCR5 受体的细胞有所增加，且检测到上皮细胞内这些受体产生极性。但在单层上皮细胞中没有检测到 CCR2B 受体的表达和极性的变化，而且当含有人囊胚时，该受体的表达也没有增加。

最后，我们检测了囊胚中 CCR2B 和 CCR5 受体的表达情况，结果发现 CCR2B 受体主要存在于囊胚内细胞团，而 CCR5 受体主要存在于囊胚滋养层细胞。在所有样本中（$n=3$），CCR5 受体的表达均明显高于 CCR2B 受体，而透明带中不存在这些受体。此外，人囊胚中没有检测到 CXCR4 和 CXCR1 受体。

其他有关胚胎植入的趋化因子来自干扰素诱发蛋白（IP-10），其长度为 10kD。IP-10 参与调节反刍动物囊胚的转移、定位及黏附的开始阶段（18）。更多间接有关趋化因子作用于囊胚植入的证据来自临床试验，例如既往剖宫产或子宫内膜手术留下的子宫内瘢痕组织（一个永久的炎症位点）成为吸引胚胎定位的位点（19）。

人胚胎植入与白细胞跨内皮细胞转移

近几年，一个有关人胚胎植入（定位、黏附和侵入）和白细胞跨内皮细胞转移（滚动、黏附和渗透）不同步骤的平行论已经建立（20～22）。虽然两者少量细节如时间、细胞的大小、参与的特异性分子等明显不同，但这两个过程有很多复杂事件是相似的。例如，在胚胎定位阶段和白细胞黏附阶段，囊胚与子宫内膜、白细胞与内皮细胞联系的建立以可溶调节物第一个高峰为信号，如细胞因子、趋化因子和其他因子（23，24）；这些分子调节黏附分子（如 L-选择蛋白）和整合素的表达及活性，而 L-选择蛋白和整合素都参与这个过程。

白细胞渗透的第一步是选择蛋白与其配体相互作用的结果（25），这种相互作用称为绑定（tethering），绑定使白细胞沿着内皮细胞壁滚动。这些选择蛋白的相互作用是一个快速动态的过程，因此它们能通过与内皮单细胞层短暂接触使白细胞降低速度而使黏附更容易（图 5.2）。白细胞表面会释放出 L-选择蛋白，促使跨膜过程完成。

L-选择蛋白体系在胚胎定位阶段同样很关键（21）。在胚胎植入阶段 L-选择蛋白的糖基配体位于腔上皮，当囊胚孵化后，TE 细胞高度表达 L-选择蛋白。滋养层利用 L-选择蛋白结合到子宫上皮的低聚糖配体上，而当 L-选择蛋白表达被特异性抗体阻断时，就会损伤胚胎黏附到上皮上（21）。

人子宫内膜上皮细胞（EEC）分泌的一些多糖-蛋白聚合物是一类黏蛋白，如 MUC1。MUC1 可能的配体有 L-选择蛋白（26）和胞间的黏附分子，其表达从子宫内膜增生期到分泌期逐渐增加（26），同时受人囊胚的调节（27）。到目前为止，MUC1 的功能是作为黏附分子还是抗黏附分子还存在争议。

在白细胞滚动时，趋化因子诱导位于白细胞整合素的激活（28），并与细胞的极化及整合素依赖的信号有协同作用（29，30）。有关整合素在人胚胎植入中的作用已经做了许多研究。从时间及位置看，子宫内膜上皮整合素亚基的一类小分子也许与胚胎植入有关。β3 亚基有一个明显的顶端分布在子宫腔上皮和腺上皮（31）。β1 亚基在黄体期出现，即月经周期第 15～28 天。有人推测整合素 β3 打开植入窗（月经 20～24

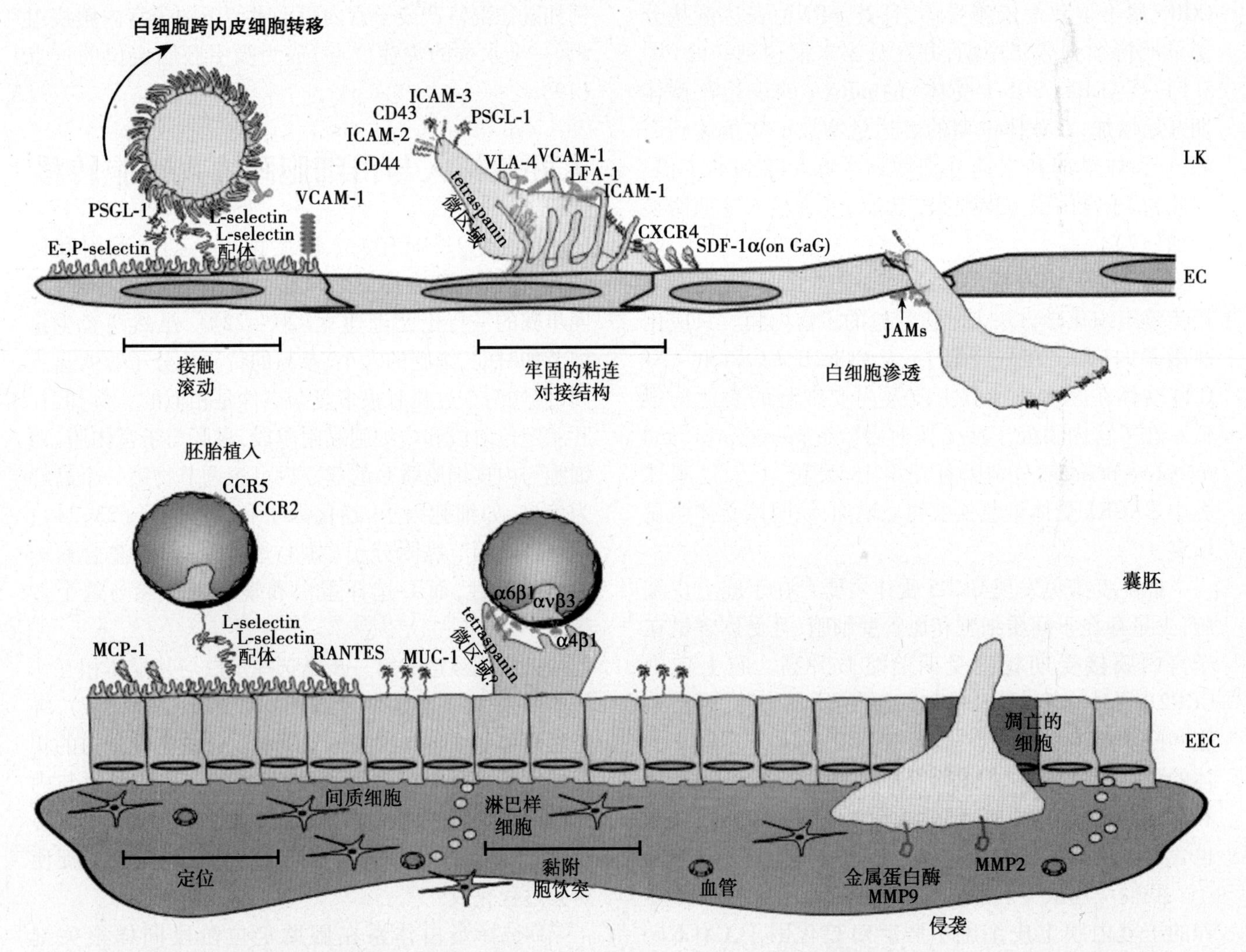

图 5.2 白细胞跨内皮细胞转移与胚胎植入几个连续步骤及参与分子的比较。白细胞的滚动,通过整合素与其糖基配体的相互作用使白细胞滚动,白细胞滚动速度降低使趋化因子更容易与其 G-蛋白偶联受体结合。趋化因子诱导白细胞整合素呈高亲和力的构象,使其与细胞间黏附因子 1(ICAM-1)和血管细胞黏附分子 1(VCAM-1)结合,ICAM-1 和 VCAM-1 属于四次跨膜蛋白(tetraspanin)微区域,并能吸附到上皮细胞表面尖端的肌动蛋白上。当白细胞黏附时,内皮细胞形成一个三维的对接结构以防止黏附的白细胞脱落,这样使得白细胞有机会跨膜转移。当白细胞渗透时,整合素与内皮细胞黏附分子 JAM 相互作用,形成 JAM 连接。当白细胞通过内皮细胞层后,即在嗜同种受体反应作用下恢复为初始连接。在胚胎植入过程中,趋化因子参与胚胎的定位。囊胚表面表达 CCR5 和 CCR2 受体,而趋化因子配体则附着在子宫内膜的氨基葡聚糖上。L-选择蛋白(L-selectin)与其配体的结合在胚胎植入的第一步也是很重要的。黏附分子和抗黏附分子如位于胞饮突(pinopode)区域的整合素亚基及子宫内膜表面的 MUC-1 促进或阻碍胚胎黏附。Tetraspanin 微区域在囊胚植入中的作用仍不清楚。在最后的胚胎侵入阶段,囊胚黏附点细胞凋亡增加,突破上皮屏障,进而到达子宫内膜基质,并分泌不同的金属蛋白酶如 MMP-2 和 9

天),而当整合素 α4 表达消失时植入窗关闭。上皮细胞出现整合素 β3 与腺上皮孕激素受体消失有关(32)。事实上,人囊胚能通过胚胎的白细胞介素-1 体系选择性的正调节 EE 细胞表达 β3(33)。因此,胚胎可以诱导上皮产生植入所需的整合素类型。整合素 β1 基因敲出的小鼠胚胎能发育到囊胚,但不能着床(34)。但敲出其他整合素基因的小鼠胚胎植入没有异常。

当白细胞渗透时,白细胞必须挤压进入内皮细胞间的连接。而在此挤压过程中,渗透性的单层内皮细胞往往会抵抗。白细胞整合素与紧密连接分子(junctional adhesion molecules,JAMs)相互作用,形成的同型连接 JAM-JAM 取代异型连接使白细胞通过其连接,白细胞通过后便恢复到初始连接状态(35,36)。

在胚胎侵入阶段,与白细胞渗透不同,囊胚的体积阻止了其在 EEC 间的转移,因此只能另辟蹊径。当人类和小鼠囊胚黏附到 EEC 上时会诱发一个旁分泌凋亡反应(37,38)。该凋亡反应由囊胚与 EEC 的直接接触激活,同时至少部分受 Fas-Fas 配体体系调节。胚胎为了达到侵入子宫内膜的目的,其滋养层必须诱导一个谱系基因参与细胞外基质的降解。MMP-9 与囊胚滋养层侵入密切相关(39)。

综上所述,两个不相干过程关键步骤异同的比较为免疫学家和生殖生物学家开辟了一个新的研究领域。

母源界面的基因调节

在现阶段,源自人类基因组计划的 DNA 微阵列技术是应用最广和最具革命性的研究工具之一。这一技术经过了 10 年的发展,已能在一个试验中检测一个生物样本真正的所有基因表达谱(40)(图 5.3)。由此开辟了一个生物学研究的新途径,并产生了许多生物学研究和应用技术(41)。由一个组织或一群细胞基因表达谱揭示了基因组如何转录成 RNA,且转录及后转录水平的调节也是基因表达的一部分,我们必须认真研究这些问题(42)。

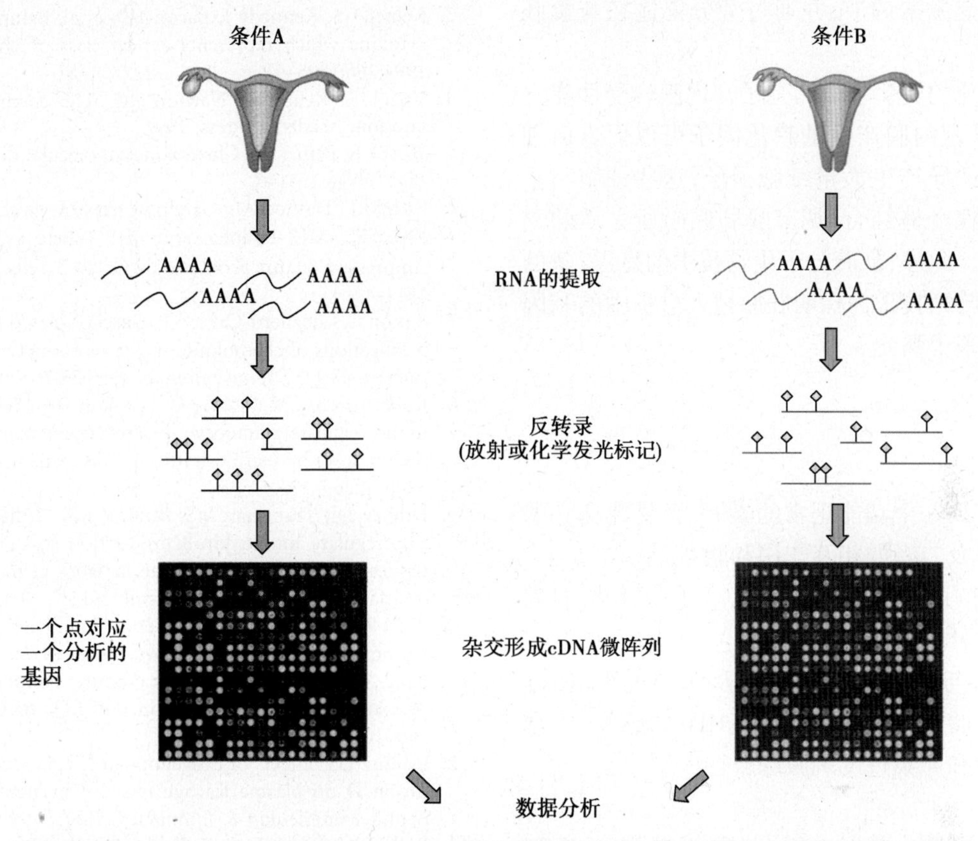

图 5.3　微阵列技术实验路线图。我们可以研究某一样本两个不同条件下(条件 A,B)的基因表达谱及二者差异:首先收集两个条件下的样本,提取 RNA,然后将 RNA 反转录形成 cDNA,并用放射性或免疫荧光标志物标记,这些探针经杂交形成 DNA 微阵列。为保证数据客观真实性,建议应用功能强大的分析软件来比较两个条件下的基因表达谱,并由此获得差异基因表达谱

孕激素作用于雌激素引发子宫内膜产生一个特殊的基因表达谱,使子宫内膜处于接受态(43,44)。几个来自不同国家研究分析比较了月经周期中植入窗期与其他时期子宫内膜基因表达谱的差异(45～48),结果表明在植入窗期子宫内膜的一系列基因表达上调或下调。在人类子宫内膜容受性的建立过程中,一些基因的作用已经明确,如 PP-14(49)(glycodelin)、骨桥蛋白(osteopontin)(50)、IGFBP-3(51)基因,但其他基因的作用还不确定。虽然如此,在目前研究已发现的基因中,哪些基因在植入窗期的改变对胚胎植入具有重要的功能仍不清楚,因此很有必要分析不孕或低生育力女性的子宫内膜基因表达谱。目前已有几个研究小组对此问题进行了初步研究,比较分析了子宫内膜异位症患者(45)、RU486 处理后的患者(52)和进行 IVF 助孕的患者(53～54)子宫内膜 mRNA 的表达情况。这些研究间接证明了在植入窗期非正常生理状态下子宫内膜基因的调节或失调会导致胚胎植入率下降。在过去的 10 年中,利用微阵列技术对有关基因的研究已取得了显著的成果,但一个最重要的制约因素就是缺乏微阵列数据转化分析的标准。为此,一些研究者做了一个有趣的尝试——最小信息量的微阵列试验,这一试验只显示必需的最少信息,以保证微阵列的数据

容易解释，且这样分析的结果能独立核实(55)。

这一试验技术的最终目标是建立一个基于微阵列技术的基因表达数据记录和报告的标准，从而为数据库和公共库的建立打下基础，促进数据分析工具的发展。

结论

子宫内膜受激素调节，并通过旁分泌途径与囊胚“对话”。

基因和生化的变化被认为是子宫内膜容受性建立的关键，如由子宫内膜产生的趋化因子可以促进白细胞的募集进而诱导产生大量细胞因子，这些细胞因子通过与其特异性受体结合，调节囊胚黏附所必需的黏附分子的表达。此外，随着分子生物技术的发展，新的分子技术如微阵列技术为探明胚胎植入过程中的基因及分子机制带来了曙光。

关键点

- 胚胎植入需要一个功能正常的囊胚、容受性良好的子宫内膜以及二者的相互作用和联系。
- EE 是胚胎植入的一个关键部位，囊胚滋养层的黏附就是在此开始的。
- 趋化因子参与很多重要的生理及病理过程，如排卵、月经、胚胎植入、分娩及早产、HIV 的感染、子宫内膜异位症和卵巢过度刺激综合征。

趋化因子

- 趋化因子由子宫内膜上皮组织产生并装配，是囊胚与母体子宫内膜之间“对话”的关键调节物。
- 趋化因子受体位于人类囊胚表面，并将信号传递给内细胞团。
- 近几年，一个明确的有关人胚胎植入(定位、黏附和侵入)和白细胞跨内皮细胞转移(滚动、黏附和渗透)不同步骤的平行论已经建立。
- 两个不相干过程几个关键方面异同的比较研究为免疫学家和生殖生物学家开辟了一个新的研究领域。
- 利用 DNA 微阵列技术，我们可以了解容受性的和非容受性的子宫内膜基因表达的不同模式。
- 利用 DNA 微阵列技术，已经对子宫内膜异位症患者、RU486 处理后的患者和进行 IVF 助孕的患者子宫内膜 mRNA 的表达情况做了比较分析。
- 基于微阵列技术的基因表达数据的最终目标是建立一个记录和报告的标准，从而为公共标本库和数据库的建立打下基础，促进数据分析工具的发展。

参考文献

1. Paria BC, Song H, Dey SK. Implantation: molecular basis of embryo-uterine dialogue. *Int J Dev Biol* 2001;45(3):597–605.
2. Cameo P, Srisuparp S, Strakova Z, et al. Chorionic gonadotropin and uterine dialogue in the primate. *Reprod Biol Endocrin* 2004;2:50.
3. Kelner GS, Kennedy J, Bacon KB, et al. Lymphotactin: a novel cytokine which represents a new class of chemokine. *Science* 1994;266:1395–9.
4. Vaddi K, Keller M, Newton RC. The chemokine fact book. London: Academic Press, 1997.
5. Horuk R, Peiper SC. Chemokines: molecular double agents. *Curr Biol* 1996;6:1581–2.
6. Cocchi F, DeVico AL, Garzino-Demo A, et al. Identification of RANTES, MIP-1 alpha, and MIP-1 beta as the major HIV-suppressive factors produced by CD8+ T cells. *Science* 1995;270:1811–15.
7. Simón C, Caballero-Campo P, García-Velasco JA, et al. Potential implications of chemokines in the reproductive function: an attractive idea. *J Reprod Immunol* 1998;38:169–93.
8. Robertson SA, Mayrhofer G, Seamark RF. Ovarian steroid hormones regulate granulocyte-macrophage colony-stimulating factor synthesis by uterine epithelial cells in the mouse. *Biol Reprod* 1996;54:265–77.
9. Dudley DJ, Trantman MS, Mitchel MD. Inflammatory mediators regulate interleukin-8 production by cultured gestational tissues: evidence for a cytokine network at the chorio-decidual interface. *J Clin Endocrinol Metab* 1993;76:404–10.
10. Arici A, Seli E, Senturk LM, et al. Interleukin-8 in the human endometrium. *J Clin Endocrinol Metab* 1998;83:1783–7.
11. King A, Loke Y. Uterine large granular lymphocytes: a possible role in embryonic implantation. *Am J Obstet Gynecol* 1990;162:308–10.
12. Colditz LG. Effects of exogenous prostaglandins E2 and actinomycin D on plasma leakage induced by neutrophil activating peptidel-interleukin-8. *Immunol Cell Biol* 1990;68:397–403.
13. Kelly RW, Illingworth P, Baldie G, et al. Progesterone control of IL-8 production in endometrium and chorio-decidual cells underlines the role of the neutrophil in menstruation and parturition. *Hum Reprod* 1994;9:253–8.
14. Robertson SA, Mau VJ, Tremellen KP, et al. Role of high molecular weight seminal vesicle proteins in eliciting the uterine inflammatory response to semen in mice. *J Reprod Fertil* 1996;107:265–77.
15. De Choudhuri R, Wood GW. Determination of the number and distribution of macrophages, lymphocytes and granulocytes in the mouse uterus from mating through implantation. *J Leukoc Biol* 1991;50:252–62.
16. Caballero-Campo P, Dominguez F, Coloma J, et al. Hormonal and embryonic regulation of chemokines IL-8, MCP-1 and RANTES in the human endometrium during the window of implantation. *Mol Hum Reprod* 2002;8(4):375–84.
17. Dominguez F, Galan A, Martin JJ, et al. Hormonal and embryonic regulation of chemokine receptors CXCR1, CXCR4, CCR5 and CCR2B in the human endometrium and the human blastocyst. *Mol Hum Reprod* 2003;9:189–98.
18. Nagaoka K, Nojima H, Watanabe F, et al. Regulation of blastocyst migration, apposition, and initial adhesion by a chemokine, interferon gamma-inducible protein 10 kDa (IP-10), during early gestation. *J Biol Chem* 2003;278:29048–56.

19. Shufaro Y, Nadjari M. Implantation of a gestational sac in a cesarean section scar. *Fertil Steril* 2001;75:1217.
20. Dominguez F, Yanez-Mo M, Sanchez-Madrid F, et al. Embryonic implantation and leukocyte transendothelial migration: different processes with similar players? *FASEB J* 2005;19(9):1056–60.
21. Genbacev OD, Prakobphol A, Foulk RA, et al. Trophoblast L-selectin-mediated adhesion at the maternal-fetal interface. *Science* 2003;299:405–8.
22. Thie M, Denker HW, et al. In vitro studies on endometrial adhesiveness for trophoblast: cellular dynamics in uterine epithelial cells. *Cells Tiss Organs* 2002;172(3):237–52.
23. Paria BC, Reese J, Das SK, Dey SK. Deciphering the cross-talk of implantation: advances and challenges. *Science* 2002;296: 2185–8.
24. Moser B, Loetscher P. Lymphocyte traffic control by chemokines. *Nat Immunol* 2001;2:123–8.
25. Ley K, Kansas GS. Selectins in T-cell recruitment to non-lymphoid tissues and sites of inflammation. *Nat Rev Immunol* 2004;4:1–11.
26. Hey NA, Graham RA, Seif MW, et al. The polymorphic epithelial mucin MUC1 in human endometrium is regulated with maximal expression in the implantation phase. *J Clin Endocrinol Metab* 1994;78:337–42.
27. Meseguer M, Aplin JD, Caballero-Campo P, et al. Human endometrial mucin MUC1 is up-regulated by progesterone and down-regulated in vitro by the human blastocyst. *Biol Reprod* 2001;64:590–601.
28. Vicente-Manzanares M, Sánchez-Madrid F. Role of the cytoskeleton during leukocyte responses. *Nat Rev Immunol* 2004;4: 110–22.
29. Vicente-Manzanares M, Sancho D, Yáñez-Mó M, et al. The leukocyte cytoskeleton in cell migration and immune interactions. *Int Rev Cytol* 2002;216:233–89.
30. Sanchez-Madrid F, del Pozo MA. Leukocyte polarization in cell migration and immune interactions. *EMBO J* 1999;18:501–11.
31. Aplin JD. Adhesion molecules in implantation. *Rev Reprod* 1997;2:84–93.
32. Lessey BA, Yeh Castelbaum AJ, et al. Endometrial progesterone receptors and markers of uterine receptivity in the window of implantation. *Fertil Steril* 1996;65:477–83.
33. Simón C, Gimeno MJ, Mercader A, et al. Cytokines-adhesion molecules-invasive proteinases. The missing paracrine/autocrine link in embryonic implantation? *Mol Hum Reprod* 1996;2:405–24.
34. Fässler R, Meyer M. Consequences of lack of β1 integrin gene expression in mice. *Genes Dev* 1995;9:1876–908.
35. Luscinskas FW, Ma S, Nusrat A, et al. The role of endothelial cell lateral junctions during leukocyte trafficking. *Immunol Rev* 2002; 186:57–67.
36. Vestweber D. Regulation of endothelial cell contacts during leukocyte extravasation. *Curr Opin Cell Biol* 2002;14:587–93.
37. Galan A, Herrer R, Remohi J, et al. Embryonic regulation of endometrial epithelial apoptosis during human implantation. *Hum Reprod* 2000;15 (Suppl. 6):74–80.
38. Kamijo T, Rajabi MR, Mizunuma H, et al. Biochemical evidence for autocrine/paracrine regulation of apoptosis in cultured uterine epithelial cells during mouse embryo implantation in vitro. *Mol Hum Reprod* 1998;4:990–8.
39. Bischof P, Meisser A, Campana A. Control of MMP-9 expression at the maternal-fetal interface. *J Reprod Immunol* 2002;55:3–10.
40. Schena M., Shalon D, Davis RW, et al. Quantitative monitoring of gene expression patterns with a complementary DNA microarray. *Science* 1995;270:467–70.
41. Stoughton RB. Applications of DNA microarrrays in biology. *Ann Rev Biochem* 2005;74:53–82.
42. Mata J, Marguerat S, Bahler J. Post-transcriptional control of gene expression: a genome-wide perspective. *Trend Biochem Sci* 2005;30:506–14.
43. Giudice LC. Elucidating endometrial function in the post-genomic era. *Hum Reprod Update* 2003;9:223–35.
44. Salamonsen LA, Nie G, Findlay JK. Newly identified endometrial genes of importance for implantation. *J Reprod Immunol* 2002; 53(1–2):215–25.
45. Kao LC, Germeyer A, Tulac S, et al. Expression profiling of endometrium from women with endometriosis reveals candidate genes for disease-based implantation failure and infertility. *Endocrinology* 2003;144:2870–81.
46. Carson D, Lagow E, Thathiah A, et al. Changes in gene expression during the early to mid-luteal (receptive phase) transition in human endometrium detected by high-density microarray screening. *Mol Hum Reprod* 2002;8: 879–971.
47. Borthwick J, Charnock-Jones S, Tom B, et al. Determination of the transcript profile of human endometrium. *Mol Hum Reprod* 2003;9:19–33.
48. Riesewijk A, Martin J, Horcajadas JA, et al. Gene expression profiling of human endometrial receptivity on days LH+2 versus LH+7 by microarray technology. *Mol Hum Reprod* 2003;9: 253–64.
49. Julkunen M, Koistenen R, Sjoberg J, et al. Secretory endometrium synthesizes placental protein 14. *Endocrinology* 1986;118:1782–6.
50. Apparao KB, Murray MJ, Fritz MA, et al. Osteopontin and its receptor alpha (v) beta (3) integrin are coexpressed in the human endometrium during the menstrual cycle but regulated differentially. *J Clin Endocrinol Metab* 2001;86:4991–5000.
51. Zhou J, Dsupin BA, Giudice L, et al. Insulin-like growth factor system gene expression in human endometrium during the menstrual cycle. *J Clin Endocrinol Metab* 1994;79:1723–34.
52. Catalano RD, Yanaihara A, Evans AL, et al. The effect of RU486 on the gene expression profile in an endometrial explant model. *Mol Hum Reprod* 2003;9:465–73.
53. Horcajadas JA, Riesewijk A, Polman J, et al. Effect of controlled ovarian hyperstimulation in IVF on endometrial gene expression profiles. *Mol Human Reprod* 2005;11:195–205.
54. Simon C, Oberye J, Bellver J, et al. Similar endometrial development in oocyte donors treated with either high- or standard-dose GnRH antagonist compared to treatment with a GnRH agonist or in natural cycles. *Hum Reprod* 2005;20(12):3318–27.
55. Parkinson H, Sarkans U, Shojatalab MA, et al. ArrayExpress—a public repository for microarray gene expression data at the EBI. *Nucleic Acids Res* 2005;33(Database issue):D553–5.

■ 第二部分 ■

不孕症的评价与治疗

第6章

女性不孕的评价

Timothy N. Hickman, Rafael A. Cabrera, Laurie J. McKenzie, Hany F. Moustafa, Botros R. M. B. Rizk

引言

不孕症的定义为至少一年的不避孕性生活而未能怀孕者。根据这条定义,2002年统计15~44岁的婚后女性有7.4%或210万人患有不孕症(1)。同一项统计还显示15~44岁婚后女性中有12%大约730万人"生育力受到损害"(指获得妊娠的能力下降,或难以产下活胎)。不孕症的发生率会随年龄增长而增高:2002年统计,所有婚后无子的女性,15~29岁者有11%患有不孕症,30~34岁者有17%患有不孕症,35~39岁者23%患有不孕症,40~44岁者有27%患有不孕症。

与既往报道的比例相比,从1965年起不孕症和生育力下降的患者比例没有明显的变化,但由于推迟生育与人口统计资料的变化,大龄的无子女性事实上是增多了(2)。另外,对各种不孕新药和治疗技术的推广介绍也激发了民众对不孕症的讨论热情。可供选择的治疗方式不断增多,各种不孕症的专业治疗机构及专家越来越多也导致了不孕症门诊数量的增多和治疗费用的增加。

美国的不孕症流行病学

1790年美国进行了第一次不孕症普查,那时的每千人出生率为55人。200多年后,2005年的每千人出生率为14人,每个女性的生产次数由8下降为1.2(3)。对于美国的出生率下降原因有几项推测性的解释,具体总结为后代高等教育的考虑、女性自身职业的要求、结婚年龄的推迟、分娩年龄的推迟、避孕措施的增加,以及家庭保障计划,包括居家环境考虑和缩小家庭规模等等。

第二次世界大战后,1954年美国女性的生育次数达到了一个现代的高峰,为3.8次每人(4)。这次战后育儿高峰中出生在1946—1964年之间的女性后代,最先享受到安全有效的计划生育措施,这有效降低了意外妊娠和生产的次数,帮助女性避孕,直到她们完成学业和职业上的目标,认为结婚成家是优先考虑的事情时。这种医疗体系引起了社会的改变,使美国女性推迟生育成为一种趋势。

正常人的生育率

人类的生育率是比较低的。在假设能够怀孕的夫妇中,每月的妊娠率最高为20%~30%(5~7)。妊娠失败可能比较常见。1949年Hertig和Rock报道了经典研究:107名女性在子宫切除术的前一个排卵期曾有过性交史并受孕,对这些早期胎儿的研究发现有三分之一不正常,这还只是局限于这些胎儿形态学上的检查。40%~60%的妊娠(hCG值为阳性)失败于孕12周左右,大部分的胎儿流产未被母亲察觉(5~7)。流产率看来与母亲年龄有关,30岁以下的女性自然流产率为7%~15%,30~34岁时为8%~21%,35~39岁时为17%~28%,40岁以上为34%~52%(9~11)。

年龄因素

女性生育能力在绝经多年以前就开始下降了,即使排卵及月经周期还正常。众多的人口统计学及流行病学研究早已发现女性生育力随年龄下降这一现象。北美的Hutterites曾做过一项经典的研究,精确揭示了女性生育力随年龄下降的现象,并着重指出40岁以后女性生育力下降明显(12)。这一学说于19世纪70年代由瑞士传入美国,现在已被达科塔州、蒙大拿州和加拿大部分地区所接受。Hutterites的研究促进了家庭规模的增大,并谴责任何形式的避孕,其结果是Hutterites 时期的出生率是历史上最高的出生率之一，平均每位婚后女性分娩次数高达 11 次，209 名接受研究的女性中只有 5 名没有生育，不孕率为 2.4%。高龄妇女的生育力下降明显：34 岁以上的女性有 11% 未再生育，40 岁以上的女性有 33% 未再生育，45 岁以上女性的不孕率高达 87%。最后妊娠的平均年龄为 40.9 岁。

Hutterites 的研究数据与其他流行病研究的数据表明生育力随年龄的增长而下降，如图 6.1 所示。生育力高峰位于女性 20 岁左右，于 30 岁时开始下降，于 35 岁以后下降速度增快（13），40 岁以后生育力大幅下跌，45 岁以后的妊娠罕见（12，14）。

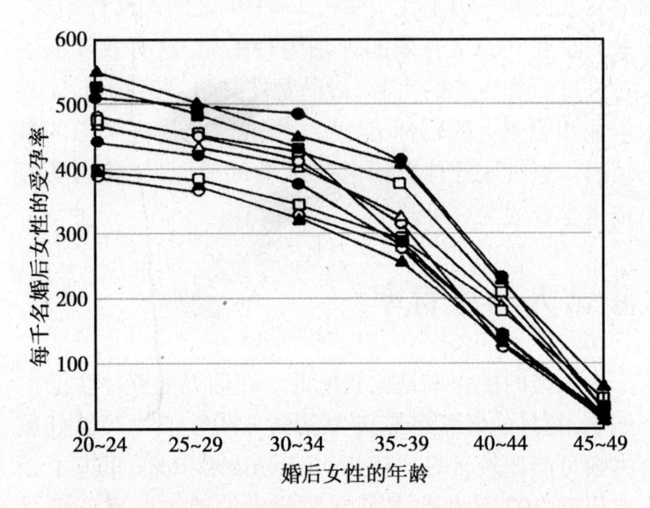

图 6.1 女性年龄每增长 5 岁生育力变化曲线（5）。十个人群普查曲线（按 20～24 岁组生育力从高往低排序）分别来自 Hutterites，婚姻 1921-30（▲）；Geneva bourgeoisie，丈夫与生育 1600-49（○）；Canada，婚姻 1700-30（●）；Normandy，婚姻 1760-90（○）；Hutterites，1921 年前的婚姻（□）；Tunis，欧洲婚姻 1840-59（△）；Normandy，婚姻 1674-1742（●）；Norway，婚姻 1874-76（□）；Iran，乡村婚姻 1840-50（▲）；Geneva bourgeoisie，1600 年以前出生的丈夫（○）

一项对人群普查历史数据的分析表明，对照女性的结婚年龄，未采取避孕措施却持续未能生育的女性比例稳步升高：20～24 岁时为 6%，25～29 岁时为 9%，30～34 岁时为 15%，35～39 岁时为 30%，40～44 岁时为 64%（14）。

女性生育力随年龄下降的生理学基础涉及几个因素。女性生殖细胞在一生中不会再补充，卵细胞和卵泡的数量在胎儿时即已确定，从中孕期至成人绝经期，其数量呈指数曲线下降，且随着年龄增长，剩余的卵细胞质量也逐渐下降，性生活的频率也逐年下降。

虽然随年龄增长性生活频率呈明显的下降趋势，但这并不是女性生育力下降的唯一原因，另一个不常被提及的原因是男性年龄。男性年龄增长的同时会出现精液量及精子活动性下降，精子形态异常率增高，但精子浓度不会下降（15）。根据以上变化可以推断男性生育力会随年龄有所下降，尤其是 50 岁以上，但 50 岁以前的女性资料表明其生育力下降明显。没有证据表明男性多大年龄就肯定不能生育。所以生育主要取决于女性的年龄而非男性的。

一项法国对照试验对男性因素（包括男性年龄）和因丈夫为精子缺乏症患者而接受人工授精的女性性交频率进行了研究（13）。经过 12 个人工授精周期，30 岁以下女性的累积妊娠率为 73%，31～35 岁女性的累积妊娠率为 62%，而 36～40 岁的女性累积妊娠率降至 54%。女性这种生育力的下降与性交频率下降有关，但更主要受女性年龄影响。

ART 的成功率也随女性年龄的增加而降低（图 6.2）。女性年龄是使用自身卵细胞获得活产儿几率的主要影响因素。二十几岁的女性其妊娠率、活产率和单胎活产率是相对稳定的，但从 35 岁以后上述成功率开始稳步下降。根据《2005 年人工辅助生殖技术成功率》一文，35 岁以下女性单次治疗周期活产率为 37%；35～37 岁女性为 30%，38～40 岁女性为 20%，41～42 岁女性为 11%，43 岁以上女性大约为 4%（16）。

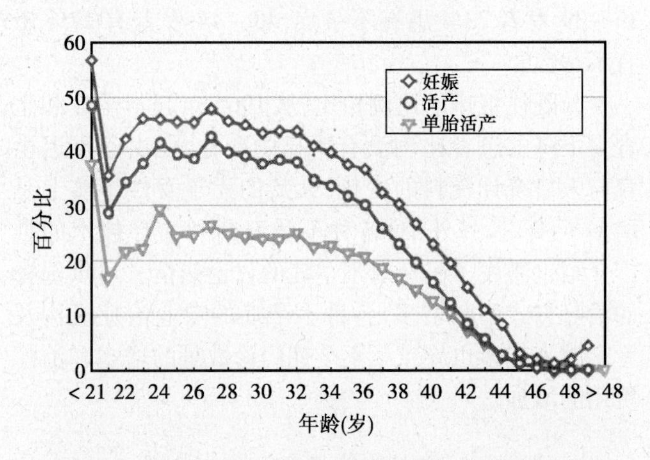

图 6.2 2005 年各年龄组女性使用新鲜非捐赠卵或胚胎进行 ART 治疗后的妊娠率、活产率和单胎活产率

女性年龄较大，则胚胎出现异常的比例增大，继而影响生育。资料表明体外受精后外表正常的胚胎采用荧光原位杂交检查发现，40 岁或以上女性的胚胎有 39% 出现异常，而 20～24 岁女性的胚胎只有 5% 出现异常（17）。使用赠卵进行 IVF 后的活产资料表明受孕者的年龄对活产率没有什么影响（图 6.3）。

流产的发生率也随着患者年龄的增大而升高。与年龄相关的女性生育力下降及妊娠早期的胚胎丢失很大程度上归因于卵细胞的异常。已有资料表明在年龄

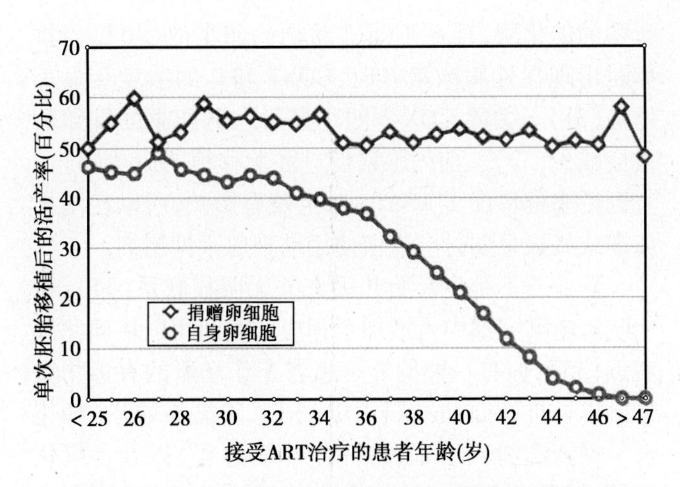

图6.3　2005年ART治疗周期中采用捐赠卵或自身卵细胞受精的新鲜胚胎单次移植的活产率与接受ART治疗的患者年龄关系。采用捐赠卵的胚胎单次移植后的平均活产率为51%，采用自身卵细胞的胚胎单次移植后活产率则随着患者年龄的增长而稳步下降

较高的女性体内，参与细胞分裂的纺锤体形成的常规反应过程出现了明显的改变，导致非整倍体的发生率增高(18)。年龄较大的女性卵细胞和胚胎的非整倍体发生率也有明显的升高(19,20)，这是导致接受ART治疗的高龄患者自发性流产升高和活产率下降的主要原因。较为可信的资料估计35岁以下女性的非整倍体卵细胞发生率比较低(<10%)，40岁时发生率接近30%，42岁时为50%，45岁时接近100%(21)。

丹麦卫生部做了一次大规模人口调查，发现希望继续的妊娠有13.5%因胎儿丢失而终止，42岁女性获得妊娠后希望继续的有超过50%因胎儿丢失而终止。20～24岁女性的自发性流产率为8.9%，而45岁或以上女性的自发性流产率升至74.7%(22)。在接受ART治疗的患者中随着年龄的增加其流产率也有类似的增长(图6.4)。图6.4显示的为2005年采用ART技术怀孕后不同年龄女性的流产率，其中年龄小于33岁的女性流产率低于13%，33～40岁期间流产率随年龄持续增长，至40岁时流产率为27%，大于43岁时流产率为64%。

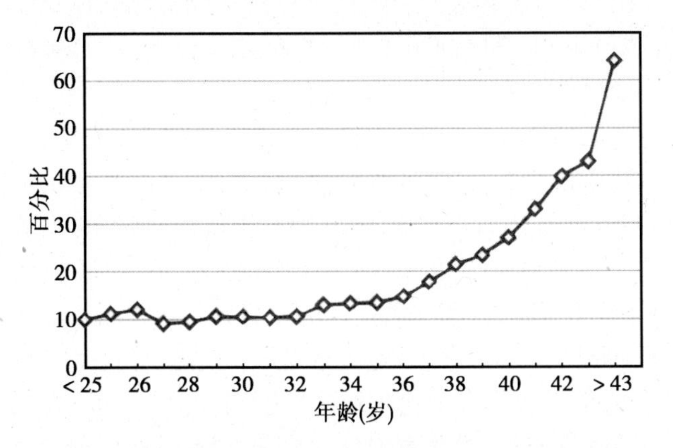

图6.4　采用新鲜的自身卵细胞或胚胎进行ART辅助生殖周期治疗时各年龄段女性的流产率，2005年数据。女性的年龄不仅会影响她自身卵细胞的受孕几率，还会增加流产的风险

受孕可能性的评价指导

正式的受孕可能性的评价应在女性试图怀孕一年或以上未能成功时才开始进行，因为85%的夫妇在如此长的时间内无需辅助就可通过未避孕的性交过程受孕。有下列情况之一者应提前进行受孕可能性的评价：①年龄大于35岁；②女性月经过少或闭经；③确诊或拟诊子宫或输卵管疾病、子宫内膜异位症，或卵巢储备功能下降；④配偶确诊或拟诊生育力低下。正式评价的步骤和范围应考虑到患者夫妇的期望、年龄、持续不孕的时间，以及用药史和身体检查所发现的特殊征象。

评价

患者夫妇应被视为一个整体，配偶双方都会影响到妊娠的可能性。对不孕症夫妇的首次咨询应包括完整的用药史和月经史，以及生活方式和社会习惯，体检结果，孕前咨询等。对女性不孕症患者应评价涉及生殖生理的每一方面，包括宫颈、子宫内膜、卵巢功能、输卵管以及腹膜等，以确定异常所在。对男性配偶的首次筛查应至少包括生育史和两次操作正常的精液检查。仔细的病史询问和身体检查会发现单个或多个不孕症病因，以便进一步检查。对夫妇双方的首次评价应同期进行，因“夫妻双方失调”也是重要的不孕症原因。

病史

在首次去生殖中心进行诊治时，患者夫妇会被要求填写一份复杂的自我评价答卷。这份答卷对确定相关的用药及手术史非常重要。对女性配偶来说，女性月经史、孕育史、不孕的持续时间、性传播疾病、既往手术结果，以及以前的不孕症检查和治疗都是重要的信息，特别需要仔细询问的是曾经所做的不孕症治疗，包括使用克罗米芬后排卵的证据、使用促性腺激素后卵巢出现的优势卵泡的数量、使用药物的剂量、雌激素峰值、ART治疗后产生的卵细胞数量，以及胚胎的培育进程等。

在询问病史时应将患者夫妇分开，保持谈话环境的私密性，这一点很重要，避免夫妇一方因为对方的在场而不愿意谈及某些相关话题。这些敏感话题可能包括性传播疾病史、性功能障碍、既往妊娠史和(或)流产史等等。女性月经周期的规律性、行经时长以及月经频率、经期不适诸如疼痛等，均应记录。月经稀发或闭经史以及雄激素水平升高的征象有可能提示多囊卵巢综合征的存在。不规律阴道出血提示子宫出现异常，如子宫内膜息肉或黏膜下肌瘤等。另外，清宫术后出现不正常的月经过少或闭经提示有 Asherman 综合征的可能。长期的盆腔疼痛、月经稀发、痛经、性交疼痛提示子宫内膜异位症的可能。既往有性传播疾病史、盆腹腔手术史，或阑尾穿孔史均提示盆腔可能存在明显的粘连，输卵管存在病变或梗阻。是否受过乳头状病毒的感染以及相关的治疗也应问及。宫颈因素导致的不孕症只占很小的一部分(3% ~5%)，见于多次行宫颈扩张及清宫术、宫颈锥切术、宫颈冷冻或 LEEP 治疗的患者。既往的宫颈手术操作也会减少宫颈黏液的生成和宫颈的狭窄。

获取详细的性生活史很重要，这包括避孕方法、性交频率及时间、达到高潮的能力及高潮后不应期等。性交润滑剂及性交后的灌洗具有潜在的杀精子作用，也应问及。其他相关的医学病史方面有：近期的服药史和过敏史、吸烟史、饮酒史和药物滥用史、出生缺陷的家族史、卵巢功能早衰、精神障碍或生育障碍、甲状腺功能低下、溢乳、多毛、盆腔疼痛和性交疼痛等。

营养状况、体重出现明显的增加或下降，或剧烈的身体运动都会出现卵巢功能的下降。经常忽视病史中的某些社会因素或生活方式有可能会对生育产生负面影响，这些可改善的因素应在整体评价中有所体现。

对于生活方式和环境因素的阐述

可改善因素可能会对患者夫妇的生育产生明显的影响。在问及生育史时，注意生活方式和环境因素的影响很重要，诸如近期体重的增加、吸烟量、有害物质的接触史以及计数器的准备等。NSAIDS(非甾体抗炎药，译者注)是发达国家中最为常用药物(23 ~25)，近期文献表明前列腺素抑制剂会对生育结局产生负面影响，特别是在围排卵期使用或使用 NSAID 超过一周会增加流产风险(危险指数分别为 5.6，95% 可信区间为 2.3 ~13.7，和 8.1，95% 可信区间为 2.8 ~23.4)(26)。排卵过程中有前列腺素介导，因排卵前卵泡液中的 PGE2 显著增加，在排卵时浓度达到最高(27)，而前列腺素抑制剂，如消炎痛，会阻碍卵泡壁的破裂(28)。细胞氧化酶(COX)1 和 2 是前列腺素合成反应中限速步骤的催化酶，存在于哺乳动物的卵巢内(30)，当排卵时出现促性腺激素峰时，COX1 和 2 的浓度会显著增高(31)。去除 COX-2 的小鼠每一侧卵巢的排卵数量会减少(32)。前列腺素促进胚胎移植的成功(33)。直到后来资料证实 NSAID 对生殖有影响，所以在围排卵期或妊娠早期时应谨慎使用前列腺素抑制剂。

职业与不孕症及胎儿丢失并无明显联系(34)，在住院医生实习期中也增加了相应的时间用以培训此种观点(35)，但有一种例外是患者工作场所的有毒物质接触史。抗肿瘤药物服用史(36)、四氯乙烯(一种化学干燥清洗剂)、甲苯(应用于印刷过程)以及一氧化氮等，如果没有足够的设备进行清除的话(39)，会增加不孕症和(或)胎儿丢失的风险。

男性或女性吸烟都会影响生育能力，女性吸烟者与非吸烟者相比，不孕症风险的比例为 1.6(95% 可信区间为 1.34 ~1.91)(40)。吸烟也会对 ART 产生负面影响。与非吸烟者相比，女性吸烟者的治疗周期取消率更高，卵母细胞的复苏数量更低，所需要的促性腺激素剂量更高，受孕率以及临床妊娠率更低(41，42)。男性吸烟者的精液容积会下降约 57%，但有关男性吸烟者资料的获取并不像女性吸烟者那样具有强制性(43)。

在怀孕中应尽量减少或避免饮酒，原因是多方面的，最主要的是会发生一类与酒精相关的胎儿畸形(FASD)。FASD 的特征包括发育迟缓，结构异常，智力与行为异常等等。已知酒精对胎儿大脑的发育会产生影响，但饮用多少酒精会对生育能力产生影响却并不十分清楚。一项欧洲的研究包括了 4000 余对确认在等待妊娠期间饮酒的夫妇，发现饮酒量不同的各组最后结果相似(44)。与不饮酒者相比，饮酒量最大的一组(每周饮酒超过 8 次)会出现较轻的影响(比例为 1.7，95% 可信区间为 1.3 ~2.4)。与之相反，丹麦的一项研究包括连续的 430 对试图首次妊娠的夫妇，发现随酒精摄入量的增加，其临床妊娠率呈下降趋势，其中每周饮酒 1 ~5 次者与非饮酒者相比的比例为 0.61(95% 可信区间为 0.4 ~0.9)，每周饮酒超过 10 次者与非饮酒者相比的比例为 0.34(95% 可信区间为 0.22 ~0.52)，说明饮酒女性的生育力与非饮酒者相比要下降 50% 或更多(45)。这些研究结果来自于一项小型研究，但所有病例均经严格挑选。少量饮酒(每周少于 5 次)的女性生育力也会出现下降，这在以前未见报道。在此研究之后，丹麦国家出生中心研究征集了 39 612名妊娠女性，对她们在等待怀孕期间(分为0 ~2 个月组、3 ~5 个月组、6 ~12 个月组以及超过 12 个月组）的酒精摄入量进行了报道（46）。对未产女性而言，与低酒精摄入量者相比，中量或大量饮酒均不会延长妊娠的等待时间。对于经产妇，只有每周饮酒次数超过14次者才会表现出有轻度的相关（受孕能力下降者比例为1.3，95%可信区间为1.0～1.7）。

有趣的是，与中量饮酒的女性相比，没有饮酒的女性受孕等待时间会相对较长（受孕能力下降者比例为1.2，95%可信区间为1.1～1.3）。尽管这些研究显示中量饮酒不会损害受孕能力，在非计划怀孕的早期几个星期中，女性还会像以前一样饮酒，而这一阶段的胎儿易于受到酒精的伤害（47）。美国外科医师总会一再重申推荐方案，在怀孕期间应戒酒，并建议在怀孕之前也应戒酒（48）。

针对理发师进行的早期流行病学研究认为染发和月经紊乱、自发性流产之间的关联有升高趋势，进一步的研究结果并不一致，研究方法的缺陷是可能的原因（化学制剂接触时间的低估和样本过小）。但在怀孕前后接触化学制剂可能会有轻度的影响。有研究对5289名瑞典理发师（回应率为50%）和5299名年龄配对的普通女性（回应率54%）发放了自答问卷（49），主要收集怀孕当时或尝试怀孕，但在回答问卷时尚未成功的女性的信息。与对照人群相比，理发师的妊娠成功率要低（生育能力比例为0.91，95%可信区间为0.83～0.99）。最近一项大规模研究包括550名理发师和3216名售货员（对照组），采用来自丹麦国家出生中心1997年至2003年的信息（50）。结果显示理发师与售货员两组在胎儿丢失率、多胎出生率、性别比例、早产率、胎儿发育迟缓率、先天畸形率，以及儿童发育及其所取得的成绩等方面没有显著差异。从目前的资料总结来看，少有证据证明理发师会出现生殖功能的紊乱（51），在怀孕期间或尝试怀孕期间接触染发剂不像有什么危害。

育龄女性的肥胖率逐渐升高，其对生育结局的影响也一直在讨论。一项研究包括1880名不孕症女性及4023名对照者，结果表明当BMI>27kg/m²时因不排卵导致不孕的几率要高3倍（52）。而且，体重超标也会对排卵诱导后的生殖结局产生不利影响。270名患有多囊卵巢综合征（PCOS）的女性采用克罗米芬或促性腺激素进行排卵诱导，近80% BMI在18～24kg/m²的患者在6个月以内出现排卵，而BMI>35kg/m²的患者只有12%出现排卵（53）。超重女性往往需要更大剂量的克罗米芬和促性腺激素（54），有证据表明极度肥胖的女性接受生殖技术周期治疗后的妊娠率更低（55，56）。近期也证实（61）因为流产风险增加，肥胖女性的活产率下降（57～60），妊娠结局最终也会受到与肥胖相关的妊娠并发症影响。女性长期肥胖对胎儿发育的影响已被诸多研究证实，包括妊娠高血压、妊娠糖尿病、子痫前期以及巨大胎儿等（62）。肥胖对生殖结局的影响和减肥对受孕能力带来的好处成为肥胖患者减肥的动力。肥胖女性减少10%的体重就可改善激素水平、月经规律性、排卵及妊娠率（63～68）。

少量摄入咖啡因对生殖功能的影响尚存争议。多数为回顾性研究，参与者通过回忆得出每天的咖啡因摄入量。一项回顾性研究包括了3187对夫妇，每天摄入咖啡因超过500mg（大约5杯咖啡）的女性配偶会出现受孕推迟，许多夫妇受孕等待时间超过9.5个月（比值1.45，95%可信区间1.03～2.04）。女性配偶不饮用咖啡的夫妇，有16%在9.5个月的等待后未能受孕。女性配偶每天饮用5杯或以上咖啡的夫妇，23%在9.5个月等待后未能受孕（69）。既往研究认为如每天摄入超过300mg的咖啡因，发生不孕症的比例更高（比值2.65，95%可信区间1.38～5.07），而低于每天300mg的摄入量则不会增加不孕症的风险（70）。最近一项小型的回顾性研究发现咖啡因不仅影响受孕的可能性，而且还加重酒精的不良作用（71）。大量咖啡因的摄入除了与不孕症有关，也增加了妊娠丢失的风险。检测患者血清中咖啡因的代谢物1，7-二甲基黄嘌呤，每天饮用咖啡超过6杯时，血清中1，7-二甲基黄嘌呤超过1845，流产的风险会增加大约两倍（比值1.9，95%可信区间1.2～1.8），而血清中1，7-二甲基黄嘌呤小于50的患者不会增加流产风险。应考虑到患者对咖啡因代谢的个体差异。CYP1A2是一种主要促进咖啡因代谢的酶，有些人会带有高活性的CYP1A2［纯合子*CYP1A2＊1F*（A/A）基因型］，大量的咖啡因会增加复发性流产的风险（72～74）。

体格检查

应对患者进行全面的体格检查，包括盆腔检查，以便确定与受孕有关的问题。对某些患者应采用Tanner标准评价第二性征的缺陷、青春期发育的阶段。稀疏的腋毛与阴毛可能提示睾丸雌化综合征的可能，与雄激素抵抗有关。这些患者体表征象为女性，而基因表明为男性。没有腋毛与阴毛，同时伴有嗅觉缺失应考虑Kallmann综合征的可能，这是一种先天性缺失GnRH的疾病。面部或体表中线毛发过重提示雄激素水平过高，应注意多囊卵巢综合征或肾上腺与卵巢的相关疾病。注意将PCOS与因21-β-羟化酶缺陷导致的迟发型轻度肾上腺增生相鉴别，后者是因为部分酶不足所导致，皮质醇和盐皮质激素水平常正常，而不像幼稚型的21-β-羟化酶缺陷常伴有皮质醇水平降低和盐皮质激素水平升高。皮肤黑且呈棘皮样常为胰岛素抵抗的表现，患者可伴有PCOS以及因甲状腺功能低下导致的糖尿病。向心性肥胖、水牛肩和满月脸提示Cushing综合征，常伴随妊娠纹和其他特殊体征。Turner综合征的特征为身材矮小，蹼颈，盾状胸，乳房不发育以及尺骨外翻等。应当进行甲状腺评价和触诊，以发现结节状甲状腺肿。应注意其他甲状腺疾病的特征（头发稀疏、黏液性水肿、皮肤纹理、心动过缓或心动过速、震颤、腹泻、体重减轻，以及眼球突出）。甲状腺功能低下和甲状腺功能亢进均可引起不孕。前者常伴随有不同程度的高泌乳素血症。

乳腺检查时不要遗漏溢乳的表现。但据文献报道，50%有溢乳表现的女性泌乳素水平并不高。应注意泌乳素瘤的其他表现（头痛、厌食、呕吐，以及视野缺失等）。

患者如果过重或过轻则应计算体重指数。体重指数是用千克体重除以身高（米）的平方，正常范围在18.5～24.9kg/m²。有关肥胖与排卵异常之间的关系已为诸多文献所报道。应鼓励BMI超标的女性减肥，这可使排卵自然恢复正常，并增加对生殖治疗的反应性。与之相反，体重严重低于正常的女性应当积极增重，在诱导排卵前达到正常范围，减少低体重儿的出生。

盆腔检查非常重要，在首诊时即应进行。遗憾的是，随着超声应用的普及，许多从业者不愿意进行完整的盆腔检查，这是不应该发生的。应做盆腔检查以筛查生殖管道的先天性畸形，如双宫颈和阴道隔膜。先天性阴道缺失（Mayer-Rokitansky-Küster-Hauser综合征）仍然是原发性闭经的首要原因。应对患者进行阴道窥器检查和完整的宫颈检查。如果没有做过宫颈涂片和衣原体筛查，则也应该进行。衣原体感染是盆腔感染的主要病理原因，可引起输卵管性不孕、盆腔疼痛和宫外孕等。双合诊有助于确定子宫的大小、形状及活动性。附件区检查可发现卵巢子宫内膜囊肿或卵巢囊肿。阴道直肠检查发现子宫骶韧带上的结节状病灶提示盆腔内有子宫内膜异位病灶。

总之，根据2006年ASRM从业委员会意见，对患者病史的询问应包括：①妊娠史，生产史，妊娠结局，相关并发症；②月经初潮年龄，月经周期的天数及特征，痛经的起始及严重程度；③避孕方法及性交频率；④持续不孕的时间，既往的评估及治疗；⑤手术史，手术提示及结局，既往住院史，严重的疾病或外伤，盆腔感染性疾病或接触过性传播性疾病，不常见的儿童时期病史；⑥既往宫颈涂片发现异常的乳头状病毒及后续治疗；⑦目前所服用的药物及过敏史；⑧吸烟史、饮酒史及滥用药物史；⑨家族出生性缺陷史、精神异常或不孕史；⑩甲状腺疾病的症状、盆腔或腹部疼痛、溢乳、多毛、性交困难等。身体检查应注意患者的体重和体重指数，注意①甲状腺有无肿大、结节、触痛；②乳腺有无分泌物及其特征；③有无雄激素过高的体征；④盆腔或腹部的柔软度；⑤阴道或宫颈有无异常的表现、分泌物或排出物；⑥子宫大小、形态、位置及活动度；⑦附件区有无包块及触痛；⑧子宫直肠陷窝有无包块、结节及触痛(75)。

检查

不同的辅助生殖专家对不孕症夫妇的治疗是不同的，尤其是近来辅助生殖技术的发展使得这种情况愈加明显。对于不孕症夫妇的女性配偶在开始不孕症治疗前究竟需要检查到何种程度，学术界争论不休，而目前对不孕症从传统的渐进性的治疗方式逐渐向针对预后的治疗方式的改变，治疗费用降低，ART成功率升高。仍然有许多作者提倡不孕症患者在开始ART治疗前应进行充分检查，但也应注意避免不必要的昂贵检查或操作，尤其是那些有争议的领域。最好的检查工具应该具有较高的准确性和稳定性、费用低、损伤性最小。对于年龄较大的女性患者（大于35岁），其检查方法应有别于年轻患者，因这些患者已经因为卵巢储备功能的降低而失去了大部分生殖潜力。过多的诊断性努力不会保证这些患者受孕，尽快进行的ART治疗会增加获得妊娠的几率，而不是浪费宝贵的时间。

对不孕症夫妇的初期及简单的检查包括精液分析，约50%的不孕症患者出现异常。对女性配偶的检查也应同时开始。对女性不孕症患者传统的检查包括：①排卵功能评价（排卵因素）；②子宫形态学评价（子宫因素）和输卵管通畅性（输卵管因素）；③盆腔病理学的检查（腹腔镜检查）（腹膜因素）；④性交后检查（宫颈因素），其中腹腔镜对不孕症的评价作用尚存争议，性交后检查的可靠性和预后价值也有很大不同意见。对此我们认为还应加上卵巢储备功能的检查，因这能提供重要的预后性信息，对治疗方式的推荐起着十分重要的作用。

排卵评价

大约15%病因明确的不孕症夫妇和接近40%病

因不明的不孕症夫妇存在排卵异常(76)。排卵的检查是不孕症夫妇诊断和治疗中重要的一环。有几种方法可预测或确定排卵,其中任何一种都可用于不孕症的检查。能够预测排卵的方法可在易于受孕的时间里有效安排性交,以获得妊娠(图6.5)(77),也可用于确定不孕症治疗中宫腔内受精的时间。

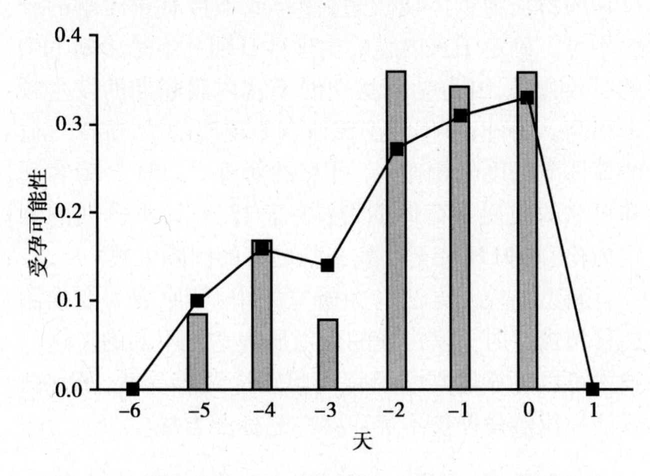

图6.5 排卵日前后几天的受孕可能性。条形图表示129个月经周期中每6天进行一次性交时(截至排卵日:0天)所计算的受孕可能性。实线表示基于625个月经周期数据得出的每天的受孕可能性

除了下文中即将讨论的系列经阴道超声检查,其他所有的方法都是通过检测月经周期中影响生理功能的激素水平来完成的。没有一种方法可以证明确实发生了排卵,妊娠是发生排卵的唯一证据。

月经史

仅凭月经史即可确定月经周期是否排卵。每月均来月经的女性(月经周期为22~35天),伴有经间痛和经期紧张综合征(如水肿、头痛、乳房触痛)均为排卵的典型表现。患者有记录完整的功能性子宫出血史、月经过少(月经周期超过35天)或闭经,均为典型的不排卵或排卵少的表现,不必再行进一步的诊断评价。

系列经阴道超声检查

经阴道超声检查可确认卵巢中优势卵泡的生长,通过观察卵泡的塌陷、子宫直肠陷窝内的液体、卵泡的边界由清晰变为模糊且内部出现回声等表现提供间接的排卵和黄体形成的证据(78,79)。这种检查方法较为昂贵,常用来为那些其他检查方法无效的患者提供排卵的证据,或检查患有黄素化的卵泡不破裂综合征(LUF)患者。

尽管出现了LH峰和颗粒细胞的黄素化,卵泡却未破裂,这就出现了LUF,卵细胞困于卵泡内。由于颗粒细胞已经黄素化,在黄体酮水平正常的黄体期不出现吸收分解。系列的超声检查可确认卵泡未能破裂,以囊性结构的形式进入黄体期。LUF是不排卵的一种形式,是女性不孕的较为隐蔽的一种病因。

在能够正常受孕的女性中约有10%的月经周期为LUF(80),在不孕症的女性中发生率更高(81,82)。LUF可发生于自然周期和人工周期(83)。LUF的发生与不明原因的不孕症和使用非甾体抗炎药(NSAIDs)有关,如消炎痛等,抑制了前列腺素的合成(81,84)。

已确定系统性的使用COX抑制剂,包括消炎痛及其他,可推迟排卵(85)、引起卵泡排卵失败及不孕(86)。

身体基础体温

身体基础体温(BBT)曲线是一种简便易行的排卵记录方法,记录BBT曲线来检测排卵是根据黄体酮的生理作用所引起的基础体温的升高,排卵时卵巢产生黄体酮,可使下丘脑确定的BBT升高大约0.4~0.8℉(1℉=5/9℃)。BBT于每天早上醒后未起床前测量。在有排卵的月经周期中,在卵泡期BBT常从97℉升高至98℉,而在月经周期的黄体期BBT常高于98℉。如果没有受孕,在月经开始时BBT会很快降至基线。黄体期时体温升高的持续时间较短(少于11天)则可能提示黄体功能不足。

采用BBT检测排卵常不准确,可靠性较差。尽管排卵时BBT曲线基本上都是双相式,但也有一些女性排卵时BBT曲线为单相式,无法确定排卵的时间(87,88)。血清中黄体酮水平达到或超过5ng/ml时BBT曲线会发生变化,一般月经中期LH峰后1~5天左右,持续时间为排卵前一天至排卵后4天(89)。

血清黄体酮

测量血清中黄体酮水平是另一个间接确定发生排卵的方法。血中的黄体酮浓度在卵泡期一般低于1ng/ml,在LH峰开始12个小时以内开始升高,至排卵后7~8天达到峰值。血清黄体酮水平为3ng/ml时提示可能出现排卵(90)。检查是否排卵的最佳时机是黄体中期时黄体酮水平达到峰值时。考虑到正常的月经周期(21~35天)黄体期大约为13~16天,所以建议在下次月经来临前大约一周时检测黄体酮,而不是通常所推荐的在月经中期第21天进行检测。

在黄体中晚期，黄体酮的分泌呈阶段性，与 LH 波动式的释放相关联。黄体酮的血清水平可由 2.3ng/ml 极快地波动至 40.1ng/ml，常在几分钟内完成(91)。尽管存在这种现象，黄体中期时血清黄体酮的单相峰常作为排卵和黄体功能良好的一个指标。在自然月经周期时，黄体中期黄体酮水平低于 10ng/ml 时的单次周期妊娠率低于黄体酮水平高于 10ng/ml 时(92)。同样，黄体酮水平大于 10ng/ml 时子宫内膜的组织学表现常与月经周期的时相吻合(93)。

尿黄体素(LH)

接近月经中期时，优势卵泡产生了一次 LH 峰，导致雌激素水平上升。正常排卵发生于血清 LH 峰开始后 34～36 小时，大约是 LH 水平到达峰值后 10～12 小时。LH 峰的开始是预测即将到来的排卵最为可靠的指标，LH 峰持续时间相对较短，大约 48～50 小时(94)。LH 有短暂的半衰期，很快从尿中排出。

尿中 LH 浓度上升也提示月经周期有排卵。所有自测试剂盒(一般称为“排卵或 LH 预测试剂盒”)都是测定尿中的 LH，方法简便，尿易于收集。排卵多发生于尿中 LH 峰后 14～26 个小时，不会超过 48 小时(95)。尿首次阳性的第二天是性交或宫内受精的好时机。月经周期规律的女性，采用家庭 LH 检测可帮助确定未来周期中易于受孕的时期：排卵前五天及排卵当天(图 6.5)。

各产品的准确性、可靠性和易用性是不同的。家庭 LH 检测即使按照门诊常规操作也会出现超过 7% 的假阳性(96)。计划进行操作或想预测排卵的女性应再采用一种别的检测方法以确定排卵状况。

子宫内膜活检

子宫内膜活检是确定排卵的一种间接方法，其机制是黄体酮作用于子宫内膜所产生的生理影响。排卵后，黄体分泌的黄体酮使子宫内膜转变为分泌期。如果近期没有使用外源性黄体酮或人工合成的黄体酮，子宫内膜的分泌期暗示有排卵发生。

黄体期子宫内膜的形态学变化形式是可以预见的(97)。一般来说，在月经周期某一时期进行子宫内膜活检可根据组织学表现判断出子宫内膜的“日期”，如果子宫内膜的成熟度推迟超过两天则可诊断为黄体功能不全(LPD)。但是，该诊断标准的准确性、活检的时期、LPD 的流行情况以及 LPD 与不孕症之间的关系尚存争议。受孕女性的子宫内膜“超期”的比例很高，因此判断子宫内膜的组织学“日期”不适合作为不孕症的常规评价方法(98)。子宫内膜活检是一项有创性检查，只有当怀疑子宫内膜病变(如癌症、增生或慢性子宫内膜炎)时才建议使用。

文献报道黄体功能不全(LPD)可能是不孕症和早期妊娠丢失的一个原因。在临床工作中，LPD 被认为是一种疾病，是排卵功能异常的一种隐性表现形式。LPD 的特征为黄体期较短，伴有或不伴有黄体酮的分泌不足。确定子宫内膜的生理性日期并不是诊断 LPD 的有效方法，因为受孕女性的子宫内膜超期的发生频率很高。另外，黄体分泌黄体酮呈现波动性，难以对血清黄体酮浓度做出唯一、可靠的解释。LPD 最为客观和可靠的表现为黄体期短(少于 13 天)，黄体期的测定为检测到 LH 峰至月经来临之间的间隔天数。

新型的检测方法尚在研究之中，其原理为在推测的移植窗口时子宫内膜的蛋白质表达是不同的。这项技术可以可靠地判断子宫内膜方法及容受性，子宫内膜活检依然是评价不孕症女性的标准方法。

附加项目的评价

对没有排卵或排卵功能低下的女性进行附加项目的评价可以帮助确定其潜在的病因，并确定最适合的治疗方法。组织学检查、身体检查、评价卵泡刺激素(FSH)、甲状腺刺激素(TSH)及泌乳刺激素会确定那些最常见的闭经原因。虽然闭经的潜在因素很多，其主要的病例大致可分为四种情况：多囊卵巢综合征(PCOS)、下丘脑性闭经、高泌乳素血症和卵巢功能衰竭。检查血清中 TSH 和泌乳素可确定患有甲状腺疾病和(或)高泌乳素血症的女性。检查 TSH 可查出亚临床的无甲状腺疾病相关体征的甲状腺功能减低患者。甲状腺异常与早期妊娠失败有关。FSH 过高提示有卵巢功能衰竭的可能。多囊卵巢综合征(PCOS)和下丘脑性闭经的患者常表现为 FSH 正常或偏低。月经过少或闭经伴有雄激素增多体征的女性应考虑 PCOS 的可能。

对年龄超过 35 岁、只有单侧卵巢或有过卵巢手术史、对外源性促性腺激素反应低下、曾经接受过化疗或放疗，以及原因不明的不孕症女性可进行卵巢储备功能的评价，在月经第 3 天进行 FSH 或氯米芬枸橼酸盐的刺激性试验，其结果可提供重要的预后信息(对治疗方法的推荐有着非常重要的影响)。采用经阴道超声对窦卵泡进行计数也可有效地评价卵巢储备功能。经阴道超声可检出的小窦卵泡数量与卵巢对促性腺激素的反应呈直接相关(99,100)，对治疗方式的选择有帮助。文献不推荐使用血清抑制素 B 浓度作为卵巢储备功能的常规评估方法,因其分析方法的可靠性不足,且其预测值与临床资料常难以相符(101)。目前一项比较有希望的诊断指标为苗勒抑制物质(mullerian inhibiting substance,MIS),也称作抗苗勒激素(AMH)。与其他卵泡早期的指标如血清FSH、抑制素B、雌二醇等不同,MIS/AMH血清浓度作为指标具有以下潜在的优点:①MIS是最早随年龄变化的指标;②在月经周期中的波动幅度最小;③在月经周期之间的波动幅度最小;④在月经周期中可随时检测(102)。早期研究结果认为MIS是一项非常有希望的评价卵巢储备功能指标,如果建立了国际标准及可靠的MIS分析方法,则就可以在临床上广泛推广。

不论年龄大小以及其他导致不孕症的原因或采用何种治疗方式,卵巢储备功能下降的女性生殖预后较差。如果卵巢储备功能检查正常,则年龄就成为影响预后的重要因素。如果卵巢储备功能异常,医生能采取的最好的方式就是富有同情地以实相告。卵巢储备试验一般来说是可靠的,但不是说就没有例外。检查结果异常不能就认为不可能妊娠。除了那些显著异常的,检查结果只能作为预后信息的参考,帮助确定治疗方式以充分利用患者现有条件,而不是作为放弃治疗的依据。

解剖因素的评价

宫颈因素

性交过程中,男性精子存于阴道前段,很快与宫颈黏液相遇。宫颈黏液会将形态与运动不良的精子阻挡在外,射出的精子只有一小部分能够进入宫颈(103)。性交后试验(也称Sims-Hauser试验)作为不孕症夫妇基本检查的一部分已得以广泛应用。性交后试验用于确定精子数量和宫颈黏液的容受性,但在过去10年其意义尚存争议。在一项24个月的随机对照试验中将性交后试验异常的女性患者与试验正常的女性患者相比较(104),结果两组妊娠率未见差异。有关性交后试验的文献综述显示其敏感性为0.09~0.71,特异性为0.62~1.00,阳性预测值为0.56~1.00,阴性预测值0.25~0.75(105),据此可看出性交后试验的结果稳定性较差,试验缺乏统一的检查方法,缺乏界定正常的标准,可重复性也是未知。试验结果的判断具有主观性,判断者本人和不同判断者之间的随机误差较大。由于目前对不明原因不孕症患者采用的治疗方法(如超促排卵后进行宫腔内受精,或进行体外受精等)均可有效绕过宫颈病变带来的障碍,因此性交后试验的应用也受到了局限。

输卵管因素

输卵管腹膜因素(输卵管感染后受损、输卵管梗阻和盆腔粘连等)是已确定的最常见的不孕症病因,约30%~40%的不孕症夫妇存在此种情况。导致输卵管疾病的原因是多方面的,包括感染、盆腔手术以及子宫内膜异位症,但在某些病例难以确定病因。

盆腔感染性疾病(PID)是导致输卵管受损的主要病因。多数PID患者是由沙眼衣原体和(或)淋病双球菌感染所致。流行病学调查发现一半以上的PID患者是由沙眼衣原体引起的(106)。

子宫输卵管造影术(HSG)

HSG是评价输卵管通透性的传统的标准方法,该方法也能提供宫腔信息。HSG需要接触电离辐射和碘造影剂,检查过程易引起不适甚至疼痛。检查前30~60分钟使用非甾体抗炎药(NSAID)可减轻不适感。并发症少见但一旦发生则较严重。据报道约1%~4%的女性因检查而发生感染,若输卵管末端存在梗阻则感染的几率上升(大约10%)(107,108)。预防性使用抗生素(如强力霉素100mg,每日两次,连用5天,自检查前两天开始)可预防由于宫腔操作引起的感染。若非常规使用预防性抗生素,则当HSG显示输卵管扩张或末端梗阻时应该使用抗生素。

HSG可发现输卵管近端及远端的梗阻,确定疾病的严重程度,并能提供输卵管黏膜的信息。HSG检查时出现造影剂溢出或局部蓄积,则提示输卵管峡部的炎性结节、输卵管伞部闭锁或腹膜粘连。如果出现输卵管近端梗阻的表现则应进一步检查,以除外"输卵管痉挛"。检查患有巨大输卵管积水的患者时,如果检查过早停止则易出现假阳性,输卵管内的积水会冲淡造影剂浓度,易被误解为输卵管通畅的证据。

一篇最近的综合分析文章总结了所有有关HSG的研究,并与诊断性腹腔镜(目前公认的评价输卵管通透性的金标准)相比较,结果表明在典型的不孕症人群中,HSG诊断输卵管梗阻的敏感性为65%,特异性为83%(109),阳性预测值(即:HSG显示输卵管异常时,证实有输卵管梗阻的比例)为38%,阴性预测值(即:HSG显示为正常时输卵管证实为通畅的比例)为94%(110)。这些结果的临床意义非常重要,这意味着如果HSG报告为输卵管梗阻,则有高达62%的患者于腹腔镜检查中证实为输卵管通畅,而HSG认为输卵管通畅的患者则输卵管梗阻的可能性较小(6%)(109,110)。

采用宫腔镜选择性进行输卵管再通术可证实或排除由 HSG 诊断的输卵管近段梗阻,采用特制的导管也可进行输卵管再通术(111,112)。

腹腔镜

腹腔镜诊断不孕症尚存争议。腹腔镜为有创性检查,费用昂贵,通常不会改变不孕症夫妇的治疗,尤其是 HSG 结果正常的患者。在腹腔镜检查中采用稀释的靛胭脂或亚甲蓝对输卵管进行染色,这被认为是确定输卵管通畅或梗阻的最好的辅助检查方法,这种方法也用于其他诊断性操作中作为参考性检查方法。

与 HSG 相比,腹腔镜可提供其他的盆腔情况,包括盆腔/腹膜粘连、子宫内膜异位症以及输卵管疾病(图 6.6 和图 6.7),在操作过程中即可治疗一些疾病。但腹腔镜不像 HSG 那样能确定宫腔情况或输卵管内结构。对于那些具有典型的子宫内膜异位症表现和 HSG 显示输卵管有病变需要治疗的患者,特别是那些不能做 IVF 治疗的患者,应考虑进行腹腔镜检查。

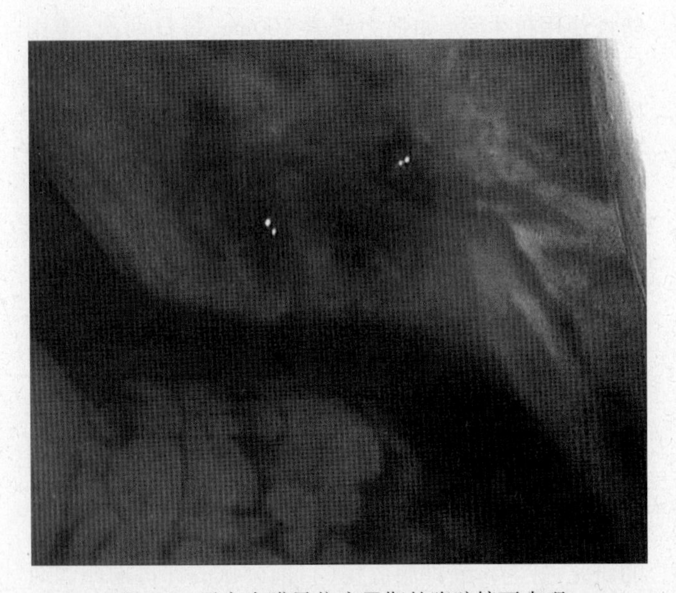

图 6.6 子宫内膜异位症Ⅲ期的腹腔镜下表现

子宫输卵管超声造影检查(HyCoSy)

HyCoSy 的发展为上述检查提供了另一种选择。HyCoSy 是一种超声造影技术,采用液体造影剂经宫腔注入输卵管。这是一种简单、廉价、快捷和痛苦小的检查方式,在正规的门诊即可进行。在经阴道超声检查过程中采用超声造影剂如 Echovist 可以对输卵管进行

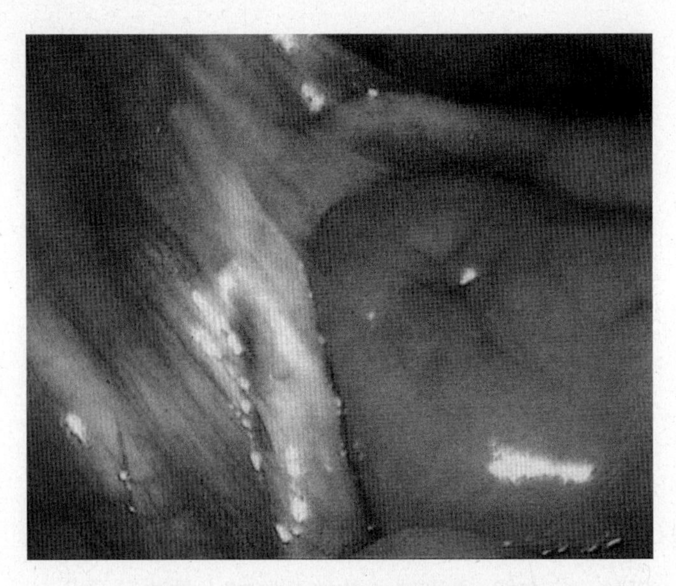

图 6.7 附件周围粘连的腹腔镜下表现

连续观察。Echovist 是一种半乳糖溶液,浓度为 20%,内含悬浮的半乳糖微颗粒,进行振荡后会产生悬浮的微小气泡。含有造影剂的液体通过输卵管,可被超声显示,从而判断输卵管的通透性。有几个研究小组将 HyCoSy 影像和 HSG 或腹腔镜检查结果进行了比较。与 HSG 相比两者在宫腔及输卵管通透性的判断结果相似(113 ~ 115)。如果患者在进行盆腔超声检查同时进行输卵管通透性的检查对不孕症的病因判断是有益的(115,116)。

衣原体抗体检查

女性输卵管疾病的病因主要是衣原体感染,血清衣原体抗体检查(CAT)是筛查输卵管性不孕症的方法之一(117)。与腹腔镜的筛查相比,该方法费用低廉且无创。

血清衣原体抗体的检查是筛检输卵管性不孕症的一种简单且经济的方法,其预测值与免疫球蛋白 G 的滴度的截点选择及输卵管性不孕症的诊断标准有关(CAT 判断输卵管末端的病变比较准确)。CAT 在评价不孕症方面的作用尚未完全明了,医生面对阳性结果应考虑输卵管病变的可能性,但不应该对所有阳性患者均进行腹腔镜检查。

子宫因素

子宫输卵管造影术(HSG)

HSG 可确定宫腔形态及大小,它提供的图像足以诊断大多数先天性发育异常(但单独靠 HSG 难以鉴别子宫纵隔和双角子宫)和获得性异常(黏膜下肌瘤、子

宫内膜息肉以及宫腔粘连）等对生育具有潜在影响的病变(118)(图6.8)。HSG发现异常后还需进行腹腔镜、宫腔镜或其他影像学检查（超声或磁共振）等进一步评价。

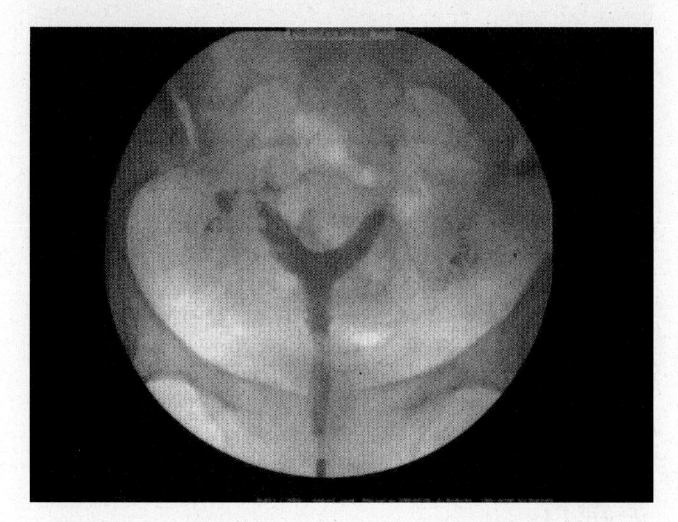

图6.8 子宫输卵管造影术显示子宫不全纵隔

超声子宫造影

超声子宫造影检查时将无菌水或盐水注入宫腔，并使用经阴道超声观察宫腔的形态及大小，可敏感地诊断息肉、黏膜下肌瘤和粘连(119)(图6.9和图6.10)。与HSG相比，超声子宫造影的诊断准确率要优于HSG，而且超声子宫造影还能附带发现盆腔的病变，诸如附件区肿块、子宫肌瘤、腺肌瘤和输卵管积水等。如果结合3D超声技术，超声子宫造影对子宫发育异常的诊断准确率与MRI相当(120)。

宫腔镜

宫腔镜是评价宫腔和确定相关病变的最终手段(图6.11)。由于宫腔镜操作是在手术室中进行的，其费用昂贵且为介入性检查，所以大多数情况下，只有当其他低介入性检查（如HSG、超声子宫造影）发现病变需要进一步检查和治疗时才会考虑到宫腔镜手术。然而，正规宫腔镜的直径很小(<3.4mm)，易于弯曲，采用生理盐水或CO_2膨宫后可以对宫腔进行快速、有效的评价，患者也易于耐受。

磁共振成像(MRI)

超声可作为盆腔病变的筛查手段，但有时超声的诊断是非特异性的，MRI可帮助确定病变的性质。MRI提供三维的解剖细节，确定组织的性质。MRI能确定副中肾管的发育畸形，而且在大多数情况下能够区分腺肌瘤与肌瘤(图6.12)。

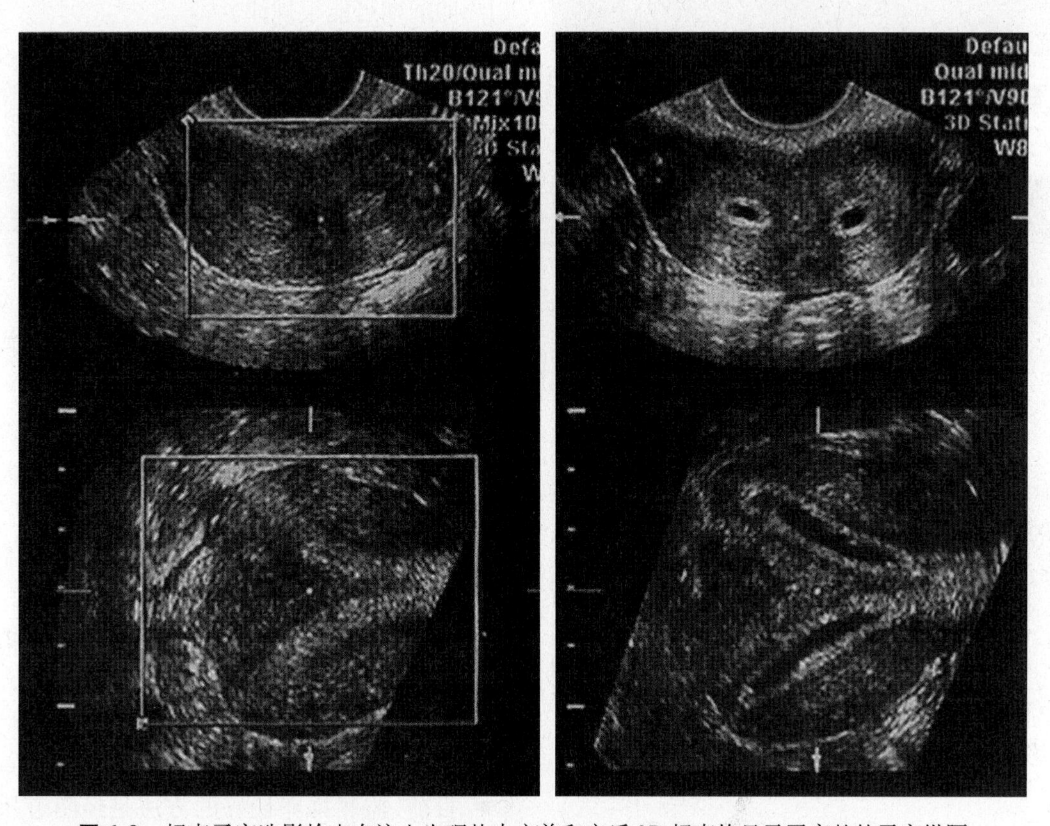

图6.9 超声子宫造影检查在注入生理盐水之前和之后3D超声均显示了完整的子宫纵隔

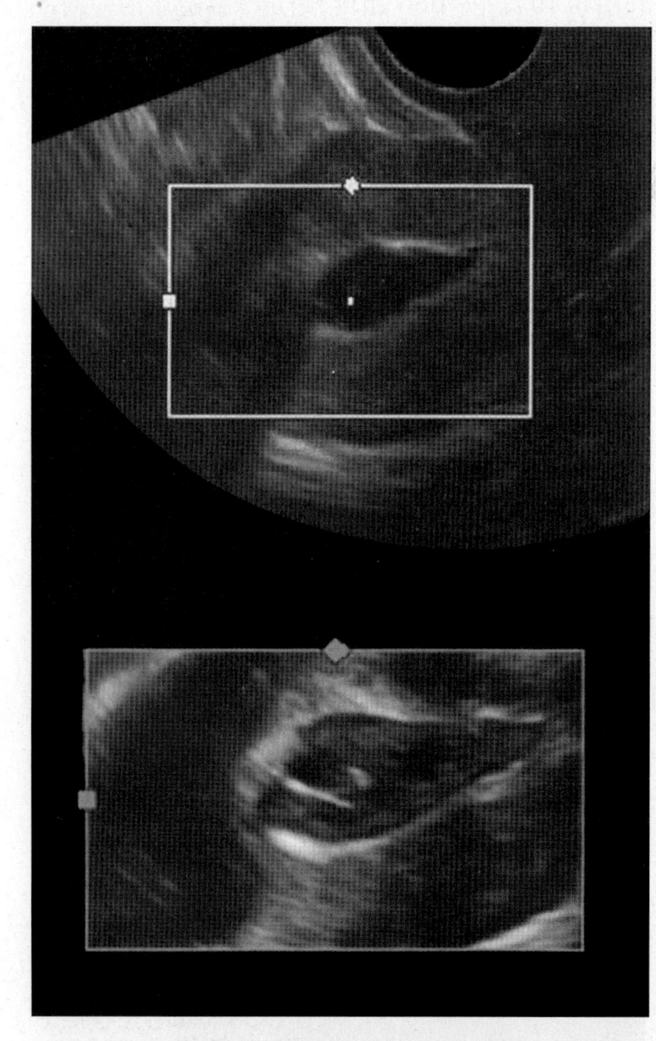

图 6.10 超声子宫造影显示宫腔粘连

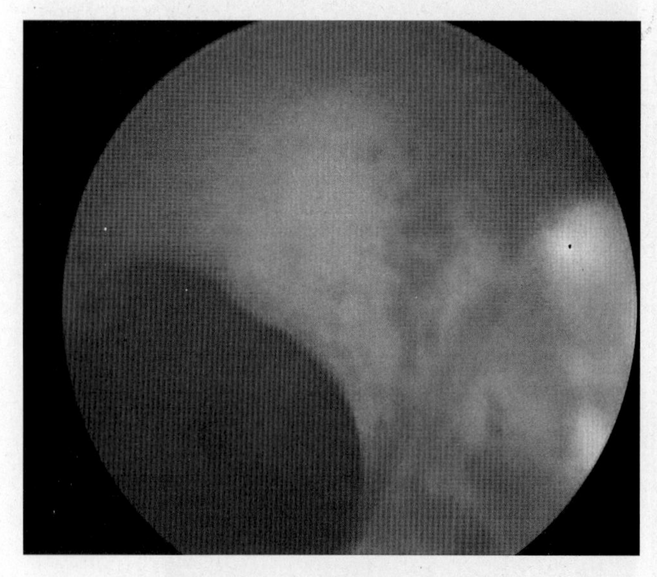

图 6.11 宫腔镜显示患者有子宫纵隔

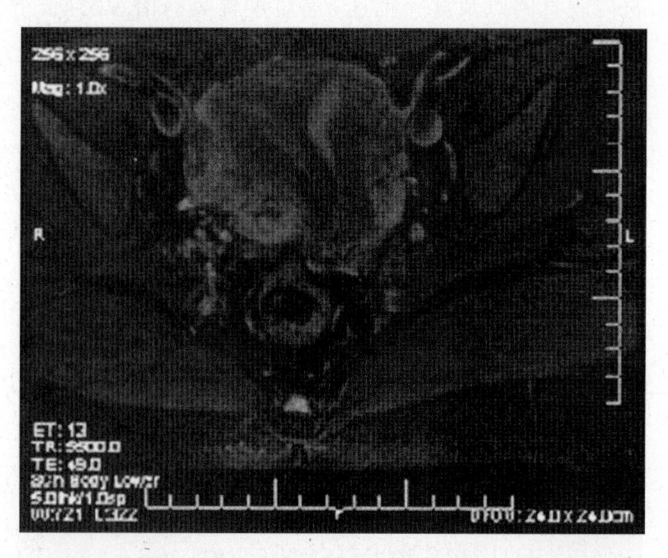

图 6.12 MRI 显示一完整的子宫纵隔

关键点

- 自 1965 年起不孕症患病率没有明显的变化，但统计学显示民众生育时间推迟，未生育的大龄妇女数量持续增加。
- 年龄是影响女性生育的最重要因素。女性绝经期的若干年以前生育能力即开始下降，尽管此时的排卵周期可能很规律。
- 在进行不孕症诊断中，须将夫妇双方作为一个整体加以考虑，因为每一方都是不孕症原因的一个组成部分。
- 在病史询问过程中应注意保护患者隐私，以便能发现不孕症的相关信息，如果配偶在场患者也许不愿意谈及自己或对方的问题。
- 在诊断女性不孕症病因时应对涉及生殖生理的每个环节进行评价，包括宫颈、子宫、内膜、卵巢功能、输卵管以及腹膜情况。
- 吸烟对男性和女性的生育能力均有损害，女性吸烟者的不孕症患病率是不吸烟女性的 1.6 倍。
- 女性妊娠期应避免或尽量减少饮酒，已知酒精与一组特征性的胎儿异常有关，即胎儿酒精谱系障碍（FASD）。
- 对于不孕症夫妇检查的第一步应进行精液分析，通常有 50% 的不孕症夫妇会出现异常。
- 大约 15% 的不孕症夫妇和 40% 的不孕女性会出现排卵异常。
- 目前，监测排卵最好的方法是经阴道超声检查，可观察优势卵泡的生长，提供排卵的间接证据，通过观察卵泡的塌陷、子宫直肠陷窝内的液体、卵泡边界模糊以及内部回声的变化以确定黄体的形成。

- 输卵管和腹膜因素是女性不孕症最常见的原因，影响了大约30% ~40%的不孕症夫妇。
- 子宫输卵管造影术是评价输卵管通畅性的经典且标准的方法，可提供宫腔信息。
- 子宫超声造影术可对宫腔进行较为准确的评价，能够敏感地发现子宫内膜息肉、黏膜下肌瘤和宫腔粘连。
- 宫腔镜是评价宫腔状况和宫腔疾病的最终诊断方法。
- 腹腔镜是判断不孕症病因的一线方法，因为不孕症的病因是持续变化的。目前认为不孕症检查结果和子宫输卵管造影术（HSG）结果正常的患者可以进行诱导排卵，经过至少3个月的治疗尚不能怀孕者可以进行腹腔镜检查。

参考文献

1. Chandra A, Martinez GM, Mosher WD, Abma JC, Jones J. Fertility, family planning, and reproductive health of U.S. women: data from the 2002 National Survey of Family Growth. Vital Health Stat 23 2005;(25):1–160.
2. Mosher WD, Bachrach CA. Understanding U.S. fertility: continuity and change in the National Survey of Family Growth, 1988–1995. *Fam Plann Perspect* 1996;28:4–12.
3. Hamilton BE, Miniño AM, Martin JA, Kochanek KD, Strobino DM, Guyer B. Annual summary of vital statistics: 2005. *Pediatrics* 2007;119:345–60.
4. National Center for Health Statistics. Vital statistics of the United States, 1968, vol. I natality. U.S. Department of Health, Education, and Welfare. Public Health Service. Rockville, MD. 1970. Available from: http://www.cdc.gov/nchs/data/vsus/vsus_1968_1.pdf.
5. Wilcox AJ, Weinberg CR, O'Connor JF, Baird DD, Schlatterer JP, Canfield RE, Armstrong EG, Nisula BC. Incidence of early loss of pregnancy. *N Engl J Med* 1988;319:189–94.
6. Zinaman MJ, Clegg ED, Brown CC, O'Connor J, Selevan SG. Estimates of human fertility and pregnancy loss. *Fertil Steril* 1996;65:503–9.
7. Edmonds DK, Lindsay KS, Miller JF, Williamson E, Wood PJ. Early embryonic mortality in women. *Fertil Steril* 1982;38:447–53.
8. Hertig AT, Rock J. Series of potentially abortive ova recovered from fertile women prior to the first missed menstrual period. *Am J Obstet Gynecol* 1949;58:968–93.
9. Stein ZA. A woman's age: childbearing and child rearing. *Am J Epidemiol* 1985;121:327–42.
10. Hassold T, Chiu D. Maternal age-specific rates of numerical chromosome abnormalities with special reference to trisomy. *Hum Genet* 1985;70:11–17.
11. Warburton D, Kline J, Stein Z, Strobino B. Cytogeneic abnormalities in spontaneous abortions of recognized conceptions. In: Porter IH, ed. *Perinatal Genetics: Diagnosis and Treatment*, Academic Press, New York, 1986. 133 pp.
12. Tietze C. Reproductive span and rate of reproduction among Hutterite women. *Fertil Steril* 1957;8:89–97.
13. Schwartz D, Mayaux MJ. Female fecundity as a function of age: results of artificial insemination in 2193 nulliparous women with azoospermic husbands. Federation CECOS. *N Engl J Med* 1982;306:404–10.
14. Menken J, Trussell J, Larsen U. Age and infertility. *Science*. 1986;233:1389–94.
15. Kidd SA, Eskenazi B, Wyrobek AJ. Effects of male age on semen quality and fertility: a review of the literature. *Fertil Steril* 2001;75:237–48.
16. Centers for Disease Control and Prevention, American Society for Reproductive Medicine, Society for Assisted Reproductive Technology. 2005 Assisted Reproductive Technology Success Rates: National Summary and Fertility Clinic Reports, Atlanta: Centers for Disease Control and Prevention; 2007.
17. Munné S, Alikani M, Tomkin G, Grifo J, Cohen J. Embryo morphology, developmental rates, and maternal age are correlated with chromosome abnormalities. *Fertil Steril* 1995;64:382–91.
18. Battaglia DE, Goodwin P, Klein NA, Soules MR. Influence of maternal age on meiotic spindle assembly in oocytes from naturally cycling women. *Hum Reprod* 1996;11:2217–22.
19. Platteau P, Staessen C, Michiels A, Van Steirteghem A, Liebaers I, Devroey P. Preimplantation genetic diagnosis for aneuploidy screening in women older than 37 years. *Fertil Steril* 2005;84:319–24.
20. Benadiva CA, Kligman I, Munné S. Aneuploidy 16 in human embryos increases significantly with maternal age. *Fertil Steril* 1996;66:248–55.
21. Pellestor F, Andréo B, Arnal F, Humeau C, Demaille J. Maternal aging and chromosomal abnormalities: new data drawn from in vitro unfertilized human oocytes. *Hum Genet* 2003;112:195–203.
22. Nybo Andersen AM, Wohlfahrt J, Christens P, Olsen J, Melbye M. Maternal age and fetal loss: population based register linkage study. *BMJ* 2000;320:1708–12.
23. Setter SM, Corbett C, Gates BJ, Terriff C, Johns CA, Sclar DA, et al. Nonsteroidal anti-inflammatory drugs: The need for assessment and education. *Home Care Provid* 2001;6:100–5.
24. Brooks P. Use and benefits of nonsteroidal anti-inflammatory drugs. *Am J Med* 1998;104:9–13S.
25. Hernandez-Diaz S, Garcia-Rodriguez LA. Epidemiologic assessment of the safety of conventional nonsteroidal anti-inflammatory drugs. *Am J Med* 2001;110(Suppl. 3A):20–7S.
26. Li DK, Liu L, Odouli R. Exposure to non-steroidal anti-inflammatory drugs during pregnancy and risk of miscarriage: population based cohort study. *BMJ* 2003;327:368.
27. LeMaire W, Linder R, Marsh J. Pre and postovulatory changes of prostaglandins in rat Graffian follicles. *Prostaglandins* 1975;9:221–9.
28. Armstrong D, Grinwich D. Blockade of spontaneous LH-induced ovulation in rats by indomethacin, an inhibitor of prostaglandin synthesis. *Prostaglandins* 1972;1:21–8.
29. Duffy DM, Stouffer RL. Progesterone receptor messenger ribonucleic acid in the primate corpus luteum during the menstrual cycle: possible regulation by progesterone. *Endocrinology* 1995;136:1869–76.
30. Vane JR, Bakhle YS, Botting RM. Cyclooxygenases 1 and 2. *Annu Rev Pharmacol Toxicol* 1998;38:97–120.
31. Wong WYL, Richards JS. Evidence for two antigenically distinct molecular weight variants of prostaglandin H synthase in the rat ovary. *Mol Endocrinol* 1991;5:1269–79.
32. Lim H, Paria BC, Das SK, et al. Multiple female reproductive failures in cyclooxygenase 2-deficient mice. *Cell* 1997;91:197–208.
33. Dawood MY. Nonsteroidal antiinflammatory drugs and reproduction. *Am J Obstet Gynecol* 1993;169:1255–65.
34. Ahlborg G, Hogstedt C, Bodin L, Bárány S. Pregnancy outcome among working women. *Scand J Work Environ Health* 1989;15:227–33.

35. Klebanoff MA, Shiono PH, Rhoads GG. Outcomes of pregnancy in a national sample of resident physicians. *N Engl J Med* 1990; 323:1040–5.
36. Stücker I, Caillard JF, Collin R, Gout M, Poyen D, Hemon D. Risk of spontaneous abortion among nurses handling antineoplastic drugs. *Scand J Work Environ Health* 1990;16:102–7.
37. Kyyronen P, Taskinen H, Lindbohm M-L, Hemminki K, Heinonen OP. Spontaneous abortions and congenital malformations among women exposed to tetrachloroethylene in dry cleaning. *J Epidemiol Comm Health* 1989;43:346–51.
38. Plenge-Bomig A, Karmaus W. Exposure to toluene in the printing industry is associated with subfecundity in women but not in men. *Occup Environ Med* 1999;56:443–8.
39. Rowland AS, Baird D, Shore D, Weinburg C, Savitz D, Wilcox A. Nitrous oxide and spontaneous abortion in female dental assistants. *Am J Epidemiol* 1995;141:531–8.
40. Augood C, Duckitt K, Templeton AA. Smoking and female infertility: systematic review and meta-analysis. *Hum Reprod* 1998; 13:1532–9.
41. El-Nemr A, Al-Shawaf T, Sabatini L, Wilson C, Lower AM, Grudzinskas JG. Effect of smoking on ovarian reserve and ovarian stimulation in in-vitro fertilization and embryo transfer. *Hum Reprod* 1998;13:2192–8.
42. Bolumar F, Olsen I, Boldsen J. Smoking reduces fecundity: a European multicenter study on infertility and subfecundity. The European Study Group on Infertility and Subfecundity. *Am J Epidemiol* 1996;143:578–87.
43. Chia SE, Tay SK, Lim ST. What constitutes a normal semen analysis? Semen parameters of 243 fertile men. *Hum Reprod* 1998;13:3394–8.
44. Olsen J, Bolumar F, Boldsen J, Bisanti L. Does moderate alcohol intake reduce fecundability? A European multicenter study on infertility and subfecundity. European Study Group on Infertility and Subfecundity. *Alcohol Clin Exp Res* 1997;21:206–12.
45. Jensen TK, Hjollund NH, Henriksen TB, Scheike T, Kolstad H, Giwercman A, Ernst E, Bonde JP, Skakkebaek NE, Olsen J. Does moderate alcohol consumption affect fertility? Follow up study among couples planning first pregnancy. *Br Med J* 1998;317: 505–10.
46. Juhl M, Andersen A, Grønbaek M, Olsen J. Moderate alcohol consumption and waiting time to pregnancy. *Hum Reprod* 2001;12:2705–09.
47. Jones KL, Chambers CD, Hill LL, Hull AD, Riley EP. Alcohol use in pregnancy: inadequate recommendations for an increasing problem. *BJOG* 2006;113:967–8.
48. US Surgeon General. Urges women who are pregnant or who may become pregnant to abstain from alcohol. (www.surgeongeneral.gov/pressreleases/sg02222005.html) Press release Feb 21, 2005.
49. Axmon A, Rylander L, Lillienberg L, Albin M, Hagmar L. Fertility among female hairdressers. *Scand J Work Environ Health* 2006;32: 51–60.
50. Zhu JL, Vestergaard M, Hjollund NH, Olsen J. Pregnancy outcomes among female hairdressers who participated in the Danish National Birth Cohort. *Scand J Work Environ Health* 2006;32: 61–6.
51. Kersemaekers WM, Roelevend N, Zielhuis GA. Reproductive disorders due to chemical exposures among hairdressers. *Scand J Work Environ Health* 1995;27:699–713.
52. Grodstein F, Goldman MB, Cramer DW. Body mass index and ovulatory infertility. *Epidemiology* 1994;5:247–50.
53. Al-Azemi M, Omu FE, Omu AE. The effect of obesity on the outcome of infertility management in women with polycystic ovary syndrome. *Arch Gynecol Obstet* 2004;270:205–10.
54. Norman RJ, Noakes M, Wu R, Davies MJ, Moran L, Wang JX. Improving reproductive performance in overweight/obese women with effective weight management. *Hum Reprod Update* 2004;10:267–80.
55. Koloszar S, Daru J, Kereszturi A, Zavaczki Z, Szollosi J, Pal A. Effect of female body weight on efficiency of donor AI. *Arch Androl* 2002;48:323–7.
56. Lintsen AM, Pasker-de Jong PC, de Boer EJ, Burger CW, Jansen CA, Braat DD, et al. Effects of subfertility cause, smoking and body weight on the success rate of IVF. *Hum Reprod* 2005;20: 1867–75.
57. Wang JX, Davies MJ, Norman RJ. Obesity increases the risk of spontaneous abortion during infertility treatment. *Obes Res* 2002;10:551–4.
58. Lashen H, Fear H, Sturdee D. Obesity is associated with increased risk of first trimester and recurrent miscarriage: matched case control study. *Hum Reprod* 2004;19:1644–6.
59. Bellver J, Rossal LP, Bosch E, Zúñiga A, Corona JT, Meléndez F, Gómez E, Simón C, Remohí J, Pellicer A. Obesity and the risk of spontaneous abortion after oocyte donation. *Fertil Steril* 2003; 79:1136–40.
60. Bellver J, Melo MB, Bosch E, Serra V, Remohi J, Pellicer A. Obesity and poor reproductive outcome: the potential role of endometrium. *Fertil Steril* 2007;88:446–451.
61. Styne-Gross A, Elkind-Hirsch K, Scott Jr RT. Obesity does not impact implantation rates or pregnancy outcome in women attempting conception through oocyte donation. *Fertil Steril* 2005;83:1629–34.
62. Hall LF, Neubert AG. Obesity and pregnancy. *Obstet Gynecol Surv* 2005;60:253–60.
63. Falsetti L, Pasinetti E, Mazzani MD, Gastaldi A. Weight loss and menstrual cycle: clinical and endocrinological evaluation. *Gynecol Endocrinol* 1992;6:49–56.
64. Kumar A, Mittal S, Buckshee K, Farooq A. Reproductive functions in obese women. *Prog Food Nutr Sci* 1993;17:89–98.
65. Clark AM, Ledger W, Galletly C, Tomlinson L, Blaney F, Wang X, Norman RJ. Weight loss results in significant improvement in pregnancy and ovulation rates in anovulatory obese women. *Hum Reprod* 1995;10:2705–12.
66. Galletly C, Clark A, Tomlinson L, Blaney F. Improved pregnancy rates for obese, infertile women following a group treatment program. An open pilot study. *Gen Hosp Psychiat* 1996;18:192–5.
67. Hollmann M, Runnebaum B, Gerhard I. Effects of weight loss on the hormonal profile in obese, infertile women. *Hum Reprod* 1996;11:1884–91.
68. Norman RJ, Clark AM. Obesity and reproductive disorders: a review. *Reprod Fertil Dev* 1998;10:55–63.
69. Bolumar F, Olsen J, Rebagliato M, Bisanti L. Caffeine intake and delayed conception: a European multicenter study on infertility and subfecundity. *Am J Epidemiol* 1997;145:324–34.
70. Stanton CK, Gray RH. Effects of caffeine consumption on delayed conception. *Am J Epidemiol* 1995;142:1322–9.
71. Hakim RB, Gray RH, Zacur H. Alcohol and caffeine consumption and decreased fertility. *Fertil Steril* 1998;70:632–7.
72. Sachse C, Brockmoller J, Bauer S, Roots I. Functional significance of a C→A polymorphism in intron 1 of the cytochrome P450 CYP1A2 gene tested with caffeine. *Br J Clin Pharmacol* 1999;47:445–9.
73. Signorello LB, Nordmark A, Granath F, Blotm WJ, McLaughlin JK, Anneren G, Lundgren S, Ekbom A, Rane A, Cnattingius S. Caffeine metabolism and the risk of spontaneous abortion of normal karyotype fetuses. *Obstet Gynecol* 2001;98:1059–66.
74. Sata F, Yamada H, Suzuki K, Saijo Y, Kato EH, Morikawa M, Minakami H, Caffeine intake, Kishi R. CYP1A2 polymorphism and the risk of recurrent pregnancy loss. *Mol Hum Reprod* 2005; 11:357–60.
75. American Society for Reproductive Medicine Practice Committee Opinion. Optimal evaluation of the infertile female. *Fertil Steril* 2006;86(Suppl. 4):S264–7.
76. Mosher WD, Pratt WF. Fecundity and infertility in the United States: incidence and trends. *Fertil Steril* 1991;56:192–3.
77. Wilcox AJ, Weinberg CR, Baird DD. Timing of sexual inter-

course in relation to ovulation. Effects on the probability of conception, survival of the pregnancy, and sex of the baby. *N Engl J Med* 1995;333:1517–21.
78. de Crespigny LC, O'Herlihy C, Robinson HP. Ultrasonic observation of the mechanism of human ovulation. *Am J Obstet Gynecol* 1981;139:636–9.
79. Ecochard R, Marret H, Rabilloud M, Bradaï R, Boehringer H, Girotto S, Barbato M. Sensitivity and specificity of ultrasound indices of ovulation in spontaneous cycles. *Eur J Obstet Gynecol Reprod Biol* 2000;91:59–64.
80. Killick S, Elstein M. Pharmacologic production of luteinized unruptured follicles by prostaglandin synthetase inhibitors. *Fertil Steril* 1987;47:773–7.
81. Marik J, Hulka J. Luteinized unruptured follicle syndrome: a subtle cause of infertility. *Fertil Steril* 1978;29:270–4.
82. Smith G, Roberts R, Hall C, Nuki G. Reversible ovulatory failure associated with the development of luteinized unruptured follicles in women with inflammatory arthritis taking non-steroidal anti-inflammatory drugs. *Br J Rheumatol* 1996;35:458–62.
83. Qublan H, Amarin Z, Nawasreh M, Diab F, Malkawi S, Al-Ahmad N, Balawneh M. Luteinized unruptured follicle syndrome: incidence and recurrence rate in infertile women with unexplained infertility undergoing intrauterine insemination. *Hum Reprod* 2006;21:2110–3.
84. Katz E. The luteinized unruptured follicle and other ovulatory dysfunctions. *Fertil Steril* 1988;50:839–50.
85. Pall M, Fridén BE, Brännström M. Induction of delayed follicular rupture in the human by the selective COX-2 inhibitor rofecoxib: a randomized double-blind study. *Hum Reprod* 2001;16:1323–8.
86. Mendonça LL, Khamashta MA, Nelson-Piercy C, Hunt BJ, Hughes GR. Non-steroidal anti-inflammatory drugs as a possible cause for reversible infertility. *Rheumatology* 2000;39:880–2.
87. Luciano AA, Peluso J, Koch EI, Maier D, Kuslis S, Davison E. Temporal relationship and reliability of the clinical, hormonal, and ultrasonographic indices of ovulation in infertile women. *Obstet Gynecol* 1990;75:412–16.
88. Guermandi E, Vegetti W, Bianchi MM, Uglietti A, Ragni G, Crosignani P. Reliability of ovulation tests in infertile women. *Obstet Gynecol* 2001;97:92–6.
89. Andersen AG, Als-Nielsen B, Hornnes PJ, Franch Andersen L. Time interval from human chorionic gonadotrophin (HCG) injection to follicular rupture. *Hum Reprod* 1995;10:3202–5.
90. Wathen NC, Perry L, Lilford RJ, Chard T. Interpretation of single progesterone measurement in diagnosis of anovulation and defective luteal phase: observations on analysis of the normal range. *Br Med J* 1984;288:7–9.
91. Filicori M, Butler JP, Crowley WF Jr. Neuroendocrine regulation of the corpus luteum in the human. Evidence for pulsatile progesterone secretion. *J Clin Invest* 1984;73:1638–47.
92. Hull MG, Savage PE, Bromham DR, Ismail AA, Morris AF. The value of a single serum progesterone measurement in the midluteal phase as a criterion of a potentially fertile cycle ("ovulation") derived form treated and untreated conception cycles. *Fertil Steril* 1982;37:355–60.
93. Jordan J, Craig K, Clifton DK, Soules MR. Luteal phase defect: the sensitivity and specificity of diagnostic methods in common clinical use. *Fertil Steril* 1994;62:54–62.
94. Hoff JD, Quigley ME, Yen SS. Hormonal dynamics at midcycle: a reevaluation. *J Clin Endocrinol Metab* 1983;57:792–6.
95. Miller PB, Soules MR. The usefulness of a urinary LH kit for ovulation prediction during menstrual cycles of normal women. *Obstet Gynecol* 1996;87:13–17.
96. McGovern PG, Myers ER, Silva S, Coutifaris C, Carson SA, Legro RS, Schlaff WD, Carr BR, Steinkampf MP, Giudice LC, Leppert PC, Diamond MP; NICHD National Cooperative Reproductive Medicine Network. Absence of secretory endometrium after false-positive home urine luteinizing hormone testing. *Fertil Steril* 2004;82:1273–7.
97. Noyes RW, Hertig AW, Rock J. Dating the endometrial biopsy. *Fertil Steril* 1950;1:3.
98. Coutifaris C, Myers ER, Guzick DS, Diamond MP, Carson SA, Legro RS, McGovern PG, Schlaff WD, Carr BR, Steinkampf MP, Silva S, Vogel DL, Leppert PC; NICHD National Cooperative Reproductive Medicine Network. Histological dating of timed endometrial biopsy tissue is not related to fertility status. *Fertil Steril* 2004;82:1264–72.
99. Chang MY, Chiang CH, Hsieh TT, Soong YK, Hsu KH. Use of antral follicle count to predict the outcome of assisted reproductive technologies. *Fertil Steril* 1998;69:505–10.
100. Frattarelli JL, Lauria-Costab DF, Miller BT, Bergh PA, Scott RT. Basal antral follicle number and mean ovarian diameter predict cycle cancellation and ovarian responsiveness in assisted reproductive technology cycles. *Fertil Steril* 2000;74:512–17.
101. Corson SL, Gutmann J, Batzer FR, Wallace H, Klein N, Soules MR. Inhibin-B as a test of ovarian reserve for infertile women. *Hum Reprod* 1999;14:2818–21.
102. Seifer DB, Maclaughlin DT. Mullerian inhibiting substance is an ovarian growth factor of emerging clinical significance. *Fertil Steril* 2007;88:539–46.
103. Suarez SS, Pacey AA. Sperm transport in the female reproductive tract. *Hum Reprod Update* 2006;12:23–37.
104. Oei SG, Helmerhorst FM, Bloemenkamp KW, Hollants FA, Meerpoel DE, Keirse MJ. Effectiveness of the postcoital test: randomised controlled trial. *BMJ* 1998;317:502–5.
105. Griffith CS, Grimes DA. The validity of the postcoital test. *Am J Obstet Gynecol* 1990;162:615–20.
106. Paavonen J, Lehtinen M. Chlamydial pelvic inflammatory disease. *Hum Reprod Update* 1996;2:519–29.
107. Forsey JP, Caul EO, Paul ID, Hull MG. Chlamydia trachomatis, tubal disease and the incidence of symptomatic and asymptomatic infection following hysterosalpingography. *Hum Reprod* 1990;5:444–7.
108. Pittaway DE, Winfield AC, Maxson W, Daniell J, Herbert C, Wentz AC. Prevention of acute pelvic inflammatory disease after hysterosalpingography: efficacy of doxycycline prophylaxis. *Am J Obstet Gynecol* 1983;147:623–6.
109. Swart P, Mol BW, van der Veen F, van Beurden M, Redekop WK, Bossuyt PM. The accuracy of hysterosalpingography in the diagnosis of tubal pathology: a meta-analysis. *Fertil Steril* 1995;64:486–91.
110. Evers JL, Land JA, Mol BW. Evidence-based medicine for diagnostic questions. *Semin Reprod Med.* 2003;21:9–15.
111. Thumond AS. Selective salpingography and fallopian tube recanalization. *Am J Roentgenol* 1991;56:33–8.
112. Osada H, Kiyoshi Fujii T, Tsunoda I, Tsubata K, Satoh K, Palter SF. Outpatient evaluation and treatment of tubal obstruction with selective salpingography and balloon tuboplasty. *Fertil Steril* 2000;73:1032–6.
113. Campbell S, Bourne TH, Tan SL, Collins WP. Hysterosalpingo contrast sonography (HyCoSy) and its future role within the investigation of infertility in Europe. *Ultrasound Obstet Gynecol.* 1994;4:245–53.
114. Exacoustos C, Zupi E, Carusotti C, Lanzi G, Marconi D and Arduini D. Hysterosalpingo-contrast sonography compared with hysterosalpingography and laparoscopic dye pertubation to evaluate tubal patency. *J Am Assoc Gynecol Laparosc* 2003;10:367–72.
115. Strandell A, Bourne T, Bergh C, Granberg S, Thorburn J, Hamberger L. A simplified ultrasound based infertility investigation protocol and its implications for patient management. *J Assist Reprod Genet* 2000;17:87–92.
116. Strandell A, Bourne T, Bergh C, Granberg S, Asztely M, Thorburn J. The assessment of endometrial pathology and tubal patency: a comparison between the use of ultrasonography and X-ray hysterosalpingography for the investigation of

infertility patients. *Ultrasound Obstet Gynecol.* 1999;14:200–4.
117. Land JA, Evers JL, Goossens VJ. How to use Chlamydia antibody testing in subfertility patients. *Hum Reprod* 1998;13: 1094–8.
118. Badawy S. Hysterosalpingography. In Rizk B (ed) *Ultrasonography in reproductive medicine and infertility.* Cambridge; United Kingdom. Cambridge University Press 2008, (in press).
119. Brown W and Shwayder J. Sonohysterography. In Rizk B (ed) *Ultrasonography in reproductive medicine and infertility.* Cambridge; United Kingdom. Cambridge University Press 2008, (in press).
120. Garcia Velasco JA. Ultrasonography of endometriosis. In Rizk B (ed) *Ultrasonography in reproductive medicine and infertility.* Cambridge; United Kingdom. Cambridge University Press 2008, (in press).

■ 第7章 ■

生　殖　镜

A. Watrelot

生殖医学目前主要采用非手术疗法。这有几个原因:第一,IVF 的成功范例减少了手术需求,特别是输卵管手术;其次,自 1986 年起借助超声技术收集卵细胞,不再需要手术操作。

事实上,不进行腹腔镜手术而直接进行 IVF 是一个重大进步,但由此产生的结果是生殖手术目前也在逐渐退出在诊断范围中的应用。因此,我们现在常使用非创伤性方法,如子宫输卵管造影术(HSG)和超声来检测生殖系统的疾病。

根据相关报道,仅靠非手术方法诊断可产生 20% 到 40% 的假阴性。Swart 等(1)在一篇综合分析中提出子宫输卵管造影术在敏感度约为 0.65,而特异性为 0.83,从而得出结论,子宫输卵管造影术不适合子宫附件粘连的评价。

腹腔镜则被认为是输卵管腹膜不孕症诊断的金标准。然而,目前腹腔镜经常在没有明显病理表现的情况下使用。不幸的是,腹腔镜可能会造成很严重的损伤,如最近,在法国报道的腹腔镜事故,其中,有 6 例是关于诊断性腹腔镜中所造成的严重损伤(2)。这些损伤包括,未能及时使用腹腔镜,从而对患者的情况作出错误的判断,并在错误的诊断下实行 IVF 操作;或者是对大量正常人实施腹腔镜检查时忽略其潜在危险。

其他诊断操作,如子宫输卵管造影术或是输卵管镜,目前尚没有证据显示可以进行治疗。后穹隆镜检查也许是一个可选的方法,但是早在 20 世纪 70 年代被淘汰。最新的研究包括,使用仰卧姿(3),水化漂浮作用(4),经阴道注水腹腔镜,后者经证实可以获得良好的盆腔视野[Gordts 和同事(5,6)]。

根据这些基础工作,我们定义生殖镜为[Watrelot 等,1997—1999,(7 ~ 9)],一种组合操作,在同一场合,在局麻下同时使用经阴道注水盆腔检查、染色实验、输卵管镜、显微输卵管镜,最后使用子宫镜。

操作技巧

进行生殖镜操作之前,首先要进行详细的妇科阴道检查。这个检查将排除子宫直肠陷窝病患,如阴道直肠隔膜结节,或是位置固定的后屈子宫。这些是生殖镜的禁忌。

当子宫后壁有子宫内膜组织异位症时,直肠与阴道后穹隆的距离变近,增加了套管插入过程中刺伤直肠的风险。对于后屈位子宫患者,由于子宫直肠陷窝没有空间,在穿刺过程中易发生损伤。

操作过程中,可使用局麻或者全麻。在卫生条例允许的国家可以选择使用局麻,其他国家则可选择全麻。有时,可以由患者挑选何种麻醉方式。使用全麻的一个优点是,如果发现病变,可以同时进行手术治疗。

局麻是指,首先用塞入阴道一个麻醉棉球(Emla 胶),麻醉 10 分钟;然后,使用利多卡因做环宫颈麻醉。全麻是指与 IVF 收集卵子技术相同的方法。

在所有的病例中,生殖镜操作后无需卧床休息。

如前所述,生殖镜有五个步骤:

1. 注水盆腔检查
2. 染色实验
3. 输卵管镜
4. 显微输卵管镜
5. 宫腔镜

1. 注水盆腔检查(图 7.1)第一步是使用 Veres 针刺入子宫直肠陷窝。针在子宫颈下 1cm 处穿入,将生理盐水液体缓慢注入。注入 150 ~ 200ml 后,将针退出,刺入生殖镜(FTO1-40-Gyneco,法国)。使用镜的尖端可直接穿入而无需局部切开。同时,在生殖镜的尖端配有气囊,以防止其不慎退出腹腔(图 7.1)生殖镜中需配有镜片,最好使用 30° 显微镜,外径小于 4mm。开始观察(图 7.2),由于影像是反的,有可能搞错方向。经过短暂的适应后,可以非常容易地看到整个生殖结构。首先,应该对整个结构有个大体观,包括双侧卵巢、输卵管、卵巢窝、子宫后侧、子宫骶韧带和盆腔腹膜。

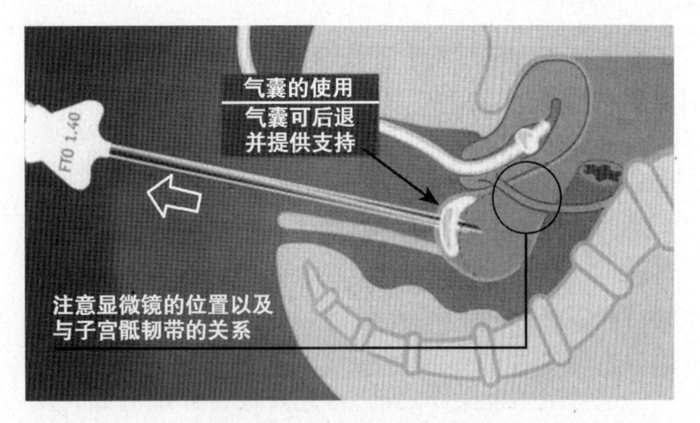

图 7.1 生殖镜的操作规则

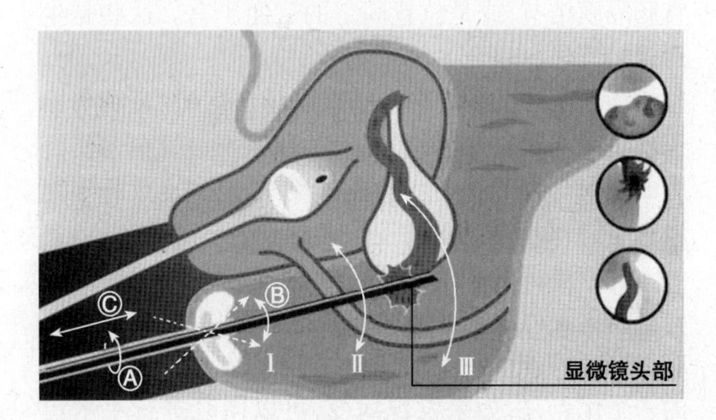

图 7.2 盆腔镜检查中光源的移动

2. 熟悉盆腔解剖后,使用生殖镜进行染色实验(FH1-29-Gyneo,法国),观察输卵管通畅性。

3. 对输卵管黏膜的观察是非常重要的,所以,有必要使用输卵管镜进行系统观察(图 7.3)。由于使用同一设备可以相当容易的进入到输卵管壶腹,所以,可以常规进行输卵管镜检查,而不必像腹腔镜一样采用第二镜片、第二冷光源和独立的灌洗装置。输卵管镜可以探明输卵管内的病理变化,如壶腹内的粘连,或者是黏膜皱褶。这些病变的探知对于即将接受 IVF 治疗的患者非常重要。

4. 下一步是显微输卵管镜。这一概念由 Marconi(10)阐述,即在染色实验后,细胞核被美蓝染得越多,也就证明输卵管病变越严重。每一个被深染的细胞核都是一个病变的细胞(炎症或者是凋亡)。进行显微输卵管镜时,需要使用特别的镜片(Hamou II-L. Storz,Germany),该镜可以在 100 倍下观察黏膜,从而可以完成一个"活体"的组织观察。当许多细胞核被染色时,可判断细胞正常(细胞核染色少)或存在病变。

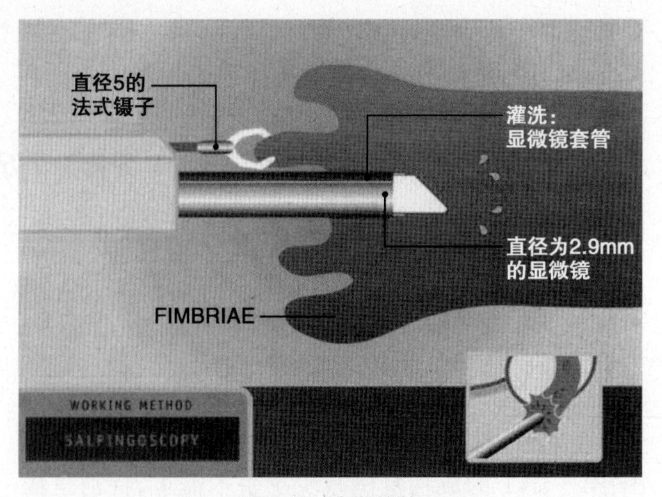

图 7.3 输卵管镜

5. 最后,进行一个常规的子宫镜观察(通过同一镜片),从而完成对整个生殖系统的观察。

完成整个过程后,阴道穿刺处无需缝合,也不需给予抗生素。

生殖镜在手术中的应用

开始时生殖镜主要用于诊断;但随后,生殖镜在手术中得到了使用。目前我们可以使用生殖镜分解粘连,治疗子宫内膜异位症,以及卵巢打孔。

使用生殖镜做手术的一个前提条件是该手术必须达到和传统腹腔镜同样的效果,这一要求给生殖镜手术应用提出了一定的限制。手术通道只有一条且很细小(5Fg),所以并不是所有的组织粘连适合此手术(如只有粘连在输卵管末端与卵巢和卵巢窝之间时,方可使用),另外,只有轻度和中度的子宫内膜异位症方可使用此手术。

另外一个限制是,必须尽量避免出血,因为只需几滴血即可干扰手术视野,所以必须仔细止血,因此我们需要使用一根能在液体环境中使用的双极电极。可供选择的探针有多种,但是我们大多数使用一次性 Versapoint(Gynecare,USA)。另外,我们也研制了 Ovadrill,推荐大家使用。

Fernandez(11)在生殖镜中使用 5Fg(直径 1.5mm)双极电极进行卵巢打孔手术。此后,有大量报道使用生殖镜进行卵巢打孔治疗多囊卵巢综合征(PCOS)。该术后的怀孕率与使用传统腹腔镜卵巢打孔的结果相仿。该手术操作简单:首先,仔细的检查盆腔,确定卵巢韧带的位置作为参照,然后使用双极电极在双侧卵巢打孔,每侧大约 6 到 8 个孔。

并发症

如其他手术，生殖镜也存在一些危险或者并发症。虽然并发症在诊断生殖镜中并不多见，但我们仍应避免这种情况。在 Veres 针和生殖镜进入子宫颈和直肠的过程中，唯一的危险是造成直肠损伤。正常情况下，这两者之间有足够的空间。但如果子宫直肠陷窝有病变存在时，则有可能导致直肠损伤。这种病变有可能是位于直肠子宫隔的子宫内膜异位灶，这可导致直肠贴近子宫颈。这种情况很容易通过仔细的阴道检查诊断，一旦发现此种情况，应视为生殖镜的禁忌证。

另外，我们也应该注意生殖镜在穿入时会损伤后屈位子宫。我们发现对于新的操作人员而言，直肠损伤是最常见的并发症，且多数发生在开始的 50 例中；随后该并发症发生率下降，低于 0.5%。

在此需要指出的是如何应对这些损伤。直肠损伤多数发生在腹膜下的直肠部分，因此只需给予患者抗生素和观察，没有必要给予补充性的腹腔镜检查，而且腹腔镜下也无法发现穿孔的位置。有报道 20 余例直肠损伤出现了体温升高，在 38℃左右，没有一例持续 48 小时(12)。

唯一重要的并发症是由于卵巢打孔造成的直肠穿孔，常不易察觉，文献报道两例，需要腹腔镜操作以治疗损伤的直肠(13)。这种情况很容易避免，只要在卵巢打孔的过程中，令子宫卵巢韧带在手术视野中就可以。如果不能准确显示此韧带，则需取消手术。

生殖镜的合理性

生殖镜在创立伊始是为了避免诊断性的腹腔镜，其后，手术性生殖镜得到了发展应用。所以，有关生殖镜最基本的问题是确定生殖镜和腹腔镜是否一样准确，即生殖镜是否可以和腹腔镜一样成为诊断不孕症的"金标准"。

为了回答这个问题，我们设计了一个特殊的研究：FLY 研究(生殖镜和腹腔镜对比研究)(14)。这是一个多中心随机对照的前瞻性研究，在此研究中，由医生 A 和医生 B 针对同一患者，首先使用生殖镜，然后使用腹腔镜进行检查。每一个过程都进行录像，然后，由另外两个独立的医生进行评价，该研究得到法国伦理协会的同意，符合 Huriet 法律。

总共有 14 家教学医院中心参与该研究(其中 12 家在法国，1 家在比利时，1 家在突尼斯)。

该研究进行生殖镜的敏感性和特异性评价，一致性实验采用 kappa 评分来评价六个位置(双侧的卵巢、输卵管及腹膜)。实验中共比较了 92 个患者的 552 个部位。不同部位的 kappa 评分在 0.75 和 0.91 之间。如果 kappa 评分达到 0.75 或更高则认为这两种诊断工具的相关性非常好。所以从结果判断，生殖镜可以取代腹腔镜，进行不孕症的诊断。由此，我们使用生殖镜进行以下研究。

生殖镜使用策略(图 7.4)

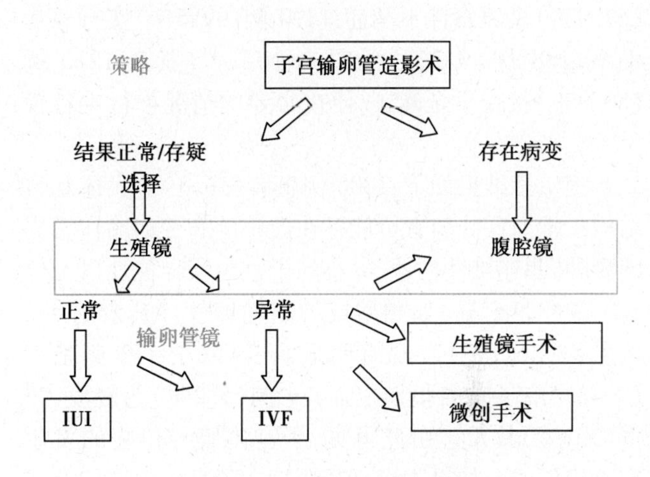

图 7.4 使用生殖镜的策略

在研究中我们认为患者首先应进行子宫输卵管造影术。如果子宫输卵管造影发现异常，如发现大的输卵管积水，就不能进行生殖镜，而要直接进行腹腔镜手术。

其他情况下，如子宫输卵管造影正常，或者虽有怀疑，但是持续不孕超过一年，我们就建议使用生殖镜。如果大体观察未发现异常，我们会使用输卵管黏膜(幸亏有输卵管镜和显微输卵管镜)。如果输卵管黏膜不正常，则直接行 IVF。如输卵管黏膜是正常的，则推荐进行宫腔内人工授精(IUI)。如果大体观察发现异常，则需根据输卵管黏膜的状态和病变的情况进行治疗：对于输卵管黏膜正常但存在轻度或者中度病变者我们使用生殖镜，病变严重的使用腹腔镜，并使用微创手术(在有近段阻塞的情况下)；另外，无论病变是否严重，如果输卵管黏膜不正常，都直接行 IVF(15,16)。

结果

总体结果

从 1997 年 6 月到 2005 年 12 月，全球共使用生殖镜治疗1802例不孕患者。我们排除了18个国家中失去随访的101个病例。显然,我们没有这些过程的记录,因此我们也不能将这些病例考虑在内。另外112个利用生殖镜进行卵巢打孔的病例也被排除。最终,本研究入选1589个病例。91个病例(5.7%)在术前的筛选检查中发现子宫直肠间的子宫内膜异位灶或是子宫后屈而被排除,这些情况是生殖镜的禁忌证,因而转做腹腔镜治疗。最终有1498例患者接受了生殖镜操作。

病例的大体情况如下:平均年龄32岁(22～41岁);平均不孕时间:3.2年(1～9年);1018例(67.9%)是原发性不孕症;1490例(99.5%)实行急症手术;288例(9.2%)为局麻下手术,其余1210例(80.3%)接受了全麻,以便在必要的情况下行生殖镜手术。

生殖镜结果如下:1006例患者(73.3%)大体观察结构正常。这些患者可能存在微小的病变如输卵管周围囊肿、非连接性粘连、微小的子宫内膜异位灶以及轻度的输卵管变异,如憩室或者副输卵管。其余的482例患者(26.7%)发现有明显病变,其中112例患者(7.4%)有子宫内膜异位症,79例(5.2%)为轻度,33例(2.2%)较重。由此可见,子宫内膜异位症的发生率是较低的。如果阴道直肠隔存在子宫内膜异位灶或者小病变,但对怀孕并无影响的患者则取消生殖镜操作。因此,72例阴道直肠隔存在子宫内膜异位灶的患者,以及139例有微小子宫内膜异位病变的患者也被排除。该组不孕症患者中共323例(21.5%)存在不同程度的子宫内膜异位症。

盆腔粘连和黏膜病理改变是第二个主要发现的病理情况。有370例患者(25.6%)属于这一情况。104例患者(6.9%)有微小的粘连但黏膜正常;有208例患者(13.8%)有较轻的粘连,伴有输卵管闭锁或积水;58例患者(3.8%)有严重的粘连,伴有输卵管病变(输卵管闭锁、积水或者输卵管末端阻塞)。粘连严重的患者较少,因为这些严重的病理改变能够被HSG发现,并直接接受腹腔镜手术治疗。

在开始的时候,我们使用生殖镜进行排除性诊断。从1999年起,我们吸收Marconi的工作经验,将显微输卵管镜列入常规检查。第一阶段(自1999年1月起)有266例患者接受了生殖镜检查。自那以后又增加了1232例患者。

输卵管镜和显微输卵管镜在很多情况下可作为常规检查。在我们的研究中有1164例患者(94.3%)接受了输卵管镜和显微输卵管镜检查,观察了至少一侧输卵管。根据显微输卵管镜观察输卵管黏膜的不同结果,将患者分成四组(图7.5)。

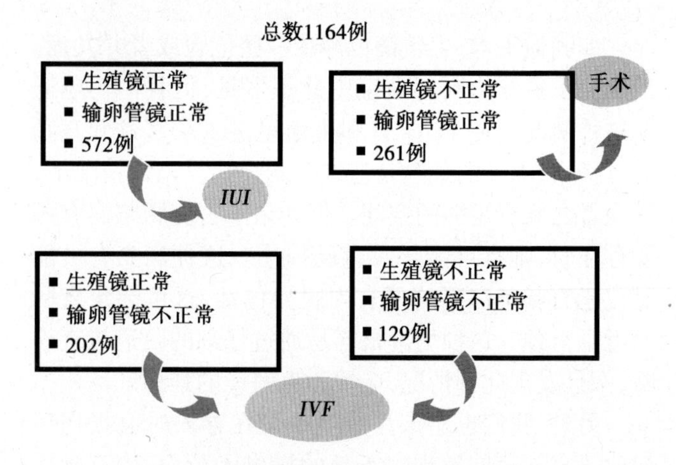

图7.5　根据输卵管黏膜状态将患者分为四组

四个组的分组情况如下:第一组,生殖镜观察结果正常,输卵管黏膜结构正常;第二组,生殖镜观察正常,输卵管黏膜结构不正常;第三组,生殖镜观察不正常,并输卵管黏膜结构正常;第四组,生殖镜观察不正常,并输卵管黏膜结构不正常。第一组有患者572例,第二组有患者202例,第三组有患者261例,第四组有患者129例。第二组和第四组的患者,由于输卵管有不正常的黏膜结构,所以直接行IVF。第一组被认为适合行IUI,第三组的患者则需要实行手术治疗。所以,有331例患者行IVF(53.2%),572例行IUI(49.1%),261例接受手术治疗(22.4%),其中139例(35.2%)使用腹腔镜治疗;105例(40.2%)使用生殖镜治疗;17例患者(6.5%)使用输卵管远端微创吻合术。接受生殖镜手术的患者中,有78例行卵巢输卵管末端分解术,27例患者治疗了卵巢表面病灶。

上述患者治疗后我们只进行了6个月的随访,因患者居住分散,阻碍了我们的长期随访。

在572例行IUI的患者中,118例(20.6%)患者在随后的6个月内接受了一到三次IUI治疗。

在331例行IVF的患者中,121例(35.2%)患者在经过一到二次治疗后怀孕。

在261例手术的患者中,有121例(35.7%)怀孕。

IVF治疗和手术治疗的患者结果并无显著差别。

如同其他手术一样,生殖镜也会有一些并发症出现,幸运的是并没有严重的并发症,有3例直肠损伤,均保守治疗而愈(使用抗生素5天,未行进一步手术)。在没有常规使用抗生素的前提下,只有1例患者(0.01%)出现感染。有2例患者(0.02%)出现不正常的阴道流血,需要进行缝合,这是一个少见的并发症。有11例患者(0.07%)出现操作失误(例如,生殖镜进入腹腔和阴道壁之间),这是由于技术不过关,在刺入子宫直肠陷窝时过于缓慢所致。所以,在刺入时动作应坚决。接受手术的患者没有出现并发症。

卵巢打孔结果

多囊卵巢综合征的患者如果对氯米芬枸橼酸盐无效(3~6个月)(17),那通过生殖镜进行卵巢打孔是个不错的选择。卵巢打孔的患者必须符合Rotterdam标准(患者至少具备三条中的两条:临床或者生理雄激素功能过高,典型的超声改变)。我们进行了112例生殖镜卵巢打孔,平均时间是14分钟(9~18分钟)。

有88例(占78.5%)患者恢复正常排卵,其他47例在其他排卵药物的帮助下,偶尔排卵。经过6个月后,总共有59例患者怀孕,约占52.6%(59/112),平均怀孕时间比较短,约3.9个月(1~11.8个月)。59例中有15.2%的患者流产,没有宫外孕和多胎妊娠。

本组患者没有出现并发症。

讨论

上述数量众多的系列研究表明在任何生殖中心均可将生殖镜作为一个常规操作。掌握生殖镜的过程是比较短的,我们曾经估计对于一个腹腔镜操作者来说,10次生殖镜操作即可获得足够的手术技能,并随即开展生殖镜手术。但对于初学者来说,生殖镜倒置的视野确实令人产生困惑,而且也不像腹腔镜那样是全景式的。但经过几次操作,该劣势可以变为优势,因为生殖镜放大倍数较高,局部视野非常清晰,检查过程中生殖道处于生理位置,没有像腹腔镜那样因移动器官导致解剖位置改变而带来的风险。

我们所做的第一次生殖镜检查是在精确的局麻下完成的。所有生殖镜检查均有可能在局麻下进行,但应符合当地卫生系统的规定。法国卫生系统的官方规定不允许在局麻下实行类似操作,因此通常在全麻下完成生殖镜检查,这样我们可以同时对发现的病灶实行手术治疗(诸如生殖镜手术或腹腔镜手术)。在这些国家,IVF治疗中的取卵过程也必须采用全麻。而在官方规定允许的国家,如英国和美国,精确局麻是一个非常好的替代全麻的方法,可以降低费用。

如果能够严格控制禁忌证,生殖镜操作的并发症发生率非常低,几乎可以完全避免。相对于腹腔镜而言,生殖镜是一个极微创手术。FLY研究清楚表明,对于没有明显症状的不孕症患者,应优先考虑生殖镜检查。

相对于腹腔镜,生殖镜尚具有其他优势,如可以进行输卵管镜检以及输卵管显微镜检。即便是在腹腔镜一章中曾经叙及,在日常工作中使用腹腔镜进行输卵管检查还是非常少见的,这主要是由于技术所限:在腹腔镜检查过程中,需要放置第二个相机,第二个冷光源系统,需要进行有创伤风险的灌洗等等。相反,在生殖镜过程中,只需要一个切口,并且输卵管伞部就在镜头附近。

对于不孕症患者,常规生殖镜检查能够观察到最重要的决定因素:输卵管黏膜,从而选择最佳的治疗方式。虽然仅经过了6个月的随访,我们的研究结果已经表明下述选择模式是正确的:如果输卵管黏膜存在病变,则该患者无需浪费时间而直接进行IVF;如果输卵管黏膜正常,则手术治疗通常有效,术后妊娠率与IVF治疗后的结果之间并无显著差别。同样,输卵管黏膜正常时,IUI的结果也是比较满意的。所以生殖镜检查的主要益处在于确定患者最佳的治疗方式,避免延误治疗。这一点,对于不孕症患者,特别是病程较长的患者非常重要。另外,生殖镜检查结果确定很大一部分的IVF治疗需要延期,而且建议只有当其他治疗方法无效时才应考虑IVF。

仔细的生殖道检查对患者非常有益,这是因为不明原因的不孕症诊断非常困难,大部分不孕症女性希望通过详细的检查可以发现导致不孕的原因。生殖镜的手术应用正在逐步推广中,在生殖镜检查后确定需要手术治疗的不孕症患者中有40%接受了生殖镜手术。由于只有一个手术入口,生殖镜手术操作比较受限,所幸镜头放大倍数较高,能提供清晰准确的视野去松解粘连,减少出血。如果没有双极电极进行完全止血,手术将难以进行。如果上述条件得到满足,生殖镜可以和腹腔镜一样处理各种病变。

轻度或中度的子宫内膜异位症也可以通过生殖镜手术治疗。如果病变面积较大或程度严重,则需要腹腔镜来治疗。对于氯米芬枸橼酸治疗无效的患者也可以使用生殖镜来进行卵巢打孔,其疗效和腹腔镜下卵巢打孔结果相似。与药物治疗相比,生殖镜治疗不会产生卵巢过度刺激综合征(OHSS),多胎妊娠发生率也较低。另外,生殖镜卵巢钻孔后获得妊娠的时间也较短(我们的系列研究结果表明获得妊娠的平均时间大约是3~4个月)。

结论

生殖镜是一项非常安全的技术,可重复进行,术后患者不会留有瘢痕和术后疼痛。患者迫切期望能够进行全面的检查来寻找不孕症的根源。这种手术应在门诊或是在流动诊室里进行,因为在某些国家(如法国),即便是最小创伤的手术,也需要在医院里进行。当在门诊手术时,只需要局麻或者镇静即可。当在医院里实行手术时,则需要全身镇静麻醉,这种情况可以进行生殖镜手术或腹腔镜手术。

感谢FLY的研究,证明了生殖镜的准确性,除非发现生殖镜的禁忌证(大约6%),生殖镜诊断应视为首选。生殖镜检查中的输卵管镜使输卵管黏膜的评价首次成为常规检查。显微输卵管镜也是很有希望的检查工具,因为输卵管的通透性是妊娠的必要不充分条件。输卵管通畅的患者出现输卵管黏膜的微小变化提示可以尽快进行IVF,而不必延期。未来我们将进行更多的研究来阐述输卵管的结构改变对输卵管功能的意义。

生殖镜手术已成为现实,并需要在将来进一步规范。某些技术,如针对多囊卵巢综合征患者进行的卵巢打孔技术,可以提高妊娠率并减少OHSS的风险。生殖镜打孔术会成为治疗PCOS患者一种越来越可靠的方法。

如果在不孕症检查的早期或至少在IVF之前进行生殖镜检查,其病因发现率尚存较大争议。因此,生殖镜检查对那些原因不明的不孕症患者拥有广泛的应用前景,常可发现其真正病因。

参考文献

1. Swart P., Mol B.W., Van Beurden M., et al. The accuracy of hysterosalpingography in the diagnosis of tubal pathology: a meta-analysis. *Fertil. Steril.* 1995, 64, 486–91.
2. Chapron C., Querleu D., Bruhat M.A., et al. Surgical complications of diagnostic and operative gynaecologic laparoscopy: a serie of 29966 cases. *Hum. Reprod.* 1999, 13, 867–72.
3. Mintz M. Actualisation de la culdoscopie transvaginale en décubitus dorsal. Un nouvel endoscope à vision directe muni d'une aiguille à ponction incorporée dans l'axe. *Contr. Fertil. Sex* 1987, 15, 401–4.
4. Odent M. Hydrocolpotomie et hydroculdoscopie. *Nouv. Press. Med.* 1973, 2, 187.
5. Gordts S., Campo R., Rombauts L., Brosens I. Transvaginal hydrolaparoscopy as an outpatient procedure for infertility investigation. *Hum. Reprod.* 1998, 13, 99–103.
6. Brosens I., Campo R., Gordts S. Office hydrolaparoscopy for the diagnosis of endometriosis and tubal infertility. *Curr. Opin. Obstet. Gynec.* 1999, 11, 371–7.
7. Watrelot A., Gordts S., Andine J.P., Brosens I. Une nouvelle approche diagnostique: La Fertiloscopie. *Endomag* 1997, 21, 7–8.
8. Watrelot A., Dreyfus J.M., Andine J.P. Fertiloscopy; first results (120 cases report). *Fertil. Steril.* 1998, 70 (Suppl.), S 42.
9. Watrelot A., Dreyfus J.M., Andine J.P. Evaluation of the performance of fertiloscopy in 160 consecutive infertile patients with no obvious pathology. *Hum. Reprod.* 1999, 14, 3, 707–11.
10. Marconi G., Quintana R. Methylene blue dyeing of cellular nuclei during salpingoscopy, a new in vivo method to evaluate vitality of tubal epithelium. *Hum. Reprod.* 1998, 13, 3414–17.
11. Fernandez H., Alby J.D. De la culdoscopie à la fertiloscopie opératoire. *Endomag* 1999, 21, 5–6.
12. Gordts S., Watrelot A., Campo R., Brosens I. Risk and outcome of bowel injury during transvaginal pelvic endoscopy. *Fertil. Steril.* 2001, 76, 1238–41.
13. Chiesa-Montadou S., Rongieres C., Garbin O., Nisand I. A propos de deux complications au cours du drilling ovarien par fertiloscopie. *Gynecol. Obstet. Fertil.* 2003, 31, 844–6.
14. Watrelot A., Nisolle M., Hocke C., Rongieres C., Racinet C. Is laparoscopy still the gold standard in infertility assessment? A comparison of fertiloscopy versus laparoscopy in infertility. *Hum. Reprod.* 2003, 18, 834–9.
15. Surrey E. Microendoscopy of the human fallopian tube. *J. Am. Assoc. Gynaec. Laparosc.* 1999, 6(4), 383–90.
16. Watrelot A., Dreyfus J.M. Explorations intra-tubaires au cours de la fertiloscopie. *Reprod. Hum. et Horm.* 2000, 12, 39–44.
17. Rizk B., Nawar M.G. Laparoscopic ovarian drilling for ovulation induction in polycystic ovarian syndrome. In Allahbadia G. (Ed.) Manual of Ovulation Induction. Mumbai: India, Rotunda Medical Technologies, 2001, chapter, 140–4.

第 8 章

微型腹腔镜

Botros R. M. B. Rizk, Hany F. Moustafa, Mary George Nawar, Christopher B. Rizk, Christine B. Rizk, David B. Rizk, Nicole Brooks, Craig Sherman, Stephen Varner

引言

内窥镜的使用可以追溯到 1805 年，Bozzani 曾经使用原始的器具如 Lichtleiter，借助蜡烛光观察尿道(1)。直到 1910 年，Jacobaeus(2)创造了腹腔镜(laparoscopy)这个名词，并报道了人类第一例使用 Nitze 膀胱镜(3)来观察其他空腔的研究，虽然那时他并没有使用气腹技术。Fevers(4)在 1933 年首次报道了手术腹腔镜，他使用腹腔镜分离了粘连组织并获得了活检组织。20 世纪 40 年代，Palmer(5)进行了大量的腹腔镜研究，他使用头低臀高位(Trendelenburg position)以增大观察视野，他并于 1961 年首次报道了卵母细胞的收集研究(6)。

光学纤维领域的进一步发展，以及 20 世纪 70 年代二氧化碳自动吹药装置的引入，大幅度推动了腹腔镜的发展过程(7)。

将腹腔镜引入妇科的临床应用是常规腹腔镜使用的一个里程碑。目前，在大部分使用腹腔镜进行的妇科手术中，大大地降低了发病率和并发症，并且促进了患者的早日康复。为了降低内窥镜手术可能的创伤，传统的内窥镜装置逐渐向微型化发展(8,9)，并被命名为微型腹腔镜。早期的研究起于 20 世纪 90 年代，并逐渐发展到其他的手术领域(9～13)。

微型腹腔镜

微型腹腔镜是指直径小于 2mm 的腹腔镜。虽然微型内窥镜很早就开始在骨科和耳鼻喉科使用，但是由于光源质量的问题，相关的妇科腹腔镜在腹腔和盆腔等大的空腔中，难以清晰地观察到相关组织。随着光纤技术和发散影像集成处理技术的高速发展，使通过小直径内窥镜观察的可能性得到了极大的提高。第一代微型腹腔镜只有 30 000 像素光线集成，而现在第二代微型腹腔镜使用 50 000 像素，并且提供了 75°宽的角度视野。目前，微型腹腔镜在妇科诊断和治疗领域得到广泛应用，与传统腹腔镜相比有许多优势，如不需要全麻，可在患者清醒的情况下执行(14)。

为什么要使用微型腹腔镜？

内窥镜领域的革新和发展是为了不断的创造新型仪器，以提高高清晰度视野，手术的有效率，同时，降低消耗，并发症，以及减少创伤。不幸的是，虽然经过不懈的努力，目前的相关仪器仅能达到上述的一部分要求。微型腹腔镜的出现，减少了在诊断和治疗中的创伤(表 8.1 和表 8.2)。该过程可以在急症或者非急症条件下执行，患者无需持续卧床(15)。

表 8.1 诊断性微型腹腔镜的应用

盆腔疼痛的判断
不孕症的判断
附件肿瘤、出血性囊肿以及附件扭转的诊断
子宫内膜异位症的诊断
盆腔粘连的诊断
宫外孕的诊断和监护
当怀疑阑尾炎时对阑尾的判断

表 8.2 腹腔镜手术的应用

输卵管绝育术
子宫内膜异位症的电灼疗法
粘连松解术
卵巢打孔术
腹腔镜宫骶韧带神经消融术
宫外孕的处理
出血性囊肿和附件扭转的处理
阑尾切除术
辅助生殖技术中的应用(GIFT、ZIFT 和 TET)
腹腔镜下阴式子宫切除术(LAVH)

全麻下施行腹腔镜的操作可以带来许多并发症甚至致死。避免全麻可以降低由于插管可能造成的咽喉痛，恶心，呕吐。而使用微型腹腔镜可以在局麻下观察，从而可以了解操作过程中盆腔的疼痛状况。这个过程称为病患辅助腹腔镜疼痛定位术（conscious pain mapping），患者可以在内窥镜操作中，及时与医生交流（16～19）。微型腹腔镜在使用过程中可以减少手术创伤，降低相关组织的损伤，并显著降低术后可能的疼痛。由于微型腹腔镜仪器小巧，可以反复使用。同时，微型腹腔镜的使用还可以降低费用，减少住院时间，降低病床率和缩短恢复时间。

仪器设施

目前全套的用于诊断和治疗的微型腹腔镜器材可以比较容易的得到。其中一些是一次性的，其他的是可以反复使用的。个人可以根据个人喜好购买，当然，后者相对比较便宜。

微型腹腔镜的套管针内使用 Verres 针，连接内外两端。一旦气腹完成，则去掉 Verres 针。其他设备包括镊子（锯齿，无创，以及双极的镊子），抽吸冲洗接口，注射抽吸针，圈套器和剪刀（带有烙头或者不带烙头的，虽然只有直头剪刀可以穿过小的套管）。

患者的选择

选择合适的患者是成功完成腹腔镜过程的重要保证。过度肥胖的患者有可能增加失败的可能性。有心脏病、肺病以及神经病史的患者不是合适的患者。对于某些局麻药物过敏的患者也不是合适的患者，除非能够找到不过敏的药物。

如果手术过程在患者清醒的情况下进行，需要与患者预先讨论整个详细的过程和可能的不适，这些不适有可能是由于吹气或者是手术操作造成，告知患者这些，有可能减少患者不必要的焦虑。

所有的患者需要通过规定的麻醉前体检，包括药物、手术和麻醉史，以及有关心脏、呼吸系统、肝肾功能的临床和实验检查。所有的患者需要在术前至少 7 小时以前禁食，并在腹腔镜操作的头天晚上进行一次性灌肠。

麻醉

微型腹腔镜可以在全麻下进行，也可以在局麻下进行，后者可以保持患者的意识，在整个过程中，医生可以和患者进行交流。维持清醒意识可以保持呼吸道通畅，并避免动脉插管的必要。通常情况下，全麻是微型腹腔镜的首选，如果患者有慢性盆腔疼痛，可以考虑局麻，以使患者在操作过程中帮助疼痛定位（20）。

镇静剂

许多镇静麻醉药物可以在微型腹腔镜中使用，其目的是在止痛的情况下，保持最大程度的意识清醒。理想的药物效果是启动时间短，不产生组织胺的分泌，不产生或者是产生较少的烦躁感，而且易于唤醒。

在使用麻醉剂之前，使用 0.2mg 阿托品以降低血管迷走神经反应。同时，需要给予止吐剂，如昂丹司琼（ondansetron）4mg，以避免呕吐。最常用的药物组合是芬太尼和咪达唑仑。芬太尼是合成的鸦片麻醉剂，具有强于吗啡 100 倍的效用。该药物启动快，作用时间短，恢复快。同时，与其他鸦片类药物相似，该药物可以抑制呼吸和导致慢心律。可以使用纳洛酮来抑制此类副作用。虽然有许多其他的鸦片类药物，它们的作用只限于镇静。如，吗啡和哌替啶可产生明显的镇静作用，并导致组织胺的分泌。阿芬太尼和舒芬太尼与芬太尼作用很相似，只是前者作用时间更短，分散速度更低，需要不断的增加剂量。咪达唑仑是抗焦虑药类药物，该药物启动快，作用时间相对也较短。大剂量使用可以导致呼吸抑制，该副作用可以为氟马西尼所抑制。不推荐使用地西泮是因为该药物会使注药部位出现不适感，并有可能在血管内壁结晶，另一个缺点是该物作用时间长。同样，劳拉西泮具有相同的作用，极高的镇静作用，并作用时间长。

操作开始前，需要给予患者静注液体（如，乳酸林格液体），并通过鼻腔供氧，或者面具供氧。特别推荐气囊导尿管保持尿路通畅并避免伤害膀胱。整个操作过程中，必须对患者实行心电，呼吸监护，并测量血氧浓度。在麻醉过程中，如果有曾受过心电监护培训的注册护士，则不需要麻醉师一直在场。现场需备有急救药物和设备。如患者接受局麻，则在开始患者可取背侧截石位。头低臀高位可比较容易地观测盆腔。在操作过程，必须保证患者体位舒适，以避免不必要的焦虑。

在给予镇静药后，局麻药物从肚脐处注入。可使用 10ml 1% 利多卡因和肾上腺素，1∶100 000 的比例稀释（保持局部止血并延长药效时间），使用盐水碳酸氢盐以减少不适感。也可以使用麻卡因，但是该药物起效慢，作用时间长。也可以同时使用这两种药。整个腹腔壁直到腹膜，都需要使用17～22口径针逐层麻醉。在穿刺过程中，对于体格偏瘦的患者，需要小心避免不要伤及腹内脏器，也许比较好的方式是在操作过程中，提起患者的皮肤进行穿入。

操作过程

首先在肚脐处做小切口（如果不是全麻，则需先在局部麻醉），带有Verres的套管针由此进入腹腔。然后使用二氧化碳或者是一氧化氮（笑气）进行气腹。这两者共同的优点是便宜，容易吸收。虽然二氧化碳被广泛的应用，但是笑气可以在长时间操作过程中使用，因为笑气不会像二氧化碳一样产生血动力学副作用（如碳酸过多、呼吸性酸中毒、腹膜不适、快心率以及心律不齐）。笑气的另一个优点是可以产生麻醉作用(21)。

气体输入的量取决于麻醉的方式（全麻或者是局麻），操作时间的长短和患者的体型。需要注意的是，局麻的患者，如果给予过多的气体会造成患者抑郁和焦虑；所以，应该控制气体的总量和操作的时间。对大多数患者，1.5L是比较合适的数量。对于需要长时间操作的患者，应该给予少量的气体以减少患者的不适感。相反，对于肥胖的患者，少量的气体不足以得到良好的观察结果，因此，可以给予患者3L的气体。一般而言，患者的腹内压需控制在10mmHg。

一旦气腹完成后，退出Verres针，穿入微型腹腔镜，观察整个腹腔。第二个套管在耻骨上缘穿入（耻骨联合上向头部2指）。同样，需要预先给予局麻，并建议在套管穿入过程中，使用Valsalva方法以避免可能的内脏的损伤，特别是腹腔压力低的患者(21)。

根据操作的情况，可以在肚脐周围给予补助的通道。偶尔需要大口径的套管针，特别是阑尾切除术，或者是腹腔镜辅助下阴式全子宫切术，或者是在某些输卵管绝育术过程中使用夹持器(22)。

如果操作过程中，由于仪器操作而引起疼痛，可以补给利多卡因以减轻疼痛和不适感。利多卡因可以直接注入腹腔，同样可以被吸收。整个操作过程中，应与患者保持交流，可以理解患者的反应，同时降低患者的焦虑。其他可减少患者焦虑的包括动作轻柔，减少不必要的操作，保持尽可能低的腹腔压力，缩短操作时间。

操作结束后，移除仪器，并尽可能抽取气体，因残留气体会导致术后不适感。不需要切口缝合，可以使用免缝胶带。大多数患者可以在操作后一小时内离开。

微型腹腔镜在不孕症和辅助生殖中的应用

在过去20年中，微型腹腔镜在不孕症和辅助生殖中的应用呈指数增长。目前，微型腹腔镜适合于不孕症评估，子宫内膜异位症的处理，粘连的分解，卵巢打孔，配子的输卵管移植，输卵管的胚胎移植，IVF之前的输卵管积水，以及异位妊娠。

微型腹腔镜在不孕症评估中的应用

在过去几年中，有关腹腔镜是否作为不孕症的一线首选工具的讨论此消彼长。直到最近，才逐渐形成共识，即未明原因的不孕症的诊断，是指在完成腹腔镜检查后，才可以认为在使用所有的诊断工具后，仍未能获得原因的不孕症。近来，ART需要简单而有效的不孕症诊断工具，并且需要降低费用，凡此都使腹腔镜成为诊断不孕症的一线工具。目前，公认的方法是排卵导入的治疗可以针对诊断为不孕症的夫妇，该夫妇已经完成正常的不孕症的检查和子宫输卵管造影成像，并完成内窥镜检查。

许多研究者认为，如果没有腹腔镜评估则不需要继续进行ART，因为腹腔镜可能会在68%的正常子宫输卵管造影成像患者中发现盆腔异常(23)，并且导致25%的患者ART治疗计划的改变(24)（见第11章、第12章）。

腹腔镜检查目前被认为是诊断不孕症的金标准，特别是由于盆腔原因造成的不孕症，如输卵管周围粘连，输卵管卵巢的异常联系，以及子宫内膜异位症等(25)（图8.1）。有证据显示，腹腔镜诊断和治疗能够显著改善这些不孕症的预后。

盆腔粘连的松解

盆腔粘连是不孕症的一个重要原因。有研究显示输卵管周围组织粘连是IVF过程中对促性腺激素反应低的原因。盆腔粘连也是造成慢性盆腔疼痛的原因之一，这一点也为病患辅助腹腔镜疼痛定位术所证实。

盆腔粘连松解可以在无全麻的情况下由微型腹腔镜完成。对于薄膜粘连，无需电灼，只需局部利多卡因麻醉后剪刀切除即可。对于肥厚的粘连，需要用2mm的单极凝结物剪刀清除。也可以在切除后，用2mm双极镊子予以结扎。手术过程中使用乳酸林格液可有效降低粘连复发(26,27)。

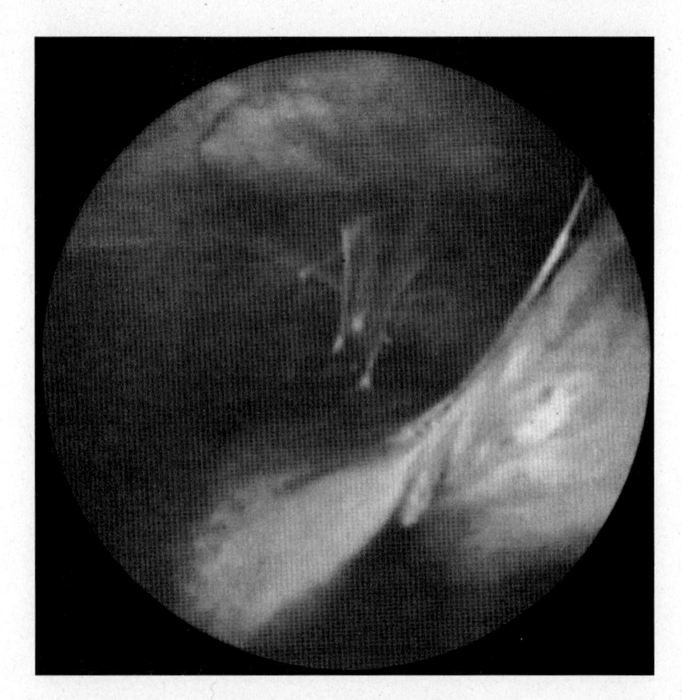

图 8.1 淋菌性肝周围炎

腹腔镜消除输卵管积水

证据显示,输卵管积水的存在会影响怀孕和 IVF 的结果。这是因为这些对胚胎有害的液体会渗透到子宫内膜腔,降低子宫内膜的接受能力,减少胚胎的存活,导致无法正常的植入,并提高流产的可能(28,29)。

许多研究显示,消除输卵管积水,会显著提高 IVF 患者的胚胎植入率和出生存活率(30,31)。根据国家临床高标准研究所和美国生殖医学会,消除输卵管积水可以提高植入率、怀孕率和出生存活率(32,33)。

虽然超声和子宫输卵管造影成像可以诊断输卵管积水,但是腹腔镜和输卵管通液法才是诊断输卵管积水的金标准(34)。

腹腔镜电灼治疗子宫内膜异位症

无论程度如何,子宫内膜异位症都会影响到怀孕;当然,症状越严重,对怀孕的影响越大。研究显示,子宫内膜异位症可以降低 IVF 后的怀孕率,其程度高达 50%。不孕症患者,同时伴有轻度情况子宫内膜异位症的,可以给予腹腔镜进行粘连分解,改善受孕状况,这一过程比卵巢抑制更有作用(35)。

目前,尚无证据显示这些手术可以改善中度和重度子宫内膜异位症的状况(36)。微型腹腔镜对Ⅰ度和Ⅱ度子宫内膜异位症有显著作用(图 8.2)。对于局部小于 5mm 的表层病变,可以在利多卡因局麻下使用 2mm 非灼伤剪刀即可。局部多次冲洗和使用麻醉剂可以保持较好的麻醉效果。对于深部的病变,需要注入利多卡因。如果患者在整个过程中表现出不适感,可以使用镇静催眠药物如丙泊酚(propofol)。不建议使用微型腹腔镜处理严重的子宫内膜异位症,特别是在没有全麻的情况下,可能导致患者的不适感和潜在的并发症。

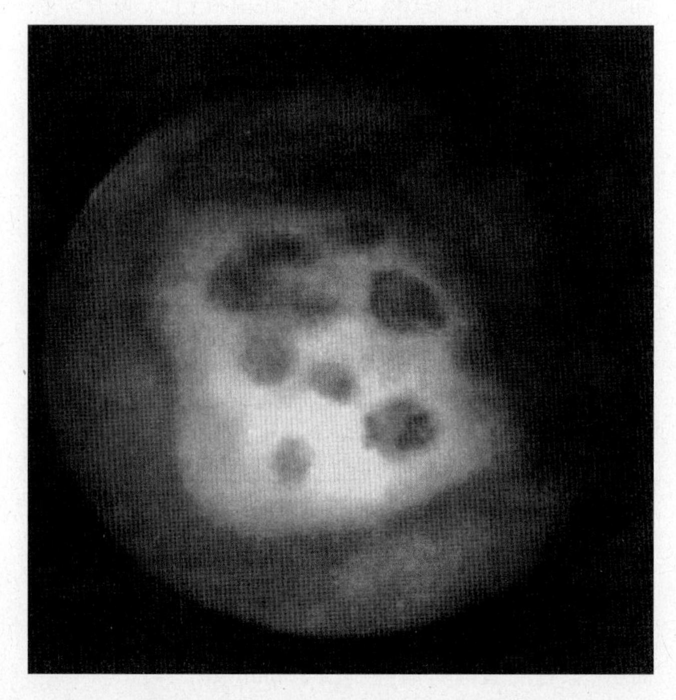

图 8.2 应用微型腹腔镜进行卵巢打孔

腹腔镜卵巢打孔

多囊卵巢综合征是导致妇科生殖内分泌病变的重要原因,大概有 4% ~12% 的发病率。目前,有一个针对不孕症为主的阶梯式治疗计划来控制多囊卵巢综合征。减肥通常是第一个建议,同时使用氯米芬枸橼酸盐进行卵巢诱导,并使用胰岛素敏感剂,如二甲双胍。但是,有 25% 的多囊卵巢综合征的患者对氯米芬枸橼酸盐有耐药性,这些患者可以使用卵巢打孔术或者是性腺激素进行卵巢诱导(37)。最近的一个综合分析证明以上两个操作能够提高怀孕率(38)。打孔术的一个优点是能降低并发症,如卵巢过度刺激综合征,该症状是此类患者常见的一个并发症,并降低多胎妊娠的风险(39,40)。另一个优点是能够调节月经,提高生殖能力。对于多囊卵巢综合征的治疗和手术内容,详见第 30 章和第 31 章。

该操作可以局麻下做微型腹腔镜。常规麻醉后,需要再给患者一个宫颈麻醉,以利于操作移动子宫。

卵巢由子宫卵巢韧带固定，局麻可在卵巢表面进行。使用2mm有烙头的剪刀，每个卵巢可以打10～12个5mm深的孔（图8.3）。

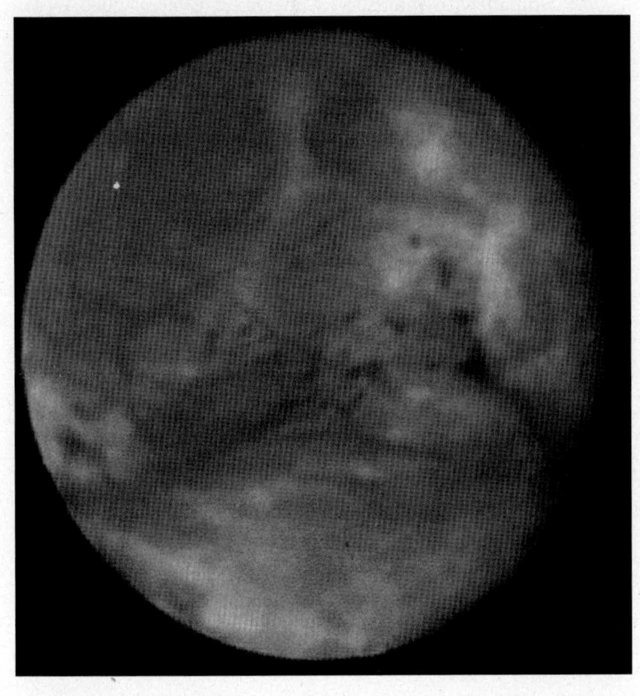

图8.3 膀胱腹膜上一处典型的红色子宫内膜异位灶（充血）

关键点

- 微型腹腔镜是指小口径（≤2mm）的腹腔镜，该腹腔镜的优点是较腹腔镜少创伤。一般情况下，微型腹腔镜在许多妇科疾病的诊断和治疗方面，与腹腔镜具有相似的效果。
- 相对腹腔镜，微型腹腔镜的优点包括手术创伤少，减少组织损伤，缩短住院时间，加快恢复，显著降低术后疼痛。
- 微型腹腔镜可以在全麻或者局麻下进行，后者是在意识抑制下进行。局麻的优点是可以减少全麻引起的并发症和死亡率，并降低插管造成的许多术后并发症。局麻下对于盆腔疼痛的评估特别有帮助，此过程为病患辅助腹腔镜疼痛定位术。
- 选择合适的患者是操作过程成功的重要前提。显著肥胖可以提高操作失败的可能性。
- 微型腹腔镜的常用适应证包括，输卵管绝育术，诊断和控制异位妊娠，评估不孕症，解除盆腔组织粘连，卵巢打孔，子宫内膜异位症的电灼，腹腔镜下消除输卵管积水，腹腔镜下子宫骶神经的消融术。

参考文献

1. Belt AE, Charnock DA. The history of the cystoscope. In Cabol H, ed., Modern Urology. Philadelphia: Lea and Febiger, 1936; pp. 15–50.
2. Jacobaeus HC. Uber die Moglichkeit die Zystoskopie bei Untersuchung seroser Hohlungen anzuwenden. *Munch Med Wochenschr* 1910;57:2090–2.
3. Nitze M. Uber eine neue Beleuchtungsmethode der Hohlen des menschlichen Korpers. *Wien Med Presse* 1879;20:851–8.
4. Fevers C. Die laparoskopie mit dem cystoskop: ein beitrag zur vereinfachng der technik und zur endoskopischen Strangdurtrennung in der Bauchhohle. *Med Klin* 1933;29:1042–5.
5. Palmer R. Instrumentation et technique de la coelioscopie gynecologique. *Gynecol Obstet* 1947;46:420–31.
6. Klein R, Palmer R. Technique de prelevement ovules humaines par ponction folliculaire sans coelioscopie. *C R Soc Biol (Paris)* 1961;155:1918–21.
7. Semm K. Atlas of gynecologic laparoscopy and hysteroscopy. Philidelphia: Saunders, 1977.
8. Palter SF. Microlaparoscopy under local anesthesia and conscious pain mapping for the diagnosis and management of pelvic pain. *Curr Opin Obstet Gynecol* 1999;11(4):387–93.
9. Dorsey JH, Tabb CR. Mini-laparoscopy and fiber-optic lasers. *Obstet Gynecol Clin North Am* 1991;18(3):613–17.
10. Palter SF. Office microlaparoscopy under local anesthesia. *Obstet Gynecol Clin North Am* 1999;26(1):109–20, vii.
11. Childers JM, Hatch KD, Surwit EA. Office laparoscopy and biopsy for evaluation of patients with intraperitoneal carcinomatosis using a new optical catheter. *Gynecol Oncol* 1992;47(3):337–42.
12. Risquez F, Pennehouat G, Fernandez R, Confino E, Rodriguez O. Microlaparoscopy: a preliminary report. *Hum Reprod* 1993;8(10):1701–2.
13. Bauer O, Devroey P, Wisanto A, Gerling W, Kaisi M, Diedrich K. Small diameter laparoscopy using a microlaparoscope. *Hum Reprod* 1995;10(6):1461–4.
14. Risquez F, Pennehoaut G, McCorvey R, Love B, Vazquez A, Partamian J, Rebon P, Lucena E, Audebert A, Confino E. Diagnostic and operative microlaparoscopy: a preliminary,multicentre report. *Hum Reprod* 1997;12(8):1645–8.
15. Tulandi T. Modern surgical approaches to female reproductive tract. *Hum Reprod Update* 1996;2:419–27.
16. Almeida OD, Val-Gallas JM. Conscious pain mapping. *J Am Assoc Gynecol Laparosc* 1997;4(5):587–90.
17. Howard FM, El-Minawi AM, Sanchez RA. Conscious pain mapping by laparoscopy in women with chronic pelvic pain. *Obstet Gynecol* 2000;96(6):934–9.
18. Almeida OD, Val-Gallas JM. Office microlaparoscopy under local anesthesia in the diagnosis and treatment of chronic pelvic pain. *J Am Assoc Gynecol Laparosc* 1998;5(4):407–10.
19. Palter SF, Olive DL. Office microlaparoscopy under local anesthesia for chronic pelvic pain. *J Am Assoc Gynecol Laparosc* 1996;3(3):359–64.
20. Almeida OD, Val-Gallas JM, Browning JL. A protocol for conscious sedation in microlaparoscopy. *J Am Assoc Gynecol Laparosc* 1997;4(5):591–4.
21. Ikeda F, Abrão MS, Podgaec S, Nogueira AP, Neme RM, Pinotti JA. Microlaparoscopy in gynecology: analysis of 16 cases and review of literature. *Rev Hosp Clin Fac Med Sao Paulo* 2001;56(4):115–18.
22. Almeida OD, Val-Gallas JM, Rizk B. Appendectomy under local anaesthesia following conscious pain mapping with microlaparoscopy. *Hum Reprod* 1998;13(3):588–90.

23. Corson SL, Cheng A, Gutmann JN. Laparoscopy in the "normal" infertile patient: a question revisited. *J Am Assoc Gynecol Laparosc* 2000;7(3):317–24.
24. Tanahatoe S, Hompes PG, Lambalk CB. Accuracy of diagnostic laparoscopy in the infertility work-up before intrauterine insemination. *Fertil Steril* 2003;79:361–6.
25. Surrey ES. Endoscopy in the evaluation of the woman experiencing infertility. *Clin Obstet Gynecol* 2000;43(4):889–96.
26. Tulandi T, Murray C, Guralnick M. Adhesion formations and reproductive outcome after myomectomy and second-look laparoscopy. *Obstet Gynecol* 1993;82:213–15.
27. Pagidas K, Tulandi T. Effects of Ringer's lactate, Interceed (TC&) and Gene-Tex surgical membrane or postsurgical adhesion formation. *Fertil Steril* 1992;57:199–201.
28. Zeyneloglu HB, Arici A, Olive DL. Adverse effects of hydrosalpinx on pregnancy rates after in vitro fertilization-embryo transfer. *Fertil Steril* 1998;70:492.
29. Spielvogel K, Shwayder J, Coddington CC. Surgical management of adhesions, endometriosis, and tubal pathology in the woman with infertility. *Clin Obstet Gynecol* 2000;43(4):916–28.
30. Shelton KE, Butler L, Toner JP, Oehninger S, Muasher SJ. Salpingectomy improves the pregnancy rate in in-vitro fertilization with hydrosalpinx. *Hum Reprod* 1996;11:523–5.
31. Johnson NP, Mak W, Sowter MC. Laparoscopic salpingectomy for women with hydrosalpinges enhances the success of IVF: a Cochrane review. *Hum Reprod* 2002;17:543.
32. Practice Committee of the American Society for Reproductive Medicine. Salpingectomy for hydrosalpinx prior to in vitro fertilization. Fertil Steril 2006;86 (Suppl. 5):S200–1.
33. National Institute of Clinical Excellence. Fertility: assessment and treatment of people with fertility problems, Clinical guidelines No. 11. London: Abba Litho Ltd UK, 2004.
34. Spielvogel K, Shwayder J, Coddington CC. Surgical management of adhesions, endometriosis, and tubal pathology in the woman with infertility. *Clin Obstet Gynecol* 2000;43(4):916–28.
35. Nezhat C, Crowgey SR, Garrison CP. Surgical treatment of endometriosis via laser laparoscopy. *Fertil Steril* 1986;45(6):778–83.
36. Kennedy S, Bergqvist A, Chapron C, D'Hooghe T, Dunselman G, Greb R, Hummelshoj L, Prentice A, Saridogan E; on behalf of the ESHRE Special Interest Group for Endometriosis and endometrium Guideline Development Group. ESHRE guideline for the diagnosis and treatment of endometriosis. *Hum Reprod* 2005;20(10):2698–704.
37. Unlu C, Atabekoglu CS. Surgical treatment in polycystic ovary syndrome. *Curr Opin Obstet Gynecol* 2006;18(3):286–92.
38. Farquhar C, Lilford RJ, Marjoribanks J, Vandekerckhove P. Laparoscopic "drilling" by diathermy or laser for ovulation induction in anovulatory polycystic ovary syndrome. *Cochrane Database Syst Rev* 2005;(3):CD001122.
39. Rizk B, Nawar MG. Laparoscopic ovarian drilling for ovulation induction in polycystic ovarian syndrome. In Allahbadia G (Ed.) Manual of ovulation Induction. Mumbai: India, Rotunda Medical Technologies, 2001, chapter 18, 140–4.
40. Rizk B. Prevention of ovarian hyperstimulation syndrome. In Rizk B (Ed.) Ovarian hyperstimulation syndrome. Cambridge: United Kingdom, Cambridge University Press, 2006, chapter 7, 130–99.

第 9 章

儿童与青少年妇科腹腔镜

Suketu M. Mansuria, Joseph S. Sanfilippo

概要

妇科医生使用腹腔镜治疗儿童与青少年妇科疾病是一个相对新颖的领域。使用腹腔镜治疗儿童与青少年妇科疾病的前提是需要特殊的工具装备。针对这个年龄段的患者,同样需要注意术前准备和一般的手术技巧。虽然腹腔镜有广泛的适应证,但其主要的适应证是盆腔疼痛的诊断、附件包块、盆腔感染疾病。本文同时讨论使用腹腔镜行青少年女性的阑尾切除。

引言

内窥镜手术最早可以追溯到巴比伦时代的《塔木德经》(Niddah Treatise, Section 65b)。术者使用一个铅制的带有弯嘴的管子,探入阴道,直接观察子宫颈。第一个真正的腹腔镜操作是由 Ott 在 1901 年施行的,他经一个小切口穿入一个窥镜,并且使用一个头灯作为光源,探测观察腹腔脏器。自那时起,随着该领域技术的不断创新,人们可以使用腹腔镜进行更为复杂的操作。儿科的腹腔镜手术是一个相对较新的领域。因为进行儿科腹腔镜的操作,必须具有高质量、精细的手术装备。很明显,在 1970 年以前,由于缺少相应的仪器,特使是光源的问题,腹腔镜很少使用于儿科。此后,纤维光源和 Hopkins 潜窥镜系统的发明,为微创操作提供了可能,并使腹腔镜有可能应用于儿童与青少年。20 世纪 70 年代,Gans 发展了儿童与青少年使用腹腔镜的技术(Schropp, 1994)。在其推动下,其他领域的手术医生将其技术吸收消化,并将之应用于各自的领域。

仪器设备

没有精密的内窥镜,腹腔镜是不可能成功的。大部分的内窥镜可以使用直径 5 ~ 10mm 的镜头完成,当然,对于身形较小的患者也有 2mm 的内窥镜可供使用(图 9.1)。妇科最常用的窥镜配置是 0°,但是也有锐角的窥镜,以评估阻塞结构中"拐角"。0°窥镜最常被使用的原因是当窥镜在穿入肚脐,进入腹腔后,可以"直视"盆腔脏器,从而将失真减到最小。

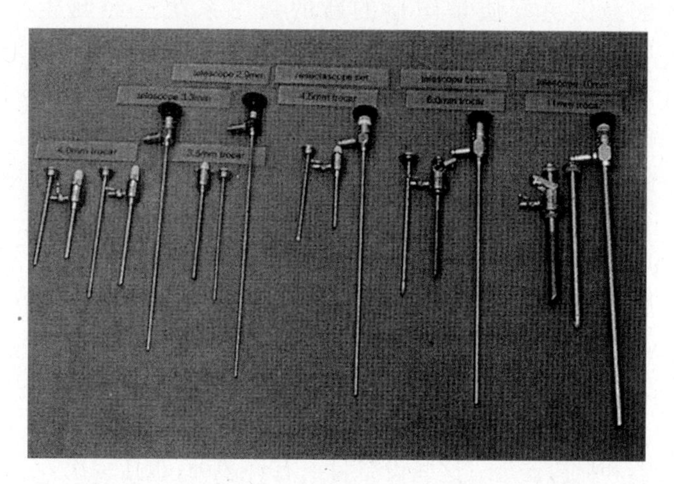

图 9.1 应用于青少年腹腔镜手术中不同规格的仪器

除非是对婴儿或者是特别小的患者,一般 5mm、10mm 大小的窥镜已经足够。手术时,这两种窥镜都要配备,因为有时为了提高视野的清晰度,需要将 10mm 窥镜转化为 5mm 的辅助接口。除非手术医生使用吹气仪器提供和体温相应的二氧化碳,不然,窥镜上的雾气将会导致视野模糊甚至出现损坏仪器。雾气集中在窥镜的中心部位。如果镜头的温度比周围的环境或者身体内部低,就会在镜头上产生雾气。虽然有许多方法可以消除雾气,但是很少有效。一个简单的解决方法是使用一个无菌的加热器,该加热器里装满 37 ~ 50℃的水。当出现雾气时,将镜头放入加热器,这个操作不仅可以清洗镜头并且可以清除雾气。

除了精密的内窥镜,其他的主要设备包括吹气仪器、光源、录像系统以及套管针。我们推荐一套可以提供每分钟 20L 流量的吹气系统。该系统可以在负压冲洗过程中迅速更换任何气体。这一点对儿童和青少年患者尤为重要,因为他们的腹腔容量远远小于成人;这样,在青少年患者中使用负压冲洗,相比较成年人,可以显著降低其腹腔容量。这种以大容量充气充满腹腔的方法,可以防止由于术中消除气腹导致的腹腔前壁的塌陷。新型的吹气仪器(例如,Stryker,Kalamazoo,MI)配备与体温相符的二氧化碳以防止镜头的雾气和由低温气体造成的体温过低。腹腔镜的光源和录像系统以提供高质量的影像。如果没有高质量的光源和录像系统,即便有昂贵的镜头也无法得到高质量的影像。光束是由一股股的光学纤维组成。这些光学纤维将光源传导到镜头。不幸的是,光学纤维会随着时间而断裂,从而降低其传导光线的能力。因此,需要定期的检查光束,如果有大于1/4 的光学纤维断裂,则需要更新。大部分的现代录像系统已足以满足妇科医生的要求。目前,能够提供更好质量图形的新的数字系统已经诞生(Hertzmann,1994)。套管针有不同的长度和直径。对于很小的患者,可以使用3mm 的套管针配备2mm的镜头和设备。对于稍微年长孩童和青少年则使用传统的5mm 和10mm 的套管针。不仅是套管针的直径而且其长度也应该考虑在内。太长的针不能在腹腔内自由操作,特别是在身材矮小的患者。相对而言,短的套管针则不能在肥胖的患者腹腔内观察到足够的视野。手术医生必须在考虑所有因素的情况下,针对每个患者选择合适的套管针。

其他需要考虑的设备包括负压吸引器、剪刀、分离器和抓握器等。这些设备目前有许多种,包括一次性和反复使用的。相关的电源配置也有多种选择。每种仪器均有其优缺点,很多时候,其选择是由于手术医生的个人喜好。

术前准备

在很多方面,儿童的术前准备和成人是一样的。一旦决定了手术,下一步是决定方法。虽然腹腔镜有许多众所周知的优点,如恢复时间短,术后疼痛少,有利于美容,但是手术医生仍然需要决定患者是否真的需要该手术。患者的状态是考虑是否手术的主要因素。腹腔镜手术的一般禁忌是血流动力学不稳定的患者,或者是有严重粘连病史的患者。同样,患者潜在的病理状态也决定了手术的方法。有心肺系统疾病的患者无法忍受腹压升高,或者是 Trendelenburg 体位。举例说明,下腔静脉是一个压力偏低的血管,腹腔镜过程中造成腹压的轻度升高(8 ~ 15mmHg)会导致静脉血回流心脏,降低心输出量。同样需要考虑的是呼吸系统疾病(如肺的纤维囊肿),腹压升高会导致胸膈的移位和肺的残留气体容量降低。儿童和青少年患者的腹腔壁更富有弹性,可以在小切口下进行手术操作。因此,即便是较小切口,儿童和青少年也可以获得比成人更大的视野。小切口可以缩短手术时间,降低长时间手术所带来的可能并发症。

技术

当患者进入手术室,采取相应的步骤可以使手术顺利完成。对于较大的患者,我们使用妇科检查床,这样可以在手术过程中能够不受妨碍地观察阴道。对于处女膜完整的患者,可以通过使用60ml 的注射器来完成阴道的术前准备。注射器内充满 prep 液体,该液体可以通过处女膜孔充满整个阴道。这就避免了使用海绵,有可能对处女膜造成伤害,并擦伤精细的处女膜黏膜。如果妇科手术需要涉及盆腔,则需要在手术前预先设置 Foley 导尿管。这可以使麻醉师能够检测尿量,排空膀胱,增加视野。在手术中,我们尽量避免使用子宫操纵器,因为这些操纵器相对青少年子宫太大。可以使用如下方式替代操纵器:单独使用一个手指探入子宫后穹隆,并在手术中轻微的抬举子宫,来完成移动子宫的目的。如必须使用子宫操纵器,则需要一个小的宫颈扩张器和一个宫颈把持钩来进行基本的子宫操作。

另一个有用的技术是在手术过程中,将患者的手臂包裹塞在一侧。对于体型较小的青少年患者,伸出的手臂可能妨碍手术医生的移动。手臂和盆腔较短的距离也妨碍了手术医生的机动性,如果能塞起手臂,手术医生可以获取更好的人工效学意义上的位置和姿势。塞起手臂也有安全性的考虑,手术医生如果长时间靠在患者的手臂上,可能导致可怕的后果。具体操作中,我们先将患者的手臂包裹,然后,使用床单将手臂紧靠在患者的体侧。在包裹手臂的过程中,医生应小心患者的手指,以免手指被床角或者是脚蹬夹伤。同时,手臂应紧靠患者一侧,保持自然的解剖位,以避免正中神经损伤(图 9.2)。

可以使用 Veress 针或者是小切口以进入腹腔。我们建议小切口,因为可以提供更大的操作把握。一般而言,青少年患者的腹壁足够薄,可以在体表触摸到腹腔动脉。在腹壁和腹腔动脉之间相对较小的距离中,Veress 针有可能会不慎损伤血管。逐层穿入腹腔,可

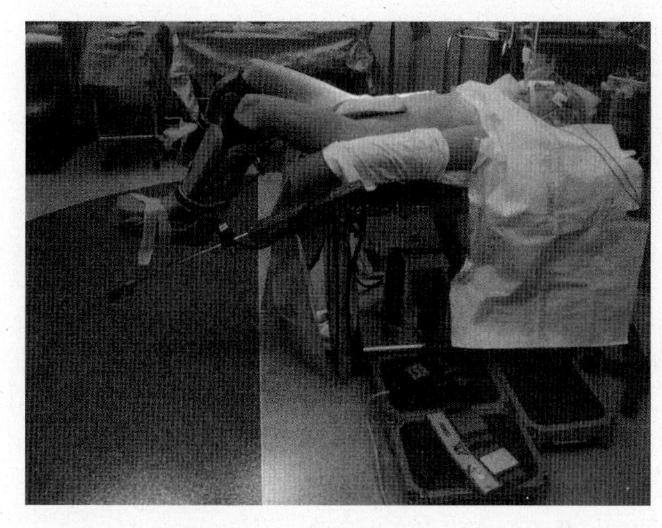

图9.2　正确的体位，双腿在镫子内，手臂被包裹在一侧

避免该可能。另外，青少年腹壁非常具有弹性，有可能会造成误认为Veress针已穿入腹腔而实际上没有的可能。无论使用何种技术，最好使用肚脐垂直切口。这不仅是从美容的角度上考虑，因为瘢痕正好隐藏在肚脐，而且也因为肚脐是腹壁最薄的地方。如果使用Veress针，需要注意如何降低损伤以及气腹膜的可能。Veress针需要以锐角垂直进入腹壁并撑起腹壁。这样可以使切口和腹膜腔的距离最短。当进入腹腔后，则需要制造气腹。所需气体的总量因人而异。这种差异主要是由于腹压升高所致的心理和身体反应而异，并非全部是由于气体总量所致。心搏出量、胸膈的位置、肺活量、肾脏血流等的变化都直接与腹压高低有关。腹压高低与通气量有关，但这是在手术过程中的表现。患者个体的大小、腹壁的弹性和肌肉的伸缩性都是决定腹压的重要因素。因此，最好设定腹压的上限。对幼儿，上限是6～8mmHg；对儿童，是8～10mmHg；对大一些的儿童，则是12～15mmHg。这些腹压只是操作过程中的一般意义上的指定腹压。对于成人大小体型的青少年，我们建议在进入套管针之前，使用25mmHg压力。这可以防止腹腔壁的隆起，并在套管针与内腔脏器和血管保持一定的距离（图9.3）。一旦套管针进入后，则应降低腹压。

应始终将下腹腔内腔置于视野之内。在观察两侧小腹时，应先确认两侧的内侧胃下动脉的位置。这一点在此年龄段的患者中，由于其缺乏皮下脂肪，很容易观察到。如果难以找到，可以使用内侧脐韧带作为标志。内侧胃下动脉一般都会在这个韧带的外侧。并且，腹直肌可以作为进针的标志之一。内侧胃下动脉通过腹直肌的外缘。由于年轻患者的组织具有相对弹

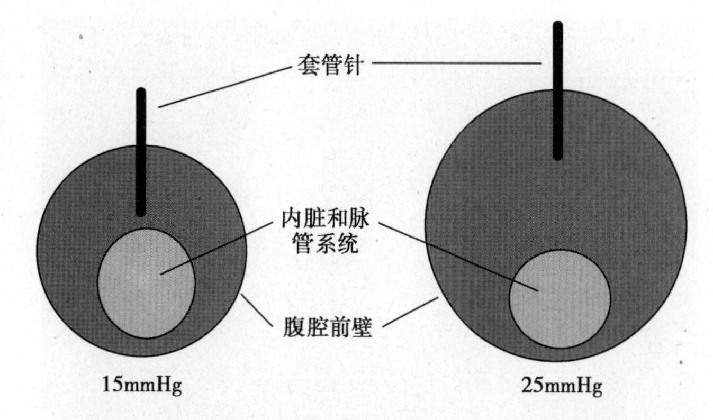

图9.3　在套管针穿入内脏和脉管系统之前，将腹压升高到25mmHg

性，有时候，进入腹壁可能比较困难。通过以下措施，可以改善以上问题，短暂增高腹压以提高腹壁的硬度，利于穿刺；使用另一个腹腔镜来提高腹壁硬度。在整个过程中，需要直视套管针的针尖。这一步有时也比较困难。螺旋式套管针的确定有可能会撕裂小孩的娇嫩皮肤，并有可能会“滑出”。传统的套管针可以缝合在切口，或者是具有伸展的边缘，如Pediports（图9.4）。对于年长的孩童，如果腱鞘不像一般的组织，则可以使用Versa-Step（美国外科标准）套管针（图9.5）。这种套管针是通过扩张方法而非切开。这种沿着腱鞘组织边缘的扩张，可以防止套管针的滑出。另外很重要的一点是所有的套管针，无论大小，都要防止切入筋膜引起疝气。青少年的筋膜不像成人那样强壮，所以，由于穿入套管针对筋膜的伤害，有可能造成较大的损伤。目前有报道由于套管针穿入造成小于10mm的疝气的文献。

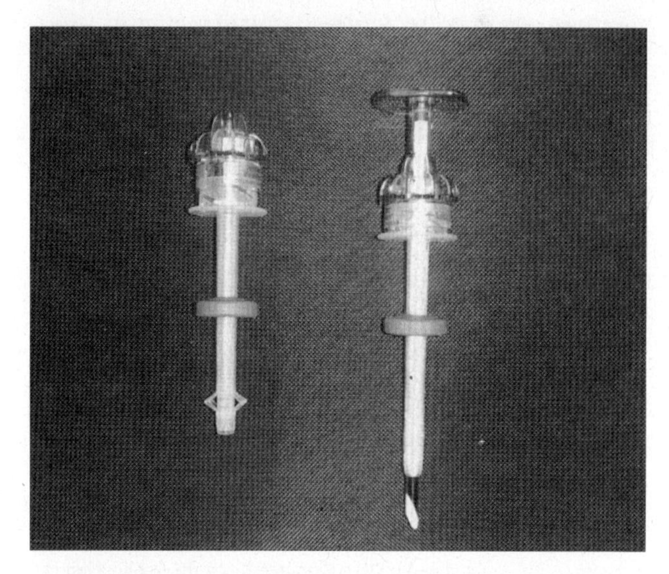

图9.4　Pediport套管针（美国外科标准）带有可扩展的装置（左）和可以回缩的装置（右）

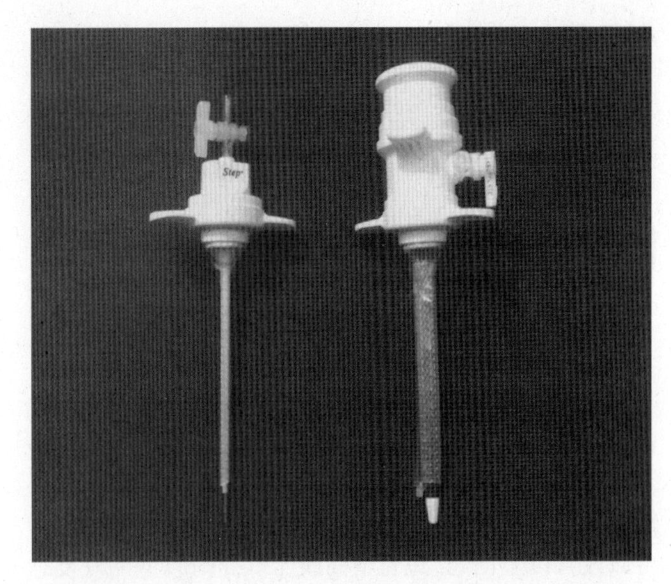

图 9.5 Versa-step 套管针(美国外科标准)有 Veress 针和不能移动的套(左),以及钝头带有可移动的套(右)

过程

青少年妇科腹腔镜的手术指征和成人相同,腹腔镜的操作过程和成人也相同。下面,我们主要讨论青少年妇科腹腔镜的不同之处。

阑尾切除术

对于是否在行其他手术的同时,进行阑尾切除术的争议已经进行了一百多年。近来,有关是否在治疗慢性盆腔疼痛进行腹腔镜手术的同时进行阑尾切除术的争论渐趋明朗(Almeida 等 1998)。目前,考虑的主要问题是,切除阑尾后,能否降低病态发展,是否能够治疗慢性盆腔疼痛,能否预防疾病发展和降低死亡率。

对于同时阑尾切除术的决定是建立在这样一个假设,即阑尾是一个退化的没有功能却只能带来病理变化的器官。但是,有一些医生认为阑尾的淋巴组织能够产生病毒和肿瘤抗体。在一组 820 例尸检回顾性报告中,发现肿瘤发生和阑尾切除呈正相关(McVay,1964)。但是,另外 3 个设计严密的研究却得出了不同的结论。在唯一的一组大规模前瞻性研究中(Moertel 等,1974),将没有做过阑尾切除术的肿瘤患者和做过阑尾切除术的肿瘤患者进行比较。在总共 1799 例患者,没有发现肿瘤和阑尾切除有直接的联系。另外两个研究(Cope 等,2003;Melllemkjaer 等,1998),使用大样本的国家调查数据研究肿瘤在儿童期行阑尾切除术后的发生率。通过长达 20 年的追踪,这两个研究均认为,阑尾切除术和肿瘤没有直接关系。

在青少年腹腔镜下同时进行阑尾切除术可以降低随着年龄增长的阑尾炎的发病率。女性发生阑尾炎的可能性是 6.7%,发病率最高的年龄段是从 10 岁到 19 岁。另外一个同时进行阑尾切除术的好处就是可以减小第二次手术带来的病变。另外两个研究(OMalley 等,1986;Strom 等,1983)发现同时进行阑尾切除术并未导致切口感染率升高、坏死症增加和延长住院时间。

当然,有关文献也报道了相对于阑尾切除术的大量"正常"的症状。这些常见的症状包括:黏膜感染,腔内感染,纤维化,粪石,黏蛋白退化。其他不常见的症状包块:类瘤癌,黏蛋白,腺瘤性新生物。在正常表现的阑尾中假阴性率在 16% 到 70%(Kraemer 等,2000)。遗憾的是,目前没有研究讨论"微观不正常"的阑尾是否会在将来产生症状。

目前,Almeida 等研究了阑尾切除术在慢性盆腔痛中的作用(1998)。在较早的一个有关子宫内膜异位症的研究中,500 例行腹腔镜检查和阑尾切除术的患者中,13% 的阑尾病变被证明与子宫内膜异位症有关。有意思的是,38% 被诊断为子宫内膜异位症的患者的阑尾呈现正常的外观(Pittaway,1983)。在另一个研究中,只有患有慢性右下腹疼痛的患者且有明显外观异常(包括子宫内膜异位症,粘连,硬结,水肿,解剖变异)的阑尾才会行阑尾切除术。总共有 30% 的患者阑尾有组织病变,有 97% 的患者报告在阑尾切除术后疼痛完全消除(AlSalilli 和 Vilos,1995)。另外两个研究主要观察有慢性盆腔痛的女性患者。在第一个研究中(Lyons 等,2001),81% 行阑尾切除术的患者发现有阑尾组织不正常,15% 的患者有明显的病理变化。在第二个研究中(Agarwala 和 Liu,2003),317 例有慢性盆腔痛的行腹腔镜检查的患者发现其疼痛与阑尾切除术有关。102 例行阑尾切除术的女性患者中,91% 报告疼痛得到缓解。组织检查发现 46% 的患者有阑尾病变。

阑尾切除术可以使用不同的方式进行。如,手术夹,一次性别针装置,双头烙器,或者是内窥圈等等。虽然仪器不同,但是方法却有相通的地方。首先,需要找到阑尾并分解粘连。通常需要无创伤器具来移动阑尾到前腹壁。钝性分离可以分解阑尾粘连,直到看到阑尾和盲肠的交界。下一步需要找到阑尾动脉并止血。该血管穿过阑尾系膜,可以使用任何一个前面提到的仪器进行止血。如果阑尾系膜相对较细小,可以将系膜一并结扎;然而,通常,是需要分开结扎的。一旦系膜结扎并分离,则可以移除阑尾。通常该过程需要一个一次性别针装置,或者是内窥圈(图 9.6)。需要小心的是,仪器必须紧靠阑尾和盲肠的交接处,以避

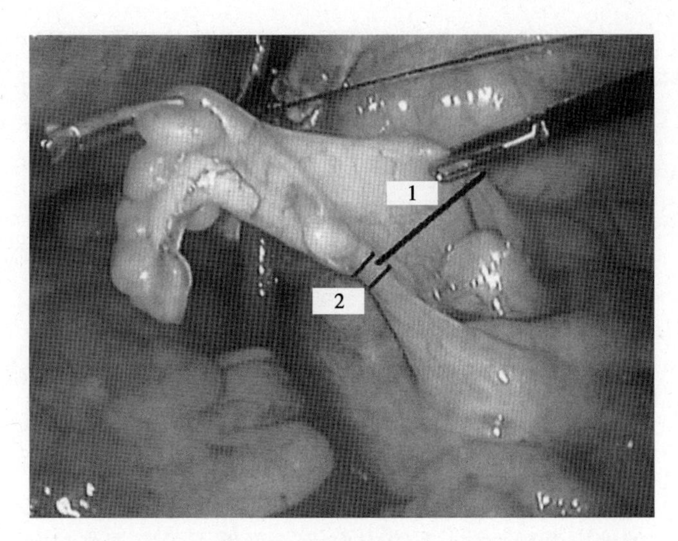

图9.6 正常阑尾。标志1. 阑尾根部和阑尾动脉需要结扎；标志2. 阑尾结扎的部位

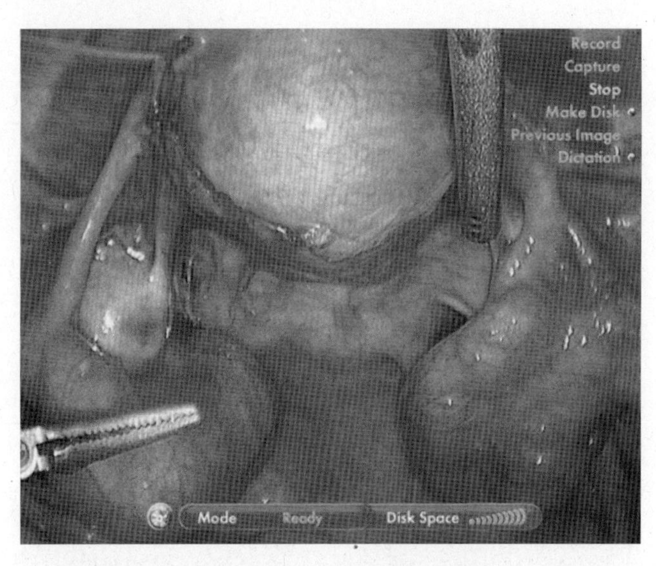

图9.7 盆腔炎后遗症。患者有双侧的输卵管水肿、阻塞和盆腔痛

免一个大的残留蒂存在。这时，将阑尾移除腹腔，并充分冲洗手术视野。对盲肠后位阑尾，或者是阑尾有严重的炎性感染，可以使用逆行手术方式，也就是先结扎阑尾系膜和阑尾蒂，再分离粘连。该过程可以使粘连分解和器官移动相对容易。

盆腔感染疾病

在儿童与青少年妇科疾病中，盆腔感染疾病有可能对患者产生长期的影响。该病可以导致患者患有异位妊娠的几率提高6～10倍；使患者患有慢性腹腔痛的几率提高4倍。该病也可能提高由于输卵管因素导致的不孕症，其几率与感染的严重程度和感染的次数有关。腹腔镜可以对该病进行诊断和治疗。

对盆腔感染疾病的早期诊断是降低该病并发症的有效方法（图9.7）。不幸的是，有时候，临床的明确诊断很难根据症状、体征和实验数据来确定。在这种情况下，腹腔镜是很好的明确诊断的工具。由于腹腔镜可以在直视下观察盆腔脏器，因此，腹腔镜可以认为是诊断的金标准。根据感染的程度不同，盆腔的脏器呈现不同的表现。这些表现可以是红色、硬化、水肿等等；在严重的感染中，囊性的脓液可转变成大的脓性输卵管或者是卵巢输卵管囊肿。腹腔镜不仅可以明确诊断，同时也可以提取脓液进行培养以确定合适的抗生素治疗。

相对于更有可能并更有效果的抗生素，需要手术介入治疗急性盆腔感染疾病的可能逐渐减小。不是说手术介入对该病没有作用。手术介入可以用来处理威胁生命的感染，非手术治疗（如，抗生素）无效的囊肿以及破裂的囊肿。在这些情况下，盆腔内严重的感染会改变腹腔内部的结构，从而使手术变得困难。在这种情况下，只有最有经验的手术医生可以使用腹腔镜进行治疗。当盆腔生成囊肿时，其中的纤维会分隔感染区，从而使免疫细胞和抗生素难以到达感染的位置。腹腔镜可以用来打开囊肿腔，并直达感染源。这可以有效地“去巨块化”感染，并且可以使免疫细胞和抗生素到达感染源。在某些严重情况下，可以施行输卵管卵巢切除术。为了保证人工受孕的成功，手术医生应使用最保守安全的方式，从而避免影响以后的生育（Droegemuller等，2001）。

附件包块

对于妇科医生，儿童与青少年附件包块的诊断是比较困难的。要得到正确的诊断需要长时间的鉴别，并且要考虑内脏系统疾病，其中多数是我们平时较少考虑的（表9.1）（图9.8）。附件包块最常见的症状是腹痛，大约有70%的病例有此症状（Templeman等，2000）。大多数患者可以在腹部找到包块。这有可能是盆腔狭小从而使卵巢在盆腔的位置相对较高所致。对于此类包块可以使用影像学检查。超声，由于其影像分析技术的提高，并且可以观测到血流状态，是妇科检查中不可替代的方法，该方法不仅可以观察卵巢包块的大小和形状，并且可以大体上确定包块的良恶程度。对于包块恶性程度的判断，包块是否固体，包块是否还有结节或者是赘状物，是否有分隔，以及触摸抵抗感（Brown，2004）。如果怀疑是恶性，可以使用CT扫描，如果包块不在腹腔，或者是怀疑卵巢包块，可以使用肿瘤标记加强诊断。

表 9.1 附件包块的辨别诊断

卵巢功能型囊肿	脐尿囊
卵巢周边或者输卵管周边囊肿	肠系膜囊肿
	盆腔肾
卵巢肿瘤——良性或者恶性	肾盂积水
输卵管水肿	Wilms 肿瘤
阑尾周围脓肿	神经母细胞瘤
异位妊娠	输卵管卵巢脓肿
子宫积血	Bowel duplication

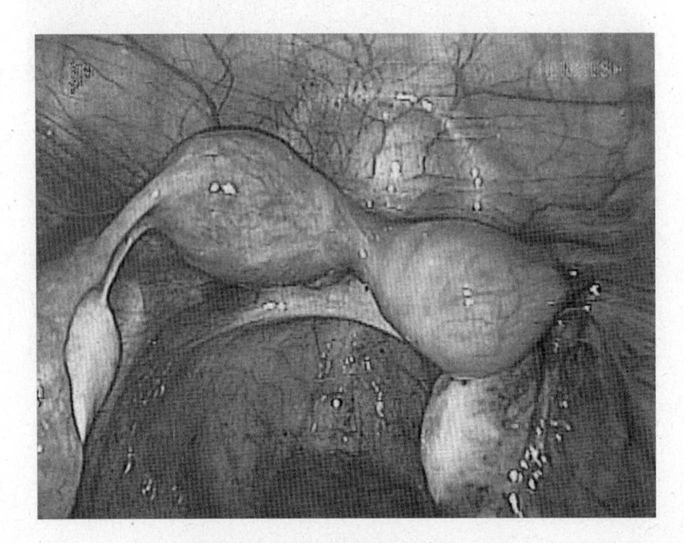

图 9.8 双子宫畸形，呈附件包块

在一个回顾性调查中，140 例年龄在 2 天到 21 岁患者行手术治疗卵巢包块，结果发现卵巢囊肿是最常见的一种。综合起来说，大约有 57.9% 的患者有良性的卵巢肿瘤，如黄体囊肿、滤泡囊肿、输卵管周围或者是卵巢周围囊肿，或者新生儿囊肿。排在第二位的是占 30% 的皮样囊肿和良性卵巢肿瘤。在 11 例患者中发现恶性倾向（7.8%）。恶性率在 15 岁以下人群偏高（Templeman 等，2000）。

腹腔镜可以用于此年龄段的附件包块的诊断和治疗。其他相应的手术指征是怀疑扭转，有出血囊肿的不稳定患者，有症状的包块，怀疑恶性，或者是长期存在的包块。对于个体较大但非恶性的包块，可以使用腹腔镜先进性减压，该减压可以为手术提高相应较大的空间。减压最好使用小切口进入囊肿，同时为防止内容液喷出，使用吸液器探入切口抽取其中的液体。囊肿减压后，可以切除此囊肿或者是简单的是囊肿壁开窗法。最好是切除囊肿，减少复发的可能性。腹腔镜囊肿切除最好使用对抗牵引和水分离法。使用钝性分离牵引可以使囊肿和卵巢分开。

卵巢手术一般倾向于保守，但在某些情况下需要切除卵巢及输卵管。卵巢输卵管切除术的方法基本与成人手术相同。基于个人喜好，术者可使用线形缝合钉装置、双极止血电极、谐波手术刀或内线圈等手术器械。在切除附件前，应首先确定子宫的界限以免误伤。确定子宫界限后，固定骨盆漏斗韧带和子宫卵巢韧带并切除。然后切除残余组织，将附件从腹腔中取出。某些情况下可将输卵管分离出来，只将卵巢切除。这仅限于患有较大的卵巢囊肿的患者。卵巢增大导致卵巢系膜延长，进行卵巢切除时可穿过卵巢系膜，避开骨盆漏斗韧带。与传统的卵巢输卵管切除术方法（截断骨盆漏斗韧带）相比，这种手术方法可在距离子宫更远的地方截断血供（系膜内血管），降低了子宫损伤的风险，由于保留了输卵管，对生育能力的损害程度也降低。

慢性腹腔痛和子宫内膜异位症

慢性腹腔痛是临床医生的一个棘手问题。慢性腹腔痛的诊断标准是持续至少 6 个月的下腹部疼痛。由于造成腹腔痛的原因非常多，因此明确诊断相当困难。表 9.2 列出了青少年腹腔痛常见的病因，当然这些原因并不是全部可能的病因。对患者的初期评价包括详细的病史采集，体检，特别是盆腔检查，从而根据症状确定病位。本文讨论慢性腹腔痛和子宫内膜异位症。

表 9.2 青少年慢性腹腔痛的原因

生殖系统	反复发作的阑尾绞痛
慢性盆腔炎症	反复发作的部分小肠阻塞症
子宫内膜异位症	骨科相关疾病
粘连	脊柱侧弯和脊柱后凸
卵巢肿瘤	肌纤维综合征
周期性卵巢扭转症	肌肉拉伤
原发性痛经	系统性疾病
流出道阻塞（例如苗勒管先天异常）	急性间断性卟啉症
	淋巴肿瘤
胃肠通道相关疾病	重金属中毒
易激综合征	神经纤维瘤
感染性肠道疾病（如，克罗恩病或者是溃疡性结肠炎）	其他
	虐待所致
便秘	心理疾病
疝	精神疾病

在很长的一段时间内，子宫内膜异位症并没有被看做是青少年女性的常见病。普遍认为，子宫内膜异位症会在初潮后第五年发生。有学者提出了有争议的见解，也就是子宫内膜异位症的发生不仅会在月经不

调的妇女中常见,而且也常见于初潮之前的女性(Reese 等 1996;Whitehouse,1925—1926)。这些报道对 Sampson 的理论提出了质疑,在 Sampson 的理论中,月经的蜕变是子宫内膜异位症的原因。目前,对于这一年龄段的子宫内膜异位症的原因尚不清楚;据估计,大约有 19% ~65% 的此类青少年患者有慢性腹腔痛(Schroeder 和 Sanfilippo,2001)。这类患者的症状表现和体检表现和成人是有些区别的。通常,盆腔痛,伴有或者是不伴有月经不调,是其主症,通常这些疼痛不容易被 NSAID 和口服避孕药所控制。其他的不孕症和腹腔肿块(宫内肿瘤)在此类患者并不常见。在此类患者中也较少见到结节或者是固定子宫的情况,并且,在触诊中只能见到中度的压痛(Sanfilippo 和 Schroeder,2000)。

对子宫内膜异位症的诊断需从青少年开始。没有及时的诊断该病会导致有效系统治疗的延迟,并造成未来的可能不孕和病情的进展。一旦药物治疗,如 OCP 和 NSAID 失败,则需要考虑手术。腹腔镜是一个非常好的工具,因为该工具可以诊断和治疗并行。

一旦进入腹腔,则需要对整个腹腔和盆腔做一个全面的检查。这有助于排除其他疾病,如阑尾炎和感染性肠炎。一旦排除了其他病,则整个过程进入一个程序化过程。在诊断子宫内膜异位症的过程中,腹腔镜是一个很好的工具。腹腔镜应尽量贴近腹膜以最大限度地利用镜头的放大作用。该放大作用可以检测到微小的病变。首先我们检查前壁的死角(cul-de-sac),然后是双侧的附件,接着是整个卵巢的表面,最后是卵巢窝、子宫骶韧带和 Douglas 后穹隆。子宫骶韧带是子宫内膜异位症的常发部位。需要彻底检查该韧带以确保无纤维瘤、异物和不对称现象。

青少年的子宫内膜异物和成人相比是不同的(图 9.9)。这可能是由于月经的自然周期所致,青少年子宫内膜异物来源于早期子宫,而成人则来源成熟或者更老的子宫。典型的成人子宫内膜损伤是黑蓝色,犹如灼伤样的损伤。而青少年病变则不是典型的表现。常见的病变是红色火焰状的有瘀点的,但是也常见白色的清楚边界的病变。囊泡状的病变也是青少年中所常见的(Gidwani,1996;Laufer 和 Goldstein,1998)。

一旦病变得到确定,则需要切除或者是电灼治疗。我们倾向于切除,原因有二,切除后的组织可以送病检,其结果可以得到病理诊断,并确定是否患有子宫内膜异位症。对于青少年妇科患者,子宫内膜异位症的确诊至关重要,因为可以据此来为患者的未来设定准确的治疗和诊断检查。单凭直视观测得到的子宫内膜

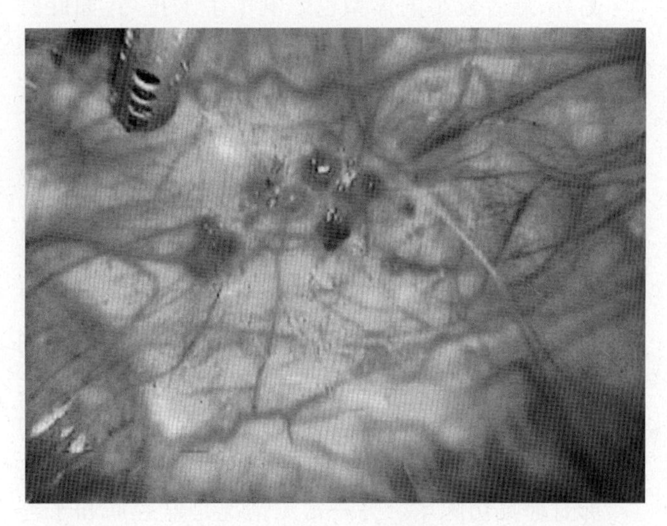

图 9.9 一个年轻女孩的子宫内膜损伤。红色并呈囊泡状

异位症的诊断很难对未来的情况作出正确的判断。同时,青少年子宫内膜异位症不典型症状也对正确诊断该病带来困难。电灼法无法提供组织病理诊断。电灼法也无法顾及深度病变。通常,医生能够观察到的病变只是“冰山的一角”。使用电灼法,深部的病变很难得到治疗。切除则可以去除整个病变。当切除病变时,医生必须保证子宫、直肠和尿道血管的安全。在任何切除组织之前,都要先分离这些组织。有时可以使用输尿管支架和直肠探针来确定这些组织。同样,在切除病变之前,应先分离以避免损伤其下的组织。

结论

腹腔镜在儿童与青少年妇科中的应用是一个相对较新的领域。目前,该操作因为其简便易行和微创,逐渐为人所接受。随着手术器械的微小化,使腹腔镜手术医生得以扩展其应用范围。术前,手术医生必须针对每个个体考虑合适的手术方法。一旦确定手术,除了一些个别之处外,则青少年腹腔镜手术与成人腹腔镜手术相仿。手术医生必须考虑到患者身体和解剖的大小变化,以及脏器的稚嫩。虽然大部分该年龄段腹腔镜手术诊断和治疗的是腹腔痛、附件包块、盆腔感染性疾病和阑尾炎;但是,我们认为腹腔镜在儿童与青少年妇科疾病的使用是无限的。

关键点

- 青少年腹腔镜和成人腹腔镜除了一些调整外,基本相同。如,针对青少年的腹腔镜仪器也相对较小;

另外，患者较小的体型也影响了手术技巧，如肚脐切口，以及是腹腔镜或者是腹腔切开手术的决定等等。对于腹腔镜手术患者，也要考虑是否同时进行阑尾炎切除术。该手术减少了未来阑尾炎的可能性。对于有腹腔痛的患者，应该找出潜在的原因（如子宫内膜异位症），并减缓疼痛。腹腔镜也可以应用于腹腔感染疾病。对于临床表现不明确的严重的盆腔炎，可以通过腹腔镜得到准确的诊断。附件包块是妇科常见疾病。如果经过全面的体检和影像学分析后，需要手术解决问题，那么腹腔镜比常规手术要好。如可能，尽量采用保留生育能力的手术，如膀胱切除术，或者是卵巢切除术，而不是输卵管卵巢切除术。另一常见情况是盆腔痛和子宫内膜异位症，一旦药物治疗失败，可以使用腹腔镜来诊断和治疗。

参考文献

1. Agarwala N, Liu CY. Laparoscopic appendectomy. *J Am Assoc Gynecol Laparosc* 2003;10(2):166–8.
2. Almeida OD, Val-Gallas JM, Rizk B. Appendectomy under local anesthesia following conscious pain mapping: a report of two cases. *Hum Reprod* 1998;13(3): 588–90.
3. AlSalilli M, Vilos GA. Prospective evaluation of laparoscopic appendectomy in women with chronic right lower quadrant pain. *J Am Assoc Gynecol Laparosc* 1995;2(2):139–42.
4. Brown D. Sonographic differentiation of benign versus malignant adnexal masses. *UpToDate*, 2004.
5. Cope JU, Askling J, Gridley G, et al. Appendectomy during childhood and adolescence and the subsequent risk of cancer in Sweden. *Pediatrics* 2003;111(6 Pt 1):1343–50.
6. Droegemueller W. Infections of the upper genital tract. In: Stenchever MA, Droegemueller W, Herbst AL, Mishell DR Jr., eds. *Comprehensive Gynecology*. 4 edn. St. Louis: Mosby; 2001: 707–40.
7. Gidwani GP. Chronic pelvic pain: steps to take before and after operative intervention. In: Pokorny SF, ed. *Pediatric and Adolescent Gynecology*. New York: Chapman and Hall; 1996:41–53.
8. Hertzmann P. Instrumentation for endoscopic surgery. In: Lobe T, ed. *Pediatric Laparoscopy and Thoracoscopy*. Philedelphia: W.B. Saunders Company; 1994:6–16.
9. Kraemer M, Ohmann C, Leppert R, Yang Q. Macroscopic assessment of the appendix at diagnostic laparoscopy is reliable. *Surgical Endoscopy* 2000;14(7):625–33.
10. Laufer MR, Goldstein DP. Dysmenorrhea, pelvic pain, and the premenstrual syndrome. In: Emans SJ, Laufer MR, Goldstein DP, eds. *Pediatric and Adolescent Gynecology*. Philedelphia: Lippincott-Raven; 1998:363–410.
11. Lyons TL, Winer WK, Woo A. Appendectomy in patients undergoing laparoscopic surgery for pelvic pain. *J Am Assoc Gynecol Laparosc* 2001;8(4):542–4.
12. McVay JR. The appendix in relation to neoplastic disease. *Cancer* 1964;17:929–37.
13. Mellemkjaer L, Johansen C, Linet MS, Gridley G, Olsen JH. Cancer risk following appendectomy for acute appendicitis. *Cancer Causes Control* 1998;9(2):183–7.
14. Moertel CG, Nobrega FT, Elveback LR, Wentz JR. A prospective study of appendectomy and predisposition to cancer. *Surg Gynecol Obstet* 1974;138(4):549–53.
15. OMalley VP, Finch DR, Powley PH. Wound sepsis after cholecystectomy. Influence of incidental appendectomy. *J Clin Gastroenterol* 1986;8(4):435–7.
16. Pittaway DE. Appendectomy in the surgical treatment of endometriosis. *Obstet Gynecol* 1983;61(4):421–4.
17. Reese KA, Reddy S, Rock JA. Endometriosis in an adolescent population: the Emory experience. *J Pediatr Adolesc Gynecol* 1996;9(9): 125–8.
18. Sanfilippo JS, Schroeder B. Pelvic pain in children and adolescents. In: Carpenter SEK, Rock JA, eds. *Pediatric and Adolescent Gynecology*. 2nd edn. Philadelphia: Lippincott Williams and Wilkins; 2000:287–9.
19. Schroeder B, Sanfilippo JS. Chronic pelvic pain—medical and surgical approaches. In: Sanfilippo JS, Muram D, Dewhurst CJ, Lee PA, eds. *Pediatric and Adolescent Gynecology*. 2nd edn. Philadelphia: W.B. Saunders Company; 2001:640–9.
20. Schropp K. History of pediatric laparoscopy and thoracoscopy. In: Lobe T, ed. *Pediatric Laparoscopy and Thoracoscopy*. Philedelphia: W.B. Saunders Company; 1994:1–5.
21. Strom PR, Turkleson ML, Stone HH. Safety of incidental appendectomy. *Am J Surg* 1983;145(6):819–22.
22. Templeman C, Fallat M, Blinchevsky A, Hertweck S. Noninflammatory ovarian masses in girls and young women. *Obstet Gynecol* 2000;96(2):229–33.
23. Whitehouse H. Endometriosis invading the bladder removed from a patient who had never menstruated. *Proc R Soc Med* 1925–1926; 19:15.

第10章

腹腔镜下输卵管吻合术

Carlos Rotman, Nasir Rana, Jonathan Y. Song, Edgardo Yordan, Carlos E. Sueldo

引言

女性永久性绝育使用两侧输卵管结扎法已超过一个世纪(1)。已拥有理想家庭人数并确定不想再次怀孕的患者发现两侧输卵管结扎法性价比高、相对简易并且通常情况下不会产生并发症。患者觉得这种永久性绝育步骤很简便,她们无需担心费用问题以及使用不同类型持续性避孕法,例如口服避孕药和宫内避孕器所发生的潜在并发症。

此步骤可以通过不同途径完成,包括阴道途径和腹部途径,可以使用小切口剖腹术或腹腔镜方式。此步骤的进行时间可变,可以在阴道分娩之后进行,也可以在剖宫产时进行。还可以在妇科患者月经周期的排卵前期进行此步骤(区间输卵管结扎),通常使用的是腹腔镜法。使用的方法如下:可切开输卵管并移除输卵管的一段,若使用腹腔镜方法,通常使用输卵管两极烧灼法,或者使用硅橡胶密封圈或硅橡胶密封夹(2~4)。

据估计美国每年共进行约700 000例的两侧输卵管结扎法,约有一半是在分娩后或剖宫产时进行的,一半是使用腹腔镜(区间)输卵管结扎法(5)。

然而一部分这类患者在之后的生活中改变了主意,多数是因为离婚后开始新的婚姻,希望可以再次怀孕。因此她们咨询生殖科外科医生,讨论复通输卵管的可能性。据估计1%的这类患者在进行结扎步骤后的若干年内会咨询医生进行输卵管复通(6);手术前,需要对夫妻进行一次评估,确定输卵管复通术或体外受精-胚胎转移哪一个为更佳的生殖选择。

记录是否排卵,并进行一个包括严格形态评估(Kruger)在内的全面精液分析以排除男性因素(7),即使过去生育过孩子的男性也需要进行此评估。同时在进行输卵管手术前,还必须对子宫腔进行某些评估,即使是无症状患者也要进行此评估,以排除重大的腔内病理症状(例如,黏膜下肌瘤、大型息肉或宫腔粘连)。术前诊断检查中应进行一次办公室宫腔镜检查和(或)超声子宫造影。

评估输卵管结扎的类型也同样重要,因为这可能决定了是否适合进行输卵管复通。例如,输卵管烧灼术,尤其是单极烧灼,往往会导致输卵管供血的严重损伤,如果进行输卵管吻合术不可能得到成功疗效,尽管Yoon等最近发表了有关结果(8)。另外,硅橡胶密封圈、密封夹以及Pomeroy型输卵管结扎法(通常用于分娩后绝育,也可在剖宫产时进行)往往导致输卵管的轻微损伤。多数情况下,可以在这些病例中进行输卵管吻合术。

以术后宫内妊娠率来测量输卵管吻合术的成功率,通常此成功率很高,尤其是经过术前适当的患者选择和评估后。多数情况下通常宫内妊娠率为60%~80%(9)。

关于生殖医学的其他方面,女性年龄也是决定成功与否以及卵巢储量评估的重要因素,超过35岁的患者应进行窦状卵泡计数或在周期第三天进行激素评估(10),这可能是确定最佳治疗手段的影响因素。如前所述,如果存在其他不孕不育因素,尤其是男性因素不育,则有足够的理由不进行输卵管手术,而适用辅助生殖技术(11),因为与进行输卵管手术后性交或宫内人工授精相比,这类患者通过胞浆内精子注射受精的妊娠可能性更大。

当夫妻决定进行输卵管吻合术后,医生应确定最佳手术方式以成功完成输卵管复通。可以使用剖腹术方式或腹腔镜方式完成此步骤,剖腹术是一种更为传统的方法,多年以来,通过使用输卵管显微技术,剖腹术被证明具有良好的妊娠率(12)。随着腹腔镜设备的改善,以及有经验的腹腔镜外科医生的增多,越来越多的患者使用腹腔镜进行治疗,其成功率与过去的剖腹术成功率相同。

腹腔镜的优势与妇科其他领域中的腹腔镜优势相

同:无需住院步骤、术后恢复更快、术后并发症更少、与剖腹术的妊娠率相同。有多种输卵管吻合术的腹腔镜技术:无缝合技术(13)、钛环使用(14)、遥控辅助腹腔镜输卵管复通(15)以及使用LASER(激光)(16)。我们团队拥有大量治疗由于各种病理状态导致的输卵管症状的腹腔镜再建手术经验。然而,在这里只描述腹腔镜用于恢复之前进行过输卵管绝育患者的生育力。

经过多年的在几百例患者中使用小切口剖腹术和传统显微手术后,在1998年研发出了输卵管吻合的腹腔镜技术。腹腔镜法与开腹技术基本相同,除了前者通过腹腔镜使用专用仪器改善其性能。在我们中心,输卵管吻合术多数用于绝育复通,但此技术还应用于病理过程继发的输卵管阻塞。

随着我们经验的增加,进行了许多改变以克服技术挑战,改善步骤以使其更简便、更快速,并希望成功率更高。这些改变包括缝合材料的选择、输卵管闭合的类型(一层 *vs* 两层)、输卵管残端处理、输卵管置管以及最适宜此类病例的电流类型。最后但同样重要的是,还需要研究间断缝合与连续缝合闭口相比的位置。

从头至尾地录像手术步骤对于评估不同步骤是关键的。这使得医生可以回放录像,并查看手术过程,以提供给他们思考、研究以及改善和促进技术的机会,使手术步骤更完善更有效。

初步病情检查

手术前,初步病情检查包括以下方面:①充分审核可获得的所有相关病历;②仔细获取医疗和手术病历,并进行全面检查;③进行一个第三天的血清FSH和雌二醇检查,以确定卵巢储量,黄体中期血清孕酮检查证明排卵情况,并对丈夫/伴侣进行一个全面的精液检查,包括精子形态的Kruger指数;④一次全面的盆腔超声检查和超声子宫造影。

手术前我们尽量获得所有患者的之前病历以进行审核;然而在有些情况下无法获得这些病历(跨国患者、时间过久病历已损坏等等)。在某些情况下,我们还发现手术报告与手术时的实际手术结果不符。例如,根据某些手术报告显示曾因输卵管绝育进行过改良的Pomeroy技术;然而在进入腹腔时发现进行过的是双侧输卵管切除术。其他发现包括每根输卵管使用了多个弹簧夹或硅橡胶圈(减少了可修复输卵管的实际长度),而手术报告上显示每条输卵管上只使用了一个夹或圈。

常规上我们不进行术前子宫输卵管造影(HSG),因为它不仅不能提供输卵管远端部分的长度,也不能准确测定输卵管近端部分的长度和质量。只有当进入腹腔后,医生才能确定步骤的相关信息。所有潜在手术对象都要在办公室中进行一个盆腔超声检查和超声子宫造影。我们一旦发现任何宫内病理症状(例如黏膜下肌瘤、息肉和宫腔粘连),根据此病症的类型和严重程度在进行腹腔镜输卵管手术时或事先进行处理。

在术前咨询和检查期间,应告知患者我们中心的妊娠率、宫外孕率和流产率,这些将在本章节的结果部分显示。同时,我们还讨论与体外受精-胚胎转移相比,此步骤的主要优点和缺点。完成术前病情检查后,则安排患者进行腹腔镜手术。

手术技巧

开始手术前,整个手术团队应集中起来审核该病例的所有相关信息。之后安定患者,进行麻醉。

患者定位是由主治外科医生负责的。如果此步骤是由其他团队成员完成的,主治外科应当绕走手术台以确保术前一切就位。我们倾向于使用背部切石术定位,手臂交叠,放置肩塞以防止手术期间滑动,腿在膝盖和臀部处略微弯曲。必须使用良好缓冲可调节的护胫以防止下肢的神经损伤。

在征得麻醉师的同意后,进行一个彻底的盆腔检查,患者准备进行手术,并以常用方式为患者盖上手术布。在膀胱中放置一根Foley导尿管(与一个袋子相连)。进行完所有宫腔镜检查或子宫内膜活检后,子宫腔内引入一个操控器。一个阴道助理负责步骤期间根据医生的指导保持子宫正确定位,将其定位保持于患者两腿之间,正面面对位于头顶或手术台两边的从动监视器。主要监视器位于阴道助手身后,直接面向外科医生。我们以SVHS和miniDV格式录下所有手术过程。除了具有重要的教育价值外,录像还常常能保护你和机构免受诉讼。

我们提倡使用开放技术(17)进入腹腔;但医生仍应选择他们觉得最舒适的方法。

当腹腔镜引入腹部之时我们开始对盆腔和腹腔进行一个彻底的评估;用腹腔镜完成此评估明显优于用开腹方式完成此评估。在我们的所有病例中,共使用四种端口:一种是10mm的肚脐处腹腔镜端口,以及三种附属5mm端口,其中两个分别位于下腹部两侧,腹壁下血管外侧,还有一个位于肚脐和耻骨联合之间的耻骨上任何位点,这根据子宫大小而确定。之后评估输卵管的长度、类型和障碍物位置;相关病症;以及输卵管伞端质量(图 10.1)。

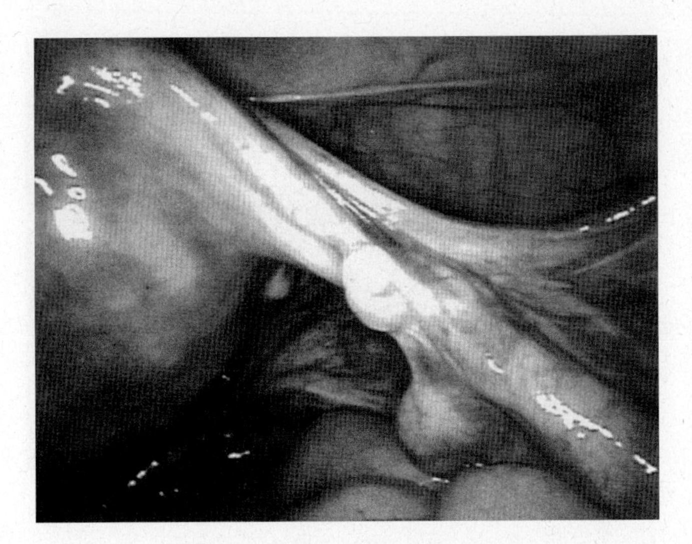

图 10.1 切除术前硅橡胶环定位

使用腹腔镜微型双极烧灼器和剪刀切除阻塞部分。使用足以驱动微型双极烧灼器和剪刀的尽少量电流是非常重要的。小血管的止血应很容易,且无需考虑流血的毛细血管,因为它们体积小并且随着吹入法而增加的腹内压力使它们自然止血。只能由外科医生控制电烧灼仪器,此仪器带贴地式脚踏开关,以免于医生在暗室中寻找。

锐性分离产生新的输卵管边缘直到近端和远端残端处发现健康管腔(图 10.2)。进行有色输卵管灌注法,直到观察到近端管腔产生靛胭脂染料的强流为止(图 10.3)。用直针和 5-0 薇乔缝合线以连续缝合方式接近输卵管系膜,通常避开输卵管绝育或病理性阻塞后常常遇到的扩张静脉。进行小心的护理保证未来吻合处有充足供血。整个步骤中最重要的一部分就是近端和远端输卵管残端的正确处理,它将最终决定手术的成败。

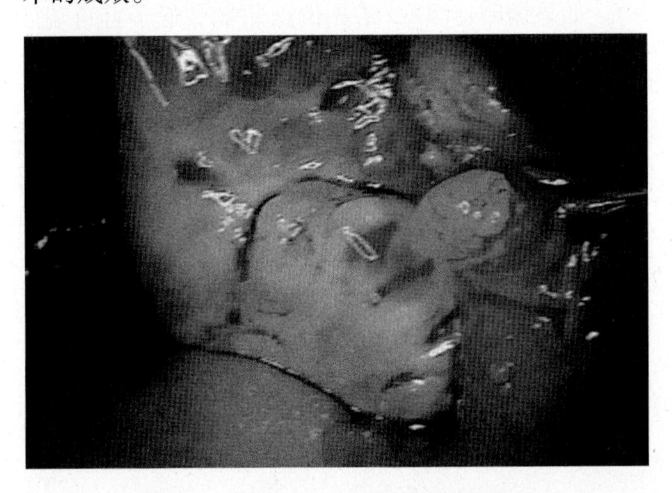

图 10.2 边缘更新后的健康输卵管黏膜

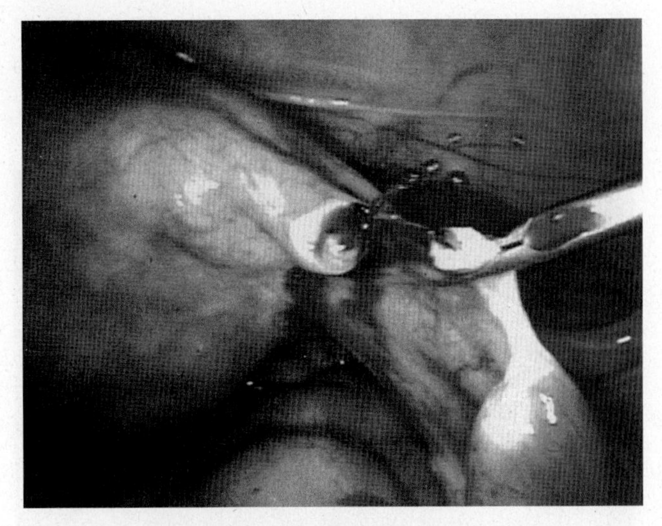

图 10.3 近端管腔显示畅通

输卵管置管

子宫颈处引入一根特殊设计的,有韧性的输卵管导管(RGENDO,Nashville,TN,USA)(图 10.4),在腹腔镜控制下伸向输卵管口近端。之后通过导管将一个 3F 支架放入输卵管残端近端。由于在多数病例中,支架不会顺行性进入输卵管残端远端,我们进一步引入一个 2mm 的腹腔镜钳通过输卵管伞,再穿过整个输卵管残端远端后,支架被抓住并拉入输卵管伞端(图 10.5A)。此操作同样非常重要有用,因为它确定了输卵管远端部分是否畅通。

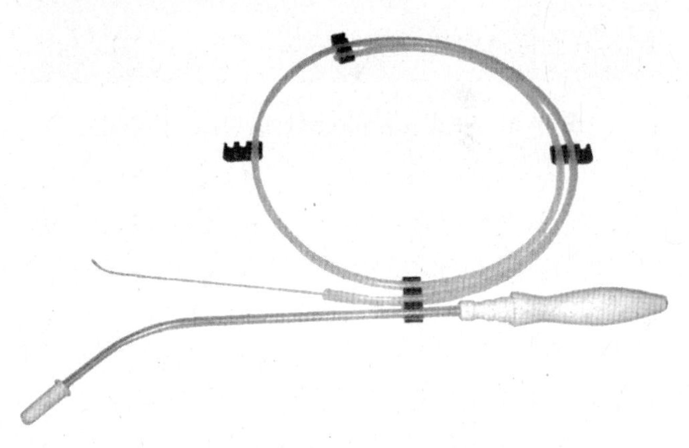

图 10.4 附随 3F 支架的输卵管导管

在远端残端很长的情况下,我们建议完成置管前不要接近输卵管系膜。可自由移动的远端残端便于逆行放置 2mm 腹腔镜钳。在进行吻合术和移除支架之时或之后接近输卵管系膜。

支架可以极大地促进吻合术的性能。它可以为缝合位置提供稳定平台,使输卵管段准确定位,并始终可识别管腔部分。最后它还能在不产生输卵管组织本身创伤的情况下定位和移动输卵管(图 10.5B),一旦完成上述的残端处理、输卵管系膜接近和输卵管置管步骤后,即可轻松完成吻合术。

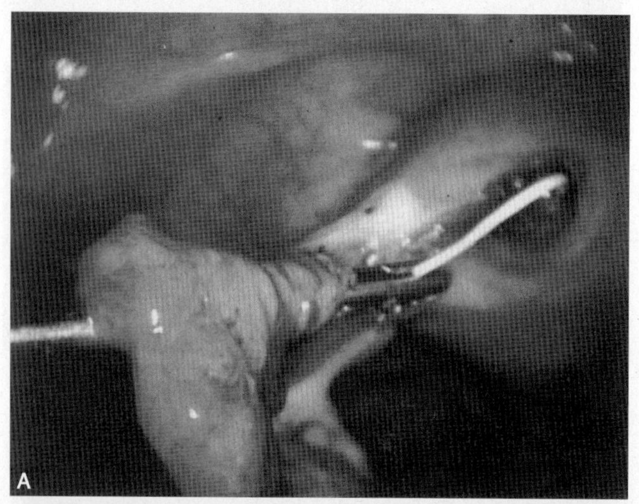

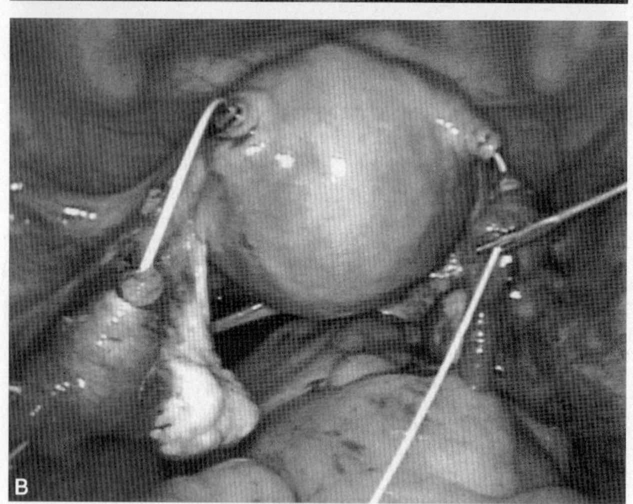

图 10.5 A)显示远端部分畅通,准备拉入支架;B)置管完成

我们常规使用直针和 6-0 或 7-0 薇乔缝合线进行单层缝合。根据当时的吻合类型的不同确定不同的闭口类型。峡-峡间吻合中,我们使用间断缝合技术,缝合点分别位于 6、3、9 和 12 点钟方向,以这样的顺序不会穿透输卵管管腔而将肌层和浆膜层接合起来。峡-壶腹间吻合中,我们使用连续缝合术技术。我们避免在峡部的管腔中进行缝合(图 10.6),我们通过壶腹部分进行缝合,因为肌层多数不存在输卵管管腔且穿过输卵管管腔,且据我们的经验由于壶腹部分直径较大不会产生影响。完成吻合术后拔出缝合针时应需要格外小心。步骤完成后,经阴道轻松取出支架。之后我们进行一个最终检查以确定良好的输卵管定位,以及确定吻合处靛胭脂可自由流动至远端部分,以及流动至腹膜腔(图 10.7)。如果我们对上述任何一项不满意,则重新进行吻合术。

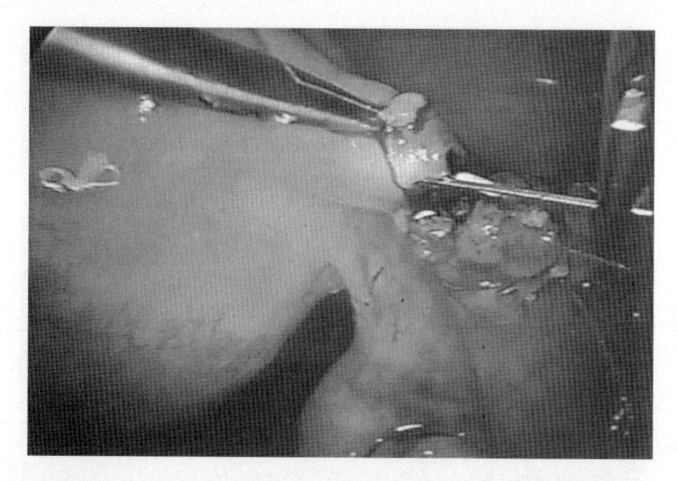

图 10.6 峡部厚基层的缝合处(7-0),可清楚看见输卵管管腔

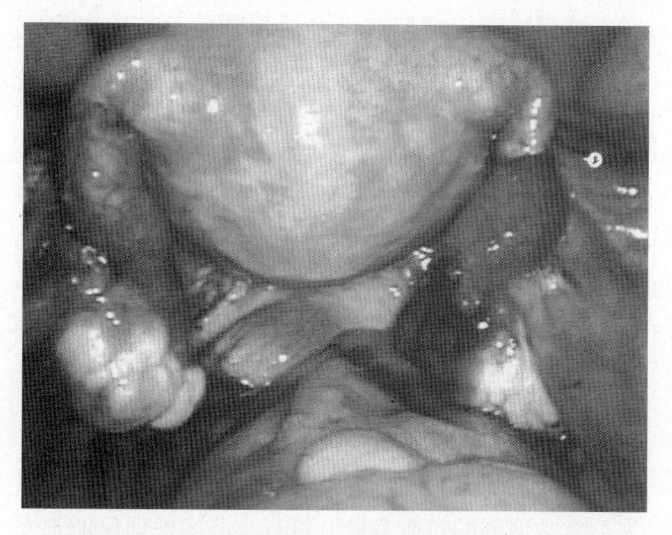

图 10.7 取出支架后检查已完成的双侧吻合术。注意到远端部分填充性良好,靛胭脂染料可自由流动至输卵管伞端

如果输卵管阻塞/结扎位点非常靠近子宫角端或输卵管伞端,则情况就变得复杂了。我们曾经多次遇到这种情况的病例。虽然这种情况的操作技术难度不大,并且病例总结时和术后 12 周的 HSG 检查中表现为输卵管正常通畅的可靠外观,但我们的失败率依旧很高(无妊娠)。基于我们的间质部-峡部和壶腹-伞部间吻合术的经验(吻合处和伞部之间的距离小于 1cm),我们总结认为所描述的技术中至少在我们这里不应尝试这两种吻合术类型。

用之或弃之概念

作为生殖科外科医生,我们经常感到“道德上有义务”挽救实际上无法修复的输卵管，并尝试用拯救性方法重建不孕症患者的输卵管通畅性。我们相信肯定有许多读者如同我们一样都曾经掉入此陷阱，之后又感到后悔。目前我们的方针中排除了那些我们认为几乎无法得益于修复的或者修复不可行的输卵管(经过非常彻底的评估后)。强烈建议进行术前咨询以及与患者及其家人讨论关于输卵管切除术的可能性，以避免任何误解或术后惊吓。

顺便提一下，我们从未发现某些作者提出的输卵管切除术后卵巢储量下降问题（18）；然而，如果要进行输卵管切除术，应“紧贴”输卵管下端，并尽量少地切除输卵管系膜以避免损伤卵巢血液供应。

术后步骤

我们规定我们的患者在术后四周内避免进行性交，并在术后三个月内使用某些避孕措施以提供足够的输卵管愈合时间，还可能降低了输卵管妊娠的可能性。

手术后 3 个月进行一次子宫输卵管造影术以证明输卵管通畅，如果夫妻想要在此时怀孕，多数会在头 6 个月内发生妊娠。一年内未怀孕，且已证明单侧或双侧输卵管通畅，则说明存在新发生的或之前被忽视的其他不孕因素，需要进一步的鉴定和治疗。在此情况下，讨论进行诊断性腹腔镜以更好评估输卵管通畅性以及评估是否存在输卵管周围粘连的可能性。

我们的某些患者，由于例如阑尾炎、胆结石、子宫内膜移位等状况，在他们最初腹腔镜输卵管吻合术几周至几年后需要进行其他手术，这为我们提供了直接评估她们之前输卵管手术解剖学结果的机会。总体来说，我们非常满意愈合情况，并且在多数病例中，盆腹腔粘连完全消失(图 10.8)。

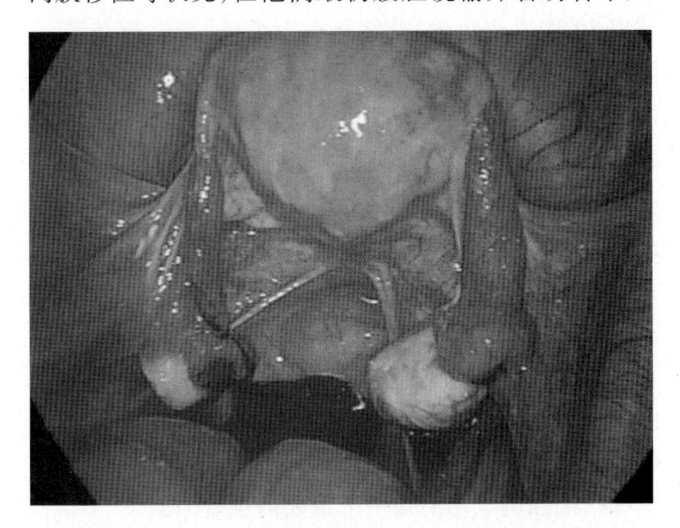

图 10.8 在一个腹腔镜胆囊切除术中，输卵管复通后 3 个月的之前患者的图像

结果

从 1998 年至今，我们已经对 192 例患者进行过腹腔镜输卵管吻合术，共计 342 例输卵管吻合术；150 例患者进行了双侧吻合术，42 例患者只接受了单侧吻合术；48 例患者失去联系，无法跟踪。在剩下的 144 例患者中，我们只将跟踪了至少 6 个月的患者包含进我们的数据中。因此排除了 24 例患者(数据采集时仍处于恢复阶段)，剩下共计 120 例患者进行分析。进行一个腹腔镜单侧输卵管吻合术的平均手术时间为 45 分钟，双侧输卵管重建的平均手术时间为 80 分钟。约半数病例(2002 年起的所有病例)使用上述置管方法将支架置于输卵管官腔中进行手术。

之后分析了妊娠率、自然流产率和宫外妊娠率。根据年龄和经修复的输卵管数量，将 120 例患者分为四组。第一组患者小于等于 35 岁，并接受过双侧输卵管吻合术(A 组)，第二组患者的年龄范围与第一组相同，她们接受过单侧输卵管吻合术(B 组)。第三组的患者年龄大于等于 36 岁，接受过双侧输卵管吻合术(C 组)，最后一组的年龄范围与第三组相同，她们接受过单侧输卵管吻合术(D 组)。我们经验结果总结于表 10.1 ~ 表 10.3 并附图 10.9 ~ 图 10.10。

表 10.1 小于等于 35 岁女性接受输卵管吻合术后的妊娠结果

A 组(小于等于 35 岁，接受过双侧输卵管吻合术)66 例患者

妊娠患者:52	妊娠率	52/66	79%
N	妊娠数		
26	一次	(26)	
14	两次	(28)	
12	三次	(36)	
52	总妊娠数	(90)	
自然流产	23	23/90	26%
宫外妊娠	1	1/90	1.1%
已分娩或继续妊娠	66	66/90	73%

B组(小于等于35岁,接受过单侧输卵管吻合术)26例患者

妊娠患者:14	妊娠率	14/26	54%
N	妊娠数		
10	一次	(10)	
3	两次	(6)	
1	三次	(3)	
14	总妊娠数	(19)	
自然流产	5	5/19	26%
宫外妊娠	0	0/19	0%
已分娩或继续妊娠	14	14/19	74%

表10.2 大于等于36岁女性接受输卵管吻合术后的妊娠结果

C组(大于等于36岁,接受过双侧输卵管吻合术)13例患者

妊娠患者:7	妊娠率	7/13	54%
N	妊娠数		
5	一次	(5)	
2	两次	(4)	
7	总妊娠数	(9)	
自然流产	4	4/9	44%
宫外妊娠	0	0/9	0%
已分娩或继续妊娠	5	5/9	56%

D组(大于等于36岁,接受过单侧输卵管吻合术)15例患者

妊娠患者:7	妊娠率	7/15	47%
N	妊娠数		
5	一次	(5)	
2	两次	(4)	
7	总妊娠数	(9)	
自然流产	5	5/9	56%
宫外妊娠	1	1/9	11%
已分娩或继续妊娠	3	3/9	33%

表10.3 所有组别的总结和交叉配对

年龄(岁)	吻合术,比率(%)	妊娠,比率(%)	流产,比率(%)	宫外妊娠,比率(%)	成功妊娠,比率(%)
≤35	双侧	52/66(79)	23/90(26)	1/90(1.1)	66/90(73)
	单侧	14/26(54)	5/19(26)	0/19(0)	14/19(74)
	总计	66/92(72)	28/109(26)	1/109(0.9)	80/109(73)
>35	双侧	7/13(54)	4/9(44)	0/9(0)	5/9(56)
	单侧	7/15(47)	5/9(56)	1/9(11)	3/9(33)
	总计	14/28(50)	9/18(50)	1/18(5.5)	8/18(44)

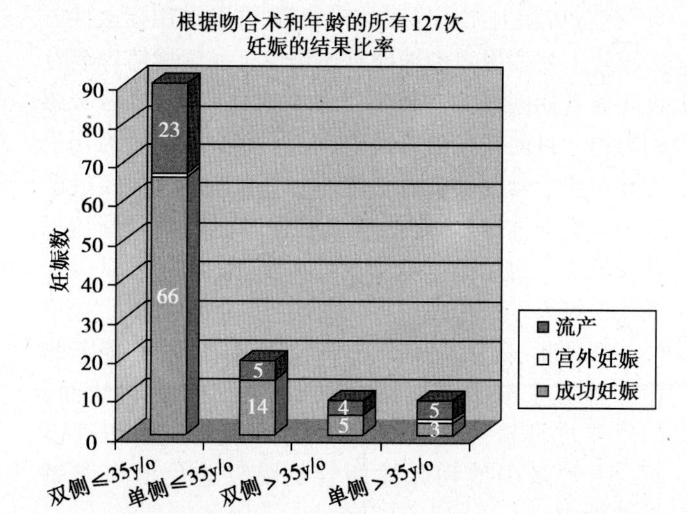

图10.9 根据吻合术和年龄的妊娠结果总结

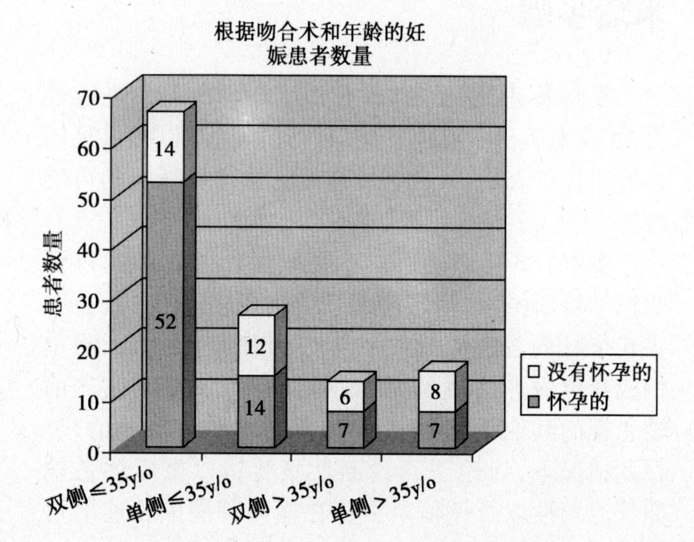

图10.10 根据吻合术和年龄的妊娠情况总结

在120例接受过腹腔镜输卵管吻合术的患者中,共有80例患者怀孕,总妊娠率为67%,与常规结果一致(9)。共计127次妊娠。此外,127次妊娠中的37次发生自然流产,总流产率为29%。至于宫外妊娠,发现总发生率为1.3%(127次妊娠中的2次)。小于等于35岁且接受过双侧输卵管吻合术组中的妊娠率最高(79%),其余三组的总妊娠率相似(B组和C组为54%,D组为47%),然而发现大于35岁患者的流产率更高。

成功妊娠被定义为已分娩或继续妊娠,不论是单侧或双侧输卵管修复,A组和B组的成功妊娠数多于C组和D组(分别为73%和74%,相比56%和33%)。这些结果强调了年龄是一个重要的预后因素。

较年轻组26%的自然流产率略高于一般人群。如预期所料,不论单侧或双侧输卵管吻合术,较年长组

的流产率高于较年轻组。当我们的患者被诊断出怀孕时，将接受密切监视，使得我们可以在妊娠极早期鉴定到自然流产情况，这可能是检测到的流产率高于预期的一般人群流产率的原因所在。

我们只发生过两例宫外妊娠。一例是接受过双侧输卵管吻合术的年轻患者，另一例是接受过单侧吻合术的较年长组患者。两例病例中，所牵涉到的输卵管确实不可修复，并已进行了输卵管切除术。奇怪的是发现年长组患者的宫外妊娠（单侧吻合）实际发生于对侧输卵管，我们未在此输卵管上进行过手术，发生于残留远端上，回顾起来是我们未经深思将其落下。这更加坚定了我们的信念，就是手术室应修复或切除所有输卵管。

很少能从目前文献中得到腹腔镜输卵管吻合术的数据，大多数据都是关于开放步骤（剖腹法）的输卵管重建术后的宫外妊娠率。此研究中的总宫外妊娠率与之前报告的2.6%～7.9%的宫外妊娠率相比非常低（1.6%）(8,19,20)。

讨论

之前进行过双侧输卵管结扎术而继发性不孕的女性现在又希望可以恢复生育力，这对于医生来说是一个挑战。不仅是因为她们既可以采用输卵管吻合术也可以采用体外受精-胚胎移植法进行治疗，还因为许多因素都对选择最佳治疗手段产生影响。如果发现是男性因素，则最适用IVF-ET，而对于接受过手术的年轻患者来说，一个成功的输卵管吻合术可使患者不用经过重复步骤就可以再次子宫内妊娠。在美国的大部分地区，这两种治疗步骤的费用相差无几，但IVF需要额外支付药物费用以控制可能会很严重的卵巢过度刺激。对于存在宗教情结或伦理担忧的患者，IVF可能不是一个可行的选择，输卵管重建术可能是她们唯一的希望。

虽然一般来说输卵管吻合术有大量可获得数据，但这些病例大多数是使用传统的小切口剖腹术或剖腹术方法进行的。与剖腹术相比，腹腔镜有多个优点和益处，有经验医生进行腹腔镜术的结果与传统方法同样优良，甚至更好，并且还能提供只有腹腔镜才能产生的益处。并且经过此章节中早先描述的多处改良之后，我们简化了腹腔镜法，使其更简单、更快速，但仍不失为一个非常有效的治疗技术，这体现于术后获得的理想的宫内妊娠率，与传统剖腹术和显微手术后的宫内妊娠率相似，但提供只有腹腔镜才能产生的全部益处。

在解读我们数据的结果时必须意识到我们的经验是有关于具备生育能力患者的治疗。这些患者接受了一个选择性手术以绝育；因此，我们的患者妊娠率可能不能反映那些因为输卵管病变而导致原发性或继发性不孕症，并也接受过一个相似腹腔镜手术患者的妊娠率。

根据我们的经验，我们建议年龄大于35岁的患者谨慎采用腹腔镜输卵管吻合术，除非她们能够接受低很多的妊娠率和更高的流产率。对于此年龄组，除了输卵管吻合术外的另一种可选治疗手段为IVF-ET，也已发现此手段的妊娠率较低，流产率较高，多数是因为这些患者的胚胎染色体畸形的发生率增加。

这就是为什么在咨询期间需要告知这些夫妻两种技术成功率的重要性。我们研究中的较年长组（C和D）产生最低妊娠率为50%（14/28），最高自然流产率为50%（9/18），最高宫外妊娠率为5.5%（1/18）。事实证明，我们与较年长患者关于进行腹腔镜输卵管吻合术的讨论降低了此群体的样本数量，这将影响我们的数值分析。

我们还发现在病例中，间质部-峡部和壶腹部-伞部吻合术的伞部至吻合位点之间的距离小于1cm，这将导致无论重建前或重建后输卵管的长度如何都无法妊娠。并且还有一条规则，那就是如果手术前输卵管长度小于5cm，我们尽量不进行腹腔镜输卵管吻合术。

手术中放置输卵管支架可以使手术更简单和更快速，现在我们所有的腹腔镜输卵管复通术中都会放置输卵管支架。但与我们的预期相反，这并不能显著改善妊娠率。然而我们仍提倡使用支架，尤其是在这种具有技术挑战性学习的初期。

在输卵管无法修复的情况下（例如，总术前输卵管长度小于5cm，单侧输卵管积水、之前接受过输卵管伞端切除术等），我们建议进行输卵管切除术以防止将来可能发生的宫外妊娠，贯彻此章节之前提到的"用之或弃之"的概念。如果正确进行了输卵管切除术，则可以不用担心卵巢供血受损。

最后，我们必须意识到在实际情况下，目前为止我们陈列的数据都不断地迎接着新的挑战。因为我们在持续性地采集新的妊娠信息，并将持续多年，我们应小心谨慎地解释正面或负面的结果直到过去足够长的时间，同时为了得到有意义且更确定的结果，不同组别进行了更多病例的治疗和研究。

结论

传统显微手术的作用和技术为生殖类手术铺平道路，并为输卵管重建术的手术原理奠定了坚实的基础。我们使用此基础作为研发、创建和控制腹腔镜技术应用于输卵管手术的平台。当使用此精密技术后，由腹腔镜提供的视野的放大和清晰度，并结合在密闭环境中进行手术操作，使腹腔镜法成为此类手术的理想手段。在一个有组织且经过良好训练的外科手术环境中，基于过去经验正确选择手术患者，则腹腔镜输卵管手术有望成为优于传统小切口剖腹术/显微手术技术的首选方法。

关键点

- 术前对卵巢储备和男性因素进行正确评估是确定不孕症女性是否进行腹腔镜输卵管吻合术或试管婴儿治疗的至关重要的步骤；
- 接受手术时女性患者的年龄是治疗能否成功的决定性因素；
- 正确地处理输卵管道的近心端及远心端是整个手术过程中最重要的步骤，这将最终决定手术的成败；
- 经宫颈置放支架这一创新性的方法极大地简化了输卵管吻合术；
- 对于输卵管峡部到峡部的吻合，可采用间断缝合法，按顺序在 6、3、9 点及 12 点处缝合，将输卵管肌层及浆膜层缝合在一起，但不要穿入管腔；
- 对于输卵管峡部到壶腹部或壶腹部到壶腹部的吻合，采用连续缝合法。应尽可能避免缝线在峡部穿入管腔，但在壶腹部穿入管腔是允许的，因为该处基本上没有肌层，管腔也宽大，缝线穿入管腔不会造成严重后果；
- 术后 2 周行 HSG 评价输卵管的通畅性。

参考文献

1. Lungren SS. A case of c-section twice successfully performed on the same patient: remarks on the time, indications and details of the operation. *Am J Obstet Gynecol* 1881;14:76.
2. Ryder RM, Vaughan MC. Laparoscopic tubal sterilization: methods, effectiveness and sequelae. *Obstet Gynecol Clin North Am* 1999;26(1)83–97.
3. Meyer JH. A five year experience with laparoscopic tubal ligation by falope ring application. *Int J Gynecol Obstet* 1982;20(3):183–7.
4. Dominik R, et al. Two randomized controlled trials comparing the Hulka and Filshie clips for tubal sterilization. *Contraception* 2000;62(4):169–75.
5. Mackay AP, Kieke BA, et al. Tubal sterilizations in the Unites States 1994–96. *Fam Plann Perspect* 2001;33(4):161–65.
6. Liskin KL, Rinehart W, et al. Minilaparotomy and laparoscopy: safe, effective and widely used. *Popul Rep* 1985;C9, C125–67.
7. Lundin K, Suderland B, et al. The relationship between sperm morphology and rates of fertilization, pregnancy and spontaneous abortion in an IVF-ICSI program. *Hum Reprod* 1997;12(12):2676–81.
8. Yoon TK, Sung HR, et al. Laparoscopic tubal anastomosis: fertility outcome in 202 cases. *Fertil Steril* 1999;72:1121–6.
9. Koh CH, Janick GM. Laparoscopic microsurgical tubal anastomosis. *Obstet Gynecol Clin North Am* 1999;26:189–200.
10. Hendriks DJ, Mol BW, et al. Antral follicle count in the prediction of poor ovarian reserve and pregnancy after in vitro fertilization: a meta-analysis and a comparison with basal FSH level. *Fertil Steril*, 2005;83(2):291–301.
11. Devroey P, Van Steirteghem A, et al. Ten years experience with ICSI. *Hum Reprod Update* 2004;10(1):19–28.
12. Gomel V. Microsurgical reversal of tubal sterilization: a reappraisal. *Fertil Steril* 1980;33:587–97.
13. Wiegereinck M, Roukema M, et al. Sutureless reanastomosis by laparoscopy vs. microsurgical reanastomosis by laparotomy for sterilization reversal: a matched cohort study. *Hum Reprod* 2005;20(8):2355–8.
14. Stadmauer L, Sauer M. Reversal of tubal sterilization using laparoscopically placed staples: preliminary experience. *Hum Reprod* 1997;12:647–9.
15. Margossian H, Garcia-Ruiz A, Falcone T, et al. Robotically assisted laparoscopic tubal anastomosis in a porcine model: a pilot study. *J Laparoendosc Adv Surg Tech* 1998;8:69–73.
16. Kao LW, Giles HR. Laser assisted tubal anastomosis. *J Reprod Med* 1995;40:585–9.
17. Hasson HM, Rotman C, Rana N, et al. Open laparoscopy: 29-year experience. *Obstet Gynecol*, 2000;96(5)P1:763–6.
18. Gelbaya TA, Nardo LG, Fitzgerald CT, et al. Ovarian response to gonadotropins after laparoscopic salpingectomy or the division of fallopian tubes for hydrosalpinges. *Fertil Steril* 2006;85(5):1464–8.
19. Moon HS, Joo BS, Park SJ, et al. Effective method and successful pregnancy in microsurgical tubal reanastomosis: a report of 715 cases. *Fertil Steril* 2000;74(3):S201.
20. Hanafi MM. Factors affecting the reproductive outcome after microsurgical tubal ligation reversal. *Fertil Steril* 2002;78(S1):S113.

第 11 章

输卵管显微手术与辅助生殖

Shawky Z. A. Badawy, Frances Shue, Jennifer Shinners

输卵管的解剖

输卵管是由部分副中肾管发育而来。副中肾管在受精后胚胎 4～6 周左右由体腔上皮内褶发育而成。副中肾管的近端部分发育成输卵管，远端部分发育成子宫、宫颈和阴道的上段(1)。

输卵管长度介于 7～14cm，平均为 10cm。它分成长度和管腔直径不同的几个节段。输卵管间质部是位于子宫角部的部分，长度为 1cm 左右。与它相接的是长 2～3cm 内径约 1mm 的输卵管峡部。与峡部紧接着的是输卵管壶腹部，它是输卵管最长的部分，长约 5～7cm，其内径约 1～2mm。然后是大概 3cm 宽的漏斗部和输卵管末端的伞部。输卵管伞通过指状突将卵巢包绕起来，尤其在排卵前后，这一过程在拾卵现象中是非常重要的(2～4)。

输卵管壁由肌层被覆一层上皮细胞组成。输卵管峡部的肌层由三层构成，包括最里层和最外层的纵行肌层和中间的环行肌层。肌层向输卵管末端延伸并逐渐变薄。管腔内被覆有四种类型细胞的上皮细胞：纤毛细胞、分泌细胞、闰细胞及楔形细胞。闰细胞和楔形细胞为非功能性的。纤毛细胞和分泌细胞的功能对于胚胎生存及向宫腔内的运动来讲是必需的(图 11.1)。

输卵管的血液供应包括动脉和静脉。动脉来自卵巢动脉和子宫动脉。这两支动脉在输卵管间质部汇合并由它们的分支来供应输卵管。回流静脉与动脉相伴行，其一部分汇入子宫静脉，另一部分则汇入卵巢静脉。淋巴管与静脉相伴行。

输卵管同时有交感神经和副交感神经支配。交感神经纤维来自 T5 到 T10 的交感神经丛，而副交感神经纤维来自 S2 到 S4。这些是副中肾管系统的神经支配的一部分。

输卵管的功能是在排卵时拾取卵子并促成精子与卵子在输卵管远端相遇而完成受精(5)。卵子停留在输卵管中壶腹和峡部交界处的远端，等待受精。这通常需要 3 天左右的时间，然后人类早期胚胎将通过输卵管峡部，约在排卵后 6 天到达宫腔。帮助输卵管完成这一功能的生物学现象有赖于管壁细胞排列的变化及同时出现的输卵管收缩。在月经周期的增生期，雌激素促使分泌细胞和纤毛细胞体积增加。分泌细胞的分泌对于卵子和精子的生存及胚胎的发育是非常重要的。输卵管液中含有糖蛋白和各种电解质，它们是模拟输卵管腔内环境进行体外受精而不断发展的培养液的基本成分(6)。在黄体期，随着卵巢孕激素的分泌，这些细胞变成矮柱状并不再活跃。除了受卵巢类固醇激素的影响，输卵管还受卵巢分泌的各种前列腺素的影响，这有助于纤毛运动和输卵管壁肌肉的收缩，从而促使胚胎移向宫腔(7～9)。

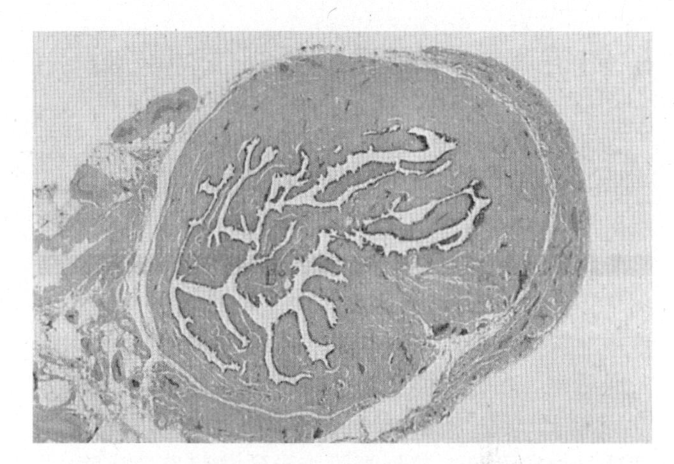

图 11.1 输卵管壶腹部的显微结构。正常黏膜皱襞

输卵管的正常结构和通畅性对于生殖过程非常重要。输卵管解剖结构的破坏将给生殖带来负面的影响，这取决于其受破坏的程度。

几个世纪以来，输卵管都由于它对生殖过程的重要性而备受科学家们的关注。例如，公元前 3 世纪的 Herophilus 和公元 100 年的 Soranus 将它描述为是将女性的精液从卵巢运送到膀胱的通道。而公元 130～200 年的 Galen 将它描述为是从卵巢通向子宫的，但他仍认为它们是运送精液的。直到1561年Gabriel Fallopius才对输卵管的确切解剖有了正确的描述。他将输卵管命名为“喇叭子宫”(tuba uteri)。自Gabriel Fallopius以来至今,输卵管都是许多了解干扰它的正常解剖和功能的病理学研究的目标。当然,有许多病理状况会影响输卵管从而影响人类生殖。因此,内科和外科的干预方法都会被用来矫正这种病理状态。在过去的28年中,试管婴儿(IVF)技术帮助了许多不孕夫妇克服输卵管的问题而成功妊娠。

输卵管的病理学及其对人类生殖的影响

急性及慢性输卵管炎

盆腔炎性疾病是由淋球菌、衣原体及厌氧菌等感染而引起。这种性传播疾病的患病率不断增加。不进行早期诊断和治疗将会导致输卵管堵塞和不孕。由这些微生物引起的上行性感染到达输卵管腔后引起炎性改变,导致充血,渗出,最终破坏输卵管黏膜。此外,炎症透过输卵管壁扩散到腹膜腔导致盆腔炎性疾病,严重者可能导致输卵管卵巢脓肿和子宫直肠窝脓肿。

早诊断并使用对需氧和厌氧菌均有效的抗生素可对这些病例进行治疗并尽量减少输卵管的损伤。实际上,一些感染,尤其是衣原体引起者,通常没有症状而可能在患者接受恰当的治疗之前输卵管已经受到损伤。最终的结果是使输卵管内皮受损,部分纤毛细胞缺失。伞端粘连,管腔内的分泌物导致管壁扩张和变薄,从而形成输卵管积水(10,11)。

此外,感染导致的纤维蛋白性渗出物会导致输卵管和卵巢周围的粘连。这种粘连导致输卵管和卵巢被固定在盆壁和子宫后壁及子宫直肠窝,因此会影响排卵时正常的拾卵机制。

为了防止输卵管感染的这一系列问题,早期诊断和积极应用静脉给予抗生素治疗非常重要。如果不能明确诊断或治疗24~48小时仍不见效,应该建议患者进行腹腔镜手术。这样可以明确诊断,对脓肿进行及时引流,松解早期粘连。这被证明是早期治疗这些病例和保存生育能力的有效办法。

有些情况下,炎症进程对输卵管的影响在一侧比另一侧要显著得多。有时,我们通过子宫输卵管造影进行不孕的评估时,会发现一侧输卵管积水而另一侧却是通畅的。实际上,那侧通畅的输卵管可能存在一些显微异常而影响妊娠。最近,研究者将焦点聚集在了输卵管积水,尤其是其中的液体对妊娠的影响上。研究表明,输卵管积水的患者妊娠率很低。而且,在IVF时,有输卵管积水的患者着床率和妊娠率都较无输卵管积水者低(图11.2)。

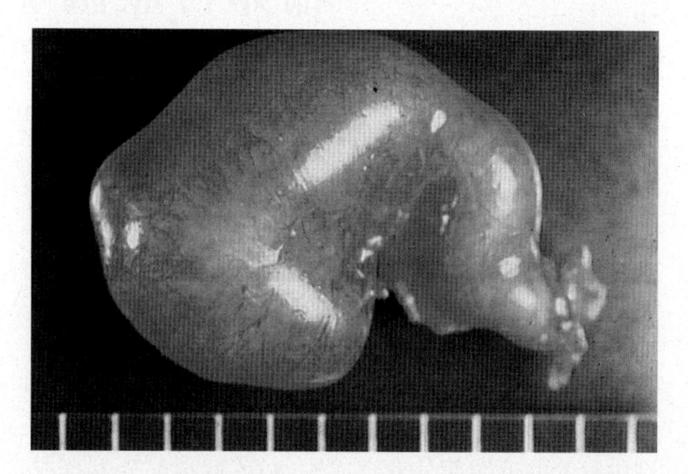

图11.2 输卵管积水全图——输卵管显著扩张,远端完全堵塞和伞部缺失

研究同时表明,输卵管积水通过将早期胚胎从子宫中冲出而对着床有负面影响。由于具有高浓度的白细胞介素和前列腺素,输卵管积水中的液体对胚胎是有害的。输卵管积水患者的黏膜下血管分布减少。在输卵管积水患者的子宫内膜中对胚胎着床非常重要的整合素亦有减少。此外,最近的研究表明,有输卵管积水时子宫内膜存在炎症反应和白细胞介素-2增加,这会抑制胚胎的着床(12~14)。

输卵管积水患者进行子宫输卵管造影时将显示输卵管远端堵塞和输卵管扩张的特征性影像。正常输卵管具有的管腔皱襞也完全消失,这通常预示着对这类输卵管堵塞进行整形后往往预后不良。

结节性输卵管峡部炎

这是一种主要影响输卵管峡部的疾病进程;实际上,输卵管的其他部分也有可能受累(15)。早先曾有人认为这是起于宫腔的上行性感染引起,而有些研究阐明这种疾病进程与宫内节育环的使用有关。但实际没有任何证据证明这种输卵管疾病与任何的感染或宫内节育环的使用有关。

现在认为,结节性输卵管峡部炎是一个输卵管内膜炎症向肌层炎症进展的过程,导致输卵管壁和峡部纤维增生(图11.3)。严重的病例将导致峡部完全堵塞,另一些病例峡部仍通畅但管腔极其狭窄。这些患者的子宫输卵管造影图像在造影剂由输卵管腔进入输卵管末端漏斗部的地方显示出蜂窝状。一些研究者将这种状况称之为输卵管内膜炎(16,17)(图11.4)。

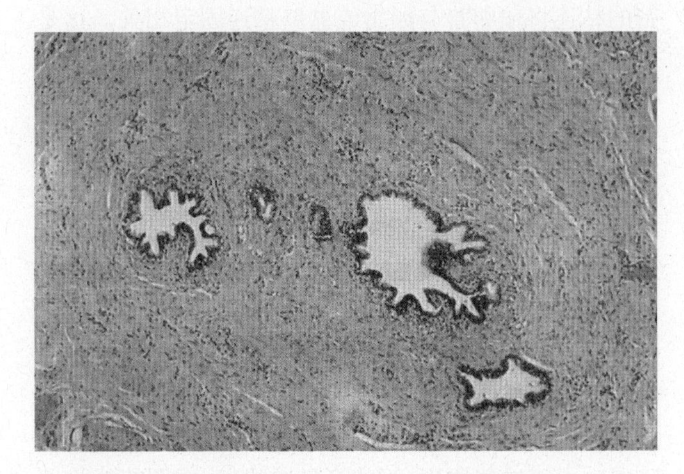

图11.3 输卵管峡部的显微结构显示输卵管腔内炎(结节性输卵管峡炎)

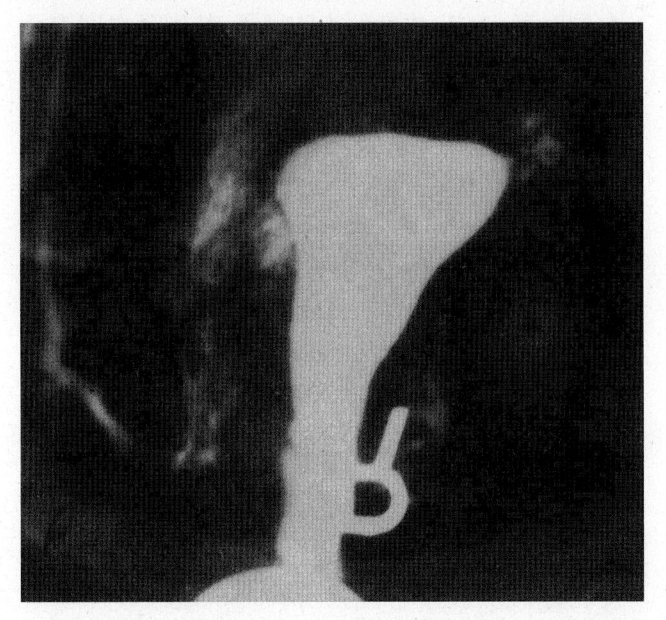

图11.4 子宫输卵管造影显示输卵管炎。峡部结节(蜂窝状表现)

这些患者在发生不孕或异位妊娠前通常没有任何症状。

输卵管绝育术

输卵管绝育术用于那些没有生育要求或因某种疾病不适宜妊娠的妇女。患者通常会被告知这种技术将导致永久性的不孕。实际上治疗不孕的专业医师常常会遇到曾经做过输卵管绝育术的妇女来要求进行输卵管复通,因为她们要么是后悔做了绝育术而改变了注意,要么是因为再婚希望组建新的家庭(18)。在同意为这些患者进行输卵管显微复通手术前,回顾一下手术记录是非常必要的。

有一些绝育后的输卵管是可以复通的,而另一些则不能。做过输卵管切除的,尤其是输卵管末端的伞部切除的患者,不适合做显微输卵管重建。切除大部分输卵管的部分输卵管切除术的患者也不是很适合做复通,因为残存的部分输卵管会太短而不能发挥恰当的功能。

我们必须保证有至少5~6cm输卵管被保留才可能有成功的结果。输卵管吻合术后的妊娠率随着被保留的输卵管长度的增加而上升。进行Pomeroy输卵管绝育术的患者,使用输卵管夹或使用环的患者都是适合进行显微输卵管重建术的人群(图11.5和图11.6)。对进行腹腔镜下输卵管电凝术的患者要进行透彻的评估,因为被凝结部分长短是不同的。如果有超过3cm的输卵管被电凝,则不适合进行显微输卵管重建术。这是因为,上皮损伤范围会超过电凝3cm的边缘从而使剩余的部分输卵管很短而不适合进行重建。尤其是当使用单极电凝时更是如此(图11.7)。现在用的双极电凝其损伤范围较单极电凝要小得多(图11.8)。

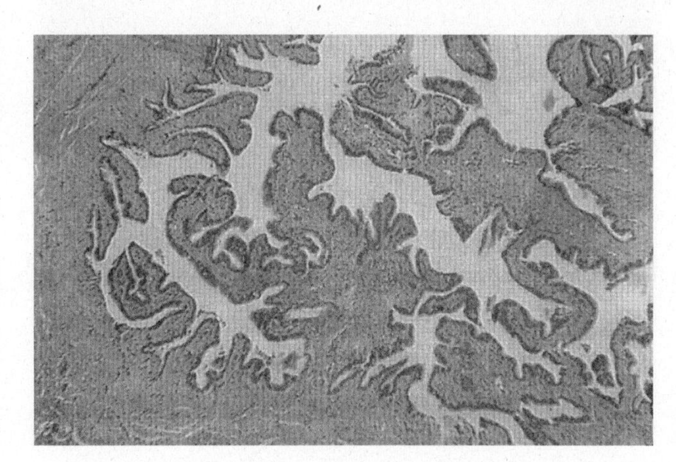

图11.5 Pomeroy输卵管绝育术后进行输卵管吻合时切除部分输卵管的显微图像。显示有正常皱襞的正常黏膜

如果不能确定残存的输卵管长度,医生应在准备进行输卵管重建前进行腹腔评估,以节省时间和避免不必要的手术干预。当然,那些不适合进行输卵管重建的患者是可作为IVF的候选者的。

输卵管的子宫内膜异位症

输卵管可以受到子宫内膜异位症的直接或间接影响。子宫内膜异位症是在生育期对妇女产生影响的一种疾病进程。育龄女性的发病率大概在30%左右(19)。而在不孕女性中这一比例显然更高。子宫内膜异位症会影响包括输卵管在内的盆腔的各个区域。

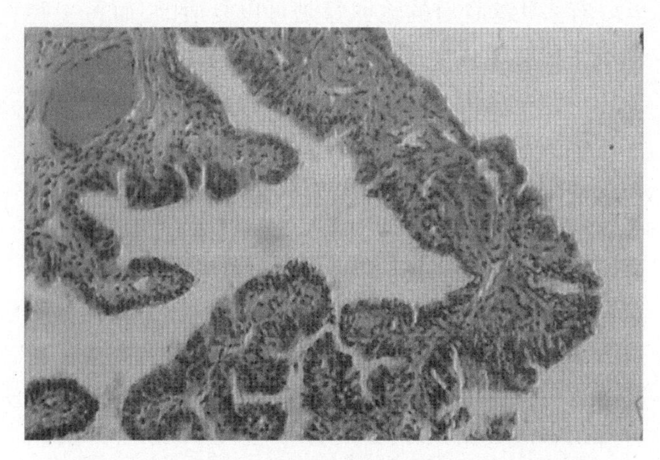

图 11.6 使用 falopi 环进行输卵管绝育术后行输卵管重建时切下的部分输卵管的显微图像。显示健康的输卵管黏膜。子宫输卵管造影显示显著的输卵管扩张(输卵管炎)

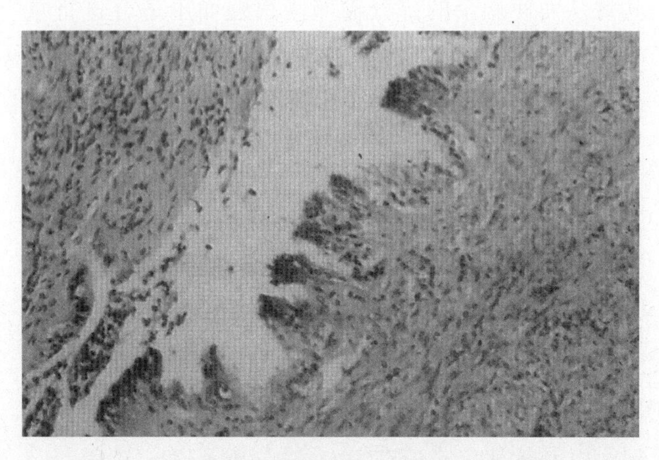

图 11.7 使用单极电凝进行输卵管绝育术后进行输卵管重建时切下的部分输卵管的显微图像。显示部分管腔黏膜的缺失和管壁的纤维化

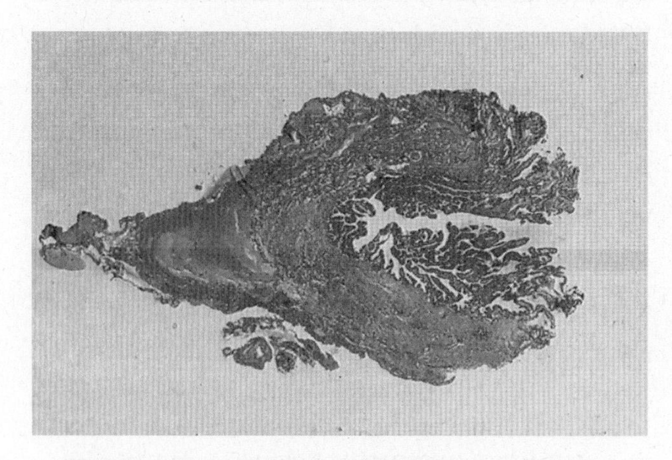

图 11.8 使用双极电凝进行输卵管绝育术后进行输卵管重建时切下的部分输卵管的显微图像。显示健康的输卵管黏膜

子宫内膜异位症对输卵管的直接影响可能与疏松或致密的粘连将输卵管与卵巢或盆壁粘连固定相关。这是子宫内膜异位症时盆腔反应的结果。这种粘连将会干扰拾卵现象的发生。

子宫内膜异位症的存在已被证实会导致免疫系统的激活而使巨噬细胞、T 淋巴细胞及 B 淋巴细胞增殖。激活的巨噬细胞分泌细胞因子和前列腺素。已证实,患有盆腔子宫内膜异位症的女性与正常女性相比,其前列腺素 F_{2X} 和前列腺素 E_2 的浓度有所上升。这一类型的前列腺素浓度的升高将导致输卵管的功能障碍,有赖于这两种前列腺素浓度的不同,将表现为运动增加或降低。同时也会导致输卵管腔内纤毛运动的功能障碍。由于这些原因,可能会影响拾卵,或即使能将卵拾起,也会使卵子过快地通过输卵管而失去受精的机会(20~23)。

同时存在的高浓度的细胞因子,特别是白细胞介素-1,也可能是不孕的一个重要因素,因为这些细胞因子是已知的对胚胎具有毒性作用的(24)。

子宫内膜异位症导致输卵管直接受累也是众所周知的。子宫内膜异位灶导致的输卵管壁的损伤可能累及浆膜也可能累及到肌层(图 11.9)。除非伞端周围有粘连存在,通常这些输卵管是通畅的且伞端是不受影响的。重者肌层可能受到严重损害而导致严重的纤维反应增生,使输卵管腔内发生阻塞。这与盆腔炎性疾病时导致的输卵管损伤是完全不同的。输卵管子宫内膜异位症的患者其管腔通常是完整的。

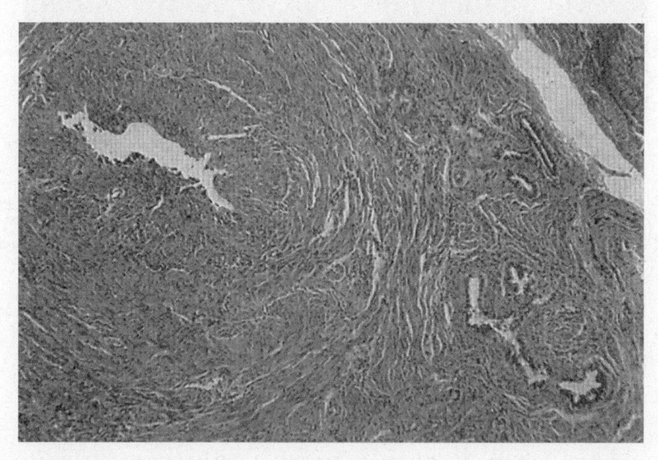

图 11.9 子宫内膜异位症的内膜异位到输卵管的显微图像

输卵管疾病的显微手术

在过去的 30 年中,生殖外科的应用来纠正盆腔病理学上见证了巨大的发展,尤其是输卵管阻塞。腹腔

镜、激光和显微外科都被应用到我们的领域，这些技术的应用改善了有盆腔疾病女性的不孕治疗结局（25，26）。

显微手术的原则包括处理组织要恰当和轻柔，恰当地使用双极电刀止血，间断地使用加入肝素和氢化可的松的乳酸林格液冲洗组织，并使用无反应性缝合材料（15）。履行这些原则可使组织在手术中保持正常的生理状态并减少瘢痕的形成。另外，手术结束后使用屏障的方法覆盖手术部位可以防止粘连的形成。在我们这里使用的是调停剂（Interecede），它是一种浓缩的氧化纤维素膜可以吸附到组织上并变成凝胶状，通常一周内被吸收。在这段时间里，组织将已愈合，这种屏障作用会防止手术部位和肠管或网膜之间的粘连。

输卵管整形术是一种将输卵管远端开放的技术。主要用于输卵管伞端粘连导致的输卵管积水的治疗（27）。这一输卵管整形术可以在腹腔镜下进行也可以开腹进行。在腹腔镜下进行时，我们通过使用CO_2激光切开一个十字形切口来将输卵管开放。随后，将CO_2激光的功率降低而使光束散开，新打开的口周围的浆膜缘被汽化而使黏膜面外翻。有些医生可能会使用超声刀或电灼来将输卵管打开。使用激光和超声刀产生的热效应比电灼低得多。

输卵管吻合术是用来纠正输卵管绝育术导致的输卵管堵塞的过程。在这一技术中，阻塞的输卵管残端将被剪除然后检测输卵管的通畅性。近段通畅性的检测是通过连接注射器的导管进行输卵管通液。远段输卵管通畅性的检测是使用连接装有美蓝的注射器的造影导管，将造影导管插入新的开口然后进行测试。在对两段输卵管进行通畅性的测试之后将开始输卵管的吻合程序。在我们病区，通常先将输卵管系膜靠拢，使用7.0的聚丙烯纤维缝线间断缝合。然后将输卵管末段分两层进行吻合：第一层是使用8.0的尼龙缝线将肌层分别在6点、3点和9点、12点处间断对接缝合，第二层是使用8.0的尼龙缝线将浆膜层间断缝合，完成吻合。最后，我们进行输卵管通液来确认整段输卵管是否是通畅的。然后，对另一侧进行同样的操作。

通常，这些进行输卵管整形的病例需要显微操作。我们使用的显微镜要有恰当柔和的光线并有各种操作控制系统来进行聚焦、缩放和移动视野等功能。这些功能通常是通过医生操作显微镜头端的控制杆来完成。另外，手术过程通过监视器在手术室内进行实时播放，这样护士和麻醉师可以跟踪手术过程直至结束。

输卵管子宫内膜异位的处理遵循与盆腔子宫内膜异位的处理相同的原则，可以使用CO_2激光、超声刀或电灼。进行子宫内膜异位症病灶的消灭或消融，粘连松解，子宫内膜异位症囊肿的剥除等。手术部位使用Interecede进行覆盖以防粘连形成（28）。

在不孕治疗专家中对有输卵管疾病的患者是否可进行显微手术和能否达到理想效果尚有争论。有些人认为，这样的病例应该进行IVF更经济。不幸的是，在美国目前阶段，这种方式的选择是由保险报销范围来决定的。有时候，保险范围是覆盖输卵管再通手术，而有的时候却是IVF。医生必须具有相应的知识和经验来判断哪些病例最好进行输卵管再通，和哪些病例最好进行IVF。我们还必须能够为患者提供关于费用、成功率、并发症及远期效果的咨询（29，30）。

输卵管近端疾病显微手术后妊娠率为68%而非显微手术后为34%。同时结果也表明，对于希望再次妊娠的妇女，有一半是可以成功的（31～33）。

输卵管近端疾病还可以进行介入性输卵管再通，即使用柔软的Teflon导管通过宫腔插入到子宫角和输卵管峡部。这一过程通常在宫腔镜或X线下进行。这种操作的妊娠率大概在12.8%～36%左右（34，35）。

输卵管积水进行造口术后的妊娠率在14.5%～33%之间。伞端整形术的成功率要稍高一些达51.4%，因为输卵管伞端是完好的（36～38）。

输卵管近端和远端梗阻的手术后异位妊娠的发生率比较高，近端梗阻为10%，远端梗阻为16.5%。当然，这种情况下的IVF成功率更高而异位妊娠率要减少，特别是那些在进行辅助生殖技术前切除了输卵管的病例。循证医学研究和荟萃分析研究都确切地肯定了当积水的输卵管被切除后IVF的妊娠率会更高。另外，当一侧积水的输卵管被切除后也会增加自然妊娠的机会（39，40）。一项回顾性研究表明，单侧输卵管积水切除后5.6个月内妊娠率平均为88%（41）。

输卵管绝育手术后进行显微输卵管吻合成功的可能性非常高，妊娠率为55%～85%（42，43）。在年龄小于35岁的患者中妊娠率更高。这些病例大部分都是通过开腹手术恰当地将输卵管分两层进行吻合。腹腔镜下输卵管吻合的妊娠率在70%，但实际上，这样的病例数很少因此不能与开腹手术进行比较（44）。

对输卵管和卵巢周围粘连的松解手术通常在腹腔镜下进行。一般这些病例包括伞端在内的输卵管部分是完好的。妊娠率据报道在50%～60%左右范围内（45，46）。

输卵管疾病的 IVF

IVF 作为输卵管因素所致不孕的治疗方法在 20 世纪 70 年代末开始兴起。适应证主要是输卵管疾病经过或未经过输卵管整形术而导致的输卵管堵塞。随着 IVF 技术的不断发展,成功率不断提高,许多生殖内分泌医生和不孕治疗医生不但对于输卵管疾病导致的不孕,对于其他因素导致的不孕也通过这一方法进行治疗(47)。许多研究表明,输卵管疾病的 IVF 治疗成功率与手术治疗效果相当有时还更好。来自 Cornell 医学中心的结果显示一个周期至四个周期的累积妊娠率分别为 32%、59%、70% 和 77%。结果也表明,随着年龄的增加,妊娠率呈下降趋势。本研究的作者声明,不应将显微手术和 IVF 之间的选择看成是非此即彼的竞争关系,而应该是相互协同以求达到最佳的治疗结果(29)。

其他的研究者就关于患者的选择上得出相同的结论,都认为对于进行过输卵管绝育其粘连未累及伞端的患者,更能从开腹或腹腔镜手术中获益。这种情况下,显微输卵管吻合术后的活产率为 60% ~80%,粘连松解后的活产率为 45% ~65%。这些作者也声明,这样的处理有很高的妊娠率,同时也可以显著降低卵巢过度刺激综合征和多胎妊娠的风险。在为这些患者提供咨询和治疗时应充分考虑到这一点。

在文献中取得共识的还有对输卵管积水的处理。对这些患者来讲,将积水的输卵管切除后进行 IVF 是最好的处理方式。数据表明,妊娠的优势比是 1.75,继续妊娠和活产的优势比是 2.13。

这些作者得出的结论是:输卵管积水的患者在进行 IVF-ET 前应进行腹腔镜下输卵管切除。此外,另一些研究也表明输卵管积水患者进行输卵管切除后与不处理者相比,IVF-ET 后有更好的着床率和临床妊娠率(39)。

有人提议输卵管的显微手术已经过时了,这些患者应该直接进行 IVF-ET 助孕。回顾所有的文献资料以及我的个人经验,使我得出重要的也是这一领域中许多人都支持的结论:输卵管疾病和盆腔病理的显微外科治疗是我们这一专业的基础部分。当然,为了确定哪些患者最能从显微外科手术获益和哪些患者最能从 IVF-ET 治疗中获益,基于恰当的诊断方法之上的病例选择是非常重要的。对于我们的专业来讲,这两方面都很重要,而且它们彼此协同以改善不孕人群的妊娠率(48 ~51)。

关键点

- 通过对不孕患者的各种常规检查可以获得关于输卵管的解剖和病理信息。这些检查包括子宫输卵管造影和腹腔镜。子宫输卵管造影术可以检出某些输卵管的病理状况,如输卵管炎的峡部结节和输卵管积水。腹腔镜是诊断其他盆腔状况的极好方法,包括输卵管和卵巢周围的粘连和子宫内膜异位症。
- 输卵管堵塞的原因包括输卵管绝育手术、慢性输卵管炎导致的输卵管积水、输卵管炎性峡部结节或子宫内膜异位症累及盆腔和输卵管或单纯累及输卵管。
- 显微手术始于 20 世纪 70 年代,现在生殖医生又开展了输卵管疾病的显微手术治疗,成功率在不断提升,这对于那些患有输卵管慢性疾病的患者来说是一个福音,有关显微手术的进展也越来越多。在 20 世纪 80 年代,盆底疾病的激光手术也对输卵管手术的结局产生了良性的影响。
- 20 世纪 70 年代开始兴起的显微外科手术为生殖科医生在输卵管疾病的处理上拓展了更大的空间,尤其是那些有输卵管疾病手术治疗失败或根本不能手术治疗的患者。比如严重的输卵管积水。显微外科下的输卵管整形术后的妊娠率不足 30%。而降积水的输卵管切除后进行 IVF 助孕可以得到更高的妊娠率。
- 对于是否显微手术已经是陈旧过时的和这些患者都应进行 IVF 治疗这一点一直是有争议的问题。我的意见是显微外科手术和 IVF 治疗应该是输卵管疾病患者可选择的两种方法。必须对输卵管疾病进行评估,每一种治疗方法的患者选择对于生殖外科和内分泌医生来说是一项重要的责任。

参考文献

1. Arey LB. Developmental Anatomy, 7th Edition. Philadelphia: WB Saunders, 1965: 295.
2. Warwick R, Williams TL. Gray's Anatomy 35th D. Edition. Philadelphia: WB Saunders, 1973:1354.
3. Pauerstein CJ. The Fallopian Tube—A Reappraisal. Philadelphia: Lea and Febiger, 1974.
4. Hafez ESE, Black DL. The mammalian utero-tubal junction. In Hafez ESE, Blandau RJ (Eds.), The Mammalian Oviduct: Comparative Biology and Methodology. Chicago: The University of Chicago Press, 1969:85.
5. Gordts S, Campo R, Rombauts L, Brosens I. Endoscopic visualization of the process of fimbrial ovum retrieval in the human.

Hum Reprod 1998;13:1425–8.
6. Leese HJ, Tay JI, Reischl J, Downing SJ. Formation of fallopian tubal fluid: role of a neglected epithelium. *Reproduction* 2001; 121:339–346.
7. Surrey ES. Falloposcopy. *Obstet Gynecol Cl North America* 1999;26:53–62.
8. Donnez J, Casanas-Roux F, Caprasse J, et al. Cyclic changes in ciliation, cell height, and mitotic activity in human tubal epithelium during reproductive life. *Fertil Steril* 1985;43:554–9.
9. Jansen RPS. Endocrine response in the fallopian tube. *Endocr Rev* 1984;5:525–51.
10. Patton DL, Moore DE, Spadoni LR, et al. A comparison of the fallopian tube's response to overt and silent salpingitis. *Obstet Gynecol* 1989;73:622–30.
11. Vasquez G, Winston RML, Boeckx W, et al. The epithelium of human hydrosalpinges: a light optical in the scanning microscopic study. *Br J Obstet Gynecol* 1983;90:764–70.
12. Blazar AS, Hogan JW, Seifer DB, Frishman GN, Wheeler CA, Haning RV. The impact of hydrosalpinx on successful pregnancy in tubal factor infertility treated by in-vitro fertilization. *Fertil Steril* 1997;67:517–20.
13. Vandromme J, Chasse E, LeJeune B, VanRysselberg M, Delvigne A, LeRoy F. Hydrosalpinges in in-vitro fertilization unfavorable prognostic feature. *Hum Reprod* 1995;10:576–9.
14. Copperman AB, Wells V, Luna M, Kalir T, Sandler B, Mukherjee T. Presence of hydrosalpinx correlated to endometrial inflammatory response in-vivo. *Fertil Steril* 2006;85(4):972–6.
15. Rizk B, Abdalla H. Tubal factor and fertility. In Rizk B, Abdalla H (Eds.), Infertility and Assisted Reproductive Technology. Chapter I.3. Oxford, UK: Health Press, 2008, 60–1.
16. Jenkins CS, Williams SR, Schmidt GE. Salpingitis isthmica nodosa: a review of the literature, discussion of clinical significance and consideration of patient management. *Fertil Steril* 1993;60:599–607.
17. McComb PF, Rowe TC. Salpingitis isthmica nodosa: evidence—it is a progressive disease. *Fertil Steril* 1989;51:542–4.
18. Hillis SD, Marchbanks PA, Taylor LR, Peterson HB. Post sterilization regret: findings from the United States Collaborative Review of Sterilization. *Obstet Gynecol* 1999;93:889–95.
19. Rizk B, Abdalla H. Epidemiology and pathogenesis. In Rizk B, Abdalla H (Eds.), Endometriosis. Chapter 1. Abingdon, Oxford: Health Press Limited, 2003; 9–12.
20. Badawy SZA, Marshall L, Cuenca V. Peritoneal fluid prostaglandins in various stages of the menstrual cycle: role in infertile patients with endometriosis. *Int J Fertil* 1985;30(2):48–52.
21. Badawy SZA, Cuenca V, Marshall L et al. Cellular components in peritoneal fluid in patients with and without endometriosis. *Fertil Steril* 1984;42:704.
22. Badawy SZA, Marshall L, Gabal AA et al. The concentration of 13, 14-dihydro-15- keto prostaglandin F2alpha and prostaglandin E2 in peritoneal fluid of infertile patients with and without endometriosis. *Fertil Steril* 1982;38:166.
23. Rizk B, Abdalla H (2003). Endometriosis and fertility. In Endometriosis. Abingdon, Oxford: Health Press Limited, 2003; chapter 2, 32–40.
24. Fakih H, Baggett B, Holtz G et al. Interleukin-1: a possible role in the infertility associated with endometriosis. *Fertil Steril* 1987;47:213–17.
25. Gomel V. Tubal reanastomosis by microsurgery. *Fertil Steril* 1977;28:59–65.
26. Winston RM. Microsurgical tubocornual anastomosis for reversal of sterilization. *Lancet* 1977;1:284–5.
27. Dubuisson JB, Chapron C, Morice P, Aubriot FX, Foulot H, deJoliniere JB. Laparoscopic salpingostomy: fertility results according to the tubal mucosal appearance. *Hum Reprod* 1994;9:334–9.
28. Rizk B, Abdalla H. Surgical treatment of endometriosis. In Rizk B, Abdalla H (Eds.), Endometriosis. Abingdon, Oxford, United Kingdom: Health Press Limited, 2003; chapter 2, 71–80.
29. Benadiva CA, Kligman I, Davis O, Rosenwaks Z. In-vitro fertilization versus tubal surgery: is pelvic reconstructive surgery obsolete? *Fertil Steril* 1995;64(6):1051–61.
30. Novy MJ. Tubal surgery of IVF-making the best choice in the 1990s. *Int J Fertil Menopausal Stud* 1995;40(6):292–7.
31. Honore GM, Holden AEC, Schenken RS. Pathophysiology and management of proximal tubal blockage. *Fertil Steril* 1999; 71:785–95.
32. Dubuisson JB, Chapron C, Ansquer Y, Vacher-Lavenui MC. Proximal tubal occlusion: is there an alternative to microsurgery? *Hum Reprod* 1997;12:692–8.
33. Gillett WR, Clarke RH, Herbison GP. First and subsequent pregnancies after tubal microsurgery: evaluation of the fertility index. *Fertil Steril* 1997;68:1033–42.
34. Woolcott R, Petchpud A, O'Donnell P, Stanger J. Differential impact on pregnancy rate of selective salpingography, tubal catheterization and wire guide recanulization in the treatment of proximal fallopian tube obstruction. *Hum Reprod* 1995;10:1423–6.
35. Lang EK, Dunaway HH. Recanalization of the obstructed fallopian tube by selective salpingography and transvaginal bougie dilatation outcome and cost analysis. *Fertil Steril* 1996;66:210–15.
36. Aboulghar MA, Mansour RT, Serour GI. Controversies in the modern management of hydrosalpinx. *Hum Reprod Update* 1998;98:637–42.
37. Winston RML, Margara RA. Microsurgical salpingectomy is not an obsolete procedure. *Br J Obstet Gynecol* 1991;98:637–42.
38. Andeburt AJM, Pouly JL, Theobold PV. Laparoscopic fimbrioplasty: an evaluation of 35 cases. *Hum Reprod* 1998;13:1496–9.
39. Johnson NP, Mak W, Sowter MC. Surgical treatment for tubal disease in women due to undergo in-vitro fertilization. *Cochrane Data Base Syst Rev* 2001;(3):CD002125.
40. Mardesic T, Muller P, Huttelova R, Zvarova J, Hulvert J, Voboril J, Becvarova V, Mikova M, Landova K, Jirkovsky M. Effect of salpingectomy on the results of IVF in women with tubal sterility—prospective study. *Ceska Gynekol* 2001;66(4):259–64.
41. Sagoskin AW, Lessey BA, Mottla GL, et al. Salpingectomy or proximal tubal occlusion of unilateral hydrosalpinx increases the potential for spontaneous pregnancy. *Hum Reprod* 2003;18:2634–7.
42. Hanafi MM. Factors affecting pregnancy rate after microsurgical reversal of tubal ligation. *Fertil Steril* 2003;80:434–40.
43. Kim SH, Shin CJ, Kim JG, Moon SY, Lee JY, Chang YS. Microsurgical reversal of tubal sterilization: a report on 118 cases. *Fertil Steril* 1997;68(5):865–70.
44. Bissonnette F, Lapense L, Bowzayen R. Outpatient laparoscopic tubal anastomosis and subsequent fertility. *Fertil Steril* 1997; 72(3):542–52.
45. Hull MGE, Fleming CF. Tubal surgery versus assisted reproduction: assessing their role in infertility therapy. *Curr Opin Obstet Gynecol* 1995;7:160–7.
46. Milingos S, Kallipoliis G, Loukradis D, et al. Adhesions: laparoscopic surgery versus laparotomy. *Am NY Acad Sci* 2000; 900:272–85.
47. Rizk B, Abdalla H. In vitro fertilization. In Rizk B, Abdalla H (Eds.), Infertility and Assisted Reproductive Technology. Chapter III.1. Oxford, UK: Health Press, 2008; 160–2.
48. Palagiano A. Female infertility: the tubal factor. *Minerva Ginecol* 2005;57(5):537–43.
49. El-Mowafi DM, Ngoh NN. Management of tubal obstructions. *Surg Technol Int* 2005;14:199–212.
50. Strandell A, Lindhard A, Eckerlund I. Cost-effectiveness analysis of salpingectomy prior to IVF, based on a randomized controlled trial. *Hum Reprod* 2005;20(12):3284–92.
51. Gomel V, McComb PF. Microsurgery for tubal infertility. *J Reprod Med* 2006;51(3):177–84.

第 12 章

腹腔镜手术在不孕症治疗中的前景

Camran Nezhat，Bulent Berker

当前趋势

对于不孕夫妇应进行哪些合理评估，目前并没有一个统一的标准。进行不孕症评估的最经济、有效而又创伤小的方法的确认是一项不断发展的技术，要求有一双敏锐的眼睛，学习新知识的愿望和一种实现患者利益最大化的渴望。不明原因性不孕的诊断通常只有在明确以下内容后才能做出：女方有规律排卵、输卵管通畅、没有输卵管周围粘连或子宫肌瘤及子宫内膜异位症、男方的精子生成及功能都正常。只能在所有的临床检查结果都正常时，才能提出不明原因性不孕的诊断（1）。这意味着，对于不孕妇女的理想评估，需要利用腹腔镜进行盆腔、子宫、输卵管形态学的评估。子宫和输卵管形态的主要评估方法是子宫输卵管造影（HSG）和腹腔镜下输卵管通液。两种方法可以互补，但考虑到方法的经济和简便，通常会倾向于前者（2）。可是，请记住，在不孕夫妇中，HSG 检查正常者有 21% ~68% 的人腹腔镜检查发现异常（3）。

腹腔镜可以对盆腔和子宫做全面的评估，包括输卵管通畅性的确认和输卵管与卵巢之间关系的评估。尽管在不孕的评估中有忽略腹腔镜的倾向，但腹腔镜可以对盆腔粘连、子宫内膜异位症和输卵管疾病进行评估，而且在多数情况下可以在腹腔镜检查的同时进行相对无创性的门诊治疗（4）。相对于普通的 HSG 来说，腹腔镜的额外优势不但在于可揭示病因还在于可帮助选择治疗方法。尽管对于很多临床病例来说时间至关重要，但对不孕患者及早进行腹腔镜检查，可通过及时转换治疗策略而使患者减少不必要的治疗和用药。这一操作还可能改进助孕治疗的效果（5）。

不孕症的腹腔镜手术治疗是否已是穷途末路？尽管我们承认开腹手术在不孕症的治疗中已遭废弃，但腹腔镜在不孕治疗中的价值毫无疑问还是存在的。人工助孕技术（artificial reproductive technology，ART）显然是不孕症治疗中的一种有效选择。但实际上，关于 ART 的结局一直备受关注。从这些关注者的视点来看，避免进行 ART 的其他治疗策略可能更能使一些不孕夫妇满意。尤其是对于有输卵管疾病或输卵管积水、子宫肌瘤、子宫内膜异位症及不明原因的不孕妇女来说，腹腔镜是 ART 的一种有效替代方法。

关于 IVF 和 ICSI

随着 ART 的不断进展，不孕症的诊治正从诊断性操作向预后导向路径转化。不幸的是，ART 有时是用来治疗未彻底评估的患者；她们在一个快速的通常不彻底的检查后就被推荐进行 ART 治疗。因为 IVF-ET 的有效性和成功率的显著进步，使它和其他助孕方法被认为是可放宽指征使用的治疗不孕症的常规部分。因此，某些情况需要在早期诊断中进行进一步治疗的事实常被忽略，IVF 已逐渐成为新近建立的不孕诊疗程序的基本干预措施。据估计，目前为止在美国出生的每一百个婴儿中，就有一个是通过 ART 技术诞生的。然而仍有关于 ART 的种种担心。许多研究人员报道了通过 ART 技术受孕后妊娠并发症有增加的趋势，包括 2.2 比值比的先天性异常和 1.6 比值比的宫内生长受限。另外，最近的一项荟萃分析显示，通过 ART 而受孕的单胎妊娠中，早产（OR 1.95）和围产期死亡（OR 2.19）风险增加（6）。这些产科和新生儿的风险在多胎妊娠时更明显，在 ART 妊娠中出现了一定的流行比例。在 2003 年 SART 数据库中报告的超过 31 000 例妊娠中，有 29% 的双胎妊娠和 5.9% 的三胎以上的多胎妊娠。

在提高 IVF 妊娠率的设计方案和策略中，提供治疗者和患者都应该被告知相关的风险和不良反应。多胎和卵巢过度刺激综合征是众所周知的 ART 的并发症。国家卫生统计中心（National Center for Health Statistics）最近报告，在过去的 10 年中多胎妊娠呈现了戏剧性的上升(7)。单从1995年到1996年,活产的三胎(及以上)数量上升了19%且较1980年上升了344%。这一报告表明,这一上升部分源于为提高生育力进行的治疗手段的应用,比如药物促排卵和IVF。每年有超过130万不孕药物的处方共耗值2.3亿美元。疾病控制与预防中心(Centers for Disease Control and Prevention)出版的资料表明,ART出生的婴儿中超过30%是多胎而一般人群中仅为2%(8)。另外,在这些生育多胎的妇女中,有58%的人用过治疗不孕的药物,另外22%进行了IVF-ET治疗(7)。这一多胎出生的上升引发明显的医学、社会和经济的风险。

多胎妊娠是IVF的并发症而并非是成功之处,这是公认的。之所以认为其并非成功之处的原因有很多。多胎妊娠对母婴而言的医学风险是显而易见的,而且多胎还可能引起心理、经济和社会上的危害。多胎妊娠容易早产而引发许多其他医学并发症。许多多胞胎需要在新生儿监护中心接受治疗和长期监护。多胞胎还可能遭受长期的医学和发育上的问题。多胎生产会为产妇带来长期的或短期的医学风险。多胎妊娠孕妇的风险包括早产、妊娠期高血压、毒血症、妊娠期糖尿病和阴道子宫出血(9)。孕育多胞胎要求孕妇卧床、住院和用药以防止早产,甚至还可能需要进行宫颈环扎以防止其过早扩张。

卵巢过度刺激综合征(OHSS)是促排卵的另一个严重的并发症。其可能是轻度的也可能是严重威胁生命而需要住院治疗的。不论是否经过恰当治疗,血栓形成都是严重OHSS的最具危害的并发症,可能最终导致死亡。尽管重度OHSS的发生率很低,但要记住OHSS并非是为抢救生命而进行的治疗中发生的医源性并发症,这一点非常重要。

ART治疗而出生的婴儿中,出生缺陷的发生风险是一个具有争议的问题。大部分的研究ICSI与IVF出生婴儿与自然出生婴儿出生缺陷比较的出版物都有严重的方法学上的局限;大部分的研究者都忽略这一点而得出风险没有增加的结论。Hansen等对2003年以前出版的关于比较IVF和(或)ICSI出生的婴儿与自然妊娠出生婴儿出生缺陷发生的所有资料进行了系统回顾(10)。依照这一回顾,综合相关研究结果表明,ART后出生的婴儿与自然妊娠出生的婴儿相比较,发生出生缺陷的风险是增加的。这一点是应该让寻求ART治疗的夫妇知道的。

控制性超促排卵要将卵巢暴露于超生理水平的促性腺激素之下而使大量的卵泡发育以帮助受孕。激素治疗在癌症发生上的远期效应尚不明了。一些学者特别提出了对在卵巢刺激过程中和之后卵巢癌发生风险的担心。将避孕药的使用和妊娠次数这样的混淆因子去除调整后的研究表明,长期不避孕而仍无子女的不孕妇女卵巢癌风险增加(11~13)。这些妇女的风险是来自她们的不孕本身还是由于促排卵药物的作用已经成为许多研究的主题。目前为止,卵巢癌的风险与不孕症药物治疗具有相关性是肯定的,但尚未最后确定。已观察到在不孕治疗药物和卵巢交界性肿瘤之间有更紧密的联系(14)。

总而言之,对于IVF的好奇导致了大量关于新生儿健康的研究,但IVF对子代健康的远期影响和对母体健康的影响,目前仍知之甚少。鉴于这些担心,对不孕治疗的最优化治疗选择是值得考虑的。在不孕症的处理中,手术表现出了它的优势。腹腔镜有效取代了开腹手术在这些情况处理上的地位。这种微创技术瘢痕小、术后疼痛轻、住院时间短,费用低、感染并发症发生率低,并且新的粘连形成概率低。

不孕治疗过程中腹腔镜的优势

腔镜技术的新进展和手术器材的进步为妇科手术提供了新的方法和技术(15)。近年,妇科腔镜手术数量有了明显上升,主要是使用器材改进的结果。由于操作舒适、垂直位置和相机的放大功能,腹腔镜微型录像的使用更加强了腔镜手术的普及(16,17)。当前,腹腔镜被认为是可以观察盆腔器官的全貌而且可以在诊断的同时进行疾病处理的一种微创操作技术。腹腔镜已成为腹部和盆腔疾病的诊断和处理等妇科手术的主要部分,包括不孕症的处理。为改进生育力而进行的生殖内镜手术包括子宫、卵巢、盆腹膜及输卵管手术。

习惯上来讲,腹腔镜是不孕检查中的最后一道检查程序。实际上,随着IVF成功率的提高,医生们日益认为即使不进行腹腔镜而进行ART也是恰当的。同时,由于可选择IVF,很难说服HSG正常的患者进行侵入性的检查,如腹腔镜。由于有更高的妊娠机会,这些患者通常会更愿意选择IVF(6,18)。实际上,我们认为应该在进行IVF前考虑腹腔镜,因为腹腔镜手术可以在诊断的同时对盆腔的病理状态进行处理而且这种干预可以提高IVF的妊娠率。

与不孕相关的最常见的盆腔病理是粘连、子宫内膜异位症及输卵管积水。实际上,患有多囊卵巢综合征或卵巢功能减退的妇女也应值得额外关注。现实情况是,求治中夫妇的急于求成和经济方面的顾虑是最重要的，会影响到他们对诊断工具和治疗方法的选择。当HSG结果正常而忽略腹腔镜在对不孕检查中的重要性将会在不提高妊娠率的情况下而增加不孕治疗的成本。

即使是经HSG证实输卵管是通畅的，也建议进行腹腔镜检查以排除管周粘连和子宫内膜异位症等不孕因素的存在。Tanahatoe等报告，在进行宫腔内人工授精术（IUI）前进行腹腔镜检查的HSG正常的患者中，有25%的人存在可能会改变治疗方案的盆腔异常（19）。这种盆腔异常中有21%是Ⅰ期或Ⅱ期的子宫内膜异位症和附件周围粘连，通过腹腔镜处理后进行了IUI。Capelo等最近也对克罗米芬诱导排卵后没有妊娠的一组患者的腹腔镜发现进行了评价（20）。他们发现这些患者中有35%的人患有Ⅲ期或Ⅳ期的子宫内膜异位症、盆腔粘连或输卵管疾病，而又29%的人患有Ⅰ期或Ⅱ期的子宫内膜异位症。

基于我们的经验和发现，我们建议在女性不孕的评估过程中加入腹腔镜这一诊断流程。诊断性腹腔镜联合内镜下的手术操作可以及时完全地辨明所有可能的影响因素，并有助于保证短期干预后的成功率。在近来的循证医学时代，需要一个多中心的随机前瞻性研究来证明腹腔镜评估在不孕患者的治疗结局预测中的价值。

腹腔镜的优势：当前的外科应用

粘连的腹腔镜手术处理不孕治疗结局

粘连可以通过扭曲盆腔解剖和改变盆腔结构的正常血供而导致不孕。卵巢周围粘连可以减少卵巢的血液供应并导致不能有足够的促性腺激素和生长因子输送给发育中的卵泡（21）。实际上，已证明获卵的数量与卵巢周围粘连程度呈负相关。有严重卵巢周围粘连的患者妊娠率低而且在IVF治疗周期中呈现对促性腺激素反应不良。尽管之前没有研究显示在进入IVF周期前进行腹腔镜下的粘连松解的益处，但腹腔镜下粘连松解可能在保证取卵时易于穿刺卵巢和随后的操作起一定作用（22）。

为提高生育率而对粘连进行处理的决定可能是基于某些与未来的生育力相关的预示因素。有资料显示，不论是通过显微外科技术还是腹腔镜来去除膜状粘连，都可以提高生育力。在一项研究中，176例盆腔粘连的不孕患者进行了腹腔镜下CO_2激光腹腔粘连松解术（23）。根据粘连的严重程度，通过诊断性腹腔镜将患者分为第Ⅰ组：轻度，第Ⅱ组：中度，第Ⅲ组：重度。在腹腔镜下粘连松解术后，对所有患者跟踪随访一年。第Ⅰ、Ⅱ、Ⅲ组的妊娠数分别为51例（70.8%）、28例（48.3%）及8例（21.6%）。对于有盆腔粘连的不孕夫妇来讲，腹腔镜下粘连松解仍为有益而有效的操作。这表明，粘连松解术可能与较高的自然妊娠率有关。实际上，尚未研究过腹腔镜下粘连松解术是否也可以提高IUI后的妊娠率。假设输卵管周围粘连的病理生理机制是基于输卵管的运动性下降而削弱其拾卵功能，那么腹腔镜下的粘连松解在提高自然妊娠率的同时应该也可以提高IUI后的妊娠率（24）。

除了已存疾病的严重程度，术后粘连的形成是不孕手术成功率的重要决定性因素，并且是导致与操作有关的失败的主要因素。不论附件的情况如何，在粘连分级和成功率之间都是负相关的。进行开腹生殖手术的患者中，已报道有大部分患者的粘连形成率增加（25，26）。开腹进行盆腔的生殖手术时，常常会并发的不仅有粘连的再形成，还会有新的粘连形成。实际上，腔镜手术旅行的是在不开腹的情况下精细处理组织、持续灌注、小心止血和精确分离组织等重要的微创原则，而开腹本身就是对腹膜腔的侵害。在Nezhat等的一项研究中表明，内镜下的生殖手术可以非常有效地降低盆腔粘连，术后粘连的复发率非常低，并几乎可以完全避免新粘连的形成（27）。

输卵管积水腹腔镜处理后的生殖结局

众所周知，输卵管积水是一种输卵管的慢性病理改变并且是导致不孕的一个重要原因。在大多数患者中，与卵巢相邻的输卵管伞端闭锁且远段输卵管被积水扩张（28）。这种具有胚胎毒性的液体可以逆流到子宫腔从而对胚胎的生存和着床产生有害影响。临床上，输卵管积水的存在对着床率、妊娠率和生产率都具有负面影响。这种妊娠率的下降不能被ART所扭转。输卵管积水的存在可经子宫输卵管造影和腹腔镜加以诊断。一项比较子宫输卵管造影和腹腔镜下美蓝通液的金标准的荟萃分析表明，子宫输卵管造影在诊断输卵管堵塞上的敏感性为65%，特异性为83%（29，30）。腹腔镜可以在对输卵管积水提供诊断的同时还可以进行治疗。

有报道伴有积水的输卵管远端堵塞与较低的种植率和临床妊娠率相关。一项综合分析表明，输卵管积水对进行IVF妇女达到妊娠具有不良影响。已证明有输卵管积水的患者（1144个IVF周期）与没有积水的患者（5569个IVF周期）相比临床妊娠率降低一半而流产率增加一倍还要多(31)。另外,一项在斯堪的纳维亚进行的在第一个IVF或胚胎移植周期前进行输卵管切除的随机多中心试验表明,每个被包括在内的输卵管切除组患者的临床妊娠率为36.6%而未干预组为23.9%(P=0.067),随之的活产率分别为28.6%和16.3%(P=0.045)(32)。最后,在赠卵周期中,有输卵管积水的患者相对于正常对照组而言,着床率明显下降而流产率和异位妊娠率明显上升(33)。可能由于积水对胚胎有直接影响也可能是由于子宫培养环境的改变。当前提出的胚胎毒性的发生机制首先是积水由输卵管向子宫腔渗漏。这些液体可能不仅是具胚胎毒性而且可能会改变子宫对胚胎的容受性和着床机制。相对于不进行处理而言,切除病变的输卵管不仅可全面提高妊娠率,还可以降低流产率(34)。

Shelton等率先进行了一项前瞻性研究表明,反复IVF失败的患者切除积水的输卵管后对妊娠率有正面影响(35)。15例有单侧或双侧输卵管积水且有反复IVF失败史的患者在腹腔镜下切除了被累及的输卵管。由于进行输卵管切除要求患者是自愿的,在输卵管切除前的一次移植的妊娠率为零。输卵管切除术后一次移植的妊娠率为25%。术后新鲜周期和冻融周期的妊娠率都有改进。通过在IVF前将输卵管积水切除可以使妊娠率得到改善。一项循证医学综述证实,在IVF前将积水的输卵管在腹腔镜下切除后妊娠几率增加(OR=1.75,95% CI 1.07~2.86),继续妊娠率和活产率也如此(OR=2.13,95% CI 1.24~3.65)(36)。所有这些资料都表明输卵管积水的腹腔镜下输卵管切除是改善妊娠率的首选。积累起来的临床证据让ASRM临床执行委员会得出结论:输卵管积水患者进入IVF前进行输卵管切除可以改善随后的妊娠率、着床率和活产率(37)。对于腹腔镜在输卵管积水相关不孕的处理中的作用已取得共识。

腹腔镜下子宫肌瘤手术后的生育结局

子宫肌瘤是最常见的女性生殖道肿瘤,生育年龄女性发病率为30%~40%。虽然子宫肌瘤很少是导致不孕的单一因素,但却与流产和早产相关。许多情形表明肌瘤与不孕相关。例如,子宫肌瘤患者的妊娠率较低,而且在助孕的病例中,存在子宫肌瘤的患者着床率较低。其他一些间接证据也支持这种负面影响,包括手术前的长期不孕(其他原因不能解释的),和肌瘤切除后很快受孕。有将近50%的以前从未妊娠的女性在子宫肌瘤切除后成功受孕(38)。

另外,几乎没有研究评估过子宫肌瘤对ART后的妊娠率的影响。Eldar-Geva等(39)比较了106例子宫肌瘤患者的ART周期和318例年龄匹配但无子宫肌瘤患者的ART周期,得出的结论是患有肌壁间和黏膜下肌瘤的患者妊娠率明显下降,即使不伴有宫腔内的变形亦如此。Stovall等(40)指出,即使将黏膜下肌瘤的患者除外,肌瘤的存在仍降低了ART的治疗效果。因此,不明原因不孕的妇女在子宫肌瘤切除后可以有更多的妊娠机会,而且如果治疗成功的主要因素是年龄和不孕年限的话,这种保守性的手术还是应该及早进行。

由于肌瘤药物治疗后容易重新生长或复发,大部分有症状的肌瘤都应进行手术切除。根据肌瘤的数量和生长部位,大部分向腔内生长的肌瘤可通过宫腔镜下切除。肌壁间肌瘤和浆膜下肌瘤可以开腹或腹腔镜下切除。随着内窥镜器械、设备及医师专业技术的不断进步,使得越来越多的女性选择宫腔镜和腹腔镜这些新技术。当肌瘤在它们很小而适合腹腔镜下切除时被早期发现的话建议进行腹腔镜下的手术。实际上,一种称为组织粉碎器(morcellators)的新式外科器械可以安全有效地将以前难以切除的比较大的肌瘤切除。

既然保存生育力是肌瘤切除的主要目标之一,腹腔镜下肌瘤切除(LM)可以显著减少粘连形成,这使得它比开腹手术有明显优势。开腹肌瘤切除与腹腔镜下肌瘤切除后粘连的发生概率分别为几乎100%和36%~67%(41~45)。这些粘连可能影响生育、导致疼痛并增加异位妊娠的风险。LM手术时间延长的主要因素是需要通过套管针(trocar)粉碎大的或多发的肌瘤和子宫肌层的缝合。1994年,Nezhat等首先描述了腹腔镜辅助下的肌瘤切除(LAM),其中肌瘤的摘除是在腹腔镜下进行或通过一个5cm长的腹部小切口将子宫置于腹腔外而可以进行多层缝合(46)。这种技术融合了充分暴露、可见度好和腹腔镜提供的放大作用(尤其是对于评估)等特点便于对子宫进行充分缝合和联合小切口开腹手术进行的取标本操作。LAM可安全替代LM,且操作简便、耗时短。这一技术可用于巨大的(大于8cm),多发的或肌层深部的肌瘤。联合使用腹腔镜和一个2~4cm的腹部切口,子宫的薄弱部位可以进行两层或三层的缝合以减少子宫破裂、子宫瘘道和粘连的形成。当患者有生育要求而又需要进行肌壁间肌瘤切除时最好选择LAM以保证肌层切口的彻底缝合。

子宫内膜异位症腹腔镜术后的生育结局

尽管阐明子宫内膜异位症与不孕之间的关系超越

了本章的范畴，但众所周知子宫内膜异位症常常会与不孕相关联。据报告有30%～70%的不孕妇女患有子宫内膜异位症(47)。1986年，我们报告了我们利用可视激光腹腔镜(videolaseroscopy)治疗子宫内膜异位症相关不孕患者的结果(48)。我们在腹腔镜下通过CO_2激光对102例患者的子宫内膜异位灶、卵巢巧克力囊肿进行切除和对附件的粘连进行松解。在这102例子宫内膜异位症导致的不孕患者中，60.7%的患者术后24个月内妊娠。手术后的妊娠率如下：轻度粘连的75%妊娠，中度粘连的62%妊娠，严重粘连的42.1%妊娠，广泛子宫内膜异位症者有50%妊娠。关于为改善子宫内膜异位症生育力而进行手术治疗时腹腔镜手术时机的问题仍有争论(49,50)。实际上，在许多患者中由于这一疾病的进展性，结合大量前瞻性随机试验表明手术时进行治疗可以改善生育力，似乎对于微小和轻度子宫内膜异位的患者在腔镜手术时进行子宫内膜异位灶的切除是明智之举(51～53)。由于还没有前瞻性的随机研究，我们还不能就关于通过腔镜治疗进展性子宫内膜异位是否可以改善生殖结局得出结论，但实际上，我们没有理由那么悲观。因此，如果像一些研究者宣称的那样，患有子宫内膜异位症和异位囊肿的患者她们在生殖的多方面都被削弱的话，那么可以通过手术使之恢复正常。814例患有子宫内膜异位囊肿的患者腹腔镜手术后有50%的人成功妊娠也支持以上观点(54)。原因可能是由于子宫内膜异位囊肿的破坏和切除不仅简单地恢复了盆腔解剖和卵巢结构，可能还有更深层次的原因。

实际上，有卵巢内膜异位囊肿的患者进行卵巢手术，不管是随囊肿剥除了有卵子的卵巢基质，还是由于电凝引起的对皮质的热损伤，都是对卵巢功能有损害的。在一项病例对照的研究中，Aboulghar等报告Ⅳ期子宫内膜异位症手术后IVF的妊娠率明显低于同年龄组的输卵管因素的不孕患者(55)。有些研究人员报告卵巢手术后的患者无论是优势卵泡数量还是获卵数都明显减少(56～58)。而其他人没有观察到这种不同(47,59)。比较子宫内膜异位囊肿的激光汽化和剥除两种治疗结果的一项随机试验保证可以对这一题目得出明确结论。卵巢反应性的下降可能和手术过程不相关。对此，基于组织学的分析，有人报告，卵巢子宫内膜异位囊肿壁周的卵巢组织形态学发生改变并且可能是没有功能的，表明功能的破坏可能在手术之前已经存在(60)。因此，在有大的卵巢巧克力囊肿治疗史的患者中观察到的卵巢反应性减退可能也是这一疾病本身导致的结果。当为这些患者制订非手术治疗方案时需要考虑到这一点。

随着在IVF技术取得的进展，很多患者(尤其是当年龄成为一个因素时)在没有进行充分的外科评估和子宫内膜异位症的治疗前就选择继续进行IVF。虽然IVF是可提供给子宫内膜异位症性不孕夫妇的治疗选择之一，但与其他适应证相比，其成功率仍然较低。大量研究比较了子宫内膜异位症患者和其他疾病患者在进行IVF过程中的受精率、胚胎发育、着床率及妊娠率。子宫内膜异位症的存在是否会影响IVF患者结局的问题还是没有得到解决，有些作者声明是有负面影响而有些作者却声明没有关系。最近，Barnhart等在一项荟萃分析中研究了子宫内膜异位症患者的IVF结局(61)。证明了子宫内膜异位症患者与输卵管因素导致不孕患者相比，进行IVF后其妊娠率降低50%以上。多变量分析也表明，子宫内膜异位症的患者受精率和着床率下降并且获卵数明显减少。这些资料表明，子宫内膜异位症的存在影响生殖周期的多个方面，包括卵子质量、胚胎形成和(或)子宫内膜的容受性。因此，子宫内膜异位症的影响似乎不只是改变盆腔的正常解剖，而是对卵泡、卵子和胚胎的发育也有影响。关于子宫内膜异位症患者接受赠卵IVF时着床率不受影响，而那些接受子宫内膜异位症患者的赠卵时着床率下降，这些研究更进一步证明了子宫内膜异位症患者卵子质量差从而胚胎着床能力下降(52,53,62)。

实际上，由于没有前瞻性的随机双盲对照试验，子宫内膜异位症的治疗是否可改善IVF的结局还不清楚。目前公布的研究几乎无一例外的都是回顾性和观察性的，这可能会受到个人偏好影响而混淆。最近，Donnez等已经证实子宫内膜异位囊肿手术不会影响受精率。在同一研究中，也对单侧子宫内膜异位囊肿的患者进行了另一分析，将同一患者的进行了汽化手术的一侧与对侧正常卵巢进行对比。在促排卵过程中未发现有何不同(47)。实际上，许多研究都得出结论，在进行IVF前将子宫内膜异位囊肿腹腔镜下切除并不能改善生育结局(63～65)。例如，Garcia-Velasco等在回顾性研究中发现，进行IVF前在腹腔镜下对子宫内膜异位囊肿进行囊肿剥除没有使生育结局得到改善(64)。子宫内膜异位症对IVF结局影响的研究常常没有考虑到超声诊断的本质局限性(66)。目前的超声诊断技术不能发现小的子宫内膜异位囊肿，而大部分小的内膜异位囊肿是确实的内膜异位囊肿，并且如果我们期待最好的治疗效果则需要完全地切除(67,68)，而不是通过电凝进行局部治疗(64)。超声可以用来提示子宫内膜异位症时卵巢受累，但确诊仍需腹腔镜来进行(69)。

目前对于进展性的子宫内膜异位症病例,还没有随机对照试验来比较腔镜手术和IVF的结局以给我们一个决断性的结论。基于累积的资料数据,我们相信无论是对自然妊娠还是IVF治疗来说,腹腔镜对子宫内膜异位症的诊断和治疗对于提升生育力是有帮助的。这对多次IVF失败的患者应该也是有效的。既然子宫内膜异位症在不孕人群中更普遍,这是一个众所周知的事实,通过适当的患者选择,小心翼翼地进行腹腔镜手术是为这些患者提供可重复的未来妊娠可能的一个极好的选择。此外,IVF前曾经进行子宫内膜异位症治疗的患者仍然可从腔镜的再次评估和彻底治疗中获益。在一项回顾性分析研究中,我们报道了我们在IVF失败患者进行腹腔镜评估和处理方面的经验(70)。在我们的研究中,29例子宫内膜异位症患者腹腔镜治疗后其中22例(76%)成功妊娠。这表明,即使是多次IVF失败,腹腔镜下子宫内膜异位症的治疗仍然是可行的一个选择。这些妇女中的许多人,似乎即使有子宫内膜异位症的存在IVF仍然会成功。实际上,忽略盆腔因素对于达到理想的结局来说并不总是有效的。我们的态度是,完全彻底地根除子宫内膜异位症可以使很多患者不需IVF治疗而受孕,也可以帮助需要IVF的患者优化成功因素。尽管一些人会认同对于不孕的子宫内膜异位症患者已经可以通过IVF或者赠卵来取代腹腔镜诊断和治疗,尤其是对于高龄患者来讲。我们的发现为子宫内膜异位症的不孕患者的处理增加了另一维度,并且强调在不孕的综合处理中腹腔镜的重要性。

最后一点也是非常重要的一点,既然众所周知的事实是子宫内膜异位症在不孕人群中更普遍,通过适当的患者选择,谨慎地进行腹腔镜手术是为这些患者提供可重复的未来妊娠可能的一个极好的选择。不能彻底治疗子宫内膜异位症也可能是对这一研究中负面结果起作用的因素。患有子宫内膜异位囊肿的患者伴随腹膜子宫内膜异位的概率增加,对那些有生育要求的患者应给予彻底治疗。另外一点很重要的是,由于进行IVF患者的增多,内镜手术的数量越来越少。这一现象导致熟练掌握这一技巧性操作技术的医师越来越少。

结论

通常认为在治疗前明确诊断是一个好的临床习惯。单纯应用ART治疗不孕会忽视潜在的盆腔病理状态。腹腔镜可以诊断重要的病理异常并避免不必要的治疗。腹腔镜可以治疗这种病理状态以改善自然的和IVF后的妊娠率。医学中一贯的原则是“无害”原则,因此我们一概尽力避免IVF的两个主要并发症,即OHSS和多胎妊娠。

过去,不孕的问题都要经过诊断性腹腔镜检查。最近,则倾向于认为腹腔镜只对某些不孕夫妇有作用而不是所有的。要构筑腹腔镜的确切地位的运行法则并不容易,但完全可以说对通过诱导排卵和宫腔内人工授精有可能妊娠的夫妇来说,所有那些可疑有子宫内膜异位症或输卵管疾病或当输卵管检查有异常的患者,腹腔镜都是必要的。

基于临床病史、体格检查和无创性实验室检查等基础上谨慎选择患者可以鉴别那些最能从内镜检查中获益的不孕患者。通过恰当的患者选择,腹腔镜不孕手术是一个不错的选择,可以为患者提供达到未来重复妊娠的可能。

技术的进步使得生殖科医生在可用的内镜技术方面有很大的扩展空间,来对不孕妇女进行评估。内镜方面的进步为妇科手术带来了革新。大部分的生殖手术可以也应该在腹腔镜下进行。各种各样的手术适应证表明,在生殖医学实践中掌握外科技巧的重要性,如此,方能提供给患者最适合的治疗。传统的腹腔镜手术可以由输卵管镜、宫腔镜也许还有经阴道注水腹腔镜等来补充,但并不能被完全取代。确认最经济、有效、创伤小的不孕评估方法是一种不断发展的艺术,要求具有敏锐的眼光、学习新技术的意愿及为患者提供最好的治疗的愿望。为不孕患者进行内镜手术,似乎由一个富有经验的内镜专家来进行,通常是有效的并且可以比其他手段收到更好的效果。内镜手术是考虑长远预后的手术,将继续在生殖手术领域产生深远的影响。

关键点

- 腹腔镜生殖手术是否已经穷途末路？尽管我们同意腹腔镜生殖手术已到巅峰,但腹腔镜在不孕治疗中的角色毫无疑问仍将继续。
- 随着ART的日益发展,在不孕的评估和治疗中,正经历一个由“诊断操作”(diagnostic workup)向“预后导向路径”(prognosis-orientated approach)的转变。
- 有许多需要考虑的ART相关的问题,包括产科和新生儿的风险。

■ 目前，流行病学的数据表明，在侵袭性的卵巢癌和促性腺激素的使用之间没有关联。实际上，在卵巢交界性肿瘤风险和促性腺激素使用间却存在关联。

■ 对于患有输卵管疾病/输卵管积水、子宫肌瘤、子宫内膜异位症及不明原因的不孕妇女来说，腹腔镜是一种有效的 ART 替代手段。

■ IVF 将有积水的输卵管切除可以改善相继的妊娠率、着床率或活产率。对输卵管积水相关不孕的处理中，腹腔镜的角色大家已取得共识。

■ 已有证据表明在肌瘤相关不孕处理中腹腔镜手术的重要角色。

■ 子宫内膜异位症在不孕人群中更普遍这是一个众所周知的事实，通过适当的患者选择，小心翼翼地进行腹腔镜手术是为这些患者提供可重复的未来妊娠可能的一个极好的选择。

■ 单纯应用 ART 治疗不孕会忽视潜在的盆腔病理状态。腹腔镜可以诊断重要的病理异常并避免不必要的治疗。腹腔镜可以治疗这种病理状态以改善自然的和 IVF 后的妊娠率。

■ 为不孕患者进行内镜手术，似乎由一个富有经验的内镜专家来进行，通常是有效的并且可以比其他手段收到更好的效果。

■ 内镜手术是考虑长远预后的手术，将继续在生殖手术领域产生深远的影响。

参考文献

1. Fatum M, Laufer N, Simon A. Investigation of the infertile couple: should diagnostic laparoscopy be performed after normal hysterosalpingography in treating infertility suspected to be of unknown origin? *Hum Reprod* 2002;17(1):1–3.
2. Crosignani PG, Rubin BL. Optimal use of infertility diagnostic tests and treatments. The ESHRE Capri Workshop Group. *Hum Reprod* 2000;15(3):723–32.
3. Corson SL, Cheng A, Gutmann JN. Laparoscopy in the "normal" infertile patient: a question revisited. *J Am Assoc Gynecol Laparosc* 2000;7(3):317–24.
4. Surrey ES. Endoscopy in the evaluation of the woman experiencing infertility. *Clin Obstet Gynecol* 2000;43(4):889–96.
5. Nezhat C, Littman ED, Lathi RB, Berker B, Westphal LM, Giudice LC, Milki AA. The dilemma of endometriosis: is consensus possible with an enigma? *Fertil Steril* 2005;84(6):1587–8.
6. Jackson RA, Gibson KA, Wu YW, Croughan MS. Perinatal outcomes in singletons following in vitro fertilization: a meta-analysis. *Obstet Gynecol* 2004;103(3):551–63.
7. Elster N. Less is more: the risks of multiple births. The Institute for Science, Law, and Technology Working Group on Reproductive Technology. *Fertil Steril* 2000;74(4):617–23.
8. Centers for Disease Control. 1997 assisted reproductive technology success rates, national summary and fertility clinic reports, Centers for Disease Control, Atlanta (1999).
9. Ayres A, Johnson TR. Management of multiple pregnancy: prenatal care-part I. *Obstet Gynecol Surv.* 2005;60(8):527–37.
10. Hansen M, Bower C, Milne E, de Klerk N, Kurinczuk JJ. Assisted reproductive technologies and the risk of birth defects—a systematic review. *Hum Reprod* 2005;20(2):328–38.
11. Ness RB, Cramer DW, Goodman MT. Infertility, fertility drugs, and ovarian cancer a pooled analysis of case-control studies. *Am J Epidemiol* 2002;155:217–24.
12. Parazzini F, Pelucchi C, Negri E, Franceschi S, Talamini R, Montella M. Use of fertility drugs and risk of ovarian cancer. *Hum Reprod* 2001;16:1372–5.
13. Kashyap S, Moher D, Fung MF, Rosenwaks Z. Assisted reproductive technology and the incidence of ovarian cancer a meta-analysis. *Obstet Gynecol* 2004;103:785–94.
14. Mahdavi A, Pejovic T, Nezhat F. Induction of ovulation and ovarian cancer: a critical review of the literature. *Fertil Steril* 2006;85(4):819–26.
15. Nezhat C, Winer WK, Cooper JD, Nezhat F, Nezhat C. Endoscopic infertility surgery. *J Reprod Med* 1989;34(2):127–34.
16. Nezhat C, Hood J, Winer W, Nezhat F, Crowgey SR, Garrison CP. Videolaseroscopy and laser laparoscopy in gynaecology. *Br J Hosp Med* 1987;38(3):219–24.
17. Nezhat C, Nezhat F, Nezhat CH, Admon D. Videolaseroscopy and videolaparoscopy. *Baillieres Clin Obstet Gynaecol* 1994;8(4):851–64.
18. Hovav Y, Hornstein E, Almagor M, Yaffe C. Diagnostic laparoscopy in primary and secondary infertility. *J Assist Reprod Genet* 1998;15(9):535–7.
19. Tanahatoe S, Hompes PG, Lambalk CB. Accuracy of diagnostic laparoscopy in the infertility work-up before intrauterine insemination. *Fertil Steril* 2003;79:361–6.
20. Capelo FO, Kumar A, Steinkampf MP, Azziz R. Laparoscopic evaluation following failure to achieve pregnancy after ovulation induction with clomiphene citrate. *Fertil Steril* 2003;80:1450–3.
21. Nagata Y, Honjou K, Sonoda M, et al. Peri-ovarian adhesions interfere with the diffusion of gonadotrophin into the follicular fluid. *Hum Reprod* 1998;13:2072–6.
22. Daniell JF, Pittaway DE, Maxson WS. The role of laparoscopic adhesiolysis in an in vitro fertilization program. *Fertil Steril* 1983;40:49–52.
23. El Sahwi S. Laparoscopic pelvic adhesiolysis using CO_2 laser. *J Am Assoc Gynecol Laparosc* 1994;1(4):10–1.
24. Tanahatoe SJ, Hompes PG, Lambalk CB. Investigation of the infertile couple: should diagnostic laparoscopy be performed in the infertility work up programme in patients undergoing intrauterine insemination? *Hum Reprod* 2003;18(1):8–11.
25. Risberg B. Adhesions: preventive strategies. *Eur J Surg* Suppl 1997;577:32–9.
26. Brill AI, Nezhat F, Nezhat CH, Nezhat C. The incidence of adhesions after prior laparotomy: a laparoscopic appraisal. *Obstet Gynecol* 1995;85(2):269–72.
27. Nezhat CR, Nezhat FR, Metzger DA, Luciano AA. Adhesion reformation after reproductive surgery by videolaseroscopy. *Fertil Steril* 1990;53(6):1008–11.
28. Mansour R, Aboulghar M, Serour GI. Controversies in the surgical management of hydrosalpinx. *Curr Opin Obstet Gynecol* 2000;12(4):297–301.
29. Mol BWJ, Swart P, Bossuyt PMM, van Beurden M, van der Veen F. Reproducibility of the interpretation of hysterosalpingography in the diagnosis of tubal pathology. *Hum Reprod* 1996;11:1204–8.
30. Swart P, Mol BWJ, van der Veen F, van Beurden M, Radekop WK, Bossuyt PMM. The accuracy of hysterosalpingography in the diagnosis of tubal pathology, a meta-analysis. *Fertil Steril* 1995;64:486–91.
31. Zeyneloglu HB, Arici A, Olive DL. Adverse effects of hydrosal-

pinx on pregnancy rates after in vitro fertilization-embryo transfer. *Fertil Steril* 1998;70:492.
32. Strandell A, Lindhard A, Waldenström U, et al. Hydrosalpinx and IVF outcome: a prospective, randomized multicentre trial in Scandinavia on salpingectomy prior to IVF. *Hum Reprod* 1999;14:2762–9.
33. Cohen MA, Lindheim SR, Sauer MV. Hydrosalpinges adversely affect implantation in donor oocyte cycles. *Hum Reprod* 1999;14:1087–9.
34. Spielvogel K, Shwayder J, Coddington CC. Surgical management of adhesions, endometriosis, and tubal pathology in the woman with infertility. *Clin Obstet Gynecol* 2000;43(4):916–28.
35. Shelton KE, Butler L, Toner JP, Oehninger S, Muasher SJ. Salpingectomy improves the pregnancy rate in in-vitro fertilization with hydrosalpinx. *Hum Reprod* 1996;11:523–5.
36. Johnson NP, Mak W, Sowter MC. Laparoscopic salpingectomy for women with hydrosalpinges enhances the success of IVF: a Cochrane review. *Hum Reprod* 2002;17:543.
37. American Society for Reproductive Medicine Clinical Practice Committee. Salpingectomy for hydrosalpinx prior to in vitro fertilization. Fertil Steril 2006;86(Suppl. 5):S200–1.
38. Verkauf BS. Myomectomy for fertility enhancement and preservation. *Fertil Steril* 1992;58:1–15.
39. Eldar-Geva T, Meagher S, Healy DL, MacLachlan V, Breheny S, Wood C. Effect of intramural, subserosal, and submucosal uterine fibroids on the outcome of assisted reproductive technology treatment. *Fertil Steril* 1998;70:687–91.
40. Stovall DW, Parrish SB, Van Voorish BJ, Hahn SJ, Sparks AET, Syrop CH. Uterine leiomyomata reduce the efficacy of assisted reproduction cycles: results of a matched follow-up study. *Hum Reprod* 1998;13:192–7.
41. Tulandi T, Murray C, Guralnick M. Adhesion formation and reproductive outcome after myomectomy and second-look laparoscopy. *Obstet Gynecol* 1993;82:213–15.
42. Nezhat C, Nezhat F, Silfen SL. Laparoscopic myomectomy. *Int J Fertil* 1991;36:275–80.
43. Hasson HM, Rotman C, Rana N. Laparoscopic myomectomy. *Obstet Gynecol* 1992;80:884–8.
44. Mais V, Agossa S, Guerriero S, Mascia M, Solla E, Melis GB. Laparoscopic versus abdominal myomectomy: a prospective, randomized trial to evaluate benefits in early outcome. *Am J Obstet Gynecol* 1996;174:654–8.
45. Dubuisson JB, Fauconnier A, Chapron C, Krieker G, Norgaard C. Second look after laparoscopic myomectomy. *Hum Reprod* 1998;13:2102–6.
46. Nezhat C, Nezhat F, Bess O, et al. Laparoscopically assisted myomectomy: a report of a new technique in 57 cases. *Int J Fertil* 1994;39:34–44.
47. Donnez J, Wyns C, Nisolle M. Does ovarian surgery for endometriomas impair the ovarian response to gonadotropin? *Fertil Steril* 2001;76(4):662–5.
48. Nezhat C, Crowgey SR, Garrison CP. Surgical treatment of endometriosis via laser laparoscopy. *Fertil Steril* 1986;45(6):778–83.
49. Hughes EG, Fedorkow DM, Collins JA. *Fertil Steril* 1993;59:963–70.
50. Parazzini F. Ablation of lesions or no treatment in minimal-mild endometriosis in infertile women: a randomized trial. Gruppo Italiano per lo Studio dell'Endometriosi. *Hum Reprod* 1999;14:1332–4.
51. Marcoux S, Maheux R, Berube S. Laparoscopic surgery in infertile women with minimal or mild endometriosis. Canadian Collaborative Group on Endometriosis. *N Engl J Med* 1997;337:217–22.
52. Buyalos RP, Agarwal SK. Endometriosis-associated infertility. *Curr Opin Obstet Gynecol* 2000;12(5):377–81.
53. Winkel CA. Evaluation and management of women with endometriosis. *Obstet Gynecol* 2003;102:397–408.
54. Donnez J, Nisolle M, Gillet N, Smets M, Bassil S, Casanas-Roux F. Large ovarian endometriomas. *Hum Reprod* 1996;11:641–6.
55. Aboulghar MA, Mansour RT, Serour GI, Al-Inany HG, Aboulghar MM. The outcome of in vitro fertilization in advanced endometriosis with previous surgery: a case-controlled study. *Am J Obstet Gynecol* 2003;188:371–5.
56. Nargund G, Cheng WC, Parsons J. The impact of ovarian cystectomy on ovarian response to stimulation during in-vitro fertilization cycles. *Hum Reprod* 1996;11:81–3.
57. Ho HY, Lee RK, Hwu YM, Lin MH, Su JT, Tsai YC. Poor response of ovaries with endometrioma previously treated with cystectomy to controlled ovarian hyperstimulation. *J Assist Reprod Genet* 2002;19:507–11.
58. Somigliana E, Ragni G, Benedetti F, Borroni R, Vegetti W, Crosignani PG. Does laparoscopic excision of endometriotic ovarian cysts significantly affect ovarian reserve? Insights from IVF cycles. *Hum Reprod* 2003;18(11):2450–3.
59. Loh FH, Tan AT, Kumar J, Ng SC. Ovarian response after laparoscopic ovarian cystectomy for endometriotic cysts in 132 monitored cycles. *Fertil Steril* 1999;72:316–21.
60. Muzii L, Bianchi A, Croce C, Manci N, Panici PB. Laparoscopic excision of ovarian cysts: is the stripping technique a tissue-sparing procedure? *Fertil Steril* 2002;77:609–14.
61. Barnhart K, Dunsmoor-Su R, Coutifaris C. Effect of endometriosis on in vitro fertilization. *Fertil Steril* 2002;77(6):1148–55.
62. Elsheikh A, Milingos S, Loutradis D, Kallipolitis G, Michalas S. Endometriosis and reproductive disorders. *Ann N Y Acad Sci* 2003;997:247–54.
63. Surrey ES, Schoolcraft WB. Does surgical management of endometriosis within 6 months of an in vitro fertilization–embryo transfer cycle improve outcome? *J Assist Reprod Genet* 2003;20:365–70.
64. Garcia-Velasco JA, Majutte NG, Corona J, Zuniga V, Giles J, Arici A, et al. Removal of endometriomas before in vitro fertilization does not improve fertility outcomes a matched, case-control study. *Fertil Steril* 2004;81:1194–7.
65. Strandell A. Surgery in contemporary infertility. *Curr Womens Health Rep* 2003;3:367–74.
66. Brosens I. Endometriosis and the outcome of in vitro fertilization. *Fertil Steril* 2004;81:1198–200.
67. Nezhat C, Siegler A, Nezhat F, Nezhat C, Seidman D, Luciano A. Laparoscopic treatment of endometriosis. In C. Nezhat (Editor), Operative Gynecologic Laparoscopy Principles and Techniques (2nd ed.), McGraw-Hill, New York, 2000; 169–209.
68. Nezhat F, Nezhat C, Allan CJ, Metzger DA, Sears DL. A clinical and histologic classification of endometriomas implications for a mechanism of pathogenesis. *J Reprod Med* 1992;37:771–6.
69. The Practice Committee of the American Society for Reproductive Medicine. Endometriosis and infertility. *Fertil Steril* 2004;81:1441–6.
70. Littman E, Giudice L, Lathi R, Berker B, Milki A, Nezhat C. Role of laparoscopic treatment of endometriosis in patients with failed in vitro fertilization cycles. *Fertil Steril* 2005;84(6):1574–8.

第13章

纵隔子宫的宫腔镜手术

Mohamed F. M. Mitwally, Mostafa Abuzeid

引言

这一章将全面介绍纵隔子宫相关的生殖问题。我认为,由于在女性生殖系统畸形方面的证据资料有限,因此在它的诊断和治疗上颇有争议。这导致究竟什么样的子宫纵隔会影响生育也没有定论。我们将就现有资料加以论述以便为医生提供适当参考从而能为发现有纵隔子宫的患者提供更好的生育咨询。

发生发展

胚胎发育过程中,子宫是由副中肾管(苗勒管,Müllerian ducts)融合而来,大概在妊娠第10周两侧副中肾管向中线靠拢形成子宫体。在缺乏苗勒管抑制物质的情况下,苗勒管发育成子宫和输卵管(可能还有阴道上部)(1~4)。值得注意的是苗勒管可以发育成两种截然不同的组织类型:子宫平滑肌组织和宫颈的纤维组织(3)。我们认为这可以解释为什么会有多种多样的子宫纵隔类型,也就是说有些纵隔子宫含有较多的纤维组织成分(宫颈分化)而有些却含有较多的肌肉组织成分(子宫分化),这是由于它向纤维组织或肌肉组织的分化程度导致的。这种结构的不一致可能与纵隔子宫影响生殖的机制有关联,这我们将在后面进行论述。

当两侧的苗勒管结合时如中间的连接部位不能完全吸收就会形成纵隔。最后形成的纤维肌肉结构可以仅是宫底部的微小纵隔也可以是阻隔宫腔的完全性纵隔。当子宫被部分分隔时也有可能形成节段性纵隔(4)。最近有人提出细胞凋亡是苗勒管融合部位的正常退化机制。Bcl-2,一种与细胞凋亡的调节相关的蛋白质,在4例纵隔子宫中通过使用Bcl-2的单克隆抗体和免疫组化分析发现是缺失的。Bcl-2的缺失可能导致纵隔的重吸收受阻(5)。

完全的阴道纵隔合并从伴双宫颈的完全性子宫纵隔(6)到不完全子宫纵隔等不同程度的子宫纵隔(7,8),这些病例的报告对传统的苗勒管单向发育学说(从尾部向头部)是一个挑战。我们最近为一个完全性阴道纵隔的患者做了手术,这个患者子宫腔完全正常,没有纵隔也不是双角子宫(未发表)。因此,“双向性”学说被提出,该学说提出:融合和吸收从子宫峡部开始并同时向头部和尾部两个方向进行(9)。

流行病学

尽管已经有报道说子宫畸形在0.1%~2%的妇女中存在,不孕患者中的发生率是4%,在复发性流产患者中发生率高达15%,但其确切的发生概率仍不清楚(9a,9b)。Pedro Acien提出子宫畸形发生概率的报道多种多样的原因是由于它有赖于五个变量的事实:①研究的人口基数;②试验的设计和医生对子宫畸形的兴趣和意识;③所使用的诊断方法;④在不同研究中使用了不同的分类标准,比如,子宫发育不良、T形子宫和弓形子宫通常没有被包括在内;⑤不同类型子宫畸形的划分标准和诊断工具(9b)。

1998年一项包括Medline搜索和常规的参考目录追踪的荟萃分析涵盖了14个国家的47个关于子宫畸形的流行和分布状况研究。在包括超过50 000名妇女的研究样本池中,作者得出的结果是每200名妇女中就有1名子宫畸形患者(0.5%)。这些畸形的大概分类为39%为双角子宫,34%为纵隔子宫,11%为双子宫,7%为弓形子宫,5%为单角子宫,4%为包括幼稚子宫、子宫发育不良、始基子宫等的其他畸形(10)。

在一项前瞻性研究中也报道了类似的比率(11)。在由于与子宫畸形不相关的原因而进行检查的一群女孩和妇女中,Byrne等(11)应用常规的超声检查来评测苗勒管畸形的流行情况。作者对2065名女孩和妇女(年龄从8岁到93岁)进行超声检查。他们在8名女孩和妇女中发现了苗勒管畸形,即每250名里面有1名(0.4%),95%的可信区间1.67~7.62。这些畸形包括双角子宫、纵隔子宫和双子宫。

其他调查者报告了更高的流行率(12~16)。Grimbizis等报告在一项对5个最近的相关研究的回顾中(9b,12~18)(1988年至1997年间)包括大概3000个病例,在普通人群或有生育力人群中子宫畸形的平均整体发生率为4.3%(18)。在一项包括进行计划生育和避孕咨询或评估生育能力的超过3000名妇女的报告中,Raga等(11)发现在具有生育力的患者(计划生育和避孕咨询)中子宫畸形的发生率为3.8%,而在不孕患者(包括复发性流产史或早产史)中几乎是这一数字的两倍(6.3%),这一差别具有统计学意义。作者们使用的诊断苗勒管畸形的方法包括HSG和手术(腹腔镜或开腹手术)。子宫纵隔(33.6%)和弓形子宫(32.8%)是观察到的最常见的两种畸形。

在选择的因不规则子宫出血而进行宫腔镜检查的女性中,Maneschi等(13)评估了子宫畸形的流行情况,并比较了有苗勒管畸形妇女和具有正常宫腔妇女的生殖结局。作者发现苗勒管畸形大概存在于10%的妇女中。他们的发现与那些在曾进行输卵管绝育的妇女HSG检查时发现的子宫畸形的概率报道是一致的,其中子宫纵隔及双角和弓形子宫在没有生育问题的妇女中发生率分别为1.9%、3.6%及11.5%(14,15)。

其他一些研究者报道的流行率更高一些,他们的发现是,在正常生育史的妇女中苗勒管畸形的发生率是5%,不孕妇女中是3%,早期复发性流产的妇女中为5%~10%(不包括子宫发育不良和弓形子宫),而在早孕晚期或中孕早期流产和早产的妇女中发生率超过25%(9)。尽管苗勒管畸形的流行病学各家报道各异,但几乎在所有研究中,子宫纵隔发生率相对高的意见上是一致的。子宫纵隔(完全性或部分性)是最常见的(34%~48%)子宫结构性异常类型(12,17,18)。子宫纵隔的意义在于它是被认为与最差的生殖结局相关的苗勒管畸形,包括2%~28%的低胎儿存活率和自然流产率高(19)。

分型

子宫畸形分类中根据纵隔是否达到宫颈内口而将子宫纵隔分为完全性或部分性两组(20)。将宫腔和宫颈管分隔的完全性纵隔可能会同时伴有阴道纵隔(1)。实际上,阴道纵隔的存在与否并没有在分类中加以考虑(20)。由于早期的分类系统比较模糊、不完全。因此针对苗勒管畸形又提出了不同的分类系统。1979年,Buttram和Gibbons(20)介绍了表13.1所示的分类系统。为使其成为方便应用的分类系统,美国生育协会(The American Fertility Society),即现在的美国生殖医学会(the American Society for Reproductive Medicine,ASRM)修订了Buttram和Gibbons的苗勒管畸形分类系统(21)以便于医生进行更好的分类,从而将这些畸形的胚胎丢失和产科并发症的发生情况的资料进行积累(框13.1和图13.1)。

表13.1 Buttram和Gibbons的苗勒管畸形分类系统(20)

子宫形态	宫底轮廓	外部轮廓
正常	平坦或外凸	一律外凸或凹陷<10mm
弓形	宫底凹陷,凹陷的中心点为钝角	一律外凸或凹陷<10mm
部分纵隔	存在未到达宫颈的纵隔,纵隔的中心点在一个锐角顶端	一律外凸或凹陷<10mm
双角	形成两个子宫角,每个宫角底部均外凸	宫底部凹陷>10mm形成两个角

框13.1 美国生殖协会对先天性子宫畸形的分类(21)

1. 发育不全:阴道、宫颈、宫底、输卵管,或任意两种或几种的组合
2. 单角子宫
   - 交通性
   - 非交通性
   - 残角无宫腔
   - 不伴残角
3. 双子宫(两个子宫和宫颈)
4. 双角子宫(完全性、部分性、弓形)
5. 纵隔子宫
   - 完全性
   - 部分性
6. 弓形子宫
7. DES相关畸形,如乙烯雌酚导致的T形子宫

如绘图13.1和图13.2~图13.5所示,子宫纵隔有三部分:基底部(与子宫底连接部分),如图13.5所示的由宫底部延伸至宫颈(完全纵隔)或如图13.2和图13.3所示的延伸至宫底部与宫颈间任一部位(不完全纵隔)的体部,及纵隔顶点(纵隔的宫颈端)。

除了常规的长纵隔(完全)和短纵隔(不完全)的分类亚型,如绘图13.2和绘图13.3所示,根据经验,我们观察到基于子宫纵隔的宽度和纵隔两侧宫腔的对称性,短纵隔还可分为两种亚型:分别在绘图13.4和绘图13.5

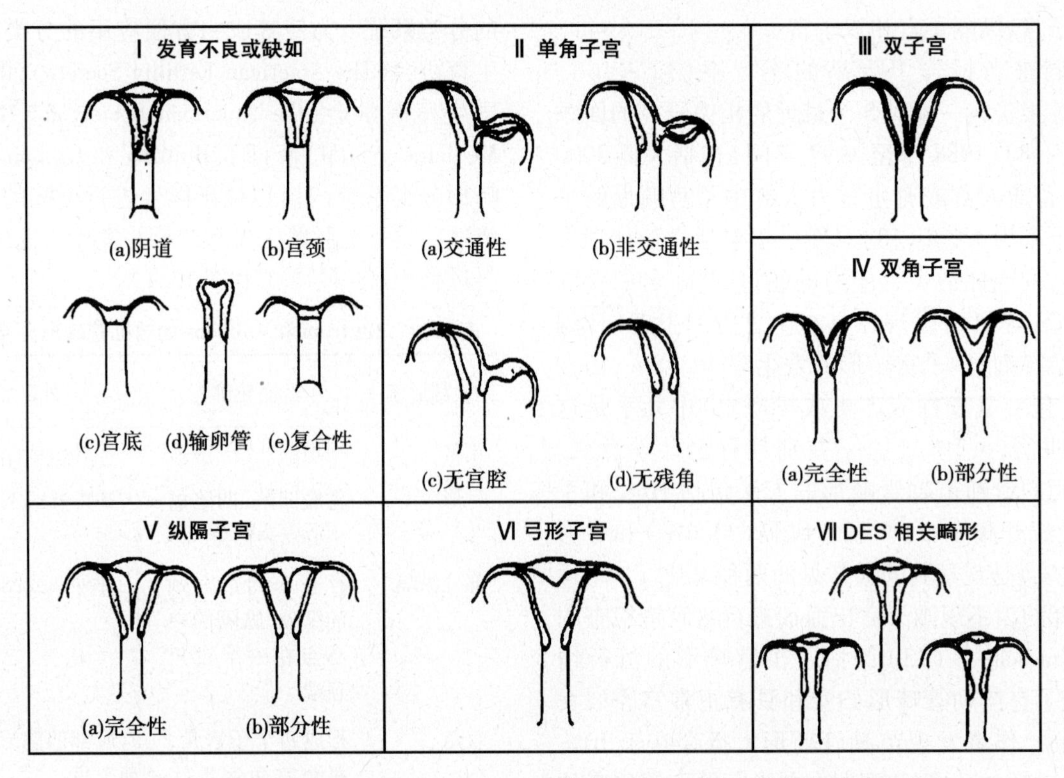

图 13.1 美国生殖协会（现在的美国生殖医学会，ASRM）对先天性子宫畸形的分类

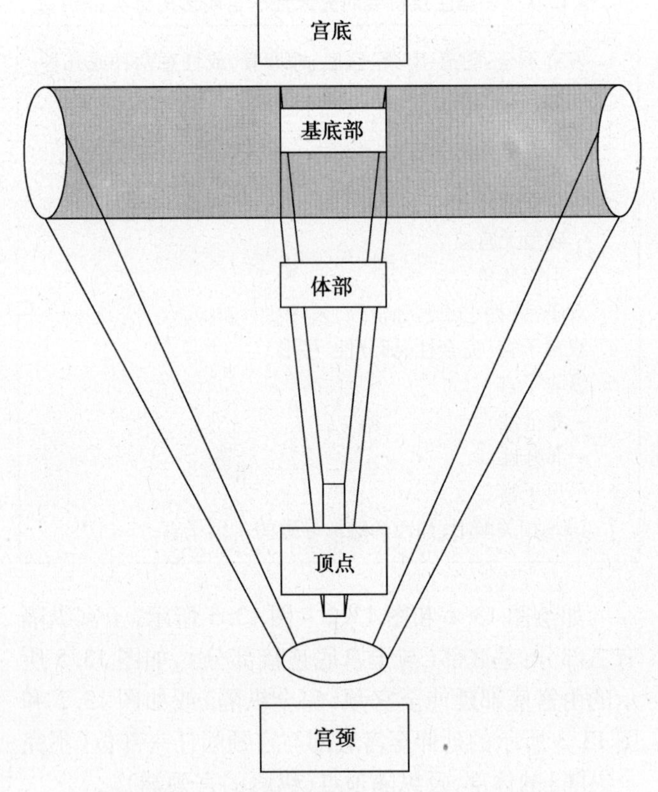

绘图 13.1 显示子宫纵隔与子宫壁相对的不同部位：纵隔基底部是纵隔与宫底相连接的部分，纵隔体部是向下延伸的部分将宫腔分成两部分，纵隔顶点是纵隔最下面的部分

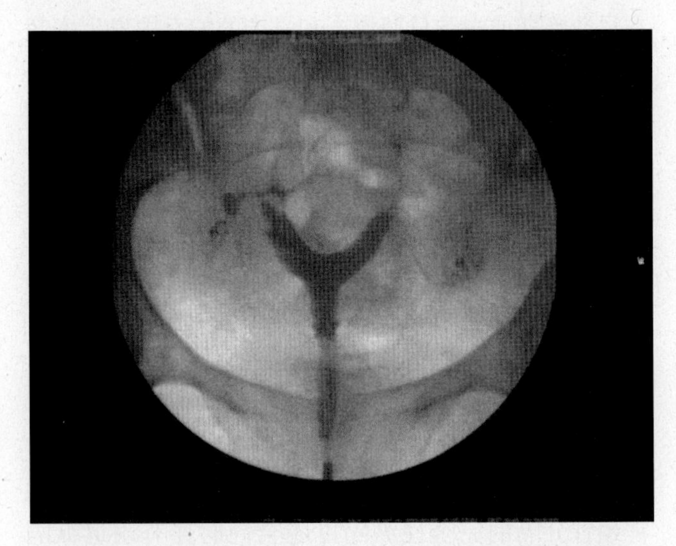

图 13.2 子宫输卵管造影显示子宫不完全性纵隔。这种类型的纵隔要比完全性纵隔（纵隔延伸到宫颈）更常见

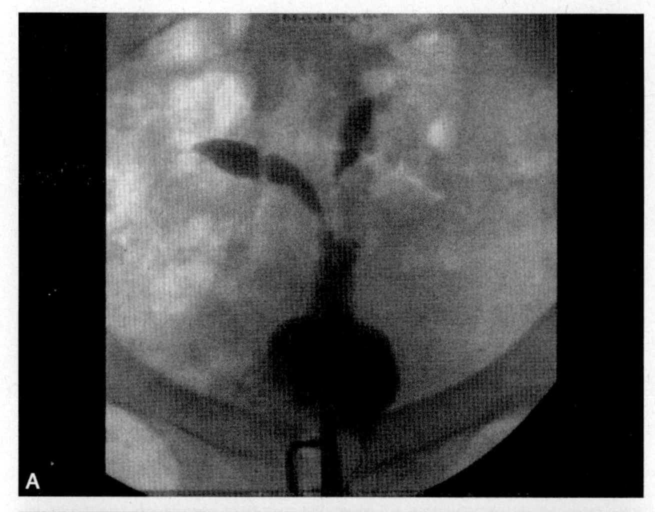

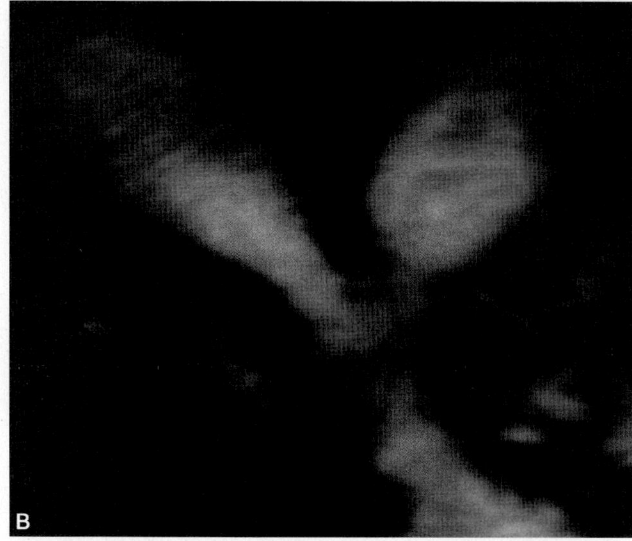

图13.3 图中显示的为子宫输卵管造影术提示完全性纵隔(A)和双角子宫(B)。注意子宫输卵管造影术中子宫纵隔两侧宫腔的角度更宽。双角子宫中这一角度更小一些

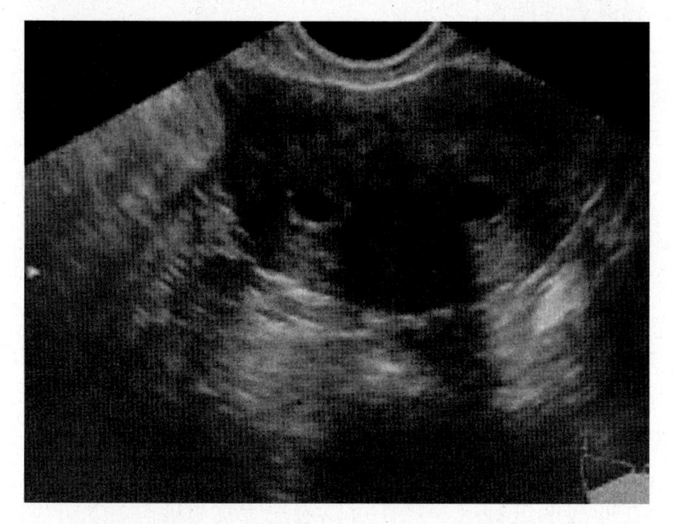

图13.4 超声子宫显影显示子宫纵隔。超声子宫显影过程中通过阴道超声的横断面可看到两侧宫腔均被扩张。宫腔被纵隔分成两部分

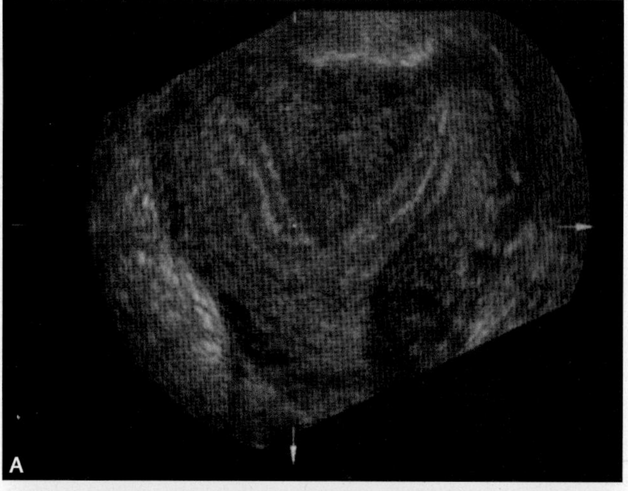

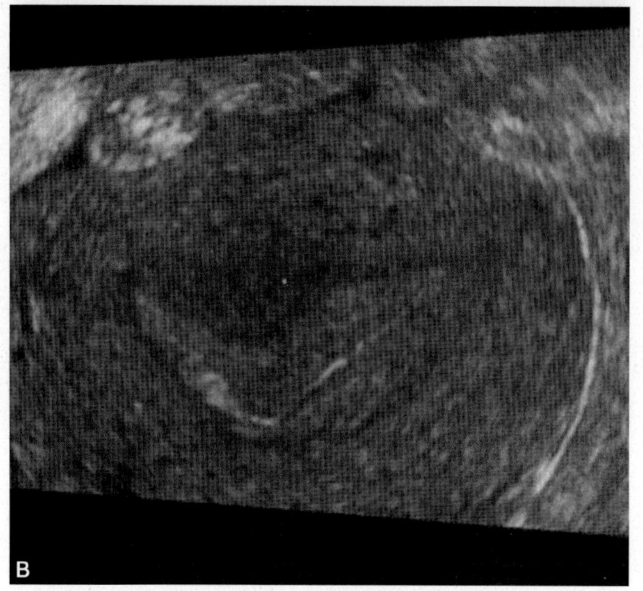

图13.5 经阴道三维超声显示不全子宫纵隔(A),和一种不全纵隔的亚型——我们称为不对称性不全纵隔(B)。注意这种超声技术在观察纵隔维度、宫腔不同部分的关系及子宫外部轮廓上的优势

中显示的宽基(有时伴宽边缘)纵隔和不对称纵隔(通常也具有宽基底),如图13.5B所示。我们发现这些亚型在不孕患者和包括辅助生殖技术(ART)助孕失败和流产等生殖结局差的患者中经常可以遇到(资料尚未公布)。另一位研究者通过三维超声(3D US)和在三维超声下进行盐水造影观察到短纵隔的类似亚型,他将其称为“宽薄纵隔”和“不规则纵隔”。这一作者也报告了一种特殊类型,他称之为“T形薄纵隔”。后者我们也曾在三维超声中观察到(资料未公布)。

我们认为短纵隔的两种亚型(宽基型和不对称型)可能被漏诊或至少会与弓形子宫的诊断混淆。尤其是仅依靠HSG而没有进一步进行超声检查时,尤其是三维超声或宫腔镜检查时。这一混淆可以解释文献中存在的关于弓形子宫与生殖问题关联上的争议,我

们将在之后进行讨论。

组织结构

具有子宫纵隔者的高流产率与纵隔特殊的组织学特点相关,那就是血管分布减少和内膜发育不充分导致胎盘形成异常(22)。因此主张在宫腔镜下进行纵隔切除时,当出现出血时表明到达了自然的子宫壁也就不需要再进行继续的切除(22,23)。

子宫纵隔结构习惯上被描述为“纤维弹性”组织,具有三个主要特征:首先,是极少量的肌组织(22,23);其次,主要由弹性纤维组织构成(24);最后,非常稀少的脉管系统(无血管)(25,26)。

有趣的是,与习惯上对子宫纵隔的描述恰恰相反,Dabirashrafi 等(27)报告了相反的发现,即与远离纵隔的子宫后壁相比,纵隔具有显著减少的结缔组织和更多的肌组织与血管。在一组有 16 名进行 Tompkins 手术的纵隔患者中,作者比较了三处从纵隔获取的活检标本和一处纵隔外子宫后壁获取的标本。纵隔上的标本从以下三处获取:第一块标本取自靠近浆膜层处的纵隔(底部,如绘图 13.1 所示),第二块标本取自纵隔中央(体部,如绘图 13.1 所示),第三块标本取自纵隔顶点(顶点,如绘图 13.1 所示)。作者通过计算平均参照单位分析和与三种结局相关的多重比较的 Bonferroni 标准检查了这些标本的 13 种特征:首先是结缔组织的数量(四种特征),其次是肌组织的数量(四种特征),最后是血管数量(五种特征)(27)。作者声明他们的发现对传统的与纵隔相关的流产原因(纵隔组织无血管)解释是一个挑战。他们就上升的流产率提出了两种其他机制:首先,是由于结缔组织缺乏导致的蜕膜化不良和胎盘形成不良,其次,是由于大量的间断肌肉组织导致纵隔中的高度不协调的收缩(27)。Kupesic 和 Kurjak 对纵隔区域的彩色脉冲多普勒超声研究中报告了在 71% 的患者中具有血管分布。因此,这一研究表明子宫纵隔在一些患者中可由肌组织构成而在其他患者中主要组成则是弹性纤维组织(28)。

诊断

对纵隔子宫和双角子宫进行鉴别和区分非常重要。这一点至关紧要,因为双角子宫极少与生殖问题相关,而纵隔子宫常常与妊娠失败等生殖问题相关而通常需要更进一步的干预(28)。区分弓形子宫和短纵隔及伴双宫颈及阴道纵隔的完全纵隔与双子宫也很重要。

影像学

尽管手术(宫腔镜,单独或联合腹腔镜)是诊断子宫纵隔的金标准,但包括子宫输卵管造影术(HSG)、超声和磁共振成像(MRI)在内的多种高精确度影像学检查仍具有很高的诊断价值。

子宫输卵管造影术

除可以提供宫腔的信息外,HSG 还可以为输卵管是否通畅提供有价值的信息。实际上,它的用途局限在分辨子宫是否有包括子宫纵隔在内的畸形,因为它不能提供子宫外部轮廓的明确信息。其他的影像检查形式包括超声和 MRI 在表现和描绘苗勒管畸形的自然特征上更有用处(30)。这一点在鉴别 HSG 检查不能区分的子宫纵隔和双角子宫上尤其明显,因为 HSG 中两者宫腔形态表现是一致的(28)。

超声

超声具有创伤小、费用低和操作简便的特点。尽管经腹二维超声是最先用于诊断宫腔异常的超声技术,但已被经阴道超声所取代。因为后者能离子宫更近以使其解剖结构更清楚,而且其超声频率更高可以使成像更清晰对比度更好(29)。

尽管经阴道二维超声有诸多优点,但其作为一种子宫畸形的筛查手段敏感性还相对较低(~70%)(31)。另外,有时在鉴别畸形类型上也难以胜任。另外一个问题是在诊断子宫异常时很难取得理想横断面或斜切面的图像,尤其是当子宫为后倾位时更是如此。此外,超声诊断是操作者依赖性的,非操作者比较难解释其截屏图像(29)。

超声子宫显影

要得到子宫内膜和肌层的理想图像,可能需要使用盐水将宫腔扩张以使宫壁分离而使内膜轮廓更清晰并可检测到腔内的异常,即突入腔内的损害或子宫纵隔。这一过程通常被称为超声子宫显影(SHG)或盐水灌注超声子宫显影。

SHG 前的患者准备与 HSG 多少有些相似,即确认患者没有妊娠或处于盆腔炎活动期,或其他禁忌证如对显影介质的过敏反应等。另外,在进行液体灌注之前要进行常规的经阴道超声检查以确定子宫方向便于灌注盐水或超声造影剂之前要进行的宫颈插管(29)。在卵泡期进行这一操作可以避免干扰可能存在的早期妊娠的风险。最好使用球囊导管将内口封堵以使宫腔能够充分扩张(29)。实际上,这可能会导致患者很不舒服,而且球囊声影可能会影响子宫下段或宫颈管内异常状态的显像。

SHG被认为与金标准(即手术)相比具有100%的敏感性和特异性(32)。其他研究(33)发现SHG在息肉样缺损和内膜过度增生诊断方面具有与金标准一样的准确性。在宫腔异常的超声检查领域中,专家的共识是,SHG或HSG在诊断主要的子宫畸形方面是高度敏感的;实际上,其在微小子宫异常上的诊断并不十分敏感(29)。一项最近的报告表明,使用很小量的黏性胶可以取得意想不到的效果(29a)。

三维超声显像

经阴道三维超声是一种无创并可得到子宫内膜腔或子宫外部轮廓的精确影像(34,35)的显像技术。三维超声的主要优点是可以得到子宫的冠状切面,而这在二维超声中由于解剖的局限通常是难以达到的(阴道探头在阴道内的活动范围有限)。

这些冠状切面的图像可以显示宫底部子宫内膜和子宫肌层间的关系,显示完整的宫颈管图像和各个角的角度。这使得操作者可以测量纵隔的深度及纵隔顶点与宫颈内口间的距离。另外,三维超声使得我们可以诊断新型的纵隔,如不对称纵隔(35a,35b)。而且,三维超声可以区分弓形子宫和小的不完全性纵隔。另外一个主要的优点是,三维超声可以快速储存超声信息供以后分析使用。这在SHG时尤其有帮助。储存数据的能力使得需要膨宫的时间缩短(36)。这显然是三维超声的一个主要优势,因为所有的原始超声数据毫无遗漏地都保存在数据库里面,而二维超声只有选择储存时才会储存数据(37)。甚至即使对超声过程进行录像,其发现也会是操作者依赖性的,而且任何不能被清晰记录的观察资料就会丢失。三维超声的多维平面容纳能力允许无限量的平面扫描组成原始数据库,这样可以避免操作者依赖导致的偏差。这一数据库可在患者出院后或手术前的任何时间进行交互式回顾。回顾卷宗时可能会检测到在实时检查时未发现的问题。显然,这不会有因延长检查时间或重复经阴道扫描而给患者带来的不便(37)。将SHG与三维超声联合可以提高两项检查的精确性(38)。

三维超声检查的一个缺点是对操作者的培训时间要求较长,尽管这可能随超声经验的增加而减少。而且,由于子宫肌瘤、不规则的内膜线或增厚的内膜层(如在排卵前所看到的)及宫腔容积下降(当存在宫腔粘连时)等导致的影像模糊也是三维超声的局限所在(29)。

据报告三维超声检查对弓形子宫的诊断敏感性和特异性能达到100%,与之相比,经阴道二维超声检查则分别只有67%和94%。有趣的是,在诊断明显的苗勒管畸形方面,三维超声诊断的敏感性和特异性均为100%,而经阴道二维超声敏感性为100%,特异性为95%,三维超声的阳性预测价值为100%,而二维超声只有50%(34)。由于三维超声在诊断苗勒管畸形方面的准确率更高,故当使用三维超声检查这些异常时显示其流行率也更高(35)。

多普勒超声

使用多普勒超声来检测纵隔的血管分布被认为可以为纵隔的结构和生殖问题的风险提供重要信息。Kupesic和Kurjak(35c)试图联合经阴道二维超声、经阴道彩色脉冲多普勒超声、HSG及经阴道三维超声为420名即将进行宫腔镜手术的不孕患者在术前进行子宫纵隔的评估。278名患者有子宫纵隔(占所有患者的66.2%)并进行了手术矫正。43名子宫纵隔患者存在反复自然流产的病史,另71名患者有过一次自然流产史(其中56人为早期流产,15人为中晚期流产)。每位患者都是在黄体期进行的经阴道超声和多普勒检查。彩色脉冲多普勒进行层阶显影显示纵隔内部和肌

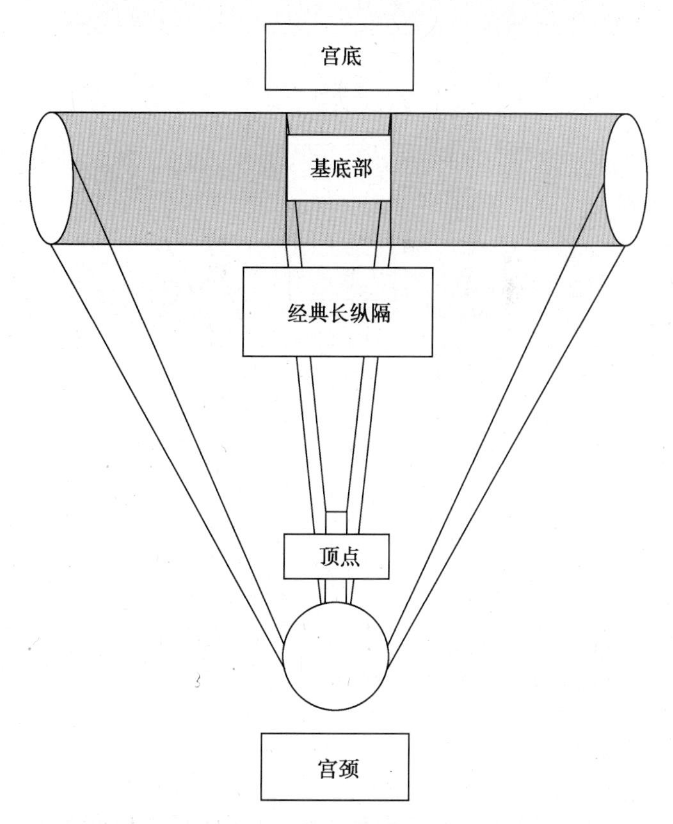

绘图13.2 显示完全或长纵隔类型(纵隔子宫)。这种类型的子宫纵隔其体部一直从宫底延伸至宫颈,完全地将子宫腔分成两个部分

层血管。有趣的是，尽管作者没有发现纵隔长度或厚度与产科并发症之间的关系，但他们发现纵隔的血管分布显著与这些并发症相关。作者从这些数据推断可能反映的是纵隔中肌肉数量增加，产生局部不协调的肌肉收缩从而导致不良产科结局(39)。

磁共振成像

MRI 可以同时观察子宫的内部和外部结构，这为苗勒管畸形的评估提供了一种比较好的可供选择的方法。实际上，诸多的缺点使它难以成为常规的检查项目，这些缺点包括：费用高、操作复杂，最重要的一点是高清的三维超声可以提供 MRI 检查同样的信息而又具有费用低、操作简单还包括多普勒检查血管分布的信息等优点。实际上，为鉴别双子宫和长的完全性伴双宫颈和阴道纵隔的子宫纵隔时必须要进行 MRI 检查。

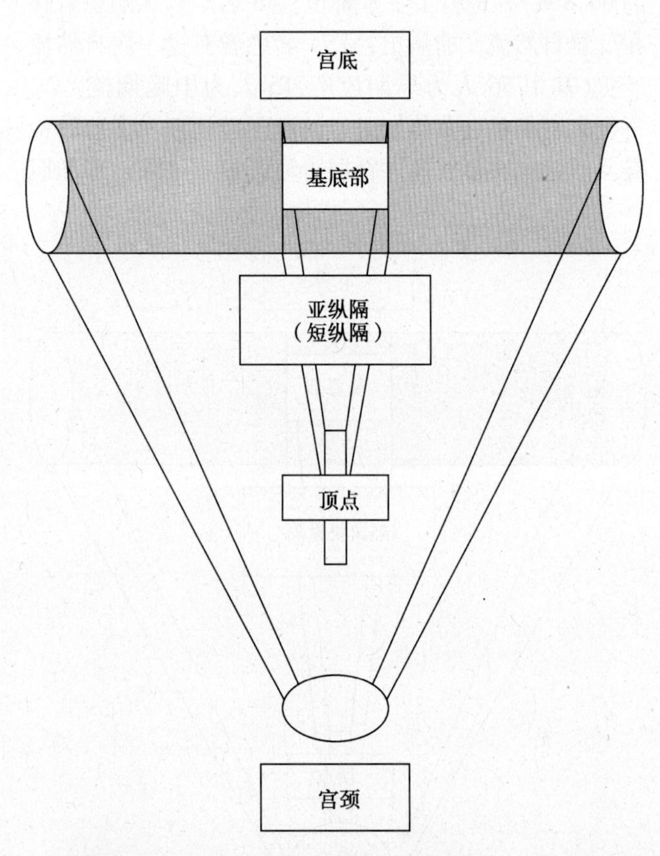

绘图 13.3　显示不完全短纵隔(不全纵隔)。这种类型的纵隔顶点在宫底和宫颈之间的任一部位

手术

宫腔镜可以直接观察子宫腔内并可以在存在子宫纵隔的情况下进行手术切除。实际上，和 HSG 一样，宫腔镜也不能评估子宫的外部形态。宫腔镜的优势就在于可以直接观察内膜并可以在门诊进行，但应该警惕手术并发症的风险，如穿孔、感染和出血。目前，腹腔镜对于评估子宫的外部形态鉴别子宫纵隔和不能宫腔镜下手术矫正的双角子宫(即使外科手术可以矫正)方面是必需的。另外，腹腔镜对于评估宫腔镜下切除子宫纵隔的范围是很有帮助的，当子宫穿孔出现时可以迅速确认并将其修复(29)。此外，有不孕病史的患者进行宫腔镜手术并需要排除子宫内膜异位症、盆腔粘连、伞端异常时，也必须进行腹腔镜(39a)。尤其是最近的资料表明子宫纵隔与子宫内膜异位症之间有相关性(39b)，因此更应如此。

与子宫纵隔相关的生殖问题

先天性子宫畸形的发生频率不同，通常估计其在 5% 的普通人群中存在，尽管其中只有不到一半的人会有临床表现(2)。各种各样的临床问题均有报道，包括妊娠失败和其他产科并发症，如早产和胎盘早剥。其他的生殖问题，特别是不孕也被提出，尽管没有普遍得到认同。其他情况，如子宫内膜异位症和泌尿道畸形甚至恶性肿瘤等，也被认为与先天性子宫畸形相关。

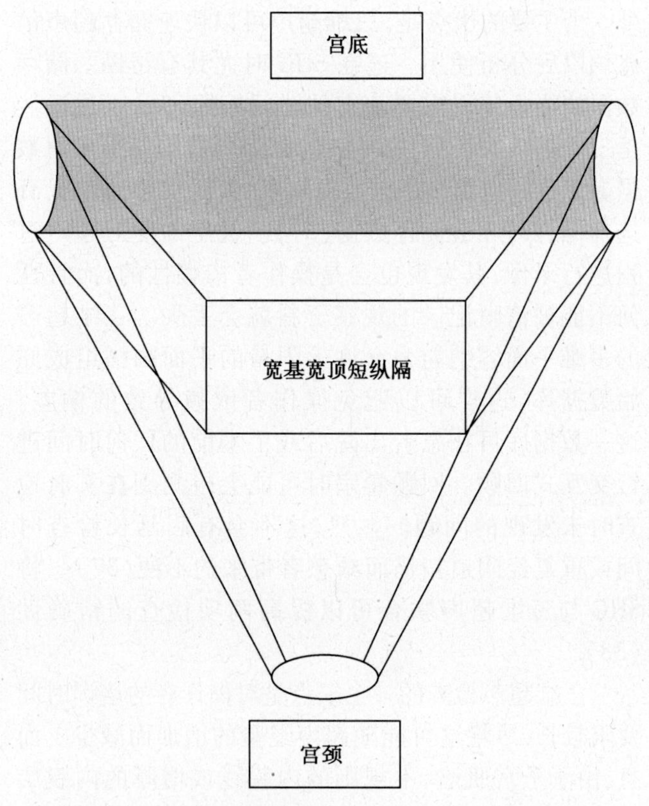

绘图 13.4　显示短纵隔的一个亚型。我们称之为宽基短纵隔。这种纵隔的基底部非常宽，几乎横贯两侧输卵管开口之间。这种类型的基底部通常是宽的

流产和产科并发症

先天性子宫畸形,尤其是子宫纵隔,与不良生殖结局相关,包括早期和晚期流产、胎盘早剥、宫内生长受限、胎儿窘迫及母胎死亡等风险增加(39～42)。估计36%的子宫畸形患者伴有宫颈功能不全。尽管先天性子宫畸形与不良生殖结局相关,但每种类型都对生殖结局的影响不同(23)。在其他导致流产原因被排除后,子宫纵隔患者流产的发生率据报道高达90%(23,43,44)。在妊娠的前3个月,子宫纵隔患者自然流产的发生率据报道是在28%～45%之间,而孕中期流产的发生率接近5%(44,45)。

Buttram(46)报告了子宫纵隔患者流产率为67%,早产率33%,活产率28%。在一个集合了13项研究中妊娠情况的报告中,Kupesic计算了1304名未经治疗的子宫纵隔患者妊娠后的流产率和早产率。她发现的流产率和早产率分别为81.9%和9.6%(29)。实际上,我们应慎重解读这些数字,因为那些研究可能没有包括那些正常生殖结局的子宫纵隔患者。

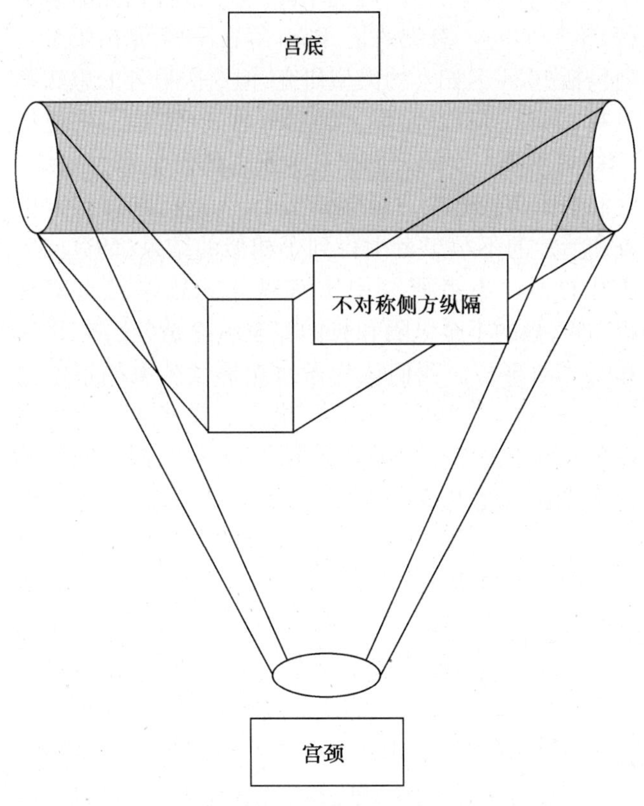

绘图13.5 显示短纵隔的另一种亚型(不对称型)。这种类型的两侧宫腔不对称。纵隔的顶点偏向一侧

非常有趣的是,人们发现除了一些人认为对生殖结局没有影响(尽管这并未被普遍接受)的弓形子宫(47,48),在垂直性苗勒管缺陷的程度和流产风险之间呈反向相关。垂直性苗勒管缺陷程度越轻(纵隔越短),自然流产率越高(49)。因此,在不完全子宫纵隔、双角子宫、完全性子宫纵隔及双子宫之间,流产的发生率是递减的(50)。不幸的是,这些结论是从那些数量较少、没有对照人群且对苗勒管畸形的统计方法不同的试验结果得来的。实际上,随着最近三维超声检查的应用,使得可以使用严格一致的标准来界定细分的苗勒管畸形(1)。而最近,Kupesic和Kurjak(29)的研究没有发现流产风险和子宫纵隔的长度或厚度之间的这种相关性存在。

一项历时三年的前瞻性研究观察了106名偶然进行三维超声筛查而被检查出先天性子宫畸形的妇女的生殖结局。与包括983名超声证实宫腔正常的妇女对照组进行对照并进行相同时间的随访发现,宫腔异常的妇女明显具有更不利的产科结局(51)。作者发现,子宫纵隔的妇女(28人)与子宫正常的女性相比早孕期流产的比率明显更高($Z=4.68$,$P<0.01$)。有趣的是,弓形子宫的妇女(72人)孕中期流产($Z=5.76$,$P<0.01$)和早产($Z=4.1$,$P<0.01$)的比率明显更高(51),这与文献报告的结论正相反(52,53)。在这里值得一提的是,弓形子宫的凹陷深度与孕早期流产($r=-0.18$,$P=0.126$)、孕中期流产($r=0.1$,$P=0.398$)或早产($r=-0.63$,$P=0.6$)等的发生率之间并不相关,而在不全子宫纵隔的妇女中,早孕期内的流产率似乎随着纵隔的长度"增加"而"下降"。实际上,这一发现并没有统计显著性($r=-0.46$,$P=0.702$)。此外,在纵隔长度和孕中期流产($r=0.211$,$P=0.273$)或早产($r=0.117$,$P=0.298$)间也没有相关性(51)。后来,这组研究人员通过三维超声检查了509例不明原因复发性流产史妇女和1976名先天性子宫畸形低风险妇女的宫腔。尽管作者没有发现在两组中各种畸形的发生率或宫底凹陷深度之间有明显差别,但有弓形子宫和不全纵隔的妇女,复发性流产组的剩余宫腔长度明显"更短"($P<0.01$)而且"变形率"明显更高(54)。

最近,Tomazevic等对弓形子宫或小纵隔不影响生殖结局的观念进行了挑战(54a)。这是一个包括826个单胎活产与730名有宫腔镜下子宫纵隔切除史妇女对照的观察性研究。他们比较了两组妇女宫腔镜下切除纵隔前后的围产期结局:子宫小纵隔的妇女(A组)和巨大子宫纵隔的妇女(B组)(54a)。A组($n=420$)的早产率和极早产率在宫腔镜下纵隔切除术前分别为33.9%和12.5%,术后分别为7.2%和3.1%($P<0.001$)。同样地,B组的早产率和极早产率在宫腔镜下纵隔切除术前分别为36.5%和15.0%,术后分别为

8.0%和2.9%($P<0.001$)。他们的结论是,巨大纵隔和小纵隔同样都是可以通过宫腔镜手术避免的一个早产的高危因素。

我们相信,正如以上的文献所支持的,宫腔的形状、类型和容积是生殖结局的重要决定因素而不是宫腔异常的简单诊断。似乎宫腔越短、变形越严重(例如:子宫纵隔使宫腔不对称),则包括流产(孕早期和孕中期)、早产甚至像胎盘早剥这样的胎盘并发症在内的不良生殖结局越有可能发生。

终止妊娠

子宫畸形的存在可能使终止妊娠的过程失败和包括子宫穿孔和宫腔粘连在内的并发症发生率均上升。因此,提倡有子宫畸形的患者进行终止妊娠的手术过程中使用经阴道超声监测(55)。

与子宫纵隔相关的不良产科结局的发生机制

尽管尚没有研究试图阐明为什么患子宫纵隔的妇女有一些会遭遇流产而其他人能正常妊娠的潜在机制,但却都暗示包括宫腔压力增加伴宫颈功能不全及子宫内膜血供不良等机制可能存在。另外一种被提到的机制是与纵隔相关的黄体功能不全,可能由于局部血供不良而不是激素失调而导致(56)。Fedele的一项包括8名患者的12例妊娠的小型研究表明流产与纵隔着床相关(56a)。

实际上,依照最广为接受的理论,认为纵隔是由血管网络缺乏的弹性纤维组织构成而且肌层和内膜血管间的关系也有变异。覆盖在纵隔上的内膜对雌激素的不敏感,包括不规则的细胞分化和雌激素依赖性细胞的成熟,可能是由于纵隔结缔组织的血管缺乏(57,58)。结果可能着床失败和内膜蜕膜化和胎盘生长不充分,导致早期流产和不孕。此外,胎儿生长不良和胎盘早剥也可能会由于胎盘血管化不良和宫腔变形而出现,而导致孕中期和晚期的并发症。因此,切除纵隔可以消除不适合着床的部位,改善内膜功能,扩展宫腔容积并可以明显改善一些患者的生殖结局。

与这一传统观念相反的是,Dabirashrafi等(27)(如之前讨论过的)发现在纵隔中的结缔组织显著减少,肌肉组织比例更高而且血管也更多。因此,他们提议不成功的妊娠是由于结缔组织减少而导致的蜕膜化和胎盘形成不良,还有增多的肌肉组织更频繁和不协调的收缩所造成(27)。也有人提出畸形子宫的内膜上雌激素和孕酮受体的缺乏会进一步增加异常子宫收缩而导致流产(57,58)。Pellerito等(59)为纵隔子宫的患者进行MRI检查发现了肌性纵隔成分(从其更高的信号强度判断是由纤维组织分化而来)。这已被活检样本的组织学检查所证实。另一位研究者对29名患者通过MRI来评估纵隔成分,表明她们的纵隔都含有肌肉组织并对其中4人进行了组织学证实(59a)。

不孕和助孕失败

估计不孕患者中子宫畸形的患病率接近3%,这与在普通人群和有生育力妇女中的发生率接近4%是相似的(18)。不孕妇女中子宫畸形的概率在0.5%和26%之间(16,53,59b-d)。在一项Hinckley和Amin所做的报告中,他们为1000例IVF治疗的不孕患者进行的常规宫腔镜检查时,发现0.5%的患者有子宫纵隔(59b)。Tulandi等也报告在2240名不孕妇女中子宫畸形的发生率比较低(1.03%),其中78.3%是原发性不孕(59c)。实际上,其他报告显示不孕患者中子宫畸形的患病率较高约在16%~26%(16,59d,e)。1996年,Raga等报告在一组少量的筛选患者中的患病率为26%(59e)。另一个小型研究中报告相似的结果(24%)(59d)。有趣的是,Raga等在1997年出版了一项包括1024名妇女的大型研究,但这次报告的患病率只有2.4%(53)。实际上,Acien在1997年一项包括1200名不孕妇女的大型研究中报告的发生率为16%。我们的团队最近在一项包括1011名进行宫腹腔镜检查和治疗的不孕患者中得到了相似的结果(59f)。在所有的不孕患者研究中子宫纵隔的总体发生率是17.6%,短的不全纵隔和长的完全纵隔是分别是15%和2.5%(59f)。我们认为子宫畸形发生率的报道之所以各有不同,就像Acien所指出的在普通或生育力正常人群中的发生率报道差异是一样的,源于使用的诊断方法和医生的兴趣及意识是否在于子宫畸形(9b)。这一话题在一个合理设计的前瞻性使用三维超声和宫腔镜诊断的多中心研究进行之前都将存有争议。

继发性不孕的患者通常会有自然流产史,而原发性不孕的患者没有这一病史。当在原发性不孕患者中发现子宫纵隔时,是否对纵隔进行手术比有不良孕史的继发性不孕患者的处理更有争议(29)。很明显,由于子宫纵隔切除术是如此简单并有效使得进行随机试验将会成为一个伦理学问题,将来的研究会比较困难(28)。

尽管子宫纵隔与不孕的相关性资料很少,还是建议在进行ART的初始治疗之前对子宫纵隔进行宫腔镜下的切除(60)。Kirsop 等(61)报道 144 名 ART 后生化妊娠的妇女在对子宫畸形进行宫腔镜下矫正后结局得到了改善,这对上述观点是支持的。Dicker 等(62)发现子宫畸形(主要是子宫纵隔)14 例(9.7%)并猜测不全纵隔可能是有早期流产倾向的一个重要因素。此外,Syrop 等(63)指出反复性 ART 失败的患者子宫畸形发生率较高(18.2%)。

与上述的支持资料和子宫畸形处理建议相反的是,对特别短的子宫纵隔进行 ART 之前,其他一些研究者发现子宫畸形的存在并不减少 ART 治疗后的妊娠机会(64,65)。实际上,这些研究都存在着方法学上的问题,包括样本量小和回顾性分析(64),将不同类型的子宫畸形混淆在一起,且没能控制其他重要的可能影响 ART 结局的混合因素。

子宫内膜异位症

子宫内膜异位症是一种常见的盆腔疼痛和不孕的生殖异常。苗勒管畸形患者子宫内膜异位发生的可能性比没有这类畸形的患者(对照组)更高,也证明了经血逆流和子宫内膜异位可能性之间的相关性(66,67)。实际上,在非梗阻性畸形(如子宫纵隔)和对照间未发现差别(68)。

最近,在一项包括 120 例子宫纵隔患者和 486 例宫腹腔镜联合检查为正常的不孕患者比较的回顾性研究中,报道了子宫纵隔患者的子宫内膜异位症发生率更高。其作者发现子宫纵隔患者的子宫内膜异位发生率显著升高(25.8% *vs* 15.2%,$P=0.006$)(69)。

此外,我们的资料也提示了子宫纵隔和子宫内膜异位症之间有相关性(39b)。

有趣的是,导致子宫内膜异位的机制可能是子宫的蠕动障碍而不是经血逆流(70)。可以想象一个不论是否是阻塞性的子宫畸形都可能与导致子宫内膜异位的子宫蠕动失常这一危险因素相关(69)。实际上,这还需要进一步的研究。

泌尿系统问题

有一小部分"对称性"子宫畸形患者(通常低于 10%)会伴有泌尿系统畸形,常常是先天性一侧肾缺如。因此,建议对有子宫畸形的患者要进行泌尿系统的检查,尤其是严重的子宫畸形患者(28)。

多囊卵巢综合征

苗勒管畸形患者(167 人)中 29.9% 的人合并 PCO,相对照正常宫腔的 3165 人中这一比例为 20.1%(具有统计学上的显著差异),这提示子宫苗勒畸形与超声下的 PCO 表现相关(71)。有趣的是,当将苗勒管畸形按美国生殖协会分类进行进一步划分后(21),子宫纵隔和双角子宫患者的 PCO 发生率明显比对照组更高。这一差别在子宫纵隔患者中更明显,而单角子宫和双子宫与对照相比差别不显著(71)。

恶性肿瘤

目前认为包括子宫纵隔在内的各种子宫畸形,并不会增加患者恶性肿瘤的发生倾向(72,73)。

子宫纵隔的处理

子宫纵隔的处理从 1919 年开始绕了一个圈儿,从成功地经宫颈切除(74,75)到被腹部手术取代(如 Jones&Tompkins 手术)。到现在后者基本被废止又回到经宫颈手术(宫腔镜下切除术)。宫腔镜下切除术与通过腹腔镜下进行的腹部手术相比更简单,因此更受欢迎(76)。实际上,腹部手术仅用于极端宽厚的子宫纵隔,而经宫颈手术可以用于大部分病例,尽管一部分病例可能需要二次手术才能将纵隔完全切除(28)。

什么样的纵隔需要切除?

确定什么样的纵隔需要切除有赖于生殖史更甚于纵隔类型本身,也就是说,有复发性流产史或不良孕产史的患者是明显建议宫腔镜手术的。实际上,对流产又存在子宫纵隔的患者进行评估以查找其他潜在的病因是非常重要的(77)。

其他的合理指征包括与纵隔相关的中孕期流产、胎位异常、早产或产前出血等不良产科病史。再次重申决定纵隔是否切除的是生殖史而不是纵隔的范围。年龄是另一个考虑因素,因为年龄大的妇女可能会从积极的处理中获益而优化结局。Choe 和 Baggish(78)建议子宫纵隔应尽可能早地进行矫正以提高生育力,尤其是年龄大于 35 岁的患者。

没有生殖问题病史的患者偶然发现子宫纵隔时,是否为防止这些并发症而进行预防性切除仍是一个有争议的问题。有限的资料表明,不孕并不是切除纵隔的指征,因为原发性不孕患者在切除纵隔后的妊娠情况和没有纵隔的不孕患者相似(79)。对于由于其他原因进行腹部或盆腔手术时偶然发现的宫腔异常,大部分的患者仍可以成功妊娠,双子宫、双角子宫及纵隔子宫的妊娠率分别为 93%、84% 和 78%(80)。这些发现支持其他研究者的并不是所有的子宫缺陷都需要手术矫正，除非患者反复出现不良结局。此外，一些研究者报告了一些未手术的子宫纵隔妇女有更好的生殖结局(47,82,83)也支持了宫腔镜手术对这些患者来讲并非绝对必要，除了那些复发性流产的患者(83)。实际上，成功的妊娠简单地反映了着床的胚胎幸运地找到了远离内膜有缺陷的地方，即远离子宫纵隔的地方(56a)。

实际上，据我们掌握的(未公布的资料)，我们有诊治大量病例的经验(超过300例)，这些短的子宫纵隔是在常规不孕检查(50%是原发性不孕)中偶然发现的。诊断后，原发性不孕患者就关于预防性手术和继续进行不孕治疗[促排卵+宫腔内人工授精术(COH+IUI)及ART]这两种选择接受咨询。这些患者大部分都选择接受宫腔镜下切除手术。我们发现其生育力提高，COH+IUI及ART之后妊娠率极好，产科结局良好(未公布资料)。这一发现促使我们相信并推荐在进行不孕治疗(促排卵+人工授精或ART)甚至当患者想尝试自然受孕前进行常规子宫纵隔切除(79)。而且，宫腔镜治疗的简便和低并发症发生率也支持进行预防性的宫腔镜手术，尤其是对那些不明原因不孕、ART治疗前，甚至是一经发现子宫纵隔即进行切除以提高生育力和防止流产和产科并发症(81)。

还要注意的是，最近有大量的关于完全性子宫纵隔合并阴道纵隔与原发性不孕风险的增加不相关的数据，也有不做手术的情况下妊娠可以顺利进行的报道。这些结果不支持为首次妊娠前没有症状的患者进行宫腔镜下的子宫纵隔切除。实际上，研究遭遇许多问题包括它是一项历时非常长的描述性研究(几乎40年)，这使得将手术和非手术的患者进行对比比较困难。此外，这一研究还受到许多限制，如缺乏对照组，因此没有对比性分析和在较长时间内的临床策略调整。实际上，特殊的子宫完全畸形和阴道纵隔非常少见，且宫腔镜下的手术矫正要求更加专业，这使得研究提供的资料仍然是有价值的信息(73)。有趣的是，我们可以看到，这项研究支持以前报告的关于生殖问题的高风险与短的子宫纵隔相对于长的纵隔的相关性更高。

其他重要的变量可以证明关于一些研究者发现为改善生殖结局而进行预防性的子宫纵隔切除并无必要的论点有两个主要的缺陷：首先，那些研究者没能控制影响生殖进程的重要变量，特别是年龄和其他不孕因素的存在。很明显，子宫纵隔的存在不是妊娠失败的绝对原因。它是所有决定生殖进程即达成和维持妊娠到足月的诸多因素中的一个。其次，没能控制子宫纵隔的类型和程度。如我们之前提到的，好像在纵隔长度及范围与生殖失败之间存在反向的关系(未被普遍接受)。短的子宫纵隔相对于长的纵隔来说结局更差。因为检测和诊断范围广(长)的纵隔比短纵隔通常更容易，这可能导致初期研究的偏差。那些研究包括了更多的长纵隔。那些妇女已经很少有机会获得不良生殖结局。因此，她们进行或不进行手术治疗都不会有太大的不同(要显示统计学差异要求有很大的样本量)。以我们的经验，纵隔越长，相对于短纵隔来说就有越多的血管。这可在宫腔镜手术时观察到。这可以解释为什么Dabirashrafi等(27)从进行Tompkins手术的子宫纵隔患者的活检中发现更多的肌肉组织和血管。可能这些患者的大部分还是具有显著的纵隔才值得进行经腹的矫形手术。

术前准备

手术时机

建议在卵泡期尽早手术，或术前对患者应用促性腺激素释放激素拟似剂，以缩减内膜厚度，减少内膜对手术的影响。我们在使用数周的口服避孕药进行内膜准备方面有很丰富的经验。在这里要提及一种宫腔镜下修复手术(及其他宫腔镜手术)前准备内膜的新奇方法可以使内膜变薄。这种新奇的方法是使用一种第三代芳香化酶抑制剂，如阿那曲唑或来曲唑。通过抑制雌激素的生成，在宫腔镜前使用几天的芳香化酶抑制剂可以使内膜较薄以便于手术的进行(84)。

术前准备

尽管还缺乏有力的证据来支持，术前往往是经验性地给予抗生素(28)。在我们的实践中，无论是术前还是术后都不会常规给予任何抗生素。

手术技巧

在对子宫纵隔的手术处理(纵隔切除)进行详细的描述前，重要的一点是要澄清“切除”一词的使用是用词不当的。这是因为对纵隔的手术处理实际上包括了“切割”但不是“切除”。有些人倾向于使用“消融”而不是“切除”来描述子宫纵隔的手术处理。

如之前解释过的，子宫纵隔的形成源于两侧苗勒管的不完全融合。从解剖上来讲，两侧的苗勒管是并排的。因此，不完全的融合导致两个管之间向前后延伸(矢状轴)的管壁持续存在(子宫纵隔)。由于这个原因，子宫纵隔在子宫的“前”“后”壁之间延伸。因此,要横向地切割纵隔。要尽一切努力来使得在子宫前后壁间等距横向切割向上至宫底,不要切入宫底肌层。必须在中线上规律地横切子宫纵隔,避免游移到前壁或后壁。

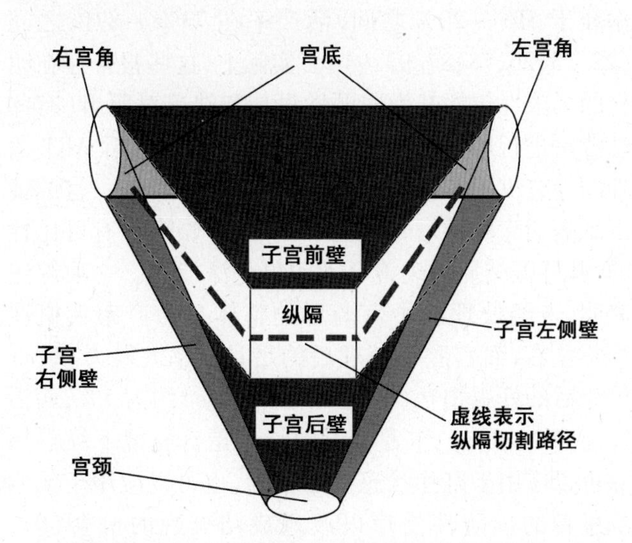

绘图 13.6　显示了宫腔镜下切割子宫纵隔的技术。这一操作成功的关键在于在正确恰当的平面切割子宫纵隔,即在纵隔的中间(如虚线所示),避免偏前或偏后或切得过深

有三种重要的工具可以帮助在中线上规律地切割纵隔(如绘图 13.6 所示):①保持与两侧输卵管开口等距;②当切至子宫壁时留意丰富的肌壁血管;③腹腔镜下留意宫腔镜的光点始终如一。

当到达纵隔和肌层的连接处后,可以看到小血管的搏动。如果切割到它们,会沿着切割区出现血液,这表明纵隔已被完全切割。通过两侧子宫输卵管间质部间的匀称视野和腹腔镜下始终如一的宫腔镜光点,操作者可以安全地切割纵隔而不会有穿孔的危险(77)。

操作完成后,膨宫液导致的宫腔内的压力可以降低到低于 50mmHg。这有助于辨别出血区域。通常小的出血会自行止住,但如果出血较多时,可以用微小电极来电凝(26,85 ~87)。

剪刀还是电刀

如早先解释过的,观察宫底部的出血可以帮助确定切割的深度(距宫底多近)。观察宫底的出血可以提示从纵隔的无血管组织到血管丰富的肌层的转换。因此,有些医生喜欢使用不产生能量(如使用电极时产生的)的锋利的剪刀以便能确定宫底出血的范围切割纵隔基部的深度。实际上,对于一个有经验的宫腔镜手术医生来说,识别纵隔基部的深度和切割到哪为止好像并不是什么问题。

喜欢锐利剪刀而不喜欢电切的医生认为剪刀可以避免为将电切器具置入宫腔而需要的进一步的宫颈扩张。同时当使用电切出现子宫穿孔时,肯定会使超过宫壁范围的组织有暴露于热损伤的潜在危险中,即肠管组织的热损伤。这是由于电流会由电极接触点向周围扩散几个毫米。

一些医生会尝试使用柔性显微剪刀。实际上,由于它的柔性使其很难定向并且如果要切除大的纵隔会很费时。而安在鞘上的刚性显微剪刀又不能切除宽的纵隔。建议使用半刚性的剪刀。除了可以观察宫底部的出血来决定向宫底方向切除的深度的优势外,半刚性的剪刀使用简单并可以向距宫腔镜顶点的各种距离切割。

电切具有可以止血的优点,这在处理较宽的纵隔时很有好处。为此可使用一种特殊的直刀或向前定向的环,使用混合电流同时进行切割和止血。注意不要止血过度,因为当使用混合电流(切割或止血)时就不能以出血来作为侵入肌层的象征了(77)。同样重要的是要意识到电损伤的范围通常要大于可见损伤约几个毫米。超过纵隔基部深入子宫肌层的电损伤至少在理论上会增加以后妊娠时子宫破裂的风险。

建议同时进行腹腔镜以明确子宫纵隔的诊断并监测纵隔基部切割的深度。联合腹腔镜还可以观察子宫上宫腔镜光源的透亮点。通过降低腹腔内的亮度腹腔镜医生可以告诉宫腔镜医生何时该停止切割。手术同时进行超声监测也是可行的并需要进行临床探索。尤其是当进行宫腔镜下整形手术而没有联合腹腔镜的时候。现代三维超声的使用可以精确地鉴别各种子宫畸形,尤其是双角子宫和子宫纵隔的鉴别,并可以确定纵隔切割的范围。

可使用多种溶液来膨宫。显然,当使用能量器械如宫腔镜的电能量时,则需要使用非电解质溶液。实际上,使用剪刀时,简单、安全的膨宫介质(如生理盐水)就足够了(1)。

切割完全纵隔的技巧

对于那些完全纵隔,即纵隔范围从宫底到宫颈,宫腔镜下切除仍然是安全有效的方法。可以在一侧宫腔里放入 Foley 尿管而另一侧宫腔注入膨宫液放入宫腔镜(76)。应该在宫颈内口的上方开始切割纵隔,可以通过使用探针在宫颈内口水平从对侧穿入来开个“窗”开始,沿纵隔向上切直至宫底水平。这里重点要强调的是建议保留纵隔位于内口水平以下的部分(76)。这是由于要保留纵隔的宫颈部分以避免干扰宫颈内口的括约肌功能(88)。实际上,保留完全纵隔的宫颈部分被认为会增加剖宫产的风险。需要补充的是,在切除宫颈处的纵隔后宫颈功能不全的发生概率似乎很低(88a,b)。此外,最近的一项报告表明完全纵隔时宫颈部分纵隔的切除会使操作更安全、简便并与保留相比可减少并发症而不影响生殖结局(88c)。

术后护理

术后可以通过使用 Foley 尿管压迫宫腔来控制子宫出血。保证患者在离开医院之前恢复正常意识非常重要。镇痛药物的使用通常是达到轻度镇痛。当将 Foley 尿管留置在宫腔内时强度的镇痛就尤为重要了。有些人可能会放入宫内环以防止宫腔内粘连形成。实际上,其他一些医生可能会选择什么也不放。为了加速上皮化和减少宫腔粘连的风险通常会在术后进行激素治疗。通常给予的雌激素为结合雌激素,之后加用孕激素如醋酸甲羟孕酮。激素治疗完成并撤退性出血后,通常要进行三维超声下的 SHG 来评估宫腔情况以评价宫腔镜手术的效果。如果宫腔情况好,则患者就可以准备妊娠了。一旦妊娠,相对于频繁的阴道超声来仔细监测宫颈长度来说,考虑行宫颈环扎更好一些。妊娠准备应推迟至术后两个月,因为术后的宫腔镜检查及活检表明术后 8 周宫腔才能恢复至正常(89)。

术后超声检查

有病理学研究表明,纵隔切割后,前后壁存留的子宫纵隔会回缩到内膜下,然后其表面会被内膜填平(29)。通常,在进行宫腔镜下的整形手术时,由于担心穿孔和妊娠后的子宫破裂,大多数的妇科医生都会非常保守。有些人声称术后 HSG 常常会显示尚有残留的纵隔(89a)。另一些人则发现生殖结局不会受到残留的深至 1cm 的纵隔影响(89b)。实际上,最近的一项报告向这一观念提出了挑战,声称有残留纵隔的妇女在使宫腔进一步正常化后可以增加产科结局有所改善的成功妊娠的机会(90)。

子宫纵隔手术切除的结局

Grimbizis 等(91)报告所有试图怀孕的复发性流产和正常生育力的患者在经过治疗后都能至少自然妊娠一次。Daly 等报告了正常的术后每月生育率。这表明宫腔镜下整形术的应用不会削弱有复发性流产史妇女的生育潜能。

Grimbizis 等(91)发现在进行宫腔镜下纵隔切除后妊娠结局显著改善,包括流产率下降到 25% 和足月产率上升至 63.7%(尽管在他们发表时,还有 4.5% 的妊娠仍在待产中)。另一些研究者也表明了宫腔镜下整形术后妊娠结局明显改善。他们报告的术后的流产率介于 5% ~20% 之间,活产率在 73% ~87% 之间(22,23,26,78,87,93,94)。实际上,这些报告存在明显的局限性包括其为回顾性设计和缺乏对照组(有些患者是进行历史性对照)。有意思的是,进行 ART 治疗的伴有纵隔的妇女的资料更令人印象深刻。宫腔镜下纵隔切除前或后再进行 ART 的妊娠率是有可比性的,其妊娠结局的改善令人印象至深(29)。一项综述表明,未经处理的子宫畸形的整体足月产率大概在 50% 左右,而宫腔镜处理后的足月产率大概为 75%。治疗后的妊娠损耗(pregnancy wastage)约为 5%,而治疗前为 96.3%。作者得出的结论是宫腔镜下纵隔切除可以应用于有症状患者的治疗,也可以应用于无症状患者的预防性治疗以改进成功分娩的机会(91,95)。

有过宫腔镜下整形史或做过复杂宫腔镜手术的患者应该警惕妊娠期子宫破裂的潜在风险。最近的一项关于宫腔镜手术后预测子宫破裂危险的综述中,作者发现有子宫穿孔史和(或)使用电外科都增加这种风险,但并不认为它们是独立的危险因素。作者做出的结论是,简单的宫腔镜手术不改变产科结局,并且除了在宫腔镜下整形术中使用剪刀,没有发现其他更好的办法来预防和监测随后的妊娠急发的子宫破裂(96)。在另外一本书中,两例宫腔镜下整形术后双胎妊娠的产时子宫破裂导致研究者建议多胎妊娠应行剖宫产(97)。以我们的经验,尚未发现有患者在进行宫腔镜下纵隔切除术随后的妊娠中有子宫破裂的情况(98)。

概括和展望

在子宫纵隔的诊断和处理上还存在着明显的争议。三维超声技术在评估宫腔方面是一个重要突破,特别是将彩色多普勒检查与使用盐水或超声显影剂膨宫相结合时,这一点更是千真万确。

无论纵隔类型如何,对于有不良生殖史尤其是复发性流产史的患者,都有足够的资料来支持应常规进行子宫纵隔的手术切除。实际上,对无症状的患者是否要对偶然发现的纵隔进行预防性切除至今还是有争议的。对于进行 ART 治疗的妇女,手术切除偶然发现的子宫纵隔是较普遍接受的。对于不孕患者,我们认为将偶然发现的子宫纵隔甚至是弓形子宫都应该在其他不孕治疗之前进行宫腔镜下的整形手术以改善生殖结局。

宫腔镜下子宫纵隔的手术切除是一种安全有效的方法(77,98)。一般来讲是依手术者喜好来决定是否使用消融能量,如电或激光,或无能量的剪刀。治疗结果就并发症和手术后的生殖情况来讲是有可比性的。

对于偶然发现有子宫纵隔的患者,还需要随机的前瞻性试验来比较治疗组和非治疗组的妊娠率和妊娠结局。在这些研究中,精确地对纵隔的范围和构成进行诊断可以提供关于纵隔与生殖相关的亚型非常有价值的信息。

关键点

- 对纵隔相关的生殖潜能问题是一个有明显争议的问题。
- 对子宫纵隔和各种生殖问题之间的相互关系上有一定的共识。而实际上这种关系的本质和范围仍是一个比较大的难题。
- 这一难题的重要部分是源于文献中对纵隔的诊断、治疗和随访的方法各异。
- 三维超声技术在包括子宫纵隔在内的宫腔异常的评估上是一个重要突破。
- 无论纵隔类型如何,对于有不良生殖史尤其是复发性流产史的患者,都有足够的资料来支持应常规进行子宫纵隔的手术切除。实际上,对无症状的患者是否要对偶然发现的纵隔进行预防性切除至今还是有争议的。对于进行辅助生殖治疗的妇女,手术切除偶然发现的子宫纵隔是较普遍接受的。
- 对于不孕患者,我们认为将偶然发现的子宫纵隔甚至是弓形子宫都应该在其他不孕治疗之前进行宫腔镜下的整形手术以改善生殖结局。
- 宫腔镜下子宫纵隔的手术切除是一种安全有效的方法,外科技术的选择(剪刀或电外科)还要依据术者的喜好决定。
- 对于偶然发现有子宫纵隔的患者,还需要随机前瞻性试验来比较治疗组和非治疗组的妊娠率和妊娠结局。

参考文献

1. Lin PC, Bhatnagar KP, Nettleton GS et al. (2002). Female genital anomalies affecting reproduction. *Fertil Steril.* **78**: 899–915.
2. Ulfelder H, Robboy SJ. (1976). The embryologic development of the human vagina. *Am J Obstet Gynecol.* **126**:769–76.
3. Mossman HW. (1973). The embryology of the cervix. In (Blandau RJ, Moghissi K, (Eds.), *The biology of the cervix.* Chicago: University of Chicago Press, pp. 13–22.
4. Patton PE. (1994). Anatomic uterine defects. *Clin Obst Gynecol* **37**:705–21.
5. Lee DM, Osathanondh R, Yeh J. (1998). Localization of Bcl-2 in the human fetal Müllerian tract. *Fertil Steril* **70**:135–40.
6. McBean JH, Brumsted JR. (1994). Septate uterus with cervical duplication: a rare malformation. *Fertil Steril* **62**:415–17.
7. Ergun A, Pabuccu R, Atay V et al. (1997). Three sisters with septate uteri: another reference to bidirectional theory. *Hum Reprod* **12**:140–2.
8. Balasch J, Moreno E, Martinez-Romans S et al. (1996). Septate uterus with cervical duplication and longitudinal vaginal septum: a report of three new cases. *Eur J Obstet Gynecol Reprod Biol* **65**:241–3.
9. Muller PP, Musset R, Netter A et al. (1967). Etat du haut appareil urinaire chez les porteuses de malformations uterines: etude de 133 observations. *La Presse Med* **75**:1331–6.

9a. March C.M. (1990) Mullerian anomalies. *Fertil News* 24/1 *Endocrine Fertil Forum* **13**:1–5.

9b. Acien P. (1997). Incidence of Müllerian defects in fertile and infertile women. *Hum Reprod* **12**:1372–6.

10. Nahum GG. (1998). Uterine anomalies: how common are they, and what is their distribution among subtypes? *J Reprod Med* **43**:877–87.
11. Byrne J, Nussbaum-Blask A, Taylor WS Rubin A et al. (2000). Prevalence of Müllerian duct anomalies detected at ultrasound. *Am J Med Genet* **94**:9–12.
12. Raga F, Bauset C, Remohi J et al. (1997). Reproductive impact of congenital Müllerian anomalies. *Hum Reprod* **12**:2277–81.
13. Maneschi F, Zupi E, Marconi D et al. (1995). Hysteroscopically detected asymptomatic Müllerian anomalies. *J Reprod Med* **40**: 684–8.
14. Ashton D, Amin HK, Richart RM et al. (1988). The incidence of asymptomatic uterine anomalies in women undergoing transcervical tubal sterilization. *Obstet Gynecol* **72**:28–30.
15. Simon C, Martinez L, Pardo F et al. (1991). Müllerian defects in women with normal reproductive outcome. *Fertil Steril* **56**: 1192–3.
16. Nasri MN, Setchell ME, Chard T. (1990). Transvaginal ultrasound for the diagnosis of uterine malformations. *Br J Obstet Gynecol* **97**:1043–5.
17. Heinonen PK. (1997). Reproductive performance of women with uterine anomalies after abdominal or hysteroscopic metroplasty or no surgical treatment. *J Am Assoc Gynecol Laparosc* **4**:311–17.
18. Grimbizis GF, Camus M, Tarlatzis BC et al. (2001). Clinical implications of uterine malformations and hysteroscopic treatment results. *Hum Reprod Update* **7**:161–74.
19. Homer HA, Cooke TC, Li ID. (2000). The septate uterus a review of management and reproductive outcome. *Fertil Steril* **73**:1–14.
20. Buttram VC, Gibbons WE. (1979). Muellerian anomalies: a proposed classification (An analysis of 144 cases). *Fertil Steril* **32**:40–6.
21. The American Fertility Society. (1988). The American Fertility Society classifications of adnexal adhesions, distal tubal occlusion, tubal occlusion secondary to tubal ligation, tubal pregnancies, Müllerian anomalies and intrauterine adhesions. *Fertil Steril* **49**:944–55.
22. Fayez JA. (1986). Comparison between abdominal and hysteroscopic metroplasty. *Obstet Gynecol* **68**:399–403.
23. Daly DC, Maier D, Soto-Albors C. (1989). Hysteroscopic metroplasty: six years' experience. *Obstet Gynecol* **73**:201–5.
24. March CM. (1983). Hysteroscopy as an aid to diagnosis in female infertility. *Clin Obstet Gynecol* **26**:302–12.

25. Worthen N, Gonzalez F. (1984). Septate uterus: sonographic diagnosis and obstetric complications. *Obstet Gynecol* **64**:345–85.
26. Perino A, Mencaglia L, Hamou J et al. (1987). Hysteroscopy for metroplasty of uterine septa: report of 24 cases. *Fertil Steril* **48**: 321–3.
27. Dabirashrafi H, Bahadori M, Mohammad K et al. Septate uterus: new idea on the histologic features of the septum in this abnormal uterus. *Am J Obstet Gynecol* **172**:1.
28. Kupesic S, Kurjak A. (1998). Septate uterus: detection and prediction of obstetrical complications by different forms of ultrasonography. *J Ultrasound Med* **17**(10):631–6.
29. Kupesic S. (2001). Clinical implications of sonographic detection of uterine anomalies for reproductive outcome. *Ultrasound Obstet Gynecol* **18**:387–400.
29a. Exalto N, Stappers C, van Raamsdonk LA, Emanuel MH. (2007). Gel instillation sonohysterography: first experience with a new technique. *Fertil Steril* **87**:152–5.
30. Carrington BM, Hricak H, Nuruddin RN et al. (1990). Müllerian duct anomalies: magnetic resonance imaging evaluation. *Radiology* **176**:715.
31. Nicolini U, Bellotti M, Bonazzi B et al. (1987). Can ultrasound be used to screen uterine malformations? *Fertil Steril* **47**:89–93.
32. Keltz MD, Olive DL, Kim AH et al. (1997). Sonohysterography for screening in recurrent pregnancy loss. *Fertil Steril* **67**:670–4.
33. Soares SR, Barbosa dos Reis MMB, Camargos AF. (2000). Diagnostic accuracy of sonohysterography, transvaginal sonography, and hysterosalpingography in patients with uterine cavity diseases. *Fertil Steril* **73**:406–11.
34. Jurkovic D, Geipel A, Gruboeck K et al. (1995). Three-dimensional ultrasound for the assessment of uterine anatomy and detection of congenital anomalies: a comparison with hysterosalpingography and two-dimensional sonography. *Ultrasound Obstet Gynecol* **5**:233–7.
35. Jurkovic D, Gruboeck K, Tailor A et al. (1997). Ultrasound screening for congenital uterine anomalies. *Br J Obstet Gynaecol* **104**:1320–1.
35a. Abuzeid OM, Sakhel K, Abuzeid MI. (2005). Diagnosis of various type of uterine septum in infertile patients. *J Minim Invasive Gynecol* **12**(5 Suppl. 1).
35b. Hartman A. (2006). Uterine imaging—malformations, fibroids and adenomyosis, Thirty-Ninth Annual Postgraduate Program, Course 17 Reproductive Imaging—How to Improve the Outcome of Assisted Reproductive Technology, October 22, 2006, New Orleans, Louisana, sponsored by ASRM.
35c. Kupesic S, Kurjak A. (1998). Diagnosis and treatment outcome of the septate uterus. *Croat Med J* **39**:185–90.
36. Weinraub Z, Maymon R, Shulman A et al. (1996). Three-dimensional saline contrast hysterosonography and surface rendering of uterine cavity pathology. *Ultrasound Obstet Gynecol* **8**:277–82.
37. Lev-Toaff AS, Pinheiro LW, Bega G et al. (2001). Three-dimensional multiplanar sonohysterography. *J Ultrasound Med* **20**:295–306.
38. Ayida G, Kennedy S, Barlow D et al. (1996). Contrast sonography for uterine cavity assessment: a comparison of conventional two-dimensional with three-dimensional transvaginal ultrasound: a pilot study. *Fertil Steril* **66**:848–50.
39. Toaff ME, Lev-Toaff AS. (1984). Communicating uteri: review and classification of two previously unreported types. *Fertil Steril* **41**:661–79.
39a. Abuzeid M, Mitwally MF, Ahmed A et al. (2007). The prevalence of fimbrial pathology in patients with early stages of endometriosis. *J Minim Invasive Gynecol* **14**:49–53.
39b. Abuzeid MI, Sakhel K, Khedr M et al. (2003). The association of endometriosis and uterine septum. *Hum Reprod Suppl.* 1: P-610.
40. Kamm ML, Beernik HE. (1962). Uterine anomalies in habitual abortion and premature labor. *Obstet Gynecol* **20**:713–18.
41. Greiss FC, Mauzy CH. (1961). Genital anomalies in women: an evaluation of diagnosis, incidence, and obstetric performance. *Am J Obstet Gynecol* **82**:330–9.
42. Lewis BV, Brant HA. (1966). Obstetric and gynecologic complications associated with Müllerian duct abnormalities. *Obstet Gynecol* **28**:315–22.
43. Acien P. (1993). Reproductive performance of women with uterine malformations. *Hum Reprod* **8**:122–6
44. Goldenberg M, Sivian E, Sharabi Z et al. (1995). Reproductive outcome following hysteroscopic management of intrauterine septum and adhesions. *Hum Reprod* **10**:2663–5.
45. Homer HA, Tin-Chiu L, Cooke ID. (2000). The septate uterus: a report of management and reproductive outcome. *Fertil Steril* **73**:1–14.
45a. Gaucherand P, Awada A, Rudigoz RC et al. (1988). Obstetrical prognosis of septate uterus: a plea for treatment of the septum. *Eur J Obstet Gynecol Scand* **54**:109–12.
46. Buttram CV. (1983). Müllerian anomalies and their management. *Fertil Steril* **40**:159–63.
47. Heinonen PK, Saarkisoski S, Pystynen P. (1982). Reproductive performance of women with uterine anomalies. *Acta Obstet Gynecol Scand* **61**:157–62.
48. Sorensen SS, Trauelsen AG. (1987). Obstetric implication of Müllerian anomalies in oligomenorrheic women. *Am J Obstet Gynecol* **156**:1112–18.
49. Fenton AN, Singh BP. (1952). Pregnancy associated with congenital abnormalities of the female reproductive tract. *Am J Obstet Gynecol* **63**:744–8.
50. Rock JA, Jones HW. (1977). The clinical management of the double uterus. *Fertil Steril* **28**:798–806.
51. Woelfer B, Salim R, Banerjee S. (2001). Reproductive outcomes in women with congenital uterine anomalies detected by three-dimensional ultrasound screening. *Obstet Gynecol* **98**(6): 1099–103.
52. Lin PC. (2004). Reproductive outcomes in women with uterine anomalies. *J Womens Health (Larchmt)* **13**(1):33–9.
53. Raga F, Bauset C, Remohi J et al. (1997). Reproductive impact of congenital Müllerian anomalies. *Hum Reprod* **10**:2277–81.
54. Salim DR, Regan L,Woelfer B et al. (2003). A comparative study of the morphology of congenital uterine anomalies in women with and without a history of recurrent first trimester miscarriage. *Hum Reprod* **18**(1):162–6.
54a. Tomazevic T, Ban-Frangez H, Ribic-Pucelj M et al. (2006). Small uterine septum is an important risk variable for preterm birth. *Eur J Obstet Gynelcol* 2006. [Epub ahead of print.]
55. Jermy K, Oyelese O, Bourne T. (1999). Uterine anomalies and failed surgical termination of pregnancy: the role of routine preoperative transvaginal sonography. *Ultrasound Obstet Gynecol* **14**:431–3.
56. White MM. (1960). Uteroplasty in infertility. *Proc R Soc Med* **53**:1006.
56a. Fedele L, Dorta M, Brioschi D et al. (1989). Pregnancies in septate uteri: outcome in relation to site of uterine implantation as determined by sonography. *AJR* **152**:781–4.
57. Candiani GB, Fedele L, Zamferletti D et al. (1983). Endometrial patterns in malformed uteri. *Acta Eur Fertil* **14**:311–18.
58. Fedele L, Bianchi S, Marchini M et al. (1996). Ultrastructural aspects of endometrium in infertile women with septate uterus. *Fertil Steril* **65**:750–2.
59. Pellerito JS, McCarthy SM, Doyle MB et al. (1992). Diagnosis of uterine anomalies: relative accuracy of MR imaging, endovaginal sonography, and hysterosalpingography. *Radiology* **183**:795–800.
59a. Zreik TG, Troiano RN, Ghoussoub RA. (1998). Myometrial tissue in uterine septum. *J Am Assoc Gynecol Laparosc* **5**:155–60.

59b. Hinckley MD, Milki A. (2004). 1000 office-based hysteroscopies prior to in vitro fertilization: feasibility and findings. *JSLS* **8**:103–7.

59c. Tulandi T, Arronet GH, McInnes RA. (1980). Arcuate and bicornuate uterine anomalies and infertility, *Fertil Steril* **34**:362–4.

59d. Sorensen SS. (1981). Minor Mullerian anomalies and oligomenorrhea in infertile women. *Am J Obstet Gynecol* **140**:636–44.

59e. Raga F, Bonilla-Musoles F, Blanes J, Osborne NG. (1996). Congenital Mullerian anomalies: diagnostic accuracy of three dimensional ultrasound. *Fertil Steril* **65**:523–8.

59f. Abuzeid M, Sakhel K, Ashraf M et al. (2005). The association between uterine septum and infertility. *Fertil Steril* **84**(Suppl. 1): S472.

60. Lavergne N, Aristizabal J, Zarka V et al. (1996). Uterine anomalies and in-vitro fertilization: what are the results? *Eur J Obstet Gynecol Reprod Biol* **68**:29–34.

61. Kirsop R, Porter R, Torode H et al. (1991). The role of hysteroscopy in patients having failed IVF/GIFT transfer cycles. *Aust NZ J Obstet Gynaecol* **31**:263–4.

62. Dicker D, Ashkenazi J, Dekel A et al. (1996). The value of hysteroscopic evaluation in patients with preclinical in-vitro fertilisation abortions. *Hum Reprod* **11**:730–1.

63. Syrop CH, Sahakian V. (1992). Transvaginal sonography detection of endometrial polyps with fluid contrast augmentation. *Obstet Gynecol* **79**:1041–3.

64. Marcus S, Al-Shawaf T, Brinsden P. (1996). The obstetric outcome of in vitro fertilization and embryo transfer in women with congenital uterine malformation. *Am J Obstet Gynecol* **175**:85–9.

65. Testart J, Plachot M, Mandelbaum J et al. (1992). World collaborative report on IVF/ET and GIFT; 1989 results. *Hum Reprod* **7**:362–9.

66. Olive DL, Henderson DY. (1987). Endometriosis and mullerian anomalies. *Obstet Gynecol* **69**:412–15.

67. Ugur M, Turan C, Mungan T et al. (1995). Endometriosis in association with Müllerian anomalies. *Gynecol Obstet Invest* **40**:261–4.

68. Fedele L, Bianchi S, Di Nola G et al. (1992). Endometriosis and nonobstructive Müllerian anomalies. *Obstet Gynecol* **79**:515–17.

69. Nawroth F, Rahimi G, Nawroth C et al. (2006) Is there an association between septate uterus and endometriosis? *Hum Reprod* **2**:542–4. [Epub ahead of print.]

70. Leyendecker G, Kunz G, Herbertz M et al. (2004). Uterine peristaltic activity and the development of endometriosis. *Ann NY Acad Sci* **1034**:338–55.

71. Ugur M, Karakaya S, Zorlu G et al. (1995). Polycystic ovaries in association with Müllerian anomalies. *Eur J Obstet Gynecol Reprod Biol* **62**(1):57–9.

72. Noumoff JS, Heyner S, Farber M. (1986). The malignant potential of congenital anomalies of the paramenonephric ducts. *Sem Reprod Endocrinol* **4**:67–73.

73. Heinonen P. (2006). Reproductive surgery: complete septate uterus with longitudinal vaginal septum. *Fertil Steril* **85**(3):700–5.

74. Hirst BC. The operative treatment of uterus subseptus or semipartus with a case report. *Trans Obstet Soc Phila* **1919**:891–2.

75. Luikart R. (1936). Technic of successful removal of the septum uterine septus and subsequent deliveries at term. *Am J Obstet Gynecol* **31**:797–9.

76. Rock JA, Lippincott JB. (1992). Surgery for anomalies of the Müllerian ducts. In Thompson JD, Rock JA, (Eds.) *Te Linde's operative gynecology*. Seventh Edition. Philadelphia, pp. 603–46.

77. Rizk B (Ed.) (2008). Ultrasonography in reproductive medicine and infertility. Cambridge: United Kingdom, Cambridge University Press, (in press).

78. Choe KJ, Baggish SM. (1992). Hysteroscopic treatment of septate uterus with neodymium-YAG laser. *Fertil Steril* **57**:81–4.

79. Daly DC, Maier D, Soto-Albors C. (1989). Hysteroscopic metroplasty: six years experience. *Obstet Gynecol* **73**:201–5.

80. Lin BL, Iwata Y, Miyamoto N et al. (1987). Three contrast methods: an ultrasound technique for monitoring transcervical operations. *Am J Obstet Gynecol* **56**:469–72.

81. Mencaglia L, Tantini C. (1996). Hysteroscopic treatment of septate and arcuate uterus. *Gynaecol Endosc* **5**:151–4.

82. Thompson JP, Smith RA, Welch JS. (1966). Reproductive ability after metroplasty. *Obstet Gynecol* **28**:363–8.

83. Acién P. (1993). Reproductive performance of women with uterine malformations. *Hum Reprod* **8**:122–6.

84. Mitwally MF, Casper RF, Diamond MP. (2005). The role of aromatase inhibitors in ameliorating deleterious effects of ovarian stimulation on outcome of infertility treatment. *Reprod Bio Endocrinol* **3**:54.

85. Daly DC, Waiters CA, Soto-Albors CE et al. (1983). Hysteroscopic metroplasty: surgical technique and obstetric outcome. *Fertil Steril* **39**:623.

86. Valle RF, Sciarra JJ. Hysteroscopic treatment of the septate uterus. *Obstet Gynecol* **676**:253–986.

87. March CM, Israel R. (1987). Hysteroscopic management of recurrent abortion caused by septate uterus. *Am J Obstet Gynecol* **156**:834.

88. Rock JA, Roberts CP, Hesla JS. (1999). Hysteroscopic metroplasty of the class Va uterus with preservation of the cervical septum. *Fertil Steril* **72**:942.

88a. Vercellini P, De Giorgi O, Cortesi I et al. (1996). Metroplasty for the complete septate uterus: does cervical sparing matter? *J Am Assoc Gynecol Laparosc* **3**:509–14.

88b. Parsanezhad ME, Alborzi S. (2000). Hysteroscopic metroplasty: section of the cervical septum does not impair reproductive outcome. *Int J Gynaecol Obstet* **69**:165–6.

88c. Parsanezhad ME, Alborzi S, Zarei A et al. (2006). Hysteroscopic metroplasty of the complete uterine septum, duplicate cervix, and vaginal septum. *Fertil Steril* **85**:1473–7.

89. Candiani GB, Vercellini P, Fedele L, et al. (1990). Repair of the uterine cavity after hysteroscopic septal incision. *Fertil Steril* **54**:991.

89a. Nisolle M, Donnez J. (1996). Endoscopic treatment of uterine malformations. *Gynaecol Endosc* **5**:155–60.

89b. Fedele L, Bianchi S, Marchini M et al. (1996). Residual uterine septum of less than 1 cm after hysteroscopic metroplasty does not impair reproductive outcome. *Hum Reprod* **11**:727–9.

90. Kormanyos Z, Molnar BG, Pal A. (2006). Removal of a residual portion of a uterine septum in women of advanced reproductive age: obstetric outcome. *Hum Reprod* **4**:1047–51.

91. Grimbizis G, Camus M, Clasen K et al. (1998). Hysteroscopic septum resection in patients with recurrent abortions or infertility. *Hum Reprod* **13**:1188–93.

92. Daly DC, Maier D, Soto-Albers C. (1989). Hysteroscopic metroplasty: six years' experience. *Obstet Gynecol* **73**:201–5.

93. Fedele L, Arcaini L, Parazzini F et al. (1993). Reproductive prognosis after hysteroscopic metroplasty in 102 women: life table analysis. *Fertil Steril* **59**:768–72.

94. Jacobsen IJ, DeCherney A. (1997). Results of conventional and hysteroscopic surgery. *Hum Reprod* **12**:1376–81.

95. Preutthipan S, Linasmita V. (2001). Reproductive outcome following hysteroscopic treatment of the septate uterus: a result of 28 cases at Ramathibodi Hospital. *J Med Assoc Thai* **84**:166–70.

96. Sentilhes L, Sergent F, Roman H et al. (2005). Late complications of operative hysteroscopy: predicting patients at risk of uterine rupture during subsequent pregnancy. *Eur J Obstet Gynecol Reprod Biol* **120**:134–8.

97. Nisolle L, Donnez J. (1996). Endoscopic treatment of uterine malformations. *Gyaecol Endosc* **5**;155–60.

98. Abuzeid M, Mitwally MFM. (2008). Modern evaluation and management of uterine septum. In Rizk B, (Ed.) Ultrasonography in reproductive medicine and infertility. Cambridge: United Kingdom, Cambridge University Press, chapter 28, pp. 282–4.

第14章

不孕领域中激光的应用

John Erian, Anastasios Pachydakis

引言

过去的20年中,在生育力的保存和提高的手术中,激光的应用一直是个有争议的问题。反对派的焦点主要是缺乏多中心随机试验的具体证据来证明其有可与这一高效精确的外科器械的价格相匹配的优势(1)。实际上,由于激光的操作便捷和确实有效,使其已经成为生殖外科医生的最爱。和所有的外科程序一样,最适合的应该是外科医生感到最舒适的。外科医生应该选择哪一种手术工具仍然需要随机试验的结果来引导选择。本章中,我们将对物理学基础和生殖手术中最常使用的激光的适应证做一个简要描述并在可能的情况下提供证据。

物理学

激光(Laser)表示放射物受激发射的光扩大(light amplification by stimulated emission of radiation)。激光束产生的原理是基于爱因斯坦的受激发射理论;一个原子可以受到一种能量形式(热、电流或光子轰击)的激发,并可在一定时间内保持这种激发状态。然后将通过发射光子而回复到受激前状态,光子发射实际上是一束光波,是一种原子被激发后产生的特殊性质的光波。爱因斯坦声明,如果由一种特殊的原子发射出的同种光子遇到这种原子时,这种原子在它的预算激发寿命结束前会立即产生另一种光子。产生的光子将会沿与最初的光子相同的方向运行。

设想一个电子管只能允许沿一个方向运行的光子溢出,其他光子将折回电子管内部。折回的光子将像打台球时一样在它撞到电子管壁时改变运行方向从而产生更多的光子。结果是有更多的光子——一个"放大"的光束将从电子管末端溢出并由于电子管末端滤器的选择性而相互平行的向前运行。如果电子管内的原子是相互同一的,产生的光子也将是一样的——它们拥有同样的波长——因此,光束将是相对的"单色",例如,对太阳光来说,是由不同的粒子产生的光子组成,因此可以被分成许多不同的光速而形成彩虹现象——多色。通过使用可改变光子——平行波——路径的透镜,使它们都汇聚到同一点或区域。这一区域越小,就有越多的光子撞击同一点,因此,就有更多的能量传递到一个特殊的点。如果我们改变光束与透镜间的距离,就将发生散焦而使受影响的区域更大而更少的能量被传递到该区域(图14.1)。因此,用来汽化腹膜部位的远距离应用(非接触方法)激光也可以较近距离或接触性切割腹膜表面。由于Nd:YAG激光更锐利,因此认为接触性方法应用更安全。

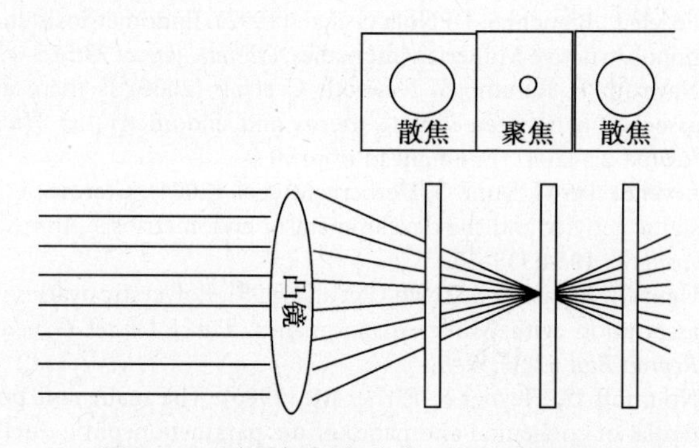

图14.1 随目标距离改变而发生的焦距变化

依据被刺激来产生激光束的原子不同,其波长亦各异,介于紫外、可见或红外(Nd:YAG或CO_2激光)之间。不可见的激光通常外加上氦-氖激光束来指引手术光束的方向。波长还决定光束在水或血液中吸收的比率,例如,KTP激光在1mm的血液中即被完全吸收,而CO_2激光在1mm的水中被完全吸收。

实践方面

如我们之前讨论的,不同的光束具有不同的性能、不同的吸收模式及不同的用途(表 14.1)。

表 14.1 不孕中常用的激光比率

	穿透	水吸收	应用
CO_2	0.1	强	C/NC
KTP	1~2	中	C/NC
Nd:YAG	4~5	弱	C/NC

CO_2激光(图 14.2)在水中很快被吸收,因此适用于表面处理而不适用于宫腔镜手术,因为液体膨充的宫腔将会很快充满气泡,能量不能到达目标。同理,它也不适合来封闭血管,因为当它穿透血管壁后会被管腔内的血液吸收而不能到达对侧管壁从而使血管仍是开放的。

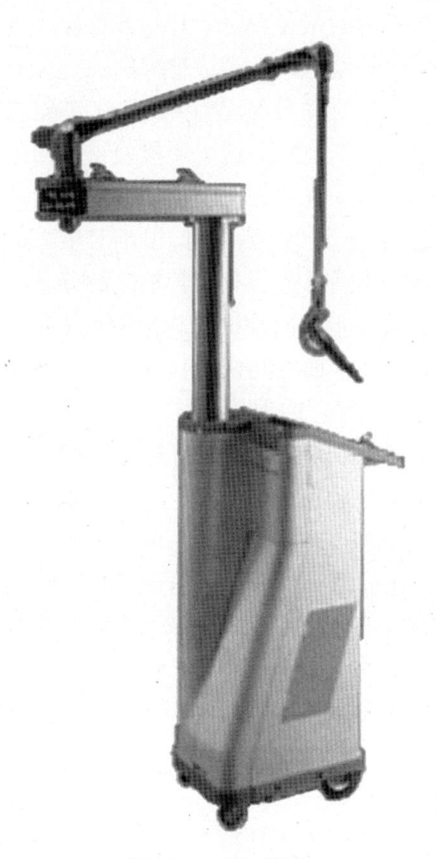

图 14.2 CO_2激光

Nd:YAG 激光不会被水吸收,这使得使用它来进行宫腔镜手术很理想。当 Nd:YAG 激光接触到子宫壁,它随后会散开而形成一个 3~5mm 大小的弹坑,而影响相邻的结构(如输卵管开口)(图 14.3)。

Ho:YAG 激光(钬)是脉冲式的,当它被水吸收时导致组织中微泡的爆发。这使得它在平面切割中尤为有用(图 14.4)。

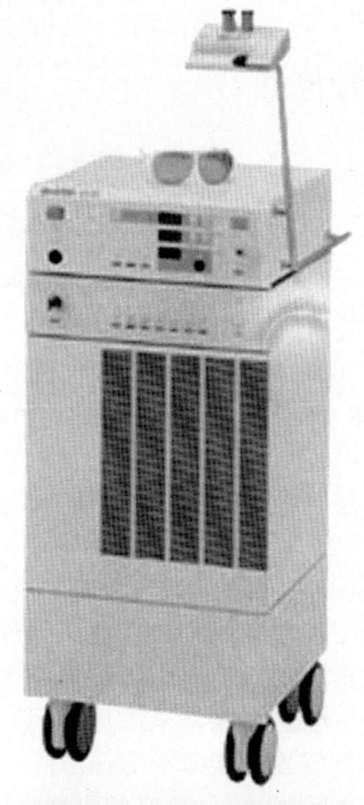

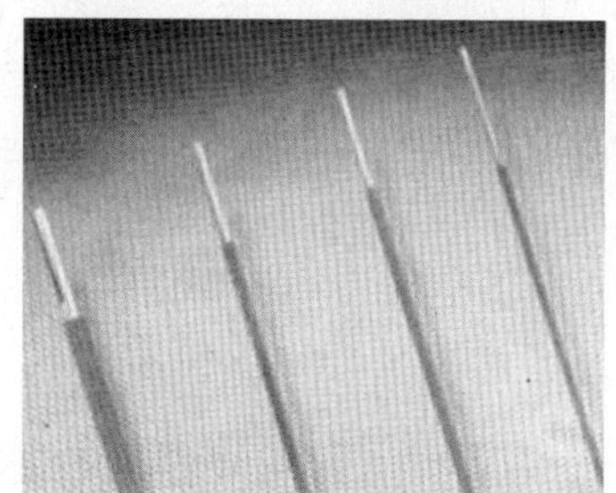

图 14.3 Nd:YAG 激光及各种纤维

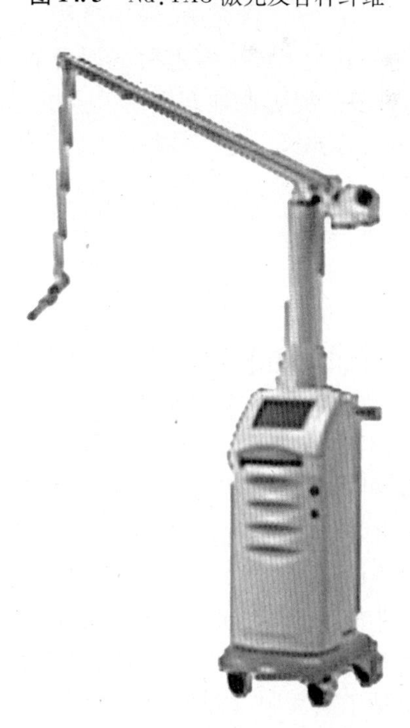

图 14.4 超脉冲激光

子宫内膜异位症

Ⅰ~Ⅱ期

激光在不孕手术中应用最多的是子宫内膜异位症的治疗。使用单孔腹腔镜对早期病灶进行消融，对进展期病灶可以进行绝对精确的汽化和电凝。有明确的证据表明摧毁早期的病灶可以改善生殖率和盆腔疼痛，而没有证据可证明对病灶的切除优于消融，这样的治疗应该是足够了。由于控制精确，使用低功率的激光可以消融与膀胱或输尿管邻近的结节，对侧方的组织损伤很小，例如，Nd:YAG(图14.3)的最大吸收深度在500μm至1mm之间(2)。对于所有的凝结方法，对解剖结构的极度熟悉和对器械的熟悉及其可能对组织造成的急性或迟发损伤的充分了解是非常重要的。

外科医生应牢记，如果输尿管上有病灶，汽化病灶底部组织的实际深度可能薄于1mm。许多作者建议在病灶后方注入生理盐水(3)来解决这个问题；假设使用的激光可以被水吸收的话，水可以吸收剩余的激光能量以保护下面的组织结构。实际上，当手术范围涉及腹膜后间隙和子宫直肠隔时，并发症明显增加。并发症的发生率高至6%，包括肠管、输尿管及子宫动脉穿孔(4)。

已经证实激光对轻至中度的病变是有效的，而对于较严重的病例在生育力和妊娠率方面，它比开腹手术更有效(5)。在同一研究中，轻中度和严重病例的妊娠率差不多，达到65%，而之后的研究表明激光治疗相对于电外科后能更快地妊娠(6)。由于这些研究是非控制性的，因此这只是一种趋势。

Ⅲ~Ⅳ期

就自然妊娠来说，除了子宫内膜异位囊肿(6)对其切除胜过消融，对于深度浸润的子宫内膜异位症，扩大性手术的角色仍是有争议的(5)。而对有盆腔痛的患者来讲，一致认为切除可有效消除症状。对于这些患者来说，人工助孕技术可能是最有效的改善妊娠率的方法，因为可以忽略腹膜因素。由于巧克力囊肿的内表面是卵巢的外表面，暂不理会子宫内膜异位囊肿侵入深度的争论(7)，一个外科医生应该时刻牢记在对囊肿基部进行消融时，同时也牺牲了卵巢组织。精确把握激光汽化器及激光的选择和穿透限制，尤其是CO_2激光，有助于最大限度地保留卵巢组织。实际上，在过去，专家们都喜欢KTP来治疗卵巢的内膜异位囊肿(4)；在中重度混合的子宫内膜异位症中，累积妊娠率为80%，但流产率却达到31%，反映了很高的子宫内膜异位相关的妊娠失败率(8)。最近发展的消融器械如氦气高温消融机不在本章讨论范围。

粘连

腹膜内

没有证据能说明在治疗不孕时相对于其他凝结和钝性分离方法上激光更优越。其实，在进行粘连松解前，外科医生应该牢记，粘连松解是否有助于生育力的证据并不充分(9)。以我们的经验，使用生理盐水灌洗腹腔防止器官损伤并使用有侧孔的腹腔镜置入抓钳是进行粘连松解的最低要求。CO_2激光可以进行精确地分离并最大限度地减少旁边组织的损伤。其主要优势是可以一层一层地分解结缔组织，在炭化之前进行汽化尽量避免组织烧焦。这一现象使得下面的组织可以清楚显示。另一优势是不用担心电流传向相邻的结构。实际上，当使用CO_2激光时，很难对较大的血管进行止血；因此，不适合进行有血管粘连的分解。

治疗是通过非定向性凝结，这使得探头可以不碰触凝结组织而在平面之间快速移动。注意探头不要浸蘸到灌洗液，因为它的温度非常高而且可能被损坏。已证明使用CO_2激光和电烙进行粘连松解在妊娠率和复发等方面没有区别(10,11)。输卵管卵巢粘连松解后的整体宫内妊娠率为51%~62%，异位妊娠率为5%~8%。在一系列的报告中，子宫内膜异位性粘连治疗后没发现有新发的粘连(12)。氩激光器的应用已取得了不错的结果，但其器械相关的问题包括破损和尖端熔化的发生率高达8%(13)。

宫腔内

为提供合适的着床环境，对继发于损伤或感染的宫腔内粘连的治疗是必要的。实际上，没有办法是可以保证正常的胎盘化，胎盘植入的风险还是存在的。Nd:YAG激光已被成功应用于宫腔内粘连的治疗并有利于生殖结局。使用生理盐水作为膨宫介质具有明显的好处，可以循环冲洗掉含碳废物质，在尽量减少周围损伤的同时进行精确分离，由于视纤维是由宫腔镜的顶端延伸而出，因此可以达成各种角度，从而顺畅地到达宫腔的各个角落(13)。当宫腔变形导致难以区分正常肌层时，建议进行阶段手术(14)。

纤维瘤

宫腔镜下肌瘤剥除

Nd:YAG激光已广泛应用于宫腔镜下肌瘤的一期或二期切除。KTP也被成功应用。所有病例中都应使子宫远离其他器官，因为这一技术有显著的热效应。对这一问题的新的解决方法是腹腔内超声(1)，但对此只是有一些早期的报告。对于较大的子宫肌瘤，建议进行分两期进行的手术，即使用Nd:YAG激光切开肌瘤的宫腔内部分，随后使用裂隙激光切除黏膜内部的肌瘤部分。在第二阶段操作中，剩余的肌瘤(如果有的话)即可被切除。没有明显界面的情况下可能为腺肌瘤，Donnez和Nicole报道这种情况在宫腔镜下肌瘤切除手术中的发生率为1.2%(15)。尚无关于两阶段手术的安全性及随后妊娠情况的证据。

腹腔镜及MRI/TVUS引导下的肌壁间肌瘤消融

作为消除症状和保留子宫生育能力的手段，使用KTP、YAG或二极管激光光纤进行肌壁间肌瘤消融(16)已被报道。MRI技术具有可提供热能分布的优势，使得能量集中更精确。实际上，随后的子宫破裂的报道(17)使得这一领域的权威人士建议，这一操作仅应用于40岁或以上年龄没有生育要求的妇女(18)。所有进行重复性腹腔镜下肌瘤消融的妇女都有继发于坏疽之后的广泛粘连可能。

这是一种使用穿刺针通过腹壁或阴道穿刺的微创技术。随后视纤维通过针的管腔穿入到肌瘤中心导致肌瘤的去血管化和坏疽(18)。

- 有明显的证据表明子宫内膜异位症的外科治疗有利于盆腔疼痛的改善和生育力的提高。
- CO_2激光和电凝进行粘连松解后的妊娠率和复发率上未证实有确切的差别。
- 新技术包括经阴道超声或MRI引导下使用激光纤维。

苗勒管融合缺陷

进行激光子宫纵隔切除可选择KTP和Nd:YAG，阴道纵隔切除选择CO_2激光。是否要切除纵隔的宫颈部分来防止宫颈功能不全仍有争议(19)。纵隔的汽化切割切至两侧的输卵管开口在同一水平上看到为止。纵隔上通常缺乏血管；因此当止血出现问题时应引起警惕。同时进行腹腔镜有利于防止穿孔。没有证据支持术后周期用激素治疗或使用宫内环。

卵巢打孔

可以在腹腔镜下或经阴道使用Nd:YAG或CO_2激光进行卵巢打孔。经阴道操作的结果堪与腹腔镜下电外科相比；实际上，还需要更大样本系列进行研究。由于纤维是经穿刺针导入，且能量在超声引导下直接传导到纤维顶端，因此可采用经阴道的路径。纤维顶端深入到基质中，可在超声中看到坑痕(20)。

其他应用

尽管激光辅助孵化在IVF周期中好像是很有前景的新技术，但不论是激光辅助孵化还是激光辅助ICSI在对照试验中都没有显示出有任何优势(21)。

通过激光的多用途还可为PCOS患者进行除毛。效果是长期的但并非是持久的，好像使用Nd:YAG激光为皮肤白皙但毛色较深的患者除毛效果最好(17)。

关键点

- 最好的器械是外科医生所熟悉的那一个。
- 不同类型的激光品质不同，应用也不同。
- CO_2激光进行分离更好一些。
- 宫腔镜下操作和闭合血管方面Nd:YAG和KTP更好一些。

参考文献

1. Kaseki H et al. Laser hysteroscopic myomectomy guided by laparoscopically assisted intra-abdominal sonohysterography (LHMY-GLAIS): a preliminary report. 2001;17(3):79–86.
2. Bellina JH, Hemmings R, Voros IJ et al. Carbon dioxide laser and electrosurgical wound study with an animal model. A comparison of healing pattern and tissue damage in peritoneal tissue. *Am J Obstet Gynecol* 148:327.
3. Nehzat C, Crowgey SR, Garrison CP. Surgical treatment of endometriosis via laser laparoscopy. *Fertil Steril* 45:778–83.
4. Sutton C. Lasers in infertility. *Rev Hum Reprod* 1993;8(1):133–46.
5. Green Top Guideline No 24. The Investigation and management of Endometriosis RCOG, October 2006.
6. Hart RJ, Hickey M, Maouris P, Buckett W, Garry R. Excisional surgery versus ablative surgery for ovarian endometriomata (Cochrane Review). *Cochrane Lib* 2006;(3).
7. Garry R. The endometriosis syndromes: a clinical classification

in the presence of aetiological confusion and therapeutic anarchy. *Hum Reprod* 2004;19:760–8.
8. Sutton C. Laser laparoscopy in the treatment of endometriosis. A 5-year study. *Br J Obstet Gynaecol* 1990;97(2):181–5.
9. Ahmad G, Watson A, Vandekerckhove P et al. Techniques for pelvic surgery in subfertility. *Cochrane Database Syst Rev.* 2006;(2).
10. Mecke H. Pelviscopic adhesiolysis in chronic pelvic pain—laser versus conventional techniques. *Geburtshilfe Frauenheilkd* 1992; 52(1):47–50.
11. Ahmad G, Watson A, Vandekerckhove P, Lilford R. Techniques for pelvic surgery in subfertility (Cochrane Review). *Cochrane Database Syst Rev* 2006; (2).
12. Nezhat C, Nezhat FR, Metzger DA, Luciano AA. Adhesion reformation after reproductive surgery by videolaseroscopy. *Fertil Steril* 1990;53:1008.
13. Badawy SZ. Argon laser laparoscopy for treatment of pelvic endometriosis associated with infertility and pelvic pain. *J Gynecol Surg* 1991;7(1):27–32.
14. Chapman R. The value of two stage laser treatment for severe Asherman's syndrome. *Br J Obstet Gynaecol* 1996;103(12): 1256–8.
15. Donnez J. Gillerot S, Bourgonjon D, Clerckx F, Nisolle M. Neodymium: YAG laser hysteroscopy in large submucous fibroids. *Fertil Steril* 1990;54:999–1003.
16. Chapman R. New therapeutic technique for treatment of uterine leiomyomas using laser-induced interstitial thermotherapy (LITT) by a minimally invasive method. *Lasers Surg Med* 1998; 22(3):171–8.
17. Sanchez LA, Perez M. Laser hair reduction in the hirsute patient: a critical assessment. *Hum Reprod Update* 2002;8(2):169–81.
18. Donnez J. Laparoscopic myolysis. *Hum Reprod Update* 6(6): 609–13.
19. Rock JA. Hysteroscopic metroplasty of the Class Va uterus with preservation of the cervical septum. *Fertil Steril* 1999;72(5): 942–5.
20. Zhu L. Transvaginal, ultrasound-guided, ovarian, interstitial laser treatment in anovulatory women with clomifene-citrate-resistant polycystic ovary syndrome. *BJOG* 2006;113(7): 810–16.
21. Richter K et al. No advantage of laser assisted hatching over conventional intracytoplasmic sperm injection; a randomized controlled trial. *J Exp Clin Assist Reprod Biomed Central.*

第 15 章

不孕症的子宫内膜超声表现

Richard Palmer Dickey

引言

超声(US)测量子宫内膜是目前卵巢诱导监测和辅助生殖技术(ART)中不可或缺的一步,对评价原因不明的不孕症患者也有一定意义。在采用超声技术之前,子宫内膜的状态只能通过黄体酮变化导致的撤退性出血来反映,或采用创伤性的方法,如活检、刮宫或宫腔镜来判断。最近 Strowitzki 等对子宫内膜的生理及种植进行了综述(1)。本章主要阐述 US 在不孕症患者的评价及 ART 或人工授精过程中卵巢诱导监测等方面的应用。

子宫内膜评价

子宫内膜分型

不孕症患者子宫内膜的评价首先应注意其超声表现,或者说分型,然后才是子宫内膜的厚度。Smith 等(2)首次报道了根据子宫内膜的表现及厚度来确定使用人绒毛膜促性腺激素(hCG)促排卵的时间。他们将子宫内膜分为三型:A 型,表现为一种多层的“三线”样子宫内膜,包含回声较强的内膜外层和宫腔中线,以及两者之间的低回声区域;B 型,内膜表现为等回声的中间层、同等回声的周围肌层,以及回声偏低的宫腔中线;C 型,内膜全层表现为同等回声,宫腔中线不清。随后 Gonan 等(3,4)对 ABC 型表现进行了修订。ABC 的分型并不常见于目前的文献中,出现内膜分型的文章也通常将最常见的两种内膜描述为三线样或“等回声”(5,6),第三种“排卵后”内膜常用来描述回声显著增强的正常黄体中期内膜。

子宫内膜厚度

子宫内膜厚度应于子宫纵切面显示子宫内膜最宽处测量,测量时应从子宫内膜外侧缘量至子宫内膜内侧缘,如果从子宫内膜内侧缘量至外侧缘,误差可能会达到 2mm 之多。文献报道这种内膜厚度的测量误差对于胚胎移植成功与否的影响甚大。Hofmann 等(7)报道经阴道超声测量的子宫内膜厚度与组织学上的子宫内膜成熟度相关良好,但也有人(8,9)发现子宫内膜厚度与内膜活检组织的组织学时相并无关系。

子宫内膜的波动

子宫内膜的波状运动常见于自然周期患者,以及使用人绝经期促性腺激素(hMG)或卵泡刺激素(FSH)诱导排卵患者的超声检查中(10 ~ 15)。排卵前子宫内膜运动频率最高,每分钟 3 ~ 4 次,见于 30% ~ 40% 的自然周期患者,表现为从宫底朝向宫颈和从宫颈朝向宫底的两种相对运动(15)。使用 hMG 进行促排卵的患者于排卵期 100% 可以发现内膜波动,但在黄体中期不会出现从宫底朝向宫颈的波状运动。子宫内膜波动的临床意义被低估了,子宫内膜波动出现与否与诱导排卵(OI)或试管受精(IVF)的结局是否相关尚无报道。

自然周期中的子宫内膜变化

自然月经周期中,子宫内膜于行经期,也即黄体激素(LH)峰前 9 ~ 13 天时平均厚度为 4.6mm,至 LH 峰当天平均为 12.4mm(16 ~ 18)(图 15.1)。子宫内膜的增长通常是连续性的,平均少于 1mm/d,于增殖晚期可能会增至 2mm/d(16)。IVF 周期中于卵细胞穿刺 5 天以后会出现明显的增厚(19)。LH 峰前 6 天至峰后 7 天子宫内膜表现为三线型,随着子宫内膜回声增强三线征逐渐模糊(18)。

子宫疾病会影响超声对子宫内膜的扫查结果。Sher等(20)报道子宫内膜呈等回声的患者有 93.8% 患有子宫疾病(如子宫肌瘤、严重宫腔粘连、己烯雌酚

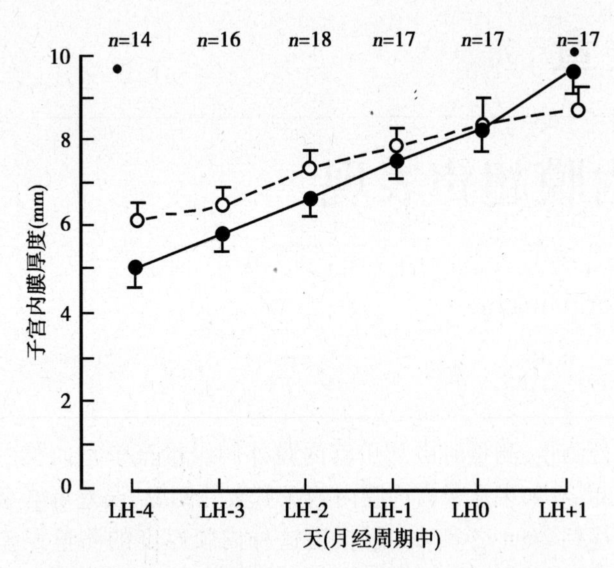

图 15.1 自然月经周期(○)与 CC(●)的双层内膜厚度曲线(平均值±标准差)。LH-0=LH 峰当天。* $P<0.05$

所致的 DES 宫腔畸形,以及子宫内膜异位症等),子宫内膜呈三线征且厚度少于 9mm 的患者只有 30% 患有子宫疾病,子宫内膜呈三线征且厚度等于或超过 9mm 的患者子宫疾病患病率只有 5.8%。

卵巢诱导过程中子宫内膜的变化

使用克罗米芬枸橼酸盐(CC)诱导卵巢排卵时,在服药期间子宫内膜的厚度常较自然周期时的内膜厚度

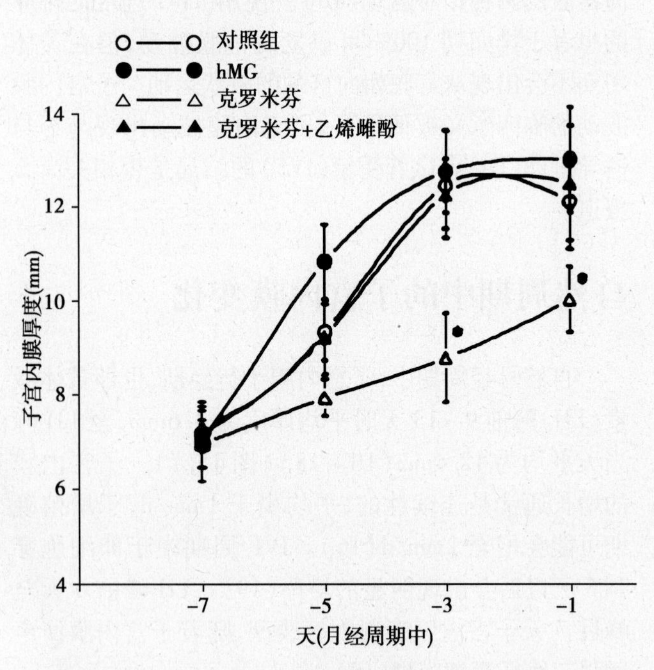

图 15.2 月经周期中子宫内膜厚度在四个节点的平均值(±标准差)分布。○,对照组;●,人绝经期促性腺激素(hMG);△,克罗米芬;▲,克罗米芬+乙烯雌酚。* $P<0.01$ 在月经周期同期时与对照组相比较

薄,这是因为 CC 具有抗雌激素作用(17)(图 15.1)。在子宫内膜增殖晚期,子宫内膜厚度的增长较自然周期快,这是因为卵巢多个卵泡出现增大,雌激素水平上升,CC 的抗雌激素作用不足以抵消雌激素的内膜增长作用。如果不用 CC,而采用 hMG 和 FSH 诱导排卵,子宫内膜厚度会超过自然周期的内膜(21)(图 15.2)。

IVF 的卵巢刺激周期中,与子宫内膜厚度的增长相对应,子宫内膜腔长度平均增长 3.8mm,宫颈管长度平均增长 1.9mm。

卵巢诱导中超声的临界值

子宫内膜分型

某些研究者认为(23,24),对使用 hMG 或 FSH 进行控制性超促排卵(COH)治疗的患者来说,在 hCG 给药当天,子宫内膜必须是三线型方可接受胚胎移植。但另一些研究者(6)发现三线型内膜的初始受孕率(10.9%)与中间层增强型内膜的初始受孕率(10.2%)并无差异,但在宫腔内人工授精前使用 CC 和 COH 进行卵巢诱导后,三线型内膜的持续妊娠率为 9.4%,而中间层增强型内膜的连续受孕率为 7.3%。

子宫内膜厚度

使用 CC、hMG 和自然周期时子宫内膜厚度的下降与受孕失败和生化妊娠相关(6,25)。一项研究对宫腔内人工授精(IUI)治疗中 hCG 给药当天子宫内膜的厚度进行了分析,如果内膜厚度达到或超过 9mm,妊娠率与出生率(持续妊娠率)将会达到最佳(表 15.1)。内膜厚度少于 6mm 时,无论是自然周期还是使用 CC 或 hMG 周期均不会受孕(6)。

表 15.1 子宫内膜厚度与宫腔内人工授精中卵巢诱导周期的结局

占妊娠总数的百分比			妊娠/结局		
厚度(mm)	周期	妊娠率(%)	生化妊娠率(%)	临床流产率(%)	出生率(%)
<6	9.1	0	0	0	0
6~8	43.6	8.1	21.4	15.4	62.5
≥9	47.2	14.0	0	12.2	87.8

Adapted from Dickey et al., 1993a, 1993b. Reproduced with permission of the publisher.

子宫内膜厚度与卵巢诱导类型相关(表 15.3)。子宫内膜厚度在 hMG 周期中有 59.2% 患者超过

9mm,克罗米芬周期这一比例为 47.2%,而自然周期的比例为 34.8%。CC 周期中有 9.1%患者的内膜厚度低于 6mm,使用自然周期接受人工授精者这一比例为 8.7%(表 15.2)。与之对应的是,hMG 周期中在 hCG 给药当天只有 2% 患者的子宫内膜厚度低于 6mm。当 CC 与 hMG(hMG+CC)应用于同一治疗周期时,CC 的抗内膜作用表现的十分明显。有关克罗米芬周期中子宫内膜厚度下降这一现象已为诸多研究所证实(6,8,17,23,26~30)。

表 15.2　不同排卵方案的子宫内膜厚度:周期百分比

方案	周期数	<6mm, %(n)	6~8mm, %(n)	>9mm, %(n)
自然周期	23	8.7(2)	56.5(12)	34.8(8)
CC	197	9.1(18)	43.6(86)	47.2(93)
hMG	49	2.0(1)	38.8(19)	59.2(29)
hMG+CC	205	11.2(23)	55.6(114)	33.2(68)

克罗米芬

表 15.3　不同方案及内膜厚度与单次周期妊娠率与持续妊娠率的关系

	6~8mm			>9mm		
	周期数(n)	妊娠率,%(n)	持续妊娠率,%(n)	周期数(n)	妊娠率,%(n)	持续妊娠率,%(n)
自然周期	13	15.4(2)	7.7(1)	8	0(0)	0(0)
CC	86	8.1(7)	7.0(6)	93	14.0(13)	14.0(13)
hMG	19	10.5(2)	0(0)	29	17.2(5)	13.8(4)
hMG+CC	114	9.6(11)	7.0(8)	68	14.7(10)	11.8(8)

克罗米芬

IVF 周期中超声的临界值

子宫内膜分型

Smith 等(2)最先报道了子宫内膜分型及厚度对 IVF 的成功和配子在输卵管内的输送(GIFT)十分重要,如果在 IVF 周期中穿刺取卵当天或前一天子宫内膜不是三线型,则胚胎不会发生着床,或着床率低。这一现象也被其他研究者证实(3~5,21,31~36)。IVF 周期中 hCG 给药当天三线型的子宫内膜与血清中雌激素水平、成熟卵细胞的数量和优质的胚胎数相关(5)。在接受捐卵的周期中三线型子宫内膜同样重要(37)。

子宫内膜厚度

根据多数研究结果,IVF 周期中如果在 hCG 给药当天子宫内膜太薄,胚胎移植就会失败,不会出现妊娠(2~5,22,38~40);但也有研究(26,31~34,41)报道子宫内膜厚度与 IVF 周期的妊娠率并无相关。许多研究在比较了发生妊娠的治疗周期与未能妊娠的治疗周期中子宫内膜的平均厚度,未发现子宫内膜厚度与治疗结局之间有何关联,但其中大多数研究认为如果子宫内膜厚度低于临界值或"截点"则不会发生妊娠。多数研究报道这一临界值为 6mm,其范围为 4mm(42)至 7mm(29)。该截点出现不同数值的一个原因是因为子宫内膜厚度是能够变化的,hCG 给药之日与预定的胚胎移植日之间有 8~9 天的时间,内膜可能增厚或变薄。重要的是,在所有使用捐卵的研究中均发现胚胎移植日的子宫内膜厚度对胚胎着床至关重要(7,43~45)。而对于卵巢诱导和宫腔内人工授精,hCG 给药日子宫内膜厚度分别大于 9mm(6,21,39,43)或 10mm(30,38,44)时所得到的妊娠率最高。

研究认为如果 hCG 给药日子宫内膜过厚,达到或超过 14mm,临床妊娠率将会下降(46)。有研究认为当内膜厚度低于 9mm 或高于 13mm 时,生化妊娠在 IVF 周期中的发生率要高于其他治疗方案(5),但其他研究则没有发现 IVF 周期中 hCG 给药日内膜厚度与生化妊娠之间的关联(47)。过厚的内膜可能发源于前一次月经周期,故目前通行的做法是,如果在一次 IVF 周期中开始进行 hMG 或 FSH 刺激时子宫内膜厚度超过 6mm,则取消此次周期。

超声的其他发现

胚胎移植时如果存在输卵管积水则妊娠率非常低(48,49)。如果在 IVF 开始前去除输卵管积水(49),或在穿刺取卵时抽出输卵管内的积水(50),则妊娠率倍增。胚胎移植日如果超声发现宫腔有液体,则胚胎不会着床,即使将液体抽出也是一样(51)。小于 2cm 的宫腔息肉不会降低妊娠率,反而有增加妊娠率的趋势(52)。

亚临床流产(生化妊娠)

亚临床流产,也称生化妊娠,即 hCG 水平升高足以提示出现妊娠,但在超声发现妊娠囊之前即出现下降,而染色体正常的胚胎发生临床流产可能是因为子宫内膜未能出现足够的生长。生化妊娠时由于没有可以进行染色体分析的妊娠生成物(POC),所以其妊娠失败的原因难以确定。但是,有52%的自然流产患者的POC染色体分型是正常的(53),所以有人假设子宫内膜生长不足可能至少与部分早期妊娠的胚胎丢失有关。有一项研究对IUI中连续OI周期时子宫内膜厚度和分型与妊娠结局的关系进行了分析,发现hCG给药日时子宫内膜厚度在6~8mm时发生生化妊娠的比例为21.9%,而子宫内膜厚度为9mm或以上时则无生化妊娠发生(25)。子宫内膜厚度为6~8mm时发生妊娠,超声发现妊娠囊后出现临床流产的比例为15.6%,而子宫内膜厚度为9mm或以上时发生妊娠,其临床流产率为12.2%。统计学分析认为生化妊娠与子宫内膜厚度和分型显著相关,而与母亲年龄或既往的自然流产次数无关。相反,临床流产则与母亲年龄以及既往的自然流产次数显著相关,而与子宫内膜厚度或分型无关。一项较早的关于IVF和GIFT结局的研究认为,三线型子宫内膜与成熟的卵细胞数量和优质胚胎数显著相关,与血清中雌激素水平也有相关(5)。

关键点

- 为达到最佳妊娠率与出生率,在自然周期的LH峰时,或IUI中OI周期和IVF周期中给药hCG时,子宫内膜异位应为9mm或以上。如果子宫内膜厚度低于9mm但高于6mm,或宫腔内有积水,则可采取3种治疗方法。
- hCG的给药可推迟以待子宫内膜增厚或宫腔内积水消失。在CC周期中推迟hCG的给药可取得一定成效,因为在增殖晚期时克罗米芬的抗雌激素作用被抵消,子宫内膜厚度的增长速度会高于自然周期的内膜(17)(图15.1)。如果自发性LH峰已启动,或雌激素水平增长过快,则不可延迟给药,尚有两种治疗方法可供选择。
- OI周期或IVF周期可被取消,在随后的周期中可采用不同的卵泡募集方案,在IVF周期中还可将hCG和所有胚胎冻存以备日后移植。如果是采用CC的治疗周期,在随后的周期中如果提前使用CC,如在月经第三天使用而不是第五天(6),则子宫内膜可能会较前增厚,因为如果降低CC的使用剂量,则CC的抗雌激素作用不超过三到四天,或使用CC的同时加用雌激素(21)(图15.2),或换用与CC结构相似但抗雌激素作用较弱的他莫昔芬,对子宫内膜和宫颈黏液的分泌影响较小。如果在OI周期中以他莫昔芬代替CC,则20~25mg的他莫昔芬与50mg的CC功效大致相等。如果是在hMG或FSH周期,则在下一个周期中促性腺激素的剂量应该增加,许多人并未意识到这一点,这样雌激素水平会增高,内膜的分型及厚度会有所好转。
- 在OI或IVF周期胚胎移植或着床前,如果雌激素水平达到期望值,子宫内膜会增厚,则治疗周期可继续进行。在IVF周期中,如果子宫内膜厚度未能增加,可冻存胚胎。
- 未使用促性腺激素的周期中使用高剂量雌激素的潜在弊处是可能会抑制正常的FSH分泌或阻碍自然LH峰的到来。因此,雌激素应于使用hCG后或LH启动后再使用,低剂量使用,每天3~4次,而不是一次给予大剂量雌激素,以控制血清中的浓度。在克罗米芬治疗周期中还可使用一种雌激素替代方案,即每天四次,逐渐减至一天一片,这种方案的理论依据是雌激素作用于子宫内膜产生变化大约需要三天的时间。采用何种雌激素并不重要,但产生最高药效的雌激素给药方式是阴道给药。口服雌激素替代方法包括注射、皮肤贴片,或阴道给药。本文作者在诊所里将一种常用于绝经期综合征患者的2mg微粒化雌激素片剂改为阴道内纳入,每天两次,而不是通常的每天一片口服。
- 有报道称低剂量阿司匹林(80~81mg/d)可增加三线型内膜的发生率(54)或妊娠率(54~57),但不会明显增加子宫内膜厚度(54,56)。一篇2000年发表的论文采用西地那非(sildenafil),一种5型磷酸二酯酶抑制剂,对4例IVF治疗失败的患者进行治疗,其中3例子宫内膜厚度增加,认为西地那非可增加一氧化氮供体的血供情况,但其后研究未能证实(58,59)。

参考文献

1. Strowitzki T, Germeyer A, Popovici R, von Wolff M (2006) The human endometrium as a fertility-determining factor. *Hum Reprod Update* 12, 617–30.
2. Smith B, Porter R, Ahuja K, Craft I (1984) Ultrasonic assessment of endometrial changes in stimulated cycles in an in vitro fertilization and embryo transfer program. *J IVF-ET* 1, 233–8.
3. Gonen Y, Casper RF, Jacobson W, Blankier J (1989) Endometrial thickness and growth during ovarian stimulation: a possible predictor of implantation in in vitro fertilization. *Fertil Steril* 52, 466–50.
4. Gonen Y, Casper R (1990) Prediction of implantation by the sonographic appearance of the endometrium during controlled ovarian stimulation for in vitro fertilization. *J IVF-ET* 7, 146–52.

5. Dickey RP, Olar TT, Curole DN, Taylor SN, Rye PH (1992) Endometrial pattern and thickness associated with pregnancy outcome after assisted reproduction technologies. *Hum Reprod* 7, 418–21.
6. Dickey RP, Olar TT, Taylor SN, Curole DN, Matulich EM (1993B) Relationship of endometrial thickness and pattern to fecundity in ovulation induction cycles: effect of clomiphene citrate alone and with human menopausal gonadotropin. *Fertil Steril* 59, 756–60.
7. Hofmann GE, Thie J, Scott RT, Navot D 1996 Endometrial thickness is predictive of histologic endometrial maturation in women undergoing hormone replacement for ovum donation. *Fertil Steril* 66, 380–3.
8. Rogers PAW, Polson D, Murphy CR, Hosie M, Susil B, Leoni M (1991) Correlation of endometrial histology, morphometry, and ultrasound appearance after different stimulation protocols for in vitro fertilization. *Fertil Steril* 55, 583–7.
9. Sterzik K, Abt M, Grab D, Schneider V, Strehler E (2000) Predicting the histologic dating of an endometrial biopsy specimen with the use of Doppler ultrasonography and hormone measurements in patients undergoing spontaneous ovulatory cycles. *Fertil Steril* 73, 94–8.
10. Abramowicz J, Archer DF (1990) Uterine endometrial peristalsis—a transvaginal ultrasound study. *Fertil Steril* 54, 451–4.
11. De Vries K, Lyons EA, Ballard G, Levi CS, Lindsay D (1990) Contraction of the inner third of the myometrium. *Am J Obstet Gynecol* 162, 679–82.
12. Lyons EA, Taylor PJ, Zheng XH, Ballard G, Levi CS, Kredentser JV (1991) Characterization of subendometrial myometrial contractions throughout the menstrual cycles in normal fertile women. *Fertil Steril* 55, 771–4.
13. Chalubinski K, Deutinger J, Bernaschek G (1993) Vaginosonography for recording of cycle-related myometrial contractions. *Fertil Steril* 59, 225–8.
14. Ijland MM, Evers JLH, Dunselman GAJ, van Katwijk C, Lo CR, Hoogland HJ (1996) Endometrial wavelike movements during the menstrual cycle. *Fertil Steril* 65, 746–9.
15. Ijland MM, Evers JLH, Dunselman GAJ, Hoogland HJ (1998) Endometrial wavelike activity, endometrial thickness, and ultrasound texture in controlled ovarian hyperstimulation cycles. *Fertil Steril* 70, 279–83.
16. Randall JM, Fisk MM, McTavish A, Templeton AA (1989) Transvaginal ultrasonic assessment of endometrial growth in spontaneous and hyperstimulated menstrual cycles. *Br J Obstet Gynaecol* 96, 954–9.
17. Randall JM, Templeton A (1991) Transvaginal sonographic assessment of follicular and endometrial growth in spontaneous and clomiphene citrate cycles. *Fertil Steril* 56, 208–12.
18. Bakos O, Lundkvist O, Bergh T (1993) Transvaginal sonographic evaluation of endometrial growth and texture in spontaneous ovulatory cycles—a descriptive study. *Hum Reprod* 8, 799–806.
19. Chien LW, Lee WS, Au HK, Tzeng CR (2004) Assessment of changes in utero-ovarian arterial impedance during the peri-implantation period by Doppler sonography in women undergoing assisted reproduction. *Ultrasound Obstet Gynecol* 23, 496–500.
20. Sher G, Herbert C, Maassarani G, Jacobs MH (1991) Assessment of the late proliferative phase endometrium by ultrasonography in patients undergoing in-vitro fertilization and embryo transfer. *Hum Reprod* 6, 232–7.
21. Yagel S, Ben-Chetrit A, Anteby E, et al. (1992) The effect of ethinyl estradiol on endometrial thickness and uterine volume during ovulation induction by clomiphene citrate. *Fertil Steril* 57, 33–6.
22. Strohmer H, Obruca A, Radner KM, Feichtinger W (1994) Relationship of the individual uterine size and the endometrial thickness in stimulated cycles. *Fertil Steril* 61, 972–5.
23. Bohrer MK, Hock DL, Rhoads GG, Kemmann E (1996) Sonographic assessment of endometrial pattern and thickness in patients treated with human menopausal gonadotropins. *Fertil Steril* 66, 244–7.
24. Tsai HD, Chang CC, Hsieh YY, Lee CC, LO HY (2000) Role of endometrial thickness and pattern, of vascular impedance of the spiral and uterine arteries, and of the dominant follicle. *J Reprod Med*, 44, 195–200.
25. Dickey RP, Olar TT, Taylor SN, Curole DN, Harrigill K (1993A) Relationship of biochemical pregnancy to preovulatory endometrial thickness and pattern in patients undergoing ovulation induction. *Hum Reprod* 8, 327–330.
26. Fleischer AC, Herbert CM, Sacks GA, Wentz AC, Entman SS, Jeames AE (1986) Sonography of the endometrium during conception and nonconception cycles of in vitro fertilization and embryo transfer. *Fertil Steril* 46, 442–7.
27. Imoedemhe DA, Shaw RW, Kirkland A, et al. (1987) Ultrasound measurement of endometrial thickness on different ovarian stimulation regimens during in vitro fertilization. *Hum Reprod* 2, 545–7.
28. Eden JA, Place J, Carter GD, et al. (1989) The effect of clomiphene citrate on follicular phase increase in endometrial thickness and uterine volume. *Obstet Gynecol* 73, 187–90.
29. Shoham Z, De Carlo C, Patel A, Conway GS, Jacobs HS (1991) Is it possible to run a successful ovulation induction program based solely on ultrasound monitoring? The importance of endometrial measurements. *Fertil Steril* 56, 836–41.
30. Isaacs JD, Wells CS, Williams DB, Odem RR, Gast MJ, Strickler RC (1996) Endometrial thickness is a valid monitoring parameter in cycles of ovulation induction with menotropins alone. *Fertil Steril* 65, 262–6.
31. Glissant A, de Mouzon J, Frydman R (1985) Ultrasound study of the endometrium during in vitro fertilization cycles. *Fertil Steril* 44, 786–90.
32. Welker BG, Gembruch U, Diedrich K, Al-Hasani S, Krebs D (1989) Transvaginal sonography of the endometrium during ovum pickup in stimulated cycles for in vitro fertilization. *J Ultrasound Med* 8, 549–53.
33. Ueno J, Oehniger S, Bryzski RG, Acosta AA, Philput B, Muasher SJ (1991) Ultrasonographic appearance of the endometrium in natural and stimulated in-vitro fertilization cycles and its correlation with outcome. *Hum Reprod* 6, 901–04.
34. Serafini P, Batzofin J, Nelson J, Olive D (1994) Sonographic uterine predictors of pregnancy in women undergoing ovulation induction for assisted reproductive treatments. *Fertil Steril* 62, 815–22.
35. Sharara FI, Lim J, McClamrock D (1999) Endometrial pattern on the day of oocyte retrieval is more predictive of implantation success than the pattern or thickness on the day of hCG administration. *J Assist Reprod Genet* 16, 523–28.
36. Fanchin R, Righini C, Ayoubi JM, Olivennes F, de Ziegler D, Frydman R (2000) New look at endometrial echogenicity: objective computer-assisted measurements predict endometrial receptivity in in vitro fertilization-embryo transfer. *Fertil Steril* 74, 274–81.
37. Coulam CB, Bustillo M, Soenksen DM, Britten ST (1994) Ultrasonographic predictors of implantation after assisted reproduction. *Fertil Steril* 62, 1004–10.
38. Check JH, Nowroozi K, Choe J, Dietterich C (1991) Influence of endometrial thickness and echo patterns on pregnancy rates during in vitro fertilization. *Fertil Steril* 56, 1173–5.
39. Noyes N, Liu HC, Sultan K, Schattman G, Rosenwaks Z (1995) Endometrial thickness appears to be a significant factor in embryo implantation in in-vitro fertilization. *Hum Reprod* 10, 919–22.
40. Oliveira JBA, Baruffi RLR, Mauri AL, Petersen CG, Borges MC,

Franco JG (1997) Endometrial ultrasonography as a predictor of pregnancy in an in-vitro fertilization programme after ovarian stimulation and gonadotropin-releasing hormone and gonadotropin. *Hum Reprod* 12, 2515–18.

41. Rabinowitz R, Laufer N, Lewin A, Navot D, Bar I, Margalioth EJ (1986) The value of ultrasonographic endometrial measurement in the prediction of pregnancy following in vitro fertilization. *Fertil Steril* 45, 824–8.
42. Sundstrom P (1998) Establishment of a successful pregnancy following in-vitro fertilization with an endometrial thickness of no more than 4 mm. *Hum Reprod* 13, 1550–2.
43. Antinori S, Versaci C, Gholami GH, Panci C, Caffa B (1993) Oocyte donation in menopausal women. *Hum Reprod* 8, 1487–90.
44. Check JH, Nowroozi K, Choe J, Lurie D, Dietterich C (1993) The effect of endometrial thickness and echo pattern on in vitro fertilization outcome in donor oocyte-embryo transfer cycle. *Fertil Steril* 59, 72–5.
45. Abdalla HI, Brooks AA, Johnson MR, Kirkland A, Thomas A, Studd JWW (1994) Endometrial thickness: a predictor of implantation in ovum recipients. *Hum Reprod* 9, 363–5.
46. Weissman A, Gotlieb L, Casper RF (1999) The detrimental effect of increased endometrial thickness on implantation and pregnancy rates and outcome in an in vitro fertilization program. *Fertil Steril* 71, 147–9.
47. Krampl E, Feichtinger W (1993) Endometrial thickness and echo patterns. *Hum Reprod* 8, 1339.
48. Camus E, Poncelet C, Goffinet FG, Wainer B, Merlet F, Nisand I, Philippe HJ (1999) Pregnancy rates after in-vitro fertilization in cases of tubal infertility with and without hydrosalpinx: a meta-analysis of published comparative studies. *Hum Reprod* 14, 1243–9.
49. Nackley AC, Muasher SJ (1998) The significance of hydrosalpinx in in vitro fertilization. *Fertil Steril* 69, 373–84.
50. Van Voorhis BJ, Sparks ET, Syrop CH, Stovall DW (1998) Ultrasound-guided aspiration of hydrosalpinges is associated with improved pregnancy and implantation rates after in-vitro fertilization cycles. *Hum Reprod* 13, 736–9.
51. Mansour RT, Aboulghar MA, Serour GI, Riad R (1991) Fluid accumulation of the uterine cavity before transfer: a possible hindrance for implantation. *J IVF-ET* 8, 157–9.
52. Lass A, Williams G, Abusheikha N, Brinsden P (1999) The effect of endometrial polyps on outcomes of in vitro fertilization cycles. *J Assist Reprod Genet* 16, 410–15.
53. Boué J, Boué A, Lazar P (1973) Retrospective and prospective epidemiological studies of 1500 karyotyped spontaneous human abortions. *Teratology* 12, 11–26.
54. Hsieh YY, Tsal HD, Chang CC, Lo HY, Chen CL (2000) Low-dose aspirin for infertile women with thin endometrium receiving intrauterine insemination: a prospective randomized study. *J Assist Reprod Genet* 17, 174–7.
55. Wada I, Hs CC, Williams G, Macnamee MC, Brinsden PR (1994) The benefits of low-dose aspirin therapy in women with impaired uterine perfusion during assisted conception. *Hum Reprod* 9, 1954–7.
56. Weckstein LN, Jacobson A, Galen D, Hampton K, Hammel J (1997) Low-dose aspirin or oocyte donation recipients with a thin endometrium: prospective, randomized study. *Fertil Steril* 68, 927–30.
57. Rubinstein M, Marazzi A, de Fried EP (1999) Low-dose aspirin treatment improves ovarian responsiveness, uterine and ovarian blood flow velocity, implantation, and pregnancy rates in patients undergoing in vitro fertilization: a prospective, randomized double-blind placebo-controlled assay. *Fertil Steril* 71, 825–9.
58. Sher G, Fisch JD (2000) Vaginal sildenafil (Viagra): a preliminary report of a novel method to improve uterine artery blood flow and endometrial development in patients undergoing IVF. *Hum Reprod* 13, 806–9.
59. Dickey RR (2008) Ultrasonography of the endometrium. In Rizk B (Ed.) Ultrasonography in reproductive medicine and infertility. Cambridge: United Kingdom, Cambridge University Press, chapter 14, 112–4.

第 16 章

宫颈的超声检查

Mona Aboulghar, Botros R. M. B. Rizk

引言

超声是妇产科临床工作中的必备诊断工具,对不孕症患者尤其重要。随着超声技术和介入性 3D 技术的发展,对子宫颈的详细检查和解剖成像,以及精确测量都可实现(1),这拓宽了超声检查在不孕症患者和孕妇中的应用范围,因为在分娩前对子宫颈进行检查十分重要(2)。

子宫颈的形态学

子宫颈是子宫的柱状部分,其下部伸入阴道并与之成一定角度,长度 2~4cm。子宫颈与子宫体的连接处为峡部。子宫动脉的分支沿宫颈两侧分布,经阴道超声可显示(3)。

经阴道超声显示的子宫颈矢状切面为一柱状的中等回声结构,中央可见管道(图 16.1)。宫颈内口于妊娠时易于确认。宫颈黏液于妊娠期较为显著,使得宫颈管的成像更为清晰(图 16.2)。宫颈腺区围绕宫颈

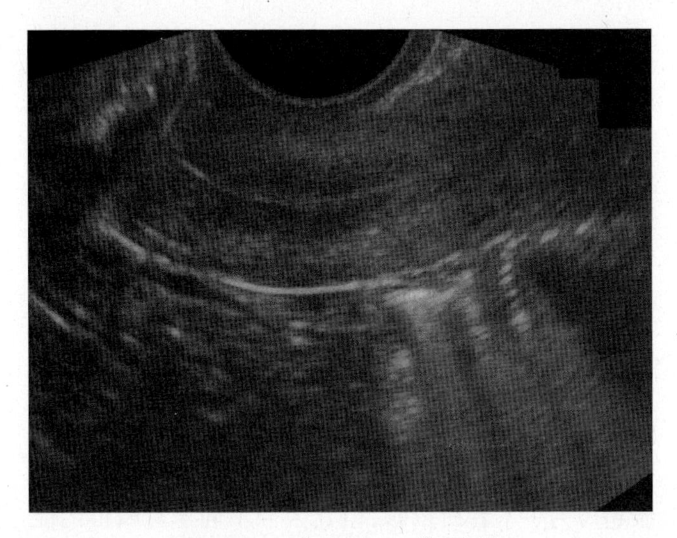

图 16.1 正常宫颈——非妊娠期

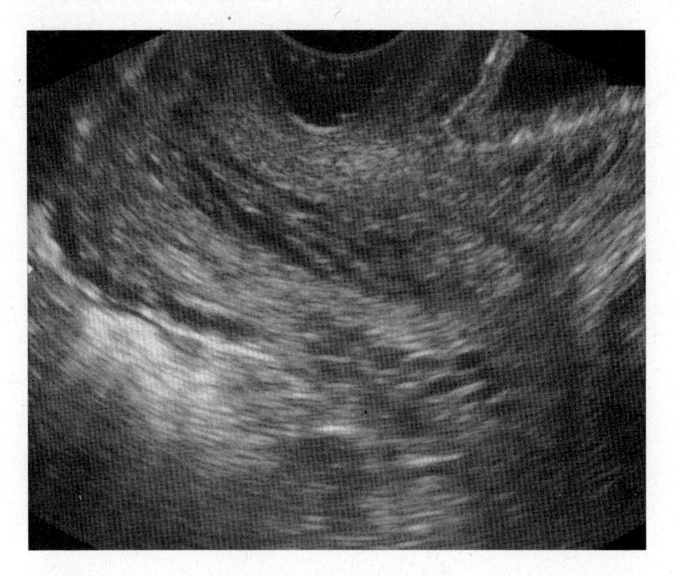

图 16.2 妊娠期宫颈

管,呈低回声区或强回声区,宫颈腺区的消失与分娩有关(4~6)。

宫颈的常规超声检查

不论患者是否妊娠期,经阴道超声均为推荐的检查方式。Rizk 等(1990)认为经阴道超声优于经腹部超声检查,这一观点为其他研究者所证实(7a~d),因为经阴道超声避开了经腹部超声的局限性,如母亲的体态所带来的困难以及需要充盈膀胱等(8)。另外,经腹部超声检查测量的宫颈长度可能较实际长度长(9)。

经会阴超声检查

经阴道超声与经会阴超声两种方法检查宫颈(妊娠期)的结果相关性很好,除了一项研究(14),其他研究均认为两者测量的宫颈长度十分接近(10~13)。

经会阴(经阴唇)超声的检查方式缘于一些作者认为在某些情况下不适合进行经阴道超声检查,如患

者有早产风险、因绒毛膜羊膜炎可能出现胎膜早破(POM)、胎盘前置带来的出血风险等,但实际上上述情况并无真正的临床风险(15,16)。在日常工作中,我们也没有发现上述情况应禁止经阴道超声,如果患者有绒毛膜羊膜炎,则使用一个无菌性探头套。

经阴道超声技术

经阴道超声检查时患者应排空膀胱,仰卧位,两髋部外展。经阴道超声采用3.5~8MHz的高频探头,检查时探头套一只避孕套,其头端置于阴道口与宫颈之间。

检查妊娠期患者时,宫颈管的总长应从内口处(从与羊膜的连接处划分)量至外口处。

非妊娠期患者可用超声检查的良性病变包括那氏囊肿、宫颈息肉、肌瘤和苗勒管发育异常等(17)。

那氏囊肿

宫颈鳞状上皮出现了可修复性的向上生长,阻塞了宫颈腺的导管出口,这些腺体的黏液潴留导致了那氏囊肿的形成。这种囊肿很常见,可单发或多发,超声表现为宫颈组织内部的无回声囊肿(3)(图16.3和图16.4)。

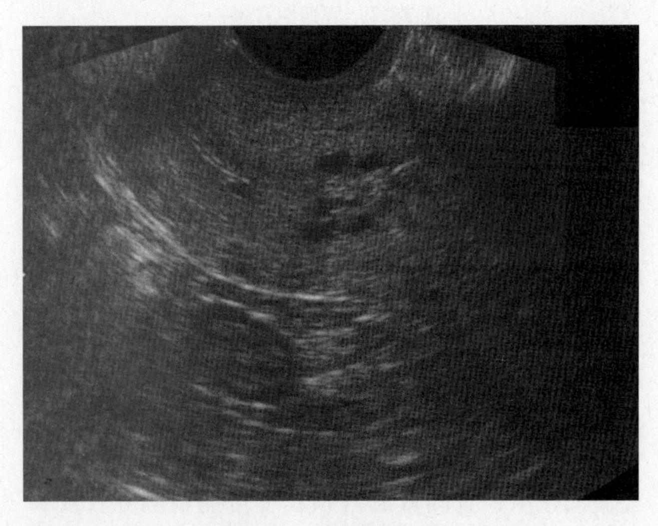

图16.3 那氏囊肿(小)

宫颈息肉

宫颈息肉较为常见,某些病例与宫颈黏液难以区分。较大的宫颈息肉表现为宫颈管内等回声的团块,往宫颈管内注入盐水时(子宫声学造影术)易于显示。检查中对宫颈解剖的评价十分重要,因在IUI或IVF治疗时息肉可能会影响导管的插入(18),故在治疗开始前可能需要进行外科手术(息肉摘除术)(图16.5)。我们常规对宫颈管及子宫进行超声检查,测量宫颈长度和宫体长度,以备胚胎移植时所需。

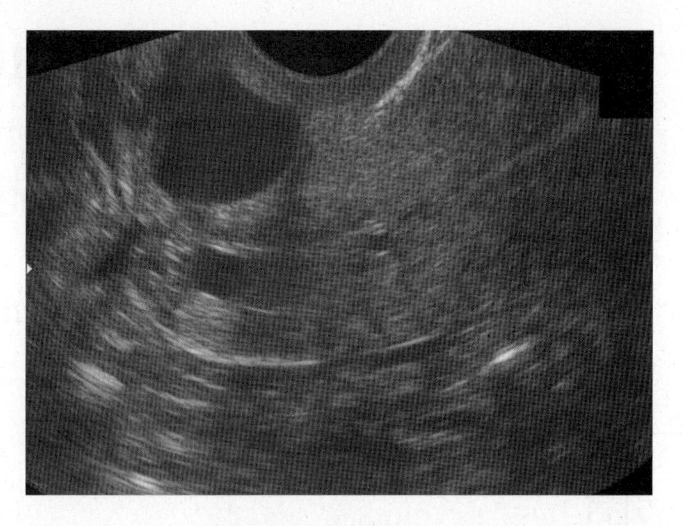

图16.4 那氏囊肿(大)

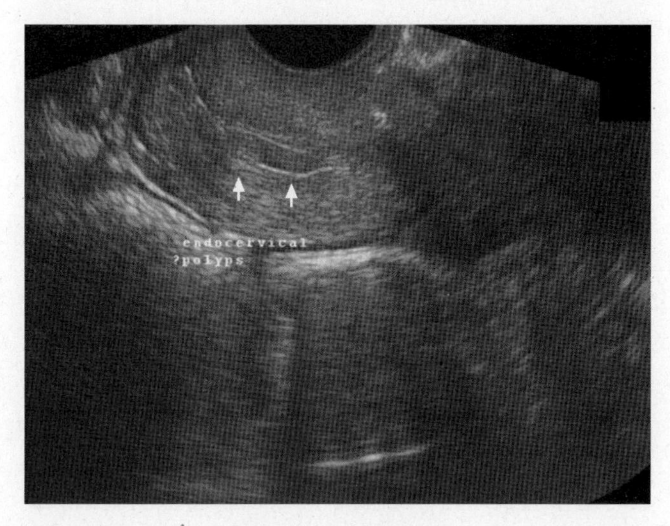

图16.5 宫颈内息肉

宫颈肌瘤

多数情况下宫颈肌瘤是起源于宫体的肌瘤突入宫颈管所致,也即有蒂的肌瘤,少数肌瘤起源于宫颈。上述两种情况均可通过声学造影术来增强肌瘤的边界,确定其起源位置(19,20)(图16.6)。

苗勒管发育异常

不同研究报道苗勒管发育异常在不孕女性中的发病率为1%~26%(21),二维超声对苗勒管子宫发育异常的检出率很高,是很好的筛查方法(22,23)。二维超声为手术者所依赖,但其区分不同子宫畸形的能力尚有一定的局限性(23~25),所以三维超声受到广

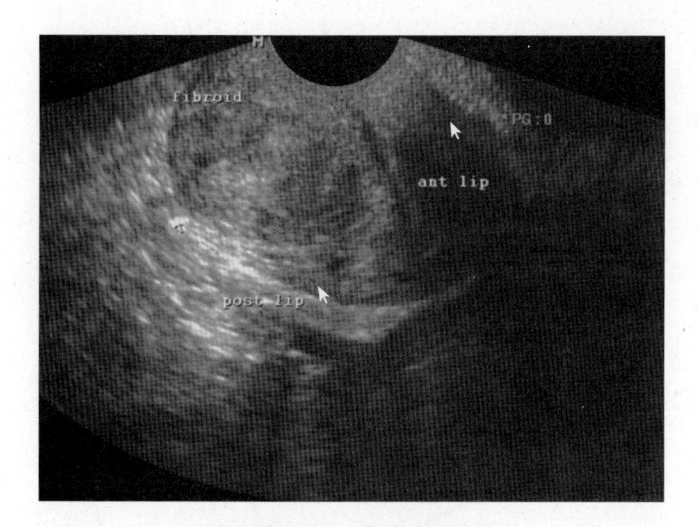

图16.6　宫颈肌瘤

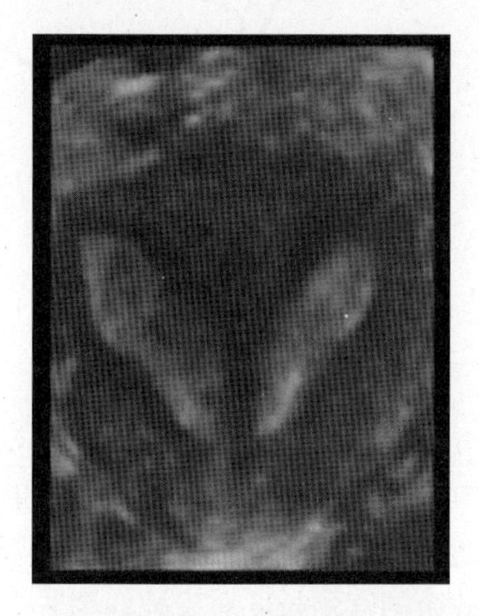

图16.7　苗勒管畸形，双子宫的三维超声图像

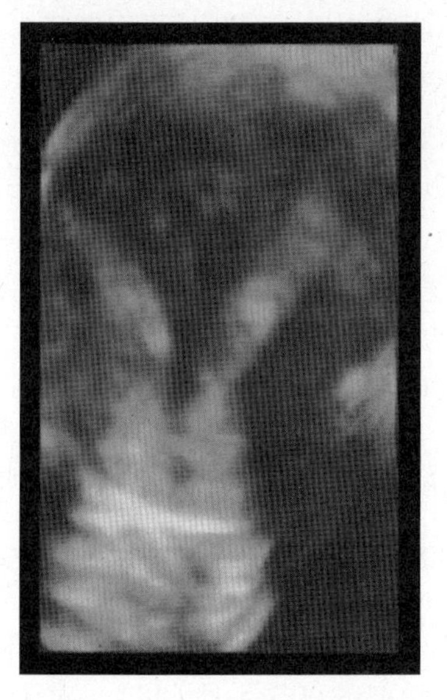

图16.8　双子宫的三维超声图像

泛的应用，因其与二维超声相比具有一定优势，可显示子宫和宫颈的冠状切面，故对不同的苗勒管发育异常有很好的敏感性和特异性（26，27）。在患有子宫不对称分隔、阴道分隔和子宫角异常的不孕患者的治疗中，特别是IVF中进行胚胎移植时，三维超声对保障胚胎放置于正确的位置有着重要的意义（图16.7～图16.10）。

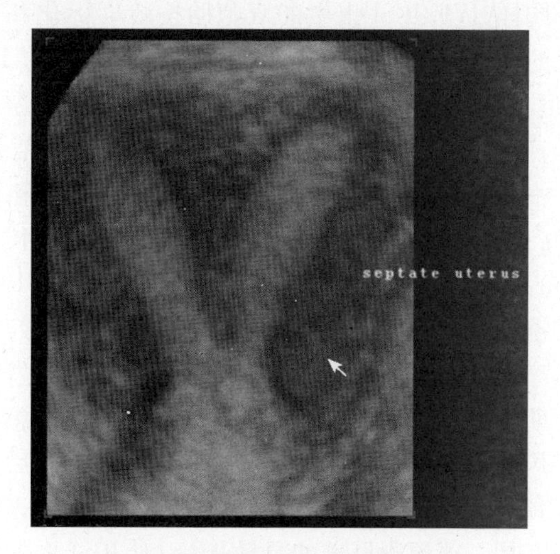

图16.9　纵隔子宫的三维超声图像

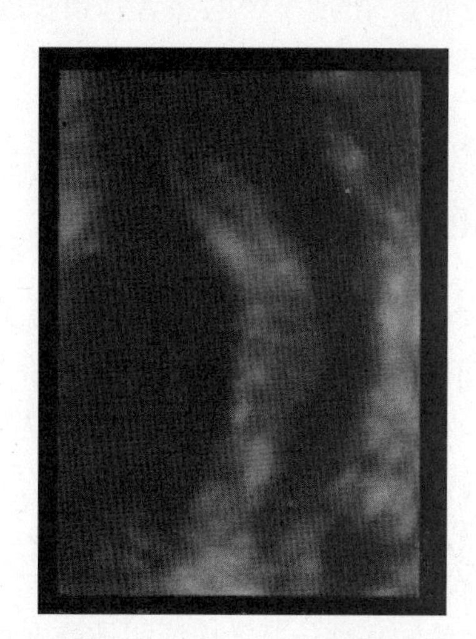

图16.10　单角子宫的三维超声图像

对易于出现早产的某些特定患者进行宫颈长度的测量是十分重要的，有人发现患有子宫畸形的女性如果经阴道超声测量的宫颈较短，那发生早产的风险为正常人的13倍。在所有的苗勒管异常中，单角子宫出现宫颈缩短和早产的几率最高（28）。

孕期宫颈的超声检查

许多文献证实ART治疗受孕后出现不良结果的风险要高。一项综合分析比较了自然妊娠与IVF后单胎妊娠，认为后者具有高产前死亡率（比值为2.2，95%可信区间为1.6～3.0），高早产率（比值2.0，95%可信区间为1.7～2.2），较高的低体重儿出生率（比值

1.8,95%可信区间为1.4～2.2),较高的极低体重儿出生率(比值2.7,95%可信区间为2.3～3.1),以及受孕年龄偏小(比值1.6,95%可信区间为1.3～2.0)(29～31)。

同样,IVF/ICSI出生的双胞胎按龄期标化和等价标化的早产发生率于37孕周前为单胎妊娠的10倍(比值9.9,95%可信区间为8.7～11.3),于32孕周前的早产发生率为7.4倍(比值7.4,95%可信区间5.6～9.8)。相应的,双胞胎体重超过2500g和低于1500g的百分比分别为11.8%(95%可信区间10.3～13.6)和5.4%(95%可信区间4.1～7.0)(30,31)。

据报道与正常女性的自然妊娠相比,不孕妇女未经治疗出现的自然妊娠也会出现较高的产科并发症和围产期死亡率(31)。因此,预测这些特定组群患者的早产风险就显得很重要。虽然没有ART治疗后妊娠期宫颈研究的相关文献,我们尚未发表的数据表明宫颈长度是一项预测早产的灵敏指标,对ICSI中的单胎和多胎妊娠而言,出现早产的患者宫颈长度较足月产的患者明显缩短(摘自Aboulghar MM 2006年未发表的数据)。

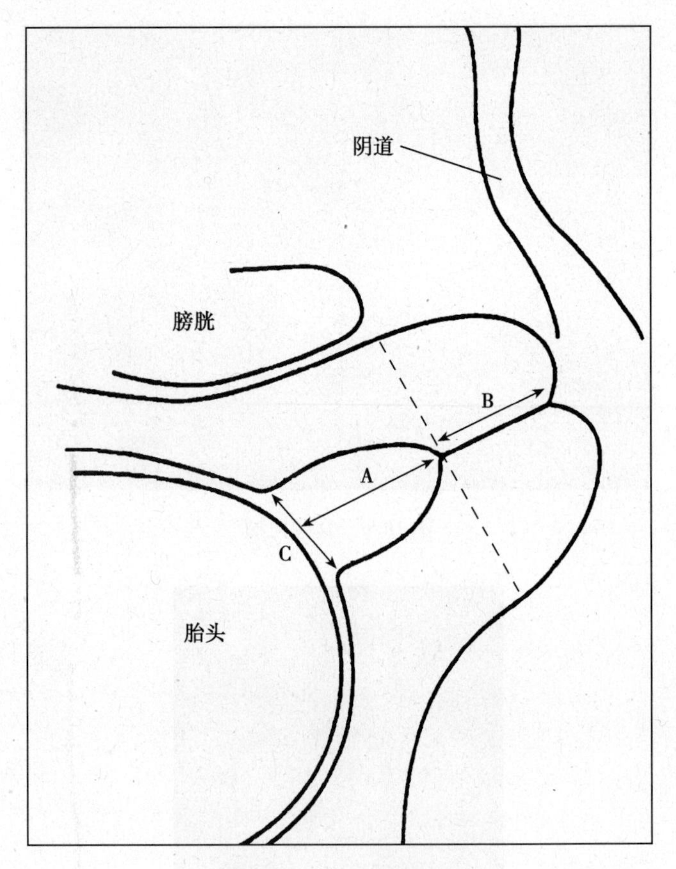

框图16.1 宫颈漏斗部

中孕期的宫颈评价

采用超声测量宫颈长度来筛查早产患者要优于数字化检查,不论其早产风险高或低(32～36)。在低风险人群中,如果宫颈长度缩短同时伴有较高的Bishop评分(臀位评分,译者注),则出现早产的可能性要升高12倍(37.4,95%可信区间为8.2～170.7;3.2,95%可信区间为1.1～9.2)(32)。

超声测量的宫颈长度已被证明是最重要的早产预测指标,宫颈长度愈短,则早产风险愈高(37)。

宫颈漏斗的形成

宫颈漏斗的形成是指宫颈管内口的扩张,宫颈管的形态发生变化,羊膜囊呈带状沿扩张的宫颈进入宫颈管。漏斗有长度和宽度,残余的宫颈长度可以用超声测量(框图16.1)。测量时需加小心,当膀胱过度充盈时、漏斗部收缩时或经阴道超声探头顶住宫颈时出现的阴道内压力过高均可使漏斗部出现伪像,因此我们建议经阴道探头应置于阴道口与宫颈之间,在评价宫颈长度与形态时应观察3～5分钟以防其发生变化(38,39)。多数研究发现漏斗部对预测早产有着十分重要的作用,尤其是宫颈长度较短时(40～42)。

但是,To等发现宫颈长度具有更重要的意义(43)。宫颈发生动态变化常出现在有早产风险的患者中,测量残余的宫颈长度对于她们至关重要(38,44,45)。

对于那些受到早产威胁的患者测量宫颈长度也同样有益。超声对宫颈长度的测量可帮助医生避免将那些出现提前宫缩的患者过度诊断为早产,区分真正的生产或假象。有两项研究认为预产期前一周内采用超声评价宫颈;将宫颈长度值15mm作为截点可最好地预测分娩,逻辑回归分析表明产前一周内最重要的影响因子是宫颈长度大于15mm(OR=101;95%可信区间为12～800,$P<0.0001$)(46,47)。

妊娠期内超声检查宫颈的时间安排:何时进行宫颈超声评价?

早孕时(孕11～14周)进行宫颈的超声评价不是筛查自发性早产的可靠手段(48)。对于足月分娩和早产两组患者,11～14孕周和中孕22～24孕周时的宫颈长度并无明显差别,但早产组患者22～24孕周时的宫颈长度明显短于足月分娩的患者($P<0.0001$),这证实了在早孕期向中孕期过渡时会出现自发性的缩

短，因此此时为筛查宫颈的最佳时机(49)。

超声引导下胚胎移植(ET)

经腹部超声引导的胚胎移植，宫体与宫颈之间夹角的重要性

已有不同研究者对超声引导下进行的胚胎移植进行介绍和研究，其中多数认为可增加妊娠率(50，51)，而另一些研究者则认为与临床胚胎移植的妊娠率相当(52)。近期有两项综合分析，其中一项是由我们组织的，结果发现采用超声引导技术的胚胎移植的活产率、持续妊娠率、临床妊娠率和着床率均较高(54)。

经腹部超声引导时需要充盈膀胱，其优点在于将宫体与宫颈之间的夹角拉直，使导管易于进入宫腔，其缺点是引起患者不适。肥胖和子宫后屈可能使超声难以观察子宫内膜腔。有研究将充盈膀胱和排空膀胱的患者进行超声引导的胚胎移植，认为超声引导的两组患者与未采用超声引导的患者其治疗结果相当(55)。

另一项研究将ET导管按子宫宫颈夹角(由经腹部超声测量)进行塑形，认为与传统临床路径相比，塑形后的ET导管可显著增加临床妊娠率(比值1.57，95%可信区间1.08～2.27)和着床率(比值1.47，95%可信区间1.10～1.96)，同时还明显降低移植困难(比值0.25，95%可信区间0.16～0.40)和移植中出血(比值0.71，95%可信区间0.50～0.99)。宫体宫颈夹角较大(大于60°)的患者与无明显夹角的患者相比妊娠率明显降低(比值0.36，95%可信区间0.16～0.52)(56)。因此，在胚胎移植前有必要用超声评价宫颈夹角、长度和宫体长度等参数(18)。

胎盘前置

胎盘前置的发生率为1∶200，且随产次增加其发生率也增高。在当前的治疗水平下出现胎盘前置时母亲的死亡率小于1%，产前死亡率接近5%。在妊娠期需诊断有无胎盘前置，并确定其分型，根据胎盘与宫颈内口的关系判断是否进行剖宫产。文献报道ART治疗后妊娠的胎盘前置发生率要高，与自然妊娠相比，其发生胎盘前置的风险为6倍(57)。

超声是用来诊断和随访胎盘前置的主要手段。对妊娠中期诊断的胎盘前置患者进行超声随访发现，约85%的患者产前的胎盘位置变为正常(58)。

与常规经腹部超声检查相比，经阴道超声在诊断胎盘前置以及确定胎盘与宫颈内口的精确距离等方面具有明显优势(59～64)，而且安全性好，不会增加阴道出血的风险(16，62，63)(图16.11)。

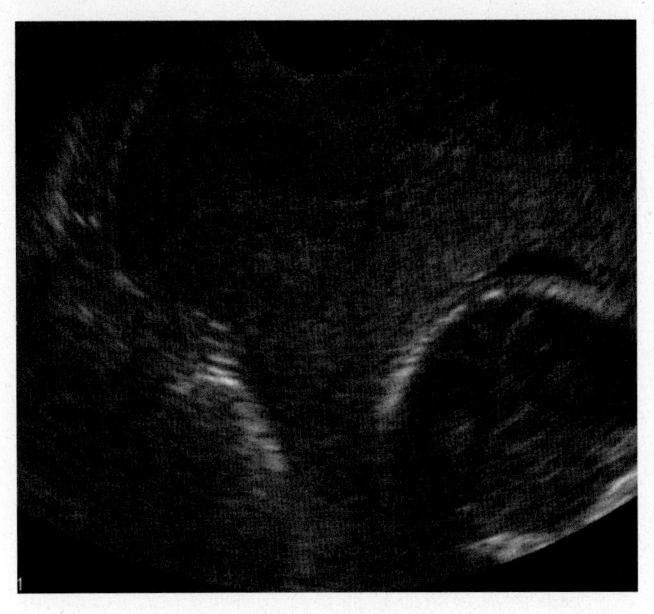

图16.11　胎盘前置

经阴道超声在诊断胎盘前置时的重要性在于能够确定胎盘边缘与宫颈内口之间的距离，这将决定分娩的方式。研究认为胎盘边缘距离宫颈内口2cm或以上可保证阴道分娩的安全性(65～67)。当胎盘边缘距离宫颈内口1～2cm时，处理方式各有不同。有一项研究报道在这组患者中剖宫产率达到40%(66)，而其他研究则对全部的患者进行剖宫产(65，67)。

血管前置

血管前置是指供给胎儿的血管走行于胎儿先露部和宫颈之间的胎膜内(图16.12)。

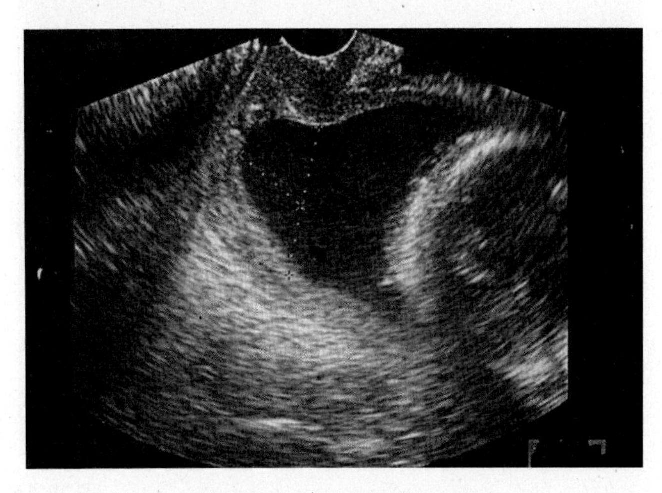

图16.12　胎儿血管跨过宫颈

发生率

妊娠期发生率为 1∶200 至 1∶5000 之间(68 ~ 70)。

解剖变异

宫颈上方的血管可自胎盘走向一帆状的脐带连接部分,也可为主胎盘与副胎盘之间的连接部分。

血管前置可导致胎儿高致病率和死亡率,原因在于胎膜中的胎儿血管没有华顿胶的保护,在生产过程中易于受压,当胎膜撕裂时易破裂出血,导致胎儿失血。前置血管破裂的典型表现为胎膜撕裂后出现无痛的阴道出血,呈暗黑色,伴有深度的胎儿宫内窘迫或死亡。血管前置还可造成分娩时胎儿心率的不正常变化,如呈正弦曲线样及严重的各种不同的心率下降(72)。临床上有时会在做阴道检查时摸到位于胎膜内的胎儿血管而诊断血管前置,也可在做羊膜镜检查时发现(73)。

但是晚近诊断血管前置主要靠超声检查,经腹部超声或经阴道超声均可诊断,某些情况下尚需两种方式结合方能诊断(74,75),彩色多普勒和能量多普勒是确诊血管前置的基本手段(74)。

有人建议在进行超声检查时应注意探查脐带进入胎盘的位置,并对子宫下段进行扫查以判断有无帆状血管。如果发现有位置较低的副胎盘,则应采用彩色多普勒检查宫颈周围区域。妊娠期应进行多次超声检查,一旦确诊血管前置,则母亲应注意休息,并建议密集观察,确定胎肺成熟后即可行剖宫产手术。

将妊娠期伴有血管前置的新生儿各种指标及结局进行比较后发现,与产后确诊的新生儿相比,产前即确诊的新生儿存活率以及母亲分娩时的年龄是仅有的两项明显增高的指标(分别为 $P<0.001$ 和 $P<0.01$)。总体报道的新生儿死亡率较高(36%),产前即确诊的新生儿死亡率较低,当出现胎膜撕裂、分娩乏力或出血明显时进行剖宫产的新生儿死亡率也较低(76)。

一些文献认为 IVF 治疗后的妊娠血管前置的发生率增高,其原因可能是帆状胎盘或脐带连接胎盘边缘的发生率较高(77)。囊胚着床时的极性出现紊乱也是血管前置的一个促成因素,这可能是与 IVF-ET 操作有关(78)。

宫颈妊娠

宫颈妊娠是一种少见的宫外妊娠形式,妊娠囊着床于宫颈内膜(78 ~ 80)。Rizk 和 Brindsen(1990)认为 ART 会增加宫外妊娠的风险(81 ~ 82)。

超声检查是主要的诊断工具(图 16.13)。据报道超声可将宫颈妊娠的治疗前诊断率提高至 81.8%。宫颈妊娠的超声诊断标准包括妊娠囊着床于宫颈内膜的位置以及滋养层的侵蚀现象(83)。

多普勒是确定宫颈妊娠是否有活性的非常重要的工具。60% 以上的宫颈妊娠是有活性的(83)。宫颈妊娠的诊断较为困难,需排除自然性流产时孕囊流至宫颈管内、那氏囊肿和宫颈绒癌的可能性。

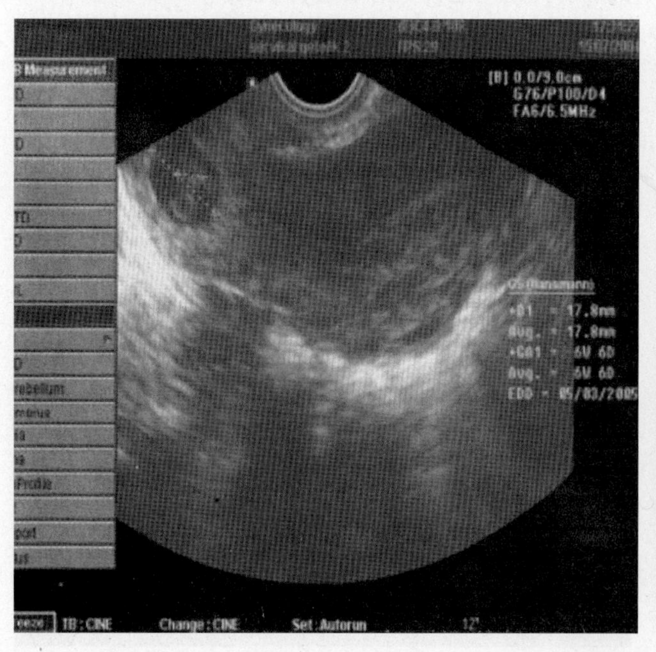

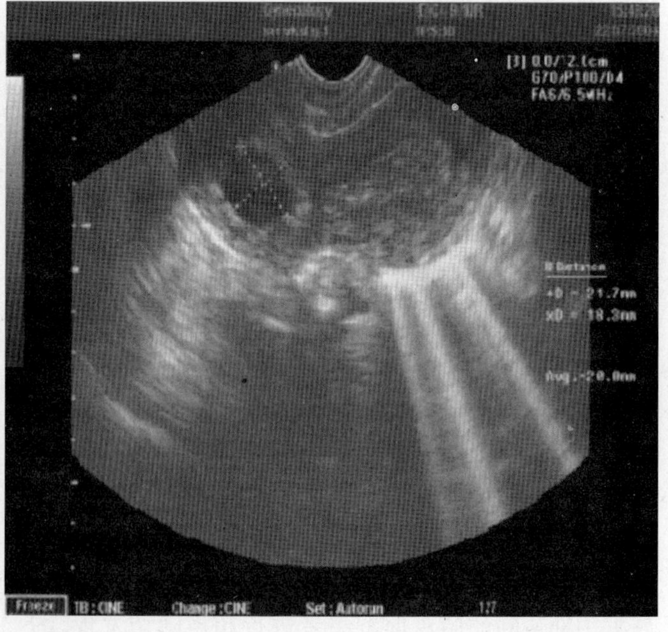

图 16.13 宫颈妊娠

宫颈妊娠的主要风险为严重的出血，许多情况下需进行子宫切除术，且多发生于未生育或生意次数少的患者，增加了治疗的困难。

宫颈妊娠的处理以保守治疗为主（图16.13），包括全身性使用甲氨蝶呤、对某些患者进行妊娠囊的刮除、刮除加Foley导管进行动脉栓塞、宫颈环扎、子宫动脉降支结扎或髂内动脉结扎等。羊膜腔内注射甲氨蝶呤（或氯化钾）也被认为是预后很好的治疗方法（84～92）。

关键点

- 超声技术的发展，尤其是三维超声的应用，可提供妊娠期或非妊娠期优质的宫颈图像。经阴道超声可非常好地显示宫颈声像，尤其是妊娠期时宫颈管内有宫颈黏液，在测量宫颈长度时可清晰显示宫颈管，确定宫颈内口的边界。
- 宫颈的超声检查以经阴道扫查方式为佳，经腹部扫查次之。对于伴有出血或PROM的患者，经会阴扫查也是一个不错的选择。
- 超声可发现的良性病变包括宫颈那氏囊肿、宫颈息肉、宫颈肌瘤和苗勒管畸形等，三维超声对于后者具有很高的特异性与敏感性。另外，苗勒管畸形于IVF试验前即应诊断出来，以免在胚胎移植中遇到困难。测量宫颈管和宫体长度对临床进行胚胎移植操作有帮助。
- 中孕时测量的宫颈长度是预测早产的最佳指标。早产的相关风险随宫颈长度的缩短而增加，这在ART治疗后的妊娠中尤为重要，因为此类患者围产期的并发症发生率相对较高，早产是其中之一。宫颈漏斗的形成和宫颈的运动都是早产的指征。在以上两种情况下，残存的宫颈长度十分重要。
- 在IVF的ET中采用经腹部超声引导可提高妊娠率，其优势在于拉平了宫体与宫颈的夹角。将ET导管按照宫体与宫颈的夹角进行塑形也可提高妊娠率。
- ART治疗后的妊娠中胎盘前置的发生率增至6倍。
- 现代化的治疗降低了胎盘前置的患病率和死亡率，其中的基本部分是超声诊断，经阴道超声的准确性要高于经腹部超声。经阴道超声可精确测量胎盘边缘到宫颈内口的距离，从而确诊胎盘前置。这将有助于分娩方式的选择，胎盘边缘距离宫颈内口2cm以上者经阴道分娩是安全的。
- 据报道ART治疗后的妊娠中血管前置的发生率增高。
- 血管前置可由经阴道超声和经腹部超声结合多普勒血流检查而确诊。产前诊断血管前置是新生儿存活的重要预示指标。在胎膜撕裂前完成分娩可降低围产期死亡率。宫颈妊娠是指妊娠囊着床于宫颈内膜，ART治疗后出现宫颈妊娠的风险增大。诊断主要靠超声检查，治疗以保守为主，可全身性或在超声引导下经阴道给予甲氨蝶呤。保守治疗可降低出血风险和子宫切除几率。

参考文献

1. Sladkevicius P, Campbell S. Advanced ultrasound examination in the management of subfertility. *Curr Opin Obstet Gynecol* 2000;**12**(3):221–5.
2. Kagan K, To M, Tsoi E, Nicolaides K. Preterm birth: the value of sonographic measurement of cervical length. *BJOG* 2006; **113**(s3):5–56.
3. Di Saia PJ. Disorders of uterine cervix. In Scott JR, DiSaia P, Hammond CB, et al. (Eds.): Danforth's Obstetrics and Gynecology, 7th ed. Philadephia: JB Lippincott, 1994.
4. Sekyia T, Yoshimatsu K, et al. Detection rate of the cervical gland area during pregnancy by transvaginal sonography in the assessment of cervical maturation. *Ultrasound Obstet Gynecol* 1998;**12**:328.
5. Yoshimatsu K, Sekiya T, Ishihara K, Fukami T, Otabe T, Araki T. Detection of the cervical gland area in threatened preterm labor using transvaginal sonography in the assessment of cervical maturation and the outcome of pregnancy. *Gynecol Obstet Invest* 2002;**53**(3):149–56.
6. Pires CR, Moron AF, Mattar R, Diniz AL, Andrade SG, Bussamra LC. Cervical gland area as an ultrasonographic marker for preterm delivery. *Int J Gynaecol Obstet* 2006;**93**(3):214–19.

7a. Rizk B, Steer C, Tan SL, Mason BA. Vaginal versus abdominal ultrasound guided oocyte retrieval in IVF. *British Journal of Radiology* 1990;**63**:638.

7b. Steer C, Rizk B, Tan SL, Mason BA, Campbell S. Vaginal versus abdominal ultrasound for obtaining uterine artery Doppler flow velocity waveforms. *British Journal of Radiology* 1990;**63**:398–9.

7c. Steer C, Rizk B, Tan SL, Mason BA, Campbell S. Vaginal color doppler assesment of uterine artery impedance in a subfertile population. *British Journal of Radiology* 1990;**63**:638.

7d. Qureshi IA, Ullah H, Akram MH, Ashfaq S, Nayyar S. Transvaginal versus transabdominal sonography in the evaluation of pelvic pathology. *J Coll Physicians Surg Pak* 2004;**14**(7):390–3.

8. To MS, Skentou C, Cicero S, Nicolaides KH. Cervical assessment at the routine 23-weeks' scan: problems with transabdominal sonography. *Ultrasound Obstet Gynecol* 2000;**15**(4):292–6.
9. Andersen HF. Transvaginal and transabdominal ultrasonography of the uterine cervix during pregnancy. *J Clin Ultrasound* 1991;**19**(2):77–83.
10. Raungrongmorakot K, Tanmoun N, Ruangvutilert P, Boriboonhirunsarn D, Tontisirin P, Butsansee W. Correlation of uterine cervical length measurement from transabdominal, transperineal and transvaginal ultrasonography. *J Med Assoc Thai* 2004;**87**(3):326–32.
11. Cicero S, Skentou C, Souka A, To MS, Nicolaides KH. Cervical length at 22-24 weeks of gestation: comparison of transvaginal and transperineal-translabial ultrasonography. *Ultrasound Obstet Gynecol* 2001;**17**(4):335–40.
12. Kurtzman JT, Goldsmith LJ, Gall SA, Spinnato JA. Transperi-

neal ultrasonography: a blinded comparison in the assessment of cervical length at midgestation. *Am J Obstet Gynecol* 1998; **179**(4):852–7.
13. Ozdemir I, Demirci F, Yucel O. Transperineal versus transvaginal ultrasonographic evaluation of the cervix at each trimester in normal pregnant women. *Aust N Z J Obstet Gynaecol* 2005; **45**(3):191–4.
14. Carr DB, Smith K, Parsons L, Chansky K, Shields LE. Ultrasonography for cervical length measurement: agreement between transvaginal and translabial techniques. *Obstet Gynecol* 2000;**96**(4):554–8.
15. Carlan Sj, Richmond LB, O'brien WF. Randomized trial of endovaginal ultrasound in preterm premature rupture of membranes. *Obstet Gynecol* 1997;**89**:458–461.
16. Timor-Tritsch IR, Yunis RA. Confirming the safety of transvaginal sonography in patients suspected of placenta previa. *Obstet Gynecol* 1993;**81**:742.
17. Bajo J, Moreno-Calvo FJ, Uguet-de-Resayre C, Huertas MA, Mateos F, Haya J. Contribution of transvaginal sonography to the evaluation of benign cervical conditions. *J Clin Ultrasound* 1999;**27**(2):61–4.
18. Mansour RT, Aboulghar MA. Optimizing the embryo transfer technique. 2002;**17**(5):1149–53.
19. Wongsawaeng W. Transvaginal ultrasonography, sonohysterography and hysteroscopy for intrauterine pathology in patients with abnormal uterine bleeding. *J Med Assoc Thai.* 2005;**88** (Suppl. 3):S77–81.
20. Leone FP, Lanzani C, Ferrazzi E. Use of strict sonohysterographic methods for preoperative assessment of submucous myomas. *Fertil Steril* 2003;**79**(4):998–1002.
21. Grimbizis GF, Camus M, Tarlatzis BC, Bonis JN, Devroey P. Clinical implication of uterine malformations and hysteroscopic treatment results. *Hum Reprod Update* 2001;**7**(2):161–74.
22. Valdes C, Malini S, Malikanak LR. Ultrasound evaluation of female genital tract anomalies: a review of 64 cases. *Am J Obstet Gynecol* 1984;**47**:89–93.
23. Nicolini U, Bellotti M, Bonazzi B, Amberletti D, Candini GB. Can ultrasound be used to screen uterine malformations? *Fertil Steril* 1987;**47**:89–93.
24. Reuter KL, Daly DC, Cohen SM. Septate versus bicornuate uteri: errors in imaging diagnosis. *Radiology* 1989;**172**:749–52.
25. Randoph JF Jr., Ying YK, Maier DB, Schmidt CL, Riddick DH, Randolph JR Jr. Comparison of real time ultrasonography, hysterosalpingopraphy, and laparoscopy/hysteroscopy in the evaluation of uterine abnormalities and tubal patency. *Fertil Steril* 1986;**5**:828–32.
26. Raga F, Bonilla-Musoles F, Blanes J, Osborne NG. Congenital Mullerian anomalies: diagnostic accuracy of three-dimensional ultrasound. *Fertil Steril* 1996;**65**:523–8.
27. Wu MH, Hsu CC, Huang KE. Detection of congenital Mullerian duct anomalies using three-dimensional ultrasound. *J Clin Ultrasound* 1997;**25**:487–92.
28. Airoldi J, Berghella V, Sehdev H, Ludmir J. Transvaginal ultrasonography of the cervix to predict preterm birth in women with uterine anomalies. *Obstet Gynecol*2005;**106**(3):553–6.
29. Jackson RA, Gibson KA, Wu YW, Croughan MS. Perinatal outcomes in singletons following in vitro fertilization: a meta-analysis. *Obstet Gynecol* 2004;**103**(3):551–63.
30. Pinborg A, Loft A, Nyboe Andersen A. Neonatal outcome in a Danish national cohort of 8602 children born after in vitro fertilization or intracytoplasmic sperm injection: the role of twin pregnancy. *Acta Obstet Gynecol Scand* 2004;**83**(11):1071–8.
31. Allen VM, Wilson RD, Cheung A. Pregnancy outcomes after assisted reproductive technology. *J Obstet Gynaecol Can* 2006; **28**(3):220–50.
32. Matijevic R, Grgic O, Vasilj O. Is sonographic assessment of cervical length better than digital examination in screening for preterm delivery in a low-risk population? *Acta Obstet Gynecol Scand* 2006;**85**(11):1342–7.
33. Guzman ER, Walters C, Ananth CV, O'Reilly-Green C, Benito CW, Palermo A, Vintzileos AM. A comparison of sonographic cervical parameters in predicting spontaneous preterm birth in high-risk singleton gestations. *Ultrasound Obstet Gynecol* 2001; **18**(3):204–10.
34. Heath VC, Southall TR, Souka AP, Elisseou A, Nicolaides KH. Cervical length at 23 weeks of gestation: prediction of spontaneous preterm delivery. *Ultrasound Obstet Gynecol.* 1998; **12**(5):312–17.
35. Leung TN, Pang MW, Leung TY, Poon CF, Wong SM, Lau TK. Cervical length at 18-22 weeks of gestation for prediction of spontaneous preterm delivery in Hong Kong Chinese women. *Ultrasound Obstet Gynecol* 2005;**26**(7):713–17.
36. Cook CM, Ellwood DA. The cervix as a predictor of preterm delivery in 'at-risk' women. *Ultrasound Obstet Gynecol* 2000; **15**(2):109–13.
37. Iams JD, Goldenberg RL, Meis PJ, Mercer BM, Moawad A, Das A, Thom E, McNellis D, Copper RL, Johnson F, Roberts JM. The length of the cervix and the risk of spontaneous premature delivery. National Institute of Child Health and Human Development Maternal Fetal Medicine Unit Network. *N Engl J Med* 1996;**334**(9):567–72.
38. Kikuchi A, Kozuma S, Marumo G, et al. Local dynamic changes of the cervix associated with incompetent cervix before and after Shirodkar's operation. *J Clin Ultrasound* 1998;**26**:371.
39. Parulekar SG, Kiwi R. Dynamic incompetent cervix uteri: sonographic observations. *J Ultrasound Med* 1988;**7**(9):481–5.
40. Rust OA, Atlas RO, Kimmel S, Roberts WE, Hess LW. Does the presence of a funnel increase the risk of adverse perinatal outcome in a patient with a short cervix? *Am J Obstet Gynecol* 2005;**192**(4):1060–6.
41. Vayssiere C, Favre R, Audibert F, Chauvet MP, Gaucherand P, Tardif D, Grange G, Novoa A, Descamps P, Perdu M, Andrini E, Janse-Marec J, Maillard F, Nisand I. Cervical length and funneling at 22 and 27 weeks to predict spontaneous birth before 32 weeks in twin pregnancies: a French prospective multicenter study. *Am J Obstet Gynecol* 2002;**187**(6):1596–604.
42. Berghella V, Kuhlman K, Weiner S, Texeira L, Wapner RJ. Cervical funneling: sonographic criteria predictive of preterm delivery. *Ultrasound Obstet Gynecol* 1997;**10**(3):161–6.
43. To MS, Skentou C, Liao AW, Cacho A, Nicolaides KH. Cervical length and funneling at 23 weeks of gestation in the prediction of spontaneous early preterm delivery. *Ultrasound Obstet Gynecol* 2001;**18**(3):200–3. Comment in: *Ultrasound Obstet Gynecol* 2001;18(3):195–9.
44. Bergelin I, Valentin L. Cervical changes in twin pregnancies observed by transvaginal ultrasound during the latter half of pregnancy: a longitudinal, observational study. *Ultrasound Obstet Gynecol* 2003;**21**(6):556–63.
45. Bergelin I, Valentin L. Normal cervical changes in parous women during the second half of pregnancy—a prospective, longitudinal ultrasound study. *Acta Obstet Gynecol Scand* 2002;**81**(1):31–8.
46. Tsoi E, Akmal S, Rane S, Otigbah C, Nicolaides KH. Ultrasound assessment of cervical length in threatened preterm labor. *Ultrasound Obstet Gynecol* 2003;**21**(6):552–5.
47. Fuchs IB, Henrich W, Osthues K, Dudenhausen JW. Sonographic cervical length in singleton pregnancies with intact membranes presenting with threatened preterm labor. *Ultrasound Obstet Gynecol* 2004;**24**(5):554–7.
48. Conoscenti G, Meir YJ, D'Ottavio G, Rustico MA, Pinzano R, Fischer-Tamaro L, Stampalija T, Natale R, Maso G, Mandruzzato G. Does cervical length at 13-15 weeks' gestation predict preterm delivery in an unselected population? *Ultrasound Obstet Gynecol* 2003;**21**(2):128–34.
49. Carvalho MH, Bittar RE, Brizot ML, Maganha PP, Borges da

Fonseca ES, Zugaib M. Cervical length at 11-14 weeks' and 22-24 weeks' gestation evaluated by transvaginal sonography, and gestational age at delivery. *Ultrasound Obstet Gynecol* 2003;**21**(2):135–9.

50. Coroleu B, Carreras O, Veiga A, Martell A, Martinez F, Belil I, Hereter L, Barri PN. Embryo transfer under ultrasound guidance improves pregnancy rates after in-vitro fertilization. *Hum Reprod* 2000;**15**(3):616–20.
51. Matorras R, Urquijo E, Mendoza R, Corcostegui B, Exposito A, Rodriguez-Escudero FJ. Ultrasound-guided embryo transfer improves pregnancy rates and increases the frequency of easy transfers. *Hum Reprod* 2002;**17**(7):1762–6.
52. Flisser E, Grifo JA, Krey LC, Noyes N. Transabdominal ultrasound-assisted embryo transfer and pregnancy outcome. *Fertil Steril* 2006;**85**(2):353–7.
53. Abou-Setta AM, Mansour RT, Al-Inany HG, Aboulghar MM, Aboulghar MA, Serour GI. Among women undergoing embryo transfer, is the probability of pregnancy and live birth improved with ultrasound guidance over clinical touch alone? A systemic review and meta-analysis of prospective randomized trials. *Fertil Steril.* 2007;**88**(2):333–41.
54. Brown JA, Buckingham K, Abou-setta A, Bucket W. Ultrasound versus clinical touch for catheter guidance during embryo transfer in women (Review). *Cochrane Library* 2007; (1).
55. Lorusso F, Depalo R, Bettocchi S, Vacca M, Vimercati A, Selvaggi L. Outcome of in vitro fertilization after transabdominal ultrasound-assisted embryo transfer with a full or empty bladder. *Fertil Steril* 2005;**84**(4):1046–8.
56. Sallam HN, Agameya AF, Rahman AF, Ezzeldin F, Sallam AN. Ultrasound measurement of the uterocervical angle before embryo transfer: a prospective controlled study. *Hum Reprod* 2002;**17**(7):1767–72.
57. Romundstad LB, Romundstad PR, Sunde A, von During V, Skjaerven R, Vatten LJ. Increased risk of placenta previa in pregnancies following IVF/ICSI; a comparison of ART and non-ART pregnancies in the same mother. *Hum Reprod* 2006;**21**(9): 2353–8.
58. Chama CM, Wanonyi IK, Usman JD. From low-lying implantation to placenta praevia: a longitudinal ultrasonic assessment. *J Obstet Gynaecol* 2004;**24**(5):516–18.
59. Smith RS, Lauria MR, Comstock CH, Treadwell MC, Kirk JS, Lee W, Bottoms SF. Transvaginal ultrasonography for all placentas that appear to be low-lying or over the internal cervical os. *Ultrasound Obstet Gynecol* 1997;**9**(1):22–4.
60. Ghorab S. Third-trimester transvaginal ultrasonography in placenta previa: does the shape of the lower placental edge predict clinical outcome? *Ultrasound Obstet Gynecol* 2001;**18**(2):103–8.
61. Heer IM, Muller-Egloff S, Strauss A. Placenta praevia—comparison of four sonographic modalities. *Ultraschall Med* 2006;**27**(4):355–9.
62. Tan NH, Abu M, Woo JL, Tahir HM. The role of transvaginal sonography in the diagnosis of placenta praevia. *Aust N Z J Obstet Gynaecol* 1995;**35**(1):42–5.
63. Sunna E, Ziadeh S. Transvaginal and transabdominal ultrasound for the diagnosis of placenta praevia. *J Obstet Gynecol* 1999;**19**(2):152–4.
64. Chen JM, Zhou QC, Wang RR. Value of transvaginal sonography in diagnosis of placenta previa. *Hunan Yi Ke Da Xue Xue Bao* 2001;**26**(3):289–90.
65. Bhide A, Prefumo F, Moore J, Hollis B, Thilaganathan B. Placental edge to internal os distance in the late third trimester and mode of delivery in placenta praevia. *BJOG* 2003;**110**(9):860–4.
66. Dawson WB, Dumas MD, Romano WM et al. Translabial ultrasonography and placenta praevia: does measurement of the os-placenta distance predict outcome? *J Ultrasound Med* 1996;**15**:441.
67. Opeheimer LW, Farine D, Ritchie JW, et al. What is a low lying placenta. *AM J Obstet Gynecol* 1991;**165**:1036.
68. Fung TY, Lau TK. Poor perinatal outcome associated with vasa previa: is it preventable? A report of three cases and review of literature.
69. Nomiyama M, Toyota Y, Kawano H. Antenatal diagnosis of velamentous umbilical cord insertion and vasa previa with color Doppler imaging. *Ultrasound Obstet Gynecol* 1998;**12**: 426–9.
70. Pent D. Vasa previa. *Am J Obstet Gynecol* 1979;**134**:151–5.
71. Antoine C, Youn BK, Silverman F, Greco MA, Alvarez SP. Sinusoidal fetal heart rate pattern with vasa previa in twin pregnancy. *J Reprod Med* 1982;**27**:295–300.
72. Codero DR, Helgott AW, Landy HJ, Reik R, Medina C, O'sullivan MJA. Nonhemorrhagic manifestation of vasa previa. A clinicopathologic case. *Obstet Gynecol* 1993;**82**:689–701.
73. Young M, Yu N, Barham K. The role of light and sound technologies in the detection of vasa previa. *Reprod Fertil Dev* 1991;**3**:439–51.
74. Catanzarite V, Maida C, Thomas W, Mendoza A, Stanco L, Piacquadio KM. Prenatal sonographic diagnosis of vasa previa: ultrasound findings and obstetric outcome in ten cases. *Ultrasound Obstet Gynecol* 2001;**18**(2):109–15.
75. Baschat AA. Ante- and intrapartum diagnosis of vasa praevia in singleton pregnancies by colour coded Doppler sonography. *Eur J Obstet Gynecol Reprod Biol* 1998;**79**(1):19–25.
76. Oyelese Y, Catanzarite V, Prefumo F, Lashley S, Schachter M, Tovbin Y, Goldstein V, Smulian JC. Vasa previa: the impact of prenatal diagnosis on outcomes. *Obstet Gynecol* 2004;**103**(5 Pt 1): 937–42.
77. Burton G, Saunders DM. Vasa praevia: another cause for concern in in vitro fertilization pregnancies. *Aust N Z J Obstet Gynaecol* 1988;**28**(3):180–1.
78. Englert Y, Imbert MC, Van Rosendael E, Belaisch J, Segal L, Feichtinger W, Wilkin P, Frydman R, Leroy F. Morphological anomalies in the placentae of IVF pregnancies: preliminary report of a multicentric study. *Hum Reprod* 1987;**2**(2):155–7.
79. Pyrgiotis E, Sultan KM, Neal GS, Liu HC, Grifo JA, Rosenwaks Z. Ectopic pregnancies after in vitro fertilization and embryo transfer. *J Assist Reprod Genet* 1994;**11**(2):79–84.
80. Ginsburg ES, Frates MC, Rein MS, Fox JH, Hornstein MD, Friedman AJ. Early diagnosis and treatment of cervical pregnancy in an in vitro fertilization program. *Fertil Steril* 1994; **61**(5):966–9.
81. Rizk B, Brinsden PR. Embryo migration responsible for ectopic pregnancies, 1990;**163**(4):1639.
82. Aboulghar M, Rizk B. Ultrasonography of the Cervix. In: Rizk B (Ed.) Ultrasonography in reproductive medicine and infertility. Cambridge: United Kingdom, Cambridge University Press, 2009, chapter 12.
83. Ushakov FB, Elchalal U, Aceman PJ, Schenker JG, Gembruch U. Cervical pregnancy: past and future. *Obstet Gynecol Surv* 1997;**52**(1):45–59.
84. Kim TJ, Seong SJ, Lee KJ, Lee JH, Shin JS, Lim KT, Chung HW, Lee KH, Park IS, Shim JU, Park CT. Clinical outcomes of patients treated for cervical pregnancy with or without methotrexate. *J Korean Med Sci* 2004;**19**(6):848–52.
85. Doekhie BM, Schats R, Hompes PG. Cervical pregnancy treated with local methotrexate. *Eur J Obstet Gynecol Reprod Biol* 2005; **122**(1):128–30.
86. Sherer DM, Lysikiewicz A, Abulafia O. Viable cervical pregnancy managed with systemic Methotrexate, uterine artery embolization, and local tamponade with inflated Foley catheter balloon. *Am J Perinatol* 2003;**20**(5):263–7.
87. Mitra AG, Harris-Owens M. Conservative medical management of advanced cervical ectopic pregnancies. *Obstet Gynecol Surv* 2000;**55**(6):385–9.
88. Pascual MA, Ruiz J, Tresserra F, Sanuy C, Grases PJ, Tur R, Barri PN. Cervical ectopic twin pregnancy: diagnosis and

conservative treatment: case report. *Hum Reprod* 2001;**16**(3):584–6.

89. Hassiakos D, Bakas P, Creatsas G. Cervical pregnancy treated with transvaginal ultrasound-guided intra-amniotic instillation of methotrexate. *Arch Gynecol Obstet* 2005;**271**(1):69–72

90. Yildizhan B. Diagnosis and treatment of early cervical pregnancy: a case report and literature review. *Clin Exp Obstet Gynecol* 2005;**32**(4):254–6.

91. Kirk E, Condous G, Haider Z, Syed A, Ojha K, Bourne T. The conservative management of cervical ectopic pregnancies. *Ultrasound Obstet Gynecol* 2006;**27**(4):430–7.

92. Api O, Unal O, Api M, Ergin B, Alkan N, Kars B, Turan C. Ultrasonographic appearance of cervical pregnancy following successful treatment with methotrexate. *Ultrasound Obstet Gynecol* 2006;**28**:845–7.

第17章

男性不育症的经直肠超声检查

Levent Gurkan, Andrew C. Harbin, Wayne J. G. Hellstrom

男性不育症：流行趋势、临床表现以及诊断步骤

临床上大约15%的夫妇患有不孕不育症。尽管公众普遍的错觉认为女性是不孕症主要病因方，但实际上至少一半以上的不孕症夫妇中存在男性不育因素(1)。

男性不育的常规检查包括完整的既往史、局部的身体检查、实验室检查(包括精液检查和全面的激素检查)，某些情况下还需进行选择性的影像学检查。男性不育症主要是由于精子发育过程中出现影响形态或受精能力的异常因素所致(如血管性的、基因性的、激素性的或免疫性的等)，或在精子从睾丸向前列腺尿道的输送过程中出现障碍所致(如发育不良或梗阻)。

无精症是指在射出的精液中完全不能检出精子，在临床表现为不孕症的所有夫妇中发病率为5%(2，3)。导致无精症的梗阻因素可以是部分性的，也可是完全性的。1%的无精症患者存在完全性梗阻，其中30%～67%的病例梗阻部位在附睾，15%的病例梗阻部位在睾丸，只有1%～3%的病例梗阻发生在射精管末端(4)。另有5%的男性不育症患者存在射精管的部分梗阻(5)。还有报道认为细精管的功能性梗阻与局部的神经炎有关(6)。

梗阻性不育症的患者常可提供血精、射精痛、现时或既往有尿道炎或前列腺炎、梗阻性或炎性的尿道症状、既往阴囊肿胀、感染或疼痛、阴囊手术史、既往腹股沟疝修补术、外伤或胸腔慢性感染等病史(4)。对此类患者的体检可发现至少有一个正常睾丸体积大于15ml，少数情况下睾丸体积小意味着睾丸功能衰减，这常发生于患有梗阻性无精症并伴有睾丸衰减的患者。其他可能与不育症有关的体检表现包括附睾炎引起的附睾增大或变硬、附睾或输精管结节、输精管缺如或部分闭锁、尿道炎症状或前列腺异常等。梗阻性不育症患者的血清卵泡刺激素(FSH)通常是正常的，但FSH水平正常并不能除外睾丸源性的无精症。事实上，原发性精母细胞发生出现衰减的男性有40%的FSH水平是正常的。抑制素B是一种由睾丸滋养细胞(Sertoli cells)产生的负反馈信号分子，对正常的精母细胞发生可能有较高的预测价值(7)。

对于大多数此类患者许多医生将检查重点放在精液分析和影像学检查上，但实际上患者的病史和体检是十分重要的。仔细的体检获得的信息可超过任何放射学或实验室检查，例如，先天性双侧输精管缺如可通过检查阴囊内容物而十分容易的检查出来，但对生殖系统进一步的放射学检查却不能提示此种疾病(腹部超声可能会检出伴随的肾脏畸形)。对于此种患者首选辅助生殖治疗(ART)，可手术或经皮穿刺从附睾或睾丸内抽吸精子。因此，正确的体检会避免对自然妊娠的奢望和情感上的期待，也不会承担不必要的影像学检查。

对于临床拟诊梗阻性不育症的患者可进行阴囊和经直肠超声检查。阴囊超声主要用来评价睾丸和附睾，着重检查有无解剖结构和实质回声的异常。经直肠超声(TRUS)主要评价射精管末端部分，包括输精管壶腹部、精索静脉、射精管和前列腺。

经直肠超声检查适应证

经直肠超声主要用于那些精液检查提示射精管末端完全梗阻的患者，即射精量少(通常少于1.5ml)，无精子，pH值低(<7)，无果糖等。患者至少有一侧输精管可被触及，激素检查结果常为正常。射精管末端部分梗阻的患者也应进行经直肠超声检查，这些患者表现为射精量少、少弱精子症(数量少，活力低)和(或)射精痛等。与输精管完全性梗阻相比，部分性输精管梗阻的患者精液中果糖含量为正常低限，物理性状及

激素水平没有明显异常(4)。

经直肠超声基础

经直肠超声的原理与其他超声检查方法一致。超声波由探头发出,反射波经电脑处理后转变为图像。图像质量主要决定于探头发射的声波频率。探头频率越高,图像质量越高,但组织穿透力也越低。经直肠检查方式所检查的组织深度有限,所以检查者可以使用较高频率的双平面探头(7.0~7.5MHz),虽然该频率低于检查阴囊和阴茎的浅表超声探头(10MHz),但由于十分接近前列腺,所以能够清晰表现输精管和精囊等结构的细微解剖特征(1)。

经直肠超声属于轻微的介入检查,易于操作。多数情况下,经直肠超声可以直接检查门诊患者而无需麻醉。在开始检查前,应首先进行直肠指诊以除外可能的结构性畸形,避免可能存在的禁忌证或某些难以进行经直肠超声检查的病症。检查体位可以是截石位、膝胸位或侧卧位,其中侧卧位较为常用,因其可使术者易于操作,患者痛苦较小。探头进入直肠的长度平均为8~9cm,其表面应充分润滑。应对输精管壶腹部、精囊、输精管、前列腺及其周围的环绕结构进行系统的横切面及矢状面扫查。鉴于医学及法律学的目的,应对上述结构的多平面扫查图像进行保存,并妥善保存于标有患者姓名、图像中的结构及检查日期的文件夹中。操作者应负责这些资料的保管工作。

与经直肠超声图像相关的胚胎学与解剖学要点

为了理解经直肠超声图像中射精相关结构的正常与异常的表现,了解它们的解剖关系与胚胎起源是十分重要的。

输精管靠近前列腺的基底部,其末端与精囊汇合组成射精管。输精管自精阜旁汇入后尿道,是来自输精管的精子与精囊的精浆进入尿道的共同入口。

尿道在胚胎时起源午非管(中肾管),在胚胎发育的第七周时,午非管生成输精管末端和射精管。由于胚胎起源相同,当出现输精管的发育异常时,往往预示伴有更加严重的尿道与肾脏畸形(8)。经直肠超声进行矢状切面扫查时,输精管为一条内径小于2mm的管状结构,自侧后方走向前中。进行输精管扫查时建议使用矢状切面,因横切面辨认射精管有些困难。

精阜内两侧输精管开口之间可显示前列腺囊。前列腺囊的胚胎起源存在诸多争议,一些作者认为它起源于内胚层(5),而另一些作者则认为它是苗勒管的发育遗迹(8)。还有一些作者考虑它可能是苗勒管与尿生殖窦上皮的共同产物(9)。前列腺囊的胚胎学起源尚需临床上最终确定。前列腺囊的大小各异,通常在经直肠超声图像上小于6mm,但有10%的人会超过10mm。

精囊位于膀胱后壁的后方,前列腺的上方。大约在胚胎发育的第13周时,两侧精囊自午非管末端分出,靠近它们进入前列腺的入口。与午非管相关的其他结构,包括输精管或尿道等的发育异常,常伴有精囊的畸形。经直肠超声检查中,精囊表现为无回声区,界限较为清晰。前后径超过15mm为正常。

经直肠超声的诊断

过去常于管腔穿刺后进行管腔内造影以评价射精管的通畅与否。这一操作包括经阴囊输精管穿刺并注射一定量的染色溶剂(如亚甲基蓝)或放射造影剂,随后分别进行膀胱镜或放射线检查(10)。虽然管腔内造影仍然是金标准,其应用已逐渐为经直肠超声所替代,主要因为管腔内造影为有创性检查,费用昂贵,出现医源性狭窄或管腔梗阻的风险较大,以及与手术有关的麻醉风险和放射线暴露等(5)。现在,管腔内造影术主要用于射精管阻塞的局部手术中。

磁共振成像(MRI)和计算机断层扫描(CT)也可进行射精系统的评价。由于CT分辨率较低,其在射精管与其周围结构的评价中的作用有限。MRI采用一种直肠内线圈所成的T2序列图像被证实能有效评价射精系统。由于MRI是多平面扫查,分辨率高,所以MRI在诊断小的前列腺囊肿、评价囊内容物以及周围组织的检查中优于经直肠超声,但MRI在此范围的应用受限于它的高昂费用及低分布率,而且MRI对钙不敏感,导致与钙有关的病灶诊断率较低。钙化与石样变被认为是射精管阻塞的主要原因。

由于经直肠超声检查无创,费用合理,并发症少,诊断率高,目前已成为射精管阻塞的首先检查方法。近期一篇文章应引起注意,经直肠超声检查结果与那些局部创伤性检查的结果吻合率较差(11)。经直肠超声诊断的阻塞病例与精囊腺X线造影术、精囊穿刺术和输精管染色检查的结果吻合率分别为52%、48%

和36%。该文作者认为，如果仅仅依赖于经直肠超声的检查结果，52%的患者将会接受不必要的外科治疗(11)。

经直肠超声检查中的病变

经直肠超声中能够诊断的病变包括泌尿生殖结构的发育不良或发育不全、囊肿、扩张、钙化和结石。

约1%～2.5%的男性不育症患者和4.4%～17%的无精症患者患有输精管发育不全，并经常伴有精囊的发育不全。单侧输精管发育不全的患者推荐进行超声检查，因此类患者伴有同侧肾脏畸形的发生率为91%(12)。此种综合征的病因在于输尿管与输精管的胚胎起源均为午非管。患有先天性输精管发育不全的男性应进行生殖咨询，因为82%的此类患者会出现与囊性纤维化相关的基因突变(13)。

精囊囊肿较为少见，可以为先天性或获得性。先天性精囊囊肿常伴发同侧肾脏的发育不全或异位输尿管，后者的输尿管常连接一个发育不良的肾脏，其末端开口于精囊。如果精囊囊肿处于中心且长到足够大时，会引起精囊管的堵塞(14)。

前列腺囊肿可以按照部位、是否内含精子及胚胎起源进行分类。不含精子的囊肿处于前列腺中央线上，称为前列腺小囊囊肿或苗勒管囊肿，此两种囊肿有多大区别，以及其本质是否不同目前尚不清楚。一些作者认为前列腺小囊囊肿起源于内胚层，位置靠近精阜，苗勒管囊肿起源于中胚层，位置靠近前列腺基底部(5)。其他一些作者则认为苗勒管起源的囊肿并不存在，所有此类小囊均来自前列腺小囊(9)。不论起源何处，其在经直肠超声上的表现十分相近。内含精子的囊肿被称为午非管囊肿或射精管囊肿(15)，常位于前列腺中线两侧而非位于精确的中线上(16)。如果同时伴有附睾阻塞或长时间的射精管阻塞，则午非管囊肿内可能不含精子，这是午非管囊肿与前列腺小囊囊肿不同的地方(17,18)。其他种类的囊肿可由经直肠超声检出，诸如先天性囊肿、前列腺渗出物囊肿和局部的脓肿等等。这些囊肿较少造成阻塞，因为它们常位于前列腺的边缘部位。

输精管末端的纤维化和钙化继发于炎症或感染。这些病灶在经直肠超声中常表现为高回声区。经直肠超声可以判断射精管道与钙化灶之间的解剖关系，还能发现射精管末端的扩张，这是存在末端梗阻的直接证据。需要指出的是由过度纤维化造成的梗阻可伴有或不伴有明显的射精管扩张。如果既往没有感染史或手术史，这种情况则提示存在亚临床感染(16)。

射精管末端梗阻的诊断标准

无精症患者在经直肠超声中发现精囊扩张，其前后径大于15mm或射精管直径超过2.3mm时，高度提示射精管末端梗阻(EDO)(19)(图17.2)。但在射精管不完全梗阻或精囊、射精管扩张不明显时(即过度纤维化患者)，单独依靠经直肠超声则难以确诊。对于此类表现不典型的患者，可通过经直肠精囊穿刺得到确诊。如果穿刺样本在高倍镜下每个视野发现3个或以上的活动精子，则应考虑末端梗阻的诊断。穿刺应于射精两小时后进行，因为正常精囊内此时不含活动精子(20)(图17.1)。

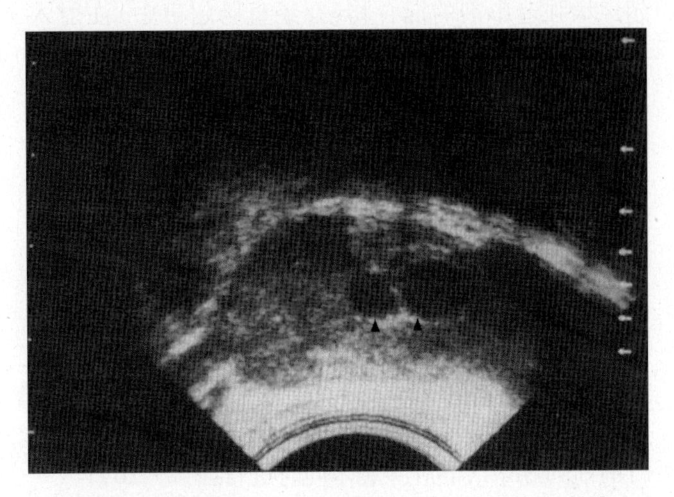

图17.1 经直肠超声于前列腺横切面显示扩张的射精管(箭头所指处)

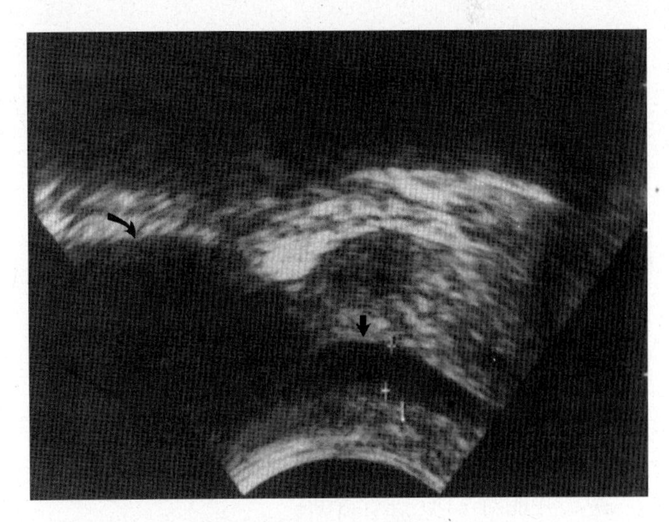

图17.2 长轴切面显示精囊(弯箭头)与前列腺连接处扩张的射精管(箭头)内径3.6mm

经直肠超声在治疗方面的应用

如果经直肠超声检查发现射精管的梗阻是继发于纤维化或钙化，或者是靠近表面的中线囊肿，则建议进行经尿道切除或射精管开窗术（TURED）(21)。手术方式可因病变的不同而不同，但都会涉及射精管末段的切除术、囊肿的开窗术或两者联合(22)。在TURED中，如果没有引导方式确定射精管，准确确定切除深度和定位引起梗阻的病变并不容易。而且，理论上直肠壁、外括约肌和膀胱颈的损伤较为常见，因为这些不育症男性的前列腺体积很小。在TURED中进行经直肠超声可监测手术切除深度，防止并发症，并观察手术效果。采用染色剂（在膀胱镜检查时）或采用染色剂和超声增强造影剂的混合物（在经直肠超声中）注射入精囊，然后使用经直肠超声确定射精管(23,24)。

经直肠超声也可应用于治疗性穿刺以减小梗阻性囊肿的大小，这种方法适用于TURED不能解决的深处囊肿，是一种简单且相对无创的囊肿减小方式，但常不能根治，囊液可再次蓄积(15)。

经直肠超声还可应用于因精囊管梗阻而导致的无精症患者，可采用精囊穿刺抽吸精子。这种精子穿刺抽吸术常应用于ART治疗。虽然文献中认为此种方法很成功，但睾丸穿刺或附睾穿刺取精较之更为常用。经直肠超声引导的精囊穿刺多与经直肠超声引导下进行的前列腺中线囊肿穿刺术同时进行(2,25,26)。

关键点

- 约15%的夫妇患有不孕症；男性因素导致的不孕症约占其中一半。
- 梗阻性不育症在临床病例中占有相当大的范围，其中包括无精症，即射出的精液中不含精子。
- 梗阻性无精症见于5%的男性不育症患者；射精管梗阻是1%～3%梗阻性无精症患者的病因。
- 对不育症男性的标准临床检查包括病史、身体检查、精液分析、激素测定，以及针对性的影像学检查。影像学检查不应在其他检查未完成之前进行。
- 经直肠超声是检查射精系统细微结构的有效影像学手段（包括输精管壶腹部、精囊、输精管和前列腺），并能对EDO进行诊断。
- 虽然经直肠超声诊断射精管梗阻的敏感性较MRI、CT以及管腔内造影术低，但因其风险小、费用合理、并发症少以及诊断率较高，经直肠超声目前仍是首选影像学检查方法。
- 经直肠超声能发现的病变包括前列腺和精囊囊肿、精囊和射精管扩张、射精管附近的结石、纤维化和钙化等。
- EDO于经直肠超声上表现为精囊扩张，前后径大于15mm，射精管扩张，内径大于2.3mm，射精两小时后精囊穿刺无精子。
- 经直肠超声可应用于ART治疗中，也可于TURED术中进行，对中位囊肿穿刺抽吸，以及精囊穿刺等。

参考文献

1. Zahalsky M. and Nagler H. Ultrasound and infertility: diagnostic and therapeutic uses. *Curr Urol Rep* (2001), **2**, 437–42.
2. Cerruto M.A., Novella G., Antoniolli S.Z. and Zattoni F. Use of transperineal fine needle aspiration of seminal vesicles to retrieve sperm in a man with obstructive azoospermia. *Fertil Steril* (2006), **86**, 1764.e7–9.
3. Irvin D.S. Epidemiology and etiology of male infertility. *Hum Reprod* (1998), **13**, Suppl. 1:33–44.
4. Dohle G.R., Colpi G.M., Hargreave T.B., Papp G.K., Jungwirth A. and Weidner W. The EAU Working Group on Male Infertility. EAU guidelines on male infertility. *Eur Urol* (2005), **48**, 703–11.
5. Goluboff E.T., Stifelman M.D. and Fisch H. Ejaculatory duct obstruction in the infertile male. *Urology* (1995), **45**, 925–31.
6. Colpi G.M., Casella F., Zanollo A., Ballerini G., Balerna M., Campana A. and Lange A. Functional voiding disturbances of the ampullo-vesicular seminal tract: a cause of male infertility. *Acta Eur Fertil* (1987), **18**, 165–79.
7. Pierik F.H., Vreeburg J.T., Stijnen T., De Jong F.H. and Weber R.F. Serum inhibin B as a marker of spermatogenesis. *J Clin Endocrinol Metab* (1998), **83**, 3110–4.
8. Veltri R. and Rodriquez R. The molecular biology, endocrinology, and physiology of the prostate and seminal vesicles. In *Wein: Campbell-Walsh Urology: Ninth Edition*, Chapter 85: ed. Wein A.J. et al. (Philadelphia, PA: Saunders Company, 2007).
9. Kato H., Hayama M., Furuya S., Kobayashi S., Islam A.M. and Nishizawa O. Anatomical and histological studies of so-called Mullerian duct cyst. *Int J Urol* (2005), **12**, 465–8.
10. Weintraub M.P., De Mouy E. and Hellstrom W.J.G. Newer modalities in the diagnosis and treatment of ejaculatory duct obstruction. *J Urol* (1993), **150**, 1150–4.
11. Purohit R.S., Wu D.S., Shinohara K. and Turek P.J. A prospective comparison of 3 diagnostic methods to evaluate ejaculatory duct obstruction. *J Urol* (2004), **171**, 232–5.
12. Schlegel P.N., Shin D. and Goldstein M. Urogenital anomalies in men with congenital absence of the vas deferens. *J Urol* (1996), **155**, 1644–8.
13. Chillon M., Casals T., Mercier B., et al. Mutations in the cystic fibrosis gene in patients with congenital absence of the vas deferens. *N Engl J Med* (1995), **332**, 1475–80.
14. Shabsigh R., Lerner S., Fishman I.J. and Kadmon D. The role of transrectal ultrasonography in the diagnosis and management of prostatic and seminal vesicle cysts. *J Urol* (1989), **141**, 1206–9.
15. Elder J.S. and Mostwin J.L. Cyst of the ejaculatory duct/urogenital sinus. *J Urol* (1984), **132**, 768–771.
16. Kuligowska E. and Fenlon H.M. Transrectal US in male infertility: spectrum of findings and role in patient care. *Radiology* (1998), **207**, 173–81.
17. Silber S.J. Ejaculatory duct obstruction. *J Urol* (1980), **124**, 294–7.
18. Patterson L. and Jarow J.P. Transrectal ultrasonography in the

evaluation of the infertile man: a report of three cases. *J Urol* (1990), **144**, 1469–71.

19. Nguyen H.T., Etzell J. and Turek P.J. Normal human ejaculatory duct anatomy: a study of cadaveric and surgical specimens. *J Urol* (1996), **155**, 1639–42.
20. Orhan I., Onur R., Cayan S., Koksal I.T. and Kadioglu A. Seminal vesicle sperm aspiration in the diagnosis of ejaculatory duct obstruction. *BJU Int* (1999), **84**, 1050–3.
21. Fisch H., Kang Y.M., Johnson C.W. and Goluboff E.T. Ejaculatory duct obstruction. *Curr Opin Urol* (2002), **12**, 509–15.
22. Schroeder-Printzen I., Ludwig M., Kohn F. and Weidner W. Surgical therapy in infertile men with ejaculatory duct obstruction: technique and outcome of a standardized surgical approach. *Hum Reprod* (2000), **15**, 1364–8.
23. Halpern E.J. and Hirsch I.H. Sonographically guided transurethral laser incision of a Mullerian duct cyst for treatment of ejaculatory duct obstruction. *Am J Roentgenol* (2000), **175**, 777–8.
24. Apaydin E., Killi R.M., Turna B., Semerci B. and Nazli O. Transrectal ultrasonography-guided echo-enhanced seminal vesiculography in combination with transurethral resection of the ejaculatory ducts. *BJU Int* (2004), **93**, 1110–2.
25. Boehlem D. and Schmid H.P. Novel use of fine needle aspiration of seminal vesicles for sperm retrieval in infertile men. *Urology* (2005), **66**, 880.
26. Hellstrom W.J.G. and Gurkan L. Ultrasonography in male infertility. In Rizk B. (Ed.) Ultrasonography in Reproductive Medicine and Infertility. Cambridge University Press, 2008, Chapter 22, pp. 268–72.

第18章

精液分析:解读与临床应用

T. F. Kruger, S. C. Oehninger

引言

目前,在不孕不育夫妇中,无论伴有或者不伴有女性因素,因男性生育力低下的造成的不育约为40%~50%(1)。

对男性不育的正确评估应具有一套合理的程序,包括严密的病史采集,完整的体格检查,精液实验室常规和功能分析,以及合适的泌尿学、内分泌学和遗传学检查(2)。

利用一些精液参数可以将正常生育力男性与生育力低下男性区分开来。最常用的精液参数为精子浓度(精子密度)、活动率、前向运动比例和精子形态。这几项参数均非常重要,在临床决策时不能仅检查或单独参看其中任何一项。精子形态学检查是目前文献中争议最大的精子参数指标,已经采用了大量的分类系统来描述什么样的细胞学特征为形态上正常或异常的精子。为大家广泛接受的精子形态学分类系统是世界卫生组织(WHO)1987年和1992年的标准以及Tygerberg严格标准,1999年至今,世界卫生组织一直沿用这一标准(5~8)(译者注:2010年世界卫生组织出版的第五版《精液分析手册》对精子形态学评价标准进行了修正)。

虽然精液参数和男性生育潜能之间存在正相关,但是世界卫生组织1987年和1992年的标准(3,4)在区分正常和生育力低下男性上缺少临床价值(9~13)。如果采用这些参数,很多正常生育力的男性(在检查精液之前或之后的短时间内配偶怀孕的)会被划分为生育力低下。近来一些文献认为采用严格标准的精子形态学检查在体外受精(IVF)和宫腔内人工授精(IUI)中具有预测意义(12.14),就自然生育力而言,该标准是否有效尚缺少足够的文献(15,16)。

精液参数在IVF和IUI中的应用(15,16)

正常形态精子百分率(严格标准)在IVF和IUI中具有确切的预测价值。一项meta分析显示,无论正常形态精子百分率的临界值限定在5%或者14%,对IVF成功率均具有阳性预测意义,正常形态精子百分率≥5%组患者整体的受精率和妊娠率明显高于正常形态率<5%患者组(12,16)。

对IUI相关数据的meta分析结果也显示,正常形态精子百分率≥5%组每周期的妊娠率显著高于正常形态率<5%组(14)。在正常形态精子百分率<5%组,其他的精液参数对IUI的成功率具有一定的预测意义(14),在对IUI的分析中,一些研究认为精子的活力(17)和浓度(18)同样具有预测作用,但是另外的一些研究(19)认为仅精子的形态这一项参数就足够预测IUI的预后。由于辅助生殖技术(IVF/ICSI)费用较高,如果一个男性的精液能够在离心和上游后平均每毫升获得100万条以上运动精子,就可以行IUI治疗,至少4个人工授精周期后可以获得较好结果(18)。反之,应当识别出生育能力差的男性进行辅助生殖技术助孕。

正常生育力/生育力低下精液参数的临界值——精子浓度、精子活力/前向运动率以及Tygerberg严格标准的精子正常形态率(15,16)

为了寻找正常生育力/生育力低下患者上述精液参数的临界值,在已经发表的论文中我们发现了4篇文献(20~23)。这些文章比较了正常生育力和低生育力组之间的多个精液参数,临界值的评估选用分类及回归树分析(CART)或受试者工作特征曲线(ROC曲线)分析。对于不同参数诊断的准确性以及将正常生育力和低生育力区分开来的分辨力也选用了ROC曲线分析来评价。

这四篇文章(20~23)选用ROC-AUC(ROC曲线下面积)来评价不同参数的预测力。精子形态学参数的AUC为66%~78.2%,证实了它对生育力具有较高的预测能力。其中两篇文章(22,23)显示在不同参数中精子形态学参数对生育力的预测最佳,其计算出的临界值分别为10%和9%,但是Gunalp(20)等对数据敏感性和特异性分析得出的临界值为12%,而第四项研究(21)计算出的具有预测力的临界值为4%。虽然该值的敏感性和特异性相对较高,但是阳性预测力并非如此,它会将正常生育力的男性划归为生育力低下人群,进而导致一定程度的不安以及不必要和昂贵的不育症治疗。这四篇文章中的第三篇给出的临界值很低(22),Ombelet等利用正常生育力人群的第十百分位数来计算他们的临界值,而Menkveld等(21)在利用阳性预测值作为指示来筛查人群时,假定他们研究的人群中生育力低下有50%的流行率。较低的临界值介于3%~5%之间(表18.1),与较高的临界值相比,这些较低的临界值具有非常高的阳性预测值,同时阴性预测值并不很低(15,16)。

表18.1 根据人群中预计生育力低下人群发生率得出的区分一般人群正常生育力和低生育力的低限临界值

作者	形态(%)	活力(%)	前向运动力(%)	浓度(10^6/ml)
Menkveld 等(16)	3	20		20
Günalp 等(15)	5	30	14	9
Ombelt 等(14)	5	28		14.3

世界卫生组织的1999年版《精液分析手册》(7)推荐任何一个第三方机构都应当根据自己所面对的人群制订临界值。精子正常形态率在0~4%之间者很可能提示生育力低下,这与先前IVF和IUI数据是相吻合(14)。精子浓度低于15×10^6/ml,活力低于30%同样是生育力低下组的精液参数特点。本章后半部分对这四篇文章的讨论显示了同样的趋势,这些临界值可以用来区分正常组和低生育力组(20~23)。

精液的扩展分析/精子功能分析

近来Arslan等(2)提出,有必要进一步加强对精子特定及关键功能的更可靠的体外检测,这些功能包括活力、获能能力、与透明带结合的能力以及顶体反应。评估的这些特征被认为是具有代表性的精子功能的检测。

精液的扩展分析应包括对精子这些关键功能特征的分析,这些分析主要包括如下几类:①精子功能缺陷的间接生物化学检测(例如:活性氧的产生或精子的过氧化损伤、肌酸磷酸激酶及其他酶的活性);②配子间相互作用的生物学分析(如:仓鼠卵母细胞去透明带实验、精子-透明带结合实验)和诱发顶体反应;③计算机辅助的精子运动特征检测(2)。

Oehninger等对发表的34篇前瞻性对照研究中的2906例受试者进行了研究,根据研究结果,他们提出了针对现行检验方法准确性的一种注重结果的、客观的检查。目的是通过meta分析法评价四种精子功能分析(CASA、诱发顶体反应、精子穿透试验或SPA和精子-透明带结合实验)对IVF结果的预测力(24)。

分析结果显示精子-透明带结合实验和诱发顶体反应对体外受精结果具有很强的预测能力(24)。同时,结果也显示SPA预测受精能力的临床价值很低,而且CASA系统的临床应用需要进一步的研究和标准化。这项研究提供了客观的证据,即需要对临床管理和后续研究进行指导设计,同时指出了目前检测手段的局限性,急需对目前方法进行标准化并开发新的技术。

临床管理

应该使用较低临界值鉴别正常生理条件下具有最低生育力的男性,检查结果在临界值之上即可认为正常。这些结果,尤其是精子形态学结果,与之前Coetzee等(12)(IVF数据)以及Van Waart等(14)(IUI数据)发表的结果一致,即正常形态精子百分率小于他们所计算的临界值的男性,其使配偶自然怀孕的机会很少。

然而,有必要指出,精液参数较差的患者仍偶尔有使其配偶自然怀孕的可能。这些临界值在于帮助临床医生来正确地处理患者。处理原则包括要对异常的精液分析和异常的精子功能进行反复检测。另一个有价值的临床技巧就是对精液进行简单上游,这能够帮助临床医生制订合理的治疗建议。如前所述,考虑到推荐的临界值,如果患者通过上游法能够获得足够的精子,则应考虑行IUI治疗。

如同Arslan等(2)近来所指出的,治疗计划应该建立在对夫妇双方均完整的检查基础之上,如果完全是男方因素造成的不育(没有发现明确的女方因素),合适的治疗策略包括:①内科治疗(性腺功能减退和高泌乳素血症的激素治疗,生殖道感染的抗生素治疗);②泌尿外科治疗(手术或非手术治疗,如:精索静脉曲张的传统手术、显微手术以及腔镜手术,附睾-输精管/输精管-输精管吻合术以及射精障碍的最新处理方法);③低和高复杂的辅助生殖技术(ART)。男性生育力低下的严重程度以及一些影响预后的女方因素(如:年龄、不育年限、子宫内膜异位症、其他疾病等)是考虑尽早行ART治疗的指征(2)。

我们同意Arslan等的建议,如果没有内科或泌尿外科治疗的指征,推荐如下治疗过程:"低复杂性的"IUI治疗,"标准"IVF-ET以及IVF联合ICSI治疗。如果女方大于35岁,特别是能够获得大于100万条运动精子,推荐采用4~6个周期的"低复杂性的"夫精人工授精联合控制性超排卵技术治疗(18,25)。初步资料显示为了增加成本效率,缩短治疗时间,有下列情形的不建议采用IUI治疗,包括:回收后精子总数低,半透明带结合指数<31%(24),钙离子诱导的顶体反应≤22%(27),透明带诱导的顶体反应<16%(26),和(或)精子DNA碎片指数大于12%(28)。在所有上述情况下,ICSI可作为治疗的选择方案。标准或常规的IVF应该限定用于形态评分处于临界且能够获得适当运动精子的患者。此外,最近有报道采用睾丸精子的ICSI治疗可作为治疗精液中精子DNA严重损伤患者的一线ART选择(29)。在这种情况下,就需要更多的研究来验证评价DNA损伤检测方法的准确性,以及DNA异常对临床结局的影响。

临床操作关键点

- 依据最新的扩展评估结果,男方生育力非常差或者有受精失败史的时候,应当考虑行ICSI治疗(2)。
- 重视男性生育力的临床评价,通过精液分析收集有价值信息,以用于做出合理的临床决策。
- 应当鼓励进行精子上游和功能学检测,这有助于临床医生处理日常的男性因素造成的不育,尤其对具有特殊因素的男性不育做临床决策具有巨大的帮助。
- 出于纯粹的实用性,对所有病例均行ICIS治疗明显有悖于循证医学的原则(Arslan 2006)。

参考文献

1. Irvine DS. Declining sperm quality: a review of facts and hypotheses. *Baillieres Clin Obstet Gynaecol* 1997;11:655.
2. Arslan M, Oehninger S, Kruger TF. Clinical management of male infertility. In: Male Infertility: Diagnosis and Treatment; Oehninger, Krugers editors, Informa Health Care, London: 2006, 305–18.
3. World Health Organization. WHO Laboratory Manual for the Examination of Human Semen and Semen-Cervical Mucus Interaction, edn. 2. Cambridge, Cambridge University Press, 1987.
4. World Health Organization. WHO Laboratory Manual for the Examination of Human Semen and Sperm-Cervical Mucus Interaction, edn. 3. Cambridge, Cambridge University Press, 1992.
5. Kruger TF, Acosta AA, Simmons KF, Swanson RJ et al. Predictive value of abnormal sperm morphology in *in vitro* fertilization. *Fertil Steril* 1988;49:112–17.
6. Kruger TF, Menkveld R, Stander FS, Lombard CJ et al. Sperm morphologic features as a prognostic factor in *in vitro* fertilization. *Fertil Steril* 1986;46:1118–23.
7. Menkveld R, Stander FSH, Kotze TJ et al. The evaluation of morphological characteristics of human spermatozoa according to stricter criteria. *Hum Reprod* 1990;5:586–92.
8. World Health Organization. WHO Laboratory Manual for the Examination of Human Semen and Sperm-Cervical Mucus Interaction, edn 4. Cambridge, Cambridge University Press, 1999.
9. Barratt CL, Naceeni M, Clements S et al. Clinical value of sperm morphology for in-vivo fertility: comparison between World Health Organization criteria of 1987 and 1992. *Hum Reprod* 1995;10:587–93.
10. Blonde JP, Ernst E, Jensen TK et al. Relation between semen quality and fertility: a population-based study of 430 first-pregnancy planners. *Lancet* 1998;352:1172–7.
11. Chia SE, Tay SK, Lim ST. What constitutes a normal seminal analysis? Semen parameters of 243 fertile men. *Hum Reprod* 1998;13:3394–8.
12. Coetzee K, Kruger TF, Lombard CJ. Predictive value of normal sperm morphology: a structured literature review. *Hum Reprod Update* 1998;4:73–82.
13. Ayala C, Steinberger E, Smith DP. The influence of semen analysis parameters on the fertility potential of infertile couples. *J Androl* 1996;17:718–25.
14. Van Waart J, Kruger TF, Lombard CJ et al. Predictive value of normal sperm morphology in intrauterine insemination (IUI): a structured literature review. *Hum Reprod Update* 2001;7:495–500.
15. Siebert TI, van der Merwe FH, Kruger TF et al. How do we define male subfertility and what is the prevalence in the general population. In Male Infertility: Diagnosis and Treatment. Informa Health Care, London, 2006; 269–76.
16. van der Merwe FH, Kruger TF, Oehninger S. The use of semen parameters to identify the subfertile male in the general population. *Gynecol Obstet Invest* 2005;59:86.
17. Montanaro Gauci M, Kruger TF, Coetzee K et al. Stepwise regression analysis to study male and female factors impacting on pregnancy rate in an intrauterine insemination programme. *Andrologia* 2001;33:135–41.
18. Ombelet W, Vandeput H, Van de Putte G et al. Intrauterine insemination after ovarian stimulation with clomiphene citrate: predictive potential of inseminating motile count and sperm morphology. *Hum Reprod* 1997;12:1458–65.
19. Linheim S, Barad D, Zinger M et al. Abnormal sperm morphology is highly predictive of pregnancy outcome during controlled ovarian hyperstimulation and intrauterine insemination. *J Assist Reprod Genet* 1996;13:569–72.
20. Günalp S, Onculoglu C, Gürgan T et al. A study of semen parameters with emphasis on sperm morphology in a fertile population: an attempt to develop clinical thresholds. *Hum Reprod* 2001;16:110–14.
21. Menkveld R, Wong WY, Lombard CJ et al. Semen parameters, including WHO and strict criteria morphology, in a fertile and infertile population: an effort towards standardization of *in vivo* thresholds. *Hum Reprod* 2001;16:1165–71.
22. Ombelet W, Bosmans E, Janssen M et al. Semen parameters

in a fertile versus sub-fertile population: a need for change in the interpretation of semen testing. *Hum Reprod* 1997;12:987–93.
23. Guzick DS, Overstreet JW, Factor-Litvak P et al. Sperm morphology, motility, and concentration in fertile and infertile men. *N Engl J Med* 2001;345:1388–93.
24. Oehninger S et al. Sperm function assays and their predictive value for fertilization outcome in IVF therapy: a meta-analysis. *Hum Reprod Update* 2000;6:160.
25. Duran HE et al. Intrauterine insemination: a systematic review on determinants of success, *Hum Reprod Update* 2002b;8:373.
26. Bastiaan HS, Windt ML, Menkveld R, Kruger TF, Oehninger S, Franken DR. Relationship between zona pellucida-induced acrosome reaction, sperm morphology, sperm-zona pellucida binding, and in vitro fertilization. *Fertil Steril.* 2003;79(1):49–55.
27. Katsuki T et al. Prediction of outcomes of assisted reproduction treatment using the calcium ionophore-induced acrosome reaction. *Hum Reprod* 2005;20:469.
28. Duran EH et al. Sperm DNA quality predicts intrauterine insemination outcome: a prospective cohort study. *Hum Reprod* 2002a;17:3122.
29. Greco E et al. Efficient treatment of infertility due to sperm DNA damage by ICSI with testicular spermatozoa. *Hum Reprod* 2005;20:226.

第 19 章

WHO 标准之外的精子损伤评估

Nabil Aziz, Ashok Agarwal

引言

25 年以来，世界卫生组织（WHO）已经致力于提供评估一份精液标本生育力潜能的标准化方法。这些标准主要关于一些可以测量的参数，如：精液的物理特征，精子或白细胞等细胞内容物的计数，精子形态和运动能力的分级，检查精子和精浆或排卵期宫颈分泌物间的免疫反应。这些标准逐渐得到广泛接受，并通过男科学实验室的资格认证等质量控制计划得到加强。第一版《男科学实验室手册》于 1981 年出版，它是此前 8 年间临床经验和研究的顶峰之作（1）。在后续的版本中，WHO 手册在评价精液参数时采用了严格标准，对代表男性正常生育力的参考值进行了修正（2，3）。WHO 标准的成功制定建立在近年来临床和实验工作中大量的关注点之上，这些关注集中在如何对精子质量更细致的评价。首先，精液分析的结果能够更加客观，更易于在实验者内部和实验者之间进行误差控制（4）。第二，虽然传统的光学显微镜人工计数检测精液质量的方法依然在评价男性生育力潜能中具有重要的作用，但是仅凭基础的精液分析结果不能作出男性不育症的诊断（5）。传统的精液分析本身不能完全涵盖精子这种高度特异化细胞的多样化的生物学特性（6，7）。第三，人们越来越多的认识到，不同精液参数临界值的预测力并不是绝对的，而且在正常生育力和不育男性之间存在着一定程度的交叉重叠。其结果是临床上一些找不到明确异常的不育夫妇被划分为不明原因的原发性不育。另一方面，已主张进一步修正能反映男性生育力的精液参数临界值。第四，人们现在对体内和体外条件下的精子获能、顶体反应，精子氧化应激、精卵相互作用时的凋亡以及精子受精能力等过程有了更深入的认识。对精子功能和生理学的评价超出了现行 WHO 手册的范围。最后，尤其是大量的文献研究已经显示人类精液质量逐渐下降，睾丸癌的发生率逐年增加（8），这些结果归因于精子染色质的损伤。在正常生育过程中，自然选择过程保证了只有携带正常基因组的精子才能使卵子受精，但是许多辅助生殖技术（ART）绕过自然选择的过程，使异常精子有被选择用于使卵子受精的可能。

本章将讨论精子染色质异常、氧化应激、凋亡以及微波对男性配子危害等的临床意义，同时重点讨论可用于评价这些方面精子结构和功能的实验室检测方法。

人类精子染色质

人类精子染色质结构和包装

染色质包装指的是为了将遗传信息传递给卵子，精子 DNA 折叠成的高度复杂的特殊结构。精子 DNA 与精子核蛋白（绝大多数是鱼精蛋白）之间具有独特的关联，使精子染色质结构压缩紧密，这不同于体细胞相对松散的染色质结构（DNA 和核蛋白）（9，10）。在精子发生的后期，精子细胞核变形、浓集，其中一个过程就是组蛋白被过渡蛋白，继而被鱼精蛋白所取代，而鱼精蛋白分子结构只有组蛋白的一半（11）。DNA 链紧紧包绕鱼精蛋白分子（每个鱼精蛋白分子包绕约 50kb 的 DNA），形成紧密的高度有序的环形结构（toroids）（10）。富含半胱氨酸的鱼精蛋白分子间和分子内二硫键交联是精子核紧密而稳定的基础。有研究认为，这种紧密的细胞核对于保护精子基因组不受其在男性或女性生殖管道中运动时可能遇到的氧化应激或温度升高等因素的影响至关重要（12）。

据估计，85% 的精子染色质被鱼精蛋白紧密的包装，但仍有约 15% 特殊序列的 DNA 仍然由组蛋白包装，这些序列与核周缘及端粒有关（13，14）。组蛋白结合的 DNA 序列相对松散且位于周缘，提示这些序列或基因可能参与了受精和胚胎早期发育（13）。核内过多的组蛋白(>15%)会导致染色质浓集度降低,进而增加对外源性应激(如氧化应激或者女性生殖道内温度升高)的易感性(12)。

与其他物种相比(15),人类精子染色质包装在自身及人与人之间变异非常大,这种变异性主要归因于其基本的蛋白组分。与正常生育力男性相比,不育症男性精子组蛋白:鱼精蛋白的比率增加(11,16,17)。此外,哺乳动物精子仅含有一种鱼精蛋白(P1),而人类精子含有缺乏半胱氨酸残基的鱼精蛋白-2(P2)(18)。因而造成了在人类精子中维持DNA稳定包装的二硫键交联与只含有P1的物种相比明显减少(19)。P1和(或)P2浓度改变所致的P1/P2比率异常与男性不育相关(20~28)。除了染色质重排,DNA重组对精子发生至关重要,在基因敲除动物中的研究显示,DNA重组降低与精子发生减少相关(29)。

精子DNA的绝大部分位于核内,仅有一小部分线粒体来源的DNA位于精子的中段,精子线粒体DNA为小的环状DNA,不与蛋白质结合(30),具有较高的突变率(31)。精子的活力与中段线粒体的含量有关,有研究显示线粒体DNA的突变或缺失会导致精子活力降低(31)。虽然线粒体DNA主要为母源性,但已有研究发现父源性线粒体DNA突变也可以传递给子代(32)。线粒体DNA的检查可能为评估男性不育提供一些重要信息,尤其是与辅助生殖技术相关的信息。

精子DNA损伤的类型和机制

成熟精子基因组的缺陷可以表现为DNA包装或核成熟度缺陷,DNA碎片(单链缺刻或双链断裂),DNA完整性缺陷,或精子染色体的非整倍体(33)。这些精子染色质缺陷与各种疾病状态、环境应激因子和生活方式等因素有关,包括:癌症、药物、高热、感染、睾丸温度升高(如:热水泡浴、桑拿、羽绒毯子、笔记本电脑和长时间驾驶)、精索静脉曲张、空气污染、抽烟、饮酒和高龄(34~37)。这些因素导致的DNA损伤具有明确的分子机制,虽然可能还有其他损伤机制,目前,科学家一致认同有四种不同的机制可能导致DNA的破坏或损坏,它们分别为:精子染色质凝集缺陷、细胞凋亡(38,39)、氧化应激(40,41)和遗传病变(42~44)。任何一种疾病可能同时存在多种上述导致精子DNA损伤的机制(45)。

染色质异常包装的两个主要原因为组蛋白-鱼精蛋白替换缺陷(如上所述)和染色质碎片。精子DNA碎片在低生育力男性中较为常见(46)。生理和环境应激因素、基因突变以及染色体均能够干扰精子发生中染色质包装这一高度精细化的生物化学过程。这种干扰最终可导致染色质结构的异常,继而影响生育力。应激也能够通过凋亡和坏死机制诱导染色质结构异常,从而导致精子染色质碎片(47)。此外,在精子发生过程中如果内源性核酸酶——DNA拓扑异构酶Ⅱ(topoⅡ)的切断和结合活性异常也会导致染色质碎片的产生。长形精子细胞中存在高水平的topo Ⅱ和DNA缺刻(DNA nicks)(42,48)。DNA缺刻的存在反映出需要消除因负性超螺旋导致的DNA链的扭曲,长形精子细胞中负性超螺旋的产生与核小体组蛋白被鱼精蛋白替换及DNA三级结构的修饰有关(42,49,50)。因而,在长形精子细胞中,DNA缺刻的存在可能是一种生理需要,如果这些缺刻在精子形成和射精之前能在topo Ⅱ的作用下修复,则不会产生有害作用(42)。然而,如果topo Ⅱ的结合活性异常或者被topo Ⅱ抑制剂阻断(51),DNA缺刻得不到有效修复,则会存留在射精后成熟的、形态正常的精子中。卵母细胞和早期胚胎具有修复精子DNA损伤的能力(52),因此,精子异常染色质结构的生物学效应有赖于精子染色质损伤程度与卵母细胞修复能力之间的共同作用。

遗传病变是另外一种导致基因组损害和缺陷的机制,效应可能非常轻微或灾难性的(53),根据影响的类型可以将它们分为三个类别(54)。第一类包括染色体非整倍体和重排:染色体的重排会造成特定染色体上一系列基因表达量或在基因组中的环境发生改变;第二类包括亚显微缺失(微缺失):多种基因在分子水平上的微缺失或重排会导致其表达模式的改变;第三类包括单基因缺陷:单一基因(或核心元件)的表达改变或缺失,进而导致男性不育。这些病变可发生在人类的所有染色体上,包括被认为与男性生育相关的300个基因中的任何一个。其位置可以在内含子和外显子的区域中,因而很难预测会产生何种效应(53)。

核染色质异常的检测

染色体非整倍体的检测

在第一或第二次减数分裂中期,会发生染色体不分离,导致精子含有异常染色体组。荧光原位杂交(FISH)可以方便地在精子细胞分裂间期评估染色体倍数(55),有研究显示人类精子染色体非整倍体的发生率远高于其他生物(56~60)。设计针对特定染色体相对较大片段(通常0.2~2Mb)的特殊荧光探针,当探针与精子样本杂交后,在荧光显微镜下可见被标记的染色体部分在精子头部呈现荧光区域。多种探针技术能对不同的染色体组合进行检测,可以区分单一染体的二体性和二倍体。由于人眼区分颜色差异的局限性,一次仅能使用3~4种不同探针进行分析。

严重少、弱和(或)畸形精子症患者的精子具有较高的非整倍体率,这可能就是造成其WHO精子参数异常的原因(61~64)。有证据表明在受精或胚胎第一次细胞分裂时缺少预防非整倍体的选择机制(65)。但是尚不清楚非整倍体精子增加到何种程度后会对辅助生殖和自然生育造成不利影响(66)。其风险包括自然流产的可能性增加或生育先天畸形的婴儿。因而,针对X、Y、13、18和21号染色体的探针能够检测可导致严重非整倍体综合征(XXX、Klinefelter、Turner、XYY、Patau、Edwards和Down综合征)的精子。在进行辅助生殖助孕的严重少、弱、畸形精子症患者中进行精子染色体筛选联合胚胎染色体状态研究,能够阐明非整倍体父源性传递可能性及其对胚胎发生的影响(67)。

虽然该项检测特异性高,但它需要密切关注其严格的评分标准,以保证检测的准确性并减少检验员之间的变异。目前为止,无法自动化操作限制了应用该技术在辅助生殖医学中进行相关研究的数量。

精子核DNA损伤的检测

已经研发了一些用于评估精子染色质完整性的检测用法,它们评估男性生育力的检测效能正被广泛研究(表19.1)。总的来讲,所有检测方法可以分为三类:①精子染色质结构探针;②精子DNA碎片直接评估;③精子核基质的检测。另外,还有其他一些不常用的方法,如高效液相色谱法。

表19.1 评价精子染色质异常的方法

分析方法	所测参数	检测手段
吖啶橙法(68,69)	DNA变性(酸)	荧光显微镜、流式细胞仪
甲苯胺蓝(70)	DNA碎片	光镜
酸性苯胺蓝(71)	核成熟度(DNA蛋白组成)	光镜
色霉素A3(72)	核成熟度(DNA蛋白组成)	荧光显微镜
精子染色质扩散(73)	DNA碎片	荧光显微镜
DNA损伤检测——荧光原位杂交(74)	DNA碎片(ssDNA)	荧光显微镜
原位缺口平移分析(75)	DNA碎片(ssDNA)	荧光显微镜、流式细胞仪
TUNEL(76)	DNA碎片	光镜、荧光显微镜、流式细胞仪
彗星实验(中性)(77)	DNA碎片(dsDNA)	荧光显微镜
彗星实验(碱性)(78)	DNA碎片(ssDNA/dsDNA)	荧光显微镜
精子染色质结构分析(79)	DNA变性(酸/热)	流式细胞仪
OHdG测定(39)	8-OHdG	高效液相色谱

8-OHdG:8-羟基-2-脱氧鸟苷;dsDNA:双链DNA;ssDNA:单链DNA

标记核染料的染色质结构探针

标记核染料的染色质结构探针既敏感又操作简单,因而更容易应用于临床。但是其细胞化学碱基较为复杂,一些因素可能影响到染色质的着色:①DNA的二级结构;②染色质包装的致密程度和规则性;③DNA结合的染色质蛋白。

DNA二级结构和构象缺陷的检测

即使是DNA单链的断裂也能使DNA环形结构域发生从超螺旋状态到松散状态的构象变化。超螺旋状态的DNA易于结合插入型染料(如吖啶橙(AO))(正染性:AO单体与DNA结合显示绿色荧光),结合后能减少DNA扭曲产生的能量。该类型染料与松散DNA的嵌合力较低,与变性的和碎片化的DNA不结合。在这种情况下,将染料结合到DNA磷酸化残基的外部机制和聚合型染料受到青睐(异染性:AO聚合体结合到DNA呈现红色荧光)(80,81)。20世纪60年代以来就已知碎裂的DNA易于变性(82,83)。Tejada等(68)提出了AO染色的显微镜分析法,采用酸化固定剂使细胞核变性后用荧光显微镜观察,而不再需要流式细胞仪,当然,AO染色后是可以联合流式细胞仪进行分析的。有研究显示正常生育力男性和不育男性精子AO染色结果具有显著性差异。反映男性自然生育力的正常染色质百分率的"分界值"为80%~50%(绿色荧光)(84,85)。如果精子含有过多的单链DNA (ssDNA),检测时仅有较少量绿色荧光(<50%),则会对常规 IVF 受精产生不利影响。但是与 ICSI 的妊娠率和活产率没有关联,不含有单链 DNA 精子的患者,其妊娠率最高(86)。

甲苯胺蓝是另一个用于染色质正染和异染的碱性核染料(70),它能够大量地掺入到致密染色质中,属于针对 DNA 结构和包装敏感的结构探针。具有完整染色质的精子头部能够染成淡蓝色。核异常的精子(头部染成紫色的精子)与 AO 染色方法中头部染成橘黄色精子在计数结果上是一致的(87)。

染色质包装密度

苯胺蓝(aniline blue,AB)染色显示 DNA 包装异常的精子核染色质蛋白更易于同酸性染料结合(88)。精子酸性 AB 着色(蓝色)增加表明染色质包装松散,同时也提示因过多的组氨酸残留造成和蛋白更易于被碱性基团结合(89)。这种大颗粒的染料无法同正常精子(核蛋白主要为鱼精蛋白成分)中包装致密的染色质结合。酸性 AB 对精子核蛋白的评价结果与 AO 实验具有良好的一致性(90),而且其结果所反映的异常染色质精子数量与男性不育之间具有明确的相关性(91)。但是 AB-染色精子的百分率与其他精液参数之间的关系依然存在争议(92)。其中一个重要的发现就是,苯胺蓝染色显示的染色质浓集水平是 IVF 结局一个较好的预测指标,但是它不能反映 ICSI 后的受精潜能、卵裂情况和妊娠率(93)。

染色质蛋白

与 AO 实验相似,染色质结构分析(SCSA™)(94)主要对 AO 染色的绿色荧光(自然的 DNA)向红色荧光(变性的或松散的 DNA 或 RNA)发生异染性转变进行定量,在原位检测精子核 DNA 对酸诱导构象转变的易感程度。它是 DNA 损伤评价的间接指标,因为它所测量的是处理后(热或酸性 pH 环境)ssDNA 的量,而正常情况下精子 DNA 是不发生变性的。SCSA 利用流式细胞技术对每个红色或绿色荧光标记的精子进行计数,在数分钟内可计数大量的精子(每份样本计数 5000 ~ 10 000 个精子)。每个精子根据含有 ssDNA 的量被划分为正常或异常,计算每份精液样本中异常精子的百分率,制订能反映自然怀孕的精液标本临界值(受损精子细胞数<30%)。该界值对自然受精和体外受精均具有预测价值(95 ~ 97)。近来一项采用 meta 分析的综述显示,SCSA 不育检测能对自然受孕、IUI 和常规 IVF 成功率进行有效的预测,对 ICSI 的受精率也具有一定的预测价值(98)。鉴于 SCSA 结果与常规 WHO 精液参数相比在长时间内不会发生变化,有人主张可将其有效用于男性不育的流行病学研究(99)。

对很多实验室而言,运行流式细胞分析费用高昂,而且严格的质量控制意味着精液样本需送到大的中心实验室进行该项检测。SCSA 检测与下述 DNA 损伤检测相比特异性稍差,除了检测精子 DNA 损伤,它能检测鱼精蛋白替换的程度和鱼精蛋白之间二硫键交联水平。事实上,SCSA 数据包括了:①未检测到的、含中等水平和高水平 DNA 碎片精子的百分率;②高度易于着色精子(含较少鱼精蛋白的未成熟染色质)的百分率;③使用未处理精液分析时精子残骸、细菌和破碎细胞的相对含量(100)。在预测不育时,该方法的低特异性可以作为一个优点,因为它可以检测到一种或多种类型的精子缺陷(100)。

色霉素 A3(CMA3)是另外的一种玻片染色技术,可用于检测精子染色质浓集异常。CMA3 是与富含 GC 序列特异性结合的荧光染料,被认为同鱼精蛋白竞争性结合 DNA,因而染色的程度与成熟精子中鱼精蛋白的水平相关(70,101)。总的来说,最常用的评价精子染色质结构的技术为 SCSA、AO 和 TB 实验,后两者容易开展,但与前者相比,劳动量大且在观察者间和观察者内部存在变异。

精子 DNA 碎片的直接评估方法

这类检测方法中最常用的为原位缺口平移分析、末端转脱氧核苷酰酶介导的 dUTP 缺口标记分析(TUNEL)和单细胞凝胶电泳分析(COMET),其基本原理见表 19.1。缺口平移(75)是使用荧光显微镜检测的一种相对简单的技术,反应体系中加入一定量的生物素标记的单链 DNA 片段,在 DNA 聚合酶 I 的催化下与模板链结合。TUNEL 分析采用末端转脱氧核苷酰酶催化的反应,可定量检测双链 DNA 断裂情况。TUNEL 结果可以使用明视场显微镜、荧光显微镜和流式细胞仪(图 19.1)分析。一些报告已经显示人精子 DNA 断裂碎片的增加可对辅助生殖技术的成功率造成负面影响(102,103)。这些检测方法均为特异性检测,因为它们直接测定 DNA 链的断裂情况,但是断裂的来源不是很清楚。在体细胞中,TUNEL 对凋亡造成的 DNA 降解更敏感,而缺口平移认为是反映坏死的指标(104)。

可以利用能与 DNA 结合的荧光染料对精子进行单细胞凝胶电泳结果显色(图 19.2),这种荧光彗星实

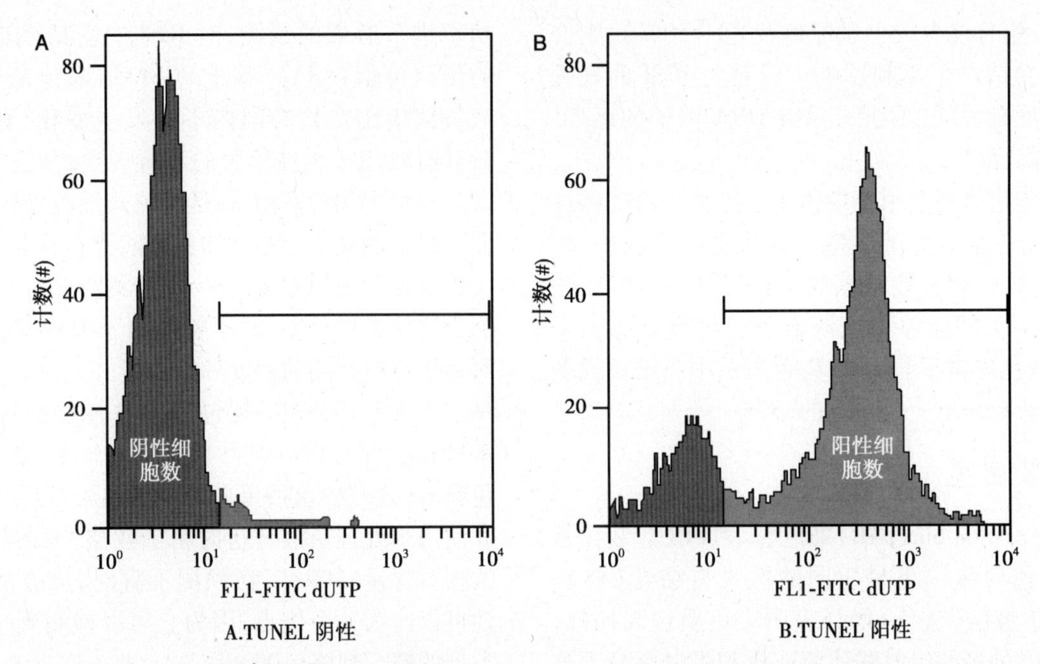

图 19.1 TUNEL 结果的荧光活性细胞分选图,(|——|)表示在 650nm 下检测到的荧光细胞。(A)精子 DNA 断裂率较低的精液样本;(B)精子 DNA 断裂率较高的精液样本

验可以对单链和(或)双链 DNA 缺口损伤的程度进行定量(有赖于 pH 值,见表 19.1)。因此,彗星实验作为一种检测 DNA 损伤非常敏感的手段被推荐。研究显示彗星实验的结果与 TUNEL 和 SCSA 分析具有显著的一致性(105)。该方法操作简单,实验内部变异低,且费用低(106),因为彗星实验依靠荧光显微镜,该分析需要有经验的观察者来分析涂片并对结果做解释。与 SCSA 检测相似,彗星实验同样有效地应用于对冷冻后精子 DNA 损伤的评估(107)。同时,也可以对 IVF 和 ICSI 后胚胎发育进行预测,尤其是对不明原因的不孕不育(108,109)。

虽然彗星试验在原理上比较简单,但是将该方法应用于精子的检查并不是那么容易,因为必须首先

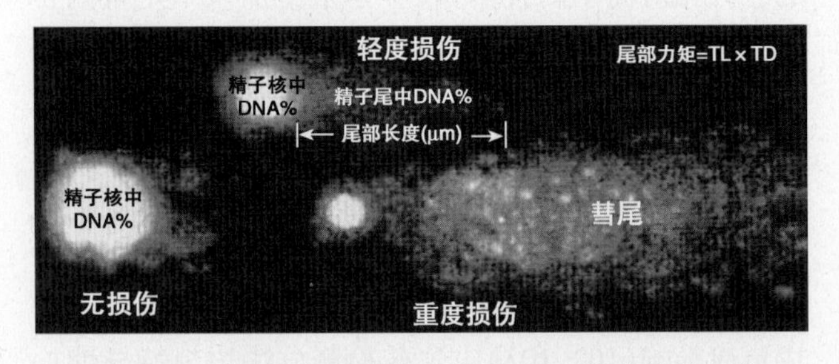

图 19.2 利用凝胶电泳技术检测 DNA 损伤的彗星实验。在 DNA 提取并电泳后,损伤的 DNA 像一个"彗星"。显微视野下的动态视频图像转移到计算机后,可以利用专门的软件来分析 DNA 碎裂的水平。其中用于评价的一个指数为尾距(彗尾长度(tail length,TL)和彗尾 DNA 百分含量的乘积彗尾密度(tail density,TD))。尾距可以分为三个水平,即:轻度、中度和重度,分析结果分别给出三者的百分比

打开高度致密的精子核,只有这样在电泳时 DNA 才能释放出来(100)。这就需要去垢剂、酶(RNase 和(或)蛋白酶 K),和(或)二硫键还原剂等高效的化学试剂的处理,这样才能导致 DNA 的断裂。此外,精子 DNA 的可染性是动态的,随着精子 DNA 的打开以及与其交联蛋白(鱼精蛋白)的降解和去除,精子 DNA 染色性逐渐增加。因此,直接比较留在精子(彗星)头部和运动到彗尾中 DNA 的量比较困难。另外,所报道的实验方法之间有很多的差异,这些差异不仅包括 pH 值,还包括了细胞裂解液的组成、电泳的条件,以及采用新的染色质染料。一旦彗星形成,可以采用不同的软件程序进行不同方法的测量。最后,结果报告的形式也不同:一些实验室计算精子形成彗星的百分比,另外的实验室报道一定数量精子 DNA 迁移的平均水平(8,46,110)。因此,该方法依然在逐步改进,且缺少标准化,导致不同实验室之间的结果很难比较。

精子核基质分析

有两种检测方法可以归为细胞核基质分析。精子核基质稳定性分析与精子染色质扩散试验建立在脱掉染色质蛋白未受损伤的 DNA 能够环绕在精子核骨架这一基础之上(73,111,112)。已经发表的文献显示核基质蛋白种系之间的突变能够导致 DNA 修复和染色质浓集缺陷(113),因此基质的病变能够损害生育力,应当作为将来考虑的内容之一。

氧化应激

细胞外间隙有限的、低水平的活性氧(reactive oxygen species,ROS)具有重要的生理学作用,它能够调节对精子增殖、分化和功能具有重要作用的基因和蛋白的活性。氧化应激(OS)指的是细胞或机体产生自由基,主要是活性氧,和其对自由基清除能力之间不平衡的一种细胞间状态。当产生的ROS超过了抗氧化防御能力,就会对多种细胞器产生严重的氧化损伤,其机制包括损伤脂类、蛋白、DNA和糖类,最终导致细胞死亡。

据报道40%的不育症男性精液中具有较高的ROS水平(114,115)。此外,ROS生成量的增加与IVF的结局呈负相关(116),不育症男性中,高ROS水平患者比低ROS水平患者使女方怀孕的机会要少5倍(117),精液高ROS水平与精子异常形态及精子高畸形指数相关(41)。ROS代表了范畴较为宽泛的一类分子,包括基团或非基团状态氧原子的衍生物(表19.2)(117)。另外,还有另外一类氮来源的自由基,称作活性氮,以及脂类来源的称作活性脂(表19.2)(119,120)。

表19.2 机体中以基团或自由基形式存在的活性氧的种类

自由基		非自由基	
羟基	OH′	过氧亚硝基阴离子	$ONOO^-$
过氧化物	O_2'	次氯酸	HOCl
Nitric oxide	NO′	过氧化氢	H_2O_2
Thyl	RS′	单价氧	$^{-1}O_2$
Peroxyl	RO_2'	臭氧	O_3
Lipid peroxyl	LOO′	脂类过氧化物	LOOH

男性生殖系统中ROS的来源

精子产生的ROS

在精子形成过程中,精子需要去除多余的胞浆。由于胞浆是抗氧化剂的主要来源,胞浆的减少导致精子抗氧化能力的缺乏(图19.3)。但是,如果该过程受阻,残存的胞浆在精子主段形成胞质小滴,反而会增加ROS的产生(121~123),这可能与葡萄糖-6-磷酸脱氢酶的增加有关。该酶能促进NADPH的产生,进而刺激ROS的生成(122,124)。一些独立的报告也显示,胞浆内生化标志,如肌酸激酶,与过氧化损伤的产生呈正相关(121,125)。携带胞质小滴的精子通常指的是未成熟精子,与其他动物相比,在人的精液中更常出现这种精子。这种情况是因为人精子形成的效率低,阶段少,缺少严密的质量控制(126)。不育症患者携带残存胞浆精子的增加提示其精子形成调控比正常情况下效率更低,导致更多数量的携带胞质小滴的未成熟精子释放到生精小管腔中。除了此类ROS产生的主要来源之外,还有其他三种来自精子本身的因素可能产生过量ROS(53)。第一种来源为线粒体转运链中释放的电子(127),这种理论的提出来自大鼠精子实验的结果,实验显示线粒体的自由基向精子基因组中的迁移增加。但是没有证据表明在人精子中存在该现象(36)。第二种可能来源为精子中的NADPH-氧化酶,这种氧化酶理论上可能将NAD(P)H中的电子转移给基态氧,从而产生超氧化的阴性氧离子。大鼠精液白细胞中的NAD(P)H能够导致ROS的生成,但是该现象在人中还没有得到证实(127,128)。第三种细胞内ROS可能来源于精子顶体后区和赤道区一氧化氮生成的过程(129~131)。

外部来源

1) 白细胞,尤其是中性粒细胞和巨噬细胞,与过量的ROS产生明确相关,能够最终导致精子功能障碍(132~136)。白细胞产生的ROS形成了对所有感染的一线防御,白细胞精子症患者中可见精子DNA和结构的损害(41,137,138)。白细胞通过直接合成ROS或通过可溶性细胞因子诱导其邻近的白细胞来起作用(139)。在感染情况下抗氧化剂的清除作用大幅降低(140)。

2) 女性生殖道内组织或液体可能是ROS的来源,包括NO(141)。

3) 环境和生活方式因素:OS来源于机体外部,包括有机磷杀虫剂物质等,能扰乱内分泌系统的功能(图19.3)。这些因子具有雌激素样作用,能够诱导男性生殖细胞ROS的生成(128,142)。抽烟也认为能够通过增加白细胞生成和精液内白细胞增加ROS水平(143)。不育症男性抽烟者比不抽烟者精液内氧化应激的水平明显增高(144)。最后,在马和小鼠模型中,阴囊高温可能通过氧化应激机制损伤精子染色质的结构(145,146)。睾丸温度升高可以解释伴有精索静脉曲张的不育男性精液ROS水平升高的原因(147)。有报道显示使用笔记本电脑可以增加阴囊的温度(148)。

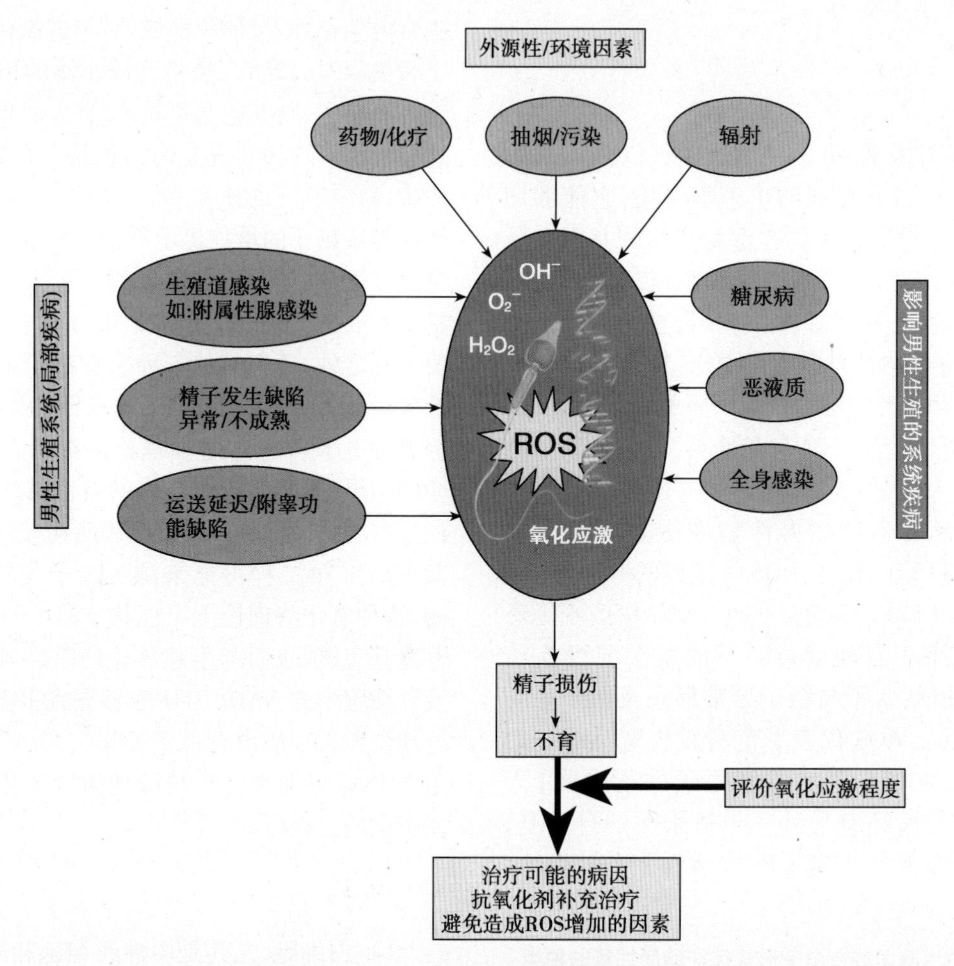

图 19.3 氧化应激的病因和处理。包括男性生殖系统原发性病变,系统疾病和环境因素在内的多种因素均增加氧化应激状态,引起精子功能障碍,进而导致不育

ROS 和精子生理功能

目前的研究表明,精子产生的可控的低水平细胞外 ROS 参与了精子的获能和顶体反应(149,150)。ROS 参与这些过程的机制尚不清楚,但可能与精子蛋白酪氨酸磷酸化有关(124)。低浓度的 NO′,具有相对较长的半衰期(7 秒)的自由基,能够通过调节 cAMP 和腺嘌呤环化酶的活性促进获能(151)及精子与透明带的结合(152)。

ROS 对精子功能的病理作用

由于精子独特的结构组成,精浆内高水平的 ROS 能使精子细胞膜中多重不饱和脂肪酸磷酸化,从而抑制精子功能和活力(153),同时也导致精子膜流动性丧失,精子细胞膜的流动性是精卵黏附和融合所必需的。高水平的 ROS,包括 NO′,通过降低 ATP 作用对精子动力学造成不利影响(154)。

DNA 碱基嘧啶和嘌呤以及脱氧核糖均易受 OS 的影响,羟基对糖的氧化是 DNA 链断裂的主要原因,氧化损伤能够导致碱基降解,DNA 断裂以及蛋白之间的交联(155)。另外,氧化的三磷酸脱氧核糖核苷掺入可以导致基因突变或者基因表的改变(156)。就像高水平 8-OHdG 所反映的一样,不育症男性精液中精子 DNA 断裂率升高(157 ~ 161),8-OHdG 就是 DNA 氧化的一个产物(表 19.1)。通常情况下精子 DNA 避免氧化损伤的保护措施有两点:精浆中的抗氧化剂和特有的 DNA 的高度包装。ROS 诱导的氧化损伤在细胞程序化死亡,即凋亡的启动中也具有重要的作用。

OS 的评估

为了对 OS 进行准确的定量,应当在新鲜样本中检测 ROS 和抗氧化剂的水平。直接检测方法,如脉冲射解和电子自旋共振谱技术已用于在身体的其他系统中检测 OS,但是,精浆体积较少、ROS 寿命较短以及必须在新鲜样本中检测导致这直接检测法在生殖系统内无法使用(162)。

广泛用于 ROS 检测的是化学发光检测方法,该方法采用敏感探针，如鲁米诺（luminol）和光泽精（lucigenin）来定量精子的氧化还原活性（163）。虽然这些探针的敏感性高，但它们也易于受到干扰，白细胞污染就是一个主要的混杂因素。并且该技术有一些缺点，它需要注意采集后的分析时间（小于 1 个小时）以及精子浓度计数上的要求（$>1\times10^6$/ml）。此外，精液中 ROS 的来源无法确定（162）。

检测细胞内 ROS 的另一种方法是流式细胞术。该技术需要另外一种探针，如 2'，7'-二氯荧光素二乙酸酯-二氢乙锭（2'，7'-dichlorofluorescin-diacetate hydroethidine）（164），探针能够和精子中的 ROS 反应，产生红色荧光（164）。该方法高度敏感，而且仅需要较少量的细胞即可，但是费用昂贵，且需要高度熟练的技能来操作精密的设备（165）。比色法也广泛用于 ROS 的间接定量，它采用的是分光光度的原则，测量脂质过氧化的终产物，如丙二醛、脂质氢过氧化物，尤其是异前列腺素。

抗氧化剂的测量

精浆中抗氧化剂水平的降低也是 OS 增加的另一个重要原因，因此，测量精液中总抗氧化能力（TAC）非常重要。氧化自由基吸收能力（166）、降低铁离子的能力（167）和藻红蛋白荧光检测等不同方法均可以用于 TAC 的测量，但是测定精液中 TAC 技术中应用最广的是增强的化学发光法，该方法需要昂贵的设备，步骤繁琐且耗时较长。另一个新兴的方法是比色法，该方法在 1993 年由 Miller 等首先介绍，其被普遍接受的原因在于简单、快速，是增强的化学发光法较为便宜的替代技术（168）。

为了适应 ROS 和 TAC 值的变化，提出了一个联合的 ROS-TAC 评分概念（169），ROS-TAC 评分采用主要组成成分分析进行计算。ROS-TAC 评分从已经证明具有正常生育力且 ROS 水平低的男性中计算，这些男性中算得的综合 ROS-TAC 评分代表正常生育力组，任何低于 30 分的分数都认为是不育组。

凋亡

凋亡是一种基于遗传学机制的程序性细胞死亡，能够导致一系列细胞学的、形态学的和生物化学的改变，在无炎症反应、疼痛或惊吓情况下引起细胞自身死亡，该特点可以区别凋亡和坏死（170）。哺乳动物正常的精子发生过程中必须有凋亡的参与，凋亡能够保证细胞内环境稳定，维持生殖细胞和 Sertoli 细胞之间细微的平衡。凋亡的第二个作用是去除异常的精子（43，171）。

凋亡的特征和机制

在形态学生，凋亡以染色质聚集、细胞质浓缩以及细胞核和细胞膜的皱缩为特征，最终细胞核碎裂，整个细胞空泡化并碎裂成凋亡小体（172）。

通常，体细胞能够在外部机制的作用下发生凋亡，这些机制可作用于细胞膜、线粒体或细胞核等不同水平（图 19.4）（173）。经典的细胞膜依赖机制是 Fas 和 Fas 受体（CD95）之间的相互作用，两者结合后下游信号可以通过两种通路传递（174）。第一种为线粒体非依赖型通路，包括接头蛋白募集 caspase-8 到 Fas 受体的细胞内结构域，形成死亡诱导信号复合体和活化的 caspase-8。第二种为线粒体依赖型通路，其中线粒体释放细胞色素 C，诱导 caspase-9、caspase-3、caspase-6 和（或）caspase-7 的活化（图 19.4）（175）。在细胞质水平，一些刺激信号，包括线粒体膜 Bax（前凋亡蛋白 Bcl-2 家族成员）的活化，导致细胞色素 C 的释放（173）。胞浆中细胞色素 C 刺激一系列的生物学事件，进而导致 caspase-3 的激活。线粒体外膜释放凋亡

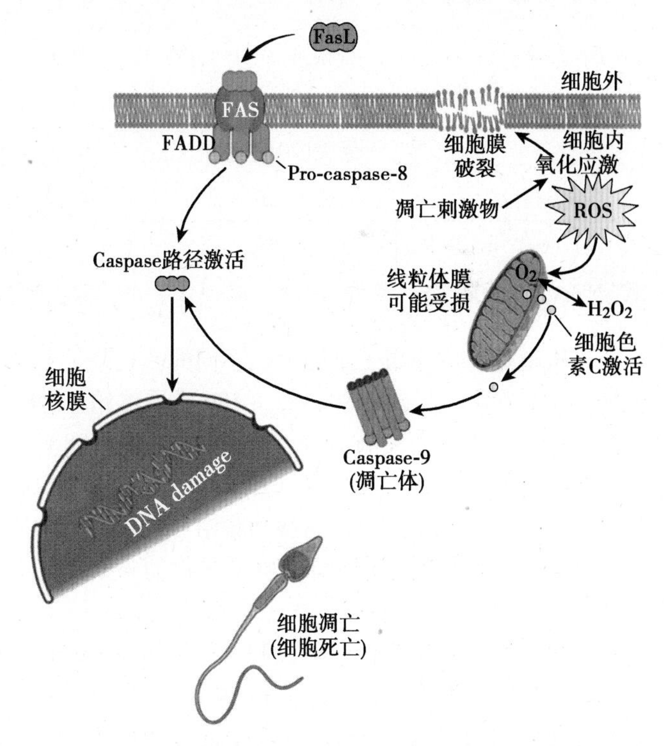

图 19.4　ROS 诱导的凋亡。ROS（凋亡刺激信号）促发线粒体释放细胞色素 C，启动 caspase 级联效应。在凋亡机制中 Fas 和 Fas 配体之间的相互作用也是必需的。DNA 断裂发生是 caspases 效应器（caspase-3、caspase-6 和 caspase-9）激活的结果，并最终导致细胞凋亡

诱导因子(AIF)和(或)细胞色素C。AIF直接转移到核内,并在核内引起大范围的DNA断裂启动染色质聚集。在细胞核水平,基因组中包含能够编译对凋亡刺激信号反应的基因。例如,p53一般在细胞内起到调节细胞周期和作为肿瘤抑制子的作用。在DNA损伤后,p53通过上调前凋亡基因Bax的表达同时下调Bcl-2(一种敏感的凋亡调节抑制因子)的表达来诱导细胞凋亡(176)。在凋亡过程中,磷脂酰丝氨酸(PS)出现在细胞膜表面并能够迁移到胞膜外侧,诱导巨噬细胞将标记的细胞吞噬破坏(177,178)。

ROS诱导的线粒体膜的氧化损伤可以启动细胞凋亡,线粒体膜损伤后可以导致细胞色素C的释放,继而激活caspases家族。过多的OS可以通过灭活caspases酶的级联效应来终止凋亡(181,182)。抗氧化剂也可以抑制或者促进细胞凋亡(182)。在不育症男性的精液中可以检测到高水平的细胞色素C,这也间接地反映了高水平的ROS造成线粒体的显著损伤。不育症男性ROS的水平与凋亡呈正相关,而与常规精液参数呈负相关(118,162)。

表19.3 精液中存在凋亡标记与WHO精液参数包括精子畸形指数之间关系的有关研究报道

WHO精子参数	与精子凋亡标记的关系
精子存活率和活力	负相关(39,164,191,198~200)
精子正常形态率	负相关(201,202)
	无关(203)
精子畸形指数	正相关(204)

凋亡和男性不育

有报道显示成熟精子细胞表达不同的凋亡晚期相关细胞损伤的标志分子(38,183~186),虽然精子细胞缺少转录活性,且仅有少量的细胞质(187,188)。外化磷脂酰丝氨酸(PS)活化的caspase-3,线粒体膜电位完整性(MMP)丧失,DNA断裂和膜结合的死亡受体Fas是不同程度的表达在精液中精子凋亡的末期标志(189)。

凋亡参与了男性不育(184,190~192),造成WHO精液参数差(表19.3)已经成为一个共识,但是确切机制仍有待阐明(143)。在不同程度睾丸功能低下的男性不育患者的睾丸活检组织中发现了凋亡的比例较高(194),而且与正常生育力男性相比,不育症患者精液样本中凋亡精子的比例明显升高(191)。此外,在精子冷冻保存过程中不育症男性患者精子caspases活化程度更高(189,195)。虽然凋亡被认为能够保证未损伤DNA的精子被选择出来,但是没有被凋亡清除的DNA受损的精子也可能使卵子受精(108,186)。染色质包装差和(或)DNA受损参与了ICSI后精子DNA解聚失败的过程,造成受精失败(196,197)。

迄今为止,尚不清楚在精子中检测到的凋亡标记是在射精前已经开始的尚未完成的凋亡过程的残存(38,192,205~207),还是来此射精后启动的凋亡(189)。在精子发育不良时,凋亡对异常生殖细胞的清除可能失常,导致释放了存活的未成熟精子,而在其所携带的胞质小滴中含有活化的caspase-3(204,208)。抗凋亡蛋白Bcl-XL被认为能抵抗活化的caspase-3(208)。同时凋亡也反映了内分泌疾病,精索静脉曲张和炎症/感染相关机制以及OS可能是凋亡的启动因素(118,190)。此外,因为精子像中性粒细胞一样是终末分化的细胞,它们在体外有明确的寿命,这可能是成熟精子固有的特征,或者与失巢凋亡有关,也就是当细胞离开细胞外基质后发生的程序性细胞凋亡(189,209)。

基于凋亡精子质膜含有外化的PS,磁激活细胞分选术(magnetic activated cell sorting,MACS)采用annexin V-共轭超顺磁性微珠,能从那些细胞质膜已经退化的精子中有效地分选出非凋亡的精子。MACS可以将精子分选为2部分:annexin V阴性(质膜完整的非凋亡精子)和annexin V阳性(含外化的PS的凋亡精子)(210,211)。相比较其他传统的精子处理方法,联合双密度离心和MACS的精子处理流程能够在精子活动率、活力和凋亡指数等方面提供高质量的精子(203),该方法也可应用于在精子冻存和复苏过程中以提高精子冻存复苏率,改善ART结局(212,213)。

精液中凋亡精子的检测

在精液中和处理后的精子中检测表达凋亡标志物的精子可采用多种技术,包括:

- 采用小鼠抗人PS的单克隆抗体检测外化的PS(39,41,203,204,214)。
- 采用荧光标记的caspase抑制剂检测活化的caspase-3,caspase抑制剂可以穿透细胞且无细胞毒性,它能与caspase-3共价结合激活caspase-3(41,203,204,215~219)。
- 利用亲脂性阴离子染料(5,50,6,60-tetrachloro-1,10,3,30-tetraethylbenzimi-dazolyl carbocyanine chloride)检测精子MMP的完整性(41,203,204,216)。
- 染色质断裂情况(201,202,207,220)。

■ 细胞膜结合的死亡受体 Fas 和 p53(205,207)。

微波和精子损伤

通过电子波(electromagnetic wave,EMW)-特异性效应、热效应或者联合两种效应,微波能够影响生殖功能(221)。暴露于 EMW 后组织或身体温度的升高能对精子发生造成可逆性的损害(222,223),很多研究人员已经对使用能发射电磁波的设备可能对精子功能具有有害影响表示出了关注。

动物实验

实验显示将20只大鼠暴露于869~894MHz的收音机频段的电磁波中每周5天连续4周,可以导致生精小管直径和生精上皮厚度降低(224)。同样的,在暴露于10MW/cm^{2}的高能微波(HPM)辐射后,大鼠睾丸生殖细胞的凋亡呈时间依赖性增加(225),该实验还发现仅需要暴露于 HPM 中5分钟就足以对睾丸生殖细胞造成损伤。Saunders 等研究了微波辐射的热效应对小鼠生精上皮的影响,在他们的研究中,雄性小鼠睾丸暴露于2.45GHz微波中每天30分钟连续6天,结果显示39℃是精母细胞发生减少的临界温度(226)。在另一个研究中,Lebovitz 等发现在 Sprague-Dawley 暴露于1.3GHz脉冲式微波辐射90分钟后,其每天的精子生成即呈现中度降低(227),试验中微波辐射导致睾丸内平均温度为40℃,造成了初级精母细胞的损伤。

人体研究

据报道在371名进行不育症相关检查的男性中,手机的拥有时间和每天使用时间与精液中快速前向运动精子的比例呈负相关(228)。这提示持久的暴露于发射微波的设备可能对精子运动能力产生不良影响。在另一项前瞻性研究中,13名精液分析正常的男性,在连续5天,每天6小时使用 GSM 电话后,精子前向运动性下降(229)。类似的报道也显示,27名男性精液样本暴露于900MHz手机辐射5分钟,精子运动能力就会发生降低(230)。近来 Cleveland 诊所一项对361名因男性不育就诊的患者进行了研究,结果显示使用手机对精液质量可以产生不良影响,以使用时间和频率依赖的方式降低精子浓度、运动性、存活率和形态指标(231)。

虽然这些发现令人震惊,但是此类研究大多数具有一定的局限性,例如无法分析生活方式、职业因素以及无线电基站、PDA 的蓝牙装置和电脑发射的无线电波辐射等因素之间的差异。然而,尽管前期研究存在局限性,但它们在这个存在强烈争论的话题中已经揭示了其重要发现,因此有必要进一步的研究来确定是否精子发生、精子功能、精子质量和精子受精潜能受到无线电频率微波发射装置的影响。

DNA 损伤、凋亡、OS 和微波导致精子损伤之间的关系

虽然已经提示微波可以导致精子损伤,但是其模式尚不清楚,在机制方面 DNA 损伤和 OS 是大多数研究中关注最多的内容。因为精子失去了含有抗氧化酶的胞浆以及 DNA 修复的能力,其 DNA 极易受到损伤(232)。Lai 和 Singh 首先报道了暴露于无线电频率低强度微波后大鼠脑细胞 DNA 链发生断裂,试验中连续或脉冲式暴露于2450MHz的 RFR 2小时剂量可以依赖性地增加 ssDNA 和双链 DNA 的断裂水平(233)。最近,Aitken 等发现将大鼠暴露于900MHz无线电频率 EMW 中连续7天每天12小时,附睾中精子的线粒体和细胞核基因组会严重受损(234)。虽然尚无证据表明 RFR 对人精子 DNA 具有不良影响,研究人员已经在人体其他组织中发现了 EMW 造成 DNA 损伤的证据。将体外培养的二倍体成纤维细胞暴露于1800MHz的 RFR 中6个小时可以导致 ssDNA 和双链 DNA 的断裂(235)。

目前,尚无法检测是否 RFR 能够诱发造成精子细胞损伤的氧化应激(OS)。Musaev 等发现高强度的微波暴露激发大鼠下丘脑基础脂质的过氧化水平(236),但是 Hook 等在暴露于 RFR 中的小鼠巨噬细胞中没有发现细胞内氧化剂和抗氧化剂水平的改变(237)。关于 EMW 暴露是否影响具有抗氧化作用的褪黑素的分泌也存在争议性的研究结果(18~20,238~240)。

关于无线电频率辐射对凋亡影响的研究没能得出有意义的结果,试验中将人 Mono Mac 6 细胞暴露于1800MHz信号12个小时没有诱导出细胞的凋亡(241)。同样的,将白细胞癌细胞在体外暴露于国际非离子辐射保护协会制定的参考剂量25倍的 RFR 中,没有检测到凋亡的相关迹象(242)。RFR 对人精子细胞凋亡的影响尚无研究。

Rizk 和 Abdalla(2008)着重指出鉴于精子极易受到遗传毒性和氧化损伤,而且这种损伤在生育力、妊娠和儿童健康上具有重要的临床意义,急需在男性生殖细胞系中开展 RF 微波对 OS 和 DNA 损伤影响

的研究(243)。

结论

OS,精子DNA损伤和凋亡显然参与了男性不育的病理生理过程。这些相关联的分子与不育症男性表现出的多种临床和实验室特征相关。有研究提示EMW和RFR可导致男性生殖细胞系的OS和DNA损伤。随着对精子的分子结构和功能理解的进一步认识,WHO标准之外的对精子损伤的附加评估可以对不明原因男性不育潜在病因提供准确的诊断。这同样也可以鉴定男性不育症患者人群以及通过ICSI技术生育的后代,ICSI技术可能将男性不育相关的遗传互补性在其后代中永久遗传下去。处理这种风险的策略应当包括检测精子损伤的标准化的实验室技术。可以预测WHO的下一个任务就是提供能达到这一目标所需的标准化技术。为此,WHO应当提供男性生育力评估的两个层次的标准化的路径。层次一应当充分提供现行手册中所包含的标准和规范,目的在于为表现为不育相关的男性提供初级的筛选。层次二检测的目的在于为在层次一中发现异常的男性提供准确诊断,以及对进行ICSI治疗的男性不育患者进行检测。

关键点

- OS、精子DNA损伤和凋亡显然参与了男性不育的病理生理过程。
- 虽然诊断这些情况仍需要进一步标准化的检测方法,但是仍建议当对病例的确切诊断怀疑时应有选择性地进行相应检测。
- 鉴别损伤的本质有助于选择合适的处理方式,进而提高自然受孕率或辅助生殖技术的成功率,保证健康的子代。
- 我们必须持续性地关注新技术性进展,如使用EMW和RFR,对人生育力可能的有害影响。

参考文献

1. Morice P, Josset P, Chapron C, Dubuisson JB. History of infertility. *Hum Reprod Update* 1995;1:497–504.
2. Kruger TF, Acosta AA, Simmons KF, Swanson RJ, Matta JF, Oehninger S. Predictive value of abnormal sperm morphology in in vitro fertilization. *Fertil Steril* 1988;49:112–17.
3. Aziz N, Buchan I, Taylor C, Kingsland CR, Lewis-Jones I. The sperm deformity index: a reliable predictor of the outcome of oocyte fertilization in vitro. *Fertil Steril* 1996;66:1000–8.
4. Keel B, Webster B. The standard semen analysis. In: Webster B (ed.), CRC Handbook of the Laboratory Diagnosis and Treatment of Infertility. Boca Raton, FL: CRC Press, 1990:27–69.
5. Nallella KP, Sharma RK, Aziz N, Agarwal A. Significance of sperm characteristics in the evaluation of male infertility. *Fertil Steril* 2006;85(3):629–34.
6. Zini A, Kamal K, Phang D, et al. Biologic variability of sperm DNA denaturation in infertile men. *Urology* 2001;58:258–61.
7. Evenson D, Larson K, Jost L. Sperm chromatin structure assay: its clinical use for detecting sperm DNA fragmentation in male infertility and comparisons with other techniques. *J Androl* 2002;23:25–43.
8. Aitken RJ, Koopman P, Lewis SE. Seeds of concern. *Nature* 2004;432:48–52.
9. Ward WS, Coffey DS. DNA packaging and organization in mammalian spermatozoa: comparison with somatic cells. *Biol Reprod* 1991;44:569–74.
10. Brewer LR, Corzett M, Balhorn R. Protamine induced condensation and decondensation of the same DNA molecule. *Science* 1999;286:120–3.
11. Steger K, Pauls K, Klonisch T, et al. Expression of protamine-1 and -2 mRNA during human spermiogenesis. *Mol Hum Reprod* 2000;6:219–25.
12. Kosower NS, Katayose H, Yanagimachi R. Thiol-disulfide status and acridine orange fluorescence of mammalian sperm nuclei. *J Androl* 1992;13:342–8.
13. Gatewood JM, Cook GR, Balhorn R et al. Sequence-specific packaging of DNA in human sperm chromatin. *Science* 1987;236:962–4.
14. Gineitis AA, Zalenskaya IA, Yau PM et al. Human sperm telomere-binding complex involves histone H2B and secures telomere membrane attachment. *J Cell Biol* 2000;151:1591–8.
15. Lewis JD, Song Y, de Jong ME, Bagha SM, Ausio J. A walk through vertebrate and invertebrate protamines. *Chromosoma* 1999;111:473–82.
16. Bench GS, Friz AM, Corzett MH, Morse DH, Balhorn R. DNA and total protamine masses in individual sperm from fertile mammalian subjects. *Cytometry* 1996;23:263–71.
17. Oliva R. Protamines and male infertility. *Hum Reprod Update* 2006;12:417–35.
18. Corzett M, Mazrimas J, Balhorn R. Protamine 1: protamine 2 stoichiometry in the sperm of eutherian mammals. *Mol Reprod Dev* 2002;61:519–27.
19. Jager S. Sperm nuclear stability and male infertility. *Arch Androl* 1990;25:253–9.
20. Balhorn R, Reed S, Tanphaichitr N. Aberrant protamine 1/protamine 2 ratio in sperm of infertile human males. *Experientia* 1988;44:52–5.
21. de Yebra L, Ballesca JL, Vanrell JA, Bassas L, Oliva R. Complete selective absence of protamine P2 in humans. *J Biol Chem* 1993;268:10553–7.
22. Bench G, Corzett MH, De Yebra L, Oliva R, Balhorn R. Protein and DNA contents in sperm from an infertile human male possessing protamine defects that vary over time. *Mol Reprod Dev* 1998;50:345–53.
23. de Yebra L, Ballesca JL, Vanrell JA, Corzett M, Balhorn R, Oliva R. Detection of P2 precursors in the sperm cells of infertile patients who have reduced protamine P2 levels. *Fertil Steril* 1998;69:755–9.
24. Carrell DT, Liu L. Altered protamine 2 expression is uncommon in donors of known fertility, but common among men with poor fertilizing capacity, and may reflect other abnormalities of spermiogenesis. *J Androl* 2001;22:604–10.
25. Carrell DT, Emery BR, Hammoud S. Altered protamine expression and diminished spermatogenesis: what is the link? *Hum*

Reprod Update 2007; advance online access:1–15.

26. Mengual L, Ballesca JL, Ascaso C, Oliva R. Marked differences in protamine content and P1/P2 ratios in sperm cells from percoll fractions between patients and controls. *J Androl* 2003;24:438–47.
27. Nasr-Esfahani MH, Salehi M, Razavi S et al. Effect of protamine-2 deficiency on ICSI outcome. *Reprod Biomed Online* 2004;9:652–8.
28. Aoki VW, Liu L, Carrell DT. Identification and evaluation of a novel sperm protamine abnormality in a population of infertile males. *Hum Reprod* 2005;20:1298–306.
29. Carrell DT, De Jonge C, Lamb DJ. The genetics of male infertility: a field of study whose time is now. *Arch Androl* 2006;52:269–74.
30. Anderson S, Bankier AT, Barrell BG, et al. Sequence and organization of the human mitochondrial genome. *Nature* 1981;290:457–65.
31. Kao SH, Chao HT, Wei YH. Multiple deletions of mitochondrial DNA are associated with the decline of motility and fertility of human spermatozoa. *Mol Hum Reprod* 1998;4:657–66.
32. Schwartz M, Vissing J. Paternal inheritance of mitochondrial DNA. *N Engl J Med* 2002;347:576–80.
33. Perreault SD, Aitken RJ, Baker HW et al. Integrating new tests of sperm genetic integrity into semen analysis: breakout group discussion. *Adv Exp Med Biol* 2003;518:253–68.
34. Jung A, Schill WB, Schuppe HC. Genital heat stress in men of barren couples: a prospective evaluation by means of a questionnaire. *Andrologia* 2002;34:349–55.
35. Zini A, Libman J. Sperm DNA damage: clinical significance in the era of assisted reproduction. *Can Med Assoc J* 2006;175: 495–500.
36. Erenpreiss J, Spano M, Erenpreisa J, Bungum M, Giwercman A. Sperm chromatin structure and male fertility: biological and clinical aspects. *Asian J Androl* 2006;8:11–29.
37. Agarwal A, Allamaneni SS. Sperm DNA damage assessment: a test whose time has come. *Fertil Steril* 2005;84:850–3.
38. Sakkas D, Mariethoz E, Manicardi G, Bizzaro D, Bianchi PG, Bianchi U. Origin of DNA damage in ejaculated human spermatozoa. *Rev Reprod* 1999;4:31–7.
39. Shen H, Ong C. Detection of oxidative DNA damage in human sperm and its association with sperm function and male infertility. *Free Radic Biol Med* 2000;28:529–36.
40. Agarwal A, Saleh RA, Bedaiwy MA. Role of reactive oxygen species in the pathophysiology of human reproduction. *Fertil Steril* 2003;79:829–43.
41. Said TM, Aziz N, Sharma RK, Lewis-Jones I, Thomas AJ Jr., Agarwal A. Novel association between sperm deformity index and oxidative stress-induced DNA damage in infertile male patients. *Asian J Androl* 2005;7,121–6.
42. McPherson SM, Longo FJ. Nicking of rat spermatid and spermatozoa DNA: possible involvement of DNA topoisomerase II. *Dev Biol* 1993;158:122–30.
43. Sharma RK, Said T, Agarwal A. Sperm DNA damage and its clinical relevance in assessing reproductive outcome. *Asian J Androl* 2004;6:139–48.
44. Lewis SEM, Aitken RJ. DNA damage to spermatozoa has impacts on fertilization and pregnancy. *Cell Tissue Res* 2005;322:33–41.
45. Agarwal A, Said TM. Role of sperm chromatin abnormalities and DNA damage in male infertility. *Hum Reprod Update* 2003;9:331–45.
46. Irvine DS, Twigg JP, Gordon EL, Fulton N, Milne PA, Aitken RJ. DNA integrity in human spermatozoa: relationships with semen quality. *J Androl* 2000;21:33–44.
47. Darzynkiewicz Z, Juan G, Li X, Gorczyca W, Murakami T, Traganos F. Cytometry in cell necrobiology: analysis of apoptosis and accidental cell death (necrosis). *Cytometry* 1997;27:1–20.
48. Roca J, Mezquita C. DNA topoisomerase II activity in nonreplicating, transcriptionally inactive, chicken late spermatids. *Embo J* 1989;8:1855–60.
49. Balhorn R. A model for the structure of chromatin in mammalian sperm. *J Cell Biol* 1982;93:298–305.
50. Risley MS, Einheber S, Bumcrot DA. Changes in DNA topology during spermatogenesis. *Chromosoma* 1986;94:217–27.
51. Morse-Gaudio M, Risley MS. Topoisomerase II expression and VM-26 induction of DNA breaks during spermatogenesis in Xenopus laevis. *J Cell Sci* 1994;107:2887–98.
52. Genesca A, Caballin MR, Miro R, Benet J, Germa JR, Egozcue J. Repair of human sperm chromosome aberrations in the hamster egg. *Hum Genet* 1992;89:181–6.
53. Marchesi DE, Feng HL. Sperm DNA integrity from sperm to egg. *J Androl*. Published ahead of print.
54. Vogt PH. Molecular genetic of human male infertility: from genes to new therapeutic perspectives. *Curr Pharm Design* 2004; 10:471–500.
55. Martin RH, Ko E, Chan K, Rademaker AW. Detection of aneuploidy in human interphase spermatozoa by fluorescence in situ hybridization (FISH). *Cytogenet Cell Genet* 1993;64:23–6.
56. Griffin DK. The incidence, origin, and etiology of aneuploidy. *Int Rev Cytol* 1996;167:263–96.
57. Spriggs EL, Rademaker AW, Martin RH. Aneuploidy in human sperm: the use of multicolor FISH to test various theories of nondisjunction. *Am J Hum Genet* 1996;58:356–62.
58. Hassold TJ. Nondisjunction in the human male. *Curr Top Dev Biol* 1998;37:383–406.
59. Martin RH, Rademaker AW. Nondisjunction in human sperm: comparison of frequencies in acrocentric chromosomes. *Cytogenet Cell Genet* 1999;86:43–5.
60. Lamb NE, Hassold TJ. Nondisjunction: a view from ringside. *N Engl J Med* 2004;351:1931–4.
61. Lewis-Jones I, Aziz N, Seshadri S, Douglas A, Howard P. Sperm chromosomal abnormalities are linked to sperm morphologic deformities. *Fertil Steril* 2003;79:212–15.
62. Martin RH, Rademaker AW, Greene C, Ko E, Hoang T, Barclay L, Chernos J. A comparison of the frequency of sperm chromosome abnormalities in men with mild, moderate, and severe oligozoospermia. *Biol Reprod* 2003;69:535–9.
63. Calogero AE, De Palma A, Grazioso C et al. Aneuploidy rate in spermatozoa of selected men with abnormal semen parameters. *Hum Reprod* 2001;16:1172–9.
64. Burrello N, Vicari E, Shin P et al. Lower sperm aneuploidy frequency is associated with high pregnancy rates in ICSI programmes. *Hum Reprod* 2003;18:1371–6.
65. Carrell DT, Wilcox AL, Lowy L et al. Elevated sperm chromosome aneuploidy and apoptosis in patients with unexplained recurrent pregnancy loss. *Obstet Gynecol* 2003;101:1229–35.
66. Benjamin R, Emery BR, Carrell DT. The effect of epigenetic sperm abnormalities on early embryogenesis. *Asian J Androl* 2006;8:131–42.
67. Escudero T, Abdelhadi I, Sandalinas M, Munne S. Predictive value of sperm fluorescence in situ hybridization analysis on the outcome of preimplantation genetic diagnosis for translocations. *Fertil Steril* 2003;79 (Suppl. 3):1528–34.
68. Tejada RI, Mitchell JC, Norman A, Marik JJ, Friedman S. A test for the practical evaluation of male fertility by acridine orange (AO) fluorescence. *Fertil Steril* 1984;42:87–91.
69. Darzynkiewicz Z. Acid-induced denaturation of DNA in situ as a probe of chromatin structure. *Methods Cell Biol* 1994;41: 527–41.
70. Erenpreisa J, Freivalds T, Slaidina M et al. Toluidine blue test for sperm DNA integrity and elaboration of image cytometry algorithm. *Cytometry* 2003;52:19–27.
71. Baker H, Liu D. Assessment of nuclear maturity. In: Acosta A, Kruger T, eds. Human Spermatozoa in Assisted Reproduction. London: CRC Press, 1996:93–203.
72. Manicardi G, Bianchi P, Pantano S et al. Presence of endogenous nicks in DNA of ejaculated human spermatozoa and its relationship to chromomycin A3 accessibility. *Biol Reprod* 1995;

52:864–7.
73. Fernandez J, Muriel L, Rivero M et al. The sperm chromatin dispersion test: a simple method for the determination of sperm DNA fragmentation. *J Androl* 2003;24:59–66.
74. Fernandez J, Vazquez-Gundin F, Delgado A et al. DNA breakage detection–FISH (DBD–FISH) in human spermatozoa: technical variants evidence different structural features. *Mutat Res* 2000;253:77–82.
75. Gorczyza W, Gong J, Darzynkiewics Z. Detection of DNA strand breaks in individual apoptotic cells by the in situ terminal deoxynucleotidyl transferase and nick translation assays. *Cancer Res* 1993;53:1945–51.
76. Barroso G, Morshedi M, Oehninger S. Analysis of DNA fragmentation, plasma membrane translocation of phosphatidylserine and oxidative stress in human spermatozoa. *Hum Reprod* 2000;15:1338–44.
77. Singh N, McCoy M, Tice R et al. A simple technique for quantification of low levels of DNA damage in individual cells. *Exp Cell Res* 1988;175:184–91.
78. Singh N, Danner D, Tice R, McCoy MT, Collins GD, Schneider EL. Abundant alkali-sensitive sites in DNA of human and mouse sperm. *Exp Cell Res* 1989;184:461–70.
79. Evenson D, Jost L, Baer R, Turner TW, Schrader SM. Individuality of DNA denaturation patterns in human sperm as measured by the sperm chromatin structure assay. *Reprod Toxicol* 1991;5:115–25.
80. Erenpreisa EA, Zirne RA, Zaleskaia ND, S'iakste TG. Effect of single-stranded breaks on the ultrastructural organization and cytochemistry of the chromatin in tumor cells. *Biull Eksp Biol Med* 1988;106:591–3.
81. Erenpreisa EA, Sondore OIu, Zirne RA. Conformational changes in the chromatin of tumor cells and the phenomenon of nuclear achromasia. *Eksp Onkol* 1988;10:54–7.
82. Rigler R, Killander D, Bolund L, Ringertz NR. Cytochemical characterization of deoxyribonucleoprotein in individual cell nuclei. Techniques for obtaining heat denaturation curves with the aid of acridine orange microfluorimetry and ultraviolet microspectrophotometry. *Exp Cell Res* 1969;55:215–24.
83. Darzynkiewicz Z, Traganos F, Sharpless T, Melamed MR. Thermal denaturation of DNA in situ as studied by acridine orange staining and automated cytofluorometry. *Exp Cell Res* 1975;90: 411–28.
84. Evenson D, Jost L, Marshall D et al. Utility of the sperm chromatin structure assay as a diagnostic tool in the human fertility clinic. *Hum Reprod* 1999;14:1039–49.
85. Zini A, Fischer M, Sharir S, Shayegan B, Phang D, Jarvi K. Prevalence of abnormal sperm DNA denaturation in fertile and infertile men. *Urology* 2002;60:1069–72.
86. Variant-Klun I, Tomazevic T, Meden-Vrtovec H. Sperm single-stranded DNA, detected by acridine orange staining, reduces fertilization and quality of ICSI-derived embryos. *J Assist Reprod Genet* 2002;19:319–28.
87. Erenpreiss J, Bars J, Lipatnikova V, Erenpreisa J, Zalkalns J. Comparative study of cytochemical tests for sperm chromatin integrity. *J Androl* 2001;22:45–53.
88. Auger J, Mesbah M, Huber C, Dadoune JP. Aniline blue staining as a marker of sperm chromatin defects associated with different semen characteristics discriminates between proven fertile and suspected infertile men. *Int J Androl* 1990;13:452–62.
89. Terquem T, Dadoune JP. Aniline blue staining of human spermatozoa chromatin. Evaluation of nuclear maturation. In: Adre J, ed. The Sperm Cell. The Hague: Martinus Nijhoff Publishers; 1983.
90. Liu DY, Baker HW. Sperm nuclear chromatin normality: relationship with sperm morphology, sperm-zona pellucida binding, and fertilization rates in vitro. *Fertil Steril* 1992;58: 1178–84.
91. Foresta C, Zorzi M, Rossato M, Varotto A. Sperm nuclear instability and staining with aniline blue: abnormal persistence of histones in spermatozoa in infertile men. *Int J Androl* 1992; 15:330–7.
92. Hammadeh M, Zeginiadov T, Rosenbaum P et al. Predictive value of sperm chromatin condensation (aniline blue staining) in the assessment of male fertility. *Arch Androl* 2001;46:99–104.
93. Hammadeh M, Stieber M, Haidl G, Schmidt W. Association between sperm cell chromatin condensation, morphology based on strict criteria, and fertilization, cleavage and pregnancy rates in an IVF program. *Andrologia* 1998;30:29–35.
94. Evenson DP, Darzynkiewicz Z, Melamed MR. Relation of mammalian sperm chromatin heterogeneity to fertility. *Science* 1980;210:1131–3.
95. Evenson DP, Jost LK, Marshall D, Zinaman MJ, Clegg E, Purvis K et al. Utility of the sperm chromatin structure assay as a diagnostic and prognostic tool in the human fertility clinic. *Hum Reprod* 1999;14:1039–49.
96. Spano M, Bonde JP, Hjollund HI, Kolstad HA, Cordelli E, Leter G. Sperm chromatin damage impairs human fertility. The Danish First Pregnancy Planner Study Team. *Fertil Steril* 2000;73: 43–50.
97. Larson-Cook KL, Brannian JD, Hansen KA, Kasperson KM, Aamold ET, Evenson DP. Relationship between the outcomes of assisted reproductive techniques and sperm DNA fragmentation as measured by the sperm chromatin structure assay. *Fertil Steril* 2003;80:895–902.
98. Evenson D, Wixon R. Meta-analysis of sperm DNA fragmentation using the sperm chromatin structure assay. *Reprod Biomed Online* 2006;12:466–72.
99. Spano M, Kolstad A, Larsen S et al. The applicability of the flow cytometric sperm chromatin structure assay in epidemiological studies. Hum Reprod 1998;13:2495–505.
100. Perreault SD, Aitken HW, Baker DP et al. Integrating new tests of sperm genetic integrity into semen analysis: breakout group discussion. In: Robaire B, Hales BF, eds. Male-Mediated Developmental Toxicity. Kluwer Academic/Plenum Publisher; 2003:256–66.
101. Bianchi PG, Manicardi GC, Bizzaro D, Bianchi U, Sakkas D. Effect of deoxyribonucleic acid protamination on fluorochrome staining and in situ nick-translation of murine and human mature spermatozoa. *Biol Reprod* 1993;49:1083–8.
102. Sakkas D, Urner F, Bizzaro D, Manicardi G, Bianchi PG, Shoukir Y et al. Sperm nuclear DNA damage and altered chromatin structure: effect on fertilization and embryo development. *Hum Reprod* 1998;13 (Suppl. 4):11–19.
103. Lopes S, Sun JG, Jurisicova A, Meriano J, Casper RF. Sperm deoxyribonucleic acid fragmentation is increased in poor-quality semen samples and correlates with failed fertilization in intracytoplasmic sperm injection. *Fertil Steril* 1998;69: 528–32.
104. Gorczyca W, Traganos F, Jesionowska H, Darzynkiewicz Z. Presence of DNA strand breaks and increased sensitivity of DNA in situ to denaturation in abnormal human sperm cells: analogy to apoptosis of somatic cells. *Exp Cell Res* 1993;207: 202–5.
105. Aravindan GR, Bjordahl J, Jost LK, Evenson DP. Susceptibility of human sperm to in situ DNA denaturation is strongly correlated with DNA strand breaks identified by single cell electrophoresis. *Exp Cell Res* 1997;236:231–7.
106. Chan PJ, Corselli JU, Patton WC, Jacobson JD, Chan SR, King A. Simple comet assay for archived sperm correlates DNA fragmentation. Reduced hyperactivation and penetration of zona-free hamster ocytes. *Fertil Steril* 2001;75:186–92.
107. Duty S, Singh N, Ryan L et al. Reliability of the comet assay in cryopreserved human sperm. *Hum Reprod* 2002;17: 1274–80.

108. Morris I, Ilott S, Dixon L, Brison DR. The spectrum of DNA damage in human sperm assessed by single cell gel electrophoresis (comet assay) and its relationship to fertilization. *Hum Reprod* 2002;17:990–8.
109. Tomsu M, Sharma V, Miller D. Embryo quality and IVF treatment outcomes may correlate with different sperm comet assay parameters. *Hum Reprod* 2002;17:1856–62.
110. Hughes CM, Lewis SE, McKelvey-Martin VJ, Thompson W. A comparison of baseline and induced DNA damage in human spermatozoa from fertile and infertile men, using a modified comet assay. *Mol Hum Reprod* 1996;2:613–19.
111. Ankem MK, Mayer E, Ward WS, Cummings KB, Barone JG. Novel assay for determining DNA organization in human spermatozoa: implications for male factor infertility. *Urology* 2002; 59:575–8.
112. Ward WS, Kimura Y, Yanagimachi R. An intact sperm nuclear matrix may be necessary for the mouse paternal genome to participate in embryonic development. *Biol Reprod* 1999;60:702–6.
113. Sjakste N, Sjakste T. Nuclear matrix proteins and hereditary diseases. *Genetika* 2005;41:293–8.
114. Iwasaki A, Gagnon C. Formation of reactive oxygen species of spermatozoa of infertile patients. *Fertil Steril* 1992;57:409.
115. Sharma RK, Agarwal A. Role of reactive oxygen species in male infertility. *J Urol* 1996;48:835–50.
116. Aitken RJ, Fisher H. Reactive oxygen species generation and human spermatozoa: the balance of benefit and risk. *Bioassays* 1994;16:259–67.
117. Aitken RJ, Irvine DS, Wu FC. Prospective analysis of sperm-oocyte fusion and reactive oxygen species generation as criteria for the diagnosis of infertility. *Am J Obstet Gynecol* 1991;64: 542–51.
118. Agarwal A, Ftabakaran SA. Mechanism, measurement, and prevention of oxidative stress in male reproductive physiology. *Indian J Exp Biol* 2003;43:963–74.
119. Darley-Usmar V, Wiseman H, Halliwell B. Nitric oxide and oxygen radicals: a question of balance. *FEBS Lett* 1995;369: 131–5.
120. Gutierrez J, Ballinger SW, Darley-Usmar VM, Landar A. Free radicals, mitochondria, and oxidized lipids: the emerging role in signal transduction in vascular cells. *Circ Res* 2006;27;99: 924–32.
121. Gomez E, Buckingham DW, Brindle J, Lanzafame F, Irvine DS, Aitken RJ. Development of an image analysis system to monitor the retention of residual cytoplasma by human spermatozoa: correlation with biochemical markers of the cytoplasmic space, oxidative stress, and sperm function. *J Androl* 1996;17:276–87.
122. Gil-Guzman E, Ollero M, Lopez MC, Sharma RK, Alvarez JG, Thomas AJ Jr., Agarwal A. Differential production of reactive oxygen species by subsets of human spermatozoa at different stages of maturation. *Hum Reprod* 2001;16:1922–30.
123. Aziz N, Saleh RA, Sharma RK, Lewis-Jones I, Esfandiari N, Thomas AJ Jr., Agarwal A. Novel association between sperm reactive oxygen species production, sperm morphological defects, and the sperm deformity index. *Fertil Steril* 2004; 81: 349–54.
124. Aitken J. Molecular mechanisms regulating human sperm function. *Mol Hum Reprod* 1997;3:169–73.
125. Huszar G, Vigue L. Correlation between the rate of lipid peroxidation and cellular maturity as measured by creatine kinase activity in human spermatozoa. *J Androl* 1994;15:71–7.
126. Clermont Y. The cycle of the seminiferous epithelium in man. *Am J Anat* 1963;112:35–51.
127. Vernet P, Fulton N, Wallace C, Aitken RJ. Analysis of reactive oxygen species generating systems in rat epididymal spermatozoa. *Biol Reprod* 2001;65:1102–13.
128. Baker MA, Aitken RJ. Reactive oxygen species in spermatozoa: methods for monitoring and significance for the origins of genetic disease and infertility. *Reprod Biol Endocrinol* 2005;3: 67–75.
129. Balercia G, Moretti S, Vignini A, Magagnini M, Mantero F, Boscaro M et al. Role of nitric oxide concentrations on human sperm motility. *J Androl* 2004;25:245–9.
130. Lewis SEM, Donnelly ET, Sterling ESL, Kennedy MS, Thompson W, Chakrawarthy U. Nitric oxide synthase and nitrite production in human spermatozoa: evidence that endogenous nitric oxide is beneficial to sperm motility. *Mol Hum Reprod* 1996; 2:873–8.
131. Herrero MB, Chatterjee S, Lefievre L, de Lamirande E, Gagnon C. Nitric oxide interacts with the cAMP pathway to modulate capacitation of human spermatozoa. *Free Rad Biol Med* 2000; 29:522–36.
132. Aitken RJ, Baker HW. Seminal leukocytes: passengers, terrorists or good samaritans? *Hum Reprod* 1995;10:1736–9.
133. Shalika S, Duaan K, Smith RD. The effect of positive semen bacterial and uroplasmal cultures on in vitro fertilization success. *Hum Reprod* 1996;11:2789–92.
134. Aitkin RJ, Fisher HM, Fulton N. Reactive oxygen species generation by human spermatozoa is induced by exogenous NADPH and inhibited by the flavoprotein inhibitors diphenylene iodonium and quinacrine. *Mot Reprad Dev* 1997;47:468–82.
135. Hendin BN, Kolettis PN, Sharma RK, Thomas AJ Jr., Agarwal A. Varicocele is associated with elevated spermatozoal reactive oxygen species production and diminished seminal plasma antioxidant capacity. *J Urol* 1999;161:1831–4.
136. Saleh RA, Agarwal A, Kandirali E, Sharma RK, Thomas AJ Jr., Nada EA et al. Leukocytospermia is associated with increased reactive oxygen species production by human spermatozoa. *Fertil Steril* 2002;78:1215–24.
137. Alvarez JG, Sharma RK, Ollero M, Saleh RA, Lopez MC, Thomas AJ Jr. et al. Increased DNA damage in sperm from leukocytospermic semen samples as determined by the sperm chromatin structure assay. *Fertil Steril* 2002;78:319–29.
138. Aziz N, Agarwal A, Lewis-Jones I, Sharma RK, Thomas AJ Jr. Novel associations between specific sperm morphological defects and leukocytospermia. *Fertil Steril* 2004;82:621–7.
139. Garrido N, Meseguer M, Simon C, Pellicer A, Remohi J. Pro-oxidative and anti-oxidative imbalance in human semen and its relation with male fertility. *Asian J Androl* 2004;6:59–65.
140. Hendin BN, Kolettis PN, Sharma RK, Thomas AJ Jr., Agarwal A. Varicocele is associated with elevated spermatozoal reactive oxygen species production and diminished seminal plasma antioxidant capacity. *J Urol* 1999;161:1831–4.
141. de Lamirande E, Leclerc P, Gagnon C. Capacitation as a regulatory event that primes spermatozoa for the acrosome reaction and fertilization. *Mol Hum Reprod* 1997;3:175–94.
142. Sanchez-Pena LC, Reyes BE, Lopez-Carrillo L, Recio R, Moran-Martinez J, Cebrian ME, Quintanilla-Vega B. Organophosphorous pesticide exposure alters sperm chromatin structure in Mexican agricultural workers. *Toxicol Appl Pharm* 2004;196:108–13.
143. Agarwal A, Said TM. Oxidative stress, DNA damage and apoptosis in male infertility: a clinical approach. *Brit J Urol Int* 2005;95:503–7.
144. Saleh RA, Agarwal A, Sharma RK, Nelson DR, Thomas AJ Jr. Effect of cigarette smoking on levels of seminal oxidative stress in infertile men: a prospective study. *Fertil Steril* 2002;78:491–9.
145. Love CC, Kenney RM. Scrotal heat stress induces altered sperm chromatin structure associated with a decrease in protamines disulfide bonding in the stallion. *Biol Reprod* 1999; 60:615–20.
146. Ishii T, Matsuki S, Iuchi Y, Okada F, Toyosaki S, Tomita Y et al. Accelerated impairment of spermatogenic cells in SOD1-knockout mice under heat stress. *Free Radic Res* 2005;39:697–705.
147. Agarwal A, Prabakaran S, Allamaneni SS. Relationship between

oxidative stress, varicocele and infertility: a meta-analysis. *Reprod Biomed Online* 2006;12:630–3.
148. Sheynkin Y, Jung M, Yoo P, Schulsinger D, Komaroff E. Increase in scrotal temperature in laptop computer users. *Hum Reprod* 2005;20:452–5.
149. Aitken RJ, Buckingham DW, Harkiss D, Paterson M, Fisher H, Irvine DS. The extragenomic action of progesterone on human spermatozoa is influenced by redox regulated changes in tyrosine phosphorylation during capacitation. *Mol Cell Endocrinol* 1996;117:83–93.
150. De Lamirande E, Tsai C, Harakat A, Gagnon C. Involvement of reactive oxygen species in human sperm acrosome reaction induced by A23187, lysophosphatidylcholine, and biological fluid ultrafiltrates. *J Androl* 1998;19:585–94.
151. Zini A, De Lamirande E, Gagnon C. Low levels of nitric oxide promote human sperm capacitation in vitro. *J Androl* 1995;16: 424–31.
152. Sengoku K, Tamate K, Yoshida T, Takaoka Y, Miyamoto T, Ishikawa M. Effects of low concentrations of nitric oxide on the zona pellucida binding ability of human spermatozoa. *Fertil Steril* 1998;69:522–7.
153. Saleh RA, Agarwal A. Oxidative stress and male infertility: from research bench to clinical practice. *J Androl* 2002;23: 737–52.
154. Balercia G, Moretti S, Vignini A et al. Role of nitric oxide concentrations on human sperm motility. *J Androl* 2004;25:245–9.
155. Agarwal A, Saleh RA. Role of oxidants in male infertility: rationale, significance, and treatment. *Urol Clin North Am* 2002; 29:817–27.
156. Tominaga H, Kodama S, Matsuda N et al. Involvement of reactive oxygen species (ROS) in the induction of genetic instability by radiation. *J Radiat Res* 2004;45:181–8.
157. Moustafa MH, Sharma RK, Thornton J et al. Relationship between ROS production, apoptosis and DNA denaturation in spermatozoa from patients examined for infertility. *Hum Reprod* 2004;19:129–38.
158. Agarwal A, Allamaneni SS. The effect of sperm DNA damage on assisted reproduction outcomes. *Minerva Ginecol* 2004;56: 235–45.
159. Agarwal A, Said TM. Role of sperm chromatin abnormalities and DNA damage in male infertility. *Hum Reprod Update* 2003;9(45):331.
160. Saleh RA, Agaswat A, Nada EA et al. Negative effects of increased sperm DNA damage in relation to seminal oxidative stress in men with idiopathic and male factor infertility. *Fertil Steril* 2003;79 (Suppl. 3):1597–605.
161. Twigg J, Fuhpa N, Gomez E, Irvine DS, Aitken RJ. Analysis of the impact of intracellular reactive oxygen species generation on the structural and functional integrity of human spermatozoa: lipid peroxidation, DNA fragmentation and effectiveness of antioxidants. *Hum Reprod* 1998;13(6):1429–36.
162. Agarwal A, Prabakaran SA, Sikka S. Clinical relevance of oxidative stress in patients with male factor infertility: evidence-based analysis. *AUA Update* 2007;26:1–12.
163. Aitken RJ, Baker MA, O'Bryan M. Shedding light on chemiluminescence: the application of chemiluminescence in diagnostic andrology. *J Androl* 2004;25:455–65.
164. Marchetti C, Obert G, Deffosez A, Formstecher P, Marchetti P. Study of mitochondrial membrane potential, reactive oxygen species, DNA fragmentation and cell viability by flow cytometry in human sperm. *Hum Reprod* 2002;17:1257–65.
165. Robinson JP, Carter WO, Narayanan PK. Oxidative product formation analysis by flow cytometry. *Methods Cell Biol* 1994; 41:437–47.
166. Cao G, Prior RL. Comparison of different analytical methods for assessing total antioxidant capacity of human serum. *Clin Chem* 1998;44:1309–15.
167. Benzie IF, Strain JJ. The ferric reducing ability of plasma (FRAP) as a measure of "antioxidant power": the FRAP assay. *Anal Biochem* 1996;239:70–6.
168. Miller NJ, Rice-Evans C, Davies MJ et al. A novel method for measuring antioxidant capacity and its application to monitoring the antioxidant status in premature neonates. *Clin Sci (Lond)* 1993;84:407–12.
169. Sharma RK, Pasqualotto FF, Nelson DR et al. The reactive oxygen species-total antioxidant capacity score is a new measure of oxidative stress to predict male infertility. *Hum Reprod* 1999;14:2801–7.
170. Wyllie AH, Kerr JF, Currie AR. Cell death: the significance of apoptosis. *Int Rev Cytol* 1980;68:251–306.
171. Spano M, Seli E, Bizzaro D, Manicardi GC, Sakkas D. The significance of sperm nuclear DNA strand breaks on reproductive outcome. *Curr Opin Obstet Gynecol* 2005;17:255–60.
172. Anzar M, He L, Buhr MM, Kroetsch TG, Pauls KP. Sperm apoptosis in fresh and cryopreserved bull semen detected by flow cytometry and its relationship with fertility. *Biol Reprod* 2002;66:354–60.
173. Gottlieb RA. Mitochondria and apoptosis. *Biol Signals Recept* 2001;10:147–61.
174. Scaffidi C, Fulda S, Srinivasan A, Friesen et al. Two CD95 (APO-1/Fas) signaling pathways. *EMBO J* 1998;7:1675–87.
175. Thornberry NA, Lazebnik Y. Caspases: enemies within. *Science* 1998;281:1312–16.
176. Selivanova G, Wiman KG. p53: a cell cycle regulator activated by DNA damage. *Adv Cancer Res* 1995;66:143–80.
177. Fadok VA, de Cathelineau A, Daleke DL, Henson PM, Bratton DL. Loss of phospholipid asymmetry and surface exposure of phospha-tidylserine is required for phagocytosis of apoptotic cells by macrophages and fibroblasts. *J Biol Chem* 2001;276, 1071–7.
178. Hoffmann PR, de Cathelineau AM, Ogden CA et al. Phosphatidylserine (PS) induces PS receptor-mediated macropinocytosis and promotes clearance of apoptotic cells. *J Cell Biol* (2001); 115:649–59.
179. Hampton MB, Fadeel B, Orrenius S. Redox regulation of the caspase during apoptosis. *Am N Y Acad Sci* 1999;854:328–35.
180. Agarwal A, Sharma Bedaiwy MA. Role of reactive oxygen species in the pathophysiology of human reproduction. *Fertil Steril* 2003;79:829–43.
181. Wang X, Sharma RK, Sikka SC, Falcone T, Agarwal A. Oxidative sum is associated with increased apoptosis leading to spermatime DNA damage in patients with male factor infertility. *Fertil Steril* 2003;80:531–5.
182. Halliwell B. Antioxidant defence mechanisms: from the beginning to the end (of the beginning). *Free Radic Res* 1999;31:261–72.
183. Muratori M, Maggi M, Spinelli S, Filimberti E, Forti G, Baldi E. Spontaneous DNA fragmentation in swim-up selected human spermatozoa during long term incubation. *J Androl* 2003;24: 253–62.
184. Oosterhuis GJ, Mulder AB, Kalsbeek-Batenburg E, Lambalk CB, Schoemaker J, Vermes I. Measuring apoptosis in human spermatozoa: a biological assay for semen quality? *Fertil Steril* 2000;74:245–50.
185. Shen HM, Dai J, Chia SE, Lim A, Ong CN. Detection of apoptotic alterations in sperm in subfertile patients and their correlations with sperm quality. *Hum Reprod* 2002;17:1266–73.
186. Sun JG, Jurisicova A, Casper RF. Detection of deoxyribonucleic acid fragmentation in human sperm: correlation with fertilization in vitro. *Biol Reprod* 1997;56:602–7.
187. Weil M, Jacobson MD, Raff MC. Are caspases involved in the death of cells with a transcriptionally inactive nucleus? Sperm and chicken erythrocytes. *J Cell Sci* 1998;111:2707–15.
188. Grunewald S, Paasch U, Glander HJ, Anderegg U. Mature hu-

man spermatozoa do not transcribe novel RNA. *Andrologia* 2005;37:69–71.
189. Paasch U, Sharma RK, Gupta AK, Grunewald S, Mascha EJ, Thomas AJ Jr. et al. Cryopreservation and thawing is associated with varying extent of activation of apoptotic machinery in subsets of ejaculated human spermatozoa. *Biol Reprod* 2004;71:1828–37.
190. Oehninger S, Morshedi M, Weng SL, Taylor S, Duran H, Beebe S. Presence and significance of somatic cell apoptosis markers in human ejaculated spermatozoa. *Reprod Biomed Online* 2003;7:469–76.
191. Taylor SL, Weng SL, Fox P, Duran EH, Morshedi MS, Oehninger S, Beebe SJ. Somatic cell apoptosis markers and pathways in human ejaculated sperm: potential utility as indicators of sperm quality. *Mol Hum Reprod* 2004;10:825–34.
192. Sakkas D, Seli E, Bizzaro D, Tarozzi N, Manicardi GC. Abnormal spermatozoa in the ejaculate: abortive apoptosis and faulty nuclear remodelling during spermatogenesis. *Reprod Biomed Online* 2003;7:428–32.
193. Lin WW, Lamb DJ, Wheeler TM, Lipshultz LI, Kim ED. In situ end-labeling of human testicular tissue demonstrates increased apoptosis in conditions of abnormal spermatogenesis. *Fertil Steril* 1997;68:1065–9.
194. Jurisicova A, Lopes S, Meriano J, Oppedisano L, Casper RF, Varmuza S. DNA damage in round spermatids of mice with a targeted disruption of the Pp1cgamma gene and in testicular biopsies of patients with non-obstructive azoospermia. *Mol Hum Reprod* 1999;5:323–30.
195. Grunewald S, Paasch U, Wuendrich K, Glander HJ. Sperm caspases become more activated in infertility patients than in healthy donors during cryopreservation. *Arch Androl* 2005;51:449–60.
196. Sakkas D, Urner F, Bianchi PG, Bizzaro D, Wagner I, Jaquenoud N et al. Sperm chromatin anomalies can influence decondensation after intracytoplasmic sperm injection. *Hum Reprod* 1996;11:837–43.
197. Shoukir Y, Chardonnens D, Campana A, Sakkas D. Blastocyst development from supernumerary embryos after intracytoplasmic sperm injection: a paternal influence? *Hum Reprod* 1998;13:1632–7.
198. Weil M, Jacobson MD, Raff MC. Are caspases involved in the death of cells with a transcriptionally inactive nucleus? Sperm and chicken erythrocytes. *J Cell Sci* 1998;111:2707–15.
199. Pena FJ, Johannisson A, Wallgren M, Rodriguez-Martinez H. Assessment of fresh and frozen-thawed boar semen using an Annexin-V assay: a new method of evaluating sperm membrane integrity. *Theriogenology* 2003;60:677–89.
200. Liu CH, Tsao HM, Cheng TC, Wu HM, Huang CC, Chen CI et al. DNA fragmentation, mitochondrial dysfunction and chromosomal aneuploidy in the spermatozoa of oligoasthenoteratozoospermic males. *J Assist Reprod Genet* 2004;21:119–26.
201. Chen Z, Hauser R, Trbovich AM, Shifren JL, Dorer DJ, Godfrey-Bailey et al. The relationship between human semen characteristics and sperm apoptosis: a pilot study. *J Androl* 2006;27:112–20.
202. Siddighi S, Patton WC, Jacobson JD, King A, Chan PJ. Correlation of sperm parameters with apoptosis assessed by dual fluorescence DNA integrity assay. *Arch Androl* 2004;50:311–14.
203. Said TM, Paasch U, Grunewald S, Baumann T, Li L, Glander HJ, Agarwal A. Advantage of combining magnetic cell separation with sperm preparation techniques. *Reprod Biomed Online* 2005b;10:740–6.
204. Aziz N, Said T, Paasch U, Agarwal A. The relationship between human sperm apoptosis, morphology and the sperm deformity index. *Hum Reprod* 2007;15; [Epub ahead of print].
205. Sakkas D, Mariethoz E, St John JC. Abnormal sperm parameters in humans are indicative of an abortive apoptotic mechanism linked to the Fas-mediated pathway. *Exp Cell Res* 1999;15:350–5.
206. Sakkas D, Mariethoz E, Manicardi G, Bizzarro D, Bianchi PG, Bianchi U. Origin of DNA damage in ejaculated human spermatozoa. *Rev Reprod* 1999;4:31–7.
207. Sakkas D, Moffat O, Manicardi GC, Mariethoz E, Tarozzi N, Bizzaro D. Nature of DNA damage in ejaculated human spermatozoa and the possible involvement of apoptosis. *Biol Reprod* 2002;66:1061–7.
208. Cayli S, Sakkas D, Vigue L, Demir R, Huszar G. Cellular maturity and apoptosis in human sperm: creatine kinase, caspase-3 and Bcl-XL levels in mature and diminished maturity sperm. *Mol Hum Reprod* 2004;10:365–72.
209. Frisch SM, Screaton RA. Anoikis mechanisms. *Curr Opin Cell Biol* 2001;13:555–62.
210. Grunewald S, Paasch U, Glander HJ. Enrichment of non-apoptotic human spermatozoa after cryopreservation by immunomagnetic cell sorting. *Cell Tissue Bank* 2001;2:127–33.
211. Glander HJ, Schiller J, Suss R, Paasch U, Grunewald S, Arnhold J. Deterioration of spermatozoal plasma membrane is associated with an increase of sperm lyso-phosphatidylcholines. *Andrologia* 2002;34:360–6.
212. Said TM, Grunewald S, Paasch U et al. Effects of magnetic-activated cell sorting on sperm motility and cryosurvival rates. *Fertil Steril* 2005;83:1442–6.
213. Said T, Agarwal A, Grunewald S et al. Selection of nonapoptotic spermatozoa as a new tool for enhancing assisted reproduction outcomes: an in vitro model. *Biol Reprod* 2006;74:530–7.
214. Ricci G, Perticarari S, Fragonas E et al. Apoptosis in human sperm: its correlation with semen quality and the presence of leukocytes. *Hum Reprod* 2002;17:2665–72.
215. Ekert PG, Silke J, Vaux DL. Caspase inhibitors. *Cell Death Differ* 1999;6:1081–6.
216. Barroso G, Taylor S, Morshedi M et al. Mitochondrial membrane potential integrity and plasma membrane translocation of phosphatidylserine as early apoptotic markers: a comparison of two different sperm subpopulations. *Fertil Steril* 2006;85:149–54.
217. Paasch U, Grunewald S, Fitzl G, Glander HJ. Deterioration of plasma membrane is associated with activation of caspases in human spermatozoa. *J Androl* 2003;24:246–52.
218. Weng SL, Taylor SL, Morshedi M et al. Caspase activity and apoptotic markers in ejaculated human sperm. *Mol Hum Reprod* 2002;8:984–91.
219. Almeida C, Cardoso F, Sousa M et al. Quantitative study of caspase-3 activity in semen and after swim-up preparation in relation to sperm quality. *Hum Reprod* 2005;20:1307–13.
220. Benchaib M, Braun V, Lornage J et al. Sperm DNA fragmentation decreases the pregnancy rate in an assisted reproductive technique. *Hum Reprod* 2003;18:1023–8.
221. Blackwell RP. Standards for microwave radiation. *Nature* 1979;282:360.
222. Kandeel FR, Swerdloff RS. Role of temperature in regulation of spermatogenesis and the use of heating as a method for contraception. *Fertil Steril* 1988;49:1–23.
223. Saunders R, Sienkiewicz Z, Kowalczuk C. Biological effects of electromagnetic fields and radiation. *J Radiol Prot* 1991;11:27–42.
224. Ozguner M, Koyu A, Cesur G, Ural M, Ozguner F, Gokcimen A et al. Biological and morphological effects on the reproductive organ of rats after exposure to electromagnetic field. *Saudi Med J* 2005;26:405–10.
225. Yu C, Yao Y, Yang Y, Li D. [Changes of rat testicular germ cell apoptosis after high power microwave radiation]. *Zhonghua Nan Ke Xue* 2004;10:407–10.

226. Saunders RD, Kowalczuk CI. Effects of 2.45 GHz microwave radiation and heat on mouse spermatogenic epithelium. *Int J Radiat Biol Relat Stud Phys Chem Med* 1981;40:623–32.
227. Lebovitz RM, Johnson L, Samson WK. Effects of pulse-modulated microwave radiation and conventional heating on sperm production. *J Appl Physiol* 1987;62:245–52.
228. Fejes I, Zavaczki Z, Szollosi J, Koloszar S, Daru J, Kovacs L et al. Is there a relationship between cell phone use and semen quality? *Arch Androl* 2005;51:385–93.
229. Davoudi M, Brossner C, Kuber W. The influence of electromagnetic waves on sperm motility. *Urol Urogynacol* 2002;19:18–22.
230. Erogul O, Oztas E, Yildirim I, Kir T, Aydur E, Komesli G et al. Effects of electromagnetic radiation from a cellular phone on human sperm motility: an in vitro study. *Arch Med Res* 2006;37:840–3.
231. Agarwal A, Deepinder F, Sharma RK, Ranga G, Li J. Effect of cell phone usage on semen analysis in men attending infertility clinic: an observational study. *Fertil Steril* 2007. In press.
232. Aitken RJ. The Amoroso Lecture. The human spermatozoon—a cell in crisis? *J Reprod Fertil* 1999;115:1–7.
233. Lai H, Singh NP. Single- and double-strand DNA breaks in rat brain cells after acute exposure to radiofrequency electromagnetic radiation. *Int J Radiat Biol* 1996;69:513–21.
234. Aitken RJ, Bennetts LE, Sawyer D, Wiklendt AM, King BV. Impact of radiofrequency electromagnetic radiation on DNA integrity in the male germline. *Int J Androl* 2005;28:171–9.
235. Diem E, Schwarz C, Adlkofer F, Jahn O, Rudiger H. Non-thermal DNA breakage by mobile-phone radiation (1800 MHz) in human fibroblasts and in transformed GFSH-R17 rat granulosa cells in vitro. *Mutat Res* 2005;583:178–83.
236. Musaev AV, Ismailova LF, Gadzhiev AM. [Influence of (460 MHz) electromagnetic fields on the induced lipid peroxidation in the structures of visual analyzer and hypothalamus in experimental animals]. *Vopr Kurortol Fizioter Lech Fiz Kult* 2005;17–20.
237. Hook GJ, Spitz DR, Sim JE et al. Evaluation of parameters of oxidative stress after in vitro exposure to FMCW- and CDMA-modulated radiofrequency radiation fields. *Radiat Res* 2004;162:497–504.
238. Burch JB, Reif JS, Noonan CW et al. Melatonin metabolite excretion among cellular telephone users. *Int J Radiat Biol* 2002;78:1029–36.
239. de Seze R, Ayoub J, Peray P, Miro L, Touitou Y. Evaluation in humans of the effects of radiocellular telephones on the circadian patterns of melatonin secretion, a chronobiological rhythm marker. *J Pineal Res* 1999;27:237–42.
240. Gavella M, Lipovac V. Antioxidative effect of melatonin on human spermatozoa. *Arch Androl* 2000;44:23–7.
241. Lantow M, Viergutz T, Weiss DG, Simko M. Comparative study of cell cycle kinetics and induction of apoptosis or necrosis after exposure of human mono mac 6 cells to radiofrequency radiation. *Radiat Res* 2006;166:539–43.
242. Port M, Abend M, Romer B, Van Beuningen D. Influence of high-frequency electromagnetic fields on different modes of cell death and gene expression. *Int J Radiat Biol* 2003;79:701–8.
243. Rizk B. (Ed.). Ultrasonography in reproductive medicine and infertility. Cambridge: United Kingdom, Cambridge University Press 2008: (in press).

第 20 章

男性因素不育:ART 现状

Frank Comhaire, Ahmed Mahmoud

引言

男科学家是实际处理临床男性特有问题的医生,包括男性先天性生殖道畸形、青春期发育异常、男性不育、性功能障碍和男性衰老。在欧洲,男科学家可能是在内分泌学或泌尿学方面的专家,他们需要通过规定的课程,并获得专业技能的认证,这些课程及考核由欧洲男科学会国际评审委员会批准。

McLeod 在其文章中着重强调了"男性因素"在不育症夫妇中的重要性,文中给出了"正常"精液质量的参考值,具有里程碑性意义(2)。几十年来,男性不育被认为无法治愈,因为大多数病人属于不明原因的精液异常。近年来,高质量的临床观察和基础生物学研究显示某些疾病可能导致男性不育,而且已经开发出了很多有效的治疗方法(3)。

主要由男性因素所致不孕不育的比例逐渐增加,尤其是生物学家和妇产科医生采用辅助生殖技术检测到了越来越多的精液质量异常的男性。但是,随着时间的推移,各种致病因素的流行病学已经发生了改变,某些特定疾病逐渐变得少见(生殖道感染所致的梗阻性无精子症),而更常检测到另外的一些疾病(如精索静脉曲张)。

诊断流程图及其对治疗措施选择的含义

男性不育症合理治疗措施的选择需要准确和完整的病因学诊断,阴囊温度及盆腔器官和阴囊内容物超声检查,全面的精液分析、有选择的血液指标检测是标准化病史采集和体格检查的全面补充。男性不育的每项诊断标准均有明确的定义(3),并标注在如下流程图中(表 20.1)。有证据表明生活方式和环境因素,如激素紊乱、毒物的职业暴露等,对生育具有较大的影响,并可能决定某些特定病理因素是否"开始表达"并导致不育(4)。同时,不育症涵盖了不同程度的每月受孕概率的降低。

不育症治疗的目标应该是针对所有能检测到的病因,因为很多迹象表明,多数患者同时存在多种致病因素且因素之间具有协同作用(5)。理论上讲,在这些患者中仅纠正其中一个致病因素可能无法有效恢复生育力。而且,因为治疗方案选择的不正确,可能导致治疗无效,例如,治疗附属性腺感染可能会使用无效的抗生素,包括抗生素无法穿透感染的腺体(如四环素类)(3)或剂量不足和(或)疗程不够。同样的,精索静脉曲张的治疗如果不能完全阻断精索内静脉的双向血流,睾丸功能就不会恢复。抗氧化剂或营养物质补充如果所选择的药物和所用剂量不准确也不能提高精子功能(6)。IUI 病例的选择和精子处理方法会在很大程度上决定这种治疗方式的成功率。

一般情况下,meta 分析不会考虑到一些特殊的方面,即良好的医疗规范,因此,对 meta 分析结论的解释应十分谨慎。首选方法是以共识为基础的医疗方案,因为决策的制订包括了对病理生理的理解以及对临床试验中实验组和对照组结果的分析。

表 20.1　男性不育病因诊断流程图(3)

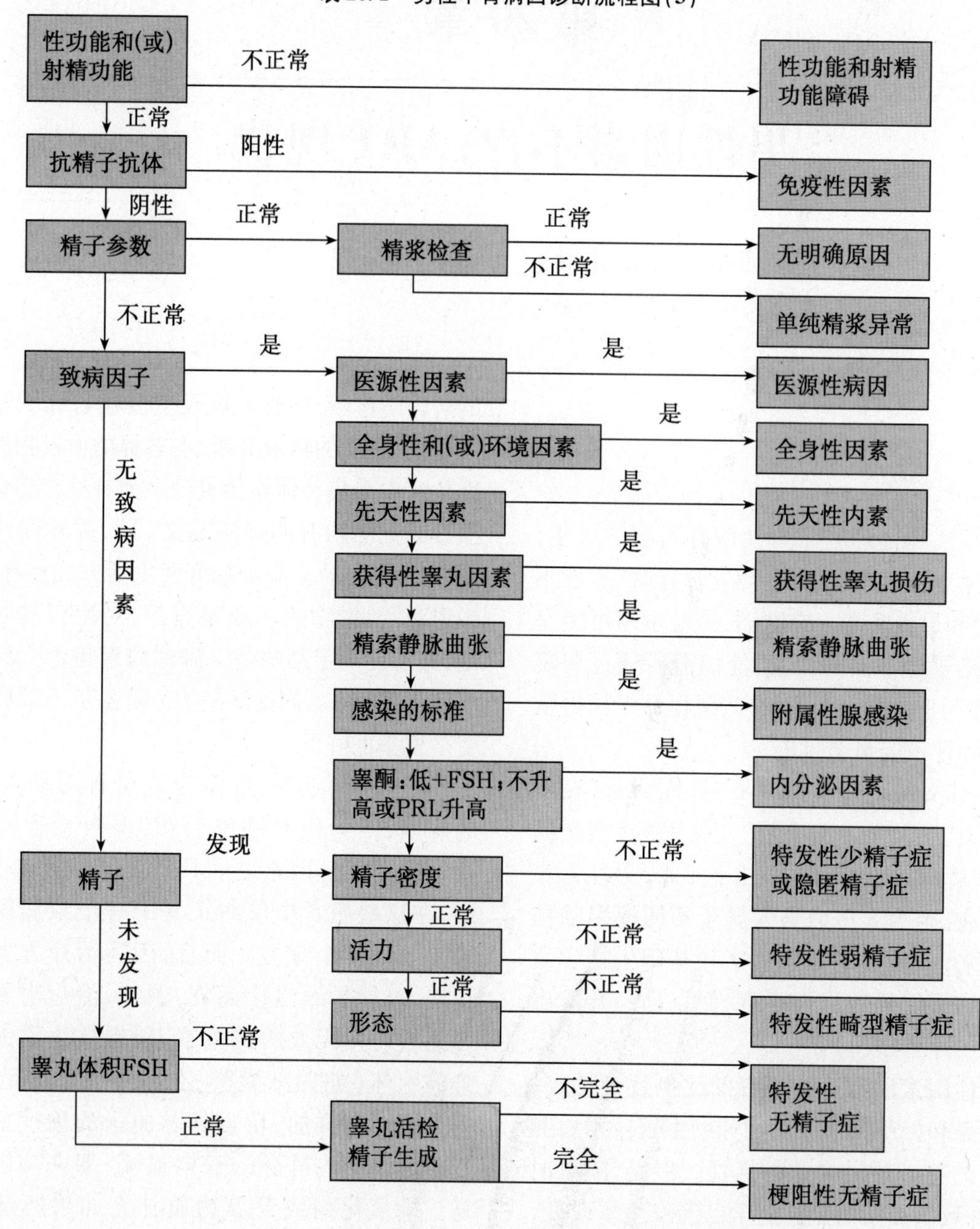

精索静脉曲张

精索静脉曲张一般源自阴囊内精索静脉丛和睾丸静脉内液体静压的增加(7)。精索静脉曲张协同缩血管性儿茶酚胺的反流(8)，会减少或者阻滞动脉毛细血管对生精小管和 Leydig 细胞的血液供应。静脉内压的增加主要是精索内静脉瓣膜功能异常导致，正常情况下瓣膜可以防止血液反流。血液的反流可以导致精索静脉丛可见的(Ⅲ度)或可触知的(Ⅱ度)扩张。Ⅰ度精索静脉曲张，仅 Valsalva 动作时可触知血管的扩张，而亚临床精索静脉曲张的血液反流只能通过温度记录仪和(或)双功能多普勒超声检测(9,10)。任何程度的曲张在致病上均具有相同的效应，而且通常情况下是双向性的作用(11)。

精索静脉曲张在青春期发生，是男性不育症最常见的病因之一，在不育症中的发病率为 30% ~60%，精液质量异常男性中的检出率越来越高。

抽烟、附属性腺感染或炎症使精液内白细胞的数量增多，进一步协同性的增大精索静脉曲张对精子生成和精子质量的不良影响(12,13)。

患者通常不会在病史中提及任何病理状态或存在局部不适，但在家庭中可能已经存在生育问题。精子各方面都会异常，包括精子浓度低、运动性差和形态异常。患者精液中生精细胞(过氧化物酶阴性的圆形细胞)的数量通常会增加，但是精浆的性状正常，除了精索静脉曲张合并附属性腺感染的患者,此类患者精液体积可能较少(小于2ml)。相比之下,轻度或亚临床精索静脉曲张患者精囊腺可能会生成过量的分泌液,使精液的体积增加(大于6ml)。

精索静脉曲张的诊断主要依靠临床检查,检查时患者取站立位。使用Varicoscreen®(Fertipro,Beernem,Belgium)(图20.1)接触式温度测量是诊断精索静脉曲张最准确的方法(14,15),(双功能)多普勒超声可以作为其有效补充。阴囊内容物超声检查可以揭示精索静脉Ⅲ度和Ⅱ度曲张,阴囊内血管直径扩大,但是它可能会遗漏轻度和亚临床的曲张(10)。

精索静脉曲张患者的治疗只有在完全阻断双侧阴囊内静脉血液回流,以及纠正了不良生活方式、感染等额外的起作用因素后方可认为成功。

一般情况下,精索内静脉存在脉络丛(包括肾-精索静脉旁路)和分支等解剖学异常,必须去除所有这些血管以阻断回流,使睾丸静脉内血液流体压正常。手术应该首选在腹股沟内环水平进行,所有静脉在这里汇集在一起进入腹股沟管(16)。

手术选择腹股沟上切口,采用常规手术、显微外科手术或腹腔镜手术。很多病例需要结扎双侧静脉,尤其是当温度测量仪提示双侧阴囊皮肤温度过高时。

另外,血管内介入治疗是通过对双侧精索内静脉

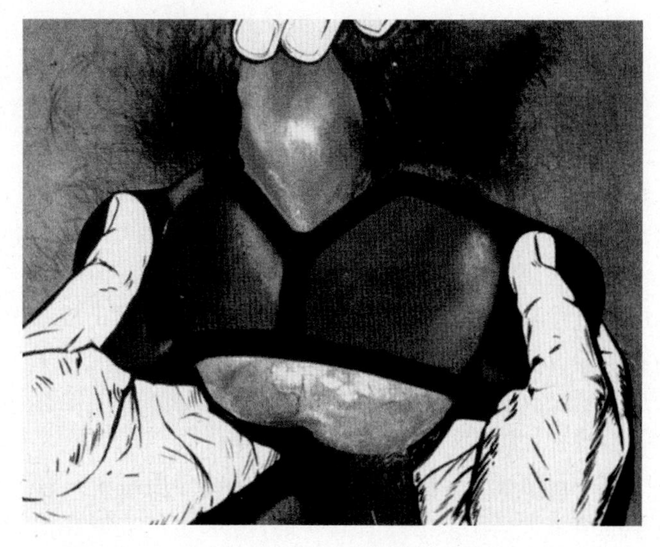

图20.1 应用Varicoscreen进行接触式阴囊温度测量

逆行造影,使用组织黏合剂经导管对精索静脉进行栓塞的一种治疗方法(图20.2)。后一种方法创伤小、费用低,可在局麻下对门诊患者进行治疗。可以在一次手术同时治疗双侧精索静脉,栓塞是否完全可直接通过逆行造影直接观察控制。

85%的精索静脉曲张患者治疗后患者精液质量可以提高,且可以持续较长的时间。关于精索静脉曲张治疗对生育力的影响存在不同的观点,Evers和Collins在一项meta分析中认为没有强有力的证据表明精索

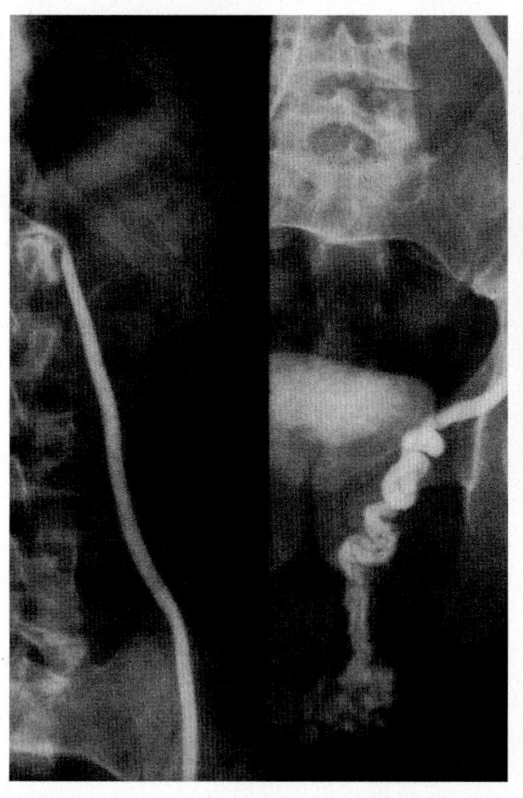

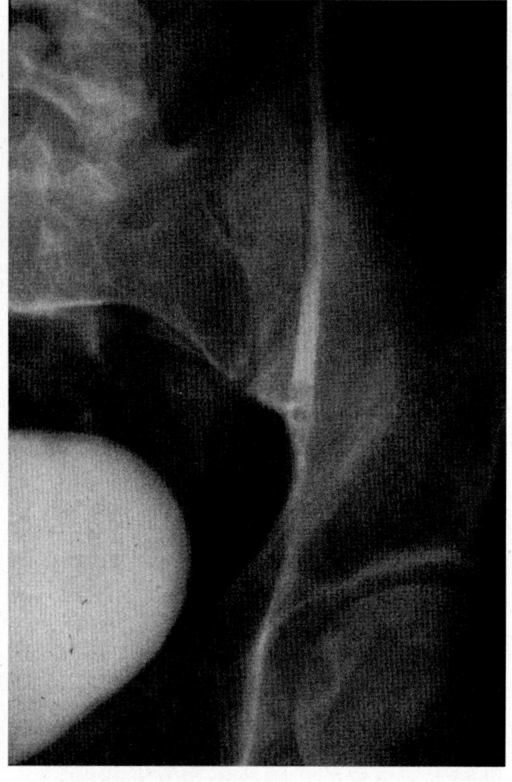

图20.2 精索静脉曲张栓塞治疗;栓塞前、后逆行造影结果

静脉曲张的治疗有益(17)。但是得出该结论所使用的对照组缺少一致性,例如,用于对照的“非治疗组”妊娠率波动在5%～50%这一较宽范围内。

WHO的一项多中心大样本对照试验(18)和荷兰正在进行的一项随机研究(19)显示精索静脉曲张治疗组的总妊娠率、每月妊娠率和妊娠所需时间比延后治疗的对照组明显改善。不育症夫妇中,男方精子浓度低且伴有精索静脉曲张者治疗后比精子浓度正常或轻度偏低的患者具有相对较高的成功率。类似的结果也出现在男性不育症的其他方式治疗中,如使用他莫昔芬治疗(20)。

一般情况下,精索静脉曲张患者治疗后每个月怀孕的概率大概比未治疗者高3倍,约40%的夫妇在治疗后1年,75%的患者治疗后2年能够如愿妊娠(21)。同时辅助补充营养性物质(22)能够显著加速生育力的恢复,有高达1/3的夫妇在联合治疗后的3个月内获得妊娠。

成功率最高的夫妇(12个月内妊娠率达到60%～80%)为男方睾丸体积正常(双侧睾丸体积之和30ml或以上)且血清FSH水平不高于正常值的一半,无论精索静脉曲张的程度如何。如果患者睾丸体积小,合并轻度曲张或血清FSH水平升高,治疗后的成功率偏低,一年内妊娠率为8%～25%。在这些患者中,可能同时存在其他致病因素(遗传性或先天性)或睾丸受损严重而很难恢复。

需要强调的是对精索静脉曲张治疗的同时需要考虑其他不利于精子发生的影响因素,如抽烟或生殖道感染。

男性附属性腺感染

男性附属性腺感染(MAGI)是前列腺、精囊腺和(或)附睾等感染/炎症的统称。MAGI可能来自性传播病原体的感染(如沙眼衣原体),或更常见于普通的尿道病原微生物,如:大肠埃希菌、变形杆菌、肠球菌或假单胞杆菌。根据疾病严重程度、持续时间和感染的部位不同对精子质量和生育力的影响存在很大差异。男性不育症中MAGI的患病率在世界不同地区存在差异,在欧洲和北美,男性不育症中MAGI的发生率约为8%～10%,在拉丁美洲和非洲,发生率约为前者的2倍(23)。

MAGI通过多种机制对精子受精能力产生影响(24),在众多机制中最重要的是精液体积减少和(或)黏稠性增加及精浆生化成分异常,精子活力差,以及精子浓度减少。高水平的活性氧和附睾内抗氧化剂生成的减少可损伤精子膜,使精子顶体活性降低,精-卵膜融合能力降低并可导致精子DNA损伤(诱发突变)。

MAGI的诊断依靠病史、体格检查、超声以及尿液和血液样本的细胞学和细菌学分析。精液分析可以揭示精液量减少,黏稠度增加,pH偏碱性、低柠檬酸水平和其他一些前列腺功能相关的指标(25),α-葡萄糖苷酶低于正常水平则提示附睾的损伤(26)。除了活力差之外,精子可能还会数量减少及形态异常,如典型的尾部卷曲或者中段残存胞质小滴。精液中圆形细胞的数量会增加,其中大部分细胞含有过氧化物酶,提示这些细胞即为中性多形核粒细胞(脓细胞)。精液培养可能检出或无法检查病原微生物的生长,这主要依靠是否存在确实的感染或只是炎症过程。此外,还有可能出现抗精子抗体。

根据“良好医疗规范”的原则,MAGI应该给予治疗,但是治疗后对精子质量和生育力的影响有限,实际上在多数病例中,附属性腺功能受到了不可逆性损伤。如果患者尿液或精液细菌培养肠球菌阳性,使用三代喹诺酮(27)或合成青霉素可有助于减少精液内白细胞的数量。有作者建议在使用抗生素治疗的同时可联合非甾体类抗炎药物(28)。有证据表明给患者使用具有强抗氧化作用和抗炎作用的营养类药物能增加自然和IUI的受孕率,同时也可提高IVF或ICSI的临床妊娠率(29～31)。

免疫性不育

如果血-睾屏障被破坏,免疫系统就会产生针对精子的抗体。患者因手术(如输精管结扎术)、外伤或附属性腺感染,尤其是附睾炎使输精管道部分或全部梗阻则会产生抗精子抗体而导致免疫性不育。一旦血-睾屏障受到破坏,首先产生IgM抗体,但是IgM抗体一般不会出现在精液中。随后在血液和精浆中会出现IgG抗体,IgG抗体可以与精子紧密结合。通常情况下附睾炎患者可以产生分泌型IgA抗体。

抗精子抗体通过多种机制降低精子的受精能力,包括抑制精子穿透宫颈黏液、损伤精子与卵子融合能力等。免疫反应和可以产生活性氧和精子凝集现象,同时在补体存在时可以对精子产生细胞毒性。

免疫性不育的患病率与造成抗精子抗体形成的疾病有关,但是在人群中一般不超过5%。

直接混合抗免疫球蛋白反应(SpermMAR test,FertiPro,Beernem,Belgium)可以检测精液中黏附到精子表明的抗精子IgG和IgA抗体。使用MAR法检测抗精子IgG抗体,当40%或更多的运动精子发生反应时可以诊断免疫性不育。间接MAR法用于检测血清中抗精子IgG抗体(32),同时可采用凝集素实验进行补充诊断(33)。

没有治疗可以明确地抑制抗体形成或清除抗体,有效恢复生育力。过去提倡使用大剂量皮质醇进行免疫抑制治疗(34,35),现已证明无效,且风险大,临床已经不再使用。将精液中的精子经梯度过滤柱(SilSelect®,Fertipro,Beernem,Belgium)过滤,收集在含白蛋白的培养液中,连续6个月行IUI治疗,有1/3的患者可以受孕(36)。但是当精液中含有高效价的IgA,或运动精子计数太少和(或)精子形态太差时,IUI治疗也无效。在很多中心,该类型免疫性不育患者常采用常规IVF加补救ICSI来治疗(37)。

性功能或射精功能障碍及其他先天性或获得性因素

勃起功能障碍因为不能够将精液排送到阴道内是造成不育症较少见的因素之一,一般通过病史采集或性交后试验阴性可以发现,精液常规分析不能反映该病因。病史采集一般不能反映不射精或逆行射精情况。

不射精有时仅限于阴道内不射精,通常是身心因素造成,源于潜意识对射精反射的抑制或消除。如果精液质量满足需求,夫妇自己在"床旁"进行阴道内人工授精可以很快达到受孕的目的。

逆行射精可以是完全性的,有时是不全性逆行射精。如果患者声称具有正常的性高潮和射精冲动,但是精液量非常少,或不能够射出精液,就需要高度怀疑为逆行射精。性交后尿液内常含有较多的精子。此类患者可以在碱化尿液后收集精子行人工授精或IVF治疗。

男性不育还可能源于遗传学缺陷,如Klinefelter综合征(XXY男性),或其他(少见的)染色体异常(非正倍体或异位)或Y染色体微缺失(38)。这类患者多为极重度少精子症、隐匿精子症或无精子症,隐匿精子症指的是仅能在精液离心沉淀后发现精子。部分患者可以使用精液内精子或睾丸穿刺抽吸术(TESE)获得睾丸内精子行IVF或ICSI治疗达到受孕的目的。

先天性双侧输精管(和精囊腺)缺如导致梗阻性无精子症,与囊性纤维化基因(CFTR)缺失有关。这些患者使用睾丸穿刺抽吸术(TESE)获取睾丸内精子行ICSI治疗可以达到生育的目的,但是应当注意排除女方是否同时存在*CFTR*基因的缺失,避免子代出现胰纤维性囊肿病和囊性纤维化病。如果夫妇双方均携带致病基因,建议行植入前遗传学诊断(39)。

睾丸下降不全,尤其是双侧均下降不全的患者会因少精子症或无精子症而导致不育。

Kallmann综合征是先天性低促性腺型性腺功能低下伴嗅觉缺失,通常在青春期发现,本病可以通过注射促性激素或促性激素释放激素脉冲式给药进行有效治疗,但是仍可能需要辅助生殖技术助孕。

还有其他一些先天性异常与男性不育相关,但都相对罕见(3)。

其他一些生殖系统疾病也可以导致精子参数差,包括:睾丸外伤、睾丸扭转、睾丸炎、AIDS等。严重系统性疾病(如未能有效控制或有并发症的糖尿病和神经系统疾病)或持续发热也可导致精子质量下降。另外,滥用"毒品"也能损伤生育力。

不育症也可能由医源性因素造成,化疗、放疗或服用某些特定药物,如柳氮磺胺吡啶等。

特发性少、弱、畸形精子症

当找不到明确病因解释精子浓度低,活力差和(或)形态异常时可以诊断特发性少、弱、畸形精子症。约20%~30%的精液参数异常为特发性(40)。

越来越多的证据表明外源性因素在特发性少、弱、畸形精子症的发病机制中具有重要作用。不良生活方式、营养失衡、抽烟、久坐、肥胖等都已经证明可以损伤精子质量。职业和(或)环境毒素暴露也具有关键性作用,如工作环境中可能存在重金属、操作间高温和化学污染等。但是,通过食物、饮水和空气暴露于扰乱激素分泌的因素被认为是过去四五十年世界的一些区域男性精液质量持续减退同时睾丸癌发病率增加的主要原因(41)。

人工合成的具有雌激素样作用的物质被称作外源性(xeno-)或假性雌激素(pseudoestrogens),包括杀虫剂(DDT)、多氯联苯、氧化呋喃类、二噁英、苯二甲酸盐、羟基苯甲酸酯类、乙基雌二醇等(42)。这些制剂很难降解,且在环境中和人体内具有生物累积效应。它们不与性激素结合球蛋白结合,在胎盘内不发生代谢,可以自由进入胎儿体内。鉴于此,外源性雌激素(xenoestrogens)可以损害胎儿的睾丸发育,导致胚胎细胞在生殖上皮内持续存在,这些细胞可以蜕变导致睾丸癌(43,44),并能够阻碍Sertoli细胞分裂和成熟,造成以后罹患少精子症(45)。这些雌激素样激素干扰物同样能够在FSH水平正常的成年少精子症患者中抑制下丘脑-垂体轴的功能(3)。激素干扰物,尤其是杀虫剂,可以导致严重的氧化负载而损伤精子细胞膜和DNA。

原发性少精子症患者的治疗应针对纠正不良生活方式,避免暴露于职业或环境毒素。

如果患者精子浓度偏低(如介于每毫升100万～1000万之间)且血清FSH未升高,使用抗雌激素性药物他莫昔芬(每天20mg)治疗可以对抗外源性雌激素的不良影响。该治疗通常可以使血液中睾酮水平倍增,使精子浓度在3～6个月内增加2～3倍(20)。尽管在他莫昔芬治疗前认为必须采用IVF治疗的患者,在给予治疗的6个月内有1/3的可以获得自然受孕,另外的夫妇可以经IUI治疗而受孕(46)。

氧化损伤是特发性精液质量异常发病机制中的关键环节(47),同时在其他疾病中下也起到重要作用,如精索静脉曲张、MAGI以及免疫性不育,因此有必要使用抗氧化剂进行治疗。文献显示合理的选择并联合使用特定的抗氧化剂能够降低DNA的氧化水平,恢复细胞膜的流动性,提高顶体和精子与卵子膜融合的能力(48)。一项双盲实验显示虾青素,提取自雨生红球藻(*Haematococcus pluvialis*)的一个类胡萝卜素,能够显著地提高精子质量、受精潜能和女方受孕的几率(29)。相比之下,卡尼汀(左旋卡尼汀或乙酰化左旋卡尼汀)(49)和氧化还原酶辅酶Q10可以增加精子活力和运动速度(50)。联合使用富含α亚麻酸(18:3w3)的亚麻籽油(linseed oil)、维生素B_6和锌可增加精子细胞膜磷脂中二十二碳六烯酸(DHA,cervonic acid,22:6w3)的水平,这可以提高其细胞膜的流动性和融合能力。最后,从地中海松树皮(Pycnogenol®,Horphag research,Geneva,Switzerland)中提取的前花青素(proanthocyanidines)具有强力的抗氧化抗炎症作用(51)。

将上述物质和其他天然性物质与营养品Qualisperm®(Nutriphyt,Oostkamp,Belgium)联合治疗患者,同时给予亚麻籽油,结果发现能够显著提高精子浓度,最重要的是提高快速前向运动精子的比例(图20.3)。一项开放性前瞻性队列研究显示,将该营养品应用于治疗精索静脉曲张、感染或联合他莫昔芬治疗,可以将每月怀孕率提高15%以上。

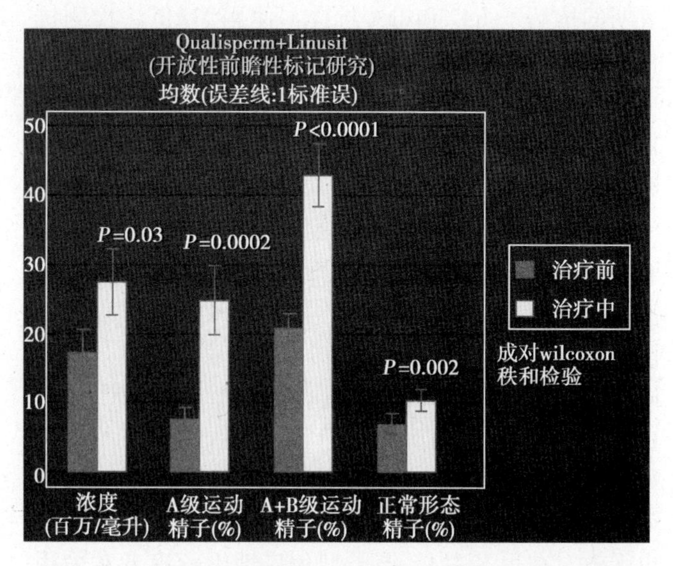

图20.3 男性不育患者给予Qualisperm®加亚麻籽油补充治疗3个月前、后精子特征柱形图

男性不育症的IUI治疗

IUI是部分男性因素不孕症夫妇有效的治疗方法(52)。免疫性不育患者以及针对病因治疗或特发性精子缺乏治疗后不能恢复自然生育力的患者推荐给予IUI治疗。

IUI的成功率取决于一些关键性因素,就女方而言,推荐正确给予促性激素注射后单卵-排卵周期(53)而非超排卵是行IUI治疗。超排卵周期IUI治疗会导致较高的受孕率,但是出生率并不能提高,而且会有双胎或多胎妊娠的风险(54),双胎或多胎妊娠往往在围产期具有不良妊娠结局(55)。

IUI治疗的时机非常关键,应该在hCG注射后的37～42小时内实施。

通过上游法、下游法或离心洗涤法处理精子既效率低又增加精子活性氧负载,损伤精子细胞膜(56)。最佳的精子处理方法为密度梯度离心法(如使用Silselect®梯度液,Fertipro,Beernem,Belgium)(57)。

如果男方抽烟每天超过10支,IUI受孕的成功率会大大下降(58)。精子浓度和精子活力在正常低限以内或精子处理后运动精子浓度低于0.3×10^6/ml,IUI也往往会失败(图20.4)(52)。如果精子形态存在严重缺陷(正常精子形态率小于4%),IUI很难获得如愿的妊娠。

除了免疫性不育患者可以建议IUI治疗达到6个周期之外,人工授精一般不要超过4个周期。在4个治疗周期后IUI怀孕的概率确实非常低,最终能分娩的治疗费用将达到IVF/ICSI的水平(59)。

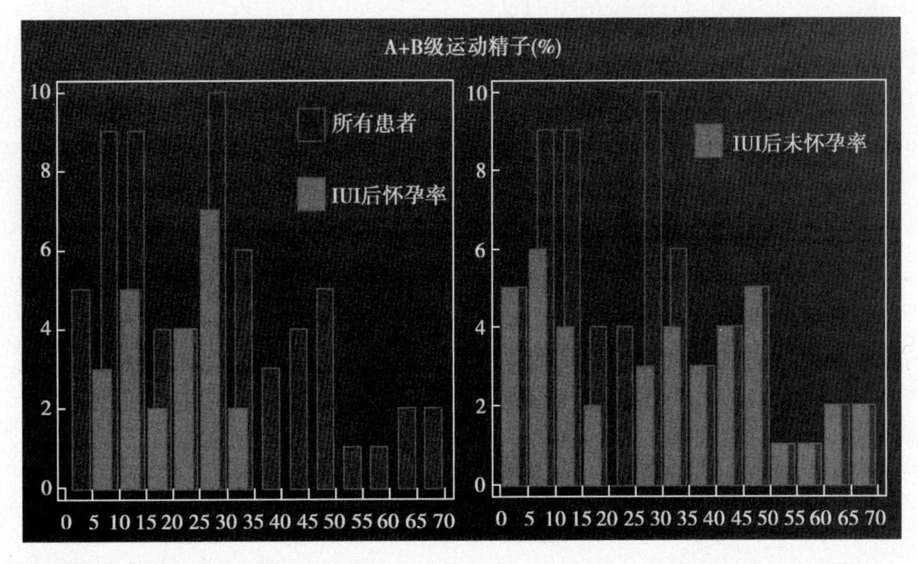

图 20.4 精液原液中前向运动精子(A 级+B 级)百分率与 IUI 治疗获得或未获得妊娠夫妇比例

结论

大多数“男性因素”所致不孕不育夫妇,在治疗男性后可以解决生育问题。已经明确证明导致精子缺乏的疾病应在实施辅助生殖技术之前进行有效治疗。病因治疗联合含特定成分的营养素能显著增加受孕的成功率,降低每次孕育子女的费用,减少母亲和子代的风险。

临床操作关键点

- 精液质量异常的男性应检查是否存在精索静脉曲张。(接触式)温度记录仪是最准确的诊断方法。通过双侧精索内静脉逆行造影和栓塞的非手术治疗是首选方法,虽然在技术上要求较高,该方法可以完全阻断血液反流。精子浓度低的患者应当进行治疗,同时辅以伴随疾病的治疗。补充特定营养素可以提升生育力恢复的速度。
- 附属性腺感染对生育力具有不同程度的不良影响,主要与感染部位有关。抗生素治疗对生育力很少有益处,但是如果有明确的感染症状和体征,根据医疗规范所规定需要进行抗生素治疗。天然抗氧化剂和抗炎症物质的辅助性联合使用可以在一定程度上纠正 MAGI 导致的精子损伤。
- 免疫性不育主要是由于存在针对精子的抗精子抗体,抗精子抗体可以降低精子的受精潜能。因为抗精子抗体无法消除,建议选择适当的辅助生殖技术治疗。
- 性功能和(或)射精功能障碍是造成不育比较少见的原因,可以通过特殊药物和人工授精来治疗。
- 精子发生和运输障碍存在先天性或后天获得性因素,是约 10% ~15% 的男性不育症的病因。其中一些可以治愈(如通过显微外科或促性激素治疗),另外的则需要辅助生殖技术治疗。
- 特发性精子缺乏可能是由于不良外界环境和生活方式因素综合作用的结果。纠正不良因素,摄入含特定成分的营养品,同时选择性地给予他莫昔芬治疗可以获得令人满意的自然受孕概率。
- 如果女方排卵周期良好,授精时间选择恰当,精子质量在限定范围内,而且精子采用密度梯度法处理,IUI 是治疗不育症的一项有效方法。如果最多四个 IUI 周期仍无法怀孕,建议行 ICSI 治疗。

参考文献

1. EAA. European Academy of Andrology membership list 2006. *Int J Androl* 2006;29:12–24.
2. Macleod J. Semen quality in 1000 men of known fertility and in 800 cases of infertile marriage. *Fertil Steril* 1951;2:115–39.
3. Rowe PJ, Comhaire FH, Hargreave TB, Mahmoud AMA. WHO manual for the standardized investigation, diagnosis and management of the infertile male. First Edition. Cambridge: Cambridge University Press, 2000.
4. Watanabe M, Sueoka K, Sasagawa I, Nakabayashi A, Yoshimura Y, Ogata T. Association of male infertility with Pro185Ala polymorphism in the aryl hydrocarbon receptor repressor gene: implication for the susceptibility to dioxins. *Fertil Steril* 2004;82 (Suppl. 3:1067–71.
5. Everaert K, Mahmoud A, Depuydt C, Maeyaert M, Comhaire F. Chronic prostatitis and male accessory gland infection—is there

an impact on male infertility (diagnosis and therapy)? *Andrologia* 2003;35:325–30.
6. Rolf C, Cooper TG, Yeung CH, Nieschlag E. Antioxidant treatment of patients with asthenozoospermia or moderate oligoasthenozoospermia with high-dose vitamin C and vitamin E: a randomized, placebo-controlled, double-blind study. *Hum Reprod* 1999;14:1028–33.
7. Gat Y, Zukerman Z, Chakraborty J, Gornish M. Varicocele, hypoxia and male infertility. Fluid mechanics analysis of the impaired testicular venous drainage system. *Hum Reprod* 2005;20:2614–19.
8. Comhaire F, Vermeulen A. Varicocele sterility: cortisol and catecholamines. *Fertil Steril* 1974;25:88–95.
9. Comhaire F, Monteyne R, Kunnen M. The value of scrotal thermography as compared with selective retrograde venography of the internal spermatic vein for the diagnosis of "subclinical" varicocele. *Fertil Steril* 1976;27:694–8.
10. Cina A, Minnetti M, Pirronti T, Vittoria Spampinato M, Canadè A, Oliva G, Ribatti D, Bonomo L. Sonographic quantitative evaluation of scrotal veins in healthy subjects: normative values and implications for the diagnosis of varicocele. *Eur Urol.* 2006;50(2):345–50.
11. Gat Y, Bachar GN, Zukerman Z, Belenky A, Gornish M. Varicocele: a bilateral disease. *Fertil Steril* 2004;81:424–9.
12. Klaiber EL, Broverman DM, Pokoly TB, Albert AJ, Howard PJJ, Sherer JFJ. Interrelationships of cigarette smoking, testicular varicoceles, and seminal fluid indexes. *Fertil Steril* 1987;47:481–6.
13. Tortolero I, Duarte Ojeda JM, Pamplona CM, Alvarez GE, Arata-Bellabarba G, Regadera J et al. [The effect of seminal leukocytes on semen quality in subfertile males with and without varicocele]. *Arch Esp Urol* 2004;57:921–8.
14. WHO. Comparison among different methods for the diagnosis of varicocele. *Fertil Steril* 1985;43:575–82.
15. Gat Y, Bachar GN, Zukerman Z, Belenky A, Gorenish M. Physical examination may miss the diagnosis of bilateral varicocele: a comparative study of 4 diagnostic modalities. *J Urol* 2004;172:1414–17.
16. Ivanissevich O. Left varicocele due to reflux; experience with 4,470 operative cases in forty-two years. *J Int Coll Surg* 1960;34:742–55.
17. Evers J, Collins J. Surgery or embolisation for varicocele in subfertile men. *Cochrane Database Syst Rev* 2004;3:CD000479.
18. Hargreave TB. Debate on the pros and cons of varicocele treatment—in favour of varicocele treatment. *Hum Reprod* 1995;10 (Suppl. 1):151–7.
19. Dohle GR, Pierik F, Weber RF. Does varicocele repair result in more spontaneous pregnancies? A randomised prospective trial. *J Urol* 2003;169:408–9, Abstract no. 1525.
20. Comhaire F. Treatment of oligospermia with tamoxifen. *Int J Fertil* 1976;21:232–8.
21. Comhaire FH, Kunnen M. Factors affecting the probability of conception after treatment of subfertile men with varicocele by transcatheter embolization with Bucrylate. *Fertil Steril* 1985;43:781–6.
22. Comhaire FH, Mahmoud A. The role of food supplements in the treatment of the infertile man. *Reprod Biomed Online* 2003;7:385–91.
23. Cates W, Farley TM, Rowe PJ. Worldwide patterns of infertility: is Africa different? *Lancet* 1985;2:596–8.
24. Depuydt CE, Bosmans E, Zalata A, Schoonjans F, Comhaire FH. The relation between reactive oxygen species and cytokines in andrological patients with or without male accessory gland infection. *J Androl* 1996;17:699–707.
25. Comhaire FH, Vermeulen L, Pieters O. Study of the accuracy of physical and biochemical markers in semen to detect infectious dysfunction of the accessory sex glands. *J Androl* 1989;10:50–3.
26. Comhaire F, Mahmoud A, Schoonjans F, Kint J. Why do we continue to determine α-glucosidase in human semen? *Andrologia* 2002;34:8–10.
27. Comhaire FH. Concentration of pefloxacine in split ejaculates of patients with chronic male accessory gland infection. *J Urol* 1987;138:828–30.
28. Homonnai TZ, Sasson S, Paz G, Kraicer PF. Improvement of fertility and semen quality in men treated with a combination of anticongestive and antibiotic drugs. *Int J Fertil* 1975;20:45–9.
29. Comhaire FH, Garem YE, Mahmoud A, Eertmans F, Schoonjans F. Combined conventional/antioxidant "Astaxanthin" treatment for male infertility: a double blind, randomized trial. *Asian J Androl* 2005;7:257–62.
30. Greco E, Romano S, Iacobelli M, Ferrero S, Baroni E, Minasi MG et al. ICSI in cases of sperm DNA damage: beneficial effect of oral antioxidant treatment. *Hum Reprod* 2005;20:2590–4.
31. Geva E, Bartoov B, Zabludovsky N, Lessing JB, Lerner-Geva L, Amit A. The effect of antioxidant treatment on human spermatozoa and fertilization rate in an in vitro fertilization program. *Fertil Steril* 1996;66:430–4.
32. Mahmoud A, Comhaire F. Antisperm antibodies: use of the mixed agglutination reaction (MAR) test using latex beads [letter]. *Hum Reprod* 2000;15:231–3.
33. Friberg J. A simple and sensitive micro-method for demonstration of sperm-agglutinating activity in serum from infertile men and women. *Acta Obstet Gynecol Scand* (Suppl.) 1974;21–9.
34. Hendry WF, Hughes L, Scammell G, Pryor JP, Hargreave TB. Comparison of prednisolone and placebo in subfertile men with antibodies to spermatozoa. *Lancet* 1990;335:85–8.
35. Shulman JF, Shulman S. Methylprednisolone treatment of immunologic infertility in male. *Fertil Steril* 1982;38:591–9.
36. Mahmoud AM, Tuyttens CL, Comhaire FH. Clinical and biological aspects of male immune infertility: a case-controlled study of 86 cases. *Andrologia* 1996;28:191–6.
37. Hinting A, Vermeulen L, Comhaire F, Dhont M. Pregnancy after in vitro fertilization and embryo transfer in severe immune male infertility. *Andrologia* 1989;21:516–18.
38. Foresta C, Moro E, Ferlin A. Y chromosome microdeletions and alterations of spermatogenesis. *Endocr Rev* 2001;22:226–39.
39. Liu J, Lissens W, Devroey P, Liebaers I, Van Steirteghem A. Cystic fibrosis, Duchenne muscular dystrophy and preimplantation genetic diagnosis. *Hum Reprod Update* 1996;2:531–9.
40. Cavallini G. Male idiopathic oligoasthenoteratozoospermia. *Asian J Androl* 2006;8:143–57.
41. Sharpe RM, Irvine DS. How strong is the evidence of a link between environmental chemicals and adverse effects on human reproductive health? *BMJ* 2004;328:447–51.
42. Toppari J, Larsen JC, Christiansen P, Giwercman A, Grandjean P, Guillette LJJ et al. Male reproductive health and environmental xenoestrogens. *Environ Health Perspect* 1996;104 (Suppl. 4): 741–803.
43. Skakkebaek NE, Berthelsen JG, Giwercman A, Muller J. Carcinoma-in-situ of the testis: possible origin from gonocytes and precursor of all types of germ cell tumours except spermatocytoma. *Int J Androl* 1987;10:19–28.
44. Skakkebaek NE, Rajpert-De Meyts E, Main KM. Testicular dysgenesis syndrome: an increasingly common developmental disorder with environmental aspects. *Hum Reprod* 2001;16: 972–8.
45. Skakkebaek NE. Endocrine disrupters and testicular dysgenesis syndrome. *Horm Res* 2002;57 (Suppl. 2):43.
46. Ombelet W, Deblaere K, Bosmans E, Cox A, Jacobs P, Janssen M et al. Semen quality and intrauterine insemination. *Reprod Biomed Online* 2003;7:485–92.
47. Aitken RJ, Clarkson JS, Hargreave TB, Irvine DS, Wu FC. Analysis of the relationship between defective sperm function and the generation of reactive oxygen species in cases of oligozoospermia. *J Androl* 1989;10:214–20.
48. Comhaire FH, Christophe AB, Zalata AA, Dhooge WS, Mahmoud AM, Depuydt CE. The effects of combined conventional treatment, oral antioxidants and essential fatty acids on

sperm biology in subfertile men. *Prostaglandins Leukot Essent Fatty Acids* 2000;63:159–65.

49. Vitali G, Parente R, Melotti C. Carnitine supplementation in human idiopathic asthenospermia: clinical results. *Drugs Exp Clin Res* 1995;21:157–9.
50. Balercia G, Mosca F, Mantero F, Boscaro M, Mancini A, Ricciardo-Lamonica G et al. Coenzyme Q(10) supplementation in infertile men with idiopathic asthenozoospermia: an open, uncontrolled pilot study. *Fertil Steril* 2004;81:93–8.
51. Roseff SJ, Gulati R. Improvement of sperm quality by Pycnogenol. *Eur Bull Drug Res* 1999;7:33–6.
52. Comhaire F, Depypere H, Millingos S. Statement on intra-uterine insemination. *Int J Androl* 1995;18 (Suppl. 2):76–7.
53. Depypere HT, Gordts S, Campo R, Comhaire F. Methods to increase the success rate of artificial insemination with donor semen. *Hum Reprod* 1994;9:661–3.
54. Guzick DS, Carson SA, Coutifaris C, Overstreet JW, Factor-Litvak P, Steinkampf MP et al. Efficacy of superovulation and intrauterine insemination in the treatment of infertility. National Cooperative Reproductive Medicine Network. *N Engl J Med* 1999;340:177–83.
55. Ombelet W, Martens G, De Sutter P, Gerris J, Bosmans E, Ruyssinck G et al. Perinatal outcome of 12,021 singleton and 3108 twin births after non-IVF-assisted reproduction: a cohort study. *Hum Reprod* 2006;21:1025–32.
56. Henkel RR, Schill WB. Sperm preparation for ART. *Reprod Biol Endocrinol* 2003;1:108.
57. Depypere H, Milingos S, Comhaire F. Intrauterine insemination in male subfertility: a comparative study of sperm preparation using a commercial Percoll kit and conventional sperm wash. *Eur J Obstet Gynecol Reprod Biol* 1995;62:225–9.
58. Mahmoud AM, Schoonjans F, Zalata AA, Comhaire FH. The effect of male smoking on semen quality, reducing capacity, reactive oxygen species, and spontaneous and assisted conception rates. Andrology in the nineties, Genk, Belgium, April 22–25 13. 1998.
59. Comhaire F, Milingos S, Liapi A, Gordts S, Campo R, Depypere H et al. The effective cumulative pregnancy rate of different modes of treatment of male infertility. *Andrologia* 1995;27:217–21.

第 21 章

男性射精功能障碍的诊断和治疗

Gordon Lucas Fifer, Levent Gurkan, Wayne J. G. Hellstrom

引言

男性性功能障碍是常见的临床问题,美国 18～59 岁的男性中高达 31% 的人群受累(1)。虽然勃起功能障碍(ED)是公众关注的首要问题,这很大程度上是因为它存在有效的治疗药物和广泛的广告宣传,而实际上射精功能障碍(EjD)是男性性功能障碍中最普遍的问题,受累人数约为 ED 患者的 4 倍(1)。EjD 涵盖了多种情况,包括早泄、不射精和逆行射精。虽然 EjD 受累人数较多,但对 EjD 的研究和理解较少,仍无法达到与 ED 治疗成功率相当的水平。

生理学

男性的性反应周期由四个阶段组成:性欲望期、性唤起期(阴茎勃起)、性高潮期(射精)和性消退期。射精过程实际上包含泌精和射精两个阶段,在性高潮时依次发生。泌精阶段包括精囊腺、前列腺、输精管壶腹、Cowper 腺分泌的液体以及通过附睾、输精管输送来富含大量精子的附睾液,共同形成精液汇集于尿道的前列腺部。泌精过程主要受到交感神经系统的控制,脊髓 T_{10}～L_2 的交感传出神经纤维形成腰交感神经节,继而投射到上腹下神经丛。突触后肾上腺能纤维支配前列腺、输精管和精囊腺。射精过程是在坐骨海绵体肌和球海绵体肌等多个会阴部肌肉的节律收缩下将精液经尿道喷射出尿道口。射精相关肌肉由来自 S_2～S_4 骶神经的阴部神经运动支控制。射精时膀胱颈关闭,同时尿道外括约肌松弛,以防止精液逆流入膀胱内。在中枢神经系统,射精冲动主要由下丘脑前室旁核和视前内侧核控制。控制射精冲动的主要神经化学物质包括神经递质及其受体:

- 多巴胺能(dopaminergic)
- 5-羟色胺能(serotinergic)
- GABA 能(GABAergic)
- 胆碱能(cholinergic)
- NO(nitric oxide)

任何干扰这些神经递质的药物均都可能导致射精障碍;与此同时,对这些神经递质的调节可以用于治疗射精障碍。正常射精量为 1.5～5ml,其中大部分为精囊液(占精液量的 50%～80%),前列腺液占另外的 15%～30%,Cowper 腺仅占到射精量的很少一部分。精液最初射出的部分含有精子的数量最多,且富含酸性磷酸酶、柠檬酸和锌,因前列腺液较多,pH 值呈酸性。精液其余的大部分为精囊腺液,含有高浓度的果糖,pH 值呈碱性。果糖仅有精囊腺分泌,因此精液中果糖的缺失提示可能存在射进管道的梗阻。采集的正常精液 pH 值介于 7.2～7.7 之间,随着射精后时间的延长,精液 pH 值会逐渐增大(2～4)。

射精功能障碍的分类

射精功能障碍分为:

早泄(premature ejaculation)

不射精(anejaculation)或射精抑制(inhibited ejaculation)

逆行射精(retrograde ejaculation)

早泄(PE)

定义

在早泄的诸多定义中,使用最为普遍的是第四版《精神疾病诊断和统计手册》(DSM-Ⅳ-TR)所提出的定义。它将早泄定义为"持续的或反复的在很小性刺激下,在插入前、插入时或插入后不久,在本人意愿前射精"。这个定义也要求上述状况"必须同时导致显著的苦恼或人际困难",并指出该状况"并不是专门由于某种物质的直接作用"(5)。大多数近来的研究均使用该标准进行设计和实施，主要指南也与此标准一致(6)。但是大多数情况下，研究者和临床医生对该定义并不满意，因为它主要基于主观的抱怨，并没有定义一个能易于在研究和临床观察中使用的客观截点。近来，国际性医学会(ISSM)组织了一个特别委员会来定义PE，委员会一致同意对男性原发阴道性交早泄采用循证的方式进行定义。根据这个定义，原发性早泄具有如下特征：

- 射精总是或几乎总是发生在插入阴道前或插入后1分钟内；
- 在每次或几乎每次阴道插入后均不能延迟射精；
- 不良的个人后果，如焦虑、烦恼、沮丧和(或)回避性亲密行为(6)。

一般情况下，PE可以分为两个大类，原发性PE和继发性PE。Waldinger等提出另外的两个类型，自然可变性PE和PE样射精功能障碍(7)。这些类别分别定义为：

- 原发性PE：患者表现出的核心症状是从第一次性接触以来，同每个或几乎每个伴侣均发生的射精过快。
- 继发性PE：患者在生活中某个时间之后发生了PE症状，而之前所有性接触均完全正常。
- 自然可变性PE：该情况以射精潜伏期反复多变为特点。
- PE样射精功能障碍：患者测量的射精潜伏期正常，但主观抱怨射精时间快。

由ISSM特别委员会提出的PE的新定义与之前提出的以1分钟为时间截点的循证定义不同。时间截点的科学基础源于一项研究，该结果显示采用DSM-Ⅳ-TR标准诊断为PE患者中40%的在15秒内射精，70%的在30秒之内射精，90%的在一分钟内射精。采用1分钟为截点可以避免将大量的射精时间在1～2分钟内但无PE症状的人群诊断为PE(8)。虽已有所发展，但是仍没有一个广泛接受的评价PE的问卷，每天用于评估这类病患者的多为诊断其他疾病的各种问卷。性满意度采用标准化的自测量表来评定，如简明症状问卷(Brief Symptom Inventory，BSI)或婚姻适应量表(Dyadic Adjustment Scale，DAS)，勃起功能国际指数问卷(IIEF)主要用于评价勃起功能(9)。勃起功能障碍是继发性PE中最常见的原因，有高达30%的PE患者勃起困难或难于维持有效勃起(10)。

病因学

导致PE的根本病因仍不明确。很多研究提示阴茎头震动觉阈值降低、骶骨和躯体感觉诱发电位的差异或中枢神经系统处理感知刺激的延迟均与早泄有关(11)。

发病率

PE是所有性功能障碍中最普遍的一种，美国男性中大约有32%的人患有PE(1)，甚至一些自评问卷量表显示PE的患病率高达60%(12)。有趣的是，与其他性功能障碍相比，PE是首个在年轻人群中观察性功能障碍问题，在男性年龄增长过程中PE的发病率保持不变。不同人种之间PE的发生率可能存在差异(13)，但是这种差异可能源自性文化之间的差异以及对PE主观定义上的不同。

定义

医生通常并不常规询问性生活的相关问题，而是让患者自己诉说病情(14)。因为很多患者羞于同医生讨论他们的性行为或简单地认为PE不是疾病，无需治疗，因此PE可能仍很大程度上未得到诊断和治疗(15)。PE的诊断仅依靠性生活史，无需进一步的检查，除非在病史和体检中怀疑存有伴发疾病(7)。少数研究认为，前列腺炎可能与继发性PE有关，如果怀疑患有前列腺炎，应该进行相应检查，并在其他治疗前给予抗生素治疗。

治疗

对PE的治疗有多种方法，当患者决定需要治疗时，医生必须判断每种治疗的安全性。PE患者通常用到一些自我补救方法，如戴多个安全套、性交前手淫以及性交中转移注意力，但这些方法常常无效。此外，这些方法会明显降低患者的性欣快感，与治疗性功能障碍的初衷相悖，美国泌尿外科协会PE治疗指南明确指出治疗的目的在于增加患者和其伴侣的性满意度(7)。需要指出的是，只要能够在阴道内射精，PE一般不影响生育。

行为/心理治疗

行为/心理治疗是PE的首选治疗方法，且无任何损害。该方法治疗的有效率声称可达到60%～100%，但是随着时间的延长有效率逐渐减少。另外，该方法的不足包括需要花费很长的时间、需要逐渐认知以及伴侣的合作。行为治疗的目标在于通过增加男性对性唤起状态的认识，使其学会控制性唤起。常采用的特殊技巧有“动-停法”，该方法指在性交过程中当性兴奋性增加时短暂停止性交动作，待性兴奋度降低后再进行；另外一种方法为“挤压法”，当性兴奋增加时伴侣挤压阴茎以延迟性兴奋和射精。

表面麻醉剂

有多种表面麻醉剂能够降低阴茎的敏感性，并在一定程度上延长射精时间。利多卡因凝胶被认为是有效的。EMLA乳膏，一种通常用于儿童打针和缝合时减轻疼痛的利多卡因和丙胺卡因混合物，在性交前20～30分钟使用，能增加IELT时间。所有表面麻醉，在性交前必须仔细彻底的去除，以防对性伴侣造成不必要的副作用。它们对精子的影响还未确定。同时表面麻醉剂具有一定的损害性，可能抑制性自发性。

选择性5-羟色胺再摄取抑制剂

虽然任何一种选择性5-羟色胺再摄取抑制剂（SSRIs）均未被食品和药物管理局（FDA）批准用于PE的治疗，但是它们能够导致射精延迟或甚至不射精的副作用，使它们成为治疗ED合理的主要治疗选择。比较五种不同的SSRIs，帕罗西汀在增加IELT时间上作用最强，可持续增加超过基础状态的420%～480%（17）。治疗PE，SSRIs可以每日给药，在10～14天的治疗后能获得疗效，或在性交前4～6小时按需给药。后一种给药方式的疗效比不上每日给药，但是能降低副作用的风险。研究显示每日给药联合需要时额外给药能显著延长IELT时间（18）。有效延长IELT时间的SSRIs使用剂量显著低于抗抑郁作用的剂量，可减少其可能的不良作用。这些副作用包括疲劳、恶心、困倦、腹泻、焦虑、ED和性欲减退。在开始这种药物治疗之前需要仔细告知患者其副作用。

磷酸二酯酶-5抑制剂

磷酸二酯酶（PDE）-5抑制剂已推荐用于治疗继发性PE，它能通过增加勃起效果来减少焦虑行为，进而成功治疗继发性PE。联合使用帕罗西汀和西地那非能进一步延长IELT，但是副作用会增加（19）。

生育

对于无法正常插入阴道的严重PE，在性交前戴上不含杀精剂的避孕套，收集精液用于辅助生殖技术（ART）助孕。

不射精和射精抑制

定义

不射精（AE）是最不常见和研究最少的一种射精功能障碍，应当与射精抑制（IE）（又称男性性高潮障碍或之前称作的射精延迟）相区别。根据欧洲泌尿外科协会2001年出版的指南，AE定义为不能排放出精液，通常具有正常的性高潮感觉，而射精抑制定义为在足够的性刺激后持续的或反复的难于、延迟或不能获得性高潮，从而导致个人苦恼（5）。延迟射精（retarded ejaculation，delayed ejaculation）和心因性不射精通常与IE为同义词。它可以是终身性或获得性的一种状况，可能在所有性伴侣上或仅在特定条件下发生，部分IE患者通过手淫可以获得性高潮，也可以发生遗精，能为ART治疗提供精液来源。

发生率

AE在普通人群中的发生率为0.14%（20），在寻求不育症治疗的病人中可在一定程度上达到0.39%。

病因/治疗

一般情况下，不射精和射精抑制的治疗比较困难，失败率高。如果目的仅是生育，而不存在其他选择的话，阴茎震动刺激、电刺激取精和手术方法从附睾或睾丸内取精是获取精子的有效方法，可为后续用于ART治疗提供精子。

特发性/心因性

IE的病因尚未明确，但一般认为严格教育相关的社会心理事件与其发生有关，该类型射精障碍的主要治疗方法为精神心理治疗。因许多IE患者可以发生遗精，在夜间戴上安全套是一个简单、无害的精子收集方法。

先天性

许多先天性异常可以导致射精管的梗阻，进而导致AE，虽然患者能够获得性高潮。患者表现为射精量少（仅有前列腺液），无精子或精浆果糖缺失往往提示为梗阻因素。在完整的病史采集和体格检查后，进一步的经直肠超声和输精管造影检查常能够明确诊断。苗勒管残留可能在前列腺小囊附近形成中线囊肿而持续存在，如果体积足够大，则可导致梗阻。经尿道囊肿切除术通常能达到治愈的效果。Prune Belly综合征患者在后期可能会出现AE。先天性输精管缺如通常发生在囊性纤维化患者——高达98%的这类患者存在中肾管（Wolffian管）的异常。此类射精异常的患者无法通过手术矫正，显微外科取精术获取精子可用于生育治疗。

手术

多种手术也可以导致EjD，在术前知情同意中必须告知患者这种可能性（21）。任何腹膜后手术均可能损伤交感神经节或下腹部神经丛。睾丸癌患者腹膜后淋巴结清扫术（RPLND）、腹主动脉瘤修补术、外源性材料的主动脉-旁路移植术和腹会阴切除术均可能造成手术后AE。因睾丸癌行RPLND手术多为年轻患者，他们尚未组建家庭，其远期影响可能最大。损伤射精管出口的手术也能够导致AE（和逆行射精）。经尿道前列腺切除术（TURP）、膀胱颈重建术和尿道瓣膜消融术均有导致AE的可能。

神经病变

影响外周神经或中枢神经系统的疾病或损伤均能导致射精延迟或不射精。糖尿病可以导致自发的神经病变，阻止了交感神经向膀胱颈的神经冲动传递，膀胱颈不关闭可以导致AE或逆行射精。脊髓病变，无论是原发性、获得性或医源性，通常会导致射精功能障碍，T_{10}～T_{11}节段以上的病变可能会导致不射精，而低节段病变可能只抑制射精过程的射精时相，而泌精节段不受影响。不完全性脊髓损伤可能只导致IE，而多发性硬化症一般导致多种性功能障碍，包括无法达到性高潮或无法射精，高达61%的多发性硬化症患者会发生上述性功能障碍(22)。

感染

感染造成生殖道的瘢痕形成可以引起生殖道梗阻，进而是射精量减少，性传播疾病所致尿道炎可能会造成尿道的部分梗阻，其中衣原体和淋球菌依然是最易造成梗阻的病原菌，尤其是在抗生素治疗不及时的情况下(23)。结核病也易于发生在泌尿生殖道，精囊腺萎缩或附睾管的瘢痕性梗阻是生殖道结核最常发生的病变(24)，任何一种情况都可以导致精液量减少或不育。

药物

多种药物能够通过不同的机制引起EjD(25)(表21.1)。抗高血压药甲基多巴、噻嗪类利尿剂以及可乐定均包含在内。从精神类药物到抗抑郁药物等多种治疗精神病的药物，包括氟哌啶醇、三环类抗抑郁药、SSRIs和单胺氧化酶抑制剂等，均具有影响射精的副作用。如果可能，停药是治疗的最佳选择。酗酒也可能导致AE或IE。α肾上腺素能受体阻滞剂，如坦索罗辛，过去认为能引起逆行射精，但是近期的研究发现，它们可以通过中枢机制造成不射精(26)。

表21.1　与射精障碍有关的药物因素

抗高血压药物	氯米帕明
噻嗪类利尿剂	氟哌啶醇
哌唑嗪	甲硫哒嗪
酚苄明	利血平
酚妥拉明	非甾体类抗炎药
坦索罗辛	甲氧萘丙酸
精神类药物	巴氯芬
单胺氧化抑制剂(MAOIs)	其他
氟西汀	酒精
帕罗西汀	吗啡
舍曲林	美沙酮
丙咪嗪	利眠宁
阿米替林	

逆行射精

定义

逆行射精(RE)指的是精液经后尿道射入膀胱而不能通过前尿道从尿道口射出(25)。RE可以是完全性的，表现为无精液射出，也可以是部分性的，留有少量精液从尿道口排出，患者常因不育或无精液就诊于泌尿科。

诊断

RE和AE比较类似，但是患者虽然没有精液射出，但是有明确的性高潮，对其诊断主要依靠医生的经验，实际上，两者常具有相同的病因。和绝大多数的疾病一样，全面的病史采集和体检是诊断的基础，患者往往叙述的病史为无精液，但任何慢性疾病，用药情况或手术史需要问清。体格检查包括经直肠的影像检查和完整的神经系统检查。射精后尿液经离心后分析，每个高倍镜视野下超过5～10个精子即可确认诊断。

病因学

正常顺行射精时，前列腺、膀胱颈、外括约肌、精囊、输精管和会阴肌在解剖上和功能上必须完好(25)，且经过一系列协调的动作推动精液从尿道口排出。

发生率

在不育症就诊的患者中，RE是为潜在病因的少于2%，但是在无精子症患者中发生率较高，约为18%(27,28)。

病因

RE常见的病因可划分为解剖学、神经性、药物性或特发性(表21.2)，上述许多因素均具有引起AE或RE的可能。

解剖学

涉及膀胱颈的手术，如导致膀胱颈关闭不全或在射精过程中不能持续关闭，是RE最常见的解剖学或医源性病因。治疗良性前列腺增生的TRUP手术导致75%的患者发生RE，经尿道前列腺切除术造成RE的发生率较低(29)，但仍然是需要考虑到的潜在病因。尿道损伤、膀胱颈手术、输尿管脱垂切除、尿道狭窄修补和开放性前列腺切除术是解剖性RE的其他手术病因。先天性解剖学异常包括后尿道瓣膜病、射精管开口异常、尿道上裂或膀胱憩室都可能导致RE。

表 21.2 逆行射精的病因学

解剖学因素	抗抑郁药
先天性	抗精神病药
膀胱颈功能不全	神经性
射精管开口位置异常	神经病变
膀胱憩室	糖尿病
后尿道瓣膜症	多发性硬化症
获得性	获得性
前列腺切除术	RPLND
创伤	交感神经切除术
膀胱颈手术	腹主动脉与髂动脉手术
尿道狭窄	腹会阴切除术
输尿管脱垂	毒物
膀胱颈纤维化	酒精
药物	可卡因
α 肾上腺素能受体阻滞剂	吗啡
抗高血压药	特发性

神经性

与 AE 相似,神经病变和手术损伤交感神经节和下腹神经丛和神经纤维可能减少支配膀胱颈的神经冲动,引起膀胱颈关闭不全和 RE。在 RPLND 术中对神经的保护可以降低因睾丸肿瘤外科治疗造成 RE 的发生率(30)。

特发性

若 RE 的病因除外药物、解剖学异常或神经性等因素,则考虑为特发性,可能为精神心理性,且占到所有 RE 患者中的大多数。幸运的是特发性 RE 对治疗的反应较好,单纯药物治疗的成功率可以达到 78%。

治疗

RE 治疗的目的可以是单纯地恢复正常顺行射精或解决生育问题。恢复顺行射精主要关注增加膀胱颈的交感神经冲动支配,降低副交感活性。如果治疗有效,顺行射精恢复后可自然怀孕,或提供高质量的精子用于 ARTs 治疗。在同房前 7 天每天 25 ~ 50mg 丙咪嗪,可有效治疗 RE,65% ~100% 的患者可恢复顺行射精,40% 的患者可自然妊娠(31)。抗胆碱能药物、α 肾上腺素能受体激动剂或类似的结合物可用于调节膀胱颈活性,但是效果稍差于丙咪嗪,因此,丙咪嗪可作为治疗 RE 的一线药物。

精子获取

如果药物治疗不能使顺行射精恢复,可以尝试从尿液中获取精子用于 ART 治疗,因为酸性环境、高渗透压及尿液本身对精子的运动力和存活力有害,可采取两种不同的技术调整膀胱内的尿液。第一种方法为经导尿管排空膀胱,注入等渗透缓冲液防止对精子的损伤,患者手淫后收集精子。第二种无侵入性的方法为口服碳酸氢钠溶液以碱化尿液,使尿液的 pH 值在 7.6 ~8.1,渗透压在 300 ~500mOsm/L 之间,患者手淫后收集尿液以获取精子。

小结/临床操作关键点

射精功能障碍是男性性功能障碍中的常见异常,男性中发病率较高,同时导致患者及其伴侣严重的苦恼。除此之外,射精困难常常得不到诊断、治疗,对其研究也较少。早泄是最常见的一种射精障碍,在男性一生中的某些阶段受影响比例可达三分之一。虽然 PE 的定义尚未标准化,大多数的临床诊断依靠主观标准和阴道内射精潜伏时间小于 2 分钟这一截点。虽然 FDA 尚未批准这一适应证,PE 对 SSRIs 类药物的反应良好,可采用每日给药或按需给药的方式治疗。帕罗西汀是 SSRIs 中副作用最小,最有效的药物。只要能够在阴道内射精,PE 并不影响生育。对于严重的 PE,采用收集手段获取精子用于 ART 治疗是有效地获取生育的方式。逆行射精、不射精和射精延迟具有众多相同的病因和类似的治疗。在根本上讲,RE 是在射精过程中的射精时相膀胱颈不能够有效关闭,使精液逆行进入膀胱。泌尿系和常规手术可能引起 IE、AE 或 RE,在术前签署知情同意时必须向患者交代清楚。AE 和 RE 的药物治疗主要针对增加交感神经对膀胱颈的支配,可有效恢复正常的顺行射精,达到自然妊娠。有效的药物治疗及公众的认同逐渐使很多患者开始关注射精障碍等其他的性功能障碍,并积极寻求医疗处理。ED 的研究还处在早期阶段,许多病理生理过程和致病的机制仍有待于鉴定,且需要进一步引入相关治疗。

参考文献

1. Lauman EO, Paik A, Rosen RC. Sexual dysfunction in the United States. *JAMA* 1999;281:537–44.
2. Brooks JD. Chapter 2. Anatomy of the lower urinary tract and male genitalia. In: Wein: Campell-Walsh Urology, 9th ed. Edited by Wein AJ. Saunders (Philadelphia, PA), 2007.
3. Sigman M, Jarow JP. Chapter 19. Male infertility. In: Wein: Campell-Walsh Urology, 9th ed. Edited by Wein AJ. Saunders (Philadelphia, PA), 2007.
4. Veltri R, Rodriguez R. Chapter 85. The molecular biology, endocrinology, and physiology of the prostate and seminal vesicles. In: Wein: Campell-Walsh Urology, 9th ed. Edited by Wein AJ. Saunders (Philadelphia, PA), 2007.
5. American Psychiatric Association. Diagnostic and Statistical Manual of Mental Disorders, 4th ed. Washington, D.C.: American Psychiatric Pub, Inc. 2000.
6. Montague DK, Jarow J, Broderick GA, Dmochowski RR,

Heaton JPW, Lue TF, et al. AUA guideline on the pharmacologic management of premature ejaculation. *J Urol* 2004;172:290.
7. Waldinger MD, Schweitzer DH. Changing paradigms from a historical DSM-III and DSM-IV view toward an evidence-based definition of premature ejaculation. Part II—proposals for DSM-V and ICD-11. *J Sex Med* 2006;3:693–705.
8. Waldinger M, Hengeveld M, Zwinderman A, Olivier B. An empirical operationalization of DSM-IV diagnostic criteria for premature ejaculation. *Int J Psychiat Clin Pract* 1998;2:287–93.
9. Spanier G. Measuring dyadic adjustment: new scales for assessing the quality of marriage and similar dyads. *J Marriage Fam* 1976;38:15.
10. Grenier G, Byers S. Operationalizing early or rapid ejaculation. *J Sex Res* 2001;38:369.
11. Schuster TG, Ohl DA. Diagnosis and treatment of ejaculatory dysfunction. *Urol Clin North Am* 2002;29(4):939–48.
12. Reading A, Wiest W. An analysis of self-reported sexual behavior in a sample of normal males. *Arch Sex Behav* 1984;13(1):69–83.
13. Carson CC, Glasser DB, Laumann EO, West SL, Rosen RC. Prevalence and correlates of premature ejaculation among men aged 40 years and older: a United States nationwide population-based study. *J Urol Suppl* 2003;169:321, abstract 1249.
14. Aschka C, Himmel W, Ittner E, Kochen MM. Sexual problems of male patients in family practice. *J Fam Pract* 2001;50:773.
15. Althof SE. Prevalence, characteristics and implications of premature ejaculation/rapid ejaculation. *J Urol* 2006;175(3):842–8.
16. Shamloul R, El Nashaar A. Chronic prostatitis in premature ejaculation: a cohort study in 153 men. *J Sex Med* 2006;3(1):150–4.
17. Waldinger M, Hengeveld MW, Zwinderman AH, Olivier B. Effect of SSRI antidepressants on ejaculation: a double-blind, randomized, placebo-controlled study with fluoxetine, fluvoxamine, paroxetine, and sertraline. *J Clin Psychopharmacol* 1998;18(4):274–81.
18. McMahon CG, Touma K. Treatment of premature ejaculation with paroxetine hydrochloride as needed: 2 single-blind placebo controlled crossover studies. *J Urol* 1999;161:1826.
19. Salonia A, Maga T, Colombo R, et al. A prospective study comparing paroxetine alone versus paroxetine plus sildenafil in patients with premature ejaculation. *J Urol* 2002;168(6):2486–9.
20. Geboes K, Steeno O, De Moor P. Primary anejaculation: diagnosis and therapy. *Fertil Steril* 1975;26:1018.
21. Dunsmuir WD, Emberton M. Surgery, drugs, and the male orgasm: informed consent can't be assumed unless effects on orgasm have been discussed. *BMJ* 1997;314(7077):319–20.
22. Mattson D, Petrie M, Srivastava DK, McDermott M. Multiple sclerosis: sexual dysfunction and its response to medications. *Arch Neurol* 1995;52(9):862–8.
23. Hargreave T. Male fertility disorders. *Endocrinol Metab Clin North Am* 1998;27(4):765–82, vii–viii.
24. Paick J, Kim SH, Kim SW. Ejaculatory duct obstruction in infertile men. *Br J Urol Int* 2000;85:720–4.
25. Kendirci M, Hellstrom WJG. Retrograde ejaculation: etiology, diagnosis, and management. *Curr Sex Health Rep* 2006;3:133–8.
26. Hellstrom WJG, Sikka SC. Effects of acute treatment with tamsulosin versus alfuzosin on ejaculatory function in normal volunteers. *J Urol* 2006;176:10.
27. Yavetz H, Yogev L, Hauser R, et al. Retrograde ejaculation. *Hum Reprod* 1994;9:381–6.
28. Van der Linden PJQ, Nan PM, te Velde ER, et al. Retrograde ejaculation: successful treatment with artificial insemination. *Obstet Gynecol* 1992;79:126.
29. AUA Practice Guidelines Committee. AUA Guideline on Management of Benign Prostatic Hyperplasia (2003). Chapter 1. Diagnosis and treatment recommendations. *J Urol* 2003;170(2 Pt 1):530–47.
30. Solsona E. Preservation of antegrade ejaculation in retroperitoneal lymphadenectomy due to residual masses after primary chemotherapy for testicular carcinoma. *Eur Urol* 1994;25(3):199–203.
31. Ochsenkühn R, Kamischke A, Nieschlag E. Imipramine for successful treatment of retrograde ejaculation caused by retroperitoneal surgery. *Int J Androl* 1999;22(3):173–7.

第 22 章

排 卵 诱 导

Evert J. P. Van Santbrink, Bart C. J. M. Fauser

引言

对于不孕不育患者和持续无排卵患者的治疗，目的在于恢复其正常的生理，即一个单一优势卵泡的选择和单个卵泡排卵（ESHRE 卡普里研讨会集团）。这个过程通常被称为“诱导排卵”。另一种应用于不孕症患者的超促排卵治疗，是针对接受 IUI 和 IVF 助孕治疗的患者。这些治疗的目的是促使多个而不是单一的优势卵泡发育，从而使机体处于非正常的生理状态。

在不孕症患者中不排卵是比较常见的因素（约占生育期夫妇的 21%，Hull 等，1985），它可被视为影响怀孕的绝对因素。当恢复了正常的排卵周期则被认为是非常好的治疗结果，同时生育问题迎刃而解。

不排卵通常根据月经周期紊乱（稀发或闭经）和实验室检查结果（Insler 等，1968；Rowe 等，1993）的综合判定进行分类。大多数的不排卵患者（约 80%，Rowe 等，1993）拥有正常的雌二醇（E_2）、卵泡刺激素（FSH）血清浓度，而一小部分（约 10%）两种激素血清浓度下降［根据世界卫生组织（WHO）的分类，分别为 WHO2 和 WHO1］。剩余的那部分（约 10%）患者将被列为 WHO3，她们的血清 FSH 升高，E_2 下降导致不排卵，这是由于卵巢功能衰退或卵巢早衰所致。而诱导排卵可以被视为对于 WHO1（低促性腺激素性无排卵）和 WHO2（促性腺正常，雌激素正常的无排卵）的一个有效的治疗方案，对于 WHO3 组的治疗方法（高促性腺激素，低雌激素）排卵障碍患者只能局限于体外受精治疗（通过卵母细胞捐赠）或通过抱养。在 WHO2 患者内可以再分出一个亚群，即众所周知的多囊卵巢综合征（PCOS）。多年来对与这个综合征（van Santbrink 等，1997a）的定义一直存在很大的争议，直到 2003 年在荷兰鹿特丹举行一次会议达成共识（PCOS 共识，2004 年）。对于 PCOS 的定义需要遵循以下两点：①稀发排卵或不排卵；②临床或实验室检查提示高雄激素血症；③超声诊断卵巢多囊。这个标准的其他病因应排除在外。

目前认为体重对于卵巢功能是很重要的影响因素（Kiddy 等，1992；Clark 等，1998）近 50% WHO2 患者为肥胖［体重指数（体重指数 = 体重/身高^2）>25kg/m^2］。因为超重的这种负面影响为可逆性的，所以在任何治疗开始前应先指导患者减肥。

病人进行选择后，卵泡诱导即可以通过各种干预方式开始启动。传统上，WHO2 患者的一线用药为抗雌激素治疗，治疗失败后则改为 FSH 治疗。最近推出的替代治疗方式，例如胰岛素增敏剂（Nestler 等，1998）、芳香化酶抑制剂（Mitwally 和 Casper，2003）、腹腔镜下卵巢打孔术（LEO）（Greenblatt 和 Casper，1987），或是上述提及药物的组合，当行之有效时应予以提及（图 22.1；van Santbrink 等，2000b）。

多个卵泡发育将导致多胎妊娠和卵巢过度刺激综

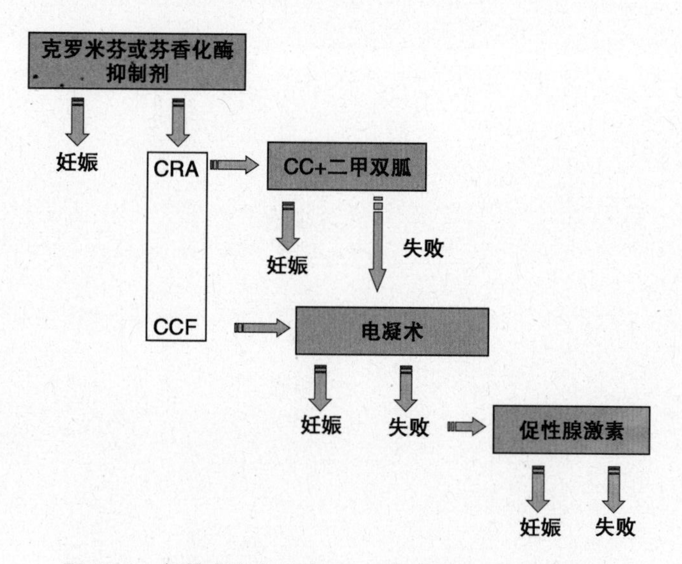

图 22.1 促排卵方案的流程：一线治疗为 CC 或芳香化酶抑制剂，其次为二甲双胍或 LEO，最后以上治疗失败的患者给予促性腺激素治疗。初始患者的特点将决定其理想的治疗方案的效果。CRA 为 CC 抵抗的患者，CCF 为 CC 治疗失败的患者

合征(OHSS)是排卵诱导的主要副反应,虽然使用低剂量FSH制剂和持续的卵泡监测(Fauser和van Heusden,1997),能够降低这些副反应的发生风险(Rizk和Aboulghar,1991;Rizk和Smitz,1992;Aboulghar和Mansour,2006;Rizk,2006)。

努力改善促排卵治疗结果,越来越注重对病人的特点,而不是治疗的特点。希望,这将使我们能够发展更"适合患者"的方法,可以为每个病人选择提供一个最理想的干预措施。这能为更多的病人提供方便,提供更好的治疗效果,更少的并发症。

生理卵泡发育

在整个人生成长阶段从静止到连续流动的原始卵泡均可以观察到。在生命周期的第一(胎儿期)时期,卵泡便开始高速耗竭,约2万个原始卵泡出生时仍然存在(Fauser和van Heusden,1997)。出生后,这个过程开始减速,当在月经初潮开始进入生育期时,则约剩余0.5万个原始卵泡。持续出现卵泡生长的启动和独立的月经周期。从原始到排卵前卵泡的发展至少需要85天,只有到卵泡发育的最后一段时间是依赖促性腺激素的。一生中,大约400个卵泡将达到成熟并排卵。其余的卵泡则在成熟前就闭锁。大多数所涉及的发育过程仍不十分明确。

在早期卵泡FSH的上升阶段卵泡达到促性腺激素的反应阶段,这卵泡将被刺激继续增长(募集)。目前认为,在每一个时间点,有很多卵泡在被募集的能力上略有不同。当没有足够的促性腺激素刺激时,他们将进入闭锁。足够的促性腺激素刺激后,生长的卵泡内,在卵泡膜细胞胆固醇将被转换为雄烯二酮,并在颗粒细胞芳香化酶的作用下转化为E_2。这被称为"两细胞两性腺学说"(McGee和Hsueh,2000)。

由于所有的卵泡都在(轻微)不同的发育阶段,事实是一个较大的卵泡需要较少的FSH来继续发育,假说认为在早卵泡期血清FSH浓度不断增加,直到FSH"阈值"达到能够刺激卵泡发育的时候(Brown,1978;van Santbrink等,1995)。导致卵泡募集的开始并随着卵泡的逐渐增大开始产生大量的雌激素(图22.2)。由于上升的抑制素B和血清E_2浓度负反馈作用在下丘脑-垂体水平,FSH的血清浓度会相应减少。由于每个毛囊都有其自己的FSH阈值,并且随着卵泡的逐渐长大在不断变化,只有最大的卵泡,需要最小量的FSH,并能够继续保持增长,成为优势卵泡。超过FSH阈值的时间被称为FSH窗口期(Fauser和van Heusden,1997)。当窗口很窄,只有一个卵泡成为优势卵泡。当窗口较宽,则有可能有更多的优势卵泡(多卵泡发育)。

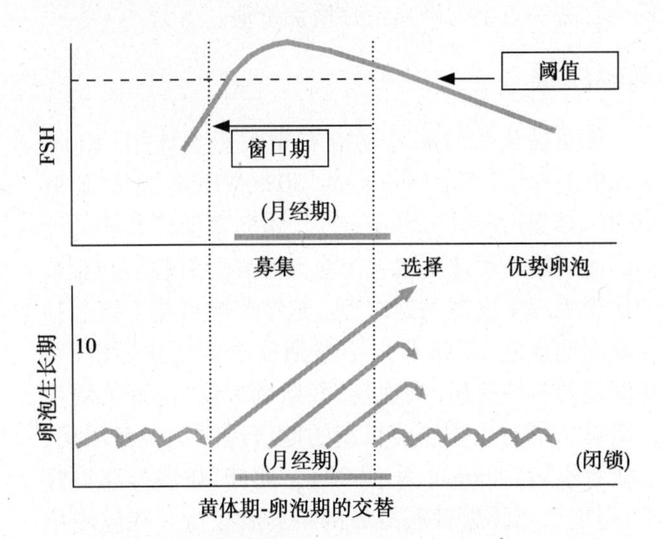

图22.2 FSH阈值窗的概念。在生理状态下,早卵泡期(左边区域),血中FSH水平逐渐升高,达到并超过FSH阈值,使得卵泡发育,随后FSH下降(很窄的FSH窗),阻止其他的多卵泡发育。在卵巢超促排卵过程中,由于FSH没有下降,使得多个卵泡发育(提高阈值,右侧区域)

排卵诱导的干预

促性腺激素分泌不足性排卵障碍

促性腺激素分泌不足性、低雌激素的排卵障碍(WHO1)患者可能会由于下丘脑或垂体的问题而导致。要区分这两种情况,促性腺激素释放激素(GnRH)刺激试验可以提供帮助。当脑垂体功能正常时,GnRH脉冲式的处理会使得血清促性腺激素增加。生殖治疗可能包括一个脉冲式的GnRH泵或直接外源性的促性腺激素(FSH和LH)刺激卵巢。而持续的GnRH的作用则会导致垂体"降调节",这在IVF治疗过程中被应用,以防止过早LH的上升(Filicori,1994年),下丘脑功能不足时,脉冲式GnRH激素作用可能通过生理反馈而恢复排卵。在给予FSH刺激的情况下,由于缺乏LH脉冲发生器,它必定会发生黄体功能不全(下丘脑功能障碍)。这种黄体功能不全是可以通过黄体支持预防的,从排卵期开始提供人绒毛膜促性腺激素(hCG)或黄体酮,直到滋养细胞分泌足够的hCG(Beckers等,2006)。

促性腺激素正常的不排卵

虽然对于促性腺激素正常的不排卵患者的经典治

疗(WHO2)是克罗米芬及卵泡刺激素,一些新的干预措施已被证明是有益的。尽管如此,目前还不清楚它们会在哪一点上为经典治疗增加价值。

减轻体重

体重被认为对卵巢功能有重大影响作用(Kiddy 等,1992;Clark 等,1998),近 50% WHO2 患者肥胖($BMI=体重/身高^2>25kg/m^2$)。胰岛素抵抗和随之增加的血清胰岛素浓度被认为在因肥胖所引起不利影响的病理生理中发挥关键作用。这些影响可能不仅包括加重周期紊乱(不排卵),孕早期流产的发生,及在怀孕期间的各种疾病(高血压、妊娠糖尿病、不好的新生儿结局),同时也增加了长期的健康风险例如糖尿病、心血管疾病(Norman 等,2002)。此外,在促排卵治疗中,超重和肥胖患者获得好的结局者较少。在应用抗雌激素治疗过程中,肥胖与不排卵和低活产率有相关性(Imani 等,2002),,而在 FSH 的促排卵过程中,需要更大的 FSH 剂量,增加周期取消率,并且有报道称可出现持续无排卵(White 等,1996;Mulders 等,2003)。

报道称通过改变生活方式使体重减轻会使得内分泌环境恢复:提高胰岛素的敏感性和高雄激素血症(Kiddy 等,1992)。这不仅有利于恢复月经周期性和自发的怀孕,而且还对生殖治疗的相关指标有益(Clark 等,1998)。由于这种超重的负面影响可能是可逆的,所以在任何治疗开始前应强烈建议先减轻体重(Hoeger,2006 年)。

一个非常低的 BMI(19)同样可能会导致周期紊乱和不排卵。女性过度运动或患厌食症或暴食症容易发展为低促性腺激素、低雌激素性闭经(WHO1)。当这些患者的代谢状态正常化,BMI 正常(20),大多数患者将恢复规律的月经周期(Stafford,2005)。

多巴胺受体激动剂

简介:高泌乳素血症最常见的原因是催乳激素分泌性垂体(微)腺瘤。这些腺瘤的首选成像方法是磁共振成像(MRI)。它们被分为微腺瘤(<1cm)和腺瘤(>1cm),临床症状可能会溢乳、闭经、头痛、双时态偏盲。高泌乳素血症所致的羊水过少或闭经,可以通过多巴胺受体激动剂有效治疗(见第 29 章)。

药理机制:多巴胺激动剂抑制泌乳素的分泌。

用药方案:溴隐亭半片每日(2.5mg)起服,催乳激素浓度下降不满意时剂量可能会增加,最高可增加到 2.5mg,每日 2~3 次。

治疗效果:接受治疗的患者约 80% 恢复一个定期的排卵性月经周期,并排除其他因素性不孕,则怀孕机会恢复正常。

并发症:多巴胺受体激动剂的副作用可能为晕厥、恶心、呕吐等症状。溴隐亭是最广泛应用的多巴胺受体激动剂,在怀孕期间使用这种药物时,没有副作用报告,而最近开发被称为卡麦角林的(制造商建议至少怀孕前一个月停产药)和喹高利特的了解较少。

抗雌激素制剂

克罗米芬(CC)

简介:20 世纪 60 年代以来,抗雌激素制剂已被用于促排卵治疗。它们安全、有效、易于使用、价格便宜,因此第一线治疗促性腺激素正常的不排卵(见第 23 章)。

药理机制:非选择性的 E_2 受体拮抗剂 CC 在下丘脑-垂体水平干扰内源性雌激素的反馈作用,造成垂体腺增加释放促性腺激素。

用药方案:在自发性月经或撤退性出血后,CC 一般是于第 3 天开始使用,并持续 5 天,每天 50mg 剂量。当持续无排卵,每日剂量可逐渐增至最大 150mg。一些研究报告克罗米芬治疗时间的选择将影响治疗效果:CC 的给药时间是第 5 天,而不是第 1 天,将导致排卵和怀孕率下降(Debahsi 等,2006)。

治疗效果:接受治疗的患者约 80% 恢复排卵,累积活产率可以预期约为 40%(Imani 等,1998)。大多数怀孕会发生在最初 6 个促排卵周期,12 个周期后的妊娠是很低的(Koustra 等,1997)。

并发症:潮热,恶心,但少见。多卵泡发育经常发生。多胎妊娠率报道称介于 2% 和 13% 之间。严重的卵巢过度刺激综合征尚未见报道(Homburg,2005)。当 CC 连续使用 12 个月以上时,可能增加卵巢癌的风险,连同减少怀孕的机会,在此期间可能会被建议不使用此药超过 12 个月(Rossing 等,1994)。

他莫昔芬(TMX)

简介:与 CC 相似,但在促排卵治疗中很少应用,相对于 CC 对于子宫内膜和宫颈黏液的抗雌激素作用较低(Roumen 等,1984)。

药理机制:非选择性雌激素受体调制器,被用于治疗乳腺癌,但也用于排卵诱导许多年了。

用药方案:经过一个自发月经或孕激素撤退性出血后,于第 3 天开始,每天 20mg,并且持续 5 天。持续无排卵的情况下,每日剂量可逐步增加至 60mg。

治疗效果:在一项前瞻性随机试验,比较 CC 和 TMX 在 86 例促性腺激素正常的不排卵患者中的治疗效果,排卵和怀孕率无显著性差异(Boostanfar 等,2001)。

并发症:无特殊并发症的报道,但可能与 CC 相似。

胰岛素增敏剂(二甲双胍)

简介:普遍认为的胰岛素抵抗在促性腺激素正常的排卵患者的发病中发挥重要作用(PCOS consensus,2004)。高胰岛素血症导致卵巢雄激素生产增加,减少性类固醇-结合球蛋白血清浓度,增加雄激素生物可用性,即高雄激素血症。此外,高胰岛素血症将提高对 FSH 的刺激阶段雌激素的高反应,导致早期 FSH 下降。这会导致卵泡生长停滞在早卵泡期和超声卵巢多囊的典型影像。虽然肥胖患者可能受益于胰岛素增敏剂(Lord 等,2003),但是可能更重要的是,通过改变生活方式减轻体重,来作为主要解决方式,单靠胰岛素增敏剂不会引起体重减轻(Lord 等,2003)。

药理机制:据报道,胰岛素增敏剂能恢复内分泌环境:降低胰岛素抵抗和使高雄激素血症正常化,恢复卵巢对 FSH 的反应能力和从而促进恢复排卵周期(Coffler 等,2003)。

用药方案:二甲双胍 500mg,每日 2~3 次,每日最高剂量为 2000mg。

治疗效果:二甲双胍作为一线用药效果并不优于 CC(Lord 等,2003),两者结合使用也并不优于 CC(Moll 等,2006)。相反,作为克罗米芬抵抗患者(CRA)的二线治疗和体重指数>25kg/m^{2}的患者,CC 治疗同时添加二甲双胍,结果获得 50% 的排卵率(Lord 等,2003)。促性腺激素排卵周期添加二甲双胍可能会导致更接近生理性的卵巢反应(减少过度刺激)和 FSH 的用药量将减少,尤其是在肥胖和高雄激素血症的患者(Yarali 等,2002;van Santbrink 等,2005a)。不幸的是,由于病人数量有限,此方面的数据是不确定的。

并发症:严重的肠胃副反应:恶心、呕吐和腹泻。随着用药时间的延长,这些副反应会逐渐减少。二甲双胍也许可减少妊娠糖尿病的患病风险,并且在怀孕期间的用药是安全的(Glueck 等,2004),但缺乏有说服力的证据。总是要与病人讨论,二甲双胍是否为促排卵的允许用药。

芳香酶抑制剂

简介:虽然芳香酶抑制剂的作用(负反馈抑制,阻断雌激素的合成),与抗雌激素作用相似,但是优势在于对靶器官的抗雌激素作用较弱,如子宫内膜和宫颈黏液(见第 24 章)。不幸的是,在大多正常排卵的妇女中只有很小和非控制性的研究(Fisher 等,2002)。最近,报道称来曲唑存在潜在的胎儿毒性,所以生产厂商正式警告(诺华制药)对于此适应证避免使用。

药物机制:抑制颗粒细胞中芳香化酶的活性,阻止雄激素转化成雌激素,从而抑制雌激素对下丘脑垂体水平的负反馈。

用药方案:经过一个自发的月经或孕激素的撤退性出血,一般于第三天开始,每日剂量为 2.5mg 并且持续 5 天。

治疗效果:在一项前瞻性随机试验中,对 74 例 PCOS患者进行了比较,比较 CC100mg 和来曲唑 2.5mg 的疗效,用药时间为月经第 3~7 日,并且没有接受过其他的生殖治疗。虽然报道 hCG 注射当天在来曲唑治疗组血清 E_2浓度下降,但是两组的排卵和怀孕率却相似(Bayar 等,2006)。

并发症:近日,有关来曲唑存在潜在的胎儿毒性的报告,虽然它的半衰期较短且用于卵泡生长的早期可能会减少对胎儿器官影响的可能性,但生产商正式提出警告(Tiboni,2004)。

腹腔镜电凝卵巢

简介:从 Stein 和 Leventhal(1935)所描述的经典楔形切除,诱导排卵的手术方法已经转变为腹腔镜电凝和激光治疗。其主要优点是,并没有增加多胎妊娠的风险(见第 31 章)。

治疗机制:卵巢表面电凝术已经被证实能够降低高雄激素血症,并且在促性腺激素正常的不排卵患者中有可能恢复排卵,但机制并不明确。

治疗方案:腹腔镜电凝卵巢表面。

处理结果:针对促性腺激素正常的 CRA 患者,腹腔镜下卵巢电凝术与 CC/FSH 的促排卵相比较(Bayram 等,2004)。LEO 组 6 个月后接受 CC/FSH 的联合治疗。一年后随访结果发现,两组的排卵率、怀孕率相当,但在 LEO 组降低了多胎妊娠率。单纯 LEO 组排卵小于 50%,并且怀孕时间增加了一倍。LEO 也与二甲双胍治疗进行了比较,在一项安慰剂对照的随机试验中针对超重的促性腺激素正常的不排卵患者,他们 CC 治疗无效。二甲双胍有更有效的治疗结果正如卫生经济学(Palomba 等,2004)。

并发症:腹腔镜手术并发症均可发生,但非常罕见。

促性腺激素

简介:促性腺激素是在20世纪60年代早期被发现。起初,促性腺激素从绝经后妇女的尿中提取(人绝经期促性腺激素),其中LH和FSH的比例为1:1。为了提高批量批次间的高度变异,去除非活性蛋白得到高纯化的尿制剂。尿提取过程需要大量绝经后尿,并且日益增加的促性腺激素的需求,较难确保供应世界各地的药物的稳定性。在20世纪90年代重组DNA技术在中国仓鼠人FSH卵巢细胞系研制出重组人FSH,这个生产问题得到解决。并且,这些重组的制剂提供了更高的纯度和一致性。批次间的变化可能会通过利用蛋白质的重量受到限制,而不是生物活性的数额确定每单位的活性蛋白。这使得在过去的15年,重组制剂代替尿促性腺激素得到更广泛的应用。其余无排卵患者或应用第一线抗雌激素治疗后未能受孕,与二甲双胍联合抗雌激素、芳香酶抑制剂或LEO均联合外源性促性腺激素治疗。促性腺激素诱导排卵的过程中,FSH的日常用量根据个体差异,刺激正在进行的卵泡发育(FSH反应剂量),这即是卵巢高反应性和严重并发症的主要因素(Fauser和van Heusden,1997)。这导致两种主要的促排卵方案:"递增"和"递减"方案。

药理机制:直接刺激卵巢内的卵泡生长。

用药方案:递增方案是指最初每天FSH低剂量(37.5~50IU)治疗,逐步小剂量增量(37.5~50IU),直到最后超过FSH阈值,从而诱导卵泡发育和排卵。递减方案是在初期FSH的起始剂量等于卵泡的反应剂量,从而直接诱导卵泡发育(van Santbrink和Fauser,1997b)。此后,每3天FSH用药剂量可逐渐降低(37.5~50IU),导致单一的优势卵泡的发育。虽然递减方案,模仿正常生理血清FSH的变化趋势,并且优势卵泡的发育建立更加迅速,但是,相当一部分患者出现FSH的起始剂量似乎与反应剂量相当(van Santbrink和Fauser,1997;Christin Maitre和Hugues,2003)。当那些卵巢易反应的患者(低FSH阈值)接受递减方案治疗时,起始剂量由于过高,导致多个卵泡的发育。为了确定个体FSH的反应剂量,可以通过一个逐步递增的方案来发现其反应剂量,随后治疗周期可以进行递减方案,除非起始剂量等于反应剂量。在这种情况下,可以用一个固定的剂量方案(van Santbrink等,2005b)。

B超频繁监测卵巢反应是最防止多卵泡发育的重要工具,因为FSH阈值的持续时间将决定是否会有单或多卵泡发育(Fauser和van Heusden,1997)。绒促性腺激素是用于触发排卵的,此时至少有一个卵泡直径16mm以上。3个以上的卵泡直径大于12mm时应取消周期。

治疗效果:累积排卵率82%,怀孕率58%,单胎活产率43%,多胎率5%(Mulders等,2003)。

并发症:虽然促性腺激素诱导排卵后整体的多胎妊娠率似乎是可以接受的,但多胎妊娠随后更大的影响是巨大的(Fauser等,2005)。OHSS的发病机会和多胎妊娠发生的机会需要频繁的监测和严格的取消周期标准来约束(Aboulghar和Mansour,2003;Rizk,2006)。

阿片受体拮抗剂(Naltrexon)

简介:下丘脑控制的脉冲发生器分泌GnRH,受内源性阿片类药物的抑制(Dobson等,2003)。阿片受体拮抗剂可增加GnRH分泌的脉冲率,从而使垂体分泌LH的脉冲率增加(Yen等,1985)。在20世纪90年代,对阿片受体拮抗剂进行了研究,阐明其是否可以用于低和正常促性腺激素性不排卵的治疗(WHO1和WHO2)。

药理机制:阿片受体拮抗剂抑制下丘脑GnRH分泌。

用药方案:报道称,每日50~100mg。

治疗效果:与治疗成功的数据相悖的报告报道了下丘脑性无排卵患者(WHO1);它解释说性腺类固醇可能增强阿片调节(Couzinet等,1995)。另一些人结合CC与阿片受体拮抗剂治疗克罗米芬耐药的(WHO2)患者,这个小型研究导致了86%的排卵率(Röozenburg等,1997)。不幸的是,证明阿片受体拮抗剂在排卵的附加价值的随机对照研究尚未出版。

并发症:怀孕期间使用阿片受体拮抗剂是否安全的数据仍未被证实。

实践中的促排卵

促排卵的结果

在一个大型的前瞻性随访研究中,给予经典的CC开始治疗初次转诊到生育诊所的259例促性腺激素正常的无排卵性不孕症患者(Imani等,1998)。排卵率为80%,累积活产率为41%。剩余的不排卵患者(CRA),或未能受孕的患者接受外源性FSH的治疗。经过6个促排卵周期,其排卵率为89%,累计妊娠率为58%(表22.1)。标准的CC治疗,并对治疗失败者随后给予外源性FSH,随访24个月,累计单身活产率为71%(Eykemans 等,2003)。促排卵的替代干预近年来相继出台。其成效相比经典的用药已被评估,随后将讨论。如前所述,第一线治疗的胰岛素增敏剂二甲双胍单独或联合与 CC 应用并不比 CC 优越。但是,对于肥胖患者(BMI>25kg/m^2),应用最高剂量的 CC 仍不排卵,联合胰岛素增敏剂治疗后,排卵率为56%,而安慰剂组为35%(Costello 和 Eden,2003)。LEO 已被评为 CRA 后的可能的二线促排卵治疗方案(Bayram 等,2004)。腹腔镜卵巢电灼术与 CC/FSH 促排卵效果相当。排卵和怀孕率在这两组中相似,但多胎妊娠率在 LEO 组较低。LEO 和二甲双胍在安慰剂对照的随机试验中,直接作为二线促排卵药物进行了比较(Palomba 等,2004)。二甲双胍更加价廉。

表22.1 240例促性腺激素正常的无排卵不孕症患者接受 CC 及 FSH 并其他综合性序贯性治疗后的妊娠率结果

	累计妊娠率(%)	累计单胎妊娠率(%)
CC	47	37
FSH	58[a]	43
CC+FSH	78	71

[a] 累计继续妊娠率

促排卵的并发症

促排卵的主要并发症是诱导多个卵泡发育,从而增加多胎妊娠的机会和 OHSS 的发生(Aboulghar 和 Mansour,2003)。由于独特的变异存在于个体内部和个体间的卵巢,治疗应采取安全并联合性,必须频繁地进行超声监测,以防止无限制的卵泡发育。

CC 处理后的多胎妊娠率介于2%和13%之间,主要是双胞胎妊娠(Imani 等,1998;Homburg,2003)。对于促性腺激素诱导排卵,多胎妊娠率介于5%和20%之间(Fauser 和 van Heusden,1997)。虽然促排卵导致的多胎妊娠率的相对较小,但产生的高多胎妊娠则是显而易见的(图22.3;Fauser 等,2005)。这可能是由于在较小的生育诊所的监测工具欠佳所导致的(见第28章)。

对于 OHSS,下面的症状和体征可确定:卵巢增大(直径6cm),由于血管通透性增强,发生腹水,有时引起胸腔积液、血栓、肝功能异常、肾衰竭、成人呼吸窘迫综合征、休克。症状可能是腹部不适、恶心、呕吐、腹泻、呼吸困难。治疗可能包括维持血容量,预防血栓形成,腹水的功能和血浆白蛋白的输注。CC 促排卵后很少出现轻度和重度 OHSS,在促性腺激素治疗周期中,

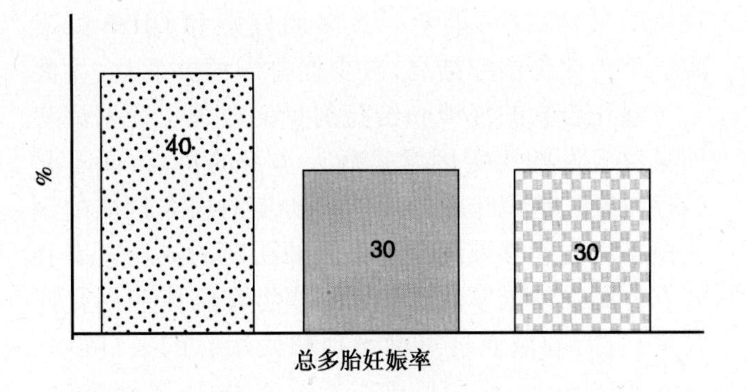

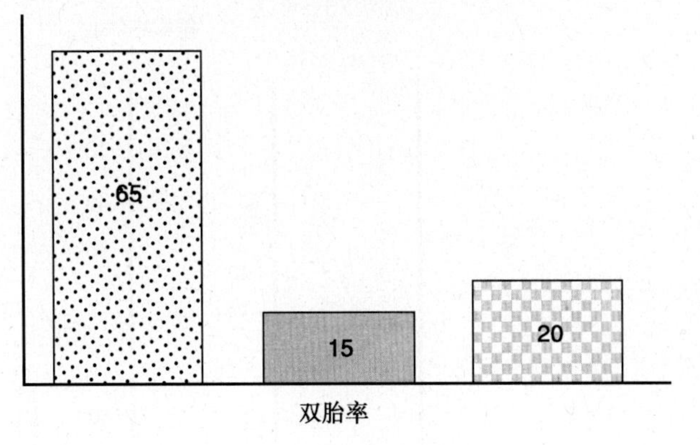

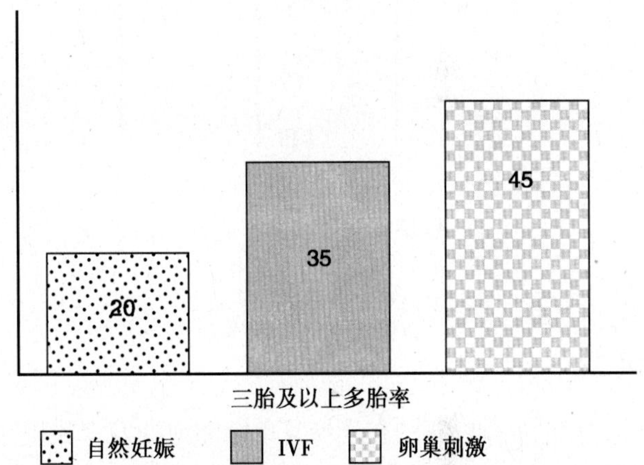

图22.3 卵巢刺激和整体多胞胎的试管婴儿(上图)的百分比,双胎妊娠(中间图)的百分比,三胎及以上的(下图)百分比

发生的频率介于2%和5%之间(Fauser 和 van Heusden,1997)。

促排卵的治疗远景

个性化的促排卵治疗方案

治疗促性腺激素正常的不排卵性不孕的患者,常规治疗是抗雌激素,如果失败则给予外源性促性腺激素治疗。如前面所讨论的,这种算法可能有效,但相关并发症与卵泡发育的监测有限相关。由于治疗反应存在个体差异,多个卵泡发育取代了单一卵母

细胞的成熟，这可能会导致多胎妊娠和OHSS的发生。努力改善治疗结局，减少促排卵的并发症，主要是针对化合物的提纯和给药剂量的改善。证据证实卵巢反应性的决定因素是病人本身的特点，而不是治疗方案。这意味着使用这些初步的病人特征的预测模型可能能够预测个别病人的用药的成功概率和并发症的发生概率。这些预测模型在临床应用允许之前，它们应该通过每种干预和使用它的人口得到发展和验证。预测模型已经制订了自发妊娠（Snick等，1997；Hunault等，2005）、CC（Imani等，2002b；图22.4）、促性腺激素（Imani等，2002a；Mulders等，2003）和LEO（Amer等，2004）。预测模型能够识别那些对于一定的治疗方式产生无效反应的患者。此外，在治疗开始前与每一个患者商讨最佳的个体化治疗方案（图22.1），以减少并发症并提高治疗效果和卫生经济学（Eijkemans等，2005）。

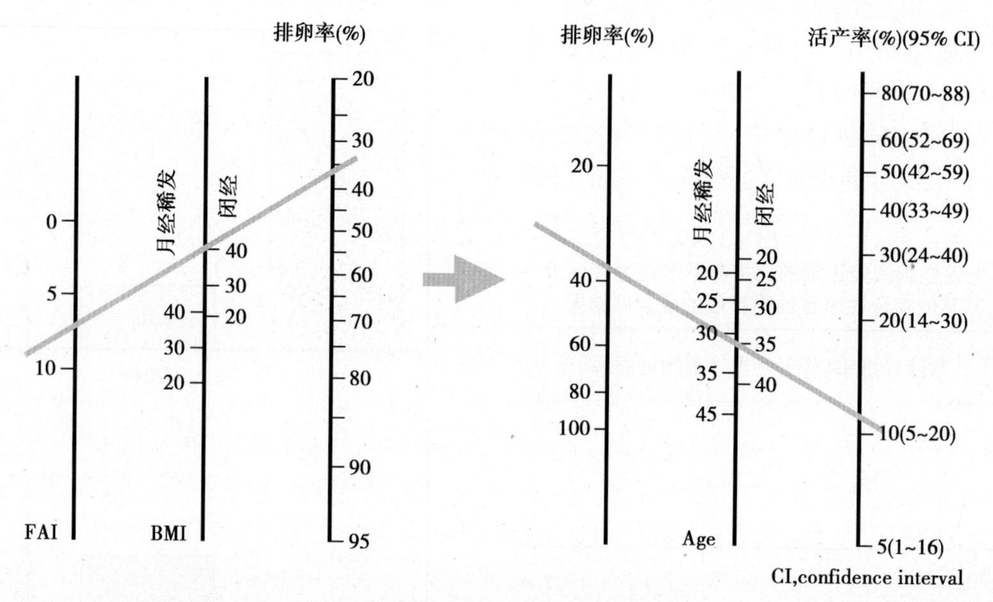

图22.4 CC促排卵后，根据早期患者病史特点，预测活产率的比较。BMI＝[体重（kg）/身高（m）^{2}]，游离雄激素指数（FAI）＝睾酮（T）×100/性激素结合球蛋白和年龄

建议

虽然促排卵目的在于恢复单个卵泡的发育和排卵，但严重并发症是由有限的控制卵泡生长所导致的。多胎妊娠和OHSS是必须付出的代价。由经验丰富的专业人士加强监测可能会降低这些并发症的发生风险。对于这些患者，个体差异对卵巢刺激反应的变化是很难预测的。一些新的药物或方法，如胰岛素增敏剂、芳香酶抑制剂和LEO，应作为治疗具有不同特点患者的传统治疗的补充。对于初期病人多元化应用预测模型，将能够帮助识别这些亚群在一定的干预下有较好的治疗效果。这种策略可能让决策者在病人初步的基础上提出一种个体化治疗方案。成功和并发症的机会应提前告知。这将减少并发症的发生，使患者和医生均从中受益。

临床实践关键点

- 促排卵旨在恢复单个卵泡的发育和单个卵泡排卵。
- 排卵周期需严密监测，以防止并发症的发生。
- 常规促排卵治疗（CC继之FSH）是一个非常有效的治疗（24个月随访结果为累计单胎活产率71%）。
- 病人个体化特征决定治疗后的用药反应。
- 个体化的促排卵治疗可能能够进一步优化促排卵结果。

参考文献

1. Aboulghar M.A. and Mansour R.T. (2006). Ovarian hyperstimulation syndrome: classifications and critical analysis of preventive measures. *Human Reproduction Update*, 9, 275–289.
2. Amer S.A., Li T.C. and Ledger W.L. (2004). Ovulation induction using laparoscopic ovarian drilling in women with PCOS: predictors of success. *Human Reproduction*, 19, 1719–1724.
3. Bayar U., Basaran M., Kiran S., Coskun A. and Gezer S. (2006). Use of an aromatase inhibitor in patients with polycystic ovary syndrome: a prospective randomized trial. *Fertility and Sterility*, 86, 1447–1451.
4. Bayram N., van Wely M., Kaayk E.M., Bossuyt P.M. and van der Veen F. (2004). Using an electrocautery strategy or recombinant follicle stimulating hormone to induce ovulation in polycystic ovary syndrome: randomised controlled trial. *British Medical Journal*, 328, 192–195.

5. Beckers N.G., Platteau P., Eijkemans M.J., Macklon N.S., de Jong F.H., Devroey P. and Fauser B.C. (2006). The early luteal phase administration of estrogen and progesterone does not induce premature luteolysis in normo-ovulatory women. *European Journal of Endocrinology*, 155, 355–363.
6. Boostanfar R., Jain J.K., Nishell D.R. and Paulson R.J. (2001). A prospective randomized trial comparing clomiphene citrate with tamoxifen citrate for ovulation induction. *Fertility and Sterility*, 75, 1024–1026.
7. Brown J.B. (1978) Pituitary control of ovarian function – concepts derived from gonadotropin therapy. *The Australian and New Zealand Journal Obstetrics and Gynecology*, 18, 47–54.
8. Christin-Maitre S. and Hugues J.N. (2003). A comparative randomized multicentric study comparing the step-up versus step-down protocol in polycystic ovary syndrome. *Human Reproduction*, 18, 1626–1631.
9. Clark A.M., Thornley B., Tomlinson L., Galletley C. and Norman R.J. (1998). Weight loss in obese infertile women results in improvement of reproductive outcome for all forms of fertility treatment. *Human Reproduction*, 13, 1502–1505.
10. Coffler M.S., Patel K., Dahan M.H., Yoo R.Y., Malcom P.J. and Chang R.J. (2003). Enhanced granulosa cell responsiveness to FSH during insulin infusion in women with PCOS treated with pioglitazone. *Journal of Clinical Endocrinology and Metabolism*, 88, 5624–5631.
11. Costello M.F. and Eden J.A. (2003). A systematic review of the reproductive system effects of metformin in patients with PCOS. *Fertility and Sterility*, 79, 1–13.
12. Couzinet B., Young J., Brailly S., Chanson P. and Schaison G. (1995). Even after priming with ovarian steroids or pulsatile gonadotropin-releasing hormone administration, naltrexon is unable to induce ovulation in women with functional hypothalamic amenorrhea. *Journal of Clinical Endocrinology and Metabolism*, 80, 2102–2107.
13. Dehbashi S., Vafaei H., Parsanezhad M.D. and Alborzi S. (2006). Time of initiation of clomiphene citrate and pregnancy rate in polycystic ovarian syndrome. *International Journal of Gynaecology and Obstetrics*, 93, 44–48.
14. Dobson H., Ghuman S., Prabhakar S. and Smith R. (2003). A conceptual model of the influence of stress on female reproduction. *Reproduction*, 125, 151–163.
15. Eijkemans M.J., Imani B., Mulders A.G., Habbema J.D. and Fauser B.C. (2005). High singleton live birth rate following classical ovulation induction in normogonadotropic anovulatory infertility. *Human Reproduction*, 18, 2357–2362.
16. Eijkemans M.J., Polinder S., Mulders A.G., Laven J.S., Habbema J.D. and Fauser B.C. (2005). Individualized cost-effective conventional ovulation induction treatment in normogonadotrophic anovulatory infertility (WHO_2). *Human Reproduction*, 20, 2830–2837.
17. ESHRE Capri Workshop Group. (2003). Mono-ovulatory cycles: a key goal in profertility programmes. *Human Reproduction Update*, 9, 263–274.
18. Fauser B.C. and van Heusden A.M. (1997). Manipulation of human ovarian function: physiological concepts and clinical consequences. *Endocrine Reviews*, 18, 71–106.
19. Fauser B.C., Devroey P. and Macklon N.S. (2005). Multiple birth resulting from ovarian stimulation for subfertility treatment. *Lancet*, 365, 1807–1816.
20. Filicori M. (1994). Gonadotrophin releasing hormone agonists. A guide to use and selection. *Drugs*, 48, 41–58.
21. Fisher S.A., Reid R.L., van Vught D.A. and Casper R.F. (2002). A randomized double blind comparison of the effects of CC and the aromatase inhitor letrozole on the ovulatory function in normal women. *Fertility and Sterility*, 78, 280–285.
22. Glueck C.J., Goldenberg N., Pranikoff J., Loftspring M., Sieve L. and Wang P. (2004). Height, weight and motor-social development during the first 18 months of life in 126 infants born to 109 mothers with polycystic ovary syndrome who conceived on and continued metformin through pregnancy. *Human Reproduction*, 19, 1323–1330.
23. Greenblatt E. and Casper R.F. (1987). Endocrine changes after laparoscopic ovarian cautery in polycystic ovary syndrome. *American Journal of Obstetrics and Gynecology*, 156, 279–285.
24. Hoeger K.M. (2006). Role of lifestyle modification in the management of polycystic ovary syndrome. *Best Practice and Research in Clinical Endocrinology and Metabolism*, 20, 293–310.
25. Homburg R. (2005). Clomiphene citrate-end of an era? A mini review. *Human Reproduction*, 20, 2043–2051.
26. Hull M.G., Glazener C.M., Kelly N.J., Conway D.I., Foster P.A., Hinton R.A., Coulson C., Lambert P.A., Watt E.M. and Desai K.M. (1985). Population study of causes, treatment, and outcome of infertility. *British Medical Journal*, 291, 1693–1697.
27. Hunault C.C., Laven J.S., van Rooij I.A., Eijkemans M.J., te Velde E.R. and Habbema J.D. (2005). Prospective validation of two models predicting pregnancy leading to live birth among untreated subfertile couples. *Human Reproduction*, 20, 1636–1641.
28. Imani B., Eijkemans M.J., te Velde E.R., Habbema J.D. and Fauser B.C. (1998). Predictors of patients remaining anovulatory during clomiphene citrate induction of ovulation in normogonadotropic oligoamenorrheic infertility. *Journal of Clinical Endocrinology and Metabolism*, 83, 2361–2365.
29. Imani B., Eijkemans M.J., Faessen G., Bouchard P., Giudice L.C. and Fauser B.C. (2002a). Prediction of the individual FSH-threshold for gonadotrophin induction of ovulation in anovulatory infertility: an approach to minimize multiple gestation, ovarian hyperstimulation, and treatment expense. *Fertility and Sterility*, 77, 83–90.
30. Imani B., Eijkemans M.J., te Velde E.R., Habbema J.D. and Fauser B.C. (2002b). A nomogram to predict the probability of live birth after clomiphene citrate induction of ovulation in normogonadotropic oligoamenorrheic infertility. *Fertility and Sterility*, 77, 91–97.
31. Insler V., Melmed H., Mashiah S., Monselise M., Lunenfeld B. and Rabau E. (1968). Functional classification of patients selected for gonadotropic therapy. *Obstetrics and Gynecology*, 32, 620–626.
32. Kiddy D.S., Hamilton-Fairley D., Bush A., Short F., Anyaoku V., Reed M.J. and Franks S. (1992). Improvement in endocrine and ovarian function during dietary treatment of obese women with polycystic ovary syndrome. *Journal of Clinical Endocrinology and Metabolism*, 36, 105–111.
33. Koustra E., White D.M. and Franks S. (1997). Modern use of CC in induction of ovulation. *Human Reproduction Update*, 3, 359–365.
34. Lord J.M., Flight I.H.K. and Norman R.J. (2003). Metformin in polycystic ovary syndrome: systematic review and meta-analysis. *British Medical Journal*, 327, 951–953.
35. McGee E.A. and Hsueh A.J. (2000). Initial and cyclic recruitment of ovarian follicles. *Endocrine Reviews*, 21, 200–214.
36. Mitwally M.F. and Casper R.F. (2003). Aromatase inhibitors for the treatment of infertility. *Expert Opinion on Investigational Drugs*, 12, 353–371.
37. Moll E., Bossuyt P.M., Korevaar J.C., Lambalk C.B. and van der Veen F. (2006). Effect of clomifene citrate plus metformin and clomifene citrate plus placebo on induction of ovulation in women with newly diagnosed polycystic ovary syndrome: randomised double blind clinical trial. *British Medical Journal*, 332, 1485.
38. Mulders A.G., Eijkemans M.J., Imani B. and Fauser B.C. (2003). Prediction of chances for success or complications in gonadotrophin ovulation induction in normogonadotrophic anovulatory infertility. *Reproductive Biomedicine Online*, 7, 48–56.
39. Nestler J.E., Jakubowicz D.J., Evans W.S. and Pasquali R. (1998). Effects of metformin on spontaneous and clomiphene-induced ovulation in the polycystic ovary syndrome. *New England Journal of Medicine*, 338, 1876–1880.
40. Norman R.J., Davies M.J., Lord J. and Moran L.J. (2002). The role of lifestyle modification in polycystic ovary syndrome. *Trends in Endocrinology and Metabolism*, 13, 251–257.
41. Palomba S., Orio F., Nardo L.G., Falbo A., Russo T., Corea D., Doldo P., Lombardi G., Tolino A., Colao A. and Zullo F. (2004). Metformin administration versus laparoscopic ovarian diathermy in clomiphene citrate-resistant women with PCOS: a prospective parallel randomized double-blind placebo-controlled trial. *Journal of Clinical Endocrinology and Metabolism*, 89, 4801–4809.
42. PCOS consensus (2004a). The Rotterdam ESHRE/ASRM-Sponsored PCOS consensus workshop group. Revised 2003 consensus on diagnostic criteria and long-term health risks related to polycystic

ovary syndrome (PCOS). Human Reproduction, 19, 41–47.
43. PCOS consensus (2004b). The Rotterdam ESHRE/ASRM-Sponsored PCOS consensus workshop group. Revised 2003 consensus on diagnostic criteria and long-term health risks related to polycystic ovary syndrome (PCOS). *Fertility and Sterility*, 81, 19–25.
44. Roozenburg B.J., van Dessel H.J., Evers J.L. and Bots R.S. (1997). Successful induction of ovulation in normogonadotrophic clomiphene resistant anovulatory women by combined naltrexon and clomiphene citrate treatment. *Human Reproduction*, 12, 1720–1722.
45. Rossing M.A., Daling J.R., Weiss N.S., Moore D.E. and Self S.G. (1994). Ovarian tumors in a cohort of infertile women. *New England Journal of Medicine*, 33, 771–776.
46. Roumen F.J., Doesburg W.H. and Rolland R. (1984). Treatment of infertile women with a deficient postcoital test with two antiestrogens: clomiphene and tamoxifen. *Fertility and Sterility*, 41, 237–243.
47. Rowe P.J., Comhaire F.H., Hargreave T.B. and Mellows H. (1993). WHO manual for the standardized investigation and diagnosis of the infertile couple. Cambridge University Press.
48. Rizk B. Aboulghar (1991). Modern management of Ovarian Hyperstimulation Syndrome. *Human Reproduction*, 6(8), 1092–1097.
49. Rizk B. and Smitz J. (1992). Ovarian Hyperstimulation Syndrome after superovulation for IVF and related procedures. *Human Reproduction*, 7, 320–327.
50. Rizk B. (2006). Epidemiology of ovarian hyperstimulation syndrome. In Rizk B. (Ed.) Ovarian Hyperstimulation Syndrome. Cambridge: United Kingdom, Cambridge University Press, chapter 2, 10–42.
51. Snick H.K., Snick T.S., Evers J.L. and Collins J.A. (1997). The spontaneous pregnancy prognosis in untreated subfertile couples: the Walcheren primary care study. *Human Reproduction*, 12, 1582–1588.
52. Stafford D.E. (2005). Altered hypothalamic-pituitary-ovarian axis function in young female athletes: implications and recommendations for management. *Treatments in Endocrinology*, 4, 147–154.
53. Stein I.F. and Leventhal M.L. (1935). Amenorrhea associated with bilateral polycystic ovaries. *American Journal of Gynecology*, 29, 181–191.
54. Tiboni G.M. (2004). Aromatase inhibitors and teratogenesis. *Fertility and Sterility*, 81, 1158–1159.
55. van Santbrink E.J., Hop W.C., van Dessel H.J., de Jong F.H. and Fauser B.C. (1995). Decremental FSH and dominant follicle development during the normal menstrual cycle. *Fertility and Sterility*, 64, 37–43.
56. van Santbrink E.J., Hop W.C. and Fauser B.C. (1997). Classification of normogonadotrophic anovulatory infertility: polycystic ovaries diagnosed by ultrasound versus endocrine characteristics of polycystic ovary syndrome. *Fertility and Sterility*, 67, 453–458.
57. van Santbrink E.J. and Fauser B.C. (1997). Urinary follicle-stimulating hormone for normogonadotropic clomiphene-resistant anovulatory infertility: prospective, randomized comparison between low-dose step-up and step-down dose regimens. *Journal of Clinical Endocrinology and Metabolism*, 82, 3597–3602.
58. van Santbrink E.J., Hohmann F.P., Eijkemans M.J., Laven S.J. and Fauser B.C. (2005a). Does metformin modify ovarian responsiveness during exogenous FSH ovulation induction in normogonadotrophic anovulation? A placebo controlled double blind assessment. *European Journal of Endocrinology*, 152, 611–617.
59. van Santbrink E.J., Eijkemans M.J., Laven S.J. and Fauser B.C. (2005b). Patient-tailored conventional ovulation induction algorithms in anovulatory infertility. *Trends in Endocrinology and Metabolism*, 16, 381–389.
60. Van Wely M., Bayram N., van der Veen F. and Bossuyt P.M. (2005). Predictors for treatment failure after laparoscopic electrocautery of the ovaries in women with clomiphene citrate resistant PCOS. *Human Reproduction*, 20, 900–905.
61. White D.M., Polson D.W., Kiddy D., Sagle P., Watson H., Gilling-Smith C., Hamilton-Fairly D. and Franks S. (1996). Induction of ovulation with low-dose gonadotropins in polycystic ovary syndrome: an analysis of 109 pregnancies in 225 women. *Journal of Clinical Endocrinology and Metabolism*, 81, 3821–3824.
62. Yarali H., Yildiz B.O., Demirol A., Zeyneloglu H.B., Yigit N., Bukulmez O. and Koray Z. (2002). Co-administration of metformin during rFSH treatment in patients with clomiphene citrate-resistant polycystic ovarian syndrome: a prospective randomized trial. *Human Reproduction*, 17, 289–294.
63. Yen S.S., Quigley M.E., Reid R.L., Ropert J.F. and Cetel N.S. (1985). Neuroendocrinology of opioid peptides and their role in the control of gonadotropin and prolactin secretion. *American Journal of Obstetrics and Gynecology*, 152, 485–493.

■ 第 23 章 ■

克罗米芬促排卵

Richard Palmer Dickey

概述

1967 年，克罗米芬被批准用于多囊卵巢(polycystic ovaries，PCO)所致无排卵的治疗带来了不孕治疗上的革命。经过 6 年的汇聚了 3220 例患者其中 1032 例妊娠结果的研究后(Greenblatt 等，1961；Tyler 等，1962；Vorys 等，1964；Dickey 等，1965；Kistner 等，1966)，克罗米芬被应用于临床。至今克罗米芬仍为使用孕酮可以产生撤退性出血的 WHO Ⅱ 型无排卵的一线治疗药物。除了用于无排卵的治疗，克罗米芬现在还单独或与尿促性素(HMG)及卵泡刺激素(FSH)联合应用于不明原因性不孕(Melis 等，1987；Deaton 等，1990；Glazener 等，1990)及要求夫精或赠精宫腔内人工授精(IUI)的患者(Shalev 等，1989；Dickey 等，1992)以增加排卵前卵泡的数量，及用于黄体功能不全患者提高孕酮水平(Hammond 和 Taubert，1982；Fukuma 等，1983；Dickey，1984；Guzick 和 Zeleznik；1990)。克罗米芬促排卵时优于促性腺激素的方面包括低多胎妊娠率，低成本，使用方便，不需每日监测及低卵巢过度刺激综合征(OHSS)发生率(Rizk，2006，2008；Rizk 和 Dickey 2008)。

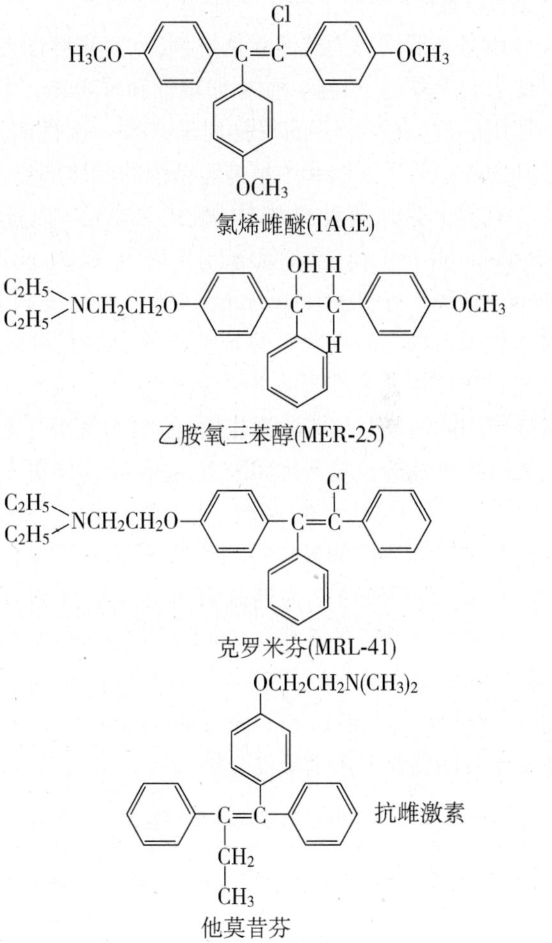

氯烯雌醚(TACE)

乙胺氧三苯醇(MER-25)

克罗米芬(MRL-41)

抗雌激素

他莫昔芬

图 23.1　三苯乙烯类抗雌激素物的化学结构

药物代谢动力学及药效动力学

克罗米芬的药物代谢动力学及药效动力学可以解释它的作用特点。克罗米芬，化学名称 N，N-二乙基-2-[4-(1，2-二苯基-2-氯乙烯基)-苯氧基]，乙胺顺反异构体混合物的枸橼酸盐(Holtkamp 等，1960)，与其他的三苯乙烯复合物三对甲氧苯氯乙烯、三苯乙醇(一种胆固醇的抑制物)及他莫昔芬等被称为选择性雌激素受体调节剂(图 23.1)的药物有关，而与非类甾体雌激素乙烯雌酚有一丝相关。克罗米芬有很强的抗雌激素活性和较弱的雌激素活性，因此是一种雌激素的竞争性拮抗剂。两个未被取代的苯基使其保持相对于雌激素来讲较弱的雌激素活性并长时占用雌激素受体从而阻止更具活性的雌激素的附着。由于它的第三个苯基上的二乙基氨基乙基侧链，克罗米芬被称为邻苯二酚雌激素。实际上，邻苯二酚氨基侧链是无活性的，只有联苯部分是有活性的。克罗米芬有不同的商品名：氯米芬、克罗米芬、雪兰芬、舒经芬等。

克罗米芬在下丘脑、垂体和其他部位的雌激素受体结合作为 17β-雌二醇的竞争性拮抗剂发挥作用

(Clark 和 Markaverich,1988)。下丘脑弓状核部位雌激素受体的阻断导致促性腺激素释放激素(GnRH)的分泌增加进而增加 LH(可能还有 FSH)脉冲频率而不是脉冲幅度(Kerin 等,1985)。此外,克罗米芬还可以通过类似雌激素的作用方式增加垂体对 GnRH 的敏感性(Hsueh 等,1978)。这些作用的结果是,在克罗米芬给药期间,FSH 和 LH 分泌的血清浓度增加 3 ~ 4 倍(Dickey 等,1965)。上升的 FSH 刺激卵泡生长,而 LH 刺激甾体合成。与促性腺激素周期不同,克罗米芬周期更容易促使单卵泡发育,由于在卵泡期雌二醇的负反馈使 FSH 下调而削弱了多卵泡发育作用。

由于克罗米芬为雌激素拮抗剂,克罗米芬诱发排卵时要求有完整的下丘脑-垂体-卵巢轴和雌激素。由于它的作用部位,克罗米芬的每日剂量必须一次性服用,以使其优先进入下丘脑和中枢神经系统的受体部位。

克罗米芬有两种异构体,顺式氯米芬(以前称为 transclomiphene)和逆式氯米芬(以前称为 cisclomiphene)(Ernst 等,1976;Holtkamp,1987)。在美国、加拿大和英国市场上的克罗米芬是包含约 38% 的逆式氯米芬和 62% 的顺式氯米芬。逆式氯米芬具有较弱的雌激素样作用同时具有抗雌激素作用,而顺式氯米芬则完全是抗雌激素性的。对于排卵来讲,哪种异构体更重要还是有争议的。Glasier 等(1989)认为顺式氯米芬是在诱发排卵中发挥活性的异构体而逆式氯米芬是没有活性的。Young 等(1991)认为逆式氯米芬在促排卵方面的功效是顺式氯米芬的 5 倍。Charles 等(1969)发现在诱发排卵时顺式氯米芬优于逆式氯米芬等同于消旋混合物,而 Murthy 等(1971)和 Connaughton 等(1974)发现顺式氯米芬的活性低于消旋混合物。

表 23.1 3220 例排卵障碍患者对氯米芬的反应[a]

治疗周期数	排卵患者数	妊娠数	临床妊娠率
1	1750	373	21.3
2	1321	279	21.1
3	876	176	20.1
4	488	101	20.7
5	234	46	19.7
6	158	23	14.6
7	98	16	16.3
8	74	10	13.5
9	37	5	13.5
10	21	3	14.3
总计	5057	1032	20.4

[a]第 1 ~ 6 周期的平均妊娠率为 20.7%,第 7 ~ 10 周期为 14.8%

经口服给药 50mg 后 6 小时逆式氯米芬峰的血药浓度(图 23.2;Mikkelson 等,1986)。48 小时后达到稳定浓度,约为峰值的 25%,并持续 14 天。逆式氯米芬的血浆半衰期从 14.2 天到 33.4 天不等,而顺式氯米芬则是 2.5 天至 11.8 天(Harman 和 Blackman,1981)。其中的部分差异与体重相关(Shepard 等,1979)。为此,诱发排卵或提升黄体期孕酮水平所需的克罗米芬剂量是与体重成比例的(Shepard 等,1979;Dickey 等,1997)。口服给药 5 天后,51% 的氯米芬主要经过肠道排泄掉。口服单次给药 50mg 后 28 天,逆式氯米芬的血药浓度维持在峰值的 10%,一些氯米芬持续排泄至少 6 周。28 天间隔后再次给药 50mg 的效应是累积的,逆式氯米芬的基础水平每月上升 50%(Mikkelson 等,1986;图 23.3)。由于逆式氯米芬的累积,第二个及之后的氯米芬诱导排卵周期时,即使给予的剂量是相同的,其作用也可能更强或更弱。而且,由于逆式氯米芬的持续存在,氯米芬导致的排卵可能存在于停药后的下一或两个周期。

氯米芬诱发排卵后血中孕酮和雌二醇的水平在黄体期提高并呈直接的剂量依赖性关系(Hammond 和 Talbert,1982;Fukuma 等,1983)。妊娠后,其血孕酮水平将比自然妊娠者测量值高 2 ~ 3 倍直到排卵后第 11 周,之后开始下降,但仍比自然妊娠者高 75%,直至至少孕 16 周(Dickey,1984;Dickey 和 Hower,1995;图 23.4)。血雌激素水平比自然妊娠高将近 66%,持续到至少 16 周。由于上升的雌激素和孕激素的联合作用,氯米芬周期妊娠后前 8 周子宫动脉血流增加近 25%(Dickey 和 Hower,1995)。

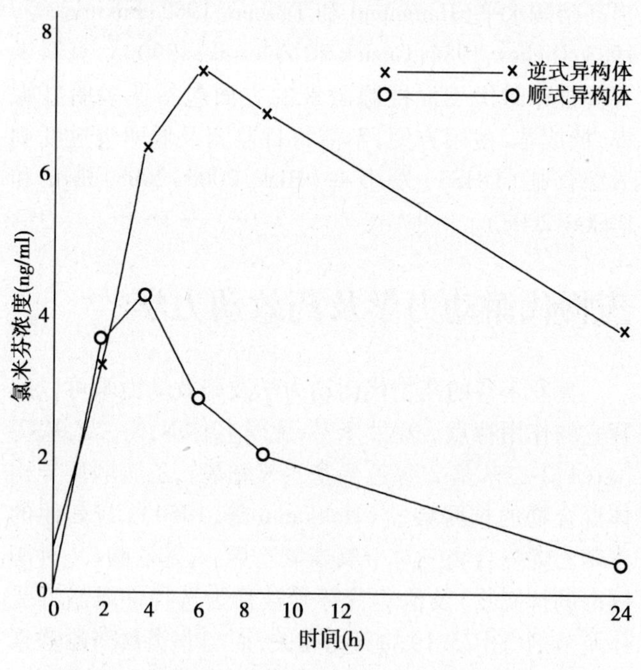

图 23.2 单次给予口服 50mg 的氯米芬($n=23$)后逆式(x)和顺式(o)氯米芬的平均血药浓度

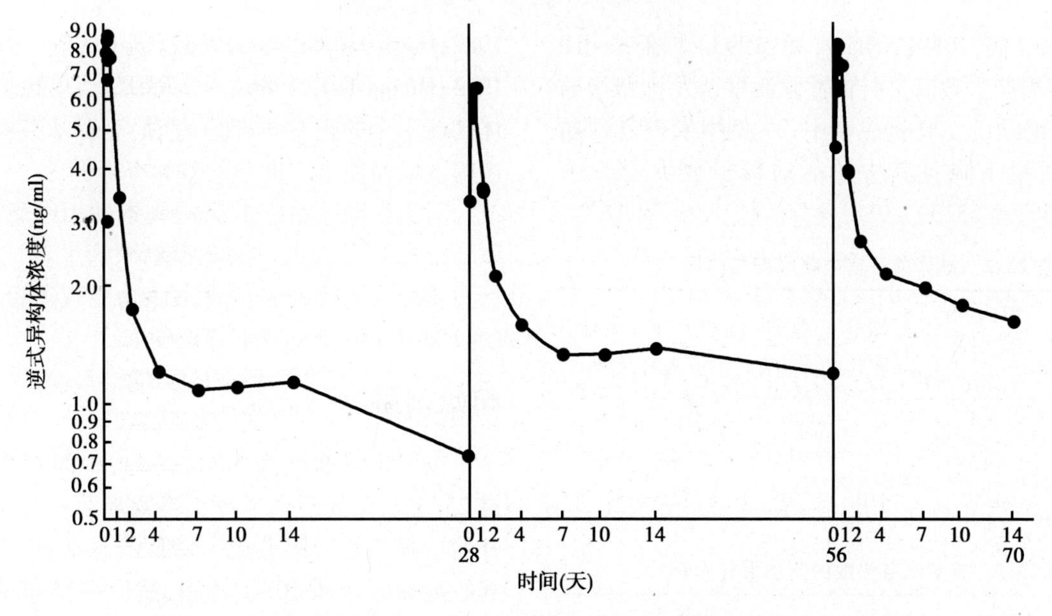

图23.3　每间隔28天给予一次50mg克罗米芬后逆式氯米芬的平均血药浓度

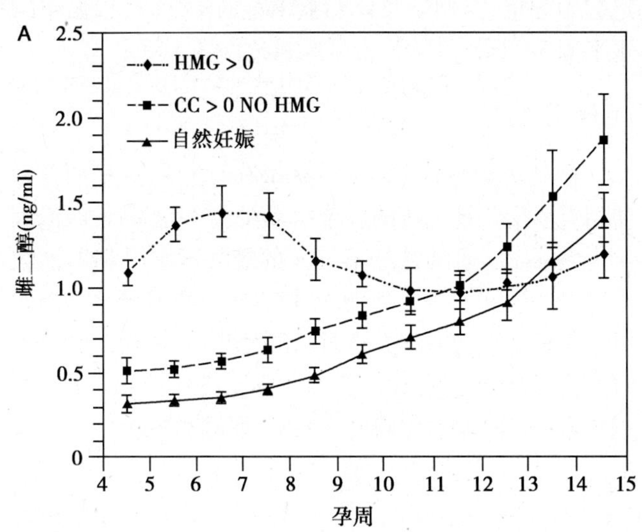

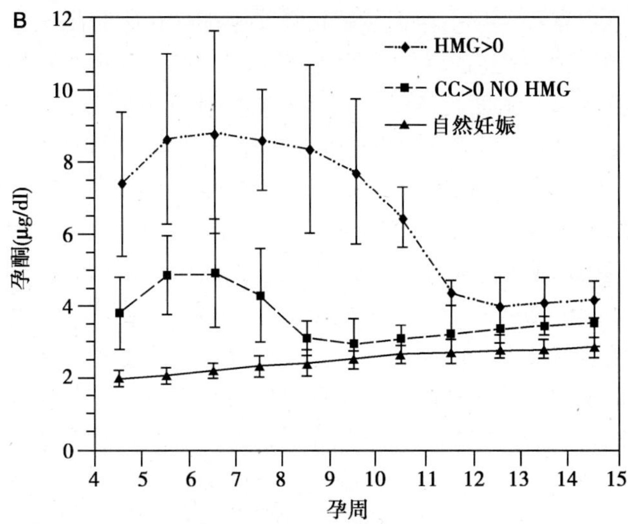

图23.4　自然妊娠的妊娠前15周的血17β-雌二醇(A)和血孕酮(B)浓度(第一组,▲),克罗米芬(CC)未加用HMG(第二组,■)或CC加用HMG(第三组,◆),显示值为平均值±标准差

抗雌激素效应

在处理不孕患者时,由于克罗米芬在下丘脑-垂体轴以外的竞争性拮抗雌激素受体导致的抗雌激素效应主要是内膜厚度降低和宫颈黏液数量和(或)质量的下降。其他的抗雌激素效应包括潮热和飞蚊症。潮热和飞蚊症仅发生于服用克罗米芬的期间,处理通常是降低服用剂量。当出现飞蚊症时应停药,但可在接下来的周期降低剂量重新开始。

内膜厚度

克罗米芬周期内膜厚度会下降(Fleisher等,1984;Imoedemhe等,1987;Eden等,1989;Randall和Templeton,1991;Rogers等,1991;Dickey等,1993a,1993b)。克罗米芬、促性腺激素及自然周期中内膜厚度的下降与妊娠失败和生化妊娠相关(表23.2,Dickey等,1993a,1993b)。在一项宫腔内人工授精(IUI)治疗时hCG日子宫内膜厚度的研究中,当内膜厚度小于6mm时没有妊娠发生,内膜厚度6~8.9mm时妊娠率为9.4%,内膜厚度≥9mm时妊娠率为14.1%。当内膜厚度≥9mm时,没有生化妊娠发生,临床流产率为12%。当内膜厚度为6~8.9mm,生化妊娠率22%,临床流产率为16%(Dickey,2008)。

宫颈黏液

如我们看到的宫颈黏液中羊齿状结晶和拉丝形成的减少,克罗米芬会使宫颈黏液的质量和数量下降(Macgregor等,1967;Pildes,1965;Van Campenhout等,

1968；Marchini 等，1989；Acharya 等，1993）。在 3～18 个克罗米芬周期失败后进行促性腺激素诱发排卵指导同房或 IUI 助孕的 100 例患者中，39 例中发现宫颈黏液数量和质量下降且其中的活动精子数少于 5 个（Dickey 2006；表 23.3）。

表 23.2 排卵前子宫内膜厚度与结局

厚度（mm）	所占 CC 周期百分比	妊娠率（%）	生化（%）	流产（%）	足月（%）
<6	9.1	0	0	0	0
6～8	43.6	8.1	21.4	15.4	62.5
≥9	47.2	14.0	0	12.2	87.8

表 23.3 克罗米芬失败的附加百分诊断

宫颈因素	39%
子宫内膜异位症	31%
男方因素	25%
输卵管因素	24%
2 型糖尿病	12%
甲状腺功能减退	5%

临床处理

安全使用克罗米芬的最低要求是可以进行超声监测。

适应证

克罗米芬适用于 WHO 规定的有明显雌激素产生证据的Ⅱ型无排卵和稀发排卵妇女。雌激素产生的证据可以是有孕激素撤退性出血，血雌激素水平高于绝经期（20pg/ml），或者内膜厚度≥6mm。克罗米芬对那些 WHOⅠ型由于下丘脑-垂体异常导致的 FSH 缺乏而使卵巢不能产生雌激素或卵巢功能衰退的妇女是无效的。Macgregor 等（1967）报告了 4098 例排卵障碍患者克罗米芬诱发排卵的结果。月经 1～6 个月一次的稀发排卵患者 80%，PCOS 患者 76%，继发性闭经患者 75%，心因性月经不调患者 60%，月经间隔超过 6 个月的稀发排卵患者 53%，高泌乳素性闭经综合征 42%，垂体性闭经 0%。

克罗米芬可以单独使用及与 HMG 和 FSH 联用，用于不明原因不孕患者及需要夫精或赠精 IUI 的患者以增加排卵前卵泡数量（Shalev 等，1989；Deaton 等，1990；Glazener 等，1990；Dickey 等，1992）及用于黄体功能不全患者以提高孕酮浓度（Hammond 和 Talbert，1982；Downs 和 Gibson，1983；Fukuma 等，1983；Dickey，1984；Huang K-E，1986）。实际上，当单独应用于无黄体功能不全的正常排卵患者时，克罗米芬由于它的抗内膜效应而使人工助孕的妊娠率降低。

对于溴隐亭治疗的高泌乳素性闭经患者，二甲双胍治疗的胰岛素抵抗和 2 型糖尿病患者，以及低剂量糖皮质激素治疗的轻度肾上腺功能减退患者，这些人的排卵可能需要克罗米芬诱发。

起始剂量

克罗米芬剂型为 50mg 一片，中间有沟纹以便分成 25mg 一份的两个半片。克罗米芬从月经的第 3 天开始口服至月经第七天。每日的总剂量一次性服用。起始剂量可以从 50mg 开始，然后在排卵没出现的情况下本周期或随后的周期递增 50mg，或者根据体重确定起始剂量，当用于黄体功能不全的治疗时，根据孕酮水平确定剂量。

起始时间

在雌激素水平达到 45～60pg/ml 之前，过早的开始使用克罗米芬是无效的。雌激素在这个范围时，卵泡大小为≥6mm。通常月经第三天的雌激素水平和卵泡大小可以达到这一参数，但也可能需要 7 天或更长。当知道雌激素水平和卵泡大小时，可以用来确定最佳的起始时间；否则对于月经规律的妇女应该在月经第三天开始克罗米芬以降低对内膜厚度和宫颈黏液的效应。

体重

克罗米芬不像天然的甾体激素那样在脂肪细胞中滞留，但由于血容量一般为体重的 15%，因此克罗米芬的血药浓度与体重相关。一项在周期开始给予克罗米芬剂量的分析表明了体重与有效剂量之间的关系（表 23.4；Dickey 等，1997）。体重低于 100 磅（45kg）的患者 66% 在每天 50mg 时妊娠，而体重高于 198 磅（90kg）的妇女妊娠率为 24%。42% 的体重 100～131 磅（45～59kg），54% 的体重 132～164 磅（60～74kg），及 64% 的体重 165～197 磅（75～89kg）的患者起始剂量超过 100mg。在克罗米芬剂量与卵泡数量之间呈正性关系，但与多胎妊娠或流产无关。由于克罗米芬抗雌激素效应对内膜（Dickey 等，1993a）和宫颈黏液的影响，体重低于 132 磅（60kg）的妇女起始剂量不应超过 50mg。在可以对内膜厚度和宫颈黏液进行监测的情况下，对体重≥165 磅（75kg）的妇女建议起始剂量为 100mg。

表 23.4　克罗米芬剂量与受孕时体重的关系

克罗米芬剂量(mg)	患者数量(%)[a]	受孕时不同体重患者人数(%)				
		<45kg/<100lb	45~59kg/100~131lb	60~74kg/132~164lb	75~89kg/165~197lb	90kg/198lb
25	54(3.2)	4(9.1)	27(3.4)	23(3.9)	0(0.0)	0(0.0)
50	784(46.6)	25(56.8)	430(54.4)	248(42.6)	56(36.3)	25(24.5)
100	596(35.5)	12(27.3)	245(31.0)	220(37.2)	70(45.4)	49(48.0)
>100	247(14.7)	3(6.8)	88(11.1)	100(16.9)	28(18.2)	28(27.4)
150	197(11.7)	3(6.8)	73(9.2)	83(14.0)	21(13.6)	17(16.7)
200	44(2.7)	0(0.0)	14(1.8)	17(2.9)	5(3.2)	8(7.3)
250	6(0.4)	0(0.0)	1(0.1)	0(0.0)	2(1.3)	3(2.9)
总计	1681	44	790	591	154	102

黄体中期孕酮水平

当克罗米芬用于治疗黄体功能不全时，克罗米芬的剂量可以根据黄体中期的孕酮水平来选择(见黄体水平的监测)。如果孕酮低于1000ng/dl(10pg/ml)且体重至少132磅(60kg)，建议起始剂量100mg。

治疗开始前所需的检查

超声

在第一次开始克罗米芬治疗之前应该通过超声对卵巢进行检查，以除外肿瘤、子宫内膜异位或持续存在的黄体囊肿，评估卵泡数量和窦卵泡的大小。当有卵巢肿瘤和子宫内膜异位囊肿时，即使是良性的，也可能会由于压迫而抑制卵泡的发育。子宫内膜异位囊肿可能在促排卵过程中增大和破裂。由于雌孕激素的产生，有功能性出血或无出血黄体及单纯性囊肿会抑制同侧的卵泡发育。每侧卵泡数量超过8~10个诊断为PCO，会增加三胎及多胎发生的可能。

在第一个周期的黄体中期或开始第二个克罗米芬周期前应进行卵巢的超声检查，以除外出血和无出血的黄体及单纯性囊肿。

需要对宫底、内膜、输卵管进行超声检查，以除外存在可矫正的子宫异常(肌瘤和纵隔子宫)、内膜异常(息肉或增生)、输卵管积水及妊娠的可能。诱发排卵前，应该对超声下可见的黏膜下肌瘤、纵隔子宫、内膜息肉和输卵管积水进行评估和常规治疗。

当内膜厚度超过6mm时，不能开始使用克罗米芬，因为卵巢的反应不佳且内膜不适于着床。大多数病例在等待2~3天后，过厚的子宫内膜将变薄至低于6mm，由于活动的黄体导致的高孕酮水平将下降至低于60ng/dl(0.6pg/ml)。

卵巢囊肿的处理

大于4cm的卵巢囊肿应该手术切除而不是抽吸。壁厚不超过3mm无肿瘤征象的小囊肿可以随访至其消失或口服避孕药抑制。单纯的孕激素是无效的，GnRH激动剂可能导致功能性囊肿更大。抑制囊肿的口服避孕药(OCs)最好是含有50μg的雌激素(Dickey，2006)，但这在许多国家都已难以找到并且可能使卵巢恢复延迟。含有30μg雌激素的避孕药也可以，如果抑制失败或出现新的囊肿则在第二个周期中将剂量加倍至每日2片。如果囊肿透声好且直径小于1cm或血孕酮浓度低于60ng/dl(0.6pg/ml)则不需暂缓周期或进行抑制。

基础的雌孕激素水平

如果条件许可，建议监测血中雌孕激素水平。参考血雌激素水平可以显示是否可以开始使用克罗米芬进行治疗。孕酮水平可以反映卵巢囊肿是活动性的，还是非活动性的，并且不干扰卵泡发育。如果雌激素低于45~60pg/ml则克罗米芬是不起作用的。这可能会出现于OC抑制后，有时在PCOS患者身上出现。在卵泡期，雌激素以每天50%的速率增长，每2天翻一倍。在确定患者对克罗米芬无反应之前，应该在习惯性起始日期测量雌激素的水平以判定是否起始时间过早。

其他内分泌检测

促甲状腺激素(TSH)的水平≥4.5mIU/ml诊断为亚临床甲状腺功能减退。实际上，TSH≥2.5mIU/ml就可能导致月经失调。治疗使用左甲状腺片。妊娠后应重新检测TSH，妊娠期TSH水平最好<2.0mIU/ml。

空腹胰岛素>20μU/ml 及空腹的血糖和胰岛素比值<4.5(Legro 等,1998)表明可能有胰岛素抵抗(IR),一种在 PCO 的妇女中比较常见的内分泌异常(见Ⅲ 1 Legro 和Ⅲ 2 Tulandi)。由于在不同的种族间存在较大的变异[有些种族中这一比值低于 7.2 表明 IR(Kauffman 等,2002)],因此认为口服 75g 葡萄糖后 2 小时的血糖/胰岛素更可靠。2 小时胰岛素 100~150μU/ml 表明可能存在 IR,150~300μU/ml 可以诊断 IR,超过 300μU/ml 表明严重的 IR。2 小时血糖 140~199mg/dl 表明糖耐量受损;200mg/dl 表明非胰岛素依赖性糖尿病(2 型糖尿病)。对于临界和轻度 IR 妇女的一线治疗应该是减体重。每天 1000~2000mg 的二甲双胍适用于胰岛素持续高水平单用克罗米芬无效的无排卵妇女。

伴轻度雄激素增高和无排卵症状的妇女当硫酸脱氢表雄酮(DHEAS)超过 180μg/dl 表明可能有非典型肾上腺增生。治疗选用低剂量糖皮质激素(睡前 0.5mg 地塞米松或 5mg 泼尼松)。诱发排卵通常需要克罗米芬。由于可导致出生缺陷,通常在排卵后停用糖皮质激素。

泌乳素水平超过 25mIU/ml 可以使用溴隐亭或类似药物治疗。高泌乳素水平导致的无排卵妇女通常需要克罗米芬来诱发排卵。

监测

尽管使用克罗米芬不要求监测,但它可以缩短时间并改善妊娠的机会。监测通常在排卵前,最后一片药后的 5~7 天进行,使用超声、性交试验、血或尿 LH,来评估卵泡发育、内膜厚度和精子黏液的相互作用以确定同房或 IUI 时间。排卵后 5~7 天监测孕酮以确认排卵和确定剂量是否充足。

卵泡发育

排卵前卵泡的数量和大小预示排卵时间及妊娠和多胎妊娠的机会。要排卵的卵泡在到达 10mm 前通常以直径每天 1mm 的速率增长,之后则以每天 2mm 的速率增长至排卵(Steinkampf,2008)。在克罗米芬周期,当优势卵泡直径达到 18~20mm 时出现自发的 LH 峰,优势卵泡的直径在排卵当天通常为 20~24mm。克罗米芬周期的妊娠率主要与自发 LH 峰或 hCG 日 15mm 以上卵泡数量相关,多胎妊娠率则与 12mm 以上卵泡数量相关(Dickey 等,1992;表 23.5)。当 15mm 以上卵泡有 4 个时妊娠率最高,而且这样的卵泡有 5 个或更多时妊娠率不会增加。当使用 hCG 诱发排卵时,优势卵泡直径到达 16mm 时妊娠率最高。直径 12mm 以上(促性腺激素周期为 10mm 以上)的卵泡都可能排卵从而导致多胎妊娠(Dickey 等,1991,1992,2001)。

卵泡发育障碍

如果最后一片克罗米芬后 5~7 天没有 10mm 以上的优势卵泡,而且雌二醇水平和内膜厚度(一种反映雌激素活性的测量方法)没有变化,可以立即重复克罗米芬并加量 50mg。如果出现 10~14mm 的卵泡,则 2~4 天内重复以保证卵泡继续增长。

内膜厚度

排卵前内膜厚度至少应为 6mm,最好为 9mm 以上(表 23.3;Dickey 等,1993a,1993b;Dicky,2008)。由于逃脱了克罗米芬的抗雌激素效应,克罗米芬周期增生晚期子宫内膜增长速度比自然周期快(Randall 和 Templeton,1991;图 23.5)。如果排卵前超声显示内膜过薄,应推迟给予 hCG。给予克罗米芬同时(Yagel 等,1992;图 23.6)或随后给予雌激素可以增加子宫内膜厚度。Taubert 和 Dericks-Tan(1976)证实大剂量的雌激素不会干扰克罗米芬的诱发排卵效果;不过,大剂量的雌激素应该分成每日 4 次口服或 2 次纳阴。接下来的周期,子宫内膜厚度可以通过减少克罗米芬剂量或使用他莫昔芬来改善。

性交试验

除非要进行 IUI,否则应该进行性交试验以确认有足够数量的活动精子。对于妊娠来说 5 个 A 级精子是足够的;实际上,希望能有更多的精子以使妊娠率更高,当几乎没有精子或没看到精子时也可能发生妊娠。由于黏液质量和数量导致的性交试验结果不佳时,会随着雌激素水平的升高和克罗米芬抗雌激素效应的下降而改善;因此,在接近排卵时重复试验会有所帮助。尽管黏液质量好而试验结果不佳时表明可能有男方因素存在应该考虑进行 IUI。

血或尿 LH

血 LH 增加至基础水平的两倍预示排卵将在 24 小时内发生。尿 LH 预示排卵将在 12 小时内发生。参照自发的 LH 峰进行指导同房或 IUI 可以改善妊娠率。也可以在当有一个或更多的卵泡达到至少 16mm 时给予 hCG 5000~10 000IU,然后指导同房或 IUI。hCG 不会增加妊娠率和多胎妊娠率。对于选择不使用 LH 或 hCG 触发的患者应该建议周期 12~18 天间隔日同房。

表 23.5 卵泡数量与妊娠及多胎着床的关系，所有患者年龄均小于 40 岁且无输卵管因素

数量卵泡	克罗米芬					HMG					克罗米芬+HMG				
	周期	妊娠[a]	着床[b]	多胎着床[c]		周期	妊娠	着床	多胎着床		周期	妊娠	着床	多胎着床	
	数量	数量(%)	卵泡%	2	≥3	数量	数量(%)	卵泡%	2	≥3	数量	数量(%)	卵泡%	2	≥3
卵泡≥12mm															
1	281	20(7.1)	7.1	0(0.0)	0(0.0)	61	6(9.8)	9.8	0(0.0)	0(0.0)	67	3(4.5)	4.5	0(0.0)	0(0.0)
2	424	49(11.6)	6.2	2(4.1)	1(2.0)	97	7(7.2)	4.1	1(14.2)	0(0.0)	100	14(14.0)	10.5	5(35.7)	1(7.1)
3	301	41(13.6)	5.5	9(22.0)	0(0.0)	116	18(15.5)	6.6	3(16.7)	1(5.6)	118	16(13.6)	5.9	3(18.8)	1(6.2)
4	182	22(12.1)	3.2	2(9.1)	0(0.0)	111	26(23.4)	7.4	5(19.2)	1(3.8)	97	16(16.5)	6.4	6(37.5)	1(6.2)
5	74	8(10.8)	2.4	1(12.5)	0(0.0)	112	24(21.4)	4.5	1(4.2)	0(0.0)	53	12(22.6)	5.7	0(0.0)	1(8.3)
6	31	7(22.6)	4.8	0(0.0)	1(14.3)	63	14(22.2)	5.0	1(7.1)	2(14.3)	43	12(27.9)	5.0	1(8.3)	0(0.0)
7~8	24	4(16.7)	2.2	0(0.0)	0(0.0)	95	20(21.0)	4.3	3(15.0)	2(10.0)	51	10(19.6)	4.2	1(10.0)	2(20.0)
9~10	10	3(30.0)	5.3	0(0.0)	1(33.3)	58	15(25.9)	4.2	1(6.7)	3(20.0)	30	8(26.7)	3.9	1(12.5)	1(12.5)
>10	4	2(50.0)	4.2	0(0.0)	0(0.0)	90	24(26.7)	2.3	3(12.5)	2(8.3)	35	8(22.8)	2.2	3(37.5)	0(0.0)
总计	1333	155(11.6)	4.8	14(9.0)	3(1.9)	803	154(19.2)	4.3	18(11.7)	11(7.1)	594	99(16.7)	5.0	20(20.2)	7(7.2)
卵泡≥15mm															
0[d]	86	8(9.4)	0.0	3(37.5)	0(0.0)	21	3(14.2)	0.0	1(33.3)	0(0.0)	29	4(13.8)	0.0	1(25.0)	0(0.0)
1	531	44(8.3)	9.2	1(2.3)	2(4.5)	167	26(15.6)	19.2	2(7.7)	2(7.7)	153	18(11.8)	14.4	4(22.2)	0(0.0)
2	411	55(13.4)	7.2	4(7.3)	0(0.0)	172	25(14.5)	8.4	4(16.6)	0(0.0)	149	23(15.4)	10.7	4(17.4)	2(8.7)
3	194	27(13.9)	5.3	4(14.8)	0(0.0)	144	30(20.8)	8.8	4(13.3)	2(6.7)	109	18(16.5)	7.6	3(16.6)	2(11.1)
4	73	14(19.2)	5.5	2(14.3)	0(0.0)	119	26(21.8)	6.9	3(11.5)	1(3.8)	55	13(23.6)	8.3	4(30.8)	1(7.7)
5~6	28	5(17.8)	3.4	0(0.0)	0(0.0)	93	24(25.8)	7.2	2(8.3)	4(16.6)	61	17(27.9)	8.2	3(17.6)	2(11.8)
7~8	7	1(14.3)	6.1	0(0.0)	1(0.0)	45	7(16.3)	3.0	1(14.2)	1(14.2)	24	3(12.5)	2.3	1(33.3)	0(0.0)
>8	3	1(33.3)	3.0	0(0.0)	0(0.0)	42	13(31.7)	3.4	1(7.7)	1(7.7)	14	3(21.4)	1.7	0(0.0)	0(0.0)
总计	1333	155(11.6)	7.0	14(9.0)	3(1.9)	803	154(19.2)	7.2	18(11.7)	11(7.1)	594	99(16.7)	8.1	20(20.2)	7(7.2)
卵泡≥18mm															
0[e]	329	29(8.8)	0.0	4(13.8)	1(3.4)	164	29(17.7)	0.0	5(17.2)	1(3.4)	149	23(15.4)	0.0	9(39.1)	1(4.3)
1	583	58(9.9)	10.6	2(3.4)	1(1.7)	224	35(15.6)	19.6	3(8.6)	3(8.6)	161	22(13.7)	16.1	2(9.1)	1(4.5)
2	319	46(15.1)	7.8	4(8.7)	0(0.0)	176	34(19.3)	13.1	7(20.6)	2(5.9)	139	26(18.7)	12.2	4(15.4)	2(7.7)
3	97	11(11.7)	5.2	4(36.3)	0(0.0)	114	24(21.0)	8.5	1(4.2)	1(4.2)	72	16(22.7)	10.6	5(31.2)	1(6.2)
4	31	11(35.4)	10.5	0(0.0)	1(9.1)	58	12(20.7)	7.8	1(8.3)	2(16.7)	41	6(15.0)	5.5	0(0.0)	1(16.7)
>4	14	1(7.1)	1.1	0(0.0)	0(0.0)	67	20(31.2)	5.7	1(5.0)	2(10.0)	32	6(18.8)	4.4	0(0.0)	1(16.7)
总计	1333	155(11.6)	10.2	14(9.0)	3(1.9)	803	154(19.2)	12.4	18(11.7)	11(7.1)	594	99(16.7)	13.3	20(20.2)	7(7.2)

[a]妊娠：数量，每周期百分比

[b]着床：每个≥18mm 卵泡的百分比

[c]多胎着床：数量，妊娠百分比

[d]存在≥15mm 卵泡数量

[e]存在≥18mm 卵泡数量

显著性，χ^2 with 4 d. f.；CC $P<0.003$，HMG $P<0.05$，CC+HMG $P=0.62$

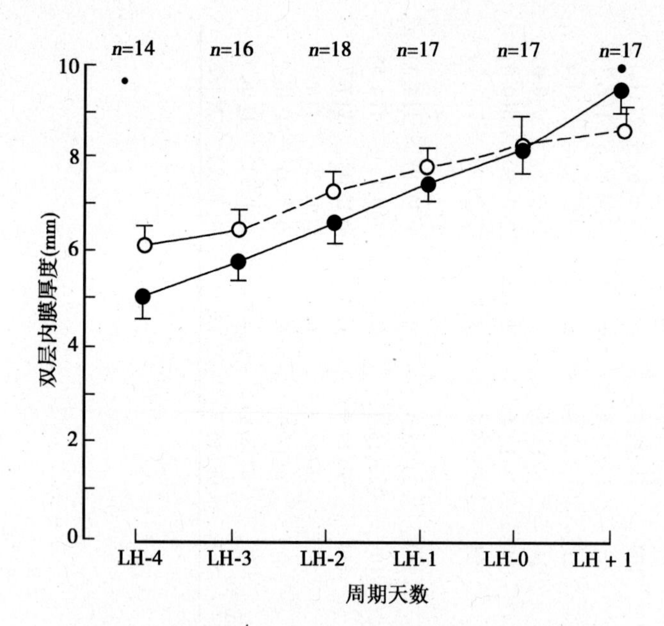

图 23.5 自然周期(○)和克罗米芬(●)周期(平均±SEM)中双层内膜厚度(mm)。LH-0=LH 峰出现日。* $P<0.05$

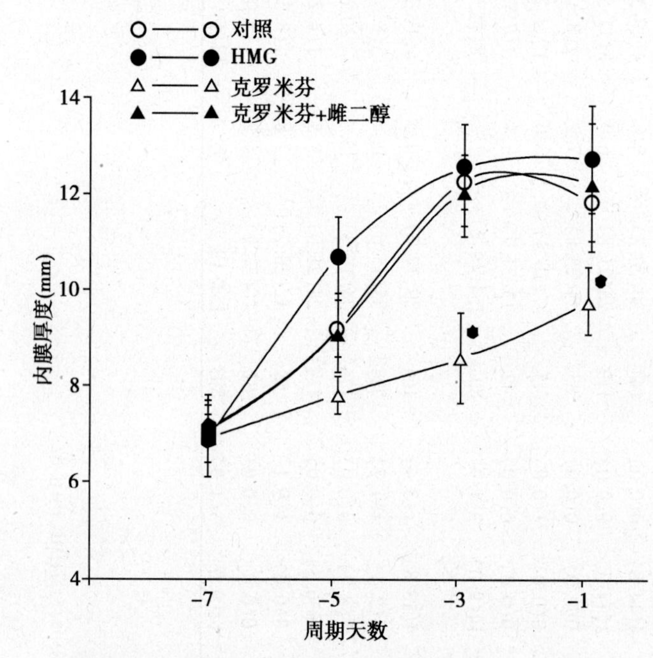

图 23.6 月经周期中四个时期内膜厚度平均值(±SEM)的分布。○,对照;●,HMG;△,克罗米芬;▲,克罗米芬+雌二醇。与对照组相同时期的结果比较* $P<0.01$

孕酮

检查孕酮以确认是否排卵及克罗米芬剂量是否足够。应该在排卵后 5~7 天的黄体中期同时也是胚胎着床的日期进行检测。相对于自然周期的 2200ng/dl(22pg/ml)克罗米芬周期中能达成妊娠的黄体中期孕酮水平平均为 3700ng/dl(37pg/ml)(Dickey,1984;Dickey 和 Hower,1995)。Dickey(1984)观察到当黄体中期的孕酮水平低于 1500ng/dl(15pg/ml)时不能足月妊娠。当孕酮水平低于 1800ng/dl(18pg/ml)时,应考虑本周期补充黄体酮并在下一个周期将克罗米芬剂量以 50mg 递增直至孕酮水平达到 2000ng/dl(20pg/ml)或更高。

黄体中期超声

如果在第二个周期开始进行超声检查,则黄体中期再次进行超声检查以确认排卵会有所帮助但并不是必需的。当 LH 峰出现或给予 hCG 时存在多个不同直径的卵泡,则部分排卵是很常见的。通常那些 8~10mm 较小的卵泡是不能排卵的,但可能会继续生长而形成囊肿。

血 FSH:克罗米芬耐量试验

在克罗米芬耐量试验中,口服克罗米芬 100mg 之前和之后分别检测 FSH 水平,共 5 次。不管在克罗米芬耐量试验之前还是之后,FSH 水平≥11mIU/ml 意味着卵巢功能减退(Scott 和 Hofmann,1995)。卵巢功能减退的妇女自然妊娠的可能性下降,相继两年内的妊娠率从小于 30 岁的 13% 到大于或等于 40 岁的 0%,而与之相对的卵巢储备功能“正常”的妇女小于 30 岁者为 66%,大于或等于 40 岁者为 10%。

克罗米芬周期提高妊娠率的方法

通过增加发育卵泡数量,改善内膜和宫颈条件及在性交试验显示精子数少或没有时进行 IUI,可以提高克罗米芬周期的妊娠率。当有 4 个≥15mm 的排卵前卵泡时,克罗米芬周期的妊娠率最高(Dickey 等,2001;表 23.4)。

增加卵泡数量的方法

增加克罗米芬剂量

当口服 50mg 克罗米芬时,≥12mm、≥15mm 及≥18mm 卵泡的数量分别为 2.4 个、1.7 个及 1.2 个(Dickey 等,1997)。增加下一周期的克罗米芬剂量可轻微见效。当口服 100mg 时,≥12mm、≥15mm 及≥18mm 卵泡的数量分别为 2.6 个、1.9 个及 1.3 个。卵泡数量不会随着口服剂量为 150mg、200mg 或 250mg 的克罗米芬而增加。Marrs 等(1984)报告给予克罗米芬 150mg 连续 5 天可明显地增加 IVF 中排卵前卵泡的数量而且最终的卵泡数量不受何时开始克罗米芬的影响。实际上，Quigley 等（1984）发现在给予 50mg 和 150mg 克罗米芬在 IVF 中对 15mm 直径卵泡的募集没有差别。Shalev 等（1989）报告大于 15mm 直径的卵泡平均数量有所增加，从服用 50mg 后的 1.0 个到 200mg 后的 2.4 个。应该权衡其对内膜和宫颈黏液的抗雌激素效应后来考虑增加克罗米芬剂量的优势。

延长克罗米芬使用天数

延长服用 50mg 克罗米芬的天数至 8 天甚至 10 天可能使某些服用 5 天 200mg 甚至 250mg 克罗米芬而无效果的患者排卵（Adams 等，1972；Lobo 等，1982a）。应该权衡其可能延展对内膜和宫颈黏液的抗雌激素效应后来考虑延长克罗米芬使用时间的优势。

地塞米松的添加

在提高或不提高 DHEAS 水平的情况下，使用克罗米芬时添加地塞米松可以明显改善妊娠率（Beck 等，2005）。传统的使用方法是小剂量地塞米松（睡前 0.5mg）口服一个月或至排卵后 6 周（Lobo 等，1982；Daly 等，1984；Hoffman 和 Lobo，1985；Trott 等，1996；Isaacs等，1997）。最近有报道从月经第 5 天到第 14 天使用大剂量地塞米松（2.0mg）取得同样好的结果而没有严重的副反应（Parasanezhad 等，2002；Elnashar 等，2006）。使用地塞米松的另一个益处是，当与克罗米芬联用时似乎可以抵消对内膜的抗雌激素效应（Trott 等，1996；Parasanezhad 等，2002）。基于大剂量地塞米松的潜在风险且缺乏证据支持它比低剂量治疗更有效，慎重起见还是使用低剂量。

二甲双胍的添加

二甲双呱和克罗米芬联用可增加单用克罗米芬不排卵患者排卵的机会。虽然二甲双胍改善排卵主要针对 PCOS 相关的胰岛素抵抗和高雄激素血症而抵抗克罗米芬（Nestler 等，1998；Vandermolen 等，2000；Kocak 等，2002），它的副作用轻微显示它可以经验性地用于其他妇女。二甲双胍可能也会改善克罗米芬周期的宫颈黏液（Kocak 等，2002）。每日 1000～2000mg 的剂量可以顿服或分成数次与饭同服。

克罗米芬联用促性腺激素

末次克罗米芬后给予每天 75mIU 促性腺激素 3～4 天可以增加 12mm 及 18mm 以上的卵泡数量，分别为 3.9 个和 1.7 个，使每周期的妊娠率翻倍，但也增加双胎、三胎及更多胎妊娠的风险，这一风险和单用促性腺激素的风险水平相当（表 23.5；Dickey 等，1991，1993c）。

宫腔内人工授精

应用克罗米芬来改善 IUI 周期妊娠率的结果不一。许多团体报告妊娠率提高（Corson 等，1983；Kemmann 等，1987；DiMarzo 等，1992）。另一些人则发现加用克罗米芬后 IUI 周期的妊娠率无明显改善（Melis 等，1987；Martinez 等，1990）。通过 IUI 来改善克罗米芬治疗排卵障碍患者的成功率的研究不多。IUI 妊娠率的提高与精液中精子数量成正比，从 10 万～4000 万时的 4.2% 到 ≥9000 万时的 8.9%（Dickey 等，1993b）。上限值远高于 WHO 定义的正常男性 4000 万的两倍。这表明对于男方精液刚刚达到正常标准下限而同时女方宫颈黏液异常的患者应考虑 IUI。

不明原因性不孕

单独应用克罗米芬来提高排卵前雌激素水平和排卵后孕酮水平或联合 IUI，已被证明是“不明原因性不孕”的有效的一线治疗（Melis 等，1987；Deaton 等，1990；Glazener 等，1990；Dickey 2006）。许多不明原因性不孕患者（规律的“排卵”周期，精子计数正常和输卵管通畅）可以用黄体功能不全和宫颈黏液或内膜因素来解释。黄体功能不全通常是卵泡期 FSH 刺激不足的结果。如果假设孕酮水平为 500pg/dl（5ng/ml）是正常的话，黄体功能不全可能会被漏诊。实际上对于妊娠来讲孕酮水平平均需要达到 1500pg/dl（15ng/ml）或更高，最终妊娠的自然周期中平均孕酮水平为 2200pg/dl（22ng/ml）（Dickey 等，1984）。黏液因素和内膜因素的诊断要求排卵前性交试验和超声检查，这在许多称之为不明原因性不孕的研究中并没有进行。

治疗结果

在一个大规模研究的最初报告中，对于有排卵的患者其前 5 个周期的平均妊娠率为 21.8% 而第 6～10 个周期则为 14.7%（表 23.1；Macgregor 等，1967）。由于对排卵的定义，这些结果从来都不等。在后来的包括所有周期的报告中，妊娠率平均 8.9%（Macgregor 等，1968）。Macgregor 报告的所有患者都接受了对于无排卵的克罗米芬治疗，尽管没有报告年龄，但可以猜想大部分应该是小于 35 岁的。

Hammond 等（1983）报告，对于大部分无排卵的患者其前 5 个周期的平均妊娠率为 13.3%，而第 6～10 个周期则为 16.0%，但有子宫内膜异位症的患者其妊娠率缩减 50%。在一项使用克罗米芬 IUI 周期的研究中，妊娠率平均 6.1%（DiMarzo 等，1992）。

在一项包括 3381 个 HCG 触发的克罗米芬 IUI 周期的综述中，每周期的妊娠率在前 4 个周期中呈缓慢下降，然后在第 5 和第 6 个周期则明显下降，而在更后面的 57 个周期则没有妊娠（表 23.6；Dickey 等，2002）。

表 23.6 克罗米芬 IUI：累积的和每周期的妊娠率

周期	开始周期的患者数	妊娠数	未孕	每月妊娠率（%）	累积妊娠率（%）
1	1624	169	1455	10.4	10.4
2	887	81	806	9.1	19.5
3	461	41	420	8.9	28.4
4	207	18	189	8.6	37.0
5	93	2	91	2.2	39.2
6	52	2	50	3.8	43.0
>7	57	0	57	0.0	43.0
总计	3381	313	3068		

应该进行几次周期

在添加促性腺激素、完全转换成促性腺激素周期或进行 IVF 等治疗之前，应该进行多少次克罗米芬周期，这有赖于卵泡的反应及是否存在其他不孕因素如子宫内膜异位、输卵管因素，或严重的男方因素，是否进行的赠精或夫精的 IUI 及患者年龄（Dickey 等，2002）。

影响妊娠率的各种因素的准确信息来自 hCG 触发的 IUI 周期，因为成熟卵泡的数量和排卵时子宫输卵管中存在的精子数量都可以确切地知道。在有年龄、精液质量、卵泡数量和诊断等混杂因素控制结果的使用克罗米芬的 IUI 周期中，前 4 个周期中每个周期的妊娠率的范围，高到黄体功能不全时的 20.4%，赠精 IUI 的 16.5%，30 岁以下的 14.6%，PCO 患者妊娠率的 13.3%，低到 43 岁以上者和精子质量差者的 4%（表 23.7；Dickey 等，2002）。

表 23.7 患者因素：1～4 周期的平均妊娠率

	周期	妊娠（%）	比值比（95% CI）	P 值
诊断[a]				
排卵障碍	1075	157（14.6）	1.01（0.86～1.44）	NS
多囊卵巢	884	118（13.3）	—	—
黄体功能不全	191	39（20.4）	1.67（1.12～2.49）	.017
子宫内膜异位症	1102	89（8.1）	0.57（0.43～0.76）	.0002
未累及输卵管	797	63（7.9）	0.56（0.40～0.77）	.0004
累及输卵管	305	26（8.5）	0.60（0.39～0.94）	.034
无子宫内膜异位症的输卵管因素	279	16（5.7）	0.39（0.27～0.59）	.0008
其他	354	37（10.4）	0.76（0.51～1.12）	NS
年龄[b]（岁）				
<30	431	63（14.6）	—	—
30～34	604	84（13.9）	0.94（0.66～1.34）	NS
35～37	221	26（11.8）	0.78（0.48～1.27）	NS
38～42	173	21（12.1）	0.81（0.48～1.37）	NS
≥43	53	2（3.8）	0.29（0.07～1.23）	NS
精液[c]				
WHO	410	53（12.9）	—	—
IUI 阈值	527	60（11.4）	0.86（0.58～1.28）	NS
Sub-IUI threshold	186	6（3.2）	0.22（0.10～0.53）	.0004
赠精	492	81（16.5）	1.32（0.91～1.93）	NS
>15mm 卵泡数量[d]				
1	377	37（9.8）	—	—
2	286	41（14.3）	1.54（0.96～2.47）	NS
≥3	215	38（17.7）	1.97（1.21～3.12）	.008

[a]患者年龄≥43 岁且男方精液活动精子数量低于 500 万或活力低于 30% 者除外。

[b]患子宫内膜异位症、输卵管损伤及男方精液活动精子数量低于 500 万或活力低于 30% 者除外。

[c]年龄≥43 岁的患者，患子宫内膜异位症、输卵管损伤患者除外。

[d]年龄≥43 岁的患者，患子宫内膜异位症、输卵管损伤患者，男方精液活动精子数量低于 500 万或活力低于 30% 者除外。

IUI 阈值：精液质量未达到 WHO 的标准但活动精子总数≥500 万和活力≥30%。WHO：精液质量达到或超过世界卫生组织的标准：浓度 2000 万，总数 4000 万，活力 50%，正常形态 30%

接受赠精患者在进行 6 次使用克罗米芬的 IUI 周期后的累积妊娠率达到 75%，对于存在排卵障碍而使用克罗米芬治疗者，当年龄在 42 岁以下，男方精液质量良好，不存在子宫内膜异位或输卵管因素时，累积妊娠率可达到 65%（图 23.7A-D；Dickey 等，2002）。

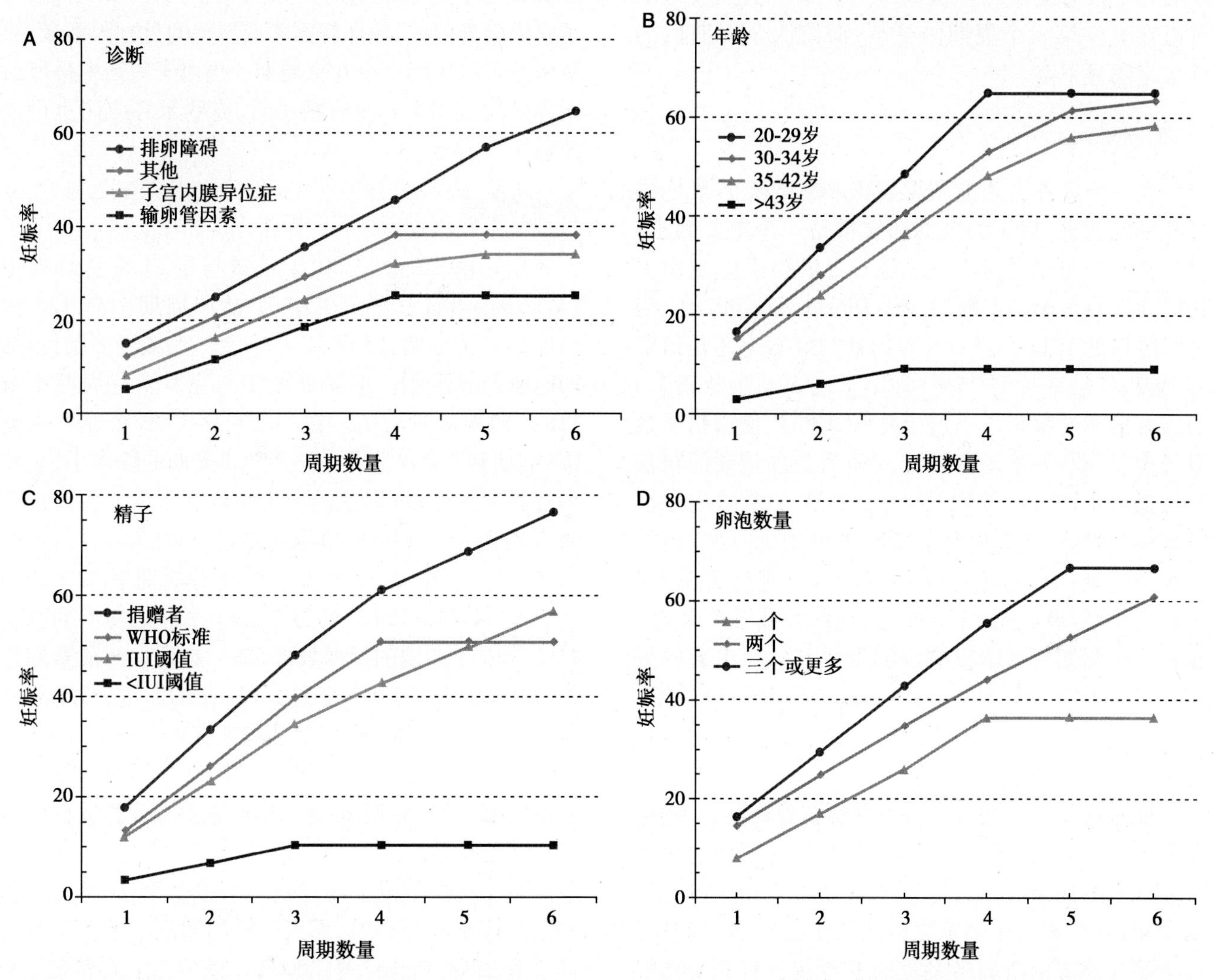

图 23.7　累积妊娠率。(A)诊断：排卵障碍＝无排卵、PCO 或黄体功能不全；子宫内膜异位症＝累及或未累及输卵管；输卵管因素＝单侧输卵管堵塞或不伴子宫内膜异位的输卵管粘连；其他＝宫颈因素、男方因素或不明原因不孕及没有子宫内膜异位症或输卵管因素的正常周期。除外年龄≥43 岁患者及活动精子数量少于 500 万或活力低于 30% 的周期。(B)年龄，子宫内膜异位症患者，输卵管损伤及活动精子数量少于 500 万或活力低于 30% 的周期被除外。(C)精子，WHO：精液质量达到或超过世界卫生组织(1992)的标准，即浓度 2000 万，总数 4000 万，活力 50%，正常形态率 30%。IUI 阈值：精液质量低于 WHO 的标准，但活动精子数量≥500 万且活力≥30%。Sub-IUI 阈值：活动精子数量<500 万或活力<30%。患者年龄≥43 岁，患有子宫内膜异位症及输卵管因素的患者，精子数量低于 500 万或活力<30% 者除外

诊断

进行 6 个使用克罗米芬的 IUI 周期时妊娠率保持稳定，有排卵障碍的患者在 6 个周期之后妊娠率达到 75%（图 23.7A；Dickey 等，2002）。对于有子宫内膜异位症、输卵管因素和除了男方因素之外的其他因素的患者来讲，在 4 个周期之后几乎没有妊娠发生。除非进行了外科治疗，否则克罗米芬的使用不应超过 4 个周期，如果之前没有外科治疗，在 4 个周期之后应进行腹腔镜手术，然后在没有异常发现的情况下，可以接着进行至少两个克罗米芬周期。如果术中发现存在子宫内膜异位和轻微的输卵管异常并可以进行治疗，则进行另外 4 个周期的克罗米芬治疗是比较合理的。

年龄

在生殖期内最多应进行多长时间的克罗米芬治疗年龄是一个因素（图 23.7B；Dickey 等，2002）。由

于每次排卵时的较强生殖力，几乎所有30岁以下的女性如果能受孕的话都是在最初的4个周期内受孕。43岁以上的妇女生殖力很低，基本在第三个周期后几乎没有受孕的。从30岁到42岁的妇女基本可以在至少第六个周期内受孕，而第四个周期后的妊娠率明显下降。

男方因素

在一个患者多久能获得妊娠和每个患者最终的妊娠率问题上，精子的来源和质量是一个重要因素；但当精子质量极度不好时，则不再依赖于应使用多长时间的克罗米芬(图23.7C；Dickey等，2002)。当进行赠精的IUI时，进行6个周期的妊娠率还是恒定的，累积妊娠率达到75%，肯定了之前关于赠精IUI的高妊娠率的报道。当进行夫精IUI时，使用精子数量为至少500万活动精子及30%为前向运动的精液是最低要求(Dickey等，1999)。尽管6个周期之后的累积妊娠率55%相对于赠精来说稍低一些，但至少6个周期的妊娠率还是恒定的。当进行夫精IUI的精液中活动精子低于500万，或活力低于30%时，在第三个周期后基本没有妊娠发生且每个患者的妊娠率只有10%。

卵泡数量

排卵前卵泡的数量影响患者达到妊娠的速度，但如果治疗足够时间的话可能不影响她们受孕的机会(图23.7D；Dickey等，2002)。有超过3个15mm以上的卵泡时，在5个周期之内的累积妊娠率为65%。每个周期都有两个卵泡发育的患者在进行6个周期后可以达到几乎相同的妊娠率(60%)，如果治疗继续的话，妊娠率可能会更高。每周期只有一个卵泡发育的患者在进行4个周期后每周期的平均妊娠率为9%，在4个周期后继续进行的12例没有1例妊娠。

这些结果与Macgregor等(1967)和Hammond等(1992)所做的克罗米芬促排卵+指导同房及DiMarzo等(1992)所做的克罗米芬促排卵+IUI的大样本研究一样与那些没有报告每周期妊娠率或使用life-table分析法(Gysler等，1982)小样本研究的结果明显不同，即当患者在3个克罗米芬周期失败后应进行促性腺激素周期，这经常被促性腺激素生产厂家所引用。以上研究表明，在进行促性腺激素周期或IVF之前，克罗米芬可以继续使用至少4个周期(对严重的精液因素或年龄≥43岁者为3个周期)。对于年龄30～42岁，没有子宫内膜异位症、输卵管因素或严重的男方因素者，克罗米芬可以应用至少6个周期。当由于周期中排卵时指导同房或IUI但没有精子时，克罗米芬应用也可以超过4个周期。

多胎妊娠

在一项20世纪60年代进行的市场前调查中(Macgregor等，1968)，1201个活产周期中有123个(10.2%)为双胎，13个(1.1%)为三胎或更多胎，包括四胞胎和五胞胎。多胎妊娠率与克罗米芬周期中≥12mm卵泡数量有关。在一项包括1333个克罗米芬IUI周期和803个促性腺激素IUI周期的综述中，克罗米芬周期≥12mm卵泡的数量平均为2.7个而促性腺激素周期中≥12mm卵泡的数量平均为5.4个(表23.5；Dickey等，2001)。在克罗米芬周期中79%的周期有≥2个的≥12mm的卵泡，≥3个卵泡的周期数占47%，≥6个卵泡的周期数占5%。在促性腺激素周期中，92%的周期有≥2个的≥12mm的卵泡，80%的周期有3个以上的卵泡，38%的周期有6个以上的卵泡。15mm以上或18mm以上卵泡的数量并不预示双胎或多胎妊娠。每个卵泡的着床率在克罗米芬和促性腺激素之间无差异。

当存在6个以上≥12mm卵泡时，35岁以上患者的三胎妊娠率为15%，而当这样的卵泡小于6个时为1%(表23.8；Dickey等，2001)。35岁以上患者无三胎妊娠发生。当有2个≥12mm卵泡时，双胎的妊娠率为4%，而有3个以上≥12mm卵泡时，为14%。雌二醇水平达到500pg/ml时的双胎妊娠率是低于这一水平时的两倍。多胎妊娠率与克罗米芬的剂量无关；所有的三胎都出现于口服了50mg的克罗米芬。由于一胎或多胎的自然流产，25%的双胎妊娠最终出生单胎和50%的三胎妊娠最终出生单胎或双胎(Dickey等，2002)。当有6个以上≥12mm卵泡时，为避免多胎妊娠，应考虑取消克罗米芬周期；或者由于医学原因或患者个人原因希望避免双胎妊娠时，当有2个以上≥12mm卵泡时，考虑取消周期。

表 23.8　克罗米芬

	年龄<35					年龄≥35				
		多胎着床					多胎着床			
		2 妊娠囊		>3 妊娠囊			2 妊娠囊		>3 妊娠囊	
	妊娠每周期(%)	每个妊娠(%)	每周期(%)	每个妊娠(%)	每周期(%)	妊娠每周期(%)	每个妊娠(%)	每周期(%)	每个妊娠(%)	每周期(%)
雌二醇										
<500pg/ml	14.3	4.5	0.65	0.0	0.0	10.2	0.0	0.0	0.0	0.0
≥500pg/ml	16.5	11.1	1.84	0.0	0.0	6.0	0.0	0.0	0.0	0.0
卵泡≥12mm										
<6	11.2	11.8	1.3	1.0	0.1	8.9	6.2	0.5	0.0	0.0
≥6	24.5[b]	0.0		15.3[a]	3.8[a]	12.5	0.0	0.0	0.0	0.0
卵泡≥15mm										
<4	10.9	8.0	0.9	2.3	0.2	12.5	5.0	0.6	0.0	0.0
≥4	22.2[c]	11.1	2.5	5.6	1.2	10.0	0.0	0.0	0.0	0.0
卵泡≥18mm										
<2	9.2	10.3	0.9	3.4	0.3	11.2	0.0		0.0	0.0
≥2	17.4[d]	10.9	1.9	1.8	0.3	10.6	14.3	1.5	0.0	0.0

Fishers 精确检验：
[a] $P<0.05$
[b] $P<0.02$
[c] $P<0.01$
[d] $P<0.001$

克罗米芬与恶性肿瘤

一项 1992 年的荟萃分析表明克罗米芬的使用与卵巢癌的上升相关（Whittemore 等，1992）。而随后的一项队列研究推断使用诱发排卵药物后的卵巢癌的上升局限于那些使用药物超过 12 个周期仍未妊娠的妇女（Rossing 等，1994）。

克罗米芬与流产及出生缺陷

关于克罗米芬导致自然流产上升的报告大部分都来自于没有未使用克罗米芬的不孕妇女作为对照的研究（Goldfarm 等，1968；Roland 等，1970；Garcia 等，1977）。一项研究发现临床流产中染色体异常的频率在克罗米芬所致妊娠中是上升的（Boue 和 Boue，1973）。一项大型的 5 年多中心回顾性研究比较了 1034 个使用克罗米芬之后的妊娠，186 个使用 HMG 后妊娠及 29 900 个自然妊娠。克罗米芬后的妊娠与自然妊娠后的流产率（14.8% *vs* 13.9%）没有显著差异，而使用 HMG 后妊娠的流产率略高（19.4%；Kurachi 等，1983）。

一项历时 20 年由不孕中心进行的前瞻性研究中报告，1738 例克罗米芬后的生化和临床妊娠的自然流产率为 23.7%，3471 例自然妊娠后的流产率为 20.4%，107 例 HMG-或 FSH-后妊娠的流产率为 36.4%（Dickey 等，1996）。对于大于 30 岁的患者来讲服用克罗米芬后比自然受孕后生化妊娠的概率要高（8.0% *vs* 4.9%），而大于 30 岁患者临床流产也较高（15.9% *vs* 11.2%）。所有年龄联合起来，自然妊娠的生化妊娠率为 3.9%，克罗米芬后为 5.8%，HMG 或 FSH 后则为 11.2%。

在一个报给生产商的总数有 2369 例出生报告中，出生缺陷的发生率为 2.4% 相比较巨大人口基数的这一数值为 2.7%（Asch 和 Greenblatt，1976）。在 58 例有出生缺陷的婴儿中，有 8 例其母亲在妊娠的前 6 周内服用过克罗米芬。

异位妊娠

有报告在服用克罗米芬并指导同房的周期（Powell-Phillips，1979；Chaukin，1982；Marchbanks 等，1986）中或克罗米芬联用 HMG 并进行 IVF 周期中（Cohen 等，1986；Snyder 与 del Castillo，1988）未约束子宫内膜异位症或输卵管疾病时异位妊娠发生率增加。

在一项包括2086例自然妊娠和1391例克罗米芬后指导同房或IUI后的分析中，只有当患者存在输卵管疾病和子宫内膜异位症时，异位妊娠的发生率才增加（Dickey等，1989）。如果存在子宫内膜异位症，异位妊娠发生于3.0%的自然妊娠和3.4%的克罗米芬后妊娠，而如果不存在子宫内膜异位症或输卵管疾病时，则分别为1.4%和0.8%。

克罗米芬在性别比上效应的缺乏

最常被引用的降低男性出生率的证据的文章是James（1980）和James（1985）。这些文章包括许多使用HMG而不是克罗米芬的病例。在James的1980年报告中大部分患者是接受HMG治疗且在其出生婴儿中43%为男性，这否定了他关于克罗米芬特殊效应的论据。他在1985年的荟萃分析报告了496例单胎出生婴儿中48.4%为男婴，这包括了克罗米芬和HMG后的妊娠而且没有研究IUI的效应。James的结论被其他一些较大型来自单纯的原始资料的研究所反驳（Corson等，1983；Holtcamp引用Corson等，1984；Dickey等，1995a，1995b；表23.9）。在最大的克罗米芬后出生的系列中，1568例出生的单胎中50.5%为男婴（Holtkamp，1984，Corson等，1984中有引用）。在一个连续的904例克罗米芬（不包括IUI）后出生的单胎系列中，49.9%为男婴相比之下自然排卵后出生男婴为48.9%（Dickey，1995a）。在未应用克罗米芬或HMG的IUI中男婴出生率为55.9%而克罗米芬后IUI中为46.3%。Sampson等（1983）在一个较小的系列中报告自然排卵后赠精的男婴出生率为60.5%，而克罗米芬诱发排卵后赠精为46.1%。

表23.9　药物和助孕技术后单胎妊娠的男婴出生率及克罗米芬在出生和性别比上的效应

来源[a]	治疗	总出生数	已知结局	总出生数	女婴出生数	男婴出生数	性别比男/女
Holtkamp（1984）在Corson等（1984）中引用	克罗米芬，未进行IUI	2155	2026	1568	777（49.5）	791（50.5）	1.018
Sampson等（1983）	未用克罗米芬，供精IUI	195	187	162	64（39.5）	98（60.5）	1.531
	克罗米芬，供精IUI	123	119	89	48（53.9）	41（46.1）	0.854
Dickey等（1995）	未用克罗米芬，未进行IUI	2715	2346	1885	963（51.1）	922（48.9）	0.957
	克罗米芬，未进行IUI	1186	1133	904	453（50.1）	451（49.9）	0.996
	夫精或赠精IUI，未用克罗米芬	76	75	59	26（44.1）	33（55.9）	1.269
	克罗米芬，夫精或赠精IUI	191	187	149	80（53.7）	69（46.3）	0.862

主要可得出以下结论：同房后的男婴出生率不受克罗米芬的影响；IUI可能增加男婴出生率，但这仅限于赠精；IUI前应用克罗米芬可能降低男婴出生率，但这可能是由于夫精的质量差的缘故；而且差异很小所以临床上看并不明显。IUI的时机可能也是影响男女婴比率的一个因素。

结论

克罗米芬是应用黄体酮后有撤退性出血的WHOⅡ型无排卵治疗的一线药物。除了治疗无排卵，在需要夫精或赠精IUI的患者中，克罗米芬还单独或与HMG或FSH联用来增加不明原因不孕患者排卵前卵泡的数量，和用来使黄体功能不全的患者提升孕酮水平。克罗米芬相对促性腺激素在促排卵上的优势在于多胎妊娠率低，经济，应用简便，不日监测，且OHSS发生率低。妊娠率与多胎妊娠率均与排卵前卵泡数量及年龄有关。妊娠率与≥15mm卵泡数量，诊断和精液质量相关，且在43岁前相对不受年龄影响。当进行4个周期的克罗米芬治疗时，每个周期的妊娠率是基本恒定的，因此除了43岁以上患者和精液质量很差时，所有患者的治疗都应至少达到这一时限。对于30岁以上排卵障碍患者来讲，4～6个周期的累积妊娠率达到65%，赠精IUI的妊娠率达到75%，当然要除外子宫内膜异位症和输卵管疾病。三胞胎及更多胞胎与≥12mm卵泡数量和年龄有关。这些情况可以通过监测排卵前卵泡并将约占5%的有6个以上卵泡发育的周期取消而减少。

临床实践关键点

- 克罗米芬用来对有明显的雌激素产生证据的WHOⅡ型月经紊乱和无排卵妇女诱发排卵和提高黄体功能不全患者的孕酮水平。
- 临床安全使用克罗米芬的基本要求是可以进行超声监测。在进行第一个克罗米芬周期前应进行盆腔超声以除外卵巢囊肿和排卵并确定排卵前卵泡的数量和内膜厚度。

- 月经规律的女性应在周期第三天开始使用克罗米芬以使雌激素对内膜和宫颈黏液的作用最小化。那些月经周期在60～180天的月经不规律或闭经的女性，可以注射100mg黄体酮诱发月经，然后在第5～7天开始克罗米芬。
- 为达到最好的效果，应在开始克罗米芬日监测血清雌二醇和孕酮浓度。如果雌二醇浓度低于45～60pg/ml，则克罗米芬是无效的。如果孕酮浓度超过80～90ng/dl会出现卵泡发育迟滞。如果以上任何一种情况发生，等待1～2天再开始克罗米芬会得到更好一些的反应。周期开始时雌二醇水平每两天翻一倍，孕酮水平每天下降50%。
- 克罗米芬的开始剂量通常为50mg每天，连用5天，但由于对克罗米芬的反应是体重依赖性的，因此体重超过75kg（165lb）的妇女起始剂量可以增加到100mg，而体重低于45kg（110lb）者可以减至25mg。
- 增加克罗米芬的剂量直至排卵且黄体中期的孕酮水平至少1800ng/dl（18pg/ml）。
- 开始第一个克罗米芬之前应该进行性交试验以确定是否需要进行宫腔内人工授精。
- 妊娠率与≥15mm的卵泡数量相关并且在没有输卵管因素或子宫内膜异位症存在的患者的前4～6个周期中保持恒定。
- 双胞胎与多胞胎与≥12mm卵泡数量及年龄相关。当有6个或以上的≥12mm卵泡存在，由于多胎风险增加；或有2个以上≥12mm卵泡但患者由于自身或医学上的原因而不希望孕育双胎时，应该考虑取消克罗米芬周期。

参考文献

1. Acharya U, Irvine DS, Hamilton MP, Templeton AA (1993) The effect of three anti-oestrogen drugs on cervical mucus quality and in-vitro sperm-cervical mucus interaction in ovulatory women. *Hum Reprod* 8:437–41.
2. Adams R, Mishell DR, Israel R (1972) Treatment of refractory anovulation with increased and prolonged duration of cyclic clomiphene citrate. *Obstet Gynecol* 39:562–6.
3. Adashi EY (1996) Ovulation induction: clomiphene citrate. In Adashi EY, Rock JA, Rosenwaks, eds. *Reproductive Endocrinology, Surgery, and Technecology*. Chapter 59. Lippincott-Raven Publishers, Philadelipha, pp. 1181–206.
4. Adashi EY, Rock JA, Sapp KC, et al. (1979) Gestational outcome of clomiphene-related conceptions. *Fertil Steril* 31:620–6.
5. Asch RH, Greenblatt RB (1976) Update on the safety and efficacy of clomiphene citrate as a therapeutic agent. *J Reprod Med* 17:175–80.
6. Bergqvist C, Nillius SJ, Wide L (1983) Human gonadotropin therapy. II. Serum estradiol and progesterone patterns during nonconceptual cycles. *Fertil Steril* 39:766–71.
7. Boue Boue (1973) Increased frequency of chromosomal anomalies in abortions after induced ovulation. *Lancet* 1:679–80.
8. Charles D, Klein T, Lunn SF, Loraine JA (1969) Clinical and endocrinological studies with isomeric components of clomiphene citrate. *J Obstet Gynaecol Br Commonw* 76:1100–10.
9. Chaukin W (1982) The rise in ectopic pregnancy exploration of possible reasons. *Int J Gynecol Obstet* 20:341–50.
10. Clark JH, Markaverich BM (1988) Actions of ovarian steroid hormones. In Knobil E, Neill J et al., eds. *The Physiology of Reproduction*. Raven Press, New York, pp. 675–723.
11. Connaughton JF, Garcia C-R, Wallach EE (1974) Induction with cisclomiphene and a placebo. *Obstet Gynaceol* 43:697–701.
12. Corson SL, Batzer DR, Otis C, Corson J (1983) Clomiphene citrate: nuances of clinical application. *Clin Reprod Fertil* 2:1–17.
13. Corson SL, Batzer FR, Alexander NG, et al. (1984) Sex selection by sperm separation and insemination. *Fertil Steril* 42:756–60.
14. Daly DC, Walters CA, Soto-Albors CE, et al. (1984) A randomized study of dexamethasone in ovulation induction with clomiphene citrate. *Fertil Steril* 41:844–8.
15. Deaton JL, Gibson M, Blackmer KM, et al. (1990) A randomized controlled trial of clomiphene citrate and intrauterine insemination in couples with unexplained infertility or surgically corrected endometriosis. *Fertil Steril* 54:1083–8.
16. Dickey RP (1984) Evaluation and management of threatened and habitual first trimester abortion. In Osofsky H., ed. *Advances in Clinical Obstetricts and Gynecology*, Vol. 2, Chapter 2. Yearbook Medical Publishers, Chicago, pp. 329–88.
17. Dickey RP (2003) Superovulation/IUI rather than IVF should be the primary management for patients with unexplained infertility. Presented at 2003 ASRM Annual Meeting, San Antonio, TX, Oct. 2003.
18. Dickey RP (2006) *Managing Oral Contraceptive Pill Patients*, 13th edn. EMIS Dallas, Texas.
19. Dickey RP (2008) Ultrasonography of the endometriosis. In Rizk B. (ed.), Ultrasonography in Reproductive Medicine and Infertility. Cambridge: United Kingdom, Cambridge University Press, (in press).
20. Dickey RP, Hower JF (1995) Effect of ovulation induction on uterine blood flow and oestradiol and progesterone concentrations in early pregnancy. *Hum Reprod* 10:2875–9.
21. Dickey RP, Matis R, Olar TT, et al. (1989) The occurrence of ectopic pregnancy with and without clomiphene citrate use in assisted and non-assisted reproductive technology. *J In Vitro Fertil Embryo Transfer* 6:294–7.
22. Dickey RP, Olar TT, Curole DN, et al. (1990) The probability of multiple births when multiple gestational sacs or viable embryos are diagnosed at first trimester ultrasound. *Hum Reprod* 5:880–2.
23. Dickey RP, Olar TT, Taylor SN, et al. (1991) Relationship of follicle number, serum estradiol, and other factors to birth rate and multiparity in human menopausal gonadotropin-induced intrauterine insemination cycles. *Fertil Steril* 56:89–92.
24. Dickey RP, Olar TT, Taylor SN, et al. (1992) Relationship of follicle number and other factors to fecundability and multiple pregnancy in clomiphene citrate-induced intrauterine insemination cycles. *Fertil Steril* 57:613–19.
25. Dickey RP, Olar TT, Taylor SN, et al. (1993a) Relationship of biochemical pregnancy to preovulatory endometrial thickness and pattern in ovulation induction patients. *Hum Reprod* 8:327–30.
26. Dickey RP, Olar TT, Taylor SN, et al. (1993b) Relationship of endometrial thickness and pattern to fecundity in ovulation induction cycles: effect of clomiphene citrate alone and with human menopausal gonadotropin. *Fertil Steril* 59:756–60.
27. Dickey RP, Olar TT, Taylor SN, et al. (1993c) Sequential clomiphene citrate and human menopausal gonadotropin for ovulation induction: comparison to clomiphene citrate alone and human menopausal gonadotropin alone. *Hum Reprod* 8:56–9.
28. Dickey RP, Taylor NN, Lu PY, Sartor MM, Rye PH, Pyrzak R (2002) Effect of diagnosis, age, sperm quality, and number of preovulatory follicles on the outcome of multiple cycles of clomiphene

citrate-intrauterine insemination. *Fertil Steril* 78:1088–95.
29. Dickey RP, Taylor SN, Curole DN, et al. (1995) Male birth rates are influenced by the insemination of unselected spermatozoa and not by clomiphene citrate. *Hum Reprod* 10:761–4.
30. Dickey RP, Taylor SN, Curole DN, et al. (1996) Incidence of spontaneous abortion in clomiphene pregnancies. *Hum Reprod* 11:2623–8.
31. Dickey RP, Taylor SN, Curole DN, et al. (1997) Relationship of dose and weight to successful outcome in clomiphene pregnancy. *Hum Reprod* 12:449–53.
32. Dickey RP, Taylor SN, Lu PY, et al. (2002). Spontaneous reduction of multiple pregnancy: incidence and effect on outcome. *Am J Obstet Gynecol* 186:77–83.
33. Dickey RP, Taylor SN, Lu PY, Sartor BM, Pyrzak R (2004) Clomiphene citrate intrauterine insemination (IUI) before gonadotropin IUI affects the pregnancy rate and the rate of high-order multiple pregnancies. *Fertil Steril* 81:545–50.
34. Dickey RP, Taylor SN, Rye PH, Lu PY, Pyrzak R (1999) Comparison of sperm quality resulting in successful intrauterine insemination to World Health Organization threshold values for normal sperm. *Fertil Steril* 71:684–9.
35. Dickey RP, Vorys N, Stevens VC, Hamwi G, Ullery JC (1965) Observations on the mechanism of action of clomiphene (MRL 41). *Fertil Steril* 16:485–94.
36. DiMarzo SJ, Kennedy JF, Young PE, et al. (1992) Effect of controlled ovarian hyperstimulation on pregnancy rates after intrauterine insemination. *Am J Obstet Gynecol* 166:1607–13.
37. Downs KA, Gibson M (1983) Clomiphene citrate therapy for luteal phase defect. *Fertil Steril* 39:34.
38. Eden JA, Place J, Carter GD, et al. (1989) The effect of clomiphene citrate on follicular phase increase in endometrial thickness and uterine volume. *Obstet Gynecol* 73:187–90.
39. Elnashar A, Abdelageed E, Fayed M, et al. (2006) Clomiphene citrate and dexamethasone in treatment of clomiphene citrate-resistant polycystic ovary syndrome: a prospective placebo-controlled study. *Hum Reprod* 7:1805–8.
40. Ernst S, Hite G, Cantrell JS, et al. (1976) Stereochemistry of geometric isomers of clomiphene: a correction of the literature and a reexamination of structure-activity relationships. *J Pharmacol Sci* 65:148–50.
41. Fleisher AC, Pittaway DE, Beard LA, et al. (1984) Sonographic depiction of endometrial changes occurring with ovulation induction. *J Ultrasound Med* 3:341–6.
42. Fukuma K, Fukushima T, Matsuo I, et al. (1983) A graduated regimen of clomiphene citrate: its correlation to glycogen content of the endometrium and serum levels of estradiol and progesterone in infertile patients at the midluteal phase. *Fertil Steril* 39: 780–4.
43. Garcia J, Jones GS, Wentz AC (1977) The use of clomiphene citrate. *Fertil Steril* 28:707–17.
44. Glasier AF, Irvine DS, Wickings EJ, et al. (1989) A comparison of the effects on follicular development between clomiphene citrate, it's two separate isomers and spontaneous cycles. *Hum Reprod* 4:252–6.
45. Glazener CM, Coulson C, Lambert PA, et al. (1990) Clomiphene treatment for women with unexplained infertility: placebo-controlled study of hormonal responses and conception rates. *Gynecol Endocrinol* 4:75–83.
46. Gleicher N, Oleske DM, Tur-Kaspa I, Vidali A, Karande V (2000) Reducing the risk of high-order multiple pregnancy after ovarian stimulation with gonadotropins. *N Engl J Med* 343:2–7.
47. Greenblatt RB, Barfield WE, Jugck EC, et al. (1961) Induction of ovulation with MRL/41, Preliminary Report. *J Am Med Assoc* 178:101–4.
48. Groll M (1984) Analysis of 700 clomiphene citrate pregnancies. *Infertility* 7:1–12.
49. Guzick DS, Zeleznik A (1990) Efficacy of clomiphene citrate in the treatment of luteal phase deficiency: quantity versus quality of preovulatory follicles. *Fertil Steril* 54:206–10.
50. Gysler M, March CM, Misell DR Jr., et al. (1982) A decade's experience with an individualized clomiphene treatment regimen including its effect on the postcoital test. *Fertil Steril.* 37:161–7.
51. Hammond MG, Halme JK, Taubert LM (1983) Factors affecting the pregnancy rate in clomiphene citrate induction of ovulation. *Obstet Gynecol* 62:196–202.
52. Hammond MG, Taubert LM (1982) Clomiphene citrate therapy of infertile women with low luteal phase progesterone levels. *Obstet Gynecol* 59:275–9.
53. Harman PJ, Blackman GL (1981) High-performance liquid chromatographic determination of clomiphene using post-column online photolysis and fluorescence detection. *J Chromatogr* 225;131–8.
54. Hoffman D, Lobo RA (1985) Serum dehydroepiandrosterone sulfate and the use of clomiphene citrate in anovulatory women. *Fertil Steril* 43:196–9.
55. Holtkamp DE (1984) Cited in Corson SL, Batzer FR, Alexander NJ, et al. (1984). Sex selection by sperm separation and insemination. *Fertil Steril* 42:756–60.
56. Holtkamp DE (1987) Research and development of clomiphene citrate. In Asch RH et al. eds. *Recent Advances in Human Reproduction.* Fondazione Per Gli Studi Sulla Riproduzione Umana, Stampato d'alla, Maggio, Italy, pp. 17–27.
57. Holtkamp DE, Greslin JG, Root CA, et al. (1960) Gonadotropin inhibiting and anti-fecundability effects of chloramiphene. *Proc Soc Exp Biol Med* 105:197–201.
58. Hsueh AJW, Erickson GF, Yen SSC (1978) Sensitization of pituitary cells to luteinizing hormone releasing hormone by clomiphene citrate in vitro. *Nature* 273:57–9.
59. Huang K-E (1986) The primary treatment of luteal phase inadequacy: progesterone versus clomiphene citrate. *Am J Obstet Gynecol* 155:824–8.
60. Imoedemhe DA, Shaw RW, Kirkland A, et al. (1987) Ultrasound measurement of endometrial thickness on different ovarian stimulation regimens during in vitro fertilization. *Hum Reprod* 2:545–7.
61. Isaacs JD Jr., Lincoln SR, Cowan BD (1997) Extended clomiphene citrate (CC) and prednisone for the treatment of chronic anovulation resistant to CC alone. *Fertil Steril* 67:641–3.
62. James WH (1980) Gonadotropin and the human secondary sex ration. *Br Med J* 281:711–12.
63. James WH (1985) The sex ratio of infants born after hormonal induction of ovulation. *Br J Obstet Gynecol* 92:299–301.
64. Jansen RPS (1982) Spontaneous abortion incidence in the treatment of infertility. *Am J Obstet Gynecol* 143:451–73.
65. Kauffman RP, Baker VM, DiMarino P, et al. (2002) Polycystic ovarian syndrome and insulin resistance in white and Mexican American women: a comparison of two distinct populations. *Am J Obstet Gynecol* 187:1362–9.
66. Kemman E, Bohrer M, Shelden R, et al. (1987) Active ovulation management increases the monthly probability of pregnancy occurrence in ovulatory women who receive intrauterine insemination. *Fertil Steril* 48:916–20.
67. Kerin JF, Liu JH, Phillipou G, Yen SSC (1985) Evidence for a hypothamlamic site of action of clomiphene citrate in women. *J Clin Endocrinol Metab* 61:265–8.
68. Kistner RW (1966) Use of clomiphene citrate, human chorionic gonadotropins and human menopausal gonadotropins for induction of ovulation in the human female. *Fertil Steril* 17;569–83.
69. Kocak M, Caliskan E, Simsir C, et al. (2002) Metformin therapy improves ovulatory rates, cervical scores and pregnancy rates in clomiphene citrate resistant women with polycystic ovary syndrome. *Fertil Steril* 77:101–6.
70. Kurachi K, Aono T, Minagawa J, et al. (1983) Congenital malformations of newborn infants after clomiphene-induced ovulation. *Fertil Steril* 40:187–9.
71. Legro RS, Finegood D, Dunaif A (1998) A fasting glucose to insulin ratio is a useful measure of insulin sensitivity in women with polycystic ovary syndrome. *J Clin Endocrinol Metab* 83;2694–8.
72. Lobo RA, Granger LR, Davajan V, Mishell DR (1982a) An extended regimen of clomiphene citrate in women unresponsive to standard therapy. *Fertil Steril* 37:762–6.
73. Lobo RA, Paul W, March CM, et al. (1982b) Clomiphene and dexamethasone in women unresponsive to clomiphene alone. *Obstet Gynecol* 60:497–501.
74. Macgregor AH, Johnson JE, Bunde CA (1967) Induction of ovula-

tion with clomiphene citrate. Presented at the 14th Annual Meeting of the Canadian Society for the Study of Fertility, Montreal, June 19–21.

75. Macgregor AH, Johnson JE, Bunde CA (1968) Further clinical experience with clomiphene citrate. *Fertil Steril* 19:616–22.
76. Maclin VM, Radwanska E, Binor Z, et al. (1990) Progesterone: estradiol ratios at implantation in ongoing pregnancies, abortions, and nonconception cycles resulting from ovulation induction. *Fertil Steril* 54:238–44.
77. Marchbanks PA, Coulam CB, Annegers JF (1986) An association between clomiphene citrate and ectopic pregnancy: a preliminary report. *Fertil Steril* 44:268–70.
78. Marchini M, Dorta M, Bombelli F, et al. (1989) Effects of clomiphene citrate on cervical mucus: analysis of some influencing factors. *Int J Fertil* 34:154–9.
79. Marrs RP, Vargas JM, Shangold GM, et al. (1984) The effect of time of initiation of clomiphene citrate on multiple follicle development for human in vitro fertilization and embryo replacement procedures. *Fertil Steril* 41:682–5.
80. Martinez AR, Bernardus RE, Voorhorst FJ, et al. (1990) Intrauterine insemination does and clomiphene citrate does not improve fecundity in couple with infertility due to male or idiopathic factors: a prospective, randomized, controlled study. *Fertil Steril* 53: 847–53.
81. Melis GB, Paoletti AM, Strigini F, et al. (1987) Pharmacologic induction of multiple follicular development improves the success rate of artificial insemination with husband's semen in couples with male-related or unexplained infertility. *Fertil Steril* 47:441–5.
82. Mikkelson TJ, Kroboth PD, Cameron WJ, et al. (1986) Single-dose pharmacokinetics of clomiphene citrate in normal volunteers. *Fertil Steril* 46:392–6.
83. Murthy YS, Parekh MC, Arronet GH (1971) Experience with clomiphene and cisclomiphene. *Int J Fertil* 16:66–74.
84. Nestler JE, Jakubowics DJ, Evans WS, et al. (1998) Effects of metformin on spontaneous and clomiphene-induced ovulation in the polycystic ovary syndrome. *N Engl J Med* 338:1876–80.
85. Palopoli FP, Feil VJ, Allen RE et al. (1967) Substituted aminoalkoxytriarylhodoethylenes. *J Med Chem* 10:84–7.
86. Parsanezhad ME, Albozi S, Motazedian S, et al. (2002) Use of dexamethasone and clomiphene citrate in the treatment of clomiphene citrate-resistant patients with polycystic ovary syndrome and normal dehydroepiandrosterone sulfate levels; a prospective, double-blind, placebo-controlled trial. *Fertil Steril* 78:1001–4.
87. Pildes RB (1965) Induction of ovulation with clomiphene. *Am J Obstet Gynecol* 91:466–73.
88. Powell-Phillips WD (1979) Clomiphene citrate induced concurrent ovarian and intrauterine pregnancy. *Obstet Gynecol* 53:37–9.
89. Quigley MM, Berkowitz AS, Gilbert SA, et al. (1984) Clomiphene citrate in an in vitro fertilization program; hormonal comparisons between 50- and 150-mg dosages. *Fertil Steril* 41:809–15.
90. Randall JM, Templeton AT (1991) Transvaginal sonographic assessment of follicular and endometrial growth in spontaneous and clomiphene citrate cycles. *Fertil Steril* 56:208–12.
91. Rizk B (2006) Epidemiology of ovarian hyperstimulation syndrome. In Rizk B. (ed.), Ovarian Hyperstimulation Syndrome. Cambridge: United Kingdom, Cambridge University Press, chapter 2, 10–42.
92. Rizk B (Ed.) (2008) Ultrasonography in Reproductive Medicine and Infertility. Cambridge: United Kingdom, Cambridge University Press, (in press).
93. Rizk B, Dickey RP (2008) Ovarian Hyperstimulation Syndrome. In Dickey RP, Brinsden PR Pyrzak R (Eds.) Intrauterine Insemination. Cambridge: United Kingdom, Cambridge University Press, (in press).
94. Rogers PA, Polson D, Murphy CR, et al. (1991) Correlation of endometrial histology, morphometry, and ultrasound appearance after different stimulation protocols for in vitro fertilization. *Fertil Steril* 55:583–7.
95. Rossing MA, Daling JR, Weiss NS, et al. (1994) Ovarian tumors in a cohort of infertile women. *N Engl J Med* 331:771–6.
96. Schneider L, Bessis R, Simmonet T (1979) The frequency of ovular resorption during the first trimester of twin pregnancy. *Acta Genet Med Gemollol* 28:271–2.
97. Scott RT, Hofmann GE (1995) Prognostic assessment of ovarian reserve. *Fertil Steril* 63:1–11.
98. Shalev J, Goldenberg M, Kukia E, et al. (1989) Comparison of five clomiphene citrate dosage regimens: follicular recruitment and distribution in the human ovary. *Fertil Steril* 52:560–3.
99. Shepard MK, Balmaceda JP, Leija CG (1979) Relationship of weight to successful induction of ovulation with clomiphene citrate. *Fertil Steril* 32:641–5.
100. Steinkampf (2008) Ultrasonography for Computing Controlled Ovarian Hyperstimulation. In Rizk B. (ed.), Ultrasonography in Reproductive Medicine and Infertility. Cambridge: United Kingdom, Cambridge University Press, (in press).
101. Sterzik K, Dallenbach C, Scneider V, et al. (1988) In vitro fertilization: the degree of endometrial insufficiency varies with the type of ovarian stimulation. *Fertil Steril* 50:457–62.
102. Taubert HD, Dericks-Tan JSE (1976) High doses of estrogens do not interfere with the ovulation-inducing effect of clomiphene citrate. *Fertil Steril* 27:375–82.
103. Trott EA, Plouffe LJr., Hansen K, et al. (1996) Ovulation induction in clomiphene resistant anovulatory women with normal dehydroepiandrosterone sulfate levels; beneficial effects of the addition of dexamethasone during the follicular phase. *Fertil Steril* 66:484–7.
104. Tyler ET, Winer J, Gotlib M, et al. (1962) Effects of MRL-41 in human male and female fertility studies (Abstr). *Clin Res* 10:119.
105. Van Campenhout J, Simard R, Leduc B (1968) Antiestrogen effect of clomiphene in the human being. *Fertil Steril* 19:700–6.
106. Vandermolen DT, Ratts VS, Evans WS, et al. (2000) Metformin increases the ovulatory rate and pregnancy rate from clomiphene citrate in patients with polycystic ovary syndrome who are resistant to clomiphene citrate alone. *Fertil Steril* 75: 310–15.
107. Vorys N, Gantt CL, Hamwi IGJ, et al. (1964) Clinical utility of chemical induction of ovulation. *Am J Obstet Gynecol* 88:425–32.
108. Whittemore AS, Harris R, Intyre J, et al. (1992) Characteristics relating to ovarian cancer risk: collaborative analysis of 12 US case-control studies. *Am J Epidemiol* 136:1184–203.
109. World Health Organization (1992) World Health Organization Laboratory Manual for the Examination of Human Sperm-Cervical Mucus Interaction. Cambridge University Press, Cambridge, pp. 43–44.
110. Yagel S, Ben-Chetrit A, Anteby E, et al. (1992) The effect of ethinyl estradiol on endometrial thickness and uterine volume during ovulation induction by clomiphene citrate. *Fertil Steril* 57:33–6.
111. Yanagimachi R, Sato A (1986) Effects of a single oral administration of ethinyl estradiol on early pregnancy in the mouse. *Fertil Steril* 19:787–801.
112. Young RL, Goldzieher JW, Elkind-Hirsch K, et al. (1991) A short-term comparison of the effects of clomiphene citrate and conjugated equine estrogen in menopausal/castrate women. *Int J Fertil* 36:167–71.

第 24 章

芳香化酶抑制剂在辅助生殖中的应用

Mohamed F. M. Mitwally, Robert F. Casper

本章节讨论一类被称为“芳香酶抑制剂”的新型药物在辅助生殖中的潜在作用。在过去的几年中,芳香酶抑制剂的出现是作为治疗不孕不育症,尤其是用于卵巢刺激的一种很有前景的药物。我们报道了文献中首批成功应用芳香酶抑制剂诱导多囊卵巢综合征(PCOS)女性患者排卵(1)以及刺激例如原因不明性不孕症在内的排卵性不孕症女性患者的卵巢(2)。在此报告之后,我们证明了不论以单剂量或多剂量给药芳香酶抑制剂(6),控制性超排卵(COH)患者的芳香酶都能得到成功抑制(3~5),并根据妊娠结果的安全性数据(14),建议芳香酶抑制剂可应用于包括辅助生殖的多种不孕不育治疗(7~13)。

首批报告公布后,在各种国际会议上来自全球各地的研究者汇报了上百个临床试验,都确认了我们的最初结果。多个专家评审手稿(15~33)已肯定了芳香酶抑制剂在多种不孕症治疗中的成功应用。目前,正进行多个多中心临床试验测试芳香酶抑制剂在包括卵巢刺激的不孕症治疗中的临床疗效。在此章节中,我们将讨论芳香酶抑制剂在辅助生殖中的潜在作用,列出了其理论效益和现有证据。

芳香酶抑制剂

自从研发出包括氨鲁米特在内的第一代芳香酶抑制剂以来,通过抑制酶(芳香酶)催化从雄激素中合成雌激素的疗法已在临床中应用了半个多世纪。然而,直到目前为止使用芳香酶抑制剂治疗雌激素依赖性病症,尤其是例如乳腺癌等的恶性肿瘤,还未获得显著成效,且未得到普及,这是由于早代芳香酶抑制剂在临床应用中遇到的多个问题所导致的,自研发出第三代芳香酶抑制剂后,这些问题得到了很大程度的解决。表 24.1 汇总了不同代芳香酶抑制剂,框 24.1 和框 24.2 分别汇总了早代芳香酶抑制剂的主要问题以及第三代芳香酶抑制剂的优点。

表 24.1 不同代的芳香酶抑制剂

代数	非类固醇芳香酶抑制剂	类固醇芳香酶抑制剂(某些成为芳香酶的自杀性抑制剂)
	通过暂时性(可逆的)失活芳香酶而起效	通过永久性(不可逆的)失活芳香酶而起效
第一代	氨鲁米特(Cytadren®)	NA
第二代	罗谷亚胺 法倔唑	福美斯坦
第三代	来曲唑(Femara®,每片 2.5mg) 阿那曲唑(Arimidex®,每片 1mg) 伏氯唑	依西美坦(Aromasin®,每片 25mg)

框 24.1 早代芳香酶抑制剂的问题

药效问题

1. 抑制芳香酶的效力低,尤其是对于绝经前女性(非常低的效力)
2. 缺乏抑制芳香酶的特异性,同时显著抑制其他类固醇合成酶,导致药物性肾上腺切除

药代动力学问题

1. 不是所有的药物成员都可以口服使用(有些需要注射给药)
2. 口服给药后的生物利用度多变
3. 由于引起代谢的给药期间的变化而多变的半衰期

临床问题

1. 每日给药的耐受性较差,大于三分之一的患者因为副作用而退出治疗
2. 两代芳香酶抑制剂的副作用都很明显,例如嗜睡、麻疹样的皮疹、恶心厌食、眩晕以及使用例如糖皮质激素等类固醇进行替代疗法的继发性副作用
3. 与酒精相互作用,显著强化其作用
4. 与其他药物发生显著的相互作用,例如香豆素和华法林
5. 由于药物性肾上腺切除而需要进行替代疗法,例如糖皮质激素和盐皮质激素替代疗法
6. 长期潜在致癌作用(至少在动物中如此)

框 24.2　第三代芳香酶抑制剂的优点

药效优点

1. 抑制芳香酶的效力极强(是第一代的氨鲁米特效力的上千倍)
2. 抑制芳香酶的特异性高,不会同时显著抑制其他类固醇合成酶。尤其是在高剂量时更为明显
3. 不会发生雌激素受体耗竭

药代动力学优点

1. 口服给药(也可以通过其他途径给药,例如经阴道和直肠给药)
2. 口服给药后的生物利用度几乎为100%
3. 由于半衰期短,所以可快速从体内清除(Aromasin®的半衰期约为8小时,Femara®和Arimidex®的半衰期约为45小时)
4. 不会发生药物或其任何代谢产物的组织积累
5. 无显著有活性代谢产物

临床优点

1. 每日给药的耐受性好,可达数年(经患乳腺癌的绝经后女性证明)几乎没有副作用
2. 罕见轻微副作用
3. 非常安全,没有显著禁忌证
4. 与其他药物不存在显著的相互作用
5. 非常大的安全限度(有毒剂量高于建议有效治疗剂量的数千倍)
6. 相对便宜

芳香酶

芳香酶或"雌激素合成酶"是一种催化雌激素合成反应中限速步骤的酶,催化雌激素合成就是将雄激素(雄烯二酮和睾酮)转化为雌激素(分别为雌酮和雌二醇)。许多组织具有芳香酶活性,尤其是卵巢、大脑、脂肪组织、肌肉、肝脏、乳腺组织和恶性肿瘤,例如乳腺肿瘤。育龄期(绝经前女性),循环雌激素的主要来源是卵巢,而绝经后女性的大多循环雌激素来自于脂肪组织(34)。

芳香酶抑制剂

作为类固醇级联生成的最终步骤,芳香酶是选择性抑制的有效靶点。在过去的50多年中已研发出了大量的芳香酶抑制剂,其中第三代芳香酶抑制剂在过去的10年中已被批准使用于患有乳腺癌的绝经后女性中,用以抑制雌激素合成。第三代芳香酶抑制剂是在较早代芳香酶抑制剂临床使用失败后研发出来的,具体说明详见框24.1和框24.2(34,35)。

辅助生殖中芳香酶抑制剂的假设作用

我们假定芳香酶抑制剂在辅助生殖的实际操作中起到主要作用,如同卵巢刺激剂和佐剂都能促进辅助生殖的结果。芳香酶可以提高对FSH的敏感性,还可以减少例如严重卵巢过度刺激等并发症,但同时又降低了辅助生殖的总成本。此章节的这部分我们对支持芳香酶抑制剂应用于辅助生殖的潜在科学论据进行假设性讨论。

卵巢刺激中芳香酶抑制的机制

自首次报道抑制芳香酶成功刺激卵巢后已过去多年。但至今仍未彻底阐明抑制芳香酶成功刺激卵巢的潜在机制。我们认为存在包括中枢水平(大脑水平)和外周水平(卵巢和子宫水平)在内的多个机制,与功能结果在一起,在某些不孕症亚群中,其中一个或几个机制比其他的机制更为重要。

中枢水平机制

中枢水平机制方面,通过阻断大脑中的雌激素合成同时减少全身雌激素合成来降低循环雌激素量,这将使下丘脑和(或)垂体经雌激素负反馈调节而产生和释放促性腺激素(而不用像抗雌激素,例如克罗米芬一样耗竭雌激素受体),促性腺激素的分泌量增加会刺激卵泡的生长。中枢水平抑制雌激素还增加激活素水平,激活素是由包括垂体腺(36)在内的不同组织产生的,它能直接作用于促性腺物质刺激FSH合成(37)。

外周水平机制

外周水平机制方面,抑制芳香酶会增加卵泡对FSH刺激的敏感性,这是由于抑制芳香酶阻断了雄激素底物转化为雌激素而导致卵巢内雄激素暂时性积累的结果。此假设所依据的数据支持在灵长类动物中雄激素对早期卵泡生长具有刺激作用(38),此作用是直接通过卵泡FSH受体表达的睾酮增加(39,40)以及间接通过类胰岛素生长因子I(IGF-I)的雄激素刺激所调节的,其将与FSH协同作用促进卵泡生成(41,42)。

降低COH中高水平雌激素的不良影响

在COH女性的辅助生殖中,由于她们生成多个成熟卵泡,所以不可避免地需要使用超生理水平的雌激素。如此高的雌激素水平是否会对辅助生殖的结果产生不良影响仍是一个有争议的问题(10)。关于此争议的几个解释说明使用了多种方法学,评估了COH期

间雌激素的分泌以及评估了不同不孕症亚群比其他亚群更易受到超生理水平雌激素影响的可能性(4,44)。此章节中没有对此问题进行详细讨论,但读者可以参考我们最近发表的关于此问题的综述(10)。框 24.3 总结了超生理水平雌激素对包括辅助生殖在内的不孕症治疗结果潜在不良影响的可能机制列表(10)。

框 24.3 卵巢刺激和辅助生殖期间,超生理水平雌激素潜在不良影响

有力证据

对子宫内膜和着床的影响

1. 特定雌激素、孕酮和雄激素受体的类固醇激素受体发生缺陷
2. 间质/上皮子宫内膜发育失同步化
3. 着床窗期间失同步化(子宫内膜发育提前,而移植胚胎的体外发育滞后)
4. 异常暂时性表达子宫内膜胞饮突(暂时性远离胚胎移植时间)
5. 子宫内膜血流受损(子宫内膜下血流和子宫血流)
6. 异常表达子宫内膜整合素和其他黏附分子

较有力证据

对发育中配子和胚胎的影响

1. 对发育中卵母细胞染色体和细胞遗传完整性的影响
2. 卵母细胞的线粒体功能缺陷
3. 对于精子的影响,可能导致过早顶体反应和使其失活
4. 对发育中胚胎和囊胚孵化的影响

次有力证据

1. 对卵巢和垂体的影响(黄体功能和黄体期缺陷)由缺陷性 LH 分泌、LH 激增和 LH 补给脉冲释放导致
2. 其他可能影响

a. 异常瘦素分泌

b. 凝结系统过度激活

c. 胎盘发育不全

当 COH 期间使用芳香酶抑制剂时,发现每个成熟卵泡的雌激素分泌量显著低于没有使用芳香酶抑制剂时的雌激素分泌量(约减少 40% ~60%)(3 ~5)。这是由于抑制芳香酶显著减少雌激素合成所导致的。我们认为 COH 期间略微升高水平的雌激素联合芳香酶抑制剂的使用可改善治疗效果,因为这么做减少了不使用芳香酶抑制剂情况下超生理水平雌激素的潜在不良影响。这对可能更易受到高水平雌激素影响的亚群尤为重要,例如,PCOS 患者和患子宫内膜异位性不孕症女性,以及患乳腺癌女性(Oktay 参考文献)(22,50,51)。

减少严重卵巢过度刺激综合征的风险

虽然没有对高水平雌激素在病理生理学和产生严重卵巢过度刺激综合征方面达成共识(45),但通过芳香酶抑制剂降低超生理水平雌激素看似可成为防止或至少改善严重卵巢过度刺激综合征严重度的有效方法。需要对此推测进行进一步的研究。

体外成熟

使用芳香酶抑制剂用于体外成熟是一项令人兴奋的应用方法,这种方法通过芳香酶抑制剂诱导内源性促性腺激素分泌量增加,产生多个卵泡,从而获得未成熟的卵母细胞。目前,还没有这类应用的可得数据。

特定患者群体所能得到的益处

如前所述,COH 期间通过增加内源性促性腺激素分泌和增加卵泡对促性腺激素刺激的敏感性来降低超生理水平雌激素以及改善对 COH 的反应,可使某些特定患者群体受益,例如,反应不佳患者、子宫内膜异位性不孕症患者、PCOS 患者和雌激素依赖性恶性肿瘤,如乳腺癌的幸存患者。

反应不佳者

正如章节有关于用芳香酶抑制剂刺激卵巢机制中讨论的,分别根据中枢水平和外周水平的假设机制,预计给药芳香酶抑制剂能增加内源性促性腺激素分泌,并增加卵泡对 FSH 刺激的敏感性。显然希望可以通过此方法提高反应不佳者对 COH 的反应情况,并有越来越多的证据支持了此想法(3,20)。但这里需要注意一点,那就是不少促性腺激素反应不佳的女性是因为卵泡储量耗竭且早期卵巢衰竭,这一类的反应不佳患者对任何形式的 COH 都不会产生反应,她们妊娠的最佳机会是供体卵母细胞辅助生殖。

子宫内膜异位

子宫内膜异位组织中芳香酶的表达和局部雌激素分泌在子宫内膜异位发展中的重要作用(4,46,47)暗示了芳香酶抑制剂在子宫内膜异位相关不孕症中的有益作用。抑制子宫内膜着床处的局部雌激素分泌以及抑制芳香酶以刺激卵巢从而降低外周雌激素水平,这被认为可能可以防止子宫内膜异位发展,并改善这一类女性的辅助生殖结果。此想法仍待经过临床试验验证。

多囊卵巢综合征

患有 PCOS 的女性在 COH 和辅助生殖期间发生并发症的风险很大,尤其是容易发生严重卵巢过度刺激综合征。如之前讨论,这类女性可以通过抑制芳香

酶从而降低雌激素水平，并可能减少发生严重 OHSS 的风险。

有趣的是，在这类患者中抑制芳香酶可在子宫内膜水平起作用。已证明雌激素可通过刺激雌激素受体泛素化降低其自身受体的水平，这将导致受体快速降解。在不存在雌激素的情况下，泛素化减弱从而上调雌激素受体水平，并增加后续雌激素给药的敏感性(48)。这能增加子宫内膜对雌激素的反应，使子宫内膜上皮和基质的生长速度加快，并改善流至子宫和子宫内膜的血流情况(49)。最后，尽管在芳香酶抑制剂治疗周期观测到较低的雌激素水平，但子宫内膜可正常发育。

雌激素依赖性恶性肿瘤的幸存患者

例如乳腺癌等雌激素敏感性癌症多发于育龄期女性。经过尤其是烷基化药物的化学治疗后，这类女性患者通常发生卵巢衰竭。随着最近例如卵母细胞冷冻技术在内的多种生育力保留法的成功，一些女性会选择冷冻卵母细胞或胚胎以备她们自己或代孕者使用。Oktay 等报道了在接受癌症治疗前，进行辅助生殖女性在 COH 中抑制芳香酶的成功病例。经过 COH 后，大约跟踪了这些患者两年，在此期间接受了芳香酶抑制剂 COH 的患者的癌症复发率与未接受卵巢刺激的患者(对照患者)的复发率相似(50,51)。

芳香酶抑制剂用于辅助生殖的潜在作用的现有证据

目前正不断积累证据以验证芳香酶抑制剂作为佐剂可成功改善辅助生殖结果。但仍需进行大型的临床试验以确认和定量芳香酶抑制剂加入 COH 刺激疗法后疗效的性质和程度。

减少 COH 所需促性腺激素的剂量，改善反应不佳患者的反应

当促性腺激素 COH 治疗中加入芳香酶抑制剂-来曲唑时，发现所需促性腺激素剂量显著降低(减少 45% ~55%)(3 ~5)。因为促性腺激素注射是不孕症治疗费用中的很大一部分，尤其是在辅助生殖治疗中，所以我们认为芳香酶抑制剂可减少最适卵巢刺激所需促性腺激素剂量从而大幅度降低费用，这能使更多不孕症夫妻受益于辅助生殖技术。此外，来曲唑和促性腺激素联合使用减少促性腺激素剂量激励我们进一步探索抑制芳香酶在改善反应不佳患者对促性腺激素的卵巢反应中的价值。

在一个包括 COH 辅助生殖反应不佳患者的随机化、对照性研究中，Goswami 等(20)比较了来曲唑加促性腺激素疗法与标准的 GnRH(促性腺激素释放激素)拮抗剂加促性腺激素疗法。此研究是一个小型的试验性研究，其中包括 38 例患者。作者发现向小剂量促性腺激素中加入芳香酶抑制剂来曲唑时(150IU；在周期第 3 天和第 8 天各 75IU)产生的获卵数、移植胚胎和妊娠率与接受标准疗法的女性患者中所观察到的获卵数、移植胚胎和妊娠率相似。有趣的是，标准疗法组所使用的平均总促性腺激素剂量为(2865±228)IU，几乎是来曲唑疗法组接受的促性腺激素总量的 20 倍。

在最近一个更为大型的研究中，Garcia-Velasco 等(21)使用芳香酶抑制剂——来曲唑作为促性腺激素的佐剂应用于 147 例进行 COH 辅助生殖的反应不佳患者。这些患者之前至少接受过一个辅助生殖周期的治疗，但由于对 COH 的反应不佳而取消继续治疗。此研究为前瞻性研究而非随机性研究。女性患者分别被分为两组，一个是包括 76 例患者的对照组，此组接受高剂量促性腺激素的 GnRH-拮抗剂治疗方案，另一个实验组包括 71 例患者，这些患者在头 5 天接受剂量为 2.5mg 的芳香酶抑制剂——来曲唑加上促性腺激素的刺激，之后再接受相同的促性腺激素/拮抗剂治疗方案。作者发现尽管实验组女性接受的促性腺激素剂量与对照组相同，但接受过来曲唑的实验组女性的获卵数更多，着床率更高。有趣的是，与对照组相比，实验组卵泡液中的睾酮和雄烯二酮浓度显著增加。这些结果与我们的外周水平假设一致，即抑制芳香酶可以阻断雄激素转化为雌激素，从而增加了卵巢内雄激素和卵泡 FSH 受体表达量，以及增加了对 FSH 给药的敏感性。

最近，Verpoest 等(33)在一个试验性研究中随机选择患者接受来曲唑(A 组；$n=10$)，与未接受来曲唑的患者(B 组；$n=10$)进行比较，这些患者都接受一个卵巢刺激疗法，此疗法是周期第 2 天开始接受剂量为 150IU/d 的重组 FSH，在周期第 6 天开始接受剂量为 0.25mg/d 的促性腺激素释放激素拮抗剂。作者发现在来曲唑给药期间，A 组的 LH 浓度显著高于 B 组。整个卵泡期，与 B 组相比，A 组(来曲唑给药组)的雌二醇浓度较低，但血清 FSH、睾酮和雄烯二酮浓度较高，但两组间差异不具有统计显著性。在人类绒膜促

性腺激素给药当日，A组（来曲唑给药组）的子宫内膜厚度中位数明显较高。来曲唑给药组的妊娠数较多，但由于样本量少，所以无法达到统计显著性差异。作者总结认为他们的试验性研究支持芳香酶抑制剂有助于产生正常的着床和卵泡反应，但同时又不会产生不良的抗雌激素作用(33)。

芳香酶抑制剂用于卵巢刺激的安全性问题

根据使用芳香酶抑制剂用于不孕症治疗的短期临床经验，我们认为应谨慎使用，并且需要征得相关患者同意以获得进行卵巢刺激的全面批准。

芳香酶抑制剂的副作用

关于临床应用芳香酶抑制剂副作用的大多数据来自于有关患有乳腺癌的绝经后女性的临床试验。这类患者对第三代芳香酶抑制剂的耐受性普遍良好。主要副作用是潮热、肠胃副作用（恶心和呕吐）以及小腿抽筋。在这些试验中，极少数患者因为芳香酶制剂的药物相关性不良作用退出一线或二线第Ⅲ期比较性试验(50～52)。在数月至数年长期每日接受芳香酶抑制剂的晚期乳腺癌老年患者中观察到明显的不良作用。显然，预计接受芳香酶抑制剂进行辅助生殖的女性产生的不良作用较少，这些女性患者通常更健康更年轻，并且只接受为期数天的短期芳香酶抑制剂给药。在我们使用芳香酶抑制剂进行卵巢刺激以及用于辅助生殖患者的临床经验中，我们观察到极少数潮热和PMS-型症状。有趣的是，发现多数曾经接受过克罗米芬治疗的患者对芳香酶抑制剂耐受性优于对克罗米芬的耐受性，前者副作用更少(53)。然而，至今为止仍没有临床试验将使用芳香酶抑制剂用于卵巢刺激的不良作用与其他用于卵巢刺激药物的不良作用进行比较。

芳香酶抑制剂治疗相关的低雌激素水平

如预期所料，抑制芳香酶而产生的雌激素水平显著低于使用例如促性腺激素或克罗米芬等卵巢刺激药物进行治疗的月经中期所观测到的血清雌激素水平。发现接受芳香酶抑制剂治疗后的每个成熟卵泡的月经中期雌激素水平大约是未接受芳香酶抑制剂治疗的一半(3～5)。之前回顾了过低或极低的卵泡内雌激素是否适于卵泡发育、排卵和黄体形成的问题，并且发现将卵泡内雌激素浓度大幅度降低至零也与卵泡“膨胀”、获得可受精卵母细胞和外观正常的胚胎发育兼容(54)。然而，由于芳香酶抑制剂的半衰期相对较短（大约两天），所以其可被快速清除，酶抑制可逆性和FSH水平升高会诱导新的芳香酶表达，这将会导致雌激素分泌量增加，并被证明此情况在排卵期是相对正常的(21)。

芳香酶抑制剂治疗后的妊娠结果

动物胚胎安全性研究发现芳香酶抑制剂——阿那曲唑不具有致畸作用和致染色体断裂作用，然而对妊娠期间无意间给药来曲唑可能会产生致畸作用存在担忧(55)。芳香酶抑制剂的半衰期短，再加上是在排卵数天前的卵泡期早期给药，所以它们应该在发生着床前已被清除。

我们报告了使用芳香酶抑制剂——来曲唑用于IUI中诱导排卵或COH后早期妊娠的临床结果(14)。在此非随机化的队列研究中，比较了接受来曲唑后所得妊娠结果和接受其他卵巢刺激治疗后所得妊娠结果，对照组为未经过卵巢刺激的自然妊娠组。两年期间在三个第三方转诊中心中，345对不孕症夫妻共产生394个妊娠周期（133例妊娠只接受了2.5mg或5mg来曲唑或同时接受促性腺激素，113例妊娠只接受了CC或同时接受促性腺激素，110例妊娠只接受了促性腺激素，另外38例妊娠未接受卵巢刺激）。IUI治疗后妊娠的流产率和宫外妊娠率与包括自然妊娠组在内的其他任何组的流产率和宫外妊娠率相似。此外，使用来曲唑后的多胎妊娠率显著低于使用CC后的多胎妊娠率，这与促性腺激素分泌的完整中枢雌激素负反馈机制假设相一致。

在最近进行的一个多中心研究中(56)，共包括911名婴儿，其中514名婴儿是经来曲唑治疗后出生，397名婴儿是经CC治疗后出生，结果发现接受来曲唑治疗后出生的婴儿，其重大畸形和小畸形的发生率没有增加。两组（来曲唑和克罗米芬）都包括接受过排卵诱导的不孕症患者，之后再进行IUI或定期性生活。研究发现CC治疗组中有7名新生儿（1.8%）和来曲唑治疗组中仅有1名（0.2%）发生先天性心脏畸形（$P=0.02$）。来曲唑治疗组的心脏畸形发生率略低于所有新生儿中报道的先天心脏畸形发生率（0.4%～1.2%），而CC治疗组的发生率略高。室间隔缺损是主要的心脏畸形（8名先天性心脏畸形新生儿中有5名是此情况），这与自然妊娠结果相似(57)。这些结果暗示来曲唑治疗组的先天心脏畸形发生率小于CC治疗组和一般人群。

参考文献

1. Mitwally MFM, Casper RF. Aromatase inhibition: a novel method of ovulation induction in women with polycystic ovarian syndrome. *Reprod Technol* 2000; 10: 244–7.
2. Mitwally MFM, Casper RF. Use of an AI for induction of ovulation in patients with an inadequate response to clomiphene citrate. *Fertil Steril* 2001; 75: 305–9.
3. Mitwally MFM, Casper RF. Aromatase inhibition improves ovarian response to follicle-stimulating hormone in poor responders. *Fertil Steril* 2002; 774: 776–80.
4. Mitwally MF, Casper RF. Aromatase inhibition reduces gonadotrophin dose required for controlled ovarian stimulation in women with unexplained infertility. *Hum Reprod* 2003; 188: 1588–97.
5. Mitwally MF, Casper RF. Aromatase inhibition reduces the dose of gonadotropin required for controlled ovarian hyperstimulation. *J Soc Gynecol Investig* 2004; 11: 406–15.
6. Mitwally MFM, Casper RF. Single dose administration of the aromatase inhibitor, letrozole: a simple and convenient effective method of ovulation induction. *Fertil Steril* 2005; 83: 229–31.
7. Mitwally MF, Casper RF. Potential of aromatase inhibitors for ovulation and superovulation induction in infertile women. *Drugs* 2006; 66(18) 66(17): 2149–60.
8. Mitwally MFM, Casper RF. Letrozole for ovulation induction. *Exp Rev Obstet Gynecol* 2006; 1(1): 15–27.
9. Casper RF, Mitwally MF. Review: aromatase inhibitors for ovulation induction. *J Clin Endocrinol Metab* 2006; 91: 760–71.
10. Mitwally MF, Casper RF, Diamond MP. The role of aromatase inhibitors in ameliorating deleterious effects of ovarian stimulation on outcome of infertility treatment. *Reprod Biol Endocrinol* 2005; 3: 54.
11. Mitwally MF, Casper RF. Aromatase inhibitors in ovulation induction. *Semin Reprod Med* 2004; 22(1): 61–78.
12. Mitwally MF, Casper RF. Aromatase inhibitors for the treatment of infertility. *Expert Opin Investig Drugs* 2003; 12(3): 353–71.
13. Mitwally MF, Casper RF. Aromatase inhibition for ovarian stimulation: future avenues for infertility management. *Curr Opin Obstet Gynecol* 2002; 14(3): 255–63.
14. Mitwally MFM, Casper RF. Pregnancy outcome after the use of an AI for induction of ovulation. *Am J Obstet Gynecol* 2005; 192: 381–6.
15. Healey S, Tan SL, Tulandi T, Biljan MM. Effects of letrozole on superovulation with gonadotropins in women undergoing intrauterine insemination. *Fertil Steril* 2003; 806: 1325–9.
16. Cortinez A, De Carvalho I, Vantman D, et al. Hormonal profile and endometrial morphology in letrozole-controlled ovarian hyperstimulation in ovulatory infertile patients. *Fertil Steril* 2005; 83(1): 110–5.
17. Fatemi HM, Kolibianakis E, Tournaye H, et al. Clomiphene citrate versus letrozole for ovarian stimulation: a pilot study. *Reprod Biomed Online* 2003; 75: 543–6.
18. Al-Omari WR, Sulaiman WR, Al-Hadithi N. Comparison of two AIs in women with clomiphene-resistant polycystic ovary syndrome. *Int J Gynaecol Obstet* 2004; 853: 289–91.
19. Al-Fozan H, Al-Khadouri M, Tan SL, Tulandi T. A randomized trial of letrozole versus clomiphene citrate in women undergoing superovulation. *Fertil Steril* 2004; 82: 1561–3.
20. Goswami SK, Das T, Chattopadhyay R, et al. A randomized single-blind controlled trial of letrozole as a low-cost IVF protocol in women with poor ovarian response: a preliminary report. *Hum Reprod* 2004; 19: 2031–5.
21. Garcia-Velasco JA, Moreno L, Pacheco A, et al. The aromatase inhibitor, letrozole increases the concentration of intraovarian androgens and improves in vitro fertilization outcome in low responder patients: a pilot study. *Fertil Steril* 2005; 84: 82–7.
22. Oktay K, Buyuk E, Libertella N, Akar M, Rosenwaks Z. Fertility preservation in breast cancer patients: a prospective controlled comparison of ovarian stimulation with tamoxifen and letrozole for embryo cryopreservation. *J Clin Oncol* 2005; 23: 4347–53.
23. Bayar U, Tanrierdi HA, Barut A, et al. Letrozole vs. clomiphene citrate in patients with ovulatory infertility. *Fertil Steril* 2006; 85: 1045–8.
24. Elnashar A, Fouad H, Eldosoky M, et al. Letrozole induction of ovulation in women with clomiphene citrate-resistant polycystic ovary syndrome may not depend on the period of infertility, the body mass index, or the luteinizing hormone/follicle stimulating hormone ratio. *Fertil Steril* 2006; 85: 161–4.
25. Atay V, Cam C, Muhcu M, et al. Comparison of letrozole and clomiphene citrate in women with polycystic ovaries undergoing ovarian stimulation. *J Int Med Res* 2006; 34: 73–6.
26. Sohrabvand F, Ansari S, Bagheri M. Efficacy of combined metformin-letrozole in comparison with metformin-clomiphene citrate in clomiphene-resistant infertile women with polycystic ovarian disease. *Hum Reprod* 2006; 21: 1432–5.
27. Sipe CS, Davis WA, Maifeld M, Van Voorhis BJ. A prospective randomized trial comparing anastrozole and clomiphene citrate in an ovulation induction protocol using gonadotropins. *Fertil Steril* 2006; Sep 26; [Epub ahead of print].
28. Bayar U, Basaran M, Kiran S, Coskun A, Gezer S. Use of an aromatase inhibitor in patients with polycystic ovary syndrome: a prospective randomized trial. *Fertil Steril* 2006; 86(5): 1447–51.
29. Barroso G, Menocal G, Felix H, Rojas-Ruiz JC, Arslan M, Oehninger S. Comparison of the efficacy of the aromatase inhibitor letrozole and clomiphene citrate as adjuvants to recombinant follicle-stimulating hormone in controlled ovarian hyperstimulation: a prospective, randomized, blinded clinical trial. *Fertil Steril* 2006; 86(5): 1428–31.
30. Grabia A, Papier S, Pesce R, Mlayes L, Kopelman S, Sueldo C. Preliminary experience with a low-cost stimulation protocol that includes letrozole and human menopausal gonadotropins in normal responders for assisted reproductive technologies. *Fertil Steril* 2006; 86(4): 1026–8.
31. Jee BC, Ku SY, Suh CS, Kim KC, Lee WD, Kim SH. Use of letrozole versus clomiphene citrate combined with gonadotropins in intrauterine insemination cycles: a pilot study. *Fertil Steril* 2006; 85(6): 1774–7.
32. Bedaiwy MA, Forman R, Mousa NA, Al Inany HG, Casper RF. Cost-effectiveness of aromatase inhibitor co-treatment for controlled ovarian stimulation. *Hum Reprod* 2006; 21(11): 2838–44.
33. Verpoest WM, Kolibianakis E, Papanikolaou E, Smitz J, Van Steirteghem A, Devroey P. Aromatase inhibitors in ovarian stimulation for IVF/ICSI: a pilot study. *Reprod Biomed Online* 2006; 13(2): 166–72.
34. Cole PA, Robinson CH. Mechanism and inhibition of cytochrome P-450 aromatase. *J Med Chem* 1999; 33: 2933–44.
35. Buzdar A, Howell A. Advances in aromatase inhibition: clinical efficacy and tolerability in the treatment of breast cancer. *Clin Cancer Res* 2001; 7: 2620–35.
36. Roberts V, Meunier H, Vaughan J, et al. Production and regulation of inhibin subunits in pituitary gonadotropes. *Endocrinology* 1989; 124: 552–4.
37. Mason AJ, Berkemeier LM, Schmelzer CH, et al. Activin B: precursor sequences, genomic structure and in vitro activities. *Mol Endocrinol* 1989; 3: 1352–8.
38. Weil SJ, Vendola K, Zhou J, et al. Androgen receptor gene expression in the primate ovary: cellular localization, regulation, and functional correlations. *J Clin Endocrinol Metab* 1989; 837: 2479–85.
39. Weil S, Vendola K, Zhou J, et al. Androgen and follicle-stimu-

lating hormone interactions in primate ovarian follicle development. *J Clin Endocrinol Metab* 1999; 848: 2951–6.
40. Vendola KA, Zhou J, Adesanya OO, et al. Androgens stimulate early stages of follicular growth in the primate ovary. *J Clin Invest* 1998; 10112: 2622–9.
41. Vendola K, Zhou J, Wang J, et al. Androgens promote oocyte insulin-like growth factor I expression and initiation of follicle development in the primate ovary. *Biol Reprod* 1999; 612: 353–7.
42. Giudice LC. Insulin-like growth factors and ovarian follicular development. *Endocr Rev* 1992; 13: 641–69.
43. Mitwally MF, Bhakoo HS, Crickard K, Sullivan MW, Batt RE, Yeh J. Estradiol production during controlled ovarian hyperstimulation correlates with treatment outcome in women undergoing in vitro fertilization-embryo transfer. *Fertil Steril* 2006; 86(3): 588–96.
44. Mitwally MF, Bhakoo HS, Crickard K, Sullivan MW, Batt RE, Yehl J. Area under the curve for estradiol levels do not consistently reflect estradiol levels on the day of hCG administration in patients undergoing controlled ovarian hyperstimulation for IVF-ET. *J Assist Reprod Genet* 2005; 22(2): 57–63.
45. Rizk B, Aboulghar M. Modern management of ovarian hyperstimulation syndrome. *Hum Reprod* 1991; 6(8): 1082–7.
46. Bulun SE, Zeitoun KM, Takayama K, Sasano H. Estrogen biosynthesis in endometriosis: molecular basis and clinical relevance. *J Mol Endocrinol* 2000; 1: 35–42.
47. Vignali M, Infantino M, Matrone R, et al. Endometriosis: novel etiopathogenetic concepts and clinical perspectives. *Fertil Steril* 2002; 784: 665–678.
48. Nirmala PB, Thampan RV. Ubiquitination of the rat uterine estrogen receptor: dependence on estradiol. *Biochem Biophys Res Commun* 1995; 2131: 24.
49. Rosenfeld CR, Roy T, Cox BE. Mechanisms modulating estrogen-induced uterine vasodilation. *Vascul Pharmacol* 2002; 382: 115.
50. Oktay K. Further evidence on the safety and success of ovarian stimulation with letrozole and tamoxifen in breast cancer patients undergoing in vitro fertilization to cryopreserve their embryos for fertility preservation. *J Clin Oncol* 2005; 23(16): 3858–9.
51. Oktay K, Buyuk E, Libertella N, et al. Fertility preservation in breast cancer patients: a prospective controlled comparison of ovarian stimulation with tamoxifen and letrozole for embryo cryopreservation. *J Clin Oncol* 2005; 23(19): 4347–53.
52. Hamilton A, Piccart M. The third-generation nonsteroidal AIs: a review of their clinical benefits in the second-line hormonal treatment of advanced breast cancer. *Ann Oncol* 1999; 10: 377–84.
53. Goss PE. Risks versus benefits in the clinical application of aromatase inhibitors. *Endocr Relat Cancer* 1999; 6: 325–32.
54. Palter SF, Tavares AB, Hourvitz A, et al. Are estrogens of importance to primate/human ovarian folliculogenesis? *Endocr Rev* 2001; 223: 389–424.
55. Tiboni GM. Aromatase inhibitors and teratogenesis. *Fertil Steril* 2004; 81: 1158–9.
56. Tulandi T, Al-Fadhli R, Kabli N, et al. Congenital malformations among 911 newborns conceived after infertility treatment with letrozole or clomiphene citrate. *Fertil Steril* 2006; 85(6): 1761–5.
57. Hoffman JIE. Incidence of congenital heart disease: I. Postnatal incidence. *Pediatr Cardiol* 1995; 16: 103.

第 25 章

促性腺激素的药效学和药代动力学

A. Michele Schuler, Jonathan G. Scammell

引言

使用外源性激素补充疗法用于治疗不孕症已有近百年的历史(1)。直到目前为止,提取自尿液和血清的化合物作为药物治疗制剂一直被作为外源性激素补充的主要来源。这些制剂使医生可以控制下丘脑-垂体-卵巢性腺轴以诱导卵泡募集和后续排卵(除外无卵性不孕症)。随着第一例体外受精(IVF)婴儿Louise Brown的成功诞生,再次引发了不孕症治疗的热潮。令人感兴趣的是这种妊娠并非得益于外源性激素补充治疗,而是由非诱导性排卵所致(2)。然而,这种方式的成功妊娠恢复了对于不孕症治疗的兴趣,在这种兴趣的驱动下研发出了可供不孕女性患者选择的更为有效、安全和廉价治疗产品的新生产技术。

自然周期中排出单个健康卵母细胞是一个精密协调的事件,此事件由多种糖蛋白分泌物调节,这些糖蛋白作用于卵巢和其他生殖组织以刺激它们发生功能形态学改变以及刺激类固醇合成(表 25.1)。下丘脑分泌促性腺素释放激素诱导脑垂体前叶分泌促卵泡激素(FSH)。循环 FSH 通过作用于颗粒细胞细胞膜上的特异性 FSH 受体刺激卵泡生长。一开始在 FSH 内源性分泌期间,出现窦状卵泡并产生自分泌反馈,通过增加 FSH、促黄体激素(LH)和绒膜促性腺激素(CG)受体的数量来增加对这些激素的敏感性。随着窦状卵泡的生长和继续分泌雌二醇,卵巢中的其他卵泡闭锁。此单个卵泡变为成熟卵泡,在 LH 峰作用下排卵。LH 也由脑垂体前叶分泌,排卵前,LH 与卵巢膜细胞中的特异性 LH 受体相互作用刺激卵母细胞成熟。排卵后,LH 刺激黄体形成,并支持黄体功能。LH 峰促使成熟卵母细胞排卵(图 25.1)(3)。

受精后,发育中的囊胚分泌 CG,其帮助发育中胚胎着床(4),之后由胎盘分泌大量 CG。CG 的主要功能是防止黄体退化,这样能确保妊娠头三个月的孕酮分泌量充足。妊娠头三个月后,CG 分泌减少,黄体渐渐退化,此退化过程伴随着母体循环中胎盘孕酮的逐渐增加。

表 25.1 "自然"周期中分泌的糖蛋白及其作用

糖蛋白	分泌自	作　用
FSH	AP	刺激卵泡生长
		刺激优势卵泡分泌雌二醇
LH	AP	排卵前,刺激卵母细胞成熟
		LH 峰刺激排卵
		排卵后,支持黄体形成和黄体功能
CG	囊胚	支持早期胚胎着床
	胎盘	防止黄体退化

AP:脑垂体前叶

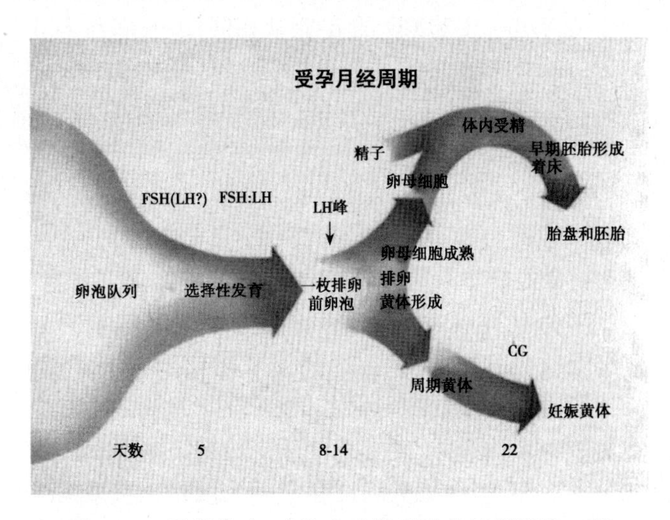

图 25.1　灵长类中,自然生殖的受孕月经周期前三周期间,卵巢和生殖系统中发生事件图解

FSH、LH 和 CG 作为诱导受精疗法的使用药物。长期以来,从多个来源中纯化这些激素,来源包括垂体提取物、动物血清和人类尿液。使用这些纯化材料存在多个缺点,包括生物活性不确定性、局部注射反应以

及致敏性(5)。随着重组技术的出现,控制性卵巢刺激疗法得到了极大的改善,此技术可以从细胞培养物中得到大量的高纯度蛋白质。现在已经可以购买到FSH、LH和CG的重组产品(表25.2),目前使用这些重组产品作为不孕症患者的标准疗法。在此章节中,我们将重点谈论这些重组产品的已知情况,包括它们的药代动力学和药效学,同时我们还将简单总结目前FSH、LH和CG在动物模型中的研究情况,因为这些模型对于人类不孕症的研究和治疗具有重要的推断作用。

表25.2 美国食品和药物管理局批准的用于诱导排卵疗法的重组产品样例

产品	商标名称	公司	FDA批准时间
r-hFSH	Follistim®	Organon	1997年9月
	Gonal-F®	Serono	1997年9月
r-hLH	Luveris®	Serono	2005年5月
r-hCG	Ovidrel®	Serono	2000年9月

r-hCG:重组人类绒膜促性腺激素;r-hLH:重组人类促黄体激素

FSH的结构和药代动力学

在控制性卵巢刺激疗法初期给药FSH,以刺激不孕症女性的卵泡募集。FSH是一种由两个亚基组成的糖蛋白,两亚基α和β之间通过非共价键连接。FSH的α-亚基与LH和CG的α-亚基相同,β-亚基与上述糖蛋白的β-亚基不同,并产生其特异性的生物活性。人类FSH的β-亚基长度为111个氨基酸,此亚基有两个糖基化位点(6)。

在一个大容量(15L)生物反应器中,中国仓鼠卵巢(CHO)细胞表达重组人类FSH(r-hFSH)(6)。这些细胞被同时转染α-和β-亚基质粒,并"持续且可复制"地产生FSH(6)。通过一系列综合步骤纯化来自于这些细胞的FSH,去除污染物,例如来自于培养基和降解FSH的蛋白质污染物。纯化步骤产生大量高效力和高质量的r-hFSH(6)。通过一个体内检测法测定r-hFSH的生物活性,此检测法测试和定量大鼠卵巢重量的增加量。

经免疫放射测定法计算r-hFSH的半衰期约为17小时,分布容积约为11L(6)。FSH的血清半衰期相对较长,清除速率为每小时0.5L,主要是通过肾小球过滤和肝代谢清除。可肌内注射或皮下注射给药r-hFSH,两种给药方式的药物半衰期和清除速率相似。体重指数与吸收成反比:指数越高,吸收量越低(6),因此,肥胖患者需要更高剂量的r-hFSH。

FSH的药效学

FSH通过与FSH受体(FSHR),一种G-蛋白-偶联受体相结合产生作用(7)。FSHR富含亮氨酸,并具有七个跨膜螺旋的特征(图25.2)。它们以握手结合模型进行连接(8),就如同模型名字所提示的,握手结合模型的外观类似于双手紧握:FSH分子嵌入弯曲受体的凹口中,受体环绕在FSH分子中心的周围。最近已结晶出含FSHR在内的FSH复合体(图25.3)。卵巢中,当FSH与FSHR结合时,此受体被激活,并通过G-蛋白级联反应进行信号传导,最终激活腺苷酸环化酶并产生cAMP,从而反过来刺激卵泡分泌雌二醇。之后循环雌二醇负反馈调节脑垂体,降低FSH分泌量。在转染了重组大鼠FSHR的小鼠Ltk⁻细胞(L细胞)研究中发现,FSH可导致cAMP积累。已使用此细胞培养系统作为一种高敏度方法,用于测定人类患者样本中FSH的生物活性(9)。FSH受体表达的调控过程非常复杂,不在此章节中进行详述;Gromoll和Simoni对此调控过程进行过详细的讨论(10)。

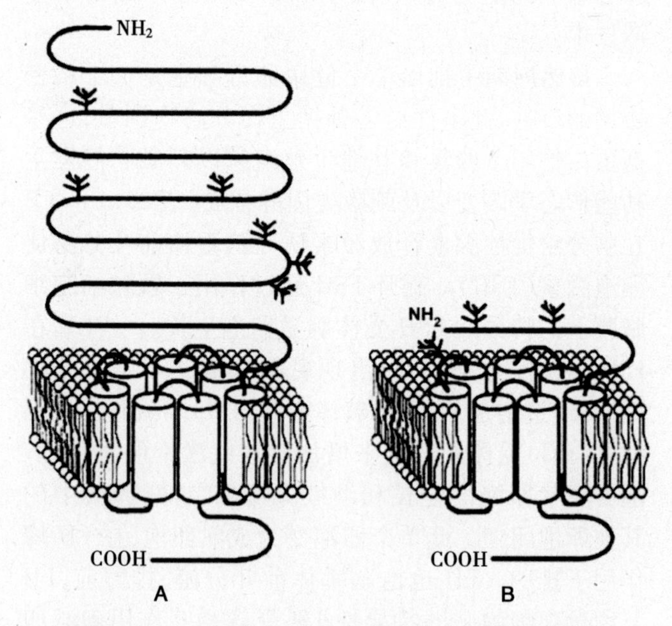

图25.2 一个质膜G-蛋白-偶联受体的图解。G-蛋白-偶联受体含一个胞外N-末端,一个胞内C-末端和七个α-螺旋跨膜域。(A)较长N-末端是糖蛋白G-蛋白受体的特点(例如FSHR或LHR);(B)较短N-末端是其他G-蛋白-偶联受体的特点

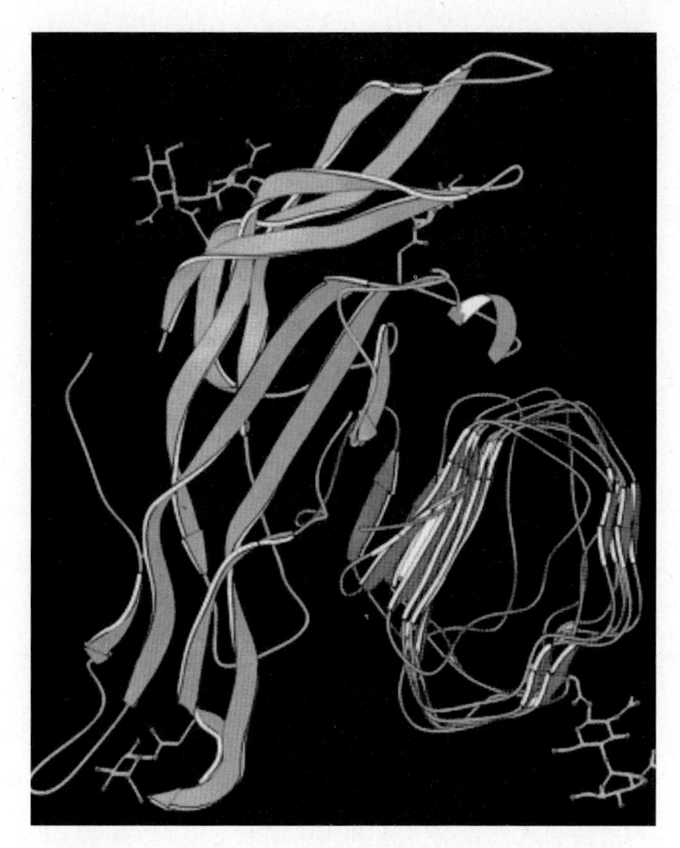

图 25.3 FSH 与 FSHR 结合的复合体结构带状图。FSH 的 α-链为绿色，FSH 的 β-链为蓝色。N-连接糖基化位点（FSH 分子和 FSHR）为黄色

灵长类动物中，r-hFSH 和控制性卵巢刺激

已发现 r-hFSH 对人类和包括猕猴在内的多个非人类灵长类物种的卵泡募集有效。女性被给药 r-hFSH 能诱导多个卵泡的卵母细胞发育（3）。因此，r-hFSH通常是不孕症女性患者的所选疗法（6）。同时，r-hFSH 也可用于猕猴的控制性卵巢刺激，在单个周期的单个动物中，此疗法对刺激卵巢和产生多个卵母细胞非常有效。此外，此疗法还不会诱导产生抗 r-hFSH 抗体，而在非人类灵长类动物中观察到另一种用于控制性卵巢刺激的制剂——孕马血清促性腺激素（PMSG）会产生其抗体（3，11）。PMSG 具有 FSH 和 LH 活性，在有限次周期中可有效诱导猕猴的卵巢募集，但猕猴会分泌抗 PMSG 抗体，与药物接触（11）。我们在松鼠猴中尝试使用 r-hFSH 和 PMSG 进行卵巢刺激疗法，与猕猴及人类不同，松鼠猴对 PMSG 的反应强于对 r-hFSH 的反应（12）。还未测定松鼠猴 FSHR 的结构，有可能是松鼠猴 FSHR 的结构与人类 FSHR 的结构不同，不能与 r-hFSH 发生高亲和性结合。

LH 的结构和药代动力学

LH 是最近加入控制性卵巢刺激疗法的，其可增加卵泡募集，并能诱导卵母细胞成熟。虽然 LH 也能刺激产生内源性 LH 峰，但人类 CG（hCG）仍是用于排卵诱导的首选制剂。和 FSH 和 CG 一样，LH 是一种由两个亚基 α 和 β 所组成的糖蛋白，LH 的 β-亚基长度为 121 个氨基酸，有一个糖基化位点（13，14），LH 的 β-亚基糖基化为 N-连接糖基化。LH 与 LH/CG 受体结合，此受体同时作用于人类的 LH 和 CG（15，16）。

也用 CHO 细胞生产重组人类 LH（r-hLH），此细胞将 LH 分泌入培养基中（13，14），再用色谱层析法纯化 LH。据报道当人类受试者被给药 r-hLH 时，此药物的半衰期为 10 小时，分布容积约为 14L，经计算清除速率为每小时 1.7L，主要是通过肝代谢清除的，肾小球过滤在清除中起到很小的作用。可以通过肌内注射和皮下注射给药 r-hLH，肌内注射给药的药物半衰期较短，但仍能发挥充分的药理作用（13，14）。

LH 的药效学

LH 和 CG 能与 LH 受体（LHR）高亲和性结合，此受体是一种糖蛋白 G-蛋白-偶联受体，具有七个跨膜域（图 25.2）。与 LHR 结合不仅产生由腺苷酸环化酶调控信号的级联反应，还产生由磷酸肌醇调控信号的级联反应（15）。CG 和 LH 都能与 LHR 高亲和性结合，并激活 LHR（16）。激活卵巢内的 LHR 有助于卵泡成熟、诱导排卵和（或）刺激黄体形成/功能，这取决于当时的周期阶段和激素的相互作用（17）。最终，LH 与 LHR 结合促进黄体分泌孕酮。多个因子调控 LHR 的细胞表面表达，Menon 等曾详细阐明了此过程（18），此章节对 LHR 调控不做讨论。

r-hLH 和控制性卵巢刺激

r-hLH 可用于控制性卵巢刺激疗法中，与 r-hFSH 联合使用可促进卵泡成熟。通常情况下，给药 r-hLH 可以增加卵巢对 r-hFSH 的反应，并且使募集卵泡数达到最大化（3）。此外，认为当 FSH 补充 LH 时，所获卵母细胞（将用于 IVF）的质量更好（19）。LH 还能用于 FSH 性患者的排卵诱导（17）。

CG 的结构和药代动力学

在控制性卵巢刺激疗法期间给药 hCG 以诱导卵母细胞成熟。如果卵母细胞将被用于 IVF 时可以在获得卵母细胞前给药以模仿内源性 LH 峰,如果尝试在患者体内受精,则可以在宫内受精前给药,也可以在受精后给药以支持黄体功能。hCG 的 β-亚基含 145 个氨基酸,人类 CG 和人类 LH 的 β-亚基之间的同源性约为 80%(20),CG 的 β-亚基 C 末端比 LH 的 β-亚基 C 末端长二十四个氨基酸。CG 的 β-亚基有六个糖基化位点,四个为 O-连接糖基化,两个为 N-连接糖基化(20)。C-末端的 O-连接糖基化防止 CG 降解,低聚糖链形成物理屏障保护蛋白质核心,如果去掉这些低聚糖链,蛋白质核心容易被蛋白酶降解(21)。

如同 r-hFSH 一样,r-hCG 也能由 CHO 细胞培养系统生产(22)。此系统能生产出高纯度产物,并没有像尿源 hCG 中观测到的许多污染物。重组 hCG(r-hCG)的药效学与尿液 hCG 的药效学相似,但 r-hCG 的效力强于尿液 hCG。半衰期具有双相性;据报道较长相约为 24 ~ 33 个小时(22),稳态分布容积约为 5 ~ 7L,这取决于给药剂量和方式(22)。肝脏和肾脏都在此药物清除中起作用,据报道清除速率为每小时 0.3L(22)。肝脏约代谢 80% 的 hCG(20),未代谢 hCG 被排泄入尿液中。

CG 的药效学

CG 与 CG/LH 受体(LHR)结合。如同 FSHR 一样,LHR 也是一种 G-蛋白-偶联受体(图 25.2)。在 *LH* 药效学的章节中有对于 LHR 更为全面的描述。

R-hCG 和控制性卵巢刺激

R-hCG 可用于控制性卵巢刺激疗法中诱导卵母细胞成熟,并改善妊娠结果(23)。此外,r-hCG 比尿液 CG 明显存在优势,包括 r-hCG 的血清 hCG 浓度更高、血清孕酮浓度更高以及局部反应减少。控制性卵巢刺激中外源性给药 CG 还能增加子宫内膜对早期胚胎的容受性(20)。

新大陆猴研究所得结果

在新大陆灵长类动物(阔鼻下目)中发现关于此主题的有趣变异。新大陆灵长类动物被认为是在约 3500 万年前从旧大陆类人猿中分化出来(24)。现存的新大陆灵长类包括例如狨猴、松鼠猴和夜猴等灵长类动物,可能在 1500 万至 2000 万年前出现,并分布于中美洲至南美洲。1997 年,Zhang 等克隆了普通狨猴睾丸中的 LH,并测定了其序列(25),他们发现,不像人类 LHR mRNA 由十一个外显子转录而来,狨猴睾丸的 LHR 在 mRNA 水平缺少外显子 10。最近的研究显示①在包括松鼠猴在内的其他新大陆灵长类中也发现缺少 LHR 外显子 10mRNA(26);②在新大陆灵长类动物的基因组 DNA 总发现外显子 10 序列(26);③新大陆灵长类基因的核苷酸变化导致跳过外显子 10,从而不能进行有效剪切(27)。这类受体被称为Ⅱ型 LHR,也在人类中观察到缺乏外显子 10 的Ⅱ型 LHR 表达(28)。

之后在体外比较Ⅱ型 LHR 的活性和野生型 LHR 的活性,发现Ⅱ型 LHR 的多个受体功能缺损。首先,Ⅱ型 LHR 运输至质膜的效率低于野生型 LHR(29),当细胞表面表达Ⅱ型 LHR 时,正常情况下它会与天然配体 LH 和 CG 结合(30)。其次,Ⅱ型 LHR 存在信号转导缺陷,在转染了野生型受体的 COS-7 细胞中,LH 和 CG 产生胞内信号循环 AMP 的能力相同,但与 CG 相比,LH 激活Ⅱ型 LHR 能力明显受损。这些结果说明Ⅱ型 LHR 难以被 LH 激活,但对 CG 具有正常反应。这在一个关于纯合性缺失外显子 10 继发睾丸间质细胞发育不全的患者研究中得到证实。此患者对高血清 LH 水平没有反应,但用 CG 治疗后睾酮合成增加、睾丸体积增加并且精子发生完整(28)。

那么立即产生了一个问题:如果新大陆灵长类中天然表达的 LH 受体类型难以与 LH 结合,那么 LH 如何在这些灵长类动物中完成其功能?答案很简单,新大陆灵长类动物不表达 LH,而 CG 作为相关的垂体促性腺激素。曾尝试使用反转录聚合酶连锁反应扩增绒猴垂体的 LH β-亚基,但未成功。然而,发现 CGβ-亚基在绒猴垂体中高度表达(26,31)。我们已发现松鼠猴和夜猴垂体腺同样表达 CG β-亚基,而非 LH β-亚基(32)。因此,CG 是新大陆灵长类动物的垂体中唯一一种具有黄体化功能的促性腺激素。此外,新大陆灵长类动物的 CG 氨基酸序列产生的体内生物行为不同于人类 CG。如前所述,人类 CG 的 β-亚基羧基末端扩展部分具有四个 O-连接糖基化位点,能产生约 30 小时的较长半衰期(33,34)。使用 NetOGlyc 3.1 Server 在线项目预测新大陆灵长类 CG β 的这四个位点中没有一个位点能被O-连接糖基化(图25.4),虽然Amato等曾报道绒猴CG β的糖类组成说明存在O-连接位点(35)。新大陆灵长类动物CG β的O-连接位点之一是N-连接糖基化的识别位点(31,32,36,37)。新大陆灵长类动物CG β的不同糖基化模式产生较短的半衰期,适于垂体促性腺激素以脉冲方式释放。仍需进一步研究以确定人类和新大陆灵长类动物CG的相对半衰期,并确定在新大陆灵长类动物中胎盘CG糖基化模式(和半衰期)是否不同于垂体CG。

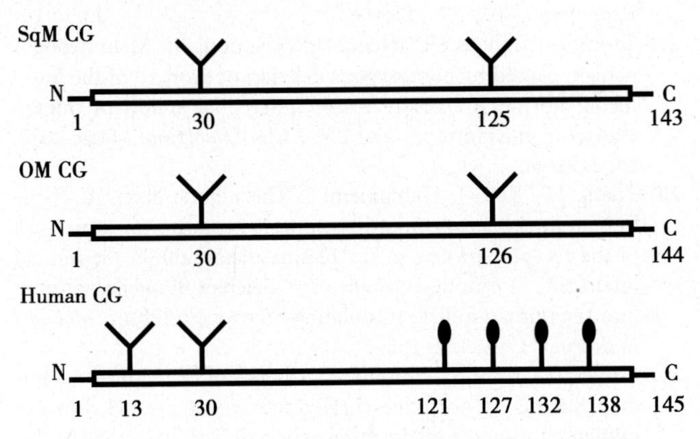

图25.4 示意图显示新大陆松鼠猴和夜猴CG(分别为SqM CG和OM CG)的预测糖基化位点。人类CG在位点13和30具有N-连接低聚糖链,在位点121、127、132和138具有O-连接低聚糖链。预测在松鼠猴和夜猴CG中不存在O-连接糖基化位点。但新大陆灵长类动物CG在C末端具有N-连接糖基化的特异性识别序列

基因敲除小鼠研究所得结果

制作FSH β、FSHR、LH β和LHR的基因敲除小鼠(38~42)。这些动物模型有助于我们了解LH、FSH、LHR和FSHR的活性/作用。FSH β敲除雌性小鼠不孕,并且卵巢较小。这些小鼠不具有循环FSH,但具有比预期水平高的循环LH。有趣的是,能通过给药PMSG"治愈"这些雌性小鼠(39),这说明这些基因敲除小鼠的卵巢还残留"功能",当给药FSH模拟物时可刺激卵巢产生反应。如同FSH β基因敲除雌性小鼠一样,FSHR基因敲除小鼠也不孕,但和FSH β基因敲除雌性小鼠不同的是,这些小鼠不能被治愈(40)。由于缺乏对脑垂体前叶的反馈,所以这些小鼠的循环FSH和LH水平升高。这些动物的卵巢缺乏排卵能力,不能对外源性FSH产生反应,这说明FSHR的表达是正常卵巢功能所必需的。LH β基因敲除雌性小鼠也不孕,但能通过给药人类CG在短期内被治愈(41)。卵巢组织学显示主要和次要卵泡,发现窦状卵泡含有退化的卵母细胞。这说明缺乏循环LH,卵泡发育相对正常,但由于缺少内源性LH峰,所以无法排卵。当给药外源性CG时,卵巢能产生排卵反应。最后,LHR基因敲除雌性小鼠也不孕,并且其生殖系统存在多个结构性缺陷(42),这些小鼠不能对外源性激素给药产生反应;不能恢复生育力。此结果部分是由于生殖系统的严重结构性缺陷所导致,另外还由于卵巢中完全没有窦状卵泡所导致。这些小鼠模型是研究人类无排卵性不孕症的重要资源,还可以用于研究新型治疗方案。

临床实践关键点

- 当选择药剂用于控制性卵巢刺激之时,必须考虑药物治疗制剂的药代动力学和药效学。目前有多种可用于控制性卵巢刺激疗法的重组产品,可以提供高纯度和高效力的尿液或血清来源促性腺激素替代品。这些产品可有效促进卵泡募集和卵母细胞成熟,并刺激内源性LH峰从而诱导排卵。这些药物还不会产生尿液或血清来源化合物所产生的多种副作用,例如生物活性不确定性、局部注射反应和致敏性(5)。医生应当在为不孕症女性患者制订治疗计划时考虑采用这些药物。

致谢

由美国国家科研资源中心(NCRR),NIH的资助K01 RR021971(A. M. Schuler),R24 RR 13200(J. G. Scammell)和R24 RR 20052和P40 RR01254(C. R. Abee)在作者实验室中进行研究和报道。此章节内容仅由作者负责,不代表NCRR或NIH的官方观点。

参考文献

1. Ludwig M, Diedrich K. Follow-up of children born after assisted reproductive technologies. *Reprod Biomed Online* 2002; 5: 317–22.
2. Steptoe PC, Edwards RG. Birth after the reimplantation of a human embryo. *Lancet* 1978; 2: 366.
3. Stouffer RL, Zelinski-Wooten MB. Overriding follicle selection in controlled ovarian stimulation protocols: quality vs quantity. *Reprod Biol Endocrinol* 2004; 2: 32.
4. Srisuparp S, Strakova Z, Fazleabas AT. The role of chorionic gonadotropin (CG) in blastocyst implantation. *Arch Med Res* 2001; 32: 627–34.
5. Ludwig M, Doody KJ, Doody KM. Use of recombinant human chorionic gonadotropin in ovulation induction. *Fertil Steril* 2003; 79: 1051–9.
6. [No authors listed]. Recombinant follicle stimulating hormone:

development of the first biotechnology product for the treatment of infertility. Recombinant Human FSH Product Development Group. *Hum Reprod Update* 1998; 4: 862–81.
7. Wheatley M, Hawtin SR. Glycosylation of G-protein-coupled receptors for hormones central to normal reproductive functioning: its occurrence and role. *Hum Reprod Update* 1999; 5: 356–64.
8. Fan QR, Hendrickson WA. Structure of human follicle-stimulating hormone in complex with its receptor. *Nature* 2005; 433: 269–77.
9. Gudermann T, Brockmann H, Simoni M, Gromoll J, Nieschlag E. In vitro bioassay for human serum follicle-stimulation hormone FSH based on L cells transfected with recombinant rat FSH receptor: validation of a model system. *Endocrinology* 1994; 135: 2204–13.
10. Gromoll J, Simoni M. Genetic complexity of FSH receptor function. *Trends Endocrinol Metab* 2005; 16: 368–73.
11. Bavister BD, Dees C, Schultz RD. Refractoriness of rhesus monkeys to repeated ovarian stimulation by exogenous gonadotropins is caused by nonprecipitating antibodies. *Am J Reprod Immunol Microbiol* 1986; 11: 11–16.
12. Schuler AM, Westberry JM, Scammell JG, Abee CR, Kuehl TJ, Gordon JW. Ovarian stimulation of squirrel monkeys (*Saimiri boliviensis boliviensis*) using pregnant mare serum gonadotropin. *Comp Med* 2005; 56: 12–6.
13. le Cotonnec JY, Porchet HC, Beltrami V, Munafo A. Clinical pharmacology of recombinant human luteinizing hormone: Part I. Pharmacokinetics after intravenous administration to healthy female volunteers and comparison with urinary human luteinizing hormone. *Fertil Steril* 1998; 69: 189–94.
14. le Cotonnec JY, Porchet HC, Beltrami V, Munafo A. Clinical pharmacology of recombinant human luteinizing hormone: Part II. Bioavailability of recombinant human luteinizing hormone assessed with an immunoassay and an in vitro bioassay. *Fertil Steril* 1998; 69: 195–200.
15. Dufau ML. The luteinizing hormone receptor. *Annu Rev Physiol* 1998; 60: 461–96.
16. Segaloff DL, Ascoli M. The lutropin/chorionic gonadotropin receptor. . .4 years later. *Endocr Rev* 1993; 14: 324–47.
17. Filicori M, Cognigni GE, Pocognoli P, Ciampaglia W, Bernardi S. Current concepts and novel applications of LH activity in ovarian stimulation. *Trends Endocrinol Metab* 2003; 14: 267–73.
18. Menon KM, Munshi UM, Clouser CL, Nair AK. Regulation of luteinizing hormone/human chorionic gonadotropin receptor expression: a perspective. *Biol Reprod* 2004; 70: 861–6.
19. Huirne JA, Lambalk CB, van Loenen AC, Schats R, Hompes PG, Fauser BC, Macklon NS. Contemporary pharmacological manipulation in assisted reproduction. *Drugs* 2004; 64: 297–322.
20. Stenman UH, Tiitinen A, Alfthan H, Valmu L. The classification, functions and clinical use of different isoforms of hCG. *Hum Reprod Update* 2006; 12: 769–84.
21. Fares F. The role of O-linked and N-linked oligosaccharides on the structure-function of glycoprotein hormones: development of agonists and antagonists. *Biochim Biophys Acta* 2006; 1760: 560–7.
22. Trinchard-Lugan I, Khan A, Porchet HC, Munafo A. Pharmacokinetics and pharmacodynamics of recombinant human chorionic gonadotrophin in healthy male and female volunteers. *Reprod Biomed Online* 2002; 4: 106–15.
23. Griesinger G, Diedrich K, Devroey P, Kolibianakis EM. GnRH agonist for triggering final oocyte maturation in the GnRH antagonist ovarian hyperstimulation protocol: a systematic review and meta-analysis. *Hum Reprod Update* 2006; 12: 159–68.
24. Schrago CG. On the time scale of New World primate diversification. *Am J Phys Anthropol* 2007; 132: 344–54.
25. Zhang FP, Rannikko AS, Manna PR, Fraser HM, Huhtaniemi IT. Cloning and functional expression of the luteinizing hormone receptor complementary deoxyribonucleic acid from the marmoset monkey testis: absence of sequences encoding exon 10 in other species. *Endocrinology* 1997; 138: 2481–90.
26. Gromoll J, Wistuba J, Terwort N, Godmann M, Muller T, Simoni M. A new subclass of the luteinizing hormone/chorionic gonadotropin receptor lacking exon 10 messenger RNA in the New World monkey (*Platyrrhini*) lineage. *Biol Reprod* 2003; 69: 75–80.
27. Gromoll J, Lahrmann L, Godmann M, Muller T, Michel C, Stamm S, Simoni M. Genomic checkpoints for exon 10 usage in the luteinizing hormone receptor type 1 and type 2. *Mol Endocrinol* 2007; 21: 1984–96.
28. Gromoll J, Eiholzer U, Neischlag E, Simoni M. Male hypogonadism caused by homozygous deletion of exon 10 of the luteinizing hormone (LH) receptor: differential action of human chorionic gonadotropin and LH. *J Clin Endocrinol Metab* 2000; 85: 2281–6.
29. Zhang FP, Kero J, Huhtaniemi I. The unique exon 10 of the human luteinizing hormone receptor is necessary for expression of the receptor protein at the plasma membrane in the human luteinizing hormone receptor, but deleterious when inserted into the human follicle-stimulating hormone receptor. *Mol Cell Endocrinol* 1998; 142: 165–74.
30. Muller T, Gromoll J, Simoni M. Absence of exon 10 of the human luteinizing hormone (LH) receptor impairs LH, but not human chorionic gonadotropin action. *J Clin Endocrinol Metab* 2003; 88: 2242–9.
31. Muller T, Simoni M, Pekel E, Luetjens CM, Chandolia R, Amato F, Norman RJ, Gromoll J. Chorionic gonadotrophin beta subunit mRNA but not luteinising hormone beta subunit mRNA is expressed in the pituitary of the common marmoset (*Callitrix jacchus*). *J Mol Endocrinol* 2004; 32: 115–28.
32. Scammell JG, Funkhouser JD, Moyer FS, Gibson SV, Willis DL. Molecular cloning of pituitary glycoprotein α-subunit and follicle stimulating hormone and chorionic gonadotropin β-subunits from New World squirrel monkey and owl monkey. *Gen Comp Endocrinol* 2008; 155(3): 534–41.
33. Matzuk MM, Hsueh AJ, Lapolt P, Tsafriri A, Keen JL, Boime I. The biological role of the carboxyl-terminal extension of human chorionic gonadotropin [corrected] beta-subunit. *Endocrinology* 1990; 126; 376–83.
34. Saal W, Glowania HJ, Hengst W, Happ J. Pharmacodynamics and pharmacokinetics after subcutaneous and intramuscular injection of human chorionic gonadotropin. *Fertil Steril* 1991; 56: 225–9.
35. Amato F, Simula AP, Gameau LJ, Norman RJ. Expression, characterization and immunoassay of recombinant marmoset chorionic gonadotrophin dimer and beta-subunit. *J Endocrinol* 1998; 159: 141–51.
36. Simula AP, Amato F, Faast R, Lopata A, Berka J, Norman RJ. Luteinizing hormone/chorionic gonadotropin bioactivity in the common marmoset (*Callithrix jacchus*) is due to a chorionic gonadotropin molecule with a structure intermediate between human chorionic gonadotropin and human luteinizing hormone. *Biol Reprod* 1995; 53: 380–9.
37. Maston GA, Ruvolo M. Chorionic gonadotropin has a recent origin within primates and an evolutionary history of selection. *Mol Biol Evol* 2002; 19: 320–35.
38. Kumar TR. What have we learned about gonadotropin function from gonadotropin subunit and receptor knockout mice? *Reproduction* 2005; 130: 293–302.
39. Kumar TR, Wang Y, Lu N, Matzuk MM. Follicle stimulating

hormone is required for ovarian follicle maturation but not male fertility. *Nat Genet* 1997; 15: 201–4.

40. Abel MH, Wootton AN, Wilkins V, Huhtaniemi I, Knight PG, Charlton HM. The effect of a null mutation in the follicle-stimulating hormone receptor gene on mouse reproduction. *Endocrinology* 2000; 141: 1795–803.
41. Ma X, Dong Y, Matzuk MM, Kumar TR. Targeted disruption of luteinizing hormone beta-subunit leads to hypogonadism, defects in gonadal steroidogenesis, and fertility. *Proc Natl Acad Sci USA* 2004; 101: 17294–9.
42. Zhang FP, Poutanen M, Wilbertz J, Huhtaniemi I. Normal prenatal but arrested postnatal sexual development in luteinizing hormone receptor knockout (LuRKO) mice. *Mol Endocrinol* 2001; 15: 172–83.

第 26 章

促性腺激素的前景：是否还有改善空间？

Marc Princivalle

引言

正如教科书和许多科学出版物中所描述的那样，人类生殖是一个效率相对较低的过程，这种矛盾现象对物种的生存至关重要(1,2)。定期性交后的自然妊娠几率约为30%，与此同时还有30%的早期人类胚胎无法发育成活体胎儿，很大部分是由于染色体异常、着床失败和(或)习惯性流产所致，但也不完全都是这些原因造成(1~3)。50多年来，科学家、医生和制药公司不断尝试研发新的方法、分子和治疗步骤以改善生育力，首先在动物模型中实验，最终应用于受孕困难的夫妻。尽管他们进行了努力的尝试，但仍没有找到理想的方案、化合物和(或)治疗步骤可以获得这些不孕症夫妻预期的最大妊娠率(4)。

约有15%的育龄期夫妻存在不孕症问题，不孕症的定义为一年无保护性交仍未妊娠。之前认为不孕症是女性的问题，而现在广泛认为男性因素占到不孕症夫妻的40%~50%。女性因素占不孕症夫妻的25%~30%，还有10%~15%最终被归类为原因不明性不孕症(4)。在西方国家，不孕症是一个日趋严重的问题；其中一个原因是越来越多的夫妻决定将生育推迟至他们未料想到的不得不治疗不孕症的时候。这种生活方式产生的问题目前也渐渐在例如印度和中国这样的国家出现。

在过去50年中，不断发展用刺激疗法募集多个健康的可受精卵母细胞用于体外受精(IVF)的方法。自从20世纪80年代早期摒弃了在自然周期的排卵前期募集单个卵母细胞的做法，而是使用促性腺激素刺激多个卵母细胞，根据刺激药剂的可用性，所用疗法处于动态变化的状态。人类绝经期促性腺激素(hMG)提取自绝经后女性的尿液中，是20世纪80年代早期市场上唯一可获得的促性腺激素，在当时即1981年12月28日，第一个IVF婴儿Elizabeth Carr在美国出生。自从那时起，多种关于GnRH激动剂和拮抗剂的促性腺激素制剂被引入市场，用于抑制LH峰。表26.1为可用促性腺激素的总结。

表 26.1 目前市售促性腺激素

	品牌	分子	公司
尿液			
hMG	Repronex	FSH 和 LH 和 95% 人类尿蛋白	Ferring Pharmaceuticals
hMG	Humegon	FSH 和 LH 和 95% 人类尿蛋白	Organon
hMG	Pergonal	FSH 和 LH 和 95% 人类尿蛋白	Serono
高度纯化 hMG	Menopur	FSH 和 LH 和<5% 人类尿蛋白	Ferring Pharmaceuticals
纯化 FSH	Metrodin	尿促卵泡素和 95% 人类尿蛋白	Serono
高度纯化 FSH	Bravelle	尿促卵泡素和<5% 人类尿蛋白	Ferring Pharmaceuticals
高度纯化 FSH	Metrodin HP	尿促卵泡素和<5% 人类尿蛋白	Serono
人绒毛膜促性腺激素(hCG)	Novarel	绒膜促性腺激素和<5% 人类尿蛋白	Ferring Pharmaceuticals
hCG	Profasi	绒膜促性腺激素和<5% 人类尿蛋白	Serono
hCG	Pregnyl	绒膜促性腺激素和<5% 人类尿蛋白	Organon
重组			
FSH	Gonal-F	促卵泡素 α	Serono
FSH	Puregon	促卵泡素 β	Organon
LH	Luveris	促黄体素 α	Serono
hCG	Ovidrel	绒膜促性腺激素 α	Serono

目前的IVF操作复杂、耗时并且昂贵，会产生许多应激反应、副作用和并发症危险(5)，尽管经过多年的改进，但IVF的成功率仍不高，最近几年所得的妊娠率约为25%。此外，世界各地日渐意识到IVF后产生的多胎妊娠，尤其是三胞胎或更多胎的妊娠不能再被大众所接受(5)。虽然目前促性腺激素疗法是广泛被接受的不孕症常规治疗的必要组成部分，但仍需要大学和制药公司进行大量的探索、研究和调查以研发出安全、高质量和有效的促性腺激素制剂可投入常规临床使用(6)。此章节的目的不在于回顾之前所做的[我们的同事Bruno Lunenfeld已撰写过一篇很详细的综述，并已在最近发表(6)]而是聚焦于促性腺激素领域潜在的未来发展前景，并阐述制药公司为提供更好、更低价和更安全的分子所需努力的方向。

最近的研究开始阐明医生需要什么来增加妊娠率。Bart Fauser等(1)曾研究过用于IVF的卵巢刺激是否会影响卵母细胞质量，以及是否会影响减数分裂期间和早期胚胎发育期间的染色体分离行为。在一个前瞻性、随机对照试验中，他们比较了两个卵巢刺激治疗方案：一个是用GnRH拮抗剂共同治疗的温和刺激方案，另一个是使用传统的长疗程高剂量外源性促性腺激素与GnRH激动剂共同治疗的方案(1)。有趣的是，研究在一次计划外的期中分析后提前结束，结果发现温和刺激后的胚胎非整倍体率较低。与传统刺激疗法相比，温和刺激后获得的卵母细胞数量和胚胎数量明显较少；结果，两种治疗方案产生的染色体正常的胚胎平均数相似；马赛克胚胎发生率之间的差异说明卵巢刺激对有丝分裂分离错误产生影响。总结而言，未来的卵巢刺激策略应尽量避免最大化卵母细胞的产量，而应减少对卵巢生理及更为重要的子宫内膜接受性的干扰从而获得足量的染色体正常胚胎(1)。为了达到这个目标，制药产业必须以开发安全、适用且有效的“完美”促性腺激素为目的，为医生提供新的治疗工具。

可用促性腺激素

自从20世纪80年代早期促性腺激素首次常规用于卵巢刺激治疗方案以来，药物产品发生了长足的进步，使得目前市场上可以获得高度纯化的和稳定的人类促性腺激素制剂。这些促性腺激素的来源可以来自于人类尿液或来自于重组技术，虽然这些产品各不相同，但都能改善周期管理和治疗结果。这种“改革”引入系统稳健且“最先进”的工艺和设备以保证产品一致性、纯度和安全性。不论是高度纯化人类蛋白，还是重组人类蛋白，它们的生产和制备都能改善产品纯度、一致性和给药方式。这些工艺使制药产业能设计出新一代的促性腺激素，即具有长效形式、新型配方，但更为重要的是口服有效的小分子促卵泡激素(FSH)激动剂[含或不含促黄体生成激素(LH)活性]。表26.1总结了目前可用的促性腺激素。

令人关注的是，最近的研究表明研究者同时考虑子宫内膜在成功疗法中的重要性，并考虑将子宫内膜作为此复杂过程的关键组成部分(7)。正如Devroey等最近提出的，急需对IVF过程中子宫内膜的变化进行一个详细的研究，以了解其中机制并需要加强对此领域的研究(7)。着床窗期的定义是子宫处于易接受性的时期(排卵后8~10天)。显然仍对于卵巢刺激后的黄体期功能的正常性存在困惑，因为原则上功能性黄体期意味着荷尔蒙环境正常以及子宫内膜正常(7)。但只有很少关于不论是无卵性女性经排卵诱导后或排卵女性进行IVF的多卵泡卵巢刺激后的这类数据。黄体期功能不全被描述为与多种用于刺激卵巢的药物治疗方案有关(7)。

尽管重组促性腺激素的出现确实是一次有意义的进展，但重组促性腺激素在具有疗效的同时，其工艺更为复杂，价钱更为昂贵。医生仍应根据例如其患者的社会经济环境等可变标准进行药物的选择。基于此原因，越来越多的研究致力于研发IVF治疗期间使用的刺激更温和、工艺更精良的黄体期补充药物，也致力于研发注射型促性腺激素的新型替代品。

促性腺激素的替代品

FSH-CTP

外源性促性腺激素疗法为受孕困难夫妻的治疗奠定了基础，需要进行长期治疗以获得治疗效果，通常情况下连续8~10天给药以刺激女性卵泡生成，而在低促性腺激素男性病例中，则作为诱导精子形成的替代疗法。给药方式为每日肌内注射(i. m.)或皮下注射(s. c.)重组人类FSH(hFSH)或尿液hFSH。减少给药频率可便于治疗，并使促性腺激素给药更易耐受。

通过将人类绒膜促性腺激素(hCG)的羧基末端肽(CTP)与天然重组hFSH融合而研发出两种长效促性腺激素，一种是含共用α-和β-FSH亚基的非共价结合异二聚体形式，另一种是之前报道(10)的相接肽(9)形式。已知hCG具有较长循环半衰期，这是由于hCG β-亚基的 CTP 序列上存在四个 O-连接糖基化位点所致。hCG 和 hLH 具有共同受体，并且两种激素结合该受体的生物活性相似，然而 hCG 的血清半衰期比 hLH 血清半衰期长两倍多（hCG 半衰期 30～40 小时，而 hCG 半衰期约为 11 小时）。除了 hCG β-亚基的 CTP 以外（氨基酸 113～145 位），这两种激素还具有大于 85% 的序列同源性，因此，CTP 可以在不干扰受体结合和信号转导的情况下改变 hCG 代谢（9，10）。或者可以通过额外糖基化 FSH 分子来创造长效 FSH（9，10）。临床前研究说明 FSH-CTP 的体外药理学活性与重组 FSH 相似，且 FSH-CTP 的预期半衰期比重组 FSH 的半衰期长 2～3 倍（11，12）。

2001 年发表了第一个关于 FSH-CTP 临床试验的报告（11）。在这个一期、非盲、多中心研究中，入选了 13 名低促性腺激素性腺功能低下男性受试者，根据抗体形成测试 FSH-CTP 的安全性，并确定此类新型重组蛋白质的药代动力学性质（11）。结果显示 FSH-CTP 的使用是安全的，不会产生可侦测水平的抗体；根据此种新型 FSH 重组蛋白质的药代动力学性质和药效学性质可以研发出一种新的女性不孕症治疗方法（11）（ORG36286）。最近关于进行 IVF 的女性（13）和患有 WHO 分类Ⅱ无排卵性不孕症女性（14）的临床试验显示单次剂量的长效 FSH-CTP 给药能诱导一个或多个卵泡发育至排卵规模，但仍需进一步研究以选择最佳 FSH-CTP 剂量和治疗时间间隔（13）。Organon 目前正研发半衰期比重组 FSH 半衰期长 2～3 倍的可注射促排卵素-α（FSH-CTP），发现对低促性腺激素性腺功能低下男性受试者重复给药 FSH-CTP 是安全的，且耐受性良好，并不会形成抗体（11）。此外，FSH-CTP 组还获得正在妊娠病例。然而，仍有待于进行额外研究以建立最佳剂量和治疗方案（4）。2006 年 7 月，该公司开始在欧洲、美国、加拿大、亚洲、拉丁美洲和澳大利亚进行一个包括 1700 例患者的三期 LIFE 试验项目，以评估对接受控制性卵巢刺激治疗的女性单次注射促排卵素-α 的结果。2006 年 9 月的第二期结果显示促排卵素-α 可有效持久促进多个卵泡发育，剂量探索研究调查了 314 例接受控制性卵巢刺激待进行 IVF 的患者对于剂量为 60mg、100mg 和 180mg 的药物或 Puregon（重组 hFSH）的反应。在所有测试的剂量中，在单次 s. c. 注射促排卵素-α 后的第 8 天开始每日固定给药 Puregon 能诱导多个卵泡生长。主要观测终点为可受精卵泡募集数量，60μg 组平均募集到 5.2 个卵母细胞，120μg 和 180μg 治疗组的平均募集卵泡数分别为 10.3 个和 12.5 个，此疗效持续长达一周。此外，雌二醇和抑制素 B 的血清水平也同时升高。通过此策略，Organon 证明了减少促性腺激素注射的次数并增加患者顺从性的可能性。

长效 FSH 配方

Serono 目前正研发一种新型的重组 hFSH 长效配方。此新配方基于 Alkermes' ProLeased 可注射缓释给药技术，此技术将药物封装在小型高分子微球中，在 s. c. 或 i. m. 注射后，这些微球慢慢降解从而以可控速率释放被封装药物。这种新配方旨在为患者提供可单次注射的替代品，而无需进行每日多次注射。

小分子促性腺激素模拟物

引言

纯化自尿液或经重组技术制备的 FSH 是目前不孕症夫妻治疗的关键，各个公司正研发新的配方和新的设备以注射不同的产品。然而必须通过 s. c. 或 i. m. 注射给药的治疗性蛋白使用不便，且患者顺从性低，这促使科学家进行研究以找到可以实现促性腺激素作用的替代分子。目前制药产业通过两种不同途径实现完整的卵泡生成过程，即一种是通过作用于受体下游元件的途径，另一种是通过探索研发出可以口服使用的小分子激动剂途径，制药产业的最终目的是降低治疗成本，增加这些化合物的安全性，并且更为重要的是大幅度增加患者的治疗顺从性，从而为医生提供更多的灵活性。因此，低分子量促性腺激素受体激动剂可以成为治疗不孕症的新疗法基础。

解决重组和尿液产品药理问题的一种替代方法是使用小分子或激素模拟物的方式。在历史上，肽/蛋白质受体的小分子激动剂的发现是一个巨大的挑战。对于 FSH 和 LH 而言，由于 FSH 的大小（kDa 为单位），此挑战尤为艰巨。然而，最近通过不同化学方法和高通量筛查过程鉴定出越来越多的激素受体小分子激动剂，不仅如此，这种方法有多个优点，其中主要优点是可以配制出给药控制性更强的化合物。另外，口服给药化合物也可能是解决顺从性问题的有效方法。实际上，促性腺激素的小分子模拟物的潜在优势在于不存在免疫原性，副作用较少以及非注射型给药方式，而且小分子的生产成本也较低。缺点包括与 hFSH 和 hCG 相比，小分子模拟物的半衰期较短，并且效力各不相同，但通过医药化学可研发出理想的促性腺激素。

发现能被大分子外源性肽或糖蛋白正常触发和激

活的受体小分子激动剂和拮抗剂始终是医药化学家的一大挑战(15)。然而，结合分子生物技术和高通量筛查技术(HTS)的新型技术大幅度加速了发现不同 G-蛋白-偶联受体的小分子激动剂和拮抗剂的速度。在过去的几年中，多个公司提出了各种小分子 LH 受体(LHR)和 FSH 受体(FSHR)激动剂和拮抗剂的不同专利申请，这些公司还发布了论文和药理学数据，以提供这些受关注化合物的补充信息。此章节的目的不在于大范围回顾此领域已进行的所有工作，而是在于选择相关样例进行阐述。希望获得关于专利的全面综述，请参阅由 Guo(16)撰写的综述。

LHR 激动剂

在众多不同的专利和专利申请中(17，18)，Organon 描述了一系列有趣的双环芳香杂环化合物，包括作为 LH 激动剂的新型的噻唠嘧啶类。图 26.1 描述了这类 LHR 激动剂家族的两个典型样例。使用小鼠功能性睾丸间质细胞检测法进行的体外研究数据显示化合物 1 的 EC50 值为 270nmol/L，化合物 2 的 EC50 值为 870nmol/L。在用 FSH 刺激未成熟 20 天大雌性小鼠的标准排卵诱导模型中进行了一个体外研究，结果发现口服给药剂量为 50mg/kg 的药物后，化合物 1 诱导了 40% 的动物排卵，化合物 2 诱导了 50% 的动物排卵，而通过 s. c. 给药剂量为 20IU/kg 的尿液 hCG 后诱导了 100% 的动物排卵。之后进行了进一步的医药化学研究产生了一种作为典型样例的先导化合物(化合物 3，Org41841)(19)。在使用小鼠睾丸间质细胞的功能性检测法中，化合物 3 的 EC50 值为 430nmol/L。

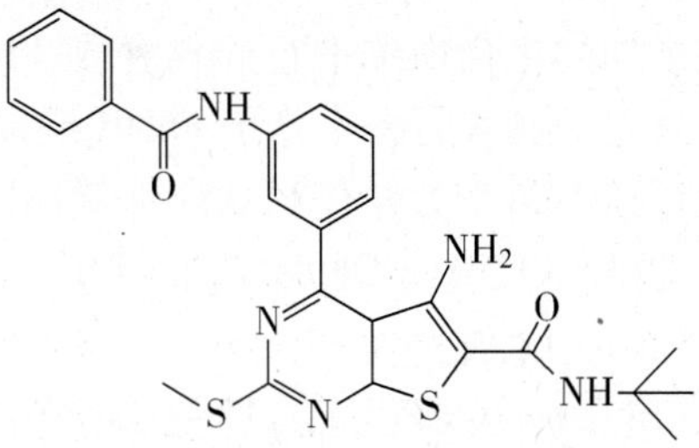

1. 小鼠睾丸间质细胞检测法 LHR
EC50=270nM

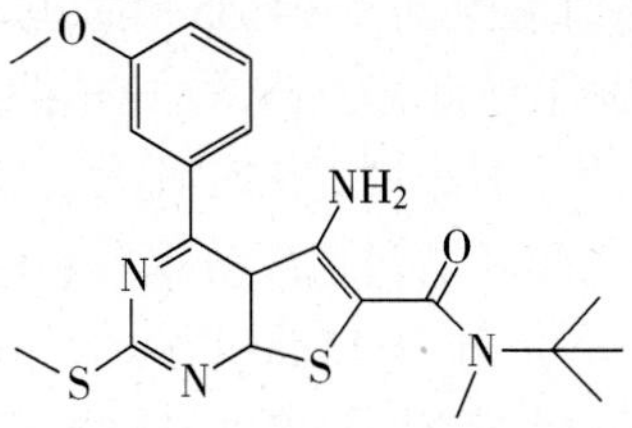

2. 小鼠睾丸间质细胞检测法 LHR
EC50=870nM

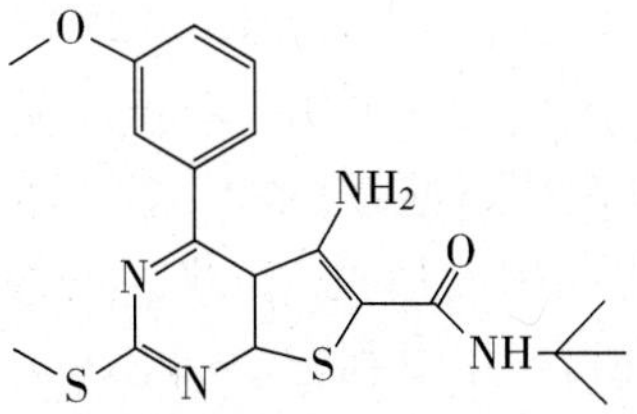

3. Org 41841
小鼠睾丸间质细胞检测法 LHR EC50=430nM
hLHR EC50=20nM
体内=40%排卵

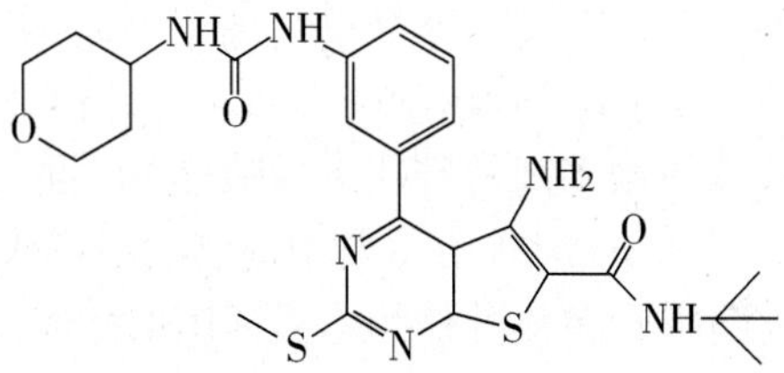

4. Org 43553

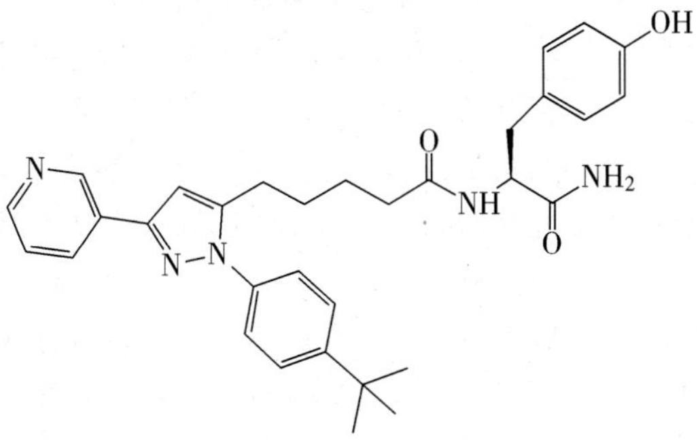

5. hFSHR EC50=130nM(73%)
hLHR EC50=20nM(53%)
大鼠功能性检测法:EC50=390nM(73%)

图 26.1　小分子 LH 激动剂的样例。化合物 1 ~ 4：Organon，化合物 5：Serono

更引人关注的是，在标准小鼠排卵诱导模型中，通过口服给药剂量为50mg/kg的化合物3后可诱导40%的动物排卵(19)。然而；这种化合物(化合物3)被认为还处于起步阶段，仍需进一步优化，最终可以成为辅助生殖中用于诱导排卵的一种选择性的口服有效药物(19)。此外，据报道Org41841是促甲状腺激素受体的一种不完全激动剂，证明了通过与其跨膜域相互作用，Org41841可以结合和激活其他糖蛋白激素受体的能力(20)。Organon进一步的医药化学研究研发出了同一系列的另一种化合物：Org43553，一种可口服的、低分子量LHR激动剂(图26.1，化合物4)。已发现给药剂量为50mg/kg的Org43553后显示良好的口服生物利用度，大鼠为79%，犬类为44%，血浆半衰期分别为4.5小时和3.5小时(4)。Organon最近报道了在育龄女性志愿者中使用Org43533的首次人类使用研究(42)，在此研究中，当口服给药Org43553的单次剂量达到2700mg时，耐受性仍良好并安全。Org43553的平均峰浓度时间为0.5~1小时，平均消除半衰期($t_{1/2}$)介于30~47小时之间。根据超声波观察到的卵泡破裂和血清孕酮水平的上升(>15nmol/L)的结果，发现300mg和900mg剂量组的单次口服给药Org43553后的排卵最多。迄今为止，这是第一个关于人类口服有效LHR激动剂的报道，并被证明是安全有效的(17,18,21)。

在其他的申请专利中(22)，Serono公布了一系列作为LHR和FSHR双重激动剂的替代吡唑衍生物，可用于不孕症的治疗。Serono同样使用典型的高通量筛查法和医药化学法描述了多种可作为有效LHR激动剂的化合物(比如化合物5，图26.1)。据报道此化合物在人类LHR报告基因分析检测法中得到的EC50值为20nmol/L(效力为53%)，在人类FSHR检测法中得到的EC50值为130nmol/L(效力为73%)。在体内，当雄性小鼠被腹腔给药此化合物后，此化合物可以诱导雄性小鼠的睾酮释放。化合物5是另一个可以激活和模拟LH活性的小分子样例(16,22)。

FSHR激动剂

Affymax研究机构公布了作为FSHR激动剂的唑烷酮衍生物的专利(23)，图26.2中的化合物1和2是这一系列化合物的样例。最近发表了合成这些化合物的具体细节(24)，Affymax使用了新颖的组合化学法和HTS法，他们使用CHO细胞的HTS hFSH报告基因检测法(CHO-FSHR-Luc检测法)集中筛查了一个唑烷酮组合文库。然而，只有这些化合物的顺式异构体具有活性并且有必要从混合物中纯化出来，然而纯化出的主要产物始终是反式异构体。但在这次文库筛查中普遍发现化合物的活性都很低，而且此活性的优化通常是困难且耗时的(25)。之后Weyth与Affymax合作，进一步研究这一系列的化合物，通过报告基因检测法得到了更多具有FSHR激动剂活性的高效力化合物(效力在91%~87%之间)，图26.2中的化合物3和4为样例(26)，这些化合物通过一个新颖的变构机制发挥功能(26)。

Pharmacopeia与Organon合作进行了一系列有趣的研究，提供了一系列作为FSHR调节剂的二芳基衍生物，这些工作已经发表(15,27)，获得专利(28)，并被予以讨论(29)。根据从他们200万化合物文库中用CHO-FSHR-Luc检测法鉴定出的两微摩尔匹配目标物，他们进一步得到72种不同的有活性化合物。从这些早期的化合物中平行固相合成300多种化合物，从中发现了有效力的小分子FSHR激动剂，图26.3中的化合物1和2为样例。功能性检测法中，这两个化合物的EC50值分别为32nmol/L(效力为47%)和9.5nmol/L(效力为85%)。

Serono也获得了这些受关注化合物的专利(30，31)。在第一个专利中，它们描述了一系列α-和β-氨基甲酰胺衍生物，其中化合物3是一个具有代表性的样例(图26.3)。在CHO-hFSHR-Luc报告基因检测法中测得化合物3的EC50值为39mmol/L。然而，在测量大鼠颗粒细胞雌二醇产物的大鼠功能性检测法中发现此化合物的活性差，效力低(EC50值为1.4μmol/L)。在另一个专利中(31)，Serono还详细介绍了一系列具有FSHR激动剂活性的1-磺酰哌嗪-2-甲酰胺衍生物，并报道了其EC50值，例如在报告基因检测法中其EC50值为40nmol/L。

有趣的是，Organon首先发布了另一系列专利化合物的体内数据(32,33)，其中他们描述了一系列甘氨酸可替代噻唠嘧啶类作为FSHR和LHR的双重激动剂。图26.3中的化合物4和化合物5是这类热点双重激动剂的代表性样例。体外数据显示在人类FSHR报告基因检测法(RGA)中化合物5的EC50值为8nmol/L，在hLHR RGA中的EC50值为1040nmol/L，显示化合物5对FSH受体选择性更高；在人类FSHR RGA中化合物4的EC50值为2.7nmol/L，在人类LHR RGA中的EC50值为57nmol/L。更为有趣的是，使用小鼠排卵模型(用尿液FSH刺激未成熟雌性小鼠)研究发现，口服给药剂量为50mg/kg的化合物4和5后，每只动物分别平均产生20个和8个卵母细胞。

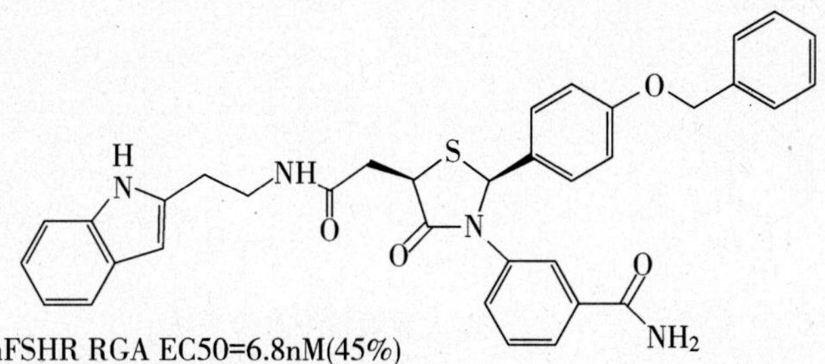

1. hFSHR RGA EC50=6.8nM(45%)
50%非对映异构体

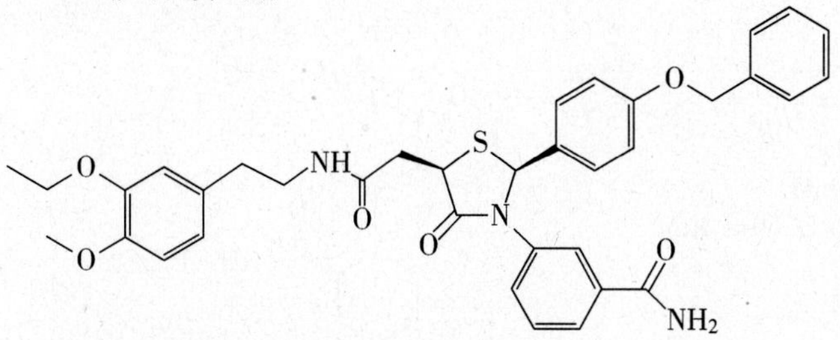

2. hFSHR RGA EC50=14+/–3nM(100%)
hFSHR cAMP EC50=167+/–117nM(76%)
颗粒细胞检测法=70+/–6nM(77%)
50%非对映异构体

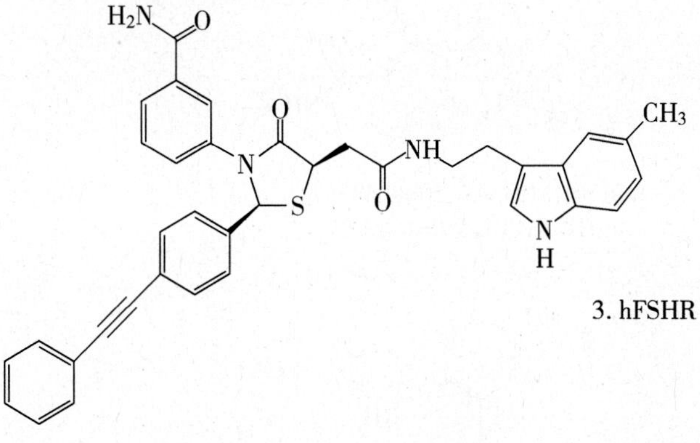

3. hFSHR RGA EC50=3nM(91%)

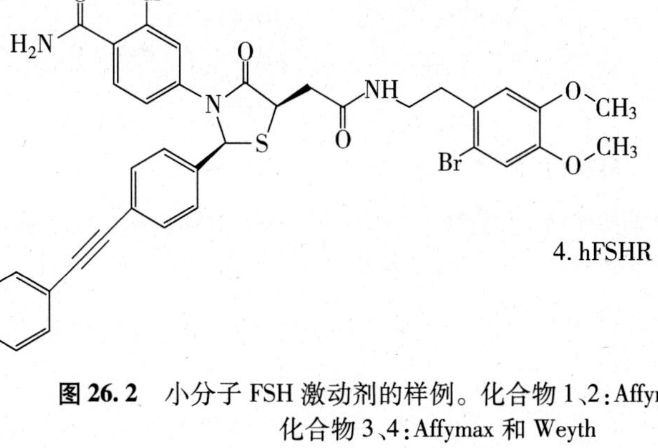

4. hFSHR RGA EC50=1nM(87%)

图 26.2　小分子 FSH 激动剂的样例。化合物 1、2：Affymax 研究机构；化合物 3、4：Affymax 和 Weyth

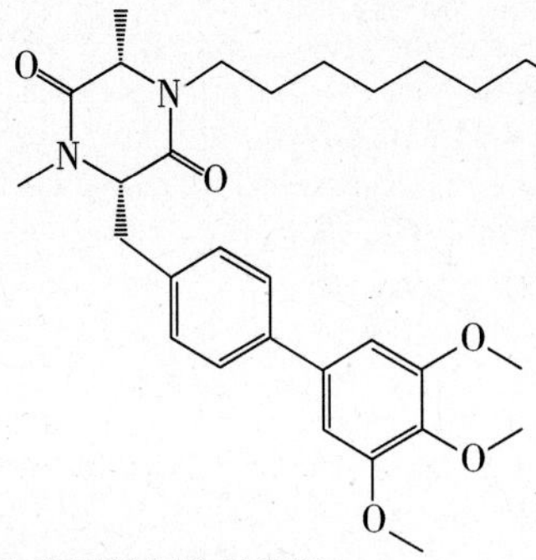

1. 大鼠颗粒细胞检测法
EC50=32nM(47%)

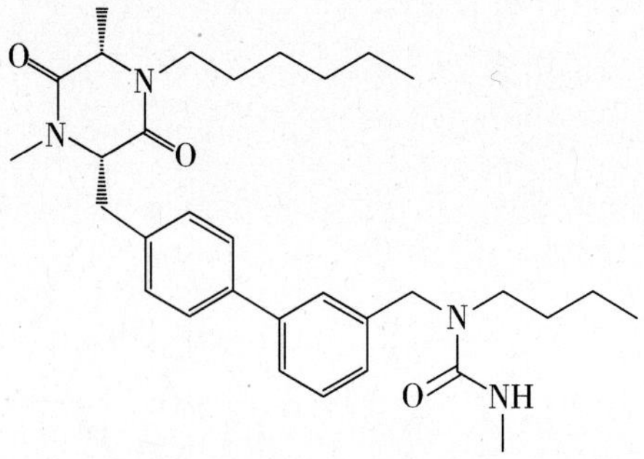

2. 大鼠颗粒细胞检测法
EC50=9.5nM(85%)

3. hFSHR RGA EC50=39nM
大鼠颗粒细胞检测法 EC50=1.4μM

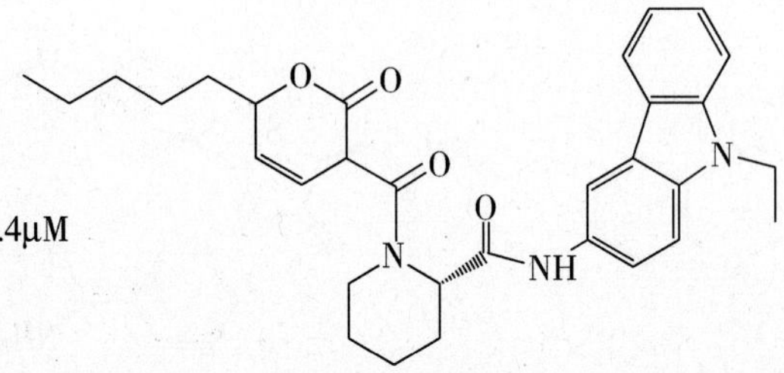

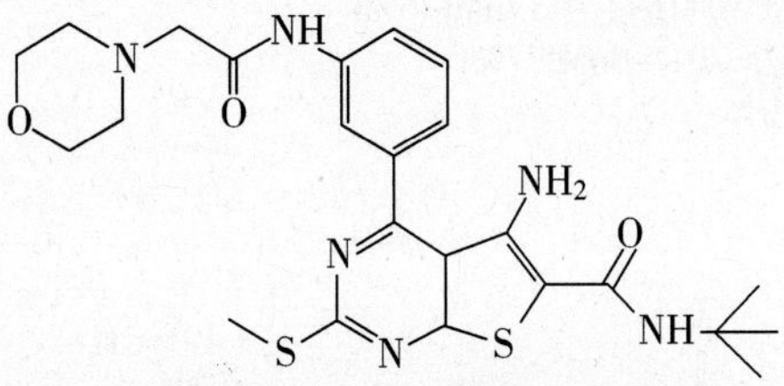

4. hFSHR RGA EC50=8nM(?%)
hLHR RGA EC50=1040nM

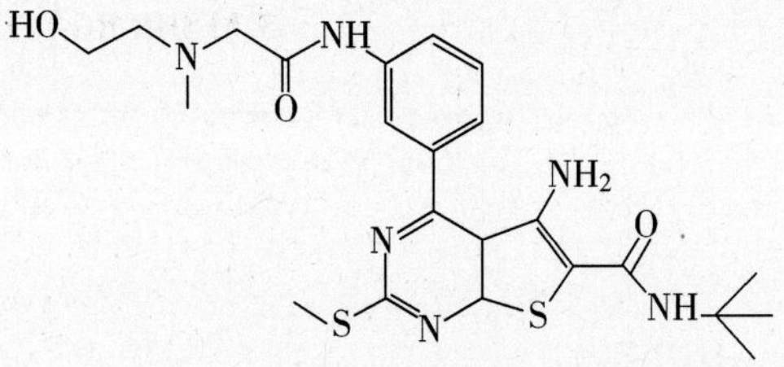

5. hFSHR RGA EC50=2.7nM(?%)
hLHR RGA EC50=57nM

图 26.3 小分子 FSH 激动剂的样例。化合物 1、2：Pharmacopeia 和 Organon。化合物 3：Serono。化合物 4、5：Organon

关键点

- hMG，提取自绝经后女性尿液，是 20 世纪 80 年代市场上唯一可得的促性腺激素。
- 目前的 IVF 操作复杂、耗时并且昂贵，会产生许多压力、副作用和并发症危险。
- IVF 的成功率仍不高，最近几年所得的妊娠率约为 25%。
- 未来的卵巢刺激策略应尽量避免最大化卵母细胞的产量，而应通过减少对卵巢生理及可能更为重要的子宫内膜接受性的干扰从而获得足量的染色体正常的胚胎。
- 已报道通过将 hCG 的 CTP 与天然重组 hFSH 融合

而研发出两种长效促性腺激素。

- 目前报道小分子促性腺激素模拟物正处于研发阶段。小分子 LHR 和 FSHR 调节剂的可药性结合他们具有前景的体内效力,使其成为能被快速发现并推向人类临床研究的有潜力候选化合物。

参考文献

1. Baart EB, Martini E, Eijkemans MJ, Van Opstal D, Beckers NGM, Verhoeff A et al. Milder ovarian stimulation for in-vitro fertilization reduces aneuploidy in the human preimplantation embryo: a randomized controlled trial. *Hum Reprod* 2007:22,484.
2. Norwitz ER, Schust DJ, Fisher SJ. Implantation and the survival of early pregnancy. *N Engl J Med* 2001;345(19):1400–8.
3. Healy DL, Trounson AO, Andersen AN. Female infertility: causes and treatment. *Lancet* 1994;343(8912):1539–44.
4. Papanikolaou EG, Kolibianakis E, Devroey P. Emerging drugs in assisted reproduction. *Expert Opin Emerg Drugs* 2005;10(2):425–40.
5. Fauser BCJM, Bouchard P, Bennink HJTC, Collins JA, Devroey P, Evers JLH et al. Alternative approaches in IVF. *Hum Reprod Update* 2002;8(1):1–9.
6. Lunenfeld B. Historical perspectives in gonadotrophin therapy. *Hum Reprod Update* 2004;10(6):453–67.
7. Devroey P, Bourgain C, Macklon NS, Fauser BCJM. Reproductive biology and IVF: ovarian stimulation and endometrial receptivity. *Trends Endocrinol Metab* 2004;15(2):84–90.
8. Fares FA, Suganuma N, Nishimori K, LaPolt PS, Hsueh AJ, Boime I. Design of a long-acting follitropin agonist by fusing the C-terminal sequence of the chorionic gonadotropin beta subunit to the follitropin beta subunit. *Proc Natl Acad Sci USA* 1992; 89(10):4304–8.
9. Klein J, Lobel L, Pollak S, Ferin M, Xiao E, Sauer M et al. Pharmacokinetics and pharmacodynamics of single-chain recombinant human follicle-stimulating hormone containing the human chorionic gonadotropin carboxyterminal peptide in the rhesus monkey. *Fertil Steril* 2002;77(6):1248–55.
10. Klein J, Lobel L, Pollak S, Lustbader B, Ogden RT, Sauer MV et al. Development and characterization of a long-acting recombinant hFSH agonist. *Hum Reprod* 2003;18(1):50–6.
11. Bouloux PM, Handelsman DJ, Jockenhovel F, Nieschlag E, Rabinovici J, Frasa WL et al. First human exposure to FSH-CTP in hypogonadotrophic hypogonadal males. *Hum Reprod* 2001;16(8):1592–7.
12. Duijkers IJ, Klipping C, Boerrigter PJ, Machielsen CS, de Bie JJ, Voortman G. Single dose pharmacokinetics and effects on follicular growth and serum hormones of a long-acting recombinant FSH preparation (FSH-CTP) in healthy pituitary-suppressed females. *Hum Reprod* 2002;17(8):1987–93.
13. Devroey P, Fauser BC, Platteau P, Beckers NG, Dhont M, Mannaerts BM. Induction of multiple follicular development by a single dose of long-acting recombinant follicle-stimulating hormone (FSH-CTP, Corifollitropin Alfa) for controlled ovarian stimulation before in vitro fertilization. *J Clin Endocrinol Metab* 2004;89(5):2062–70.
14. Balen AH, Mulders AG, Fauser BC, Schoot BC, Renier MA, Devroey P et al. Pharmacodynamics of a single low dose of long-acting recombinant follicle-stimulating hormone (FSH-Carboxy Terminal Peptide, Corifollitropin Alfa) in women with World Health Organization Group II anovulatory infertility. *J Clin Endocrinol Metab* 2004; 89(12):6297–304.
15. Guo T, Adang AEP, Dolle RE, Dong G, Fitzpatrick D, Geng P et al. Small molecule biaryl FSH receptor agonists. Part 1: Lead discovery via encoded combinatorial synthesis. *Bioorganic Med Chem Lett* 2004;14(7):1713–16.
16. Guo T. Small molecule agonists and antagonists for the LH and FSH receptors. *Expert Opin Therapeutic Patents* 2005;15:1555–64.
17. Gerritsma GG, van Straten NC, Corine R, Adang AE. Bicyclic heteroaromatic compounds useful as LH agonists. *patent WO0061586*. 2000. 2000.
18. Timmers CM, Karstens WJ. Bicyclic heteroaromatic compounds. *patent WO0224703*. 2000. Mar 2000.
19. van Straten NC, Schoonus-Gerritsma GG, van Someren RG, Draaijer J, Adang AE, Timmers CM et al. The first orally active low molecular weight agonists for the LH receptor: thienopyr(im)idines with therapeutic potential for ovulation induction. *Chembiochem* 2002;3(10):1023–6.
20. Jaschke H, Neumann S, Moore S, Thomas CJ, Colson AO, Costanzi S et al. A low molecular weight agonist signals by binding to the transmembrane domain of thyroid-stimulating hormone receptor (TSHR) and luteinizing hormone/chorionic gonadotropin receptor (LHCGR). *J Biol Chem* 2006;281(15): 9841–4.
21. Mannaerts B. Novel FSH and LH agonists. 4th World Congress on Ovulation Induction. 2004.
22. Shroff H, Reddy AP, El Tayar N, Brugger N, Jorand-Lebrun C. Pharmaceutically active compounds and methods of use. *patent WO0187287*. 2007. 2007.
23. Scheuerman RA, Yanofsky SD, Holmes CP, MacLean D, Ruhland B, Barrett RW et al. Agonist of follicle stimulating hormone activity. *patent WO0209706*. 2007. Feb 2007.
24. MacLean D, Holden F, Davis AM, Scheuerman RA, Yanofsky S, Holmes CP et al. Agonists of the follicle stimulating hormone receptor from an encoded thiazolidinone library. *J Comb Chem* 2004;6(2):196–206.
25. Wrobel J, Jetter J, Kao W, Rogers J, Di L, Chi J et al. 5-Alkylated thiazolidinones as follicle-stimulating hormone (FSH) receptor agonists. *Bioorganic Med Chem* 2006;14(16):5729–41.
26. Yanofsky SD, Shen ES, Holden F, Whitehorn E, Aguilar B, Tate E et al. Allosteric activation of the follicle-stimulating hormone (FSH) receptor by selective, nonpeptide agonists. *J Biol Chem* 2006;281(19):13226–33.
27. Guo T, Adang AEP, Dong G, Fitzpatrick D, Geng P, Ho KK et al. Small molecule biaryl FSH receptor agonists. Part 2: Lead optimization via parallel synthesis. *Bioorg Med Chem Lett* 2004; 14(7):1717–20.
28. Guo T, Ho KK, McDonald E, Dolle RE, Saionz KW. Bisaryl derivatives having FSH receptor modulatory activity. *patent WO02070493*. 2002. Sep 2002.
29. van Straten NC, van Berkel TH, Demont DR, Karstens WJ, Merkx R, Oosterom J et al. Identification of substituted 6-amino-4-phenyltetrahydroquinoline derivatives: potent antagonists for the follicle-stimulating hormone receptor. *J Med Chem* 2005; 48(6):1697–700.
30. El Tayar N, Reddy AB, Buckler DR, Magar S. FSH mimetic for the treatment of infertility. *patent WO0008015*. 2002. Jul 2002.
31. Magar S, Goutopoulos A, Liao YT, Schwarz MK, Russell TJ. Piperazines derivatives and methods of use. *patent WO04031182*. 2004. Apr 2004.
32. Hanssen RG, Timmers CM. Thieno[2,3-D]pyrimidines with combined LH and FSH agonistic activity. patent WO03020726. 2003. Mar 2003.
33. Hanssen RG, Timmers CM, Kelder J. Glycine-substituted thieno [2,3-d]Pyrimidines with combined LH and *FSH agonistic activity*. 2003. Mar 2003.

第 27 章

卵巢过度刺激综合征

Cristiano E. Busso, Juan A. Garcia-Velasco, Raul Gomez,
Claudio Alvarez, Carlos Simon, Antonio Pellicer

引言

卵巢过度刺激综合征(OHSS)是一种诱导排卵治疗所引起的并发症,会对患者的健康产生严重的影响,有0.1% ~2%的患者会发展为重度卵巢过度刺激综合征(1)。随着辅助生殖技术(ART)的普及,全世界范围内该综合征的发生率渐渐增加(2)。一般来说,OHSS是由外源性促性腺激素/克罗米芬给药所引起的,给药目的是为了诱导排卵——通过药物诱导两到三个卵泡以恢复无排卵性患者的排卵,更多情况下给药是用于ART中的控制性卵巢过度刺激(COH)步骤,增加正常排卵女性的成熟卵泡量。这种可能致命性病症导致大量胞外渗出物累积,严重的血管内容量耗竭和血液浓缩,并伴随类固醇过度合成而导致卵巢肥大,最终导致多系统器官衰竭(3)。

多个激素变量与OHSS综合征的病理生理学具有密切关系,其中最重要的变量可能为激素是外源性还是内源性的(例如,妊娠时产生的激素)(4,5)。消除hCG可以防止OHSS发展,事实上,在排卵诱导(OI)或COH过程中使用孕酮替代hCG来支持黄体功能时,OHSS的发生率减少,但仍保持良好的妊娠率(6)。如果使用hCG支持黄体功能,则发生OHSS的风险增加。

Rizk(2006)指出在多种临床环境下比外源性促性腺激素给药更易发生某些形式的OHSS(2),其可能发生于内源性卵巢刺激出现时,以下描述了四种不同的情况:

- 患有多囊卵巢综合征的妊娠女性,已知这类女性对促性腺激素更为敏感,会对内源性释放的促性腺激素产生反应,某些细胞因子或生长因子也可能会加强此反应(7)。
- hCG血清水平异常高的妊娠女性,例如葡萄胎或三倍体妊娠,可以是雄性异型或雌性异型(8)。
- 原发性甲状腺功能减退女性,这类女性的促甲状腺激素(TSH)和FSH的结合受体类似,如果在围产期期间,FSH受体与TSH接触,可能会发生"激素印迹效应",这些都会导致自发性卵巢过度刺激综合征(9)的发生。
- 发生自发性OHSS的女性中已被发现存在FSH受体的不同突变(10 ~14)。这类女性表现为对绒膜促性腺激素过敏,某些突变是遗传性自发OHSS的原因(11,12)。
- 促性腺激素细胞腺瘤可诱导FSH和LH同时分泌,导致E2水平急剧增加及卵巢肥大。有趣的是,这类病例中却没有发现腹水症状(15)。

上述不同的临床环境都说明了促性腺激素刺激是发生OHSS的基本机制。

OHSS的发生具有两个清晰的模式:早期OHSS(E-OHSS),通常发生于hCG给药后的3 ~7天,后期OHSS(L-OHSS),通常发生于hCG给药后的12 ~17天(2,16)。这说明有两种机制诱导OHSS。E-OHSS是一种排卵性hCG的急性作用,可发生于未妊娠的患者中。L-OHSS是由着床妊娠中的滋养层产生的内源性hCG而诱导。已发现当终止妊娠时L-OHSS立即消失,这点也支持了上述假设。

据推测在排卵诱导期间会产生某些过量的卵巢合成组分,从而启动级联反应导致此综合征的发生。目前研究聚焦于对血管活性物质的研究,因为已明确发现血管腔隙的巨大变化是导致OHSS发生和持续的主要最初变化。综上所述,hCG可诱导介质释放,这些介质对血管系统具有强效且直接的全身性作用,从而导致此病症的病理生理学和临床结果(17)。

病理生理学：血管内皮生长因子（VEGF）的作用

多年来，已提出多种参与调控血管通透性（VP）的物质导致了OHSS发生（18），其中某些物质仍处于研究阶段，可能介质包括雌二醇（19）、组织胺（20）、前列腺素（1）、卵巢肾素-血管紧张素系统（21）、白介素（IL）-6、IL-2和IL-8（22）、血管生成素（23）、内皮肽-1（24）、胰岛素（25）、卵巢激肽-血管舒缓素系统（26）以及其他（27）。

Rizk等指出了VEGF作为主要血管生成因子之一的重要性，此因子可增加血管通透性（iVP），从而导致富含蛋白液渗出，最终发生OHSS。OHSS发生期间，VEGF的血管活性和卵巢表达增加都说明此因子在这类综合征的发展中起到主要作用（28）。

VEGF最初被描述为一类肿瘤分泌蛋白，其会导致大量的血管渗漏（29）。VEGF是一种*Mr*（相对分子量）为46 000的同源二聚体，可由多种类型的细胞产生（30），包括各种肿瘤细胞、卵泡星形细胞、巨噬细胞，也可能包括足突细胞、肾小球中的囊上皮细胞、颗粒细胞（31）以及其他。VEGF/VPF是一种强力的内皮通透性增强剂，其效力比组织胺强50 000多倍（32）。VEGF会增加毛细血管和小静脉血管的渗漏，这是由于邻近内皮细胞之间的细胞间连接开放以及其他的形态改变而导致的，局部施用VEGF后10分钟立即发生这些形态改变，包括例如引发正常情况下无穿孔的小静脉和毛细血管内皮发生穿孔（33）。

已定位人类*VEGF*基因为染色体6p12（34），此基因由8个外显子组成（35）。VEGF mRNA始终表达外显子1～5和8，而通过选择性剪切调控外显子6和7的表达，此过程可产生长度不同的多种VEGF异构体，所有VEGF产物都有一个共同域。已侦测到人类5种不同的VEGF mRNA，分别编码异构体VEGF121、VEGF145、VEGF165、VEGF189和VEGF206（36）。发现异构体VEGF121和VEGF165主要参与血管生成（37），实际上它们也是卵巢仅可分泌的两种VEGF异构体（38，39）。

啮齿类动物和人类的VEGF基因显示相同的外显子结构（40）。小鼠VEGF-表达异构体VEGF120、VEGF144、VEGF164、VEGF188和VEGF205在长度上只比人类的VEGF异构体少一个氨基酸，并且两种VEGF异构体之间的蛋白质同源性达到95%（41）。对大鼠卵巢进行的杂交研究证明，与人类结果类似（42～47），通常在出现LH峰后观察到VEGF mRNA的显著表达（48）。

VEGF受体位于内皮细胞表面之上，属于酪氨酸激酶家族（49），它们也会出现于人类卵泡内膜之上（31，46）。已鉴定出两种VEGF的特异性内皮细胞膜受体，分别为VEGFR-1（Flt-1）和VEGFR-2（Flk1/KDR）（49，50）。Flk1/KDR受体被发现主要参与调控VP、血管生成和血管发生（51，52）。也可通过选择性剪切前体mRNA产生可溶性的VEGFR-1（sVEGFR-1）（53），它可以成为VEGF生物活性的调节剂（54）。事实上，这种可溶性分子与全长VEGFR-1竞争性结合VEGF，从而抑制血管通透性（55，56）。靶向作用于Flk1/KDR受体已成为妇科肿瘤学领域研究者所研究的一个目标。在动物模型中已使用多种特异性VEGFR-2阻断剂，发现可以缓解肿瘤生长和腹水现象（57，58）。虽然肿瘤和OHSS的腹水形成机制不同（59），但目前为止还没有人尝试在OHSS中靶向作用于VEGF系统从而缓解腹水形成，所以这将是我们最近几年的主要研究目标。

有多个研究结果证实了VEGF在人类OHSS发生中的作用：具有发生OHSS风险的超量排卵女性在被给药hCG后，其血清VEGF水平增加（17）。事实上，VEGF的血清水平增加已作为后续发生OHSS的指标（60）。此外，VEGF血浆水平与OHSS的临床表现具有关联性（61），腹水中的VEGF水平变化也与OHSS的临床病程具有关联性（62）。

在已发生OHSS的女性中发现，hCG导致（41）颗粒-黄体细胞过量表达和产生VEGF（42～46）并将其分泌入卵泡液中（42，47，63），引起毛细血管通透性增加（42，47，63）。hCG诱导OHSS女性患者的体外培养颗粒-黄体细胞的VEGF表达（64）。相似地，我们发现hCG刺激人类内皮细胞释放VEGF，从而以自分泌方式增加VP（63）。因此，在发生OHSS的女性中，颗粒细胞和内皮细胞可能都参与了VEGF的分泌和释放，虽然已有人提出过颗粒-黄体细胞的作用实际上与内皮细胞相同（65）。

为了确定VEGF在OHSS中的作用，我们建立了一个体内啮齿类动物模型，可以稳定诱导OHSS发生，其包括两个主要特征：卵巢肥大和VP增加，可产生腹水。未成熟大鼠的下丘脑垂体性腺轴无活性，由于缺乏内源性LH分泌，所以这些动物的卵泡也几乎不发育，但可以通过外源性促性腺激素给药诱导卵泡发育。连续4天给药剂量为10IU的孕马血清（PMSG）（此化合物相当于人类绝经期促性腺激素）可诱导卵泡发育，在第5天,这些动物被注射30IU的hCG以诱导排卵。与Ujioka之前进行的研究(66)一致,这些动物的OHSS表现包括腹水、卵巢肥大和iVP。可以通过测量之前注射染料的渗出量从而客观评估这类动物模型的VP情况。进行时程实验分析VP情况,实验方法为:向实验动物股静脉中注射伊文蓝(EB)染料,30分钟后用固定体积的生理盐水灌洗腹腔,并定量灌洗后得到的染料(39)。这些实验的结果验证了所用动物模型的有效性,因为在此时程中,观察到如果给药hCG诱导排卵后,接受PMSG的超排卵动物的VP值增加;在没有给药hCG时,接受PMSG的动物中没有发现OHSS发生。在hCG给药后的48小时观察到最大iVP值。

此外,在VP实验中,还用反转录酶-聚合酶连锁反应(RT-PCR)测量肠系膜和卵巢中的总VEGF mRNA表达情况以确定VEGF的组织来源。选择卵巢和肠系膜测量VEGF表达的原因在于根据hCG受体位于卵巢和内皮细胞上的结果,认为此综合征可能起源于卵巢或全身,所以选择卵巢和肠系膜这两个高度血管化的组织分别作为卵巢源或全身源综合征的代表性组织。这些实验的结果表明,卵巢VEGF mRNA的表达与VP情况紧密相关,随着时程推移表达量不断增加,在48小时后表达量达到峰值,然而在肠系膜中没有观察到VEGF mRNA表达量的显著变化(图27.1)。为了进一步证明VEGF来源于卵巢,我们还发现当卵巢切除大鼠被给药PMSG+hCG后,其VP值没有发生变化(39)。

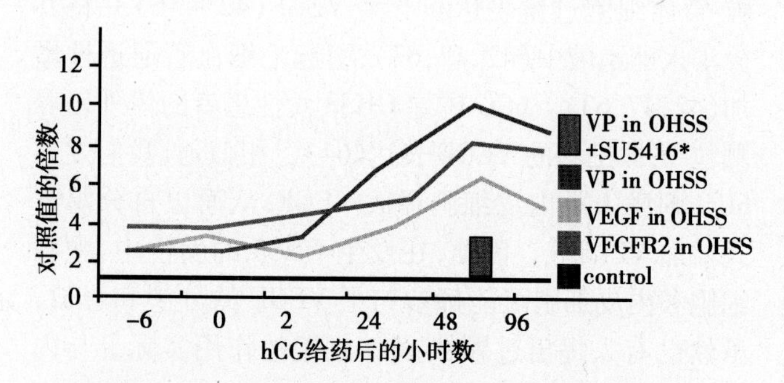

图27.1 卵巢过度刺激大鼠中,随着时间变化VP、VEGF和VEGFR-2 mRNA的表达情况。特异性VEGFR-2阻断剂(SU5416)对VP的显著作用也用棕色柱状表示

不仅如此,我们还用特异性引物进行传统RT-PCR,分析了过度刺激动物的卵巢表达的是哪种VEGF异构体。结果发现卵巢表达$VEGF_{120}$和$VEGF_{164}$异构体。由于我们还发现卵巢中的VEGF受体2(VEGFR-2)表达量增加,并与最大VP值的时间一致(59),所以这证明了VEGF-VEGFR-2系统参与了OHSS过程(图27.1)。免疫组织化学结果显示VEGF在粒层中、在排卵前期卵泡和窦状卵泡的透明层中以及在整个黄体的颗粒-黄体细胞和内皮细胞中都有表达(39,67)。

总结而言,这些结果显示在过度刺激动物的卵巢中VEGF系统(配体和受体2)表达上调,时间上与最大VP值一致,明确说明了局部(卵巢)分泌的VEGF在OHSS中的关键作用。

在证明了VEGF与VP的相关性后,设计了一系列阻断实验,其中通过给药一种VEGFR-2的抑制剂SU5416阻止VP升高,作为预防和治疗OHSS的一种新策略。由于这是一种全新的治疗方法,起初希望作为一种用于癌症患者的抗血管生成疗法,所以我们尝试多种不同的SU5416给药方案来阻断我们OHSS动物模型的iVP。我们发现应在hCG给药后注射SU5416,并发现单次注射与多次注射同样有效(39)。这种现象的原因可能是此类综合征只发生于排卵后的黄体形成时期(图27.1)。

总之,使用SU5416靶向作用于VEGFR-2可逆转hCG对VP作用的能力,不仅再一次确定了VEGF在OHSS中的关键作用,还能基于病理生理学机制为研发预防和治疗此类综合征的策略提供新思路,从而替代目前我们使用的经验疗法。事实上,用SU5416靶向作用于VEGF系统(68,69),尤其是Flk-1受体可以防止患有各种卵巢癌动物的肿瘤生长、血管异生和腹水形成(70)。

我们测试人类VEGF相关性的第一种方法是对接受IVF治疗的女性进行了一个前瞻性观察研究,此研究的目的是分析E-OHSS和L-OHSS中VEGF的动态情况(71)。为了研究E-OHSS,受试者被分为三组:不存在OHSS风险的未妊娠女性(组1)、存在OHSS风险但未发生重度OHSS的患者(组2)和已发生重度OHSS的患者(组3)。在取卵当日(第0天)和第3、6、10和14天采集血样。L-OHSS患者被分为两组:未发生OHSS的单胎妊娠女性(组4)和已发生OHSS的单胎妊娠女性(组5),对照组为卵子捐赠后的妊娠女性。每周采集一次血样(第4周~第12周期间)。测量了总VEGF(VEGF-A)、游离VEGF(f-VEGF)和sVEGFR-1。在E-OHSS研究组中,已发生OHSS女性的第6天VEGF-A和f-VEGF水平显著升高,sVEGFR-1水平显著降低(图27.2)。L-OHSS组中,发现已发生OHSS女性在妊娠第6周、第9周和第12周分泌的VEGF-A量较多,在第5周和第9周分泌的f-VEGF量较多,而这组女性的 sVEGFR-1 分泌量较少（图 27.3）。此研究说明了决定 E-OHSS 和 L-OHSS 进一步发展的主要因素是分泌 sVEGFR-1 的能力和降低 f-VEGF 可用性的能力。这个研究也在人类中验证了我们曾经在大鼠中观察到的现象（39）：尽管卵子捐赠后的妊娠女性 f-VEGF 水平很高，但仍没有发生 OHSS，这说明了整体病症仅限于卵巢。

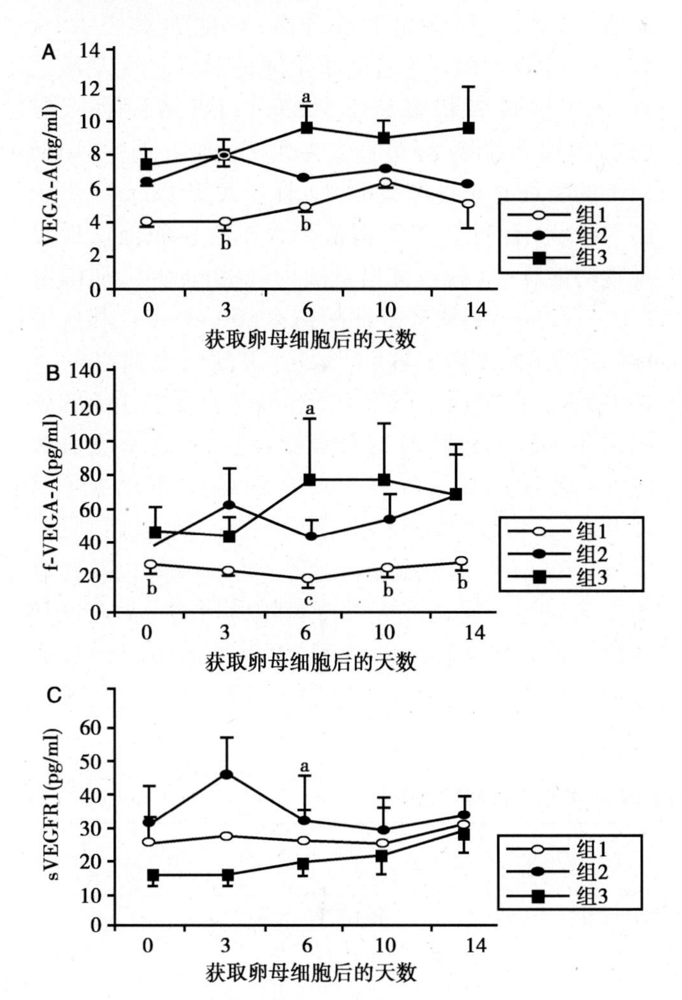

图 27.2　卵巢过度刺激大鼠中，随着时间变化 VP、VEGF 和 VEGFR-2 mRNA 的表达情况。特异性 VEGFR-2 阻断剂（SU5416）对 VP 的显著作用也用棕色柱状表示

我们最近还使用来自于脐静脉的人类内皮细胞阐述了人类中 VEGF 的作用机制。我们观察到高水平的 VEGF 和 hCG 促进了血管内皮黏附因子（VEC）的释放，从而导致内皮屏障结构被破坏。VEC 是一种跨膜蛋白，负责内皮细胞的黏附、外渗、募集和激活。当用抗-人类 VEGF 抗体处理内皮细胞时，VEC 浓度降低；当用雌二醇处理细胞时，VEC 水平没有发生变化。这些结果支持的理论是：雌二醇与 OHSS 的病例生理学之间没有直接关系，并为我们预防和治疗 OHSS 提供

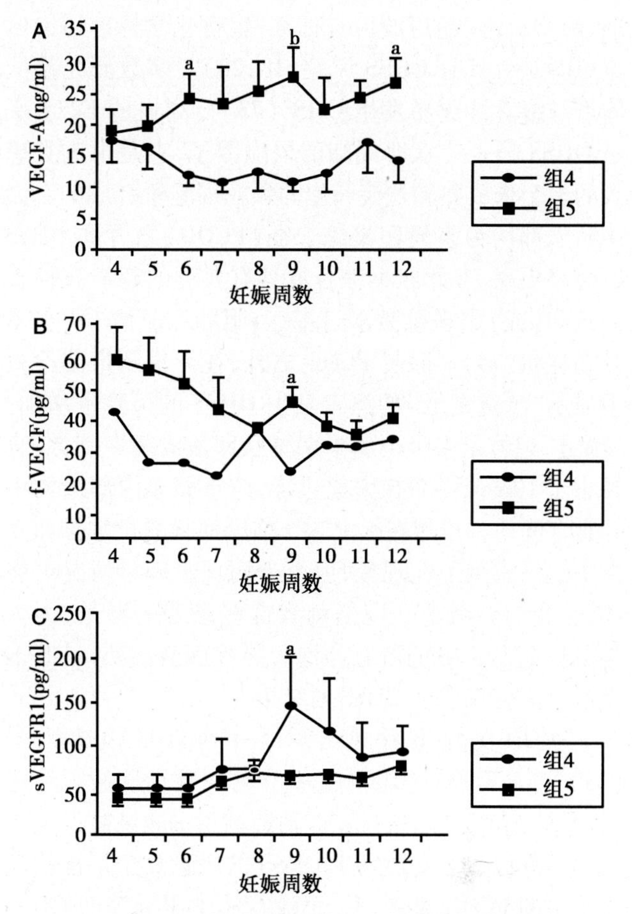

图 27.3　妊娠头三个月期间，组 4 和组 5 受试者的（A）VEGF-A、（B）f-VEGF 和（C）sVEGFR-1 水平比较。$^{a}P<0.05$；$^{b}P<0.01$

新思路，即可以靶向作用于 VEGF，降低 VEC 分泌量从而维持血管结构（72）。

OHSS 的风险因子

降低 OHSS 发生率至关重要的一个步骤是鉴定具有发病风险的群体（表 27.1）。目前使用流行病学标

表 27.1　具有发生 OHSS 风险的患者特征

1. 促性腺激素给药前
年轻
纤瘦
PCO（项链记号）
PCOD（高胰岛素血症）
过敏症（免疫激活）
2. 促性腺激素给药期间和给药后
多个卵泡（COH 中>35，OI 中>6）
高血清雌二醇水平（COH 中>4000pg/ml，OI 中>1700pg/ml）
怀孕周期（妊娠）
hCG 黄体补充物
血清/卵泡液 VEGF 水平

准、激素标准、超声波检查标准、生物化学标准辅助鉴定患者是否具有 OHSS 风险(18,28)。多数研究认同体型纤瘦女性更易发生 OHSS(73)。高血清 E2 水平是 OHSS 另一个众所周知的风险因子,它是由这类患者的多个未成熟和过渡卵泡的颗粒细胞所合成的。大多数人都认为多囊卵巢综合征(PCOD)患者的 OHSS 发生率更高,多囊卵巢综合征具有典型的超声波检查外观和(或)出现雄激素过多症、肥胖和血清 LH 水平升高症状(74)。除了 PCOD 之外,在卵巢超声波检查中显示“项链记号”的患者发生 OHSS 的风险也增加。“项链”记号是多个小型早期窦状卵泡的超声图像,直径小于 10mm,排布在卵巢边缘,位于卵巢内部结构中并富含间质。虽然在无 PCOD 临床症状的正常排卵女性中也观察到了此现象,但由于病理生理学情况可能不同,我们必须小心谨慎刺激这些患者的卵巢,因为“项链”记号部分的所有卵泡可能被刺激成熟,且此多卵泡反应会在发生 OHSS 时结束。

PCOD 女性患者中出现了一种新的风险因子(25),胰岛素模式会影响这些患者对促性腺激素给药的卵巢反应,因此,通过口服葡萄糖耐量测试被诊断为高胰岛素血症的女性发生 OHSS 的风险高于正常胰岛素水平的 PCOD 患者。一个流行病学研究证明 OHSS 女性患者的过敏症发生率增加(56% *vs* 21%),这说明了全身免疫机制起作用(73)。事实上,优势卵泡中的肥大细胞量较丰富,这些细胞在排卵中起作用,并在过敏个体的卵巢中产生高反应。

OHSS 的临床表现

OHSS 的原始分类已经过略微修改(19)。Rizk 和 Aboulghar 将 OHSS 分为四个阶段(75):轻度、中度、重度和致命型(表 27.2)。轻度 OHSS 的特征是血清 E2 水平和孕酮水平升高,轻度卵巢肥大(<5cm)。中度 OHSS 患者除了上述的激素过度刺激之外,还出现腹胀和腹部不适、恶心和(或)呕吐、和(或)腹泻等症状,卵巢直径为 5 ~ 12cm。重度 OHSS 患者的特征是重度卵巢肥大(直径大于 12cm),出现腹水症状,有时会产生胸膜积水或心包积液。常发现肾功能障碍(尿液排出量减少<600ml/24h,肌酸酐 1.0 ~ 1.5mg/dl,肌酸酐清除速率>50ml/min)和血液浓缩症状(血细胞比容>45%)并伴随白细胞增多(>15 000)。危重或致命型 OHSS 患者会发生伴随胸膜积水和(或)心包积液的张力性腹水,出现重度血液浓缩(血细胞比容>55%),白细胞大量增加(≥25 000),以及严重肾脏损伤(少尿症/无尿症,肌酸酐≥1.6mg/dl,肌酸酐清除速率<50ml/min 以及肾衰竭),有时还会出现成人呼吸窘迫综合征(ARDS)和血栓栓塞症状。轻度和中度 OHSS 患者可以通过家庭护理治疗,而重度和危重 OHSS 患者需要住院并接受重症监护(表 27.2)。

表 27.2 不同阶段 OHSS 的临床特征、实验室结果和治疗

	临床特征	实验室结果	治疗
轻度	腹胀/不适	无重要实验改变	镇痛
	轻度恶心/呕吐		止吐剂
	腹泻		避免重体力劳动和性交活动
	卵巢肥大		症状恶化时汇报医生
中度	轻度特征	血细胞比容升高(>41%)	门诊
	+	WBC 升高(>15 000)	水过多疗法
	腹水的超声波证据	低蛋白血	液量限制疗法
			接受预防性抗凝治疗(如有必要)
			静脉注射白蛋白(如有必要)
			呋喃苯胺酸(如有必要)
重度/严重疾病	轻度+中度特征	血液浓缩	住院(如有必要进行重症监护)
	+	(血细胞比容>55%)	
	腹水的临床证据	WBC>25 000	密切监测
	胸膜积水	肌酸酐清除速率<50ml/min	密切液体/电解质监测
	严重呼吸困难	肌酸酐>1.6	预防性抗凝治疗
	少尿/无尿	血钠过低(Na^+<135mmol/L)	如有必要,进行治疗性抗凝治疗

续表

	临床特征	实验室结果	治　疗
	难治性恶心/呕吐	血钾过低(K^+>5mmol/L)	
	张力性腹水	肝酶升高	
	低血液/中枢静脉压		
	体重快速增加(24 小时内>1kg)		
	晕厥		
	严重腹痛		
	静脉血栓形成		
危重	无尿/急性肾衰竭	结果严重恶化	重症监护室
	血栓栓塞		多学科法
	心律不齐		多巴胺
	心包积液		
	大量胸膜积液		
	动脉血栓形成		
	ARDS		
	败血症		

Abramov 等(76)通过一个为期 10 年的全国范围性的研究,报道了 209 例患有重度 OHSS 患者的临床特征。患者最常表现的有呼吸困难(92%)、腹水造成的腹部不适(99%)、肠胃疾病(54%)和尿液排出量减少(30%)。外周性水肿(13%),腹膜刺激征(6%),肺炎——由不协调肺通气或肺膨胀不全导致(4%),ARDS——大量水化结果(2%),肺栓塞——严重血氧不足,但未引起我们警惕的明显胸膜积水(2%)和急性肾衰竭(1%)的发生频率较低,应重点预防其并发症的产生。

有趣的是,发现 COH 中的卵巢肥大症状没有 OI 中的卵巢肥大症状明显,这主要是由于彻底吸取卵泡时的医源性卵泡内出血所导致。因此,应认真评估 COH 患者卵巢大小,并应根据临床和实验室参数进行 OHSS 分级(1)。

血栓栓塞是 OHSS 最危险的表现(77)。大部分血栓栓塞起源于静脉(75%)(深静脉、颈内静脉、锁骨下静脉和下腔静脉),剩余血栓栓塞起源于动脉血栓(25%)(大脑中动脉、大脑前动脉、颈内动脉、椎动脉、肱动脉、股动脉、肠系膜动脉、主动脉和锁骨下动脉)。

肝功能障碍是重度 OHSS 患者的常见症状,约 1/3 的患者接受过异常肝功能测试(78)。已提出多个假设理论解释造成胆汁淤积的损伤。孕前期治疗和增加血管通透性会导致肝性水肿,此过程看似无法解释肝异常结果。在所有的细胞因子网络中,IL-6 可促使白细胞增多,并增加血管通透性,被认为与肝功能障碍发病机制有关。另一个可信性更高的假设认为促性腺激素给药导致雌性激素水平升高(79);雌性激素是 OHSS 中的最主要激素,血清 E2 浓度和此类综合征的发病率之间存在密切关系,并被证明肝脏中的超微结构重排可促进升高雌激素水平的代谢性降解,此结果与口服避孕药后所观察到的结果相似。

已报道上述的异常表征。OHSS 不仅可以由外源性促性腺激素给药引发,也可以由内源性刺激引发。内源性卵巢刺激来源于各种不同的临床环境中:PCOD 患者他们对内源性释放的促性腺激素更为敏感;hCG 血清水平异常高的妊娠患者,例如葡萄胎妊娠患者、原发性甲状腺功能减退女性患者、促性腺激素细胞腺瘤患者,此类患者能诱导 FSH 和 LH 同时分泌;以及 FSH 受体发生突变的患者。甚至在未给药任何外源性促性腺激素情况下,GnRH-a 诱导 PCOD 女性患者病情加剧也能引发 OHSS。因此,当在超声波检查中观察到卵巢肥大现象时,应进行彻底的鉴别性诊断以排除恶性卵巢疾病。

偶尔还观察到孤立型 OHSS,没有表现出该综合征的所有症状。在极少情况下报道该类综合征出现唯一 OHSS 临床表现——胸膜积水。可能这是由于腹内正压、胸内负压、横膈膜缺损促进腹腔内液体流入腹腔膜,同时促进血管活性物质从腹部转移至腹腔膜内所造成(80,81)。

其他 OHSS 临床后果如下：

- 降低人类着床率：已经证明与自然周期相比，IVF 疗法中进行的 COH 降低了子宫容受性，这是由于超生理水平类固醇激素诱导了与子宫容受性相关的子宫内膜发生形态和生物化学功能改变而导致。我们还发现对促性腺激素具有高反应性的女性着床率较低(82)，并且这种高反应性确实会引发 OHSS。更为有趣的是，在着床前阶段使用较低剂量，逐降刺激治疗方案降低 E2 水平时，子宫容受性也有所改善(83)。
- 降低卵母细胞质量：已有人提出 OHSS 会对卵母细胞质量产生不良影响。已报道成熟度和质量较差会导致受精率降低(84)，胰岛素分泌紊乱患者中，具有 PCO 卵巢的肥胖、非雄激素过多女性患者亚群的卵母细胞受精率较低，其产生的胚胎无法着床(85)。

OHSS 的预防

已提出了多种预防 OHSS 的策略，根据以上描述鉴定出最具发病风险的女性。此目的通常很难全部实现，因此采取多种做法以避免综合征的全面爆发：

- 取消 hCG 给药：文献中有众多证据支持 hCG 是引发 OHSS 的主要诱因，可能是通过其他不知名介质所介导的；所以取消 hCG 给药是避免 OHSS 发生的安全方法，此方法将治疗周期推迟至卵巢稳定之后进行(18)。治疗周期的取消会产生经费和情绪影响，使患者和医生具有挫败感，并可能因此错过大部分情况下不会发生临床 OHSS 病症的治疗周期；但当被怀疑可能发生重度 OHSS 的情况下，这仍是一种有效安全的方法。
- 卵巢电烙术：虽然脑垂体脱敏疗法后进行的腹腔镜卵巢透热疗法对具有发病风险女性来说并不是一线选择的治疗方法，但此疗法被认为可以预防 OHSS 的发生(86)。此疗法的作用机制尚不清楚，似乎是通过破裂富含雄激素的囊肿、破坏分泌雄激素的间质或解体增厚的卵巢被膜来操控卵巢内的内分泌环境(87)。腹腔镜卵巢电烙术适用于之前因为具有 OHSS 风险而至少取消一个治疗周期的女性。
- 滑行或漂移疗法：当进行 COH 的女性患者被同时给药促性腺激素和 GnRH-a 时，她们的 E2 水平迅速上升，如果此时取消促性腺激素给药但继续给药 GnRH-a 的话，由于缺乏维持卵泡生长的内源性促性腺激素分泌，所以 E2 水平会迅速下降(88)。健康发育的卵泡可以耐受短时期的促性腺激素剥夺疗法，但较小卵泡的颗粒细胞对取消促性腺激素给药的刺激耐受性较差。此外，另一个可以解释滑行疗法生理学的证据是：接受滑行疗法患者的 VEGF 表达量和分泌量显著下降(89)，这是滑行疗法减少高风险患者发生 OHSS 风险和严重度的基本原理(90)。在一个前瞻性研究中，当接受 OI 治疗女性的 E2 水平超过阈值 1800pg/ml 时，启用滑行疗法直至 E2 水平至少下降 25% 或至少有三个卵泡尺寸不小于 18mm 为止，之后再给药 hCG，从而达到每周期 23% 的最佳妊娠率(91)。还评估了滑行疗法对进行 COH 获得成熟卵泡用于 IVF 的女性患者中的应用情况，分别应用于当患者 E2 水平升高至 3000pg/ml 以上且卵泡未成熟时；以及当观察到许多中等大小卵泡，且患者 E2 水平升高至 4000pg/ml 以上时，当 E2 水平恢复正常后继续重新刺激卵泡生长，这两组患者的妊娠率相似(每周期 37%)(91)。令人瞩目的是所有患者都顺利进入到取卵阶段。此报告所描述的良好结果验证了此疗法确实能有效减少发生重度 OHSS 的风险，但并不是消除此风险。滑行或偏移疗法是排卵诱导逐降法的一部分：降低促性腺激素剂量的原理是仿效生理模式，从而在无 OHSS 风险的情况下选择合理数量的成熟卵泡(92)。小卵泡颗粒细胞对于促性腺激素剥夺疗法的耐受性差，这有利于滑行疗法可在不影响妊娠率的情况下安全治疗过度刺激的 OI 和 IVF 周期。
- 不同的刺激治疗方案可能会增加风险，也可能降低风险。一开始认为纯 FSH 制剂更为安全不易发生 OHSS，但据报道纯 FSH 给药的 OHSS 发生率很高(1)。由于重组性激素的较高生物活性，所以还会产生并发症(93)。因此，诊断患者是否具有 OHSS 发病风险比确定刺激治疗方案中所用药物的 LH/FSH 比例更为重要。
- hCG 给药前或给药后进行卵泡抽吸：取卵时进行的卵泡抽吸可能可以防止 OHSS，因为此过程会导致卵泡内出血并抽吸颗粒细胞，从而减少卵泡分泌的引发综合征的物质(1,81)。两个报告评估了在 hCG 给药前的早期进行单卵巢的卵泡抽吸在预防重度 OHSS 发生中的作用(94,95)。他们猜测这种方法可以防止和减少 hCG 所诱导的卵巢内因子分泌,同时还能改变由这些卵泡所产生的黄体。虽然首个观察性回顾研究的结果喜人,但在之后的一个前瞻性随机研究中未报道此疗法具有有益作用,在此研究中未观察到具有风险女性患者的重度 OHSS 发病率有所减少(94)。除了预防 OHSS 之外,还应将回收未成熟卵母细胞开发为风险女性患者的安全疗法,因为这些卵母细胞仍具有成熟能力和发育能力,可用于体外成熟和受精。

- 静脉注射白蛋白:若干年前有人提出在取卵后立即输注人类白蛋白可作为一种预防高风险患者发生重度 OHSS 的安全、有效且经济的治疗方法,此做法可以将 OHSS 产生的影响减少到最小化;因此该手段应被认为是一种治疗方法;这里我们认为人类白蛋白输注是一种病症出现前逆转和阻止疾病发生的干预手段。已经发表了多个相互矛盾的报道,至今为止这些报告还未达成共识。可以查阅到有关于此主题的优秀综述,这些综述根据已发表的证据提出,不支持预防性 i. v. 白蛋白给药对重度 OHSS 的作用(96),由于此综合征的发病率低,多数已发表的报告为观察性研究,研究的样本规模小,没有足够功效可以验证此零假设;所以应谨慎解读研究结论。曾经还检测了例如羟乙基淀粉溶液(HES)等其他血浆膨胀剂预防重度 OHSS 发生的作用(88)。Konig 等报道了一个前瞻性随机试验,其中证明了 6% 的 HES 可显著减少接受 IVF 治疗患者的中度-重度 OHSS 发生率(97)。

我们之前进行的一个前瞻性研究中包括了 976 例具有 OHSS 发病风险的患者(获取了大于等于 20 个卵母细胞),此研究未显示白蛋白可预防 OHSS 发生的任何益处(98):受试者被分为两组。第一组接受静脉注射 40g 白蛋白,第二组不接受任何治疗。两组发生中度-重度 OHSS 和仅为重度 OHSS 的比率相似。两组受试者在取卵 7 天后的血液浓缩、肝功能障碍和肾功能障碍的发生率也相似。对于已发生中度/重度 OHSS ($n=66$) 或仅为重度 OHS ($n=46$) 的女性患者(表 27. 3)进行研究,发现在取卵当天的白蛋白给药前测量到的两组血液参数和体重之间没有差异,在取卵后第 7 天,两组之间测量到的血液参数和体重之间仍没有差异(表 27. 3)。除此之外,这两组患者的接受穿刺术人数、住院人数、发生并发症人数和 OHSS 发病天数之间都没有差异(98)。

表 27. 3　(A)白蛋白治疗组和对照组的受试者人数和 OHSS 发生率。(B)取卵后 7 天白蛋白治疗组和对照组的异常血液参数比较

	白蛋白治疗组	对照组
A		
n	495	493
中度+重度 OHSS(%)	7. 1	6. 7
仅为重度 OHSS(%)	5. 0	4. 7
B		
n	488	488
血红蛋白≥15% (n)	29	19
血细胞比容≥45% (n)	16	13
白细胞≥20 000/mm^3 (n)	1	3
肌酸酐>1. 2mg/dl (n)	1	1
AST>40IU/ml (n)	10	13
ALT>40IU/ml (n)	27	29

研究群体之间不具有显著性差异($P\geq 0.05$)。ALT:丙氨酸转氨酶;AST:天冬氨酸转氨酶

- 胚胎冷冻保存:由于着床妊娠的滋养层产生的内源性 hCG,所以 OHSS 综合征更常见于怀孕周期,因此提出冷冻保存所有胚胎的想法。显然,冷冻保存所有胚胎的主要问题在于其妊娠率可能低于移植新鲜胚胎的妊娠率。观察性回顾报告报道多个选择冷冻保存所有胚胎以预防 OHSS 发生的女性患者群体的妊娠率良好(99)。将此方法所得益处与静脉输注白蛋白疗法所得益处相比较,发现此方法的妊娠率更高,但对高风险患者的 OHSS 预防效果无差异(100)。此结果可能是由于静脉输注白蛋白不能降低极高的 E2 血清水平,已知高 E2 血清水平会降低子宫内膜容受性(71),但胚胎经融化后可移植入自然周期或 HRT 周期。
- 进行 COH 但未接受 GnRH-a 给药女性的备选疗法
  - □ FSH 引发排卵:大剂量给药 FSH 替代排卵期 LH/hCG 峰可获得潜在有益结果,促进排卵顺利进行,以避免具有 OHSS 发病风险的女性患者被给药 hCG。无需通过残余 LH 和纯化 FSH 制剂共同作用来再次引发卵母细胞减少分裂、受精和颗粒细胞黄体化,因为重组 FSH 就可以诱导发生上述变化(101)。
  - □ GnRH 激动剂引发排卵:GnRH-a 可诱导内源性 LH 和 FSH 大量分泌,其黄体期长度和孕酮水平与 hCG 给药周期的相似(102,103)。GnRH-a 是一种 OI 治疗周期中诱导 OHSS 风险女性患者排卵的理想 hCG 替代药物,但此疗法不适用于抑制

GnRHa 的 COH 疗法(104,105)。GnRH 激动剂的相对较短半衰期(3~5 小时)消除了未怀孕周期的 OHSS 发病风险。已报道此疗法的排卵率接近 75%,妊娠率约为 17%,且多胎妊娠率较低。在此期间,没有女性发生 OHSS。

- 奥曲肽:生长抑素类似物可降低胰岛素、胰岛素样生长因子和 LH 水平,因此推测这类物质可以降低 OHSS 的风险。当具有克罗米芬抗药性的 PCOD 女性患者接受奥曲肽给药时,与安慰剂组相比,她们的 E2 水平和卵泡数量下降,因此奥曲肽可能有效减少此类特定患者的 OHSS 发生率(106)。
- GnRH 拮抗剂:由于颗粒-黄体细胞上表达 GnRH 受体,所以此类新型药物可能成为一种新型的备选疗法,不仅可以抑制脑垂体功能,还可以直接作用于卵巢水平,从而预防后续 OHSS 的发生——降低血清 E2 水平并减小卵巢大小(88,107)。
- 酮康唑:排卵诱导期间间歇性低剂量给药酮康唑可有效减少卵巢雌激素合成,从而减少易受卵巢过度刺激治疗周期影响女性的治疗取消率(108)。但还未证明 COH 期间给药酮康唑是否能降低 OHSS 风险(88,107)。

OHSS 的治疗

在完全了解此综合征的发病机制之前,所有的治疗很大程度上是依靠经验进行的。然而目前已阐明部分病因,它们将作为循证治疗的基础(表 27.2)。

- 卧床休养:OHSS 治疗期间严格遵守卧床休养是具有合理依据的。如果患者保持直立体位,肾素-血管紧张素-醛固酮系统和交感神经系统处于活跃状态,肾小球滤过率和钠排泄速率降低,并且对于利尿剂的反应性下降(109)。
- 经阴道超声引导吸取腹水:当腹水迅速积聚继发张力性腹水时,应进行穿刺抽液术以缓解症状(18)。腹内压增加可能影响静脉回流,从而影响心输出量并导致肾水肿甚至形成血栓。所以,当发现张力性腹水伴随药物治疗无效的少尿症状、肌酸酐水平上升或血液浓缩时,必须使用 Aboulghar 等提出的经阴道方式进行超声引导的腹水吸取术(110)。临床症状的显著改善(增加尿排出量和肌酸酐消除率,降低血细胞比容,缓解呼吸困难和腹部不适症状)支持其可作为一种安全、特别有效的治疗手段(18,75)。为了防止某些患者可能需要进行的多次穿刺抽液术,有人建议在体内预留一根闭合回路的 Dawson-Mueller 导管,此导管具有"simp-loc"锁定设计可以实现持续性排除腹水(92,111)。然而,如果该患者血流动力学不稳定或被怀疑具有腹腔积血时,则不能进行穿刺抽液术。必须密切监视患者的血流动力学状态,使用穿刺抽液术快速转移腹水,之后有效减少血管内容量。已证明腹水连续自体输注的腹膜分流法对重度 OHSS 患者有效,此疗法增加循环血浆量,并促进病愈(112)。
- 低盐白蛋白:当只给药类晶体药物无法恢复体液平衡时,应使用血浆膨胀剂增加有效动脉血容量,因为 OHSS 的标志之一就是血容量减少。在目前可获得的所有血浆膨胀剂中,低盐白蛋白为首选药剂(1):在此综合征中,此蛋白质会融入第三间隙,不具有毒性,并不会发生病毒感染,相比其他血浆膨胀剂此药物的半衰期较长。通常使用的有效剂量为每 6~12 小时给药 50~100g 白蛋白。
- 呋喃苯胺酸:用例如呋喃苯胺酸在内的强效尿钠排泄药剂阻断肾脏的钠保留机制能立即增加尿液量和钠排泄量。虽然在低血压和血液浓缩情况下禁止使用利尿剂,但其可以恢复肾前性损伤的肾功能,不治疗肾前性损伤会进而导致急性肾小球坏死和肾衰竭。如呋喃苯胺酸是一种快速起效的利尿剂,其半衰期短从而可以根据利尿作用对剂量进行严密控制(每 4 小时 10mg i. v. 给药)。一种实际操作疗法为先给药 100g 白蛋白后,再每 4 小时 i. v. 给药 10mg 的呋喃苯胺酸。当尿排出量恢复正常时(48 小时期间>1000ml/d)应停止利尿剂给药(109)。
- 低钠摄入:为了通过创建钠的负平衡从而转移腹腔内液体,钠限制饮食(60mmol/d)是一种改善重度 OHSS 患者腹水症状的有效方式(109)。然而,低钠饮食不会影响卵巢刺激期间肾脏和卵巢的肾素和肾素原分泌,所以该方式的有效性仍颇受争议。
- 多巴胺:使用低剂量多巴胺可能有助于重度 OHSS 患者的治疗。Ferraretti 等让 7 名少尿症患者接受外周注射低剂量多巴胺、限制他们摄入液体以及给他们提供高蛋白/高盐饮食,结果发现在多巴胺输注后 24~48 小时内病症缓解。没有发现对母体和胎儿的不良作用(113)。
- 密切监视
  - 体液平衡和电解质浓度:必须严格控制摄入和排除情况。类晶体药物可以改善血容量不足,但在必需情况下应使用血浆膨胀剂。血清钠离子、钾离子和氯离子是血液稀释和电解质失衡的有效指标。可能需给药钾补充剂。

- 肝功能障碍:随着广义外周动脉的血管舒张得到改善,发生肝硬化的趋势也消失(3)。与此同时,虽已尽力促进升高雌激素水平的代谢降解,但高血清 E2 水平仍可能会导致肝功能障碍。所以应当密切监视和恢复肝脏的生化参数。
- 止血标记物:测量包括凝结时间、出血时间、血小板计数、凝血酶原时间和纤维蛋白原的一般血液凝固参数无效,因为它们都处于正常范围之内。需要对此重度综合征进行一个更为具体的研究,我们应查找两个指示血栓形成前状态的敏感标志物:①D-二聚体,由于此分子是由血栓溶解而产生的,所以其被认为是一种指示溶纤维蛋白系统被激活的可靠分子标志物;②纤溶酶-α2 抗纤溶酶复合物,是一种溶纤维蛋白系统凝结功能被激活的有效指示物(114)。其他作者建议可以考虑其他的分子,例如抗凝血酶复合物同样可以作为重度 OHSS 中指示促凝血情况的有效临床标志物(3)。如果这些标志物中的任何一项发生改变,则此患者应该开始接受肝素化治疗(5000IU/12h)。在日常的临床实践中,血液浓缩可作为指示肝素化状态的一个参数。

多巴胺激动剂在预防和治疗 OHSS 中的作用

根据之前的经验,我们发现抑制 VEGF 作用能同时减少 VP。然而由于使用抗血管生成药物会导致副作用,所以放弃使用此类化合物的治疗策略(115～117)。为了能够找到治疗 OHSS 的具体无毒性治疗方法,我们重新回到假设的起点,但这一次我们选择使用阵列技术不仅仅研究一个或几个目标基因,而是研究所有可能参与 OHSS 发生发展的基因。基于这个理念,我们研究了 OHSS 状态下调控的基因产物表达情况。用此方法研发出了一个阻止综合征发生的新型疗法,即多巴胺激动剂的使用。

我们比较了接受不同刺激治疗方案动物的卵巢基因表达情况,其中包括对照动物组和发生 OHSS 的接受刺激大鼠组(67)。在 hCG 给药后 48 小时时,测量了 VP 值,并提取了来自卵巢的 mRNA,并用含 14 000 个基因的微阵列过滤器分析基因表达情况。基因表达结果显示与温和刺激组和对照组相比,发生 OHSS 的动物中共有 80 个基因被上调,7 个基因被下调。上调基因被分为五组:胆固醇合成类、VEGF 信号传导类、前列腺素合成类、氧化应激过程类以及细胞周期调控类。酪氨酸羟化酶基因的下调(TH,负责多巴胺合成的酶)也被认为是 OHSS 的一个特征。

综合考虑以上描述的结果,我们认为靶向作用于上调基因可能会影响基本的细胞或生理过程,例如影响 E2 和 P4 分泌以及排卵作用,或者会阻断多个分子共同使用的非特异性二次信号传导通路。所以我们着眼于下调基因,这些基因可能与上调基因的作用相反,从而可以成为血管生成过程的天然抑制剂,之后我们可以根据需要提高或上调这些基因。

TH,是一种负责多巴胺合成的关键酶,该酶基因被下调说明了多巴胺可能成为卵巢中的抗血管生成因子,因此认为我们的 OHSS 动物模型被给药 PMSG+hCG 后多巴胺分泌不足(据我们观察)参与导致 VP 增加,而 VP 升高就是 OHSS 综合征的特征。事实上,多个报告证明了在体外(118)和体内(119)癌症模型中多巴胺给药能通过降低 VEGFR-2 磷酸化从而减少 VP,因为 VEGFR-2 磷酸化之后 VEGF 和此受体结合激活 VEGF 下游信号从而导致 iVP(120)。虽然多巴胺降低 VEGFR-2 磷酸化的作用机制尚不明确,我们仍想知道当我们的 OHSS 大鼠被给药多巴胺时,是否也能像癌症模型中所观察到的降低血管生成结果一样有效抑制 iVP。

多巴胺受体 2(Dp-r2)激动剂,用于治疗包括孕妇患者在内的高泌乳素血症,在动物癌症模型中当高剂量给药 Dp-r2 时能抑制 VEGFR-2-依赖型 VP 以及抑制血管生成。为了测试是否可以通过剂量依赖性给药 Dp-r2 激动剂卡麦角林(Cb2)区分 VEGFR-2-依赖型 VP 和血管生成,使用补充泌乳素的 OHSS 大鼠模型进行研究。100μg/kg 的低剂量 Dp-r2 激动剂 Cb2 给药能通过部分抑制卵巢 VEGFR-2 磷酸化水平抑制 VEGFR-2-依赖型 VP,但不会影响黄体血管生成(图 27.4)。没有观察到黄体解体作用(未影响血清孕酮水平和黄体凋亡)。Cb2 给药也没有影响 VEGF/VEGFR-2 的卵巢 mRNA 水平(121)。

之前文献中的报告已证明这种方法成功有效。Ferraretti 等(113)首次证明 7 例危重患者在接受静脉 Dp 输注后,他们的尿液排出量和总体症状都得到实质性改善。之后进行了两个非对照性研究使用 Dp 激动剂预防/治疗 OHSS。Tsunoda 等对 27 例白蛋白治疗无效的住院患者给药一种口服 Dp 前体药——多卡巴胺,结果发现患者尿排出量增加,腹水症状缓解,这些都说明了 Dp 激动剂对于 OHSS 综合征的有效作用(122)。相似的,Manno 等对 20 例具有过度刺激风险

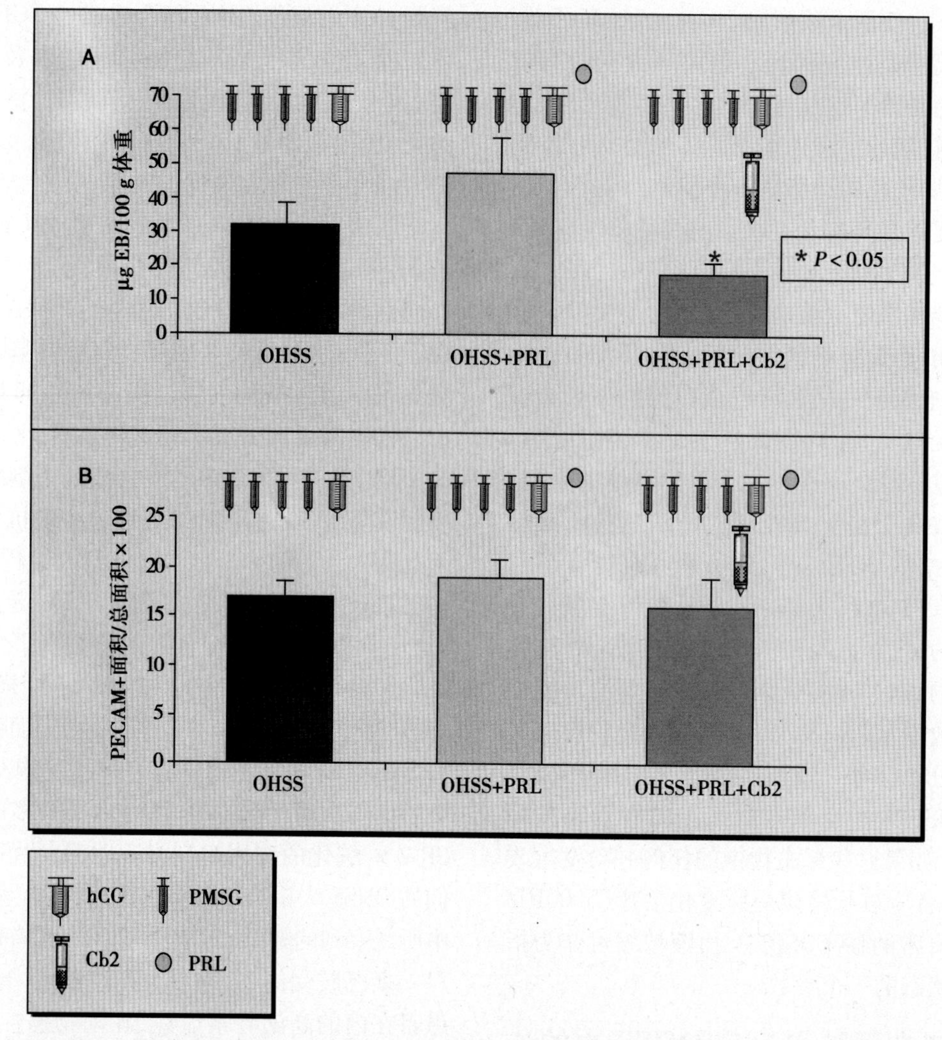

图 27.4　补充泌乳素 OHSS 大鼠中用低剂量 Cb2 治疗 VP 增加的作用。增加血管通透性的状态(A)(根据每 100g 动物体重所渗出的 EB 染料的显微图片计算),发现补充泌乳素 OHSS 大鼠接受 Cb2 给药后显著抑制血管通透性增加。实验组中观察到的 VP 变化并不是由黄体解体作用介导的,因为黄体血管密度(B)(根据 PECAM 百分比计算,PECAM 是一种特定的内皮细胞标志物)未受影响

的患者给药剂量为每 48 小时 1mg 的 Cb2,从研究当晚开始;并在 10 例重度卵巢过度刺激的妊娠女性接受 Dp 输注后 24～48 小时时给药 Cb2。他们报道具有发病风险的女性并未发生 OHSS,并且住院患者症状也得到了迅速缓解(123)。

不仅如此,Papaleo 等还描述了一组患有 PCOD 和高泌乳素血症的女性患者在卵巢刺激期间接受 Cb2 给药的情况。他们观察到这些患者的卵巢敏感性降低,导致发育卵泡数量减少、血清 E2 水平下降,以及最为重要的一点是,降低了 OHSS 的发生率(124)。除此之外,垂体腺瘤有时也与包括 FSH 在内的多种激素分泌有关,会导致自发性的 OHSS(125～127)。已证明使用多巴胺激动剂溴隐亭可成功治疗 OHSS 症状(128),最近报道使用 Cb2 能成功治疗 2 例患者症状(129)。

动物模型研究的结果和 Dp-r2 激动剂的安全临床性质激励我们对具有 OHSS 发病风险的卵子捐献者给药 Cb2。我们设计了一个前瞻性、随机化的双盲研究:此研究包括 54 例具有 20～30 个大于 12mm 已发育卵泡的卵子捐献者,并且获取了大于 20 个卵母细胞。在接受 hCG 给药后,立即根据计算机随机选择将患者分配至两组:研究组($n=29$)接受每日口服 0.5mg Cb2,持续服药 8 天;对照组($n=25$)在 8 天中接受一片安慰剂药片。从 hCG 给药当日(第 0 天)开始至第 8 天,每 48 小时监测女性患者一次。发现研究组的血液浓缩症状、腹水出现情况和腹水量显著减少。OHSS 发生率从 65%(对照组)降至 25%(治疗组)。多巴胺激动剂广泛应用于妊娠患者中,并不产生不良作用;应使用更大型的研究证明此理念,并阐述其作用机制(130)。

临床实践关键点

- 卵巢过度刺激综合征是卵巢对于促性腺激素的异常反应。此综合征具有广泛的迹象和症状,通常具有自限性,但有时会发展为具有生命危险的病症。这是由于毛细血管通透性的改变所引起的,此改变将导致体液流向第三间隙腔,导致血管内容量耗竭、腹水和血液浓缩,可能并发血栓形成和(或)肾脏、肝脏、呼吸系统和血液学功能障碍。OHSS的初级预防是降低其发生率,最重要的一步是鉴定将接受IVF治疗的风险患者,对于这类患者应使用更温和的刺激疗法,并特别关注和密切监视这类患者,进行频率较高的超声波检查和血清雌二醇水平检测。次级预防包括疾病的鉴定和早期筛查,减少患病率、病程、疾病严重度和并发症。因此,必须非常密切地监视OHSS患者。
- 直到最近,OHSS的治疗被缩小至了对其并发症的治疗。关于VEGF系统研究的新数据为预防和治疗OHSS提供了新思路。第一次提出了对于OHSS病理生理学的治疗方法,并且Cb2和其他多巴胺激动剂的使用可能有助于OHSS的次级预防。

参考文献

1. Navot D., Bergh P.A., Laufer N. Ovarian hyperstimulation syndrome in novel reproductive technologies: prevention and treatment. *Fertility and Sterility* (1992), **58**, 249–61.
2. Rizk B. Epidemiology of ovarian hyperstimulation syndrome: iatrogenic and spontaneous. In Rizk B., (Ed.), *Ovarian Hyperstimulation Syndrome*. Cambridge, New York: Cambridge University Press (2006), Chapter 2, pp. 10–42.
3. Balasch J., Fabregues F., Arroyo V. Peripheral arterial vasodilation hypothesis: a new insight into the pathogenesis of ovarian hyperstimulation syndrome. *Human Reproduction*, (1998) **13**, 2718–30.
4. Rizk B. Pathophysiology of hyperstimulation syndrome. In Rizk B., (Ed.), *Ovarian Hyperstimulation Syndrome*. Cambridge, New York: Cambridge University Press (2006), Chapter 3, pp. 43–78.
5. Rizk B. Ovarian hyperstimulation syndrome. In (Studd J., Ed.), *Progress in Obstetrics and Gynecology*, Volume 11. Edinburgh: Churchill Livingtone (1993a), Chapter 18, pp. 311–49.
6. McClure N., Leya J., Radwanska E., Rawlins R., Haning R.V. Luteal phase support and severe ovarian hyperstimulation syndrome. *Human Reproduction*, (1992) **7**, 758–64.
7. Zalel Y., Orvieto R., Ben-Rafael Z., Homburg R., Fisher O., Insler V. Recurrent spontaneous ovarian hyperstimulation syndrome associated with polycystic ovary syndrome. *Gynecologic Endocrinology*, (1995) **9**, 313–5.
8. Cappa F., Pasqua C., Tobia M., Ventura T. Ascites and hydrothorax due to endogenous hyperstimulation of H.C.G. in a case of hydatidiform mole destruens with secondary irreversible kidney insufficiency due to disseminated intravascular coagulation. *Rivista Italiana di Ginecologia*, (1976) **56**, 363–8.
9. Guvenal F., Guvenal T., Timuroglu Y., Timuroglu T., Cetin M. Spontaneous ovarian hyperstimulation-like reaction caused by primary hypothyroidism. *Acta Obstetricia et Gynecologica Scandinavica*, (2006) **85**, 124–5.
10. Smits G., Olatunbosun O., Delbaere A., Pierson R., Vassart G., Costagliola S. Ovarian hyperstimulation syndrome due to a mutation in the follicle-stimulating hormone receptor. *New England Journal of Medicine*, (2003) **21**, 760–6.
11. Vasseur C., Rodien P., Beau I., Desroches A., Gerard C., de Poncheville L., Chaplot S., Savagner F., Croue A., Mathieu E., Lahlou N., Descamps P., Misrahi M. A chorionic gonadotropin-sensitive mutation in the follicle-stimulating hormone receptor as a cause of familial gestational spontaneous ovarian hyperstimulation syndrome. *New England Journal of Medicine*, (2003) **21**, 753–9.
12. Montanelli L., Delbaere A., Di Carlo C., Nappi C., Smits G., Vassart G., Costagliola S. A mutation in the follicle-stimulating hormone receptor as a cause of familial spontaneous ovarian hyperstimulation syndrome. *The Journal of Clinical Endocrinology and Metabolism*, (2004a)**89**, 1255–8.
13. Montanelli L., Van Durme J.J., Smits G., Bonomi M., Rodien P., Devor E.J., Moffat-Wilson K., Pardo L., Vassart G., Costagliola S. Modulation of ligand selectivity associated with activation of the transmembrane region of the human follitropin receptor. *Molecular Endocrinology*, (2004b)**18**, 2061–73.
14. Delbaere A., Smits G., De Leener A., Costagliola S., Vassart G. Understanding ovarian hyperstimulation syndrome. *Endocrine*, (2005) **26**, 285–90.
15. Kihara M., Sugita T., Nagai Y., Saeki N., Tatsuno I., Seki K. Ovarian hyperstimulation caused by gonadotroph cell adenoma: a case report and review of the literature. *Gynecological Endocrinology*, (2006) **22**, 110–3.
16. Lyons C.A., Wheeler C.A., Frishman G.N., Hackett R.J., Seifer D.B., Haning R.V. Jr. Early and late presentation of the ovarian hyperstimulation syndrome: two distinct entities with different risk factors. *Human Reproduction*, (1994) **9**, 792–9.
17. Pellicer A., Albert C., Mercader A., Bonilla-Musoles F., Remohí J., Simón C. The pathogenesis of ovarian hyperstimulation syndrome: in vivo studies investigating the role of interleukin-1α, interleukin-6, and vascular endothelial growth factor. *Fertility and Sterility*, (1999) **71**, 482–9.
18. Rizk B., Aboulghar M. Modern management of ovarian hyperstimulation syndrome. *Human Reproduction* (1991) **6**, 1082–7.
19. Schenker J.G., Weinstein D. Ovarian hyperstimulation syndrome: a current survey. *Fertility and Sterility*, (1978) **30**, 255–68.
20. Knox G.E. Antihistimine blockade of the ovarian hyperstimulation syndrome. *American Journal of Obstetrics and Gynecology*, (1974) **118**, 992–4.
21. Navot D., Margalioth E.J., Laufer N., Birkenfeld A., Relou A., Rosler A., Schenker J.G. Direct correlation between plasma renin activity and severity of the ovarian hyperstimulation syndrome. *Fertility and Sterility*, (1987) **48**, 57–61.
22. Loret de Mola J.R., Baumgardner G.P., Goldfarb J.E., Friedlander M.A. Ovarian hyperstimulation syndrome: preovulatory serum concentrations of interleukin-6, interleukin-1 receptor antagonist and tumor necrosis factor-α cannot predict its occurrence. *Human Reproduction*, (1996) **7**, 1377–80.
23. Aboulghar M.A., Mansour R.T., Serour G.I., Elhelw B.A., Shaarawy M. Elevated levels of angiogenin in serum and ascitic fluid from patients with severe ovarian hyperstimulation syndrome. *Human Reproduction*, (1998) **13**, 2068–71.
24. Magini A., Granchi S., Orlando C., Vannelli G.B., Pellegrini S., Milani S., Grappone C., De Franco R., Susini T., Forti G., Maggi M. Expression of endothelin-1 gene and protein in human granulosa cells. *The Journal of Clinical Endocrinology and Metabolism*, (1996) **81**, 1428–33.
25. Fulghesu A.M., Villa P., Pavone V., Guido M., Apa R., Caruso A., Lanzone A., Rossodivita A., Mancuso S. The impact of insulin secretion on the ovarian response to exogenous gonadotropins

in polycystic ovary syndrome. *The Journal of Clinical Endocrinology and Metabolism*, (1997) **82**, 644–8.
26. Senger D.R., Galli S.J., Dvorak E., Perruzzi C.A., Harvey V.S., Dvorak H.F. Tumor cells secrete a vascular permeability factor that promotes accumulation of ascites fluid. *Science*, (1983) **219**, 983–5.
27. Rizk B. Ovarian hyperstimulation syndrome. In Brindsen P.R., Rainsbury R.A., (Eds.), *A Textbook of In Vitro Fertilization and Assisted Reproduction*. Carnforth, UK: Parthenon Publishing (1992), Chapter 23, pp. 369–84.
28. Rizk B., Aboulghar N.A., Smitz J. et al. The role of vascular endothelial growth factor and interleukins in the athogenesis of severe ovarian hyperstimulation syndrome. *Human Reproduction Update*, (1997) **3**, 255–66.
29. Ujioka T., Matsura K., Tanaka N., Okamura H. Involvement of ovarian kinin-kallicrein system in the pathophysiology of ovarian hyperstimulation syndrome: studies in a rat model. *Human Reproduction*, (1998) **13**, 3009–15.
30. Senger D.R., Van De Water L., Brown L.F., Nagy J.A., Yeo K.T., Yeo T.K., Berse B., Jackman R.W., Dvorak A.M., Dvorak H.F. Vascular permeability factor (VPF, VEGF) in tumor biology. *Cancer Metastasis Reviews*, (1993) **12**, 303–24.
31. Yan Z., Weich H.A., Bernart W., Breckwoldt M., Neulen J. Vascular endothelial growth factor (VEGF) messenger ribonucleic acid (mRNA) expression in luteinized human granulosa cells in vitro. *The Journal of Clinical Endocrinology and Metabolism*, (1993) **77**, 1723–5.
32. Senger D.R., Connolly D.T., Van De Water L., Feder J., Dvorak H.F. Purification and NH_2-terminal amino acid sequence of guinea pig tumor secreted vascular permeability factor. *Cancer Research* (1990) **50**, 1774–8.
33. Roberts W.G., Palade G.E. Increased microvascular permeability and endothelial fenestration induced by vascular endothelial growth factor. *Journal of Cell Science*, (1995) **108**, 2369–79.
34. Wei M.H., Popescu N.C., Lerman M.I., Merrill M.J., Zimonjic D.B. Localization of the human vascular endothelial growth factor gene, VEGF, at chromosome 6p12. *Human Genetics*, (1996) **97**, 794–7.
35. Rizk B. Genetics of ovarian hyperstimulation syndrome. In Rizk B., (Ed.), *Ovarian Hyperstimulation Syndrome*. Cambridge, New York: Cambridge University Press (2006), Chapter 4, pp. 79–91.
36. Neufeld G., Cohen T., Gengrinovitch S., Poltorak Z. Vascular endothelial growth factor (VEGF) and its receptors. *The FASEB Journal*, (1999) **13**, 9–22.
37. Watkins R.H., D'Angio C.T., Ryan R.M., Patel A., Maniscalco W.M. Differential expression of VEGF mRNA splice variants in newborn and adult hyperoxic lung injury. *The American Journal of Physiology*, (1999) **276**, 858–67.
38. Olson T.A., Mohanraj D., Carson L.F., Ramakrishnan S. VP factor gene expression in normal and neoplastic human ovaries. *Cancer Research*, (1994) **54**, 276–80.
39. Gómez R., Simón C., Remohi J., Pellicer A. Vascular endothelial growth factor receptor-2 activation induces vascular permeability in hyperstimulated rats, and this effect is prevented by receptor blockade. *Endocrinology*, (2002) **143**, 4339–48.
40. Shima D.T., Kuroki M., Deutsch U., Ng Y.S., Adamis A.P., D'Amore P.A. The mouse gene for vascular endothelial growth factor. Genomic structure, definition of the transcriptional unit, and characterization of transcriptional and post-transcriptional regulatory sequences. *The Journal of Biological Chemistry*, (1996) **271**, 3877–83.
41. Burchardt M., Burchardt T., Chen M.W., Shabsigh A., de la Taille A., Buttyan R., Shabsigh R. Expression of messenger ribonucleic acid splice variants for the vascular endothelial growth factor in the penis of adult rats and humans. *Biology of Reproduction*, (1999) **60**, 398–404.
42. Neulen J., Yan Z., Raczek S., Weindel K., Keck C., Weich H.A., Marme D., Breckwoldt M. Human chorionic gonadotropin-dependent expression of vascular endothelial growth factor/VP factor in human granulosa cells: importance in ovarian hyperstimulation syndrome. *The Journal of Clinical Endocrinology and Metabolism*, (1995) **80**, 1967–71.
43. Gordon J.D., Mesiano S., Zaloudek C.J., Jaffe R.B. Vascular endothelial growth factor localization in human ovary and fallopian tubes: possible role in reproductive function and ovarian cyst formation. *The Journal of Clinical Endocrinology and Metabolism*, (1996) **81**, 353–9.
44. Otani N., Minami S., Yamoto M., Shikone T., Otani H., Nishiyama R., Otani T., Nakano R. The vascular endothelial growth factor/fms-like tyrosine kinase system in human ovary during the menstrual cycle and early pregnancy. *The Journal of Clinical Endocrinology and Metabolism*, (1999) **84**, 3845–51.
45. Yamamoto S., Konishi I., Tsuruta E., Nanbu K., Mandai M., Kuroda H., Matsushita K., Hamid A.A., Yura Y., Mori T. Expression of vascular endothelial growth factor (VEGF) during folliculogenesis and corpus luteum formation in the human ovary. *Gynecologic Endocrinology*, (1997) **11**, 371–81.
46. Goldsman M.P., Pedram A., Domínguez C.E., Ciuffardi I., Levin E., Asch R.H. Increased capillary permeability induced by human follicular fluid: a hypothesis for an ovarian origin of the hyperstimulation syndrome. *Fertility and Sterility*, (1995) **63**, 268–72.
47. McClure N., Healy D.L., Rogers P.A., Sullivan J., Beaton L., Haning R.V. Jr., Connolly D.T., Robertson D.M. Vascular endothelial cell growth factor as permeability agent in ovarian hyperstimulation syndrome. *Lancet*, (1994) **344**, 235–6.
48. Phillips H.S., Hains J., Leung D.W., Ferrara N. Vascular endothelial growth factor is expressed in rat corpus luteum. *Endocrinology*, (1990) **127**, 965–7.
49. De Vries C., Escobedo J.A., Ueno H., Houck K., Ferrara N., Williams L.T. The fms-like tyrosine kinase, a receptor for vascular endothelial growth factor. *Science*, (1992) **255**, 989–91.
50. Waltenberger J., Claesson-Welsh L., Siegbahn A., Shibuya M., Heldin C.H. Different signal transduction properties of KDR and Flt1, two receptors for vascular endothelial growth factor. *The Journal of Biological Chemistry*, (1994) **269**, 26988–95.
51. Shalaby F., Rossant J., Yamaguchi T.P., Gertsenstein M., Wu X.F., Breitman M.L., Schuh A.C. Failure of blood island formation and vasculogenesis in Flk-1-deficient mice. *Nature*, (1995) **376**, 62–6.
52. Verheul H.M., Hoekman K., Jorna A.S., Smit E.F., Pinedo H.M. Targeting vascular endothelial growth factor blockade: ascites and pleural effusion formation. *Oncologist*, (2000) **5**, (Suppl. 1), 45–50.
53. Kendall R.L., Wang G., Thomas K.A. Identification of a natural soluble form of the vascular endothelial growth factor receptor, flt-1, and its heterodimerization with KDR. *Biochemical and Biophysical Research Communications*, (1996) **226**, 324–8.
54. Hornig C., Behn T., Bartsch W., Yayon A., Weich H.A. Detection and quantification of complexed and free soluble human vascular endothelial growth factor receptor-1 (sVEGFR-1) by ELISA. *Journal of Immunological Methods*, (1999) **226**, 169–77.
55. Kendall R.L., Thoma K.A. Inhibition of vascular endothelial growth factor activity by an endogenously encoded soluble receptor. *Proceedings of the National Academy of Sciences of the United States of America*, (1993) **90**, 10705–9.
56. Roeckle W., Hecht D., Sztajer H., Waltenberger J., Yayon A., Weich H.A. Differential binding characteristics and cellular inhibition by soluble VEGF receptor 1 and 2. *Experimental Cell Research*, (1998) **241**, 161–70.
57. Xu L., Yoneda J., Herrera C., Wood J., Killion J.J., Fidler I.J. Inhibition of malignant ascites and growth of human ovarian

carcinoma by oral administration of a potent inhibitor of the vascular endothelial growth factor receptor tyrosine kinases. *International Journal of Oncology*, (2000) **16**, 445–54.
58. Yukita A., Asano M., Okamoto T., Mizutani S., Suzuki H. Suppression of ascites formation and re-accumulation associated with human ovarian cancer by an anti-VPF monoclonal antibody in vivo. *Anticancer Research*, (2000) **20**, 155–60.
59. Kobayashi H., Okada Y., Asahina, Gotoh J., Terao T. The kallikrein-kinin system, but not vascular endothelial growth factor, plays a role in the increased VP associated with ovarian hyperstimulation syndrome. *Journal of Molecular Endocrinology*, (1998) **20**, 363–74.
60. Agrawal R., Tan S.L., Wild S., Sladkevicius P., Engmann L., Payne N., Bekir J., Campbell S., Conway G., Jacobs H. Serum vascular endothelial growth factor concentrations in in-vitro fertilization cycles predict the risk of ovarian hyperstimulation syndrome. *Fertility and Sterility*, (1999) **71**, 287–93.
61. Abramov Y., Barac V., Nisman B., Schenker J.G. Vascular endothelial growth factor plasma levels correlate to the clinical picture in severe ovarian hyperstimulation syndrome. *Fertility and Sterility*, (1997) **67**, 261–5.
62. Chen C.D., Wu M.Y., Chen H.F., Chen S.U., Ho H.N., Yang Y.S. Prognostic importance of serial cytokine changes in ascites and pleural effusion in women with severe ovarian hyperstimulation syndrome. *Fertility and Sterility*, (1999) **72**, 286–92.
63. Albert C., Garrido N., Rao C.V., Remohi J., Simon C., Pellicer A. The role of the endothelium in the pathogenesis of ovarian hyperstimulation syndrome. *Molecular Human Reproduction*, (2002) **8**, 409–18.
64. Wang T.H., Horng S.G., Chang C.L., Wu H.M., Tsai Y.J., Wang H.S., Soong Y.K. Human chorionic gonadotropin-induced ovarian hyperstimulation syndrome is associated with up-regulation of vascular endothelial growth factor. *Journal of Clinical Endocrinology and Metabolism*, (2002) **87**, 3300–08.
65. Antczak M., Van Blerkom J. The vascular character of ovarian follicular granulosa cells: phenotypic and functional evidence for an endothelial-like cell population. *Human Reproduction*, (2000) **15**, 2306–18.
66. Ujioka T., Matsuura E., Kawano T., Okamura H. Role of progesterone in capillary permeability in hyperstimulated rats. *Human Reproduction*, (1997) **12**, 1629–34.
67. Gómez R., Simón C., Remohi J., Pellicer A. Administration of moderate and high doses of gonadotropins to female rats increases ovarian vascular endothelial growth factor (VEGF) and VEGF receptor-2 expression that is associated to vascular hyperpermeability. *Biology of Reproduction*, (2003) **68**, 2164–71.
68. Brekken R.A., Overholser J.P., Stastny V.A., Waltenberger J., Minna J.D., Thorpe P.E. Selective inhibition of vascular endothelial growth factor (VEGF) receptor 2 (KDR/Flk-1) activity by a monoclonal anti-VEGF antibody blocks tumor growth in mice. *Cancer Research*, (2000) **60**, 5117–24.
69. Wedge S.R., Ogilvie D.J., Dukes M., Kendrew J., Curwen J.O., Hennequin L.F., Thomas A.P., Stokes E.S., Curry B., Richmond G.H., Wadsworth P.F. ZD4190: an orally active inhibitor of vascular endothelial growth factor signaling with broad-spectrum antitumor efficacy. *Cancer Research*, (2000) **60**, 970–5.
70. Vajkoczy P., Menger M.D., Vollmar B., Schilling L., Schmiedek P., Hirth K.P., Ullrich A., Fong T.A. Inhibition of tumor growth, angiogenesis, and microcirculation by the novel Flk-1 inhibitor SU5416 as assessed by intravital multi-fluorescence videomicroscopy. *Neoplasia*, (1999) **1**, 31–41.
71. Pau E., Alonso-Muriel I., Gómez R., Novella E., Ruiz A., Garcia-Velasco J.A., Simon C., Pellicer A. Plasma levels of soluble vascular endothelial growth factor receptor-1 may determine the onset of early and late ovarian hyperstimulation syndrome. *Human Reproduction*, (2006) **21**, 1453–60. Epub (2006) Feb 17.
72. Villasante A., Pacheco A., Ruiz A., Pellicer A., Garcia-Velasco J.A. Vascular endothelial cadherin regulates vascular permeability: implications for ovarian hyperstimulation syndrome. *The Journal of Clinical Endocrinology and Metabolism*, (2006) **10**. [Epub ahead of print]
73. Enskog A., Henriksson M., Unander M., Nilsson L., Bränström M. Prospective study of the clinical and laboratory parameters of patients in whom ovarian hyperstimulation syndrome developed during controlled ovarian hyperstimulation for in vitro fertilization. *Fertility and Sterility*, (1999) **71**, 808–14.
74. Rizk B., Smitz J. Ovarian hyperstimulation syndrome after superovulation for IVF and related procedures. *Human Reproduction* (1992) **7**, 320–7.
75. Rizk B., Aboulghar M.A. (1999). Classification, pathophysiology and management of ovarian hyperstimulation syndrome. In Brinsden P., (Ed.), *A Textbook of In-vitro Fertilization and Assisted Reproduction*, Second Edition. Canforth, UK: The Pathenon Publishing Group, Chapter 9, pp. 131–55.
76. Abramov T., Elchalal U., Schenker J.G. Pulmonary manifestations of severe ovarian hyperstimulation syndrome: a multicenter study. *Fertility and Sterility*, (1999) **71**, 645–51.
77. Rizk B. Complications of ovarian hyperstimulation syndrome. In Rizk B., (Ed.), *Ovarian Hyperstimulation Syndrome*. Cambridge, New York: Cambridge University Press (2006), Chapter 5, pp. 92–118.
78. Fábregues F., Balasch J., Ginés P., Manau D., Jiménez W., Arroyo V., Creus M., Vanrell J.A. Ascites and liver test abnormalities during severe ovarian hyperstimulation syndrome. *American Journal of Gastroenterology*, (1999) **94**, 994–9.
79. Balasch J., Carmona F., Llach J., Arroyo V., Jové I., Vanrell J.A. Acute prerrenal failure and liver dysfunction in a patient with severe ovarian hyperstimulation syndrome. *Human Reproduction*, (1990) **5**, 348–51.
80. Gore L., Nawar M.G., Rizk B. et al. Resistant unilateral hydrothorax as the sole manifestation of ovarian hyperstimulation syndrome. *Middle East Fertility Society Journal*, (2002) **7**, 149–53.
81. Kingsland C, Collins JV, Rizk B, Mason B. Ovarian hyperstimulation presenting as acute hydrothorax after in-vitro fertilization. *American Journal of Obstetric and Gynecology*, (1989) **16**, 381–2.
82. Pellicer A., Valbuena D., Cano F., Remohí J., Simón C. Lower implantation rates in high responders: evidence for an altered endocrine milieu during the preimplantation period. *Fertility and Sterility*, (1996) **65**, 1190–5.
83. Simón C., Garcia-Velasco J.A., Valbuena D., Peinado J.A., Moreno C., Remohí J., Pellicer A. Increasing uterine receptivity by decreasing estradiol levels during the preimplantation period in high responders with the use of a follicle-stimulating hormone step-down regimen. *Fertility and Sterility*, (1998) **70**, 234–9.
84. Aboulghar M.A., Mansour R.T., Serour G.I., Ramzy A.M., Amin Y.M. Oocyte quality in patients with severe ovarian hyperstimulation syndrome (OHSS). *Fertility and Sterility*, (1997) **68**, 1017–21.
85. Cano F., García-Velasco J.A., Millet A., Remohí J., Simón C., Pellicer A. Oocyte quality in polycystic ovaries revisited: identification of a particular subgroup of women. *Journal of Assisted Reproduction and Genetics*, (1997) **14**, 254–61.
86. Rimington M.R., Walker S.M., Shaw R.W. The use of laparoscopic ovarian electrocautery in preventing cancellation of in vitro fertilization treatment cycles due to risk of ovarian hyperstimulation syndrome in women with polycystic ovaries. *Human Reproduction*, (1997) **12**, 1443–7.
87. Rizk B., Nawar M.G. Laparoscopic ovarian drilling for surgical induction of ovulation in polycystic ovarian syndrome. In Allahbadia G. (Ed.), *Manual of Ovulation Induction*. Mumbai, India: Rotunda Medical Technologies (2001), Chapter 18, pp. 140–4.
88. Rizk B. Prevention of ovarian hyperstimulation syndrome. In Rizk B., (Ed.), *Ovarian Hyperstimulation Syndrome*. Cambridge, New York: Cambridge University Press (2006), Chapter 7, pp. 130–99.
89. Garcia-Velasco J.A., Zuniga A., Pacheco A., Gómez R., Simon C.,

Remohi J., Pellicer A. Coasting acts through downregulation of VEGF gene expression and protein secretion. *Human Reproduction*, (2004) **19**, 1530–8.

90. Garcia-Velasco J.A., Isaza V., Quea G., Pellicer A. Coasting for the prevention of ovarian hyperstimulation syndrome: much to do about nothing? *Fertility and Sterility*, (2006) **85**, 547–54.
91. Fluker M.R., Hooper W.M., Yuzpe A.A. Withholding gonadotropins ("coasting") to minimize the risk of ovarian hyperstimulation during superovulation and in vitro fertilization-embryo transfer cycles. *Fertility and Sterility*, (1999) **71**, 294–301.
92. Rizk B. Coasting for the prevention of threatening OHSS: An American Perspective. In Gerris J., Oliveness F., Delvigne A., (Eds.) *Ovarian Hyperstimulation Syndrome*. Tayler and Francis (2006), Chapter 23, pp. 247–67.
93. Rizk B., Thorneycroft I.H. Does recombinant follicle stimulating hormone abolish the risk of severe ovarian hyperstimulation syndrome? *Fertility and Sterility*, (1996) **65**, S151–2.
94. Egbase P.E., Maksheed M., Sharhan M.A., Grudzinskas J.G. Timed unilateral ovarian follicular aspiration prior to administration of human chorionic gonadotrophin for the prevention of severe ovarian hyperstimulation syndrome in in-vitro fertilization: a prospective, randomized study. *Human Reproduction*, (1997) **12**, 2603–6.
95. Tomazevic T., Meden-Vrtovec H. Early timed follicular aspiration prevents severe ovarian hyperstimulation syndrome. *Journal of Assisted Reproduction and Genetics*, (1996)**13**, 282–6.
96. Orvieto R., Ben-Rafael Z. Role of intravenous albumin in the prevention of severe ovarian hyperstimulation syndrome. *Human Reproduction*, (1998) **98**, 3306–9.
97. König E., Bussen S., Sütterlin M., Steck T. Prophylactic intravenous hydroxyethyle starch solution prevents moderate-severe ovarian hyperstimulation in in-vitro fertilization patients: a prospective, randomized, double-blind and placebo-controlled study. *Human Reproduction*, (1998) **13**, 2421–4.
98. Bellver J., Munoz E.A., Ballesteros A., Soares S.R., Bosch E., Simon C., Pellicer A., Remohi J. Intravenous albumin does not prevent moderate-severe ovarian hyperstimulation syndrome in high-risk IVF patients: a randomized controlled study. *Human Reproduction*, (2003) **18**, 2283–8.
99. Awonuga A.O., Dean N., Zaidi J., Pittrof R.U., Bekir J.S., Tan S.L. Outcome of frozen embryo replacement cycles following elective cryopreservation of all embryos in women at risk of developing ovarian hyperstimulation syndrome. *Journal of Assisted Reproduction and Genetics*, (1996) **13**, 293–7.
100. Shaker A.G., Zosmer A., Dean N., Bekir J.S., Jacobs H.S., Tan S.L. Comparison of intravenous albumin and transfer of fresh embryos with cryopreservation of all embryos for subsequent transfer in prevention of ovarian hyperstimulation syndrome. *Fertility and Sterility*, (1996) **65**, 992–6.
101. Zelinski-Wooten M.B., Hutchison J.S., Hess D.L., Wolf D.P., Stouffer R.L. A bolus of recombinant human follicle stimulating hormone at midcycle induces periovulatory events following multiple follicular development in macaques. *Human Reproduction*, (1998) **13**, 554–60.
102. Rizk B. Ovarian hyperstimulation syndrome: prediction, prevention, and management. In Rizk B., Devroey P., Meldrum D.R., (Eds.), *Advances and Controversies in Ovulation Induction*. 34th ASRM Annual Postgraduate Program, Middle East Fertility Society Precongress Course. ASRM, 57th Annual Meeting, Orlando, FL, Birmingham, Alabama: the American Society for Reproductive Medicine (2001), pp. 23–46.
103. Rizk B. Can OHSS in ART be eliminated? In Rizk B., Meldrum D., Schoolcraft W., (Eds.), *A Clinical Step-by-Step Course for Assisted Reproductive Technologies*. 35th ASRM Annual Postgraduate Program, Middle East Fertility Society Precongress Course. ASRM 58th Annual Meeting, Seattle, WA, Birmingham, Alabama: The American Society for Reproductive Medicine (2002), pp. 65–102.
104. Shalev E., Geslevich Y., Ben-Ami M. Induction of pre-ovulatory luteinizing hormone surge by gonadotropin-releasing hormone agonist for women at risk of developing the ovarian hyperstimulation syndrome. *Human Reproduction*, (1994) **9**, 417–19.
105. Rizk B. Nawar M.G. Ovarian hyperstimulation syndrome. In Serhal P., Overton C. (Eds.), *Good Clinical Practice in Assisted Reproduction*. Cambridge, UK: Cambridge University Press (2004), Chapter 8, pp. 146–66.
106. Morris R.S., Karande V.C., Didkiewicz A., Morris J.L., Gleicher N. Octreotide is not useful for clomiphene citrate resistance in patients with polycystic ovary syndrome but may reduce the likelihood of ovarian hyperstimulation syndrome. *Fertility and Sterility*, (1999) **71**, 452–6.
107. de Jong D., Macklon N.S., Mannaerts B.M., Coelingh Bennink H.J., Fauser B.C. High dose gonadotrophin-releasing hormone antagonist (ganirelix) may prevent ovarian hyperstimulation syndrome caused by ovarian stimulation for in-vitro fertilization. *Human Reproduction*, (1998) **13**, 573–5.
108. Gal M., Eldar-Geva T., Margalioth E.J., Barr I., Orly J., Diamant Y.Z. Attenuation of ovarian response by low-dose ketoconazole during superovulation in patients with polycystic ovary syndrome. *Fertility and Sterility*, (1999) **72**, 26–31.
109. Balasch J., Fábregues F., Arroyo V., Jiménez W., Creus M., Vanrell J.A. Treatment of severe ovarian hyperstimulation syndrome by a conservative medical approach. *Acta Obstetricia et Gynecologica Scandinavica*, (1996) **75**, 662–7.
110. Aboulghar M.A., Mansour R.T., Serour G.I., Amin, Y.M. Ultrasonically guided vaginal aspiration of ascites in the treatment of severe ovarian hyperstimulation syndrome. *Fertility and Sterility*, (1990) **53**, 933–5.
111. Al-Ramahi M., Leader A., Claman P., Spence J. A novel approach to the treatment of ascites associated with ovarian hyperstimulation syndrome. *Human Reproduction*, (1997) **12**, 2614–16.
112. Koike T., Araki S., Minakami H., Ogawa S., Sayama M., Shibahara H., Sato I. Clinical efficacy of peritoneovenous shunting for the treatment of severe ovarian hyperstimulation syndrome. *Human Reproduction*, (2000) **15**, 113–7.
113. Ferraretti A.P., Gianaroli L., Diotallevi L., Festi C., Trounson A. Dopamine treatment for severe ovarian hyperstimulation syndrome. *Human Reproduction*, (1992) **7**, 180–3.
114. Kodama H., Fukuda J., Karube H., Matsui T., Shimizu T., Tanaka T. Characteristics of blood hemostatic markers in a patient with ovarian hyperstimulation syndrome who actually developed thromboembolism. *Fertility and Sterility*, (1995) **64**, 1207–9.
115. Marx G.M., Steer C.B., Harper P., Pavlakis N., Rixe O., Khayat D. Unexpected serious toxicity with chemotherapy and antiangiogenic combinations: time to take stock! *Journal of Clinical Oncology*, (2002) **20**, 1446–8.
116. Glade-Bender J., Kandel J.J., Yamashiro D.J. VEGF blocking therapy in the treatment of cancer. *Expert Opinion on Biological Therapy*, (2003) **3**, 263–76.
117. Kuenen B.C., Tabernero J., Baselga J. Efficacy and toxicity of the angiogenesis inhibitor SU5416 as a single agent in patients with advanced renal cell carcinoma, melanoma, and soft tissue sarcoma. *Clinical Cancer Research*, (2003) **9**, 1648–55.
118. Basu S., Nagy J.A., Pal S., Vasile E., Eckelhoefer I.A., Bliss V.S., Manseau E.J., Dasgupta P.S., Dvorak H.F., Mukhopadhyay D. The neurotransmitter dopamine inhibits angiogenesis induced by vascular permeability factor/vascular endothelial growth factor. *Nature Medicine*, (2001) **7**, 569–74.
119. Sarkar C., Chakroborty D., Mitra R.B. Dopamine in vivo inhibits VEGF-induced phosphorylation of VEGFR-2, MAPK, and focal adhesion kinase in endothelial cells. *American Journal of Physiology, Heart and Circulatory Physiology*, (2004) **287**,

H1554–60.
120. Quinn T.P., Peters K.G., De Vries C., Ferrara N., Williams L.T. Fetal liver kinase 1 is a receptor for vascular endothelial growth factor and is selectively expressed in vascular endothelium. *Proceedings of the National Academy of Sciences of the United States of America*, (1993) **90**, 7533–7.
121. Gomez R., Gonzalez-Izquierdo M., Zimmermann R.C., Novella-Maestre E., Alonso-Muriel I., Sanchez-Criado J., Remohi J., Simon C., Pellicer A. Low-dose dopamine agonist administration blocks vascular endothelial growth factor (VEGF)-mediated vascular hyperpermeability without altering VEGF receptor 2-dependent luteal angiogenesis in a rat ovarian hyperstimulation model. *Endocrinology*, (2006) **147**, 5400–11.
122. Tsunoda T., Shibahara H., Hirano Y., Suzuki T., Fujiwara H., Takamizawa S., Ogawa S., Motoyama M., Suzuki M. Treatment for ovarian hyperstimulation syndrome using an oral dopamine prodrug, docarpamine. *Gynecolgical Endocrinology*, (2003) **17**, 281–6.
123. Manno M., Tomei F., Marchesan E., Adamo V. Cabergoline: a safe, easy, cheap, and effective drug for prevention/treatment of ovarian hyperstimulation syndrome? *European Journal of Obstetrics, Gynecology, and Reproductive Biology*, (2005) **122**, 127–8.
124. Papaleo E., Doldi N., De Santis L., Marelli G., Marsiglio E., Rofena S., Ferrari A. Cabergoline influences ovarian stimulation in hyperprolactinaemic patients with polycystic ovary syndrome. *Human Reproduction*, (2001) **16**, 2263–6.
125. Shimon I., Rubenek T., Bar-Hava I., Nass D., Hadani M., Amsterdam A., Harel H. Ovarian hyperstimulation without elevated serum estradiol associated with pure follicle-stimulating hormone-secreting pituitary adenoma. *Journal of Clinical Endocrinology and Metabolism*, (2001) **86**, 3635–40.
126. Christin-Maitre S., Rongiéres-Bertrand C., Kottler M.L., Lahlou N., Frydman R., Touraine P., Bouchard P. A spontaneous and severe hyperstimulation of the ovaries revealing a gonadotroph adenoma. *Journal of Clinical Endocrinology and Metabolism*, (1988) **83**, 3450–3.
127. Gómez R., González M., Simón C., Remohi J., Pellicer A. Tyroxine hydroxylase (TH) downregulation in hyperstimulated ovaries reveals the dopamine agonist bromocriptine (Br2) as an effective and specific method to block increased vascular permeability (VP) in OHSS. *Fertility and Sterility*, (2003) **80**, (Suppl. 3), 43–4.
128. Murata Y., Ando H., Nagasaka T., Takahashi I., Saito K., Fukugaki H., Matsuzawa K., Mizutani S. Successful pregnancy after bromocriptine therapy in an anovulatory woman complicated with ovarian hyperstimulation caused by follicle-stimulating hormone-producing plurihormonal pituitary microadenoma. *Journal of Clinical Endocrinology and Metabolism*, (2003) **88**, 1988–93.
129. Knoepfelmacher M., Danilovic D.L., Rosa Nasser R.H., Mendonca B.B. Effectiveness of treating ovarian hyperstimulation syndrome with cabergoline in two patients with gonadotropin-producing pituitary adenomas. *Fertility and Sterility*, (2006) **86**, 719.
130. Alvarez C., Bosch E., Melo M.A.B., Fernández-Sánchez M., Muñoz J., Remohí J., Simón C., Pellicer A. The dopamine agonist cabergoline prevents moderate-severe early ovarian hyperstimulation syndrome (OHSS) in high-risk ART patients. *Human Reproduction*, (2006) **21** (Suppl. 1), i96.

■ 第 28 章 ■

降低排卵诱导所引起的高危多胎妊娠风险

Richard Palmer Dickey

引言

排卵诱导(OI)并非体外受精(IVF)周期的一部分,占导致高危多胎妊娠(HOMP)原因的 40% ~70%,HOMP 会产生三个或三个以上孕体,在应用现代化不孕症治疗手段的国家中,双胞胎发生率为 11% ~21%(Levene 等,1992;Corchia 等,1996;Reynolds 等,2003;图 28.1)。OI 导致高 HOMP 发生率主要是因为 OI 过程中使用了促性腺激素、促卵泡激素(FSH)和人类绝经期促性腺激素(HMG),并且使用克罗米芬(CC)时也会发生 HOMP。在 IVF 治疗周期中移植一个或两个胚胎,99% 的情况下不会产生双胞胎和 HOMP 妊娠。在 OI 治疗周期中,当发现大于两个排卵期卵泡或者雌激素水平过高时,可以通过取消治疗或抽吸多余卵泡的方法来防止双胞胎和 HOMP 妊娠的发生。防止多胞胎出生的建议包括:当发现六个以上卵泡的尺寸大于等于 12mm 时,取消人类绒膜促性腺激素(hCG)给药(Valbuena 等,1996;Dickey 等,2001);当发现三个以上卵泡的尺寸大于等于 14mm 时,取消 hCG 给药(Pittrof 等,1996;Takokoro 等,1997);当发现三个以上卵泡的尺寸大于等于 16mm 时,取消 hCG 给药(Yovich 和 Matson,1988);当发现两个以上(Zikopoulos 等,1993)或三个以上(Tomlinson 等,1996;Hughes 等,1998)卵泡的尺寸大于等于 18mm 时,取消 hCG 给药;以及当 E2 水平超过 400pg/ml(Kemmann 等,1987),超过 600pg/ml(Schenker 等,1981),超过 1000pg/ml(Valbuena 等,1996;Hughes 等,1998),或超过 2000pg/ml(Vollenhoven 等,1996;Remohi 等,1989)时,取消 hCG 给药。

为了防止多胎妊娠的发生,无论是在促性腺激素 OI 治疗周期中发现有两个或两个以上尺寸大于等于 10mm 的排卵前卵泡时(Tur 等,2001;Dickey 等,2005)或是在 CC 治疗周期中发现有两个或两个以上尺寸大于等于 12mm 的排卵前卵泡时(Dickey 等,2001)都应取消所有治疗。之前有报道称当发现六个或六个以上尺寸大于等于 14mm(Ragni 等,1999)或大于等于 16mm(Gleicher 等,2000)的卵泡时,取消治疗周期并不能防止所有 HOMP 的发生。然而,在 Ragni 进行的研究中(1999),HOMP 的发生率为 1.9%,在

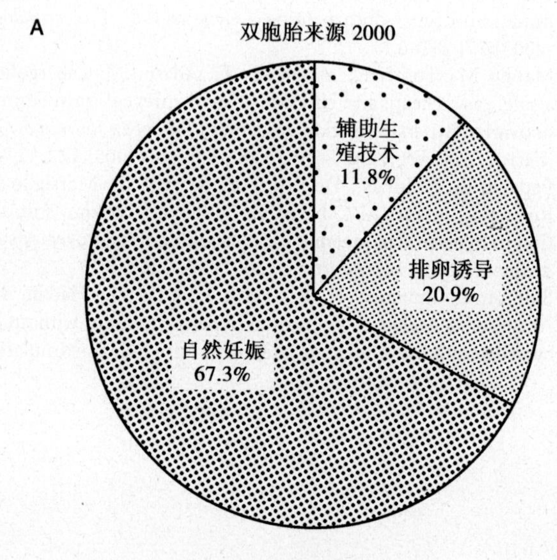

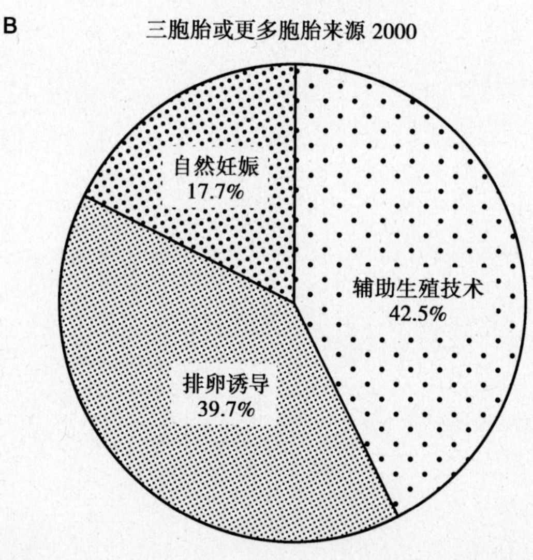

图 28.1 (A)双胞胎来源,2000;(B)三胞胎或更多胞胎来源,2000

Gleicher的研究中(2000),除了发现十个或十个以上尺寸大于等于7mm的卵泡或者雌二醇水平大于等于405pg/ml的情况以外,其余3347个促性腺激素治疗周期中未发生一例HOMP。同理,必须将全部尺寸大于等于10mm的多余卵泡抽吸出来。至少一名研究者曾建议应放弃促性腺激素OI疗法而使用IVF疗法,因为前者疗法中的大部分治疗周期需被取消(Gleicher等,2000)。

但是曾提出放弃促性腺激素OI疗法的研究者都没有考虑过患者年龄或之前治疗产生的影响,更为重要的是,他们为了获得最大的妊娠率而采用了高于必需量剂量的促性腺激素给药,此步骤即为控制性超促排卵(COH)。此技术在1984年由Sher等引入美国,但是此技术在1987年发表于《生殖与不育》杂志之前一直未得到广泛使用,此杂志中提倡使用COH和子宫内授精(IUI)作为IVF的一种替代方法(Dodson等,1987)。一开始,HMG用于治疗由脑垂体或下丘脑紊乱(WHO Ⅰ型)继发FSH缺乏所引发的闭经症,或治疗CC给药治疗无效的无排卵症,所使用的剂量是与卵泡发育一致的最低剂量。现在开始使用HMG用于治疗原因不明性不孕症患者,并使用高剂量HMG以诱导多个卵泡发育,从而最大化单个周期的妊娠几率。为了减少由排卵诱导所引起的多胎妊娠发生率,当发现过量排卵前卵泡时,仅仅取消治疗周期是不够的,还必须使用能促进卵泡发育的最小化刺激量。

降低高危多胎妊娠发生率的技术

在不降低患者的妊娠率情况下,减少由OI引起的多胎妊娠需要三步。这三步分别为使用引起排卵的最小刺激量,用低剂量药物连续刺激超过三个周期,以及选择性取消具有显著多胎妊娠风险患者的治疗周期。第一步需要给药CC、低剂量促性腺激素或脉冲式GnRH以刺激单个卵泡发育,增生期后期还可能需要加入LH或hCG给药以抑制排卵前卵泡发育,或需要滑行疗法和抽吸掉多余卵泡。第二步需要根据患者的不孕症病因以及排卵前超声波检查中所测得的患者个体对刺激的反应,从而确定刺激周期的持续时间。第三步,在决定是否要取消治疗周期时,需要考虑患者的年龄、之前失败治疗周期数、遗传性生育力以及患者是否可以承受双胞胎妊娠。

克罗米芬

CC通过暂时性阻断可调控FSH产生和分泌的雌激素负反馈从而增加脑垂体的FSH分泌。这样可以使FSH水平随着发育卵泡产生的雌激素水平上升而降低,从而促进单个卵泡的发育。CC治疗周期中大于等于12mm的卵泡平均数为2.7个,而促性腺激素治疗周期的此类卵泡平均数为5.4个(Dickey等,2001)。CC治疗周期中有21%的患者出现一个大于等于12mm的卵泡,32%的患者出现两个大于等于12mm的卵泡,47%的患者出现三个或三个以上大于等于12mm的卵泡(Dickey等,2001)。当出现两个大于等于12mm的卵泡时,双胞胎妊娠率为4.1%。在极少数情况下,当出现两个大于等于12mm的卵泡时,CC治疗周期中为10mm的卵泡可导致三胞胎妊娠(Dickey等,1992)。不能使用大于等于15mm和18mm的卵泡数量预测CC治疗周期的三胞胎妊娠情况,当只有一个大于等于15mm的卵泡时,三胞胎妊娠率为4.5%;当没有或有一个大于等于18mm的卵泡时,三胞胎妊娠率为2.3%(Dickey等,2001);当出现六个或六个以上大于等于12mm的排卵前卵泡时,CC治疗周期中35岁以下患者的三胞胎妊娠率为15.3%,而促性腺激素治疗周期中的该类患者三胞胎妊娠率为13.7%。CC和促性腺激素治疗周期的每个卵泡着床率和每个卵泡的雌二醇水平相似,只有排卵前卵泡数量有所不同。

当CC治疗周期中只有一个或两个卵泡发育至尺寸大于等于12mm时,传统方法建议应持续刺激超过三个周期,可获得额外妊娠结果(表23.5,第23章)。CC治疗周期中,大于等于15mm的卵泡数量与妊娠率之间的相关性最高(Dickey等,2001;Dickey等,2002b):当患者出现一个大于等于15mm的卵泡时,给药CC进行子宫内授精(IUI)的前四个治疗周期中,年龄小于42岁且无子宫内膜异位或输卵管问题患者的每周期平均妊娠率为9.8%(Dickey等,2002b)。当出现两个大于等于15mm的卵泡时,前四个治疗周期的每周期平均妊娠率为14.3%。出现两个大于等于15mm的卵泡,并患有排卵功能障碍或需要捐献精子的患者在经过六个周期的持续刺激后达到60%的妊娠率,前提是患者年龄小于43岁且精子质量符合要求。至于小于30岁的患者,由于年轻患者的生育力更强,所以出现两个卵泡的此类患者在经过第四个治疗周期之后未发生妊娠。对于只有一个大于等于15mm卵泡的患者,由于改变了治疗方案,所以在第四个治疗周期之后也未发生妊娠。

克罗米芬给药未能妊娠后的促性腺激素给药妊娠率

已普及使用COH-IUI前的标准疗法，1987年之前经培训的不孕症专家目前仍在使用这种疗法，即先给药三个周期的CC，如果没有妊娠，则转而使用促性腺激素给药的IUI疗法（Karande等，1999）。促性腺激素的给药剂量通常比较低，很少会发生HOMP。美国自从1987年引入COH应用于各个实践操作后，未出现OI引起的HOMP急速上升的情况（Tur等，2001；Dickey和Sartor，2005；图28.2）。COH前给药CC三个周期的原因是：具有最多窦状卵泡数量和最强卵子生育力的最有可能妊娠的患者在CC治疗周期就能妊娠，此治疗周期中此类患者的排卵前卵泡数量少于COH治疗周期中的排卵前卵泡数量，因此能尽量避免双胞胎和HOMP的发生。基于相同的原因，预计双胞胎和HOMP更常发生于CC或COH治疗的起始周期，而之后周期的双胞胎和HOMP发生率较低。

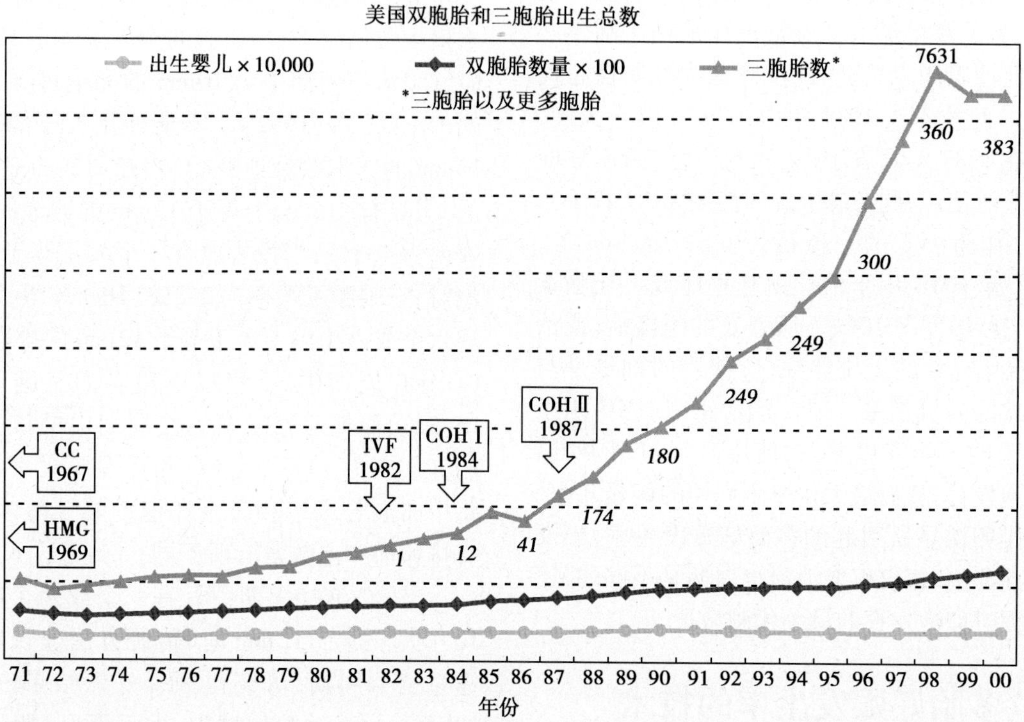

美国双胞胎和三胞胎出生总数

图28.2 美国1971—2000的出生婴儿总数、双胞胎、三胞胎或更多胞胎数。数据显示个体出生数量。斜体数字表示IVF诊所数量

在一个回顾性分析中证明了上述标准疗法降低COH引起的HOMP的能力，此分析发现HOMP的发生率与之前进行的CC-IUI周期数成反比（Dickey等，2004b）。当之前没有进行过CC-IUI治疗周期时，COH-IUI前三个治疗周期的HOMP发生率为8.8%（表28.1）。当之前进行过一个未产生妊娠的CC-IUI治疗周期时，COH-IUI治疗周期的HOMP发生率为7.5%；当之前进行过两个CC-IUI治疗周期时，COH-IUI治疗周期的HOMP发生率为5.7%；当之前进行过三个或三个以上未产生妊娠的CC-IUI治疗周期时，COH-IUI治疗周期的HOMP发生率为0%。双胞胎妊娠率与HOMP率不同，其与之前进行过的CC-IUI治疗周期数无关。COH-IUI治疗前曾接受过一到四个周期的CC-IUI治疗但未妊娠的患者，在COH-IUI治疗的前三个周期中的每周期妊娠率平均值为19%～20%。经过四个周期的CC-IUI治疗后仍未妊娠的患者在转而使用COH-IUI治疗后的妊娠几率很低。在开始COH-IUI治疗前曾接受过五个或五个以上周期的CC-IUI治疗仍未妊娠的患者，其COH-IUI治疗的每周期妊娠率降至5%。这些再一次说明了如果尽可能地延长CC给药，几乎所有可妊娠的患者都能在不接受IVF、卵胞浆内单精子注射（ICSI）或其他辅助生殖技术（ART）和进行COH的情况下成功妊娠（Dickey等，2002）。有必要重申的是，当CC治疗周期之后进行促性腺激素治疗周期时，HOMP发生率降低，上述治疗方案不同于在同一周期中先给药CC5天，之后再给药促性腺激素的治疗方案（序贯疗法）。当使用序贯疗法给药CC和促性腺激素时，产生的排卵前卵泡数量和HOMP妊娠率与仅使用促性腺激素治疗周期后所得结果相似（Dickey等，1993c，2001）。

表 28.1　HMG/FSH-IUI 治疗前 3 个周期中，之前进行过的 CC-IUI 治疗周期数与妊娠率和多胎妊娠率之间的关系

CC-IUI 治疗周期数	周期数*	每周期妊娠率		每次妊娠多胎妊娠率	
		n(%)	OR(95% CI)	2n(%)	≥3n(%)
0	1459	318(21.8)	1.00(-)	61(19.2)	28(8.8)
1	408	80(19.1)	0.88(0.66~1.15)	15(18.8)	6(7.5)
2	268	53(19.8)	0.83(0.60~1.16)	10(18.9)	3(5.7)
3	130	25(19.2)	0.83(0.53~1.31)	5(20.0)	0(0.0)
4	57	11(19.3)	0.84(0.43~1.64)	2(18.2)	0(0.0)
5	23	1(4.3)	0.16(0.02~1.19)	0(0.0)	0(0.0)
6~12	32	1(3.1)	0.11(0.02~0.83)	0.0(0.0)	0(0.0)

*每周期妊娠率：周期 1~4(19.6%) vs 周期≥5(3.6%)，$P=0.006$ 卡方检验

CC 给药时需要考虑的一个重要因素是 CC 对于宫颈黏液和子宫内膜的抗雌激素作用。为了让孕体着床和发育，子宫内膜厚度必须大于等于 6mm，并且为了获得最高妊娠率，子宫内膜厚度应大于等于 9mm（Dickey 等，1993a，1993b）。可以通过治疗周期中提前 CC 给药、使用较低剂量 CC、加入雌激素（Yagel 等，1992），或使用少量选择性雌激素受体调节剂（SERM）药物他莫昔芬替代克罗米芬等方法增加子宫内膜厚度。为了确保足量的精子进入子宫，并到达输卵管壶腹部，需要在第一个 CC 治疗周期时进行一个性交后测试。如果每个 400×视野中没有观察到至少四个缓缓游动的精子，则应进行 IUI。当治疗开始前精子总数少于 1000 万或具有活力的精子比率低于 30% 时，IUI 治疗周期的妊娠率显著降低（Dickey 等，1999）。在作者诊所中使用 CC 给药后妊娠的约 2100 例病例中，15% 的妊娠结果是由 IUI 产生。以上引用的仅 CC 治疗周期以及促性腺激素治疗周期之前进行 CC 治疗周期的妊娠率结果都来自于使用了丈夫或捐献者精子进行的 IUI 治疗周期。

促性腺激素最小剂量

当 Perganol 第一次在美国销售 HMG 时，与商标一起提供的“医生建议”中强调指出治疗一开始应使用能引起至少一个卵泡排卵的促性腺激素最低剂量，并且建议在增加促性腺激素剂量之前，至少维持使用该最低剂量促性腺激素给药三个治疗周期。应继续遵守此合理建议。低剂量的 hMG/FSH 使用基于一个阈值假说原理。阈值假说提出，存在一个最低 FSH 水平可引发卵巢反应，并且认为单卵泡生长阈值和上限阈值之间的范围极其狭窄，超过上限阈值后，就会发生多个卵泡发育（Dickey，2005）。FSH 浓度超过此上限阈值水平的持续时间和超过程度决定了最后到达成熟期的卵泡数量（Ben-Rafael 等，1986）。

每个个体的阈值水平不同。当使用逐升治疗方案进行促性腺激素 IV 给药时，对于垂体功能减退-下丘脑功能减退（WHO 1）女性患者和用 GnRH 类似物治疗的具有正常月经周期的女性患者，她们的血清 FSH 水平至少要达到 7.8IU/L 时才能诱导卵泡生长，但 PCO（WHO 2）女性患者的所需血清 FSH 水平范围是 6.8~9.8IU/L（Van Weissenbruch，1990）。相似体重和年龄的女性对 HMG 产生的卵巢反应也非常不同（Benadiva 等，1988）。由于促性腺激素的治疗指数范围狭窄，所以通常建议每次递增剂量时，剂量增幅不要超过 50%。WHO Ⅰ女性患者的常用逐升治疗方案为 35.7>50>75>112.5>150IU。在决定是否要增加剂量之前，至少要连续 5~7 天使用初始剂量的促性腺激素给药。可以通过测量雌二醇水平和超声波检测来评估治疗反应。如果没有明显反应，可以测量血清 FSH 水平以确定已达到阈值水平。

在皮下注射（SC）或肌内注射（IM）FSH 后，用免疫放射分析法测量到的两种给药方式中 FSH 超过基线的最大增加值和消除半衰期（37 小时）相同（Le Cotonnec 等，1994）。SC 给药方式中 FSH 最大浓度到达时间早于 IM 给药方式的时间[（16±10）小时 *vs*（25±10）小时]，并且 SC 给药方式的全身生物利用度高于 IM 给药方式。当持续 SC 方式给药时，在第 4 天达到稳定状态，其水平是单次剂量峰值的 3 倍；之后此水平以每天 5% 的幅度继续上升（Le Cotonnec 等，1994）。

Homburg 和 Insler（2002）分析了之前已发表的对 PCOS 女性患者使用长期低剂量促性腺激素治疗的研究结果，并确认了低剂量促性腺激素的效力。他们总结认为，当持续给药初始剂量为 75IU 的 FSH 和 LH14 天后，再根据 37.5IU 步骤进行剂量增加，结果 69% 的周期为单排卵，双胞胎率为 5%，HOMP 率为 0.7%，平均妊娠率为每周期 20%。表 28.2 罗列了包括至少 400 个周期的使用初始低剂量 HMG/FSH 的最近研究。这些研究中的妊娠率范围为每周期 10%（9.8）~20%，所有研究中的 HOMP 率都在 2% 以下。需要注意的是，表 28.2 的所有低剂量促性腺激素研究中，当发现过量排卵前卵泡时都取消了治疗周期。

表 28.2　低剂量促性腺激素刺激结果：至少 400 个周期的研究

参考文献	研究类型	患者	患者周期	初始刺激	hCG 标准	取消治疗标准	取消治疗百分比	临床妊娠情况					
								百分比/周期	双孕囊	≥3 孕囊	百分比/周期	双胞胎	≥3 胞胎
低剂量促性腺激素													
Healy 等(2003)	前瞻性	≥1 根正常输卵管的不孕症治疗失败患者	234:510	112.5IU FSH	1 个卵泡 ≥ 14mm	4 个卵泡≥ 14mm	2.2	9.8	20	0.2	7.0	10	0.2
Balasch 等(1996)	前瞻性	WHO Ⅱ CC 治疗失败	234:534	75IU FSH	1 个卵泡 ≥ 17mm	4 个卵泡 ≥14mm	5.2	17.4	15	0	15.5	N/A	0
Homburg 和 Howles(1999)	综述:11 个研究	WHO Ⅱ CC 治疗失败	717:1391	75IU FSH	NA	N/A	N/A	20.1	5.0	0.7	N/A	N/A	N/A
White 等(1996)	前瞻性	PCOS	134:505	75IU FSH	NA	N/A	13.5	11.8	6.7	0	N/A	N/A	N/A
White 等(1996)	前瞻性	PCOS	91:429	52.5IU FSH	NA	N/A	0	11.4	6.1	0	N/A	N/A	N/A
White 等(2003)	回顾性	混合型	824:2413	37.5IU FSH	NA	3 个卵泡 ≥16mm	21.5	20.1	7.4	1.3	N/A	N/A	N/A

当出现一个或两个排卵前卵泡时，重复促性腺激素治疗周期的结果

促性腺激素给药应不能超过三个周期，因为第三个周期后的妊娠率显著降低（Aboulghar 等，2001），这种说法仅适用于出现九个或九个以上排卵前卵泡的患者（图 28.3；Dickey 等，2005）。COH-IUI 治疗第三个周期后的妊娠率与排卵前卵泡的数量成反比。发育卵泡数小于九个的患者仍能在第三个治疗周期后妊娠，但每周期妊娠率有所降低。一个或两个卵泡发育、年龄小于 38 岁、并没有输卵管问题或严重男性因素不孕症的患者可以以相同的妊娠率在至少五个治疗周期内妊娠。

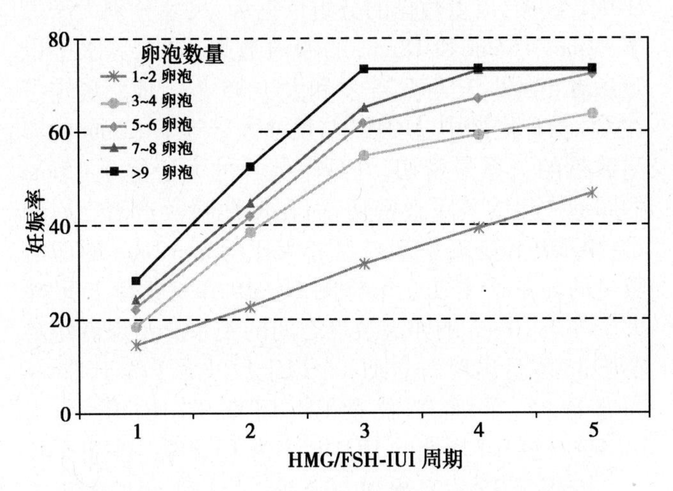

图 28.3　HMG 或 FSH-IUI 治疗前五个周期中累积妊娠率与大于等于 10mm 的排卵前卵泡数量的关系；患者年龄<38 岁，无输卵管因素，子宫内膜异位，初始有活力精子总数<500 万，或有活力精子<30%。卵泡数量如图表所示

脉冲式 GnRH

皮下和静脉注射给药脉冲式促性腺素释放激素（GnRH）产生的妊娠率和多胎妊娠率与低剂量促性腺激素给药产生的结果相似（Martin 等，1990）。两种方式的 GnRH 给药产生的每周期妊娠率大于 27%，多胎出生率为 5% ~8%，其中大部分为双胞胎。与促性腺激素相比，GnRH 所需给药频率更大，但又缺乏妊娠率和多胎妊娠率方面的明显优势，这导致临床实践中并不青睐使用 GnRH 给药。

增生期后期低剂量给药 hCG 或 rLH

出现 LH 峰前的一到两天会出现 LH 水平上升的趋势，这是正常未受刺激排卵周期的现象之一（Hellier，1994；Dickey，2005）。出现优势卵泡之后，在 FSH 和 HMG 治疗方案中加入低剂量 hCG 或用低剂量 hCG 替代给药（50 ~ 200IU/d），能阻止较小卵泡的发育（Arguinzoniz 等，2000；Loumaye 等，2000；Filicori 等，2002a，2002b）。卵泡期后期的一到两天中在 FSH 刺激疗法中加入 LH 给药，同时减少或取消 FSH 给药，认为此方法可以减少那些需要 FSH 促进卵泡发育但用药后产生过量卵泡患者的多排卵现象（Hellier，1994；Loumaye 等，1997；Filicori 等．，2002a，2002b；Shoham，2002）。因为市面销售的用于卵巢刺激的 HMG 包含 LH 和 hCG，所以使用 HMG 而不使用尿液 FSH 或重组 FSH 可以减少多胞胎的产生（Dickey，2005）。加入 FSH 和重组 LH（其半衰期长于尿液 LH 的半衰期）是减少 HOMP 产生的潜在疗法，此疗法还有待于进一步研究。

滑行疗法

滑行疗法，即延迟 hCG 给药以及停止刺激直至 E_2 水平回落和多余卵泡闭锁，是一种解决 IVF 疗法过度刺激的常用方法（Rizk，2006），当此方法用于 hMG 周期时，多胎妊娠率仍很高。Urman 等（1992）报道了在 40 个过度刺激的 HMG 周期中，平均使用 2.8 天（范围为 1 ~ 8 天）的滑行疗法，结果产生的平均 E_2 水平为 9249pmol/ml。其中 10 个病例发生临床妊娠结果（25%），但多胎妊娠率为 50%，都是双胞胎。

抽吸多余卵泡

Ingerslev（1991）第一次报道了抽吸多余卵泡可专用于减少 OI 引起的多胎妊娠率，之后也陆续出现此类报道，但只有一个研究团队报道了此技术在若干患者中的应用结果。De Geyter 等（1998）在 1992 年至 1996 年期间，在 571 个 HMG/FSH-IUI 治疗周期的 257 个周期中（45%）发现患者在 hCG 给药前出现四个或四个以上大于等于 14mm 的卵泡，并对这些患者进行了多余卵泡抽吸术。结果 118 个周期发生妊娠（20.7%），其中 6 例为异位妊娠。共有 9 例双胞胎（7.6%）和 1 例三胞胎（1.7%）。此结果还未得到其他研究者的确认。

出现过量排卵前卵泡或过高雌二醇浓度时，取消治疗周期

COH-IUI 治疗期间，第三大被广泛用于减少 HOMP 发生的技术是：当出现过量卵泡或过高雌二醇（E）浓度时，取消 hCG 给药（Rizk 和 Aboulghar，1991）。在一个对 U. S. 公会认证的生殖内分泌专家进行的调

查中,82%的专家报告 OI 治疗周期中他们取消了 hCG 给药,以减少 HOMP 发生率(Hock 等,2002)。此技术会存在两个问题,一是还没有对卵泡过量数目或雌二醇过量浓度达成一致共识,二是如果将所有出现过量卵泡或过高雌二醇浓度患者的治疗周期取消,那么太多的患者将被取消治疗。虽然从 IVF 中已发现,hCG 给药当天的尺寸为 10mm 的卵泡所产生的卵母细胞有能力受精,并可致足月妊娠,但现在才渐渐意识到当使用 COH-IUI 治疗时,必须测量尺寸大于等于 10mm 的卵泡数以预测所有的 HOMP 情况。1991 年,Dickey 等报道尺寸大于等于 15mm 或 18mm 的卵泡数量并不能预测多胎妊娠情况,但尺寸大于等于 12mm 的卵泡数量可以预测所有的多胎妊娠情况(Dickey 等,2001),他们并未研究多胎妊娠率与尺寸大于等于 10mm 的卵泡数量之间的关系。1996 年,Farhi 等报道了根据 hCG 给药当天尺寸大于等于 8mm 的卵泡总数的不同,多胎妊娠与单胎妊娠的比率差异显著。在之前进行的一个小型研究中,测量了促性腺激素-IUI 治疗周期中尺寸小于等于 10mm 的卵泡数量,但并未发现卵泡数量和多胎妊娠数之间的关系,此研究采用腹部超声波测量卵泡数,并未计算最终产出单个胎儿的多胎妊娠情况(Dodson 等,1988)。最近又进行了四个研究,采用足够多的周期数研究解决了这些问题。

之前已提到过的 Gleicher 等(2000)的报道,确定了 HOMP 与排卵前卵泡总数以及雌二醇水平有关。除了患者出现十个或十个以上尺寸大于等于 7mm 卵泡的周期以外,其他 3347 个促性腺激素治疗周期中都未发生 HOMP,但并未提供患者年龄和双胞胎妊娠信息。当出现十个到十四个卵泡并且经过化学发光(CHL)检测法测定雌二醇浓度小于 935pg/ml 时,HOMP 率为 1.8%,妊娠率为 11%。总结而言,441 例妊娠中的 HOMP 率为 8.8%,而在 39 例 HOMP 妊娠中 84%的 HOMP 发生于出现大于等于 15 个卵泡总数且雌二醇浓度高于 935pg/ml 的情况下。如果当初在出现上述情况时取消治疗周期,那么剩余治疗周期的 HOMP 率将降低至 2.7%,妊娠率为 10%,共有 37%的治疗周期将被取消。由于多胎妊娠中的自然损失率,所以如果不选择性减少或终止多胎妊娠,三胞胎或更多胞胎的出生率约为 1.4%(Dickey 等,2002a)。

Tur 等(2001),在一个对 1878 例促性腺激素-IUI 妊娠的分析中发现其中 107 例(5.7%)为三胞胎或更多胞胎结果,确定了 HOMP 与尺寸大于等于 10mm 的卵泡数量、雌二醇水平和患者年龄紧密相关。他们并未报道每周期的妊娠率,也未区分双胞胎和单胞胎数量,且报道结果只分为两个年龄组:分别为小于等于 32 岁组和大于 32 岁组。当患者出现六个或六个以上尺寸大于等于 10mm 的卵泡,以及经放射免疫分析法(RIA)测得的 E 水平高于 862pg/ml 时,小于等于 32 岁患者的 HOMP 发生率为 18.0%,大于 32 岁患者的 HOMP 发生率为 9.4%。综上所述,他们研究中 80%的 HOMP 发生于出现四个或四个以上尺寸大于等于 10mm 的卵泡或雌二醇水平高于 935pg/ml 的情况下。作者总结认为:当上述任何一个情况发生时,不管患者的年龄多大都应取消 hCG 给药。如果这么做的话,将会取消 41%已妊娠的促性腺激素-IUI 治疗周期,而未取消治疗周期的 HOMP 率仍保持 3.9%。

2001 年,Dickey 等分析了 1333 个 CC-IUI 周期和 155 例妊娠结果,其中 3 例为 HOMP 妊娠;1397 个促性腺激素-IUI 周期和 253 例妊娠结果,其中 18 例为 HOMP 妊娠,以上数据的分组依据为:尺寸分别大于等于 12mm、15mm 和 18mm 的卵泡数量,雌二醇水平以及患者年龄小于等于 35 岁和大于 35 岁。他们确定了在 CC 治疗周期中,HOMP 与尺寸大于等于 12mm 的卵泡数量的关系最密切,妊娠率与尺寸大于等于 15mm 的卵泡数量的关系最密切,而在促性腺激素治疗周期中,HOMP 和妊娠率都与尺寸大于等于 12mm 的卵泡数量的关系最密切。未检测 HOMP 和妊娠率与尺寸大于等于 10mm 的卵泡数量之间的关系。当患者年龄小于 35 岁且出现六个或六个以上尺寸大于等于 12mm 的卵泡时,促性腺激素-IUI 周期的 HOMP 率为 13.7%,CC-IUI 周期的 HOMP 率为 15.3%。当患者年龄大于等于 35 岁且出现六个或六个以上尺寸大于等于 12mm 的卵泡时,促性腺激素-IUI 周期的 HOMP 率为 1.3%,CC-IUI 周期的 HOMP 率为 0%。双胞胎妊娠率与卵泡数量无关。他们建议当出现六个或六个以上尺寸大于等于 12mm 的排卵期卵泡且患者年龄小于 35 岁时,CC 和促性腺激素治疗周期都应被取消。如果取消治疗周期的话,促性腺激素治疗周期中小于 35 岁患者的 HOMP 率变为 4.0%,妊娠率变为 19.0%,并有 33.3%的治疗周期将被取消。对于年龄大于等于 35 岁的患者,HOMP 率降至 0.5%,但妊娠率变为 10.3%,但该年龄患者出现大于等于六个卵泡时的妊娠率为 24.3%。显然,在决定因卵泡过量而取消治疗周期时应考虑患者的年龄。

2005 年,Dickey 等针对尺寸大于等于 10mm 的卵泡数量,并加入额外周期和额外年龄组再次分析了促性腺激素-IUI 结果。同时他们还分析了患者诊断、精子质量以及之前进行过的促性腺激素 IUI 周期数的影响(表 28.3)。输卵管因素不孕症患者、输卵管参与的子宫内膜异位不孕症患者、年龄大于等于 38 岁的患者以及精子质量差的患者的妊娠率显著较低。研究中当患者出现四个或四个以上尺寸大于等于 10mm 的卵泡,以及当

E浓度大于等于1000pg/ml时，妊娠率显著升高。当患者年龄小于32岁，雌二醇浓度大于等于1000pg/ml时以及出现七个或七个以上尺寸大于等于10mm的卵泡时，三胞胎或更多胞胎妊娠率显著升高。年龄大于等于38岁的患者未发生HOMP。不存在临床有效的“安全”雌二醇浓度，即在此浓度之下就不会发生HOMP，经CHL测试发现在一个周期中导致HOMP发生的最低E浓度为397pg/ml（等于经RIA分析法测得的325pg/ml）。当雌二醇水平低于1000pg/ml时，三胞胎和更多胞胎的平均妊娠率为5.1%；当雌二醇水平介于1000～1999pg/ml时，三胞胎和更多胞胎的平均妊娠率为12.3%；当雌二醇水平大于等于2000pg/ml时，三胞胎和更多胞胎的平均妊娠率为17.8%。当出现三到六个卵泡时，三胞胎和更多胞胎的平均妊娠率为5.6%；当出现六个或六个以上卵泡时，三胞胎和更多胞胎的平均妊娠率为17.0%。所有年龄组都出现双胞胎妊娠情况，但年龄大于等于38岁患者组或雌二醇水平<500pg/ml组的双胞胎妊娠数减少一半。

表28.3 患者特征和卵巢反应与临床妊娠率和多胞胎妊娠率之间的关系——治疗周期1～3

	周期,*n*	妊娠,*n*(%)	*OR*	95% *CI*	*P*值	孕囊2,*n*(%)	≥3,*n*(%)	≥4,*n*
A. 诊断[a]								
排卵功能障碍	1068	208(19.5)	—	—	—	41(19.5)	20(9.5)	8
宫颈、男性、原因不明性	553	106(19.2)	0.98	0.76～1.27	Ns	26(24.5)	11(10.4)	2
子宫内膜异位								
输卵管未参与	753	121(16.1)	0.79	0.62～1.01	Ns	26(21.5)	6(5.0)	2
输卵管参与	126	10(7.9)	0.36	0.18～0.69	.002	1(10.0)	0(0.0)	0
无子宫内膜异位的输卵管问题	226	26(11.5)	0.54	0.35～0.83	.006	4(15.4)	1(3.8)	0
B. 年龄[b](岁)								
<32	1203	129(19.0)	—	—	—	46(20.1)	24(10.5)	10
32～34	636	120(19.2)	0.099	0.77～1.26	Ns	28(23.3)	7(5.8)	1
35～37	535	86(16.1)	81	0.62～1.07	Ns	19(22.1)	6(7.0)	1
38～40	379	49(12.9)	0.63	0.45～0.88	.008	5(10.2)	0(0.0)	0
41～43	182	11(6.0)	0.27	0.15～0.51	<.001	1(9.1)	0(0.0)	0
C. 精子[c]								
WHO	1.056	194(18.4)	—	—	—	43(22.2)	14(7.2)	5
IUI阈值	971	164(16.9)	0.9	0.72～1.14	Ns	37(22.6)	11(6.7)	3
IUI阈值下	213	19(8.9)	0.41	0.25～0.68	<.001	4(21.0)	0(0.0)	0
捐献者	347	77(22.2)	1.27	0.94～1.71	Ns	13(16.9)	12(15.6)	4
D. 尺寸>10mm的卵泡数量[d]								
1	204	23(11.3)	—	—	—	0(0.0)	0(0.0)	0
2	303	40(13.2)	1.19	0.69～2.07	Ns	9(23.2)	0(0.0)	0
3	334	56(16.8)	1.58	0.94～2.67	Ns	10(17.8)	3(5.4)	0
4	304	60(19.7)	1.94	1.15～3.25	0.016	14(23.3)	3(5.0)	1
5～6	377	82(21.8)	2.18	1.33～3.60	0.003	16(19.5)	5(6.1)	1
7～8	264	58(22.0)	2.22	1.31～3.74	0.004	10(16.9)	8(13.6)	4
≥9	366	95(26.0)	2.76	1.67～4.52	<.001	27(28.4)	18(18.9)	6
E. 雌二醇pg/ml[e]								
<500	538	90(16.7)	—	—	—	8(8.9)	4(4.4)	0
500～900	798	146(18.3)	1.11	0.84～1.49	Ns	32(21.9)	8(5.5)	1
1000～1499	401	95(23.7)	1.54	1.12～2.13	0.01	21(23.1)	11(11.6)	4
1500～1999	188	43(22.9)	1.48	0.98～2.22	Ns	9(20.9)	6(14.0)	4
≥2000	178	45(25.6)	1.68	1.21～2.53	0.016	14(31.1)	8(17.8)	3

[a]排除了年龄≥38岁患者和初始活力精子总数<500万或活力精子率<30%的治疗周期
[b]排除了患有输卵管参与的子宫内膜异位患者，存在输卵管问题患者，以及初始活力精子总数<500万或活力精子率<30%的治疗周期
[c]排除了年龄≥38岁患者，患有输卵管参与的子宫内膜异位患者以及存在输卵管问题患者
[d]排除了年龄≥38岁患者，患有输卵管参与的子宫内膜异位患者、存在输卵管问题患者以及初始活力精子总数<500万或活力精子率<30%的治疗周期
Endo：子宫内膜异位；invol.：参与；ns：不显著；unex.：原因不明性；w：有；wo：没有
IUI-阈值，初始精子质量低于WHO标准但活动精子总数≥500万，活动精子比率>30%；IUI-阈值下，初始活动精子总数<500万，活动精子比率<30%；WHO，初始精子质量>世界卫生组织标准：2000万含量，总计数4000万，50%具有活力精子，30%形态正常

表 28.4　促性腺激素 IUI 治疗周期中**，每周期妊娠率和每次妊娠多胞胎率：与年龄、尺寸大于等于 10mm 的卵泡数量、雌二醇浓度 pg/ml(E_2)的关系

年龄(岁)	1~2 个尺寸≥10mm 的卵泡					3~6 个尺寸>10mm 的卵泡							≥7 个尺寸>10mm 的卵泡						
	周期(n)	妊娠率(%)	2 个孕囊(%)	出生率(%)	双胞胎率(%)	周期(n)	妊娠率(%)	2 个孕囊(%)	>3 个孕囊(%)(>4)	出生率(%)	双胞胎率(%)	三胞胎率(%)(<4)	周期(n)	妊娠率(%)	2 个孕囊(%)	>3 个孕囊(%)(>4)	出生率(%)	双胞胎率(%)	三胞胎率(%)(<4)
≤32	223	14.3	6.2	12.1	7.4	450	22.7	17.6	5.9(2)	18.7	16.7	2.4(1)	344	24.4	20.5	20.5(8)	20.3	15.7	18.8(4)
E_2<1000	86	14.5	3.7	12.4	4.3	298	22.1	19.7	6.1(1)	18.1	20.4	1.8(0)	43	18.2	3.8	23.1(0)	13.4	10.5	15.8(0)
E_2≥1000	37	13.5	20	8.1	33.3	152	23.7	13.9	5.6(1)	19.7	10	3.3(1)	201	28.8	28.1	19.3(8)	25.4	17.6	19.6(4)
32~37	248	11.7	24.1	9.7	16.7	508	18.9	20.8	5.2(0)	14.4	17.6	2.7(0)	272	27.2	27	12.1(2)	22	26.7	6.7(2)
E_2<1000	204	10.8	22.7	8.8	11.1	352	18.5	23.1	3.1(0)	13.9	14.3	2.0(0)	106	24.5	23.1	3.8(0)	21.7	17.4	0.0(0)
E_2≥1000	44	15.9	28.6	13.6	33.3	156	19.9	16.1	9.7(0)	15.4	25	4.2(0)	166	28.9	29.2	16.7(2)	22.3	32.4	10.8(2)
38~43	171	6.4	9.1	4.1	14.3	201	14.9	16.7	0.0(0)	9.4	5.3	0.0(0)	84	16.7	0.0	0.0(0)	10.7	0.0	0.0(0)
E_2<1000	156	6.7	11.1	3.2	20	184	12.5	17.4	0.0(0)	7.6	7.1	0.0(0)	30	20	0.0	0.0(0)	10	0.0	0.0(0)
E_2≥1000	15	13.3	0.0	13.3	0.0	61	16	9.1	0.0(0)	8.2	0.0	0.0(0)	54	14.8	0.0	0.0(0)	11.1	0.0	0.0(0)

* 用化学发光检测法(CHL)测量雌二醇浓度。CHL 的 1000pg/ml=RIA 的 820pg/ml，以及单克隆抗体法的 1224pg/ml。** 周期 1~3：患者无输卵管问题、输卵管参与的子宫内膜异位或精子质量差等问题。年龄<32 岁：七个或七个以上卵泡 *vs* 三个到六个卵泡；每次妊娠三个或三个以上着床结果，$P=0.004$；三胞胎或更多胞胎出生率，$P=0.008$。年龄大于等于 38 岁，三个或三个以上卵泡 *vs* 年龄小于 38 岁，三个或三个以上卵泡；每次妊娠三个或三个以上着床，$P=0.014$

表 28.4 说明了卵泡数量、雌二醇水平和患者年龄的组合作用。对于年龄大于等于 38 岁的患者、或年龄介于 32~37 岁之间且雌二醇水平小于 1000pg/ml 患者，没有三胞胎或更多胞胎出生结果，仅发生 3.8% 的 HOMP(32~37 岁之间患者)。然而，在人数更多的年龄介于 32~37 岁之间且出现七个或七个以上尺寸大于等于 10mm 卵泡的患者中，并未发生三胞胎妊娠和出生情况。对于年龄小于 32 岁且出现七个或七个以上尺寸大于等于 10mm 卵泡的患者，其三胞胎或更多胞胎出生率为 18.8%，并且当雌二醇水平大于等于 1000pg/ml 时，大于 67% 的 HOMP 为四胞胎或更多胞胎妊娠。所有的四胞胎和更多胞胎着床结果发生于雌二醇浓度大于等于 1000pg/ml 的情况下。如果将年龄小于 32 岁且出现七个或七个以上尺寸大于等于 10mm 卵泡患者的治疗周期取消的话，将取消 34% 的治疗周期，但能避免 76% 的 HOMP 发生，且剩余周期的 HOMP 率为 6%。如果将年龄介于 32~37 岁之间出现七个或七个以上尺寸大于等于 10mm 的卵泡且雌二醇水平大于等于 1000pg/ml 患者的治疗周期取消的话，将取消 16% 的治疗周期，但能避免 80% 的 HOMP 发生，且剩余周期的 HOMP 率将小于 0.4%。无需消除年龄大于等于 38 岁患者的治疗周期。为了避免所有的 HOMP 发生，需要取消 78% 的年龄小于 32 岁患者的治疗周期，以及取消 76% 的年龄介于 32~37 岁患者的治疗周期。那些出现七个或七个以上尺寸大于等于 10mm 排卵前卵泡的患者被认为发生 HOMP 的风险最大，当同时考虑患者年龄和雌激素水平取消这些患者治疗周期时，将有 20% 的周期被取消，而不是 Gleicher 等(2000)所提出的 37%，也不是 Tur 等(2001)所提出的 41%。

之前进行过的促性腺激素治疗周期数对 HOMP 的影响

在本章“克罗米芬给药后的促性腺激素给药妊娠率”中介绍了一个观点，即卵泡数量最多或卵子生育力最强的患者更可能在治疗周期起始阶段妊娠，且更有可能产生多胎妊娠，基于相同的理由认为 HOMP 较少发生于之后治疗周期中，表 28.5 再次证明了这一点，表中列出了促性腺激素治疗的第二周期和之后周期中的 HOMP 率。当出现三个到六个尺寸大于等于 10mm 的卵泡时，在第一个促性腺激素 IUI 治疗周期后未发生 HOMP。甚至当出现七个或七个以上卵泡时，在第二个促性腺激素 IUI 治疗周期后未发生 HOMP。如之前图 28.3 所示，出现三个到六个卵泡以及七个或七个以上卵泡的患者在第一个治疗周期后的妊娠率也降低，而出现一个到两个卵泡的患者妊娠率并未降低。较少卵泡发育的患者并未出现第一个治疗周期后的妊娠率降低以及第二个治疗周期后的 HOMP 率降低，而是在第二个治疗周期后每个卵泡的着床率降低。年龄调节的每卵泡着床率与之前进行过的周期数成反比(第一个周期=0.051，第二个周期=0.043，第三个周期=0.031，第四个周期和之后周期=0.010)。这说明了对于初始刺激后产生了一个或两个卵泡的患者，可在第一个治疗周期后安全使用增加剂量的促性腺激素，对于初始刺激后产生了三个到六个卵泡的患者，可在第二个治疗周期后安全使用增加剂量的促性腺激素。

表 28.5　促性腺激素 IUI 治疗周期中*，每周期妊娠率和每次妊娠多胞胎率：与治疗周期数、尺寸大于等于 10mm 的卵泡数量的关系

周期	1~2 个尺寸≥10mm 的卵泡				3~6 个尺寸≥10mm 的卵泡					≥7 个尺寸≥10mm 的卵泡				
	周期数	妊娠率(%)	2%	≥3%	周期数	妊娠率(%)	2%	≥3%	≥4%	周期数	妊娠率(%)	2%	≥3%	≥4%
一个	309	14.6	15.5	0	612	20.8	19.7	7.9	1.6	363	27.5	24.0	15.0	15.0
两个	124	9.7	8.3	0	270	19.2	17.3	0	0	181	24.9	22.2	24.4	11.1
三个	38	10.5	25.0	0	106	17.0	11.1	0	0	72	16.7	33.3	0	0
>四个	28	10.7	0	0	83	6.0	0	0	0	44	2.3	0	0	0

* 年龄小于 38 岁的患者，没有输卵管问题或精子质量差问题

双胞胎妊娠率

用超声波检测观察到即使在促性腺激素治疗周期中只出现两个尺寸大于等于 10mm 的排卵前卵泡(Dickey 等，2005)或 CC 治疗周期阶段只出现两个尺寸大于等于 12mm 的排卵前卵泡(Dickey 等，2001)的患者，与自发周期相比，OI 周期的双胞胎发生率也增加。欧洲人类生殖与胚胎学会的第 2002 条建议是对辅助生殖技术(ART)的“单胎或产率”结果进行评估

(Land 和 Evers,2003),如果此条建议应用于除了 ART 外的 OI 中的话,会对不孕症患者可妊娠能力评估产生深远的影响。与单胞胎新生儿相比,双胞胎的围产期死亡率、发病率和发育畸形率增加,这主要是与双胞胎的早产发生率较高和新生儿体重较小有关。上述情况可以通过孕妇休息、补充营养以及服用安胎药得到改善(Dickey 等,2004a)。对于需要接受 OI 的患者、想要一个以上孩子的患者以及至少有能力承受 36 周双胞胎妊娠的患者,双胞胎妊娠应被看做是不孕症治疗的必需且可控的情况。对于因为个子小、子宫畸形或身体状况差而无法承受至少 36 周的双胞胎妊娠的女性患者应使用 IVF 治疗,而不能使用促性腺激素或 CC 治疗。

结论

高危多胎妊娠率与尺寸大于等于 10mm 的排卵前卵泡数量,雌二醇浓度水平以及捐献精子的使用成正比,而与患者年龄以及之前进行过的促性腺激素 IUI 或克罗米芬 IUI 治疗周期数成反比。在促性腺激素给药前使用克罗米芬 IUI 治疗、使用低剂量促性腺激素以及当发现七个或七个以上尺寸大于等于 10mm(促性腺激素)或 12mm(CC)卵泡时取消治疗周期等方法都能降低高危多胎妊娠的发生。当使用 CC 或低剂量促性腺激素进行刺激疗法时,如果患者每周期只发育一个或两个卵泡,应将治疗持续进行至第五或第六周期。在决定是否取消治疗时,除了考虑排卵前卵泡数量之外,还应该考虑患者年龄、雌二醇水平和之前进行过的 CC 或促性腺激素治疗周期数。总治疗周期数中约有 20% 的周期需被取消,但剩余患者的每周期妊娠率将达到 10% ~20%,高危多胎妊娠率将小于 2%,而高度多胞胎出生率将小于 1%。无法承受双胞胎妊娠的女性患者不能进行排卵诱导,而应使用 IVF 疗法。最后,目前已有充分的证据证明当超过三个周期持续使用低剂量促性腺激素时,没有必要用 COH 疗法替代最小刺激法以增加每周期妊娠可能性,且使用 COH 会增加 HOMP 发生率,但不会增加每个患者的妊娠可能性。

临床实践关键点

- 妊娠和多胎妊娠情况与患者排卵前卵泡数量、患者年龄以及根据之前妊娠情况所决定的遗传生育力有关。
- 尺寸大于等于 10mm 的卵泡数量比起尺寸大于等于 15mm 或 18mm 的卵泡数量能更准确地预测患者的多胎妊娠结果。
- 克罗米芬和促性腺激素治疗周期中都应进行排卵前的超声波检查以确定多胎妊娠的风险性。必须按顺序计数所有尺寸大于等于 10mm 的卵泡。
- 当因出现过量卵泡决定取消治疗周期时,应考虑患者年龄。
- 可以通过以下步骤减少由排卵诱导所引起的高危多胎妊娠结果:

1. 在转为使用促性腺激素治疗前,使用四到六个周期的克罗米芬治疗。

2. 在增加促性腺激素剂量前,使用最低剂量促性腺激素三到六个周期以至少排出一个卵子。

3. 当出现三个或三个以上尺寸大于 10mm 的排卵前卵泡时,取消克罗米芬和促性腺激素治疗周期。

参考文献

1. Aboulghar M, Mansour R, Serour G, Abdrazek A, Amin Y, Rhodes C. (2001) Controlled ovarian hyperstimulation and intrauterine insemination for treatment of unexplained infertility should be limited to a maximum of three trials. *Fertil Steril* **75**;88–91.
2. Arguinzoniz M, Duerr-Myers L, Engrand P, Loumaye E. (2000) The efficacy and safety of recombinant human luteinizing hormone for minimizing the number of pre-ovulatory follicles in WHO group I anovulatory women treated with rhFSH. Program of the 15th Annual Meeting of the European Socirty of Human Reproduction and Embryology, Bologna, Italy, Abst. O-176, 2000: pp. 70–1.
3. Balasch J, Tur R, Alvarez P, Bajo IO, Bosch E, Bruna I, Caballero P, et al. (1996) The safety and effectiveness of stepwise and low-dose administration of follicle stimulating hormone in WHO Group II anovulatory infertile women: evidence from a large multicenter study in Spain. *J Assist Reprod Genet* **13**;551–6.
4. Benadiva CA, Ben-Rafael Z, Struass JF III, Mastroianni L Jr, Flickinger GL. (1988) Ovarian response of individuals to different doses of human menopausal hormone *Fertil Steril* **49**;997–1001.
5. Ben-Rafael Z, Struass JF III, Mastroianni L Jr, Flickinger GL. (1986) Differences in ovarian stimulation in human menopausal gonadotropin treated women may be related to follicle stimulating hormone accumulation. *Fertil Steril* **46**;586–92.
6. Corchia C, Mastroiacovo P, Lanni R, Mannazzu R, Curro V, Fabis C. (1996) What proportion of multiple births are due to ovulation induction? A register-based study in Italy. *Am J Public Health* **86**;851–4.
7. De Geyter C, De Geyter M, Nieschlag E. (1998) Low multiple pregnancy rates and reduced frequency of cancellation after ovulation induction with gonadotropins, if eventual supernumerary follicles are aspirated to prevent polyovulation. *J Assist Reprod Genet* **15**;111–8.
8. Dickey RP. (2005) Pharmacokinetics and pharmacodynamics of exogenous gonadotropin administration, *Fourth World Congress on Ovulation Induction 2004 From Anovulation to Assisted Reproduction*, 1st Edn, Aracne editrice S.r.l., April 2005, pp. 123–157.
9. Dickey RP. (2008) Strategies to reduce multiple pregnancies due to ovulation induction. *Fertil Steril* (In press).
10. Dickey RP, Sartor BM. (2005) The impact of ovulation induction

and *in vitro fertilization* on the incidence of multiple gestations, in Blickstein I and Keith LG eds. Multiple Gestation; Epidemiology, Gestation & Perinatal outcome, Taylor & Francis Publishers, New York, 2005, chapter 19, pp. 119–139/942.
11. Dickey RP, Olar TT, Taylor SN, Curole DN, Rye PH, Matulich EM. (1991) Relationship of follicle number, serum estradiol, and other factors to birth rate and multiparity in human menopausal gonadotropin-induced intrauterine insemination cycles. *Fertil Steril* **56**;89–92.
12. Dickey RP, Olar TT, Taylor SN, Curole DN, Rye PH. (1992) Relationship of follicle number and other factors to fecundability and multiple pregnancies in clomiphene citrate induced intrauterine insemination cycles. *Fertil Steril* **57**;613–9.
13. Dickey RP, Olar TT, Taylor SN, Curole DN, Harrigill K. (1993a) Relationship of biochemical pregnancy to preovulatory endometrial thickness and pattern in patients undergoing ovulation induction. *Hum Reprod* **8**;327–30.
14. Dickey RP, Olar TT, Taylor SN, Curole DN, Matulivk EM. (1993b) Relationship of endometrial thickness and pattern to fecundity in ovulation induction cycles: effect of clomiphene citrate alone and with human menopausal gonadotropin. *Fertil Steril* **59**; 756–60.
15. Dickey RP, Olar TT, Taylor SN, Curole DN, Rye PH. (1993c) Sequential clomiphene citrate and human menopausal gonadotropin for ovulation induction: comparison to clomiphene citrate alone and human menopausal gonadotropin alone. *Hum Reprod* **8**;56–9.
16. Dickey RP, Taylor SN, Rye PH, Lu PY, Pyrzak R. (1999) Comparison of sperm quality resulting in successful intrauterine insemination to World Health Organization threshold values for normal sperm. *Fertil Steril* **71**;684–9.
17. Dickey RP, Taylor SN, Lu PY, Sartor BM, Rye PH, Pyrzak R. (2001) Relationship of follicle numbers and estradiol concentrations to multiple implantation of 3608 intrauterine insemination cycles. *Fertil Steril* **75**;69–78.
18. Dickey RP, Taylor SN, Lu PY, Sartor BM, Storment JM, Rye PH, Pelletier WD, Zender JL, Matulich EM. (2002a) Spontaneous reduction of multiple pregnancy: incidence and effect on outcome. *Am J Obstet Gynecol* **186**;77–83.
19. Dickey RP, Taylor NN, Lu PY, Sartor MM, Rye PH, Pyrzak R. (2002b) Effect of diagnosis, age, sperm quality, and number of preovulatory follicles on the outcome of multiple cycles of clomiphene citrate-intrauterine insemination. *Fertil Steril* **78**; 1088–95.
20. Dickey RP, Sartor BM, Pyrzak R. (2004a) What is the most relevant standard of success in assisted reproduction? No single outcome measure is satisfactory when evaluating success in assisted reproduction; both twin births and singleton births should be counted as successes. *Hum Reprod* **19**;783–7.
21. Dickey RP, Taylor NN, Lu PY, Sartor MM, Pyrzak R. (2004b) Clomiphene citrate intrauterine insemination (IUI) before gonadotropin IUI affects the pregnancy rate and high order multiple pregnancy. *Fertil Steril* **81**;545–50.
22. Dickey RP, Taylor SN, Lu PY, Sartor BM, Rye PH, Pyrzak R. (2005) Risk factors for high-order multiple pregnancy and multiple birth after controlled ovarian hyperstimulation: results of 4,062 intrauterine insemination cycles. *Fertil Steril* **83**;671–83.
23. Dodson WC, Hughes CL, Haney AF. (1988) Multiple pregnancies conceived with intrauterine insemination during superovulation: an evaluation of clinical characteristics and monitored parameters of conception cycles. *Am J Obstet Gynecol* **159**;382–5.
24. Dodson WC, Whitesides DB, Hughes CL, Easley HA, Haney AF. (1987) Superovulation with intrauterine insemination in the treatment of infertility: a possible alternative to gamete intrafallopian transfer and in vitro fertilization. *Fertil Steril* **48**;441–5.
25. Farhi J, West C, Patel A, Jacobs HS. (1996) Treatment of anovulatory infertility: the problem of multiple pregnancy. *Hum Reprod* **11**;429–34.
26. Filicori M, Cognigni GE, Samara A, Melappioni S, Perri T, Cantelli B, Parmegiani L, Pelusi G, DeAloysio D. (2002a) The use of LH activity to drive folliculogenesis: exploring uncharted territories in ovulation induction. *Hum Reprod Update* **8**;543–7.
27. Filicori M, Cognigni GE, Tabarelli C, Pocognoli P, Taraborrelli S, Spettoli D, Ciampaglia W. (2002b) Stimulation and growth of antral ovarian follicles by selective LH activity administration in women. *J Clin Endocrinol Metab* **87**;1156–61.
28. Fink RS, Bowes LP, Mackintosh CE, Smith WI, Georgiades E, Ginsburg J. (1982) The value of ultrasound for monitoring responses to gonadotropin. *Br J Obstet Gynaecol* **89**;856–61.
29. Gleicher N, Oleske DM, Tur-Kaspa I, Vidali A, Karande V. (2000) Reducing the risk of high-order multiple pregnancy after ovarian stimulation with gonadotropins. *N Engl J Med* **343**;2–7.
30. Healy D, Rombauts L, Vollenhoven B, Kovacs, Burmeister. (2003) One triplet pregnancy in 510 controlled ovarian hyperstimulation and intrauterine cycles. *Fertil Steril* **79**;1449–51 [67].
31. Hellier SG. (1994) Current concepts of the roles of follicle stimulating hormone and luteinizing hormone in follliculogenesis. *Hum Reprod* **9**;188–91.
32. Hock DL, Seifer DB, Kontopoulos E, Ananth CV. (2002) Practice patterns among board-certified reproductive endocrinologists regarding high-order multiple gestations: a United States National Survey. *Obstet Gynecol* **99**;763–70.
33. Homburg R, Howles CM. (1999) Low-dose FSH therapy for anovulatory infertility associated with polycystic ovary syndrome: rationale, results reflections and refinements. *Hum Reprod Update* **3**; 493–9.
34. Homburg R, Insler V. (2002) Ovulation induction in perspective. *Hum Reprod Update* **8**;449–62.
35. Hughes EG, Collins JA, Gunby J. (1998) A randomized controlled trial of three low-dose gonadotropins protocols for unexplained infertility. *Hum Reprod* **13**;1527–31.
36. Ingerslev HJ. (1991) Selective follicular reduction following ovulation induction by exogenous gonadotropins in polycystic ovarian disease. A new novel approach to treatment. *Hum Reprod* **6**;682–4.
37. Karande VC, Korn A, Morris R, Rao R, Balin M, Rinehart J, Dohn K, Gleicher N. (1999) Prospective randomized trial comparing the outcome and cost of in vitro fertilization with that of a traditional treatment algorithm as first-line therapy for couples with infertility. *Fertil Steril* **71**;468–75.
38. Kemmann E, Bohrer M, Shelden R, Fiasconaro G, Beardsley L. (1987) Active ovulation management increases the monthly probability of pregnancy occurrence in ovulatory women who receive intrauterine insemination. *Fertil Steril* **48**;916–20.
39. Land JA, Evers JLH. (2003) Risks and complications in assisted reproduction techniques: report of an ESHRE consensus meeting. *Hum Reprod* **18**;455–7.
40. Le Cotonnec J-Y, Porchet HC, Beltrami V, Khan A, Toon S, Rowland M. (1994) Clinical pharmacology of recombinant human follicle-stimulating hormone. II. Single doses and steady state pharmacokinetics. *Fertil Steril* **61**;679–86.
41. Levene MI, Wild J, Steer P. (1992) Higher multiple births and the modern management of infertility in Britain. The British Association of Perinatal Medicine. *Br J Obstet Gynaecol* **99**; 607–13.
42. Loumaye E, Engrand P, Howles CM, O'Dea L. (1997) Assessment of the role of serum lutenizing hormone and estriol response to follicle-stimulating hormone on in vitro fertilization treatment outcome. *Fertil Steril*, **67**;889–99.
43. Loumaye E, Duerr-Myers L, Engrand P, Arguinzoniz M. (2000) Minimizing the number of pre-ovulatory follicles in WHO group II anovulatory women over-responding to FSH with recombinant human luteinizing hormone. Program of the 15th Annual Meeting of the European Socirty of Human Reproduction and Embryology, Bologna, Italy, Abst. O-177, 2000: pp. 71.
44. Martin K, Santoro N, Hall J, Filicore M, Wierman M, Crowley WF. (1990) Clinical review 15: management of ovulatory disorders with pulsatile gonadotropin-releasing hormone. *J Clin Endocrinol Metab* **71**;1081A–G.
45. Pittrof RU, Shaker A, Dean N, Bekir JS, Campbell S, Tan SL. (1996) Success of intrauterine insemination using cryopreserved donor

sperm is related to the age of the woman and the number of preovulatory follicles. *J Assist Reprod Genet* **13**;310–14.

46. Ragni G, Maggioni P, Guermandi E, Testa A, Baroni E, Colombo M, et al. (1999). Efficacy of double intrauterine insemination in controlled ovarian hyperstimulation cycles. *Fertil Steril* **72**;619–22.
47. Reynolds MA, Schieve LA, Martin JA, Jeng G, Macaluso M. (2003) Trends in multiple births conceived using assisted reproductive technecology, United States, 1997-2000. *Pediatrics* **111**:1159–62.
48. Remohi J, Gastaldi C, Patrizio P, Gerli S, Ord T, Asch RH, Balmaceda JP. (1989) Intrauterine insemination and controlled ovarian hyperstimulation in cycles before GIFT. *Hum Reprod* **4**;918–20.
49. Rizk B. (2006) Prevention of ovarian hyperstimulation syndrome. In Rizk B (Ed.) Ouarvan Hyperstimulation Syndrome. Cambridge: United Kingdom, Cambridge University Press, Chapter 7, 130–99.
50. Rizk B, Aboulghar M. (1991) Modern Management of ovarian hyperstimulation syndrome. *Hum. Replod* **6**(8);1082–7.
51. Schenker JG, Yarkoni S, Granat M. (1981) Multiple pregnancies following induction of ovulation. *Fertil Steril* **35**;105–23.
52. Sher G, Knutzen VK, Stratton CJ, Montakhab MM, Allenson SG. (1984) In vitro sperm capacitation and transcervical intrauterine insemination for the treatment of refractory infertility: phase I. *Fertil Steril* **41**;260–4.
53. Shoham Z. (2002) The clinical therapeutic window for luteinizing hormone in controlled ovarian stimulation. *Fertil Steril* **77**; 1170–7.
54. Takokoro N, Vollenhoven B, Clark S, Baker G, Kovacs G, Burger H, Healy D. (1997) Cumulative pregnancy rates in couples with anovulatory infertility compared with unexplained infertility in an ovulation induction program. *Hum Reprod* **12**;1939–44.
55. Tomlinson MJ, Amissah-Arthur JB, Thompson KA, Kasrale JL, Bentick B. (1996) Prognostic indicators for intrauterine insemination (IUI): statistical model for IUI success. *Hum Reprod* **11**;1892–6.
56. Tur R, Barri PN, Coroleu B, Buxaderas R, Martinez F, Balasch J. (2001) Risk factors for high-order multiple implantation after ovarian stimulation with gonadotropins: evidence from a large series of 1878 consecutive pregnancies in a single center. *Hum Reprod* **16**;2124–9.
57. Urman B, Pride SM, Ho Yuen B. (1992) Management of overstimulated gonadotropin cycles with a controlled drift period. *Hum Reprod* 7;213–7.
58. Valbuena D, Simon C, Romero JL, Remohi J, Pellicer A. (1996) Factors responsible for multiple pregnancies after ovarian stimulation and intrauterine insemination with gonadotropins. *J Asst Reprod Genetics* **13**;663–8.
59. Van Weissenbruch MM. (1990) Gonadotropins for induction of ovulation, immunological, pharmacological and clinical studies [dissertation], Amsterdam; Free University.
60. Vollenhoven B, Selub M, Davidson O, Lefkow H, Henault M, Serpa N, Hund TT. (1996) Treating infertility: controlled ovarian hyperstimulation using human menopausal gonadotropin in combination with intrauterine insemination. *J Reprod Med* **41**; 658–64.
61. Wang JX, Kwan M, Davies MJ, Kirby C, Judd S, Norman RJ. (2003) Risk of multiple pregnancy when infertility is treated with ovulation induction by gonadotropins. *Fertil Steril* **80**;664–5.
62. White DM, Polson DW, Kiddy D, Sagle P, Watson H, Gilling-Smith C, Hamilton-Fairley D, Franks. (1996) Induction of ovulation with low-dose gonadotrophins in polycystic ovary syndrome: an analysis of 109 pregnancies in 225 women. *J Clin Endocrinol Metab* **81**;3821–4.
63. Yagel S, Ben-Chetrit A, Anteby E, et al. (1992) The effect of ethinyl estradiol on endometrial thickness and uterine volume during ovulation induction by clomiphene citrate. *Fertil Steril* **57**;33–6.
64. Yovich JL, Matson PL. (1988) The treatment of infertility by the high intrauterine insemination of husband's washed spermatozoa. *Hum Reprod* 3;939–43.
65. Zikopoulos K, West CP, Thong PW, Kacser EM, Morrison J, We FCW. (1993) Homologous intrauterine insemination has no advantage over timed natural intercourse when used in combination with ovulation induction for the treatment of unexplained infertility. *Hum Reprod* **8**;563–7.

■ 第 29 章 ■

高泌乳素血症

Hany F. Moustafa, Ahmet Helvacioglu, Botros R. M. B. Rizk, Mary George Nawar, Christopher B. Rizk, Christine B. Rizk, Caroline Ragheb, David B. Rizk, Craig Sherman

引言

泌乳素是一种 70 多年前被发现的多肽激素，该激素又被称为催乳激素、催乳素、促黄体激素或促黄体素(1)。一开始认为这种激素只由脑垂体前叶分泌，并主要参与泌乳作用，但现在有越来越多的证据证明泌乳素有其他多个来源，并且此激素具有多种重要的生物活性(2)。

催乳激素细胞的胚胎学

泌乳素主要是由脑垂体催乳激素细胞产生，这种细胞约占脑垂体前叶的 15% ~25%(3)。在胚胎发育期间，从 Rathke 囊（根据德国胚胎学家和解剖学家 Martin Heinrich Rathke 1793—1860 命名）中产生脑垂体前叶（垂体腺体叶），它是胚孔原口底的外胚层外翻部分，向上生长后与脑垂体后叶融合（神经垂体），并从间脑的神经外胚层开始向下延伸发育(4,5)。

脑垂体前叶发育阶段释放出多种内源性转录因子，它们在基因转录和细胞谱系分化中起到重要作用。其中最重要的转录因子为 Pit-1，它是激活泌乳素(PRL)、生长激素(GH)、促生长激素释放激素(GH-RH)和促甲状腺激素(TSH)基因所必需的转录因子。先天性缺失 *Pit-1* 基因会导致缺乏催乳激素细胞、促生长激素细胞和促甲状腺细胞为特征的综合征(6 ~8)。

泌乳素生物合成

泌乳素是一条长为 199 个氨基酸的多肽单链，其结构与 GH 和 HPL（人类胎盘泌乳素）极其相似。它是由位于 6 号染色体短臂上的独立基因所编码，基因总长度约为 10kb，并含有被四个内含子分隔开的五个外显子。最近又提出了一个额外外显子 1a(图 29.1)。

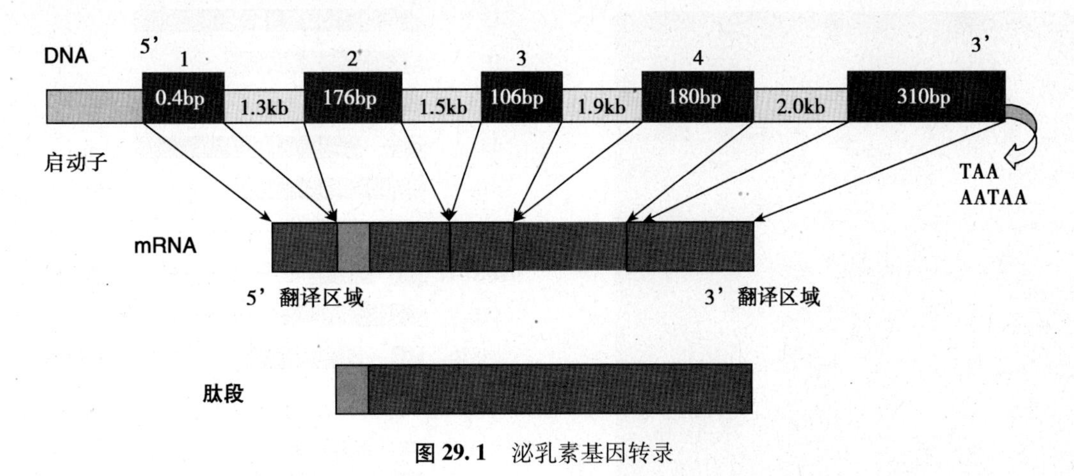

图 29.1 泌乳素基因转录

PRL 基因属于 *PRL/GH/HPL* 基因家族，它们互相之间结构相似，属于 I 类螺旋束蛋白激素。人们认为这类激素都是由一个共同的祖先基因复制进化而来(9,10)。

最近，还提出 PRL/GH/HPL 家族是造血细胞因子的另一种蛋白质扩展家族，因此，引发了关于 PRL 到底是细胞因子还是激素的争论。以上假设是基于以下事实而提出的：首先泌乳素的结构与造血细胞因子的结构非常相似，其次之后也将提到，泌乳素受体属于细胞因子受体超家族，并且已有证据证明 PRL 似乎具有免疫调节功能(11,12)。

5'调控区包含两个独立的启动子区。近端的5000bp 区域为垂体启动子，其指导泌乳素基因的垂体特异性表达，在其上游的一个 3000bp 的启动子区是垂体外启动子，负责指导泌乳素基因的垂体外表达(13,14)。多种激素可与上述启动子结合，从而改变 *PRL* 基因表达率，可结合激素包括雌激素、多巴胺(DA)、促甲状腺激素释放激素(TRH)、肠血管活性多肽(VIP)等等。成熟 PRL mRNA 只有 1kb 长，经过转录后产生最终 PRL 分子(15,16)。之后发生进一步的转录后修饰(裂解、糖基化、磷酸化和聚合)，通常这些修饰不利于 PRL 分子，会降低其分子利用度并加速蛋白水解(17)。

泌乳素结构

PRL 是一种全 α 螺旋蛋白。此分子由近 50% 的 α 螺旋组成，蛋白质剩余部分折叠成不规则环结构。最近利用同源建模法，根据猪源 GH 的晶体坐标确定了 hPRL 的三维结构(10,18,19)(图 29.2)。

最终 PRL 产物具有广泛的不均匀性，但多数为单分子形式(90%)，其次为二聚体形式(8%)以及少量多聚体(2%)。已发现多数具有生物效力的泌乳素为 23kDa 非糖基化形式，因为通常情况下多聚体较大，与受体结合的亲和力降低，所以生物活性也随之降低。巨泌乳素血症是指由于大型泌乳素(50kDa)或超大型 PRL(>150kDa)(17)即多聚体泌乳素的存在而导致泌乳素升高的情况。许多患有巨泌乳素血症的患者出现泌乳素自身抗体，从而渐渐会形成 PRL 抗体聚积。即使这些多聚体的体内活性降低，但它们仍能被传统实验室检测法侦测到，这解释了为什么患有巨泌乳素血症女性患者仍具有生育功能的原因。在高泌乳素血症患者中有 10% ~46% 的病例被报道为巨泌乳素血症(20 ~22)。

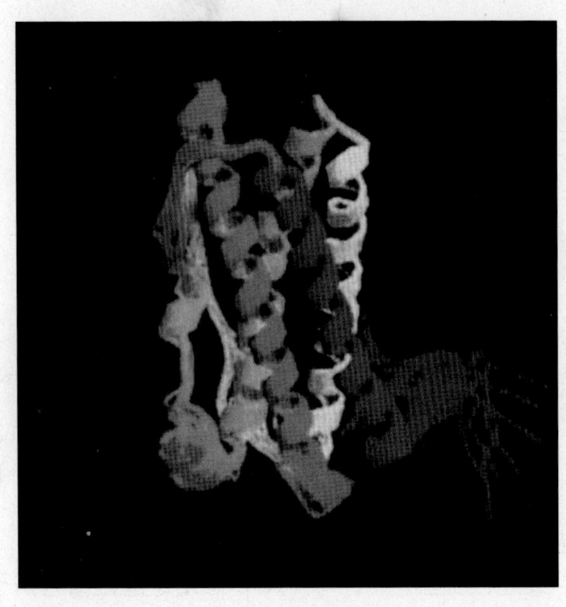

图 29.2 泌乳素分子

泌乳素受体

泌乳素受体是一种跨膜受体，属于细胞因子受体超家族 I 类。它是由染色体 5p13-14 上的一个基因编码，此基因至少包括十个外显子，总长度为 100kb。由三个不同组织特异性启动子区域转录调控此基因(23)。

此受体的总体结构与 GH 受体结构相似，并由一个胞外区域(与泌乳素结合)、一个跨膜区域和一个细胞质区域组成(24)。在不同组织中已发现多种泌乳素受体异构体。其中包括长型激活受体和至少八种其他的短型变体，通常情况下它们大部分的细胞质区域长度和组成不同，而它们的胞外区域相同(25,26)(图 29.3)。这些不同型受体是通过选择性

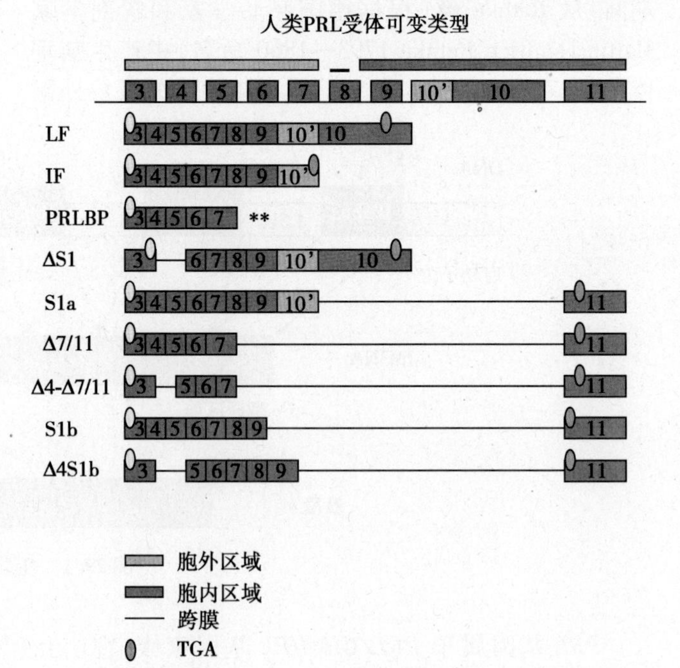

图 29.3 泌乳素受体异构体

剪切前体 mRNA 而产生的。除了这种膜锚定泌乳素受体之外，还有一种可溶性异构体（称为泌乳素受体-结合蛋白；PRLRBP），它是由膜结合泌乳素受体蛋白水解产生的（27，28）。

泌乳素受体可以与另两种配体结合，分别是生长激素和人类胎盘催乳素，这解释了 *PRL* 基因敲除小鼠中观察到的表型没有 *PRLR* 基因敲除小鼠中观察到的表型严重的原因（29）。

不同细胞都表达泌乳素受体，包括垂体细胞、乳腺细胞、肝脏细胞、胰腺细胞、脑细胞、肾上腺皮质细胞、肺部细胞、前列腺细胞、附睾细胞、卵巢细胞和淋巴细胞（2）。

泌乳素的分泌

PRL 释放并不是全依赖于哺乳刺激，也会受到其他刺激物的影响，例如光、压力、嗅觉和听觉等。泌乳素是以脉冲式释放的，脉冲频率介于卵泡期后期的每天 14 次脉冲至黄体期后期的每天 9 次脉冲之间。每次脉冲在正常情况下持续约 70 分钟，脉冲间隔约为 90 分钟（30）。

泌乳素的分泌还存在日际变化，受试者起床后的上午 10 点左右泌乳素水平最低，而睡觉期间泌乳素最高。进入睡眠后一小时泌乳素水平渐渐升高，直至 5:00 A. M. 到 7:00 A. M. 之间达到峰值水平（图 29.4）。多数泌乳素升高情况发生于 REM 睡眠中，并在下一次 REM 睡眠前回落。这种昼夜节律是由下丘脑的视交叉上核所产生。随着雌激素水平的增加，可促进泌乳素释放，泌乳素分泌脉冲幅度从卵泡期前期至后期以及从黄体期前期至后期逐渐增加（31）。

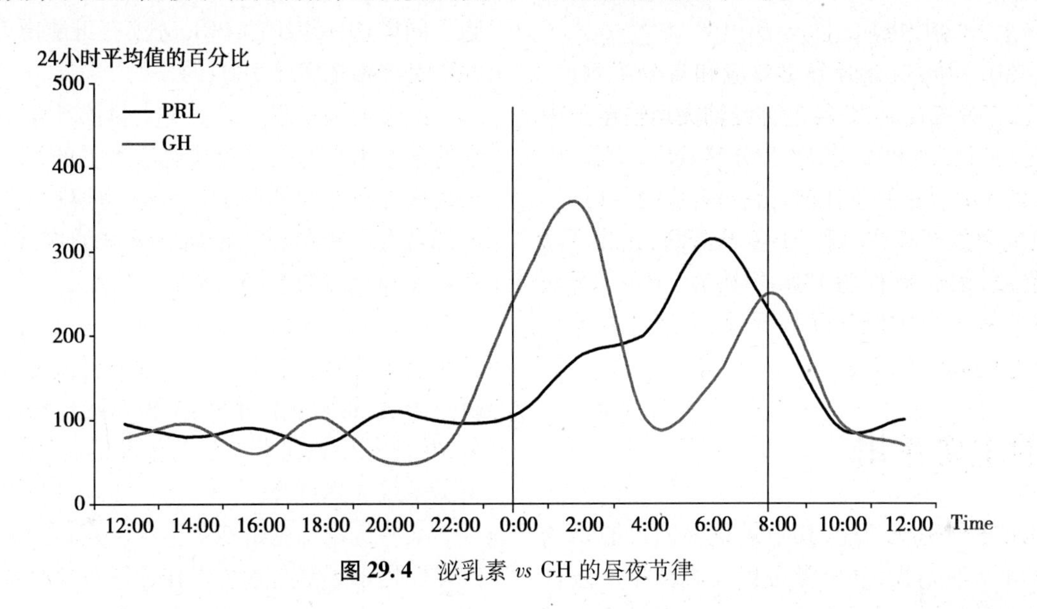

图 29.4　泌乳素 *vs* GH 的昼夜节律

与 ACTH 和 GH 相同，急性应激反应和运动也能诱导 PRL 分泌。应激反应诱导的 PRL 分泌可在短期内产生两倍至三倍于 PRL 基线水平的 PRL，并在之后一到两小时内回落至基线水平。相反，慢性应激反应和高运动水平不会使 PRL 基线水平长期升高（32，33）。

由于这种分泌的变化性以及放射免疫测定法的固有局限性，所以应再次检查上升的泌乳素水平，采集血样时间最好应在上午 10 点左右，且不能在应激反应、静脉穿刺、乳房刺激或体检之后进行采样，因为上述所有情况都会导致泌乳素水平升高。

PRL 分泌的神经内分泌调控

与其他受下丘脑释放因子控制的脑垂体前叶激素相反，正常情况下泌乳素是受 DA 的紧张性抑制作用所调控的，DA 是一种泌乳素抑制因子（PIF）（34）。

PIF 是由下丘脑神经元合成的，尤其集中于弓状核背部以及腹内侧核下方。之后其通过终点为正中隆起的神经轴突进行运输，此途径被称为结节漏斗 DA 途径（TIDA）。PIF 通过与催乳激素细胞膜上的 D2 受体结合而发挥作用，从而抑制泌乳素的释放（35）。

泌乳素还对其自身分泌产物具有负反馈作用，此作用既可以通过直接抑制催乳激素细胞而产生，也可通过间接刺激神经内分泌的多巴胺能神经元而产生。这可能解释了为什么 *PRLR* 基因敲除大鼠通常患有高泌乳素血症的原因（36）。

另一种可能对 PRL 分泌具有抑制作用的激素为 GnRH 相关肽（GAP），一条来源于 GnRH 前体物羧基末端区域的56个氨基酸的肽链(37)。

除了受到PIF的紧张性抑制作用,PRL分泌还受到另一种泌乳素释放因子(PRFs)的正调节作用,PRF包括雌激素、TRH、促性腺激素释放激素(GnRH)、GH-RH、VIP、血管紧张素Ⅱ和一种与VIP前体物结构相似的组氨酸甲硫氨酸多肽(PHM)(38~41)。

雌激素是泌乳素分泌的关键调控因子,因为它们能促进产泌乳素细胞的生长,并可以直接通过激活泌乳素基因或间接通过抑制DA来刺激泌乳素分泌。还发现GnRH对PRL的刺激作用取决于雌激素水平,在排卵期观察到催乳激素细胞对GnRH产生最大反应。经分析发现,PRL和LH的分泌脉冲具有高度一致性,这暗示它们的一个共同刺激物可能是GnRH(42,43)。

血清素可能介导了泌乳素的夜间激增,并通过起源于中缝背核的上行血清素激活途径参与了哺乳诱导的PRL水平上升(40,44)。

VIP对PRL同时具有旁分泌效应和自分泌效应。VIP由下丘脑室旁核合成,并经过神经轴突运输至正中隆起,在此处可以促进PRL分泌(旁分泌效应),而产生自分泌效应的VIP是由脑垂体前叶自身合成的(41)。

最近研究还发现存在一种31-氨基酸肽,此肽可以引起PRL释放,因此被称为PRL-释放肽(31)。下丘脑的室旁核和视上核神经元释放此肽,并经过神经轴突运输至正中隆起(45)。

泌乳素的主要作用

PRL具有多种生理功能,其中最重要的可能是诱导乳腺的小叶肺泡生长,并刺激分娩后乳汁生产或乳汁分泌。泌乳素和例如皮质醇和胰岛素的其他激素都可以诱导编码乳汁蛋白质的基因转录,通过增加精氨酸酶活性,激活鸟氨酸脱羧酶活性并增加多聚胺运输至乳腺的速率获得以上作用。上述结果都可增加精胺和亚精胺合成(多聚胺),这两种物质都是乳汁分泌所必需的。多聚胺稳定膜结构,增加转录活性和翻译活性,并调节酶作用。泌乳素还能增加酪蛋白、亚精胺、乳糖和磷脂质的合成,这些物质都是泌乳作用所必需的物质(46,47)。

妊娠期间,孕酮在受体水平干扰泌乳素作用。虽然需要雌激素和孕酮才能获得泌乳素受体的最大活性,但孕酮通过抑制泌乳素受体上调、减少雌激素结合(泌乳活性)且竞争性结合糖皮质激素受体从而对泌乳素的正向作用产生拮抗性。分娩后由于孕酮抑制作用解除而发生泌乳作用,与泌乳素相比,分娩后孕酮更快速地从母体血清中清除出去。泌乳素需要约7天达到未妊娠水平,然而产后雌激素和孕酮只需3~4天就能恢复至未妊娠水平(48,49)。

泌乳素还被发现可以让男性在性行为后产生性快感,并控制男性的不应期。人们认为PRL抑制了正常情况下控制性唤起的多巴胺作用。据此,可以用泌乳素量作为性满足或性放松情况的指标(50)。

还发现精液中的泌乳素浓度较高,且在精子代谢中起到非常重要的作用,精子代谢即指葡萄糖氧化、果糖利用和糖酵解(51,52)。

PRL的其他来源和功能

PRL可由体内的多种其他细胞分泌而得,包括乳腺细胞、免疫细胞、各种脑细胞和妊娠子宫的蜕膜细胞。同样这些组织的PRL分泌有可能由PRL调节,但并不是严格依赖于PRL的。

妊娠期间蜕膜细胞产生大量泌乳素。已发现泌乳素的羊水水平通常是母体血清水平的10~100倍。还未彻底弄清在此期间的泌乳素确切功能,但有证据显示泌乳素可能参与妊娠期间羊水的渗透调节作用、子宫收缩和免疫调节(53,54)。

除了从血液中可提取到泌乳素之外,哺乳动物的乳腺上皮细胞也能合成泌乳素。对大鼠进行的实验性研究表明,摄入乳汁中的约20%泌乳素经过新生儿循环,并且乳汁泌乳素参与新生儿的神经内分泌系统和免疫系统成熟过程。

某些免疫细胞也能产生泌乳素,尤其是淋巴细胞,这可能提示了泌乳素可以作为一种免疫活性的自分泌调制剂或旁分泌调制剂(55~57)。

免疫反应性研究表明泌乳素也能由大脑的不同部分产生,例如下丘脑、脑干、小脑、脊髓、尾状壳核、杏仁孔、海马体和脉络丛,但还不清楚其具体作用(58)。

很早之前就已发现PRL、GH和HPL都具有体内和体外的血管生成作用,但令人惊讶的是天然泌乳素的蛋白水解碎片具有抗血管生成活性。这种抗血管生成活性是泌乳素N-末端16kDa片段和14kDa片段所特有的。这些片段被证明能与毛细血管内皮上的某些位点结合,从而防止血管生成(59~61)。

某些研究表明乳腺癌和前列腺癌细胞中的泌乳素受体数量增加,这说明了泌乳素可能在这些肿瘤生长中起到作用(62~65)。

目前,尤其是乳腺癌研究中对16k PRL其蛋白酶(组织蛋白酶)进行了广泛的研究(66)。

高泌乳素血症和不孕不育症

泌乳素过量会对下丘脑-垂体-性腺轴的多个位点产生影响,从而对男性和女性的生育力都产生不良影响。女性中,泌乳素过量通常表现症状为月经失调、乳溢或不出现前两种症状情况下的单纯性不孕症。男性中,泌乳素过量会导致阳痿、性欲下降、乳溢或精液分析异常(精子总数减少,异常形态增加)。高水平泌乳素通过与下丘脑神经元的泌乳素受体相结合从而降低这些神经元的 GnRH 脉冲式释放。最终,这将减少脑垂体前叶的 LH 脉冲式释放。高泌乳素血症对垂体性腺激素的另一个直接作用是,它将减少这些细胞中 GnRH 受体的数量,并干扰雌激素正反馈循环(67 ~69)。

泌乳素在生殖腺水平上的作用还不明确。实验性研究表明 PRL 对大鼠卵巢的黄体具有营养作用,但此情况并未在人类中发现。同样人们认为,泌乳素的正常水平是雌激素和孕酮合成所必需的。相反,过量泌乳素拮抗对芳香酶活性的 FSH 刺激作用,从而对雌激素合成具有直接抑制作用(70 ~72)。

泌乳素对孕酮的合成同样具有重要作用。研究发现当良性泌乳素血症女性患者被给药溴隐亭后,会导致患者黄体期缩短,与其对照组相比孕酮水平降低。泌乳素似乎是通过诱导一种孕酮合成途径中所必需的 23β 羟基类固醇脱氢酶从而对孕酮合成产生 PRL 刺激作用。然而,许多患有高泌乳素血症的女性患者也被发现较短黄体期现象(73,74)。

患有高泌乳素血症的男性不仅精液分析结果异常,还被发现睾丸出现异常组织学结果包括细精管扭曲以及塞尔托利细胞形态异常(75)。

据报道多囊卵巢综合征患者也经常发生高泌乳素血症(18% ~40%)。还不清楚这两种症状之间的联系,但人们认为 PCOS 患者中的过量雄激素将会减少性激素结合球蛋白量,导致游离雌二醇比率升高(即使总雌二醇水平不升高),最终引起泌乳素水平升高。有人提出胰岛素抵抗可能是高泌乳素血症和 PCOS 之间的联系所在(76 ~78)。然而,某些研究不同意此观点,他们认为胰岛素抵抗的高泌乳素血症通常是温和的且暂时性的,并且胰岛素抵抗可能是一种偶然现象,而非病源性相关现象(79)。

高泌乳素血症的原因

大多数实验室中血清泌乳素的正常上限值为 20ng/ml(20μg/L SI 单位)。许多涉及催乳激素细胞的生理变化和病理变化都会导致高泌乳素血症的发生。

生理原因

在妊娠期间,基线血清泌乳素浓度与血清雌二醇浓度平行升高,从妊娠的第七到第八周开始升高,并在分娩时浓度达到峰值。浓度增加幅度差异很大,范围介于 35 ~600ng/ml 之间(80)。目前认为妊娠中泌乳素水平升高的机制是抑制 DA 水平以及高雌激素水平直接刺激脑垂体中的基因转录(81,82)。在不考虑母乳喂养的情况下,分娩后的 6 周内,雌二醇分泌量减少,基线血清泌乳素浓度恢复至正常水平。正因为如此,应当在产后第 3 周就开始采取产后避孕措施。乳头刺激可以通过神经系统途径升高血清泌乳素浓度。由于妊娠期间雌激素水平升高导致催乳激素细胞增生,所以在产后第 1 周的哺乳阶段血清泌乳素浓度升高至高于基线几百 ng/ml 的水平。在分娩后若干月时,由于催乳激素细胞增生情况消失,所以母乳喂养的女性哺乳行为所导致的升高泌乳素浓度通常会降至基线上 10ng/ml 以内的水平(80)。身体压力或生理压力都会导致血清泌乳素浓度小幅度升高,虽然极少情况下浓度会达到 40ng/ml。

女性泌乳素浓度增加量高于男性增加量,推测这可能是由于女性中对催乳激素细胞产生作用的血清雌二醇浓度较高而导致的。

病理原因

催乳激素细胞肿瘤(泌乳素瘤)降低多巴胺能抑制泌乳素分泌作用,以及减弱泌乳素清除速率都将导致病理性高泌乳素血症的发生。患有催乳激素细胞腺瘤的患者血清泌乳素浓度最大可以增加至 50 000ng/ml;其他原因导致的高泌乳素血症血清泌乳素浓度在少数情况下超过 200ng/ml(83)。

泌乳素瘤

催乳激素细胞腺瘤或另称为泌乳素瘤都是脑垂体前叶的真性肿瘤,都是由单个细胞经过体细胞突变后的单克隆扩增而引起(84,85)。在多数催乳激素细胞腺瘤中都过度表达脑垂体肿瘤转化基因(86),并且发现侵袭至蝶骨的肿瘤中此基因表达量升高,因此,此基因可能在肿瘤侵袭中也起到作用。已在人类垂体腺瘤中发现截尾形式的成纤维细胞生长因子-4 受体,表达这种突变的转基因小鼠发生催乳激素细胞腺瘤(87)。

大多数的泌乳素瘤只含有催乳激素细胞，并产生过量的泌乳素。约有10%的泌乳素瘤是由催乳激素细胞和促生长激素细胞或促生长激素泌乳素细胞组成，并同时分泌生长激素(88)。

催乳激素细胞腺瘤发生率相对普遍，约占所有临床确认脑垂体腺瘤的30%~40%，以及约占所有颅内肿瘤的10%。诊断结果发现，催乳激素细胞腺瘤更常见于女性之中，尤其好发于月经失调的育龄期女性(89)。然而，在诊断时发生的男性催乳激素细胞腺瘤通常较大，这部分是由于此病症缺乏症状，或由于出现例如勃起功能障碍等症状时延迟求医所造成(90)。多数催乳激素细胞腺瘤是偶然发生的，但它们很少发生于多发性内分泌腺瘤1型综合征中(91)。基本上所有的催乳激素细胞腺瘤都是良性的，但也存在极少数为恶性的且具有转移性(92)。随着腺瘤大小的不同，催乳激素细胞腺瘤分泌的泌乳素水平不同，通常情况下直径小于1cm的腺瘤分泌的血清泌乳素水平低于200ng/ml；直径1.0~2.0cm的腺瘤分泌的血清泌乳素水平介于200~1000ng/ml之间；而直径大于2.0cm的腺瘤分泌的血清泌乳素水平高于1000ng/ml。在分化度不高且大范围囊性化的催乳激素细胞腺瘤中，腺瘤大小与泌乳素水平之间并不具有高关联性。同时还由于免疫反射检测法测量泌乳素的误差，可能导致大体积腺瘤中报告出的血清泌乳素浓度较低。这种误差被称为“钩状效应”，此误差可通过稀释血清而避免，从而获得泌乳素浓度的准确评估值(93~95)。

CNS原因

正如我们之前所指出的那样，在正常情况下PIF是由下丘脑核群释放，并能抑制泌乳素分泌。任何发生于下丘脑或脑垂体上或附近的疾病都会干扰DA分泌或干扰DA向垂体腺的运输，从而导致高泌乳素血症的发生(83)。这些疾病包括下丘脑肿瘤，可能是良性的(例如颅咽管瘤)，也可能是恶性的(例如转移性乳腺癌)，下丘脑浸润性疾病(例如肉状瘤病)，丘脑-垂体柄切除(例如由于脑部创伤或手术所导致)以及除了催乳激素细胞腺瘤以外的其他垂体腺瘤。

药物治疗

许多药物都会导致高泌乳素血症发生(表29.1)。这些药物中许多都是DA D2拮抗剂，并可通过此机制升高血清泌乳素水平。这些药物包括例如利培酮、吩噻嗪类、氟哌啶醇(96)、丁酰苯类(97)、甲氧氯普胺(98)、舒必利(99)和多潘立酮(100)等抗精神病药物。在急性使用这些药物后的数小时内患者血清泌乳素浓度增加，并且在长期给药治疗停止后的2~4天内血清泌乳素浓度能恢复至正常水平(97)。根据所使用药物的不同，血清泌乳素浓度增加幅度不同，比如使用氟哌啶醇时泌乳素浓度增加幅度为17ng/ml，而使用利培酮给药时，泌乳素浓度增加幅度为80ng/ml(96)。

表29.1 导致高泌乳素血症和(或)乳溢的药物

典型抗精神病药	胃肠道药物
吩噻嗪药物	甲氰咪胍(Tagamet)
[例如氯丙嗪(thorazine)]	甲氧氯普胺(Reglan)
氯丙咪嗪(anafranil)	**抗高血压药**
羟哌氟丙嗪(prolixin)	甲基多巴(Aldomet)
丙氯拉嗪(compazine)	利血平(Hydromox,Serpasil,以及其他)
硫醚嗪(mellaril)	
氟哌啶醇(Haldol)	维拉帕米(Calan,Isoptin)
哌咪清(Orap)	**麻醉剂**
非典型抗精神病药	可待因
利培酮(Risperdal)	吗啡
吗茚酮(Moban)	
奥氮平(Zyprexa)	
抗抑郁药	
氯丙咪嗪(anafranil)	
地昔帕明(norpramin)	

抗高血压药例如甲基多巴和利血平可以通过相似机制增加泌乳素分泌。甲基多巴可以抑制DA合成(101)，而利血平是通过耗竭多巴胺储量(102)而起效。维拉帕米可以增加血清泌乳素浓度(103)，但其他钙离子通道阻断剂(104)无此作用，尚不清楚维拉帕米诱导的泌乳素浓度增加的机制。当停药后，所有患者的升高血清泌乳素浓度恢复至正常水平。

选择性5-羟色胺再吸收抑制剂极少导致血清泌乳素浓度增加。在一个研究中(105)，每天给药20mg的帕罗西汀，发现给药1周后血清泌乳素浓度并未升高，但在给药3周后发现浓度有略微升高——仅升高至高正常水平。在另一个研究中(106)发现长期接受氟西汀给药的患者平均基线血清泌乳素浓度与患有类似疾病的未接受给药患者的平均基线血清泌乳素浓度没有差异。简单而言，并未发现这类药物会引起临床显著性高泌乳素血症。

其他原因

TRH是一种PRL的有效刺激物，也可被归类为

RRF。TRH水平升高易使甲状腺功能减退患者发生高泌乳素血症。然而,大多数甲状腺功能减退患者的基线血清泌乳素浓度保持在正常水平(107),只有当加入例如TRH之类的刺激物时血清泌乳素浓度才会升高。少数基线血清泌乳素浓度升高的甲状腺功能减退患者在病愈后,泌乳素浓度恢复至正常水平(109,110)。必须意识到甲状腺功能减退是垂体腺肥大(由促甲状腺激素细胞增生、催乳激素细胞增生或上述两个原因一起导致)和高泌乳素血症的一个潜在原因,并且不要将其与催乳激素细胞腺瘤混淆。

例如严重烧伤等的胸壁损伤会增加泌乳素分泌,其产生机制可能与哺乳的神经机制相同(111)。患有慢性肾衰竭患者的血清泌乳素浓度偏高,而经过肾移植后,此浓度将恢复至正常水平(112)。其主要机制是由于泌乳素分泌量增加3倍,而代谢清除速率减少三分之一(113)。

偶然情况下,某些患者的血清泌乳素浓度范围介于20~100ng/ml之间,但无法鉴定其发生原因。某些研究表明这类患者可能出现成像检测中所无法察觉的微腺瘤,并且大部分的这类患者在后续随访的多年间,他们的血清泌乳素浓度几乎不发生变化(114~116),甚至某些患者在随访过程中其血清泌乳素浓度会自发性下降(约20%的患者)(116)。

约有10%的泌乳素水平升高是由巨泌乳素血症导致的,因为此病症会降低泌乳素的清除速率。可以通过凝胶过滤或聚乙二醇沉淀法将这类升高血清泌乳素浓度的患者与其他原因导致的高泌乳素血症患者区分开来(117~119)。

巨泌乳素血症极少对患者的生育能力产生影响。在一个对55例巨泌乳素血症患者的研究中发现,无1例患者发生闭经,8例患者在40岁前存在月经过少症状,有1例患者发生过乳溢。在此同一研究中未发现大腺瘤患者,在这些受试患者中共发现4例微腺瘤(120)。第二个针对51例患者的研究结果与第一个研究结果相似(121)。因此,巨泌乳素血症应是一种良性临床症状,将其误诊为普通高泌乳素血症并进行相应治疗是巨泌乳素血症唯一的临床意义(122)。上述误诊情况可以通过在进行泌乳素的免疫检测法之前,要求实验室用聚乙二醇预处理血清以排除巨泌乳素血症的方法来避免。

高泌乳素血症的临床表现和诊断

不孕症、月经过少、闭经、乳溢、潮热、阴道干燥、头痛和视力变化是高泌乳素血症绝经前女性患者的临床表现。高泌乳素血症是导致10%~20%未妊娠女性发生闭经的原因(123,124)。

性腺功能减退

高泌乳素血症抑制了GnRH释放,减少了促黄体激素(LH)和促卵泡激素(FSH)的分泌,从而导致血清促性腺激素浓度偏低,继发性腺功能减退。

绝经前女性患者中,高泌乳素血症所导致的性腺功能减退症状与泌乳素水平直接相关。大多数实验室认为育龄期女性的血清泌乳素水平高于15~20ng/ml时,其血清泌乳素水平偏高。

当血清泌乳素水平高于100ng/ml时通常会发现明显的性腺功能减退症状,导致闭经、潮热和阴道干燥。血清泌乳素水平介于50~100ng/ml之间时,会导致闭经或月经过少。血清泌乳素水平介于20~50ng/ml时,可能只会导致孕酮分泌不足,从而导致月经周期的黄体期偏短(125,126)。约有20%的不孕症患者存在由略微上升泌乳素导致的黄体期不足现象,即使患者的月经周期正常也会发生不孕症。

高泌乳素血症对于闭经女性产生的长期不良健康影响包括骨质缺失和骨质疏松(127,128)。必须尽可能地诊断和治疗尤其是泌乳素瘤青少年患者的骨质减少情况。仅仅使用多巴胺激动剂疗法改善骨密度还不够(129),还需要对患者骨密度进行密切监测,并适当补充钙、维生素D,在少数情况下还要补充双膦酸盐类。

乳溢

绝经前女性发生高泌乳素血症会导致乳溢症状,但大多数的高泌乳素血症绝经前女性患者不会发生乳溢。与此相反,许多发生乳溢的女性具有正常水平的血清泌乳素浓度(130)。

男性和绝经后女性中的升高泌乳素水平诊断相对困难,因为他们缺少明显且特异性的高泌乳素血症的相关症状。绝经后女性中,通常由大体积催乳激素细胞腺瘤导致头痛或视力受损从而诊断出高泌乳素血症,这是因为这类女性通常雌激素分泌不足,很少产生乳溢症状。

男性的高泌乳素血症

性欲减少、阳痿、不育、男子女性型乳房或少数情况下乳溢症状(131,132)是促性腺功能低下型性腺功能低下症导致的男性高泌乳素血症的标志和症状。与女性一样，其中任何症状的出现与高泌乳素血症程度之间存在大致关联。高泌乳素血症所导致的睾酮分泌量减少及血清睾酮浓度偏低与 LH 分泌量增加没有关系(131)。和女性一样，男性中的泌乳素也作用于下丘脑垂体中心。性腺功能减退后果包括：短期导致性能力和性欲降低，长期导致肌肉质量下降、体毛减少以及骨质疏松(133)。

高泌乳素血症还会导致某些男性勃起功能障碍，其机制与性腺功能减退无关，因为当用多巴胺激动剂治愈高泌乳素血症时，阳痿症状也消失，然而经睾酮给药治愈性腺功能减退时阳痿症状未消失(131)。在少数情况下高泌乳素血症会通过降低 LH 和 FSH 的分泌导致男性不育(132)。高泌乳素血症也会导致男性发生乳溢，但发生率低于女性，这是由于男性乳腺组织未经雌激素和孕酮刺激，对泌乳素不会产生敏感性。

评估

女性发生月经过少、闭经、不孕症或乳溢，以及男性发生性腺功能减退、阳痿或不育症都需要进行血清泌乳素水平测定。这些评估的目的在于排除高泌乳素血症所产生的病理原因或垂体外原因，或排除进行神经放射学评估下丘脑垂体区域的需要(134)。血清泌乳素的通常正常范围是 5～20ng/ml(5～20μg/L)。可以在一天中的任何时间进行测量，但是由于睡眠期间、剧烈运动以及偶尔的感情和身体压力、剧烈乳房刺激和高蛋白进食都会导致泌乳素浓度略微增加，所以最好在清晨测量泌乳素浓度。在患者被鉴定为高泌乳素血症前应确定其泌乳素水平略高(21～40ng/ml)。需要对任何幅度的持续性升高血清泌乳素水平进行评估以确定病因。

任何原因导致的高泌乳素血症患者中都发现他们的血清泌乳素水平介于 20～200ng/ml 之间。当患者血清泌乳素水平高于 200ng/ml 时，通常是指示其发生催乳激素细胞腺瘤的指标。

当患者出现一个大腺瘤且其报告泌乳素水平介于 20～200ng/ml 之间时，应当使用 1∶100 稀释的血清进行重复测试，这么做的原因是由于大体积肿瘤产生的极高血清泌乳素水平例如 5000ng/ml 水平会使免疫放射检测法和化学发光检测法中所使用的捕捉抗体和信号抗体饱和，从而阻止这两种抗体结合形成"夹心复合物"，由"钩状效应"所产生的泌乳素浓度结果偏低(135～137)。

病史

病史包括妊娠(生理性高泌乳素血症)、可导致高泌乳素血症的药物治疗(例如雌激素、神经安定药、甲氧氯普胺、抗抑郁药、西咪替丁、甲基多巴、利血平、维拉帕米和利培酮)、头痛、视力症状、甲状腺功能减退症状和肾脏疾病病史。

体检

应进行视野检查以测试视交叉综合征(例如丧失双颞视野)，并评估胸壁损伤以及甲状腺功能减退或性腺功能减退症状。

实验室/成像测试

应检查 TSH、BUN、肌酸酐和肌酸酐清除速率以测试甲状腺功能减退和肾功能不全。除非已知患者是由于服用会导致泌乳素水平上升的例如抗精神病药等药物而发生高泌乳素血症的情况之外，应对具有显著高泌乳素血症症状的患者进行头部磁共振成像(MRI)以诊断患者是否患有垂体腺瘤。目前还没有刺激性或抑制性内分泌测试可以区分高泌乳素血症的发病原因。

如果在蝶鞍区域发现肿块病变，那么还应该评估其他垂体激素的分泌情况。只有垂体腺瘤可以导致其他垂体激素的过量分泌，但是在蝶鞍区域的任何肿块病变都能导致一种或多种垂体激素的分泌不足。

如果 MRI 显示下丘脑垂体解剖结果正常，且没有发现其他导致高泌乳素血症的次要原因，则需要诊断是否发生特发性高泌乳素血症。在某些患者中，高泌乳素血症是由成像检测所无法察觉的极小微腺瘤所导致。

无高泌乳素血症的乳溢症状

约半数出现乳溢症状的患者，其血清泌乳素浓度保持正常水平(130)。这些女性具有规律性月经周期。并无任何持续中疾病导致无高泌乳素血症的乳溢症状。通常情况下这类患者在恢复升高泌乳素水平后，仍持续性出现乳汁分泌症状，这类症状通常发生于哺乳或药物诱导高泌乳素血症之后。

诊断第一步应先确认乳汁分泌物是澄清或乳白色的，确认后第二步是测量血清泌乳素浓度。如果泌乳素水平上升，则应进一步查明病因。如果泌乳素水平未上升，并没有持续的疾病，则无需进行后续测试。如果发现绿色、黑色或血性体液的患者应转诊进行乳腺肿瘤诊断。

无高泌乳素血症的乳溢症状无需进行治疗。如果乳溢症状自发性发生，且严重至乳汁沾染衣服的程度时，则使用低剂量多巴胺激动剂，例如每周两次给药0.25mg的卡麦角林进行治疗，此治疗能将泌乳素浓度减低至正常水平以下，从而缓解或消除乳溢症状。

高泌乳素血症的治疗

DA激动剂通常可以减少泌乳素分泌并减小催乳激素细胞腺瘤体积，因此此疗法是恢复生育力、缓解乳房不适、减少乳溢以及恢复卵巢功能的首选疗法(139)。当DA激动剂给药后肿瘤仍持续生长并导致视力受损时，建议进行手术。

当催乳激素细胞腺瘤的直径小于1cm时被称为微腺瘤。无需治疗无症状的微腺瘤，因为它们通常偶发于妊娠期间，极少数会发展为大腺瘤，并且经手术治疗后容易复发，以及即使经过治疗仍维持其自然病程(139,140)。尸检样本的约30%垂体腺中发现未知腺瘤(141～143)。如果在第一年、第二年和第五年的MRI检测中发现微腺瘤体积未改变，则无需进行后续研究，但在后续随访中发现约有5%患者的微腺瘤体积变大，则应治疗这些患者。

当催乳激素细胞腺瘤的直径大于1cm时被称为大腺瘤。一旦被诊断为大腺瘤后，应在第六个月、第一年、第二年至第五年进行后续跟踪MRI检测。当腺瘤增大至蝶鞍部外，并压迫视神经交叉或侵袭至海绵窦或蝶窦或斜坡处时，需要采取治疗措施。这类患者会产生神经病学症状，例如视力受损或头痛等。这种体积的肿瘤病变很可能继续生长，最终发生神经病学症状。

当高泌乳素血症导致性腺功能减退时也指示需要进行治疗。

药物治疗

对于包括任何体积催乳激素细胞腺瘤在内的任何病因导致的高泌乳素血症患者，其接受的第一线治疗通常为多巴胺激动剂药物(144)。以下是目前可用的治疗高泌乳素血症的DA激动剂。

溴隐亭

市售甲磺酸溴隐亭的商标名称为Parlodel®，分别是5mg胶囊形式和2.5mg片剂形式。此药物属于抗帕金森病药物类别和DA激动剂药物类别，用于高泌乳素血症的治疗已有约20年的历史。甲磺酸溴隐亭是一种DA受体激动剂，可激活突触后DA受体从而抑制泌乳素分泌。它还能刺激纹状体的DA受体以改善运动功能。其蛋白质结合率为90%～96%，并能被充分代谢。此药物84.6%被排泄入粪便之中，2.5%～5.5%被排泄入尿液中。妊娠期间，该药物被认为属于B类药物，少量被排泄入乳汁之中。此药物严禁使用于患有冠状动脉疾病或其他严重心血管疾病的产后妇女，以及患有不受控高血压的患者。应监测服用溴隐亭患者的血压、肾功能、肝功能和造血功能。必须注意服用溴隐亭的消化性溃疡患者的胃肠道出血迹象和症状。一天给药两次，并且初始剂量必须是常规剂量的四分之一，以降低不良副作用的产生(低血压、便秘、恶心、呕吐、眩晕、头痛和疲乏)，这些副作用相对集中发生于治疗起始阶段(143)。

卡麦角林

市售卡麦角林的商标名称为Dostinex®，是一种0.5mg的口服药片，它是一种长效选择性DA受体激动剂，与D2受体结合亲和力高，而与D1受体、α1和α2肾上腺受体以及血清素受体的结合亲和力低。此药物通过剂量依赖性方式直接刺激垂体催乳激素细胞的D2受体，从而抑制脑垂体前叶合成和释放泌乳素。此药物的消除半衰期为63～69小时，主要由肝脏代谢，60%排泄入粪便中，22%排泄入尿液，还有4%药物未代谢。妊娠期间，此药物被认定属于B类药物，少量分泌入乳汁中。此药物严禁使用于不受控高血压患者。需要通过检测血清泌乳素水平、测量血压和评估肝功能来监测服用卡麦角林的患者，在患者肝功能衰竭情况下需要进行药物剂量调整。每周给药一次至两次，并发现此药物的恶心副作用小于溴隐亭和培高利特的恶心副作用(145,146)。她可能对溴隐亭具有抗药性的患者有效(147)。最近，研究者将卡麦角林用于预防卵巢过度刺激综合征，因为卡麦角林可抑制血管通透性，这可能是由于其能阻断血管内皮生长因子受体2磷酸化而起效的(见第27章，了解具体临床试验)(148)。

培高利特

市售甲磺酸培高利特的商标名称是Permax ®，有三种形式分别为0.05mg、0.25mg和1mg的口服药片。FDA批准此药物用于治疗帕金森疾病而非用于治疗高泌乳素血症(149)。此药物属于抗帕金森病药物和DA激动剂药物类别。甲磺酸培高利特是一种麦角衍生物,并且是 D1 和 D2 受体的激动剂,可直接刺激帕金森疾病患者黑质纹状体系统中的突触后 DA 受体。同时此药物还能作为泌乳素分泌的抑制剂,通常情况下会导致 GH 浓度瞬时升高以及 LH 浓度降低。此药物的蛋白结合率为 90%,55% 的药物通过肾脏进行排泄。高泌乳素血症的常用治疗剂量为每天 PO 给药一次剂量为 0.025 ~ 0.6mg 的甲磺酸培高利特。其相较于溴隐亭的优势在于此药物每天只需给药一次,其相较于卡麦角林的优势在于其费用仅为卡麦角林的六分之一(初始剂量的一次口服甲磺酸培高利特的费用为 35 美元,而卡麦角林的费用为 235 美元,溴隐亭的费用为 85 美元)。

最近发现使用包括甲磺酸培高利特和卡麦角林在内的多巴胺激动剂可能会增加新诊断出的心脏瓣膜反流风险。当与对照组受试者相比发现,服用了甲磺酸培高利特或卡麦角林患者的瓣膜反流发生率显著增加(150,151)。但在服用非麦角衍生物多巴胺激动剂的患者中并未报道此风险增加(152)。人们认为这种现象是因为麦角衍生物多巴胺激动剂与表达于心瓣膜中的 5-HT(2B)血清素受体的结合亲和力高,其通过介导发生有丝分裂从而导致成纤维细胞增殖。这最终将导致瓣膜发生纤维化改变、增厚、缩回和僵硬,从而发生瓣叶不完全接合以及临床显著性反流症状(153)。还需进一步研究揭示这种改变是否可逆,以及这种情况是否存在剂量依赖性或持续时间依赖性。

其他常见于所有多巴胺激动剂药物的副作用包括恶心、体位性低血压、意识模糊、鼻阻塞、抑郁、雷诺现象、酒精耐受度降低和便秘。副作用更容易发生于治疗起始阶段和给药剂量增加之时。大多数患者通过使用低起始剂量药物(每天给药一次剂量为溴隐亭最低强度药片的一半,或每周给药两次剂量为卡麦角林药片的一半)或通过与食物一起服用或在睡觉前服用等方式避免副作用的产生,之后可以逐渐增加剂量。某些患者即使服用最低剂量药物仍会产生副作用。对于女性患者,可以通过阴道内给药避免产生恶心副作用(154,155)。当使用卡麦角林时,较少发生恶心症状。当用多巴胺激动剂治疗向下增长且侵袭至蝶鞍底部的巨大型催乳激素细胞腺瘤时,可能会发生 CSF 反流(156)。

其他已经过研究但还未被美国批准使用的药物包括喹高利特(CV 205-502),一种非麦角类 DA 激动剂,可每天给药一次(157)以及一种可每月注射一次的长效型溴隐亭(158)。

疗效

在 90% 的患者中,DA 激动剂可以降低泌乳素分泌(图 29.5)并减小催乳激素细胞腺瘤体积。这两种作用都是通过药物与细胞表面的多巴胺受体结合所介导的,从而减少泌乳素的合成和分泌,并减小腺瘤体积。卡麦角林相比溴隐亭来说能更有效地降低血清泌乳素浓度(145,147)。如果溴隐亭无法恢复泌乳素水平,则应转而使用卡麦角林治疗,当每周给药中位剂量

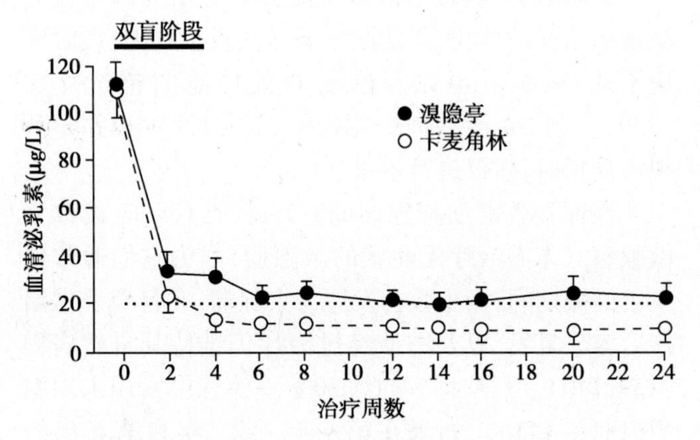

图 29.5 DA 激动剂药物对血清泌乳素浓度的作用

为 1mg 的卡麦角林时,70% 出现视野异常的患者恢复正常,并且 190 名治疗前患有大腺瘤或微腺瘤患者中的 67% 患者的垂体肿瘤体积减小。之后将血清泌乳素浓度不再增加 25% 的患者的剂量降低至每周 0.5mg。喹高利特具有类似的降低血清泌乳素浓度和减小腺瘤体积疗效(159,160)。在催乳激素细胞大腺瘤患者中可以发现最明显的药物对腺瘤体积的作用。血清泌乳素水平在 DA 激动剂治疗的前 2 ~ 3 周期间下降(145),然而腺瘤体积减少可能需要治疗 6 周 ~ 6 个月的时间(161)。总体而言,血清泌乳素浓度降低得越多,腺瘤体积减小得越多,然而患者之间存在着巨大的差异性。通常在开始治疗的几天内,患者的视力开始得到改善(161,162)。给药后,女性患者可恢复月经和生育力,男性患者可恢复睾酮分泌、精子数量以及勃起功能(144,145,163 ~ 165)。给药后,甲状腺功能减退和(或)肾上腺功能减退的大腺瘤患者的这些功能也能恢复至正常水平(166)。将已知能升高血清泌乳素浓度的药物,例如神经安定药、甲氧氯普胺、舒必利、多潘立酮、甲基多巴、利血平、维拉帕米和西咪替丁等与多巴胺激动剂共同使用时,疗效减弱。

在多数情况下卡麦角林效果最佳,因为此药物可能最有效,且最不可能产生副作用。卡麦角林的起始剂量应为 0.25mg 每周给药两次(FDA 批准剂量)或

0.5mg每周给药一次(此剂量据报道也具有疗效)。用溴隐亭治疗不孕症具有较长的可追溯历史(167),虽然目前数据表明卡麦角林也可安全使用于早孕期间(168,169)。溴隐亭比卡麦角林便宜30%,使用方法为先持续一周给药初始剂量为1.25mg的溴隐亭,可以在晚饭后或睡觉前服用,之后增加剂量至每天两次给药1.25mg的溴隐亭。

如果血清泌乳素浓度未恢复至正常水平,且未发生副作用的情况下,可以继续逐渐增加DA激动剂剂量至每周两到三次给药1.5mg的卡麦角林,或每天两次给药5mg的溴隐亭。如果患者不能耐受第一种DA激动剂给药,则可尝试给药另一种DA激动剂。如果上述方法都无效的话,则考虑进行经蝶骨手术或用克罗米芬或促性腺激素进行排卵诱导。如果不想要生育的患者,则可考虑使用雌激素或孕酮替代疗法。

治疗期

在微腺瘤的情况下,如果患者可以耐受DA激动剂,且其血清泌乳素水平最终恢复至正常水平,则应当继续给药至患者妊娠为止,通常大约在一年之后可降低剂量。如果患者泌乳素水平可两年或两年以上保持正常水平,并且经过MRI检查未发现腺瘤产生,则可以考虑停止用药并停止泌乳素监测。

更年期后可停止用药。如果泌乳素水平升至200ng/ml以上则应进行成像检查以确定腺瘤是否增大。如果结果显示腺瘤增大,则应重新开始药物治疗。

在大腺瘤病例中,如果发生视力异常情况,则应在疗法开始的一个月内再次进行视野检查,在治疗后几天内,视力将得到改善。在治疗开始后的6~12个月期间应重复进行MRI检查,以确定腺瘤体积是否减小。如果患者血清泌乳素浓度至少一年保持正常水平,且腺瘤体积显著减小,则可以逐渐降低多巴胺激动剂剂量至只需保证血清泌乳素浓度为正常水平即可(170)。对于大腺瘤初始直径小于1.5cm的患者而言,当其血清泌乳素浓度至少两年保持正常水平,并且经MRI检查未发现腺瘤的情况下可以停止治疗。与之相反,如果患者的腺瘤初始直径大于2cm,或者治疗期间经MRI检查仍可发现腺瘤存在,或者治疗期间患者泌乳素水平未恢复正常的情况下不能停止治疗,即使在绝经后也不能彻底停止DA激动剂治疗,因为高泌乳素血症有可能复发,且腺瘤体积也有可能增加(171~173)。

取消治疗

经过2~5年的观察发现,停止药物治疗后高泌乳素血症复发或腺瘤重新生长的风险性偏低(171~173),发现特发性高泌乳素血症患者、微腺瘤患者和大腺瘤患者的高泌乳素血症复发率分别为24%、31%和36%。在腺瘤患者中发现,当治疗停止后,MRI检查可发现残余腺瘤的患者比起MRI检查未发现残余腺瘤患者更有可能复发高泌乳素血症(大腺瘤中的复发率,78% *vs* 33%,微腺瘤中的复发率,42% *vs* 26%)。巨腺瘤(>3cm)的侵袭性更强,可在停止DA激动剂给药的几周内快速生长(172,173)。

雌激素

患有导致高泌乳素血症和性腺功能减退的催乳激素细胞微腺瘤患者,如果不能耐受DA激动剂或DA激动剂对其无效且该患者不想妊娠的情况下,可以使用雌激素或孕酮进行治疗。育龄期女性可以考虑使用口服避孕药、避孕贴或避孕环。育龄期后女性则应考虑使用激素替代疗法或非激素造骨药物。雌激素对于服用抗精神病药而导致高泌乳素血症和闭经的女性患者来说也是一个理想的药物选择。由于雌激素治疗可能会略微增加腺瘤体积变大的风险,所以应定期测量这些患者的血清泌乳素浓度。雌激素不能作为催泌乳激素细胞大腺瘤的唯一治疗手段。

手术治疗

当患者不能耐受药物治疗,或DA激动剂不能降低血清泌乳素浓度及不能减小腺瘤体积时应考虑进行经蝶骨手术。当患有巨型催泌乳激素细胞腺瘤(>3cm)的女性想要妊娠时,即使其腺瘤对DA激动剂产生反应也应进行手术以防止妊娠期间腺瘤的快速增长。

通常情况下手术能大幅度成功降低患有泌乳素瘤患者的血清泌乳素浓度(174~178)。当由经验医师进行手术时,此治疗手段更为安全(179)。然而,只有20%~50%的大腺瘤患者在经过手术后泌乳素水平恢复正常,这说明腺瘤组织未被完整切除或取出(176)。手术法的另一个缺点是腺瘤复发(第四年50%患者复发)和高泌乳素血症复发(第五年39%患者复发)(177,178)。如果患者术后第一天的血清泌乳素浓度小于等于5ng/ml,则该患者更有希望被治愈。

放射疗法

超高压放射线能减小催乳激素细胞腺瘤体积并减少其分泌,但泌乳素水平要在治疗多年后才能恢复正常水平(180,181)。放射治疗主要用于防止经蝶骨减积术后巨型大腺瘤患者的残余肿瘤再次生长。放射性疗法的并发症包括短暂性恶心、疲乏、味觉和嗅觉丧失、脱发、可能损伤视神经以及神经功能障碍(138)。还存在50%的几率会导致之后10年内丧失脑垂体前叶激素分泌功能(182)。

其他原因造成的高泌乳素血症治疗

除了催乳激素细胞腺瘤之外的异常情况所导致的高泌乳素血症,其治疗方法也不同。如果高泌乳素血症是由于甲状腺功能减退所导致,则甲状腺功能减退治疗可解决此问题。如果高泌乳素血症是由于药物使用而引发,但由于此药物是必需的且无其他替代药物,因此在不可停用的情况下,则可使用适当性激素治疗产生的性腺功能减退病症。对于使用抗精神病药而引发性腺功能减退的女性而言,第一方法可以采用DA激动剂治疗,需要谨慎给药是因为DA激动剂可能与抗精神病药中的DA拮抗性发生中和作用。另一个方法是与精神病医师协商使用不会增加泌乳素的抗精神病药,例如奎硫平(Seroquel)。

关键点

- 泌乳素是脑垂体前叶的主要激素之一,但也可由其他多个组织释放。
- 多巴胺能抑制泌乳素分泌,其他激素例如TRH、GAP、PHM、VIP和雌激素能增加泌乳素分泌。
- 泌乳素在泌乳过程中起到重要作用,并且泌乳素还具有其他必要的生物活性,例如免疫调节、渗透调节、血管生成和性快感。
- 高泌乳素血症对女性和男性的生育力都会产生不良影响,导致乳溢不排卵、闭经、月经过少、阳痿、男子女性型乳房和精液量下降。
- 血清泌乳素的正常上限水平为20ng/ml。应确认略高泌乳素水平(21~40ng/ml)。血清泌乳素水平高于200ng/ml时说明极有可能发生垂体腺瘤。
- 应在清晨检测泌乳素水平,因为泌乳素水平存在昼夜变化,且还会受到压力和性行为的影响。
- 巨泌乳素血症是一种常见现象,其大部分的循环泌乳素以聚合形式出现,且生物活性极低。这是一种良性症状,极少会对患者生育力产生任何影响,所以无需进行治疗。
- 高泌乳素血症的病理原因包括垂体肿瘤和下丘脑肿瘤、甲状腺功能减退、头部损伤、胸壁损伤、肾衰竭以及抗高血压药物和抗精神病药物的使用。
- 包括所有体积的催乳激素细胞腺瘤在内的任何原因导致的高泌乳素血症,都应将DA激动剂药物作为第一线治疗法。
- 虽然50%的乳溢患者为良性泌乳素血症,但使用DA激动剂仍可以改善其症状。
- DA激动剂中卡麦角林的效力很强,但其价格最昂贵。溴隐亭仍被最广泛用于治疗想要妊娠的不孕症患者。
- 培高利特是一种抗帕金森病药物,还未经FDA批准可用于高泌乳素血症治疗,但其是目前性价比最高的药物。
- 阴道内给药DA激动剂可以降低药物副作用。
- 当DA激动剂治疗后症状性腺瘤继续生长并导致视力损伤时,当患者不能耐受这些药物时以及当患有直径大于3cm巨型催泌乳激素细胞腺瘤的患者想要妊娠时,建议进行经蝶骨手术。

参考文献

1. Davis JR. Prolactin and reproductive medicine. *Curr Opin Obstet Gynecol* 2004;**16**(4):331–7.
2. Bole-Feysot C, Goffin V, Edery M, Binart N, Kelly PA. Prolactin (PRL) and its receptor: actions, signal transduction pathways and phenotypes observed in PRL receptor knockout mice. *Endocr Rev* 1998;**19**:225–68.
3. Rizk B. (Ed.). Ultrasonography in reproductive medicine and infertility. Cambridge: United Kingdom, Cambridge University Press, (in press).
4. Scully KM, Rosenfeld MG. Pituitary development: regulatory codes in mammalian organogenesis. *Science* 22 2002;**295**(5563): 2231–5.
5. Rosenfeld MG, Briate P, Dasen J, Gleiberman AS. Multistep. Signaling and transcriptional requirements for pituitary organogenesis in vivo. *Recent Prog Horm Res* 2000;**55**:1–13.
6. Cohen LE, Wondisford FE, Radovick S. Role of Pit-1 in the gene expression of growth hormone, prolactin, and thyrotropin. *Endocrinol Metab Clin North Am* 1996;**25**:523–40.
7. Gonzalez-Parra S, Chowen JA, Garcia SL, Argente J. Ontogeny of pituitary transcription factor-1 (Pit-1), growth hormone (GH) and prolactin (PRL) mRNA levels in male and female rats and the differential expression of Pit-1 in lactotrophs and somatotrophs. *J Neuroendocr* 1996;**8**:211–25.
8. Sharp ZD. Rat Pit-1 stimulates transcription in vitro by influencing preinitiation complex assembly. *Biochem Biophys Res Commun* 1995;**206**:40–5.
9. Nicoll CS, Mayer GL, Russell SM. Structural features of prolactins and growth hormones that can be related to their biological properties. *Endocr Rev* 1986;**7**:169–203.
10. Goffin V, Shiverick KT, Kelly PA, Martial JA. Sequence-function relationships within the expanding family of prolactin, growth hormone, placental lactogen and related proteins in mammals. *Endocr Rev* 1996;**17**:385–410.
11. Horseman ND, Yu-Lee LY. Transcriptional regulation by the helix bundle peptide hormones: growth hormone, prolactin, and hematopoietic cytokines. *Endocrinol Rev* 1994;**15**:627–49.
12. Bazan JF. Structural design and molecular evolution of a cytokine receptor superfamily. *Proc Natl Acad Sci USA* 1990;**87**:

6934–8.

13. Berwaer M, Monget P, Peers B, Mathy-Hartert M, Bellefroid E, Davis JR, Belayew A, Martial JA. Multihormonal regulation of the human prolactin gene expression from 5000 bp of its upstream sequence. *Mol Cell Endocrinol* 1991;**80**:53–64.
14. Berwaer M, Martial JA, Davis JR. Characterization of an upstream promoter directing extrapituitary expression of the human prolactin gene. *Mol Endocrinol* 1994;**8**:635–42.
15. Peers B, Voz ML, Monget P, Mathy-Hartert M, Berwaer M, et al. Regulatory elements controlling pituitary-specific expression of the human prolactin gene. *Mol Cell Biol* 1990;**10**:4690–700.
16. Truong AT, Duez C, Belayew A, et al. Isolation and characterization of human prolactin gene. *EMBO J* 1984;**3**:429–37.
17. Sinha YN. Structural variants of prolactin: occurrence and physiological significance. *Endocr Rev* 1995;**16**:354–69.
18. Teilum K, Hoch JC, Goffin V, Kinet S, Martial JA, Kragelund BB. Solution structure of human prolactin. *J Mol Biol* 2005; **351**(4):810–23.
19. Keeler C, Dannies PS, Hodsdon ME. The tertiary structure and backbone dynamics of human prolactin. *J Mol Biol* 2003; **328**(5):1105–21.
20. Kasic SV, Ramos IM, Selim A, Gunz G, Morange S, Enjalbert A, Martin PM, Jaquet P, Brue T. Macroprolactinemia revisited: a study on 106 patients. *J Clin Endocrinol Metab* 2002;**87**: 581–8.
21. Hattori N, Ikekubo K, Nakaya Y, Kitagawa K, Inagaki C. Immunoglobulin G subclasses and prolactin (PRL) isoforms in macroprolactinemia due to anti-PRL autoantibodies. *J Clin Endocrinol Metab* 2005;**90**(5):3036–44. Epub 2005 Feb 1.
22. Leanos-Miranda A, Cardenas-Mondragon G, Rivera-Leanos R, Ulloa-Aguirre A, Goffin V. Application of new homologous in vitro bioassays for human lactogens to assess the actual bioactivity of human prolactin isoforms in hyperprolactinaemic patients. *Clin Endocrinol (Oxf)* 2006;**65**(2):146–53.
23. Bazan JF. Haemopoietic receptors and helical cytokines. *Immunol Today* 1990;**11**: 350–54.
24. Rizk B. Genetics of ovarian hyperstimulation syndrome. In Rizk B (Ed.), *Ovarian Hyperstimulation Syndrome*. Cambridge, New York: Cambridge University Press, 2006; Chapter 4, pp. 79–91.
25. Schuler LA, Nagel RM, Gao J, Horseman ND, Kessler MA. Prolactin receptor heterogeneity in fetal and maternal tissues. *Endocrinology* 1997;**138**:3187–94.
26. Bazan JF. Structural design and molecular evolution of a cytokine receptor superfamily. *Proc Natl Acad Sci USA* 1990;**87**: 6934–8.
27. Kline JB, Roehrs H, Clevenger CV. Functional characterization of the intermediate isoform of the human prolactin receptor. *J Biol Chem* 1999;**274**:35461–8.
28. Trott JF, Hovey RC, Koduri S, Vonderhaar BK. Alternative splicing to exon 11 of human prolactin receptor gene results in multiple isoforms including a secreted prolactin-binding protein. *J Mol Endocrinol* 2003;**30**:31–47.
29. Herman A, Bignon C, Daniel N, Grosclaude J, Gertler A, et al. Functional heterodimerization of prolactin and growth hormone receptors by ovine placental lactogen. *J Biol Chem* 2000; **275**:6295–301.
30. Veldhuis JD, Johnson ML. Operating characteristics of the hypothalamo-pituitary-gonadal axis in men: circadian, ultradian, and pulsatile release of prolactin and its temporal coupling with luteinizing hormone. *J Clin Endocrinol Metab* 1988;**67**(1): 116–23.
31. Veldhuis JD, Evans WS, Stumpf PG. Mechanisms that subserve estradiol's induction of increased prolactin concentrations: evidence of amplitude modulation of spontaneous prolactin secretory bursts. *Am J Obstet Gynecol* 1989;**161**(5):1149–58.
32. Freeman ME, Kanyicska B, Lerant A, Nagy G. 2000. Prolactin: structure, function, and regulation of secretion. *Physiol Rev* **80**: 1523–631.
33. Van den Berghe G, de Zegher F, Veldhuis JD, Wouters P, Gouwy S, Stockman W, Weekers F, Schetz M, Lauwers P, Bouillon R, Bowers CY. Thyrotrophin and prolactin release in prolonged critical illness: dynamics of spontaneous secretion and effects of growth hormone-secretagogues. *Clin Endocrinol (Oxf)*. 1997; **47**(5):599–612.
34. Ben-Jonathan N. Dopamine: a prolactin-inhibiting hormone. *Endocr Rev* 1985;**6**:564–589.
35. Lerant A, Freeman ME. Dopaminergic neurons in periventricular and arcuate nuclei of proestrous and ovariectomized rats: endogenous diurnal rhythm of Fos-related antigens expression. *Neuroendocrinology* 1997;**65**:436–445.
36. Binart N, Helloco C, Ormandy CJ, Barra J, Clement-Lacroix P, et al. Rescue of preimplantatory egg development and embryo implantation in prolactin receptor-deficient mice after progesterone administration. *Endocrinology* 2000;**141**:2691–7.
37. Vacher P, Mariot P, Dufy-Barbe L, Nikolics K, Seeburg PH, Kerdelhue B, Dufy B. The gonadotropin-releasing hormone associated peptide reduces calcium entry in prolactin-secreting cells. *Endocrinology* 1991;**128**(1):285–94.
38. Steele MK. The role of brain angiotensin II in the regulation of luteinizing hormone and prolactin secretion. *Trends Endocrinol Metab* 1992;**3**:295–301.
39. Steele MK, McCann SM, Negro-Vilar A. Modulation by dopamine and estradiol of the central effects of angiotensin II on anterior pituitary hormone release. *Endocrinology* 1982;**111**: 722–9.
40. Fessler RG, Deyo SN, Meltzer HY, Miller RJ. Evidence that the medial and dorsal raphe nuclei mediate serotonergically-induced increases in prolactin release from the pituitary. *Brain Res* 1984;**299**:231–7.
41. Dalcik H, Phelps CJ. Median eminence-afferent vasoactive intestinal peptide (VIP) neurons in the hypothalamus: localization by simultaneous tract tracing and immunocytochemistry. *Peptides* 1993;**14**:1059–66.
42. Braund W, Roeger DC, Judd SJ. Synchronous secretion of luteinizing hormone and prolactin in the human luteal phase: neuroendocrine mechanisms. *J Clin Endocrinol Metab* 1984;**58**(2): 293–7.
43. Christiansen E, Veldhuis JD, Rogol AD, Stumpf P, Evans WS. Modulating actions of estradiol on gonadotropin-releasing hormone-stimulated prolactin secretion in postmenopausal individuals. *Am J Obstet Gynecol* 1987;**157**(2):320–5.
44. Van De Kar LD, Bethea CL. Pharmacological evidence that serotonergic stimulation of prolactin secretion is mediated via the dorsal raphe nucleus. *Neuroendocrinology* 1982;**35**: 225–30.
45. Takahashi K, Yoshinoya A, Arihara Z, Murakami O, Totsune K, Sone M, Sasano H, Shibahara S. Regional distribution of immunoreactive prolactin-releasing peptide in the human brain. *Peptides* 2000;**21**(10):1551–5.
46. Barber MC, Clegg RA, Finley E, Vernon RG, Flint DJ. The role of growth hormone, prolactin and insulin-like growth factors in the regulation of rat mammary gland and adipose tissue metabolism during lactation. *J Endocrinol* 1992;**135**:195–202.
47. Tucker HA. Lactation and its hormonal control. In Knobil E, Neill JD (Eds.), *The Physiology of Reproduction*, New York: Raven, 1994; pp. 1065–98.
48. Whitworth NS. Lactation in humans. *Psychoneuroendocrinology* 1988;**13**(1–2):171–88. Review.
49. Speroff L, Glass RH, Kase NG. *Clinical Gynecologic Endocrinology and Infertility*. Sixth edition. Baltimore, MD: Lippincott Williams and Wilkins, 1999. ISNB 0-683-30379-1.
50. Kruger TH, Haake P, Haverkamp J, Kramer M, Exton MS, Saller B, Leygraf N, Hartmann U, Schedlowski M. Effects of acute prolactin manipulation on sexual drive and function in males.

J Endocrinol 2003;**179**(3):357–65.
51. Sheth AR, Mugatwala PP, Shah GV, et al. Occurrence of prolactin in human semen. *Fertil Steril* 1975;**26**:905–7.
52. Shah GV, Desai RB, Sheth AR. Effect of prolactin on metabolism of human spermatozoa. *Fertil Steril* 1976;**27**:1292–4.
53. Hernandez-Andrade E, Villanueva-Diaz C, Ahued-Ahued JR. Growth hormone and prolactin in maternal plasma and amniotic fluid during normal gestation. *Rev Invest Clin*. 2005; **57**(5):671–5.
54. Shennan DB. Regulation of water and solute transport across mammalian plasma cell membranes by prolactin. *J Dairy Res* 1994;**61**:155–66.
55. Buskila D, Shoenfeld Y. Prolactin, bromocriptine and autoimmune diseases. *Isr J Med Sci* 1996;**32**:23–7.
56. Neidhart M. Prolactin in autoimmune diseases. *Proc Soc Exp Biol Med* 1998;**217**:408–19.
57. Walker SE, Allen SH, McMurray RW. Prolactin and autoimmune disease. *Trends Endocrinol Metab* 1993;**4**:147–51.
58. Roky R, Paut-Pagano L, Goffin V, Kitahama K, Valatx JL, Kelly PA, Jouvet M. Distribution of prolactin receptors in the rat forebrain. Immunohistochemical study. *Neuroendocrinology* 1996;**63**:422–9.
59. Clapp C, Martial JA, Guzman RC, Rentier-Delrue F, Weiner RI. The 16-kilodalton N-terminal fragment of human prolactin is a potent inhibitor of angiogenesis. *Endocrinology* 1993;**133**:1292–9.
60. Clapp C, Torner L, Gutiérrez-Ospina G, Alcántara E, López-Gómez FJ, Nagano M, Kelly PA, Mejía S, Morales MA, Martínez de la Escalera G. The prolactin gene is expressed in the hypothalamic-neurohypophyseal system and the protein is processed into a 14-kDa fragment with activity like 16-kDa prolactin. *Proc Natl Acad Sci USA* 1994;**91**:10384–8.
61. Clapp C, Weiner RI. A specific, high affinity, saturable binding site for the 16-kilodalton fragment of prolactin on capillary endothelial cells. *Endocrinology* 1992;**130**:1380–6.
62. Lissoni P, Mandala M, Rovelli F, Casu M, Rocco F, et al. Paradoxical stimulation of prolactin secretion by L-dopa in metastatic prostate cancer and its possible role in prostate-cancer-related hyperprolactinemia. *Eur Urol* 2000;**37**:569–72.
63. Leav I, Merk FB, Lee KF, Loda M, Mandoki M, et al. Prolactin receptor expression in the developing human prostate and in hyperplastic, dysplastic, and neoplastic lesions. *Am J Pathol* 1999;**154**:863–70.
64. Touraine P, Martini JF, Zafrani B, Durand JC, Labaille F, et al. Increased expression of prolactin receptor gene assessed by quantitative polymerase chain reaction in human breast tumors versus normal breast tissues. *J Clin Endocrinol Metab* 1998; **83**:667–74.
65. Wennbo H, Gebre-Medhin M, Gritli-Linde A, Ohlsson C, Isaksson OG, et al. Activation of the prolactin receptor but not the growth hormone receptor is important for induction of mammary tumors in transgenic mice. *J Clin Invest* 1997;**100**:2744–51.
66. Goffin V, Touraine P, Pichard C, Bernichtein S, Kelly PA. Should prolactin be reconsidered as a therapeutic target in human breast cancer? *Mol Cell Endocrinol* 1999;**151**:79–87.
67. Cheung CY. Prolactin suppresses luteininzing hormone secretion and pituitary responsiveness to luteinizing hormone-releasing hormone by a direct action at the anterior pituitary. *Endocrinology* 1983;**113**:632–638.
68. Milenkovic L, D'Angelo G, Kelly PA, Weiner RI. Inhibition of gonado tropin hormone-releasing hormone release by prolactin from GIT neuronal cell lines through prolactin receptors. *Proc Natl Acad Sci USA* 1994;**91**:1244–7.
69. Glass MR, Shaw RW, Butt WR, et al. An abnormality of estrogen feedback in amenorrhea galactorrhea. *Br Med J* 1975;**3**: 274–5.
70. McNeilly KP, Glasier A, Jonassen J, et al. Evidence for direct inhibition of ovarian function by prolactin. *J Reprod Fert* 1982; **65**:559–69.
71. Dorrington JH, Gore-Langton RE. Antigonadal action of prolactin: further studies on the mechanism of inhibition of follicle stimulating hormone-induced aromatase activity in rat granulosa cell cultures. *Endocrinology* 1982;**110**:1701–7.
72. McNatty KP, Sawers RS, McNeilly AS. A possible role for prolactin in control of steroid secretion by human graffian follicle. *Nature*. 1974 Aug 23;**250**(5468):653–5.
73. Del Pozo E, Wyss H, Tolis G, et al. Prolactin and deficient luteal function. *Obstet Gynecol* 1979;**53**:282–6.
74. Feltus FA, Groner B, Melner MH. Stat5-mediated regulation of the human type II 3α hydroxysteroid dehydrogenase isomerase gene activation by prolactin. *Mol Endocrinol* 1999;**13**: 1084–93.
75. Cameron DF, Murray FT, Drylie DD. Ultrastructural lesions in testes from hyperprolactinemic men. *J Androl* 1984;**5**:283–93.
76. Bahceci M, Tuzcu A, Bahceci S, Tuzcu S. Is hyperprolactinemia associated with insulin resistance in non-obese patients with polycystic ovary syndrome? *J Endocrinol Invest* 2003;**26**(7): 655–9.
77. Isik AZ, Gulekli B, Zorlu CG, Ergin T, Gokmen O. Endocrinological and clinical analysis of hyperprolactinemic patients with and without ultrasonically diagnosed polycystic ovarian changes. *Gynecol Obstet Invest* 1997;**43**(3):183–5.
78. Tanaka T, Fujimoto S. Endocrinological environment of polycystic ovarian disease. *Horm Res* 1990;**33** (Suppl. 2):5–9. Review.
79. Minakami H, Abe N, Oka N, Kimura K, Tamura T, Tamada T. Prolactin release in polycystic ovarian syndrome. *Endocrinol Jpn* 1988;**35**(2):303–10.
80. Tyson JB, Ito P, Guyda H, et al. Studies of prolactin in human pregnancy. *Am J Obstet Gynecol* 1972;**113**:14.
81. Tyson JE, Friesen HG. Factors influencing the secretion of human prolactin and growth hormone in menstrual and gestational women. *Am J Obstet Gynecol* 1973;**116**:377.
82. Barberia JM, Abu-FAdil S, Kletzky OA, Nakamura RM, Mishell DR Jr. Serum prolactin patterns in early human gestation. *Am J Obstet Gynecol* 1975;**121**:1107.
83. Kleinberg DL, Noel GL, Frantz AG. Galactorrhea: a study of 235 cases, including 48 with pituitary tumors. *N Engl J Med* 1977; **296**:589.
84. Alexander JM, Biller BMK, Bikkal H, et al. Clinically nonfunctioning pituitary tumors are monoclonal in origin. *J Clin Invest* 1990;**86**:336.
85. Herman V, Fagin J, Gonsky R, et al. Clonal origin of pituitary adenomas. *J Clin Endocrinol Metab* 1990;**71**:1427.
86. Zhang X, Horwitz GA, Heaney AP, et al. Pituitary tumor transforming gene (PTTG) expression in pituitary adenomas. *J Clin Endocrinol Metab* 1999;**84**:761.
87. Ezzat S, Zheng L, Zhu XF, et al. Targeted expression of a human pituitary tumor-derived isoform of FGF receptor-4 recapitulates pituitary tumorigenesis. *J Clin Invest* 2002;**109**:69.
88. Corenblum B, Sirek AMT, Horvath E, et al. Human mixed somatotrophic and lactotrophic pituitary adenomas. *J Clin Endocrinol Metab* 1976;**42**:857.
89. Mindermann T, Wilson CB. Age-related and gender-related occurrence of pituitary adenomas. *Clin Endocrinol* 1994;**41**:359.
90. Delgrange E, Trouillas J, Maiter D, et al. Sex-related difference in the growth of prolactinomas: a clinical and proliferation marker study. *J Clin Endocrinol Metab* 1997;**82**:2102.
91. Prosser PR, Karam JH, Townsend JJ, et al. Prolactin-secreting pituitary adenomas in multiple endocrine adenomatosis, type 1. *Ann Intern Med* 1979;**91**:41.
92. Walker JD, Grossman A, Anderson JV, et al. Malignant prolactinoma with extracranial metastases: a report of three cases. *Clin Endocrinol* 1993;**38**:411.
93. Petakov MS, Damjanovic SS, Nikolic-Durovic MM, et al. Pitu-

itary adenomas secreting large amounts of prolactin may give false low values in immunoradiometric assays. The hook effect. *J Endocrinol Invest* 1998;**21**:184.
94. St-Jean E, Blain F, Comtois R. High prolactin levels may be missed by immunoradiometric assay in patients with macroprolactinomas. *Clin Endocrinol (Oxf)* 1996;**44**:305.
95. Barkan AL, Chandler WF. Giant pituitary prolactinoma with falsely low serum prolactin: the pitfall of the "high-dose hook effect." *Neurosurgery* 1998;**42**:913.
96. David SR, Taylor CC, Kinon BJ, Breier A. The effects of olanzapine, rispiridone, and haloperiodol on plasma prolactin levels in patients with schizophrenia. *Clin Ther* 2000;**22**:1085.
97. Rivera JL, Lal S, Ettigi P, et al. Effect of acute and chronic neuroleptic therapy on serum prolactin levels in men and women of different age groups. *Clin Endocrinol (Oxf)* 1976;**5**:273.
98. McCallum RW, Sowers JR, Hershman JM, et al. Metoclopramide stimulates prolactin secretion in man. *J Clin Endocrinol Metab* 1976;**42**:1148.
99. Mancini AM, Guitelman A, Vargas CA, et al. Effect of sulpiride on serum prolactin levels in humans. *J Clin Endocrinol Metab* 1976;**42**:181.
100. Sowers JR, Sharp B, McCallum RW. Effect of domperidone, an extracerebral inhibitor of dopamine receptors, on thyrotropin, prolactin, renin, aldosterone, and 181hydroxycorticosterone secretion in man. *J Clin Endocrinol Metab* 1982;**54**:869.
101. Steiner J, Cassar J, Maslliter K, et al. Effect of methyldopa on prolactin and growth hormone. *Br Med J* 1976;**1**:1186.
102. Lee PA, Kelly MR, Wallin JD. Increased prolactin levels during reserpine treatment of hypertensive patients. *JAMA* 1976;**235**: 2316.
103. Fearrington EL, Rand CH, Rose JD. Hyperprolactinemia-galactorrhea induced by verapamil. *Am J Cardiol* 1983;**51**: 1466.
104. Veldhuis JD, Borges JLC, Drake CR. Divergent influences of the structurally dissimilar calcium entry blockers, diltiazem and verapamil, on the thyrotropin- and gonadotropin-releasing hormone-stimulated anterior pituitary hormone secretion in man. *J Clin Endocrinol Metab* 1985;**60**:144.
105. Cowen PJ, Sargent PA. Changes in plasma prolactin during SSRI treatment: evidence for a delayed increase in 5-HT neurotransmission. *J Psychopharmacol* 1997;**11**:345.
106. Meltzer H, Bastani B, Jayathilake K, Maes M. Fluoxetine, but not tricyclic antidepressants, potentiates the 5-hydroxytryptophan-mediated increase in plasma cortisol and prolactin secretion in subjects with major depression or with obsessive compulsive disorder. *Neuropsychopharmacology* 1997;**17**:1.
107. Honbo KS, Van Herle AJ, Kellett KA. Serum prolactin levels in untreated primary hypothyroidism. *Am J Med* 1978;**64**:782.
108. Snyder PJ, Jacobs LS, Utiger RD, Daughaday WH. Thyroid hormone inhibition of the prolactin response to thyrotropin-releasing hormone. *J Clin Invest* 1973;**52**:2324.
109. Groff TR, Shulkin BL, Utiger RD, Talbert LM. Amenorrhea-galactorrhea, hyperprolactinemia, and suprasellar pituitary enlargement as presenting features of primary hypothyroidism. *Obstet Gynecol* 1984;**63**:86S.
110. Grubb MR, Chakeres D, Malarkey WB. Patients with primary hypothyroidism presenting as prolactinomas. *Am J Med* 1987; **83**:765.
111. Morley JE, Hodgkinson DH, Kalk WJ. Galactorrhea and hyperprolactinemia associated with chest wall injury. *J Clin Endocrinol Metab* 1977;**45**:931.
112. Lim VS, Kathpalia SC, Frohman LA. Hyperprolactinemia and impaired pituitary response to suppression and stimulation in chronic renal failure: reversal after transplantation. *J Clin Endocrinol Metab* 1979;**48**:101.
113. Sievertsen GD, Lim VS, Nakawatase C, Frohman LA. Metabolic clearance and secretion rates of human prolactin in normal subjects and patients with chronic renal failure. *J Clin Endocrinol Metab* 1980;**50**:846.
114. Schlechte I, Dolan K, Sherman B, et al. The natural history of untreated hyperprolactinemia: a prospective analysis. *J Clin Endocrinol Metab* 1989;**68**:412.
115. Martin TL, Kim M, Malarkey WB. The natural history of idiopathic hyperprolactinemia. *J Clin Endocrinol Metab* 1985; **60**:855.
116. Sluijmer AV, Lappohn RE. Clinical history and outcome of 59 patients with idiopathic hyperprolactinemia. *Perth Steril* 1992;**58**:72.
117. Carlson HE, Markoff E, Lee DW. On the nature of serum prolactin in two patients with macroprolactinemia. *Perth Steril* 1992; **58**:78.
118. Vallette-Kasic S, Morange-Ramos I, Selim A, et al. Macroprolactinemia revisited: a study on 106 patients. *J Clin Endocrinol Metab* 2002;**87**:581.
119. Olukoga AO, Kane JW. Macroprolactinaemia: validation and application of the polyethylene glycol precipitation test and clinical characterization of the condition. *Clin Endocrinol (Oxf)* 1999;**51**:119.
120. Leslie H, Courtney CH, Bell PM, et al. Laboratory and clinical experience in 55 patients with macroprolactinemia identified by a simple polyethylene glycol precipitation method. *J Clin Endocrinol Metab* 2001;**86**:2743.
121. Strachan MW, Teoh WL, Don-Wauchope AC, et al. Clinical and radiological features of patients with macroprolactinaemia. *Clin Endocrinol (Oxf)* 2003;**59**:339.
122. Gibney J, Smith TP, McKenna TJ. Clinical relevance of macroprolactin. *Clin Endocrinol (Oxf)* 2005;**62**:633.
123. Gomez F, Reyes FI, Faiman C. Nonpuerperal galactorrhea and hyperprolactinemia. Clinical findings, endocrine features and therapeutic responses in 56 cases. *Am J Med* 1977;**62**: 648.
124. Schlechte J, Sherman B, Halmi N, et al. Prolactin-secreting pituitary tumors in amenorrheic women: a comparative study. *Endocr Rev* 1980;**1**:295.
125. Seppala M, Hirvonen E, Ranta T. Hyperprolactinemia and luteal insufficiency. *Lancet* 1976;**1**:229.
126. Corenblum B, Fairaudeau N, Shewchux AB. Prolactin hypersecretion and short luteal phase defects. *Obstet Gynecol* 1976; **47**:486.
127. Biller BMK, Baum HBA, Rosenthal DI, et al. Progressive trabecular osteopenia in women with hyperprolactinemic amenorrhea. *J Clin Endocrinol Metab* 1992;**75**:692.
128. Schlechte J, Walkner L, Kathol M. A longitudinal analysis of premenopausal bone loss in healthy women and women with hyperprolactinemia. *J Clin Endocrinol Metab* 1992;**75**:698.
129. Colao A, Di Somma C, Loche S, et al. Prolactinomas in adolescents: persistent bone loss after 2 years of prolactin normalization. *Clin Endocrinol (Oxf)* 2000;**52**:319.
130. Kleinberg DL, Noel GL, Frantz AG. Galactorrhea: a study of 235 cases, including 48 with pituitary tumors. *N Engl J Med* 1977; **296**:589.
131. Carter JN, Tyson JE, Tolis G, et al. Prolactin-secreting tumors and hypogonadism in 22 men. *N Engl J Med* 1978; **299**:847.
132. Segal S, Yaffe H, Laufer N, Ben-David M. Male hyperprolactinemia: effects on fertility. *Fertil Steril* 1979;**32**:556.
133. Di Somma C, Colao A, Di Sarno A, et al. Bone marker and bone density responses to dopamine agonist therapy in hyperprolactinemic males. *J Clin Endocrinol Metab* 1998;**83**:807.
134. Casanueva FF, Molitch ME, Schlechte JA, et al. Guidelines of the Pituitary Society for the diagnosis and management of prolactinomas. *Clin Endocrinol (Oxf)* 2006;**65**:265.
135. St-Jean E, Blain F, Comtois R. High prolactin levels may be

missed by immunoradiometric assay in patients with macroprolactinomas. *Clin Endocrinol (Oxf)* 1996;**44**:305.
136. Petakov MS, Damjanovic SS, Nikolic-Durovic MM, et al. Pituitary adenomas secreting large amounts of prolactin may give false low values in immunoradiometric assays. The hook effect. *J Endocrinol Invest* 1998;**21**:184.
137. Barkan AL, Chandler WF. Giant pituitary prolactinoma with falsely low serum prolactin: the pitfall of the "high-dosehook effect": case report. *Neurosurgery* 1998;**42**:913.
138. Casanueva FF, Molitch ME, Schlechte JA, et al. Guidelines of the Pituitary Society for the diagnosis and management of prolactinomas. *Clin Endocrinol (Oxf)* 2006;**65**:265.
139. Schlechte J, Dolan K, Sherman B, et al. The natural history of untreated hyperprolactinemia: a prospective analysis. *J Clin Endocrinol Metab* 1989;**68**:412.
140. Sisam DA, Sheehan JP, Sheeler LR. The natural history of untreated microprolactinoma. *Fertil Steril* 1987;**48**:67.
141. Costello RT. Subclinical adenoma of the pituitary gland. *Am J Pathol* 1936;**12**:191.
142. Kraus HE. Neoplastic diseases of the human hypophysis. *Arch Pathol* 1945;**39**:343.
143. Burrow GN, Wortzman G, Rewcastle NB, Holgate RC, Kovacs K. Microadenomas of the pituitary and abnormal sellar tomograms in an unselected autopsy series. *New Eng J Med* 1981; **304**:156.
144. Vance ML, Evans WS, Thorner MO. Drugs five years later. *Bromocriptine. Ann Intern Med* 1984;**100**:78.
145. Webster J, Piscitelli MD, Polli A, et al. A comparison of cabergoline and bromocriptine in the treatment of hyperprolactinemic amenorrhea. *N Engl J Med* 1994;**331**:904.
146. Biller BMK, Molitch ME, Vance ML, et al. Treatment of prolactin-secreting macroadenomas with the once-weekly dopamine agonist cabergoline. *J Clin Endocrinol Metab* 1996;**81**: 2338.
147. Verhelst J, Abs R, Maiter D, et al. Cabergoline in the treatment of hyperprolactinemia. *J Clin Endocrinol Metab* 1999;**84**:2518.
148. Rizk B. Treatment of ovarian hyperstimulation syndrome. In Rizk B (Ed.), *Ovarian Hyperstimulation Syndrome*. Cambridge, New York: Cambridge University Press, 2006; Chapter 8, pp. 200–26.
149. Kleinberg DL, Boyd AE 3rd., Wardlaw S, et al. Pergolide for the treatment of pituitary tumors secreting prolactin or growth hormone. *N Engl J Med* 1983;**309**:704.
150. Schade R, Andersohn F, Suissa S, Haverkamp W, Garbe E. Dopamine agonists and the risk of cardiac-valve regurgitation. *N Engl J Med*. 2007 Jan 4;**356**(1):29–38.
151. Zanettini R, Antonini A, Gatto G, Gentile R, Tesei S, Pezzoli G. Valvular heart disease and the use of dopamine agonists for Parkinson's disease. *N Engl J Med*. 2007 Jan 4;**356**(1):39–46.
152. Simonis G, Fuhrmann JT, Strasser RH. Meta-analysis of heart valve abnormalities in Parkinson's disease patients treated with dopamine agonists. *Mov Disord*. 2007 Oct 15;**22**(13):1936–42.
153. Antonini A, Poewe W. Fibrotic heart-valve reactions to dopamine-agonist treatment in Parkinson's disease. *Lancet Neurol*. 2007 Sep;**6**(9):826–9.
154. Kletzky OA, Vermesh M. Effectiveness of vaginal bromocriptine in treating women with hyperprolactinemia. *Fertil Steril*. 1989;**51**:269.
155. Motta T, de Vincentiis S, Marchini M, et al. Vaginal cabergoline in the treatment of hyperprolactinemic patients intolerant to oral dopaminergics. *Fertil Steril*. 1996;**65**:440.
156. Leong KS, Foy PM, Swift AC, et al. CSF rhinorrhoea following treatment with dopamine agonists for massive invasive prolactinomas. *Clin Endocrinol (Oxf)* 2000;**52**:43.
157. Vance ML, Lipper M, Klibanski A, et al. Treatment of prolactin secreting pituitary macroadenomas with the long acting nonergot dopamine agonist CV 205502. *Ann Intern Med*. 1990;**112**:668.
158. Beckers A, Petrossians P, Abs R, et al. Treatment of macroprolactinomas with the long-acting and repeatable form of bromocriptine: a report on 29 cases. *J Clin Endocrinol Metab*. 1992;**75**:275.
159. Van der, Lely AL, Brownell J, Lamberts SW. The efficacy and tolerability of CV 205-502 (a nonergot dopaminergic drug) in macroprolactinoma patients and in prolactinoma patients intolerant to bromocriptine. *J Clin Endocrinol Metab*. 1991; **72**:1136.
160. Molitch ME. Macroprolactinoma size reduction with dopamine agonists. *Endocrinologist*. 1997;**7**:390.
161. Molitch ME, Elton RL, Blackwell RE, et al. Bromocriptine as primary therapy for prolactin secreting macroadenomas: results of a prospective multicenter study. *J Clin Endocrinol Metab*. 1985;**60**:698.
162. Moster ML, Savino PJ, Schatz NJ, et al. Visual function in prolactinoma patients treated with bromocriptine. *Ophthalmology*. 1985;**92**:1332.
163. De Rosa M, Colao A, Di Sarno A, et al. Cabergoline treatment rapidly improves gonadal function in hyperprolactinemic males: a comparison with bromocriptine. *Eur J Endocrinol*. 1998;**138**:286.
164. De Rosa M, Zarrilli S, Vitale G, et al. Six months of treatment with cabergoline restores sexual potency in hyperprolactinemic males: an open longitudinal study monitoring nocturnal penile tumescence. *J Clin Endocrinol Metab*. 2004;**89**:621.
165. Colao A, Vitale G, Cappabianca P, et al. Outcome of cabergoline treatment in men with prolactinoma: effects of a 24-month treatment on prolactin levels, tumor mass, recovery of pituitary function, and semen analysis. *J Clin Endocrinol Metab*. 2004;**89**:1704.
166. Warfield A, Finkel DM, Schatz NJ, et al. Bromocriptine treatment of prolactin-secreting pituitary adenomas may restore pituitary function. *Ann Intern Med*. 1984;**101**:783.
167. Turkalj I, Braun P, Krupp P, et al. Surveillance of bromocriptine in pregnancy. *JAMA*. 1982;**247**:1589.
168. Robert E, Musatti L, Piscitelli G, et al. Pregnancy outcome after treatment with the ergot derivative, cabergoline. *Reprod Toxicol* 1996;**10**:333.
169. Ricci E, Parazzini F, Motta T, et al. Pregnancy outcome after cabergoline treatment in early weeks of gestation. *Reprod Toxicol* 2002;**16**:791.
170. Liuzzi A, Dallabonzana D, Oppizzi G, et al. Low doses of dopamine agonists in the long-term treatment of macroprolactinomas. *N Engl J Med* 1985;**313**:656.
171. Colao A, Di Sarno A, Cappabianca P, et al. Withdrawal of long-term cabergoline therapy for tumoral and nontumoral hyperprolactinemia. *N Engl J Med* 2003;**349**:2023.
172. Thorner MO, Perryman RL, Rogol AD, et al. Rapid changes of prolactinoma volume after withdrawal and reinstitution of bromocriptine. *J Clin Endocrinol Metab* 1981;**53**:480.
173. Van't Verlaat JW, Croughs RJ. Withdrawal of bromocriptine after long term therapy for macroprolactinomas: effect on plasma prolactin and tumor size. *Clin Endocrinol* 1991;**34**:175.
174. Passos VQ, Souza JJ, Musolino NR, Bronstein MD. Long-term follow-up of prolactinomas: normoprolactinemia after bromocriptine withdrawal. *J Clin Endocrinol Metab* 2002; **87**:3578.
175. Feigenbaum SL, Downey DE, Wilson CB, et al. Transsphenoidal pituitary resection for preoperative diagnosis of prolactin-secreting pituitary adenoma in women: long term follow-up. *J Clin Endocrinol Metab* 1996;**81**:1711.
176. Randall RV, Laws ER Jr., Abboud CF, et al. Transsphenoidal microsurgical treatment of prolactin-producing pituitary

adenomas: results in 100 patients. *Mayo Clin Proc* 1983;**58**: 108.

177. Serri O, Rasio E, Beauregard H, et al. Recurrence of hyperprolactinemia after selective transsphenoidal adenomectomy in women with prolactinoma. *N Engl J Med* 1983;**309**:280.
178. Schlechte JA, Sherman BM, Chapler FK, et al. Long-term follow-up of women with surgically treated prolactin-secreting pituitary tumors. *J Clin Endocrinol Metab* 1986;**62**:1296.
179. Ciric I, Ragin A, Baumgartner C, Pierce D. Complications of transsphenoidal surgery: results of a national survey, review of the literature, and personal experience. *Neurosurgery* 1997;**40**:225.
180. Littley MD, Shalet SM, Reid H, et al. The effect of external pituitary irradiation on elevated serum prolactin levels in patients with pituitary macroadenomas. *Q J Med* 1991;**81**:985.
181. Tsagarakis S, Grossman A, Plowman PN, et al. Megavoltage pituitary irradiation in the management of prolactinomas: long-term follow-up. *Clin Endocrinol* 1991;**34**:399.
182. Snyder PJ, Fowble BF, Schatz NJ, et al. Hypopituitarism following radiation therapy of pituitary adenomas. *Am J Med* 1986;**81**:457.

第 30 章

多囊卵巢综合征的药物治疗

Nadia Kabli, Togas Tulandi

多囊卵巢综合征(PCOS)是女性最常见的内分泌疾病,其在不孕症女性中的发病率为15%~20%。仍不清楚 PCOS 的病因;然而已有多个研究提出 PCOS 是一种 X 连锁显性遗传症状(1)。PCOS 的临床表现范围从轻微的月经失调至严重的生育和代谢功能障碍。患有 PCOS 的女性更易发生 2 型糖尿病或心血管疾病(2)。

PCOS 定义

2003 年在鹿特丹举行的一次由欧洲人类生殖与胚胎学会(European Society of Human Reproduction and Embryology, ESHRE)和美国生殖医学会(American Society for Reproductive Medicine, ASRM)赞助的研讨会中,提出了一个新的 PCOS 定义(3)。他们达成共识并定义 PCOS 综合征至少符合以下三个特征中的两个:排卵过少或无排卵、雄激素过多症的临床症状和(或)生化标志和(或)多囊性卵巢的超声检查结果(已排除例如先天性肾上腺增生症、雄激素分泌肿瘤或库欣综合征等其他病因)(表 30.1)。

表 30.1 PCOS 的 ESHRE/ASRM 定义(2)

至少出现以下三个标准中的两个
1. 排卵过少和(或)无排卵
2. 雄激素过多症[临床症状和(或)生化标志]
3. 超声检查发现 PCO[每个直径为 2~9mm 的卵巢中卵泡数≥12 和(或)卵巢容量增加(>10ml)]

多囊性卵巢(PCO)的超声检查结果特征包括:每个直径为 2~9mm 的卵巢中出现 12 个或 12 个以上卵泡和(或)发现卵巢容量增加(>10ml)。此结果不考虑卵泡分布、卵巢间质回声或卵巢容量。若一个卵巢符合以上描述则足以被认定为是 PCO(2,4)。应注意到某些具有 PCO 超声结果的女性,其月经周期正常,且未出现雄激素过多症的临床症状或生化标志。

高血压	≥130/85mmHg
甘油三酸酯水平	≥150mg/dl
高密度脂蛋白胆固醇	<50mg/dl
腹部肥胖	腰围>88.9cm
空腹葡萄糖水平	≥110mg/dl 或 2 小时葡萄糖水平>140mg/dl

鉴别诊断

其他具有相似临床表现的疾病包括先天性肾上腺增生症、库欣综合征和雄激素分泌肿瘤。可通过测量早晨基线 17-羟孕酮水平来排除 21-羟化酶缺陷继发的非典型性先天性肾上腺增生症(NCAH),17-羟孕酮的临界值范围介于 2~3ng/ml 之间。也可以在注射 ACTH 后测量血清 17-羟孕酮水平来进行诊断(1)。

临床表现

- PCOS 最常见表现为月经失调和排卵不规律。PCOS患者的月经特点不同,包括闭经、突破性出血以及月经过多。由于无拮抗雌激素对子宫内膜的刺激,PCOS 女性患者具有发生子宫内膜增生和子宫内膜癌的风险,此风险在肥胖 PCOS 女性患者中更高(1,5)。
- PCOS 女性患者的另一特征是雄激素过多症。此病症通过渐渐发展为多毛症而显现出来(如同男性的浓密有色终毛过量生长)。还会产生痤疮。
- 肥胖患者发生黑棘皮病是胰岛素抗性和高胰岛素血症的可靠临床标志。若患者短期内发生多毛症和女性男性化症状,医生应诊断该患者是否发生潜在的卵巢肿瘤或肾上腺肿瘤(1)。

胰岛素抗性的作用

胰岛素抗性、高胰岛素血症和雄激素过多症

PCOS女性患者会产生胰岛素抗性问题。胰岛素抗性被定义为：当给予患者定量的胰岛素时，其葡萄糖反应降低。它不同于对内源性胰岛素产生抗性的情况，后者是指当血清胰岛素水平高，而血糖处于正常或偏高水平。胰岛素抗性会导致脂蛋白紊乱以及体型改变，并容易发生早期心血管疾病。

已提出多种技术用以评估患者的胰岛素敏感性。其中金标准是葡萄糖钳夹技术，但此技术不能反映患者的生理状况。被广为接受的替代技术有静脉注射葡萄糖耐量测试(GTT)(6)，空腹胰岛素和葡萄糖测量以及口服GTT(OGTT)(7)。OGTT可以测定胰岛素的分泌及其作用情况，但不能直接测量胰岛素敏感性。

实际上胰岛素抗性并不属于PCOS的鹿特丹标准之一，PCOS的诊断和治疗中也不包括胰岛素抗性(表30.2)。

表30.2 2003 PCOS共识关于筛查代谢疾病的总结

鹿特丹共识建议总结
1. 诊断或治疗PCOS无需进行胰岛素抗性测试
2. 应筛查PCOS肥胖女性患者是否患有代谢综合征，包括用OGTT测试葡萄糖耐受量
3. 需要进一步研究确定是否有必要对非肥胖PCOS女性患者进行筛查，即使她们被认为具有发生胰岛素抗性的其他风险因素，例如糖尿病家族遗传史

已扩展了一个定义代谢综合征的标准(8～10)。代谢综合征应至少符合以下五个参数中的三个：

PCOS女性患者的激素结果包括促黄体激素(LH)和卵巢雄激素[睾酮、雄烯二酮、脱氢表雄酮(DHA)]的血清浓度上升，在50%的患者中肾上腺分泌的硫酸脱氢表雄酮(DHAS)水平上升。雌酮水平偏高主要是由于脂肪组织中的雄烯二酮外周转化而导致，而FSH水平通常处于正常低水平。

PCOS女性患者约减少了50%的性激素结合球蛋白(SHBG)水平；此结果与循环睾酮水平增加以及高胰岛素血症有关(6)。这些激素的组合变化，高胰岛素血症的外周胰岛素抗性以及可利用的循环雄激素水平偏高都导致了卵泡的异常发育(8～10)。

PCOS治疗

对于PCOS女性患者的治疗取决于PCOS症状。症状有可能发展为排卵功能障碍，导致不孕症、月经失调或多毛症。

减少体重

约有35%～60%的PCOS患者出现肥胖现象。PCOS相关雄激素过多症导致与BMI无关的高腰/臀比向心性肥胖。减肥可以改善患者内分泌情况，并增加排卵和妊娠的可能性。当减去初始体重的5%时就可能发现月经周期和排卵恢复正常(9)。

可以通过调整饮食达到减肥目的(高蛋白、低碳水化合物和低脂肪饮食)，同时调整减肥计划以符合个人需求，并避免"节食饮食"和短期减肥。此外，建议进行行为校正、减缓压力和每周150分钟定期体育锻炼。有必要长期观察、监测和督促需要进行减肥治疗的患者(11,12)。

多毛症治疗

口服避孕药

对于不想怀孕的女性患者可以使用口服避孕药(OCPs)进行治疗(表30.3)。OCPs通过促进LH分泌的直接负反馈作用，减少卵巢合成雄激素从而缓解雄激素过多症。此外，OCPs还能增加SHBG的肝脏分泌，并后续减少循环游离雄激素水平。其他机制包括减少肾上腺雄激素分泌，抑制睾酮外周转化至二氢睾酮及抑制二氢睾酮与雄激素受体结合(13)。

目前大多数的OCPs包含30～35μg的炔雌醇，还包含具有最小雄激素活性的孕激素(炔诺酮、诺孕酯或去氧孕烯)。最新的一种OCP可以更有效地减少新终毛的生长并减少痤疮形成，此OCP配方包含非雄激素的孕激素、屈螺酮和炔雌醇(Yasmin, Berlex Canada, Pointe Claire, Quebec)。屈螺酮是一种螺内酯类似物，具有盐皮质激素活性；因此，其具有一定的利尿剂作用。然而，不应对那些容易发生高钾血症的患者使用此类OCP。必须坚持治疗至少6～9个月才能发现多毛症有所改善(14)。

表 30.3 多毛症所用药物

药物	活性成分	每日口服剂量	作用机制	副作用
大多数抗雄激素口服避孕药*	EE+屈螺酮(Yasmin)	炔雌醇 30μg+屈螺酮 30μg(每天一片)	抑制卵巢功能,抑制雄激素抗体	不规律阴道出血,静脉血栓形成
	EE+醋酸环丙孕酮(Diane-35)	炔雌醇 30μg+醋酸环丙孕酮 2mg(每天一片)	抑制卵巢功能,雄激素受体的竞争性抑制剂	不规律阴道出血,静脉血栓形成,体重难以下降
抗雄激素物质	螺内酯	每天给药两次 50~100mg	雄激素受体的竞争性抑制剂	男性胎儿女性化,肝脏/肾脏功能障碍
	醋酸环丙孕酮(Androcur)	每天给药两次 50~100mg 持续两周 维持每天给药一次,剂量为 50mg	雄激素受体的竞争性抑制剂	男性胎儿女性化
	氟他胺	每天给药两次 125~250mg	雄激素受体的竞争性抑制剂	男性胎儿女性化,肝中毒
	非那雄胺	每天给药 5mg	2 型,α 还原酶活性抑制剂	
糖皮质激素	强的松	每天给药两次,每次 5~7.5mg	抑制肾上腺功能	库欣综合征
GnRH 激动剂	醋酸亮丙瑞林(Lupron Depot)	每月 IM 给药 3.75±反向添加雌二醇(25~50μg 经皮给药)	抑制促性腺激素和雄激素	绝经症状和骨质减少

* 除了这两个例子,所有 OCPs 都能有效缓解多毛症

抗雄激素物质

抗雄激素物资包括螺内酯、醋酸环丙孕酮或氟他胺,这些物质通过竞争性抑制雄激素结合受体或通过降低雄激素分泌而起作用。

仅用 OCP 治疗 4~6 个月无效后,可以加入螺内酯给药(每天两次剂量为 50~100mg)(15)。

醋酸环丙孕酮是一种促孕抗雄激素物质。如预期所料,组合给药炔雌醇和醋酸环丙孕酮(Diane 35,Berlex,Montreal,Quebec)能非常有效地治疗多毛症和痤疮。除了此抗雄激素作用,醋酸环丙孕酮还具有显著的阻止排卵的促孕性能(15,16)。通常伴随皮脂溢的脱发现象也得到改善。

在中度至重度的雄激素化作用中,先持续两周每天口服两次 50~100mg 的醋酸环丙孕酮(Androcur,Berlex),之后维持每天口服一次 25~50mg 的醋酸环丙孕酮。用抗雄激素物质治疗期间需要监测肝脏和肾脏功能。与 OCP 相似,预计在给药治疗 6 个月后才能发现多毛症的改善。虽然个体之间存在着较大差异,但通常情况下在抗雄激素物质治疗后的 9~12 个月后可发现最显著疗效(17)。

氟他胺是一种纯抗雄激素物质,能通过竞争性抑制作用阻断雄激素受体。此药物上市用以治疗前列腺癌,并且对治疗多毛症非常有效。然而极少单独使用此药物,因为其价格高昂并具有肝中毒风险。最近研究证明每天联合给药 62.5mg 氟他胺和 850mg 二甲双胍时能比只给药口服避孕药更有效地改善 PCOS 症状(18)。

非那雄胺是一种 2 型(5α 还原酶)活性抑制剂,可以抑制二氢睾酮的分泌。在一个随机化试验中,作者比较了持续 9 个月给药非那雄胺(每天 5mg)和持续 9 个月联合给药醋酸环丙孕酮(第 5~14 天每天给药 25mg)和炔雌醇(第 5~25 天每天给药 20μm)的效力。这两种治疗方案对于缓解多毛症的效力相当(19)。

由于抗雄激素物质会发生男性胎儿女性化风险,所以妊娠期间必须避免抗雄激素物质治疗(19,20)。

糖皮质激素(每天一次或两次给药 5~7.5mg 泼尼松)被发现可以改善先天性肾上腺增生症女性患者的多毛症。然而其对多毛症作用的其他原因仍不清楚(20,21)。

促性腺素释放激素激动剂(GnRHa)能有效治疗 OCP 治疗无效的严重胰岛素抗性患者(22,23)。Gn-

RHa 能抑制垂体激素，减少雄激素和雌二醇的分泌，并改善严重多毛症症状。为了避免产生雌激素缺陷问题，建议使用"反向添加"雌激素-孕酮或低剂量 OCP 疗法。然而，此疗法价格昂贵，使其仅限于治疗出现高胰岛素血症的严重卵巢雄激素过多症。

月经失调的治疗

仅给药 OCP 可控制月经不规律或功能障碍性子宫出血。可每两个月给药一次循环孕酮（每天给药 10mg 醋酸甲羟孕酮，持续给药 5 天）治疗那些不需要避孕药或有雌激素禁忌证的患者（13）。此疗法能抵抗无拮抗雌激素对子宫内膜的刺激作用。

排卵障碍的治疗

克罗米芬

用克罗米芬（CC）作为排卵障碍的第一线治疗方法有 40 多年历史。CC 便于使用，且可使大多数患者排卵（60% ~90%），但其产生的妊娠率并不尽如人意（10% ~40%）。这是由于此药物的外周抗雌激素作用导致，其主要作用于子宫内膜和宫颈黏液（9，21 ~ 23）。CC 产生的多胎妊娠率为 10% ~20%（22，23）。

地塞米松

对于肾上腺雄激素水平高的 PCOS 患者来说，可以在睡觉前服用低剂量地塞米松（0.25 ~0.5mg）进行治疗（22）。在一个随机化、安慰剂对照研究中，38 例 PCOS 女性患者被随机分配接受每日 0.25mg 地塞米松或安慰剂给药，持续给药 26 周。所有患者都接受每日 3 次的 850mg 二甲双胍给药，并接受生活方式辅导。与安慰剂相比，低剂量地塞米松产生较低的雄激素水平（20）。在另一个研究中，发现 230 例接受 5 天 200mgCC 给药后仍未排卵的 PCOS 女性患者中，在第 5 ~14天加入 2mg 的地塞米松给药的患者排卵率和累积妊娠率较高（21）。

促性腺激素

促性腺激素的效力高于 CC，但价格昂贵，并更容易发生卵巢过度刺激综合征和多胎妊娠。和 CC 不同，促性腺激素不会产生外周抗雌激素作用。通常对 CC 治疗无效的患者给药促性腺激素进行治疗。

已提出多种治疗方案，例如逐升方案、低剂量逐升方案和逐降方案。由于 PCO 对促性腺激素的高敏感性，建议每隔 5 ~7 天小幅度增加剂量以避免发生严重卵巢过度刺激综合征和多胎妊娠的风险（22，23）。

芳香酶抑制剂

包括阿那曲唑和来曲唑在内的选择性芳香酶抑制剂是目前新型的有前景排卵诱导剂。它们具有可逆性且具有高效力。不同于半衰期为 5 ~7 天的 CC，阿那曲唑和来曲唑的平均半衰期大约只有 45 小时（范围：30 ~60 小时）。用芳香酶抑制剂进行排卵调控被认为可以克服克罗米芬的抗雌激素作用。早期试验发现仅使用来曲唑或联合使用来曲唑与促性腺激素时，来曲唑都具有疗效（24 ~27）。

在一个小型研究中，12 例对 CC 治疗反应不佳的 PCOS 患者被给药来曲唑进行治疗（24）。这 12 例患者中的 9 例产生排卵（75%），3 例患者怀孕；她们的平均子宫内膜厚度为 8.1mm（CC 为 6.2mm）。同一批研究者之后又评估了单剂量给药来曲唑（周期第 3 天给药 20mg）对 7 例患者（九个周期）的作用。单剂量给药来曲唑治疗后的卵泡数量、血清雌二醇水平和子宫内膜厚度与经过 5 天给药来曲唑治疗后的上述结果相似。

Al-Omari 等（25）对具有克罗米芬抗性的 PCOS 患者从周期的第 3 ~7 天每天给药 2.5mg 来曲唑（22 例患者）或 1mg 阿那曲唑（18 例患者）。来曲唑治疗组患者的子宫内膜厚度（8.2mm）大于阿那曲唑治疗组患者的子宫内膜厚度（6.5mm）。来曲唑治疗组患者的排卵率为 84.4%，而阿那曲唑治疗组患者的排卵率为 60%。来曲唑治疗组的妊娠率也统计显著性高于阿那曲唑治疗组（分别为每周期 18.8% vs 9.7%）。虽然还不清楚阿那曲唑的理想剂量为多少，但发现每天 1mg 阿那曲唑的剂量确实过低。

在一个非随机化研究中，PCOS 女性患者和由其他原因导致不孕症的女性患者（原因不明性不孕症、男性因素不孕症和子宫内膜异位症）被给药 FSH 或被给药来曲唑/FSH 药物组合（27）。PCOS 女性患者（$n=26$）的来曲唑/FSH 治疗组的妊娠率为每周期 26.5%，而仅给药 FSH 治疗组（$n=46$）的妊娠率为每周期 18.5%。非 PCOS 女性患者的来曲唑/FSH 治疗组（$n=63$）妊娠率和仅给药 FSH 治疗组（$n=308$）妊娠率之间不存在显著性差异。总妊娠率为每周期 11%。然而 FSH 治疗中加入来曲唑可以减少 FSH 需求量，且两种治疗方案中尺寸大于16mm的卵泡数量不存在显著性差异。这些研究表明促性腺激素中加入来曲唑可以减少促性腺激素需求量，增加排卵前卵泡数量，并在不对妊娠率产生不利作用的情况下减小子宫内膜厚度(27)。

至今为止，对于来曲唑的研究比阿那曲唑更为广泛。来曲唑的数据表明它可以替代CC作为排卵障碍女性的一线疗法。当用于超排卵时，来曲唑所得妊娠率高于CC所得妊娠率。来曲唑的理想剂量还未知；但发现每天给药5mg，持续给药5天似乎疗效最佳(28)。

GnRH激动剂和拮抗剂

GnRH激动剂在IVF治疗和超排卵过程中起到主要作用。为了减少整个卵泡期的LH浓度，并防止过早产生LH峰，已提出先用GnRHa下调LH，再用促性腺激素进行超排卵(29)。

Bahceci等使用结合Diane-35和GnRH拮抗剂的刺激疗法用于治疗接受IVF治疗的PCOS患者(30)。此疗法的受精率、妊娠率和着床率与接受GnRH激动剂长期疗法的患者结果相似，但此疗法使用的促性腺激素量更少，且HCG注射当日的血清E2水平更低(30)。在一个对正接受IVF治疗的PCOS女性患者所进行的随机化研究中发现，当患者被联合给药Diane和GnRH拮抗剂、西曲瑞克所产生的妊娠率与那些接受GnRH激动剂长期疗法的患者妊娠率相似(31)。

胰岛素增敏剂

目前有多种可以降低胰岛素水平的可用药剂，其中最常用于PCOS女性患者的药物为二甲双胍(32)。

二甲双胍

二甲双胍是一种双胍类抗高血糖药。目前还不清楚二甲双胍的确切作用模式，但人们认为其是通过肝脏水平的直接作用而抑制肝糖输出。此药物还能改善外周胰岛素敏感性，改善骨骼肌的葡萄糖利用率，并减少肠道葡萄糖吸收。二甲双胍还能通过促进脂肪细胞和肌细胞吸收葡萄糖和增加胰岛素受体结合从而在细胞水平改善胰岛素作用。二甲双胍部分通过其对肝脏分泌SHBG的作用发挥其对血清雄激素的生物作用，最终导致游离循环睾酮量下降。它还能调控肾上腺雄激素产生，并减少卵巢内雄激素产生(32～34)(表30.4)。

表30.4 二甲双胍对PCOS临床参数和内分泌参数的作用

临床和内分泌参数	*PCOS*特征	二甲双胍作用
GnRH脉冲	高水平/频繁	未研究
雌酮	↑	↓
游离睾酮	↑	↓
其他卵巢雄激素	↑	↓
DHAS	↑	↓
SHBG	↑	↓
LH	稳定↑	正常化
FSH	↓	正常化
胰岛素	↑	↓
临床参数		
肥胖	腰围88.9cm	无作用
多毛症	不同症状	改善
排卵	不规律	改善
月经	不规律	正常化
睡眠呼吸暂停	存在风险	未研究
癫痫	发病率更高	未研究
心血管疾病风险	存在风险	降低风险
2型糖尿病	存在风险	控制高血糖症

剂量

已提出多种给药剂量方案(33～36)。为了增加患者的耐受性，一开始每天给500mg的二甲双胍，并与食物一起服用，一周后将药物剂量增加至1000mg，再持续给药一周后剂量增加至每天1500mg。目标剂量为每天1500～2550mg(每天给药3次，1次500mg或850mg)。通常在剂量为每天1000mg给药后出现临床反应。已发现某些PCOS患者对每天1500mg二甲双胍给药无反应，而在给药每天2000mg二甲双胍后产生反应(33)。

副作用

二甲双胍最常见副作用为恶心和腹泻。为了减少副作用的产生，可以同食物一起摄入二甲双胍。其他副作用有腹胀、肠胃气胀或呕吐。这些副作用都具有剂量依赖性，可以使用逐渐增加剂量治疗方案缓解这些副作用。乳酸性酸中毒被发现主要出现于肾损伤充血性心力衰竭和败血症患者中。

排卵和BMI

最近一个荟萃分析证明二甲双胍可有效促进PCOS女性患者排卵，其中单独给药二甲双胍得到的排卵结果比值比为3.88(CI 2.25～6.69)，联合给药二甲双胍和克罗米芬得到的比值比为4.41(CI 2.37～8.22)。未发现二甲双胍对BMI或腰/臀比具有有效作用;然而二甲双胍能降低血压,并略微降低LDL-胆固醇(33)。在一个研究中评估了72例月经过少的PCOS女性患者接受二甲双胍治疗后的妊娠结果,作者报道其中81%的患者自然妊娠,75%的活产率,17%患者发生自发性流产,还有8%的患者正在妊娠中且妊娠时间超过13周(37)(表30.5)。

表30.5 PCOS女性患者接受二甲双胍治疗后的结果

排卵率	治疗16周后为82%
妊娠率	用二甲双胍/克罗米芬联合治疗6个月后为55%
流产率	对照组41.9%,治疗组8.8%
多毛症	矛盾结果
体外受精	减少取消治疗情况,降低过度刺激风险

妊娠和后代

传统而言口服降血糖药被认为具有致畸性,妊娠期间禁止使用此类药物。然而越来越多的证据支持在妊娠期间使用此类药物的安全性。Glueck等报道妊娠期间使用此类药物没有产生重大出生缺陷,并且对3个月和6个月婴儿的运动发育和社交发育没有产生影响(38)。与未接受二甲双胍给药的对照组女性患者相比,治疗组女性的妊娠期糖尿病发生率显著降低(4%)(38,39)。

二甲双胍在肥胖和非肥胖PCOS女性患者中的作用

Tang等研究了二甲双胍vs.安慰剂对143例患者减轻体重和月经频率的作用(11)。他们发现二甲双胍不能促进肥胖PCO女性患者减轻体重或改善其月经不规律情况。但发现单单减轻体重能改善某些女性患者的月经周期性、排卵和雄激素过多症。其他研究表明非肥胖PCOS女性患者接受二甲双胍治疗后,能显著改善其总睾酮浓度、游离睾酮浓度以及雄烯二酮浓度,但当肥胖PCOS女性患者接受二甲双胍治疗后只有游离睾酮浓度得到改善(39~42)。

曲格列酮、罗格列酮和吡格列酮

曲格列酮是另一种胰岛素增敏剂,已被证明能促进排卵并增加患者妊娠率。然而,由于其具有肝毒性作用,所以已撤出市场不再销售(43)。同一类别的另一种药物罗格列酮(8mg/d),被证明能促进平均BMI为35.5~38.5kg/m^{2}的PCOS女性患者发生自发性排卵以及克罗米芬诱导排卵。吡格列酮同样具有效力;然而,对其研究仍然有限。

罗格列酮和吡格列酮都被归类为C类药物,当其用药获得的潜在益处可忽略其对胎儿的潜在危险时可使用上述药物。另一方面,二甲双胍被归类为B类药物,妊娠期间使用二甲双胍对母体和胎儿都是安全的(38,43)。

还研究了对PCOS患者给予一种推测胰岛素增敏剂D-手性肌醇的结果。此药物可降低循环胰岛素水平,并降低纤瘦PCOS女性患者的血清雄激素水平,还可以改善X综合征的某些代谢异常情况(血压上升和高甘油三酯血症)(44)。

阿卡波糖

阿卡波糖是一种伪四多糖葡糖苷酶抑制剂和一种抗糖尿病药,可以减少多糖类水解和吸收(45,46)。Penna等(45)对30例高胰岛素血症的肥胖PCOS女性患者进行了一个双盲安慰剂对照研究。女性患者分别被给药150mg/d的阿卡波糖或安慰剂,持续给药6个月,结果发现治疗组的雄激素指数和BMI都有所下降,多毛症和月经不规律症状有所改善。这说明阿卡波糖是肥胖PCOS女性患者的一种理想的药物选择。但尚不清楚此药物在妊娠中的安全性如何。

PCO的腹腔镜治疗

2000年我们报道了用绝缘单极电灼术(卵巢打孔)对112例具有克罗米芬抗性的PCOS相关性无排卵不孕症女性患者进行了PCO腹腔镜治疗,结果发现在后续随访的第6个月、第12个月、第18个月和第24个月所获得的累积妊娠率分别为36%、54%、68%和82%(47)。然而,用二甲双胍治疗PCOS相关的临床、内分泌和代谢异常情况能产生相同的疗效(48~50)。所以,在我们机构很少使用腹腔镜治疗。

我们提倡的一线治疗是先减轻体重,接着单独给药二甲双胍和联合给药二甲双胍和排卵诱导剂进行试验性治疗,持续治疗三个周期。尽量减少LOD的使用(见第31章,以了解临床细节和不同方法)。

结论

对于PCOS女性患者的治疗首先应从调整生活方式和减轻体重开始(表30.6)。应将月经功能障碍和排卵功能障碍作为综合征的一部分进行治疗。治疗类型包括OCP、抗雄激素物质或卵巢刺激,这根据患者的生育需求进行选择。

表 30.6 PCOS 的药物治疗

临床问题		治疗选项
肥胖		■ 调整生活方式
		■ 减轻体重
		■ 体育锻炼
		■ 调整饮食(低脂肪、低卡路里)
月经不规律		OCPs
	希望避孕	醋甲孕酮 5 ~ 10mg(最高可达 30mg),一天一次,给药 5 ~ 10 天/月或两个月给药一次
	不希望避孕	
雄激素过多症		■ OCPs 和抗雄激素物质一起给药
		□ EE+屈螺酮(Yasmin)
		□ EE+醋酸环丙孕酮(Diane-35)
		■ 抗雄激素物质:螺内酯、醋酸环丙孕酮、氟他胺、非那雄胺
		■ 糖皮质激素
		■ GnRH 激动剂和拮抗剂
胰岛素抗性		胰岛素增敏剂
		1. 二甲双胍
		2. 曲格列酮、罗格列酮和吡格列酮
		3. 阿卡波糖
排卵障碍		■ 二甲双胍
		■ CC
		■ 芳香酶抑制剂
		■ FSH
		■ 辅助生殖技术(IVF/IVM)

二甲双胍可替代卵巢钻孔的 PCOS 手术治疗法。二甲双胍可以改善胰岛素抗性和雄激素过多症,减少血清脂质并促进血糖稳态。OCP 或口服孕激素可以抵消无拮抗雌激素对子宫内膜的刺激作用。

参考文献

1. Speroffl, Fritz M. Anovulation and polycystic ovary. In: Clinical Gynecologic Endocrinology and Infertility, 7th edn. Lippincott Williams and Wilkins, Baltimore, MA, 2005; pp. 470–83.
2. Azziz R. Diagnostic criteria for polycystic ovary syndrome: a reappraisal. *Fertil Steril* 2005;83:1343–6.
3a. The Rotterdam ESHRE/ASRM Sponsored PCOS concensus workshop group. Revised 2003 consensus on diagnostic criteria and long-term health risks related to polycystic ovary syndrome (PCOS). *Hum Reprod* 2004;19:41–7.
3b. The Rotterdam ESHRE/ASRM Sponsored PCOS concensus workshop group. Revised 2003 consensus on diagnostic criteria and long-term health risks related to polycystic ovary syndrome (PCOS). *Fertil Steril* 2004;19–25.
4. Bucket WM, Bouzayen R, Watkin KL, Tulandi T, Tan SL. Ovarian stromal echogenicity in women with normal and polycystic ovaries. *Hum Reprod* 2003;18:598–603.
5. Hardiman P, Pillay OC, Atiomo W. Polycystic ovary syndrome and endometrial carcinoma. *Lancet* 2003;361:1810.
6. Ducluzeau PH, Cousin P, Malyoisin E, Bornet H, Vidal H, Laville M, Pugeat M. Glucose-to-insulin ratio rather than sex hormone-binding globulin and adiponectin levels is the best predictor of insulin resistance in nonobese women with polycystic ovary syndrome. *J Clin Endocrinol Metab* 2003;88:3626–31.
7. Ciampelli M, Leoni F, Cucinelli F, Mancuso S, Panunzi S, De Gaetano A, Lanzone A. Assessment of insulin sensitivity from measurements in the fasting state and during an oral glucose tolerance test in polycystic ovary syndrome and menopausal patients. *J Clin Endocrinol Metab* 2005;90:1398–406.
8. Apridonidze T, Essah PA, Iuorno MJ, Nestler JE. Prevalence and characteristics of the metabolic syndrome in women with polycystic ovary syndrome. *J Clin Endocrinol Metab* 2005;90:1929–35.
9. Patel SM, Nestler JE. Fertility in polycystic ovary syndrome. *Endocrinol Metab Clin North Am* 2006;35:137–55.
10. Lakhani K, Prelevic GM, Seifalian AM, Atiomo WU, Hardiman P. Polycystic ovary syndrome, diabetes and cardiovascular disease: risks and risk factors. *J Obstet Gynaecol* 2004;24:613–21.
11. Tang T, Glanville J, Hayden CJ, White D, Barth JH, Balen AH. Combined life style modification and metformin in obese patients with polycystic ovary syndrome a randomized placebo-controlled, double-blinded multicentre study. *Hum Reprod* 2006;21:80–9.
12. Moran LJ, Noakes M, Clifton PM, et al. Dietary composition in restoring reproductive and metabolic physiology in overweight women with polycystic ovary syndrome. *J Clin Endocrinol Metab* 2003;88:812–19.
13. Aziz R. Use of combination oral contraceptives in the treatment of hyperandrogenism and hirsutism. UpToDate, Clinical Reference Library 2006. www.uptodate.com
14. Falsetti L, Gambera A, Tisi G. Efficacy of the combination ethinyl estradiol and cyproterone acetate on endocrine, clinical and ultrasonographic profile in polycystic ovarian syndrome. *Hum Reprod* 2001;16:36–42.
15. Falsetti L, Gambra A, Platto C, Legrenzi L. Management of hirsutism. *Am J Clin Dermatol* 2000;1:89–99.
16. Rosenfield RL. Clinical practice, hirsutism. *N Engl J Med* 2005;15;353:2578–88.
17. Barbieri R. Treatment of hirsutism. UpToDate, Clinical Reference Library 2006. www.uptodate.com
18. Ibáñez L, De Zegher F. Low-dose flutamide-metformin therapy for hyperinsulinemic hyperandrogenism in non-obese adolescents and women. *Hum Reprod Update* 2006;10.1093.
19. Beigi A, Sobhi A, Zarrinkoub F. Finasteride versus cyproterone acetate-estrogen regimens in the treatment of hirsutism. *Int J Gynaecol Obstet* 2004;87:29–33.
20. Vanky E, Salvesen KA, Carlsen SM. Six-month treatment with low-dose dexamethasone further reduces androgen levels in PCOS women treated with diet and lifestyle advice, and metformin. *Hum Reprod* 2004;19:529–33.
21. Parsanezhad ME, Alborzi S, Motazedian S, Omrani G. Use of dexamethasone and clomiphene citrate in the treatment of clomiphene citrate-resistant patients with polycystic ovary syndrome and normal dehydroepiandrosterone sulfate levels: a prospective, double-blind, placebo-controlled trial. *Fertil Steril* 2002;5:1001–4.
22. Nugent D, Vandekerckhove P, Hughes E, Arnot M, Lilford R. Gonadotropin therapy for ovulation induction in sub fertility associated with polycystic ovary syndrome (Cochrane Review). The Cochrane Library, (4):, CD000410. 2000. Oxford: update Software
23. Cristello F, Cela V, Artini PG, Genazzani AR. Therapeutic strategies for ovulation induction in infertile women with polycystic ovary syndrome. *Gynecol Endocrinol* 2005;21:340–352.
24. Mitwally MF, Casper RF. Aromatase inhibition improves ovar-

ian response to follicle-stimulating hormone in poor responders. *Fertil Steril* 2002;77:776–80.

25. Al-Omari WR, Suliman WR, Al-Hadithi N. Comparison of two aromatase inhibitors in women with clomiphene-resistant polycystic ovary syndrome. *Int J Gynaecol Obstet* 2004;85: 289–91.
26. Al-Fozan H, Al-Khadouri M, Tan SL, Tulandi T. A randomized trial of letrozole versus clomiphene citrate in women undergoing super ovulation. *Fertil Steril* 2004;82:1561–1563.
27. Healy S, Tan SL, Tulandi T, Biljan M. Effects of letrozole on superovulation with gonadotropins in women undergoing intrauterine insemination. *Fertil Steril* 2003;80:1325–9.
28. Al-Fadhli R, Sylvestre C, Buckett W, Tan SL, Tulandi T. A randomized trial of superovulation with two different doses of letrozole. *Fertil Steril* 2006;85:161–4.
29. Grana-Barcia M, Liz-Leston J, Lado-Abeal J. Subcutaneous administration of pulsatile gonadotropin-releasing hormone decreases serum follicle-stimulating hormone and luteinizing hormone levels in women with polycystic ovary syndrome: a preliminary study. *Fertil Steril* 2005;83:1466–72.
30. Bahceci M, Ulug U, Ben-Shalomo I, Erden HF, Akman MA. Use of a GnRH antagonist in controlled ovarian hyperstimulation for assisted conception in women with polycystic ovary disease: a randomized, prospective, pilot study. *J Reprod Med* 2005; 50:84–90.
31. Hwang JL, Seow KM, Lin YH, Huang LW, Hsieh BC, Tsai YL, Wu GJ, Huang SC, Chen CY, Chen PH, Tzeng CR. Ovarian stimulation by concomitant administration of cetrorelix acetate and HMG following Diane-35 pre-treatment for patients with polycystic ovary syndrome: a prospective randomized study. *Hum Reprod* 2004;19:1993–2000.
32. Cheang KI, Nestler JE. Should insulin-sensitizing drugs be used in the treatment of polycystic ovary syndrome? *Reprod Biomed Online* 2004;8:440–7.
33. Harborne LR, Sattar N, Norman JE, Fleming R. Metformin and weight loss in obese women with polycystic ovary syndrome: comparison of doses. *J Am Assoc Gynecol Laparosc* 2005;90(8): 4593–8.
34. Lord JM, Flight IHK, Norman RJ. Insulin-sensitizing drugs (metformin, troglitazone, rosiglitazone, pioglitazone, D-chiro-inositol) for polycystic ovary syndrome. *Cochrane Database Syst Rev* 2003;(2), Art. No: CD003053. DOI:10.1002/14651858.CD003053.
35. Yilmaz M, Karakoc A, Toruner FB, Cakir N, Tiras B, Ayvaz G, Arslan M. The effects of rosiglitazone and metformin on menstrual cyclicity and hirsutism in polycystic ovary syndrome. *Gynecol Endocrinol* 2005;21:154–60.
36. Moghetti P, Castello R, Negri C, Tosi F, Perrone F, Caputo M, et al. Metformin effects on clinical features, endocrine and metabolic profiles, and insulin sensitivity in polycystic ovary syndrome: a randomized, double blinded, placebo controlled 6 month trial, followed by open, long term clinical evaluation. *J Clin Endocrinol Metab* 2000;85:139–46.
37. Eisenhardt S, Schwarzmann N, Henschel V, Germeyer A, von Wolff M, Hamann A, Strowitzki T. Early effects of metformin in women with polycystic ovary syndrome (PCOS): a prospective randomized double blind placebo controlled trial. *J Clin Endocrinol Metab* 2005;10:1210.
38. Glueck CJ, Wang P, Goldenberg N, Sieve-Smith L. Pregnancy outcomes among women with polycystic ovary syndrome treated with metformin. *Hum Reprod* 2002;17:2858–64.
39. Glueck CJ, Goldenberg N, Wang P, Loftspring M, Sherman A. Metformin during pregnancy reduces insulin, insulin resistance, insulin secretion, weight, testosterone and the development of gestational diabetes: prospective longitudinal assessment of women with polycystic ovary syndrome from preconception throughout pregnancy. *Hum Reprod* 2004;19:510–21.
40. Baillargeon JP, Jakubowicz DJ, Iuorno MJ, Jakubowicz S, Nestler JE: Effects of metformin and rosiglitazone, alone and in combination, in nonobese women with polycystic ovary syndrome and normal indices of insulin sensitivity. *Fertil Steril* 2004;82:893–902.
41. Glueck CJ, Moreira A, Goldenberg N, Sieve-Smith L, Wang P. Pioglitazone and metformin in obese women with polycystic ovary syndrome not primarily responsive to metformin. *Hum Reprod* 2003;18:1618–25.
42. Maciel GA, Junior JM, deMaotta EL, Abi Haidar M, deLima GR, Baracat E. Nonobese women with polycystic ovary syndrome respond better than obese women to treatment with metformin. *Fertil Steril* 2004;81:355–60.
43. Azziz R, Ehrmann D, Legro RS, Whitcomb RW, Hanley R, Fereshetian AG. PCOS/Troglitazone Study Group. Troglitazone improves ovulation and hirsutism in the polycystic ovary syndrome: a multicenter, double blind, placebo-controlled trial. *J Clin Endocrinol Metab* 2001;86:1626–32.
44. Iuorno MJ, Jakubowicz DJ, Baillargeon JP, Dillon P, Gunn RD, Allan G, Nestler JE. Effects of d-chiro-inositol in lean women with the polycystic ovary syndrome. *Endocrinol Pract* 2002;8:417–23.
45. Penna IA, Canella PR, Reis RM, Silva de Sa MF, Ferriani RA. Acarbose in obese patients with polycystic ovarian syndrome: a double-blind, randomized, placebo-controlled study. *Hum Reprod* 2005;20:2396–401.
46. Ciotta L, Calogero AE, Farina M, De Leo V, La Marca A, Cianci A. Clinical, endocrine and metabolic effects of acarbose, an α-glucosidase inhibitor, in PCOS patients with increased insulin response and normal glucose tolerance. *Hum Reprod* 2001;16: 2066–72.
47. Felemban A, Tan SL, Tulandi T. Laparoscopic treatment of polycystic ovaries with insulated needle cautery: a reappraisal. *Fertil Steril* 2000;73:266–9.
48. Palomba S, Orio FJr., Falbo A, Russo T, Caterina G, Manguso F, Tolinos A, Colao A, Zullo F. Metformin administration and laparoscopic ovarian drilling improve ovarian response to clomiphene citrate in oligo-anovulatory clomiphene citrate resistant women with polycystic ovary syndrome. *Clin Endocrinol* 2005;63:631–5.
49. Al-Fadhli R, Tulandi T. Laparoscopic treatment of polycystic ovaries: is its place diminishing? *Curr Opin Obstet Gynecol* 2004; 16:295–8.
50. Pirwany I, Tulandi T. Laparoscopic treatment of polycystic ovaries: is it time to relinquish the procedure. *Fertil Steril* 2003;80: 241–51.

■ 第31章 ■

多囊卵巢综合征的手术治疗

Hakan Yarali, Gurkan Bozdag, Ibrahim Esinler

引言

多囊卵巢综合征(PCOS)是一种常见的且容易被误诊的内分泌紊乱疾病,会导致多系统后遗症。此综合征的临床表现各有不同,其临床特征包括月经过少,例如多毛症等雄激素过多症状、痤疮、脱发、肥胖和不孕症;生化特征包括血清雄激素水平偏高、促黄体激素(LH)水平偏高以及LH/促卵泡激素(FSH)比率偏高,在少数情况下还出现胰岛素抗性(1)。形态上,PCOS患者卵巢增大,并且出现厚实有光泽卵巢被膜周围有多个中等大小(2~8mm直径)的卵泡。然而,不是所有被临床或内分泌学定义为PCOS的患者都出现多囊性卵巢,也不是所有出现多囊性卵巢的女性都患有PCOS。在257名"正常志愿者"中,23%志愿者被发现具有多囊性卵巢,而在这些多囊性卵巢患者中只有约50%的患者患有PCOS(2)。另一方面,在那些PCOS患者中,约有70%的患者在超声波检查后被发现具有多囊性卵巢(3)。

最近在2003年鹿特丹举行的欧洲人类生殖与胚胎学会(ESHRE)和美国生殖医学会(ASRM)的联合会议中修改了PCOS的诊断标准(4)。会议达成共识,即PCOS诊断需要至少符合以下三个标准中的两个:①排卵过少和(或)无排卵;②雄激素过多症[临床症状和(或)生化标志];③超声波检查发现多囊性卵巢,但已排除其他病因(4)。

不仅如此,多囊性卵巢的诊断被修改为至少符合以下几个标准中的一个:卵巢中出现12个或12个以上直径2~9mm的卵泡,或卵巢容量增加($>10cm^3$)(5)。如果发现一个直径大于10mm的卵泡时,应在卵巢静止时重新扫描一次以计算其体积和面积。诊断不再需要知道卵泡的分布也不需要描述间质。然而,鹿特丹标准还有可以改善的空间,因为此标准可能产生误诊风险,高估和低估症状以及有可能忽视其他雌激素过多状况(6)。

手术治疗病史

Stein和Leventhal(7)第一次报道了使用卵巢楔状切除术进行PCOS相关不孕症的手术治疗(7)。他们观察到接受该手术治疗的约80%的患者恢复规律性月经周期,约有50%的患者发生自然妊娠(8)。Stein(9)和其他研究者(10)之后又报道了类似结果。然而无论用剖腹术还是腹腔镜进行此手术步骤都会产生卵巢粘连和卵巢附件周围粘连的高发生率(11),这后果也可能导致某些患者发生不孕。而无论用剖腹术还是腹腔镜进行的卵巢切除术都会导致大量组织缺损。不仅如此,此步骤若损伤卵巢的血液供给,可能会导致卵巢功能早衰(12)。基于这些理由,在经过一段时间的初步经验后大部分医生放弃了此步骤的使用。

腹腔镜卵巢打孔(LOD)的引入重新唤起了对克罗米芬(CC)治疗无效的PCOS患者进行手术治疗的兴趣(13)。此步骤用于促进那些对克罗米芬具有抗性的患者产生排卵和妊娠。

对具有CC抗性的PCOS患者的其他治疗策略还有外源性促性腺激素给药。外源性促性腺激素治疗常用于对CC治疗无反应的PCOS不孕症患者。备选疗法还包括糖皮质激素、胰岛素增敏剂、芳香酶抑制剂和LOD。虽然初步研究发现这些备选疗法前景良好,包括作为一线治疗药物的胰岛素增敏剂(14)或芳香酶抑制剂(15),但是在获得来自使用大量定义明确患者组进行的随机化对照试验数据之前仍无法确定这些药物在常规临床实践中的作用。

卵巢打孔技术

卵巢打孔或"卵巢电凝术"是一种在卵巢被膜上多处开口的创新技术,可以使用腹腔镜、剖腹术或注水式腹腔镜作为手术手段。此步骤可以通过使用尖头的单极或双极电极或使用激光能(CO_2、氩气、Nd:YAG和KTP)等电外科方法完成。在腹腔镜技术中,通过两个辅助入口引入仪器,应反过来固定每个卵巢以避免受到伤害。每个开孔直径约为3mm,深度为4～5mm,可以使用直径1.5～2mm的带锥尖绝缘单极电极进行钻孔。应将电极的剥蚀尖端垂直插入卵巢3～4mm,并施加约4秒的30W凝固电流。根据卵巢的大小,在卵巢被膜上钻取5～12个开孔。步骤结束时确保恰当止血并进行盆腔灌洗(16)。

只有少量数据关于LOD中所使用的最优能源形式。Saleh和Khalil(17)的综述中评审了10个评估用电凝术进行LOD后第12个月时患者累积排卵率和妊娠率的研究。他们注意到用电凝术进行LOD后的累积自然排卵率和妊娠率分别为82.7%和64.8%。在同一综述中,还评审了10个评估用激光LOD(6个Nd:YAG,2个CO_2,1个CO_2+KPT和1个氩气)后第12个月时患者累积排卵率和妊娠率的研究。激光LOD的累积自然排卵率和妊娠率分别为77.5%和54.5%。虽然电凝术LOD或激光LOD后的排卵率之间不存在统计显著性差异(*OR* 1.4;95% *CI* 0.9～2.1),但发现电凝术LOD后第12个月的累积妊娠率显著较高(*OR* 1.5;95% *CI* 1.1～2.1)。作者推测这种排卵率和妊娠率之间的差异可能是由于与电凝术LOD相比,激光LOD后的粘连形成情况更为严重而导致(17)。与此推测相一致,Felemban和Tulandi(18)综述中报道激光LOD产生的粘连结果多于电凝术LOD产生的粘连结果(分别为41.5% *vs* 31%;$P<0.05$)。关于使用不同类型激光进行LOD对术后粘连形成影响的数据有限。CO_2激光产生的粘连形成情况可能比Nd:YAG激光的粘连形成情况严重(19)。

最近Malkawi和Qublan(20)评估了每个卵巢的穿刺数量对治疗结果的影响。比较了63例具有克罗米芬抗性的PCOS女性患者中每个卵巢5个穿刺的治疗结果和每个卵巢10个穿刺的治疗结果。每个卵巢无需10个穿刺,5个穿刺足以缓解雄激素过多状况。发现两实验组之间的排卵率、妊娠率、多胎妊娠率和卵巢过度刺激综合征(OHSS)率相当。然而此研究人数太少无法得出明确结论。在另一个研究中,Amer等(21)表明当使用设置为30W的功率持续通电5秒进行单个穿刺,则每个卵巢进行4个穿刺(也就是,600J每卵巢)足够可以产生最佳反应。他们还报道了当每个卵巢的穿刺数量小于4个时会降低患者的自然排卵和妊娠的几率。Dabirashrafi(22)曾报道了一例用400W功率产生共8个卵巢穿刺的严重卵巢衰竭病例。需要进一步的研究以确定能获得最佳排卵率和妊娠率,且能将发生附件周围粘连和卵巢衰竭的风险降低到最小程度的最佳穿刺数量。

虽然传统手术方法是通过腹腔镜完成的,但卵巢打孔步骤也可以通过经阴道注水腹腔镜(THL)手术完成(23)。注水腹腔镜手术的手术原理与传统方法相同,而首选使用注水腹腔镜手术方式。使用一根气腹针通过道格拉斯陷凹(子宫直肠凹)进入腹膜腔,向腹膜腔中灌输约300ml生理盐水。之后将一根带有5French口径操作通道的特殊插管器插入膨胀的道格拉斯陷凹处,从而可以引入一个带有30°凸透镜的2.9mm瞄准镜。在适当检查盆腔器官后,通过操作通道引入一个特殊的双极电极进行卵巢打孔(23)。

Fernandez等(23)评估了13例具有CC抗性的PCOS不排卵女性患者在通过THL的双极电灼术进行卵巢打孔后的手术可行性、排卵率和妊娠率。后续随访的平均(±SD)持续时间为(6.3±3.3)个月。6例患者恢复规律性排卵周期;发生6例妊娠;其中3例为自然妊娠,2例通过卵巢刺激和宫内授精妊娠,还有1例为体外受精(IVF)妊娠。第3个月和第6个月时的累计妊娠率分别为33%和71%。未发生流产病例,也未发生手术并发症。作者总结认为通过THL法进行卵巢打孔是对克罗米芬治疗无效的PCOS患者治疗的一种创伤性最小的替代手术疗法。

Branigan等(24)评估了超声取卵步骤对于具有CC抗性的且在IVF中未妊娠的PCOS患者后续自然排卵率和妊娠率的影响情况。64例IVF治疗后未妊娠的患者之前被随机分配至两组,在IVF期间,第Ⅰ组($n=34$)接受"彻底"超声取卵(包括直径<10mm的所有卵泡),第Ⅱ组($n=30$)接受"常规"超声取卵(直径>10mm的卵泡)。IVF失败后,监测这些患者的类固醇激素水平,记录她们的自然排卵和自然妊娠情况。观察到第Ⅰ组患者在第6个月的累积排卵率和累积妊娠率分别为53%(18/34)和44%(8/18),而在第Ⅱ组中没有观察到排卵结果。发现第Ⅰ组的LH/FSH率(4.1～1.7)和血清睾酮水平(1.2～0.7ng/ml)显著下降,而第Ⅱ组的LH/FSH率和血清睾酮水平没有发生显著性变化。作者总结认为IVF治疗周期中进行彻底的超声取卵可改善患者的内分泌状态,并可获得与卵巢楔形切除术后相似的排卵率和妊娠率(24)。

LOD的作用机制

尚不清楚LOD的作用机制是什么。但由于此技术能破坏雄激素分泌间质,所以其产生益处也较明显。此步骤可以减少卵巢内雄激素分泌,并降低循环雄激素浓度(25,26),可将患者的总睾酮浓度和游离睾酮浓度减少至术前浓度的50%以下。LOD后,卵巢容量会暂时性增加,之后又减少。

LOD步骤后血清LH浓度立即上升(27),之后又下降(25,28)。LH脉冲幅度显著下降,但LH脉冲频率并未改变。随着血清睾酮浓度的下降,垂体对GnRH刺激的反应性也随之下降(29),这说明LOD对垂体-卵巢性腺轴具有间接调制作用(25)。

LOD对FSH的作用是多变的且较不明显(28)。通常情况下FSH浓度先快速增加,之后FSH浓度呈现周期性增加,这与排卵恢复结果相一致。抑制素脉冲恢复正常,并伴随规律性排卵周期,这反映了卵巢内旁分泌信号通路恢复正常(30)。LOD后快速发生这些内分泌变化(25,31)并可持续数年(32,33),从而使得大多数患者可以产生新卵泡,并恢复正常排卵。

卵巢打孔后的排卵和妊娠

多个已发表的病例研究(13,18,34~37)证明大多数具有克罗米芬抗性的PCOS患者在接受卵巢打孔步骤后出现排卵(56%~94%)并且至少半数此类患者发生妊娠(43%~84%)(表31.1)。

表31.1 LOD后的排卵率和妊娠率

作者	年份	N	排卵率(%)	妊娠率(%)
Aakvaag和Gjonnaess[a](34)	1985	58	72	NA
Daniell和Miller[b](72)	1989	85	71	56
Utsunomiya等[c](35)	1990	16	94	50
Campo等[c](36)	1993	23	56	43
Gjonnaess[a](56)	1994	252	92	84
Kriplani等[a](37)	2001	66	82	55
Felemban等[a](18)	2000	112	73	58

手术方法为[a]电外科手术,[b]激光和[c]活组织切片检查

已报道LOD结果之间存在着显著差异。这不仅是由于所用技术不同导致,很大程度也是由于患者样本的不均一性导致。虽然最近已经修改了PCOS的诊断标准(鹿特丹ESHRE/ASRM赞助研讨会的PCOS共识,2004),但洲际之间所使用的综合征诊断标准各不相同。欧洲和英国的诊断标准主要是以经阴道超声扫描评估的卵巢形态作为基础,而北美洲的诊断标准是以生化特征为基础,尤其是以雄激素过多症和长期无排卵的生化特征作为基础。

Heylen等(38)用寿命表分析法报道了用氩激光进行LOD后的第12、18和24个月时,患者的累积妊娠率分别为68%、73%和73%。在他们的研究中,并不是所有患者之前都接受过CC治疗。Li等(39)在一个包括111例患者的研究中报道了在后续随访的第12、18和24个月时患者的累积妊娠率分别为54%、62%和68%。Felemban等(18)还报道了112例具有CC抗性的女性患者在接受用绝缘针电极进行LOD后的第6、12、18和24个月时患者的累积妊娠率分别为36%、54%、68%和82%。LOD后的妊娠预测因子为年纪较轻以及体量指数较小(40,41)。

LOD还具有其他优点。对CC具有抗性的患者可能在接受此步骤后能对CC药物产生反应(31),并增加患者对外源性促性腺激素治疗的敏感性(13,42,43)。经过LOD后进行的促性腺激素治疗的刺激时间更短,所用促性腺激素总剂量减少并产生较高的妊娠率。对于正在接受IVF治疗的女性患者,LOD可以改善其生殖结果(44)。LOD后的卵泡生长更为有序,血清雌二醇浓度下降,治疗周期取消率减少,并且卵巢过度刺激发生率也减少(44~47)。

因此,LOD可能有利于之前发生过OHSS的患者。已报道LOD可以下降血管内皮生长因子(VEGF)和胰岛素样生长因子-1(IGF-1)的血清浓度,通常在PCOS患者中这两种因子水平都会升高(48)。PCOS患者的卵巢间质血流显著降低,而在经过LOD步骤后,此卵巢间质血流也会增加。经过LOD后发生的这些改变都能降低患者发生OHSS的风险。

卵巢打孔被发现可以降低PCOS相关的自然流产率(32,49)。在一个前瞻性随机化试验中,经过LOD后的流产率为21%,低于对照组PCOS女性患者的流产率(49)。Amer等在一个长期后续随访研究中报道了经过LOD步骤后,患者流产率从54%降低至17%(32)。与此相反,已发现LOD预处理不能降低IVF治疗后的流产率(45)。一个对于已发表研究的系统性综述中也未发现接受LOD的女性患者和服用促性腺激素的女性患者流产率之间存在差异(50)。

重复 LOD

Amer 等(21)评估了进行第二次 LOD 对 20 例PCOS 和不孕症女性患者的效果。这 20 例患者都在 1～6 年前接受过卵巢打孔手术。其中 12 例患者在第一次卵巢打孔步骤后产生疗效，但之后她们再次出现无排卵状态；剩余 8 例患者对此步骤未产生任何反应。在经过第二次卵巢打孔步骤后，20 例患者中的 12 例患者(60%)开始排卵，并且 19 例患者中的 10 例患者(53%)发生妊娠。有趣的是，发现之前对第一次步骤产生反应的 12 例女性患者中有 10 例患者(83%)发生排卵，8 例患者(67%)发生妊娠，然而，在剩余 8 例之前对卵巢打孔无反应的患者中，只有 2 例患者(25%)发生排卵并成功妊娠。除此之外，仅在之前对第一次卵巢打孔产生反应的患者中发现重复卵巢打孔后患者激素水平发生统计显著性变化，包括血清 LH、睾酮和游离雄激素指数下降。作者总结认为，重复 LOD 对之前第一次步骤有反应的女性患者具有较高效力。

与外源性促性腺激素治疗的比较

用 CC 治疗后仍未排卵的患者通常改用促性腺激素诱导排卵。必须进行密切监测，因为多囊性卵巢对外源性促性腺激素具有高敏感性，会产生多卵泡发育风险，从而导致周期终止、OHSS 或多胎妊娠。为了减少这些并发症的产生，建议使用低剂量治疗方案(51)。

到底是选择促性腺激素疗法还是卵巢打孔疗法治疗具有 CC 抗性的 PCOS 患者仍然是一个存在争议的问题。四个已发表的试验和两个摘要比较了具有 CC 抗性的 PCOS 患者中的手术治疗结果和促性腺激素治疗结果(49,50,52,53)。大多数研究没有发现这两种治疗方法在排卵率、妊娠率和流产率之间的差异(49,52～54)。Farquhar 等(54)进行的一个随机化对照试验比较了 LOD 治疗和促性腺激素治疗。研究中所有患者的年龄小于 39 岁，BMI 小于 $35kg/m^2$，存在无其他病因的 12 个月不孕情况以及经过 CC 给药(每天 150mg，持续给药 5 天)后仍未排卵。促性腺激素给药治疗持续时间为 3 个周期。LOD 组中包括 29 例患者，促性腺激素组中包括 21 例患者。LOD 组的 29 例患者中有 8 例患者发生妊娠，用超声波检查观察到其中 5 例患者的胎儿心脏活动；共分娩出 4 个婴儿，发生 4 例自然流产；这些患者中的 3 例患者发生第二次妊娠。在促性腺激素组的 21 例女性患者中有 7 例患者发生妊娠，其中 5 例被观察到胎儿心脏活动；共分娩出 4 个婴儿，发生 3 例自然流产。

Bayram 等(52)在一个最新发布的随机化实验中，比较了在 168 例经 CC 治疗未排卵的 PCOS 患者中分别使用低剂量逐增给药重组 FSH(rFSH)的治疗结果和使用腹腔镜“卵巢电灼术”的治疗结果(52)。此研究中 83 例患者被安排接受腹腔镜卵巢电灼术，85 例患者被安排接受 rFSH 给药。在腹腔镜卵巢电灼术治疗组中，如果在此步骤后仍持续 8 周无排卵结果或者如果患者再次出现无排卵情况，则使用 CC 和 rFSH 给药治疗以诱导排卵。主要结果评估值是 12 个月内的持续妊娠情况。仅用 rFSH 法的累积持续妊娠率为 67%。而只接受过卵巢电灼术的患者妊娠率为 34%，而在接受了后续 CC 给药后妊娠率增加至 49%。后续 rFSH 给药可在第 12 个月将妊娠率升至 67%。不论是否加入 CC 给药，电灼术后都未发生并发症。被分配接受电灼术的患者发生多胎妊娠的风险(1/63 妊娠；1.6%)比只接受 rFSH 给药患者发生多胎妊娠的风险(9/64 妊娠；14%)显著降低(*RR*=0.11；95% *CI*：0.01～0.86)。引人注意的是卵巢电灼术中唯一一例多胎妊娠是在经过 rFSH 治疗后产生的五胞胎；此结果和只接受 rFSH 给药后产生的超预期多胎妊娠率[预期约为 7%(51)，实际观察到 14%]不禁让人们怀疑低剂量逐升治疗方案是否合理。

Farquhar 等(50)进行了一个荟萃分析，其中包括了 6 个比较 LOD 治疗和促性腺激素治疗的随机对照试验(RTCs)。两个治疗法的持续妊娠率和活产率相近；比值比(OR)分别为 1.04(95% *CI* 0.74～1.99)和 1.08(95% *CI* 0.67～1.75)。卵巢打孔所产生的多胎妊娠率低于促性腺激素给药产生的多胎妊娠率(1 *vs* 16%，*OR*=0.13，95% *CI*：0.03～0.59)。两组的流产率相近(*OR*=0.81，95% *CI* 0.36～1.86)。作者总结认为：“没有足够证据能说明对于 CC 抗性 PCOS 女性患者而言，到底是使用卵巢打孔法还是使用促性腺激素诱导排卵法能产生更好的排卵和妊娠结果，但发现卵巢打孔法所产生的多胎妊娠情况极少”。

经过 LOD 后对月经规律性和生殖能力的改善作用和内分泌作用可能可以持续数年(32,55)。Gjonnaess(56)报道在经过卵巢电灼术之后的内分泌后期影响可以持续 18～20 年。不仅如此，卵巢手术可能使药物诱导排卵变得更加容易。LOD 预处理后的促性腺激素给药的刺激时间缩短，促性腺激素总剂量减少且妊娠率增加(57)。有人建议在进行 IVF 之前先进行 LOD 从而将 OHSS 风险降低到最小程度。Rimington 等(45)将 50 例进行 IVF 的 PCOS 患者随机分为两组。组Ⅰ患者($n=25$)在进行 IVF 之前未接受过 LOD,而组Ⅱ患者($n=25$)在进行 IVF 之前接受过 LOD。与组Ⅱ相比,组Ⅰ中因 OHSS 而取消治疗周期的发生率显著较高。此外,组Ⅰ的中度或重度 OHSS 发生率高于组Ⅱ的中度或重度 OHSS 发生率。

曾比较过 LOD 治疗和促性腺激素治疗的性价比。显然,进行此比较需要考虑多个问题,包括腹腔镜、IVF 治疗周期和外源性促性腺激素的费用和社会保障制度的涵盖范围。尽管如此,van Wely 等(58)依旧在荷兰进行了一个多中心随机化临床试验,比较了 168 例具有克罗米芬抗性的 PCOS 患者中 rFSH 的治疗费用和 LOD 的治疗费用。在 LOD 治疗法中,若仍持续不排卵则在术后使用 CC 和 rFSH 给药。rFSH 治疗法使用长期低剂量逐增治疗方案。电灼术和 rFSH 法在第 12 个月时的持续妊娠率都为 67%。电灼术中每个女性患者的平均总费用为 5308 欧元,rFSH 治疗中每个女性患者的平均总费用为 5925 欧元,产生的平均值差异为 617 欧元(95% *CI*:-382～1614 欧元)。然而,这些费用中未包括分娩和新生儿护理所产生的费用。由于 rFSH 治疗会产生多胎妊娠的风险,所以预计电灼术所产生的分娩费用较低,因此其总费用也较低(58)。

与二甲双胍的比较

Pirwany 和 Tulandi(57)在最近的一篇综述中比较了 LOD 和二甲双胍的疗效和安全性(见第 30 章,了解临床细节)。LOD 和二甲双胍疗法改善月经紊乱和排卵功能障碍的疗效相似。两种治疗手段所产生的妊娠率也相似,但还未证明二甲双胍在妊娠率中的安全性。不过二甲双胍在 2 型糖尿病孕妇中的安全性已经得到了肯定。二甲双胍相对便宜,而且与 LOD 不同,它能减少后续发生冠心病的风险。作者的结论是"鉴于二甲双胍治疗的可用性,以及其与腹腔镜卵巢打孔术一样可以有效治愈许多与 PCOS 相关的临床、内分泌和代谢异常情况,认为需要重新进行一个随机化对照试验以评估卵巢打孔法在治疗 PCOS 患者中的作用。"

最近发表了若干随机化双盲安慰剂对照研究,比较了具有 CC 抗性 PCOS 患者治疗中的 LOD 治疗和二甲双胍治疗。Malkawi 等(59)未发现 LOD 治疗组和二甲双胍治疗组的天然排卵率(79.7% *vs* 83.5%)和妊娠率(64.1 *vs* 59.8%)之间存在任何显著性差异。Palomba 等(60)评估了 LOD 治疗和二甲双胍治疗对具有 CC 抗性 PCOS 患者生殖结果的作用。第一组患者被安排在经过诊断性腹腔镜后服用 6 个月的二甲双胍(每天两次 850mg 给药);第二组患者接受 LOD 治疗,并服用 6 个月的安慰剂。对于经过 6 个月的二甲双胍或安慰剂给药后仍未排卵的女性,作者给予她们每天剂量为 150mg 的 CC 给药,给药持续时间为周期的第 3～7 天。在研究结束之时虽然未发现两治疗组的总排卵率之间存在统计显著性差异(分别为 54.8% 和 53.2%),但发现二甲双胍治疗组的每周期妊娠率显著较高(21.8% 和 13.4%,$P<0.05$),还发现二甲双胍治疗组的流产率低于 LOD 治疗组的流产率(分别为 9.3% 和 29.0%)。在经过 6 个周期的治疗后,二甲双胍治疗组的累积妊娠率为 72.2%(54 例患者中 39 例患者妊娠),而 LOD 治疗组的累积妊娠率为 56.4%(55 例患者中 31 例患者妊娠)。作者还评估了两个治疗方法的性价比;如果忽略诊断性腹腔镜费用的话,二甲双胍治疗前 6 个月的费用约比 LOD 治疗便宜 20 倍(60)。

Kocak 和 Ustun(61)将 42 例 PCOS 患者随机平均分为两组。组Ⅰ患者($n=21$)接受 LOD 治疗,组Ⅱ患者($n=21$)接受 LOD 治疗后再持续服用 6 个月每天 1700mg 剂量的二甲双胍。结果发现组Ⅱ患者的平均血清雄激素水平以及口服葡萄糖耐量试验中的胰岛素反应显著降低,而组Ⅰ的这些参数并未发生显著性变化。还发现组Ⅱ患者的平均血清孕酮水平和黄体中期的子宫内膜厚度[(34.6±25.4)ng/ml,(8.4±1.1)mm]显著高于组Ⅰ患者这些参数[(26.2±24.7)ng/ml,(7.9±2.8)mm]($P<0.05$)。组Ⅱ的排卵率和妊娠率都显著高于组Ⅰ,组Ⅱ排卵率为 65 个周期中的 56 个(86.1%),而组Ⅰ排卵率为 65 个周期中的 29 个(44.6%);组Ⅱ妊娠率为 21 例女性患者中的 9 例(47.6%),而组Ⅰ妊娠率为 21 例女性患者中的 4 例(19.1%)。作者总结认为 LOD 后给药二甲双胍能改善患者胰岛素抗性,降低雄激素水平并能显著增加排卵率和妊娠率(61)。

雄激素过多症和代谢因素

已发现经过 LOD 后,患者的循环睾酮浓度显著下降,然而有关硫酸脱氢异雄酮的数据却与之矛盾;发现 LOD 对肾上腺功能几乎没有作用,哪怕是对高胰岛素血症患者也几乎无作用(62)。LOD 能改善雄激素过多症被认为是因为此步骤能减少 LH 浓度,并降低卵巢间质的雄激素分泌量,然而胰岛素敏感性依旧不发生变化。

约有50% ~70%的PCOS女性患者具有胰岛素抗性(63,64)。胰岛素抗性被认为是由于胰岛素受体转导缺陷所导致,而与肥胖无关(64)。只有少数关于LOD对胰岛素敏感性作用的数据。Saleh等(62)评估了LOD对口服葡萄糖耐量试验中胰岛素反应的作用,并发现手术对胰岛素敏感性的作用取决于患者的术前胰岛素状态。高胰岛素血症女性患者在接受手术后,其胰岛素曲线下的面积减少更多(62)。然而Tiitinen等(65)用高葡萄糖钳夹技术未能证明LOD治疗后能对胰岛素敏感性产生任何影响。一个小型研究(66)发现LOD治疗后未改善胰岛素敏感性,并对脂蛋白水平未产生有利作用。总结而言,LOD对胰岛素敏感性和脂蛋白水平作用极小或没有作用。

对LOD反应的预测

虽然已广泛证明了经过LOD治疗后,具有CC抗性的PCOS患者产生高排卵率和妊娠率,但仍有20% ~30%的这类患者对手术治疗无反应(55)。在最近一个研究中,Amer等(21)评估了200例PCOS患者对LOD手术的反应。他们发现BMI大于35kg/m^2、血清睾酮浓度大于4.5nmol/L、游离雄激素指数(睾酮×100/性激素结合球蛋白)大于15和(或)不孕症持续超过3年的患者对LOD的反应性差。作者总结认为是否出现痤疮、月经模式、LH/FSH比以及卵巢容量等都不会影响LOD的治疗结果。其中有趣的是,治疗前LH水平似乎与妊娠率有关,而与排卵率无关。

最近van Wely等(58)进行了一个研究,以确定83例具有CC抗性PCOS患者中LOD治疗失败的预测因子。治疗失败的定义是,在经过电灼术后的8周内仍未排卵,以及在经过无论是否给药CC的电灼术后未产生持续妊娠结果。逻辑回归分析显示,术前的早发月经初潮、低LH/FSH比和低血清葡萄糖水平与LOD治疗失败有关。LH/FSH水平被发现是电灼术后卵巢反应的最有效预测因子。

卵巢打孔的长期作用

卵巢打孔所产生的内分泌改变可以持续很长的时间。Gjonnaess报道超过50%的接受过卵巢打孔的患者能持续排卵10年以上(56)。

两个最近发布的研究报道了LOD对116例女性患者的长期作用,这些患者患有持续一年以上无排卵性不孕症,并且在接受6 ~9个周期的持续5天剂量为150mg/d的CC给药和人类绒膜促性腺激素给药后仍未排卵($n=104$)或妊娠(32,67),这些患者中的7例患者在接受人类绝经期促性腺激素后仍未妊娠。在卵巢打孔术后第一年中,67%的女性患者产生规律性月经;50%的患者在7年后仍具有规律性月经周期。在116例患者中,有67例患者(58%)妊娠,妊娠总数为120例,自然流产率为17%。在内分泌方面,与患者术前情况相比,患者术后的血清LH水平和LH/FSH比统计显著性降低(分别为$P<0.01$和$P<0.001$)。相似地,患者术后的血清睾酮、雄烯二酮和游离雄激素指数也降低(分别为$P<0.05$、$P<0.01$和$P<0.001$)。而患者的血清FSH浓度未发生改变。这些内分泌情况的变化可以持续3年以上。

在较近期的一个报告中,Lunde等(68)对149例曾在15 ~25年前经过卵巢楔形切除术的患者进行了一个评估其生育力和月经模式的后续随访研究。这149例患者在1970—1980年期间进行了手术,并在1995年使用详细问卷调查的方式接受了最终后续随访。149例患者中的136例患者(91%)给予了反馈信息。在129例想要妊娠的患者中,70例患者(54%)通过自然妊娠获得一个或一个以上孩子。此分析中也包括手术步骤后接受过卵巢刺激的女性患者,则获得一个或一个以上孩子的患者数量上升至96例(74%)。有大量数据证明卵巢楔形切除术后产生的粘连情况风险。此步骤对月经功能的作用也非常明显,并此作用具有长期性;103例绝经前女性患者中的82例在手术后超过15年都具有规律性月经。

并发症

卵巢打孔中可能产生并发症的过程包括麻醉、手术入路创建(腹腔镜或经阴道注水式腹腔镜),和(或)使用电或激光的卵巢打孔本身过程。打孔过程中,患者可能会出现打孔位点出血和卵巢子宫韧带拉伤,因为在打孔过程中经常通过抓住卵巢子宫韧带来固定卵巢。使用过多能量会损毁大量卵泡,导致卵巢储量减少。使用能量的电极过于深入卵巢时,会使肺门血管干涸,导致卵巢坏死后发生卵巢早衰(42)。

卵巢打孔另一个重要的并发症是发生术后粘连。已报道的术后粘连发生率差异很大,从0%至70%(表31.2)(11,18,19,33,69 ~74)。Felemban等(18)报道了17例患者的术后粘连发生率为27%。这些粘连情况为“位于卵巢表面的微型膜状粘连,可能并无显著功能性意义。"这种粘连形成发生率之间的显著差异可能部分是由于技术差异导致，部分是由于复查时的结果解释差异而导致。似乎发现激光治疗的粘连形成发生率高于电灼术的粘连形成发生率(33)，且使用防粘连产品不能降低粘连形成的发生率。腹腔灌洗和使用绝缘针电灼术能有助降低粘连形成的发生率(18,33)。毋庸置疑的是必须使用精密且无创伤性的技术对适当组织进行卵巢打孔步骤(73,74)。

表 31.2　LOD 后的术后粘连

作者	年份	n	粘连(患者百分比)
Weise 等[a](69)	1991	10	70
Gurgan 等[b](19)	1992	20	68
Corson 和 Grochmal[b](70)	1990	30	3
Portuondo 等[c](11)	1984	24	0
Naether 等[a](33)	1994	62	19
Felemban 等[a]	2000	15	27

手术方法为[a]电外科手术、[b]激光和[c]活组织切片检查

关键点

- 卵巢打孔是一种通过最小入口进行的相对简单的手术步骤，此手术通常为门诊手术。此方法为具有 CC 抗性 PCOS 患者治疗提供了另一种备选疗法。
- 卵巢打孔与促性腺激素给药相比有多个优点。优点包括①超过 70% 的患者发生自然排卵；②超过 50% 的患者在无需进行促性腺激素给药中需进行的密切周期监测情况下发生妊娠；③此步骤产生长期作用；④此步骤消除了促性腺激素给药中会产生的多胎妊娠和 OHSS 高发生率的风险；⑤在使用克罗米芬或促性腺激素能产生妊娠的情况下，此手术步骤可以增加患者对这两种药物刺激的反应。
- 尽管具有这些优点，但卵巢打孔毕竟是一种手术步骤可能会产生轻微至严重的并发症。所以必须采用恰当且精密的技术以避免这些并发症的产生。
- 目前正在研究的生活方式调整(饮食和锻炼)和(或)使用二甲双胍给药可能有效减少对卵巢打孔步骤的需求。
- 卵巢打孔在目前的选择性 PCOS 病例治疗中仍占有一席之地。随着对于此复杂综合征的深入了解以及新型的有效治疗手段的不断引入，可能会进一步减少对 PCOS 患者进行手术治疗的需求。

参考文献

1. Yildiz BO, Yarali H, Oguz H, Bayraktar M. Glucose intolerance, insulin resistance, and hyperandrogenemia in first degree relatives of women with polycystic ovary syndrome. *J Clin Endocrinol Metab* 2003;**88**:2031–6.
2. Polson DW, Adams J, Wadsworth J, Franks S. Polycystic ovaries—a common finding in normal women. *Lancet* 1988;**1**:870–2.
3. Carmina E, Ditkoff EC, Malizia G, Vijod AG, Janni A, Lobo RA. Increased circulating levels of immunoreactive beta-endorphin in polycystic ovary syndrome is not caused by increased pituitary secretion. *Am J Obstet Gynecol* 1992;**167**:1819–24.
4. The Rotterdam ESHRE/ASRM-Sponsored PCOS consensus workshop group. Revised 2003 consensus on diagnostic criteria and long-term health risks related to polycystic ovary syndrome (PCOS). *Hum Reprod* 2004;**19**:41–7.
5. Balen AH, Laven JS, Tan SL, Dewailly D. Ultrasound assessment of the polycystic ovary: international consensus definitions. *Hum Reprod Update* 2003;**9**:505–14.
6. Geisthovel F. A comment on the European Society of Human Reproduction and Embryology/American Society for Reproductive Medicine consensus of the polycystic ovarian syndrome. *Reprod Biomed Online* 2003;**7**:602–5.
7. Leventhal ML. The Stein-Leventhal syndrome. *Am J Obstet Gynecol* 1958;**76**:825–38.
8. Stein IF, Cohen MR. Surgical treatment of bilateral polycystic ovaries. *Am J Obstet Gynecol* 1939;**38**:465–73.
9. Stein IF. Duration of fertility following ovarian wedge resection—Stein-Leventhal syndrome. *Obstet Gynecol Surv* 1965;**20**:124–7.
10. Adashi EY, Rock JA, Guzick D, Wentz AC, Jones GS, Jones HW, Jr. Fertility following bilateral ovarian wedge resection: a critical analysis of 90 consecutive cases of the polycystic ovary syndrome. *Fertil Steril* 1981;**36**:320–5.
11. Portuondo JA, Melchor JC, Neyro JL, Alegre A. Periovarian adhesions following ovarian wedge resection or laparoscopic biopsy. *Endoscopy* 1984;**16**:143–5.
12. Gomel V. [Reasons for surgical treatment of polycystic ovary syndrome]. *J Gynecol Obstet Biol Reprod (Paris)* 2003;**32**:S46–9.
13. Gjonnaess H. Polycystic ovarian syndrome treated by ovarian electrocautery through the laparoscope. *Fertil Steril* 1984;**41**:20–5.
14. Lord JM, Flight IH, Norman RJ. Insulin-sensitising drugs (metformin, troglitazone, rosiglitazone, pioglitazone, D-chiro-inositol) for polycystic ovary syndrome. *Cochrane Database Syst Rev* 2003;CD003053.
15. Mitwally MF, Casper RF. Aromatase inhibitors for the treatment of infertility. *Expert Opin Investig Drugs* 2003;**12**:353–71.
16. Gomel V, Taylor PJ. Diagnostic and operative gynecologic laparoscopy. Vol. 198. 1995, St. Louis: Mosby.
17. Saleh AM, Khalil HS. Review of nonsurgical and surgical treatment and the role of insulin-sensitizing agents in the management of infertile women with polycystic ovary syndrome. *Acta Obstet Gynecol Scand* 2004;**83**:614–21.
18. Felemban A, Tan SL, Tulandi T. Laparoscopic treatment of polycystic ovaries with insulated needle cautery: a reappraisal. *Fertil Steril* 2000;**73**:266–9.
19. Gurgan T, Urman B, Aksu T, Yarali H, Develioglu O, Kisnisci HA. The effect of short-interval laparoscopic lysis of adhesions on pregnancy rates following Nd-YAG laser photocoagulation of polycystic ovaries. *Obstet Gynecol* 1992;**80**:45–7.
20. Malkawi HY, Qublan HS. Laparoscopic ovarian drilling in the treatment of polycystic ovary syndrome: how many punctures per ovary are needed to improve the reproductive outcome? *J Obstet Gynaecol Res* 2005;**31**:115–9.

21. Amer SA, Li TC, Cooke ID. A prospective dose-finding study of the amount of thermal energy required for laparoscopic ovarian diathermy. *Hum Reprod* 2003;**18**:1693–8.
22. Dabirashrafi H. Complications of laparoscopic ovarian cauterization. *Fertil Steril* 1989;**52**:878–9.
23. Fernandez H, Alby JD, Gervaise A, de Tayrac R, Frydman R. Operative transvaginal hydrolaparoscopy for treatment of polycystic ovary syndrome: a new minimally invasive surgery. *Fertil Steril* 2001;**75**:607–11.
24. Branigan EF, Estes A, Walker K, Rothgeb J. Through sonographic oocyte retrieval during in vitro fertilization produces results similar to ovarian wedge resection in patients with clomiphene citrate-resistant polycystic ovarian syndrome. *Am J Obstet Gynecol* 2006;**194**:1696–700; discussion 1700–1.
25. Rossmanith WG, Keckstein J, Spatzier Klauritzen C. The impact of ovarian laser surgery on the gonadotrophin secretion in women with polycystic ovarian disease. *Clin Endocrinol (Oxf)* 1991;**34**:223–30.
26. Keckstein J. Laparoscopic treatment of polycystic ovarian syndrome. *Baillieres Clin Obstet Gynaecol* 1989;**3**:563–81.
27. Liguori G, Tolino A, Moccia G, Scognamiglio G, Nappi C. Laparoscopic ovarian treatment in infertile patients with polycystic ovarian syndrome (PCOS): endocrine changes and clinical outcome. *Gynecol Endocrinol* 1996;**10**:257–64.
28. Alborzi S, Khodaee R, Parsanejad ME. Ovarian size and response to laparoscopic ovarian electro-cauterization in polycystic ovarian disease. *Int J Gynaecol Obstet* 2001;**74**:269–74.
29. Sumioki H, Utsunomyiya T, Matsuoka K, Korenaga M, Kadota T. The effect of laparoscopic multiple punch resection of the ovary on hypothalamo-pituitary axis in polycystic ovary syndrome. *Fertil Steril* 1988;**50**:567–72.
30. Lockwood GM, Muttukrishna S, Groome NP, Matthews DR, Ledger WL. Mid-follicular phase pulses of inhibin B are absent in polycystic ovarian syndrome and are initiated by successful laparoscopic ovarian diathermy: a possible mechanism regulating emergence of the dominant follicle. *J Clin Endocrinol Metab* 1998;**83**:1730–5.
31. Armar NA, McGarrigle HH, Honour J, Holownia P, Jacobs HS, Lachelin GC. Laparoscopic ovarian diathermy in the management of anovulatory infertility in women with polycystic ovaries: endocrine changes and clinical outcome. *Fertil Steril* 1990;**53**:45–9.
32. Amer SA, Gopalan V, Li TC, Ledger WL, Cooke ID. Long term follow-up of patients with polycystic ovarian syndrome after laparoscopic ovarian drilling: clinical outcome. *Hum Reprod* 2002;**17**:2035–42.
33. Naether OG, Baukloh V, Fischer R, Kowalczyk T. Long-term follow-up in 206 infertility patients with polycystic ovarian syndrome after laparoscopic electrocautery of the ovarian surface. *Hum Reprod* 1994;**9**:2342–9.
34. Aakvaag A, Gjonnaess H. Hormonal response to electrocautery of the ovary in patients with polycystic ovarian disease. *Br J Obstet Gynaecol* 1985;**92**:1258–64.
35. Utsunomiya T, Sumioki H, Taniguchi I. Hormonal and clinical effects of multifollicular puncture and resection on the ovaries of polycystic ovary syndrome. *Horm Res* 1990;**33** Suppl. 2:35–9.
36. Campo S, Felli A, Lamanna MA, Barini A, Garcea N. Endocrine changes and clinical outcome after laparoscopic ovarian resection in women with polycystic ovaries. *Hum Reprod* 1993;**8**:359–63.
37. Kriplani A, Manchanda R, Agarwal N, Nayar B. Laparoscopic ovarian drilling in clomiphene citrate-resistant women with polycystic ovary syndrome. *J Am Assoc Gynecol Laparosc* 2001;**8**:511–8.
38. Heylen SM, Puttemans PJ, Brosens IA. Polycystic ovarian disease treated by laparoscopic argon laser capsule drilling: comparison of vaporization versus perforation technique. *Hum Reprod* 1994;**9**:1038–42.
39. Li TC, Saravelos H, Chow MS, Chisabingo R, Cooke ID. Factors affecting the outcome of laparoscopic ovarian drilling for polycystic ovarian syndrome in women with anovulatory infertility. *Br J Obstet Gynaecol* 1998;**105**:338–44.
40. Stegmann BJ, Craig HR, Bay RC, Coonrod DV, Brady MJ, Garbaciak JA Jr. Characteristics predictive of response to ovarian diathermy in women with polycystic ovarian syndrome. *Am J Obstet Gynecol* 2003;**188**:1171–3.
41. Duleba AJ, Banaszewska B, Spaczynski RZ, Pawelczyk L. Success of laparoscopic ovarian wedge resection is related to obesity, lipid profile, and insulin levels. *Fertil Steril* 2003;**79**:1008–14.
42. Gomel V, Yarali H. Surgical treatment of polycystic ovary syndrome associated with infertility. *Reprod Biomed Online* 2004;**9**:35–42.
43. Gjonnaess H. Ovarian electrocautery in the treatment of women with polycystic ovary syndrome (PCOS). Factors affecting the results. *Acta Obstet Gynecol Scand* 1994;**73**:407–12.
44. Tozer AJ, Al-Shawaf T, Zosmer A, et al. Does laparoscopic ovarian diathermy affect the outcome of IVF-embryo transfer in women with polycystic ovarian syndrome? A retrospective comparative study. *Hum Reprod* 2001;**16**:91–5.
45. Rimington MR, Walker SM, Shaw RW. The use of laparoscopic ovarian electrocautery in preventing cancellation of in-vitro fertilization treatment cycles due to risk of ovarian hyperstimulation syndrome in women with polycystic ovaries. *Hum Reprod* 1997;**12**:1443–7.
46. Farhi J, Soule S, Jacobs HS. Effect of laparoscopic ovarian electrocautery on ovarian response and outcome of treatment with gonadotropins in clomiphene citrate-resistant patients with polycystic ovary syndrome. *Fertil Steril* 1995;**64**:930–5.
47. Colacurci N, Zullo F, De Franciscis P, Mollo A, De Placido G. In vitro fertilization following laparoscopic ovarian diathermy in patients with polycystic ovarian syndrome. *Acta Obstet Gynecol Scand* 1997;**76**:555–8.
48. Amin AF, Abd el-Aal DE, Darwish AM, Meki AR. Evaluation of the impact of laparoscopic ovarian drilling on Doppler indices of ovarian stromal blood flow, serum vascular endothelial growth factor, and insulin-like growth factor-1 in women with polycystic ovary syndrome. *Fertil Steril* 2003;**79**:938–41.
49. Abdel Gadir A, Mowafi RS, Alnaser HM, Alrashid AH, Alonezi OM, Shaw RW. Ovarian electrocautery versus human menopausal gonadotrophins and pure follicle stimulating hormone therapy in the treatment of patients with polycystic ovarian disease. *Clin Endocrinol (Oxf)* 1990;**33**:585–92.
50. Farquhar C, Vandekerckhove P, Lilford R. Laparoscopic "drilling" by diathermy or laser for ovulation induction in anovulatory polycystic ovary syndrome. *The Cochrane Library*, 2002.
51. Homburg R, Howles CM. Low-dose FSH therapy for anovulatory infertility associated with polycystic ovary syndrome: rationale, results, reflections and refinements. *Hum Reprod Update* 1999;**5**:493–9.
52. Bayram N, van Wely M, Kaaijk EM, Bossuyt PM, van der Veen F. Using an electrocautery strategy or recombinant follicle stimulating hormone to induce ovulation in polycystic ovary syndrome: randomised controlled trial. *BMJ* 2004;**328**:192.
53. Vicino M, Loverro G, Bettocchi S, Simonetti S, Mei L, Selvaggi L. Predictive value of serum androstenedione basal levels on the choice of gonadotropin or laparoscopic ovarian electrocautery as ovulation induction in clomiphene citrate-resistant patients with polycystic ovary syndrome. *Gynecol Endocrinol* 2000;**14**:42–9.
54. Farquhar CM, Williamson K, Gudex G, Johnson NP, Garland J, Sadler L. A randomized controlled trial of laparoscopic ovarian diathermy versus gonadotropin therapy for women with clomiphene citrate-resistant polycystic ovary syndrome. *Fertil Steril* 2002;**78**:404–11.

55. Farquhar CM, Williamson K, Brown PM, Garland J. An economic evaluation of laparoscopic ovarian diathermy versus gonadotrophin therapy for women with clomiphene citrate resistant polycystic ovary syndrome. *Hum Reprod* 2004;**19**: 1110–5.
56. Gjonnaess H. Late endocrine effects of ovarian electrocautery in women with polycystic ovary syndrome. *Fertil Steril* 1998;**69**: 697–701.
57. Pirwany I, Tulandi T. Laparoscopic treatment of polycystic ovaries: is it time to relinquish the procedure? *Fertil Steril* 2003;**80**: 241–51.
58. van Wely M, Bayram N, van der Veen F, Bossuyt PM. An economic comparison of a laparoscopic electrocautery strategy and ovulation induction with recombinant FSH in women with clomiphene citrate-resistant polycystic ovary syndrome. *Hum Reprod* 2004;**19**:1741–5.
59. Malkawi HY, Qublan HS, Hamaideh AH. Medical vs. surgical treatment for clomiphene citrate-resistant women with polycystic ovary syndrome. *J Obstet Gynaecol* 2003;**23**:289–93.
60. Palomba S, Orio F, Jr. Falbo A, et al. Metformin administration and laparoscopic ovarian drilling improve ovarian response to clomiphene citrate (CC) in oligo-anovulatory CC-resistant women with polycystic ovary syndrome. *Clin Endocrinol (Oxf)* 2005;**63**: 631–5.
61. Kocak I, Ustun C. Effects of metformin on insulin resistance, androgen concentration, ovulation and pregnancy rates in women with polycystic ovary syndrome following laparoscopic ovarian drilling. *J Obstet Gynaecol Res* 2006;**32**:292–8.
62. Saleh A, Morris D, Tan SL, Tulandi T. Effects of laparoscopic ovarian drilling on adrenal steroids in polycystic ovary syndrome patients with and without hyperinsulinemia. *Fertil Steril* 2001;**75**:501–4.
63. Legro RS, Finegood D, Dunaif A. A fasting glucose to insulin ratio is a useful measure of insulin sensitivity in women with polycystic ovary syndrome. *J Clin Endocrinol Metab* 1998;**83**: 2694–8.
64. Dunaif A, Segal KR, Futterweit W, Dobrjansky A. Profound peripheral insulin resistance, independent of obesity, in polycystic ovary syndrome. *Diabetes* 1989;**38**:1165–74.
65. Tiitinen A, Tenhunen A, Seppala M. Ovarian electrocauterization causes LH-regulated but not insulin-regulated endocrine changes. *Clin Endocrinol (Oxf)* 1993;**39**:181–4.
66. Lemieux S, Lewis GF, Ben-Chetrit A, Steiner G, Greenblatt EM. Correction of hyperandrogenemia by laparoscopic ovarian cautery in women with polycystic ovarian syndrome is not accompanied by improved insulin sensitivity or lipid-lipoprotein levels. *J Clin Endocrinol Metab* 1999;**84**:4278–82.
67. Amer SA, Banu Z, Li TC, Cooke ID. Long-term follow-up of patients with polycystic ovary syndrome after laparoscopic ovarian drilling: endocrine and ultrasonographic outcomes. *Hum Reprod* 2002;17:2851–7.
68. Lunde O, Djoseland O, Grottum P. Polycystic ovarian syndrome: a follow-up study on fertility and menstrual pattern in 149 patients 15-25 years after ovarian wedge resection. *Hum Reprod* 2001;**16**:1479–85.
69. Weise HC, Naether O, Fischer R, Berger-Bispink S, Delfs T. Results of treatment with surface cauterization of polycystic ovaries in sterility patients. *Geburtshilfe Frauenheilkd* 1991;**51**: 920–4.
70. Corson SL, Grochmal SA. Contact laser laparoscopy has distinct advantages over alternatives. *Clin Laser Mon* 1990;**8**:7–9.
71. Campo S., Ovulatory cycles, pregnancy outcome and complications after surgical treatment of polycystic ovary syndrome. *Obstet Gynecol Surv* 1998;**53**:297–308.
72. Daniell JF, Miller W. Polycystic ovaries treated by laparoscopic laser vaporization. *Fertil Steril* 1989;**51**:232–6.
73. Rizk B, Nawar MG. Laparoscopic ovarian drilling for surgical induction of ovulation in polycystic ovary syndrome. In Allahbadia G (Ed.) Mumbai: India, Rotunda Medical Technologies (2001), chapter 18, 140–4.
74. Rizk B. Prevention of Ovarian Hyperstimulation Syndrome. In Rizk B (Ed.). Ovarian Hyperstimulation Syndrome. Cambridge: United Kingdom. Cambridge University Press, chapter 7, 130–99.

■ 第32章 ■

子宫内膜异位症相关性不孕症

Cem S. Atabekoglu, Aydin Arici

引言

子宫内膜异位症是一种多数发生于女性盆腔中的常见病理过程。虽然对于子宫内膜异位症的治疗已积累了丰富的临床经验和大量实验研究，但其发病机制和治疗方法仍然存在很多不确定性。子宫内膜异位症是影响女性生育力的最常见妇科疾病之一。不孕症女性中的子宫内膜异位症患病率为20%～55%，而输卵管结扎术导致不孕的女性仅占2%～5%(1,2)。不孕症和子宫内膜异位症之间的相关性促使许多研究者和医生猜测这两个事件之间可能存在着某些因果关系。目前仍没有明确的答案可以回答为什么子宫内膜异位症患者的生育力低下这个问题。已提出多种关于子宫内膜异位症患者会发生不孕症的病因学解释。其中最直接的一个解释是晚期子宫内膜异位症中发现的解剖学变形结果。然而那些具有功能性畅通输卵管且无解剖学变形结果的子宫内膜异位症患者也发生不孕症。还提出了其他几种可能性，与免疫缺陷以及含细胞因子和巨噬细胞的腹膜液特征发生变化有关，它们可以通过改变卵泡生成、导致排卵功能障碍、减少颗粒细胞的排卵前类固醇生成、精子吞噬作用以及损害受精作用而影响患者的受精力(3)。

在此章节中我们不期望能完全解开这些谜底，但我们将根据现有知识，举例说明关于子宫内膜异位症相关性不孕症的病理生理学和治疗的各个观点。

子宫内膜异位症和生育力低下

目前还不清楚子宫内膜异位症在普通人群中的确切患病率。在接受绝育术的可生育患者中报道的子宫内膜异位症患病率存在着广泛差异性(3%～43%)，这可能是由于这些研究所采取的诊断方法不同而导致(4)。医生的积极性也很重要；正如我们所知，某些医生更急切地希望在有症状患者中寻找到极轻度或轻度的子宫内膜异位症状况。然而，最近的一篇综述报道了不孕症患者的子宫内膜异位症患病率更高(33% *vs* 可生育患者仅为4%)。不仅如此，还发现中度和重度子宫内膜异位症在不孕症患者中的患病率高于进行腹腔镜绝育术的可生育女性患病率(32% *vs* 9%)。

用狒狒进行的研究比较了自发性极轻度子宫内膜异位症狒狒的正常月受精率(MFR)(18%)，以及盆腔正常狒狒的正常月受精率(24%)(5,6)。这些研究中的其中一个作者也证明了患有轻度、中度或重度子宫内膜异位症狒狒的MFR显著低于患有极轻度子宫内膜异位症狒狒或盆腔正常狒狒的MFR(6)。并且还确切证明了拒绝接受手术治疗的中度和重度子宫内膜异位症患者的MFR和总妊娠率有所下降。Olive及其同事发现了患有轻度至重度子宫内膜异位症的不孕症患者在接受1～25个月的期待治疗期间，患者MFR为3.1%；他们还发现患有重度子宫内膜异位症的患者MFR和总妊娠率为0%，中度子宫内膜异位症患者的MFR为3.2%，总妊娠率为25%(7)。曾有一篇综述报道了极轻度或轻度子宫内膜异位症患者在期待治疗中的平均累积妊娠率为45%，而经过手术治疗后的妊娠率约为58%(8)。但遗憾的是，大部分这些研究都是非对照性或回顾性的，所以容易产生选择性偏差。至今为止我们只有两个随机对照试验(RCT)评估了手术治疗对极轻度或轻度子宫内膜异位症患者生育力的作用。其中一个研究总结认为手术疗法能改善此类患者的受精力，而另一个研究却未发现任何差异结果(9,10)。

然而，当对所有研究进行一个荟萃分析时可以发现早期子宫内膜异位症经过手术治疗后能显著改善患者妊娠率(11)。此问题在文后相关章节将予以详细讨论。

子宫内膜异位症相关性不孕症的机制

如之前所述,盆腔变形解剖学结果是导致患者不孕症最重要的机制之一,尤其是晚期病变的盆腔变形解剖学结果。在此情况下,子宫内膜异位症所引发的盆腔炎会导致粘连形成和瘢痕形成,从而破坏和降低生育力,这可能是通过阻止卵母细胞释放以及损伤输卵管进行卵子募集或运输功能而导致的。与之相反,许多子宫内膜异位症患者可排卵且具有功能性畅通输卵管,并无粘连情况或解剖学变形结果,但仍可能患有不孕症。多个研究已证明腹膜液容积增加伴随多种类型细胞浓度的增加,尤其是激活了巨噬细胞的活性。腹腔巨噬细胞的活力增加,可增强吞噬作用和多种可溶性物质的分泌,例如蛋白水解酶、细胞因子、前列腺素和生长因子。已证明腹腔巨噬细胞可吞噬精子,而患有子宫内膜异位症女性的巨噬细胞活力强于无此疾病女性的巨噬细胞活力(12)。多个研究者已证明子宫内膜异位症女性患者腹膜液中的多种细胞因子水平升高,例如白介素-1(IL-1)、IL-6、IL-8、IL-17、IL-18 和肿瘤坏死因子-α(TNF-α)(13,14)。由于卵巢和输卵管都是浸没在腹膜液中,所以上述变化可能会对卵泡生成、卵母细胞功能和质量、排卵作用、精子、输卵管功能、胚胎治疗或着床作用产生不利影响(15)。

Diaz 等显示当移植来自无疾病捐献者的卵母细胞时,无子宫内膜异位症患者或患有Ⅲ~Ⅳ级子宫内膜异位症患者的妊娠率、着床率和活产率相似。因此,作者总结认为子宫内膜异位症患者的受精力下降可能与卵母细胞质量差有关,而与着床失败无关(13)。关于卵泡液的数据显示子宫内膜异位症患者的 IL-1、IL-6、IL-8、TNF-α、单核细胞趋化蛋白-1(MCP-1)、内皮素-1 和多种自然杀手细胞、B 淋巴细胞和单核细胞水平增加,但是血管内皮生长因子水平下降(14)。而这些细胞因子和生长因子也会损伤卵泡生成作用和排卵作用。某些研究者报道了在 IVF 治疗周期中,子宫内膜异位症患者的受精率降低,但其他研究无法证实这一点。在一个包括 980 个男性不育症 ICSI 周期的大型回顾性研究中并未报道子宫内膜异位症患者的不良结果,结果发现 101 个子宫内膜异位症患者周期和 879 个其他因素不孕患者周期的受精率、着床率和妊娠率之间并未发现存在任何差异。此结果表明 ICSI 手段可能是克服子宫内膜异位症患者受精缺陷的有效工具(15)。

腹膜环境恶劣可能会导致早期胚胎发育受损。虽然存在相互矛盾的报道,但已有大量证据表明子宫内膜异位症不孕症患者的血清和腹膜液对双细胞小鼠胚胎具有胚胎毒性(14)。

成功的着床需要一个胚泡时期功能正常的胚胎和一个具有接受性的子宫内膜。与未患有子宫内膜异位症的患者相比,子宫内膜异位症患者的多种基因例如整合素(例如,αVβ3),基质金属蛋白酶(例如,MMP-7 和-11),转录因子(例如,肝细胞核因子),子宫内膜出血因子(ebaf),参与类固醇激素代谢的酶类(例如,芳香酶、17β-羟基类固醇脱氢酶),白血病抑制因子(LIF),*Hox* 基因以及孕酮受体异构体会在着床窗期和周期的其他时间发生异常表达(16)。最近 Dimitriadis 等发现在着床期,子宫内膜异位不孕症患者的过厚子宫内膜腺上皮上无 IL-11 和 IL-11R-α 染色,且与有生育力患者的子宫内膜相比,前者的 LIF 染色强度显著较低(17)。我们的研究组发现子宫内膜异位症患者的腹膜液中 MCP-1 和 IL-8 水平显著升高(14)。虽然某些证据支持了着床受损的假设,但目前多种证据表明子宫内膜异位症患者的着床功能未受到损害,例如,如之前所述,Diaz 等报道了当接受来自同一捐献者的卵母细胞时,患有Ⅲ~Ⅳ级子宫内膜异位症女性患者的着床率和未患有子宫内膜异位症女性患者的着床率相似(13)。Garcia-Velasco 等也说明了重度子宫内膜异位症似乎并不影响胞饮突的表达,而胞饮突是一种子宫接受性形态学标志物(18)。

是否应该强制原因不明性不孕症患者使用腹腔镜技术进行子宫内膜异位症诊断?

至今为止,腹腔镜被认为是子宫内膜异位症明确诊断的金标准。然而,腹腔镜在不孕症患者检查中的确切作用仍是争论焦点。结果显示,腹腔镜检查发现 35%~68% 的患者病例存在输卵管病理特点或子宫内膜异位症,即使其中有些患者在经过子宫输卵管造影术(HSG)后显示结果正常。目前有多个证据证明腹腔镜不影响具有畅通输卵管的原因不明性不孕症患者的预后情况。这些病例中只有一小部分出现可用腹腔镜治疗的输卵管周围粘连或早期子宫内膜异位症。然而正如之前所提到的那样,目前文献中关于腹腔镜治疗对患有极轻度和轻度子宫内膜异位症患者的不孕症治疗作用仍处于讨论阶段。某些作者建议当 HSG 检查结果证明患者的输卵管正常畅通并且当超声波检查未发现不孕症患者出现子宫内膜异位症时,则无需进行诊断性腹腔镜检查。根据Tanahatoe等的研究发现腹腔镜检查意义非凡，腹腔镜检查结果在患者接受宫腔内人工授精(IUI)治疗前改变了25%患者的治疗决定。他们的结果发现4%的重度异常患者改为IVF治疗或开放手术治疗，另有21%的子宫内膜异位症(Ⅰ级和Ⅱ级)或粘连患者直接先使用腹腔镜干预法进行治疗，之后再接受IUI治疗(19)。最近，同一作者又进行了一个RCT比较了IUI治疗之前进行诊断性腹腔镜检查的结果和在IUI治疗6个周期后进行腹腔镜检查的结果。他们未发现这两个治疗组所产生的累积妊娠率之间存在任何差异(分别为44%和49%)。该作者还提出那些在腹腔镜检查时被发现需要进行干预疗法的子宫内膜异位症和粘连情况患病率并未显著高于经过6个IUI治疗周期后再进行腹腔镜检查的子宫内膜异位症和粘连情况患病率。在此RCT后，Tanahatoe及其同事修改了建议，并提出在IUI治疗前侦测并治疗观察到的盆腔病理情况对IUI治疗结果的影响可以忽略不计(20)。关于极轻度/轻度子宫内膜异位症治疗是否能增加IUI妊娠率目前仍是一个存在争议的问题。如果进行常规腹腔镜检查，需要意识到此步骤具有创伤性且成本昂贵，同时还会发生相关并发症。除此之外，如果通过手术治愈极轻度和轻度子宫内膜异位症仍未改善妊娠率，则在HSG检查结果正常后进行诊断性腹腔镜检查的附加价值就变得很小。如果手术治疗能改善辅助生殖技术(ART)治疗周期的妊娠率，则应当进行腹腔镜检查。然而，至今为止还未进行过任何RCT以评估之前接受过手术治疗的Ⅰ~Ⅱ级和Ⅲ~Ⅳ级子宫内膜异位症患者的ART治疗结果，并将其与之前未接受过手术治疗的此类患者的ART治疗结果进行比较。新近，Calhaz-Jorge等发现患有中度/重度子宫内膜异位症患者更需要进行IVF治疗(51.1%)，与之相比，极轻度/轻度子宫内膜异位症患者(39.2%)或原因不明性不孕症夫妻(39.2%)的此治疗需求较小。然而，结果发现这些患者组的IVF成功率和总妊娠率相似，作者认为子宫内膜异位症的诊断对不孕症治疗的成功与否不产生影响，虽然研究中发现中度/重度子宫内膜异位症患者更需要进行IVF治疗。不管是否患有极轻度/轻度子宫内膜异位症，原因不明性不孕症夫妻的妊娠率都相似(21)。Milingos等最近提出仅有不孕症问题的患者，他们经过诊断性腹腔镜检查所获得的正常盆腔结果多于同时具有不孕症和慢性盆腔痛问题的患者(57.4% *vs* 23.3%)(22)。作者建议将患有慢性盆腔痛的不孕症患者归为一个特殊的患者群体，这类患者除了用腹腔镜技术鉴定和治疗不孕症的潜在病因之外，还需要进行腹腔镜手术缓解盆腔疼痛。对于这类患者，应当在患者被确认符合慢性盆腔痛诊断标准之后立即进行腹腔镜治疗。根据2005年的关于子宫内膜异位症诊断和治疗的ESHRE准则所描述，目前没有足够证据确定腹腔镜技术应在月经周期中的哪个具体时间点进行，但确定此步骤不能在激素治疗期间或激素治疗的3个月内进行以防止不能对疾病作出全面性诊断(23)。

子宫内膜异位症相关性不孕症的治疗

期待治疗

正如预期所料，重度子宫内膜异位症患者的自然妊娠可能性有限。当考虑其他级别的子宫内膜异位症患者时，她们的自然妊娠可能性略微增加。有多个报道鼓励我们在对子宫内膜异位症患者开始进行任何昂贵的特定治疗之前，先进行一个期待治疗。据报道Ⅰ级和Ⅱ级子宫内膜异位症患者在期待治疗期间的平均妊娠率约为45%(8)。相似的，上述患者的月受精率与原因不明性不孕症患者的月受精率无显著性差异(24)。已提出期待治疗的多个风险：①子宫内膜瘤破裂和(或)发生盆腔脓肿；②错过隐性的早期恶性肿瘤；③取卵困难；④子宫内膜瘤内容物污染卵泡液；⑤子宫内膜异位症恶化。尤其应当对未出现显著解剖学变形且不孕症持续时间短的年轻子宫内膜异位症患者进行期待疗法。

药物治疗

至今为止，没有任何来自RCT的数据证明对于子宫内膜异位症的药物治疗能对生育力产生任何有利影响。不仅如此，药物治疗会延迟后续治疗，增加额外费用并产生并发症，这些都阻止我们常规使用药物治疗不孕症患者。药物治疗只适用于IVF治疗或ICSI治疗之前。在最近的一个Cochrane荟萃分析中发现，在IVF治疗或ICSI治疗之前接受过3~6个月GnRH激动剂治疗的子宫内膜异位症患者的临床妊娠率比之前未接受过GnRH类似物治疗的此类患者的临床妊娠率增加4倍多(25)。

手术治疗

至今为止，关于在腹腔镜检查时进行消融手术治疗极轻度至轻度子宫内膜异位症所产生益处的问题仍没有明确答案。一个对多个临床研究进行的荟萃分析指出，在经过子宫内膜异位症手术治疗后的一到两年内，据报道患者累积妊娠率约为65%。发现手术治疗似乎更为有利，所产生的粗略妊娠率约比未进行手术治疗的患者约高38%（26）。只有两个RCT报道了腹腔镜手术对Ⅰ级或Ⅱ级子宫内膜异位症相关性不孕症患者的治疗效果。其中一个意大利研究报道了101例患有极轻度或轻度子宫内膜异位症的不孕症女性患者中，分别在经过腹腔镜消融术治疗以及未经过治疗后一年内的累积活产率相似（20% *vs* 22%）。此意大利研究的最大缺点是由于样本数量少而导致的有限统计功效；此研究的另一重要问题是患者的不孕症持续时间较长（4年）。另一个加拿大研究中发现腹腔镜消融/切除治疗组中超过20周妊娠的妊娠率较高（29%），而未进行治疗组的此妊娠率较低（17%）。虽然此研究的样本数量足够（341例患者），但其后续随访时间仅为9个月，并且研究中的某些患者还服用了助孕药物；此研究的另一个重要缺点是患者被告知他们所接受的手术内容。对于这两个随机试验的荟萃分析说明，腹腔镜手术能改善极轻度和轻度子宫内膜异位症患者的持续妊娠率和活产率（*OR* 1.64，95% *CI* 1.05～2.57）。作者建议在对患者初次接受腹腔镜治疗之前的病例详细讨论中，应考虑该患者在诊断性腹腔镜检查时是否被发现患有极轻度/轻度子宫内膜异位症从而成为腹腔镜手术的候选者。可能在同一时间进行腹腔镜消融术和切除术，此手段可能免去了需要进行再次腹腔镜技术的需求，且总创伤性较小。除此之外，由于子宫内膜异位症的可恶化性质，因此建议切除或消融在诊断性腹腔镜检查中发现的所有可见病灶，从而改善极轻度和轻度子宫内膜异位症患者的未来生育力（11）。

当中度或重度子宫内膜异位症导致盆腔解剖学变形结果的女性患者希望保留或恢复生育力时，则需要接受手术进行治疗。然而，目前没有任何随机对照试验或荟萃分析可以回答以下问题，即手术切除中度至重度异位子宫内膜是否能改善患者妊娠率。大多数研究只有粗略的妊娠率结果，而没有关于后续随访时间的具体信息，因此研究之间没有可比性。关于患者的子宫内膜异位症级别和经过手术切除和骨盆重建治疗后的累积妊娠率之间关系的观点各不相同。Osuga等表明在接受手术切除之后，中度至重度子宫内膜异位症患者的妊娠率低于极轻度-轻度子宫内膜异位症患者妊娠率（45% *vs* 28%）（27）。

已知深度直肠子宫内膜异位症和深度侵袭盆腔的子宫内膜异位症是两种难以进行完全切除术的子宫内膜异位症。目前有多个证据显示子宫内膜异位症的完全切除能改善患者受精力，而子宫内膜异位症的不完全切除降低术后受精力。多个初步研究推测Ⅲ～Ⅳ级子宫内膜异位症患者在接受各种腹腔镜手术，例如部分结直肠切除术、腹腔镜直肠前切除术和腹腔镜盆腔壁切除术等的完全切除后会产生非常理想的结果。最近，Daraï等报道患者在接受部分结直肠切除术后平均两年的后续随访期间的妊娠率为45.5%。有趣的是，在此研究中，有3例IVF治疗无效的女性患者在接受手术后发生自然妊娠（28）。然而必须注意的是此手术方法也会产生术后并发症，Duepree等发现根据肠手术类型的不同，患者发生术后并发症的风险也不同，结果发现表面肠切除术和部分肠切除术后的并发症发生率分别为3.8%和11.1%（29）。

出现直径大于1cm的卵巢子宫内膜瘤被归类为Ⅲ级（中度）或以上级别子宫内膜异位症。保守的药物治疗只能减小肿瘤体积。某些作者认为卵巢子宫内膜瘤可能会产生某些对卵母细胞具有毒性的物质，降低卵母细胞质量，减少优势卵泡数量并减少发病卵巢的取卵数。已有人证明可以通过手术矫正子宫内膜瘤患者的较低生育力。虽然关于腹腔镜手术对子宫内膜瘤患者的生育力作用的数据有限，但目前所获数据都一致同意使用腹腔镜手术作为患有子宫内膜异位性卵巢囊肿的生育力低下女性患者的一线治疗方法（30）。腹腔镜手术步骤的具体方式仍存在争议。已证明切除囊肿被膜比引流术和消融术更为有效，且复发率更低。如果不考虑所使用的技术，预计患有子宫内膜瘤的年轻患者在经过腹腔镜手术后的自然妊娠率约为40%～50%（31，32）。

子宫内膜异位症相关性不孕症治疗中的ART

控制性卵巢过度刺激和IUI

已发现接受过手术治疗子宫内膜异位症的患者，与未接受任何治疗的患者相比，克罗米芬给药治疗和IUI治疗能使前者患者的月受精率从3.3%增加9.5%（33）。根据Peterson等的荟萃分析发现，在经过使用促性腺激素和IUI诱导排卵治疗后的Ⅰ级和Ⅱ级子宫内膜异位症患者的每周期妊娠率为15%，而Ⅲ级和Ⅳ级子宫内膜异位症患者的每周期妊娠率为8%（34）。然而，在另一个研究中，Fedele等发现虽然接受过3个周期超数排卵治疗和定期性交的治疗组患者的周期受精力显著高于6个月内未接受任何治疗的对照组患者的周期受精力，但他们并未发现两患者组的累积妊娠率之间存在任何差异（0.15% vs 0.045%；$P<0.05$）。不仅如此，6个月无治疗患者组中还获得令人惊讶的高累积妊娠率（35）。根据2005年的关于子宫内膜异位症的诊断和治疗的准则，说明IUI治疗能促进极轻度-轻度子宫内膜异位症患者的生育力：经过卵巢刺激的IUI治疗有效，但还不确定未经刺激的IUI治疗是否有效（证据水平1b）（23）。

IVF-胚胎移植（IVF-ET）

对于子宫内膜异位症患者的IVF治疗效果仍存在争议。有些作者报道了子宫内膜异位症患者IVF-ET治疗结果差。多个研究表明子宫内膜异位症女性患者对促性腺激素的卵巢反应较低（36，37）。卵巢反应降低的其中一个原因可能是之前接受过卵巢切除术。Aboulghar等对之前接受过手术治疗的重度子宫内膜异位症女性患者进行了研究，发现这些患者与患有输卵管不孕症的对照组患者相比，前者的治疗周期取消率显著较高（29.7% vs 1.1%）（37）。与之相反，在一个Donnez等进行的研究中发现，之前进行过的子宫内膜异位囊肿内壁汽化疗法并不会损害卵巢功能；子宫内膜异位症患者和输卵管不孕症患者对刺激所产生的卵巢反应之间不存在差异性（38）。子宫内膜异位本身可能会对卵巢功能产生不利影响，可能增加取卵的难度和风险，但还不知道其对卵巢储量的不利影响程度。在文献中还对关于IVF-ET治疗前是否应该治疗子宫内膜异位囊肿进行了讨论。最近，多个研究证明从正患有子宫内膜异位囊肿的患者中所获取的成熟卵母细胞数量不少于那些之前发生过子宫内膜异位囊肿，但在IVF的抽吸卵母细胞时已无子宫内膜异位囊肿患者的取卵数。除此之外，这些研究还发现从患有单侧子宫内膜异位囊肿患者的受影响卵巢和未受影响卵巢中所获取的成熟卵母细胞数量相似（2，39）。Suzuki等发现所获卵母细胞数量与子宫内膜囊肿体积无关，在单侧子宫内膜异位囊肿的病例中，58.8%的所获卵母细胞来自于受影响卵巢侧面（2）。Suzuki等和Garcia-Velasco等都表明卵巢子宫内膜异位囊肿的存在不会对卵母细胞受精力、胚胎质量、着床或妊娠结果产生不利影响。Suganuma等观察到在进行IVF-ICSI治疗的过程中，未经子宫内膜手术治疗的患者对卵巢刺激的反应优于之前进行过子宫内膜手术治疗的患者反应。虽然这些作者发现未经手术患者组和经手术患者组的妊娠率相似，但未经手术患者组的所获卵母细胞数量和所获胚胎数量结果多于经手术患者组的上述结果（40）。总体而言，这些证据说明摘除子宫内膜异位囊肿对准备接受IVF-ICSI治疗的无症状女性患者没有益处，并可能对卵巢储量产生不利影响。与之相反，Wong等猜测，对于年龄小于39岁的患者而言，无子宫内膜异位囊肿患者的总妊娠率高于卵巢刺激时患有子宫内膜瘤患者的总妊娠率（65% vs 39%；$P=0.05$），然而根据上述作者的结论，此结果的机制似乎不是通过减少卵母细胞数量而实现，因为从受影响卵巢和对侧卵巢中所抽吸到的平均成熟卵母细胞数量相近（41）。

有些作者宣称手术可能会影响卵巢功能。他们认为手术可能会影响卵巢储量或影响对后续促性腺激素给药治疗的卵巢反应。在卵巢组织止血过程中若电凝术使用不恰当可能会减少卵巢储量，可能手术比子宫内膜异位症本身对患者生育力的伤害性更大。Pabuccu等证明术后的取卵数减少，妊娠率降低（42）。Garcia-Velasco等证明经手术患者与存在子宫内膜异位囊肿的未经手术患者相比，前者E2峰值水平更低且促性腺激素需求量更高（39）。然而，目前多个研究都没有发现之前接受过腹腔镜摘除子宫内膜异位囊肿患者的卵巢反应有所降低（37）。为了进一步支持这一观点，Wong等最近显示之前接受过子宫内膜异位囊肿摘除患者的第3天FSH水平与未经手术的患有子宫内膜异位囊肿患者的第3天FSH水平相似，抽吸自同侧卵巢和对侧卵巢（相对于单侧卵巢囊肿切除术位点而言）的成熟卵母细胞数量相似（41）。这些相互矛盾的结果可能是由于多种不同的手术技术而产生，例如引流术、囊肿内壁的激光汽化疗法或切除囊肿壁。所获结果支持摘除子宫内膜异位囊肿会严重损害卵巢储量的观点。可能引流术和囊肿内壁的激光汽化疗法的不利影响可能较小。Dicker等证明之前接受过IVF治疗但未妊娠的卵巢子宫内膜异位囊肿女性患者在后续接受经阴道超声引导卵泡抽吸后所获的卵母细胞数和胚胎数显著增加（43）。Takuma等发现经过子宫内膜异位囊肿完全囊肿切除术后的患者妊娠率显著低于经过囊肿壁打孔电凝术的患者妊娠率。还发现接受囊肿抽吸术后再用乙醇固定的患者妊娠率高于只接受了囊肿抽吸术的患者妊娠率（44）。Donnez等还显示，受影响卵巢在用非囊肿切除术的CO_2激光汽化治疗囊肿内壁后，与未受影响卵巢相比，两者对促性腺激素刺激的反应相似（38）。Fish和Sher最近报道了一系列32岁女性患者在接受经阴道引导抽吸术和用5%四环素进行的连续囊肿内硬化治疗后的有效结果（45），还需要进行随机化研究以确定这些令人激动的结果。在大多数情况下，病症只影响到单条性腺，而对侧完整性腺足以弥补受影响卵巢的功能。因此,单侧卵巢受影响的患者通常情况下接受IVF治疗后妊娠的生育潜力并不会下降。双侧子宫内膜异位卵巢囊肿的女性患者可能具有更高的卵巢功能受损风险。在此情况下应考虑使用联合或不联合局部治疗或全身治疗的超声引导抽吸术进行治疗。

必须注意的是,目前还没有确切数据说明卵巢损伤是否与手术步骤和(或)之前发生过囊肿有关。事实上,不能排除囊肿本身会损伤周围卵巢组织的可能性。Maneschi等使用卵巢子宫内膜瘤周围的卵巢皮质病理切片进行研究,发现患者手术前的卵泡数量较少,这说明疾病本身可能对卵巢产生不利影响(46)。除了囊肿本身可能产生损伤作用,某些证据还证明手术可能对卵巢储量产生不利影响,其潜在有害机制为囊肿切除术过程中意外切除大量卵巢组织而导致。Muzii等在一个对病理标本进行的组织学研究中观察到,26例子宫内膜瘤中的14例(54%)具有邻近囊肿壁的健康卵巢组织,而16例非子宫内膜异位性良性卵巢囊肿中只有1例(6%)具有邻近囊肿壁的健康卵巢组织($P=0.002$)(47)。Hachisuga和Kawarabayashi已在大量病例中发现摘除后的子宫内膜异位囊肿壁附近会出现可辨认的卵巢组织(48)。导致卵巢储量下降的更深层次潜在机制可能是由于手术相关局部炎症和止血过程中的电凝步骤损伤卵巢间质和血管形成而导致。虽然这些发病机制的相关性仍有待研究,但我们认为确实有必要谨慎操作双极电凝术。此步骤应有选择性地直接作用于出血血管,而不能用双极凝结器抓住整个卵巢组织进行操作。值得注意的是,已有人提出腹腔镜卵巢缝合术可能是损伤性较小的止血步骤。切除整个卵巢囊肿被膜壁非常重要,尤其能预防此类疾病的复发。然而,在进行子宫内膜瘤囊肿切除术的过程中要格外谨慎,因为有人推测即使由经验丰富医师操作此手术,且操作过程格外谨慎,还是有可能无法避免囊肿切除术产生的损害作用。手术治疗必须尽可能地保留卵巢皮质,并且止血过程中必须避免过度使用电凝术。

大多数研究者认为对复发性子宫内膜异位囊肿进行再次手术会对患者卵巢储量和生殖结果产生损害作用。此观点是建立于之前进行的多个研究之上的,有些研究使用剖腹术进行治疗,而有的研究报道保守性腹腔镜治疗卵巢子宫内膜瘤后的患者妊娠率。与之相反,又有多个作者认为即使患者之前进行过卵巢手术也可能在再次手术干预疗法后产生疗效。Paradigas等报道Ⅲ~Ⅳ级子宫内膜异位症相关性不孕症患者在经过再次手术后的第3个月、第7个月和第9个月的累积妊娠率分别为6%、18%和24%(49)。应当注意的是,如果腹腔镜治疗可以改善生育力,则此作用在术后的6个月里更为明显,只有约10%的此类女性在手术两年后发生妊娠。最近Fedele等比较了经过复发性子宫内膜瘤再手术后的治疗结果和初次手术后的治疗结果。此研究是目前与此问题相关的唯一临床试验。作者未发现两治疗组的生殖结果之间存在任何显著性差异,并建议使用保守性腹腔镜手术治疗复发的卵巢子宫内膜异位囊肿的患者。然而,必须指出的一点是,虽然两治疗组的结果之间不具有统计显著性差异,但仍倾向于初次手术的治疗结果。再次手术后的累积妊娠率较低(40.8% *vs* 32.4%),接受ART的患者比率较高(50% *vs* 32.2%),月经周期不规律的患者比率和卵泡期早期的FSH浓度高于14IU/ml的患者比率较高(5.5% *vs* 1.3%),此情况在双侧子宫内膜瘤患者中尤为明显(50)。应注意到许多被选择接受IVF治疗的患者都患有晚期子宫内膜异位症,并且之前已接受过多个手术,他们大部分人都发生盆腔粘连,因此会增加再次手术的并发症风险(51)。

关键点

- 对于子宫内膜异位症,还没有一种最佳的治疗手段,医生应寻求一种综合性且个性化的手段以决定不孕症夫妻的最佳治疗手段。
- 没有显著解剖学变形结果,且不孕症持续时间较短的年轻子宫内膜异位症患者应一开始接受期待治疗。
- 除了在IVF治疗或ICSI治疗之前使用促性腺激素类似物治疗以外,不选择药物治疗法治疗子宫内膜异位症相关性不孕症。
- 当中度或重度子宫内膜异位症导致盆腔解剖学结果变形的患者希望保留或恢复生育力,则应选择手术进行治疗。
- 至今为止,关于在腹腔镜检查时进行消融手术治疗极轻度至轻度子宫内膜异位症所产生益处的问题仍没有明确答案。然而,由于子宫内膜异位症会发生恶化,所以建议在腹腔镜手术时消融或切除所有的可见病灶,这样可以改善极轻度和轻度子宫内膜异位症患者的未来生育力。
- 某些证据显示,当根据生育力低下女性患者的子宫内膜异位囊肿复发情况和后续自然妊娠情况进行判断时子宫内膜异位囊肿的切除手术的治疗结果优于引流术和消融术的手术结果。
- 没有足够证据支持IVF-ICSI治疗周期前进行子宫

内膜瘤系统手术治疗的治疗策略。不仅如此，目前还有多个证据证明在开始 IVF 治疗前进行子宫内膜异位囊肿的腹腔镜囊肿切除术并不能改善患者生育结果，并可能对卵巢储量产生有害作用。

- 如果需要在 IVF-ICSI 治疗周期前进行腹腔镜手术，则在手术过程中应使用创伤性较小的保守技术进行治疗，例如囊肿抽吸术或开孔术。

参考文献

1. Strathy J, Molgaard C, Coulam C, Melton LJ. Endometriosis and infertility: a laparoscopic study of endometriosis among fertile and infertile women. *Fertil Steril* 1982;**38**: 667–72.
2. Suzuki T, Izumi S, Matsubayashi H, Awaji H, Yoshikata K, Makino T. Impact of ovarian endometrioma on oocytes and pregnancy outcome in in vitro fertilization. *Fertil Steril* 2005;**83**:908–13.
3. Buyalos RP, Agarwal SK. Endometriosis-associated infertility. *Curr Opin Obstet Gynecol* 2000;**12**:377–81.
4. D'Hooghe TM, Debrock S, Hill JA, Meuleman C., Endometriosis and subfertility: is the relationship resolved? *Semin Reprod Med* 2003;**21**:243–54.
5. D'Hooghe TM, Bambra CS, Koninckx PR. Cycle fecundity in baboons of proven fertility with minimal endometriosis. *Gynecol Obstet Invest* 1994;**37**:63–5.
6. D'Hooghe TM, Bambra CS, Raeymaekers BM, et al. A prospective controlled study over 2 years shows a normal monthly fertility rate (MFR) in baboons with stage I endometriosis and a decreased MFR in primates with stage II–IV disease. *Fertil Steril* 1996;**66**:809–13.
7. Olive DL, Stohs GF, Metzger DA, Franklin RR. Expectant management and hydrotubations in the treatment of endometriosis-associated infertility. *Fertil Steril* 1985;**44**:35–42.
8. Adamson D. Surgical management of endometriosis. *Semin Reprod Med* 2003;**21**:224–33.
9. Marcoux S, Maheux R, Berube S. Laparoscopic surgery in infertile women with minimal or mild endometriosis. Canadian Collaborative Group on Endometriosis. *N Engl J Med* 1997;**337**:217–22.
10. Parazzini F. Ablation of lesions or no treatment in minimal-mild endometriosis in infertile women: a randomized trial. Gruppo Italiano per lo Studio dell'Endometriosi. *Hum Reprod* 1999;**14**:1332–4.
11. Olive DL. Endometriosis: does surgery make a difference? *OBG Management* 2002;**14**:56–70.
12. Muscato JJ, Haney AF, Weinberg JB. Sperm phagocytosis by human peritoneal macrophages: a possible cause of infertility in endometriosis. *Am J Obstet Gynecol* 1982;**144**:503–10.
13. Diaz I, Navarro J, Blasco L, Simon C, Pellicer A, Remohi J. Impact of stage III–IV endometriosis on recipients of sibling oocytes: matched case-control study. *Fertil Steril* 2000;**74**:31–4.
14. Halis G, Arici A. Endometriosis and inflammation in infertility. *Ann N Y Acad Sci* 2004;**1034**:300–15.
15. Minguez Y, Rubio C, Bernal A, et al. The impact of endometriosis in couples undergoing intracytoplasmic sperm injection because of male infertility. *Hum Reprod* 1997;**12**:2282–5.
16. Giudice LC, Telles TL, Lobo S, Kao L. The molecular basis for implantation failure in endometriosis: on the road to discovery. *Ann N Y Acad Sci* 2002;**955**:252–64.
17. Dimitriadis E, Stoikos C, Stafford-Bell M, et al. Interleukin-11, IL-11 receptor alpha and leukemia inhibitory factor are dysregulated in endometrium of infertile women with endometriosis during the implantation window. *J Reprod Immunol* 2006;**69**:53–64.
18. Garcia-Velasco JA, Nikas G, Remohi J, Pellicer A, Simon C. Endometrial receptivity in terms of pinopode expression is not impaired in women with endometriosis in artificially prepared cycles. *Fertil Steril* 2001;**75**:1231–3.
19. Tanahatoe SJ, Hompes PGA, Lambalk CB. Accuracy of diagnostic laparoscopy in the infertility work-up before intrauterine insemination. *Fertil Steril* 2003;**79**:361–6.
20. Tanahatoe SJ, Lambalk CB, Hompes PG. The role of laparoscopy in intrauterine insemination: a prospective randomized reallocation study. *Hum Reprod* 2005;**20**:3225–30.
21. Calhaz-Jorge C, Chaveiro E, Nunes J, Costa AP. Implications of the diagnosis of endometriosis on the success of infertility treatment. *Clin Exp Obstet Gynecol* 2004;**31**:25–30.
22. Milingos S, Protopapas A, Kallipolitis G, et al. Laparoscopic evaluation of infertile patients with chronic pelvic pain. *Reprod Biomed Online* 2006;**12**:347–53.
23. Kennedy S, Bergqvist A, Chapron C, et al.; on behalf of the ESHRE Special Interest Group for Endometriosis and Endometrium Guideline Development Group. ESHRE guideline for the diagnosis and treatment of endometriosis. *Hum Reprod* 2005;**20**(10):2698–704.
24. Berube S, Marcoux S, Langevin M, Maheux R. Canadian Collaborative Group on Endometriosis. Fecundity of infertile women with minimal or mild endometriosis and women with unexplained infertility. *Fertil Steril* 1998;**69**:1034–41.
25. Sallam HN, Garcia-Velasco JA, Dias S, Arici A. Long-term pituitary down-regulation before in vitro fertilization (IVF) for women with endometriosis. *Cochrane Database Syst Rev* 2006; 25(1):CD004635.
26. Adamson GD, Pasta DJ. Surgical treatment of endometriosis-associated infertility: meta-analysis compared with survival analysis. *Am J Obstet Gynecol* 1994;**171**:1488–505.
27. Osuga Y, Koga K, Tsutsumi O, et al. Role of laparoscopy in the treatment of endometriosis-associated infertility. *Gynecol Obstet Invest* 2002;**53**:33–9.
28. Darai E, Marpeau O, Thomassin I, et al. Fertility after laparoscopic colorectal resection for endometriosis: preliminary results. *Fertil Steril* 2005;**84**(4):945–50.
29. Duepree HJ, Senagore AJ, Delaney CP, Marcello PW, Brady KM, Falcone T. Laparoscopic resection of deep pelvic endometriosis with rectosigmoid involvement. *J M Coll Surg* 2002;**195**:754–8.
30. Hart RJ, Hickey M, Maouris P, Buckett W, Garry R. Excisional surgery versus ablative surgery for ovarian endometriomata. *Cochrane Database Syst Rev* 2005;**3**:CD004992.
31. Alborzi S, Momtahan M, Parsanezhad ME, Dehbashi S, Zolghadri J, Alborzi SA. Prospective, randomized study comparing laparoscopic ovarian cystectomy versus fenestration and coagulation in patients with endometriomas. *Fertil Steril* 2004;**82**:1633–7.
32. Jones KD, Sutton CJ. Pregnancy rates following ablative laparoscopic surgery for endometriomas. *Hum Reprod* 2002;**17**: 782–5.
33. Deaton JI, Gibson M, Blackmer KM, et al. A randomized, controlled trial of clomiphene citrate and intrauterine insemination in couples with unexplained infertility or surgically corrected endometriosis. *Fertil Steril* 1990;**54**:1083–8.
34. Peterson CM, Hatasaka HH, Jones KP, Pouson AM, Carrell DT, Urry RL. Ovulation induction with gonadotropins and intrauterine insemination compared with in vitro fertilization and no therapy: a prospective, non-randomized, cohort study and meta-analysis. *Fertil Steril* 1994;**62**:535–44.
35. Fedele L, Bianchi S, Marchini M, Villa L, Brioschi D, Parazzini F. Superovulation with human menopausal gonadotropins in the treatment of infertility associated with minimal or mild endometriosis: a controlled randomized study. *Fertil Steril* 1992; **58**(1):28–31.
36. Al-Azemi M, Bernal AL, Steele J, Gramsbergen I, Barlow D, Kennedy S. Ovarian response to repeated controlled stimulation

in in-vitro fertilization cycles in patients with ovarian endometriosis. *Hum Reprod* 2000;**15**(1):72–5.
37. Aboulghar MA, Mansour RT, Serour GI, Al-Inany HG, Aboulghar MM. The outcome of in vitro fertilization in advanced endometriosis with previous surgery: a case-controlled study. *Am J Obstet Gynecol* 2003;**188**(2):371–5.
38. Donnez J, Wyns C, Nisolle M. Does ovarian surgery for endometriomas impair the ovarian response to gonadotropin? *Fertil Steril* 2001;**76**:662–5.
39. Garcia-Velasco JA, Mahutte NG, Corona J, et al. Removal of endometriomas before in vitro fertilization does not improve fertility outcomes: a matched, case-control study. *Fertil Steril* 2004;**81**:1194–7.
40. Suganuma N, Wakahara Y, Ishida D, et al. Pretreatment for ovarian endometrial cyst before in vitro fertilization. *Gynecol Obstet Invest* 2002;**54**:36–40.
41. Wong BC, Gillman NC, Oehninger S, Gibbons WE, Stadtmauer LA. Results of in vitro fertilization in patients with endometriomas: is surgical removal beneficial? *Am J Obstet Gynecol* 2004;**191**:597–606.
42. Pabuccu R, Onalan G, Goktolga U, Kucuk T, Orhon E, Ceyhan T. Aspiration of ovarian endometriomas before intracytoplasmic sperm injection. *Fertil Steril* 2004;**82**(3):705–11.
43. Dicker D, Goldman JA, Feldberg D, Ashkenazi J, Levy T. Transvaginal ultrasonic needle-guided aspiration of endometriotic cysts before ovulation induction for in vitro fertilization. *J In Vitro Fert Embryo Trans* 1991;**8**(5):286–9.
44. Takuma N, Sengoku K, Pan B, Wada K, Tamauchi T, Miyamoto T, et al. Laparoscopic treatment of endometrioma-associated infertility and pregnancy outcome. *Gynecol Obstet Invest* 2002;**54**:30–5.
45. Fisch JD, Sher G. Sclerotherapy with 5% tetracycline is a simple alternative to potentially complex surgical treatment of ovarian endometriomas before in vitro fertilization. *Fertil Steril* 2004; **82**(2):437–41.
46. Maneschi F, Marasa L, Incandela S, Mazzarese M, Zupi E. Ovarian cortex surrounding benign neoplasms: a histologic study. *Am J Obstet Gynecol* 1993;**169**(2):388–93.
47. Muzii L, Bianchi A, Croce C, Manci N, Panici PB. Laparoscopic excision of ovarian cysts: is the stripping technique a tissue-sparing procedure? *Fertil Steril* 2002;**77**(3):609–14.
48. Hachisuga T, Kawarabayashi T. Histopathological analysis of laparoscopically treated ovarian endometriotic cysts with special reference to loss of follicles. *Hum Reprod* 2002;**17**(2):432–5.
49. Pagidas K, Falcone T, Hemmings R, Miron P. Comparison of reoperation for moderate (stage III) and severe (stage IV) endometriosis-related infertility with in vitro fertilization-embryo transfer. *Fertil Steril* 1996;**65**(4):791–5.
50. Fedele L, Bianchi S, Zanconato G, Berlanda N, Raffaelli R, Fontana E. Laparoscopic excision of recurrent endometriomas: long-term outcome and comparison with primary surgery. *Fertil Steril* 2006;**85**(3):694–9.
51. Rizk B and Abdalla H. Surgery for Endometriosis. In: Rizk B and Abdalla H (Eds.) Endometriosis. Second edition. Oxford: United Kingdom, Health Press, 2003; chapter 6, 84–86.

第 33 章

子宫内膜异位的药物治疗

Botros R. M. B. Rizk, Mary George Nawar, Christine B. Rizk, David B. Rizk

一般来说,子宫内膜异位相关症状的成功治疗需要外科手术兼医疗干预。尽管医药疗法本质上并不是有疗效的,但子宫内膜异位的药物治疗仍然是治疗子宫内膜异位相关的骨盆疼痛的基础(1)。然而,在与子宫内膜异位相关的不育症的管理中,医药疗法并不占有一席之地,除了在晚期疾病中体外受精之前的下调之外。从历史上看,医生以前一直使用高剂量的雄激素和孕激素来治疗子宫内膜异位症。但是因为这些药物有严重的副作用,这种治疗方式已经终止了。1971 年,新时代的激素疗法始于达那唑的使用。20 年前,促性腺激素释放激素(GnRH)已经取代了以前使用的激素(2);最近,子宫内膜异位症的治疗转向通过芳香酶抑制剂减少局部雌激素的产量。人们对关于选择性黄体酮调质、血管增生抑制剂和基质金属蛋白酶抑制剂的临床试验期待已久(表 33.1)。

表 33.1 针对子宫内膜异位症相关骨盆疼痛的医药疗法

过去治疗	将来疗法
甲睾酮	GnRH 拮抗剂
达那唑	芳香酶抑制剂
孕三烯酮	黄体酮受体调质
米非司酮	雌激素受体调质
口服避孕药——高剂量	试验性疗法
当前疗法	血管生成抑制剂
GnRH 激动剂	细胞活素抑制剂
新式口服避孕药	免疫调节剂
孕激素	金属蛋白

子宫内膜异位症的成功治疗取决于是否理解激素效应和原位子宫内膜上的疗法。但是,原位子宫内膜和异位子宫内膜"子宫内膜异位症"之间有显著差异。据证明,子宫内膜异位组织中存在显著的异常基因表达(3)。这些变化可以解释子宫内膜异位组织中雌激素的过度局部生成和失活降低。这包括 17β-羟基类固醇脱氢酶(4)、孕激素受体亚型 B(5)和 HOXA10(6)对基质金属蛋白酶(7)和 P450 芳香酶(8)的上调失活,以及对由微阵列技术发现的大规模基因表达畸变失活(9~12)。

假孕和口服避孕药

1959 年,工作于波士顿自由医院(现在是布莱格姆妇女医院)的 Kistner 报告说他对 58 例患有骨盆子宫内膜异位症的女性使用了异炔诺酮-炔雌醇甲醚片(异炔诺酮和炔雌醇甲醚)(13)。这在子宫内膜异位症的药理学治疗历史上是一个里程碑式的事件。然而,因为它存在一些显著的副作用,所以目前异炔诺酮-炔雌醇甲醚片已经丧失了其普及性。

孕激素和抗孕酮

孕激素

孕激素是一种与黄体酮受体结合的激素,它能产生一种类似黄体酮的活动。黄体酮受体有两种主要类型,A 和 B,两种类型是由一个基因表达的。但是,因为是由不同的启动子转录的,所以存在两种同型。黄体酮受体激动剂能够确认克服对转录的抑制效应的变化。孕激素拮抗剂允许存在这种抑制活动。黄体酮受体 A 抑制 B 受体的活性。子宫内膜异位组织中黄体酮受体 A 的显著表达可能在子宫内膜异位症的发病机制中发挥某种作用(5)。

几十年来,医生已经广泛使用孕激素来治疗子宫内膜异位症(表 33.2)。一些随机对照试验评估了孕激素疗法的有效性。1987 年,Telimaa 等执行了一项试验,比较甲孕酮(100mg,口服)和达那唑(200mg,口服一天 3 次)(14)。该试验包含了 59 例患有轻度至中度子宫内膜异位症的患者。27% 的患者运用了子宫内膜异位植入的电凝法。9 名参与者没有追踪调查下去。与安慰剂相比,甲孕酮显著减少了骨盆疼痛。6

个月的追踪调查完成后，研究者发现在骨盆疼痛评分方面，甲孕酮和达那唑之间没有显著差异。在 AFS 评分方面，这两种药物也没有任何差异。

表 33.2 用于治疗子宫内膜异位症的雄激素

只使用孕激素	剂量
口服甲孕酮	每天 2.5～60mg
可注射的甲孕酮 i.m.	每个月 50mg 或每三个月 150mg
炔诺酮	每天 2.5～20mg
甲地孕酮（美国极少使用）	每天 10～50mg
去氢孕酮（美国极少使用）	10mg，每天 2～3 次
孕激素+雌激素组合	
去氧孕烯+炔雌醇	在每个 28 天循环中的 21 天中，去氧孕烯为 0.15mg/d，炔雌醇为 0.02mg/d，共持续 6 个月
醋酸环丙孕酮	12.5mg/d，共持续 6 个月

1994 年，Overton 等发表了一个双盲随机多中心临床研究，比较了孕激素和安慰剂(15)。研究调查了 62 例英国患者，患有最小到轻度子宫内膜异位症。第一组患者在黄体化激素激增后两天开始服用去氢孕酮(Duphaston)，共服用 12 天；第二组服用 40mg 的去氢孕酮；第三组接受安慰剂治疗。在第 12 个月时，执行二次腹腔镜检查。骨盆疼痛和 AFS 分数并没有得到显著改善。

1996 年，Vercellini 进行了一项随机试验，比较了以下两种做法：每 90 天注射甲孕酮 150mg；每天服用达那唑 50mg，共服用 21～28 天，同时结合口服避孕药(16)。

达那唑

达那唑是 17α-乙炔睾酮的一种异噁唑衍生物。在被 GnRH 激动剂取代之前，达那唑一直是治疗症候性子宫内膜异位症的首要药物。达那唑可以改变患者的内分泌状态和与子宫内膜异位相关的免疫状态，从而发挥作用。它抑制促性腺激素的激增，并通过类固醇合成酶抑制剂减少循环雌二醇和黄体酮(17)。达那唑与雄性激素和黄体酮受体相互作用，从而诱导子宫内膜萎缩。达那唑对正位子宫内膜中的 T 细胞功能和免疫细胞有免疫调节作用(18)。

一般来说，施用 200～800mg/d 剂量的达那唑可以诱导闭经。Metzger 和 Luciano(17)进行了 16 次临床试验，共涉及 1035 例患者，并报告了 88% 的症候改善和 77% 的临床改善(17)。Dmowsk 等(19)实施了一项 6 个月的双盲实验，比较了每日使用剂量为 100～600mg 的达那唑的效应(19)。在使用日剂量为 100mg 的达那唑的患者中，56% 的患者的临床症状有所改善；而在达那唑日剂量为 600mg 的患者中，83% 的患者的临床症状出现改善。

达那唑是睾酮的一种合成副产品，口服消化后半衰期为 4.5 小时，两小时后达到高峰水平，8 小时后检测不到达那唑(1)。达那唑在肝脏中进行新陈代谢，主要的代谢物是甲基炔孕酮，它显示出性激素以及轻度孕激素活动。

达那唑对类固醇生成过程有直接影响，包括胆固醇裂解酶。它还有一个间接作用，这是通过降低 GnRH 脉冲频率实现的。

副作用

最常见的副作用是雄激素过多症，症状包括油性皮肤和头发、痤疮、多毛以及体重增加，也可能出现潮热和肌肉痉挛。声音音调也可能变深沉，这种症状虽然并不常见，但也是不可逆转的。达那唑也有代谢副作用，因为它会增加低密度脂蛋白(LDL)，并减少高密度脂蛋白(HDL)。因此，患有肝脏疾病的女性应该谨慎使用达那唑。

达那唑的 Cochrane 资料库检查

这项元分析的目的是，在与安慰剂或无治疗情况的对比之下确定达那唑在管理除不育症之外的症状或征兆方面的有效性，元分析的对象为处于生育年龄的女性(20)。只有四个试验进行了鉴定。在缓解与子宫内膜异位有关的疼痛症状方面，达那唑治疗是有效的。使用达那唑的患者经常报告副作用，而使用安慰剂的患者则没有这种现象。

抗孕酮

孕三烯酮

孕三烯酮是一种抗孕酮类固醇。在欧洲，医生使用孕三烯酮来治疗子宫内膜异位，而在美国则无法使用(1)。孕三烯酮是一种 19-去甲类固醇衍生物，最初是用作一种每周口服的避孕药。孕三烯酮既能在中心起作用，也能在外围起作用，并能导致性激素结合球蛋白和血清雌二醇水平的降低。孕三烯酮能降低靶组织中黄体酮和雌激素受体的浓度。

孕三烯酮有一个较长的半衰期，从而允许每周施用两到三次。与达那唑相比，孕三烯酮有相似的雄激素和代谢副作用，但是有较少的低雌激素副作用。

有研究者进行了随机临床试验，并发现在减轻子宫内膜异位相关疼痛症状方面，孕三烯酮与达那唑的有效性是一致的。Fedele 等挑选了39例通过腹腔镜检查诊断为子宫内膜异位的患者，并使用孕三烯酮(2.5mg，一周两次)或达那唑(600～800mg，一天一次)来治疗这些患者(21)。研究者调整了这两种药物的剂量，以诱导闭经。研究的基本终点是不孕不育症状，但也评估了疼痛症状。在痛经或性交困难方面，两个治疗组没有任何显著差异。在接受后续追踪腹腔镜检查的16例患者中，AFS得分是相似的。

在一个涉及269例子宫内膜异位女性的英国研究中，研究者将患者随机分配，部分患者接受孕三烯酮治疗(2.5mg，一周两次)，另一部分患者接受达那唑治疗(200mg，一天两次)，共治疗6个月(22)。结果测量标准是治疗中以及12个月后的疼痛得分和AFS得分。两组的痛经或性交困难方面没有任何差异(22)。

在一个随机双盲多中心意大利研究中，研究者调查了55例年龄为18～40岁、患有慢性骨盆疼痛并经腹腔镜诊断为子宫内膜异位的女性患者，并在她们身上将孕三烯酮与GnRH激动剂和亮丙瑞林作比较(23)。在孕三烯酮患者组中，患者口服孕三烯酮，用药频率为一周两次；在亮丙瑞林患者组中，患者每个月肌肉注射一次3.75mg的亮丙瑞林。在改善痛经症状方面，GnRH激动剂有一个较小的优势，但是在追踪研究结束时，孕三烯酮的优势更为明显。两个治疗组的疼痛症状都显著减少。1990年，Hornstein 等比较了两种剂量的孕三烯酮，2.5mg和1.25mg，用药频率为一周两次(24)。疼痛症状方面没有任何差异，而且较低剂量有较低的副作用。在治疗子宫内膜异位症时，孕三烯酮与GnRH激动剂似乎是同样有效的。

米非司酮

在全世界范围内，人们已经广泛使用米非司酮RU486来处理妊娠终止和其他医疗指征。米非司酮会抑制排卵，并破坏子宫内膜的完整性。据调查，对于症候性子宫内膜异位患者来说，米非司酮能引发持续无排卵症状。

在两个前导性研究中，患者使用100mg/d的米非司酮，共持续3个月，结果显示患者的骨盆疼痛症状有显著改善。有趣的是，在腹腔镜检查时，骨盆子宫内膜异位症却没有出现任何可见的消退现象(25,26)。在一个追踪研究中，治疗延长了6个月，剂量减为50mg/d。在4周内，骨盆疼痛症状有显著减轻。这些前导性研究表明抗孕酮对骨盆子宫内膜异位症有潜在的治疗作用。

关于子宫内膜异位症中孕激素的 Cochrane 资料库调查

这个调查的目的是确定孕激素和抗孕酮对治疗与子宫内膜异位症相关的疼痛症状的有效性(27)。共鉴定了7个研究，其中只有3个研究将孕激素与安慰剂、达那唑和口服避孕药+达那唑组合进行了比较。其他所有研究都比较了抗孕酮、孕三烯酮和其他医药疗法。有限的现有资料表明，在治疗与子宫内膜异位相关的疼痛症状时，持续孕激素和抗孕酮都是有效的疗法。患者在黄体期使用孕激素是无效的。

促性腺激素释放激素激动剂

本地GnRH是一种短效的十肽，它被片段式地分泌进垂体循环中，以控制促卵泡激素和黄体化激素的合成和释放(图33.1)。合成的GnRH激动剂能下调垂体功能，因而抑制卵巢类固醇的生产，并诱导可逆的假绝经。GnRH激动剂必须以不经肠胃的方式注射，可以以鼻喷剂(那法瑞林和布舍瑞林)或皮下植入剂(戈舍瑞林或贮存注射)醋酸亮丙瑞林/亮丙瑞林的方式进入人体内。

在过去的20年里，研究者已经广泛使用并调查了GnRH激动剂(2)；前瞻性随机研究已经证实在治疗子宫内膜异位相关疼痛时，GnRH激动剂与达那唑是同

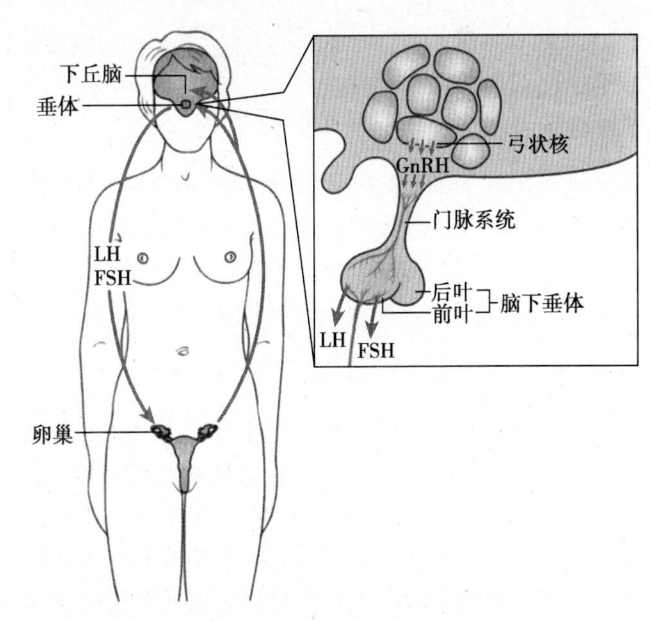

图33.1　GnRH的脉冲式分泌以及来自卵巢的FSH和LH的刺激

样有效的(28～30);而副作用概况却非常不同。因为 GnRH 激动剂能产生低雌激素状态,所以它能引发绝经症状,例如热潮红。

GnRH 激动剂反向添加疗法

1992 年,Barbieri 提出了雌激素阈值假说(31)。降低的雌二醇水平能引发不同组织中的变化,具体变化取决于组织的敏感度。最敏感的靶点是制造蛋白的肝,然后是脂类、阴道上皮细胞、血管收缩症状,最后是骨密度(BMD)。BMD 并没有显著减少,直到血清雌二醇水平下降到 20pg/ml。血清雌二醇水平约为 20pg/ml 时,开始出现血管收缩症状;血清雌二醇水平为 60pg/ml 时,阴道上皮细胞开始萎缩。相比之下,病理雌激素依赖性疾病的治疗也有不同的雌二醇阈值水平。当血清雌二醇水平为 30～50pg/ml 时,症候性子宫内膜异位症有反应;若要乳癌有反应,所需的血清雌二醇水平较低(图 33.2)。

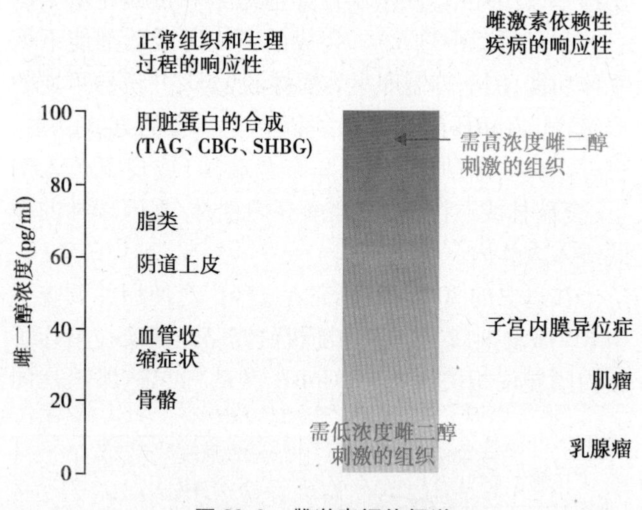

图 33.2　雌激素阈值假说

在美国和英国,除了 GnRH 激动剂以外,医生们已经使用多种药物作为反向添加疗法来治疗子宫内膜异位症(32,33)。这些药物包括孕激素、孕激素+雌激素组合或者孕激素+二磷酸盐组合(图 33.3)。

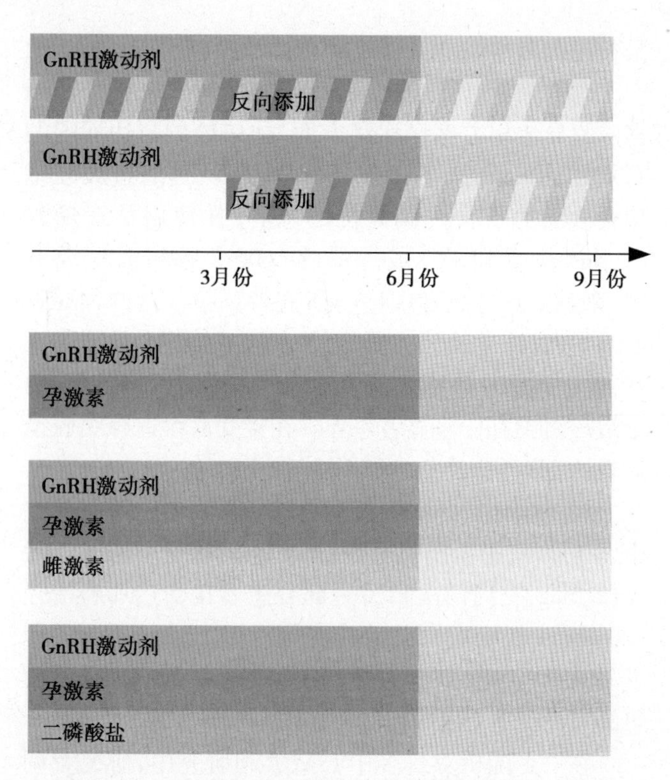

图 33.3　在 GnRH 治疗期间,针对常规骨质流失的骨保护的反向添加疗法

GnRH 激动剂的剂量调整

对于遭受与子宫内膜异位症相关的疼痛的患者来说,抑制雌二醇的生产能产生显著的疼痛缓解效果。但是,显著的雌激素抑制的代价是血管收缩症状和骨质流失。这一现象支持以下做法:向 GnRH 激动剂添加低剂量的雌激素/孕激素,或者只添加低剂量的孕激素。另一个成功的方法是减少 GnRH 激动剂的剂量,从而降低对 FSH 和 LH 的抑制,继而允许卵巢刺激素生产(34)。

在实践中,研究者已经以多种方式实施了以上理论方法。开始时使用标准剂量的 GnRH 激动剂,例如 200μg 的那法瑞林,然后 1～3 个月后剂量降低到偶数日为两个鼻喷剂,奇数日为一个鼻喷剂。这将会以大约 25% 的幅度减少剂量。也可能继续减少剂量,直到疼痛复发,这时可以增加剂量以实现更多的 FSH 和 LH 分离量(35～37)。

增大贮存注射 RH 激动剂的时间间隔这种做法可能是有益的(38)。一个随机研究比较了"每 4 个星期注射一次 3.75mg 曲普瑞林"和"每 6 个星期注射一次 3.75mg 曲普瑞林"这两种做法,并发现两组中出现的疼痛改善是相似的。在预测增加的剂量是否有效时,体重指数(BMI)是一个重要的问题。这是因为对于 BMI 大于 30kg/m^2 的患者来说,减少 GnRH 激动剂的剂量后,她们实现闭经的可能性较低。

关于治疗子宫内膜异位症中 GnRH 激动剂的荟萃综述资料库调查

这项系统调查的目的是确定 GnRH 激动剂在治疗子宫内膜异位症的疼痛症状中的有效性,具体是通过将 GnRH 激动剂与无治疗、安慰剂、其他已鉴定的医药治疗以及手术干预进行比较来实现的(39)。经鉴定,有26项研究适合纳入荟萃综述资料库的元分析中。最大的研究组包括15项研究，它比较了GnRH激动剂和达那唑。有五项研究比较了GnRH激动剂和GnRH激动剂-反向添加疗法。有三项研究比较了GnRH激动剂和不同形式或剂量的GnRH激动剂。其中一个与孕三烯酮进行比较，另一个与组合的口服避孕药丸进行比较，剩下一个与安慰剂进行比较。在子宫内膜异位症的疼痛缓解或降低方面，无论在哪种活性比较中，GnRH激动剂之间都没有任何差异。不同治疗模式对应的副作用概况是非常不同的。达那唑和孕三烯酮有更多的雄激素副作用，而GnRH激动剂似乎能产生更多的低雌激素症状。调查者得出如下结论：GnRH激动剂是针对子宫内膜异位症的一种有效的疗法。GnRH激动剂的副作用可以通过反向添加疗法来消除(39)。

GnRH拮抗剂

GnRH拮抗剂的主要作用机制是竞争性的受体占用，这会阻塞GnRH受体的二聚作用，而二聚作用过程是受体激活所必需的。当只有1%～10%的促性腺激素细胞GnRH受体被占用时，本地的GnRH会引出某种反应。因此，一个有效的GnRH拮抗剂必须对受体具有高亲和性，有持久的作用时间，并且剂量要足以阻滞大部分垂体GnRH受体(34)。

医生已经使用GnRH拮抗剂来治疗骨盆子宫内膜异位症；但是，它们并没有像GnRH激动剂那样被广泛接受。血清雌二醇水平维持在平均值50pg/ml。在这个水平上，治疗过程中的雌激素产量并不会影响骨盆子宫内膜异位症的消退，但也不会造成较大的低雌激素副作用。当单独使用GnRH而不附带反向添加疗法时，患者会体验到这种低雌激素副作用。

在一项初步研究中，使用GnRH拮抗剂西曲瑞克来治疗患有子宫内膜异位和骨盆疼痛的女性，期间每星期皮下注射一次3mg的西曲瑞克(40)。循环雌二醇水平被抑制为平均值50pg/ml。通过治疗前和治疗后的腹腔镜检查，研究者发现骨盆疼痛降低，子宫内膜异位损伤消退(图33.4)。

据证明，在治疗由子宫内膜异位引起的骨盆疼痛中，另一种GnRH拮抗剂阿巴瑞克也是有效的(41)。因此，一旦完成了更大型的临床试验，便能更加先进地在子宫内膜异位症的未来治疗中使用GnRH拮抗剂。

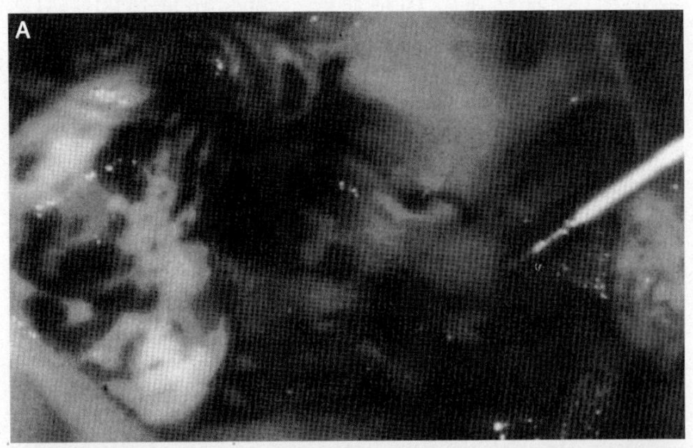

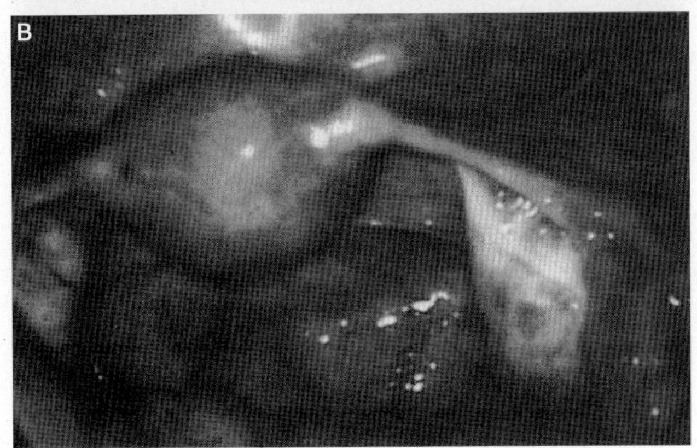

图33.4 使用GnRH拮抗剂治疗前后的骨盆子宫内膜异位

选择性黄体酮受体调质(SPRMs)

在子宫内膜异位症的医药治疗中，选择性黄体酮受体调质引入了一个新的层面(1)。有观念指出激素受体在相同组织中会以多种形式存在，这种观念激励研究者去设计含有特定作用和副作用概况的新型复合物。选择性黄体酮受体调质是黄体酮受体配体的一种新类型，它既有对抗作用，也有拮抗作用(42,43)。有多种黄体酮受体配体只有单纯的对抗作用，类似于黄体酮，也有一些黄体酮受体配体只有单纯的拮抗作用，例如奥那司酮和ZK230211。许多选择性黄体酮受体调质位于这种范围中间。

最著名的黄体酮受体调质是J867、J956和J1042。在无黄体酮的情况下，SPRMs作为一种弱孕激素。在有黄体酮的情况下，SPRMs有弱的黄体酮拮抗剂作用，尤其是在子宫内膜中。与RU486相比，SPRMs可降低肾上腺皮质激素受体结合亲和力。SPRMs对雌激素受体有最小的结合性，而且SPRMs仅在啮齿目动物中才可能显示出雄激素和抗雄激素的混合活性。

SPRMs抑制雌激素依赖性子宫内膜的生长，并诱导可逆的闭经症状(44)。黄体酮治疗通常会导致突破出血，这是使子宫内膜血管变脆弱而导致的。与靶点一样，SPRMs 也有螺旋小动脉，并导致子宫内膜血管的稳定。

选择性雌激素受体调质（SERMs）

雷洛昔芬是一种 SERM，它的主要用途是预防和治疗绝经期后骨质疏松症。至今为止，雷洛昔芬是最广泛使用的 SERM。在骨头和肝脏中，雷洛昔芬起雌激素激动剂的作用；在子宫和乳房中，雷洛昔芬起雌激素拮抗剂的作用。

在实验动物模型中，雷洛昔芬在两个试验中产生了振奋人心的结果（45）。在处于生育年龄的健康女性中，超声表现和黄体酮数值尤其是排卵性的；因此，在这个年龄组中，雷洛昔芬并不能阻止排卵，但是能增大雌激素的浓度，并对子宫内膜产生一个最小的抗雌激素效应。在这个基础上，雷洛昔芬对于子宫内膜异位症的治疗可能是无效的。

芳香酶抑制剂

子宫内膜异位的发展和生长是雌激素依赖性的。子宫内膜异位组织中出现分子畸变，这种分子畸变促进 17β-雌二醇的局部产量增大和失活性降低。有研究鉴定出，针对前列腺素 E_2 和 17β-雌二醇的正反馈机制是通过上调子宫内膜异位基质细胞中的芳香酶和环氧酶-2（Cox2）来实现的。同时，子宫内膜异位上皮细胞中缺乏 17β-羟脱氢酶 Ⅱ 型的表达。这些发现是支持使用芳香酶抑制剂来治疗子宫内膜异位症的分子基础（图 33.5）。

芳香酶是选择性抑制雌激素合成的一个靶点（见第 24 章）。在过去的几十年里，研究者已经研发了一些复合物。其中，在过去的 10 年间，医生已经使用第三代芳香酶抑制剂来治疗乳癌。来曲唑和阿那曲唑是效力大的、选择性的第三代非类固醇芳香酶抑制剂。

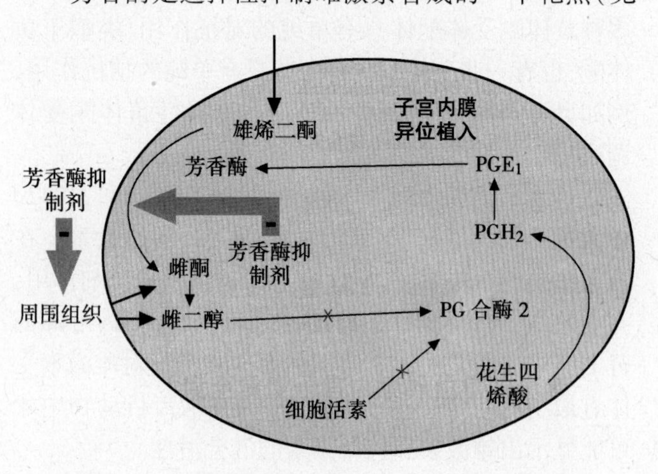

图 33.5 使用芳香酶抑制剂治疗子宫内膜异位症的分子基础

抑制子宫内膜异位植入中的局部雌激素产量是管理子宫内膜异位症的一种有吸引力的选择。

副作用

我们对与芳香酶抑制剂有关的副作用的绝大部分了解是基于包含绝经后乳癌妇女的临床试验的。一般来说，第三代芳香酶抑制剂的耐受性良好。主要的副作用是热潮红和胃肠道副作用如恶心反胃，还有腿抽筋。与黄体酮相比，来曲唑和阿那曲唑能导致较少的体重增加量、较少的血栓事件以及较少的阴道出血量。与乳癌患者相比，患有子宫内膜异位的较年轻女性能更好地耐受这些症状。有趣的是，大部分过去使用过枸橼酸氯米芬的不育患者发现芳香酶抑制剂疗法的耐受性更好，而且也产生较少的副作用。

子宫内膜异位基质细胞中的芳香酶表达

在子宫内膜异位基质细胞中，前列腺素 E_2（PGE_2）是芳香酶活性最有力的诱导剂，这种诱导作用是通过增加 cAMP 来实现的（46）。同时，PGE_2 或 cAMP 类似物都不能刺激培养中的正位子宫内膜基质细胞中的芳香酶活性。有些分子畸变能导致子宫内膜异位中的局部芳香酶表达，而不是正常子宫内膜，这些分子畸变是指子宫内膜异位基质细胞中一种刺激转录因子 SF-1 的异常生产，这种异常生产又会压倒正位子宫内膜中其他转录因子正常维护的保护性抑制（47）。

子宫内膜异位中雌二醇的失活

在子宫内膜异位中，芳香酶活性的主要酶解物是绝经前妇女体内的源自肾上腺和卵巢的雄烯二酮，以及绝经后妇女体内的肾上腺雄烯二酮（47）。子宫内膜异位症中会表达 17β-羟类固醇脱氢酶 1 型，这种酶能催化雌酮到雌二醇的转变。但是，子宫内膜异位腺细胞中不含有 17β-羟类固醇脱氢酶 2 型，这种酶能灭活雌二醇，使其转变为雌酮。与正位子宫内膜相比，子宫内膜异位中芳香酶的异常表达、17β-HSD1 型的出现以及 17β-HSD2 型的缺失都会导致雌二醇水平提高。而且，17β-HSD 2 型的缺乏可能也能看做是黄体酮的缺陷作用，即黄体酮未能诱导子宫内膜异位组织中的这种酶。

使用芳香酶抑制剂治疗子宫内膜异位症的临床基础

可以通过外科手术成功治疗子宫内膜异位症，包括移除卵巢，也可以使用药物成功治疗子宫内膜异位症，例如导致雌激素缺乏的 GnRH 激动剂。在治疗期间以及治疗后即刻，GnRH 激动剂通常是非常成功的。但是，在接受 GnRH 激动剂治疗的患者中，高达 75% 的患者总是会出现疼痛症状。关于这种疗法，有一个似是而非的解释是：在 GnRH 激动剂治疗期间，皮肤脂肪组织和子宫内膜异位植入中持续生产雌二醇。芳香酶活性的阻滞可能让更多数量的患者停留在缓解期，而且停留的时间更长(47)。

可证明卵巢外雌激素的重要性的证据是：某些女性接受子宫切除术和双侧卵巢输卵管切除术后，仍然会复发子宫内膜异位症。研究者报告了一个临床病例，该病例为一位 57 岁的超重妇女，她接受子宫切除术和双侧卵巢输卵管切除术后复发了严重的子宫内膜异位症(48)。因为双侧输尿管梗阻会导致左肾萎缩、右肾积水，所以进行了两个额外的剖腹手术。一个大的 3cm 阴道子宫内膜异位损伤含有异常高水平的芳香酶 mRNA。研究者使用芳香酶抑制剂阿那曲唑来治疗患者，共治疗 9 个月。在治疗期的第一个月，研究者观察到疼痛的缓解和阴道子宫内膜异位损伤的消退。循环雌二醇水平降低到起点水平的 50%。6 个月后，在一个重复活检中检测不到芳香酶 mRNA 预处理水平。治疗 9 个月后，损伤完全消失。

抗血管生成疗法

在子宫内膜异位的发病机制中，VEGF 是一个主要的递质，它是通过促进血管生成起作用的。VEGF 是由月经流出物和腹膜腔中的激活巨噬细胞生成的。腹膜腔中的月经血能促进血管生成和子宫内膜细胞的黏附。

研究者已经在啮齿目动物身上调查了抗血管生成疗法，而且 Nap 等(2005)证实血管抑制剂能防止鸡尿囊绒膜中子宫内膜异位症样损伤的发展(49,50)。未来的挑战是要成功地使用它来治疗患有骨盆子宫内膜异位症的女性。

免疫调节剂

Vignali 等调查了免疫调节剂在子宫内膜异位治疗中的作用(51)。他们调查了 4 个具有免疫增强性能的复合物，分别为：细胞活素，白细胞介素-12 和干扰素 α-2b，两个合成免疫调节剂，鸟嘌呤类似物洛索立宾和乙酰胆碱烟碱受体拮抗剂左旋咪唑。

Badawy 等(51)证明干扰素 α-2b 抑制培养液中子宫内膜细胞的生长(52)。D' Hooghe 等(52)证明在狒狒动物模型中，重组肿瘤坏死因子结合蛋白 1 抑制实验诱发的子宫内膜异位症的发展(53)。

Keenan 等(53)证明使用腹膜内的洛索立宾后，实验诱导的子宫内膜异位症出现消退(54)。

消炎剂

与子宫内膜异位相关的疼痛主要是炎症性疾病带来的疼痛。在治疗与子宫内膜异位相关的骨盆疼痛和痛经中，非甾体类消炎药是非常有用的。

子宫内膜异位治疗中的草药

在美国，从 1998 年至 2002 年，终身使用草药和天然产物的人的比率从 12.1% 增长到了 18.6% (54, 55)。2002 年 5 月 16 日，WHO 发表了它对传统药物的全球战略，并宣布它会加大对非对抗疗法的研究力度。另外，我们也要记得一些重要的药物也是源自于天然产物的，例如阿司匹林、青霉素和紫杉醇。Weiser 等(55)最近调查了草药在管理子宫内膜异位相关疼痛症状中的疗效和安全性(56)。尽管文献中关于草药的临床研究给出了有希望的结果，但目前还缺乏确凿的临床证据可以证明草药在治疗子宫内膜异位相关疼痛中的疗效(55)。

对子宫内膜异位相关的不育症的药物治疗

我们可以清晰地看到，在过去的 30 年里，子宫内膜异位症的药物治疗在抑制与该疾病相关的疼痛方面是非常有效的。相比之下，药物治疗从来没有提高患有与子宫内膜异位相关的不育症患者的妊娠可能性。Hughes 等(56)评估了来自 9 个实验的数据资料，这 9 个实验比较了"使用达那唑、孕三烯酮或甲孕酮来抑制排卵"与"无治疗或使用安慰剂"这两种做法，结果显示哪种治疗都未能对提高妊娠率带来任何有利效应(*OR* 0.85；95% *CI* 0.95～1.22)。在同一个研究中，研究者调查了另外 6 个随机试验，这 6 个试验将 GnRH 激动剂、孕三烯酮或口服避孕药与达那唑进行比较，结果也未能证实妊娠率的提高(*OR* 1.07;95% *CI* 0.71~1.61)。Adamson 和 Pasta 精心设计了一系列元分析,分析结果证实子宫内膜异位的医药治疗并没有提高生育机会(57)。

Surrey(58)对这些发现提出了一些可能的解释。考虑到这些作用剂在治疗潜在疾病中的已证实的疗效,但是它们对提高怀孕机会方面却缺乏疗效,最小或适度的子宫内膜异位症可能对生育力没有任何影响。第二种解释是,与子宫内膜异位有关的不育机制区别于与骨盆疼痛有关的不育机制,而且不受这些药物的影响。第三种解释,也可能是更似是而非的解释是,在患者恢复正常的排卵模式前,可能是治疗结束几个月后,疾病进程对生育力的有害影响会复发,即使患者仍然是无临床症状的,这种有害影响最初是受药物抑制的(58)。

因此,如果当疾病进程受到最大抑制时,患者仍然可以尝试怀孕,妊娠率可能会升高。这只有在使用辅助生殖技术的条件下才会发生。在一项前瞻性随机试验中,Surrey 等最近评估了 GnRH 激动剂的 3 个月疗程效应,他们选用了经手术证实为子宫内膜异位的患者,并在体外受精(IVF)前立即使用 GnRH 激动剂(59)。这类患者共 25 名,为实验组。他们另外选用了 26 例子宫内膜异位症对照患者,并且在缺乏长期 GnRH 激动剂的情况下,对照患者在抽吸卵母细胞前接受标准的可控卵巢过度刺激技术。结果显示实验组的妊娠率远远高于对照组。其他调查者也证实了这些发现(60~64)。这种效应可能源于这些作用剂对腹膜细胞活素水平或着床的子宫内膜标志的有益影响。

关键点:子宫内膜异位症的药物治疗

- 药物治疗是管理子宫内膜异位相关的骨盆疼痛中的关键部分。
- 孕激素是治疗骨盆子宫内膜异位症的一种有效、便宜的疗法。
- 在子宫内膜异位症的药物治疗中,医生已经广泛使用口服避孕药;前瞻性随机研究缺乏数据资料。
- 在过去的 20 年间,GnRH 激动剂是最有效的医疗选择。
- 在子宫内膜异位疼痛的管理中,GnRH 激动剂的重复短期疗程是非常有用的。
- GnRH 激动剂的反向添加疗法可以避免绝经副作用和骨质流失,同时又不会造成骨盆疼痛的复发。
- 术后 GnRH 治疗可能延长与下一次治疗方式的时间间隔。
- 在患有晚期子宫内膜异位的患者中,如果他们有良好的卵巢储备,那么 IVF 之前 GnRH 激动剂的下调可能会改善 IVF 结果。
- 芳香酶抑制剂已经成功地用于治疗绝经后患者,将来也可能用于治疗绝经前患者。
- 非甾体类抗炎药缓解了与子宫内膜异位相关的痛经和骨盆疼痛。
- 抗血管生成疗法和基质金属蛋白抑制剂将来也可能用于治疗骨盆子宫内膜异位症。
- 选择性黄体酮受体调质可能抑制雌激素依赖性子宫内膜生长,并诱导可逆的闭经。

参考文献

1. Rizk B, Abdalla H. (2003). Medical treatment of endometriosis. In: Rizk B, Abdalla H (Eds.). *Endometriosis*, Oxford, England; Health Press, Chapter 4, pp. 55–70.
2. Lemay A, Maheux R, Faure N, et al. (1984). Reversible hypogonadism induced by a luteinizing hormone-releasing hormone (LHRH) agonist (Buserelin) as a new therapeutic approach for endometriosis. *Fertil Steril* **41**:863–71.
3. Wu Y, Strawn E, Basir Z, Halverson G, Guo S-W. (2007). Aberrant expression of deoxyribonucleic acid methyltransferases DNMT1, DNMT3A, and DNMT3B in women with endometriosis. *Fertil Steril* **87**:24–32.
4. Zeitoun K, Takayama K, Sasano H, Suzuki T, Moghrabi N, Andersson S, et al. (1998). Deficient 17beta-hydroxysteriod dehydrogenase type 2 expression in endometriosis: failure to metabolize 17 beta-estradiol. *J Clin Endocrinol Metab* **83**:4474–80.
5. Attia GR, Zeitoun K, Edwards D, Johns A, Carr BR, Bulun SE. (2000). Progesterone receptor isoform A but not B is expressed in endometriosis. *J Clin Endocrinol Metab* **85**:2897–902.
6. Taylor HS, Bagot C, Kardana A, Olive D, Arici A. (1999). HOX gene expression is altered in the endometrium of women with endometriosis. *Hum Reprod* **14**:1328–31.
7. Osteen KG, Yeaman GR, Bruner-Tran KL. (2003). Matrix metalloproteinases and endometriosis. *Semin Reprod Med* **21**:155–64.
8. Noble LS, Simpson ER, Johns A, Bulun SE. (1996). Aromatase expression in endometriosis. *J Clin Endocrinol Metab* **81**:174–9.
9. Kao LC, Germeyer A, Tulax S, Lobo S, Yang JP, Taylor RN, et al. (2003). Expression profiling of endometrium from women with endometriosis reveals candidate genes for disease-based implantation failure and infertility: *Endocrinology* **144**:2870–81.
10. Matsuzaki S, Canis M, Vaurs-Barriere C, Bosespflug-Tanguy O, Penault-Llorca F, et al. (2004). DNA microarray analysis of gene expression profiles in deep endometriosis using laser capture microdissection: *Mol Hum Reprod* **10**:719–28.
11. Matsuzaki S, Canis M, Vaurs-Barriere C, Boespflug-Tanguy O, Dastugue B, Mage G. (2005). DNA microarray analysis of gene expression in eutopic endometrium from patients with deep endometriosis using laser capture microdissection: *Fertil Steril* **84**(Suppl. 2):1180–90.
12. Wu K, Kajdacsy-Balla A, Strawn E, Basir Z, Halverson G, Jailwala P, et al. (2006). Transcriptional characterizations of differences between eutopic and ectopic endometrium. *Endocrinology* **147**:232–46.
13. Kistner RW. (1958). The use of progestins in the treatment of

endometriosis. *Am J Obstet Gynecol* **75**:264–78.
14. Telimaa S, Ronnberg L, Kauppila A. (1987). Placebo-controlled comparison of Danazol and high dose medroxyprogesterone acetate in the treatment of endometriosis after conservative surgery. *Gynecol Endocrinol* **1**:363–71.
15. Overton CE, Lindsay PC, Johal B. (1994). A randomized, double blind, placebo controlled study of luteal phase dydrogesterone (Duphasone) in women with minimal to mild endometriosis. *Fertil Steril* **62**:701–7.
16. Vercellini P, De Giorgi O, Oldani S, Cortesti I, Panazza S, Crosignnani PG. (1996). Depot medroxyprogesterone acetate versus an oral contraceptive combined with very-low-dose Danazol for long-term treatment of pelvic pain associated with endometriosis. *Am J Obstet Gynecol* **175**:396–401.
17. Metzger D, Luciano A. (1989). Hormonal therapy of endometriosis. *Obstet Gynecol Clin (N.A.)* **16**:105–22.
18. Ota H, Igarashi S, Hayakawa M, et al. (1996). Effect of danazol on the immunocompetent cell in the eutopic endometrium in patients with endometriosis: a multicenter cooperative study. *Fertil Steril* **65**:545–51.
19. Dmowski W, Kapetanakis E, Scommegna A. (1982). Variable effects of danazol on endometriosis at 4 low-dose levels. *Obstet Gynecol* **59**:408–15.
20. Selak V, Farquhar C, Prentice A, Singla A. (2001). Danazol for pelvic pain associated with endometriosis. *Cochrane Database Syst Rev* (4):CD000068.
21. Fedele L, Bianchi S, Viezzoli T, Arcaini L, Candiani GB. (1989). Gestrinone versus danazol in the treatment of endometriosis. *Fertil Steril* **51**:781–5.
22. Bromham DR, Booker MW, Rose GL, Wardle PG, Newton JR. (1995). A multicentre comparative study of gestrinone and danazol in the treatment of endometriosis. *Am J Obstet Gynecol* **15**:188–94.
23. The Gestrinone Italian Study Group. (1996). Gestrinone versus gonadotropin releasing hormone agonist for the treatment of pelvic pain associated with endometriosis: a multicenter, randomized, double-blind study. *Fertil Steril* **66**:911–19.
24. Hornstein MD, Glaeson RE, Barbieri RI. (1990). A randomized, double-blind prospective trial of two doses of gestrinone in the treatment of endometriosis. *Fertil Steril* **53**:237–41.
25. Kettel LM, Murphy AA, Morales AJ, et al. (1996). Treatment of endometriosis with the antiprogesterone mifepristone (RU486). *Fertil Steril* **65**:23.
26. Kettel LM, Murphy AA, Mortola JF, et al. (1991). Endocrine responses to long-term administration of the antiprogesterone RU486 in patients with pelvic endometriosis. *Fertil Steril* **56**:402.
27. Prentice A, Deary AJ, Bland E. (2000). Progestogens and antiprogestogens for pain associated with endometriosis. *Cochrane Database Syst Rev* (2):CD002122.
28. Henzl MR, Corson SL, Moghissi K, et al. (1988). Administration of nasal nafarelin as compared multicenter double-blind comparative clinical trial with oral danazol for endometriosis. *N Engl J Med* **318**:485–9.
29. Dlugi AM, Miller JD, Knittle J. (1990). Lupron depot (leuprolide acetate for depot suspension) in the treatment of endometriosis: a randomized, placebo-controlled, double-blind study. Lupron Study Group. *Fertil Steril* **54**:419–27.
30. Bergqvist A. (1998). Effects of triptorelin versus placebo on the symptoms of endometriosis. *Fertil Steril* **69**:702–8.
31. Barbieri RL. (1992). Hormone treatment of endometriosis: the oestrogen threshold hypothesis. *Am J Obstet Gynecol* **166**:740–5.
32. Moghissi KS. (1996). Add-back therapy in the treatment of endometriosis: the North American experience. *Br J Obstet Gynecol* **103**:14.
33. Edmonds DK. (1996). Add-back therapy in the treatment of endometriosis: the European experience. *Br J Obstet Gynecol* **103**:10–13.
34. Barbieri RL. (2004). Gonadotropin releasing hormone agonist and antagonist for endometriosis. In: Tulandi T, Redwine D, (Eds.) *Endometriosis: Advances and Controversies*. New York: Marcel Dekker, Chapter 13, pp. 219–43.
35. Hull ME, Barbieri RL. (1994). Nafarelin in the treatment of endometriosis: dose management. *Gynecol Obstet Invest* **37**:263–4.
36. Tahara M, Matsouka T, Yodoi T, Tasaka K, Kurachi H, Murata Y. (2000). Treatment of endometriosis with a decreasing dosage of a gonadotropin releasing hormone agonist (nafarelin): a pilot study with low-dose agonist therapy. *Fertil Steril* **73**:799–804.
37. Uemura T, Shirasu K, Datagiri N, Asukai K, Suzuki T, Suzuki N. (1999). Low-dose GnRH agonist therapy for the management of endometriosis. *J Obstet Gynecol Res* **25**:295–301.
38. Tse CY, Chow AM, Chan SC. (2000). Effects of extended-interval dosing regimen of triptorelin depot on the hormonal profile of patients with endometriosis: prospective observational study. *Hong Kong Med J* **6**:260–4.
39. Prentice A, Deary AJ, Goldbeck-Wood S, Farquhar C, Smith SK. Gonadotropin releasing hormone analogues for pain associated with endometriosis. *Cochrane Database Syst Rev* CD00346.
40. Kupker W, Felberbaum RE, Krapp M, et al. (2002). Use of GnRH antagonists in the treatment of endometriosis. *Reprod BioMed Online* **5**:12–16.
41. Martha P, Gray M, Campion M, Kuca B, Garnick M. (1999). Prolonged suppression of circulating estrogen levels without an initial hormonal flare using abarelix-depot, a pure GnRH antagonist, in women with endometriosis. *Fertil Steril* **72**:S210–11.
42. Chwalisz K, Garg R, Brenner RM, Schubert G, Elger W. (2002). Selective progesterone receptor modulators (SPRMs)—a novel therapeutic concept in endometriosis. *Ann N Y Acad Sci* **955**: 373–88.
43. Chwalisz K, Brenner RM, Fuhrmann U, Hess-Stumpp Elger W. (2000). Antiproliferative effects of progesterone antagonists and progesterone receptor modulators on the endometrium. *Steroids* **65**:741–51.
44. Elger W, Bartley J. Schneider B, Kaufmann G, Schubert G, Chwalisz K. (2000). Endocrine pharmacological characterization of progesterone antagonists and progesterone receptor modulators (PRMs) with respect to PR-agonistic and antagonistic activity. *Steroids* **65**:713–23
45. Fanning P, Kuehl T, Lee R, Pearson S, et al. (1997). Video mapping to assess efficacy of an antiestrogen (raloxifene) on spontaneous endometriosis in the rhesus monkey. *Fertil Steril* **68**:S38–9.
46. Noble LS, Takayama K, Zeitoun KM, et al. (1997). Prostaglandin E_2 stimulates aromatase expression in endometriosis-derived stromal cells. *J Clin Endocrinol Metab* **82**:600–6.
47. Bulun SE, Gurates B, Fang Z, et al. (2004). Treatment with aromatase inhibitors. In: Tulandi T, Redwine D, (Eds.) *Endometriosis: Advances and Controversies*. New York: Marcel Dekker, Chapter 11, pp. 189–202.
48. Takayama K, Zeitoun K, Gunby RT, et al. (1998). Treatment of severe postmenopausal endometriosis with an aromatase inhibitor. *Fertil Steril* **69**:709–713.
49. Scarpellini F, Sbracia M, Lecchini S, Scarpellini L. (2002). Anti-angiogenesis treatment with thalidomide in endometriosis: a pilot study. *Fertil Steril* **78**:S87.
50. Vignali M, Infantino M, Matrone R, et al. (2002). Endometriosis: novel etiopathogenetic concepts and clinical perspectives. *Fertil Steril* **78**:665–78.
51. Badawy S, Etman A, Cuenca V, et al. (2001). Effect of interferon α-2b on endometrial cells in vitro. *Obstet Gynecol* **98**:417–20.
52. D'Hooghe T, Cuneo S, Nugent N, et al. (2001). Recombinant human TNF binding protein-1 (r-hTBP-1) inhibits the development of endometriosis in baboons: a prospective, randomized, placebo- and drug controlled study. *Fertil Steril* **76**:S1.
53. Keenan J, Williams-Boyle P, Massey P, Chen T, et al. (1999). Regression of endometrial explants in a rat model of endome-

triosis treated with the immune modulators loxoribine and levamisole. *Fertil Steril* **721**:135–41.
54. Tindle HA, Davis RB, Phillips RS, Eisenberg DM. (2005). Trends in use of complementary and alternative medicine by US adults: 1997-2002. *Altern Ther Health Med* **11**:42–9.
55. Weiser F, Cohen M, Gaeddert A, et al. (2007). Evolution of medical treatment for endometriosis: back to the roots? *Hum Reprod Update* **13**(5):487–99.
56. Hughes EG, Fedorkow DM, Collins JA. (1993). A quantitative overview of controlled trials in endometriosis-associated infertility. *Fertil Steril* **59**:963–70.
57. Adamson GD, Pasta D. (1994). Surgical treatment of endometriosis-associated infertility: meta-analysis compared with survival analysis. *Am J Obstet Gynecol* **171**:1488–505.
58. Surrey ES. (2004). Medical therapy for endometriosis: an overview. In: Tulandi T, Redwine D, (Eds.) *Endometriosis: Advances and Controversies*. New York: Marcel Dekker, Chapter 10, pp. 167–88.
59. Surrey ES, Silverberg K, Surrey MW, Schoolcraft WB. (2002). The effect of prolonged GnRH agonist therapy on in vitro fertilization-embryo transfer cycle outcome in endometriosis patients: a multicenter randomized trial. *Fert Steril* **78**:699–704.
60. Dicker D, Goldman GA, Ashkenazi J, Feldbert D, et al. (1990). The value of pretreatment with long-term gonadotropin-releasing hormone (GnRH) analogue in IVF-ET therapy of severe endometriosis. *Hum Reprod* **5**:418–20.
61. Marcus SF, Edwards RG. (1994). High rates of pregnancy after long-term downregulation of women with severe endometriosis. *Am J Obstet Gynecol* **171**:812–17.
62. Nakamura K, Oosawa M, Kondou I, Inagaki S, et al. (1992). Menotropin stimulation after prolonged gonadotropin releasing hormone agonist pretreatment of in vitro fertilization in patients with endometriosis. *J Assist Reprod Genet* **9**:113–17.
63. Curtis P, Jackson A, Bernard A, Shaw RW. (1993). Pretreatment with gonadotrophin releasing hormone (GnRH) analogue prior to in vitro fertilization for patients with endometriosis. *Eur J Obstet Gynecol Reprod Biol* **52**:211–16.
64. Rizk B, Abdalla H. (2003). Treatment of infertility associated with endometriosis. In: Rizk B, Abdalla H, (Eds.) *Endometriosis*. Oxford: United Kingdom, Health press, Chapter 6, pp. 85–6.

第34章

针对子宫内膜异位相关不孕症的生殖手术

Alexis H. Kim, G. David Adamson

对于处于生育年龄中的女性来说，子宫内膜异位症的患病率估计为6%～11%(1～4)。对于不孕不育妇女来说，子宫内膜异位症的患病率估计为20%(5)。这与接受输卵管结扎无临床症状的女性相反，她们的患病率为4%。尽管对于这些患者中的很多人来说，子宫内膜异位可能并不是不育症的主要原因，但是一些研究的证据支持以下事实：即使在患有最小至轻度子宫内膜异位症的患者中，她们的生殖力也减弱了(6～8)。即使对于一个经验丰富的临床医生来说，针对子宫内膜异位相关不育症的各种不同治疗方法并决定最终的治疗方案通常也是一个富有挑战性的过程。

多样化的选择，从预期管理到综合性医药/手术治疗，在某种程度上反映了该疾病及其发病机制的复杂性。同时存在的生殖力因素、子宫内膜异位症表现的变化性、手术结果——这些情况又进一步复杂化了管理决定，而且直到近期，几乎没有很好的研究来指导我们制订最佳治疗疗程。子宫内膜异位症可能通过破坏骨盆中的激素、解剖和免疫学环境，从而干扰生殖结果。一般来说，随着疾病严重程度的增加，骨盆内的改变也变得更加明显，这时需要及时的诊断和治疗，以最小化临床后遗症。

对于那些以维持或恢复生育力为目标的患者来说，治疗包括移除或破坏子宫内膜移植物，恢复正常的解剖结构，并预防或延迟疾病复发。一般来说，外科手术是实现这些目标的治疗选择，尤其是涉及中度或重度子宫内膜异位症时。在患有最小或轻度子宫内膜异位症的患者中，子宫内膜植入通常没有导致解剖变形，针对这种患者的最佳治疗方法不太明确。医生必须考虑到其他治疗选择及其相对手术疗法的有效性，以最优化患者护理。研究者们能够获得越来越多的基本科学知识和基于证据的数据资料，从而更好地洞察子宫内膜异位症，并根据每位患者的生殖目标制订出一个全面的管理计划。

不育症的机制

研究者提出了各种各样的机制来解释与子宫内膜异位相关的生育力损伤。在由粘连或输卵管梗阻造成明显的解剖变形的病例中，研究者找到了确切的机制。除此之外，研究者还没有确定子宫内膜异位症引起低生育力的确切机制，但是可能是由于骨盆内的局部炎症和更改的免疫反应，这是由细胞活素调解的(9)。细胞活素能促进子宫内膜异位的生长和扩散(10,11)，并传播慢性炎症变化，从而增大腹膜液体积和巨噬细胞数量、浓度和活性(12～15)。在腹膜液环境中，激活的白细胞能发挥直接的细胞毒素效应，或者释放影响配子功能或胚胎生长的蛋白水解酶，从而促进生殖力的削弱。激活的腹膜巨噬细胞浓度增大会引起精子的吞噬作用，这也是降低生育能力的一个潜在因素(16)。研究者也认为，腹膜环境中已观察到的变化也对以下情况发挥作用：卵泡生成变化、排卵功能障碍、精子活力受损、顶体反应率降低、中断精子-输卵管内膜相互作用、抑制卵母细胞采集、配子相互作用变化、抑制早期胚胎发育、有缺陷的植入以及黄体期障碍(17～27)。这些观察结果显示，子宫内膜异位症能产生干预正常生殖功能的异常能力。

其他研究的结果已经表明子宫内膜异位植入可能不是不育症的唯一原因。动物研究显示，仅在存在粘连性的情况下，移植的子宫内膜才会降低生育力(28～30)。当缺少骨盆变形时，没有观察到任何对生育力的不利影响(31)。对于接受捐精者授精的女性来说，在月产卵力方面，患有子宫内膜异位症的女性与不患子宫内膜异位症的女性之间没观察到任何差异(32)。一个多变量研究以大量不育女性为研究对象，调查潜在的不育因素，结果显示在缺乏粘连性的情况下，子宫内膜异位症患者的累积受胎率没有任何变化(33)。

因此，“子宫内膜异位植入”与“生育力低下”之间的关联还需要进一步讨论。

在一个回顾性研究中，研究者观察到与输卵管因素不育症患者相比，子宫内膜异位症患者有较差的体外受精(IVF)结果(34)。当卵母细胞是取自不患子宫内膜异位症的捐卵者时，患或不患子宫内膜异位症接受者的妊娠率和着床率都是相似的。然而，如果卵母细胞取自患子宫内膜异位症(包含子宫内膜异位广泛的疾病)的捐卵者，则与取自不患子宫内膜异位症捐卵者的卵母细胞相比，无病接受者有较低的着床率。而且，与不患子宫内膜异位的女性相比，来自子宫内膜异位女性的卵母细胞能产生具有较少分裂球的胚胎，而且停止发育和异常发育的发生率较高(35,36)。来自这些研究的观察结果支持但并未证实以下可能性：子宫内膜异位可能导致卵母细胞质量和随后的胚胎发育发生改变，从而导致着床能力降低。

治疗选择

对于患有子宫内膜异位症的不育患者来说，最佳管理方法需要评估患者的疾病程度和生殖目标。一般来说，治疗建议致力于直接解决骨盆植入，或者通过使用诸如IVF之类的生殖治疗来提高产卵力，或者综合使用以上两种方法。当主要关注治疗骨盆植入时，为未来生育恢复骨盆在激素、解剖或免疫上的改变便形成了治疗干预选择的基础。

可以将子宫内膜异位植入的治疗方法分类为无治疗、医药治疗、手术治疗和综合性医药/手术治疗。对于子宫内膜异位相关不育症，医药疗法或者综合性医药/手术疗法并不能提高妊娠率(37,38)。除了不能提高生育力之外，医药治疗期间遭遇的卵巢抑制可能将不育持续时间延长至几个月。考虑到副作用、额外费用和治疗期间必要的避孕阶段，对于只具有“不育”这一症状的患者来说，医药治疗似乎不起作用。

根据医药治疗对于子宫内膜异位相关不育症的缺点，对于患最小或轻度疾病的女性来说，“无治疗”可被视作一种替代选择。这是因为现有数据显示，对于患最小或轻度疾病的女性来说，无治疗与手术疗法是同等有效的(38,39)。然而，来自一个前瞻性随机研究的结论则指出，最小/轻度子宫内膜异位症的手术治疗优于“无治疗”(7)。与适度或重度子宫内膜异位症典型相关的骨盆病理和解剖变形可能会使“无治疗”方法无效。在这种情况下，手术疗法被认为是治疗的首选。

子宫内膜异位治疗的手术方法可以通过剖腹手术或腹腔镜检查术来完成。随着先进腹腔镜手术和成像设备以及手术技术的问世，医生越来越经常使用腹腔镜检查术来进行子宫内膜异位症所需的日益复杂的手术。一般而言，考虑到腹腔镜检查术具有如下优势：改进的显影、减少异物曝光以及可能减少粘连形成、组织损伤较少、并发症发病率较低、切口更小更不疼痛、康复更快，因而腹腔镜检查术是首选的手术方法(40～44)。在大部分情况下，腹腔镜检查术的这些优势超过了其劣势，譬如无法触诊结构、缺乏一个三维角度以及操作者疲劳的可能性更大。然而，剖腹手术可能更适用于执行肠切除术、全面的肠粘连松解术或者移除大的子宫内膜异位(45,46)。

用于移除或破坏子宫内膜异位植入的主要腹腔镜技术包括激光、电灼或者尖锐切除术。首选的方法主要取决于外科医生对某种技术的熟悉度和技能水平，而且这种技术能产生最佳可能结果。根据某一特定临床状况所需的特性，选择不同类型的激光。例如，当需要出众的精确度时，就选择 CO_2激光，因为 CO_2激光允许创建一个明确界定的组织破坏区。但是，这种精确度是以弱凝聚能力为代价的。与 CO_2激光相比，氩和KTP532 激光有更好的凝聚能力，但是其精确度较低。Nd：YAG 激光有最差的精确度，但却有良好的凝固特性，从而让它对不引人注意的大容量热损伤更敏感。在移除植入物方面，单级电外科是有效的，但是它却有更严重组织损伤的风险。双极电外科可用于干燥子宫内膜异位植入物。但是，治疗不恰当也是种风险，因为它无法确定组织损伤的精确程度。相比之下，在消除疾病方面，尖锐切除术是有效的，而且治疗不恰当的风险较低，但是更容易受到出血的影响。

手术原则

针对子宫内膜异位相关不育症的手术疗法使用专用来最小化损伤、维持止血、缩短手术时间同时又促进消除所有疾病的技术。为了实现这些目标，为每一个病例所挑选的手术方法和仪器应该反映外科医生的技能水平和最佳判断。在手术过程中，使用生理液体充分灌溉有助于维持一个清洁的手术场所，并减少组织干燥，从而允许良好的显影和浆膜完整性的保存。使用这些因素，并留心细致的手术技术，可以降低重新粘连形成的风险(47)。遵循手术原则，可以进一步提高手术成功的可能性(表 34. 1)。

表 34.1　子宫内膜异位症的手术原则

手术管理原则
疾病和治疗方法方面的知识
经验丰富的外科医生
充足的设施、人员和设备
合适的患者选择
知情同意
恰当的患者位置
仔细的骨盆评估
最大的暴露
使用放大率
最小的组织损伤
出色的止血法
清除所有的病变组织
避开异物材料
证实组织病理
跟踪调查手术结果(结果)

医生要详细描述手术后的骨盆状态,这是任何外科程序的一个重要部分,尤其是在生育可能性的评估中。除了手术报告以外,还可以按照标准格式客观记录研究发现和手术结果,例如美国生殖医学会提供的标准格式(48)、照片和(或)录像,这可以提供一份综合性的文件,将来可以根据这份文件做出生育力方面的建议。更重要的是,关于已获得手术结果的一份诚实全面的评估将能对妊娠概率做出切合实际的估计。

治疗结果的评估

很多研究已经证实了子宫内膜异位与生育力低下之间的关联。在存在重大的骨盆变形时,很显然子宫内膜异位能够扰乱正常的生殖过程,并导致不孕不育。粘连性会干扰正常的解剖关系,并限制器官的流动性和扩张性。但是,在缺乏解剖变形的情况下,子宫内膜异位与生育力低下之间的因果关系就不那么清晰了。尽管"子宫内膜异位植入是造成繁殖力下降的原因"这种说法是合情合理的,但是我们必须考虑到子宫内膜异位也可能是一种共存标记,与其他因素一起指示干扰生育的一种潜在病理过程。当评估子宫内膜异位相关不育症的治疗时,这可能会有问题,因为当前治疗模式的基础依赖于"子宫内膜异位导致不育症"这一前提。

来自成果评估的结果将会是患者感兴趣的原始资料。一些研究已经尝试去评估不育治疗在提高每月怀孕可能性或者缩短怀孕间隔方面的有效性。尽管"使用妊娠率作为临床反应的一种结果测量值"这种做法是显而易见的,但是研究者最好要理解数据报告和分析的方法,并考虑到多重因素经常对生育力有影响。原始或简易妊娠率是一种常用的测量结果,而且很容易计算。然而,随着患者追踪调查时间的延长,妊娠率也会增大,这限制了天然妊娠率数值。研究者已经频繁使用生命表分析或产卵率,以解释妊娠的时间依赖性特性。尽管在不育治疗的研究中,这些计算通常是首选的,但它们却不能校正选择偏差。另一种有用的数据分析方法是元分析。因为来自多项研究的数据都汇集在一起,所以研究者还需要取得一个更强大的分析,而且这个分析要不那么受限于小型研究的局限性。然而,元分析并不能校正不同研究的长短不一的跟踪调查时间,而且受限于研究设计中的局限,从而可能在分析过程中丢失来自每个研究的数据的微妙之处。

在不育研究中,另一个要考虑的因素是背景受孕率。在很多情况下,子宫内膜异位并不导致绝对无法受孕,而是导致生育力的相对降低。在没有任何干预的情况下,一些女性将会以一定的背景受孕率获得妊娠。因此,研究者必须测定未治疗女性身上的这一妊娠率,并将其作为一种对比根源,以评估某一治疗的疗效。

研究者使用一种子宫内膜异位分类系统,这又进一步阻碍了解决阶段特异性治疗比较的研究。这个分类系统一直专注于已观察到的疾病牵涉程度,而且它将疾病阶段与不育程度联系起来的能力是有限的(49,50)。理想的分类系统应该促进对疾病程度和位置的精确评估,可以预测基于疾病阶段的结果,允许来自相似疾病阶段、针对治疗反应的预见结果,并且在选择恰当治疗方面提供指导(51)。遗憾的是,研究者多次尝试制订满足这些标准、针对子宫内膜异位的分类表,但目前还没有成功。例如,根据美国生殖医学会分类表,我们可以把子宫内膜异位的严重侵袭性结节分类为"轻度疾病",但是它可能对生育力有严重的反作用。但是,尽管缺乏与生殖预后的相关性,研究者必须制订一种疾病分类方案,以比较治疗的有效性。

鉴于与结果变量、数据分析和疾病分类相关的各种不同因素,研究者必须执行严格设计的研究来提供有意义的信息,以确定最有效的治疗方法,而且这些研究最好是前瞻性随机对照研究。这些研究应该具有足够的样本量、恰当的后续追踪调查以及适合的统计分析。然而,很多研究是非对照的或回溯性的,这便有可能产生选择偏差。因此,来自这些研究的结论更有可能指示某种疗法是有效的,而实际上这种疗法是无效的。

其他因素

除了手术结果外，怀孕可能性还可能受到其他因素的影响。这复杂化了制订一个系统来预测子宫内膜异位手术后妊娠率的能力(52)。当评估术后生育潜力时，除了术后骨盆状态外，考虑患者年龄、不育持续时间以及先前孕次这些因素也是有帮助的(53)。与只具有子宫内膜异位的患者相比，其他生育因素通常会减低术后患者的产卵力，譬如排卵障碍和男性因素问题。对这些患者来说，术后提供进一步的排卵诱导或辅助生殖技术(ART)帮助可能是有益的。

手术治疗前后的管理决定也会受到与基本治疗条件无关的因素的影响。这些因素包括不育治疗的医疗保险覆盖的可用性、对各种治疗方案的宗教和道德看法、治疗的及时性、情绪状态以及患者的个人偏好。若要制订一个治疗方案，需要整合伴随预期手术结果的这些因素。在某些情况下，对于患者来说，最好的方法可能是放弃手术，而以生育治疗取代。医生必须与患者有效地沟通治疗建议，这样患者才能理解、适当参与决策并实施治疗计划(54)。

手术治疗的结果

阶段特异性结果

一般来说，子宫内膜异位患者接受手术治疗一到两年内，其妊娠率预计能达到约65%。有研究比较了手术治疗与非手术治疗，这些研究的元分析显示，手术方法的天然妊娠率较好，估计比非手术方法高38%(95% *CI*，高28% ~48%)(图34.1)(55)。造成子宫内膜异位症的手术治疗和医药治疗之间的妊娠率差异的主要原因是：使用医药治疗时，患者服药期间必须避孕，从而造成时间损耗。当医生推荐疗法时，这是一条很重要的考虑点，尤其是向年长的不育患者推荐疗法时，因为在尝试怀孕时，延迟超过6个月可能就会严重降低生育潜力。

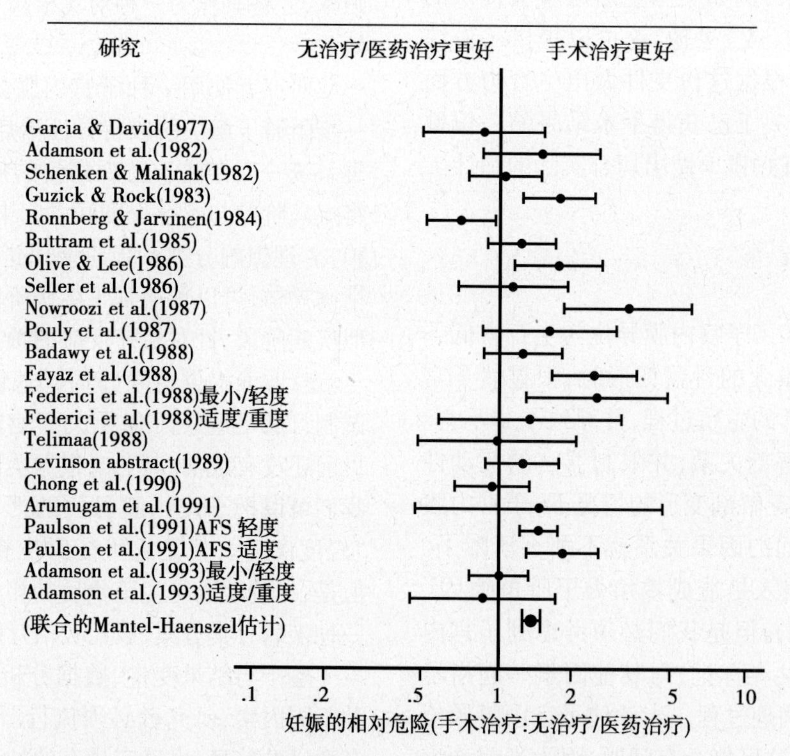

图34.1 对比较子宫内膜异位相关不育症治疗的手术方法和非手术方法的资料进行的元分析

在患有适度至重度子宫内膜异位症的患者体内，通常会出现充分的解剖变形，从而通过机械干扰配子相互作用而导致生育能力受损(图34.2)。外科手术是矫正这种由侵袭、粘连、子宫内膜异位疾病导致的骨盆变形的一种常用方法。除了恢复解剖结构外，移除粘连而不是分割粘连也是很重要的，因为粘连内部可能出现子宫内膜异位。在恢复正常的解剖结构和治疗粘连方面，非手术疗法是无效的，而这些方面是卵母细

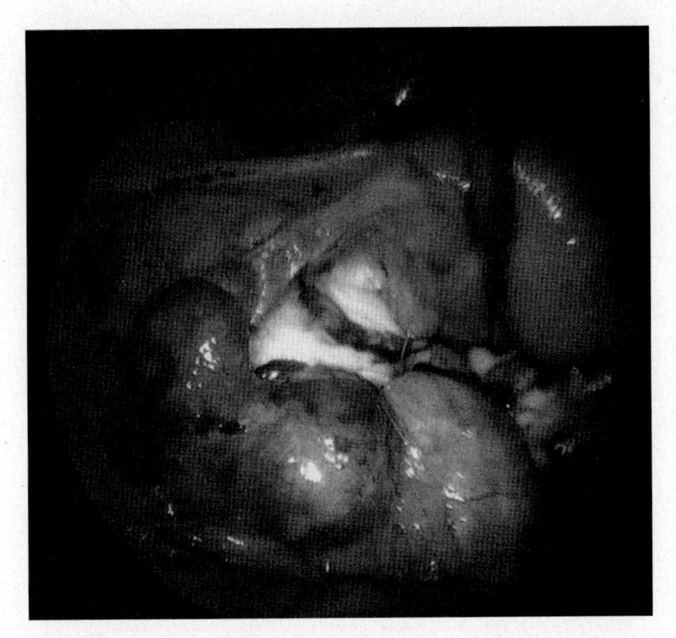

图 34.2 包含子宫附件和后穹隆粘连的重度子宫内膜异位症

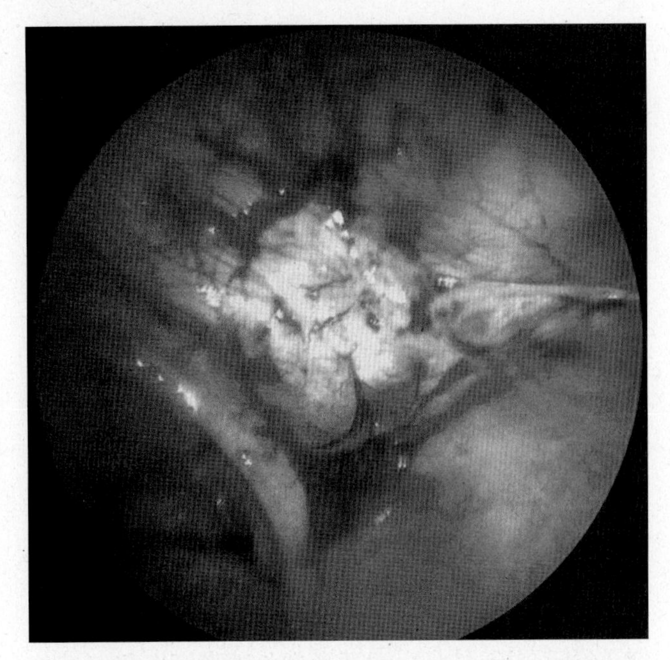

图 34.3 含有轻度子宫内膜异位植入物的骨盆

胞提取和运输的主要障碍。因为研究者观察到一个非常低的背景妊娠率，而且还有研究显示矫正治疗后出现妊娠，这些发现都支持适度或重度子宫内膜异位相关不育症患者使用手术方法。任何大型随机研究都没有支持不育患者使用重复的手术干预。相反，如果患者初次手术后没有出现妊娠，则她们更可能从 IVF 中获益(56)。尽管缺乏前瞻性随机对照试验，但在治疗适度至重度子宫内膜异位症时，医生选择“手术疗法”而弃用“无治疗”或“医药疗法”这种做法是合情合理的(55)。

对于患有早期(最小或轻度)子宫内膜异位的不育患者来说，研究者更不确定手术治疗对她们有何益处(图 34.3)。通常情况下，在诊断性腹腔镜检查过程中，治疗一直是机会性的，同时也容易完成。但是，其中一个关注点是，移走或消融子宫内膜异位植入物之后会有形成粘连的风险，而且与手术前相比，手术后这种风险可能会增大，并可能在更大程度上干预生殖力。尽管研究者已经发现了早期子宫内膜异位与生殖功能障碍之间的关联，但他们尚不清楚最小/轻度子宫内膜异位症与不孕不育之间的因果关系(57,58)。早期研究评估了最小/轻度子宫内膜异位症的手术治疗，来自这些研究的数据资料显示手术治疗后的平均妊娠率为 58%，而期待管理对应的平均妊娠率为 45%(38,59～74)。基于这些研究，我们可以看出与期待管理相比，手术疗法似乎是一种更为有效的方法。然而，据计算，期待管理对应的平均月产卵力为 6.8%，这一数值并不明显区别于手术疗法的月产卵力(61,75～77)。根据这些研究的异质性和跟踪调查的可变长度，目前还很难证实早期子宫内膜异位治疗中手术疗法相对期待管理的优越性。

最近，一些已发表的研究支持患有最小/轻度子宫内膜异位症的不育患者使用手术治疗。在由加拿大合作试验(ENDOCAN)执行的一项前瞻性、多中心、双盲对照研究中，41 例患有最小或轻度子宫内膜异位症的不育女性随机接受诊断性腹腔镜检查术或者腹腔镜手术治疗(7)。9 个月后，手术治疗对应的妊娠率远远高于“无治疗”(37.5% *vs* 22.5%)。这精心设计的大型研究提供了第一条有说服力的证据，证明手术疗法对于治疗最小或轻度子宫内膜异位相关不育症是有益的。然而，第二个设计类似的多中心随机对照研究考察了 101 例患有最小或轻度子宫内膜异位症的女性，结果却没有证明切除或消融子宫内膜异位植入物后一年内，手术治疗与无治疗之间的婴儿活产率有差异(对应为 19.6% *vs* 22.2%)(78)。与 ENDOCAN 试验相比，这个研究含有较小的样本量，而且患者样本有更长的不育持续时间和更晚期的疾病。当把这两个研究的结果组合进一项元分析时，手术治疗仍然比无治疗优越(妊娠 *OR* 1.7;95% *CI* 1.1～2.5)，尽管其优越程度要小于 ENDOCAN 试验中所观察到的优越性。基于 ENDOCAN 试验，获得一个额外妊娠所需治疗的患者数约为 7.7 个女性。当为早期子宫内膜异位症患者推荐疗法时，医生需要将手术疗法的这种相对较小的益处与其成本、风险和诸如控制性卵巢刺激之类的备选方法进行权衡。

腹腔镜检查术 *vs* 剖腹手术

关于子宫内膜异位相关不育症的手术治疗，其中一个较大的关注点是手术后有形成粘连的风险，而粘连会阻碍生育。因为在腹腔镜检查术中，异物暴露和组织损伤都会减少，所以可能形成较少的粘连，因而腹腔镜检查术比剖腹手术更有利(80)。在有关不含其他不育因素的患者的生命表分析中，对于最小或轻度子宫内膜异位症来说，腹腔镜检查术似乎并不优于剖腹手术(38)。然而，对于适度或重度子宫内膜异位症来说，与剖腹手术相比，腹腔镜检查术导致更高的妊娠率。含有多个固定协变量的生存分析也表明，在仅患子宫内膜异位症的患者组，腹腔镜检查术后的妊娠率高于剖腹手术(妊娠率高 87%)。

相比之下，对比较腹腔镜检查术和剖腹手术的研究进行元分析，结果显示两者的妊娠率没有任何显著差异(55)。关于元分析与生存分析之间的不一致之处，一个似是而非的解释是：元分析只说明了最终妊娠率，而没有说明妊娠前的持续时间。而且，接受剖腹手术治疗的患者通常有更长时间的追踪调查，因而允许更多的时间来怀孕。在大部分子宫内膜异位相关不育症病例中，考虑到现有证据证明与剖腹手术相比，腹腔镜检查术有相同或更好的妊娠结果，腹腔镜检查术似乎是首选方法。

子宫内膜异位囊肿

医生通常使用各种不同的技术来治疗卵巢子宫内膜瘤，例如囊肿剥离或消融、排水以及大面积切除。通过腹腔镜检查方法，技术上的改进已经推进了子宫内膜异位症的先进治疗。在所使用的各种不同技术中，囊肿切除术更适于最小化卵巢的热损伤，更能保证彻底清除囊肿，并取得用于病理检查的标本(图 34.4)。一项前瞻性群组研究调查了治疗子宫内膜异位囊肿的腹腔镜检查术或剖腹手术，3 年的累积妊娠率估计约为 50%(图 34.5)(81)。妊娠率并不取决于子宫内膜异位囊肿的数量或大小。据报告，切除、剥离或消融子宫内膜异位囊肿之后，子宫内膜异位症的复发率小于 10%，而且重新粘连形成的发生率为 20%，部分或完全致密粘连复发的发生率约为 80%(82)。关于所使用的腹腔镜检查技术，据一个前瞻性随机临床试验报告，与外科开窗术和凝固术相比，卵巢囊肿切除术产生较高的妊娠率(59% *vs* 23%)和较低的再手术率(6% *vs* 23%)(83)。

对于子宫内膜异位相关不育症患者来说，卵巢子宫内膜异位囊肿手术治疗的价值一直都被质疑，这是因为手术治疗子宫内膜异位囊肿会导致卵巢功能降低，尤其是在 IVF 治疗之前。据报告，外科手术后，一些患者体内会保留正常的卵巢功能，而另一些患者则相反(84～89)。关于"能够最小化滤泡损失的最佳组织保留技术是什么"这个问题，目前研究界仍然存在争论(89～92)。对患有卵巢子宫内膜异位囊肿的患者进行 IVF 之后的妊娠结果进行元分析，结果并没有证实子宫内膜异位囊肿的存在对妊娠率有反作用(93)。一项前瞻性随机研究调查了 IVF 治疗前进行子宫内膜异位囊肿切除术后的妊娠结果，并与只进行 IVF 后的妊娠结果进行比较，结果显示进行卵巢手术的患者卵

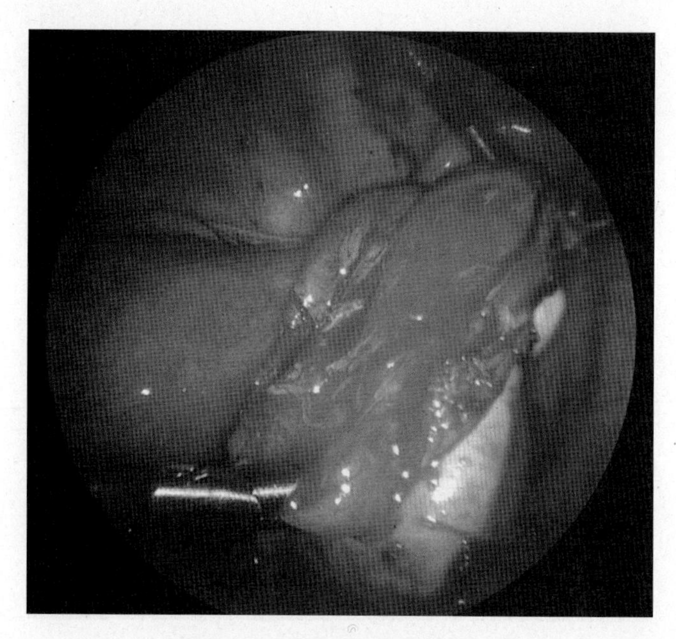

图 34.4 子宫内膜瘤囊壁切除术

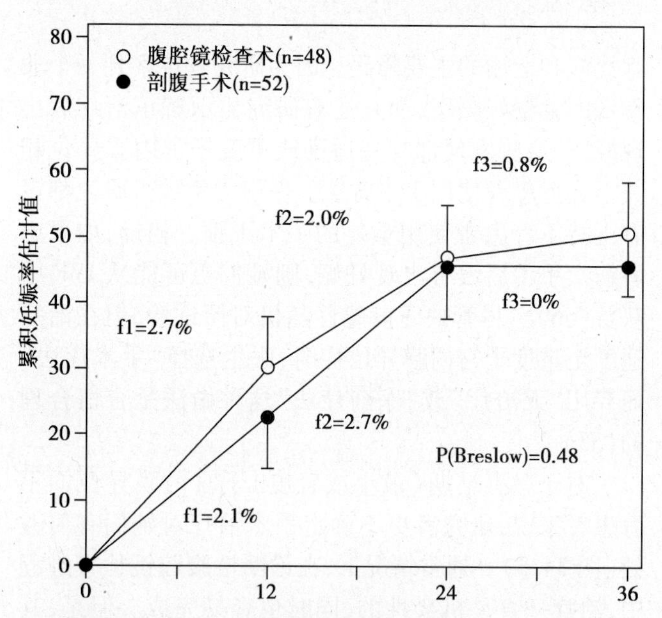

图 34.5 关于子宫内膜异位囊肿治疗的腹腔镜检查术和剖腹手术的累积生命表妊娠率估计值

巢反应减少，但妊娠率（34% *vs* 38%）和着床率（16.5% *vs* 18.5%）并没有显著差异(94)。因此，尽管大部分临床医生建议切除大于 3cm 或 4cm 的子宫内膜异位囊肿，但是 IVF 之前进行子宫内膜异位囊肿手术的好处仍然是可疑的(95～97)。

后穹隆

有时可以在后穹隆和直肠阴道隔位置发现深度侵袭性子宫内膜异位症。这些区域也是最难解剖的位置之一。接近子宫内膜异位植入物是富有挑战性的，而且也很难完全治疗。有一项研究调查了患有部分或完全后穹隆闭塞的不育症患者，对她们进行了腹腔镜治疗，结果导致 74%（34/46）的患者成功怀孕，其中 38%（13/34）的患者需要多次腹腔镜检查术(98)。在另一项研究中，研究者对 27 例患有完全后穹隆闭塞的不育症患者进行了生命表分析，结果显示对于接受腹腔镜治疗的 11 例患者来说，治疗后第一年和第二年的妊娠率均为 29.6%，而对于接受剖腹手术治疗的剩余患者来说，治疗后第一年的妊娠率为 0%，第二年的妊娠率为 23.7%(99)。

结论

对于子宫内膜异位相关不育症来说，外科手术是一种重要的治疗选择。尽管我们对最佳治疗方案的了解略微有限，但当前的证据通常支持所有阶段的子宫内膜异位症患者都采纳手术疗法。虽然在多数情况下，腹腔镜检查术也是常用的治疗方法，但其治疗结果实际上取决于恰当的患者选择和外科医生的技能水平。

关于子宫内膜异位相关不育症的当前研究依赖于一个分类表，这个分类表不能提供一个基于阶段特异性治疗方案的完全可预测性结果。子宫内膜异位症评级系统与生殖损伤的严重程度具有良好的相关性，这种评级系统的发展将大大有助于未来的研究。更好地理解子宫内膜异位症的免疫学、内分泌、遗传和环境方面，可能会引发支持手术疗法的新见解。随着我们对这种复杂疾病的认识越来越多，我们将更能确定子宫内膜异位相关不育症的最佳治疗方法是什么，而且能够让患者受益于更好的治疗结果。

关键点

- 据估计，不育女性体内子宫内膜异位症的发病率约为 20%。
- 源于粘连的严重解剖变形会干扰生育力，这可能是由适度/重度子宫内膜异位症导致的。
- 最小/轻度子宫内膜异位症也可能会产生损害生育力的异常能力。研究者还没有确定低生育力的确切机制，但他们认为低生育力可能与由细胞活素介导的骨盆中的局部炎症和改变的免疫响应有关。
- 子宫内膜异位相关不育症的最佳管理方法需要评估患者的疾病程度和生殖目标。
- 治疗通常致力于通过手术清除子宫内膜异位植入物、通过生育治疗提高产卵力，或者同时实现以上两种目标。
- 子宫内膜异位相关不育症的手术治疗应该减少组织损伤的技术，具体可以通过保持浆膜完整性、维持止血和减少手术时间来减少组织损伤。这些技术有助于减少粘连形成。
- 通常使用腹腔镜检查术协同激光、电外科或尖锐切除术来治疗大部分子宫内膜异位症病例。剖腹手术可能更适于进行肠切除、大规模肠粘连松解术或移除大的子宫内膜异位，即使技艺精湛的外科医生使用腹腔镜可以更有效地处理这些程序。
- 卵巢抑制形成了医药治疗子宫内膜异位症相关疼痛的基础，它可以延长不育症状的持续时间，并且不会改善生育状态，而且它并不指示子宫内膜异位相关不育症。唯一的例外是 IVF 之前使用卵巢抑制。
- 阶段特异性治疗的研究受到了一个子宫内膜异位症分类系统的阻碍，这个分类系统关注已观察到的疾病参与程度，而且其探索疾病阶段与不育程度相关性的能力是有限的。
- 对于子宫内膜异位相关不育症来说，其他的生育因素可能影响手术的结果。在进行手术之前，医生需要考虑到这些因素，以便于制订一套全面的管理方案。
- 在矫正由适度至重度子宫内膜异位症导致的骨盆变形方面，外科手术是普遍接受的治疗方法。
- 对于最小至轻度子宫内膜异位症，现有数据支持患者采用手术疗法而弃用“无治疗”方法。然而，大约 7.7% 的女性需要通过治疗来获得一个额外妊娠。需要将手术疗法相对较小的益处与其成本、风险和诸如生育治疗之类的替代选择进行权衡比较。
- 对于子宫内膜异位囊肿的治疗，囊壁切除术是首选方法。
- 尽管很多临床医生建议切除大于 3cm 或 4cm 的子宫内膜异位囊肿，但 IVF 治疗之前子宫内膜异位囊肿手术的好处仍然是可疑的。

参考文献

1. Boling RO, Abbasi R, Ackerman G, et al. Disability from endometriosis in the United States Army. *J Reprod Med* 1988;33:49–52.
2. Wheeler JM. Epidemiology of endometriosis-associated infertility. *J Reprod Med* 1989;34:41–46.
3. Velebil P, Wingo PH, Xia Z, et al. Rate of hospitalization for gynecologic disorders among reproductive-age women in the United States. *Obstet Gynecol* 1995;86:764–769.
4. Houston DE, Noller KL, Melton LJ, et al. Incidence of pelvic endometriosis in Rochester, Minnesota, 1970-1979. *Am J Epidemiol* 1987;125:959–969.
5. Eskenazi B, Warner ML. Epidemiology of endometriosis. *Obstet Gynecol Clin North Am* 1997;24:235–258.
6. Hammond MG, Jordan S, Sloan CS. Factors affecting pregnancy rates in a donor insemination program using frozen semen. *Am J Obstet Gynecol* 1986;155:480–485.
7. Marcoux S, Maheux R, Berube S. Laparoscopic surgery in infertile women with minimal or mild endometriosis: Canadian Collaborative Group in Endometriosis. *N Engl J Med* 1997;337:217–222.
8. Toma SK, Stovall DW, Hammond MG. The effect of laparoscopic ablation or danocrine on pregnancy rate in patients with stage I or II endometriosis undergoing donor insemination. *Obstet Gynecol* 1992;80:253–256.
9. Harada T, Iwabe T, Terakawa N. Role of cytokines in endometriosis. *Fertil Steril* 2001;76:1–10.
10. Arici A, Seli E, Zeyneloglu HB, et al. Interleukin-8 induces proliferation of endometrial stromal cells: a potential autocrine growth factor. *J Clin Endocrinol Metab* 1998;83:1201–1205.
11. Iwabe T, Harada T, Tsudo T, et al. Pathogenetic significance of increased levels of interleukin-8 in peritoneal fluid of patients with endometriosis. *Fertil Steril* 1998;69:924–930.
12. Dunselman G, Hendrix M, Bouckaert P, Evers J. Functional aspects of peritoneal macrophages in endometriosis of women. *J Reprod Fertil* 1988;82:707–710.
13. Haney A, Muscato J, Weinberg J. Peritoneal fluid cell populations in infertility patients. *Fertil Steril* 1981;35:696–698.
14. Olive DL, Weinberg JB, Haney AF. Peritoneal macrophages and infertility: the association between cell number and pelvic pathology. *Fertil Steril* 1985;44:772–777.
15. Halme J, Becker S, Hammond MG, et al. Increased activation of pelvic macrophages in infertile women with mild endometriosis. *Am J Obstet Gynecol* 1983;145:333–337.
16. Muscato JJ, Haney AF, Weinberg JB. Sperm phagocytosis by human peritoneal macrophages: a possible cause of infertility in endometriosis. *Am J Obstet Gynecol* 1982;144:503–510.
17. Harlow CR, Cahill DJ, Maile LA, et al. Reduced preovulatory granulosa cell steroidogenesis in women with endometriosis. *J Clin Endocrinol Metab* 1996;81:426–429.
18. Tummon IS, Maclin VM, Radwanska E, et al. Occult ovulatory dysfunction in women with minimal endometriosis or unexplained infertility. *Fertil Steril* 1988;50:716–720.
19. Curtis P, Lindsay P, Jackson AE, Shaw RW. Adverse effects on sperm movement characteristics in women with minimal and mild endometriosis. *Br J Obstet Gynecol* 1993;100:165–169.
20. Oral E, Arici A, Olive DL, Huszar G. Peritoneal fluid from women with moderate or severe endometriosis inhibits sperm motility: the role of seminal fluid components. *Fertil Steril* 1996;66:787–792.
21. Arumugam K. Endometriosis and infertility: raised iron concentration in the peritoneal fluid and its effect on the acrosome reaction. *Hum Reprod* 1994;9:1153–1157.
22. Reeve L, Lashen H, Pacey AA. Endometriosis affects sperm-endosalpingeal interactions. *Hum Reprod* 2005;20:448–451.
23. Suginami H, Yano K. An ovum capture inhibitor (OCI) in endometriosis peritoneal flUID:an OCI-related membrane responsible for fimbrial failure of ovum capture. *Fertil Steril* 1988;50:648–653.
24. Coddington CC, Oehninger S, Cunningham DS, et al. Peritoneal fluid from patients with endometriosis decreases sperm binding to the zona pellucida in the hemizona assay: a preliminary report. *Fertil Steril* 1992;57:783–786.
25. Morcos RN, Gibbons WE, Findley WE. Effect of peritoneal fluid on in vitro cleavage of 2-cell mouse embryos: possible role in infertility associated with endometriosis. *Fertil Steril* 1985;44:678–683.
26. Arici A, Oral E, Bukulmez O, et al. The effect of endometriosis on implantation: results from the Yale University in vitro fertilization and embryo transfer program. *Fertil Steril* 1996;65:603–607.
27. Pittaway DE, Maxson W, Daniell J, et al. Luteal phase defects in infertility patients with endometriosis. *Fertil Steril* 1983;39:712–713.
28. Schenken RS, Asch RH, Williams RF, Hodgen GD. Etiology of infertility in monkeys with endometriosis: luteinized unruptured follicles, luteal phase defects, pelvic adhesions, and spontaneous abortions. *Fertil Steril* 1984;41:122–130.
29. Schenken RS, Asch RH. Surgical induction of endometriosis in the rabbit: effects on fertility and concentrations of peritoneal fluid prostaglandins. *Fertil Steril* 1980;34:581–587.
30. Kaplan CR, Eddy CA, Olive DL, Schenken RS. Effects of ovarian endometriosis on ovulation in rabbits. *Am J Obstet Gynecol* 1989;160:40–44.
31. Dunselman GA, Dumoulin JC, Land JA, Evers JL. Lack of effect of peritoneal endometriosis on fertility in the rabbit model. *Fertil Steril* 1991;56:340–342.
32. Chauhan M, Barratt CL, Cooke SM, Cooke ID. Differences in the fertility of donor insemination recipients – a study to provide prognostic guidelines as to its success and outcome. *Fertil Steril* 1989;51:815–819.
33. Dunphy BC, Kay R, Barratt CL, Cooke ID. Female age, the length of involuntary infertility prior to investigation and fertility outcome. *Hum Reprod* 1989;4:527–530.
34. Símon C, Gutiérrez A, Vidal A, et al. Outcome of patients with endometriosis in assisted reproduction: results from in-vitro fertilization and oocyte donation. *Hum Reprod* 1994;9:725–729.
35. Pellicer A, Oliveira N, Ruiz A, et al. Exploring the mechanism(s) of endometriosis-related infertility: an analysis of embryo development and implantation in assisted reproduction. *Hum Reprod* 1995;10(Suppl. 2):91–97.
36. Brizek CL, Schlaff S, Pellegrini VA, et al. Increased incidence of aberrant morphological phenotypes in human embryogenesis – an association with endometriosis. *J Assist Reprod Genet* 1995;12:106–112.
37. Hughes EG, Fedorkow DM, Collins JA. A quantitative overview of controlled trials in endometriosis-associated infertility. *Fertil Steril* 1993;59:963–970.
38. Adamson GD, Hurd SJ, Pasta DJ, Rodriguez BD. Laparoscopic endometriosis treatment: is it better? *Fertil Steril* 1993;59:35–44.
39. Gruppo Italiano per lo Studio dell' Endometriosi. Ablation of lesions or no treatment in minimal-mild endometriosis in infertile womena randomized trial. *Hum Reprod* 1999;14:1332–1334.
40. Bruhat MA, Mage C, Chapron C, et al. Present-day endoscopic surgery in gynecology. *Eur J Obstet Gynecol Reprod Biol* 1991;41:4–13.
41. Operative Laparoscopy Study Group. Postoperative adhesion development following operative laparoscopy: evaluation at early second-look procedures. *Fertil Steril* 1991;55:700–704.
42. Carbon Dioxide Laser Laparoscopy Study Group. Initial report of the carbon dioxide laser laparoscopy study group: complica-

tions. *J Gynecol surg* 1989;5:269–272.

43. Azziz R, Steinkampf MP, Murphy A. Post-operative recuperation: relation to the extent of endoscopic surgery. *Fertil Steril* 1989;51:1061–1064.
44. Peterson HB, Hulka JF, Phillips JM. American Association of Gynecologic Laparoscopists 1988 membership survey on operative laparoscopy. *J Reprod Med* 1990;35:587–589.
45. Luciano AA, Manzi D. Treatment options for endometriosis: surgical therapies. *Infertil Reprod Med Clin N Am* 1992;3:657–682.
46. Redwine DB. Treatment of endometriosis-associated pain. *Infertil Reprod Med Clin N Am* 1992;3:683–695.
47. Adamson GD. Laparoscopic treatment of endometriosis. In: Adamson GD, Martin DC, eds. Endoscopic Management of Gynecologic Disease. Philadelphia: Lippincott-Raven;1996: 147–187.
48. American Society for Reproductive Medicine. Revised American Society for Reproductive Medicine classification of endometriosis: 1996. *Fertil Steril* 1997;67:817–821.
49. Adamson GD, Frison L, Lamb EJ. Endometriosis: studies of a method for design of a surgical staging system. *Fertil Steril* 1982;38:659–666.
50. Fedele L, Parozzini F, Bianchi S, et al. Stage and localization of pelvic endometriosis and pain. *Fertil Steril* 1990;53:155–158.
51. Hoeger KM, Guzick DS. Classification of endometriosis. *Obstet Gynecol Clin North Am* 1997;24:347–359.
52. Guzick DS, Silliman NP, Adamson GD, et al. Prediction of pregnancy in infertile women based on the American Society for Reproductive Medicine's revised classification of endometriosis. *Fertil Steril* 1997;67:822–829.
53. Adamson GD, Pasta DJ. Pregnancy rates can be predicted by validated endometriosis fertility index (EFI). *Fertil Steril* 2002;77(Suppl. 1):S48.
54. Epstein RM, Alper BS, Quill TE. Communicating evidence for participatory decision making. *JAMA* 2004;291(19):2359–2366.
55. Adamson GD, Pasta DJ. Surgical treatment of endometriosis-associated infertility: meta-analysis compared with survival analysis. *Am J Obstet Gynecol* 1994;171:1488–1505.
56. The Practice Committee of the American Society for Reproductive Medicine. Endometriosis and infertility. *Fertil Steril* 2004; 81:1441–1446.
57. Akande VA, Hunt LP, Cahill DJ, Jenkins JM. Differences in time to natural conception between women with unexplained infertility and infertile women with minor endometriosis. *Hum Reprod* 2004;19:96–103.
58. D'Hooghe TM, Debrock S, Hill JA, Meuleman C. Endometriosis and subfertility: is the relationship resolved? *Semin Reprod Med* 2003; 21(2):243–254.
59. Garcia CD, David SS. Pelvic endometriosis: infertility and pelvic pain. *Am J Obstet Gynecol* 1977;129:740–747.
60. Schenken RS, Malinak LR. Conservative surgery versus expectant management for the infertile patient with mild endometriosis. *Fertil Steril* 1982;37:183–186.
61. Seibel MM, Berger MJ, Weinstein FG, Taymor ML. The effectiveness of danazol on subsequent fertility in minimal endometriosis. *Fertil Steril* 1982;38:534–537.
62. Portuondo JA, Echanojauregui AD, Herran C, Alijarte I. Early conception in patients with untreated mild endometriosis. *Fertil Steril* 1983;39:22–25.
63. Olive DL, Stohs GF, Metzger DA, Franklin RR. Expectant management and hydrotubations in the treatment of endometriosis-associated infertility. *Fertil Steril* 1985;44:351–352.
64. Hull ME, Moghissi KS, Magyar DM, Hayes MF. Comparison of different modalities of endometriosis in infertile women. *Fertil Steril* 1987;47:40–44.
65. Thomas EJ, Cooke ID. Successful treatment of asymptomatic endometriosis: does it benefit infertile women? *Br Med J* 1987;294: 1117–1119.
66. Bayer SR, Seibel MM, Saffan DS, et al. Efficacy of danazol treatment for minimal endometriosis in infertile women. A prospective randomized study. *J Reprod Med* 1988;33:179–183.
67. Rodriguez-Escudero FJ, Neyro JL, Corcostegui B, Benito JA. Does minimal endometriosis reduce fecundity? *Fertil Steril* 1988; 50:522–524.
68. Badawy SZA, El Bakry MM, Samuel F, Dizer M. Cumulative pregnancy rates in infertile women with endometriosis. *J Reprod Med* 1988;33:757–760.
69. Paulson JD, Asmar P, Saffan DS. Mild and moderate endometriosis: comparison of treatment modalities for infertile couples. *J Reprod Med* 1991;36:151–155.
70. Inoue M, Kobayashi Y, Honda I, et al. The impact of endometriosis on the reproductive outcome of infertile patients. *Am J Obstet Gynecol* 1992;167:278–282.
71. Schenken RS, Malinak LR. Reoperation after initial treatment of endometriosis with conservative surgery. *Am J Obstet Gynecol* 1978;131:416–424.
72. Buttram VC. Conservative surgery for endometriosis in the infertile female: a study of 206 patients with implications for both medical and surgical therapy. *Fertil Steril* 1979;31:117–123.
73. Rantala ML, Kahanpaa KV, Koskimies AI, Widholm O. Fertility prognosis after surgical treatment of pelvic endometriosis. *Acta Obstet Gynaecol Scand* 1983;62:11–14.
74. Gordts S, Boeckx W, Brosens IA. Microsurgery of endometriosis in infertile patients. *Fertil Steril* 1984;42:520–525.
75. Rock JA, Guzick DS, Sengol C, et al. The conservative surgical treatment of endometriosis: evaluation of pregnancy success with respect to the extent of disease as categorized using contemporary classification system. *Fertil Steril* 1981;35:131–137.
76. Olive DL, Martin DC. Treatment of endometriosis-associated infertility with CO_2 laser laparoscopy: the use of one- and two-parameter exponential models. *Fertil Steril* 1987;48:18–23.
77. Nezhat C, Crowgey R, Nezhat F. Videolaseroscopy for the treatment of endometriosis associated with infertility. *Fertil Steril* 1989;51:237–240.
78. Gruppo Italiano per lo Studio dell'Endometriosi. Ablation of lesions or no treatment in minimal-mild endometriosis in infertile womena randomized trial. *Hum Reprod* 1999;14: 1332–1334.
79. Olive DL. Endometriosis: does surgery make a difference? *OBG Management* 2002;Jul:56–70.
80. Diamond MP, Daniell JF, Feste J, et al. Adhesion reformation and de novo adhesion formation following reproductive pelvic surgery. *Fertil Steril* 1987;47:864–866.
81. Adamson GD, Subak LL, Pasta DJ, et al. Comparison of CO_2 laser laparoscopy with laparotomy for treatment of endometriomata. *Fertil Steril* 1992;57:965–973.
82. Canis M, Mage G, Wattiez A, et al. Second-look laparoscopy after laparoscopic cystectomy of large ovarian endometriomas. *Fertil Steril* 1992;58:617–619.
83. Alborzi S, Momtahan M, Parsanezhad ME, et al. A prospective, randomized study comparing laparoscopic ovarian cystectomy versus fenestration and coagulation in patients with endometriomas. *Fertil Steril* 2004;82:1633–1637.
84. Sayegh R, Garcia CR. Ovarian function after conservational ovarian surgery: a long-term follow-up study. *Int J Gynaecol Obstet* 1992;39:303–309.
85. Marconi G, Vilela M, Quintana R, Sueldo C. Laparoscopic ovarian cystectomy of endometriomas does not affect the ovarian response to gonadotropin stimulation. *Fertil Steril* 2002;78: 876–878.
86. Hemmings R, Bissonnette F, Bouzayen R. Results of laparoscopic treatments of ovarian endometriomas: laparoscopic ovarian fenestration and coagulation. *Fertil Steril* 1998;70:527–529.
87. Loh F-H, Tan AT, Kumar J, Ng S-C. Ovarian response after laparoscopic ovarian cystectomy for endometriotic cysts in 132 monitored cycles. *Fertil Steril* 1999;72:316–321.

88. Donnez J, Wyns C, Nisolle M. Does ovarian surgery for endometriomas impair the ovarian response to gonadotropin? *Fertil Steril* 2001;76:662–665.
89. Canis M, Pouly JL, Tamburro S, et al. Ovarian response during IVF-embryo transfer cycles after laparoscopic ovarian cystectomy for endometriotic cysts of >3 cm in diameter. *Hum Reprod* 2001;16:2583–2586.
90. Muzii L, Bianchi A, Croce C, et al. Laparoscopic excision of ovarian cysts: is the stripping technique a tissue-sparing procedure? *Fertil Steril* 2002;77:609–614.
91. Jones KD, Sutton CJG. Pregnancy rates following ablative laparoscopic surgery for endometriomas. *Hum Reprod* 2002;17:782–785.
92. Garry R. The effectiveness of laparoscopic excision of endometriosis. *Curr Opin Obstet Gynecol* 2004;16:299–303.
93. Gupta S, Agarwal A, Agarwal R, Loret de Mola JR. Impact of ovarian endometriomas on assisted reproduction outcomes. *Reprod Biomed Online* 2006;13:349–360.
94. Demirol A, Guven S, Baykal C, Gurgan T. Effect of endometriomas cystectomy on IVF outcome: a prospective randomized study. *Reprod Biomed Online* 2006;12:639–643.
95. Canis M, Pouly JL, Tamburro S, Mage G, Wattiez A, Bruhat MA. Ovarian response during IVF–embryo transfer cycles after laparoscopic ovarian cystectomy for endometriotic cysts of >3 cm in diameter. *Hum Reprod* 2001;16:2583–2586.
96. Kennedy S, Bergqvist A, Chapron C, D'Hooghe T, Dunselman G, Greb R, Hummelshoj L, Prentice A, Saridogan E on behalf of the ESHRE Special Interest Group for Endometriosis and Endometrium Guideline Development Group. *Hum Reprod* 2005;10:2698–2704.
97. Rizk B. Treatment of Infertility associated with endometriosis. In: Rizk B, and Abdalla H, eds. Endometriosis. Oxford: UK, Health Press, 2003: chapter 6; 85–86.
98. Reich H, McGlynn F, Salvat J. Laparoscopic treatment of cul-de-sac obliteration secondary to retrocervical deep fibrotic endometriosis. *J Reprod Med* 1991;36:516–522.
99. Adamson GD, Hurd SJ, Rodriguez BD.Laparoscopy versus laparotomy for treatment of posterior cul-de-sac obliteration. Presented at the American Association of Gynecologic Laparoscopists; September 24–27, 1992; Chicago. Abstract.

第 35 章

先天性子宫畸形与生殖

Theodore A. Baramki

女性的生殖道由两个胚胎来源产生，分别是苗勒管（中胚层起源）和泌尿生殖窦（内胚层起源）。苗勒管的异常分化通常会导致子宫畸形。

胚胎学

苗勒管（副中肾管）出现于顶臀长度为 10mm 的胚胎中（约 5 周大），通过体腔上皮内陷进午非管头端外侧的下层间充质中而形成（图 35.1）。

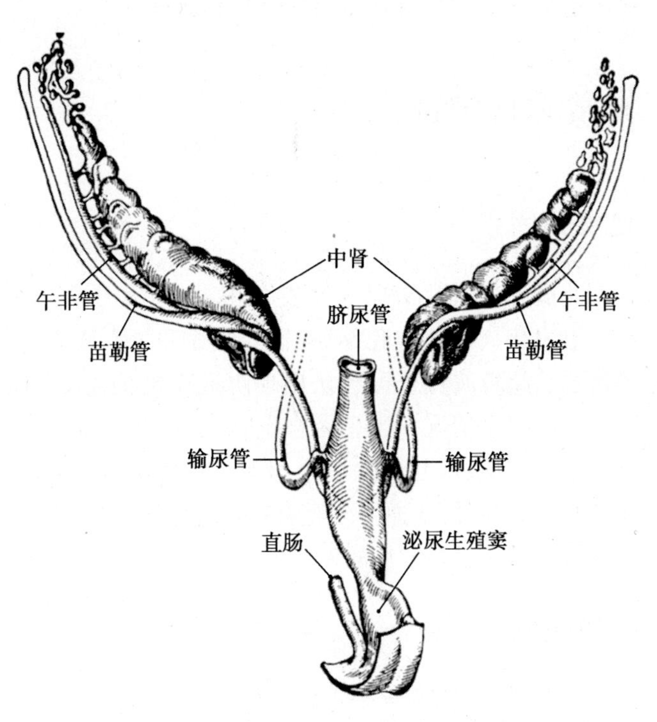

图 35.1 23mm C-R 长度的人类胚胎（约排卵后 6 周）泌尿生殖系统的蜡板重建图

在女性中，此内陷位点就形成了将来的输卵管腹部开口。在此内陷的尾端形成了一个实体球状结构，可以钻进午非管侧面和与其平行的间充质中。苗勒管垂直居中穿过中肾尾端，并向中尾部生长直至与对侧管接触并融合（图 35.2）。苗勒管的融合一开始并不完全，所以有一小段时间会有一个隔膜将其分隔为两个小腔。当胚胎长到 56mm 长时（约 12 周），此隔膜会退化而形成单腔体，即为子宫阴道管（生殖道）。此管道的尾端与泌尿生殖窦的背壁连接，形成了一个突起，即为苗勒结节（图 35.3）。子宫阴道管的末端生长形成实体阴道索。

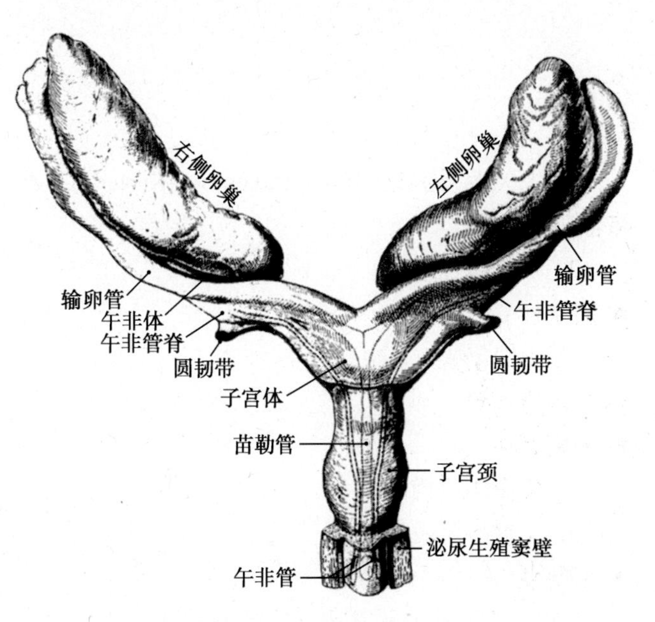

图 35.2 48mm C-R 长度的人类女性胚胎（约 9 周）的生殖道重建图。不再存在午非管

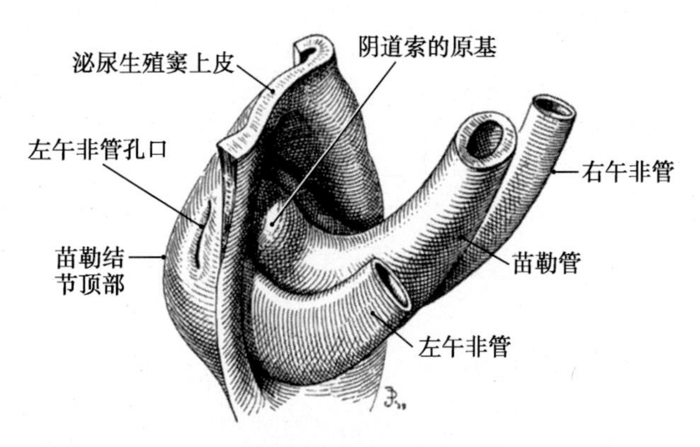

图 35.3 48mm C-R 长度的人类胚胎（约 9 周）的苗勒结节区域上皮成分重建图

大约在10周，出现两个窦阴道球，是由泌尿生殖窦的两侧后部内胚层外翻而形成，邻近午非管附件。它们与阴道索尾端融合形成阴道板，恰好位于窦阴道球头端的泌尿生殖窦部分就形成了女性尿道，而当窦阴道球向尾端移动时就形成前庭。在之后的胎儿发育中，子宫阴道管向尾端延伸，并诱导阴道板管道化，此时窦阴道球上皮破裂。这样就建立起了泌尿生殖窦和子宫阴道管之间的联系。

由隔膜形成处女膜，其具有各种不同类型，位于泌尿生殖窦和管道化融合窦阴道球之间。处女膜由两层内皮来源的上皮包裹中间中胚层而形成；内层上皮来源于窦阴道球，外层上皮来源于泌尿生殖窦。

女性生殖道的肌肉组织来源于苗勒管周围的间充质。

分类

1. 先天性无阴道（Mayer-Rokitansky-Kuster-Hauser综合征）
2. 异常垂直融合
- 阻塞性
  - 处女膜闭锁
  - 阴道横隔
- 非阻塞性
  - 不完全阴道横隔
3. 异常侧向融合
- 阻塞性
  - 有一个不连通子宫残角的单角子宫
  - 双子宫的单腔阻塞
  - 双子宫的单侧阴道阻塞
- 非阻塞性
  - 单角子宫
  - 纵隔子宫
  - 双角子宫
  - 双子宫
  - 子宫内暴露DES

先天性无阴道

先天性无阴道的患者在通常情况下也没有子宫(1)。因此，其更为准确的术语应该是苗勒管发育不全或发育畸形。然而通常情况下是使用先天性无阴道这个术语来描述此类患者。

这类患者通常具有正常的女性第二性征，并存在原发性闭经情况。检查中发现这类患者具有女性外生殖器，但阴道短而闭锁。此类患者的子宫表现为与输卵管近端相连的实体纤维肌性原基。她们的卵巢发育正常，其染色体组型为46条，XX。此类综合征可能会导致泌尿系统畸形（15%）和骨骼畸形（5%）。

对于此病症的治疗取决于患者何时希望拥有阴道功能。使用扩张器进行治疗已获得成功结果(2,3)，若此方法无效，则可使用分层厚皮移植片（McIndoe步骤）进行治疗(4)。需要强调的是，在患者被确诊后不应立即进行手术治疗，而是要等到该患者想要进行性交活动时才能进行。

Mayer-Rokitansky-Kuster-Hauser综合征患者可以通过IVF法和代孕法实现妊娠。可以通过超声引导从阴道获取卵母细胞，然后用丈夫的精子进行体外受精，再将形成的胚胎移植入代孕母亲的子宫内。

异常垂直融合

处女膜闭锁

此类患者通常情况下性发育正常，但无月经（隐经），会发生周期性盆腔疼痛、盆腔肿瘤和处女膜肿胀等情况。超声波检查可确认出现阴道积血、子宫积血或输卵管积血情况。当患者被确诊后，应在处女膜上做一个十字切口，并切除多余角度。月经排出延迟时间越长，越可能发生逆行月经对腹膜的化学性刺激，从而诱导子宫内膜异位症的发生。

阴道横隔

当阴道索（苗勒索）和泌尿生殖窦的连接处未管道化时会发生阴道横隔。临床图片与处女膜闭锁的相似，但阴道横隔发生阻塞的位置更高。横隔可能位于阴道的上中下三段（图35.4）。这里的超声波图像显示了阴道横隔的厚度。应在确诊后立即切除此横隔。高位阴道横隔患者更早发生子宫和输卵管内的逆行月经，从而导致这类患者的生殖预后结果较差。

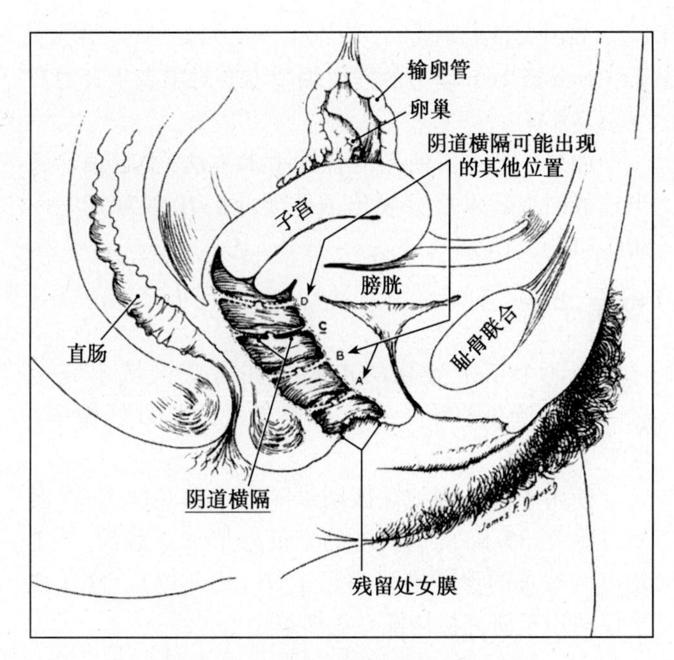

图35.4 发现阴道横隔的不同位置

异常侧向融合(阻塞性)

存在一个不连通的子宫残角是一种无症状的单角子宫状况。但当一个功能性子宫角不能与子宫连通时,患者会出现周期性盆腔疼痛,和代表子宫积血的子宫附件肿块。建议切除不连通的子宫角。

在双子宫的病例中,如果其中一个阴道不能与外界连通,患者会出现周期性盆腔疼痛,并可能发生子宫积血和输卵管积血状况(图35.5),所以应切除阴道横隔。苗勒管畸形一侧通常会发生肾功能异常,尤其会发生先天性单肾缺失。

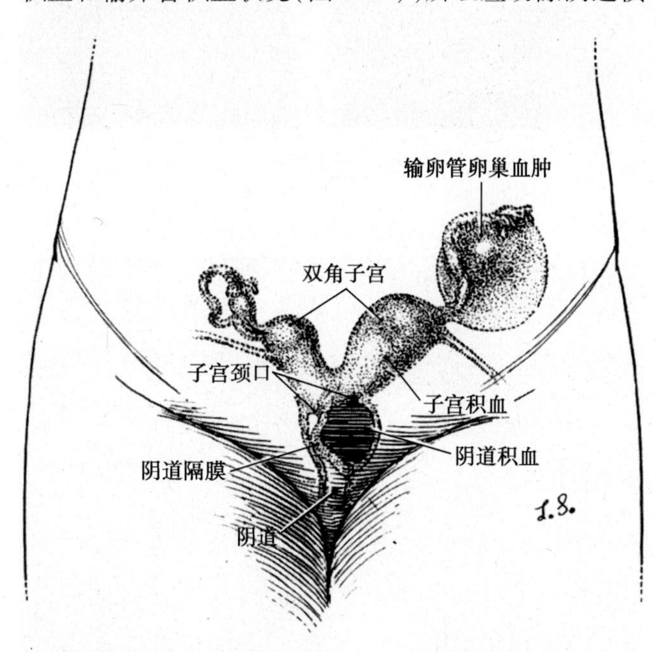

图35.5 一个患有左侧阻塞的双子宫患者的内部生殖器官图示。此患者月经规律,但每次月经都发生严重盆腔疼痛

单角子宫

单角子宫是由单个苗勒管的正常分化而形成。活产率为37%(5),流产率(38%)尤其是早期流产率(37.5%)较高(6)。早产率为25%,所有单角子宫妊娠中仅有31%为足月妊娠。

通常发现苗勒管缺失侧也发生肾脏缺失。

双子宫

如果两苗勒管之间的隔膜未退化,则会形成不同程度的双子宫。完全复制的为双子宫,具有两个子宫角、两个子宫颈和两个阴道。如果隔膜头端未退化,则会产生纵隔子宫,其宫底不发生凹陷;或产生双角子宫,其两苗勒管连接处的宫底发生凹陷(图35.6)。

和不对称阻塞性发育不良子宫不同,只有小部分的对称双子宫患者发生泌尿道畸形。

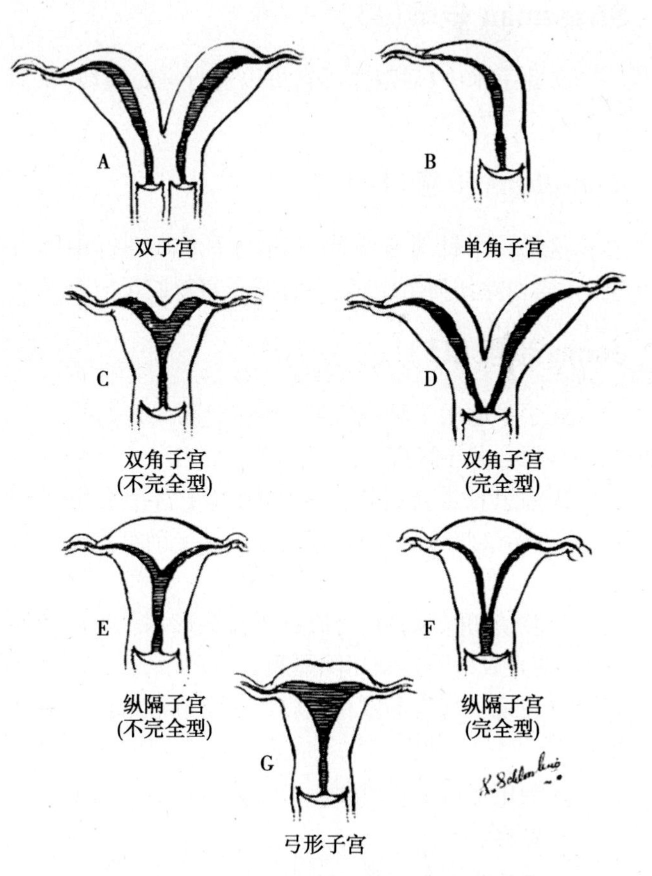

图35.6 子宫非阻塞性发育不良。(A)双子宫;(B)单角子宫;(C)不完全双角子宫;(D)完全双角子宫;(E)和(F)纵隔子宫,显示正常的子宫外部特征;(G)弓形子宫

纵隔子宫

66%的苗勒管畸形出现这种情况。这是由于苗勒管中段再吸收失败而导致的。此情况通常导致最差的生殖预后结果,胎儿存活率仅为6% ~28%,自然流产率较高(>60%)(7 ~10)。

纵隔子宫患者通常在妊娠第8 ~16周之间发生流产。这可能是由于流向隔膜的血液供给少导致了胚胎难以着床,从而发生自然流产(11)。宫内压增加和相关宫颈功能不全可能导致患者早产(12)。

所有出现反复性流产的双子宫患者都应在考虑手术合并两子宫腔前被安排进行一个彻底的检查。应当注意的是,虽然流产患者的子宫中确实存在隔膜,但还有其他导致反复性流产的原因,例如宫颈口功能不全、黄体不足、生殖道感染、免疫因素或染色体畸形。

合并手术

Strassman 步骤(13)

在此手术中,对双角子宫可以进行宫底横切,从而合并两个子宫腔。

Tompkins 步骤(14)

这是一个针对于纵隔子宫的手术。进行中间分割,无需切除任何组织,则可打开子宫双腔予以合并。

Jones 步骤(15)

此手术适用于较宽隔膜病例,对隔膜进行楔形切除术从而合并子宫腔。

如果患者进行过以上手术则其子宫上会留下瘢痕,所以建议此患者在妊娠第38周接受剖宫产进行分娩。

宫腔镜切除隔膜优于腹部子宫成形术。可以使用剪刀、激光或切除器来切除隔膜。

宫腔镜子宫成形术相比腹部子宫成形术的优点如下:

无剖腹术后遗症风险

恢复期较短

不减小子宫腔容量

术后妊娠的间隔较短

不产生宫底瘢痕,从而不会影响经阴道分娩的安全性

节约大量成本

1cm或1cm以下的残留隔膜不会对患者生育力产生不良影响。

如果不考虑所使用的合并手术方法,文献预计适当选择的患者术后分娩出活体婴儿的几率为70% ~80%(16)。

双角子宫

当两个正常分化的苗勒管在宫底区域不完全融合时会产生双角子宫。这类患者的足月妊娠率>60%。

使用子宫X射线法区别纵隔子宫和双角子宫(图35.7和图35.8)的诊断准确率仅为55%。然而,三维超声波检查的诊断准确率可达91.6%(17)。MRI似乎仅限用于研究机构或专用转诊中心。

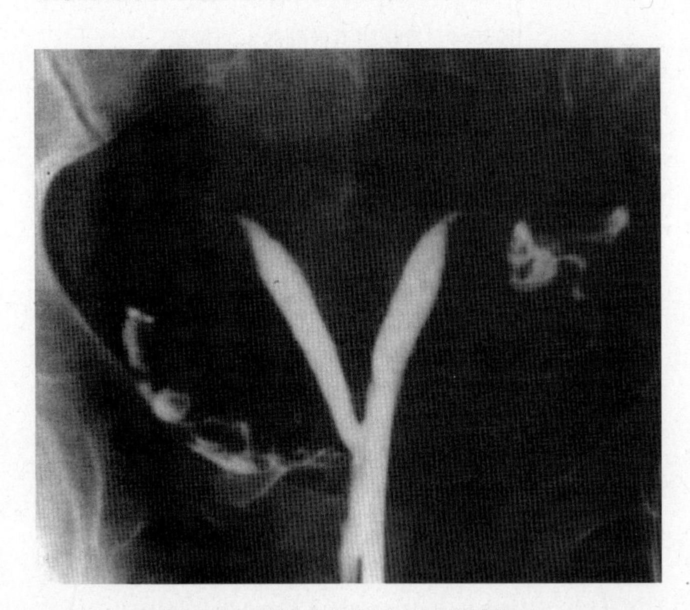

图35.7 纵隔子宫的子宫X射线照片

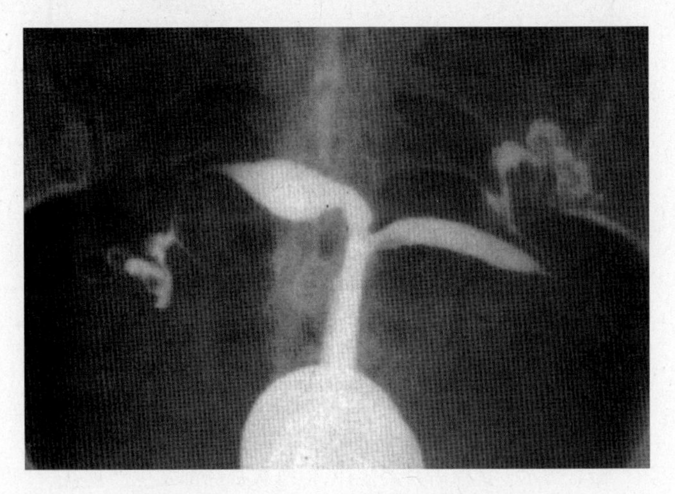

图35.8 双角子宫的子宫X射线照片

双子宫

此畸形患者具有两个子宫、两个子宫颈和两个阴道。在所有子宫畸形中这种情况约占 10%。

双子宫病例中的 18% 出现阻塞性单侧阴道，阻塞情况下通常会导致同侧肾脏发育不全。在未发现阻塞的情况下，23% 的双子宫病例发生肾脏异常。

双子宫女性患者的生育力相对较高。36 名想要妊娠的双子宫女性中有 34 名女性（94%）至少有过一次妊娠，并有 32 名女性（89%）至少产下一名婴儿。其中 10 名女性共发生过 15 次（25%）自然流产（8）。此类患者常发生臀先露分娩（51%），所以支持使用剖宫产作为这类患者的分娩方式。

由于单侧阴道闭锁、子宫积血和输卵管积血而导致 38% 的此类病例发生子宫内膜异位症（18）。

弓形子宫

此类病症是指子宫腔形状发生小变化，而不发生外部凹陷的情况，其对患者生育力不产生影响。

子宫内暴露于 DES

子宫内暴露于 DES 的作用显现于阴道上、宫颈上、子宫上以及输卵管上。其典型的子宫 X 线片特称为 T 形子宫（图 35.9）。子宫内暴露于 DES 的患者更有可能发生输卵管妊娠，妊娠前 3 个月自然流产以及由于宫颈口功能不全导致的中期妊娠自然流产。医生在对患者使用子宫内暴露于 DES 进行治疗时，应考虑到上述可能性。

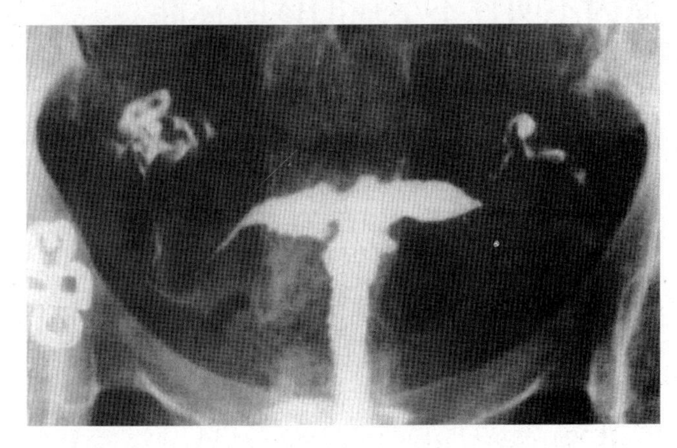

图 35.9　子宫 X 线片显示子宫内暴露于 DES 后导致的子宫变化

总体评论

子宫畸形的总发生率为 4%。不孕症女性患者的苗勒管畸形发生率（6.3%）高于可生育女性的此类畸形发生率（3.8%）（6）。先天性子宫畸形的患者经过 IVF 治疗后能产生良好妊娠率（19）。

参考文献

1. Hauser GA, Schreiner WE. Das Mayer-Rokitansky-Kuster-Hauser Syndrome. *Separatabdruck aus der Sweizerischen Medizinschen Wochenschrift* 1961;12:381.
2. Frank RT. The formation of an artificial vagina without operation. *Am J Obstet Gynecol* 1955;35:1057.
3. Ingram JM. The bicycle seat-stool in the treatment of vaginal agenesis and stenosis. A preliminary report. *Am J Obstet Gynecol* 1989;140:867.
4. McIndoe A. Treatment of congenital absence or obliterative condition of the vagina. *Brit J Plast Surg* 1950;2:254.
5. Raga F, Bauset C, Remohi J, Bonilla-Musoles F, Simon C, Pellicer A. Reproductive impact of congenital Mullerian anomalies. *Hum Reprod* 1997;12:2277.
6. Acien P. Reproductive performance of women with uterine malformations. *Hum Reprod* 1993;8:122.
7. Golan A, Langer R, Bukovsky R, Caspi E. Congenital anomalies of the Mullerian system. *Fertil Steril* 1989;51:747.
8. Heinonen PK, Saarikoski S, Pyskynen P. Reproductive performance of women with uterine anomalies. *Acta Obstet Gynecol Scand* 1982;61:157.
9. Harger JH, Archer DF, Marchese SG, Muracca-Clemens M, Garver KL. Etiology of recurrent pregnancy losses and outcome of subsequent pregnancies. *Obstet Gynecol* 1983;62:547.
10. Green LK, Harris RE. Uterine anomalies. Frequency of diagnosis and associated obstetrical complications. *Obstet Gynecol* 1976;47:427.
11. Burchell RC, Creed F, Rasoulpour M, Whitcomb M. Vascular anatomy of the human uterus and pregnancy wastage. *Brit J Obstet Gynaecol* 1978;85:698.
12. Rock JA, Murphy AA. Anatomic abnormalities. *Clin Obstet Gynecol* 1986;29:886.
13. Strassman P. Die operative Vereinigung eines droppelten Uterus. *Zbl Gynaek* 1907;31:1322.
14. Tompkins P. Comments on bicornuate uterus and twinning. *Surg Clin North Am* 1962;42:1049.
15. Jones HW Jr., Delfs E, Jones GES. Reproductive difficulties in double uterus. The place of plastic reconstruction. *Am J Obstet Gynecol* 1956;72:865.
16. Ayhan A, Yucel I, Tuncer Z, Kisnichi H. Reproductive performance after conventional metroplasty: an evaluation of 102 cases. *Fertil Steril* 1992;57:1194.
17. Raga F, Bonilla-Musoles F, Blaner J, Osborne NG. Congenital Mullerian anomalies: diagnostic accuracy of three-dimensional ultrasound. *Fertil Steril* 1996;65:523.18.
18. Candiani GB, Fedele L, Zamberletti D, De Virgilis D, Carinelli S. Endometrial patterns in malformed uteri. *Acta Eur Fertil* 1983;14:35.
19. Marcus S, Al-Shawaf T, Brinsden P. The obstetric outcome of in vitro fertilization and embryo transfer in women with congenital uterine malformations. *Am J Obstet Gynecol* 1996;75:89.

■ 第 36 章 ■

原因不明性不孕症

Juan Balasch

引言

人类并不是生育力极强的动物,我们的平均每月生育率仅为 20%。不孕症的正式评估一般适用于经过一年或一年以上规律性且未采取保护措施的性交后仍未怀孕但想要怀孕的女性;85% 的夫妻在此期间能在不需要辅助的情况下成功妊娠(1,2)。然而,多数咨询不孕症治疗的夫妻并不是真的不孕不育,而是存在某种程度的生育力低下情况(也就是说,夫妻出现某些会降低每月怀孕几率的状况),可以无需治疗而获得妊娠(1,3,4)。因此,生育力低下的治疗与不孕不育的治疗不同,不能断定生育力低下患者的妊娠都是由于治疗产生,因为此类患者的妊娠可能是偶然发生的。这类无需治疗而妊娠的患者更有可能被归类为原因不明性不孕症的夫妻。

尽管目前诊断生育力低下原因的技术很发达,但仍有 15% ~30% 经过彻底检查的夫妻无法查明不能怀孕的原因(1,5)。这些夫妻延迟怀孕的原因可能是因为错过了怀孕机会,而其中许多病例可能是由于还未发现的生殖过程异常情况而导致。这类患者的两年内累积妊娠率为 60%;然而不孕症持续超过 3 年以上且未接受治疗夫妻的每月生育率仅为 1% ~2%(6,7)。

根据研究群体的不同和所使用的标准不同,原因不明性不孕症的发生率也不同。多个潜在因素可能导致原因不明性不孕症的发生,包括配偶年龄、不孕症持续时间、性交频率和职业性质(5)。在所有的这些潜在因素中,女性年龄超过 30 岁是唯一一个显著的预测因子。女方年龄大于等于 30 岁的夫妻患原因不明性不孕症的可能性是总群体的 1.7 倍(95% *CI* 1.3 ~1.9)。事实上,在此情况下,女方年龄分布因素明显重要于其他诊断情况中的年龄分布因素(4,5)。

原因不明性不孕症似乎主要是由于未检测到的生殖缺陷而导致,其中某些生殖缺陷是与年龄导致的生育力下降有关(4,5,8)。然而,还可能出现另一种情况:即由于我们缺乏相关知识或遗漏生殖过程的某些信息而无法查明病因,因为除了那些已知的不孕症病因外,还有许多生殖过程中不可检测的缺陷会阻碍怀孕(9)。目前精子质量和生育力之间的关系仍存在争议,也不存在可以评估排卵功能和卵母细胞质量的直接诊断性测试,对于输卵管的评估性测试主要也只是描述性的(外观)而不是评估其功能(培育卵母细胞的获取,受精和胚胎发育的条件),以及大部分胚胎成功着床的确切机制还不知晓(9)。在此基础上,最近已宣布所谓的原因不明性不孕症不仅是一种口头的也是一种临床不可检测的独立诊断结果(10)。

总结而言,原因不明性不孕症被认为是一种由于几率问题或由于我们目前知识的局限性无法检测到多种生殖缺陷而产生的不幸结果(11,12)。

原因不明性不孕症的诊断标准

通过一个全面的不孕症评估排除所有病因后,则诊断患者为原因不明性不孕症(13)。然而,此诊断的确立也很复杂,包含多个不同的诊断步骤,需要满足一个正常结果的多个定义以及符合诊断评估的有限范围(5)。

传统来说,评估不孕症夫妻的基础可被分为五个标准测试类别,它们包括精液分析、排卵评估(通常使用子宫内膜活组织检查)、子宫结构和输卵管通畅性评估、性交后测试(PCT)和腹腔镜检查(14,15)。尽管美国生殖医学会(14)和世界卫生组织(WHO)准则(15)已阐述了基本的测试内容,但有经验的生殖科医师之间还未对应当进行的诊断测试及其预后效力以及测试结果的正常标准达成共识。如上所述对于西欧的产科学和妇科学教学系进行的问卷调查显示只有很少人同意 WHO 关于不孕症夫妻需进行的标准测试的建议,并且结果发现国家之间对于首选标准测试方法的差异很大。从此研究可以总结发现，对患者进行的生育力测试更多基于惯例和个人偏好，而并非基于测试方法的有效性(16)。

上述结果与类似的对美国学会认证的生殖内分泌专家进行的调查结果一致，该调查证明虽然大多数有经验专家同意美国生殖医学会所提出的那些不孕症测试的主要范围(14)，但他们对大多数测试操作的具体环节存在异议(包括正常性标准和结果解释)，这尤其和医生的性别、年龄、操作类型和地理位置有关。他们对于除了那五个“传统”不孕症测试之外的补充测试的意见更不统一(例如，激素测试、盆腔超声波检查、子宫镜检查、宫颈分泌物培养和抗精子抗体)(17,18)。存在争议的是，进行综合性检查虽然能解释或定义除了原因不明性以外的不孕症病因；但当进行多个独立的或部分独立的测试时，会指数式增加假阳性结果产生的可能性(19,20)。

最后，原因不明性不孕症的定义也受到了研究入选标准的影响。如果一对夫妻在接受例如腹腔镜等检查之前发生妊娠，那么他们该被归类于哪一类患者？此时的选择需要在不确定性和重复选择之间进行权衡(5)。需要进行腹腔镜检查增加原因不明性诊断结果的确定性，但任何只包括之前进行过腹腔镜检查的不孕症患者群不再代表典型性不孕症患者群(5)。

根据以上证据发现必须对确诊原因不明性不孕症之前进行的诊断测试达成共识。由于目前人们对诊断测试证据的不同观点以及临床经验的差异性，所以还未对诊断测试问题达成共识。虽然有些人认为任何异常的诊断结果都可以定义不孕症病因，但目前基本一致认为：只有当患者经过异常测试结果所诊断出的不孕症病因治疗后与未接受治疗之时相比，其生育力显著得到提高的情况下，才能确定异常测试结果确诊了此不孕症的病因(9,12,13,19,21,22)。换句话说，目前诊断性测试的重点在于使用尽可能少的与活产可能性相关的特定检查组合进行诊断，而尽量避免使用大范围的筛查测试进行诊断(12)。

基于后者观点，将不孕症的诊断测试分为三类(13,21,22)：

1. 已确定与生育力受损有关的异常测试结果：精液分析、用子宫输卵管造影术或腹腔镜检测的输卵管通畅性、排卵功能的实验室评估。在每种情况下，当测试结果明显异常时(精子缺乏活力、双侧输卵管阻塞或无排卵)，则确定在不接受治疗的情况下生育力受损。

2. 非始终与妊娠相关的异常测试结果：PCT、轻度子宫内膜异位症的腹腔镜结果、宫颈黏液穿透测试、宫腔镜检查、抗精子抗体检测法以及去透明带地鼠卵穿透测试。在不接受任何治疗情况下，这些诊断测试的异常结果通常与生育力相关。

3. 与生育力受损看似无关的异常测试结果：子宫内膜周期时间测定、精索静脉曲张评估和输卵管镜检查。目前既没有任何数据可以确定这些诊断测试的结果与妊娠情况无关，又不存在相关的后续随访研究。

因此，标准测试应该包括精液分析(根据WHO标准进行评估)，排卵功能评估(黄体中期的血清孕酮测定)，以及输卵管通畅性评估(认为子宫输卵管造影术是评估输卵管通畅性和子宫腔大小和形状的标准方法)(5,12,13,19,21,22)。目前，其他的额外检测基本上都不能有效诊断原因不明性不孕症。

需要通过腹腔镜检查来诊断子宫内膜异位症或附件粘连情况，但在输卵管通畅的情况下，上述病灶较不明显。药物治疗子宫内膜异位症不能改善患者妊娠率，而手术切除病灶也只具有短期的较不明显疗效(5,9)。事实上，加拿大合作研究组(23)经过对子宫内膜异位症研究后报道，患有极轻度或轻度子宫内膜异位症的不孕症女性生育力不显著低于原因不明性不孕症女性患者的生育力。此外，如果患者的沙眼衣原体抗体滴度不增加并且盆腔超声波检查未发现子宫内膜瘤情况下，则该患者的重大盆腔异常发生率小于5%(9,22)。因此，如Collins之前强调的那样(5)，在此情况下，应让患者优先选择而非医生意愿决定是否进行腹腔镜检查，以更精准的方式确定原因不明性不孕症。

治疗策略

根据妊娠率结果可以轻松且客观地评估不孕症治疗的效力。手术切除输卵管女性患者在接受体外受精(IVF)和胚胎移植后的周期生育力能成为IVF疗效的良好指标。相似的，不孕症夫妻中男方患无精子症的情况下，女方在接受捐赠精子的人工授精后，其周期生育力成为指示此治疗手段疗效的良好指标。

所有不孕症治疗的疗效分析的潜在假设是：患者在未经治疗情况下的妊娠可能性可忽略不计。因此，对于原因不明性不孕症治疗的疗效(或无疗效)确定和评估尤其具有挑战性，其多个原因如下(1,6,21,24)：

1. 文献定义的原因不明性不孕症和仅患有轻度子宫内膜异位症的夫妻常被认为患有原因不明性不孕

症之间缺乏一致性。

2. 原因不明性不孕症的疗法不适用医疗决策的标准常规。标准常规需要有矫正某生物缺陷的具体病理生理学原理。因为不清楚原因不明性不孕症患者的生物缺陷，所以采取的治疗手段通常是经验性的。

3. 这类原因不明性不孕症患者在单纯观察期的怀孕几率很高，尤其是不孕症持续时间小于3年以及女方年龄大于30岁的情况下，可以发现成功怀孕的时间间隔较短而未发现怀孕夫妻的绝对数量有所增加。然而近年来很少对这类患者使用上述期待疗法进行观察，因为这些不孕症女性都故意将生育时间拖延至她们可能遇到生育问题的时候(20)。

4. 只有少数前瞻性随机对照试验评估了原因不明性不孕症患者经治疗和未经治疗后的妊娠率。

在过去的20年中，越来越多地使用两种治疗手段(单独使用或联合使用)来治疗原因不明性不孕症：超排卵诱导，此治疗过程中主要使用外源性促性腺激素刺激卵巢以产生多个优势卵泡，以及宫腔内人工授精(IUI)，在此过程中有活力精子悬浮培养于培养基内，并将其经宫颈注射入子宫腔内。IVF技术是患者夫妻在尝试IUI和卵巢刺激治疗仍未妊娠后所进行的最终治疗步骤。也提出了关于原因不明性不孕症治疗的其他方法，但其中绝大部分没有充分证据显示其疗效。

排卵诱导和(或)IUI

综合以上因素考虑，给药促性腺激素刺激原因不明性不孕症患者卵泡发育的可能原理是什么？哪些患者能被定义为具有规律性排卵周期？为什么在精液分析结果正常和未发现宫颈因素的情况下，要向宫腔引入经冲洗精液？关于卵巢刺激的两个解释为(25～27)：①卵巢刺激能克服传统测试法所不能发现的排卵功能上的微小缺陷。②卵巢刺激能通过增加可受精卵子数量从而增加妊娠可能性。

根据后一原理，卵巢刺激能简单地通过增加可受精和着床的卵母细胞数量从而改善患者每月妊娠率。事实上，超排卵疗法来源于一次偶然的临床观察。某些接受促性腺激素给药以准备进行IVF治疗或配子输卵管内移植(GIFT)治疗的患者被取消进行取卵步骤(由于卵泡数或内源性LH峰不足而导致)，但这些患者却发生妊娠(28,29)。此观察结果表明导致这些患者妊娠的最关键因素是由于产生多个卵泡募集以及卵子释放。已被证明的超排卵和IUI中所用刺激治疗方案的强度与多胎妊娠率之间的直接关系进一步支持了上述论点(30,31)。

沿着相同的思路进行思考，IUI通过增加有活力精子密度可使卵母细胞接触高比例正常形态的有活力精子，从而进一步增加患者的每月妊娠率。除此之外，在尽可能接近排卵的时候进行人工授精能增加精卵相互作用的可能性(27)。因此，在受精位点增加配子数量能增加患者怀孕的可能性。事实上，这也是男方因素生育力低下的夫妻进行IUI的原理，此类不孕症的IUI成功治疗的两个最重要精子参数是使用严格标准的精子形态以及精子制备后的有活力授精精子数量(32)。

可以在自然卵巢周期期间或卵巢刺激之后进行IUI治疗。临床应用中开始增加IUI与卵巢刺激相结合的治疗，可单独使用CC给药或联合使用促性腺激素给药，或更多情况下单独使用促性腺激素给药进行卵巢刺激。然而对原因不明性不孕症女性患者使用CC给药产生的每周期绝对疗效较小(33)，且获得的妊娠率低于促性腺激素给药治疗所获妊娠率，尤其是当卵巢刺激与IUI治疗联合使用时(21,34～38)。

为了确定与定期性交(TI)相比，超排卵以及进行或不进行IUI治疗是否能显著增加生育力低下患者的怀孕可能性，并且为了鉴定促性腺激素给药治疗和IUI治疗的单独疗效，需要用随机临床试验进行四个比较(39,40)。首先，应比较自然周期中的IUI治疗结果和TI结果(比较1)，以及超排卵周期中的IUI治疗结果和TI结果(比较2)。应在比较刺激周期中的TI结果和自然周期中的TI结果(比较3)试验中确定超排卵结合TI是否能增加患者怀孕可能性。应在比较刺激周期中的IUI治疗结果和自然周期中的IUI治疗结果(比较4)试验中确定超排卵结合IUI治疗是否能增加患者怀孕可能性。进行这些比较的最佳临床情况就是原因不明性不孕症，因为其缺乏明显的可矫正异常情况。

我们最近分析了一些文献，这些文献通过进行上述的四个比较确定了对于原因不明性不孕症来说，超排卵与TI相比是否可以增加怀孕可能性，以及IUI治疗是否可以进一步促进妊娠结果(41)。此分析中包括四个荟萃分析(21,35,36,42)，两个综合文献数据的分析(26,43)和三个已发布的大型随机临床试验(两个多中心试验)(44～46)。尽管这些试验存在临床差异性以及具有不同的方法学质量，但以下建议仍可以在经分析数据的证据上建立(表36.1)。对于原因不明性不孕症夫妻来说，用促性腺激素进行超排卵，尤其是当联合使用IUI治疗时能显著增加患者的怀孕可能性。此结果与最近的Cochrane综述结果一致(47)。

表 36.1　原因不明性不孕症经过 IUI 治疗和(或)促性腺激素卵巢刺激后的报道结果汇总

研究,年份(参考文献)	IUI*vs* TI	FSH+IUI*vs* FSH+TI	FSH+IUI*vs* TI	FSH+IUI*vs* IUI
Cohlen,1998(36)	无差异	FSH+IUI 更好	FSH+TI 更好	FSH+IUI 更好
Zeyneloglu 等,1998(42)	—	FSH+IUI 更好	—	—
Hughes,1997(35)	IUI 更好	FSH+IUI 更好	FSH+TI 更好	FSH+IUI 更好
ESHRE Capri	IUI 更好	FSH+IUI 更好	FSH+TI 更好	FSH+IUI 更好
ESHRE 合作研究组,1996(21)				
Guzick 等,1998(26)	无差异	FSH+IUI 更好	FSH+TI 更好	FSH+IUI 更好
Crosignani 等,1991(44)	—	FSH+IUI 更好	—	—
Guzick 等,1999(45)	IUI 更好	FSH+IUI 更好	FSH+TI 更好	FSH+IUI 更好
Goverde 等,2000(46)	—	FSH+IUI 更好	—	FSH+IUI 更好
Aboulghar 等,2003(43)	—	FSH+IUI 更好	—	FSH+IUI 更好

FSH 代表用 HMG 或 FSH 等促性腺激素进行卵巢刺激的治疗

对于排卵正常的女性使用联合排卵诱导的 IUI 治疗会产生卵巢过度刺激综合征和多胎妊娠风险。这两种风险与治疗步骤和所用剂量成正比。目前使用的长期低剂量(每天≤75IU)FSH 给药治疗方案中,需要进行密切的卵巢反应监测以测定卵泡大小和数量(如果必要则测定雌二醇血清水平)以及执行严格的取消治疗标准从而将发生并发症的风险性降低到最小程度。在两个大型研究(48,49)和我们自己的 1360 个 IUI 治疗周期中都没有发现中度或重度的卵巢刺激综合征病例。最近的一篇综述中包括多个含取消治疗标准的研究,这些研究报道了使用低剂量促性腺激素给药后的卵巢刺激-IUI 治疗周期结果,并包括 6670 个 IUI 治疗周期中产生的 681 例妊娠,综述总结研究中的平均高度多胎妊娠率为 0.3%(综述中的大多数研究的多胎妊娠率为 0%),每个治疗周期的成功妊娠率为 10%(49)。

大多数夫妻(>90%)在接受 IUI 联合卵巢刺激治疗的前 3 ~4 个周期中发生妊娠,而之后治疗周期中的周期生育力显著降低。因此,不建议在经过这些周期数的治疗后仍继续使用 IUI 治疗,应在经过最多 3 ~4 个 IU 治疗周期后,将治疗方法改为 IVF 治疗(50 ~54)。这是我们对大多数不孕症夫妻的医疗决策过程。

IVF 和相关辅助生殖技术(ART)

虽然一开始 IVF 和胚胎移植疗法用于通过避开输卵管治疗患有不可手术输卵管疾病女性的不孕症,但现在此疗法被作为一种促进怀孕的疗法应用于各种不孕症病因的治疗中。事实上,IVF 治疗被认为是绝大多数不孕症患者的终极治疗手段,同时 IVF 治疗也被广泛接受作为原因不明性不孕症的治疗手段,虽然只有极少数研究比较了原因不明性不孕症中使用辅助生殖技术所获的活产率和使用安慰剂所获的活产率(55,56)。

基于回顾性和(或)非对照性试验所得证据,大多数医生提倡对原因不明性不孕症患者使用 IVF 治疗。在疾病控制和预防中心,美国生殖医学会和辅助生殖技术协会的一份关于 2003 年 ART 结果的报告显示,122 872 个 ART 步骤中共产生 35 785 例妊娠(57)。治疗周期中包括 11.6% 的原因不明性不孕症患者,全国的平均治疗成功率略高于 28%,而原因不明性不孕症女性的活产率为 30.4%。那份报告总结认为,一般情况下被诊断具有输卵管问题、排卵功能障碍、子宫内膜异位症、男性因素或原因不明性不孕症的夫妻治疗成功率高于平均水平(57)。同样在 2004 年的生殖临床准则中,国家临床优化研究所(NICE)(58)强调指出具有输卵管问题、内分泌问题或原因不明性不孕症的患者,其 IVF 治疗后的成功妊娠率与那些年轻可生育夫妻的自然妊娠率相似。最近的一篇荟萃综述(59)总结认为,对于原因不明性不孕症患者来说,IVF 治疗所获得的妊娠结果可能多于其他的治疗手段所获妊娠结果;但此论点还未得到证实,需要更多的研究评估治疗后的出生率、不良结果和治疗成本。因此,IVF 也可能不是这类不孕症夫妻的最佳一线治疗手段。

有趣的是,另一方面最近已有人提出应将 IVF 治疗作为原因不明性不孕症患者的一线治疗法,而不是以 IUI 治疗和使用促性腺激素给药的超排卵作为一线疗法,因为当使用 IUI 治疗和排卵诱导疗法时会产生较高的多胎妊娠风险(31,60)。面对此争议,很遗憾缺乏其他的高质量大型前瞻性试验(61,62)可以解决此争论,引人注目的是,Homburg(63,64)根据尽可能所有的关于活产率而非妊娠率的随机对照试验结果详细彻底地分析了上述问题，并同时考虑了治疗的效力；并发症，尤其是多胎妊娠率；患者顺从性；以及治疗成本效益比。结果发现 IVF 的治疗效力仍然有限；虽然就基础而言，IUI 治疗和超排卵治疗的每周期效果减少，然而研究结果一致认为 IUI 治疗和超排卵仍能在合理时间内产生妊娠和分娩结果。毫无疑问 IVF 治疗比 IUI 治疗和超排卵治疗的创伤性大很多，并且 IUI 治疗与 IVF 治疗相比，明显较为简单和安全。事实上，IVF 治疗项目中的累积治疗退出率显著高于 IUI 治疗中的累积治疗退出率。排卵诱导联合 IUI 治疗的成本效益比高于 IVF 治疗的成本效益比(63,64)。一个 IVF 治疗周期的费用约比一个促性腺激素/IUI 治疗周期的费用高出 4 倍多(61)。成本效益比是指费用与治疗成功率的比值，当成功率增加时成本效益比降低，当费用上升时成本效益比升高。因此，鉴于 IVF 治疗的费用要比促性腺激素/IUI 治疗的费用高 4 倍，那么只有当一个 IVF 治疗周期的活产率高于一个促性腺激素/IUI 治疗周期的活产率的 4 倍时，两者才能获得相似的成本效益比(61)。与之相反，由于促性腺激素/IUI 治疗相较 IVF 治疗的可耐受性较高且价钱更便宜，所以可以进行多个治疗周期，因此能增加治疗相关妊娠的绝对数量(62)。

尽管 IVF 治疗具有经验性，且价钱昂贵并具有创伤性，但其由于能规避原因不明性不孕症患者的多数潜在病因而仍被认为是一种有效的治疗手段。这些病因包括卵巢功能障碍、宫颈因素、精子和卵子运输以及精卵相互作用问题。IVF 还能作为鉴定夫妻受精失败的诊断工具(59)。未知的精子异常或卵子功能障碍会导致即使经过 IVF 后的受精失败，它们也可能是原因不明性不孕症的病因。虽然卵胞浆内单精子注射(ICSI)无法克服卵子缺陷，但其却是未知精子异常情况下的理想治疗手段，ICSI 至少对于部分患者亚群是一种更为理想的治疗选择(65)。接受 IVF 治疗的原因不明性不孕症夫妻的卵子回收率通常与其他患者亚群组的卵子回收率相同，但发现前者卵子的受精力和卵裂率下降，并被报道在 5% ~30% 的治疗周期中完全受精失败(66)。如果在之前的 IVF 治疗中未发生受精，则可使用 ICSI 作为治疗选择，在常规 IVF 治疗产生的受精率低的情况下也可使用 ICSI。比较 IVF 治疗和 ICSI 治疗对于来自原因不明性不孕症夫妻的同胞卵作用的研究发现，两治疗组的总受精率之间没有差异，但 IVF 治疗组的完全受精失败率显著较高(65)。我们也有类似的经验，所以我们认同其他作者提出的，采用 ICSI 手段治疗某些初次尝试取卵的患者，这可能可以消除原因不明性不孕症夫妻的受精失败情况(65 ~67)。

20 世纪 80 年代到 90 年代期间使用 GIFT 和合子输卵管内移植法(ZIFT)治疗原因不明性不孕症。由于这两种治疗手段与 IVF 治疗相比创伤性较大，价格较高，且无优势，而且 GIFT 治疗后未观察和评估到受精结果，所以目前已基本放弃使用这两种疗法(66)。事实上，在 2004 年的生殖临床准则中，NICE(58)已明确强调不建议使用 GIFT 和 ZIFT 治疗原因不明性不孕症。

备选疗法

已提出并尝试了其他治疗原因不明性不孕症的疗法。原因不明性不孕症情况下通常使用克罗米芬给药进行治疗，虽然已有人提出如果可排卵女性接受此类药物的经验治疗，会导致其排卵的正常内分泌功能发生改变(56)。荟萃综述总结认为，克罗米芬能适当增加原因不明性不孕症女性患者的妊娠率，但不良作用包括可能会发生卵巢癌风险和多胎妊娠风险(33)。虽然似乎克罗米芬联合 IUI 治疗应该比单独使用克罗米芬的疗效显著，但关于此问题的数据结论恰恰相反，且报告的作用结果还受到试验的交叉设计和不同程度的后续随访丢失影响(56)。不仅如此，克罗米芬治疗所获得的妊娠率也低于促性腺激素给药和 IUI 治疗的妊娠率(21,34 ~38)。溴隐亭和达那唑给药具有显著的规模效应，两种药物都不适合作为原因不明性不孕症治疗的经验疗法(5,68,69)。虽然人们非常想弄清其他的未知不孕症病因，但目前的数据还不支持临床实践中大范围使用免疫检测法进行研究。因此，不建议使用上述疗法治疗可能导致原因不明性不孕症患者生殖障碍的潜在免疫缺陷，且此类治疗可能产生危害性(70,71)。相似的，虽然心理因素被认为也在原因不明性不孕症中起到部分作用，但目前没有证据可以证明这类因素会产生不孕症，并且还没有对照性试验可以证明心理咨询或教育辅导具有治疗效果(21)。

临床实践关键点

- 尽管目前诊断生育力低下病因的技术发达，但仍有 15% ~30% 的经彻底检查夫妻无法查明不能怀孕的原因。
- 根据研究群体的不同，和最重要影响因素——女性年龄的使用标准不同，原因不明性不孕症的发生率也不同。

- 用排除法诊断原因不明性不孕症。
- 原因不明性不孕症具有双重困境：①对于确诊夫妻为原因不明性不孕症之前需要进行的诊断测试还未达成共识；②虽然目前在不孕症的诊断评估上有很多进展，但生殖过程中的那些未检测到的缺陷仍可能阻碍不孕症夫妻获得妊娠。
- 原因不明性不孕症的治疗在根本上受到阻碍，不仅难以定义，还缺乏医生可以矫正的明确异常情况。因此，所采取的治疗手段通常是经验性的。
- 根据可利用信息，建议使用逐升式促性腺激素给药方案进行卵巢刺激和 IUI 治疗，之后再采取 IVF/ICSI 治疗。

参考文献

1. Evers JLH. Female subfertility. *Lancet* 2002; 360:151–159.
2. The Practice Committee of the American Society for Reproductive Medicine. Optimal evaluation of the infertile female. *Fertil Steril* 2004; 82 (Suppl. 1):S169–S172.
3. Collins JA, Wrixon W, Janes LB, Wilson EH. Treatment-independent pregnancy among infertile couples. *N Engl J Med* 1983; 309:1201–1206.
4. Collins JA, Crosignani PG. Unexplained infertility: a review of diagnosis, prognosis, treatment efficacy and management. *Int J Gynecol Obstet* 1992; 39:267–275.
5. Collins J. An overview of medical care issues in unexplained infertility. In: Filicori M, Flamigni C, (eds.) Treatment of Infertility: The New Frontiers. New Jersey: Communications Media for Education, 1998: 15–27.
6. Hull MGR. Infertility treatment: relative effectiveness of conventional and assisted conception methods. *Hum Reprod* 1992; 7:785–796.
7. Collins JA, Burrows EA, Willan AR. The prognosis for live birth among untreated infertile couples. *Fertil Steril* 1995; 64:22–28.
8. The ESHRE Capri Workshop Group. Fertility and ageing. *Hum Reprod Update* 2005; 11:261–276.
9. The ESHRE Capri Workshop Group. Diagnosis and management of the infertile couple: missing information. *Hum Reprod Update* 2004; 10:295–307.
10. Gleicher N, Barad D. Unexplained infertility: does it really exist? *Hum Reprod* 2006; 21:1951–1955.
11. Southam AL. What to do with the "normal" infertile couple? *Fertil Steril* 1960; 11:543–549.
12. Collins JA. Evidence-based infertility: evaluation of the female partner. In: Daya S, Harrison RF, Kempers RD, (eds.) Advances in Fertility and Reproductive Medicine. Amsterdam, The Netherlands: Elsevier, 2004:57–62.
13. Crosignani PG, Collins J, Cooke ID, Diczfalusy E, Rubin B. Unexplained infertility. *Hum Reprod* 1993; 8:977–980.
14. American Fertility Society. Investigation of the Infertile Couple. Birmingham, AL: American Fertility Society, 1992.
15. Rowe PJ, Comhaire FH, Hargreave TB et al. WHO Manual for the Standardized Investigation of the Infertile Couple. Cambridge, UK: Cambridge University Press, 1993.
16. Helmerhorst FM, Oei SG, Bloemenkamp KWM et al. Consistency and variation in fertility investigations in Europe. *Hum Reprod* 1995; 10:2027–2030.
17. Glatstein IZ, Harlow BL, Hornstein MD. Practice patterns among reproductive endocrinologists: the infertility evaluation. *Fertil Steril* 1997; 67:443–451.
18. Glatstein IZ, Harlow BL, Hornstein MD. Practice patterns among reproductive endocrinologists: further aspects of the infertility evaluation. *Fertil Steril* 1998; 70:263–269.
19. Zayed F, Abu-Heija A. The management of unexplained infertility. *Obstet Gynecol Survey* 1999; 54:121–130.
20. Balasch J. Investigation of the infertile couple in the era of assisted reproductive technology: a time for reappraisal. *Hum Reprod* 2000; 15:2251–2257.
21. The ESHRE Capri Workshop Group. Guidelines to the prevalence, diagnosis, treatment and management of infertility, 1996. *Hum Reprod* 1996; 11:1775–1807.
22. The ESHRE Capri Workshop Group. Optimal use of infertility diagnostic tests and treatments. *Hum Reprod* 2000; 15:723–732.
23. Bérubé S, Marcoux S, Langevin RN et al. Fecundity of infertile women with minimal or mild endometriosis and women with unexplained infertility. *Fertil Steril* 1998; 69:1034–1041.
24. Hull MGR, Glazener CMA, Kelly NJ et al. Population study of causes, treatment, and outcome of infertility. *Br Med J* 1985; 291:1693–1697.
25. Collins JA. Superovulation in the treatment of unexplained infertility. *Sem Reprod Endocrinol* 1990; 8:165–173.
26. Guzick DS, Sullivan MW, Adamson GD et al. Efficacy of treatment for unexplained infertility. *Fertil Steril* 1998; 70:207–213.
27. Stewart JA. Stimulated intra-uterine insemination is not a natural choice for the treatment of unexplained subfertility. Should the guidelines be changed? *Hum Reprod* 2003; 18:903–907.
28. Haney AF, Hughes CL, Whitesides DB, Dodson WC. Treatment-independent, treatment-associated and pregnancies after additional therapy in a program of in vitro fertilization and embryo transfer. *Fertil Steril* 1987; 47:634–638.
29. Curole DN, Dickey RP, Taylor SN, Rye PH, Olar TT. Pregnancies in canceled gamete intrafallopian transfer cycles. *Fertil Steril* 1989; 51:363–364.
30. Nan PM, Cohlen BJ, te Velde ER et al. Intra-uterine insemination or timed intercourse after ovarian stimulation for male subfertility? A controlled study. *Hum Reprod* 1994; 9:2022–2026.
31. Gleicher N, Oleske DM, Tur-Kaspa I, Vidali A, Karande V. Reducing the risk of high-order multiple pregnancy after ovarian stimulation with gonadotropins. *N Engl J Med* 2000; 343:2–7.
32. Ombelet W. Semen quality and intrauterine insemination. *Reprod BioMed Online* 2003; 7:485–492.
33. Hughes EG, Collins J, Vandekerckhove P. Clomiphene citrate for unexplained subfertility in women. Cochrane Review, In: The Cochrane Library, Issue 2, 2001. Oxford: Update Software.
34. Balasch J, Ballescá JL, Pimentel C et al. Late low-dose pure follicle stimulating hormone for ovarian stimulation in intrauterine insemination cycles. *Hum Reprod* 1994; 9:1863–1866.
35. Hughes EG. The effectiveness of ovulation induction and intrauterine insemination in the treatment of persistent infertility: a meta-analysis. *Hum Reprod* 1997; 12:1865–1872.
36. Cohlen BJ. Intrauterine insemination and controlled ovarian hyperstimulation. In: Templeton A, Cooke I and O'Brien PMS (eds.). Evidence-Based Fertility Treatment. London, UK: RCOG Press, 1998: 205–216.
37. Matorras R, Díaz T, Corcostegui B et al. Ovarian stimulation in intrauterine insemination with donor sperm: a randomized study comparing clomiphene citrate in fixed protocol versus highly purified urinary FSH. *Hum Reprod* 2002; 17:2107–2111.
38. Costello MF. Systematic review of the treatment of ovulatory infertility with clomiphene citrate and intrauterine insemination. *Aust NZ J Obstet Gynecol* 2004; 44:93–102.
39. Cohlen BJ, te Velde ER, van Kooij RJ. Is there still a place for intra-uterine insemination as a treatment for male subfertility?

Intern J Androl 1995; 18 (Suppl. 2):72–75.
40. Cohlen BJ, Hughes E, te Velde ER. Intra-uterine insemination for unexplained infertility (Protocol for a Cochrane Review). In: The Cochrane Library, Issue 3, 2004. Chichester, UK: John Wiley & Sons, Ltd.
41. Balasch J. Gonadotrophin ovarian stimulation and intrauterine insemination for unexplained infertility. *Reprod BioMed Online* 2004; 9:664–672.
42. Zeyneloglu HB, Arici A, Olive DL et al. Comparison of intrauterine insemination with timed intercourse in superovulated cycles with gonadotropins: a meta-analysis. *Fertil Steril* 1998; 69:486–491.
43. Aboulghar MA, Mansour RT, Serour GI et al. Diagnosis and management of unexplained infertility: an update. *Arch Gynecol Obstet* 2003; 267:177–188.
44. Crosignani PG, Walters DE, Soliani A. The ESHRE multicentre trial on the treatment of unexplained infertility: a preliminary report. *Hum Reprod* 1991; 6:953–958.
45. Guzick DS, Carson SA, Coutifaris C et al. Efficacy of superovulation and intrauterine insemination in the treatment of infertility. *N Engl J Med* 1999; 340:177–183.
46. Goverde AJ, McDonnell J, Vermeiden JPW et al. Intrauterine insemination or in-vitro fertilisation in idiopathic subfertility and male subfertility: a randomised trial and cost-effectiveness analysis. *Lancet* 2000; 355:13–18.
47. Verhulst SM, Cohlen BJ, Hughes E, Te Velde E, Heineman MJ. Intra-uterine insemination for unexplained subfertility. *Cochrane Database of Systematic Reviews* 2006, Issue 4. Art. No.: CD001838. DOI: 10.1002/14651858.CD001838.pub3.
48. Papageorgiou TC, Guibert J, Savale M et al. Low dose recombinant FSH treatment may reduce multiple gestations caused by controlled ovarian hyperstimulation and intrauterine insemination. *BJOG* 2004; 111:1277–1282.
49. Ragni G, Caliari I, Nicolosi AE, Arnoldi M, Somigliana E, Crosignani PG. Preventing high-order multiple pregnancies during controlled ovarian hyperstimulation and intrauterine insemination: 3 years' experience using low-dose recombinant follicle-stimulating hormone and gonadotropin-releasing hormone antagonists. *Fertil Steril* 2006; 85:619–624.
50. Ombelet W, Puttemans P, Bosmans E. Intrauterine insemination: a first-step procedure in the algorithm of male subfertility treatment. *Hum Reprod* 1995; 10 (Suppl. 1):90–102.
51. Dodson WC, Haney AF. Superovulation and intrauterine insemination. In Adashi EY et al. (eds.), Reproductive Endocrinology, Surgery, and Technology, vol. 2. Philadelphia: Lippincott-Raven, 1996:2234–2243.
52. Aboulghar MA, Mansour RT, Serour GI et al. Controlled ovarian hyperstimulation and intrauterine insemination for treatment of unexplained infertility should be limited to a maximum of three trials. *Fertil Steril* 2001; 75:88–91.
53. Meniru GI. Cambridge Guide to Infertility Management and Assisted Reproduction. Cambridge, UK: Cambridge University Press, 2001.
54. Ludwig AK, Diedrich K, Ludwig M. The process of decision making in reproductive medicine. *Sem Reprod Med* 2005; 23: 348–353.
55. RCOG Infertility Guideline Group. The Management of Infertility in Secondary Care. London, UK: RCOG, 1998.
56. The Practice Committee of the American Society for Reproductive Medicine. Effectiveness and treatment for unexplained infertility. *Fertil Steril* 2006; 86 (Suppl. 4):S111–S114.
57. Centers for Disease Control and Prevention. 2003 Assisted Reproductive Technology (ART) Report. USA, 2006.
58. NICE. National Collaborating Centre for Women's and Children's Health. Fertility: Assessment and Treatment for People with Fertility Problems. Clinical Guideline. London, UK: RCOG Press, 2004.
59. Pandian Z, Bhattacharya S, Vale L, Templeton A. In vitro fertilisation for unexplained subfertility. *Cochrane Database of Systematic Reviews* 2005, Issue 2. Art. No.: CD003357. DOI: 10.1002/14651858.CD003357.pub2.
60. Gleicher N, Karande V. Forget about ovulation induction! Proceed directly to IVF. In Proceedings of the 2nd World Congress on Controversies in Obstetrics and Gynecology, edited by Ben-Rafael Z, Shoham Z, Frydman R. Monduzzi Editore, Bologna: 2001:211–215.
61. Collins J. Stimulated intra-uterine insemination is not a natural choice for the treatment of unexplained subfertility. Current best evidence for the advanced treatment of unexplained subfertility. *Hum Reprod* 2003; 18:907–912.
62. Hughes EG. Stimulated intra-uterine insemination is not a natural choice for the treatment of unexplained subfertility. 'Effective treatment' or 'not a natural choice'? *Hum Reprod* 2003; 18:912–914.
63. Homburg R. The case for initial treatment with intrauterine insemination as opposed to in vitro fertilization for idiopathic infertility. *Hum Fertil (Cambridge)* 2003; 6:122–124.
64. Homburg R, Insler V. Ovulation induction in perspective. *Hum Reprod Update* 2002; 8:449–462.
65. Mercan R, Sertac A, Urman B. Role of assisted reproductive technologies in the treatment of unexplained infertility. *Reprod Technol* 2001;10:288–294.
66. Isaksson R, Tiitinen A. Present concept of unexplained infertility. *Gynecol Endocrinol* 2004;18:278–290.
67. Aboulghar MA, Mansour RT, Serour GI et al. Management of long-standing unexplained infertility: a prospective study. *Am J Obstet Gynecol* 1999; 181:371–375.
68. Hughes EG, Collins J, Vandekerckhove P. Bromocriptine for unexplained subfertility in women. *Cochrane Database Syst Rev* 2000;(2):CD000044.
69. Hughes EG, Tiffin G, Vandekerckhove P. Danazol for unexplained infertility. *Cochrane Database Syst Rev* 2000;(2): CD000069.
70. Stovall DW, Van Voorhis BJ. Immunologic tests and treatments in patients with unexplained infertility, IVF-ET, and recurrent pregnancy loss. *Clin Obstet Gynecol* 1999; 42:979–1000.
71. Kallen CB, Arici A. Immune testing in fertility practice: truth or deception? *Curr Opin Obstet Gynecol* 2003; 15:225–231.

第 37 章

早发性卵巢衰减的特征、诊断及治疗

Robert W. Rebar

“早发性卵巢衰竭”(POF,也被称为早发性绝经)是一种疑难性疾病。虽然通常情况下早发性卵巢衰竭被定义为 40 岁以下女性发生闭经(原发性或继发性)、促性腺激素分泌过多以及雌激素分泌过少,但现在许多被确诊为早发性卵巢衰竭的女性依旧能发生排卵,甚至发生妊娠。此病症指永久性的卵巢功能障碍,但实际上并不恰当。出于这方面考虑,有人提出将此病症改名为(原发性)卵巢功能不全、高促性腺激素性功能减退症或低促性腺素性闭经更为准确。

还未确立诊断此病症的明确标准。然而,许多研究组建议此病症的操作性定义为患者出现两次或两次以上至少为期 4 个月的闭经情况以及患者促性腺激素水平为更年期水平(1,2)。

显而易见,为女性提供生殖保健的医生有可能发现女性患有 POF。此病症患病率的评估值各不相同。在一个研究中,300 名出现闭经症状的女性中有 7 名女性患有 POF(3)。一个基于多个研究的评估总结认为 0.3% 的育龄期女性(或美国约 200 000 名育龄女性)患有 POF(4)。根据 1950 年的数据计算发现,美国明尼苏达州罗切斯特市中 0.9% 的 40 岁以前女性具有绝经风险(5)。

早发性卵巢衰竭的临床表现

我们汇总了在 10 多年间观察 115 名高促性腺激素性闭经女性所得数据,从而描述了受影响患者的临床表现特征(1)。自此报告后(未发表)我们又观察了另外 300 多名 POF 女性所获得的结果证实了第一报告所得数据,同时这些数据也被其他医生所发表的一系列研究所证实。继发性闭经和原发性闭经女性的主要表征存在显著差异(表 37.1)。

约有 85% 的继发性闭经女性患者抱怨出现雌激素缺陷症状,主要包括潮热和性交疼痛,而只有 20% 的原发性闭经女性患者抱怨出现此类症状。不仅如此,只有那些原发性闭经女性患者曾服用外源性雌激素并缓解上述症状。体检时发现约有 90% 的继发性闭经女性患者发生 Tanner5 期乳腺发育和阴毛生长,而只有 10% 的原发性闭经女性患者完全发育。只有约 10% 的继发性闭经女性患者发生染色体组型畸形,而约半数多的原发性高促性腺激素闭经女性患者发生染色体组型畸形。不仅如此还发现两种闭经女性的染色体组型畸形类型各不相同:继发性闭经女性患者通常多一个 X 染色体,而原发性闭经女性患者更容易发生全部或部分 X 染色体丢失。在与年龄匹配对照组进行的骨密度比较中,两个闭经女性患者组中都至少有一半女性患者骨密度降低。约有一半的继发性闭经女性患者会发生外源性孕激素停药性出血,而只有 20% 的原发性闭经女性患者会发生孕激素停药性出血。无论如何,如此多的闭经女性患者取消孕激素给药治疗令人惊讶,这也强有力地证明了孕激素给药并不是评估患者雌激素状态以及评估患者被给药外源性克罗米芬后反应情况的可靠测试。超过 1/3 的继发性闭经女性患者在被确诊前发生过至少一次妊娠,在被确诊后约有 25% 的患者发生排卵情况,还有 8% 的患

表 37.1 原发性和继发性闭经女性的特征

特征	1 度闭经(%)*	2 度闭经(%)*
雌激素缺乏症状	20	85
性发育不完全	90	8
染色体组型畸形	55	13
免疫异常	20	20
脊柱骨密度下降+	50	60
孕激素诱导停药性出血	20	50
诊断前妊娠	0	35
诊断后排卵	0	25
诊断后妊娠	0	8

* 根据 Rebar 和 Connolly,1990 的数据所获得的受影响个体百分比近似值。+ 与年龄匹配对照组相比较

者在无需辅助技术的情况下发生妊娠。而原发性闭经女性患者不会发生妊娠。

4 例具有正常染色体组型的继发性闭经女性患者被发现具有 40 岁以前提早绝经的家族遗传史。最近,其他研究者也证明了家族遗传史的重要性。在 14% 的家族遗传 POF 患者中发现 *FMR1* 基因的前突变,而约有 2% 的孤立性 POF 患者中也发现 *FMR1* 基因的前突变(6)。

不论是原发性还是继发性闭经女性患者都有约 20% 的患者被发现患有免疫系统疾病。在我们的病例中,最常见的是甲状腺异常,其中 5 例女性患者发生桥本甲状腺炎,2 例发生原发性甲状腺功能减退,1 例发生亚急性甲状腺炎,还有 1 例发生格雷夫斯病。有 1 例女性患者发生白癜风和甲状旁腺功能减退,1 例患者发生艾迪生病,还有 1 例患者发生胰岛素依赖型糖尿病。由于在正常女性中也常见自身免疫性疾病,所以无法确定 POF 女性患者的自身免疫性疾病发生率是否高于一般人群。

在此研究中,共有 25 例继发性闭经女性患者被给药克罗米芬以诱导患者排卵,但经过一系列的超声波检查和血清孕酮水平检查后发现只有 4 例患者(16%)发生排卵。由于这 4 例女性患者在治疗前都出现过自发性间歇式排卵,所以不能确定是由于克罗米芬给药所诱导的患者排卵还是仅为患者偶发性排卵。19 例女性患者分别接受外源性雌激素给药或孕激素给药以抑制促性腺激素分泌($n=14$)或接受促性腺素释放激素激动剂给药($n=5$),给药持续时间为 1~3个月,之后再用外源性促性腺激素给药诱导患者排卵。结果只有 2 例患者排卵,1 例患者妊娠。这些结果与此类女性患者的自然排卵率和自然妊娠率结果一致,并与之后进行的一个对照试验一致,都证明排卵诱导法并无疗效(7)。

共有 12 例继发性闭经女性患者接受过卵巢活检,在其中 7 例女性患者的组织中明显发现有活力的卵母细胞。此研究中,有 8 例女性发生后续妊娠,其中 2 例女性患者的活检结果未发现卵泡存在。不仅如此,这 8 例妊娠女性中的 7 例女性患者在接受外源性雌激素给药时发生妊娠——其中某些患者服用复方口服避孕药。这 8 例妊娠女性中的 5 例女性患者足月分娩,2 例女性患者流产,还有 1 例女性患者选择人工流产。只有 3 例原发性闭经女性患者接受了性腺组织活检,在其中 2 例具有 46,XY 染色体组型的患者组织中发现未分化胚细胞瘤,第 3 例患者的性腺组织中仅发现纤维纹路。

早发性卵巢衰竭的病因学

POF 患者的多个特征清楚证明了此类病症具有多个病因。在考虑可能的病因时,多数患者还是被归类为原发性 POF,但每年越来越多的患者被鉴定是遗传因素导致的此类疾病。大多数发生 POF 的女性患者最终可能都会被鉴定出发生基因突变情况。在目前已经被鉴定出的各种 POF 病因中,有些病因只发生于无剩余卵母细胞的患者中,而有些病因的患者中还出现剩余卵泡,且患者还具有排卵和自然妊娠的潜力。鉴于目前有限知识,不可能制订出毫无重叠的 POF 分类方案,而表 37.2 为建议的一种可能分类方案。

表 37.2 早发性卵巢衰竭病因

Ⅰ. 涉及 X 染色体的细胞遗传学异常
- A. 结构变化或一条 X 染色体缺失
- B. Xq27 上的 *FMR1* 基因前突变(脆性 X 综合征:6% 的病例)
- C. 存在或不存在镶嵌性的 X 三体

Ⅱ. 酶缺陷
- A. 类固醇合成酶缺陷
  1. 17α-羟化酶缺陷或 17,20-裂解酶缺陷
  2. 20,22-碳链酶缺陷
  3. 芳香酶缺陷
- B. 半乳糖血症

Ⅲ. 其他已知特定基因的遗传学变化
- A. FSHR(FSH 受体)
- B. INHA(抑制素 α)
- C. FOXL2(与睑裂狭小/上睑下垂/倒转型内眦综合征相关的一种叉头转录因子)
- D. EIF2B(与 CNS 脑白质营养不良和卵巢衰竭相关的一种基因家族)
- E. BMP15(骨形态生成因子 15,参与卵泡生成)
- F. PMM2(磷酸甘露糖酶)
- G. AIRE(自身免疫性多发性内分泌病-念珠菌病-外胚层营养不良综合征)

Ⅳ. 缺陷性促性腺激素分泌或作用
- A. 受体或受体后缺陷
  1. FSH 受体突变
  2. LH 受体突变
  3. G 蛋白变化
- B. 生物活性促性腺激素的分泌

Ⅴ. 环境损伤
- A. 化学治疗药
- B. 电离辐射
- C. 病毒感染
- D. 手术损伤或摘除

Ⅵ. 自体免疫疾病
- A. 与其他自体免疫性障碍相关(15%~20% 的病例;4% 患有类固醇生成细胞自体免疫)
- B. 孤立性
- C. 与先天性胸腺发育不全有关

Ⅶ. 原发性

涉及 X 染色体的细胞遗传学异常

出现任何不同形式的性腺发育不全或患有出现或不出现红斑的 Turner 综合征的个体，不论其青春期是否发育，都普遍出现高促性腺激素性闭经症状。X 染色体的细胞遗传学异常明显阻碍了卵巢的发育和功能。对于染色体组型为 45,X 的个体和对于各种两条 X 染色体中的一条 X 染色体缺失的个体研究发现，两条完整的 X 染色体对于维持正常的卵母细胞补充和正常的卵巢功能是必需的(8)。胎儿性腺染色体组型为 45,X 的胎儿在第 20～24 周胎龄时具有正常数量的卵母细胞，而在此之后卵泡加速闭锁，导致出生时已基本无卵母细胞存在(9)；因此，患有典型 Turner 综合征的个体应被认为同时患有 POF，且通常情况下为原发性闭经。不论 X 染色体的短臂或长臂缺失的患者普遍都会出现原发性或继发性闭经。个体的 X 染色体结构异常也会导致高促性腺激素闭经。X 染色体的亚微观结构缺失与 POF 之间的关系说明即使非常微妙的分子缺失也会影响女性的卵巢功能(10,11)。

某些 POF 女性中也发现多余 X 染色体(12)。染色体组型为 47,XXX 的女性通常能正常发育，但之后会发生 POF。

与 POF 有关的最重要因素之一可能是家族性智障-1(*FMR1*)基因发生异常。已发现一部分此类病症与位于 Xq27 上 X 染色体长臂末端的 *FMR1* 基因发生动态性三碱基重复序列突变(胞嘧啶-鸟嘌呤-鸟嘌呤，CGG)有关(13)。正常个体中，CGG 重复序列通常少于 45 个。在该基因前突变中，出现 50～200 个 CGG 重复序列，而该基因全突变的个体具有超过 200 个以上的 CGG 重复序列。在该基因的完全扩展形式中，此突变将导致基因失活，并产生脆性 X 综合征，这是发生遗传性智力迟钝的最常见原因，还会导致与自闭症相关的单基因缺失。据估计在美国每 129 名女性中有一名女性发生该基因前突变，每 800 名男性中有一名男性发生该基因前突变。

目前已发现 *FMR1* 基因的前突变与除了脆性 X 综合征以外的另两种病症相关。首先，受影响男性主要发生一种被称为脆性 X 相关性震颤/共济失调综合征(FXTAS)的神经性疾病。其次，约 15% 的基因前突变女性会发生早发性卵巢衰竭。具有基因前突变的个体还可能出现各种情感特征，包括焦虑、情感过度爆发、易冲动、注意力短暂、过度活跃甚至自闭。目前估计约有 6% 的 POF 女性患者存在脆性 X 前突变(14)。

酶缺陷

类固醇生成途径中的三种酶缺陷——17α-羟化酶(也称之为 17,20-裂解酶)缺陷、20,22-裂解酶缺陷和芳香酶缺陷——也会导致高促性腺激素闭经。很容易鉴定 17α-羟化酶缺陷，因为此类受影响个体会出现原发性闭经、第二性征无法发育、促性腺激素过多症、高血压、低钾血碱中毒症和循环脱氧皮质酮和孕酮浓度增加(15)。

多个患者已被证明具有 *CYP19*(芳香酶 P450)基因突变(16)。此类受影响个体中基本不发生雌激素生物合成。在不考虑基因特定位点突变的情况下，染色体组型为 46,XX 的芳香酶缺失个体的特征为出生时出现阴蒂肥大和后阴唇融合的女性假两性畸形；儿童时期 FSH 水平升高，并出现肥大囊性卵巢；青少年期阴蒂不断增大，阴毛和腋毛发育正常，并持续存在肥大囊性卵巢；成年后发生雌激素严重缺失，女性男性化，并发生与促性腺激素显著升高水平相关的肥大多囊性卵巢。患者生命早期时的卵泡充足，但显现加速闭锁的状态。染色体组型为 46,XY 的受影响个体在出生时和儿童时的表现正常，但他们在儿童期生长过程中由于需要雌激素进行骨骺闭合，所以部分患者会发展为类无睾者和骨质疏松症。由于胎盘中缺乏能将胎儿雄激素转化为雌激素的芳香酶，所以受影响孩子的母亲会在妊娠后半段发生可逆性女性男性化。

几年前已发现半乳糖血症女性患者即使在早年就开始接受半乳糖限制性饮食治疗，也会发生高促性腺激素闭经(17)。虽然还未弄清此类病症发生卵巢衰竭的病因，但被喂食 50% 半乳糖饮食的妊娠大鼠所产生幼崽的卵母细胞数量显著减少，主要是由于迁移入生殖嵴的生殖细胞数量减少而导致(18)。半乳糖还抑制大鼠卵巢的卵泡发育(19)。

其他已知特定基因的遗传学变化

任何数量增加基因的突变都会导致 POF 的产生。除了之前讨论过的基因突变外，还发现包括 *FSHR*(FSH 受体基因)、*FOXL2*(与睑裂狭小/上睑下垂/倒转型内眦综合征相关的一种叉头转录因子)、*INHA*(抑制素 α 基因)、*EIF2B*(与中枢神经系统脑白质营养不良和卵巢衰竭相关的一种基因家族)、*BMP15*(骨形态生成因子 15 的基因)、*PMM2*(磷酸甘露糖酶基因)和 *AIRE*(会导致自身免疫性多发性内分泌病-念珠菌病-外胚层营养不良综合征)的基因突变都被报道是发生 POF 的原因(20～24)。

缺陷性促性腺激素分泌或作用

目前已有数据说明异常的促性腺激素结构、分泌、代谢或作用都会导致某些女性发生 POF。我们已报道 POF 女性患者尿液提取物中的免疫反应性 LH 和 FSH 结构发生改变(25)，这说明这些病例中的促性腺激素代谢和(或)排泄发生改变。正如之前所说的那样，FSH 受体的基因突变会导致 POF 产生(20)。还发现某些个体中存在与 FSH 受体结合的低分子量肽，拮抗正常的 FSH 结合，从而导致只有间歇性卵泡活性的 POF(26)。

环境损伤

不同环境损伤，包括电离辐射、各种化学治疗药物、某些病毒感染以及吸烟都会加速卵泡发生闭锁(27)。

约半数因患有例如霍奇金病等淋巴瘤疾病而接受超过 4～6 周 4～5Gy 卵巢辐射治疗的女性患者会发生 POF(28)。任何剂量的辐射治疗中，女性年龄越大，其发生高促性腺激素闭经的可能性也越大。发现 8Gy 辐射足以导致所有女性发生永久性不孕。

同时已发现辐射治疗后的高促性腺激素闭经情况并非始终永久性的，这说明较低剂量辐射会损伤某些卵泡而非完全损毁它们。此结果促使医生在开始辐射治疗前，将患者卵巢移位至盆腔侧壁，以尽量减少对卵巢的辐射；我们的综述已报道将年龄小于 40 岁女性患者的卵巢移位能保留近 90% 女性患者的卵巢功能(29)。

多年前已发现化学治疗药物，特别是烷基化药物可能导致暂时性或永久性卵巢衰竭(28)。和辐射治疗相同，接受化学治疗药物的女性年龄越大，其卵巢功能越有可能受损。目前已证明之前接受过化学治疗药物的母亲所生出孩子的先天性畸形发生率并未增加(30)。

但目前发现放线菌素 D 有可能增加先天性心脏病患病风险，此结论还有待进一步的研究证明。

难以确证病毒可影响卵巢卵泡功能。能最佳证明此论点的研究包括三个在卵巢衰竭前发生过“流行性腮腺炎性卵巢炎”的病例，其中包括一个母亲和其女儿的病例，此病例中母亲在分娩前的妊娠期间被发现患有流行性腮腺炎性卵巢炎和出现腹部疼痛症状，而此名母亲产下的女儿在之后出现高促性腺激素闭经(31)。

虽然没有证据证明吸烟会导致 POF，但有证据证明吸烟女性的平均绝经时间比非吸烟女性的平均绝经时间早几个月(32)。

自体免疫性疾病

多个自体免疫性疾病被发现与 POF 有关。发现约有 15%～20% 的 POF 女性患者同时还患有自体免疫性疾病(33)。由于这些研究为非对照性，还因为自体免疫性疾病也常见于非卵巢衰竭女性中，所以无法确定自体免疫性疾病是否确实增加 POF 发病率。然而，有个别病例报告证明当患者经过免疫抑制治疗或相关自体免疫性疾病恢复后，其卵巢功能也得到恢复，这证明了自体免疫性疾病是某些 POF 病例的病因(34～36)。在一些病例的卵巢活检样本中观察到代表自体免疫功能障碍的淋巴细胞浸润情况(36)。

事实上，现已证实具有类固醇合成细胞自体免疫性的 POF 女性患者都发生淋巴细胞性卵巢炎，这是此类患者发生卵巢衰竭的机制。

我们的综述已报道，当使用间接免疫荧光检测法进行测试后发现，所有经过组织学确诊患有淋巴细胞自体免疫性卵巢炎的患者都产生肾上腺抗体(37)。不论是使用间接性免疫荧光检测法测试肾上腺抗体，或是使用免疫共沉淀检测法测试 21-羟化酶抗体，结果都能鉴定出 4% 的自发性 POF 女性患者具有类固醇合成细胞自体免疫性，并可能发生致命性的肾上腺功能不全症(38～40)。当发生与 POF 相关的肾上腺功能不全症时，90% 的情况下会先出现卵巢衰竭症状(41)。由于那些患有隐性肾上腺功能不全的女性患者也会发生肾上腺危象，所以必须根据肾上腺抗体测试结果鉴定出那些可能患有未被察觉肾上腺功能不全的女性患者，或鉴定出那些将来可能发生肾上腺功能不全的女性患者(42)。

一些 POF 女性患者的卵巢活检样本经过间接性免疫荧光检测法测试的结果发现，抗体与多个卵巢部分发生反应(43)。多个不同研究组使用免疫化学技术侦测了卵巢蛋白的循环免疫球蛋白(33)。我们使用了一种固相酶联免疫吸附检测法侦测到了 22% 的 POF 女性患者中存在卵巢组织抗体，但在正常女性中未发现特异性阳性结果所以排除此测试的常规使用(44)。最能证明卵巢组织自身抗体作用的研究中包括 2 例患有重症肌无力和 POF 的女性患者，研究发现她们的循环免疫球蛋白 G 阻止 FSH 和卵巢细胞表面受体结合(45)。然而至今为止，还未出现任何可侦测卵巢组织特异性抗体且经证实临床有效的测试。

有足够证据说明了免疫系统和生殖系统之间存在

关联性。在对青春期前死亡的先天性无胸腺女孩进行的尸检中发现，她们具有卵巢，但卵巢中不存在卵母细胞(46)。已发现先天性无胸腺小鼠会发生早发性卵巢衰竭，并与同窝出生的正常幼崽相比，先天性无胸腺小鼠在青春期前的促性腺激素浓度较低(47)。无胸腺小鼠在出生时接受胸腺移植能防止上述激素变化，还能防止卵母细胞加速流失(48)。小鼠的卵巢发育发生于出生后前几周内，而人类和非人类灵长类动物的卵巢发育发生于出生前。因此，后妊娠阶段进行的猕猴胎儿胸腺切除会导致出生时这些猕猴的卵母细胞显著减少(49)。在我们的观察中发现的一个可说明胸腺发育不全和卵巢衰竭之间关系的可能解释是，胸腺产生的肽类可以刺激促性腺素释放激素(GnRH)释放，从而产生促黄体激素(LH)(50)。猕猴胎儿接受垂体切除后导致猕猴新生儿的卵巢内无卵母细胞，此现象说明正常卵巢发育需要促性腺激素(51)。

因为自体免疫性POF女性患者的卵巢活性时而增加，时而减少，所以有必要鉴定出患有自体免疫性疾病的女性患者，让她们接受有效的治疗，从而防止所有的活性卵母细胞流失。

原发性

即使目前为止多数POF患者未被发现具有某个明确的POF病因，但仍通过排除法诊断“原发性”POF。无其他可疑病因的POF将继续接受人类基因组检查。

“抗性卵巢综合征”：一种过时的术语

抗性卵巢或“卵巢不敏感”综合征一开始被定义出现于年轻无月经女性患者中，这些患者：①外周促性腺激素水平升高；②卵巢中出现正常但未成熟卵泡；③具有46,XX染色体组型；④成熟第二性征；⑤对外源性促性腺激素刺激的敏感性下降(52)。然而现已发现上述标准可能是多个不同病因所导致的结果。除此之外，这些标准可能适用于所有或大部分初期POF的女性患者。因此，术语“抗性卵巢综合征”已过时，不应被继续使用。

高促性腺激素闭经女性患者的评估

对高促性腺激素闭经的年轻女性患者进行评估的目的在于鉴定是否存在任何可治疗的病因，以及鉴定出与此病症相关的所有危险情况。及时作出诊断非常重要，一个研究发现超过半数的继发性闭经女性患者在实验室测试确诊前都咨询过3个或3个以上医生(53)。

总体而言，连续3个或3个以上月经期无月经的年轻女性需要接受评估(表37.3)。临床评估中排除对妊娠女性的评估，有助于确定是否存在内源性雌激素。对于一名无月经女性的实验室评估至少应包括对泌乳素、FSH和TSH基线水平的评估(排除妊娠情况后)。无功能性性腺女性的FSH水平通常高于30mIU/ml。如果一名女性在初次测量时的FSH水平高于15mIU/ml，且此名女性小于40岁，则应再次测量FSH水平，还应测试其血清雌二醇水平以确定该女性是否患有性腺功能减退症。患有被称为“卵巢储量减少症”的规律性月经周期女性患者，她们的FSH水平可能持续性升高，或仅在卵泡早期升高。卵巢储量减少可能是POF的前兆，但需要进一步研究确认。额外测量LH的基线水平有助于确定患者是否具有功能性卵泡。一般来说，在任何情况下当雌二醇浓度高于50pg/ml，或当LH浓度高于FSH浓度(单位为mIU/ml)时，肯定会出现一些有活力的卵泡。此观点正确可信的依据是多数雌二醇是由功能性卵泡的颗粒细胞所产生，并且与其他雌激素相比，雌二醇相较于抑制LH能更有效地抑制FSH。不规律性子宫出血说明雌二醇持续性分泌，也说明患者存在剩余功能性卵母细胞。用经阴道超声波检查法侦测到的可识别卵泡也可用于鉴定存在剩余卵母细胞的女性。因为约有半数的POF女性患者都会发生孕激素停药性出血(1)，所以此测试不能用作测量FSH基线水平的替代测试法。

表37.3 疑似POF的评估

排除妊娠
测量血清泌乳素和TSH的基线水平
在至少两个情况下测量血清FSH和雌二醇的基线水平
原发性闭经女性患者的染色体组型，评估35岁以下女性的染色体组型以及评估原发性闭经女性患者孩子的染色体组型
详细家族遗传史
评估*FMR1*基因的前突变
用间接性免疫荧光检测法测试肾上腺抗体
甲状腺刺激性免疫球蛋白

虽然我们的研究发现，少于15%的30岁前发生继发性高促性腺激素闭经的女性患者存在染色体组型畸形，而约有50%的原发性高促性腺激素闭经女性患者存在染色体组型畸形，但似乎依旧可通过获得35岁前发生高促性腺激素闭经女性患者的染色体组型以鉴定各种形式的性腺发育不全个体、镶嵌性染色体组型

个体、X 三体个体以及含部分 Y 染色体的个体。需要切除含部分 Y 染色体的女性患者性腺,因为这类患者发生性腺恶性肿瘤的风险增加(54)。染色体组型还能用于排除 POF 女性患者在生育孩子之后是否遗传性染色体疾病。根据最近使用荧光原位杂交(FISH)所侦测到的 Xq 染色体分子细胞遗传学缺陷的数据发现,此技术能在诊断受影响个体的病因过程中发挥更大的作用(11)。

因为约有 6% 的染色体组型为 46,XX 的自发性 POF 女性患者存在 *FMR1* 基因前突变,需要对所有此类女性患者进行 *FMR1* 基因前突变测试,还需要用间接性免疫荧光检测法测试肾上腺抗体。如果侦测到抗体存在,则需要进行一个促肾上腺皮质激素刺激测试以鉴定患者是否存在肾上腺功能不全症。由于 POF 女性患者常发生自体免疫甲状腺疾病,所以还应测量 POF 女性的血清 TSH 水平和促甲状腺激素免疫球蛋白水平。

POF 女性患者还需要接受骨密度评估,因为发现这类患者的骨质减少发生率偏高(1)。事实上无论是否需要接受治疗都应定期评估骨质流失率。类似的,即使患者在初次检查中所有测试结果都正常,也需要监测患者的自身免疫性内分泌病发展情况。目前已知患者在被确诊 POF 之后还会发生其他疾病(1),但目前几乎对相关自体免疫性疾病的自然发生过程毫无了解。

卵巢活检术不适用于具有正常染色体组型的 POF 女性患者。活检术结果不够明确,无法改变任何已提议的治疗方案。在一个研究中,2 例女性患者中的 1 例患者最终发生妊娠,而其活检结果中未发现存在卵母细胞(4)。在另外一个研究中,97 例 POF 女性患者中发生 8 例后续妊娠,其中 2 例妊娠患者的卵巢样本活检结果未发现存在卵母细胞,卵巢样本是通过剖腹术所获得(1)。这些结果并不令人惊讶,因为根据计算发现在一个尺寸为 2cm×3cm×4cm 的卵巢中发现卵母细胞的概率仅为 0.15% (55)。

治疗

在提供 POF 女性患者恰当治疗的过程中,最首先也可能最重要的步骤是以敏感且人性化的方式告知患者诊断结果。提供诊断结果的方式会影响患者的情绪创伤程度,尤其是对于那些由于不孕症而寻求帮助的患者或那些想要孩子的患者。通常情况下最好安排一次单独就诊,以仔细查看患者结果,并讨论治疗对策。国际 POF 协会的成员(IPOFA)提出他们通常通过电话(个人沟通)告知患者诊断结果!因为必须向患者解释 POF 可能被缓解,也可能发生自然妊娠;不仅如此还要向患者解释 POF 在多个重要方面不同于正常的绝经情况。因为此诊断结果太打击患者情绪,所以还必须提供适当的心理援助。还可考虑求助于例如 IPOFA(www.pofsupport.org)在内的相应机构。

POF 女性患者应接受外源性雌激素和孕激素的激素替代疗法。外源性雌激素给药能防止 POF 病症通常伴随的快速骨质流失(56)。不仅如此,还发现激素疗法能在开始治疗后的 6 个月内使 POF 年轻女性患者受损的心血管内皮功能恢复正常(57)。然而目前还不知道如果 POF 女性患者不接受雌激素治疗,她们发生心血管疾病的风险是否增加。

必须告知患者无论她们是否服用外源性雌激素都有可能发生自然妊娠——即使是服用复方口服避孕药形式的雌激素时(1)。然而,即使经确诊后约有 25% 的女性患者再次发生排卵,但无论是否进行治疗,这类女性的妊娠可能性仍小于 10% (1)。应建议不想妊娠的性活跃女性即使在服用口服避孕药的情况下也应采取工具避孕法。女性患者也应在发现任何符合妊娠迹象或症状之时,或当她们服用外源性雌激素和孕激素给药时未出现停药性出血症状时联系她们的主治医生。现在还未彻底弄清为什么此类病症女性在服用高剂量类固醇或口服避孕药时会发生排卵和妊娠。

目前还没有对照试验可以指导医生提供 POF 女性患者最佳的外源性雌激素给药疗法。因此在这里的评论仅代表作者观点,其他医生可以提出不同建议和结论。已证明外源性雌激素给药会对绝经后女性产生重大风险的结论并不适用于 POF 女性患者。但目前还没有数据证明外源性雌激素给药是否会对这些年轻女性患者产生风险。虽然可以使用口服避孕药作为外源性雌激素给药,但似乎发现外源性雌激素配合周期性孕激素给药更符合生理需求。一般来说,这类年轻女性患者所需要的雌激素剂量是绝经后女性所需剂量的两倍才能缓解雌激素过少症的迹象和症状。虽然不同医生提出了治疗 POF 女性患者的各种不同治疗方案,但我个人更倾向于持续性给药雌激素,最常用给药形式为透皮给药的雌二醇-17β 皮肤贴布(通常开始剂量为 0.1mg)。之后我再加入孕激素给药,通常使用微粉化孕酮(每天给药 100mg),给药时间为每隔 1 个月的前两周共 14 天。有些医生认为应该每个月持续给药孕激素 12 ~ 14 天以避免发生子宫内膜增生的风险,但我个人倾向于减少子宫出血频率,即使还没有足够数据证明当孕激素给药频率小于1个月时能降低子宫内膜增生的风险。没有任何证据能证明任何形式的雌激素或孕激素比彼此更安全或更有效。

试验已证明POF女性患者在经过排卵诱导后(即使是在抑制促性腺激素之后)所产生的排卵率和妊娠率并未高于其自然排卵率和自然妊娠率(1,7,58)。因此,没有必要对这类患者进行排卵诱导治疗;相反,想要孩子的POF女性患者可以考虑领养孩子或使用捐赠者卵母细胞进行体外受精。

第一例人类卵母细胞捐赠的成功病例报道于1984年(59)。一名患有POF的年轻女性患者被置入涂抹戊酸雌二醇和孕酮的子宫帽以准备子宫内膜,从而接受已与其丈夫精子结合的单个捐赠卵母细胞移植。现在卵母细胞捐赠法已得到广泛使用,其成功率通常高于传统体外受精法(60~62)。因此,卵母细胞捐赠法提供所有具有正常子宫的POF女性患者妊娠可能性。

然而,最近研究发现在两种特定情况下需要特别小心。第一种情况是患有Turner综合征的女性患者在妊娠期间发生主动脉破裂的风险性增加(63,64)。打算妊娠的Turner综合征女性患者需要进行一个超声波心动图以排除主动脉根部扩张;但由于这类患者的主动脉壁结构异常,所以即使上述检查结果正常也不能降低该类患者妊娠时发生主动脉破裂的风险。因此必须在这类患者考虑采用捐赠卵母细胞前,非常认真地告诫这类女性上述风险,并且显而易见,告知她们领养是更为明智的选择。如果患者仍执意选择妊娠,则在其妊娠期间需要进行非常严密的心脏监测。第二个情况是,需要认真告诫*FMR1*基因前突变携带者,告知其可能将该基因前突变遗传给下一代,以及下一代可能发展为该基因的全突变。受影响女性及其伴侣需要了解所有关于*FMR1*基因的医学衍生问题;并需要进行翔实的遗传咨询。还应讨论测试是否存在*FMR1*基因前突变和突变的着床前遗传诊断。

临床实践关键点

- POF非常普遍,医生会发现某些患者出现此病症。
- 需要进行评估以排除可溯源性病因和相关性健康问题。
- 尤其必须排除甲状腺功能障碍、肾上腺功能不全和脆性X前突变。
- 应提供受影响患者敏感护理,如有必要,则提供详尽的心理咨询。
- 只有一小部分POF女性患者发生自然妊娠。
- 捐赠者卵母细胞的体外受精是POF女性患者的最有效妊娠方式——但在Turner综合征和脆性X前突变患者中需要格外小心。

参考文献

1. Rebar RW, Connolly HV. Clinical features of young women with hypergonadotropic amenorrhea. *Fertil Steril* 1990;**53**:804–10.
2. Nelson LM, Anasti JN, Kimzey LM, et al. Development of luteinized graafian follicles in patients with karyotypically normal spontaneous premature ovarian failure. *J Clin Endocrinol Metab* 1994;**79**:1470–5.
3. de Moraes-Ruehsen M, Jones GS. Premature ovarian failure. *Fertil Steril* 1967;**18**:440–61.
4. Aiman J, Smentek C. Premature ovarian failure. *Obstet Gynecol* 1985;**66**:9–14.
5. Coulam CB, Adamson SC, Annegers JF. Incidence of premature ovarian failure. *Obstet Gynecol* 1986;**67**:604–6.
6. Sherman SL. Premature ovarian failure in the fragile X syndrome. *Am J Med Genet* 2000;**97**:189–94.
7. Nelson LM, Kimzey LM, White BJ, Merriam GR. Gonadotropin suppression for the treatment of karyotypically normal spontaneous premature ovarian failure: a controlled trial. *Fertil Steril* 1992;**57**:50–5.
8. Simpson JL, Rajkovic A. Ovarian differentiation and gonadal failure. *Am J Med Genet* 1999;**89**:186–200.
9. Singh RP, Carr DH. The anatomy and histology of XO human embryos and fetuses. *Anat Rec* 1966;**155**:369–83.
10. Krauss CM, Turksoy RN, Atkins L, et al. Familial premature ovarian failure due to an interstitial deletion of the long arm of the X chromosome. *N Engl J Med* 1987;**317**:125–31.
11. Portnoi MF, Aboura A, Tachdjian G, Bouchard P, Dewailly D, Bourcigaux N, Frydman R, et al. Molecular cytogenetic studies of Xq critical regions in premature ovarian failure patients. *Hum Reprod* 2006;2329–34.
12. Villanueva AL, Rebar RW. Triple-X syndrome and premature ovarian failure. *Obstet Gynecol* 1983;**62**(3 Suppl.):70–3s.
13. Wittenberger MD, Hagerman RJ, Sherman SL, McConkie-Rosell A, Welt CK, Rebar RW, Corrigan EC, et al. The FMR1 premutation and reproduction. *Fertil Steril* 2006. DOI: 10.1016/j.fertnstert.2006.09.004
14. Sullivan AK, Marcus M, Epstein MP, Allen EG, Anido AE, Paquin JJ, Yadav-Shah M, et al. Association of *FMR1* repeat size with ovarian dysfunction. *Hum Reprod* 2005;**20**:402–12.
15. Biglieri EG, Herron MA, Brust N. 17-hydroxylation deficiency in man. *J Clin Invest* 1966;**45**:1946–54.
16. Morishima A, Grumbach MM, Simpson ER, Fisher C, Qin K. Aromatase deficiency in male and female siblings caused by a novel mutation and the physiological role of estrogens. *J Clin Endocrinol Metab* 1995;**80**:3689–98.
17. Kaufman FR, Kogut MD, Donnell GN, et al. Hypergonadotropic hypogonadism in female patients with galactosemia. *N Engl J Med* 1981;**304**:994–8.
18. Chen YT, Mattison DR, Feigenbaum L, Fukui H, Schulman JD. Reduction in oocyte number following prenatal exposure to a diet high in galactose. *Science* 1981;**214**:1145–7.
19. Liu G, Shif F, Blas-Machado U, et al. Dietary galactose inhibits GDF-9 mediated follicular development in the rat ovary. *Reprod Toxicol* 2006;**21**:26–33.
20. Aittomaki K, Herva R, Stenman UH, et al. Clinical features of primary ovarian failure caused by a point mutation in the follicle-stimulating hormone receptor gene. *J Clin Endocrinol Metab* 1996;**81**:3722–6.

21. De Baere E, Dixon MJ, Small KW, et al. Spectrum of FOXL2 gene mutations in blepharophimosis-ptosis-epicanthus inversus (BPES) families demonstrates a genotype–phenotype correlation. *Hum Mol Genet* 2001;**10**:1591–600.
22. Fogli A, Rodriguez D, Eymard-Pierre E, et al. Ovarian failure related to eukaryotic initiation factor 2B mutations. *Am J Hum Genet* 2003;**72**:1544–50.
23. Di Pasquale E, Beck-Peccoz P, Persani L. Hypergonadotropic ovarian failure associated with an inherited mutation of human bone morphogenetic protein-15 (BMP15) gene. *Am J Hum Genet* 2004;**75**:106–11.
24. Ahonen P, Myllarniemi S, Sipila I, Perheentupa J. Clinical variation of autoimmune polyendocrinopathy-candidiasis-ectodermal dystrophy (APECED) in a series of 68 patients. *N Engl J Med* 1990;**322**:1829–36.
25. Silva de Sa MF, Matthews MJ, Rebar RW. Altered forms of immunoreactive urinary FSH and LH in premature ovarian failure. *Infertility* 1988;**11**:1–11.
26. Sluss PM, Schneyer AL. Low molecular weight follicle-stimulating hormone receptor binding inhibitor in sera from premature ovarian failure patients. *J Clin Endocrinol Metab* 1992; **74**:1242–6.
27. Verp M. Environmental causes of ovarian failure. *Semin Reprod Endocrinol* 1983;**1**:101–11.
28. Damewood MD, Grochow LB. Prospects for fertility after chemotherapy or radiation for neoplastic disease. *Fertil Steril* 1986; **45**:443–59.
29. Bisharah M, Tulandi T. Laparoscopic preservation of ovarian function: an underused procedure. *Am J Obstet Gynecol* 2003; **188**:367–70.
30. Green DM, Zevon MA, Lowrie G, Seigelstein N, Hall B., Congenital anomalies in children of patients who received chemotherapy for cancer in childhood and adolescence. *N Engl J Med* 1991;**325**:141–6.
31. Morrison JC, Givens JR, Wiser WL, Fish SA. Mumps oophoritis: a cause of premature menopause. *Fertil Steril* 1975; **26**:655–9.
32. Jick H, Porter J. Relation between smoking and age of natural menopause. Report from the Boston Collaborative Drug Surveillance Program, Boston University Medical Center. *Lancet* 1977; **1**:1354–5.
33. LaBarbera AR, Miller MM, Ober C, Rebar RW. Autoimmune etiology in premature ovarian failure. *Am J Reprod Immunol Microbiol* 1988;**16**:115–22.
34. Lucky AW, Rebar RW, Blizzard RM, Goren EM. Pubertal progression in the presence of elevated serum gonadotropins in girls with multiple endocrine deficiencies. *J Clin Endocrinol Metab* 1977;**45**:673–8.
35. Bateman BG, Nunley WC Jr., Kitchin JD, 3rd. Reversal of apparent premature ovarian failure in a patient with myasthenia gravis. *Fertil Steril* 1983;**39**:108–10.
36. Rabinowe SL, Berger MJ, Welch WR, Dluhy RG. Lymphocyte dysfunction in autoimmune oophoritis. Resumption of menses with corticosteroids. *Am J Med* 1986;**81**:347–50.
37. Hoek A, Schoemaker J, Drexhage HA. Premature ovarian failure and ovarian autoimmunity. *Endocr Rev* 1997;**18**:107–34.
38. Chen S, Sawicka J, Betterle C, et al. Autoantibodies to steroidogenic enzymes in autoimmune polyglandular syndrome, Addison's disease, and premature ovarian failure. *J Clin Endocrinol Metab* 1996;**81**:1871–6.
39. Bakalov VK, Vanderhoof VH, Bondy CA, Nelson LM. Adrenal antibodies detect asymptomatic auto-immune adrenal insufficiency in young women with spontaneous premature ovarian failure. *Hum Reprod* 2002;**17**:2096–100.
40. Falorni A, Laureti S, Candeloro P, et al. Steroid-cell autoantibodies are preferentially expressed in women with premature ovarian failure who have adrenal autoimmunity. *Fertil Steril* 2002;**78**:270–9.
41. Turkington RW, Lebovitz HE. Extra-adrenal endocrine deficiencies in Addison's disease. *Am J Med* 1967;**43**:499–507.
42. Betterle C, Volpato M, Rees Smith B, et al. I. Adrenal cortex and steroid 21-hydroxylase autoantibodies in adult patients with organ-specific autoimmune diseases: markers of low progression to clinical Addison's disease. *J Clin Endocrinol Metab* 1997; **82**:932–8.
43. Muechler EK, Huang KE, Schenk E., Autoimmunity in premature ovarian failure. *Int J Fertil* 1991;**36**:99–103.
44. Kim JG, Anderson BE, Rebar RW, LaBarbera AR. A biotin-streptavidin enzyme immunoassay for detection of antibodies to porcine granulosa cell antigens. *J Immunoassay* 1991;**12**:447–64.
45. Chiauzzi V, Cigorraga S, Escobar ME, Rivarola MA, Charreau EH. Inhibition of follicle-stimulating hormone receptor binding by circulating immunoglobulins. *J Clin Endocrinol Metab* 1982; **54**:1221–8.
46. Miller ME, Chatten J. Ovarian changes in ataxia telangiectasia. *Acta Paediatr Scand* 1967;**56**:559–61.
47. Rebar RW, Morandini IC, Erickson GF, Petze JE. The hormonal basis of reproductive defects in athymic mice: diminished gonadotropin concentrations in prepubertal females. *Endocrinology* 1981;**108**:120–6.
48. Rebar RW, Morandini IC, Benirschke K, Petze JE. Reduced gonadotropins in athymic mice: prevention by thymic transplantation. *Endocrinology* 1980;**107**:2130–2.
49. Healy DL, Bacher J, Hodgen GD. Thymic regulation of primate fetal ovarian-adrenal differentiation. *Biol Reprod* 1985;**32**:1127–33.
50. Rebar RW, Miyake A, Low TL, Goldstein AL. Thymosin stimulates secretion of luteinizing hormone-releasing factor. *Science* 1981;**214**:669–71.
51. Gulyas BJ, Hodgen GD, Tullner WW, Ross GT. Effects of fetal or maternal hypophysectomy on endocrine organs and body weight in infant rhesus monkeys (Macaca mulatta): with particular emphasis on oogenesis. *Biol Reprod* 1977;**16**(2):216–27.
52. Jones GS, De Moraes-Ruehsen M. A new syndrome of amenorrhea in association with hypergonadotropism and apparently normal ovarian follicular apparatus. *Am J Obstet Gynecol* 1969;**104**:597–600.
53. Alzubaidi NH, Chapin HL, Vanderhoof VH, Calis KA, Nelson LM. Meeting the needs of young women with secondary amenorrhea and spontaneous premature ovarian failure. *Obstet Gynecol* 2002;**99**:720–5.
54. Manuel M, Katayama PK, Jones HW Jr. The age of occurrence of gonadal tumors in intersex patients with a Y chromosome. *Am J Obstet Gynecol* 1976;**124**:293–300.
55. Alper MM, Garner PR, Seibel MM. Premature ovarian failure. Current concepts. *J Reprod Med* 1986;**31**:699–708.
56. Metka M, Holzer G, Heytmanek G, Huber J. Hypergonadotropic hypogonadic amenorrhea (World Health Organization III) and osteoporosis. *Fertil Steril* 1992;**57**:37–41.
57. Kalantaridou SN, Naka KK, Papanikolaou E, Kazakos N, Kravariti M, Calis KA, Paraskevaidis EA, et al. Impaired endothelial function in young women with premature ovarian failure: normalization with hormone therapy. *J Clin Endocrinol Metab* 2004;**89**:3907–13.
58. Ledger WL, Thomas EJ, Browning D, Lenton EA, Cooke ID. Suppression of gonadotrophin secretion does not reverse premature ovarian failure. *Br J Obstet Gynaecol* 1989;**96**:196–9.
59. Lutjen P, Trounson A, Leeton J, et al. The establishment and maintenance of pregnancy using in vitro fertilization and em-

bryo donation in a patient with primary ovarian failure. *Nature* 1984;**307**:174–5.

60. Chan CL, Cameron IT, Findlay JK, et al. Oocyte donation and in vitro fertilization for hypergonadotropic hypogonadism: clinical state of the art. *Obstet Gynecol Surv* 1987;**42**:350–62.
61. Sauer MV, Paulson R. Oocyte donation for women who have ovarian failure. *Contemp Obstet Gynecol* 1989:125–35.
62. Rebar RW, Cedars MI. Hypergonadotropic forms of amenorrhea in young women. *Endocrinol Metab Clin North Am* 1992; **21**:173–91.
63. Karnis MF, Zimon AE, Lalwani SI, et al. Risk of death in pregnancy achieved through oocyte donation in patients with Turner syndrome: a national survey. *Fertil Steril* 2003;**80**:498–501.
64. Practice Committee of the American Society for Reproductive Medicine. Increased maternal cardiovascular mortality associated with pregnancy in women with Turner syndrome. *Fertil Steril* 2005;**83**:1074–5.

第三部分

辅 助 生 殖

第38章

改善ART结局的医学对策:现有证据

C. M. Boomsma,N. S. Macklon

引言

最近几年,在提高胚胎质量,选择胚胎以供移植等方面取得了许多成就,这包括卵细胞和胚胎的培育条件、辅助孵化、序贯培养介质的使用、针对选择性患者所采用的胚胎-内膜培育等。还有移植前基因筛选(PGS)技术,基于染色体核型的分析,以提高胚胎筛选的准确性为目的。但是,虽然我们取得了这些成就,移植所用的胚胎是我们根据严格的形态学和染色体标准而筛选的,实际上每次胚胎移植操作的成功率却只有25%~35%左右(欧洲IVF监控项目,2005)。

IVF的高失败率和早期的妊娠丢失一直被认为是导致患者和临床医生产生挫折感的原因。我们常采用多胚胎移植以提高种植机会,但目前看来这种方法并不能解决种植率低的问题,却常常会导致IVF治疗中最严重的问题:多胎妊娠(Fauser等,2005)。如果要降低IVF引起的多胎妊娠发生率,就必须广泛采用单胚胎移植(SET)(Fauser等,2005)。为了在单胚胎移植时提高种植率,研究者设计了多种医学方案,往往在其随机对照试验(RCTs)还未得出适用于临床的结果就付诸实践,以期提高移植的成功率(Boomsma和Macklon,2006)。本章介绍了成功移植的五个医学步骤,以及证明其有效和安全的有关证据。

第一步:患者的筛选和准备

决定IVF成败的关键因素是患者本身。许多研究已经证实一些与患者相关的因素预示着IVF治疗的成功,这些预兆因素比起那些所谓的潜在的不孕症"病因"更能决定移植的成败(Macklon等,2004)。因此,当患者咨询IVF治疗的妊娠成功率时,一定要告知会有多种因素影响。

不孕症患者的年龄与持续时间

决定IVF结局的一个最重要因素是单个卵巢对刺激的反应性。卵巢低反应性与年龄增长显著相关,是介入治疗的主要障碍(Tarlatzis等,2003)。一份针对IVF影响因素的多元回归分析报告指出接受IVF的患者活产率随年龄增加而下降,30岁时为17%,40岁时降为7%(Templeton等,1996),但年龄的增长与卵巢衰退并无显著相关。研究表明卵巢反应性差的年轻女性的胚胎着床率比40岁以上但FSH基础水平正常的女性要高(van Rooij等,2003)。最近几年,更多研究侧重于卵巢衰退标志物的识别,希望以此预测IVF的成败。一份整合分析报告认为FSH基础水平可对卵巢低反应性提供中等可信度的预测,对非妊娠期妇女的预测性则比较低(Bancsi等,2003)。第47章将对卵巢低反应性和卵巢储备标志物做进一步阐述。

不孕症的病程长短取决于一次自然妊娠的发生,IVF的结局与不孕症病程的关系尚不清楚(Collins,1995)。但一项大型的回顾性分析指出在影响IVF结局的各种因素中,如果控制年龄因素,随着不孕症病程的延长,活产率显著降低。曾经的妊娠史会对接受IVF治疗的患者产生积极影响,增加成功的可能性,如果是有过活产,特别是以前经过IVF治疗而最终产下活婴,则这种影响会更加强烈(Templeton等,1996)。

不孕症的病因

不孕症潜在的病理因素究竟会对IVF治疗的成功有多大的影响?许多研究对此进行了探讨,英国做了迄今为止规模最大的一次关于IVF结局影响因素的研究,资料包括1991—1994年的36 961个人工周期,已发表的论文显示没有一种因素会对 IVF 治疗结局有明确的指示意义(Templeton 等,1996)(表 38.1)。但有综合分析研究指出,对比因输卵管因素而致不孕的患者,患有子宫内膜异位症患者的受孕几率、胚胎着床率和妊娠率均明显偏低,且病情的程度与受孕的可能性呈明显的负相关。患有严重子宫内膜异位症的患者受精率与胚胎着床率均低于病情轻的患者(Barnhart 等,2002)。

表 38.1 不孕症病因对 IVF 治疗后活产率的影响

不孕症病因	周期数	活产率(%)(95% CI)		
		每治疗周期	每卵细胞筛选	每胚胎移植
输卵管疾病	19 096	13.6(13.0~14.0)	15.0(14.5~15.6)	16.5(15.9~17.1)
子宫内膜异位症	4117	14.2(13.2~15.3)	15.9(14.7~17.0)	17.9(16.6~19.3)
原因不明	12 340	13.4(12.9~14.1)	15.2(14.6~15.9)	19.7(18.8~20.5)
宫颈原因	4232	14.2(13.2~15.3)	16.2(15.1~17.4)	18.8(17.5~20.2)

虽然输卵管末端的疾病如输卵管积水对 IVF 治疗确有不利影响,但输卵管功能差是否会影响 IVF 结局目前尚存争议。一项综合分析表明对于因输卵管因素而致不孕的患者,伴有或不伴有输卵管积水,其妊娠率比值(*OR*)为 0.64,95% *CI* 为 0.56~0.74(Aboulghar 等,1998)。已有研究结果认为伴有输卵管积水的患者有必要在接受 IVF 治疗前行腹腔镜输卵管切除术:一项研究综合分析了三个随机对照试验(RCT)结果,发现做过输卵管介入手术的患者妊娠率与未做手术的患者相比 *OR* 为 1.8,95% *CI* 为 1.1~2.9(Johnson 等,2002)。该研究认为如果患者的输卵管积水可被超声检查探及,则这种妊娠率的差别主要来自手术切除输卵管带来的积极影响(Strandell 等,2001;Strandell,2005)。一项近期的 RCT 比较了因输卵管积水而在 IVF 治疗前行输卵管近端结扎或输卵管切除术对患者造成的临床影响,与未做介入治疗的患者相比,输卵管近端结扎和输卵管切除均能有效提高胚胎着床(Kontoravdis,待发表)。卵巢不排卵是不孕症的常见病因,但对多囊卵巢综合征(PCOS)的患者进行诱导排卵后,两年期间活产率累计达到 71%。对那些大龄患者、患不孕症多年和高胰岛素/血糖比值的女性来说,把 IVF 作为一线治疗方案可能会收到较好的疗效(Eijkemans 等,2003)。一项近期的综合分析认为与对照组相比,PCOS 患者行单次胚胎移植后的妊娠率无显著差异(Heijnen 等,2005)。

生活方式因素和当前身体状况

如今已有大量的实证说明环境和生活方式因素会影响 IVF 的成功率(Lintsen 等,2005;Younglai 等,2005),所以需要以严肃认真的态度对待患者的咨询,对各种偏见进行筛选和干涉,调整患者的健康状况,然后才能开始 IVF 治疗。随着患者平均年龄的增大,在 IVF 治疗前对患者进行完整的医学评估的重要性也随之增加。越来越多的不孕症患者前来就诊时会表现出不同的身体状况,这对 IVF 的安全性和治疗方案会有一定的影响,进而也影响到受孕。医学状况复杂的患者应配以综合的治疗方案,常需要多学科的配合。如需进一步了解,读者请参阅 Macklon 所著相关文章(2005)。

在各种影响受孕结局的生活方式中吸烟是最重要的因素。很久以前我们就已经知道怀孕期间吸烟会增加产科风险,导致不利于胎儿的结局如流产、胎盘前置、早产和低体重儿(Younglai 等,2005)。近年来,女性吸烟与不孕之间的关系已逐渐清楚。动物实验表明香烟中的化学物质可影响发育中的卵细胞,在卵细胞周围的卵泡液中尼古丁的代谢产物可替宁和镉等重金属的含量均有增加(Zenzes 等,1995a)。有研究认为主动吸烟会增加生长期卵泡的氧化应激和卵细胞及其周围颗粒细胞的细胞毒性(Paszkowski 等,2002)。还有论文认为吸烟有可能与卵母细胞的减数分裂纺锤体的损伤有关,增加了染色体变异的风险(Zenzes 等,1995b)。在吸烟的男性当中,所有有关精子质量的参数都下降(Younglai 等,2005)。吸烟的男性和主动或被动吸烟的女性成功怀孕所花的时间要比不吸烟者长(Younglai 等,2005)。

接受 IVF 治疗的女性如果吸烟,其对活产率的影响与年龄增加 10 多岁相似(Lintsen 等,2005)。因此,吸烟者要接受相当于非吸烟者两倍数量的 IVF 周期才能受孕(Lintsen 等,2005)。一篇最近由 ASRM 执行委员会发表的有关吸烟和不孕症的论文着重指出,吸烟对不孕症具有不可忽视的诱发作用,因此有必要在进行受孕治疗前最好提前停止吸烟(美国生殖学会执行委员会,2006)。流行病学的证据表明体重超重会导致月经不调、不孕症、流产、不良妊娠结局、胎儿发育迟缓以及糖尿病(Norman 和 Clark,1998)。超重女性(BMI>27kg/m^2)与体重正常女性(BMI 20~27kg/m^2)相比,首次IVF周期治疗后的活产率要低33%,在不明原因的不孕症患者中此种相关尤为显著(Lintsen 等,2005)。对男性而言,如果BMI低于20kg/m^{2}或高于25kg/m^{2}则常伴有精子质量下降(Younglai 等,2005)。

许多研究表明超重女性进行减肥后会改善生育能力,因此多家生殖中心把减肥作为不孕症治疗的一部分。但是,也有少数资料认为节食会对IVF结局造成一定的影响。近期的研究凸显了某些营养成分的重要性,叶酸的摄入能改变卵母细胞的维生素微环境(Boxmeer 等,2005),而精浆内钴胺素的浓度会影响精子浓度(Boxmeer 等,2006)。而且,摄入酒精和咖啡因也会影响IVF的成功率。咖啡因摄入过多被认为会增加IVF治疗后的自发性流产风险,活产率也会降低。同样,女性饮酒后会降低怀孕几率,增加自发性流产的可能。男性在精液采集的一周前饮酒会增加流产的风险(Younglai 等,2005)。

第二步:优化卵巢刺激方案

获取最大数量的卵细胞,以便受精产生尽可能多的胚胎可供筛选和移植,这是目前IVF治疗中的卵巢刺激方案的出发点。在IVF治疗中主要通过使用外源性FSH刺激卵巢而获取多个卵细胞,但卵巢的过度刺激和由此产生的雌激素水平升高会对内膜容受性产生不利影响(Simon 等,1995;Macklon 和 Fauser,2000;Macklon 等,2006)。子宫内膜容受性下降可缘于排卵后内膜成熟过度和对黄体酮受体诱导不足。超乎生理水平的雌激素浓度可能增加对黄体酮的敏感性,促进分泌增加。研究发现采用卵巢刺激方案后对排卵后几天的内膜成熟度可能无影响,也可能导致内膜成熟推迟。子宫内膜的组织学研究表明取卵日当天的内膜成熟度与内膜正常成熟度相比如果超过3天(将取卵日等同于生理性排卵日,若取卵日内膜已相当于黄体期内膜,则认为内膜过于成熟。译者注),则本次周期不会受孕(Devroey 等,2004)。雌激素使用剂量的大小也会影响内膜容受性的持续时间(Ma 等,2003)。Kolibianakis 等在一个随机对照试验中把人绒毛膜促性腺激素(hCG)的给药时间延长了两天,结果导致了卵泡期的延长。他们发现延长hCG给药时间的女性子宫内膜成熟度均超过内膜正常成熟度2~3天,而对照组则没有这些内膜分泌上的改变(Kolibianakis 等,2005)。

目前已逐渐认识到标准化卵巢刺激方案可能存在的损害作用以及对患者身体造成的高负荷影响,重新评价IVF的卵巢刺激方案并对其进行优化的工作已经展开(Fauser 等,1999;Macklon 和 Fauser,2000)。随着对卵泡发育生理学的深入了解,临床上通过采用GnRH拮抗剂可以进行卵巢刺激而不中断月经周期,这使我们发展新型的、更温和的IVF卵巢刺激方法成为可能(Fauser 和 Macklon,2004;Macklon 等,2006)。在一项随机对照试验中,于月经周期第5天才开始给予外源性FSH(固定剂量,150IU/d,同时使用GnRH拮抗剂),虽然减少了刺激时间(FSH的总用量也减少),并且中途取消的比例也有所上升,但最终IVF的临床结局与目前常规的刺激方案相比差别并不显著(Hohmann 等,2003)。采用温和的卵巢刺激方案获得的胚胎质量明显优于常规刺激方案所得到的胚胎。几乎所有采用最低限度的卵巢刺激方案的患者所获取的卵细胞数均较低,而采用常规IVF卵巢刺激方案获取同等数量卵细胞的患者却无一受孕。

有研究在长方案中联合使用常规卵巢刺激方案与GnRH拮抗剂,结果发现获得最佳IVF结局的生长卵泡数量或取卵数量为13个左右(Gaast van der 等,2006),如果采用轻度卵巢刺激方案则此最佳取卵数还应降低。大量的卵泡受到刺激后会产生低质量的卵细胞,由此产生的胚胎也会下降。在最近的一项随机研究中,采用PGS(Pre-implantation genetic testing,胚胎植入前遗传学诊断,译者注)技术比较了常规卵巢刺激方案与轻度卵巢刺激方案获得的两组胚胎的染色体组成(Baart 等,2006),虽然常规卵巢刺激组获取的卵细胞较多,但轻度卵巢刺激组的整倍体胚胎的百分比要高于常规组。这些研究结果支持在卵泡生长期以“自然”筛选的方式获取卵细胞,而常规“最大限度”刺激方案可能改变这种筛选方式,轻度卵巢刺激方案可能会提高整倍体胚胎的几率,有助于胚胎的筛选。

虽然目前的轻度卵巢刺激方案采用固定剂量的FSH(通常150IU/d),采用个体化的FSH剂量有可能会进一步改善IVF结局。但是,卵巢刺激方案的个体化比较困难,因为每个患者的卵巢反应性并不相同,同一个患者的卵巢在不同的周期时反应性也不尽相同。现在已建成卵巢反应性的预测模型,可根据初期的筛选参数来判断卵巢的反应性,从而决定FSH的用量。Popovic-Todorovic等建立的模型包括窦卵泡的数量、卵巢体积、年龄以及吸烟史(Popovic-Todorovic 等,2003b)。使用此模型可提供更具个性化的治疗方案,减少卵巢过度刺激综合征的发生,缩短治疗时间,提高治疗周期的成功率。随后的一项前瞻性随机对照试验表明,与150IU/d的常规用量相比,重组FSH用量的个性化会改善IVF结局(Popovic-Todorovic 等,2003a)。图38.1表述了卵细胞数量、益处(妊娠)与风险之间的关系。目前还有一些研究正在测试交互式模型,其中的数列表的应用与改进得益于大量的准备工作,这将使FSH的给药用量更为可靠。最近,药物遗传学逐渐成熟,可能会为FSH剂量的进一步个体化提供常规方案,并希望临床研究将某些导致FSH突变的基因型的检测作为卵巢刺激前的例行检查(Greb 等,2005)。

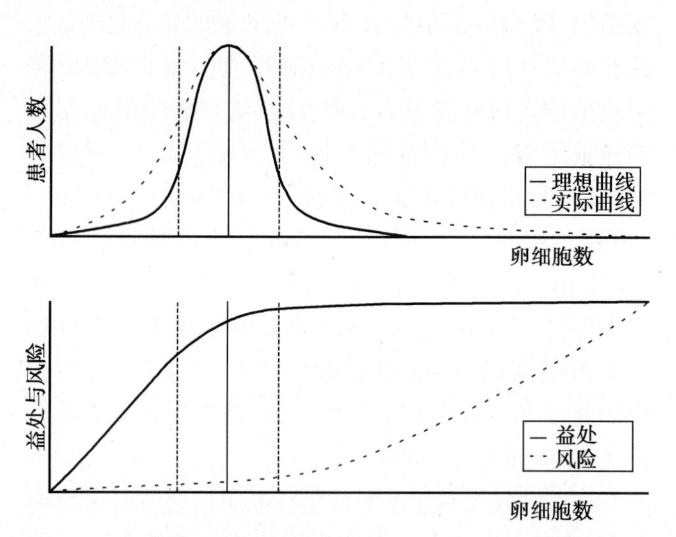

图38.1 卵细胞数、益处及风险分布图:实际分布图及理想分布图

第三步:需要辅助药物的治疗吗?

根据经验,对那些需要进行卵巢过度刺激的患者应进行辅助药物的治疗以提高胚胎的着床率(表38.2和表38.3),但这些治疗的效果和安全性并不总是像人们期望的那样(Rizk 和 Abdalla,2008)。

表38.2 有关阿司匹林对IVF结局影响的研究汇总

研究	人数	阿司匹林剂量	服用时间	妊娠率 阿司匹林(%)	妊娠率 安慰剂(%)	*P*
Rubinstein(1999)	298	100mg	月经(IVF前的月经周期)第21天开始服用	45	28	<0.05
Urman(2000)	279	80mg	从卵巢刺激开始服用	40	43	NS
Waldenström(2004)	1380	75mg	从胚胎移植开始	35	30	NS
Pakkila et al. (2005)	374	100mg	从卵巢刺激开始服用	25	27	NS
Duvan et al. (2006)	100	100mg	从胚胎移植开始	29	40	NS

阿司匹林

阿司匹林被用作IVF的辅助用药的原理是基于它扩张血管和抗凝的特性。阿司匹林的作用主要是抑制环氧酶(前列腺素合成途径的限速酶),从而减少血小板的凝集,在围胚胎植入期使用阿司匹林可以观察到子宫动脉的搏动指数下降,卵巢和内膜的血供也被认为随之改善(Kuo 等,1997)。

在治疗患有抗磷脂抗体综合征(APS)的复发性流产患者时,阿司匹林与肝素的联合使用被认为有效(Empson 等,2005),但在不伴有APS的复发性流产患者中其疗效并不确定(Di Nisio 等,2005)。在一项涉及IVF治疗的随机对照试验中采用了阿司匹林与肝素的联合治疗,对照组使用安慰剂,对曾经有过IVF胚胎植入失败史的带有抗磷脂抗体或抗核抗体的143例患者的治疗结果进行了比对(Stern 等,2003),结果发现在胚胎着床率和妊娠率方面实验组与对照组无显著差异。

多个随机对照试验对非选择性的IVF人群中采用阿司匹林作为辅助治疗的结果进行了分析,得出的结论并不统一(表38.2和表38.3)。其中有一项研究认为阿司匹林能显著提高卵巢反应性和着床率(Rubinstein 等,1999),而所有其他的研究均认为没有差别(Urman 等,2000;Waldenstrom 等,2004;Pakkila 等,

2005;Duvan 等,2006)。一项对 10 个随机对照试验的荟萃分析(meta-analysis)表明服用阿司匹林与服用或不服用安慰剂的患者在临床妊娠率上无显著性差异(*OR*1.18,95% *CI*0.86~1.61)(Daya,2006)。目前尚无足够的随机对照试验数据支持阿司匹林在 IVF 中的作用。

一氧化氮供体

NO 是动脉松弛剂,可舒张肌肉、抗血小板凝集。在 hCG 给药或胚胎移植的当天,子宫动脉的阻力如果较正常增高则 IVF 的结局较差(Coulam 等,1995)。这些结论提示 NO 受体引起的子宫动脉舒张可能会提高子宫内膜的容受性。但是,虽然早先的研究认为 NO 会改善卵巢反应性和胚胎着床率(Battaglia 等,1999),更多近期的研究则认为 NO 不利于胚胎的着床(Battaglia 等,2002)。而且,最近一份前瞻性研究认为卵泡内 NO 水平升高的女性其 IVF 结局与胚胎晚期碎裂和着床失败存在某种关联(Lee 等,2004)。当然,也有一些患者被证明受益于 NO 供体的治疗,但目前根据那些设计完善的研究所取得的证据,应当对 NO 受体治疗持谨慎态度。

芳香化酶抑制剂

雄烯二酮和睾酮分别向雌三醇和雌二醇的转化受控于芳香化酶抑制剂(Cole 和 Robinson,1990),在使用枸橼酸氯米芬时这一过程主要是减少雌激素的合成,而不是对抗雌激素对下丘脑垂体轴的反馈作用,因此促性腺激素分泌增加,刺激卵泡的生长。而且,在卵巢刺激过程中如果结合芳香化酶抑制剂的使用,阻止过多的雌激素合成会维护子宫内膜的容受性。目前一项针对卵巢低反应性(根据 Goswami 等的定义,少于两个优势卵泡)的妇女的随机对照试验正在进行。使用芳香化酶抑制剂的同时需要大幅降低 FSH 的用量,但受精率却变化不大(Goswami 等,2004)。三个非随机试验对卵巢反应正常的女性使用芳香化酶抑制剂作为辅助治疗,其结论与上述一致(Healey 等,2003;Mitwally 和 Casper,2003;Mitwally 和 Casper,2004),只有一组患有 PCOS 的女性在使用芳香化酶抑制剂后受精率有了显著的提升(Mitwally 和 Casper,2004)。对于芳香化酶抑制剂在 IVF 过程中的使用价值和安全性尚需进一步的研究来证实。

抗坏血酸

抗坏血酸(AA)有可能参与了正常卵泡的生长(Luck 等,1995)和黄体的形成和退化(Luck 和 Zhao,1993)。服用高剂量的 AA 可致其血清浓度短暂升高,能够发挥抗炎和免疫刺激剂的功效,有助于胚胎的着床。氧化应激与抗氧化反应的失衡被认为是复发性流产、原发性不孕和胚胎发育缺陷几种疾病的病因之一。但一项随机对照试验观察了 620 名接受 IVF 的女性,在黄体期分别服用 1mg、5mg、10mgAA 或安慰剂,结果显示着床率无显著性差异(Griesinger 等,2002)。

糖皮质激素

在胚胎移植的窗口期生长因子、细胞因子和子宫自然杀伤细胞(uNK)调控着子宫的容受性(Dey 等,2004)。有研究制作了鼠科的基因敲除模型以观察 NK 细胞对受孕和妊娠结局的影响。这些老鼠受孕后的胚胎流失率较正常增高(Guimond 等,1998)。但这个结果未得到其他研究的支持(Miyazaki 等,2002)。uNK 细胞在着床点的供血动脉周边聚集。IVF 术后着床失败的女性常伴有 uNK 细胞的分布失衡,与成功受孕的对照组相比,其子宫内膜活检显示的 NK 细胞数量较大(Ledee-Bataille 等,2005)。患有复发性流产的女性使用氢化泼尼松可降低子宫内膜内 uNK 细胞的数量(Quenby 等,2005)。因此,根据上述结论,糖皮质激素作为一种免疫调节剂可改善子宫内环境。

最近的一篇汇总分析论文综合了 13 项随机对照试验,共包含了 1759 对夫妇,认为没有确凿证据能够证明糖皮质激素会改进 IVF 的临床结局(*OR*1.16,95% *CI*0.94~1.44),但对其中接受 IVF 的 650 名女性的分析后认为,使用糖皮质激素的女性受精率与未使用糖皮质激素的女性相比具有统计学上的临界显著性差异,其 *OR*1.50,95% *CI* 为 1.05~2.13(图 38.2),而接受 ICSI(卵胞浆内单精子注射,译者注)(包含有 6 个随机对照试验)则没有这个差异(Boomsma 等,2006)。总之,目前尚无足够的证据支持这种糖皮质激素能提高 IVF 着床率的经验,而且,延长糖皮质激素的治疗应考虑到其对妊娠可能造成的潜在危害,增加早产的风险(Empson 等,2002)。但对患有某些疾病的女性,如 APS(抗磷脂综合征),糖皮质激素的治疗可能会有特别的疗效。有两个随机对照试验对抗核抗体、抗双螺旋 DNA 抗体、抗心磷脂抗体阳性或因狼疮进行抗凝治疗的女性进行观察,结果认为给予糖皮质激素治疗后其受精率显著提高(Ando 等,1996;Geva 等,2000)。当然,糖皮质激素的治疗对某些特定患者的着床率是否会有帮助尚需进一步研究。

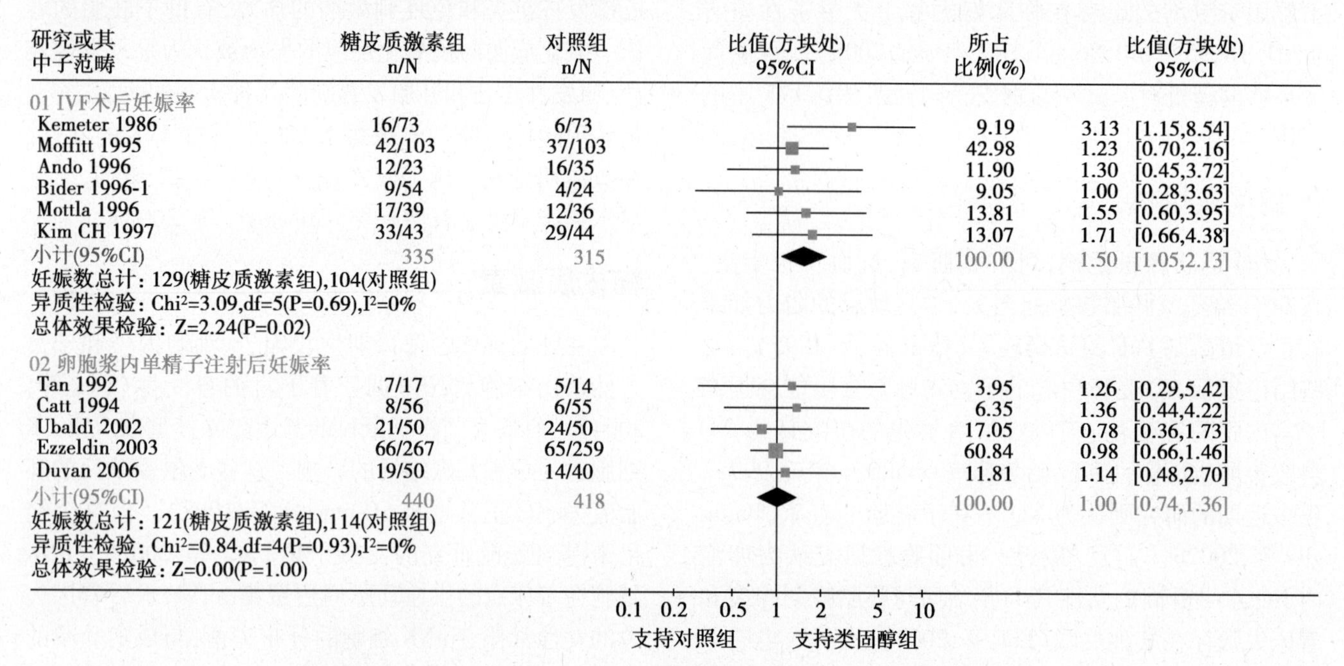

图 38.2 IVF 和 ICSI 过程中给予辅助的糖皮质激素治疗对妊娠结局的意义

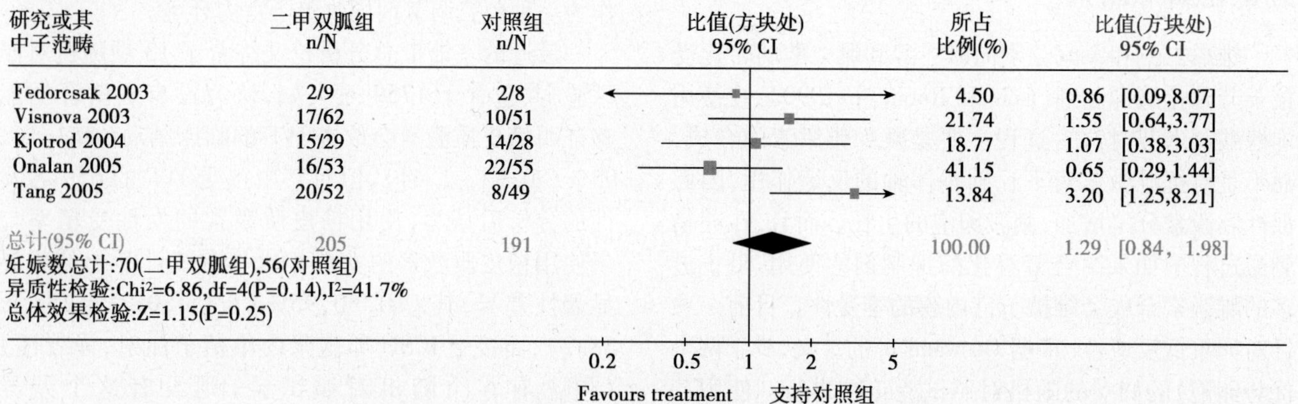

图 38.3 服用二甲双胍与未服用或服用安慰剂对 IVF 妊娠率的影响

胰岛素增敏药物

胰岛素抵抗是否为患有 PCOS 的女性卵巢功能衰退的主要病因？对这个问题目前尚有争论。已有研究将胰岛素增敏药物用于卵巢刺激过程以期提高效果，最常被用于治疗不排卵的胰岛素增敏药物是二甲双胍，已有资料证明能有效改善 PCOS 女性的排卵状况(Lord 等,2003)。

尽管二甲双胍能够改善排卵，但尚无资料说明其在胚胎着床率上的疗效。一项汇总 5 项随机对照试验的综合分析认为进行 IVF 的 PCOS 女性使用二甲双胍，其妊娠率与对照组无显著差异，*OR*1.29，95% *CI*0.84～1.98(图 38.3)，但 OHSS 的危险性与对照组相比大幅降低，*OR*0.21，95% *CI*0.11～0.41(Costello 等,2006)。该综合分析中一项近期的随机对照试验分析了 101 例进行 IVF 的 PCOS 女性，也认为二甲双胍能降低流产率(Tang 等,2006)。

二甲双胍的主要副作用是恶心和腹泻，25% 的服用者会发生，如果降低用量后症状持续存在，则应停用二甲双胍。考虑到其副作用的可能性，我们建议二甲双胍应从小剂量开始服用。少见的副作用尚有乳酸酸中毒(年发生率为0.3/10 000),一般发生于有肝病或肾病的患者,因此此类患者应避免服用二甲双胍(Nestler,2002)。二甲双胍目前被认为是胰岛素增敏药物中的首选。吡格列酮和罗格列酮的安全性尚需进一步证实,只有当二甲双胍的使用存在禁忌证时才考虑使用。孕期使用二甲双胍已被证实是安全的,目前的使用方法是整个孕期坚持服用,可起到预防早孕流产和妊娠期糖尿病的发生(Checa 等,2005)。虽然有文章将胰岛素增敏药物列为IVF的"常规"辅助治疗,但却没有足够的证据支持可以在IVF治疗人群中不加选择的使用,因此尚需谨慎。

第四步:胚胎移植

胚胎移植(ET)技术被认为是决定辅助生殖技术周期的结局的重要环节,许多研究表明注重移植技术的细节可有效提高临床妊娠率。

当宫颈难以通过时质地较硬的导管可以较容易的通过,但常伴有创伤和出血,而且,宫颈操作可增加宫颈的收缩,从而影响到IVF的结局(Fanchin 等,1998)。一篇7项随机对照试验的综合分析文章比较了采用硬导管和软导管进行ET的区别,认为采用软导管可增加显著妊娠率(*OR*1.34,95% *CI*1.18~1.54)(Buckett 等,2006)。

目前在IVF中进行ET时通常采用"盲"操作将胚胎置于子宫基底部1cm以下位置,但有研究认为将胚胎移植于宫腔更低的位置能够提高着床率。在一项前瞻性试验中观察了导管末端与子宫基底部和子宫相关位置之间的距离,并分析了不同距离所造成的影响。当导管末端靠近于子宫内膜腔中部时其IVF结局最好(Oliveira 等,2004)。该研究认为导管末端到子宫基底部的绝对距离并不重要。另一项随机研究认为胚胎被置于距离子宫基底部1.5~2cm时比距离为1.0cm时着床率显著增高(Coroleu 等,2002)。根据以上以及多项类似的研究结果,许多生殖中心调整了ET的操作。目前认为胚胎置于宫腔较低位置可能会增加前置胎盘的风险,因为有报道称与自然妊娠相比,通过辅助生殖技术获得的妊娠发生胎盘前置的风险要高6倍(Romundstad 等,2006)。

在ET过程中现已采用超声引导替代传统的盲目操作以改善IVF的结局。随着早期研究令人鼓舞的结果,众多研究评价了超声引导ET的意义。一篇汇总4项随机对照试验的综合分析文章比较了有或无超声引导的ET操作,认为超声引导可有效提高妊娠率和着床率(*OR*1.38,95% *CI*1.20~1.60)(Buckett,2003)。

在ET过程中,宫颈的细菌有可能被带入宫腔。细菌性阴道炎(BV)以厌氧性细菌的过度生长为特征,流行病学显示大约25%接受IVF的女性患有BV(Liversedge 等,1999)。越来越多的证据显示BV的病理学影响并不仅限于下生殖道。组织学检查认为在有症状的BV患者中几乎一半伴有浆细胞子宫内膜炎(Korn 等,1995)。成功的胚胎着床是否总伴有BV文献并无统一结论。Salim 等(2002)等报道宫颈无细菌性炎症的妇女其妊娠率明显高于患有细菌性宫颈炎的妇女(前者30.7%,后者16.3%),但其他研究则并未得出同样结论(Liversedge 等,1999)。目前,常规筛查BV是否会提高IVF的成功率尚无定论。

第五步:黄体期的处置

黄体是胚胎移植窗口期子宫内膜容受性的重要调节结构(Rizk 和 Abdalla,2008),其中主要的调节因子是黄体生成素(LH)类的促性腺激素,如月经周期的LH峰、脑垂体LH的脉动性分泌、由着床的囊胚分泌的绒毛膜促性腺激素呈指数级升高等等(Macklon 等,2006)。黄体的主要功能是生成黄体酮。

黄体期处置的必要性

早在20世纪70年代早期进行首次尝试时就已明了IVF干扰了正常的黄体期,在黄体期的早期升高的黄体酮水平明显缩短了黄体期持续的时间,对于这种所观察到的非生理性的内分泌现象有着多种不同的学说。其一,在一种GnRH拮抗剂的作用结束后需要经过14天左右的时间垂体才能复原(Donderwinkel 等,1993),这导致内源性的LH减少,不足以维持黄体;其二,在IVF的人工周期中超出生理性的黄体酮和雌激素的血清浓度对垂体性LH和FSH的分泌是一种明显的抑制(Fauser 和 Devroey,2003);其三,对围绕卵细胞周边的颗粒细胞的抽吸会损害黄体生成黄体酮的功能(Garcia 等,1981)。

由于在结束GnRH拮抗剂的治疗后脑垂体功能能够很快复原,所以有研究认为并不需要进行黄体支持。也有研究表明升高了黄体早期黄体酮和雌激素水平,在GnRH拮抗剂的治疗结束后黄体过早的出现溶解吸收,未进行黄体支持治疗的女性妊娠率较低(Beckers 等,2003)。

黄体期的处置方法

通过使用 hCG 刺激黄体(黄体期支持)或补充黄体酮可使得黄体期的持续时间恢复正常。一篇汇总15项随机对照试验的综合分析文章认为使用 hCG 或黄体酮组的 IVF 结局明显优于安慰剂组。由于使用 hCG 有潜在的 OHSS 风险,因此并不建议使用(Daya 和 Gunby,2004)。

黄体期处置药物的剂量和使用时间

在刺激卵巢和 IVF 治疗之后,黄体期与正常月经周期的相比并不正常,主要是黄体早期的黄体酮水平被提升后,如不进行黄体支持,在黄体中期就会出现一次显著的过早的黄体酮水平的回落(Jones,1996)(图38.4)。黄体酮的最佳使用时间尚在探索中。许多生殖中心在早孕的3个月中持续使用黄体酮,但其理论依据尚不明了。支持者认为黄体酮具有松弛子宫的特性,并简短地提到有研究认为子宫的收缩频率与黄体酮浓度呈负相关(Fachin 等,1998)。Fanchin 等还报道从穿刺取卵之日或从 ET 当日起采用经阴道方式给予黄体酮,则前者 ET 当日的子宫收缩频率显著下降(Fanchin 等,2001)。其次,黄体酮可能还具有潜在的免疫调节功能。研究发现黄体酮可降低 Th1 细胞因子的浓度,从而减少老鼠暴露于应激环境而产生的流产倾向(Blois 等,2004)。前期的研究认为当 Th2 细胞因子超过 Th1 细胞因子时,妊娠成功的可能性增加(Wegmann 等,1993)。当然,若要提出有说服力的理论以深化黄体酮的支持疗法,这些研究尚需充分考虑到 IVF 后早孕的内分泌环境。对黄体功能的研究发现 IVF 术后早孕的女性在怀孕9周以内其黄体酮浓度较自然妊娠的女性明显增高(Costea 等,2000)(图38.5)。一项随机对照试验比较了两组接受 IVF 治疗的女性,从穿刺取卵当天开始采用黄体酮经阴道给药,

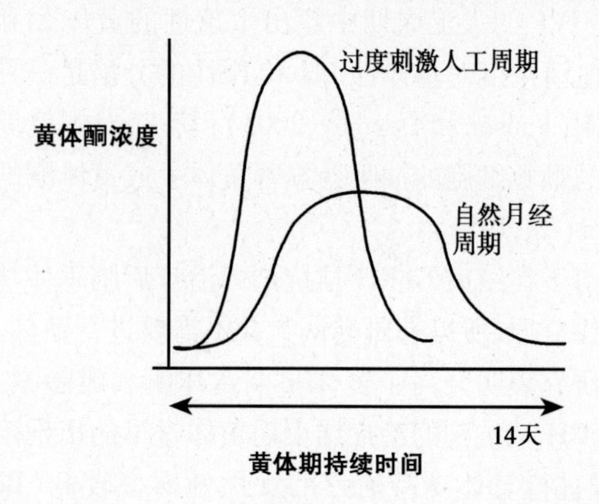

图 38.4 黄体期在 IVF 人工周期中与自然月经周期中的变化

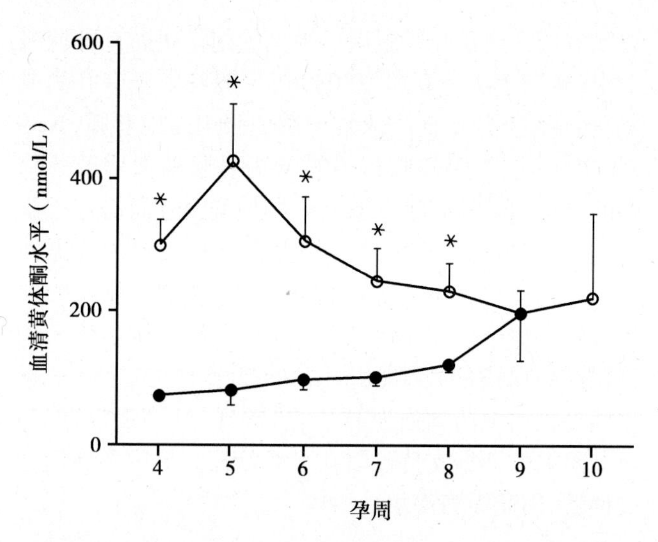

图 38.5 自然妊娠与 IVF 术后妊娠的早孕时血清黄体酮水平。黄体酮:平均值±标准差。●自然妊娠;○IVF 术后妊娠;* $P<0.05$

每天3次,每次100mg,一组持续5周,另一组持续2周,两组的妊娠结局无显著性差异(Nyboe 等,2002)。IVF 术后的妊娠早期由于存在多个黄体,能够产生足够多的黄体酮,因此将黄体酮的治疗延长至黄体期以后可能是多余的。

总之,根据目前所能得到的资料,补充两周的黄体酮是可以推荐的黄体支持方案。本书第44章还有进一步的探讨。

结论

如何提高胚胎的着床率一直是临床医生面对的主要挑战。低着床率促进了多胚胎移植,但也带来了多胎妊娠的问题。最近几年,衡量辅助生殖技术是否成功的指标已由原先的单个周期妊娠率改变为单次 IVF 治疗后单活胎出生率。如果采用单次 IVF 治疗来评判 IVF 成功率,那么单胚胎移植(SET)的推广将会容易许多(Heijnen 等,2004)。为了提高着床率,减少移植的胚胎数已渐成趋势。

由于逐渐意识到卵巢过度刺激可能给患者带来的不利影响和过重负荷,临床医生已转向温和的卵巢刺激方案。标准的卵巢过度刺激和由此产生的超出生理水平的雌激素浓度会影响子宫内膜的容受性和胚胎质量。关于卵巢轻度刺激方案的研究令人鼓舞。虽然得到的胚胎数目减少了,穿刺抽出的整倍体卵细胞的比例却提高了,而且对子宫内膜容受性的干扰也减轻了,所以卵巢轻度刺激方案有可能会提高胚胎质量。

除此以外,临床医生还坚持不懈地探索辅助干预措施,以提高患者的妊娠成功率,但目前 ART 和其后

妊娠的常用干预药物的有效性和安全性尚需进一步验证，所以只有在设计完善的研究中才能使用这些药物。胚胎着床失败可能由多种因素造成，单一的常规治疗不会消除所有问题。只有等我们对决定胚胎成功着床的各种因素有了进一步的了解，本文提到的这些常规医学治疗才能对 IVF 的结局起到明显的调控作用。

我们在 IVF 治疗技术方面已取得许多成绩，我们能够优化胚胎质量，改进刺激方案，对与患者相关的因素也了解的越来越多，这些因素对于成功的 IVF 治疗而言，其意义甚或超过技术方面的意义(Rizk 和 Abdalla，2008)。研究表明超重、吸烟、摄入咖啡因或酒精会对 IVF 的结局造成影响。近期一项研究开展了大规模的咨询活动，旨在降低女性孕前风险，结果发现几乎所有接受咨询的妇女都至少存在一种被认定的危险因素，大多与生活方式有关，其中 20% 需要专科医生的指导(de Jong-Potjer 和 Elsinga，2006)。越来越多的证据表明有计划的孕前干预可改善有生活方式相关的影响因素以及营养状况，提高辅助生殖治疗的成功率。

以上治疗的目的不再是怀孕，而是生下一个健康的孩子。现有证据表明许多晚孕时出现的胎儿问题或出生后出现的一些问题往往源于孕前期(Barker，1994)。孕前保健的目的是通过早期的干预措施最大限度的提高胎儿和新生儿质量，改善婴儿生活。孕前保健应成为每次 IVF 治疗的不可分开的一部分。

表 38.3　"临床医生如何提高胚胎着床率？"汇总表

临床医生如何提高胚胎着床率？	所采用方法的效果(推测的)	非选择性应用于 IVF 患者的经验性方法
谨慎的 ET 操作	最大程度减少创伤和宫颈操作	采用软管进行 ET：妊娠率明显升高
辅助药物疗法		
阿司匹林	扩血管和抗凝作用	非选择性应用于 IVF 患者对妊娠率的提高无显著性疗效
一氧化氮供体	子宫血管扩张	对妊娠率的提高无明显疗效。可能对胚胎有害
芳香化酶抑制剂	减少雌激素的合成：改善子宫内膜容受性	非选择性应用于 IVF 患者对妊娠率的提高无显著性疗效
抗坏血酸	抗炎和免疫刺激作用	非选择性应用于 IVF 患者对妊娠率的提高无显著性疗效
延长黄体酮的使用	对刺激反应差的周期中进行黄体期的补充	非选择性应用于 IVF 患者对妊娠率的提高无显著性疗效
黄体 E2 的补充	对刺激反应差的周期中进行黄体期的补充	应用黄体 E2 的补充仍然存在争议
糖皮质激素	具有免疫调节功能，减少 NK 细胞数量	非选择性应用于 IVF 患者对妊娠率的提高无显著性疗效
胰岛素增敏药物	降低胰岛素抵抗	对妊娠率的提高无明显疗效，可能降低 PCOS 患者的流产率和 OHSS 发生率，尚无应用于非选择性 IVF 患者的研究资料
GnRH 拮抗剂	LH 的释放作用	可能被用作黄体支持药物：对提高着床率无明显疗效
卵巢刺激		
轻度卵巢刺激方案	改善子宫内膜容受性和胚胎质量	尽管获取的卵细胞数目减少，IVF 结局与卵巢过度刺激方案基本相当
预测患者的最佳 FSH 初始剂量	优化刺激水平	预测模型可能有一定作用。未来药理遗传学可能日渐重要
优质胚胎、子宫内膜和患者的选择		
胚胎植入前的基因筛选	整倍体胚胎的筛选	尚无应用于非选择性 IVF 患者的随机对照研究论文发表
标记子宫内膜容受性	在胚胎移植前对子宫内膜容受性进行矫正和优化	一项可靠的试验显示了模棱两可的结论
选择患者作 SET	确定接受 SET 的患者妊娠率未降低	对预测模型尚未进行前瞻性分析
优化生活方式和营养摄入	优化卵细胞和精子质量，提高着床率	体重正常且不吸烟的女性妊娠率较高。嗜好咖啡或酒精的女性流产率较高

临床实践关键点

■ 虽然有许多临床干预措施意在提高 IVF 后的胚胎着床率，但通过设计周密的研究发现这些措施并无多大的效果。注重 ET 的操作技巧可明显提高临床妊娠率。但在 IVF 过程中一些经验性疗法是无效的甚至在某些情况下是有害的，某些被认为是从中获益的患者还需要进一步确认。最近，轻度卵巢刺激方案表明可提高胚胎和子宫内膜的质量。另外改善孕前保健可能有益于妊娠(表 38.3)。

参考文献

1. Aboulghar MA, Mansour RT, Serour GI. 1998. Controversies in the modern management of hydrosalpinx. *Human Reproduction Update* **4** 882–890.
2. Ando T, Suganuma N, Furuhashi M, Asada Y, Kondo I, Tomoda Y. 1996. Successful glucocorticoid treatment for patients with abnormal autoimmunity on in vitro fertilization and embryo transfer. *Journal of Assisted Reproduction and Genetics* **13** 776–781.
3. Baart EB, Martini E, Eijkemans MJC, Van Opstal D, Beckers NG, Verhoeff A, Macklon NS, Fauser BC. 2006. Milder ovarian stimulation for in vitro fertilization reduces aneuploidy in the human preimplantation embryo: a randomized controlled trial. *Human Reproduction* (in press).
4. Bancsi La, Broekmans FJM, Mol BWJ, Habbema JD, te Velde ER. 2003. Performance of basal follicle-stimulating hormone in the prediction of poor ovarian response and failure to become pregnant after in vitro fertilization: a meta-analysis. *Fertility and Sterility* **79** 1091–1100.
5. Barker DJ. 1994. Maternal and fetal origins of coronary heart disease. *Journal of the Royal College of Physicians of London* **28** 544–551.
6. Barnhart K, Dunsmoor-Su R, Coutifaris C. 2002. Effect of endometriosis on in vitro fertilization. *Fertility and Sterility* **77** 1148–1155.
7. Battaglia C, Regnani G, Marsella T, Facchinetti F, Volpe A, Venturoli S, Flamigni C. 2002. Adjuvant L-arginine treatment in controlled ovarian hyperstimulation: a double-blind, randomized study. *Human Reproduction* **17** 659–665.
8. Battaglia C, Salvatori M, Maxia N, Petraglia F, Facchinetti F, Volpe A. 1999. Adjuvant L-arginine treatment for in-vitro fertilization in poor responder patients. *Human Reproduction* **14** 1690–1697.
9. Beckers NG, Macklon NS, Eijkemans MJ, Ludwig M, Felberbaum RE, Diedrich K, Bustion S, Loumaye E, Fauser BC. 2003. Nonsupplemented luteal phase characteristics after the administration of recombinant human chorionic gonadotropin, recombinant luteinizing hormone, or gonadotropin-releasing hormone (GnRH) agonist to induce final oocyte maturation in in vitro fertilization patients after ovarian stimulation with recombinant follicle-stimulating hormone and GnRH antagonist cotreatment. *Journal of Clinical Endocrinology Metabolism* **88** 4186–4192.
10. Blois SM, Joachim R, Kandil J, Margni R, Tometten M, Klapp BF, Arck PC. 2004. Depletion of CD8+ Cells abolishes the pregnancy protective effect of progesterone substitution with dydrogesterone in mice by altering the Th1/Th2 cytokine profile. *The Journal of Immunology* **172** 5893–5899.
11. Boomsma CM, Eijkemans MJ, Keay SD, Macklon NS. 2006. Periimplantation glucocorticoid administration for assisted reproductive technology cycles. *Cochrane Database of Systematic Reviews* (in press).
12. Boomsma CM, Macklon NS. 2006. What can the clinician do to improve implantation? *Reproductive Biomedicine Online* **13** 845–855.
13. Boxmeer JC, Brouns MM, Lindemans J, Martini E, Macklon NS, Steegers-Teunissen RPM. 2005. Folic acid treatment affects oocyte environment. *Journal of Social Gynecological Investigation* **12** 24A.
14. Boxmeer JC, Smit M, Weber RFA, Lindemans J, Romijn JC, Eijkemans MJC, Macklon NS, Steegers-Teunissen RPM. 2006. Seminal plasma cobalamin significantly correlates with sperm concentration. *Journal of Social Gynecological Investigation* (in press).
15. Buckett WM. 2003. A meta-analysis of ultrasound-guided versus clinical touch embryo transfer. *Fertility and Sterility* **80** 1037–1041.
16. Buckett WM. 2006. A review and meta-analysis of prospective trials comparing different catheters used for embryo transfer. *Fertility and Sterility* **85** 728–734.
17. Checa MA, Requena A, Salvador C, Tur R, Callejo J, Espinos JJ, Fabregues F, Herrero J; Reproductive Endocrinology Interest Group of the Spanish Society of Fertility. 2005. Insulin-sensitizing agents: use in pregnancy and as therapy in polycystic ovary syndrome. *Human Reproduction Update* **11** 375–390.
18. Cole PA, Robinson CH. 1990. Mechanism and inhibition of cytochrome P-450 aromatase. *Journal of Medicinal Chemistry* **33** 2933–2942.
19. Collins JA BEWAR. 1995. The prognosis for live birth among untreated infertile couples. *Fertility and Sterility* **64** 22–28.
20. Coroleu B, Barri PN, Carreras O, Martinez F, Parriego M, Hereter L, Parera N, Veiga A, Balasch J. 2002. The influence of the depth of embryo replacement into the uterine cavity on implantation rates after IVF: a controlled, ultrasound-guided study. *Human Reproduction* **17** 341–346.
21. Costea DM, Gunn LK, Hargreaves C, Howell RJ, Chard T. 2000. Delayed luteo-placental shift of progesterone production in IVF pregnancy. *International Journal of Gynaecology and Obstetrics* **68** 123–129.
22. Costello MF, Chapman M, Conway U. 2006. A systematic review and meta-analysis of randomized controlled trials on metformin co-administration during gonadotrophin ovulation induction or IVF in women with polycystic ovary syndrome. *Human Reproduction* **21** 1387–1399.
23. Coulam CB, Stern JJ, Soenksen DM, Britten S, Bustillo M. 1995. Comparison of pulsatility indices on the day of oocyte retrieval and embryo transfer. *Human Reproduction* **10** 82–84.
24. Daya S, Gunby J. 2004. Luteal phase support in assisted reproduction cycles. *Cochrane Database of Systematic Review* CD004830.
25. Daya S. 2006. Is there a benefit of low-dose aspirin in assisted reproduction? *Current Opinions in Obstetrics and Gynecology* **18** 313–318.
26. de Jong-Potjer LC, Elsinga J. 2006. Preconception counselling in general practice. *Doctoral thesis.*
27. Devroey P, Bourgain C, Macklon NS, Fauser BC. 2004. Reproductive biology and IVF: ovarian stimulation and endometrial receptivity. *Trends in Endocrinology and Metabolism* **15** 84–90.
28. Dey SK, Lim H, Das SK, Reese J, Paria BC, Daikoku T, Wang H. 2004. Molecular cues to implantation. *Endocrine Reviews* **25** 341–373.
29. Di Nisio M, Peters L, Middeldorp S. 2005. Anticoagulants for the treatment of recurrent pregnancy loss in women without antiphospholipid syndrome. *Cochrane Database of Systematic Reviews* CD004734.
30. Donderwinkel PF, Schoot DC, Pache TD, de Jong FH, Hop WC, Fauser BC. 1993. Luteal function following ovulation induction in polycystic ovary syndrome patients using exogenous gonadotrophins in combination with a gonadotrophin-releasing hormone agonist. *Human Reproduction* **8** 2027–2032.
31. Duvan CI, Ozmen B, Satiroglu H, Atabekoglu CS, Berker B. 2006. Does addition of low-dose aspirin and/or steroid as a standard treatment in nonselected intracytoplasmic sperm injection cycles improve in vitro fertilization success? A randomized, prospective, placebo-controlled study. *Journal of Assisted Reproductive Genetics* **23** 15–21.
32. Eijkemans MJC, Imani B, Mulders AGMG, Habbema JD, Fauser BCJM. 2003. High singleton live birth rate following classical ovulation induction in normogonadotrophic anovulatory infer-

tility (WHO 2). *Human Reproduction* **18** 2357–2362.
33. Empson M, Lassere M, Craig J, Scott J. 2005. Prevention of recurrent miscarriage for women with antiphospholipid antibody or lupus anticoagulant. *Cochrane Database of Systematic Reviews* CD002859.
34. Empson M, Lassere M, Craig JC, Scott JR. 2002. Recurrent pregnancy loss with antiphospholipid antibody: a systematic review of therapeutic trials. *Obstetrics Gynecology* **99** 135–144.
35. The European IVF-monitoring program. 2005. Assisted reproductive technology in Europe, 2001. Results generated from European registers by ESHRE. *Human Reproduction* **20** 1158–1176.
36. Fanchin R, Righini C, de Ziegler D, Olivennes F, Ledee N, Frydman R. 2001. Effects of vaginal progesterone administration on uterine contractility at the time of embryo transfer. *Fertility and Sterility* **75** 1136–1140.
37. Fanchin R, Righini C, Olivennes F, Taylor S, de Ziegler D, Frydman R. 1998. Uterine contractions at the time of embryo transfer alter pregnancy rates after in-vitro fertilization. *Human Reproduction* **13** 1968–1974.
38. Fauser BC, Devroey P, Macklon NS. 2005. Multiple birth resulting from ovarian stimulation for subfertility treatment. *Lancet* **365** 1807–1816.
39. Fauser BC, Devroey P, Yen SS, Gosden R, Crowley WF Jr., Baird DT, Bouchard P. 1999. Minimal ovarian stimulation for IVF: appraisal of potential benefits and drawbacks. *Human Reproduction* **14** 2681–2686.
40. Fauser BC, Macklon NS. 2004. Medical approaches to ovarian stimulation for infertility. In *Yen and Jaffe's Reproductive Endocrinology*, Strauss BRJF, Ed. Elsevier Saunders: Philadelphia.
41. Fauser BCJM, Devroey P. 2003. Reproductive biology and IVF: ovarian stimulation and luteal phase consequences. *Trends in Endocrinology and Metabolism* **14** 236–242.
42. Gaast van der MH, Eijkemans MJC, Net van der JB, Boer de EJ, Burger CW, Leeuwen van FE, Fauser BC, Macklon NS. 2006. The optimum number of oocytes for a successful first IVF treatment cycle. *Reproductive Biomedicine Online* (in press).
43. Garcia J, Jones GS, Acosta AA, Wright GL Jr. 1981. Corpus luteum function after follicle aspiration for oocyte retrieval. *Fertility and Sterility* **36** 565–572.
44. Geva E, Amit A, Lerner-Geva L, Yaron Y, Daniel Y, Schwartz T, Azem F, Yovel I, Lessing JB. 2000. Prednisone and aspirin improve pregnancy rate in patients with reproductive failure and autoimmune antibodies: a prospective study. *American Journal of Reproductive Immunology* **43** 36–40.
45. Goswami SK, Das T, Chattopadhyay R, Sawhney V, Kumar J, Chaudhury K, Chakravarty BN, Kabir SN. 2004. A randomized single-blind controlled trial of letrozole as a low-cost IVF protocol in women with poor ovarian response: a preliminary report. *Human Reproduction* **19** 2031–2035.
46. Greb RR, Behre HM, Simoni M. 2005. Pharmacogenetics in ovarian stimulation—current concepts and future options. *Reproductive Biomedicine Online* **11** 589.
47. Griesinger G, Franke K, Kinast C, Kutzelnigg A, Riedinger S, Kulin S, Kaali SG, Feichtinger W. 2002. Ascorbic acid supplement during luteal phase in IVF. *Journal of Assisted Reproduction and Genetics* **19** 164–168.
48. Guimond MJ, Wang B, Croy BA. 1998. Engraftment of bone marrow from severe combined immunodeficient (SCID) mice reverses the reproductive deficits in natural killer cell-deficient tg epsilon 26 mice. *Journal of Experimental Medicine* **187** 217–223.
49. Healey S, Tan SL, Tulandi T, Biljan MM. 2003. Effects of letrozole on superovulation with gonadotropins in women undergoing intrauterine insemination. *Fertility and Sterility* **80** 1325–1329.
50. Heijnen EM, Eijkemans MJ, Hughes EG, Laven JS, Macklon NS, Fauser BC. 2005. A meta-analysis of outcomes of conventional IVF in women with polycystic ovary syndrome. *Human Reproduction Update.*
51. Heijnen EM, Macklon NS, Fauser BC. 2004. What is the most relevant standard of success in assisted reproduction? The next step to improving outcomes of IVF: consider the whole treatment. *Human Reproduction* **19** 1936–1938.
52. Hohmann FP, Macklon NS, Fauser BC. 2003. A randomized comparison of two ovarian stimulation protocols with gonadotropin-releasing hormone (GnRH) antagonist cotreatment for in vitro fertilization commencing recombinant follicle-stimulating hormone on cycle day 2 or 5 with the standard long GnRH agonist protocol. *Journal of Clinical Endocrinology Metabolism* **88** 166–173.
53. Johnson NP, Mak W, Sowter MC. 2002. Laparoscopic salpingectomy for women with hydrosalpinges enhances the success of IVF: a Cochrane review. *Human Reproduction* **17** 543.
54. Jones HW Jr. 1996. What has happened? Where are we? *Human Reproduction* **11** 7.
55. Kolibianakis EM, Bourgain C, Papanikolaou EG, Camus M, Tournaye H, Van Steirteghem AC, Devroey P. 2005. Prolongation of follicular phase by delaying hCG administration results in a higher incidence of endometrial advancement on the day of oocyte retrieval in GnRH antagonist cycles. *Human Reproduction* **20** 2453–2456.
56. Kontoravdis A, Makrakis E, Pantos K, Botsis D, Deligeoroglou E, Creatsas G. Proximal tubal occlusion and salpingectomy result in similar improvement in in vitro fertilization outcome in patients with hydrosalpinx. *Fertility and Sterility* (in press).
57. Korn AP, Bolan G, Padian N, Ohm-Smith M, Schachter J, Landers DV. 1995. Plasma cell endometritis in women with symptomatic bacterial vaginosis. *Obstetrics and Gynecology* **85** 387–390.
58. Kuo HC, Hsu CC, Wang ST, Huang KE. 1997. Aspirin improves uterine blood flow in the peri-implantation period. *Journal of the Formosan Medical Association* **96** 253–257.
59. Ledee-Bataille N, Bonnet-Chea K, Hosny G, Dubanchet S, Frydman R, Chaouat G. 2005. Role of the endometrial tripod interleukin-18, -15, and -12 in inadequate uterine receptivity in patients with a history of repeated in vitro fertilization-embryo transfer failure. *Fertility and Sterility* **83** 598–605.
60. Lee TH, Wu MY, Chen MJ, Chao KH, Ho HN, Yang YS. 2004. Nitric oxide is associated with poor embryo quality and pregnancy outcome in in vitro fertilization cycles. *Fertility and Sterility* **82** 126–131.
61. Lintsen AM, Pasker-de Jong PC, de Boer EJ, Burger CW, Jansen CA, Braat DD, van Leeuwen FE. 2005. Effects of subfertility cause, smoking and body weight on the success rate of IVF. *Human Reproduction* **20** 1867–1875.
62. Liversedge NH, Turner A, Horner PJ, Keay SD, Jenkins JM, Hull MG. 1999. The influence of bacterial vaginosis on in-vitro fertilization and embryo implantation during assisted reproduction treatment. *Human Reproduction* **14** 2411–2415.
63. Lord JM, Flight IH, Norman RJ. 2003. Insulin-sensitising drugs (metformin, troglitazone, rosiglitazone, pioglitazone, D-chiro-inositol) for polycystic ovary syndrome. *Cochrane Database of Systematic Reviews*. Issue 2. Art.No.: CD003053.
64. Luck MR, Jeyaseelan I, Scholes RA. 1995. Ascorbic acid and fertility. *Biology of Reproduction* **52** 262–266.
65. Luck MR, Zhao Y. 1993. Identification and measurement of collagen in the bovine corpus luteum and its relationship with ascorbic acid and tissue development. *Journal of Reproduction and Fertility* **99** 647–652.
66. Ma Wg, Song H, Das SK, Paria BC, Dey SK. 2003. Estrogen is a critical determinant that specifies the duration of the window of uterine receptivity for implantation. *Proceedings of the National Academy of Sciences* **100** 2963–2968.
67. Macklon NS, Fauser BC. 2000. Impact of ovarian hyperstimulation on the luteal phase. *Journal of Reproduction and Fertility* **55** 101–108.
68. Macklon NS, Pieters MHEC, Fauser BCJM. 2004. Indications for IVF treatment: from diagnosis to prognosis. In *Textbook of Assisted Reproductive Techniques: Laboratory and Clinical Perspectives*, edn 2, Gardner DK, Weissman A, Howles CM, Shoham Z, Eds. London: Taylor and Francis.
69. Macklon NS, Stouffer RL, Giudice LC, Fauser BC. 2006. The science behind 25 years of ovarian stimulation for in vitro fertilization. *Endocrine Reviews* **27** 170–207.
70. Mitwally MF, Casper RF. 2003. Aromatase inhibition reduces gonadotrophin dose required for controlled ovarian stimulation in women with unexplained infertility. *Human Reproduction* **18** 1588–1597.

71. Mitwally MF, Casper RF. 2004. Aromatase inhibition reduces the dose of gonadotropin required for controlled ovarian hyperstimulation. *Journal of Social Gynecological Investigation* **11** 406–415.
72. Miyazaki S, Tanebe K, Sakai M, Michimata T, Tsuda H, Fujimura M, Nakamura M, Kiso Y, Saito S. 2002. Interleukin 2 receptor gamma chain (gamma(c)) knockout mice show less regularity in estrous cycle but achieve normal pregnancy without fetal compromise. *American Journal of Reproductive Immunology* **47** 222–230.
73. Nestler JE. 2002. Should patients with polycystic ovarian syndrome be treated with metformin?: an enthusiastic endorsement. *Human Reproduction* **17** 1950–1953.
74. Norman RJ, Clark AM. 1998. Obesity and reproductive disorders: a review. *Reproduction, Fertility and Development* **10** 55–63.
75. Nyboe AA, Popovic-Todorovic B, Schmidt KT, Loft A, Lindhard A, Hojgaard A, Ziebe S, Hald F, Hauge B, Toft B. 2002. Progesterone supplementation during early gestations after IVF or ICSI has no effect on the delivery rates: a randomized controlled trial. *Human Reproduction* **17** 357–361.
76. Oliveira JB, Martins AM, Baruffi RL, Mauri AL, Petersen CG, Felipe V, Contart P, Pontes A, Franco JG Jr. 2004. Increased implantation and pregnancy rates obtained by placing the tip of the transfer catheter in the central area of the endometrial cavity. *Reproductive Biomedicine Online* **9** 435–441.
77. Pakkila M, Rasanen J, Heinonen S, Tinkanen H, Tuomivaara L, Makikallio K, Hippelainen M, Tapanainen JS, Martikainen H. 2005. Low-dose aspirin does not improve ovarian responsiveness or pregnancy rate in IVF and ICSI patients: a randomized, placebo-controlled double-blind study. *Human Reproduction* **20** 2211–2214.
78. Paszkowski T, Clarke RN, Hornstein MD. 2002. Smoking induces oxidative stress inside the Graafian follicle. *Human Reproduction* **17** 921–925.
79. Popovic-Todorovic B, Loft A, Bredkjaeer HE, Bangsboll S, Nielsen IK, Andersen AN. 2003a. A prospective randomized clinical trial comparing an individual dose of recombinant FSH based on predictive factors versus a 'standard' dose of 150 IU/day in 'standard' patients undergoing IVF/ICSI treatment. *Human Reproduction* **18** 2275–2282.
80. Popovic-Todorovic B, Loft A, Lindhard A, Bangsboll S, Andersson AM, Andersen AN. 2003b. A prospective study of predictive factors of ovarian response in 'standard' IVF/ICSI patients treated with recombinant FSH. A suggestion for a recombinant FSH dosage normogram. *Human Reproduction* **18** 781–787.
81. The Practice Committee of the American Society for Reproductive M. 2006. Smoking and infertility. *Fertility and Sterility* **86** S172–S177.
82. Quenby S, Kalumbi C, Bates M, Farquharson R, Vince G. 2005. Prednisolone reduces preconceptual endometrial natural killer cells in women with recurrent miscarriage. *Fertility and Sterility* **84** 980–984.
83. Rizk B, Abdalla H. 2008. In Vitro fertilization. In: Rizk B, Abdalla H (Eds.), Infertility and Assisted Reproductive Technology. Oxford: United Kingdom. Cambridge University Press, chapter 7, pp. 112–114.
84. Romundstad LB, Romundstad PR, Sunde A, During Vv, Skjarven R, Vatten LJ. 2006. Increased risk of placenta previa in pregnancies following IVF/ICSI; a comparison of ART and non-ART pregnancies in the same mother. *Human Reproduction* **21** 1532–4.
85. Rubinstein M, Marazzi A, Polak dF. 1999. Low-dose aspirin treatment improves ovarian responsiveness, uterine and ovarian blood flow velocity, implantation, and pregnancy rates in patients undergoing in vitro fertilization: a prospective, randomized, double-blind placebo-controlled assay. *Fertility and Sterility* **71** 825–829.
86. Salim R, Ben Shlomo I, Colodner R, Keness Y, Shalev E. 2002. Bacterial colonization of the uterine cervix and success rate in assisted reproduction: results of a prospective survey. *Human Reproduction* **17** 337–340.
87. Simon C, Cano F, Valbuena D, Remohi J, Pellicer A. 1995. Clinical evidence for a detrimental effect on uterine receptivity of high serum oestradiol concentrations in high and normal responder patients. *Human Reproduction* **10** 2432–2437.
88. Stern C, Chamley L, Norris H, Hale L, Baker HW. 2003. A randomized, double-blind, placebo-controlled trial of heparin and aspirin for women with in vitro fertilization implantation failure and antiphospholipid or antinuclear antibodies. *Fertility and Sterility* **80** 376–383.
89. Strandell A, Lindhard A, Waldenstrom U, Thorburn J. 2001. Hydrosalpinx and IVF outcome: cumulative results after salpingectomy in a randomized controlled trial. *Human Reproduction* **16** 2403–2410.
90. Strandell A. 2005. The patient with hydrosalpinx. In *IVF in the Medically Complicated Patient: A Guide to Management*, Macklon NS, Ed. Abingdon: Taylor and Francis.
91. Tang T, Glanville J, Orsi N, Barth JH, Balen AH. 2006. The use of metformin for women with PCOS undergoing IVF treatment. *Human Reproduction* **21** 1416–1425.
92. Tarlatzis BC, Zepiridis L, Grimbizis G, Bontis J. 2003. Clinical management of low ovarian response to stimulation for IVF: a systematic review. *Human Reproduction Update* **9** 61–76.
93. Templeton A, Morris JK, Parslow W. 1996. Factors that affect outcome of in-vitro fertilisation treatment. *Lancet* **348** 1402–1406.
94. Urman B, Mercan R, Alatas C, Balaban B, Isiklar A, Nuhoglu A. 2000. Low-dose aspirin does not increase implantation rates in patients undergoing intracytoplasmic sperm injection: a prospective randomized study. *Journal of Assisted Reproduction and Genetics* **17** 586–590.
95. van Rooij IAJ, Bancsi LFJM, Broekmans FJM, Looman CWN, Habbema JD, te Velde ER. 2003. Women older than 40 years of age and those with elevated follicle-stimulating hormone levels differ in poor response rate and embryo quality in in vitro fertilization. *Fertility and Sterility* **79** 482–488.
96. Waldenstrom U, Hellberg D, Nilsson S. 2004. Low-dose aspirin in a short regimen as standard treatment in in vitro fertilization: a randomized, prospective study. *Fertility and Sterility* **81** 1560–1564.
97. Wegmann TG, Lin H, Guilbert L, Mosmann TR. 1993. Bidirectional cytokine interactions in the maternal-fetal relationship: is successful pregnancy a TH2 phenomenon? *Immunology Today* **14** 353–356.
98. Younglai EV, Holloway AC, Foster WG. 2005. Environmental and occupational factors affecting fertility and IVF success. *Human Reproduction Update* **11** 43–57.
99. Zenzes MT, Krishnan S, Krishnan B, Zhang H, Casper RF. 1995a. Cadmium accumulation in follicular fluid of women in in vitro fertilization-embryo transfer is higher in smokers. *Fertility and Sterility* **64** 599–603.
100. Zenzes MT, Wang P, Casper RF. 1995b. Cigarette smoking may affect meiotic maturation of human oocytes. *Hum Reprod* **10** 3213–3217.

■ 第 39 章 ■

体外受精前的外科准备工作

Eric S. Surrey

本书的其他章节已经讲述了在缺乏人工辅助生殖技术的情况下,对输卵管畸形、子宫内膜炎和子宫肌瘤常规上都会采取外科方法进行治疗,以提高受孕几率。这些外科操作是否只是可有可无的辅助措施?本节主要讲述生殖手术对体外受精(IVF)周期的结局的影响及其证据。

输卵管末端疾病

IVF 原本是针对那些患有不可逆的输卵管疾病或不想通过手术而进行矫治的不孕症患者而设计的。大量的文献报道不论是单侧还是双侧的输卵管积水都会对 IVF 周期的结局造成不利影响(1 ~ 10)(表 39. 1)。Camus 等对 9 项回顾性对照系列研究和报道有 1004 例输卵管积水患者和作为对照的有输卵管病变但无输卵管积水的 4588 例不孕症患者的 5 篇摘要进行了汇总分析(11),除了其中的一项研究认为输卵管积水组与对照组的妊娠率或着床率无明显差异外(12),其余研究中输卵管积水组的妊娠率、着床率和出生率都有明显的下降(比值分别为 0. 64、0. 63 和 0. 58),而那项认为无明显差异的研究中对照组的低着床率和持续妊娠率偏低可能是导致结果混淆的原因。

表 39. 1 输卵管积水对 IVF 妊娠率和着床率的影响

第一作者	参考文献	妊娠率(%)		着床率(%)	
		输卵管积水组	对照组	输卵管积水组	对照组
Anderson	2	27. 0(20/91)	35. 6(265/744)	2. 9(8/273)	10. 3(221/2152)
Strandell	3	13. 2(12/91)	26. 0(74/285)	NR	NR
Kasabji	4	18. 4(43/234)	31. 4(70/223)	7. 7(59/796)	11. 7(83/710)
Vandromme	5	11. 3(7/62)	31. 6(30/95)	4. 2(8/190)	13. 4(36/269)
Katz	6	16. 8(16/95)	36. 8(467/1268)	3. 9(17/434)	11. 5(643/5577)
Blazar	7	39. 0(26/67)	45. 0(81/180)	NR	NR
Sharara	8	24. 5(25/101)	33. 7(30/89)	9. 8(43/437)	12. 6(50/396)
Murray	9	8. 5(4/47)	38. 6(56/146)	2. 8(5/167)	15. 8(189/565)
Akman	10	7. 1(1/14)	24. 5(24/98)	5. 0(2/40)	10. 4(30/289)

所有的差异均具有显著的统计学意义。NR 为未见报道

有研究对导致妊娠率和着床率下降的潜在原因进行了推测,任何原因引起的内膜腔积液都会对胚胎的着床产生不利的影响(13)。研究发现老鼠输卵管内的积水具有胚胎毒性作用(14 ~ 16)。Arrighi 等采用类似的老鼠模型表明输卵管内的积水对受孕的有害影响只表现在预培养时的精子获能阶段,对单独预培养的卵细胞则无害(17)。这种对精子功能上的影响也被其他研究所证实(18)。输卵管内积水的炎性细胞因子也可干扰胚胎着床(19 ~22)。Meyer 等发现患有输卵管积水的女性中内膜容受性的假定标志物 $\alpha_v\beta_3$ 配体的水平较对照组中的受孕者明显偏低(23)。其他研究也有类似报道(24)。Daftary 和 Taylor 报道在伴有输卵管积水的情况下,推测的内膜容受性调节因子 HOXA-10 的内膜表达出现减弱(25),囊胚细胞间的连接和滋养层的增殖也受到抑制(26)。输卵管积水引起的不利影响部分可能因为内膜和内膜下血流的减少(27)。

为了消除输卵管积水反流而带来的具有潜在胚胎毒性的物质,在进行 IVF-ET 前常进行预防性的输卵管切除术。Strandell 等在进行 IVF-ET 前对 204 例患有

输卵管积水的患者随机分为输卵管切除组和不手术组，其中192例患者随后接受了IVF治疗周期(28)，结果显示被随机切除输卵管的患者妊娠率和活产率明显升高。Dechaud等进行了一组60人的小样本试验，在切除输卵管后妊娠率和着床率有升高的趋势，但尚未达到统计学上的显著性差异(29)。Johnson等对上述两个研究和一个未发表的试验结果进行了系统评价(30)，计算出在输卵管切除术后活产率的可能性明显增高(*OR*=2.13，95% *CI*1.23~3.65)，但在着床率、宫外孕发生率以及流产率上无显著差异。一项试验指出患有单侧输卵管积水的女性进行患侧输卵管切除后，88%的人会发生自然宫内妊娠，发生妊娠的平均时间在5.6个月内(31)。

是否所有的输卵管积水都会对IVF结局产生不利影响？目前尚无最终结论。Csemiczky等注意到只有输卵管病变严重的患者才会出现妊娠率的下降(32)。其他研究报告只有在超声检查能够显示的较大的输卵管积水才会降低着床率和妊娠率(33)。Strandell等也注意到着床率、临床妊娠率和活产率在伴有较严重输卵管积水的情况下会出现明显的降低(28)。

通过输卵管切除术改善IVF结局的机制并不清楚，据推测输卵管切除会增强$\alpha_v\beta_3$配体的表达，从而改善内膜容受性(34)。Ito等报道输卵管切除术后内膜内的淋巴细胞聚集现象明显减少，提示自然杀伤细胞的活动受到了抑制(35)。有研究显示内膜内的白细胞抑制因子是一种可能的内膜容受性标志物，在患有输卵管积水的情况下其表达受到抑制，但在手术后其表达增加(36)。

但是，输卵管切除术也同样存在着不利方面。手术本身是创伤性的，由于盆腔腹膜可能存在广泛性粘连，手术时有可能损伤输卵管周边的组织结构。而且，如果横断输卵管时过于靠近子宫角部可增加移植胚胎的间质部妊娠的风险，这是一种严重的并发症(37)。

理论上输卵管切除术也会减少卵巢的血供，因为卵巢的部分血供来源于子宫动脉的分支和输卵管系膜的弓状动脉(38)。McComb和Relbeke观察到对兔子进行输卵管伞端切除术后黄体的数量减少(39)。Lass等报道切除单侧输卵管后同侧的卵巢发育的卵泡数量下降，能够抽吸出的卵细胞也减少(40)。近期Chan等报道经腹或腹腔镜切除单侧输卵管后同侧的卵巢血供下降，窦卵泡的计数减少(41)。有研究认为预先进行输卵管切除术的患者卵巢对促性腺激素的反应性下降，但并未影响到妊娠率(42)。Dar等评估了因宫外孕而行腹腔镜输卵管切除术之前和之后卵巢对人工辅助生殖周期的反应性，结果未发现手术带来的不良反应(43)。尚有其他研究支持以上结果(44,45)。

输卵管近端的梗阻所表现出的侵害性明显减轻，如果为了消除输卵管内液体反流进入子宫内膜腔所带来的不利影响，术中所做的外科解剖较输卵管远端梗阻时显著减少，所费术时也较短。Surrey和Schoolcraft比较了两组手术对卵巢反应性的影响，试验组因输卵管炎症而经腹腔镜进行输卵管近端栓塞术或横断术，对照组为非输卵管梗阻性疾病，如因为节育而进行的双侧输卵管结扎或经腹腔镜切除输卵管导致的不孕，结果发现两组患者的卵巢对人工周期的反应性以及治疗结局相似(46)。试验组中输卵管栓塞组和横断组患者的输卵管周围的粘连程度、输卵管积水程度以及输卵管内膜损害程度类似，栓塞组的妊娠率和着床率略低，但无统计学意义，这可能是样本过小导致的(表39.2)。

表39.2 输卵管积水患者的IVF结局：输卵管切除术与输卵管近端栓塞术对照

分组	Ⅰ（输卵管切除术组）	Ⅱ（输卵管近端栓塞术组）	Ⅲ（无输卵管积水的输卵管疾病组）	Ⅳ（双侧输卵管结扎节育组）
参数				
人工周期数	35	17	37	15
年龄	35.1±0.7[c]	35.4±1.0[a,b]	35.6±0.7	38.2±1.0
给予hCG治疗期间的雌二醇浓度(pg/ml)	2555±219[a,b]	2366±282[a,b]	2925±259	2479±281
受精率(%)	61.8±2.8[a]	63.6±3.5[a,b]	57.7±2.9	65.5±5.5
每人工周期的胚胎移植率	2.79±0.2[a]	3.5±0.4[a,b]	3.2±0.2	3.0±0.3
每次胚胎移植后的临床妊娠率(%)	16/28(57.1)[a]	7/15(46.7)[a,b]	18/34(52.9)	7/12(58.3)
总着床率(%)	21/78(26.9)[a]	8/49(16.3)[a,b]	23/108(21.3)	12/36(33.3)
单次胚胎移植操作后的着床率(%)	29.2±5.9[a]	19.4±6.1[a,b]	25.4±5.6	36.1±11.3

除标明外，所有结果以平均数±标准误表示

[a] *P* 为差别不显著(与Ⅲ组或Ⅳ组相比)

[b] *P* 为差别不显著(与Ⅰ组相比)

[c] *P*<0.05 与Ⅳ组相比

其他两项研究也证实了上述结果。Murray 等报道了一组因输卵管积水而行输卵管近端栓塞术的患者所进行的15次胚胎移植的结局(9),着床率和持续妊娠率与其他23例进行输卵管切除术的患者以及7例进行输卵管近端栓塞术的患者基本一致。该项研究未观察卵巢反应性的变化。Stadtmauer 等报道与那些未进行手术治疗的输卵管积水患者相比,输卵管近端栓塞术可显著改善治疗结局(47)。令人感兴趣的是一组30例患者进行了输卵管近端烧灼术,其妊娠率和着床率与15例进行输卵管切除术的患者相比有升高的趋势。

其他非创伤性的方法也有报道。有一项系列研究报道在2例患者进行IVF前使用宫腔镜将微栓子置于输卵管近端的位置(48),三个IVF周期有两个成功妊娠。虽然此种方法的创伤性低,却不是宫腔镜的适应证范围,尚需进一步的临床研究。

Sharara 等报道如果在IVF周期前对患有输卵管积水的患者进行抗生素治疗,着床率和妊娠率将有下降的趋势,虽然尚无统计学意义(49)。Hurst 等的研究认为接受抗生素治疗的患者的着床率和活产率与未接受抗生素治疗的对照组相比基本一致(50)。上述研究未注明是否随机,在理论上认为急性或慢性感染的输卵管内液体会影响治疗结局,但未说明非感染性的输卵管内液体是否也同样具有胚胎毒性。

有多项研究尝试在开始治疗周期前通过外科手术排空输卵管内的积水,或在超声引导下进行穿刺取卵的同时将输卵管内的积水抽出,其结果不一(51~54)。虽然这种方法会减少输卵管内积水的容积,但不会消除积水的源头,也不会消除积水反流入子宫内膜腔的可能性或反流量。另外,Bloechle 等认为在穿刺取卵时抽吸的输卵管内积水会在3日内重新长出,而此时胚胎尚未着床(55),这个结果从理论上确定了输卵管单独排液是无意义的。同样,在进行胚胎移植前抽吸来源于输卵管的子宫内膜腔内液体也是无效的,因为其重新蓄积的速度很快(56)。

从经济学角度来说,Strandell 等认为在IVF治疗过程中,患者为输卵管切除术而支付的费用比重被高估了,因为输卵管切除会提高妊娠率,减少了IVF周期的次数,从而在总体上降低了每次活产所需的平均费用(57)。

因此,对输卵管末端梗阻的处理说明了在IVF治疗中外科手术不仅仅是可有可无的选择,而是可提高IVF结局的辅助治疗方法。

子宫肌瘤

在开始IVF周期前正确地评价子宫腔,对有临床意义的异常情况进行适当处理是非常重要的。绝大多数患者会采用子宫腔输卵管造影术或常规的经阴道超声来评价宫腔的扭曲和确定病变的部位。但有研究认为这些检查的结果与宫腔镜的结果之间相关性并不强。Wang 等报道宫腔输卵管造影术诊断宫腔内病变的敏感性是80.3%,特异性是70.1%(58),而经阴道超声对宫腔内病变常不能清晰显示(59,60)。Shamma 等报道43%经阴道超声认为是宫腔输卵管正常的患者在IVF治疗前会由宫腔镜发现存在病变(61)。与宫腔镜检查正常的患者相比,这些患者的妊娠率会明显降低。晚近 Oliveira 等对宫腔输卵管造影术结果正常且经历了两次优质胚胎移植失败的患者进行宫腔镜检查(62),48%的患者发现有宫腔异常的情况,包括平滑肌瘤、息肉或粘连。在给予适当的治疗后,其中50%的患者在第三次IVF治疗中成功受孕。超声造影术对宫腔的评价结果与宫腔镜相关较好,对于某些病变的术前测量甚至比宫腔镜的测量结果还要精确(63)。

平滑肌瘤对受孕的影响尚无最终结论。由于这种肿瘤在育龄妇女中十分常见,很难真正地确认平滑肌瘤与不孕症之间是否有因果关系。黏膜下肌瘤会使宫腔扭曲变形,其对胚胎着床的影响也易于理解,但其他肌壁间病变的患者虽然拥有正常形态的宫腔,其病变本身也往往会对受孕产生不利影响,其中机制尚不明确。研究者提出了多种假说,有人认为肌壁间病变会对胚胎的着床和精子的运输产生潜在的影响,甚至会影响子宫的收缩和灌注(64,65)。其他研究者认为肌瘤患者的子宫动脉搏动指数明显低于无肌瘤的患者(66,67)。肌瘤所在之处生长因子的异常表达导致了新生血管的生长,还有其他一些调节反应和变异基因都有可能对胚胎的着床产生不利影响(68,69)。

Pritts 在一篇文献综述中报道了患有内膜下病变的女性与对照组相比表现为较低的妊娠率(*RR*0.3,95% *CI*0.13~0.7)和着床率(*RR*0.28,95% *CI*0.1~0.72)。本篇综述认为其他类型的肌瘤对受孕影响不大。

其他研究评价了子宫肌瘤对人工辅助生殖技术的影响,结论各异。Farhi 等对患有平滑肌瘤的患者所进行的141次IVF周期进行了分析,并与年龄相当的对照组进行了比较,认为肌瘤扭曲了子宫内膜腔的患者的妊娠率和着床率均减低(71)。Stovall 等报告患有肌壁间和浆膜下肌瘤的患者接受人工辅助生殖治疗后活产率明显降低(*RR*0.68,95% *CI*0.47～0.98)(72)。ElderGeva 等将患者按肌瘤位置分组,并与对照组比较,发现肌壁间肌瘤和黏膜下肌瘤都可明显降低胚胎着床率和妊娠率,而浆膜下肌瘤则对受孕无明显影响(73)。在一项前瞻性研究中 Hart 等对 106 例超声、宫腔镜或宫腔声学造影术诊断肌壁间肌瘤的患者进行了评价(74),认为肌瘤对临床妊娠率、着床率和持续妊娠率产生了明显的不利影响。Donnez 和 Jadoul 对前期发表的六项研究进行了分析,认为只有导致宫腔受压或突入宫腔的肌瘤才会产生不利影响(75)。

Surrey 等注意到患有黏膜下肌瘤但宫腔镜显示宫腔正常的 40 岁以下女性与年龄相当的对照组相比,在进行 IVF 治疗后着床率明显下降(76)。对于那些未达到统计学显著性意义的导致临床妊娠率和活产率降低的因素 Surrey 等也进行了评价,统计学回归性分析结果认为平滑肌瘤的大小和体积与胚胎着床率无明显相关。同样地,子宫动脉的多普勒频谱和胚胎着床率也与年龄配对的对照组进行了比较。

Oliveira 等最近对 245 例患有浆膜下肌瘤和(或)肌壁间肌瘤但子宫内膜腔正常的患者进行了评价(77)。他们也同样注意到肌瘤的生长部位和数量与 IVF 治疗周期的结局并无相关,但肌壁间肌瘤大于 4cm 的患者其妊娠率低于患有较小肌瘤的患者。

并非所有研究者都认为壁间肌瘤会对妊娠产生不良影响。一项研究对 73 例患有壁间肌瘤的女性和 35 例患有浆膜下肌瘤的女性进行了 IVF 和 ICSI 治疗,并采用了病例对照模式进行评价,结果发现两者在临床妊娠率和着床率方面没有显著差异(78)。其他研究也有类似报道(79,80)。

众多研究结论的矛盾性有可能源于患者的选择标准的差异。各项研究中的平滑肌瘤的评价大小和数量各不相同,研究者对子宫的评价方法也不一致。肌瘤间正常肌壁的受影响范围和子宫内膜腔的扭曲程度也没有一个统一的界定标准。不同的 IVF 实验室之间的治疗结局的不同使各研究项目之间的比较变得十分困难。

在 IVF 治疗前对患有明显肌瘤的患者进行手术切除或许会带来潜在的益处,但尚未有研究对此进行评价。在本文之前提及的汇总性分析中,Pritts 报道切除内膜下病变后患者的活产率与无肌瘤的不孕症妇女基本相当(*RR*0.98,95% *CI*0.45～2.41)(70),但该项分析并未强调患者是否进行了 IVF 治疗。Seoud 等在一项回顾性研究中报道了 47 例患者的妊娠率基本相似,其中 16.9% 的患者进行了 IVF 治疗前的肌瘤切除术,19.0% 的没有肌瘤的患者作为对照组(81)。遗憾的是大部分患者患有浆膜下肌瘤,只有 10 例患者在手术前存在宫腔受挤压或肌瘤突入的情况。

最近 Surrey 等分析了在 IVF 治疗前切除子宫肌瘤所产生的影响,患有黏膜下或肌壁间肌瘤的患者如果存在宫腔受压或肌瘤突入的情况则认为有进行临床治疗的必要(82)。在此项回顾性研究中,对于有必要治疗而在 IVF 治疗前接受了平滑肌瘤切除术的患者的结局进行了分析,与对照组相比,手术组的持续妊娠率、着床率和生化周期妊娠丢失率基本相同。患有较大的黏膜下肌瘤同时伴有较大肌壁间肌瘤的患者,或只患有较大的肌壁间肌瘤但子宫内膜腔出现肌瘤突入或受挤压的患者,在采用经腹手术切除肌瘤后,其 IVF 治疗结局与只患有较小的黏膜下肌瘤而采用腹腔镜切除的患者相比没有差别。为了比较不同质量的卵细胞和内膜容受性,研究者对接受赠卵者和使用自身卵细胞者进行了分别评价。总体来说各组患者进行手术切除肌瘤后所产生的影响是相似的(图 39.1)。该研究的固有弱点主要是其本身为回顾性研究,一部分的对照组病例是根据严格的肌瘤切除手术适应证来筛选的,只有确定宫腔扭曲或肌瘤突入导致变形才进行手术,以便在开始 IVF 治疗前能够拥有形态正常的宫腔。一项设计完善的回顾性随机研究应该避免预先知道结果,尽管病例的选择可能会有难度。

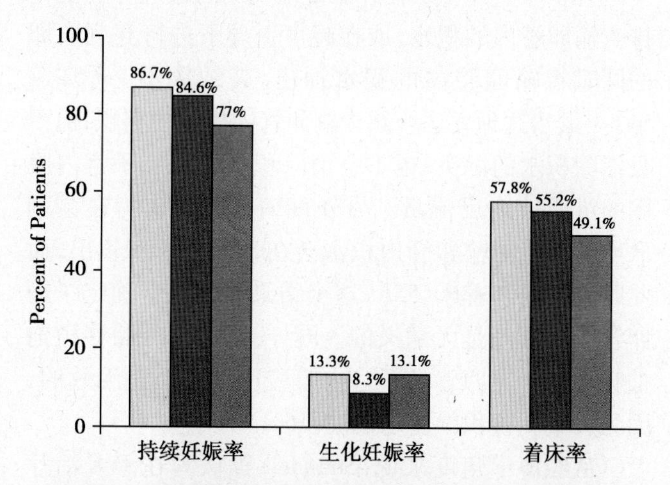

图 39.1 使用赠卵的患者进行 IVF 周期治疗的结局
(▢)A 组:宫腔镜切除肌瘤;(▩)B 组:经腹手术切除肌瘤;(■)C 组:接受赠卵对照组

总之,评价宫腔应该被列为 IVF 治疗前的常规工作。目前看来平滑肌瘤挤压子宫内膜腔会给 IVF 结局带来一定影响。由于众多研究的异质性,关于肌壁间肌瘤对 IVF 结局的影响也无统一的结论。对于黏膜下肌瘤和突入或挤压宫腔的肌壁间肌瘤应该考虑在 IVF 治疗开始前予以手术切除。与之对应的是，该项研究未说明其他宫腔正常但患有肌壁间或浆膜下肌瘤的患者如果接受手术切除是否会给 IVF 治疗带来益处。

子宫内膜异位症

本书第 42 章阐述了子宫内膜异位症与不孕症之间的关系，并综述宫内膜异位症的外科与内科治疗的效果。近年来 ART 使不孕症女性的妊娠率逐年上升，其中对因子宫内膜异位症而导致不孕的患者的疗效明显好于其他治疗方法。

子宫内膜异位症本身是否会对 ART 结局产生不利影响？对此目前尚无定论。几项早期的研究暗示子宫内膜异位症患者的受精率、着床率和妊娠率明显低于对照组（83 ~ 86）。与之相反，Olivennes 等报告对 214 例子宫内膜异位症患者进行的 360 个 IVF 周期中，单次胚胎移植后的活产率为 30%，而作为对照组的 111 例输卵管因素导致不孕的患者进行了 166 个 IVF 周期，单次胚胎移植后的活产率为 37.5%，两者差异无统计学上的意义（87）。Geber 等也证实了上述观点，他们报告 140 例子宫内膜异位症患者的总妊娠率为 40%，与其他三个对照组的差别并不显著（88）。

为了客观地回答这个问题，Barnhart 等将 1983—1998 年间发表的 27 项相关研究进行汇总分析（89），经过了二元逻辑回归和多元逻辑回归分析，作者得出结论认为在 IVF 治疗中子宫内膜异位症患者的受孕几率明显低于作为对照组的输卵管因素不孕症患者（*OR*0.56，95% *CI*0.44 ~ 0.70），在获得相同数目的卵细胞的前提下，前者的受精率和着床率明显低于后者。但不管怎样，IVF 治疗后的受精率还是比其他治疗方法要高。

有几项大规模的研究对子宫内膜异位症的严重程度与治疗结局的关系进行了评价，认为其严重程度与持续妊娠率或流产率关系不大（87，88）。最近 Azem 等报告了 58 例患有Ⅲ ~ Ⅳ度子宫内膜异位症的患者与 60 例输卵管因素导致不孕症的患者相比，受精率、妊娠率和活产率明显减低（90），子宫内膜异位症严重程度较低的患者则没有进行比较。两组患者的活产率都比较低（分别为 6.7% 和 16.6%）。Pal 等报告虽然患有Ⅲ ~ Ⅳ度子宫内膜异位症的患者的受精率明显低于Ⅰ ~ Ⅱ度的患者，但着床率、临床妊娠率和流产率两组基本一致（91）。Barnhart 等在上文提及的汇总分析中也比较了Ⅰ ~ Ⅱ度患者和Ⅲ ~ Ⅳ度患者的治疗结局（89）。患有严重子宫内膜异位症的女性雌激素峰值水平明显偏低，卵巢穿刺所能获得的卵细胞数、着床率和妊娠率也明显低于疾病程度较轻的女性。

患有卵巢子宫内膜异位囊肿的患者应与患有Ⅳ度子宫内膜异位症但没有卵巢子宫内膜异位囊肿的患者分开讨论。目前尚无一项研究将卵巢子宫内膜异位囊肿作为一个单独的指标进行评价。单独评价卵巢子宫内膜异位囊肿对 IVF 周期治疗结局的影响也是非常困难的，因为绝大多数患者在患有内膜异位囊肿的可能也存在腹膜上的内膜异位病变，后者本身也可对治疗产生独立的影响。

在一项稍早时期的研究中患有卵巢子宫内膜异位囊肿的患者在卵巢反应性、所能获得的可供移植的胚胎数量，以及着床率和妊娠率与作为对照组的输卵管积水患者相比统一地处于较低水平（92）。Yanushpolsky 等报告子宫内膜异位症患者表现有较高的妊娠丢失率、较高的单个卵细胞抽吸后并发症发生率，以及较低的胚胎质量（93）。有研究描述患有子宫内膜异位囊肿的患者卵巢反应性降低，需提高促性腺激素的用量，但累计的妊娠率和活产率并无明显变化（94）。Olivennes 等认为与作为对照组的卵巢过度刺激患者或接受 IVF 周期治疗的患者相比，持续存在的子宫内膜异位囊肿并不会影响治疗结局的任何指标（87）。尽管与我们接受的知识不同，但至少有一组研究者报告无意中将卵细胞有限暴露于子宫内膜异位囊肿的液体中对受精率和早期胚胎的发育不会产生太大的影响（95）。尽管如此，在卵细胞的穿刺抽吸过程中还是应该尽量避免穿过子宫内膜异位囊肿，以防囊肿的撕裂和无意中使卵细胞沾染囊内液体。

有作者对接受外科治疗并获得自然妊娠的子宫内膜异位症患者进行了汇总分析，但对外科手术是否会有助于人工辅助生殖技术的结局这一问题没有进行深入探讨。一项前瞻性的随机对照试验报告在 GIFT 时期（生殖细胞在输卵管内迁移时期）对子宫内膜异位症的病灶进行激光消融并不会影响 IVF 周期的结局，如果该周期患者未能受孕，在随后的 IVF 周期该患者的妊娠率会明显高于仅进行 GIFT 时期激光消融的患者（96）。晚近 Surrey 和 Schoolcraft 报告将患有子宫内膜异位症但没有子宫内膜异位囊肿的患者分为两组，以卵巢穿刺取卵时间为界，一组在取卵前 6 个月内做过手术清除异位病灶的，另一组的手术时间为取卵前的 6 个月至 5 年，两组患者出现可控的卵巢过度刺激的情况和 IVF 的治疗结局基本一致（持续妊娠率分别为 63.6% 和 60.6%）（97）（图 39.2）。回归分析显示手术与取卵之间的间隔时间以及疾病的严重程度并不影响着床率。相反,Aboulghar 等报告在年龄相当,卵巢同等刺激程度的情况下,与输卵管因素不孕症患者相比,Ⅳ度子宫内膜异位症患者在 IVF 治疗前进行外科手术会因为卵巢反应性差而出现较高的治疗取消几率(为 29.7%,输卵管组 1.1%)和较低的临床妊娠率(为 15.3%,输卵管组 52.5%)(98)。

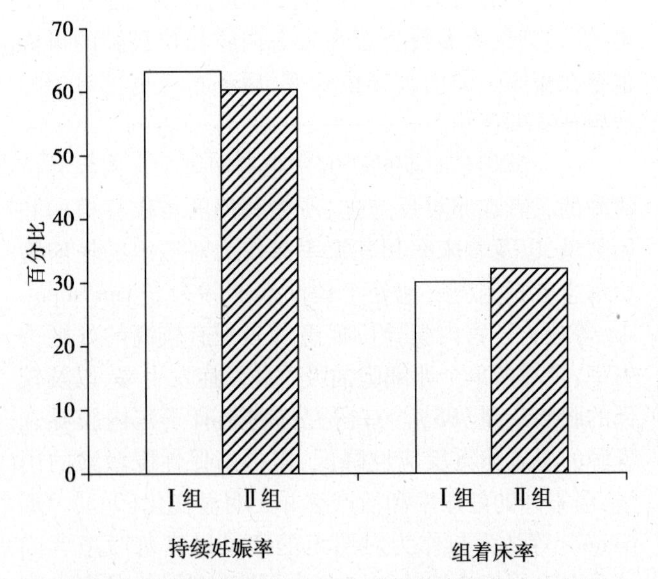

图 39.2 在卵巢穿刺取卵前 6 个月内进行过子宫内膜异位囊肿切除术的患者(第一组)或 6 个月到 5 年内做过子宫内膜异位囊肿切除术的患者(第二组)的持续妊娠率和着床率

对于子宫内膜异位囊肿是否需要在 IVF 治疗周期前进行手术切除尚无统一意见。Canis 等研究了一组 41 例患者在 IVF 治疗开始之前对直径大于 3cm 的子宫内膜异位囊肿进行了腹腔镜手术(30 例为单侧手术,11 例为双侧手术),对照组为 139 例无内膜异位囊肿的子宫内膜异位症患者以及另外 59 例输卵管因素不孕症患者(99)。尽管经过了较大范围的卵巢手术,研究组在穿刺获取的卵细胞数和获得的胚胎数与对照组相比无明显差异。Donnez 等报告了有 85 例子宫内膜异位患者在 IVF 治疗前接受了经腹腔镜汽化卵巢子宫内膜异位囊肿壁的手术,随后进行了共 187 次 IVF 治疗周期,以 289 例输卵管因素不孕症患者的 633 次 IVF 治疗周期作为对照组(100),对两组的治疗结局进行了比较,结果发现两组患者的卵巢反应性和临床妊娠率基本相同。还有研究者报告为使患者卵巢对治疗产生足够的反应性而加大了促性腺激素的剂量,其 IVF 治疗结局与剂量正常者无明显差异(101)。值得注意的是上述这些研究中均未使用伴有子宫内膜异位囊肿的患者作为对照组,也没有对囊肿的大小所产生的相关影响进行分析。

上述研究认为在 IVF 治疗前进行子宫内膜异位囊肿的切除不会产生不利影响,但也没有说明是否有益。Ho 等在一项有趣的试验中对经受过单侧卵巢子宫内膜异位囊肿切除术的患者进行了卵巢反应性的自身对照研究(102),发现从手术一侧的卵巢上穿刺抽取的优势卵泡和卵细胞数明显低于对侧卵巢。这就提示创伤性卵巢手术会破坏卵巢血供,导致正常卵巢组织的损伤。在一项回顾性试验中,Garcia-Velasco 等比较了两组患者的治疗结局,一组为 50 例患者,在穿刺取卵时卵巢上有至少一个平均直径大于 3cm 的子宫内膜异位囊肿,另一组为 87 例患者,在 IVF 周期开始之前的 3 个月内接受过子宫内膜异位囊肿的腹腔镜手术(103),结果发现两组的卵巢反应性、受精率、获得可供移植的胚胎数以及妊娠率均无差别。研究中没有讨论两组患者囊肿的大小是否有差别,而这有可能是一个会对研究结果产生影响的混淆因素。研究者得出结论认为腹腔镜切除子宫内膜异位囊肿不会对 IVF 治疗结局产生不利影响,但也没有表现出明显的益处。

有关子宫内膜异位囊肿切除的研究结果汇总在表 39.3 中。对体积较大的子宫内膜异位囊肿进行切除肯定会有助于穿刺位于残存的正常卵巢组织内的卵泡,并消除了在穿刺过程中撕破囊肿的可能性。当然,在穿刺过程中还应谨慎操作,避免损伤卵巢供血动脉,破坏正常的卵巢组织。

表 39.3 总结:手术切除卵巢子宫内膜异位囊肿和 IVF 结局

第一作者(参考文献)	周期数	患者	对照组			控制性超促排卵			
			子宫内膜异位囊肿(非手术治疗)	子宫内膜异位症,无子宫内膜异位囊肿	其他	天数	剂量	临床妊娠率	自发性流产
Camus(99)	41	切除后	无	有(139)	输卵管因素(59)	NS	NS	NS	NR
Donnez(100)	633	切除后	无	无	输卵管因素(633)	NS	NS	NS	NR
Marconi(101)	39	切除后	无	无	输卵管因素(39)	↑	↑	NS	NR
Garcia-Velasco(103)	147	切除后	有(63)	无	无	NS(↓)	NS	NS	NS

NR:未见报道;NS:无显著性差异

对有临床症状的子宫内膜异位症所采用的常规疗法包括黄体酮、达那唑以及GnRH拮抗剂等，有研究称使用上述药物会出现自然妊娠率轻度上升的现象。但如果在中止使用药物后子宫内膜异位症对受孕能力所产生的负作用很快反弹，那人们就会假设上述药物的抑制作用提高了受孕能力，如果在使用药物期间患者受孕就会更有说服力，当然这些都必须在使用辅助生殖技术的前提下。

Surrey等在一项前瞻性随机对照的多中心临床试验中对外科手术证实的25例子宫内膜异位症患者给予了3个月的GnRH拮抗剂治疗，随后进行IVF，对照组为接受常规卵巢过度刺激方案治疗的26例子宫内膜异位症患者(104)，结果发现25例实验组患者的持续妊娠率明显高于未接受GnRH拮抗剂长方案治疗的对照组(分别为78.3%和56.5%)，胚胎着床率也趋于升高。其他研究者也有类似报道，共有7项研究采用不同的设计方案对IVF或GIFT开始前使用GnRH拮抗剂的效果进行了评价(105～111)，使用药物的时间从6个星期到7个月不等，其中一些研究缺少对照组，但所有研究都认为在IVF开始前使用GnRH拮抗剂会有益于治疗结局。Sallam在最近一篇对Cochrane系统分析数据库的综述中对上文提到的三项试验中随机选择的163例子宫内膜异位症患者在IVF周期之前给予了3～6个月的GnRH拮抗剂的治疗，并对结果进行分析(112)，结果发现该组患者的活产率明显提高(*OR*9.19，95% *CI*1.08～78.22)。

上述现象的机制目前尚不明确。研究者提示GnRH拮抗剂可能会提高自然杀伤细胞的活性、金属蛋白酶组织抑制因子的浓度、腹膜的细胞因子水平，促进子宫内膜细胞的凋亡(113～116)。使用达那唑或GnRH拮抗剂均有利于子宫内膜中突变的$\alpha_v\beta_3$配体的修复表达，从而提高着床率(117，118)。

总之，子宫内膜异位症对IVF结局的总体影响以及疾病各分期对治疗所产生的相关影响尚未完全明了。虽然从逻辑上认为在IVF周期开始前应对较大的子宫内膜异位囊肿(>3cm)进行上述切除，研究资料表明此种做法的结果并不确定，也没有证据表明对非卵巢上的子宫内膜异位灶进行手术会对随后的IVF周期带来任何的影响。对选择的子宫内膜异位症患者在IVF周期开始前采用GnRH拮抗剂长方案治疗会提高IVF结局，这一结果是否只对某一类的患者才会有效目前尚不得而知(119，120)。

临床实践关键点

- 输卵管积水应该在IVF周期开始前接受手术切除或在近心端予以结扎，以提高IVF结局。
- IVF周期开始前应对宫腔进行评估。对内膜下平滑肌瘤以及突入或挤压宫腔的肌壁间肌瘤需考虑在IVF周期开始前进行手术切除，这一点非常重要。对于其他未挤压宫腔的子宫肌瘤的手术是否会对IVF结局有利尚无定论。
- 在IVF周期开始之前对非卵巢性的子宫内膜异位灶进行手术不会提高IVF结局。
- 在IVF周期开始前切除较大的卵巢子宫内膜异位囊肿是否有益目前尚有争论。如果要进行此项手术则应小心保护卵巢的血供。
- 采用GnRH拮抗剂的长方案至少会改善一小部分子宫内膜异位症患者的IVF治疗结局。

参考文献

1. Wainer R, Camus E, Camier B, Martin C, Vasseur C, Merlet F. Does hydrosalpinx reduce the pregnancy rate after in vitro fertilization? *Fertil Steril* 1997;68:1022–6.
2. Andersen AN, Yue Z, Meng FJ, Petersen K. Low implantation rate after in-vitro fertilization in patients with hydrosalpinges diagnosed by ultrasonography. *Hum Reprod* 1994;9:1935–8.
3. Strandell A, Waldenstrom U, Nilsson L, Hamberger L. Hydrosalpinx reduces in-vitro fertilization/embryo transfer pregnancy rates. *Hum Reprod* 1994;9:861–3.
4. Kasebji M, Sims J, Butler L, Muashe S. Reduced pregnancy rate with unilateral or bilateral hydrosalpinx after in vitro fertilization. *Eur J Obstet Gynecol Reprod Biol* 1994;56:129–32.
5. Vandromme J, Chasse E, Lejeune B, van Rysselborge M, Delvigne A, Leroy F. Hydrosalpinges in in-vitro fertilization: an unfavorable prognostic feature. *Hum Reprod* 1995;10:579–9.
6. Katz E, Akman M, Damewood M, Garcia J. Deleterious effect of the presence of hydrosalpinx on implantation and pregnancy rates with in vitro fertilization. *Fertil Steril* 1996;66:122–5.
7. Blazar AS, Hogan JW, Seifer DB, Frishman GF, Wheeler CA, Haning RV. The impact of hydrosalpinx on successful pregnancy in tubal factor infertility treated by in vitro fertilization. *Fertil Steril* 1997;67:517–20.
8. Sharara F, Scott R, Marut E, Queenan J. In vitro fertilization outcomes in women with hydrosalpinx. *Hum Reprod* 1996;11:526–30.
9. Murray DL, Sagoskin AW, Widra EA, Levy MJ. The adverse effect of hydrosalpinges on in vitro fertilization pregnancy rate and the benefit of surgical correction. *Fertil Steril* 1998;69:41–5.
10. Akman M, Garcia S, Damewood M, Watts L, Katz E. Hydrosalpinx affects the implantation of previously cryopreserved embryos. *Hum Reprod* 1996;11:1013–14.
11. Camus E, Poncelet C, Goffinet F, et al. Pregnancy rates after in vitro fertilization in cases of tubal infertility with and without hydrosalpinx: a meta-analysis of published comparative studies. *Hum Reprod* 1999;14:1243–9.
12. Ng EH, Yeung WS, Ho PC. The presence of hydrosalpinx may not adversely affect the implantation and pregnancy rates in in

vitro fertilization. *J Reprod Genet* 1997;14:508–12.
13. Mansour RT, Aboulghar MA, Serour GI, Raafat R. Fluid accumulation of the uterine cavity before embryo transfer: a possible hindrance for implantation. *J In Vitro Fert Embryo Transf* 1991;8:157–9.
14. Mukherjee T, Copperman AB, McCaffrey C, Cook CA, Bustillo M, Obasaju MF. Hydrosalpinx fluid has embryotoxic effects on murine embryogenesis: a case for prophylactic salpingectomy. *Fertil Steril* 1996;66:851–3.
15. Beyler SA, James KP, Fritz MA, Meyer WR. Hydrosalpingeal fluid inhibits in-vitro embryonic development in a murine model. *Hum Reprod* 1997;12:2724–8.
16. Rawe VJ, Liu J, Shaffer S, Compton MG, Garcia JE, Katz E. Effect of human hydrosalpinx fluid on murine embryo development and implantation. *Fertil Steril* 1997;68:668–70.
17. Arrighi C, Lucas H, El-Mowafi D, Campana A, Chardonnens D. Effects of human hydrosalpinx fluid on in-vitro murine fertilization. *Hum Reprod* 2001;16:676–82.
18. Ajonuma L, Chan L, Ng E, et al. Characterization of epithelial cell culture from human hydrosalpinges and effects of its conditioned medium on embryo development and sperm motility. *Hum Reprod* 2003;18:291–8.
19. Toth M, Jeremias J, Ledger WJ, Witkin SS. In vivo tumor necrosis factor production in women with salpingitis. *Surg Gynecol Obstet* 1992;174:359–62.
20. Barmat L, Nasti K, Yang X, Spandorfer S, Kowalik A, El-Roiey A. Are cytokines and growth factors responsible for the detrimental effects of hydrosalpingeal fluid on pregnancy rates after in vitro fertilization-embryo transfer. *Fertil Steril* 1999;72:1110–12.
21. Lam P, Briton-Jones C, Cheung C, Po L, Cheung L, Hames F. Increased mRNA expression of vascular endothelial growth factor and its receptor (flt-1) in the hydrosalpinx. *Hum Reprod* 2003;18:2264–9
22. Strandell A, Twinburn J, Wallin A. The presence of cytokines and growth factors in hydrosalpingeal fluid. *J Assist Reprod Genet* 2004;21:241–7.
23. Meyer WR, Castelbaum AJ, Somkuti S, et al. Hydrosalpinges adversely affect markers of endometrial receptivity. *Hum Reprod* 1997;12:1393–8.
24. Savains R, Pedrini J, Flores R, Fabris G, Zettler C. Expression of alpha 1 and beta 3 integrins subunits in the endometrium of patients with tubal phimosis or hydrosalpinx. *Fertil Steril* 2006;85:188–92.
25. Daftary G, Taylor H. Hydrosalpinx fluid diminishes endometrial HOXA 10 expression. *Fertil Steril* 2002;78:577–80.
26. Choi B, Koong M, Lee J, et al. Hydrosalpinx fluid inhibits trophoblast cell proliferation in vitro culture system: implication for early implantation failure in women with hydrosalpinx fluid. Abstr O-197. *Fertil Steril* 1999;72:S76.
27. Ng E, Chan C, Tang O, Ho P. Comparison of endometrial and subendometrial blood flows among patients with and without hydrosalpinx shown on scanning during in vitro fertilization treatment. *Fertil Steril* 2006;85:333–8.
28. Strandell A, Lindhard A, Waldenstrom U, Thorburn J, Janson P, Hamberger L. Hydrosalpinx and IVF outcome: a prospective randomized multicentre trial in Scandinavia on salpingectomy prior to IVF. *Hum Reprod* 1999;14:2762–9.
29. Dechaud H, Daures JP, Arnal F, Humeau C, Hedon B. Does previous salpingectomy improve implantation and pregnancy rates in patients with severe tubal factor infertility who are undergoing in vitro fertilization? A pilot prospective randomized study. *Fertil Steril* 1998;69:1020–5.
30. Johnson N, Mak W, Sowter M. Laparoscopic salpingectomy for women with hydrosalpinges enhances the success of IVF: a Cochrane review. *Hum Reprod* 2002;17:543–8.
31. Sagoskin A, Lessey B, Mottla G, et al. Salpingectomy of proximal tubal occlusion of unilateral hydrosalpinx increases the potential for spontaneous pregnancy. *Hum Reprod* 2003;18:2634–7.
32. Czemiczky G, Landgren BM, Fried G, Wramsby H. High tubal damage grade is associated with low pregnancy rate in women undergoing in-vitro fertilization treatment. *Hum Reprod* 1996;11:2438–40.
33. deWit W, Gowrising CJ, Kuik DJ, Lens JW, Schats R. Only hydrosalpinges visible on ultrasound are associated with reduced implantation and pregnancy rates after in-vitro fertilization. *Hum Reprod* 1998;13:1696–701.
34. Bildirci I, Bukulmez O, Ensari A, Yarali H, Guregan T. A prospective evaluation of the effect of salpingectomy on endometrial receptivity in cases of women with communicating hydrosalpinges. *Hum Reprod* 2001;96:2422–6.
35. Ito C, Ito M, Itakura A, Hsai M, Ninta O, Mizutani S. A prospective evaluation of the effect of salpingectomy on endometrial lymphocyte clusters in patients with hydrosalpinges. *Fertil Steril* 2004;80:149–53.
36. Seli E, Kagiski U, Lakniak H, et al. Removal of hydrosalpinges increases endometrial leukemia inhibitory factor (LIF) expression at the time of the implantation window. *Hum Reprod* 2005;20:3012–17.
37. Sharif K, Kaufmann M, Sharma V. Heterotopic pregnancy obtained after in-vitro fertilization and embryo transfer following bilateral total salpingectomy: case report. *Hum Reprod* 1994;9:1966–7.
38. San Filippo JS, Lincoln SR. Surgical treatment of diseases of the ovary. In: Keye W, Chang R, Rebar R, Soules M, eds. *Infertility: Evaluation and Treatment.* Philadelphia, PA: WB Saunders, 1995:539–51.
39. McComb P, Relbeke L. Decreasing the number of ovulations in the rabbit with surgical division of the blood vessels between the fallopian tube and ovary. *J Reprod Med* 1984;29:827–9.
40. Lass A, Ellenbogen A, Croucher C, et al. Effect of salpingectomy on ovarian response to superovulation in an in vitro fertilization-embryo transfer program. *Fertil Steril* 1998;70:1035–8.
41. Chan C, Ng E, Li C, Ho P. Impaired ovarian blood flow and reduced antral follicle count following laparoscopic salpingectomy for ectopic pregnancy. *Hum Reprod* 2003;18:2175–80.
42. Gelbaya T, Navio L, Fitzgerald C, Horne G, Bason D, Veherman B. Ovarian response to gonadotropins after laparoscopic salpingectomy or the division of fallopian tubes for hydrosalpinges. *Fertil Steril* 2006;85:1464–8.
43. Dar P, Sachs AS, Strassburger D, Bukovsky I, Arieli S. Ovarian function before and after salpingectomy in artificial reproductive technology patients. *Hum Reprod* 2000;15:142–4.
44. Tal J, Paltieli Y, Korobotchka R, Ziskind G, Eibschitz I, Ohel G. Ovarian response to gonadotropin stimulation in repeated IVF cycles after unilateral salpingectomy. *J Assist Reprod Genet* 2002;18:451–5.
45. Strandell A, Lindhard A, Waldenstrom U, Thorburn J. Prophylactic salpingectomy does not impair the ovarian response of IVF treatment. *Hum Reprod* 2001;16:1135–9.
46. Surrey E Schoolcraft W. Laparoscopic management of hydrosalpinges prior to in-vitro fertilization-embryo transfer (IVF-ET): salpingectomy vs. proximal tubal occlusion. *Fertil Steril* 2001;75:612–17.
47. Stadtmauer L, Riehl R, Toma S, Talbert L. Cauterization of hydrosalpinges before in vitro fertilization is an effective surgical treatment associated with improved pregnancy rates. *Am J Obstet Gynecol* 2000;183:367–71.
48. Kerin J and Cattanach S. Successful pregnancy outcome with the use of in vitro fertilization after essure hysteroscopic sterilization. *Fertil Steril* 2007;87:1212.
49. Sharara F, Scott R Jr., Marut E, Queenan J Jr. In-vitro fertilization outcome in women with hydrosalpinx. *Hum Reprod* 1996;11:526–30.
50. Hurst B, Tucker K, Awoniyi C, Schlaff W. Hydrosalpinx

treated with extended doxycycline does not compromise the success of in vitro fertilization. *Fertil Steril* 2001;75:1017–19.
51. Hammadieh N, Afnan M, Khaldoun S, Evans J, Amso N. The effect of hydrosalpinx on IVF outcome: a prospective randomized controlled trial of ultrasound guided hydrosalpinx aspiration during egg collection. Abstr P-35. *Fertil Steril* 2003;80: S131.
52. Van Voorhis B, Sparks A, Syrop C, Stovall D. Ultrasound-guided aspiration of hydrosalpinges is associated with improved pregnancy and implantation rates after in-vitro fertilization cycles. *Hum Reprod* 1998;13:736–9.
53. Aboulghar M, Mansour R, Serour G, Settar M, Awad M, Amin Y. Transvaginal ultrasonic guided aspiration of pelvic inflammatory cystic masses before ovulation induction for in vitro fertilization. *Fertil Steril* 1990:53;311–14.
54. Sowter M, Akande V, Williams J, Hull M. Is the outcome of in-vitro fertilization and embryo transfer treatment improved by spontaneous or surgical drainage of a hydrosalpinx? *Hum Reprod* 1997;10:2147–50.
55. Bloeche M, Schreiner T, Lisse K. Recurrence of hydrosalpinges after transvaginal aspiration of tubal fluid in an IVF cycle with development of a serometra. *Hum Reprod* 1997;12:266–71.
56. Hinkley M, Milki A. Rapid reaccumulation of hydrometra after drainage at embryo transfer in patients with hydrosalpinx. *Fertil Steril* 2003;80:1268–71.
57. Strandell A, Lindhard A, Eckerlind I. Cost effectiveness analysis of salpingectomy prior to IVF based on a randomized controlled trial. *Hum Reprod* 2005;20:3289–92.
58. Wang C, Lee C, Lai Y, Tsai C, Chang M, Soong Y. Comparison of hysterosalpingography and hysteroscopy in female infertility. *J Am Assoc Gynecol Laparosc* 1996;3:581–4.
59. Kerin J, Surrey E. Transvaginal imaging and the infertility patient. *Obstet Gynecol Clin (NA)*. 1991;18:749–77.
60. Battarowich O, Kurtz A, Pennell R, et al. Pitfalls in the sonographic diagnosis of uterine fibroids. *Am J Roentgenol* 1988;151: 725–8.
61. Shamma F, Lee G, Gutmann J, Lavy G. The role of office hysteroscopy in in vitro fertilization. *Fertil Steril* 1992;58:1237–9.
62. Oliveira F, Abdelmassih V, Diamond M. Uterine cavity findings and hysteroscopic intervention in patients undergoing in vitro fertilization-embryo transfer who repeatedly cannot conceive. *Fertil Steril* 2003;80:1371–5.
63. de Kroon C, Jansen F, Louwe L, Dieben S, Van Houwelingen H, Trimbos J. Technology assessment of saline contrast hysterosonography. *Am J Obstet Gynecol* 2003;188:945–9.
64. Coutinko V, Maie H. The contractile response of the human uterus, fallopian tubes and ovary to prostaglandins in vivo. *Fertil Steril* 1971;22:539–43.
65. Deligdish L, Lowenthal M. Endometrial changes associated with myomata of the uterus. *J Clin Pathol* 1970;23:676–80.
66. Ng E, Ho P. Doppler ultrasound examination of uterine arteries on the day of oocyte retrieval in patients with uterine fibroids undergoing IVF. *Hum Reprod* 2002;17:765–70.
67. Sladkevicius P, Valentin L, Marsal K. Transvaginal Doppler examination of uteri with myoma. *J Clin Ultrasound* 1996;24: 135–40.
68. Rein M, Powell W, Walter F, et al. Cytogenetic abnormalities in uterine myomas are associated with myoma size. *Mol Hum Reprod* 1998;4:83–6.
69. Lepper P, Catherino W, Segars J. A new hypothesis about the origin of uterine fibroids based on gene expression profiling with microarrays. *Am J Obstet Gynecol* 2006;195:415–20.
70. Pritts E. Fibroids and infertility: a systematic review of the evidence. *Obstet Gynecol Surv* 2001;56:483–91.
71. Fahri J, Ashkenazi J, Feldberg D, Dicker D, Orvieto R, Ben Rafael Z. Effect of uterine leiomyomata on the results of in vitro fertilization treatment. *Hum Reprod* 1995;10:2576–8.
72. Stovall D, Parrish S, Van Voorhis B, Hahn S, Sparks A, Syrop C. Uterine leiomyomas reduce the efficacy of assisted reproduction cycles. *Hum Reprod* 1998;13:192–7.
73. Eldar-Geva T, Meagher S, Healy D, MacLachlan V, Breheny S, Wood C. Effect of intramural, subserosal, and submucosal uterine fibroids on the outcome of assisted reproductive technology treatment. *Fertil Steril* 1998;70:687–91.
74. Hart R, Khalaf Y, Yeong C-T, Seed P, Taylor A, Braude P. A prospective controlled study of the effect of intramural fibroids on the outcome of assisted conception. *Hum Reprod* 2001;16: 2411–17.
75. Donnez J, Jadoul P. What are the implications of myomas on fertility? *Hum Reprod* 2002;17:1424–30.
76. Surrey E, Lietz A, Schoolcraft W. Impact of intramural leiomyomata in patients with normal endometrial cavity on in vitro fertilization-embryo transfer cycle outcome. *Fertil Steril* 2001;75: 405–10.
77. Olivera F, Abdelmassih V, Diamond M, Dozortseo D, Melo N, Abdelmassih R. Impact of subserosal and intramural uterine fibroids that do not distort the endometrial cavity on the outcome of in vitro fertilization-intracytoplasmic sperm injection. *Fertil Steril* 2004;81:582–7.
78. Yarali H, Bukulmez O. The effect of intramural and subserous uterine fibroids on implantation and clinical pregnancy rates in patients having intracytoplasmic sperm injection. *Arch Gynecol Obstet* 2002;266:30–3.
79. Jun S, Ginsburg E, Racowsky C, Wise L, Hornstein M. Uterine leiomyomas and their effect on in vitro fertilization outcome: a retrospective study. *J Assist Reprod Genet* 2001;13:139–43.
80. Check J, Choe J, Lee G, Dietterich C. The effect on IVF outcome of small intramural fibroids not compressing the uterine cavity as determined by a prospective matched control study. *Hum Reprod* 2002;17:1244–8.
81. Seoud M, Patterson R, Muasher S, Coddington C. Effect of myomas on prior myomectomy or in vitro fertilization (IVF) performance. *J Assist Reprod Genet* 1992;9:655–8.
82. Surrey E, Minjarez D, Stevens J, Schoolcraft W. Effect of myomectomy on the outcome of the assisted reproductive technologies. *Fertil Steril* 2005;83:1473–9.
83. Bergendal A, Naffah S, Nagy C, et al. Outcome of IVF in patients with endometriosis in comparison with tubal-factor infertility. *J Assist Reprod Genet* 1998;15:530–4.
84. Simon C, Gutierrez A, Vidal A, et al. Outcome of patients with endometriosis in assisted reproduction: results from in-vitro fertilization and oocyte donation. *Hum Reprod* 1994;9: 725–9.
85. Wardle PG, Mitchell JD, McLaughlin EA, et al. Endometriosis and ovulatory disorder: reduced fertilization in vitro compared with tubal and unexplained infertility. *Lancet* 1985;2:236–9.
86. Arici A, Oral E, Bukulmez O, et al. The effect of endometriosis on implantation: results from the Yale University in vitro fertilization and embryo transfer program. *Fertil Steril* 1996;65: 603–7.
87. Olivennes F, Feldberg D, Liu HC, et al. Endometriosis: a stage by stage analysis in the role of in vitro fertilization. *Fertil Steril* 1995;64:392–8.
88. Geber S, Paraschos T, Atkinson G, et al. Results of IVF in patients with endometriosis: the severity of the disease does not affect outcome, or the incidence of miscarriage. *Hum Reprod* 1995;10: 1507–11.
89. Barnhart K, Dunsmoor-Su R, Coutifaris C. Effect of endometriosis on in vitro fertilization. *Fertil Steril* 2002;77:1148–55.
90. Azem F, Lessing JB, Geva E, et al. Patients with stages III and IV endometriosis have a poorer outcome of in vitro fertilization-embryo transfer than patients with tubal infertility. *Fertil Steril* 1999;72:1107–9.
91. Pal L, Shifren JL, Isaacson K, et al. Impact of varying stages of

endometriosis on the outcome of in vitro fertilization-embryo transfer. *J Assist Reprod Genet* 1998;15:27–31.
92. Dlugi A, Loy R, Dieterle S, et al. The effect of endometriomas on in vitro fertilization outcome. *J In Vitro Fertil Emb Transf* 1989;6: 338–41.
93. Yanushpolsky E, Best C, Jackson K, et al. Effects of endometriomas on oocyte quality and pregnancy rates in in vitro fertilization cycles; a prospective case-controlled study. *J Assist Reprod Genet* 1998;15:193–7.
94. Al-Azemi M, Lopez Bernal A, Steele J, et al. Ovarian response to repeated controlled stimulation in in vitro cycles in patients with ovarian endometriosis. *Hum Reprod* 2000;15:72–5.
95. Khamsi F, Yavas Y, Lacanna IC, et al. Exposure of human oocytes to endometrioma fluid does not alter fertilization or early embryo development. *J Assist Reprod Genet* 2001;18: 106–9.
96. Surrey M, Hill D. Treatment of endometriosis by carbon dioxide laser during gamete intrafallopian transfer. *J Am Coll Surg* 1994;79:440–2.
97. Surrey E, Schoolcraft W. Does surgical management of endometriosis within 6 months of an in vitro fertilization-embryo transfer cycle improve outcome? *J Assist Reprod Genet* 2003;20:365–70.
98. Aboulghar M, Mansour R, Serour G, et al. The outcome of in vitro fertilization in advanced endometriosis with previous surgery: a case-controlled study. *Am J Obstet Gynecol* 2003;188:371–5.
99. Canis M, Pouly S, Tamburro S,et al. Ovarian response during embryo transfer cycles after laparoscopic ovarian cystectomy for endometriotic cysts of >3 cm diameter. *Hum Reprod* 2001;12:2583–6.
100. Donnez J, Wyns C, Nisolle M. Does ovarian surgery for endometriomas impair the ovarian response to gonadotropin? *Fertil Steril* 2001;76:662–5.
101. Marconi G, Vilela M, Quintana R, et al. Laparoscopic ovarian cystectomy of endometriomas does not affect ovarian response to gonadotropin stimulation. *Fertil Steril* 2002;78:876–8.
102. Ho H-Y, Lee R, Hwu Y-M, et al. Poor response of ovaries with endometrioma previously treated with cystectomy to controlled ovarian hyperstimulation. *J Assist Reprod Genet* 2002;19:507–11.
103. Garcia-Velasco J, Corona J, Requena A, Remohi J, Simon C, Pellicer A. Should we operate on ovarian endometriomas prior to IVF? *Fertil Steril* 2002;78:S203.
104. Surrey E, Silverberg K, Surrey M, Schoolcraft W. The effect of prolonged GnRH agonist therapy on in vitro fertilization-embryo transfer cycle outcome in endometriosis patients: a multicenter randomized trial. *Fertil Steril* 2002;78:699–704.
105. Chedid S, Camus W, Smitz J, et al. Comparison among different ovarian stimulation regimens for assisted procreation procedures in patients with endometriosis. *Hum Reprod* 1995;10:2406–10.
106. Wardle P, Foster P, Mitchel J, et al. Endometriosis and IVF: effect of prior therapy. *Lancet* 1986;8475(1):276–7.
107. Dicker D, Goldman GA, Ashkenazi J, et al. The value of pretreatment with long-term gonadotropin-releasing hormone (GnRH) analogue in IVF-ET therapy of severe endometriosis. *Hum Reprod* 1990;5:418–20.
108. Marcus S, Edwards R. High rates of pregnancy after long-term down-regulation of women with severe endometriosis. *Am J Obstet Gynecol* 1994;171:812–17.
109. Curtis P, Jackson A, Bernard A, Shaw R. Pretreatment with gonadotrophin releasing hormone (GnRH) analogue prior to in vitro fertilization for patients with endometriosis. *Eur J Obstet Gynecol Reprod Biol* 1993;52:211–16.
110. Nakamura K, Oosawa M, Kondou I, et al. Menotropin stimulation after prolonged gonadotropin releasing hormone agonist pretreatment for in vitro fertilization in patients with endometriosis. *J Assist Reprod Genet* 1992;9:113–17.
111. Remorgida V, Anserini P, Croce S, et al. Comparison of different ovarian stimulation protocols for gamete intrafallopian transfer in patients with minimal and mild endometriosis. *Fertil Steril* 1990;53:1060–3.
112. Sallam H, Garcia-Velasco J, Dias S, Arici A. Long-term pituitary down-regulation before in vitro fertilization (IVF) for women with endometriosis. *The Cochrane Database for Systemic Reviews* 2006, Iss. No. 1 Art No.: CD004635. pub 2.
113. Imai A, Takagi A, Tamaya T. Gonadotropin-releasing hormone analog repairs reduced endometrial cell apoptosis in endometriosis in vitro. *Am J Obstet Gynecol* 2000;182:1142–6.
114. Taketani Y, Kuo T-M, Mizuno M. Comparison of cytokine levels and embryo toxicity in peritoneal fluid in infertile women with untreated or treated endometriosis. *Am J Obstet Gynecol* 1992;167:265–70.
115. Sharpe-Timms K, Keisler L, McIntush E, et al. Tissue inhibitors of metalloproteinase-1 concentrations are attenuated in peritoneal fluid and sera of women with endometriosis and restored in sera by gonadotropin-releasing hormone agonist therapy. *Fertil Steril* 1998;69:1128–34.
116. Garzetti GG, Ciavattini A, Provinciali M, et al. Natural cytoxicity and GnRH agonist administration in advanced endometriosis: positive modulation on natural killer cell activity. *Obstet Gynecol* 1996;88:234–40.
117. Lessey BA. Medical management of endometriosis and infertility. *Fertil Steril* 2000;73:1089–96.
118. Tei C, Maruyama T, Kuji N, et al. Reduced expression of $\alpha_v\beta_3$ integrin in the endometrium of unexplained infertility patients with recurrent IVF-ET failures: improvement by danazol treatment. *J Assist Reprod Genet* 2003;20:13–20.
119. Rizk B, Abdalla H. Assisted Reproductive Technology in Endometriosis. In: Rizk B, Abdalla H (Eds.), *Endometriosis. Second Ed.* Oxford: United Kingdom, Health Press, 2003, chapter 6, pp. 74–76.
120. Rizk B, Abdalla H. In Vitro fertilization. In: Rizk B, Abdalla H (Eds.), *Infertility and Assisted Reproductive Technology.* Cambridge: United Kingdom, Cambridge University Press, 2008, chapter 10, pp. 112–114.

第 40 章

病情复杂患者的 IVF

Botros R. M. B. Rizk, Christopher B. Rizk, Sameh Mikhail, Christine B. Rizk, Hany F. Moustafa, James Hole, Sheri Owens, Susan Baker, Kathy B. Porter

多数接受人工辅助生殖治疗的患者身体健康，年龄相对年轻。但当今女性趋于晚孕，其结果一些女性会接受体外受精(IVF)来获得妊娠、生育。对于这些夫妇来说，遵从不孕症专家的指导进行妊娠前的准备是一项重要的任务。

妊娠准备工作中一些重要的课题对临床医生具有挑战性，因为这些问题涉及诸多系统。癌症患者的术后生存率不断提高，许多患者不满足于癌症的痊愈，而渴望满足他们的生育要求。患有内分泌疾病如高泌乳素血症和垂体功能减退症、库欣综合征、糖尿病等的患者须在开始辅助生殖治疗前对医生阐述自己的病情，患有艾滋病的夫妇对于辅助生殖治疗也提出了其特有的挑战。性功能异常的夫妇也会出现在接受辅助生殖治疗的人群中。还有，有血栓倾向的患者也对辅助生殖技术提出了巨大的挑战，有关的妊娠问题将在第 45 章讨论。

有些患者患有妇科疾病，这既是对辅助生殖技术的挑战，也是影响 IVF 结局的因素，本书第 42 章讨论的子宫内膜异位症就属于这种情况。第 39 章认为患有子宫肌瘤和输卵管积水的患者须在 IVF 治疗前进行外科治疗。患有子宫先天性畸形的患者也会影响辅助生殖的结局，或引起流产，这在本书第 35 章有详述。

孕前咨询

尽管孕前保健方面已取得了巨大的进展，某些不良的妊娠结局如早产和出生缺陷的发生率并无多少变化。当然，IVF 治疗导致了多胎妊娠率的增加，患有慢性病的女性怀孕也增加了高风险妊娠率，这些都是参与不良妊娠结局构成的混淆因素。

孕前咨询的主要目的在于通过基本的预防工作达到最大限度的优化胎儿和新生儿的质量。我们认为即使在低风险人群中也应该提供孕前保健服务，但是目前对于这一人群尚未统一的提供此项服务，而且客观地说，他们中大多数并不会去寻求专家的建议。

与此相反，糖尿病患者、高血压患者，以及那些服用过有潜在致畸作用药物的和曾经有过深静脉血栓史的患者是孕前保健的主要服务对象。

有关孕前保健的各个方面已由 Steegers 和 Wildschut(1)汇总，包括四个主要方面：风险评估，提升身体健康状况，干预和消除危险因素以及适当的咨询。

医疗风险评估

医疗风险评估包括通过询问就医夫妇既往孕产史和病史、家族史、用药史、致畸因子暴露史以及饮食习惯等来筛查医疗风险因素。了解配偶的既往史是十分重要的，尤其是存在基因异常的情况时。附加评估常包括实验室检查和影像学检查，以及抗体筛查、血红蛋白病、镰状细胞贫血、Tay-Sachs 病(氨基己糖苷 A 酶缺乏病，译者注)，以及一些传染性疾病如肝炎和性传播性疾病如艾滋病等。

提升健康状况

健康状况方面主要应停止饮酒、吸烟和滥用药物。还应提醒注意防止弓形虫和李斯特菌属的感染。孕前健康状况的提升还应提倡服用叶酸，健康女性每天 400μg，如之前曾孕育过神经管畸形胎儿，则建议每天服用 4mg。

酒精

酒精是最常见的人类致畸物。孕期酗酒可能会产生严重的后果。

烟草

吸烟会增加孕期并发症，包括自发性流产、低体重儿、早产、胎盘剥离等。不幸的是，大约 20% ~30% 的孕妇吸烟。

疫苗

孕期中适当的预防接种可以提倡,但不提倡使用活疫苗。世界卫生组织(WHO)建议孕期应避免使用活性疫苗,包括弱活性的麻疹疫苗、流行性腮腺炎疫苗、风疹疫苗、卡介苗和黄热病病毒疫苗等。

咨询

IVF 治疗前的咨询应着重做专题性讲述,例如基因方面或患者之前曾出现过的并发症。

癌症患者

癌症患者对于 IVF 来说是一个特殊的挑战。在美国每年有大约 650 000 名妇女被诊断为癌症,其中许多为育龄妇女,她们的受孕要考虑到抗癌治疗的影响。

癌症本身及其治疗对 IVF 的影响

恶性肿瘤患者的生育能力可能会受疾病影响而降低。患有霍奇金病的男性精子质量不合格(2,3)。癌症也会降低女性卵细胞质量和受孕几率,从而影响生育能力(4)。

IVF 对恶性肿瘤的影响

IVF 对恶性肿瘤的影响主要在于可能会推迟化疗的时间,或激素可能会引起癌症的变化,这种推迟的影响以及影响的程度必须告知患者,并与患者的肿瘤医生讨论可能会出现的情况。其他因素如患者正常的月经周期也可能会影响治疗的开始时间。在 IVF 开始前经常使用口服避孕药调节月经周期。促性腺素释放激素(GnRH)拮抗剂也常用来缩短 IVF 周期(5)。

乳腺癌是育龄妇女最常见的癌症。大约 15% 的乳腺癌患者被发现癌症时小于 40 岁(2),她们可通过低温贮藏卵细胞来完成 IVF 治疗,但由于卵巢内可能有预先潜伏的癌症转移灶,因此我们并不提倡这一做法。超促排卵方案会使患者体内雌激素水平非常高,但仅持续几天。已有研究将曾用于乳腺癌治疗的雌激素拮抗剂用于卵巢刺激治疗中,并进行了成功的论证(6)。

对于患者来说最重要的是有足够的时间来完成 IVF 治疗。在某些情况下需要针对患者的情况来进行单独咨询。在患者开始进行任何化疗方案之前检测月经周期中 FSH 的数值是非常重要的,而且,窦卵泡的计数和卵巢容积测量也是准备工作的重要组成部分。放疗对子宫动脉血流和子宫内膜生长过程的影响需要纳入考虑范围。GnRH 拮抗剂可缩短 IVF 治疗周期,一般于月经周期的卵泡早期开始应用。如果患者现在正处于黄体期,少量的 GnRH 拮抗剂即可引起卵泡退化或黄素化,促性腺激素的给药时间应推迟几天(2)。有研究认为对乳腺癌患者采用他莫昔芬对抗雌激素可引起卵细胞的轻度增多,从而获取胚胎。研究结果还提倡使用芳香化酶抑制剂(7)。

夫妇一方感染 HIV 病毒

全世界已有 5000 万人感染 HIV 病毒。男女受到感染的几率均等,但在美国,患者主要为育龄男性。

尽管美国生殖医学会(8)、美国妇产科学会(9)和欧洲人类生殖与胚胎学会(10)均鼓励医生为 HIV 抗体血清阳性的男性和女性提供辅助生殖服务,但只有少数几项研究公开同意这么做(11)。大约在 10 年前我们参加了一项有关对 HIV 患者进行 IVF 治疗方面的讨论,虽然在当时我们不得不允许此项建议获得通过,而实际上我们是反对对 HIV 阳性的夫妇进行 IVF 治疗的(12)。我们主要的担心在于感染 HIV 病毒的父母或其一方因寿命短暂而不能为他们的孩子提供应有的关爱,以支持孩子们长大成人。目前看来,此种观念应该改变,因为随着医学发展 HIV 患者的寿命及生活质量均有大幅提高。我们强烈主张在开始不孕症治疗前最重要的事情是必须与传染病专家密切合作。在此之后,我们提倡对只有一方感染 HIV 的夫妇采取积极的不孕症治疗,但要把他们本身以及孩子的健康放在第一位。我们对这方面的治疗经验有限,但取得了令人鼓舞的 IVF 结局,出生的孩子至今还是 HIV 阴性。

患者夫妇在 IVF 治疗前的准备工作

感染 HIV 的患者一般在传染病专家的密切监护下。在 IVF 周期开始前需重新检测 HIV-RNA 病毒计数和 CD4 细胞状况,并筛查其他传染性疾病,如甲乙型肝炎和梅毒(RPR)。肝肾功能也需于近期重新检测。我们主张在开始辅助生殖治疗前一名由妇儿和传染病专家对患者夫妇进行评估以排除可能的医学禁忌证,如果有必要可进行基因检测,包括血红蛋白电泳以除外囊性纤维化和 Tay-Sachs 病等。

夫妇一方的 HIV 检测应为血清阴性。夫妻双方应同意采用避孕套进行安全的性生活。HIV 血清阳性的妇女在子宫输卵管造影术或输卵管声学造影术前接受抗生素治疗，时间为 7～10 天。超声医生应避免在患者经期检查以免仪器沾染血液，并使用稀释的漂白粉溶液杀灭可能存在的病毒（11，13）。

夫妇一方为 HIV 阳性的 IVF 操作

常规的 IVF 方案在可控的范围内对卵巢进行超刺激：在注射长效促性腺激素 35～36 小时后穿刺抽吸卵细胞。采用 ICSI 技术时建议使用精子洗涤技术减少 HIV 水平传播的可能性，并获得单精子样本。有文献综述在 3600 多次已发表的操作中没有发生女性患者或孩子的血清传播。胚胎移植应在第 5 天或第 6 天进行，HIV 患者的胚胎不能进行人工孵化。

IVF 后的随访

在早、中、晚孕期均应抽血进行系列检查。新生儿应在出生时和 3 个月后进行检查。产妇应在分娩时和产后 3 个月采用敏感的化验方法检测少于 1/50ml 血液的样本。

对 HIV 血清阳性女性的特别要求

HIV 血清阳性的孕妇结局已有了显著的改善。通过适当的治疗胎儿受垂直传播而感染 HIV 的几率从 25% 下降到 2%。

肥胖与辅助生殖技术

肥胖多为基因和环境多因素综合作用的结果。现有多种方法来评价肥胖程度，如体重指数（BMI）、腰臀比、腹部容积指数、腹内型肥胖以及体脂含量等（15）。应用最广的为 BMI，其定义为体重（千克）除以身高（米）的平方。WHO 对“超重”的定义为 BMI 在 25～29.9 之间，而对“肥胖”定义为 BMI 大于等于 30。BMI 大于 25 的人有患 2 型糖尿病、原发性高血压、高脂血症、冠心病、胆囊疾病、哮喘和骨关节炎的风险。

肥胖对 IVF 结局的影响

肥胖女性（BMI＝30～35）接受 IVF 后的妊娠率较体重正常的女性妊娠率低（15，16）。身体脂肪呈男性化分布的女性接受 IVF-ET 后妊娠率较正常女性偏低（17）。

肥胖会通过多种机制影响 ART 的结局。肥胖病人出现月经和卵巢功能紊乱的几率较高，使医生难以决定开始治疗的时间。由于垂体-卵巢轴的抑制失败导致取消治疗的几率也较正常人高。有研究认为肥胖病人在 IVF 治疗中需要更大剂量的 FSH。肥胖患者在穿刺抽吸卵细胞后出现并发症的几率较高。

肥胖患者的妊娠结局

肥胖患者更容易出现不良的妊娠结局。肥胖患者接受 IVF 后在妊娠的前 3 个月中出现流产的风险较正常人高。肥胖也易于诱发高血压、糖耐量异常、妊娠期糖尿病和静脉血栓等疾病。肥胖容易出现巨大儿导致难产，由此出现产程困难需要剖宫产的可能性增加，术后也易于出现血栓栓塞等并发症。与体重正常的女性相比，肥胖产妇的新生儿出现神经管畸形、心脏畸形、脐膨出和复合畸形的可能性较大。这些可能与高血糖症、高胰岛素血症和饮食中的维生素缺乏有关。

Ola 和 Ledger（15）对是否需要在 IVF 治疗开始前强制性地降低患者的 BMI 这一问题进行了讨论。他们注意到一些研究认为肥胖与生殖功能的紊乱和生殖力的下降有关，也有一些研究认为肥胖与 IVF 治疗后不良的妊娠结局没有显著相关。在英国，有关不孕症评估与治疗的临床指导大纲是由国家临床优化研究所于 2004 年颁发印刷的。基于四个回顾性研究的证据，他们认为 BMI 超过 19～30kg/m^{2}这一范围的患者可能会降低 ART 成功率。但是是否因为妊娠率的降低而限制中等偏胖的患者做辅助生殖治疗尚有争议。

总之，肥胖可能会影响妊娠和 IVF 结局，但如果谨慎应对，有可能获得一个好的结局。如果肥胖患者已经被仔细告知在 IVF 及妊娠过程中可能出现的不良结果，在知情同意的情况下还是希望继续治疗，那么拒绝治疗则是不符合医学伦理的。对于患者在健康生活方式、运动健身和减轻体重方面应给与足够的建议。

系统性红斑狼疮（SLE）患者

SLE 患者的受孕能力基本上是正常的，除非在进行环磷酰胺治疗时出现一过性的闭经。如何在化疗中和化疗后保存卵巢的功能已吸引了许多学者和临床医生的注意并进行了大量的研究。Blumenfeld（18）认为患有淋巴瘤的女性预先进行的支持疗法和化疗对青春期前的激素环境所产生的诱导作用可能会增加卵巢早发性功能衰竭的风险。这些初期研究对 18 例接受化疗的 SLE 患者每月注射一次 GnRH 拮抗剂，结果显示接受 GnRH 拮抗剂治疗的 18 例患者同时也接受烷化剂或苯丁酸氮芥化疗，但无一例出现卵巢早发性功能衰竭。9例未接受GnRH（拮抗剂，译者补）的患者5例出现卵巢早发性功能衰竭(19,20)。

SLE患者的IVF效果

接受ART的控制性超促排卵方案后患者血清中的雌激素水平呈指数形式上升，有可能导致SLE病情的突然加剧，这一风险已由Gubbala(21)报道。19例SLE合并APS（抗磷脂综合征，译者注）的患者总共接受了68个IVF治疗周期，其中4个IVF周期(25%)导致SLE病情的突然加剧，2个IVF出现了OHSS。

SLE对IVF的影响

有研究认为SLE可能会降低IVF-ET的成功率，主要原因可能是因为患者存在抗核抗体，降低了IVF后的着床率，具体机制尚不十分清楚。患有SLE多年的患者妊娠成功率低。如伴有活动性肾病及妊娠高血压可增加早产及流产的几率。是否应将SLE及其他免疫性疾病列入常规筛查项目尚存争议。据估计约有1%～2%的未被诊断为SLE的患者可表现为不孕而混杂于众多的不孕症患者当中。

结论

大部分接受ART的患者身体健康，但由于晚育其患病率较正常人群偏高，如出现多胎妊娠则增加了妊娠的复杂性。在孕前进行有关生理、心理和伦理方面的咨询是至关重要的，并应该普及至每对希望接受ART的夫妇。首先要停止饮酒和吸烟，减轻体重和健身运动也很有必要。要控制高血压和糖尿病。癌症术后要求妊娠的患者也日趋增多。只有在医学、手术操作和心理等方面做好细致的准备工作才能改善IVF结局。患者本人的宗教信仰和伦理观点应当受到尊重。

关键点

- 大部分接受ART的患者身体健康且年龄较轻。
- 尽管进行了大量的孕前保健工作，某些不良妊娠结果如流产和胎儿畸形还是不可避免。
- 多胎妊娠数量的增长是IVF妊娠的一个干扰因素，会增加某些患有慢性疾病的患者的妊娠风险。
- 孕前保健的四个主要方面为评估风险、改善健康状况、消除危险因素和足够的咨询。
- 乳腺癌是育龄女性中最常见的癌症。
- 芳香化酶抑制剂、他莫昔芬和GnRH拮抗剂对接受控制性卵巢超促排卵的乳腺癌患者是有帮助的。
- IVF对恶性肿瘤的影响主要是可能因妊娠而推迟化疗开始的时间，以及妊娠带来的激素水平的变化对肿瘤可能产生的作用。
- 夫妻一方感染HIV应给予应有的尊重和平等的考虑，并与他们的传染病医生建立密切的联系。
- 肥胖和非常肥胖的患者在接受IVF后其妊娠率低于体重正常的女性。
- 除了因病情加剧出现闭经或因环磷酰胺的治疗而导致的卵巢功能衰竭以外，SLE患者的生育能力基本上是正常的。
- 科研人员和临床医生已进行了大量的研究工作以保护患者化疗前和化疗后的卵巢功能。

参考文献

1. Steegers EAP and Wildschut HIJ. Preparing for pregnancy: preconception care. In: Macklon NS (ed.), *IVF in the Medically Complicated Patient: A Guide to Management*. Taylor and Francis, London: 2005, Chapter 12, pp. 181–203.
2. Anderson RA. The patient with malignant disease. In: Macklon NS (ed.), *IVF in the Medically Complicated Patient: A Guide to Management*. Taylor and Francis, London: 2005, Chapter 3, pp. 41–50.
3. Rueffer U, Breuer K, Josting A, et al. Male gonadal dysfunction in patients with Hodgkin's disease prior to treatment. *Ann Oncol* 2001; 12:1307–1311.
4. Pal L, Leykin L, Schifren JL, et al. Malignancy may adversely influence the quality and behaviour of oocytes. *Hum Reprod* 1998; 13:1837–1840.
5. Andersen RA, Kinniburgh D, Baird DT. Preliminary evidence of the use of gonadotrophin releasing-hormone antagonist in superovulation/IVF prior to cancer treatment. *Hum Reprod* 1999; 14:2665–2668.
6. Oktay K, Buyuk E, Davis O, et al. Fertility preservation in breast cancer patients: IVF and embryo cryopreservation after ovarian stimulation with tamoxifen. *Hum Reprod* 2003; 18:90–95.
7. Sonmezer M, Oktay K. Fertility preservation in female patients. *Hum Reprod Update* 2004; 10:251–266.
8. Ethics Committee of the ASRM. HIV and infertility treatment. Fertil Steril 2002; 77: 218–222.
9. American College of Obstetrics and Gynecologists. HIV: Ethical Guidelines for Obstetricians and Gynecologists, April 2001. ACOG Committee Opinion 255, Washington DC; ACOG, 2001.
10. The ESHRE Ethics and Law Task Force. Task Force 8: Ethics of medically assisted fertility treatment for HIV positive men and women. *Hum Reprod* 2004; 19: 2454–6.
11. Sauer MV. The couple discordant for human immunodeficiency virus. In: Macklon NS (ed.), *IVF in the Medically Complicated Patient: A Guide to Management*. Taylor and Francis, London: 2005, Chapter 5, pp. 61–71.
12. Rizk B, Dill R. Counseling HIV patients pursuing infertility investigation and treatment. *Hum Reprod* 1997;12(3):415–416.
13. Sauer MV. Sperm washing techniques address the fertility needs of HIV-seropositive men: a clinical review. *Reprod Biomed Online* 2005; 10:135–140.

14. Semprini AE, Levi-Seti P, Bozzo M, et al. Insemination of HIV-negative women with processed semen of HIV-positive partners. *Lancet* 1992; 340:1317–1319.
15. Ola B, Ledger L. The obese patient. In: Macklon NS (ed.), *IVF in the Medically Complicated Patient: A Guide To Management.* Taylor and Francis, London: 2005, Chapter 7, pp. 87–100.
16. Wang JX, Davies M, Norman RJ. Body mass and probability of pregnancy during assisted reproduction treatment: retrospective study. *BMJ* 2000; 321:1320–1321.
17. Wass P, Waldenstrom U, Rossner S, Hellberg D. An android body fat distribution in females impairs the pregnancy rate of in-vitro fertilization-embryo transfer. *Hum Reprod* 1997; 12:2057–2060.
18. Blumenfeld Z. The patient with systemic lupus erythematosus. In: Macklon, Nick S (ed.), *IVF in the Medically Complicated Patient: A Guide To Management.* Taylor and Francis, London: 2005, Chapter 4, pp. 51–60.
19. Blumenfeld Z, Shapiro D, Shteinberg M, et al. Preservation of fertility and ovarian function and minimizing gonadotoxicity in young women with systemic erythematosus treated by chemotherapy. *Lupus* 2000; 9:1–5.
20. Blumenfeld Z. Ovarian cryopreservation versus ovarian suppression by GnRH analogues: primum non nocere. *Hum Reprod* 2004; 19:1924–1925.
21. Guballa N, Sammaritano L, Schwartzman S, et al. Ovulation induction and in vitro fertilization in systemic lupus erythematosus and antiphospholipid syndrome. *Arthritis Rheum* 2000; 43:550–556.
22. Rizk B, Abdalla H. In vitro fertilization. In Rizk B, Abdalla H (Eds.) Infertility and assisted reproductive technology. Oxford: United Kingdom, Health Press, 2008, Chapter 7, pp. 112–114.

第41章

多囊卵巢综合征与IVF

Timur Gurgan, Aygul Demirol

引言

多囊卵巢综合征(PCOS)的特征表现为卵巢功能紊乱和高雄激素表现,是不孕症女性最常见的病因。虽然缺乏流行病学资料,PCOS被认为是女性最常见的内分泌疾病(1)。育龄女性的PCOS患病率在4.7%~6.8%之间(2~4)。

最早对这种综合征进行描述的是Stein和Leventhal,其典型症状为闭经并伴有卵巢多囊性改变,伴有或不伴有多毛和肥胖(5)。目前对PCOS定义的理解为一种疾病谱,其特征为以下多种原发性症状:高雄激素、月经不规律、多囊卵巢(PCO)和向心性肥胖。

鉴别和诊断PCOS患者有两个标准(6)。1990年国家健康协会PCOS研究所将PCOS定义为一种慢性的不能解释的雄激素水平升高和月经紊乱。雄激素水平升高可有临床或生化检验判定。2003年,欧洲人类生殖与胚胎学会和美国生殖医学会达成群体意见一致,同意将卵巢的多囊样改变作为PCOS可能出现的一个表现(7)。鹿特丹诊断标准规定当出现三个基本特征中的两个即可诊断PCOS:PCO,停止排卵,和(或)生化指标显示的不能解释的雄激素升高。

PCOS女性常因月经紊乱而就诊于妇科医生,主诉多为高雄激素而产生的症状或不能生育。有关生育的问题包括受孕能力下降、继发于不排卵而出现的症状,以及妊娠早期的流产。

PCOS导致不孕症的发病机制

流行病学研究表明大约有20%外表正常的女性存在PCO(8)。在生育能力下降的人群中,75%因不排卵而导致不孕的患者被诊断为PCOS,在复发性流产的人群中PCOS的患病率更高(9)。

不孕的PCOS女性的卵巢功能以卵泡发育失调和类固醇激素异常为特征。PCOS女性的卵泡发育早期平均的卵泡直径为正常的5mm,但随后的卵泡成熟过程被打乱,导致卵泡的生长在成熟前停滞。已有研究报道了许多可能导致PCOS患者长期不排卵的原因:FSH不足(导致卵泡无法获得足够的刺激),LH分泌过多(导致雄激素过多和卵泡发育停滞),胰岛素分泌过多(导致雄激素过多和卵泡发育停滞),雄激素分泌过多(导致异常的促性腺激素分泌和卵泡发育停滞),雌激素分泌过多(抑制FSH分泌,增加"有害的"LH分泌),抑制素B分泌过多(抑制FSH分泌),细胞凋亡活动减弱(在类固醇激素的作用下小卵泡被激活的数量增加),出现变异的生长因子表达(导致不正常的凋亡、卵泡生长停滞、抑制雌激素合成)(10)。

导致卵泡不正常生长的原因主要是卵巢中类固醇的生成出现异常。PCOS的临床和生化检验特征是雄激素水平升高以及雌激素和黄体酮的生成异常。PCOS患者不论是否排卵,泡膜细胞分泌过多的雄激素导致P450c17活性增强,而后者受磷酸化的丝氨酸调控,是雄激素生物合成的主要调节酶(11)。PCOS患者有停止排卵的症状,其颗粒细胞对FSH和LH刺激的反应表明了芳香化酶活性的增强,导致雌激素和黄体酮合成增加(12)。血液循环中雌激素水平的升高对LH的合成产生了不利影响,对FSH的分泌也起到了负反馈作用,导致异常的卵泡生长周期、异常的类固醇合成和异常的促性腺激素分泌持续存在(13)。

其他对卵巢功能有影响的因子包括肥胖、血管上皮生长因子的过度表达(在PCOS患者采用促排卵药物时出现此种情况可能与长期不排卵有关,同时也增加了发生卵巢过度刺激的风险),以及PCOS患者血清中纤维蛋白溶酶原的激活因子抑制素-1的活性增高(可能参与了卵泡不正常成熟和破裂过程)等等(10)。

PCOS患者的不孕症治疗

对患有PCOS的肥胖患者，第一步的治疗是要减轻体重。克罗米芬枸橼酸盐可作为一线药物使用。如果服用克罗米芬不能诱导排卵和妊娠，则可根据患者具体情况采用下述几种治疗方法：低剂量FSH治疗，单独使用二甲双胍或联合使用克罗米芬或FSH，行腹腔镜卵巢打孔术。如果上述措施对PCOS患者均无效，那就只剩下试管婴儿这一方法了，其效果非常好。虽然经过修复的卵母细胞受孕百分比会降低，但和其他原因，如机械性因素导致的不孕症患者相比，由于PCOS患者所获得的修复卵母细胞较多，因此会弥补受孕百分比的降低(14)。不久的将来我们还可选择芳香化酶抑制剂和卵细胞的离体培养等方法来治疗患有PCOS的不孕症患者。芳香化酶抑制剂不会影响克罗米芬的抗雌激素作用，不会通过抑制雌激素合成而造成雌激素水平下降的假象，从而对克罗米芬的作用产生中枢性的负反馈作用。虽然根据一些假说的有力支持芳香化酶抑制剂的应用已取得了令人鼓舞的初期成果，但其有效性和安全性尚需更多的实验予以证实(15,16)。

与常规体外受精相比，由专业团队对筛选的病例采用对不成熟卵母细胞进行体外成熟(IVM)和体外受精的方式进行治疗具有许多优势。IVM过程的许多优势已见报道。与常规IVF相比，IVM治疗的主要优势在于避免了OHSS的风险，降低了成本，以及简化了治疗。经过抽吸不成熟的卵母细胞进行IVM后已经出生了大约300名健康的婴儿。概括而言，对于患有多囊卵巢或PCOS的患者妊娠率和着床率已分别达到30%～35%和10%～15%，因此对由于患有多囊卵巢或PCOS而导致不孕症的患者，IVM能够作为一种可供选择的治疗方式(17)。

辅助生殖技术(ART)如宫腔内人工授精(IUI)或IVF的应用愈加广泛(18)，但在设计严密的研究中缺乏有关PCOS患者的有效性和安全性。当然，随着IVF的结局的逐步改进，越来越多地进行单胚胎移植，消灭了多胎妊娠的可能性，IVF正成为促排卵方法的重要替代治疗方法(19)。

IVF对于PCOS患者

虽然研究结果显示IVF的结局令人兴奋，但对于PCOS患者来说出现卵巢超刺激综合征的风险、IVF治疗周期的取消率、卵细胞的质量和受精率均不确定，PCOS患者和非PCOS患者或PCO患者的妊娠率是否有差别也尚未明了。

在一项回顾性研究中，对16例PCO患者进行IVF治疗，并与30例患有输卵管疾病但排卵正常的女性相对照。虽然PCO组的患者每个IVF周期所获得的卵细胞要多于对照组，两组的妊娠率基本相同(分别为30.7%和29.7%)。作者认为这可能与PCO患者的卵细胞受精卵和卵裂率较低有关(20)。

在另一项设计严密的回顾性大样本研究中，PCOS患者的IVF结果与卵巢正常且具备成功进行IVF-ET所需要的决定性因素的女性相对照，结果发现PCOS患者受精率较低，而妊娠率和流产率较高，但与对照组相比无统计学意义(21)。

Kodama等也将PCOS患者的IVF-ET结果与对照组相比较，但结果不同，两组间单次胚胎移植后的妊娠率并无差异(PCOS组为25%，对照组为34%)；PCOS组单次卵泡抽吸后的妊娠率却明显低于对照组(分别为19%和31%)(22)。

一项最近的汇总分析将PCOS患者与非PCOS患者的常规IVF的妊娠结局做了比较。接受IVF治疗的PCOS患者与非男性因素导致不孕的患者进行了配对比较，在290个被认同的研究中有9个报道了458例PCOS患者(共793个治疗周期)和与之配对的对照组共694例患者(1116个治疗周期)。PCOS患者在首次治疗周期时穿刺抽吸卵细胞的几率较对照组明显降低，每次穿刺抽吸的卵细胞数量较对照组明显增多，实际受精的卵细胞数量两组无明显差异，首次治疗周期的妊娠率也无差异。总体看来PCOS患者取消治疗周期的风险高于对照组，卵细胞的受精率降低，但两组患者的单个治疗周期的妊娠率和活产率相似(19)。

关于PCOS患者尚有其他争议主题：“PCOS患者与PCO患者的IVF结局是否不同?”最近一项回顾性研究报道典型的PCOS患者或者仅仅卵巢形态上表现为PCO的患者在辅助生殖技术的各个环节表现非常一致。与仅因男性因素而导致的不孕症患者相比，PCOS患者或仅仅形态学上表现为PCO的患者因为可以得到更多受精的卵细胞和Ⅰ级胚胎，所以单次ET后的临床妊娠率较高(23)。另一项最近的研究也支持上述结果，并总结到PCO女性的卵泡对刺激的反应性好于卵巢正常的女性，但IVF的妊娠结局相似(24)。

哪种促性腺激素适用于PCOS?

已有足够的文献证据表明在排卵诱导治疗中可使用促性腺激素克罗米芬枸橼酸盐来对抗PCOS。这些文献提供的资料表明,在PCOS患者的诱导排卵过程中,人绝经期促性腺激素(hMG)、尿FSH(uFSH)和重组FSH(rFSH)在促成妊娠方面功效相同(25,26)。在使用FSH诱导排卵治疗中,主要的复杂因素在于由于个体本身和个体之间的差异而必须将FSH的用量个体化以维持卵泡的生长(FSH的"反应性"剂量)。这种变异可能产生并发症如多卵泡生长、卵巢刺激过度以及多胎妊娠(27)。

PCOS患者的卵巢刺激方案应使用何种促性腺激素争议已久。通常升高PCOS患者的LH血清浓度被认为会导致增加OHSS和自发性流产的发生几率。出于此种考虑,在挑选促性腺激素时应避免使用LH。

Daya等对ART中使用rFSH和uFSH进行卵巢刺激的对照实验进行了综述,结果显示当在IVF治疗中使用α促滤泡素时,使用rFSH进行卵巢刺激后的妊娠率要高于uFSH,治疗中促性腺激素使用的总剂量也较低(28)。

近期的汇总分析比较了在降低卵巢刺激强度后hMG和FSH在辅助生殖治疗周期中所起的作用,发现使用hMG的患者组具有较高的妊娠率,但没有证据表明使用hMG的患者与使用FSH的患者在持续妊娠率、活产率、促性腺激素的使用剂量、抽吸的卵细胞数、流产率和多胎妊娠率等指标上有何不同。该汇总分析的结果认为在IVF/ICSI周期中采用GnRH拮抗剂的长抑制方案后,使用hMG患者组较使用重组FSH患者组的临床妊娠率要高(29)。

近期另一项汇总分析比较了在治疗前的卵巢刺激中使用rFSH(除外LH)和hMG的相关临床功效。将这些随机对照试验的结果汇总后显示使用rFSH和hMG两者之间在不同的妊娠结局发生率上没有显著性差异,其中包括持续妊娠率/活产率,临床妊娠率,流产率,多胎妊娠率和中重度OHSS发生率,但是在促性腺激素的使用总量上hMG组低于rFSH组。因此该汇总分析的结果认为在IVF/ICSI治疗周期中使用hMG或rFSH的临床结局没有明显差异(30)。

虽然没有明确的对照性研究资料分析PCOS患者在IVF治疗中使用不同的促性腺激素进行卵巢刺激后的治疗结局,但有关排卵诱导周期的资料表明使用不同的促性腺激素不会造成治疗结局的不同(25,29)。

促性腺激素释放激素激动剂的应用

在进行卵巢刺激前和刺激中使用促性腺激素释放激素激动剂(GnRH-a)能有效抑制LH浓度,这使其在IVF治疗方案中具有无可替代的位置。GnRH-a可显著地几乎是完全地消除令人烦恼的过早黄体化的发生。它们可以应用于诱导排卵过程中,尤其是可以用于PCOS患者,因其相当一部分患者血清LH浓度会出现长期的增高。理论上,GnRH-a通过抑制LH浓度而消除过早黄体化的发生,改善这些患者的相对低的妊娠率和较高的流产率(16)。

Dor等研究了PCOS患者中GnRH-a对垂体的抑制作用,随后的卵巢反应性以及IVF的治疗结果。给予GnRH-a14天后所有患者的垂体反应性被消除,早期黄体化也被阻止。该作者还报道对PCOS患者使用GnRH-a会减少颗粒细胞的黄体酮和雄烯二酮的合成量,阻止早期黄体化的发生,但IVF的结局不会受到影响(31)。

在一项回顾性研究中比较了使用GnRH-a治疗对PCOS患者妊娠后的累积活产率和流产率的影响。研究结果表明使用GnRH-a进行排卵诱导治疗后,流产率为16.7%,未使用时为39.4%,在IVF中使用GnRH-a时流产率为18.2%,未使用时为38.5%。但是,单独使用促性腺激素时妊娠流产率为39.1%,而联合使用GnRH-a后妊娠流产率为17.6%。在经过4个治疗周期后联合使用GnRH-a和促性腺激素的累积活产率为64%,而单独使用促性腺激素的活产率为26%。这个结果提示与单独使用促性腺激素的治疗结果相比,对没有排卵的PCOS患者联合使用GnRH-a和hMG会降低流产率,提高活产率(32)。

对Cochrane资料库的系统综述也揭示,在卵巢刺激周期中不使用GnRH-a的情况下,使用FSH时OHSS的发生率比使用hMG时低,使用GnRH-a对抗促性腺激素时OHSS发生率升高。分析结果认为在使用促性腺激素的卵巢刺激过程中添加GnRH-a可增加妊娠率,但此种干预措施尚需深入研究以保证其安全性。在治疗周期中如果不使用GnRH-a则只会带来一种益处:降低OHSS的风险(25)。

总之,文献上有关GnRH-a是否对PCOS患者的IVF成功率有影响尚有争议,目前汇总分析的结果认为GnRH-a可能会提高IVF治疗周期中的妊娠率,降低流产率,虽然尚无显著的统计学意义。另一方面,联合GnRH-a和促性腺激素如hMG或r-FSH可以应用于伴有 LH 高血清浓度并反复出现过早黄体化的女性，单独使用促性腺激素持续不孕的女性，或怀孕但不止一次出现早期流产的女性(16)。

GnRH 拮抗剂的应用

理论上 GnRH 拮抗剂与激动剂相比具有多种优势，因为两者与 GnRH 之间的结合存在竞争性，通过调节两者的剂量可调整对激素的抑制程度。而且，拮抗剂在几个小时内即可抑制促性腺激素的释放，没有一过性反应，在停止用药后性腺功能可以即刻恢复而没有延迟效应。对 PCOS 患者可联合使用 GnRH 拮抗剂和低剂量的 FSH，当优势卵泡为 13～14mm 时可将拮抗剂一次给予，也可分次给予。从理论上讲这将阻止过早黄体化，保护卵细胞不受高 LH 浓度的损害，使卵泡不受阻碍地长到排卵时的大小。与使用激动剂的治疗周期比较，使用拮抗剂将明显缩短治疗周期的时间，提高妊娠率，减少流产率，降低促性腺激素的服用剂量，增加单卵泡排卵的发生率，减少 OHSS 和多胎妊娠的发生率。

近期的汇总分析对 ART 中 GnRH 拮抗剂的作用进行了评价，认为 GnRH 拮抗剂方案是一种短期的简单的方案，其临床治疗结局良好，明显降低严重的 OHSS 发生率和促性腺激素的使用量，但与 GnRH 激动剂长方案相比妊娠率较低，因此在将 GnRH 激动剂改为拮抗剂时有必要向不孕症夫妇解释其中的变化(33)。

最近的一项回顾性研究对使用 rFSH 和 GnRH 拮抗剂进行 IVF 或 ICSI 的 110 例 PCOS 患者的生殖结局进行了评价。当 BMI 大于 $29kg/m^2$ 时单次卵细胞抽吸后的持续妊娠率显著降低(为 25.6%，BMI 小于或等于 $29kg/m^2$ 时为 46.7%)，OHSS 的发生率也升高(分别为 16.3% 和 3.0%)。上述研究认为，当 PCOS 患者的 BMI 大于 $29kg/m^2$ 时，rFSH 的初始刺激剂量为 200IU 时，使用 GnRH 拮抗剂的治疗周期其生殖结局与 BMI 小于或等于 $29kg/m^2$ 且 rFSH 的初始刺激剂量为 100IU 的 PCOS 患者相比较差(34)。

Bahceci 等对 PCOS 患者在 ART 中进行控制性超促排卵时分别使用 GnRH 拮抗剂或激动剂的妊娠结局进行了比较，结果显示单个治疗周期内使用拮抗剂或激动剂所需要配备的促性腺激素剂量无明显差异。与使用激动剂的治疗周期相比，使用拮抗剂的治疗周期所需的卵巢刺激时间短，所得到的卵细胞数量也低。拮抗剂周期和激动剂周期的妊娠率分别为 57.6% 和 58.5%。着床率和 OHSS 的发生率两种治疗组间没有差异。由于本研究样本量较小，在分成不同亚组后所得到的有关 GnRH 拮抗剂和激动剂对 ART 结局的影响等结论难以保障其可靠性。该研究表明对 PCOS 患者来说使用拮抗剂的治疗方案与使用激动剂的方案所获得的治疗结局是一样的(35)。

PCOS 患者升高的 LH 水平是否可用不同的低剂量 GnRH 拮抗剂调节至正常范围？近期有研究将 24 例伴有内源性 LH 水平升高的 PCOS 患者随机分为 3 组，分别给予 0.125mg、0.250mg 和 0.500mg 的 Ganirelix(一种 GnRH 拮抗剂，译者注)皮下注射，每日一次，共 7 天。注射 Ganirelix 后 6 小时内源性 LH 水平分别被降低了 49%、49% 和 75%，内源性 FSH 分别被降低了 23%、19% 和 25%。LH 和 FSH 的血清浓度下降是暂时的，持续约 12 小时，注射后 24 小时其浓度恢复至先前水平。该研究认为 GnRH 拮抗剂 Ganirelix 能够将 PCOS 患者升高的 LH 水平降至正常，使用类似的剂量也可在 IVF 的卵巢超促排卵过程中阻止过早出现 LH 峰。另外，暂时降低 PCOS 患者升高的 LH 水平本身不能重建正常的卵泡发育过程，但卵泡发育可能因内源性 FSH 也同时受到细微的抑制而得不到足够的支持。同样，E2 水平的短暂下降不足以造成正常垂体卵巢轴的负反馈效应。上述结论支持在 PCOS 的发病机制中 LH 的作用无足轻重这一论点(36)。

PCOS 患者在 IVF 治疗中使用 GnRH 激动剂的长方案时可能需要较长时间抑制脑垂体的功能才能有效地降低血清中升高的 LH 和雄激素浓度。新近有研究建议在 PCOS 患者的刺激方案中联合使用 Diane35 和 GnRH 拮抗剂，并将之与使用 GnRH 激动剂的长方案做了比较。临床结果显示两种方案的效果相似，但使用 Diane/cetrorelix 的方案所需的注射天数明显缩短，所用的促性腺激素的总量较小，在注射 HCG 当天的雌激素水平也较低。需要指出的是，这两种刺激方案的临床妊娠率没有显著差异。这一研究认为使用 Diane/cetrorelix 的方案和使用 GnRH 激动剂的长方案对进行 IVF 治疗的 PCOS 患者来说其妊娠结局基本相似(37)。

对 PCOS 患者来说 GnRH 拮抗剂和促性腺激素的联合使用是经典的 GnRH 激动剂方案的有效替代方案。同时使用二甲双胍也会起到积极作用。在一项近期的研究中比较了常规的 GnRH 拮抗剂短方案中加用或不加用二甲双胍后所产生的卵巢刺激特性和 IVF-ET 结局。在二甲双胍使用组，rFSH 的使用量明显下降，雌激素水平也有显著降低，治疗周期的取消数也较少,OHSS 的发生率较低,同时成熟的卵细胞数增加。这些现象表明在 PCOS 患者的 IVF-ET 治疗中的卵巢刺激方案中同时使用二甲双胍和 GnRH 拮抗剂可改善妊娠结局(38)。

虽然在 ART 中使用 GnRH 拮抗剂的方案的效果与目前常规的治疗基本一致,而且其治疗次数少,使用的促性腺激素总量较小,所需的卵泡和卵细胞也较少,患者易于接受(39),但由于没有足够的专门针对PCOS患者治疗的资料,所以尚需大规模多中心的研究以比较激动剂和拮抗剂两者的治疗效果。

二甲双胍的联合使用

高胰岛素血症和不排卵两者之间的密切联系说明降低胰岛素浓度非常重要。由于减轻体重并不能降低胰岛素浓度,还有一些患者体重正常但患有高胰岛素血症,二甲双胍作为一种胰岛素增敏剂应引起我们的重视(16)。

在一项有关 PCOS 患者进行 IVF 治疗的回顾性随机对照试验中,二甲双胍的使用与否对 IVF 结局、FSH 的剂量、注射 HCG 当天的雌激素水平、抽吸的卵细胞数量以及受孕率并无影响,但对于较瘦的患者组(非肥胖组)可以提高着床率和妊娠率(40)。

另一项近期的回顾性随机对照研究分析了 PCOS 患者进行 IVF/ICSI 治疗时使用二甲双胍所产生的影响,结果发现二甲双胍并不能对 PCOS 患者的 IVF/ICSI 结局产生任何有益的作用(41)。

一篇有关随机对照试验的系统综述对 PCOS 患者在 IVF 治疗中联合使用二甲双胍是否会改善妊娠结局做了发现,结果显示联合使用二甲双胍不能提高妊娠率,但能降低卵巢过度刺激综合征的风险(42)。

二甲双胍似可提高某些 PCOS 患者的生殖功能。最近,Tang 等对 PCOS 患者进行了一项随机双盲对照实验,实验组使用二甲双胍,对照组使用安慰剂。两组所使用的 rFSH 总量、单次治疗周期中所抽吸的卵细胞数和总体的受孕率没有差异,但二甲双胍组中的单次治疗周期后和单次胚胎移植后妊娠超过 12 周的几率明显增高,其 OHSS 的发生率也显著降低。基于上述结果,可以认为对进行 IVF/ICSI 治疗的 PCOS 患者给予短暂的二甲双胍治疗不能提高卵巢对刺激的反应性,但可明显改善妊娠结局和降低 OHSS 风险(43)。

总之,目前有关 IVF 治疗中二甲双胍的效果的研究资料令人鼓舞,但尚需进一步的随机对照研究以明确 IVF 治疗中联合使用二甲双胍是否会提高 PCOS 患者的治疗疗效。

结论

PCOS 患者常难以生育,其中问题包括生育能力下降、继发性不排卵和妊娠早期流产。

IVF 是一种适合于 PCOS 患者的治疗方法。目前还不能肯定 PCOS 患者进行 IVF 治疗时成功率会降低,妊娠着床率会升高。接受 IVF 治疗的 PCOS 患者与非 PCOS 患者相比有着相似的单次治疗周期活产率。我们尚需进行更多的研究来确定 IVF 治疗的优势、最好的排卵诱导方案、促性腺激素的选择、GnRH 替代品和拮抗剂的应用,以及联合应用二甲双胍对希望接受 IVF 治疗的不排卵 PCOS 患者的影响等等。

关键点

- PCOS 以排卵障碍和高雄激素血症为特点,是女性不孕症最常见的原因。
- 已见于报道的 PCOS 患者长期不排卵的原因:FSH 相对不足、LH 分泌过度、胰岛素分泌过度、雄激素分泌过度、雌激素分泌过度、抑制因子 B 分泌过度、凋亡的减弱,以及变异的生长因子的表达等等。
- 克罗米芬枸橼酸盐是有效的一线治疗药物。如果克罗米芬不能诱导排卵和妊娠,根据患者个体情况可选择以下几种方案:低剂量 FSH 治疗,二甲双胍单独或联合克罗米芬或 FSH 使用,行腹腔镜卵巢打孔术。
- 虽然研究报道的 IVF 结局令人可喜,但治疗也存在一些不确定因素,如卵巢过度刺激综合征风险、治疗周期取消率、卵细胞质量和受孕率等。
- 使用促性腺激素进行准备的 PCOS 患者其 IVF 结局无明显改善。
- GnRH 激动剂可能对 IVF 治疗周期的妊娠率和流产率具有积极的作用。
- GnRH 拮抗剂的治疗与现行的治疗方法似乎同样有效,但其具有治疗时间短,促性腺激素使用量低,患者易于接受,在 ART 治疗中获得的卵泡和卵细胞较少等特点。
- IVF 治疗中二甲双胍的使用和有效性尚不十分清楚。

参考文献

1. Azziz R, Woods KS, Reyna R, Key TJ, Knochenhauer ES, Yildiz BO. The prevalence and features of the polycystic ovary syndrome in an unselected population. *J Clin Endocrinol Metab* 2004;89:2745–9.
2. Asuncion M, Calvo RM, San Millan JL, Sancho J, Avila S, Escobar-Morreale HF. A prospective study of the prevalence of the polycystic ovary syndrome in unselected Caucasian women from Spain. *J Clin Endocrinol Metab* 2000;85:2434–8.
3. Diamanti-Kandarakis E, Kouli CR, Bergiele AT, Filandra FA, Tsianateli TC, Spina GG, et al. A survey of the polycystic ovary syndrome in the Greek island of Lesbos: hormonal and metabolic profile. *J Clin Endocrinol Metab* 1999;84:4006–11.
4. Knochenhauer ES, Key TJ, Kahsar-Miller M, Waggoner W, Boots LR, Azziz R. Prevalence of the polycystic ovary syndrome in unselected black and white women of the southeastern United States: a prospective study. *J Clin Endocrinol Metab* 1998;83:3078–82.
5. Stein I. Amenorrhea associated with bilateral polycystic ovaries. *Am J Obstet Gynecol* 1935;29:181.
6. Azziz R. PCOS: a diagnostic challenge. *Reprod Biomed Online* 2004;8:644–8.
7. Revised 2003 consensus on diagnostic criteria and long-term health risks related to polycystic ovary syndrome (PCOS). *Hum Reprod* 2004;19:41–7.
8. Polson DW, Adams J, Wadsworth J, Franks S. Polycystic ovaries—a common finding in normal women. *Lancet* 1988;1:870–2.
9. Kousta E, White DM, Cela E, McCarthy MI, Franks S. The prevalence of polycystic ovaries in women with infertility. *Hum Reprod* 1999;14:2720–3.
10. van der Spuy ZM, Dyer SJ. The pathogenesis of infertility and early pregnancy loss in polycystic ovary syndrome. *Best Pract Res Clin Obstet Gynaecol* 2004;18:755–71.
11. Dunaif A, Xia J, Book CB, Schenker E, Tang Z. Excessive insulin receptor serine phosphorylation in cultured fibroblasts and in skeletal muscle. A potential mechanism for insulin resistance in the polycystic ovary syndrome. *J Clin Invest* 1995;96:801–10.
12. Barnes RB. The pathogenesis of polycystic ovary syndrome: lessons from ovarian stimulation studies. *J Endocrinol Invest* 1998;21:567–79.
13. Marx TL, Mehta AE. Polycystic ovary syndrome: pathogenesis and treatment over the short and long term. *Cleve Clin J Med* 2003;70:31–3, 36–41, 45.
14. Homburg R. Management of infertility and prevention of ovarian hyperstimulation in women with polycystic ovary syndrome. *Best Pract Res Clin Obstet Gynaecol* 2004;18:773–88.
15. Mitwally MF, Casper RF. Use of an aromatase inhibitor for induction of ovulation in patients with an inadequate response to clomiphene citrate. *Fertil Steril* 2001;75:305–9.
16. Homburg R. The management of infertility associated with polycystic ovary syndrome. *Reprod Biol Endocrinol* 2003;1:109.
17. Chian RC, Lim JH, Tan SL. State of the art in in-vitro oocyte maturation. *Curr Opin Obstet Gynecol* 2004;16:211–19.
18. Fauser BC, Devroey P, Macklon NS. Multiple birth resulting from ovarian stimulation for subfertility treatment. *Lancet* 2005; 365:1807–16.
19. Heijnen EM, Eijkemans MJ, Hughes EG, Laven JS, Macklon NS, Fauser BC. A meta-analysis of outcomes of conventional IVF in women with polycystic ovary syndrome. *Hum Reprod Update* 2006;12:13–21.
20. Dor J, Shulman A, Levran D, Ben-Rafael Z, Rudak E, Mashiach S. The treatment of patients with polycystic ovarian syndrome by in-vitro fertilization and embryo transfer: a comparison of results with those of patients with tubal infertility. *Hum Reprod* 1990;5:816–18.
21. Doldi N, Marsiglio E, Destefani A, Gessi A, Merati G, Ferrari A. Elevated serum progesterone on the day of HCG administration in IVF is associated with a higher pregnancy rate in polycystic ovary syndrome. *Hum Reprod* 1999;14:601–5.
22. Kodama H, Fukuda J, Karube H, Matsui T, Shimizu Y, Tanaka T. High incidence of embryo transfer cancellations in patients with polycystic ovarian syndrome. *Hum Reprod* 1995;10:1962–7.
23. Esinler I, Bayar U, Bozdag G, Yarali H. Outcome of intracytoplasmic sperm injection in patients with polycystic ovary syndrome or isolated polycystic ovaries. *Fertil Steril* 2005;84:932–7.
24. Esmailzadeh S, Faramarzi M, Jorsarai G. Comparison of in vitro fertilization outcome in women with and without sonographic evidence of polycystic ovarian morphology. *Eur J Obstet Gynecol Reprod Biol* 2005;121:67–70.
25. Nugent D, Vandekerckhove P, Hughes E, Arnot M, Lilford R. Gonadotrophin therapy for ovulation induction in subfertility associated with polycystic ovary syndrome. *Cochrane Database Syst Rev* 2000:CD000410.
26. van Wely M, Bayram N, van der Veen F. Recombinant FSH in alternative doses or versus urinary gonadotrophins for ovulation induction in subfertility associated with polycystic ovary syndrome: a systematic review based on a Cochrane review. *Hum Reprod* 2003;18:1143–9.
27. Fauser BC, Van Heusden AM. Manipulation of human ovarian function: physiological concepts and clinical consequences. *Endocr Rev* 1997;18:71–106.
28. Daya S. Updated meta-analysis of recombinant follicle-stimulating hormone (FSH) versus urinary FSH for ovarian stimulation in assisted reproduction. *Fertil Steril* 2002;77:711–14.
29. van Wely M, Westergaard LG, Bossuyt PM, van der Veen F. Effectiveness of human menopausal gonadotropin versus recombinant follicle-stimulating hormone for controlled ovarian hyperstimulation in assisted reproductive cycles: a meta-analysis. *Fertil Steril* 2003;80:1086–93.
30. Al-Inany H, Aboulghar MA, Mansour RT, Serour GI. Ovulation induction in the new millennium: recombinant follicle-stimulating hormone versus human menopausal gonadotropin. *Gynecol Endocrinol* 2005;20:161–9.
31. Dor J, Shulman A, Pariente C, Levran D, Bider D, Menashe Y, et al. The effect of gonadotropin-releasing hormone agonist on the ovarian response and in vitro fertilization results in polycystic ovarian syndrome: a prospective study. *Fertil Steril* 1992;57:366–71.
32. Homburg R, Levy T, Berkovitz D, Farchi J, Feldberg D, Ashkenazi J, et al. Gonadotropin-releasing hormone agonist reduces the miscarriage rate for pregnancies achieved in women with polycystic ovarian syndrome. *Fertil Steril* 1993;59:527–31.
33. Al-Inany HG, Abou-Setta AM, Aboulghar M. Gonadotrophin-releasing hormone antagonists for assisted conception. *Cochrane Database Syst Rev* 2006;3:CD001750.
34. Kolibianakis E, Zikopoulos K, Albano C, Camus M, Tournaye H, Van Steirteghem A, et al. Reproductive outcome of polycystic ovarian syndrome patients treated with GnRH antagonists and recombinant FSH for IVF/ICSI. *Reprod Biomed Online* 2003;7: 313–18.
35. Bahceci M, Ulug U, Ben-Shlomo I, Erden HF, Akman MA. Use of a GnRH antagonist in controlled ovarian hyperstimulation for assisted conception in women with polycystic ovary disease: a randomized, prospective, pilot study. *J Reprod Med* 2005;50: 84–90.
36. Hohmann FP, Laven JS, Mulders AG, Oberye JJ, Mannaerts BM, de Jong FH, et al. LH suppression following different low doses of the GnRH antagonist ganirelix in polycystic ovary syndrome. *J Endocrinol Invest* 2005;28:990–7.
37. Hwang JL, Seow KM, Lin YH, Huang LW, Hsieh BC, Tsai YL, et al. Ovarian stimulation by concomitant administration of

cetrorelix acetate and HMG following Diane-35 pre-treatment for patients with polycystic ovary syndrome: a prospective randomized study. *Hum Reprod* 2004;19:1993–2000.

38. Doldi N, Persico P, Di Sebastiano F, Marsiglio E, Ferrari A. Gonadotropin-releasing hormone antagonist and metformin for treatment of polycystic ovary syndrome patients undergoing in vitro fertilization-embryo transfer. *Gynecol Endocrinol* 2006; 22:235–8.
39. Schultze-Mosgau A, Griesinger G, Altgassen C, von Otte S, Hornung D, Diedrich K. New developments in the use of peptide gonadotropin-releasing hormone antagonists versus agonists. *Expert Opin Investig Drugs* 2005;14:1085–97.
40. Kjotrod SB, von During V, Carlsen SM. Metformin treatment before IVF/ICSI in women with polycystic ovary syndrome; a prospective, randomized, double blind study. *Hum Reprod* 2004;19:1315–22.
41. Onalan G, Pabuccu R, Goktolga U, Ceyhan T, Bagis T, Cincik M. Metformin treatment in patients with polycystic ovary syndrome undergoing in vitro fertilization: a prospective randomized trial. *Fertil Steril* 2005;84:798–801.
42. Costello MF, Chapman M, Conway U. A systematic review and meta-analysis of randomized controlled trials on metformin co-administration during gonadotrophin ovulation induction or IVF in women with polycystic ovary syndrome. *Hum Reprod* 2006;21:1387–99.
43. Tang T, Glanville J, Orsi N, Barth JH, Balen AH. The use of metformin for women with PCOS undergoing IVF treatment. *Hum Reprod* 2006; 21:1416–25.

第 42 章

子宫内膜异位症与辅助生殖技术

Juan A. Garcia-Velasco, Alfredo Guillén, Guillermo Quea, Antonio Requena

为什么患有子宫内膜异位症的女性需要 ART?

子宫内膜异位症的特征性表现是子宫内膜腺体及其基质存在于宫腔以外的部位,通常会导致不孕,虽然两者之间的关系尚存争议(1)。由于该病最常见于育龄妇女——当然也有少数患者为青春期或绝经后女性——研究者正热心于解决子宫内膜异位症和不孕症是否偶然相关这个难题,以及如果如此,我们怎样帮助她们。

虽然该病的患病率难以评估,但与生育能力正常的女性相比,生育能力下降的女性的患病率确实较高。当然,这并不意味着患有子宫内膜异位症的所有女性均为不孕症患者,或者需要辅助生殖(ART)。事实上,许多患有子宫内膜异位症的女性被证明是能够怀孕的,但是她们的生育能力或每月获得妊娠的机会似乎是降低的。

一种理想的研究模式应该是对患有子宫内膜异位症的女性(经活检证实)和未患子宫内膜异位症的女性(腹腔镜证实)的生育能力进行比较,但这种模式由于不符合医学伦理学而难以实施。但采用狒狒模型,我们得知患有最轻的子宫内膜异位症的狒狒其月受孕率(MFR)从 24% 降为 18%,如果病情进展为轻度、中度或重度,则 MFR 还会进一步下降(2)。

对于女性来讲,我们只能通过患有子宫内膜异位症的患者以及进行的助孕指导资料来了解该病。患有子宫内膜异位症的女性其 MFR 降低——大约 8%(3,4)。来自西班牙的一项研究表明患有轻微子宫内膜异位症的女性其 MFR 为 6%,在 12 个月内的累积受孕率为 47%,这说明不是所有的子宫内膜异位症患者都需要治疗。来自加拿大的研究评价了采用腹腔镜对患有轻微或轻度子宫内膜异位症的患者(ENDOCAN)进行干预的效果,结果发现 MFR 更低(2.5%)(6)。研究发现子宫内膜异位症患病程度与 MFR 的下降密切相关,轻度、中度和重度的患者其 MFR 分别为 8.7%、3.2% 和 0%(3)。

因此,已被确诊为子宫内膜异位症的不孕女性在接受了一段时间合理的助孕指导后应考虑接受治疗,因为如没有其他合并因素影响,她应该能够怀孕。所谓“合理的时间”长度应基于患者的年龄而决定,小于 35 岁的女性 1 ~2 年较为合理,而大于 35 岁的女性合理的时间为 6 个月到一年。

ART 会如何改善子宫内膜异位症所引起的生育能力下降?

本书的以前章节已对子宫内膜异位症导致不孕症的不同发病机制进行了综述,所以此处不再赘述。我们只提一下,虽然子宫内膜异位症会影响生殖过程的不同阶段(表 42.1),但从大样本的子宫内膜异位症患者的研究资料来看,ART 对该病会像对其他适应证一样绕过障碍(7),但这一结论与汇总分析中包含的小样本研究结果并不一致(8)。

治疗结果怎样?

宫腔内人工授精

根据 ESHRE2005 年的子宫内膜异位症诊断与治疗指导大纲,对患有轻微-轻度子宫内膜异位症的患者进行宫腔内人工授精(IUI)可提高生育能力:IUI 同时联合卵巢刺激的治疗是有效的,但未同时进行卵巢刺激的 IUI 疗效尚不确定——证据级别 1b(9)。

Tummon(10)报道了一项随机对照试验,对轻微和轻度子宫内膜异位症患者采用了两个治疗组:控制性超促排卵(COH)联合 IUI 治疗组与未采取上述治疗组,并分析了两组的功效。卵巢的刺激方案采用 FSH,

活产率是主要的计算指标。共有 103 对夫妇(女方年龄 20 ~39 岁)在参加试验前 12 个月内由腹腔镜证实导致生育能力下降的唯一因素是女方患有轻微或轻度子宫内膜异位症,试验共总结了 311 个治疗周期。两组的活产率比值(*OR*)为 5.6,[95% *CI*1.8 ~ 17.4],COH 与 IUI 治疗组活产率高,127 个治疗周期中活产数为 14 例(11%),对照组 184 个治疗周期中活产数为 4 例(2%)。

Peterson 在一项先前的汇总分析中(11)对使用促性腺激素进行卵巢诱导和 IUI 的病例进行了总结,子宫内膜异位症为Ⅲ级及Ⅳ级的患者(三项研究——179 个治疗周期共 15 例妊娠)单次治疗周期的妊娠率为 8%,子宫内膜异位症为Ⅰ级或Ⅱ级的患者(五项研究——783 个治疗周期共 100 例妊娠)单次治疗周期的妊娠率为 13%。

表 42.1 子宫内膜异位症在哪些环节影响人类生殖

引起卵泡生长缺陷	精子在宫腔内活动性减弱
卵细胞质量差	卵细胞受精能力下降
卵泡发生黄体化不破裂	胚胎卵裂减慢
输卵管周边受到侵蚀,功能受损	胚胎着床能力下降

汇总分析提示 COH 与 IUI 联合治疗可增加原因不明的不孕症患者的成功率(12,13),但对伴有子宫内膜异位症的不孕症患者则妊娠率会显著降低(10,14,15),仅为前者的 6.5% ~16%。

Hughes 发表了一篇汇总分析(13),认为子宫内膜异位症会将卵巢刺激或 IUI 的效果降低一半左右(从单次治疗周期的受孕可能性的校正后比值来看)。

近期一项大规模回顾性对照研究(16)证实了另外一个有趣的假设。对于近期接受外科治疗的轻微或轻度子宫内膜异位症患者和不明原因的不孕症患者,在进行了 COH(23 个治疗周期使用克罗米芬枸橼酸盐,236 个治疗周期使用促性腺激素)和 IUI 治疗后,两组的临床妊娠率(PR)和临床活产率基本一致。轻微或轻度的子宫内膜异位病灶在治疗前的 7 个月内进行腹腔镜手术去除。在 107 例患者共 259 个治疗周期中,轻微子宫内膜异位症患者的临床 PR 为 21%,轻度子宫内膜异位症患者的临床 PR 为 18.9%,与不明原因的不孕症患者的 20.5% 基本持平。

体外受精

根据 ESHRE2005 子宫内膜异位症的诊断与治疗指导大纲,子宫内膜异位症是体外受精(IVF)适应证,特别是当输卵管功能尚正常时,或同时伴有男性因素的不孕症,以及(或者)其他治疗失败时——证据级别 2b。与其他输卵管性不孕症相比,伴有子宫内膜异位症的不孕症患者进行 IVF 治疗后妊娠率较低(9)——证据级别 1a。

Barnhart 在 2002 年的一篇汇总分析(8)总结了 22 个研究项目的资料,其中子宫内膜异位症患者进行了 2377 个治疗周期,无子宫内膜异位症的不孕症患者进行了 4383 个治疗周期。经过混杂变量的校正后结果显示子宫内膜异位症患者与其他患者相比,IVF 治疗后的妊娠率下降了 35%(*OR*0.63,95% *CI*0.51 ~ 0.77),子宫内膜异位症患者的受孕率(FR)、着床率(IR)和雌激素(E2)血清峰值的比值也显著下降。经校正后子宫内膜异位症患者的卵细胞抽吸数量也有明显下降(*OR*0.92,95% *CI*0.85 ~0.99)。

根据子宫内膜异位症的严重程度不同而单独进行各自的变量校正,并与输卵管因素导致的不孕症进行比较,结果显示差异显著。子宫内膜异位症Ⅲ或Ⅳ级患者与输卵管因素所致不孕症的患者相比妊娠率较低(*OR*0.46,*CI*0.28 ~0.74)。轻度子宫内膜异位症患者的治疗结果与输卵管因素所致不孕症的患者相比几乎所有的指标都有明显差异,除了妊娠率一项,虽然其差异度与其他指标类似,但统计学上无明显差异。

该汇总分析对子宫内膜异位症严重程度与 IVF 治疗结局之间的关系也进行了研究,发现随疾病程度的发展其 IVF 治疗成功率也随之降低。与轻度的子宫内膜异位症患者(Ⅰ或Ⅱ级)相比,严重的子宫内膜异位症患者(Ⅲ或Ⅳ级)的妊娠率和着床率较低,获得的卵细胞数和雌激素血清峰值浓度也低,但受孕率无明显差异。总体上严重的子宫内膜异位症患者妊娠率比轻度的患者低 36%(*OR*0.64,*CI*0.35 ~1.17)。

所有的资料均表明子宫内膜异位症影响卵泡的发育、卵细胞和胚胎的质量,不仅仅表现在正常解剖结构的变化上。美国生育协会(AFS)的分级标准对预测不孕症的治疗结局有效,可在不孕症夫妇的咨询中采用。

晚近一项观察性研究(17)比较了子宫内膜异位症与输卵管因素导致不孕的两组患者的 IVF 或 ICSI 治疗结果,子宫内膜异位症的连续性患者 98 例,输卵管因素的不孕症患者 87 例,将Ⅲ或Ⅳ级子宫内膜异位症患者(22.6%)的治疗周期(1 ~4)合并后发现其妊娠率较Ⅰ或Ⅱ级子宫内膜异位症患者(40.0%)或输卵管性不孕症患者(36.6%)明显降低。

据此重申,ART 可能会绕过某些与子宫内膜异位症相关的不孕症机制,但疾病本身会影响治疗结局。

卵细胞捐赠

对于卵巢反应性过低、胚胎质量差或经历过反复的ART失败的子宫内膜异位症患者来说，卵细胞捐赠或许是一个可以考虑的方法。对这种特定的治疗模式而言着床率不会受到影响，而且卵细胞捐赠还为收集子宫内膜异位症患者的相关生殖结局提供了一个绝佳的方案。

Diaz(18)将姐妹的卵细胞配置给患有或未患有子宫内膜异位症的不孕症患者，并由此提出了一套适宜方案来说明子宫内膜异位症如何影响生育。该方案对25例Ⅲ或Ⅳ级子宫内膜异位症受捐者和33例无子宫内膜异位症的受捐者进行了比较，两组病例受捐卵细胞的数量、受精率、胚胎移植数或优质胚胎的平均数均无差异。与对照组相比，Ⅲ或Ⅳ级子宫内膜异位症组的妊娠率、着床率和流产率也未受影响。

另一篇先前由我们研究组发表的论文(19)表明如果卵细胞来自没有子宫内膜异位症的捐赠者，作为受捐者的子宫内膜异位症患者与其他因素导致不孕症的受捐者具有一样的着床和妊娠几率。Sung(20)的研究与我们的结果一致：试验组为18例患有轻度子宫内膜异位症的受捐者和37例患有中到重度子宫内膜异位症的受捐者，对照组为184例无子宫内膜异位症的受捐者，两组的着床率和妊娠率通过比较后取得了和我们一致的结论：子宫内膜异位症的负面影响与着床或子宫容受性并不相关。

COH影响子宫内膜异位症吗？

重复进行的COH是否影响卵巢反应性？

首先需要解决的问题是COH周期是否会损害卵巢的储备能力，特别是对那些健康卵巢组织已经减少的女性而言。由于不是所有女性都会在第一个周期内获得妊娠，因此可能需要进行多次周期。根据卵巢的生理学特性，尚无一种理论可以推断重复的COH会损害任何女性的卵巢功能(21)。在某一特定治疗周期中从窦卵泡池中抽吸的卵细胞在生理周期中的结局是在优势卵泡被筛选后闭锁(22)。除了无对照报告(23)，进行多个COH周期不影响卵巢的正常反应性。后续的COH周期中卵细胞抽吸数有逐渐减少的趋势，这可能更多的是因为接受重复周期治疗的女性年龄较大。所以我们确信重复进行COH周期不会损害卵巢功能。

当我们的治疗对象不是通常的IVF治疗人群，而是子宫内膜异位症患者时，应当注意在每个后续治疗周期中所使用的FSH剂量都应较前一个周期大，所抽吸到的卵细胞数却会越来越少，但与IVF成功几率相关的指标如累积妊娠率和活产率不会下降(24)。

COH影响子宫内膜异位症的分期吗？

临床医生担心的另一个问题是在进行卵巢刺激时是否会使子宫内膜异位症患者暴露于有害的高雌激素水平之下，这可能会刺激子宫内膜异位灶的生长，并有可能增加复发率。事实上，目前我们尚无足够多的证据表明经过前期的子宫内膜异位症手术后，在进行COH时短暂但反复地暴露于高雌激素水平之下会出现何种影响。

D'Hooghe等(25)在近期的一项研究中使用生命表分析的方法对他们11年来的调查结果进行了综述，内容主要为Ⅲ或Ⅳ级子宫内膜异位症患者在经过受孕治疗后的疾病累积复发率。在开始排卵诱导的21个月后子宫内膜异位症的累积复发率(CERR)为31%，与其他组的复发率相吻合(26)。有趣的是，接受IVF治疗的患者复发率非常低(7%)，虽然IVF治疗中的COH较IUI使用的雌激素剂量要大，其疾病复发率还是较预期低很多。既接受IVF又接受IUI治疗的患者CERR为43%，而只接受IUI治疗的患者复发率为70%。因此，对于IVF来说，COH并不像之前推测的那样，是促使子宫内膜异位症复发的主要风险因子。那COH是否会在IVF周期中暴露于GnRH类激素时起到保护性作用？或者事实上那些接受IUI的患者的高CERR是由于输卵管开放，易于出现经血回流，导致了新异位灶的形成？这些问题目前尚在探索之中。

外科手术治疗卵巢子宫内膜异位症是否会影响ART？

卵巢子宫内膜异位症的存在会影响ART

直到最近，大多数临床医生才对超声诊断的任何卵巢囊肿，特别是子宫内膜异位囊肿实施切除，以便在COH开始前使卵巢处于较好的状态。但这种未被证实的金标准方法由于具有损害卵巢的储备能力的风险而受到了质疑，近年有许多文献对此作了评价(27,28)。

考虑到卵巢手术会影响卵巢的储备能力，对侧的卵巢会出现功能上的代偿以替代受影响的卵巢，研究卵巢子宫内膜异位症对ART影响的理想模式应是患有单侧卵巢子宫内膜异位症且未接受过手术治疗的女性。Somigliana 等(29)对符合上述条件的 36 例卵巢子宫内膜异位症患者的 56 个 IVF 周期进行了评价,认为卵巢子宫内膜异位症与卵巢对促性腺激素的反应性下降有关,下降幅度至少为 25%。如果卵巢上的囊肿较大,或患有两个以上的囊肿,则此影响更为显著。

手术去除子宫内膜异位症病灶及其对 ART 的影响

患有子宫内膜异位症的不孕症女性需要进行外科手术以改善其生育能力,这一未经证实的理论已被广泛接受。事实上绝大多数(24,30 ~ 32)但却不是全部(33 ~ 35)的研究认为卵巢对促性腺激素的反应性会因囊肿的切除而受到损害,这促使我们去研究在 ART 开始前切除囊肿是否真的对治疗结局有益。在一项对 189 例接受 IVF 治疗的子宫内膜异位症患者的回顾性分析中,我们对 56 例直接接受 IVF 治疗的患者和 133 例先进行保守性卵巢手术再接受 IVF 治疗的患者进行了比较(36),发现后者的雌激素峰值水平较低,需要更大剂量的促性腺激素,但两组无其他差异。因此,腹腔镜手术切除卵巢囊肿不会为妊娠治疗结局带来任何益处。如果患者无明显症状,直接进行 COH 可以减少等待妊娠的时间,减轻患者的负担,避免手术带来的潜在的并发症。相反,对于有症状的患者则应建议进行谨慎的、保守的卵巢手术,这样不会减少 IVF 周期的成功几率。

卵巢损伤和卵巢功能早衰的风险

虽然目前已形成共识,认为腹腔镜手术是患有卵巢子宫内膜异位囊肿的女性的一线治疗方法(37),我们还是应该权衡手术为患者带来的好处和对卵巢功能的潜在损伤(表 42.2)。事实上在 68 例进行手术剥离子宫内膜异位囊肿的患者中有 54 例同时也去除了健康的卵巢组织,这提醒我们在建议手术时一定要非常谨慎,对腹腔镜手术本身也要非常小心(38,39)。

表 42.2 ART 前进行手术治疗卵巢子宫内膜异位囊肿的利弊

利	弊
去除恶性肿瘤的风险	损害卵巢储备功能
使卵细胞的抽吸过程易于进行	外科手术的各种风险
减缓了疾病的进展	推迟妊娠
减少囊肿破裂的风险	手术费用

Candiani 等已提供证据表明在行腹腔镜手术切除子宫内膜异位囊肿的 3 个月后,卵巢体积发生了明显的缩小(40),但没有现象表明窦卵泡的数量或卵巢血流的多普勒频谱发生改变。由于卵巢的体积是卵巢储备能力的一项预后指标,所以很明显,腹腔镜切除囊肿的同时也损害了卵巢的储备能力。

Busacca 等(41)最近在一项回顾性分析中证实,如果对双侧的子宫内膜异位囊肿均行手术切除,则卵巢功能的损伤风险会更高。他们对 126 例接受双侧子宫内膜异位囊肿行腹腔镜手术切除的患者进行追踪,平均时间为 4.6 年,发现有 2.4%(*CI* 0.5% ~6.8%)的患者术后马上出现了卵巢功能衰竭。

所以,我们在建议患者接受手术以减轻疼痛、改善生育功能的同时也不要忘记发生率虽然低但确实存在的卵巢早衰的风险。

临床实践关键点

- 大多数已获得的证据支持子宫内膜异位症有损于生育能力的假说。
- 程度严重的子宫内膜异位症会损害每月的受孕几率。
- ART 能够克服大多数由子宫内膜异位症造成的障碍而成功妊娠。
- 治疗结局不受子宫内膜异位症影响的唯一 ART 方法是卵细胞捐赠。
- 接受 ART 治疗的子宫内膜异位症患者只有在有症状时才应建议手术,否则,手术不会为 ART 治疗结局带来任何益处。谨慎的手术不会影响卵巢储备能力。

参考文献

1. D'Hooghe T, Debrock S, Hill J, Meuleman C. Endometriosis and subfertility: is the relationship resolved? *Sem Reprod Med* 2003; 21: 243–53.
2. D'Hooghe T, Bambra C, Koninckx P. Cycle fecundity in baboons of proven fertility with minimal endometriosis. *Gynecol Obstet Invest* 1994; 37: 63–5.
3. Olive D, Stohs F, Metzger D, Franklin R. Expectant management and hydrotubations in the treatment of endometriosis-associated infertility. *Fertil Steril* 1985; 44: 35–42.
4. Portuondo JA, Echanojauregui A, Herran C, Alijarte I. Early conception in patients with untreated mild endometriosis. *Fertil Steril* 1983; 39: 22–5.
5. Rodriguez-Escudero F, Negro J, Corcostegui B, Benito J. Does minimal endometriosis reduce fecundity? *Fertil Steril* 1988; 50: 522–4.
6. Berube S, Marcoux S, Langevin M, Maeux R, and the Canadian Collaborative Group on Endometriosis. Fecundity of infertile women with minimal or mild endometriosis and women with unexplained infertility. *Fertil Steril* 1998; 69: 1034–41.
7. Centers for Disease Control: 2004 Assisted Reproductive Technology (ART) Report (accessed January 15, 2007, at http://www.cdc.gov/ART/ART2004/index.htm).

8. Barnhart K, Dunsmoor-Su R, Coutifaris C. Effect of endometriosis on in vitro fertilization. *Fertil Steril* 2000; 77: 1148–55.
9. Kennedy S, Bergqvist A, Chapron C, D'Hooghe T, Dunselman G, Greb R, Hummelshoj L, Prentice A, Saridogan E; on behalf of the ESHRE Special Interest Group for Endometriosis and Endometrium Guideline Development Group. ESHRE guideline for the diagnosis and treatment of endometriosis. *Hum Reprod* 2005; 20: 2698–704.
10. Tummon IS, Asher LJ, Martin JS, Tulandi T. Randomized controlled trial of superovulation and insemination for infertility associated with minimal or mild endometriosis. *Fertil Steril* 1997; 68: 8–12.
11. Peterson CM, Hatasaka HH, Jones KP, Poulson AM Jr., Carrell DT, Urry RL. Ovulation induction with gonadotropins and intrauterine insemination compared with in vitro fertilization and no therapy: a prospective, nonrandomized, cohort study and meta-analysis. *Fertil Steril* 1994; 62: 535–44.
12. Infertility revisited: the state of the art today and tomorrow. The ESHRE Capri Workshop. European Society for Human Reproduction and Embryology. *Hum Reprod* 1996; 11: 1779–807.
13. Hughes EG. The effectiveness of ovulation induction and intrauterine insemination in the treatment of persistent infertility: a meta-analysis. *Hum Reprod* 1997; 12: 1865–72.
14. Nuojua-Huttunen S, Tomas C, Bloigu R, Tuomivaara L, Martikainen H. Intrauterine insemination treatment in subfertility: an analysis of factors affecting outcome. *Hum Reprod* 1999; 14: 698–703.
15. Chaffkin LM, Nulsen JC, Luciano AA, Metzger DA. A comparative analysis of the cycle fecundity rates associated with combined human menopausal gonadotropin (hMG) and intrauterine insemination (IUI) versus either hMG or IUI alone. *Fertil Steril* 1991; 55: 252–7.
16. Werbrouck E, Spiessens C, Meuleman C, D'Hooghe T. No difference in cycle pregnancy rate and in cumulative live-birth rate between women with surgically treated minimal to mild endometriosis and women with unexplained infertility after controlled ovarian hyperstimulation and intrauterine insemination. *Fertil Steril* 2006; 86: 566–71.
17. Kuivasaari P, Hippelainen M, Anttila M, Heinonen S. Effect of endometriosis on IVF/ICSI outcome: stage III/IV endometriosis worsens cumulative pregnancy and live-born rates. *Hum Reprod* 2005; 20: 3130–5.
18. Diaz I, Navarro J, Blasco L, Simon C, Pellicer A, Remohi J. Impact of stage III-IV endometriosis on recipients of sibling oocytes: matched case-control study. *Fertil Steril* 2000; 74: 31–4.
19. Pellicer A, Oliveira N, Gutierrez A, Remohí J, Simón C. Implantation in endometriosis: lessons learned from IVF and oocyte donation. In Spinola PY, Coutinho EM (eds.), *Progress in endometriosis*, Parthenon Publishing Group, Casterton-Hill, 1994, 177–83.
20. Sung L, Mukherjee T, Takeshige T, Bustillo M, Copperman AB. Endometriosis is not detrimental to embryo implantation in oocyte recipients. *J Assist Reprod Genet* 1997; 14: 152–156.
21. Messinis I. Ovulation induction: a mini-review. *Hum Reprod* 2005; 20: 2688–97.
22. Serna J, Garcia-Velasco J. Effect of repeated assisted reproduction techniques on the ovarian response. *Curr Opin Obstet Gynecol* 2005; 17: 233–6.
23. Isikoglu M, Ozgur K. Rapid decline in ovarian reserve after ART cycles in a 22-year old IVF patient. *Arch Gynecol Obstet* 2003; 268: 206–8.
24. Al-Hazemy M, Bernal A, Steele J, Gramsbergen I, Barlow D, Kennedy S. Ovarian response to repeated controlled stimulation in in-vitro fertilization cycles in patients with ovarian endometriosis. *Hum Reprod* 2000; 15: 72–5.
25. D'Hooghe T, Denys B, Spiessens C, Meuleman C, Debrock S. Is the endometriosis recurrence rate increased after ovarian hyperstimulation? *Fertil Steril* 2006; 86: 283–90.
26. Koga K, Takemura Y, Osuga Y, et al. Recurrence of ovarian endometrioma alter laparoscopic excision. *Hum Reprod* 2006; 21: 2171–4.
27. Somigliana E, Vercellini P, Vigano P, Ragni G, Crosignani P. Should endometriomas be treated before IVF-ICSI cycles? *Hum Reprod Update* 2006; 12: 57–64.
28. Gupta S, Agarwal A, Agarwal R, Loret de Mola R. Impact of ovarian endometrioma on assisted reproductive outcomes. *Reprod Biomed Online* 2006; 13: 349–60.
29. Somigliana E, Infantino M, Benedetti F, Arnoldi M, Calanna G, Ragni G. The presence of ovarian endometriomas is associated with a reduced responsiveness to gonadotropins. *Fertil Steril* 2006; 86: 192–6.
30. Pagidas K, Falcone T, Hemmings R, Miron P. Comparison of reoperation for moderate (stage III) and severe (stage IV) endometriosis-related infertility with in vitro fertilization-embryo transfer. *Fertil Steril* 1996; 65: 791–5.
31. Loh FH, Tan AT, Kumar J, Ng SC. Ovarian response after laparoscopic ovarian cystectomy for endometriotic cysts in 132 monitored cycles. *Fertil Steril* 1999; 72: 316–21.
32. Tinkanen H, Kujansuu E. In vitro fertilization in patients with ovarian endometriomas. *Acta Obstet Gynecol Scand* 2000; 79: 119–22.
33. Donnez J, Wyns C, Nisolle M. Does ovarian surgery for endometriomas impair the ovarian response to gonadotropin? *Fertil Steril* 2001; 76: 662–5.
34. Canis M, Pouly JL, Tamburro S, Mage G, Wattiez A, Bruhat MA. Ovarian response during IVF-embryo transfer cycles after laparoscopic ovarian cystectomy for endometriotic cysts of >3cm in diameter. *Hum Reprod* 2001; 16: 2583–6.
35. Marconi G, Vilela M, Quintana R, Sueldo C. Laparoscopic ovarian cystectomy of endometriomas does not affect the ovarian response to gonadotropin stimulation. *Fertil Steril* 2002; 78: 876–8.
36. Garcia-Velasco JA, Mahutte N, Corona J, et al. Renoval of endometriomas before in vitro fertilization does not improve fertility outcomes: a matched, case-control study. *Fertil Steril* 2004; 81: 1194–97.
37. Chapron C, Vercellini P, Barakat H, Vieira M, Dubuisson J. Management of ovarian endometriomas. *Hum Reprod Update* 2002; 8: 591–597.
38. Muzii L, Bianchi A, Croce C, Manci N, Panici P. Laparoscopic excision of ovarian cysts: is the stripping technique a tissue-sparing procedure? *Fertil Steril* 2002; 77: 609–14.
39. Hachisuga T, Kawarabayashi T. Histopathological analysis of laparoscopically treated ovarian endometriotic cysts with special reference to loss of follicles. *Hum Reprod* 2002; 17: 432–5.
40. Candiani M, Barbieri M Bottani B et al. Ovarian recovery after laparoscopic enucleation of ovarian cysts: insights from echographic short-term postsurgical follow-up. *J Minim Invasive Gynecol* 2005; 12: 409–14.
41. Busacca M, Riparini J, Somigliana E et al. Postsurgical ovarian failure after laparoscopic excision of bilateral endometriomas. *Am J Obstet Gynecol* 2006; 195: 421–5.

第 43 章

运用循证医学比较 hMG/FSH、激动剂与拮抗剂或尿 hCG/LH/GnRH 促发排卵的异同

Mohamed Aboulghar, Hesham Al Inany

引言

第一例体外受精(IVF)婴儿诞生于一次 IVF 的自然周期治疗。在早期的 IVF 治疗中克罗米芬枸橼酸盐被用作刺激卵巢药物,稍后又在控制性超促排卵中使用尿促性腺激素。10 年后出现了重组卵泡刺激素(FSH)(2),从那以后,对使用尿促性腺激素还是重组促性腺激素一直存在争议(3)。

从 20 世纪 80 年代中期起,卵巢刺激方案联合使用促性腺激素和促性腺激素释放激素(GnRHa)以增加卵细胞数目,避免早发黄体生成素(LH)峰(4)。进入 21 世纪,GnRH 拮抗剂开始成为 GnRHa 的替代物(5)。

最近的医学研究热点表明,研究人员运用逻辑学去优化卵巢刺激方案,降低 OHSS 发生率,并在提供患者最好的服务的同时至少保持现有的治疗成功率。随机对照试验和系统性综述都成为高质量资料的来源。系统性综述的最大优点在于整合了采用相似方法研究相同主题的多项试验,从而获得了大样本资料,增加了所获结论的可信度(Al-Inany 等,2003)。

COH 方案:挑战黄金规则

使用人促性腺激素是获得多卵泡发育的重要环节(6)。在 20 世纪 70 年代末,人绝经后促性腺激素(hMG)(含有 1:1的 FSH 和 LH 以及尿蛋白)被广泛应用于辅助生殖技术中的卵巢刺激方案。由于早发 LH 峰和过早黄体化的同时发生经常导致治疗周期被取消(7)。1982 年,有研究者使用 GnRHa 进行可逆性的医学"垂体切除术",有效地克服了这一困难(5)。

按照 GnRHa 的开始使用时间和持续使用时间,治疗方案被分成三种:使用最广的长方案,对内源性高 LH 水平的抑制也是最有效的,适用于多囊卵巢综合征和促性腺激素水平正常的患者;短方案和超短方案,主要用于卵巢反应性较差或由于 FSH 一过性升高而导致的高促性腺激素患者(8)。

使用 GnRHa 和人绒毛膜促性腺激素(hCG)是诱导卵泡最终成熟并排卵的必要手段。因此在 20 世纪 80 年代,促性腺激素、GnRHa 和 hCG 成功组成了辅助生殖周期中标准的促排卵方案。但这个标准方案也受到了重组促性腺激素和 GnRH 拮抗剂组成的诱导方案的挑战。

采用 DNA 技术生产的人 FSH 使我们摆脱了的收集尿的障碍,并保证了 FSH 的纯度(超过 99% 的 FSH 不会受到尿蛋白的沾染),将 FSH 各批次间的差异减小到了最低水平。由于其高纯度和低免疫原性使皮下注射 FSH 成为可能(9)。尽管重组 FSH(rFSh)的功效已被广泛证实,但与 hMG 相比其费用高昂,阻碍了 rFSH的推广应用(10)。

促性腺激素种类的选择

所有的尿源性促性腺激素均含有 FSH,其中的区别只是在于 LH 和尿蛋白的含量。hMG 含有 FSH 和 LH,与尿蛋白的含量比值为 1:1,最近已有不含尿蛋白的 hMG 生产出来了(11)。

几项随机试验比较了尿源性 FSH 与 rFSH 的区别。Daya 和 Gunby 发表了第一篇有关尿源性 FSH 和 rFSH相比较的综合分析(12)。Daya 随后对该综合分析进行了补充,认为使用 rFSH 的每周期妊娠率要高于尿源性 FSH(*OR*1.21,95% *CI*1.04 ~ 1.42),rFSH 的绝对妊娠率也要高 3.7%。他总结了随机试验和类随机试验($n=18$)共 3421 个治疗周期(13)。

Al-Inany 等也发表了一篇有关尿源性 FSH 和rFSH 比较的综合分析,共包含了20个真正的随机对照研究(4610个使用 GnRH 降调节长方案的 IVF/ICSI 治疗周期),认为采用 rFSH 或尿源性 FSH 的每周期妊娠率并无显著统计学差异(*OR*1.07,95% *CI*0.94~1.22)。亚组分析表明采用 rFSH 与 hMG 的每周期妊娠率无显著性差异(*OR*0.81,95% *CI*0.63~1.05)。这一结论表明与尿源性 FSH 相比,没有证据显示 rFSH 在临床妊娠率方面占有优势(14)。

Van Wely 等(15)在一篇综合分析中总结了6项比较 hMG 和 rFSH 的研究,共包含2030个 IVF/ICSI 治疗周期。他们得出结论,在采用降调节的 IVF/ICSI 长周期时,使用 hMG 得到的临床妊娠率要高于 rFSH。然而,其中一项研究包含有半随机设计,如果将这些结果剔除,则 hMG 和 rFSH 得到的临床妊娠率没有显著差异(15)。

Al-Inany 等对综合分析进行了补充,主要比较了 rFSH 和 hMG,认为无论是对 rFSH 和 hMG 的评价,还是对各种不同的妊娠结局,两者均无显著性差异(持续妊娠率/活产率 *OR*1.18,95% *CI* 0.93~1.05;临床妊娠率 *OR* 1.2,95% *CI* 0.70~2.16;多胎妊娠率 *OR* 1.35,95% *CI*0.96~1.90;中重度 OHSS 发生率 *OR* 1.79,95% *CI* 0.74~4.33)。但从促性腺激素的使用剂量来看,hMG 的用量要明显小于 rFSH(*OR* −317.8;95% *CI* −346.6,−289.0)(6a)。

2008年埃及的生殖医生将综合分析的重点放在了活产率上,这是一项由患者主导的妊娠结局。他们发现 hMG 的活产率要明显高于 rFSH(*OR* 1.20;95% *CI* 1.01~1.42)(6b)。最近发表的系统性综述有力支持了我们综合分析中得出的 hMG 活产率要高于 rFSH 的结论,进一步证实了我们的结论(6c)。

在比较这两种促性腺激素的准备工作时,尚有几点需要讨论一下:首先,患者在接受 rFSH 的卵巢刺激周期中是否需要补充 LH? 理论上,GnRHa 可对 LH 的浓度产生明显的抑制作用,其结果就是在卵巢刺激周期中应该补充 LH(16)。但直到最近,也没有文献证实有这方面的证据,因此也就无法确定哪些患者需要补充额外的 LH。有几项近期的研究认为一些患者需要补充 LH(17,18)。

更多可以证明 LH(黄体化激素)的活性可能影响 IVF 循环中的治疗反应和结果的证据来自 MERIT 试验。HP-hMG 和 rFSH 配制剂之间存在卵泡发育、卵母细胞/胚胎质量、内分泌反应和子宫内膜回声上的药效差别,这可能与治疗结果有关(19)。

其次,出于安全原因,医药领域中有这么一种一般趋势:逐渐远离从生物材料中提取出来的药物。据近期研究发现,动物尿液中存在一种朊病毒蛋白质亚型,并且它通过传染性海绵状脑病感染人类(20)。在接种了朊病毒的仓鼠的尿液中也发现了这种朊病毒蛋白质。但是,当向仓鼠的小脑内接种朊病毒时,尿中朊病毒蛋白质未能导致朊病毒疾病。在过去的40多年里,已经广泛使用尿促性腺激素配制剂,而且尚未发现任何与其使用相关的感染,即使是过去使用天然未加工的尿产品时,也没有发现感染(22)。当前,世界卫生组织给出的建议是:尿液对于朊病毒疾病具有零传染性(23)。

然而,rFSH 的细胞培养基中必须含有胎牛血清,而胎牛血清在理论上可能是危险的。但是,这种血清来自尚未出现朊病毒疾病的国家,而且是通过经验证的纯化过程来制备的。

尿液和重组促性腺激素制剂都需要纯化处理,包括一些过滤、离子交换法、色谱法和沉淀步骤,因而可能在物理上从最终的促性腺激素制剂中清除细菌、病毒和朊病毒。同时,我们注意到,人血浆生产中也使用了相似的分馏程序,这一发现也让我们更为放心。这些步骤能够清除朊病毒蛋白(24)。总之,关于疗效和安全性,当前现有的证据显示,尿液与重组 FSH 之间没有任何显著的差异,并且两个产品都是安全有效的。

LH 诱导排卵

根据"两种细胞,两种促性腺激素"模型(25,26),LH 在卵泡膜细胞中发挥其活性,并展示雄激素合成的酶途径。颗粒细胞的活性和增殖是由 FSH 直接调控的。LH 诱导芳香酶的表达,这反过来又将卵泡膜导出的雄激素转化为雌二醇。这个理论强化了这一概念:颗粒细胞和卵泡膜细胞是不同的隔室,颗粒细胞由 FSH 调控,而卵泡膜细胞是由 LH 调控的。然而,研究者随后发现,在中间卵泡期,当 LH 的血液浓度增大时,粒层隔室上可以检测到 LH 受体(26,27)。因此,似乎 LH 既调节颗粒细胞,也调节卵泡膜细胞。自从促性腺激素治疗的最早期开始,卵巢刺激过程中 FSH-LH 的最佳比例一直是一个有争议的问题(28)。

GnRHa(促性腺激素释放激素激动剂)和拮抗剂的使用、以及缺乏 LH 活性的重组 FSH 的发展可能深入研究 LH 在 IVF 的受控卵巢过度兴奋中的作用,GnRHa和拮抗剂可以预防 LH 的上升。

只使用 FSH 治疗促性腺激素严重分泌不足的女

性,可以诱导多卵泡发育,但是这可能造成卵巢内分泌异常和卵母细胞受精率低(29)。这些研究结果表明,尽管 FSH 能诱导表面正常的卵泡发育,但是一些外源性 LH 是绝对必要的,它们可以优化排卵诱导。

在很多 COH(控制性卵巢超促排卵)病例中,在使用长期方案下调后,使用了缺乏 LH 活性的重组 FSH(r-hFSH)。垂体抑制的程序也取决于 GnRHa 剂型、剂量和给药方式(30)。尽管 LH 浓度的抑制后下降是可变的,通常可以观察到 0.5~2.5IU/L 的浓度范围。在刺激的中晚期,这些浓度通常下降到少于 0.5IU/L。因此,在一个不含内源性 LH 以及一个低内源性 LH 环境中,均可以诱导多个卵泡生长。尽管如此,几乎所有的患者体内都实现了一个充足的卵巢反应(31)。

在一个使用 GnRHa 长方案的大型多中心、随机试验中,随机分配患者,以使其或者接受 225IU/d 的 r-hFSH,或者接受相同剂量的 r-hFSH+r-hLH(150IU/d,从第 S6 天开始)。研究发现,在提取的中期Ⅱ卵母细胞数或者累计怀孕率方面,两组患者没有任何显著差异(32)。研究结果也显示,在 GnRH 拮抗剂周期中,rLH 增补不会改善 IVF 结果(33)。

在一个使用 GnRHa 长方案的双盲研究中,提取卵母细胞和 IVF 之前,当卵泡的直径达到 14mm 时,除了 r-hLH、75IU 或者安慰剂以外,患者还被随机分配以每日接受 r-hFSH 注射,持续最长 10 天。在注射 hCG 当天,接受 r-hLH+r-hFSH 的患者组的血清雌二醇浓度显著较高($P=0.0001$),但是在剂量和 r-hFSH 治疗的必需持续时间、卵母细胞成熟率、受精率、妊娠率和活产率方面,两组之间没有任何显著差异(34)。尽管这个研究说服力不足,但是它也是很好地设计和执行的。其他试验可以支持该研究的结果(17a)。

一篇荟萃性系统性综述显示补充 LH 对于年长女性和反应不良者可能是有价值的。

Kolibianakis 等进行了系统性综述,包括四个回顾性研究和两个前瞻性研究,以评估以下两类患者:正常排卵的女性,以及在 GnRH 类似物 IVF 循环中经历排卵刺激的 WHOⅡ组患者,具体评估在这两类患者中外源性 LH 水平能够预测 12 周以上的持续妊娠。他们的结论是:超过 12 周后,低 LH 水平对持续妊娠率没有任何不利影响(35)。

一些关于 r-hFSH 的观察性试验研究了在 GnRH 长方案中接受卵巢刺激的促性腺激素正常的女性,并检查了她们体内 LH 血清浓度与卵巢/IVF 结果之间的关系(36,37)。这些作者发现,没有一个 LH 截断值可以鉴别这些女性患者是否需要 LH 活性补充。患者选择标准、临床终点、血清 LH 检测以及 LH 截断值的不同可能解释这些结果之间的差异。因此,有必要使用适当大小的、前瞻性的观察试验(38)。

COH 和 LH 过程中的定常应答

De Placido 等发现,在大约 10%~12% 的正常促性腺的患者中,刺激开始后的一两天内会有一个初始应答(每个卵巢中至少有 5 个 2~9mm 的卵泡),然后是一个平稳时期。在平稳时期期间,即刺激后的 3~4 天内,卵泡大小或雌二醇生产都没有任何显著增加(39)。卵巢对 r-hFSH 的初始应答概况就被称为"定常应答",而且通常促使医生增大 r-hFSH 的剂量。在一个前瞻性的随机试验中,选取不包含平均直径≥10mm 的卵泡且在第 S8 天时雌二醇血清浓度≤180pg/ml 的女性为研究对象,然后将其随机分配成两组,一组接受 hMG(150 IU/d)形式的 LH 活性补充($n=20$),另一组接受日剂量增大的 r-hFSH(最大日剂量为 375IU;$n=23$)。为了不改变日常 FSH 施用,hMG 组的女性的 r-hFSH 剂量降为 150IU。选取对 r-hFSH 具有充足初始应答(即在第 S5~S8 天期间,血清雌二醇浓度增大了 3 倍,而且在第 S8 天时,含有 4 个以上的>10mm 的卵泡)的 40 名匹配女性,担任非随机对照人口。在使用 hMG 补充治疗的女性中,所提取卵母细胞的平均数量显著高于那些接受 r-hFSH"加速"的女性。而且,hMG 组的卵巢结果与在"正常应答者"身上所观测到的卵巢结果是相当的,这表明 LH 活性增补能够"拯救"这个对 r-hFSH 的明显异常应答。有趣的是,当在第 S8 天测量血清 LH 浓度时,对于卵巢结果随 hMG 提高的女性以及正常应答 r-hFSH 的应答者来说,两者之间没有任何统计学上的显著差异。这些研究结果揭示了一个弱应答者子群的存在,她们更多地受益于 LH 活性的补充,而不是 r-hFSH 日剂量的增加(39)。

在一个初步的剂量调查设计中,De Placido 等(40)选取了对 r-hFSH 显示初始定常应答的女性,并在这些女性身上评估了 r-hLH 的疗效。在第 8 天,随机分配这些显示定常应答的女性,部分女性($n=23$)接受 75IU 的 r-hLH 日剂量,部分女性($n=23$)接受 150IU 的 r-hLH 日剂量。对照人群是由 r-hFSH 的"正常"应答者组成的($n=46$)。在接受 150IU r-hLH 处理的女性中,提取卵母细胞的平均数量(初级终点)以及成熟卵母细胞的比例(9.65±2.16,79.0%)与"正常应答者"(10.65±2.8,82.5%)是相似的,而且显著高于那些接受 75IU 的试验对象[6.39±1.53,65.7%(对应为 $P<0.001$ 和 $P<0.05$)](40)。

然后在一个更大型的多中心随机试验,评估 r-hLH 在定常应答者体内的有效性(41)。共分析了 7 个意大利机构中进行的长 GnRHa 方案的 229 个 IVF/ICSI 循环。在第 8 天鉴别定常应答者,并且随机分配这些应答者,部分应答者($n=59$)接受 150IU/d 的 r-hFSH 日剂量,部分应答者($n=58$;r-hFSH 提高方案)接受 r-hFSH 日剂量增加 150IU。同时,选取一个相匹配的正常应答者组作为对照组($n=112$)。在接受 r-hLH 的女性体内,提取到的卵丘-卵母细胞复合物(初级终点)和成熟卵母细胞的数量都显著高于那些接受 r-hFSH 提高方案治疗的女性。而且,r-hLH 组的成熟卵母细胞的平均数量与在正常应答者身上所观测到的数量是相似的。另外,在这个研究中,第 S8 天,接受 r-hLH 补充的稳定应答者与正常应答者之间的内源性 LH 血清浓度没有差异(41)。

Ferraretti 等在 184 例患者身上进行了一个 RCT(42),并获得了与以往研究相似的结论(39~41),并且应当注意的是,在所有这些研究中,接受 r-hLH 治疗的女性具有显著较低的 r-hFSH 消耗量。

因此,存在一个正常促性腺女性的亚群,她们无法被分类为"弱应答者"或"正常应答者"。这些患者有一个次优的 IVF 结果,而且似乎受益于 r-hLH 施药处理。因此,"卵巢刺激过程中有高 r-hFSH 消耗量"这一临床历史应建议使用含 r-hLH 的药物来进行再刺激。在第一卵巢刺激循环中,及早鉴别哪些女性需要高剂量的 r-hFSH,可能促使及时整合 r-hLH,这反过来又可能拯救卵巢反应并改善卵巢 IVF 结果。

最近的出版文章(41,43)指出,在卵巢刺激期间更改 LH 血清浓度的方向和程度可能预测结果(41,43)。根据这一结论,我们得出了以下建议:对于所有第一循环的患者来说,在基于 GnRH 拮抗剂的卵巢刺激方案中,一旦开始施用 GnRH 拮抗剂,应该立即添加重组 LH 或者从只有重组 FSH 转换为部分 hMG(44)。

内源性 LH 水平

Kol 指出,刺激过程中内源性 LH 水平的动力学可能预测是否需要内源性 LH。一般来说,这似乎是一个困难的任务,因为免疫反应性 LH 的浓度似乎与生物活性 LH 的浓度没有关联(44)。

在卵巢刺激过程中,与基础 LH 浓度相比,对 r-hFSH 的临床应答似乎更能预测外源性 LH 需求(39~41),这可以支持以下这一观点:免疫反应性 LH 与生物活性 LH 之间可能存在差异(45)。还有其他证据可以支持这一假设:生物活性较差的 LH 携带者可能需要更高的促性腺激素剂量,以及(或者)受益于 LH 活性补充给药法。

在这方面,近期研究者已经发现,在进行 GnRHa 长期方案的正常促性腺女性中,卵巢对 r-FSH 单一疗法的耐药性与 LH 多态性(V-βLH)之间有某种关联(38)。

越来越多的证据显示,循环的 LH 测量没有准确反映 LH 施药管理(39~43,46)。通过免疫分析测定的血清 LH 浓度不一定反映循环的生物活性 LH(47,48)。这可能通过以下不同的方式来解释。首先,LH 循环浓度可能不代表局部激素活性,而局部激素浓度也与受体状态和旁分泌网络有关。在卵泡生成的关键阶段,LH 浓度可能会落到单卵泡的界限以下:在几乎所有的患者体内,FSH-依赖性机制可能抵消这一现象。相反地,在一些女性身上,局部变量可能干预顺应机制,并且导致缺乏关键性 LH。另外,LH 血清浓度和外源性 LH 要求之间的不一致可能与基因变异有关(41,42)。FSH 受体的某些多态变体对外源性 FSH 具有一个较弱的卵巢应答(49)。在这种情况下,LH 将可能拯救对 r-hFSH 的初始次优应答,而且 LH 能在卵泡形成的中后期替代 FSH 的活性(27)。在一个随机对照试验(RCT)中,Filicori 等尝试在 COH 的最后几天只使用低剂量的 hCG(200IU/d)来替换含 FSH 的促性腺激素(50)。有趣的是,促性腺激素施药的持续时间和剂量都减少了;小的排卵前卵泡而非大的排卵前卵泡也减少了;受精率升高了,但是妊娠率没有任何差异。这些数据可能指向低剂量的 hCG,它可以支持生长并刺激较大卵巢卵泡的成熟,这是因为 FSH 启动几天后,出现了特殊的颗粒细胞受体。最后,在受益于外源性 LH 的女性体内,LH 可能不那么具有生物活性。换句话说,"免疫反应性"分子的血清浓度可能不代表激素的生物活性(51~54)。

在针对 IVF 的 COH 中,GnRHa *vs* 拮抗剂

在预防 LH 峰过早化时,GnRH 拮抗剂可以作为 GnRHa 的一种替代物。在与 GnRHa 的比较中,我们发现 GnRH 拮抗剂抑制促性腺激素释放的药理学机制是完全不同的(55)。通过下调受体和促性腺激素细胞的脱敏作用,激动剂对慢性给药起作用;而拮抗剂则

是竞争性地结合受体，并因而防止内源性 GnRH 对垂体细胞发挥其刺激效应。受体的竞争性阻滞导致立即阻止促性腺激素的分泌（56）。这种作用机制取决于内源性 GnRH 与所应用拮抗剂之间的平衡。一些研究中已经证明了 GnRH 拮抗剂的效能和安全性（57～59）。

此外，辅助受孕中，针对 COH 的 GnRH 拮抗剂减少了刺激所需的促性腺激素量，并且避免了雌激素缺乏症状（例如，潮热、睡眠障碍以及头痛等症状），而这些症状经常可在一个 GnRHa 长方案的预刺激阶段观察到（60）。上文所提的益处是否证实常规治疗中从标准的长期 GnRHa 方案变化为新设计的 GnRH 拮抗剂疗程，这取决于使用这些方案的临床结果是否等效。尽管多中心 RCT 显示，在预防 LH 峰过早化时，GnRHa 与拮抗剂之间没有任何统计上显著的差异，实际上却存在这么一种一致的趋势：即拮抗剂能导致较低的妊娠率（61）。

出版了一个 Cochrane 系统性综述，该综述比较了 GnRHa 长方案和拮抗剂长期方案，发现预防 LH 峰过早化的整体 *OR* 为 1.76（95% *CI* 0.75～4.16），这一数值在统计上并不显著。那些接受 GnRH 拮抗剂治疗的女性的临床妊娠率显著较低（*OR* 0.79，95% *CI* 0.62～0.97）。经计算，绝对治疗效果为 5%。需要治疗的人数是 20 个。在这两种治疗计划中，严重卵巢过度刺激综合征的发病率并没有统计上的显著下降（*RR* 0.51，95% *CI* 0.22～1.18）（62）。

相关研究者更新了这个荟萃综述，新版综述包含了 29 个 RCT（4424 个试验对象），包括长期 GnRH 方案和 GnRH 拮抗剂方案，结果显示拮抗剂组的临床妊娠率显著较低（*OR* 0.79，95% *CI* 0.68～0.9），持续妊娠率/活产率也显著较低（*OR* 0.79，95% *CI* 0.68～0.9）。在拮抗剂方案组，严重 OHSS 的发病率出现统计上显著的下降（*OR* 0.60，95% *CI* 0.41～0.89）。因此，作者得出以下结论：与 GnRHa 长期方案相比，GnRH 拮抗剂方案造成较低的妊娠率，但是严重 OHSS 的发病率显著下降（63）。

一个近期系统综述包含 22 个涉及 3176 例患者的 RCT，并比较了 GnRHa 和拮抗剂，结果发现两个研究组之间的活产率没有任何显著差异（*OR* 0.86，95% *CI* 0.72～1.02）（64）。可从以下几点反驳这个元分析：第一，它混合了长期 GnRHa 方案和短期 GnRHa 方案。众所周知，短期方案与显著较低的妊娠率有关（65）。包含短期方案将会削弱从 GnRHa 长方案研究中提取来的数据，而且这可能影响元分析的结果。第二，作者计算了几项研究中活产率的概率，而这些研究只发表了临床妊娠率（66），因此，元分析中没有比较真正的出生率。第三，排除了作为重大科学会议中的摘要而发表的研究。尽管“荟萃综述中包含这些研究”是一个先决条件，而可能难以从这些摘要中提取出详细的资料，尤其是当无法与作者取得联系时，更是难上加难。

在尝试为单个患者调整 GnRH 拮抗剂中，使用了灵活的方案。根据患者反应，调整了 GnRH 拮抗剂的施药日期。一个涉及四个 RCT 的元分析比较了“在一个固定日期开始施用 GnRH 拮抗剂”和“根据卵泡大小确定施药日期”这两种方案。对于随机分配两种施药方案之一的女性来说，其妊娠率没有任何统计上显著的差异，尽管“固定施药日期”方案有一个较低的妊娠率趋势（*OR* 0.7，95% *CI* 0.47～1.05）。然而，在灵活方案中，所使用的拮抗剂安瓿数量以及促性腺激素量都出现统计上显著的下降（*OR* 1.2，95% *CI* 1.26～1.15）（67）。

使用 GnRHa，垂体被下调，刺激过程中外源性促性腺激素的分泌也相当低，而且卵泡生长将取决于外源性促性腺激素；而在拮抗剂循环中，卵泡生长既取决于外源性 FSH 和 LH，也取决于内源性 FSH 和 LH。然而，当开始施用拮抗剂时，内源性 FSH 和 LH 的分泌都会下降。假设如下：在开始施用 GnRH 拮抗剂的当天，内源性 FSH 将会突然停止，并且这将会减少生长卵泡可用的总 FSH，直到施用 hCG 为止。

一个 RCT 包含了 151 例患者，并且在开始施用拮抗剂的当天将这些夫妇随机分为两组：在拮抗剂施用当天 hMG 剂量，hMG 剂量没有增加或者增加 75U，持续下去直到开始施用 hCG 时为止。关于提取卵母细胞的数量、获取胚胎的数量、着床率、临床妊娠率以及多胎妊娠率，两组之间没有任何统计上显著的差异。组 A 的临床妊娠率为 32.1%，组 B 的临床妊娠率为 36.2%（*OR* 1.3，95% *CI* 0.63～2.6）。多胎妊娠率分别为 41.2% 和 38.9%。总之，没有证据可证实在施用拮抗剂的当日，增大 hMG 的剂量是有临床意义的（68a）。

然而，经证明，GnRH 拮抗剂在温和刺激方案中是有效的，这可能改变 IVF 方案中的趋势。在一个由荷兰组执行的 RCT 中，对于移植了单胚胎的温和卵巢刺激和移植了两个胚胎的标准卵巢刺激来说，足月活产累积率和患者不适累积率是非常相同的。但是，一个温和 IVF 治疗方案可以大大降低多胎妊娠率和整体成本（68b）。在这样的试验中，GnRH 拮抗剂时预防 LH

峰过早化的基础。

GnRH拮抗剂的另一个新选择来自我们，我们的研究组进行了一个RCT，以比较GnRHa下调的循环中不干预或使用GnRH拮抗剂在预防严重卵巢过度刺激综合征中的作用，经证实，它是有效的(68c)。GnRH拮抗剂优于不干预，它能产生显著更多的高质量胚胎和更多的卵母细胞，并且缩短施用hCG之前的等候时间。这两组的妊娠率之间没有任何显著差异。

促性腺激素用于触发排卵

在卵泡成熟的最后阶段，对于触发卵泡破裂、从卵泡中排出卵母细胞以及促使卵母细胞被输卵管捕获来说，LH峰是必不可少的。此外，LH峰促进活体化，从而形成一个活性的黄体。对于妊娠发生来说，LH的这些影响是必不可少的(69)。

在辅助怀孕中，已经多年使用尿hCG来模拟内源性LH峰，因为hCG和人类LH之间有相当大的结构相似性，因此这两种激素都刺激相同的受体(70)。

hCG的制备是容易且便宜的，这是因为在孕妇的尿液中hCG是现成的，而绝经后妇女的尿液中却发现了低浓度的LH。

重组hCG(rhCG)和r-LH制剂是对遗传工程化的中国仓鼠卵巢细胞执行重组DNA技术而得来的。因此，有必要在经历辅助受孕的妇女体内，评估重组hCG和r-LH相对尿hCG(使用了25年以上)在诱导卵泡最终成熟和黄体化方面的效能。发表了一个系统性综述，该综述包含7个RCTs，其中4个比较了rhCG和uhCG，3个RCTs比较了r-hLH和uhCG。关于持续妊娠率/活产率(*OR* 0.98，95% *CI* 0.69～1.39)、妊娠率、流产率或OHSS发病率，rhCG和uhCG之间没有任何统计上显著的差异，但是对于rhCG来说，局部位点应答和其他较小不良影响的发生率有所降低(*OR* 0.47，95% *CI* 0.32～0.70)(71)。

一项试验的结果表明，与一个250μg剂量相比，增大重组hCG的剂量(rhCG的单剂量500μg)可能导致较高的卵巢过度刺激综合征发病率(这个差异并不是统计上显著的)，而且妊娠率没有任何显著提高。因为任何药物都既需要安全性，也需要疗效，所以250μg的剂量似乎是触发排卵的首选剂量。有些试验比较了重组r-hLH和尿hCG，将这些试验的数据资料汇集在一起，可以证明r-hLH组中的临床妊娠率显著低于uhCG组的临床妊娠率(分别为 $P=0.018$ 和 $P=0.023$)(71)。

在GnRH拮抗剂研究方案中，GnRHa用于触发卵母细胞的最终成熟。然而，有3个随机研究比较了使用GnRHa药丸和hCG药丸触发排卵的效果，并对这3个研究进行了一项系统综述，结果显示如果使用GnRHa，则实现临床妊娠的可能性显著降低(0.21，95% *CI* 0.05～0.84，$P=0.03$)(72)。

经济评估

排卵诱导药物的费用是限制辅助生殖技术的主要因素之一。有几项试验对辅助生殖治疗过程中使用重组FSH和hMG所需的费用进行了比较(10，73，74)。这些研究基于Daya的综合分析，认为rFSH要优于hMG，但最近发表的文章显示rFSH组和hMG组在妊娠率上没有显著性差异，所以上述研究的结果不再可信。

任何药物想要在治疗的试验阶段受到研究者的青睐就必须在节约费用和治疗效果上比对照药物更有优势。在一份近期发表的不孕症治疗指导大纲中(75)，在治疗方案中使用5天的拮抗剂所需的费用为大约120£，而需要使用更长时间(24～31天)的激动剂则只需111£。但是，激动剂的费用还可能随方案的延长而增加(随延长时间的不同大约增加88～111£)。所以如果忽略这一点，则可能导致低估患者所需的激动剂总量，而只计算了30或60个单次剂量(75)。

对于希望在诱导排卵过程中出现良好反应的患者，采用低剂量治疗方案时促性腺激素所需要的总花费(按英国国家标准价格计算)大约为544£，而高剂量治疗方案为1050£。使用拮抗剂进行诱导排卵的治疗方案所需费用为每治疗周期645～1138£。实际操作中使用拮抗剂的患者花费的可能是费用范围的下限，因为其使用的促性腺激素剂量较小，而使用激动剂的患者花费的可能是费用范围的上限，因为在开始使用促性腺激素之前患者可能需要延长激动剂的使用时间。

结论

总之，尿源性hMG和rFSH在临床效果上没有明显差异。一小部分患者可能和需要额外的LH，可以选择hMG或rLH。总的看来，激动剂方案和拮抗剂方案两者之间的治疗周期费用也没有明显的差异。采用GnRH激动剂方案的患者妊娠率较GnRH拮抗剂方案相比会有小幅的但是明显的增高，同时卵巢过度刺激综合征的发生率也会上升。临床医生应根据患者相关临床资料决定采用何种治疗方案。

临床实践关键点

- 使用GnRH激动剂时，hCG对于诱导晚期卵泡成熟并促发排卵是必需的。因此，在20世纪80年代，辅助生殖技术治疗中一个常规的成功促排卵方案包含了促性腺激素、GnRH激动剂和hCG，但随着重组促性腺激素和GnRH拮抗剂的应用，这一常规方案受到了挑战。
- 最新发表的综合分析（Al-Inany 2005）只对rFSH和hMG进行了比较，结果表明两者的各项治疗结局的指标没有显著差异，持续妊娠率/活产率比值为1.18（95% *CI* 0.93～1.50），临床妊娠率比值1.2（95% *CI* 0.99～1.47），流产率比值1.2（95% *CI* 0.70～2.16），多胎妊娠率比值1.35（95% *CI* 0.96～1.90），中重度OHSS比值1.79（95% *CI* 0.74～4.33）。但hMG组使用的促性腺激素总量明显少于rFSH组（比值-317.8，95% *CI* -346.6～-289.0）。
- 上述综合分析的结论表明rFSH和尿源性FSH两组的临床妊娠率、流产率或OHSS发生率基本一致。
- GnRH拮抗剂具有阻止LH峰过早化的作用，可作为GnRH激动剂的替代物。激动剂通过长期给药，抑制受体活性，降低促性腺激素细胞的敏感性，而拮抗剂则是通过竞争受体，阻止内源性GnRH对垂体细胞发挥刺激作用。这种对受体的竞争性阻滞会使促性腺激素的分泌功能立即停止。
- 一篇已发表的荟萃系统综述文章对GnRH激动剂长方案和拮抗剂方案进行了比较，阻止LH峰过早化的比值为1.76（95% *CI* 0.75～4.16），没有统计学差异。GnRH拮抗剂组的临床妊娠率明显降低（比值0.79，95% *CI* 0.62～0.97），治疗的绝对有效率经计算为5%，例数为20。两种方案的重度卵巢过度刺激综合征发生率没有明显降低（比值0.51，95% *CI* 0.22～1.18）(62)。
- 上述荟萃综述的近期更新结果显示拮抗剂组的临床妊娠率明显降低，同时重度OHSS的发生率也明显减少（比值0.60，95% *CI* 0.41～0.89）。

参考文献

1. International Committee for Monitoring Assisted Reproductive Technology; Adamson GD, de Mouzon J, Lancaster P, Nygren KG, Sullivan E, Zegers-Hochschild F. World collaborative report on in vitro fertilization, 2000. *Fertil Steril.* 2006;85(6):1586–622.
2. Coelingh Bennink HJ, Fauser BC, Out HJ. Recombinant follicle-stimulating hormone (FSH; Puregon) is more efficient than urinary FSH (Metrodin) in women with clomiphene citrate-resistant, normogonadotropic, chronic anovulation: a prospective, multicenter, assessor-blind, randomized, clinical trial. European Puregon Collaborative Anovulation Study Group. *Fertil Steril.* 1998;69(1):19–25.
3. van Wely M, Yding Andersen C, Bayram N, van der Veen F. Urofollitropin and ovulation induction. *Treat Endocrinol.* 2005;4(3):155–65.
4. Albano C, Felberbaum RE, Smitz J, Riethmuller-Winzen H, Engel J, Diedrich K, Devroey P. Ovarian stimulation with HMG: results of a prospective randomized phase III European study comparing the luteinizing hormone-releasing hormone (LHRH)-antagonist cetrorelix and the LHRH-agonist buserelin. European Cetrorelix Study Group. *Hum Reprod.* 2000;15(3):526–31.
5. Macklon NS, Stouffer RL, Giudice LC, Fauser BC. The science behind 25 years of ovarian stimulation for in vitro fertilization. *Endocr Rev.* 2006;27(2):170–207.
6a. Al-Inany H, Aboulghar MA, Mansour RT, Serour GI. Ovulation induction in the new millennium: recombinant follicle-stimulating hormone versus human menopausal gonadotropin. *Gynecol Endocrinol.* 2005;20(3):161–9.
6b. Al-Inany HG, Abou-Setta AM, Aboulghar MA et al. Efficacy and safety of human menopausal gonadotrophins versus recombinant FSH: a meta-analysis. *Reprod BioMed Online.* 2008;16:81–88.
6c. Coomarasamy A, Afnan M, Cheema D et al. Urinary hMG versus recombinant FSH for controlled ovarian hyperstimulation following an agonist long down-regulation protocol in IVF or ICSI treatment: a systematic review and meta-analysis. *Hum Reprod.* 2008;23:310–315.
7. Zafeiriou S, Loutradis D, Michalas S. The role of gonadotropins in follicular development and their use in ovulation induction protocols for assisted reproduction. *Eur J Contracept Reprod Health Care* 2000;5(2):157–67.
8. Albuquerque LE, Saconato H, Maciel MC, Baracat EC, Freitas V. Depot versus daily administration of GnRH agonist protocols for pituitary desensitization in assisted reproduction cycles: a Cochrane Review. *Hum Reprod.* 2003;18(10):2008–17.
9. Bergh C. Recombinant follicle stimulating hormone. *Hum Reprod.* 1999;14:1418–20.
10. Sykes D, Out HJ, Palmer SJ, Loon Jv J. The cost-effectiveness of IVF in the UK: a comparison of three gonadotrophin treatments. *Hum Reprod.* 2001; 16(12):2557–62.
11. Platteau P, Andersen AN, Balen A, Devroey P, Sorensen P, Helmgaard L, Arce JC. Menopur Ovulation Induction (MOI) Study Group. Similar ovulation rates, but different follicular development with highly purified menotrophin compared with recombinant FSH in WHO Group II anovulatory infertility: a randomized controlled study. *Hum Reprod.* 2006;21(7):1798–804.
12. Daya S, Gunby J. Recombinant versus urinary follicle stimulating hormone for ovarian stimulation in assisted reproduction cycles. *Cochrane Database Syst Rev.* 2000;(4):CD002810.
13. Daya S. Updated meta-analysis of recombinant follicle-stimulating hormone (FSH) versus urinary FSH for ovarian stimulation in assisted reproduction. *Fertil Steril.* 2002;77(4):711–14.
14. Al-Inany H, Aboulghar M, Mansour R, Serour G. Meta-analysis of recombinant versus urinary-derived FSH: an update. *Hum*

Reprod. 2003;18(2):305–13.
15. van Wely M, Westergaard LG, Bossuyt PM, van der Veen F. Human menopausal gonadotropin and recombinant follicle-stimulating hormone for controlled ovarian hyperstimulation in assisted reproductive cycles. *Fertil Steril.* 2003;80(5):1121–2.
16. Fleming R, Rehka P, Deshpande N, Jamieson ME, Yates RW, Lyall H. Suppression of LH during ovarian stimulation: effects differ in cycles stimulated with purified urinary FSH and recombinant FSH. *Hum Reprod.* 2000;15:1440–5.
17a. Lisi F, Rinaldi L, Fishel S, Lisi R, Pepe GP, Picconeri MG, Campbell A. Use of recombinant LH in a group of unselected IVF patients. *Reprod Biomed Online* 2002;5(2):104–8.
17b. Mochtar MH, Van der Veen, Ziech M, van Wely M. Recombinant Luteinizing Hormone (rLH) for controlled ovarian hyperstimulation in assisted reproductive cycles. Cochrane Database Syst Rev. 2007 Apr 18;(2):CD005070.
18. Humaidan P, Bungum M, Bungum L, Yding Andersen C. Effects of recombinant LH supplementation in women undergoing assisted reproduction with GnRH agonist down-regulation and stimulation with recombinant FSH: an opening study. *Reprod Biomed Online* 2004;8(6):635–43.
19. Andersen AN, Devroey P, Arce JC. Clinical outcome following stimulation with highly purified hMG or recombinant FSH in patients undergoing IVF: a randomized assessor-blind controlled trial. *Hum Reprod.* 2006;21(12):3217–27.
20. Zygmunt M, Herr F, Keller-Schoenwetter S, Kunzi-Rapp K, Munstedt K, Rao CV, Lang U, Preissner KT. Characterization of human chorionic gonadotropin as a novel angiogenic factor. *J Clin Endocrinol Metab.* 2002;87:5290–6.
21. Matorras R, Rodriguez-Escudero FJ. The use of urinary gonadotrophins should be discouraged. *Hum Reprod.* 2002;17:1675.
22. Shaked GM, Shaked Y, Kariv-Inbal Z, Halimi M, Avraham I, Gabizon R. A protease-resistant prion protein isoform is present in urine of animals and humans affected with prion diseases. *J Biol Chem.* 2001;276:31479–82.
23. Crosignani PG. Risk of infection is not the main problem. *Hum Reprod.* 2002;17:1676.
24. Reichl H, Balen A, Jansen CA. Prion transmission in blood and urine: what are the implications for recombinant and urinary-derived gonadotrophins? *Hum Reprod.* 2002;17:2501–8
25. Fevold H. Synergism of follicle stimulating and luteinizing hormones in producing estrogen secretion. *Endocrinology* 1941;28:33–6.
26. Hillier SG, Whitelaw PF, Smyth CD. Follicular oestrogen synthesis: the 'two-cell, two-gonadotrophin' model revisited. *Mol Cell Endocrinol.* 1994;100:51–4.
27. Filicori M, Cognigni GE, Pocognoli P et al. Current concepts and novel applications of LH activity in ovarian stimulation. *Trends Endocrinol Metab.* 2003;14:267–73.
28. Jacobson A, Marshall JR. Ovulatory response rate with human menopausal gonadotropins of varying FSH-LH ratios. *Fertil Steril.* 1969;20:171–5.
29. Balasch J. The role of FSH and LH in ovulation induction: current concepts and the contribution of recombinant gonadotropins. In: Gardner DK, Weissman A, Howles CM, Shoham Z (Eds.). *Textbook of Assisted Reproductive Techniques: Laboratory and Clinical Perspectives, 2nd edn.* Taylor and Francis, London, 2004; pp. 541–65.
30. Westergaard LG, Erb K, Laursen SB et al. Human menopausal gonadotropin versus recombinant follicle-stimulating hormone in normogonadotropic women down-regulated with a gonadotropin-releasing hormone agonist who were undergoing in vitro fertilization and intracytoplasmic sperm injection: a prospective randomized study. *Fertil Steril.* 2001;76:543–9.
31. Chappel SC, Howles C. Reevaluation of the roles of luteinizing hormone and follicle-stimulating hormone in the ovulatory process. *Hum Reprod.* 1991;6(9):1206–12.
32. Marrs R, Meldrum D, Muasher S, Schoolcraft W, Werlin L, Kelly E. Randomized trial to compare the effect of recombinant human FSH (follitropin alfa) with or without recombinant human LH in women undergoing assisted reproduction treatment. *Reprod Biomed Online* 2004;8(2):175–82.
33. Griesinger G, Schultze-Mosgau A, Dafopoulos K, Schroeder A, Schroer A, von Otte S, Hornung D, Diedrich K, Felberbaum R. Recombinant luteinizing hormone supplementation to recombinant follicle-stimulating hormone induced ovarian hyperstimulation in the GnRH-antagonist multiple-dose protocol. *Hum Reprod.* 2005;20(5):1200–6.
34. Tarlatzis B, Tavmergen E, Szamatowicz M, Barash A, Amit A, Levitas E, Shoham Z. The use of recombinant human LH (lutropin alfa) in the late stimulation phase of assisted reproduction cycles: a double-blind, randomized, prospective study. *Hum Reprod.* 2006;21(1):90–4.
35. Kolibianakis EM, Collins J, Tarlatzis B, Papanikolaou E, Devroey P. Are endogenous LH levels during ovarian stimulation for IVF using GnRH analogues associated with the probability of ongoing pregnancy? A systematic review. *Hum Reprod Update* 2006;12(1):3–12.
36. Westergaard LG, Laursen SB, Andersen CY. Increased risk of early pregnancy loss by profound suppression of luteinizing hormone during ovarian stimulation in normogonadotrophic women undergoing assisted reproduction. *Hum Reprod.* 2000;15:1003–8.
37. Humaidan P, Bungum L, Bungum M, Yding Andersen C. Ovarian response and pregnancy outcome related to mid-follicular LH levels in women undergoing assisted reproduction with GnRH agonist down-regulation and recombinant FSH stimulation. *Hum Reprod.* 2002;17:2016–21.
38. Alviggi C, Pettersson K, Mollo A et al. Impaired multiple follicular development in carriers of Trp8Arg and Ile15 Thr LH-beta variant undergoing controlled ovarian stimulation. Abstracts of the 21st Annual Meeting of ESHRE. *Hum Reprod.* 2005;20 (Suppl. 1):P-385, i139.
39. De Placido G, Mollo A, Alviggi C et al. Rescue of IVF cycles by HMG in pituitary down-regulated normogonadotrophic young women characterized by a poor initial response to recombinant FSH. *Hum Reprod.* 2001;16:1875–9.
40. De Placido G, Alviggi C, Perino A et al. Recombinant human LH supplementation versus recombinant human FSH (rFSH) step-up protocol during controlled ovarian stimulation in normogonadotrophic women with initial inadequate ovarian response to rFSH. A multicentre, prospective, randomized controlled trial. *Hum Reprod.* 2005;20:390–6.
41. De Placido G, Alviggi C, Mollo A et al. Effects of recombinant LH (rLH) supplementation during controlled ovarian hyperstimulation (COH) in normogonadotrophic women with an initial inadequate response to recombinant FSH (rFSH) after pituitary downregulation. *Clin Endocrinol (Oxf)* 2004;60:637–43.
42. Ferraretti AP, Gianaroli L, Magli MC et al. Exogenous luteinizing hormone in controlled ovarian hyperstimulation for assisted reproduction techniques. *Fertil Steril.* 2004;82:1521–6.
43. Huirne JA, van Loenen AC, Schats R et al. Dose-finding study of daily GnRH antagonist for the prevention of premature LH surges in IVF/ICSI patients: optimal changes in LH and progesterone for clinical pregnancy. *Hum Reprod.* 2005;20:359–67.
44. Kol S. To add or not to add LH: considerations of LH concentration changes in individual patients. *Reprod BioMed Online* 2005;11:664–66.
45. Huhtaniemi I, Jiang M, Nilsson et al. Mutations and polymorphisms in gonadotropin genes. *Mol Cell Endocrinol.* 1999;25:89–94.
46. Fabregues F, Creus M, Penarrubia J, Manau D, Vanrell JA, Balasch J. Effects of recombinant human luteinizing hormone supplementation on ovarian stimulation and the implantation

rate in down-regulated women of advanced reproductive age. *Fertil Steril.* 2006;85(4):925–31.
47. Jaakkola T, Ding Y, Valavaara R et al. The ratios of serum bioactive/immunoreactive luteinizing hormone and follicle stimulating hormone in various clinical conditions with an increased and decreased gonadotropin secretion: reevaluation by a highly sensitive immunometric assay. *J Clin Endocrinol Metab.* 1990;70:1496–505.
48. Schroor E, van Weissenbruch M, Engelbert M et al. Bioactivity of luteinizing hormone during normal puberty in girls and boys. *Horm Res.* 1999;51:230–7.
49. Simoni M, Nieschlag E, Gromoll J. Isoforms and single nucleotide polymorphisms of the FSH receptor gene: implications for human reproduction. *Hum Reprod Update* 2002;8:413–21.
50. Filicori M, Cognigni GE, Gamberini E, Parmegiani L, Troilo E, Roset B. Efficacy of low-dose human chorionic gonadotropin alone to complete controlled ovarian stimulation. *Fertil Steril.* 2005;84(2):394–401.
51. Jiang M, Pakarinen P, Zhang FP et al. A common polymorphic allele of the human luteinizing hormone beta-subunit gene: additional mutations and differential function of the promoter sequence. *Hum Mol Gen.* 1999;8:2037–46.
52. Themmen APN, Huhtaniemi IT. Mutations of gonadotropins and gonadotropin receptors: elucidating the physiology and pathophysiology of pituitary-gonadal function. *Endocrine Rev.* 2000;21:551–83.
53. Ropelato MG, Garcia-Rudaz MC, Castro-Fernandez C et al. A preponderance of basic luteinizing hormone (LH) isoforms accompanies inappropriate hypersecretion of both basal and pulsatile LH in adolescents with polycystic ovarian syndrome. *J Clin Endocrinol Metab.* 1999;84:4629–36.
54. Mitchell R, Hollis S, Rothwell C et al. Age related changes in the pituitary-testicular axis in normal men; lower serum testosterone results from decreased bioactive LH drive. *Clin Endocrinol.* 1995;42:501–7.
55. Olivennes F, Alvarez S, Bouchard P, Fanchin R, Salat-Baroux J, Frydman R. The use of GnRH antagonist (Cetrorelix) in a single dose protocol in IVF-embryo transfer: a dose finding study of 3 versus 2mg. *Hum Reprod.* 1998;13(9):2411–14.
56. Felberbaum RE, Reissmann T, Kuper W, Bauer O, al Hasani S, Diedrich C et al. Preserved pituitary response under ovarian stimulation with hMG and GnRH-antagonists (Cetrorelix) in women with tubal infertility. *Euro J Obstet Gynecol Reprod Biol.* 1995;61(2):151–5.
57. Borm G, Mannaerts B. Treatment with the gonadotrophin-releasing hormone antagonist ganirelix in women undergoing ovarian stimulation with recombinant follicle stimulating hormone is effective, safe and convenient: results of a controlled, randomized, multicentre trial. The European Orgalutran Study Group. *Hum Reprod.* 2000;15(7):1490–8.
58. The European Middle East Orgalutran Study Group. Comparable clinical outcome using the GnRH antagonist ganirelix or a long protocol of the GnRH agonist triptorelin for the prevention of premature LH surges in women undergoing ovarian stimulation. *Hum Reprod.* 2001;16:644–51.
59. North American Study. Fluker M, Grifo J, Leader A, Levy M, Meldrum D, Muasher SJ, Rinehart J, Rosenwaks Z, Scott RT Jr., Schoolcraft W, Shapiro DB. Efficacy and safety of ganirelix acetate versus leuprolide acetate in women undergoing controlled ovarian hyperstimulation. *Fertil Steril.* 2001;75(1):38–45.
60. Ortmann O, Weiss JM, Diedrich K. Embryo implantation and GnRH antagonists: ovarian actions of GnRH antagonists. *Hum Reprod.* 2001;16(4):608–11.
61. Rongieres-Bertrand C, Olivennes F, Righini C, Fanchin R, Taieb J, Hamamah S, Bouchard P, Frydman R. Revival of the natural cycles in in-vitro fertilization with the use of a new gonadotrophin-releasing hormone antagonist (Cetrorelix): a pilot study with minimal stimulation. *Hum Reprod.* 1999;14(3):683–8.
62. Al-Inany H, Aboulghar M. GnRH antagonist in assisted reproduction: a Cochrane review. *Hum Reprod.* 2002;17(4):874–85.
63. Al-Inany HG, Abou-Setta AM, Aboulghar M. Gonadotrophin-releasing hormone antagonists for assisted conception. *Cochrane Database Syst Rev.* 2006;3:CD001750.
64. Kolibianakis EM, Collins J, Tarlatzis BC, Devroey P, Diedrich K, Griesinger G. Among patients treated for IVF with gonadotrophins and GnRH analogues, is the probability of live birth dependent on the type of analogue used? A systematic review and meta-analysis. *Hum Reprod Update* 2006;12(6):651–71.
65. Daya S. Gonadotropin releasing hormone agonist protocols for pituitary desensitization in in vitro fertilization and gamete intrafallopian transfer cycles. *Cochrane Database Syst Rev.* 2000;(2):CD001299.
66. Arce JC, Nyboe Andersen A, Collins J. Resolving methodological and clinical issues in the design of efficacy trials in assisted reproductive technologies: a mini-review. *Hum Reprod.* 2005; 20(7):1757–71.
67. Al-Inany H, Aboulghar MA, Mansour RT, Serour GI. Optimizing GnRH antagonist administration: meta-analysis of fixed versus flexible protocol. *Reprod Biomed Online* 2005; 10(5):567–70.
68a. Aboulghar MA, Mansour RT, Serour GI, Al-Inany HG, Amin YM, Aboulghar MM. Increasing the dose of human menopausal gonadotrophins on day of GnRH antagonist administration: randomized controlled trial. *Reprod Biomed Online* 2004; 8(5):524–7.
68b. Heijnen EM, Eijkemans MJ, De Klerk C, Polinder S, Beckers NG, Klinkert ER, Broekmans FJ, Passchier J, Te Velde ER, Macklon NS, Fauser BC. A mild treatment strategy for in-vitro fertilisation: a randomised non-inferiority trial. *Lancet.* 2007 Mar 3;369(9563):743–9.
68c. Aboulghar MA, Mansour RT, Amin YM, Al-Inany HG, Aboulghar MM, Serour GI. A prospective randomized study comparing coasting with GnRH antagonist administration in patients at risk for severe OHSS. *Reprod Biomed Online* 2007 Sep;15(3): 271–9.
69. Loraine JA. Assays of human chorionic gonadotrophin in relation to clinical practice. *J Reprod Fertil.* 1966;12(1):23–31.
70. Chang P, Kenley S, Burns T, Denton G, Currie K, DeVane G et al. Recombinant human chorionic gonadotropin (rhCG) in assisted reproductive technology: results of a clinical trial comparing two doses of rhCG (Ovidrel) to urinary hCG (Profasi) for induction of final follicular maturation in in vitro fertilization-embryo transfer. *Fertil Steril.* 2001;76(1):67–74.
71. Al-Inany HG, Aboulghar M, Mansour R, Proctor M. Recombinant versus urinary human chorionic gonadotrophin for ovulation induction in assisted conception. *Cochrane Database Syst Rev.* 2005;(2):CD003719.
72. Griesinger G, Diedrich K, Devroey P, Kolibianakis EM. GnRH agonist for triggering final oocyte maturation in the GnRH antagonist ovarian hyperstimulation protocol: a systematic review and meta-analysis. *Hum Reprod Update* 2006;12(2):159–68.
73. Silverberg K, Daya S, Auray JP, Duru G, Ledger W, Wikland M, Bouzayen R, O'Brien M, Falk B, Beresniak A. Analysis of the cost effectiveness of recombinant versus urinary follicle-stimulating hormone in in vitro fertilization/intracytoplasmic sperm injection programs in the United States. *Fertil Steril.* 2002;77(1): 107–13.
74. Daya S, Ledger W, Auray JP, Duru G, Silverberg K, Wikland M, Bouzayen R, Howles CM, Beresniak A. Cost-effectiveness modelling of recombinant FSH versus urinary FSH in assisted reproduction techniques in the UK. *Hum Reprod.* 2001;16(12): 2563–9.
75. National Institute of Clinical Excellence. Fertility: assessment and treatment of people with fertility problems, Clinical guidelines No. 11. London: Abba Litho Ltd. UK, 2004.

第 44 章

辅助生殖的黄体期支持

Luciano G. Nardo, Tarek A. Gelbaya

引言

尽管辅助生殖技术成果颇丰，优质胚胎的着床率却始终较低。多年来，着床失败一直是采用或不采用卵胞浆内单精子注射（ICSI）进行的试管婴儿治疗中许多不成功病例的原因。

胚胎着床是已做好激素准备的子宫与囊胚之间复杂的分子间相互作用的最终结果，其中涉及的各参与过程的同步化失败会导致不能正常着床。在胚胎着床期（月经周期的第 19～24 天），子宫内膜在性甾类激素——雌激素和黄体酮（P）的控制下进行着精细的形态学改变。在分泌期，子宫内膜腺体呈现增强的分泌活动，子宫内膜内的血管增生，水肿明显，宫腔表面的上皮细胞生长出胞饮突（宫腔上皮细胞膜上出现的宽大的有蒂突起）。虽然上述变化是有用的妊娠结局预测信号，其内在的分子学机制尚不清楚。在这些同步化过程的多个方面中，甾类激素的作用是我们了解最多的。

为了提高胚胎着床率，我们尝试了各种治疗方案，包括免疫学检查和治疗、囊胚移植、辅助孵化、胚胎培养、围着床期非整倍性的基因筛检，以及胚胎捐赠。然而，黄体期不够长一直是某些接受辅助生殖技术（ART）患者胚胎着床失败的一个原因。黄体期的定义为从排卵发生到两周后月经再次来临。许多研究证实 IVF 周期中采用刺激卵巢的治疗可能会引起黄体期缩短，即使是在使用促性腺激素释放激素（GnRH）拮抗剂的情况下。在 ART 中的黄体期治疗证实使用药物可促进胚胎着床过程。

本章中，我们讨论了自然月经周期与人工刺激月经周期的黄体期生理学，以及在辅助生殖治疗中目前被证实有效的一系列黄体期治疗重点。

自然月经周期的黄体期

子宫为胚胎着床做准备工作以及妊娠早期内膜的调节均需要黄体酮和雌激素的参与。在未怀孕女性的正常黄体期中，类固醇的合成会在排卵后 4 天时达到高峰，并持续一周，直到下次月经来临前几天才会回落。如果发生妊娠，黄体酮的生成会在人绒毛膜促性腺激素（hCG）的刺激下重新升高。一旦卵细胞释放，卵泡就会塌陷，残留的已获得黄体激素（LH）受体的颗粒细胞会在 LH 的作用下迅速黄体化。黄体的形成需要 LH 规律性的刺激以保证有足够的黄体酮产生（Vande Wiele 等，1970）。

性腺类固醇由卵巢合成转变为胎盘合成大约需要几周的时间。在一项研究中，胎盘黄体酮的分泌最早在妊娠第 50 天时在接受赠卵者体内被检出（胚胎移植后第 36 天）（Scott 等，1991）。在妊娠早期手术切除黄体后也会在这一时间段出现流产（Caspo 等，1972）。

ART 治疗周期中的黄体期

黄体期与控制性卵巢超促排卵

卵泡促成熟药物，如促性腺激素的出现，使血清中黄体酮的水平可以升到超生理性的水平。Simon 等（1995）报道在接受 IVF 治疗的患者中血清雌二醇（E2）浓度在使用 hCG 当天高于 2500pg/ml 时（高反应者），其单次治疗周期中的胚胎着床率和妊娠率会高于正常反应者。作者总结到在注射 hCG 当天，不论卵细胞抽吸数和所测的黄体酮水平是多少，升高的 E2 浓度均会对子宫容受性产生负面影响。一项配对对照试验发现接受赠卵者的临床妊娠率和持续妊娠率均高于接受 IVF 治疗的患者（Paulson 等，1990）。来自卵细胞捐赠项目的资料显示较年轻的受卵者接受年轻赠卵者的卵细胞后进行新鲜胚胎的移植，其妊娠率是年长受卵者的两倍。有趣的是，采用冻胚移植后妊娠率则没有明显的差异（Check 等，1995）。这些结果支持了控制性卵巢超促排卵会有损于子宫内膜容受性，并间接地影响胚胎着床这一观点。

黄体期与 GnRH 激动剂

20 多年以前，Edwards 和 Steptoe（1980）提出观点认为卵巢刺激导致的黄体功能不全可能是 IVF 失败的原因。其他研究者也表明黄体期的支持有益于 IVF 妊娠的建立（Smitz 等，1992；Smitz 等，1993；Soliman 等，1994）。一项综合所有有关的半随机试验的分析文章显示对外源性促性腺激素反应正常的女性在使用 GnRH 激动剂后可提高 IVF 妊娠率约 80% ~127%（Hughes 等，1992）。黄体功能不全的现象在采用 GnRH 激动剂长方案的患者中较采用短方案的患者更明显（Devreker 等，1996），即使在早期就停止 GnRH 激动剂的使用也依然存在此种现象（Beckers 等，2000）。

在使用激动剂调节的 IVF 治疗周期中，于取卵日的当天对子宫内膜进行活检表明 90% 以上的患者出现子宫内膜发育超前的现象。值得注意的是，子宫内膜超前发育超过 3 天的病例中没有一例受孕（Ubaldi 等，1997；Lass 等，1998）。据报道接受卵巢刺激治疗的女性在黄体早期子宫内膜会出现胞饮突（Nikas 等，1999）。Soliman 等（1994）的研究得到了类似的结果，并发现在卵巢刺激周期的黄体中期进行子宫内膜活检时，内膜的发育要推迟 2 ~4 天。如果采用黄体酮或 hCG 支持黄体期、黄体中期和黄体晚期，则黄体期子宫内膜的组织学、电子显微镜扫描以及免疫化学的结果均与其分期相吻合（Balasch 等，1991）。

下列几种方法似乎可中和黄体期带来的影响：①在黄体期抑制内源性 LH 的分泌可引起 GnRH 激动剂对脑垂体的持续性抑制；②在黄体早期 E2 和 P（黄体酮，译者注）的浓度超过生理浓度会导致子宫内膜超前发育，从而出现胚胎和子宫内膜发育的不同步；③与自然月经周期相比，刺激周期缩短了卵巢类固醇的合成时期；④抽吸了围绕卵细胞的颗粒细胞。

多篇综合分析均通过资料证明黄体期支持治疗可提高 IVF 治疗结局（Soliman 等，1994；Pritts 和 Atwood，2002，Daya 和 Gunby，2004；Nosarka 等，2005）。在这些综合分析文章中综述的有关 ART 治疗周期中进行黄体期支持的 59 个随机对照试验中，Daya 和 Gunby（2004）发现使用 hCG 进行黄体期支持的患者，与使用安慰剂组或空白组的患者相比，持续妊娠率显著增高，使用 GnRH 激动剂后流产率也明显降低。采用黄体酮进行黄体期支持的患者，与采用安慰剂组或空白组的患者，不论是否在治疗周期中使用 GnRH 激动剂，均可获得显著增高的妊娠率，但对妊娠早期丢失率却没有效果。

黄体期和 GnRH 拮抗剂

垂体促性腺激素的释放可在 GnRH 拮抗剂停止给药后立即恢复正常，因此有研究者认为在这些治疗周期中黄体期受到的影响要小（Elter 和 Nelson，2001；Ragni 等，2001）。虽然对宫内授精周期的前期观察支持此结果，但在一些 IVF 治疗病例的研究却表明如果不采取黄体期支持，妊娠率会明显降低（Albano 等，1998；Albano 等，1999，Beckers 等，2002）。

采用 GnRH 拮抗剂治疗的周期中黄体早期及中期的 LH 血清浓度会降低，不论治疗方案中是否诱导卵细胞成熟（Tavaniotou 等，2001；Beckers 等）。如果没有黄体期支持，P 的曲线下面积不会达到最优，这通常代表不成熟的黄体溶解（Penarrubia 等，1998）。在没有黄体期支持的周期中，黄体期出现缩短，并有早期出血（Albano 等，1998）。基于这些病例证据，应该考虑在使用 GnRH 拮抗剂的 IVF 周期中采用黄体期支持。

黄体功能不全

子宫内膜的准备起始于增殖期，并贯穿黄体期。黄体功能不全可导致黄体的 P 分泌期缩短，分泌量减少，或者子宫内膜缺乏适当的反应（Jones，1991），妊娠出现失败（Porter 和 Scott，2005）。适当的子宫内膜分泌期的变化是胚胎着床的基础（Navot 等，1991；Dominguez 等，2003）。假如卵泡期有足够的雌激素支持，则黄体期的正常与否依赖于暴露于适当的 P 浓度的时间（De Ziegler 等，1992）。在胚胎着床前雌激素控制着子宫内膜腺体的分泌并供养着胚胎，而 P 则促进内膜基质的准备（Good 和 Moyer，1968）。因此，在着床期间，子宫内膜腺体的分泌活动处于高峰，其细胞外的分泌物内含纤连蛋白、层粘连蛋白、肝素硫酸盐，以及周围血管基质细胞分泌的Ⅳ型胶原（Strauss 和 Gurpide，1991）。如果没有 P 和雌激素的适当刺激，子宫内膜的容受性可能会受损，从而导致低着床率和妊娠率（Nardo 和 Sallam 综述，2006）。

黄体功能不全的诊断

50 多年以前黄体功能不全就被认定是生殖力低

下的一个原因(Jones,1949)。目前的诊断方法还是依照Noyes标准(Noyes等,1950年),在黄体期内某一确定时间对子宫内膜活检并行形态学检查。根据形态学标准,从下次月经来临起向前倒数,如果子宫内膜发育落后两天即被认为是"超期"(out of phase)。如果连续两次的活检均发现超期即可诊断黄体功能不全(Wentz,1980)。

多篇报道认为对人子宫内膜的组织学判断上观察者之间以及观察者自身存在明显的差异(Li等,1989;Myers等,2004)。最近,有人质疑确定组织学检查时期的必要性和实用性,但没有质疑黄体功能不全的诊断方法(Coutifaris等,2004)。这些观察得出了共同的结论:确定子宫内膜活检和组织学检查的日期不会给不孕症的常规评价带来临床益处。

黄体期支持

早期进行IVF治疗时在卵巢刺激周期中是否进行黄体期支持还曾经有过一场争论。当外源性hCG消失时,黄体期的支持对卵细胞最后的成熟和胚胎着床早期内源性hCG的升高具有非常重要的调节作用(Nyboe Andersen等,2002)。

人工辅助生殖中黄体酮和hCG在黄体期的支持作用

有研究者认为在人工辅助生殖周期的黄体期支持中给以肌肉注射hCG要比单独给以P效果要好,其中原理如下:①在黄体期给以hCG可以挽救黄体,使其继续分泌雌激素和P(Hutchins-Williams等,1990);②hCG刺激黄体分泌其他一些未知的物质,并可影响胚胎着床。增强黄体的功能比只是在黄体期进行性类固醇的替代或许更有意义(Mochtar等,1996)。虽然一篇综合分析认为与黄体酮相比,hCG或许是GnRH激动剂周期中更好的黄体期支持物质(Soliman等,1994),但这些资料没有被其他更多的近期研究所证实(Martinez等,2000;Ludwig等,2001)(表44.2)。而且,两篇综合分析文章对IVF中接受P或hCG的两组患者进行统计后没有发现临床妊娠率和持续妊娠率有什么明显差异(Pritts和Atwood,2002;Daya和Gunby,2004)。需要注意的是,与hCG相比,采用P后出现OHSS的风险只是一半左右,因此,P成为更具吸引力的一个选择(Daya和Gunby,2004)。

表44.1 前瞻性随机对照试验比较IVF治疗GnRH激动剂周期中使用不同途径进行黄体酮支持的效果总汇

作者	刺激方案	周期数	黄体期支持	妊娠率(%)(着床率,%)
Buvat等(1990)	Triptorelin/HMG(短方案)	19	天然黄体酮微粒胶囊400mg/d口服	5
		20	天然黄体酮微粒胶囊400mg/d阴道给药	55[a]
	Triptorelin/HMG(长方案)	41	天然黄体酮微粒胶囊400mg/d口服	27
		35	天然黄体酮微粒胶囊400mg/d阴道给药	40
Smitz等(1992)	Buserelin/HMG(长方案)	131	P50mg肌注+雌二醇酯6mg/d	30.5(11.6)
		131	天然黄体酮微粒胶囊600mg阴道给药+雌二醇酯6mg/d	35.5(16.3)
Artini等(1995)	Buserelin/pFSH或HMG(长方案)	44	P50mg肌注/天	13.6
		44	微粒化的黄体酮阴道用药膏100mg/d	15.6
Pouly等(1996)	Decapeptyl/HMG(长方案)	139	天然黄体酮阴道凝胶90mg/d阴道给药	28.8(35.3)
		144	天然黄体酮微粒胶囊300mg/d口服	25(29.9)
Licciardi等(1999)	GnRH/FSH/HMG(长方案)	19	P50mg肌注	57.9(40.9)[b]
		24	Micronized P600mg/d口服	45.8(18.1)
Friedler等(1999)	Decapeptyl/HMG(长方案)	30	天然黄体酮微粒胶囊200mg×4/d口服	33(10.7)
		34	天然黄体酮微粒胶囊100mg×2/d阴道给药	47(30.7)[a]
Abate等(1999)	GnRH/(长方案)	52	P50mg/d肌注	34.3[c]

续表

作者	刺激方案	周期数	黄体期支持	妊娠率(%)(着床率,%)
		52	天然黄体酮阴道凝胶90mg/d阴道给药	19.1
Strehler等(1999)	GnRH/HMG(短方案)	48	天然黄体酮微粒胶囊	37.5
		51	天然黄体酮阴道凝胶	35.3
Schwartz等(2000)	GnRH(长方案)或多剂量GnRH拮抗剂/HMG或rFSH	53	天然黄体酮微粒胶囊600mg/d阴道给药	18.9
		73	天然黄体酮阴道凝胶90mg/d阴道给药	28.8
Geusa等(2001)	GnRH/rFSH(长方案)	150	天然黄体酮阴道凝胶90mg/d阴道给药	26.6
		150	P肌注50mg/d	28
Ludwig等(2002)	GnRH-a(长方案)或多剂量GnRH拮抗剂/rFSH或HMG	73	天然黄体酮阴道凝胶90mg/d阴道给药	28.7
		53	天然黄体酮微粒胶囊600mg/d阴道给药	18.9
Ng等(2003)	GnRH(长方案)	30	天然黄体酮阴道凝胶90mg/d阴道给药	23.3
		30	黄体酮阴道栓剂400mg×2d	30
la Saucedo等(2003)	GnRH/rFSH	44	天然黄体酮阴道凝胶90mg/d阴道给药	38.6
		42	P肌注50mg/d	31
Sumita and Sofat(2003)	GnRH/FSH(长方案)	50	天然黄体酮微粒胶囊600mg/d阴道给药	34
		50	P50mg肌注/天	26
Geber等(2004)	GnRH(长方案)	122	天然黄体酮微粒胶囊600mg/d	36.1
		122	天然黄体酮阴道凝胶90mg/d	44.3

[a]$P<0.01$ 与口服比较;[b]$P=0.004$;[c]$P<0.01$。与阴道用药比较

表44.2 前瞻性随机对照试验比较IVF治疗GnRH激动剂周期中黄体期支持使用hCG与P的效果总汇

作　者	刺激方案	治疗周期的编号	黄体期支持	妊娠率(%)
Buvat等(1990)	Triptorelin/HMG短方案	32	hCG 1500IU×3	62.5[a]
		19	天然的黄体酮微粒胶囊400mg/d口服	5
		20	天然的黄体酮微粒胶囊400mg/d阴道纳入	55[a]
	Triptorelin/HMG长方案	47	hCG 1500IU×3	40
		41	天然的黄体酮微粒胶囊400mg/d口服	27
		35	天然的黄体酮微粒胶囊400mg/d阴道纳入	40
Claman等(1992)	GnRH/HMG长方案	49	于取卵日前一天给以P12.5mg肌注/天,于ET当天开始增至每天25mg	14.3
		72	于取卵后第1、4和7天每天给以hCG 1500IU	18
Golan等(1993)	GnRH/HMG(超短方案)	26	P100mg肌注/天	3.8
		30	每3天给以hCG1000IU或2500IU(共4次)	23.3
Araujo等(1994)	GnRH/HMG or FSH(长方案)	38	ET后第1、4、7和10天给以hCG 2000IU	37.7
		39	P 50mg肌注/天	35.3

续表

作者	刺激方案	治疗周期的编号	黄体期支持	妊娠率(%)
Artini 等(1995)	Buserelin/pFSH 或 HMG(长方案)	44	hCG 2000IU×3	13.6
		44	P50mg 肌注/天	13.6
		44	含黄体酮微粒的阴道用药膏 100mg/d	15.6
Martinez 等(2000)	GnRH/FSH 或 HMG	168	Vaginal 天然的黄体酮微粒胶囊 100mg×3d	38.7
		142	于取卵日后第 2、4、6 天给以 hCG 2500IU	33.1
Ludwig 等(2001)	GnRH/HMG 或 rFSH(长方案)			
	低风险	77	ET 当天及 3 天后给以 hCG 5000IU,6 天后给以 2500IU	19.5
		62	ET 当天给以 hCG 5000IU+天然的黄体酮微粒胶囊 600mg/d	21
		70	天然的黄体酮微粒胶囊 600mg/d	18.6
	高风险	83	hCG 5000IU on day of ET+天然的黄体酮微粒胶囊 600mg/d	27.2
		121	天然的黄体酮微粒胶囊 600mg/d	28.1

与口服相比[a] $P<0.01$

表 44.3 在 GnRH 拮抗剂 IVF 循环中比较雌二醇+P *vs* 单独 P 对于黄体支持效果的前瞻性随机研究总结

作者	刺激方案	循环次数	黄体期支持	妊娠率(%)
Lewin 等(1994)	GnRH-a/HMG(长期)	50	IM P 50mg/d	28
		50	IM P 50mg/d+雌二醇戊酸酯 2mg/d	26.5
Smitz 等(1993)	GnRH-a/HMG(长期)	183	阴道 Utrogest 600mg/d	29.5
		195	阴道 Utrogest 600mg+雌二醇 6mg/d	35.8
Farhi 等(2000)	GnRH-a/uFSH/hMG(长期或短期)	149	IM P 50mg/d+阴道 100mg/d	23.4
		136	IMP50mg/d+阴道 100mg/d+雌二醇戊酸酯 4mg/d	33.8
Tay 和 Lenton(2003)	GnRH-a/FSH(长期)	35	阴道 Utrogest 400mg/d	20
		28	阴道 Utrogest 400mg+雌二醇戊酸酯 2mg/d	17.9
Gorkemli 等(2004)	GnRH-a(长期)	148	阴道 Utrogest 600mg/d	13.5
		140	经皮给药的雌二醇 100μg/d+Utrogest 600mg/d	38.5
Lukaszuk 等(2005)	GnRH-a/uFSH(长期)	80	阴道 Utrogest 600mg/d	23.1
		73	阴道 Utrogest 600mg/d+雌二醇戊酸酯 2mg/d	32.8
		78	阴道 Utrogest 600mg/d+雌二醇戊酸酯 6mg/d	51.3

辅助生殖中用于黄体支持的黄体酮和 hCG

许多生育专家推荐在辅助生殖中结合使用 P(黄体酮)和 hCG(人绒毛膜促性腺激素)来进行黄体支持(Herman 等,1996;Mochtar 等,1996;Ludwig 等,2001;Fujimoto 等,2002)。在元分析中,Daya 和 Gunby(2004)发现组合使用 P 和 hCG 相比单独使用 P 来说,两者之间的临床妊娠率、持续妊娠率和流产率没有任何统计上显著的差异。当将 hCG 添加到黄体期支持疗程中时,OHSS(卵巢过度刺激综合征)的比值比会提高 3 倍以上,这证实单独使用 P 是一个更好的策略。

辅助生殖中用于黄体支持的黄体酮和雌激素

研究者观察到在黄体期的中后期阶段,E2 水平出现突然下降,这可以证明受激 IVF 循环中的雌激素支持。在人类中,黄体雌激素枯竭似乎不会负面影响子宫内膜的形态发育能力(Younis 等,1994)。尽管有些作者建议在 ART 循环中组合使用 E2 和 P 来用于黄体支持,这可能增大妊娠率和着床率(Smitz 等,1993;Farhi 等,2000;Gorkemli 等,2004;Lukaszuk 等,2005),其他作者(Lewin 等,1994;Tay and Lenton,2003)则无法确认这些发现。由 Pritts 和 Atwood 执行的元分析指出,在长期和短期激动剂方案中,P 与雌激素结合使用是最好的黄体支持做法。与此相反,由 Daya 和 Gunby 执行的 Cochrane 综述(2004)则显示,对于"组合使用 P+E2"与"单独使用 P"这两种黄体支持疗法来说,其临床妊娠率、持续妊娠率、流产率或活产率之间没有任何显著差异。

E2 的有益影响可能与其使用剂量有关。在一个前瞻性随机研究中,Lukaszuk 等(2005)调查了在经历 IVF 的女性的黄体期,不同 E2 给药剂量对着床率和妊娠率的影响。从提取卵母细胞的当天开始,所有的试验对象都接受天然微粉化黄体酮(阴道 600mg/d,共分成三个分割剂量)以进行黄体期支持。在整个黄体期过程中,随机分配女性,以接受日剂量为 0mg、2mg 或 6mg 的雌二醇戊酸酯。据显示,对于接受长期 GnRH 激动剂方案治疗以对抗受控卵巢刺激的女性来说,将高剂量的 E2 添加到每日 P 增补中,可以显著提高其妊娠率。一个近期 RCT(Fatemi 等,2006)证明,将雌二醇戊酸酯(4mg/d)添加到微粉化的 P 中以用于黄体期增补,并没有提高妊娠可能性。在 P 组中,每个移植胚胎对应的着床率为 37.8%,而在 P+E2 组中,该比率为 42.4%。研究者发现这两组之间的持续妊娠率/取卵以及持续妊娠率/胚胎移植没有任何显著差异。表 44.3 总结了比较 GnRH 激动剂 IVF 循环中 E2+Pvs 单独 P 对于黄体支持作用的 RCTs。

辅助生殖中用于黄体支持的 GnRH 激动剂

许多作者已经独立报告了 GnRH 激动剂对于黄体期支持的潜在用处(Tesarik 等,2004;Pirard 等,2005;Hughes 等,2006;Pirard 等,2006;Tesarik 等,2006)。在由 Tesarik 等执行的研究(2004)中,接受来自同一个捐卵者的卵母细胞的接受者或者在 ICSI 后 6 天接受了一个单一的 GnRH 激动剂(曲普瑞林)注射,或者接受安慰剂注射。GnRH 激动剂组的着床率和活产率都显著较高。据 Pirard 等(2005,2006)的报告,在宫腔内人工授精和 IVF 患者体内,鼻腔内 GnRH 激动剂(布舍瑞林)有益于诱导卵母细胞的最后成熟和支持黄体期。有一个 RCT 涉及 600 名女性,这 600 名女性接受了 GnRH 激动剂或拮抗剂 IVF/ICSI,并使用 hCG 来用于卵母细胞的最后成熟。随机分配这 600 名女性,使其部分接受一个 100μg 曲普瑞林的单一注射,另一部分接受安慰剂注射。据作者报告,黄体期施用 GnRH 激动剂后,每个胚胎移植对应的着床率、持续妊娠率和活产率都有所提高。很难解释是否出现了这一显著效应,这是由于提高的黄体功能或者对子宫内膜或胚胎的直接影响。

P 的作用

在月经周期的排卵后调节中,P 发挥着重要作用。它已经被恰当地命名为"孕激素",因为在为胚胎着床准备子宫内膜以及促进子宫内膜发育中,维持早期妊娠是至关重要的。这个关键激素可以降低整个怀孕期间的子宫基层活性和灵敏性。越来越多的证据表明,在为妊娠早期阶段建立一个适当的免疫环境中,P 发挥着至关重要的作用(Piccinni 等,1995;Choi 等,2000;Kalinka 和 Szekeres-Bartho,2005;Raghupathy 等,2005)。在怀孕期间,母体的免疫系统是由 P 精细调节的,具体是通过控制细胞因子的生产(Szekeres-Bartho 等,1997)。

在正常妊娠中,蜕膜中有一个转移:从细胞免疫反应(Th1 细胞因子)转移到体液免疫(Th2 细胞因子),这是由黄体酮抑制封闭因子高度控制的(Szekeres-Bartho 等,1996)。一些作者推测,显著增大的 Th1 细胞因子表达可能代表了潜在的现象,从而导致生育失败(Ng 等,2002)。此外,含滋养层抗原的外周血单核细胞的激活证实了具有先天性周期自发流产特征的女性含有一个Th1型细胞因子概况,这个概况是由IL-2、肿瘤坏死因子和干扰素γ的生产所描绘的(Raghupathy等,2000)。产妇Th1显性和复发性流产之间具有潜在关联,这为研究者提供了这一挑战:尝试操作Th1/Th2细胞因子平衡,以抑制细胞介导的免疫(由Nardo和Sallam检阅,2006)。研究者已经提议P可以作为一个阻断Th1活性并诱导Th2细胞因子(IL-4和IL-10)释放的免疫抑制剂。

P的给药路线

P的可能输送路线包括经皮、口服、肌内注射、阴道、舌下、鼻腔和直肠。在这些输送路线中,只有三种路线——口服、肌内注射和阴道——已被广泛使用。表44.1给出了比较GnRH激动剂IVF循环中不同P增补路线的前瞻性随机研究。

口服进入

因为口服给药后,天然P很快就被代谢,所以设计了抵抗酶促降解的合成黄体酮。据研究发现,后者可能造成一些不良影响,而且那些具有雄激素特性的合成黄体酮会使胎儿先天畸形的风险增大(Revesz等,1960;Wilkins,1960;Aarskog,1979)。天然P似乎没有致畸作用(Chez,1978;Rock等,1985;Check等,1986),而且在诱导分泌性子宫内膜变化方面,天然P比P衍生物更为有效(Pellicer等,1989)。微粉化过程的发展大大改善了口服P的吸收(Maxon和Hargrove,1985;Kimzey等,1991)。然而,口服给药后,P的系统水平太低而无法提供足够的子宫内膜支持(Levine和Watson,2000)。口服后,P通过肝脏的第一个通道就导致了大量代谢,并且最好只循环10%的给药剂量以作为活性化合物(Nahoul等,1993)。研究者采用各种方法努力增大口服剂量以达到所需的血清P水平,但是所做的这些努力会产生一定程度上的嗜睡,而这种程度的嗜睡对于绝大部分患者来说都是无法接受的。某些临床试验在IVF循环中应用口服P增补,这些临床试验证实了这条路线的不足之处(表44.1)。因此,口服P不宜规定为黄体支持治疗。

肌内注射给药

对于绝大部分女性来说,肌内注射P会导致高的血清P浓度、足够的子宫内膜分泌功能(Navot等,1986;Devroey等,1989;Sauer等,1991)、令人满意的妊娠率(Navot等,1986;Younis等,1992;Smitz等,1992;Artini等,1995)和月经延期。每日注射是不舒服的,尤其对于长期治疗来说,而且可能会引起注射部位出现明显的炎症反应并形成无菌脓肿。

"每周肌内注射两次17α-羟孕酮己酸酯"这种注射方法代表了一个合适选择。当将这个治疗方法与每日肌内注射进行比较时,研究者发现其妊娠率和流产率没有差异(Costabile等,2001)。6个RCTs(表44.1)比较了IVF中肌内注射P(50mg/d)和阴道P这两种输送路线对于黄体支持的效果差异。只有一个研究显示,与阴道P相比,肌内注射P与较高的妊娠率有关(Abate等,1999)。Daya和Gunby(2004)得出如下结论:与阴道路线相比,肌内注射路线是有利的。这个结论仍有待进一步证实,因为作者并没有包含一个在IVF中比较阴道P和肌内注射P给药路线的大型前瞻性随机试验(Smitz等,1992)。Smitz等(1992)执行了一个包含262例患者的试验,这些患者经历了使用长期GnRH激动剂方案的IVF,试验结果显示对于接受阴道P或肌内注射P的女性来说,她们的妊娠率和着床率是相似的。有趣的是,接受阴道P的女性的流产率较低。如果元分析中包含这个试验,则可能改变支持肌内注射给药的结论。

阴道给药

阴道P会导致充分的子宫内膜分泌变换,即使血清P水平可能低于那些黄体期间测量的P水平(Salat-Baroux等,1988;Cicinelli等,1996;Fanchin等,1997)。阴道P给药后,P浓度和组织学特征之间的差异象征着所谓的"子宫首过效应"(Miles等,1994;Balasch等,1996;Fanchin等,1997)。

阴道P增补可以导致放电、刺激和(或)拒不保暖(Kimzey等,1991;Pouly等,1996)。根据阴道使用的配方包含微粉化的P药片、药剂师配制的栓剂(通常在石蜡基中)、Crinone 8%(凝胶)以及口服孕酮制剂(明胶胶囊)。与肌内注射相比,所有这些产品都具有较高的患者接受性。比较阴道P凝胶和阴道微粉化P药片的黄体支持功效,结果证明对于IVF循环中的绝大部分临床终点来说,两者具有统计等价性(表44.1)。可能通过P灌注环来完成阴道增补。据Zegers-Hochschild等(2000)的报告,一个环每天释放10~20nmol/LP,长达90天。在他们的RCT中,阴道和肌内注射增补治疗后,其妊娠率是相似的。

捐卵循环中的黄体期支持

捐卵方案的挑战是事先准备好子宫内膜对外源性类固醇激素的容受性。经证明，这种方法是成功的，因为据显示，其着床率和妊娠率高于那些接受标准 IVF 的患者(Lutjen 等，1985；Navot 等，1986；Rosenwaks 等，1986)。在药物剂量和治疗持续时间方面，激素控制的循环具有一定程度上的灵活性。雌激素治疗的持续时间可以从 10 天到少于或长于 100 天，并且不会损害子宫内膜的容受性。一个大型多中心捐卵方案显示，从开始施用雌激素直到施用后 100 天内，试验对象的着床率和妊娠率并不受雌激素的影响，而 100 天后，着床率和妊娠率开始降低(Remohi 等，1995)。可以通过口服或经皮输送的方式，给经历捐卵和冷冻胚胎移植(FET)的女性增补雌激素(Steingold 等，1991)。对于肝脏代谢异常的女性来说，例如那些抽烟、摄取神经精神药物或者过去接受过化疗的女性，后面的给药路线应该是首选。如果某些患者对于口服雌激素的子宫内膜反应是次优的，则应该建议这些患者采用经皮给药方式。当在超声波上显示子宫内膜厚度小于 7mm 时，雌激素促发应该认为是不恰当的。必须确保子宫内膜接触 P 与胚胎发育阶段相符合，这一点是非常重要的。曾有人建议，4～8 细胞胚胎需要 3～4 天的外源性 P 治疗(或者当在第 15 天开始施用黄体酮时，循环第 17～18 天)(Navot 等，1986；Rosenwaks 等，1987；Navot 等，1991)，而囊胚则需要多几天。查看这个最佳窗口外执行的胚胎移植的结果，我们可能得出这一结论：较早移植可能导致怀孕，而较晚移植的胚胎无法着床。

大多数成功的捐卵循环使用了肌内注射的 P 或阴道 P。研究已经评估了使用各种给药路线和剂量增补 P 后的激素和组织学参数。在一个包含没有卵巢的受卵者的研究中，与阴道给药相比，肌内注射后的血清 P 浓度较高。两组的传统子宫内膜分泌形态是相似的，但是阴道给药组的子宫内膜成熟性更好(Devroey 等，1989)。一些作者在接受口服 P 增补的受卵者中观察到了子宫内膜分泌转换不足的现象(Devroey 等，1989；Dehou 等，1987；Bourgain 等，1990；Critchley 等，1990)。

FET 循环中的黄体支持

在自发排卵后的自然循环中、在使用枸橼酸氯米芬或促性腺激素的受激循环中、以及在使用外源性类固醇制备子宫内膜的循环中，冷冻-解冻的胚胎移植已经取得了同样的成功(Al-Shawaf 等，1993；Loh 和 Leong，1999；Simon 等，1999；El Toukhy 等，2004；Wright 等，2006；Gelbaya 等，2006)。在自然循环 FET 中，当比较在更换当天开始接受阴道 P(每天 800mg)的女性和那些不接受 P 的女性时，两者的妊娠率是相似的(Bjuresten 等，2005)。

毫无疑问，在下调的 FET 循环中，P 增补是必不可少的。已经制定了使用 GnRH 的方案，该方案主要是基于从捐卵中获得的经验。在这些循环中，成功地使用雌激素(口服、经皮或阴道制剂)和 P(肌内注射和阴道制剂)执行了子宫内膜准备。至少施用 E2 长达 10 天(通常是 15 天)，并且一旦子宫内膜厚度达到 7mm 或更厚，则添加 P。

不同 IVF 中心的雌激素增补方案是不同的。我们目前的做法是，在一个启动方案中施用 E2，第 1～5 天施用 1mg/d 的剂量，然后第 6～9 天施用 2mg/d，接下来从第 10 天开始施用 6mg/d，直到妊娠测试的日期或者开始下一个自发阶段。在受激和下调的、激素控制的 FET 循环中，对于 P 增补，已经使用了不同的剂量和制剂。目前，文献中没有可靠的数据可支持使用某一种制剂而不是另一种。大部分中心使用肌内注射或阴道 P，P 的剂量与捐卵方案中所使用的 P 剂量相似。

黄体期支持的时机

在受激的 IVF 循环中，取卵后第一周中的类固醇生产可能是良好定时且绰绰有余的，因此在这个窗口内，何时开始外源性支持似乎不是至关重要的。据 William 等(2001)报告，当采卵后 3 天而不是 6 天开始施用 P 时，IVF 中有较高的妊娠率。在平静子宫收缩中，胚胎移植前的阴道 P 增补可能是有用的，从而减少胚胎位移(Fanchin 等，2001)。Sohn 等(1999)发现，采卵前开始肌内注射 P 会负面影响着床率。最近，一个执行良好的 RCT 显示，当在 hCG 给药当天、取卵当天或者胚胎移植当天开始阴道施用 P 时，持续妊娠率没有任何显著差异(Mochtar 等，2006)。然而，在程序化循环中，时机是至关重要的，因为 P 的唯一来源是外源性。在过去的 20 年里，Navot 等(1986)指出在 P 治疗的第 2～4 天移植的第 2 天胚胎能产生妊娠，而该窗口之外的移植者都失败了。在一个较大型研究中，Prapas 等(1998)得出如下结论：当 P 增补治疗的第 4 天或第 5 天移植第 2 天胚胎时，出现最高的妊娠率。

在尝试同步化子宫内膜发育和胚胎阶段过程中，应该在同一天开始施用 P，或者在捐卵者接受 hCG 后的当天开始施用 P。支持在早期妊娠期间增补 P 的证据是相互矛盾的。在一个 RCT 中，Prietl 等（1992）发现，如果患者从出现阳性妊娠测试开始接受“肌内注射雌二醇戊酸酯+17α-羟孕酮己酸酯”综合治疗，直到怀孕 12 周后停止，则与对照组相比，这种患者具有较高的妊娠率。其他作者（Stovall 等，1998）指出，对于含有高血清黄体酮浓度的患者，怀孕 6 周后可以撤销 P 增补。一个回顾性对照研究表明，对于 ART 后怀孕的女性，在阳性妊娠测试时撤销阴道 P 治疗对流产率和分娩率没有任何影响（Schmidt 等，2001）。这些数据与同一作者随后发表的一个 RCT 的数据是一致的（Nyboe Andersen 等，2002）。

结论

在辅助生殖中，着床失败是一个主要的限制因素。更好地了解负责着床和胎盘形成的分子机制可能提高医生治疗与这些过程相关的疾病的能力，包括特发性不孕不育和早期流产。在准备和确立人类妊娠中，P 和雌激素发挥着核心作用。在孕龄达大约 7 周时，会出现黄体胎盘的移动，直到此时，这些激素的卵巢生产对于妊娠维持来说才是至关重要的。怀孕 7 周后，胎盘通常产生足够的性类固醇，以避免依赖卵巢或外源性提供的激素。

在大部分同时期 ART 中，P 增补是常见做法。已经研发了各种不同的给药路线，但是大部分给药路线已被证明有局限性，并且可能引起不良的效果。尽管 P 的肌内注射给药仍然是一个选择，越来越多的生育专家选择阴道给药路线。

到目前为止，仍然缺少足够的证据可证实 IVF 循环的黄体期过程中雌激素增补疗法的作用，因而雌激素增补疗法也无法用于日常实践中。

关键点

- 对于最优化 ART 的结果来说，黄体期支持是必不可少的。
- 含 hCG 的黄体期支持并不优于含 P 的黄体期支持。
- 当施用 P 时，hCG 的增补给药没有带来任何优势。
- 与含 P 的黄体期支持相比，含 hCG 的黄体期支持增大了 OHSS 的风险。
- 在标准受激 IVF 循环中施用雌激素以增补黄体期，需要进一步的澄清和证据。
- 口服 P 的使用明显劣于肌内注射或阴道给药，并且由于口服 P 的代谢物，口服 P 可能会导致副作用率增大。
- 目前，关于直接比较肌内注射 P 疗法和阴道 P 疗法的数据尚不充足；因此，医生应该遵循他们自己的临床经验。

参考文献

1. Aarskog D (1979) Maternal progestins as a possible cause of hypospadias. *N Engl J Med* **300**:75–8.
2. Abate A, Perino M, Abate FG, Brigandi A, Costabile L, Manti F (1999) Intramuscular *versus* vaginal administration of progesterone for luteal phase support after *in vitro* fertilization and embryo transfer. A comparative study. *Clin Exp Obstet Gynecol* **26**:203–6.
3. Albano C, Grimbizis G, Smitz J, et al. (1998) The luteal phase of nonsupplemented cycles after ovarian superovulation with human menopausal gonadotropin and the gonadotropin releasing hormone antagonist Cetrorelix. *Fertil Steril* **70**:357–9.
4. Albano C, Smitz J, Tournaye H, et al. (1999) Luteal phase and clinical outcome after human menopausal gonadotrophin/gonadotropin releasing hormone antagonist treatment for ovarian stimulation in in-vitro fertilization/intracytoplasmic sperm injection cycles. *Hum Reprod* **14**:1426–30.
5. Al-Shawaf T, Yang D, Al-Magid Y, Seaton A, Iketubosin F, Craft I (1993) Ultrasonic monitoring during replacement of frozen-thawed embryos in natural and hormone replacement cycles. *Hum Reprod* **8**:2068–74.
6. Araujo E, Bernardini L, Frederick JL, Asch RH, Balmaceda JP (1994) Prospective randomized comparison of human chorionic gonadotropin versus intramuscular progesterone for luteal-phase support in assisted reproduction. *J Assist Reprod Genet* **11**: 74–8.
7. Artini PG, Volpe A, Angioni S, et al. (1995) A comparative, randomized study of three different progesterone support of the luteal phase following IVF/ET program. *J Endocrinol Invest* **18**:51–6.
8. Balasch J, Fabregues F, Ordi J, et al. (1996) Further data favouring the hypothesis of the uterine first-pass effect of the vaginally administered micronized progesterone. *Gynecol Endocrinol* **10**:421–6.
9. Balasch J, Jove I, Marquez M, Vanrell JA (1991) Hormonal and histological evaluation of the luteal phase after combined GnRH agonist/gonadotropin treatment for superovulation in IVF or GIFT. *Hum Reprod* **6**:914–17.
10. Beckers NGM, Laven JS, Eijkemans MJC, Fauser BC (2000) Follicular and luteal phase characteristics following early cessation of gonadotrophin-releasing hormone agonist during ovarian stimulation for in-vitro fertilization. *Hum Reprod* **15**:43–9.
11. Beckers NGM, Macklon NS, Eijkemans MJC, et al. (2002) Comparison of the nonsupplemented luteal phase characteristics after recombinant (r)HCG, rLH or GnRH agonist for oocyte maturation in IVF. *Hum Reprod* **17** (Suppl. 1):55.
12. Beckers NG, Macklon NS, Eijkemans MJ, et al. (2003) Nonsupplemented luteal phase characteristics after the administration of recombinant human chorionic gonadotropin, recombinant luteinizing hormone, or gonadotropin-releasing hormone (GnRH) agonist to induce final oocyte maturation in in vitro fertilization patients after ovarian stimulation with recombinant follicle-stimulating hormone and GnRH antagonist cotreatment. *J Clin Endocrinol Metab* **88**:4186–92.
13. Bjuresten K, Hreinsson J, Hovatta O (2005) Can pregnancy rate out-

come be improved with vaginal progesterone as luteal phase support in frozen embryo replacement normal cycle. *Acta Obstet Gynecol Scand* **84**:500–13.

14. Bourgain C, Devroey P, Van waesberghe L, et al. (1990) Effects of natural progesterone on the morphology of the endometrium in patients with primary ovarian failure. *Hum Reprod* **5**: 537–43.
15. Buvat J, Marcolin G, Guittard C, et al. (1990) Luteal support after luteinizing hormone-releasing hormone agonist for in vitro fertilization: superiority of human chorionic gonadotrophin over oral progesterone. *Fertil Steril* **53**:490–4.
16. Caspo AI, Pulkkinen MO, Rutter B, et al. (1972) The significance of the human corpus luteum in pregnancy maintenance. *Am J Obstet Gynecol* **112**:1061–7.
17. Check JH, O'Shaughnessy A, Lurie D, Fisher C, Adelson HG (1995) Evaluation of the mechanisms for higher pregnancy rates in donor oocyte recipients by comparison of fresh with frozen embryo transfer pregnancy rates in a shared oocyte programme. *Hum Reprod* **10**:3022–7.
18. Check JH, Rankin A, Teichman M (1986) The risk of fetal anomalies as a result of progesterone therapy during pregnancy. *Fertil Steril* **45**:575–7.
19. Chez RA (1978) Proceedings of the symposium "Progesterone, progestins and fetal development". *Fertil Steril* **30**:16–26.
20. Choi BC, Polgar K, Xiao L, Hill JA (2000) Progesterone inhibits in-vitro embryotoxic Th1 cytokine production to trophoblast in women with recurrent pregnancy loss. *Hum Reprod* **15**:46–59.
21. Cicinelli E, Borraccino V, Petruzzi D, et al. (1996) Pharmacokinetics and endometrial effects of the vaginal administration of micronized progesterone in an oil-based solution to postmenopausal women. *Fertil Steril* **65**:860–2.
22. Claman P, Domingo M, Leader A (1992) Luteal phase support for in-vitro fertilization using gonadotrophin releasing hormone analogue before ovarian stimulation: a prospective randomized study of human chorionic gonadotrophin versus intramuscular progesterone. *Hum Reprod* **7**:487–9.
23. Costabile L, Gerli S, Manna C, et al. (2001) A prospective randomized study comparing intramuscular progesterone and 17-alpha-hydroxyprogesterone caproate in patients undergoing in vitro fertilization and embryo transfer cycles. *Fertil Steril* **76**:394–6.
24. Coutifaris C, Myers ER, Guzick DS, et al. (2004) Histological dating of timed endometrial biopsy tissue is not related to fertility status. *Fertil Steril* **82**:1264–72.
25. Critchley H, Buckley CH, Anderson D (1990) Experience with 'physiological' steroid replacement regimen for the establishment of a receptive endometrium in women with premature ovarian failure. *BJOG* **97**:804–10.
26. Daya S, Gunby J (2004) Luteal phase support in assisted reproduction cycles. *Cochrane Database Syst Rev*, CD004830.
27. De Ziegler D, Bergeron C, Cornel C, et al. (1992) Effects of luteal estradiol on the secretory transformation of human endometrium and plasma gonadotropins. *J Clin Endocrinol Metab* **74**:322–31.
28. Dehou MF, Lejeune B, Arijs C, et al. (1987) Endometrial morphology in stimulated in vitro fertilization cycles and after steroid replacement therapy in cases of primary ovarian failure. *Fertil Steril* **48**:995–1000.
29. Devreker F, Govaerts I, Bertrand E, et al. (1996) The long acting gonadotrophin releasing hormone analogues impaired the implantation rate. *Fertil Steril* **65**:122–6.
30. Devroey P, Palermo G, Bourgain C, et al. (1989) Progesterone administration in patients with absent ovaries. *Int J Fertil* **34**:188–93.
31. Dominguez F, Galan A, Martin JJ, Remohi J, Pellicer A, Simon C (2003) Hormonal and embryonic regulation of chemokine receptors CXCR1, CXCR4, CCR5 and CCR2B in the human endometrium and the human blastocyst. *Mol Hum Reprod* **9**: 189–98.
32. Edwards RG, Steptoe P (1980) Establishing full-term human pregnancies using cleavage embryos grown in vitro. *BJOG* **87**:737–56.
33. Elter K, Nelson LR (2001) Use of third generation gonadotropin releasing hormone antagonists in in vitro fertilization–embryo transfer: a review. *Obstet Gynecol Surv* **56**:576–88.
34. El-Toukhy T, Taylor A, Khalaf Y, et al. (2004) Pituitary suppression in ultrasound-monitored frozen embryo replacement cycles. A randomized study. *Hum Reprod* **19**:874–9.
35. Fanchin R, de Ziegler D, Bergeron C, et al. (1997) Transvaginal administration of progesterone. *Obstet Gynecol* **90**:396–401.
36. Fanchin R, Righini C, de Ziegler D, et al. (2001) Effects of vaginal progesterone administration on uterine contractility at the time of embryo transfer. *Fertil Steril* **75**:1136–40.
37. Farhi J, Weissman A, Steinfeld Z, Shorer M, Nahum H, Levran D (2000) Estradiol supplementation during the luteal phase may improve the pregnancy rate in patients undergoing in vitro fertilization-embryo transfer cycles. *Fertil Steril* **73**:761–5.
38. Fatemi HM, Kolibianakis EM, Camus M, et al. (2006) Addition of estradiol to progesterone for luteal supplementation in patients stimulated with GnRH antagonist/rFSH for IVF: a randomized controlled trial. *Hum Reprod* **21**:2628–32.
39. Friedler S, Raziel A, Schachter M, Strassburger D, Bukovsky I, Ron-El R (1999) Luteal support with micronized progesterone following *in-vitro* fertilization using a down-regulation protocol with gonadotrophin-releasing hormone agonist: a comparative study between vaginal and oral administration. *Hum Reprod* **14**: 1944–8.
40. Fujimoto A, Osuga Y, Fujiwara T, et al. (2002) Human chorionic gonadotrophin combined with progesterone for luteal support improves pregnancy rate in patients with low late-midluteal estradiol levels in IVF cycles. *J Assist Reprod Genet* **19**:550–4.
41. Geber S, Moreira ACF, de Paula S, Veado B, Sampaio MAC (2004) Comparison between two different preparations of vaginal progesterone for luteal phase support in assisted reproduction treatment. *Hum Reprod* **19** (Suppl. 1):i111.
42. Gelbaya TA, Nardo LG, Hunter HR, et al. (2006) Cryopreserved-thawed embryo transfer in natural or down regulated hormonally controlled cycles: a retrospective study. *Fertil Steril* **85**:603–9.
43. Geusa S, Causio F, Marinaccio M, Stanziano A, Sarcina E (2001) Luteal phase support with progesterone in IVF/ET cycles: a prospective, randomized study comparing vaginal and intramuscular administration. *Hum Reprod* **16**:145 (P-111).
44. Golan A, Herman A, Soffer Y, et al. (1993) Human chorionic gonadotrophin is a better luteal support than progesterone in ultrashort gonadotrophin-releasing hormone agonist/menotrophin in vitro fertilization cycles. *Hum Reprod* **8**:1372–5.
45. Good RG, Moyer DL (1968) Estrogen-progesterone relationships in the development of secretory endometrium. *Fertil Steril* **19**: 37–43.
46. Gorkemli H, Ak D, Akyurek C, Aktan M, Duman S (2004) Comparison of pregnancy outcomes of progesterone or progesterone + estradiol for luteal phase support in ICSI-ET cycles. *Gynecol Obstet Invest* **58**:140–4.
47. Herman A, Raziel A, Strassburger D, et al. (1996) The benefits of mid-luteal addition of human chorionic gonadotrophin in in-vitro fertilization using a down-regulation protocol and luteal support with progesterone. *Hum Reprod* **11**:1552–7.
48. Hughes EG, Fedorkow DM, Daya S, Sagle MA, Van de Koppel P, Collins JA (1992) The routine use of gonadotropin-releasing hormone agonists prior to in vitro fertilization and gamete intrafallopian transfer: a meta-analysis of randomized controlled trials. *Fertil Steril* **58**:888–96.
49. Hughes JN, Cedrin-Durnerin I, Bstandig B, et al. (2006) Administration of gonadotropin-releasing hormone agonist during the luteal phase of the GnRH-antagonist IVF cycles. *Hum Reprod* **21** (Suppl. 1):O-007.
50. Hutchins-Williams KA, Decherney AH, Lavy G, et al. (1990) Luteal rescue in in vitro fertilization-embryo transfer. *Fertil Steril*

53:495–501.

51. Jones GS (1991) Luteal phase defect: a review of pathophysiology. *Curr Opin Obstet Gynecol* **3**:641–8.
52. Jones GS (1949) Some newer aspects of the management of infertility. *J Am Med Assoc* **141**:1123–9.
53. Kalinaka J, Szekeres-Bartho J (2005) The impact of dydrogesterone supplementation on hormonal profile and progesterone-induced blocking factor concentrations in women with threatened abortion. *Am J Reprod Immunol* **53**:166–71.
54. Kimzey LM, Gumowski J, Merriam GR, et al. (1991) Absorption of micronized progesterone from a nonliquefying vaginal cream. *Fertil Steril* **56**:995–6.
55. la Saucedo-de Llata E, Batiza V, Arenas L, et al. (2003) Progesterone for luteal support: randomized, prospective trial comparing vaginal and i.m. administration. *Hum Reprod* **18**:130(382).
56. Lass A, Peat D, Avery S, Brinsden B (1998) Histological evaluation of endometrium on the day of oocyte retrieval after gonadotropin releasing hormone agonist follicle stimulating hormone ovulation induction for in vitro fertilization. *Hum Reprod* **13**:3203–5.
57. Levine H, Watson N (2000) Comparison of the pharmacokinetics of Crinone 8% administered vaginally versus Prometrium administered orally in postmenopauasal women. *Fertil Steril* **73**: 516–21.
58. Lewin A, Benshushan A, Mezker E, et al. (1994) The role of estrogen support during the luteal phase of in vitro fertilization-embryo transplant cycles: a comparative study between progesterone alone and estrogen and progesterone support. *Fertil Steril* **62**: 121–5.
59. Li TC, Dockery P, Rogers AW, Cooke ID (1989) How precise is histological dating of endometrium using the standard dating criteria? *Fertil Steril* **51**:759–63.
60. Licciardi FL, Kwiatkowski A, Noyes NL, Berkeley AS, Krey LL, Grifo JA (1999) Oral *versus* intramuscular progesterone for *in vitro* fertilization: a prospective randomized study. *Fertil Steril* **71**:614–18.
61. Loh SK, Leong NK (1999) Factors affecting success in an embryo cryopreservation program. *Ann Acad Med Singapore* **28**:260–5.
62. Ludwig M, Finas A, Katalinic A, et al. (2001) Prospective, randomized study to evaluate the success rates using hCG, vaginal progesterone or a combination of both for luteal phase support. *Acta Obstet Gynecol Scand* **80**:574–82.
63. Ludwig M, Schwartz P, Babahan B, et al. (2002) Luteal phase support using either Crinone 8% or Utrogest: results of a prospective, randomized study. *Eur J Obstet Gynaecol* **103**:48–52.
64. Lutjen PJ, Leeton JF, Findlay JK (1985) Oocyte and embryo donation in IVF programmes. *Clin Obstet Gynaecol* 12:799–813.
65. Lukaszuk K, Liss J, Lukaszuk M, Maj B (2005) Optimization of estradiol supplementation during the luteal phase improves the pregnancy rate in women undergoing in vitro fertilization-embryo transfer cycles. *Fertil Steril* **83**:1372–6.
66. Martinez F, Coroleu B, Parera N, et al. (2000) Human chorionic gonadotropin and intravaginal natural progesterone are equally effective for luteal phase support in IVF. *Gynecol Endocrinol* **14**:316–20.
67. Maxon W, Hargrove J (1985) Bioavailability of oral micronized progesterone. *Fertil Steril* **44**:622–6.
68. Miles R, Paulson R, Lobo R, et al. (1994) Pharmacokinetics and endometrial tissue levels of progesterone after administration by intramuscular and vaginal routes: a comparative study. *Fertil Steril* **62**:485–90.
69. Mochtar MH, Hogerzeil HV, Mol BW (1996) Progesterone alone versus progesterone combined with HCG as luteal support in GnRHa/HMG induced IVF cycles: a randomized clinical trial. *Hum Reprod* **11**:1602–5.
70. Mochtar MH, Wely MV, der Veen FV (2006) Timing luteal phase support in GNRH agonist down-regulated IVF/embryo transfer cycles. *Hum Reprod* **21**:905–8.
71. Myers ER, Silva S, Barnhart K, et al. (2004) Interobserver and intraobserver variability in the histological dating of the endometrium in fertile and infertile women. *Fertil Steril* **82**:1278–82.
72. Nahoul K, Dehennin L, Jondent M, et al. (1993) Profiles of plasma estrogens, progesterone and their metabolites after oral or vaginal administration of estradiol or progesterone. *Maturitas* **16**: 185–202.
73. Nardo LG, Sallam HN (2006) Progesterone supplementation to prevent recurrent miscarriage and to reduce implantation failure in assisted reproduction cycles. *Reprod Biomed Online* **13**:47–57.
74. Navot D, Laufer N, Kopolovic J, et al. (1986) Artificially induced endometrial cycles and establishment of pregnancies in the absence of ovaries. *N Engl J Med* **314**:806–11.
75. Navot D, Scott RT, Droesch K, Veeck LL, Liu HC, Rosenwaks Z (1991) The window of embryo transfer and the efficiency of human conception in vitro. *Fertil Steril* **55**:114–18.
76. Ng SC, Gilman-Sachs A, Thaker P, et al. (2002) Expression of intracellular Th1 and Th2 cytokines in women with recurrent spontaneous abortion, implantation failure after IVF/ET or normal pregnancy. *Am J Reprod Immunol* **48**:77–86.
77. Ng EHY, Miao B, Cheung W, Ho PC (2003) A randomised comparison of side effects and patient inconvenience of two vaginal progesterone formulations used for luteal support in in vitro fertilisation cycles. *Eur J Obstet Gynecol Reprod Biol* **111**:50–4.
78. Nikas G, Develioglu OH, Toner JP, Jones HW Jr (1999) Endometrial pinopode indicate a shift in the window of receptivity in IVF cycles. *Hum Reprod* **14**:787–92.
79. Nosarka S, Kruger T, Siebert I, et al. (2005) Luteal phase support in in vitro fertilization: metaanalysis of randomized trials. *Gynecol Obstet Invest* **60**:67–74.
80. Noyes RW, Hertig AT, Rock J (1950) Dating the endometrial biopsy. *Fertil Steril* **1**:3–25.
81. Nyboe Andersen A, Popovic-Todorovic B, Schmidt KT, et al. (2002) Progesterone supplementation during early gestations after IVF or ICSI has no effect on the delivery rates: a randomized controlled trial. *Hum Reprod* **17**:357–61.
82. Paulson RJ, Sauer MV, Lobo RA (1990) Embryo implantation after human in vitro fertilization: importance of endometrial receptivity. *Fertil Steril* **53**:870–4.
83. Pellicer A, Matallin P, Miro F, et al. (1989) Progesterone versus dydrogesterone as replacement therapy in women with premature ovarian failure. *Hum Reprod* **4**:777–81.
84. Penarrubia J, Balasch J, Fabregues F, et al. (1998) Human chorionic gonadotrophin luteal support overcomes luteal phase inadequacy after gonadotrophin releasing hormone agonist-induced ovulation in gonadotrophin stimulated cycles. *Hum Reprod* **13**:3315–18.
85. Piccinni MP, Giudizi MG, Biagiotti R, et al. (1995) Progesterone favours the development of human T helper cells producing Th2-type cytokines and promotes both IL-4 production and membrane CD30 expression in established T cell clones. *J Immunol* **155**:128–33.
86. Pirard C, Donnez J, Loumaye E (2005) GnRH agonist as novel luteal support: results of a randomised, parallel group, feasibility study using intranasal administration of buserelin. *Hum Reprod* **20**:1798–804.
87. Pirard C, Donnez J, Loumaye E (2006) GnRH agonist as luteal phase support in assisted reproduction technique cycles: results of a pilot study. *Hum Reprod* **21**:1894–900.
88. Porter TF, Scott JR (2005) Evidence-based care of recurrent miscarriage. *Best Pract Res Clin Obstet Gynaecol* **19**:85–101.
89. Pouly JL, Bassil S, Frydman R, et al. (1996) Luteal support after in-vitro fertilization: Crinone 8%, a sustained release vaginal progesterone gel, versus Utrogestan, an oral micronized progesterone. *Hum Reprod* **11**:2085–9.
90. Prapas Y, Parapas N, Jones EE, et al. (1998) The window for embryo transfer in oocyte donation cycles depends on the duration of progesterone therapy. *Hum Reprod* **13**:720–3.
91. Prietl G, Diedrich K, Van der ven HH, Luckhaus J, Krebs D (1992)

The effect of 17 alpha-hydroxyprogesterone caproate/oestradiol valerate on the development and outcome of early pregnancies following in vitro fertilization and embryo transfer: a prospective and randomised controlled trial. *Hum Reprod* **7**:1–5.

92. Pritts E, Atwood A (2002) Luteal phase support in infertility treatment: a meta-analysis of the randomized trials. *Hum Reprod* **17**:2287–99.

93. Raghupathy R, Al Mutawa E, Makhseed M, et al. (2005) Modulation of cytokine production by dydrogesterone in lymphocytes from women with recurrent miscarriage. *BJOG* **112**:1096–101.

94. Raghupathy R, Makhseed M, Azizieh F, et al. (2000) Cytokine production by maternal lymphocytes during normal human pregnancy and in unexplained recurrent spontaneous abortion. *Hum Reprod* **15**:713–18.

95. Ragni G, Vegetti W, Baroni E, et al. (2001) Comparison of luteal phase profile in gonadotrophin stimulated cycles with or without a gonadotrophin-releasing hormone antagonist. *Hum Reprod* **16**:2258–62.

96. Remohi J, Gutierrez A, Cano F, et al. (1995) Long oestradiol replacement in an oocyte donation programme. *Hum Reprod* **10**: 1387–91.

97. Revesz C, Chappel CI, Caudry R (1960) Masculinization of female fetuses in the rat by progestational compounds. *Endocrinology* **66**:140–4.

98. Rock J, Colston Wentz A, Cole K, et al. (1985) Fetal malformation following progesterone therapy during pregnancy: a preliminary report. *Fertil Steril* **44**:17–19.

99. Rosenwaks Z (1987) Donor eggs: their application in modern reproductive technologies. *Fertil Steril* **47**:895–9.

100. Rosenwaks Z, Veeck LL, Liu HC (1986) Pregnancy following transfer of in vitro fertilized donated oocytes. *Fertil Steril* **45**:417–20.

101. Salat-Baroux J, Cornet D, Alvarez S, et al. (1988) Pregnancies after replacement of frozen thawed embryos in a donation program. *Fertil Steril* **49**:817–21.

102. Sauer MV, Stein AL, Paulson RJ, et al. (1991) Endometrial responses to various hormone replacement regimens in ovarian failure patients preparing for embryo donation. *Int J Gynecol Obstet* **35**:61–8.

103. Schmidt KT, Ziebe S, Popovic B, Lindhard A, Loft A, Andersen AN (2001) Progesterone supplementation during early gestation after IVF has no effect on the delivery rates. *Fertil Steril* **75**:337–41.

104. Schwartz P, Ludwig M, Babahan B, et al. (2000) Luteal phase support using either progesterone gel (Crinone 8%®) or progesterone suppositories (Utrogest®): results of a prospective randomized study. *Hum Reprod* **15**:43–4.

105. Scott R, Navot D, Liu H-C, Rosenwaks Z (1991) A human in vivo model for the luteoplacental shift. *Fertil Steril* **56**:481–4.

106. Simon A, Hurwitz A, Pharhat M, Revel A, Zentner BS, Laufer N (1999) A flexible protocol for artificial preparation of the endometrium without prior gonadotropin-releasing hormone agonist suppression in women with functioning ovaries undergoing frozen-thawed embryo transfer cycles. *Fertil Steril* **71**: 609–13.

107. Simon C, Cano F, Valbuena D, Remohi J, Pellicer A (1995) Clinical evidence for a detrimental effect on uterine receptivity of high serum oestradiol concentrations in high and normal responder patients. *Hum Reprod* **10**:2432–7.

108. Smitz J, Bourgain C, Van Waesberghe L, Camus M, Devroey P, Van Steirteghem A (1993) A prospective randomized study on estradiol valerate supplementation in addition to intravaginal micronized progesterone in buserelin and HMG induced superovulation. *Hum Reprod* **8**:40–5.

109. Smitz J, Devroey P, Faguer B, et al. (1992) A prospective randomized comparison of intramuscular or intravaginal natural progesterone as a luteal phase and early pregnancy supplement. *Hum Reprod* **7**:168–75.

110. Sohn SH, Penzias AS, Emmi AM, et al. (1999) Administration of progesterone before oocyte retrieval negatively affects the implantation rate. *Fertil Steril* **71**:11–14.

111. Soliman S, Daya S, Collins J, Hughes EG (1994) The role of luteal support in infertility treatments: a meta-analysis of randomised trials. *Fertil Steril* **61**:1068–76.

112. Steingold KA, Matt DW, de Ziegler D, et al. (1991) Comparison of transdermal to oral estradiol administration on hormonal and hepatic parameters in women with premature ovarian failure. *J Clin Endocrinol Metab* **73**:275–80.

113. Stovall DW, Van Voorhis BJ, Sparks AE, Adams LM, Syrop CH (1998) Selective early elimination of luteal support in assisted reproduction cycles using a gonadotrophin releasing hormone agonist during ovarian stimulation. *Fertil Steril* **70**: 1056–62.

114. Strauss JR, Gurpide E (1991) The endometrium: regulation and dysfunction. In: Yen SSC, Jaffe RB, editors. *Reproductive Endocrinology: Physiology, Pathophysiology and Clinical Management.* Philadelphia: WB Saunders Co, 309–56.

115. Strehler E, Abt M, el-Danasouri I, Sterzik K (1999) Transvaginal administration of micronized progesterone does not differ to progesterone gel application in the efficacy of luteal phase support in IVF cycles. In: *Abstract Book. 11th World Congress on In Vitro Fertilization and Human Reproductive Genetics*, 9–14 May 1999, Sydney, Australia, 287.

116. Sumita S, Sofat S Sr. (2003) Intramuscular versus intravaginal progesterone as luteal phase and early pregnancy support in patients undergoing IVF-ET. *Fertil Steril* **80**:S134–5 (P-44).

117. Szekeres-Bartho J, Par G, Dombay GY, et al. (1997) The anti-abortive effect of PIBF in mice is manifested by modulating NK activity. *Cell Immunol* **177**:194–9.

118. Szekeres-Bartho J, Wegman TG (1996) A progesterone-dependant immunomodulatory protein alters the Th1/Th2 balance. *J Reprod Immunol* **31**:81–95.

119. Tavaniotou A, Albano C, Smitz J, Devroey P (2001) Comparison of LH concentrations in the early and mid-luteal phase in IVF cycles after treatment with HMG alone or in association with the GnRH antagonist Cetrorelix. *Hum Reprod* **16**:663–7.

120. Tay PY, Lenton EA (2003) Inhibition of progesterone secretion by oestradiol administered in the luteal phase of assisted conception cycles. *Med J Malaysia* **58**:187–95.

121. Tesarik J, Hazout A, Mendoza C (2004) Enhancement of embryo developmental potential by a single administration of GnRH agonist at the time of implantation. *Hum Reprod* **19**:1176–80.

122. Tesarik J, Hazout A, Mendoza-Tesarik R, Mendoza N, Mendoza C (2006) Beneficial effect of luteal-phase GnRH agonist administration on embryo implantation after ICSI in both GnRH agonist- and antagonist-treated ovarian stimulation cycles. *Hum Reprod* **21**: 2572–9.

123. Ubaldi F, Bourgain C, Tournaye H, et al. (1997) Endometrial evaluation by aspiration biopsy on the day of oocyte retrieval in the embryo transfer cycles in patients with serum progesterone rise during the follicular phase. *Fertil Steril* **67**: 521–6.

124. Vande Wiele RL, Bogumil J, Dyrenfurth I, et al. (1970) Mechanisms regulating the menstrual cycle in women. *Recent Prog Horm Res* **26**:63–103.

125. Wentz AC (1980) Endometrial biopsy in the evaluation of infertility. *Fertil Steril* **33**:121–4.

126. Wilkins L (1960) Masculinization of female fetus due to use of orally given progestins. *JAMA* **172**:1028–30.

127. Williams SG, Oehninger S, Gibbons WE, et al. (2001) Delaying the initiation of progesterone supplementation results in decreased pregnancy rates after in vitro fertilization: a randomized prospective study. *Fertil Steril* **76**:1140–3.

128. Wright KP, Guibert J, Weitzen S, Davy C, Fauque P, Olivennes F

(2006) Artificial versus stimulated cycles for endometrial preparation prior to frozen-thawed embryo transfer. *Reprod Biomed Online* **13**:321–5.

129. Younis JS, Mordel N, Lewin A, et al. (1992) Artificial endometrial preparation for oocyte donation: the effects of estrogen stimulation on clinical outcome. *J Assist Reprod Genet* **9**:222–7.

130. Younis S, Ezra Y, Sherman Y, Simon A, Schencker G, Laufer N (1994) The effect of estradiol depletion during the luteal phase on endometrium development. *Fertil Steril* **62**:103–7.

131. Zegers-Hochschild F, Balmaceda JP, Fabres C, et al. (2000) Prospective randomized trial to evaluate the efficacy of a vaginal ring releasing progesterone for IVF and oocyte donation. *Hum Reprod* **15**:2093–7.

第 45 章

血栓形成倾向与移植失败

Sameh Mikhail, Botros R. M. B. Rizk, Mary George Nawar, Christopher B. Rizk

引言

人类的生殖是一个效率低下的过程,据估计大约15次怀孕中会有一次活产(1,2)。在过去的30年里,我们在卵巢刺激方案和辅助受精方面已取得了众多的成绩。但同时,我们在单次胚胎移植后着床率和妊娠率等方面的提高却十分有限(3)。在每次完整的体外受精过程中单个抽吸的卵细胞对应的平均出生率始终徘徊在29.9%~43.7%(4)。

文献大约30%的胚胎会在围着床期丢失,还有30%的胚胎在宫内着床后丢失(5)。有研究者认为着床失败与胚胎染色体核型的异常有关(6)。有关的基因研究资料显示围着床期的胚胎染色体核型异常的发生率大约在50%~60%之间(7,8)。由此可见,胚胎着床率的期望值应该远比目前观察到的着床率要高(9),两者的差别提示着床的失败可能源于母体的异常(6)。

最近有研究证据显示某些异常,如甲状腺异常、血液循环中自然杀伤细胞增多(10,12)、小鼠胚胎实验因子的出现(13,14),以及遗传和获得性血栓形成倾向均可造成着床失败(15)。

某些遗传性血栓形成倾向引起的功能紊乱难以被发现,但可通过一种可能的机制导致妊娠失败和胎儿丢失(15)。而且,有资料表明复发性流产和生育力下降有相互重叠的病理基础。不孕症或生育力下降的患者同时也伴有高发的妊娠失败现象,这种现象也支持了上述理论(16)。另外,生育力下降同时也是复发性流产患者的一种预后结果(17)。

有关复发性流产和遗传性血栓形成倾向的关系将在其他章节讨论。本节我们主要探讨获得性和遗传性血栓形成倾向与着床失败(IF)之间的联系。

血栓形成倾向综述

高凝状态可以是获得性或是遗传性的(表45.1)。获得性和基因原因的血栓形成倾向常同时存在,相互影响(18),这给高凝状态患者的诊断和治疗带来一定的困难。

表45.1 遗传性与获得性高凝血状态

遗传性
活化蛋白C抵抗现象和凝血因子V的Leiden基因突变
凝血酶原基因突变20210A
抗凝血酶Ⅲ缺乏症
蛋白C缺乏症
蛋白S缺乏症
高同型半胱氨酸血症
获得性
抗磷脂抗体综合征
与高凝血状态相关的其他临床症状
肾病综合征
高黏滞血症(红细胞增多症、原发性巨球蛋白血症以及多发性骨髓瘤)
骨髓及外骨髓异常增殖(红细胞增多症和原发性血小板增多症)
夜间阵发性血红蛋白尿
镰状细胞性贫血
少见或难以诊断的疾病
纤维蛋白原异常血症
低纤溶蛋白原血症
凝血酶调节素异常
凝血因子Ⅻ缺乏症
凝血因子Ⅶ、Ⅷ、纤维蛋白原、脂蛋白(a)、纤溶酶原激活物抑制剂等浓度升高

遗传性血栓形成倾向

活化蛋白C抵抗现象和凝血因子V的Leiden基因突变

活化蛋白C抵抗现象(APCR)最先由Dahlback和Hildebrand在1994年描述(19)。活化的蛋白C通过抑制凝血因子Ⅴa和Ⅷa的激活而抑制凝血过程。90% APCR的患者带有一个凝血因子V的等位基因能够阻止活化的蛋白C发挥作用。凝血因子V的这种

Leiden 基因突变(FVL),表现为单个氨基酸的改变(精氨酸 506 变为谷氨酰胺),其位点可激活 C 蛋白对凝血因子Ⅴa 进行蛋白裂解(20,22)。

FVL 现象十分常见:大约 5% 健康的北欧人后裔、10% 的静脉血栓患者以及 30% ~50% 被评价为高凝状态的患者会出现 FVL 现象(23 ~26)。FVL 现象在白种人中的发病率要高于非洲人种和亚洲人种(26)。虽然 FVL 纯合子的患者并不表现出严重的血栓形成倾向,但与 FVL 杂合子的患者相比,其发生静脉血栓的风险还是增高的(27)。总的说来带有 FVL 的患者发生静脉血栓的几率还是比较低的:在 65 岁以前,只有 6% 的患者会发生静脉血栓,其中大部分同时伴有其他高危因素,如外科手术等(20)。

凝血酶原基因突变

凝血酶原基因突变于 1996 年首次见于报道(28)。这种突变的等位基因可引起功能正常的凝血酶原浓度升高。大约 4% 的正常人群、5% ~10% 的静脉血栓患者以及 15% 具有血栓形成倾向的患者存在此种基因突变(25,29)。

凝血酶原基因突变在北欧的白种人后裔中常见,但少见于非洲和亚洲人后裔(29)。带有此种基因突变的患者出现静脉血栓栓塞的风险很小,大多数患者在 50 岁之前不会出现血栓。

抗凝血酶缺乏症

抗凝血酶缺乏症最早报道于 1965 年(30)。抗凝血酶抑制凝血酶(凝血因子Ⅱa)和凝血因子Ⅹa、Ⅸa、Ⅺa、Ⅻa 等的激活。抗凝血酶缺乏症的患者如果同时伴有先天性血栓形成倾向的情况则具有非常高的血栓风险(图 45.1),即使抗凝血酶缺乏症的程度很轻也会导致血栓形成。大约 30% 抗凝血酶缺乏症的患者会在 40 岁以前出现静脉血栓(31)。抗凝血酶缺乏症在普通人群的发病率为 0.2%,在静脉血栓患者中的发病率为 0.5% ~7.5%(32)。

C 蛋白缺乏症

C 蛋白缺乏症最早报道于 1981 年(33)。C 蛋白激活后可通过灭活凝血因子Ⅴa 和Ⅷa 发挥抗凝功能。C 蛋白缺乏症在人群中发病率约为 0.2%,其中 2.5% ~6% 的患者会合并有静脉血栓(32,34 ~37)。大约 25% 的 C 蛋白缺乏症患者在 40 岁之前会发生静脉血栓(31)。

S 蛋白缺乏症

S 蛋白缺乏症最早报道于 1984 年(38,39)。S 蛋白在 C 蛋白灭活凝血因子Ⅴa 和Ⅷa 中充当辅助因子,从而发挥抗凝作用。S 蛋白缺乏症在普通人群中的发病率目前并不清楚。大约 1.3% ~5% 的患者会出现静脉血栓(37,40)。约 20% 的 S 蛋白缺乏症患者会在 40 岁以前出现静脉血栓(图 45.1)。

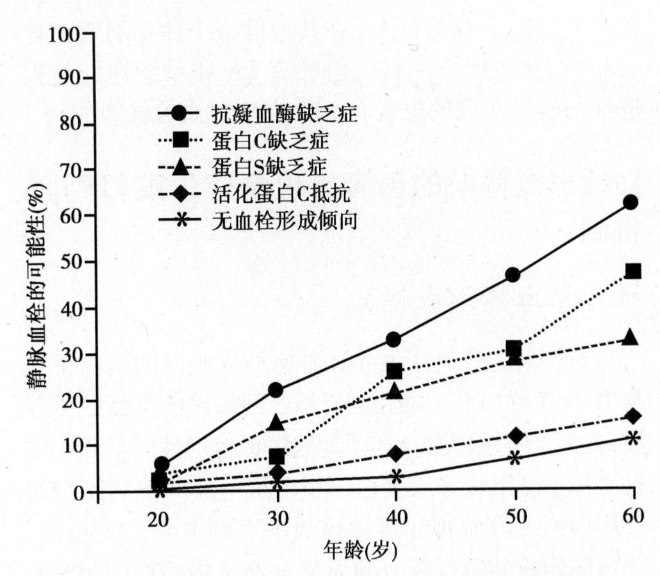

图 45.1　血栓形成倾向的几种主要疾病患者的无血栓生存

高同型半胱氨酸血症

血中同型半胱氨酸水平升高可以是先天性,也可是获得性的。获得性高同型半胱氨酸血症由叶酸、维生素 B_{12} 或维生素 B_6 缺乏引起(43)。先天性高同型半胱氨酸血症主要由胱硫醚 β-合酶或亚甲基四氢叶酸还原酶(MTHFR)的基因突变引起(41,42)。MTHFR 基因突变是引起此病的最常见的基因异常类型。在某些研究中,约 50% 的患者是异常等位基因的杂合子,15% 的患者是纯合子(44)。基因突变的纯合子伴有叶酸、维生素 B_{12} 或维生素 B_6 缺乏时会出现同型半胱氨酸水平升高,而杂合子不会出现高同型半胱氨酸血症。同型半胱氨酸水平升高会引起静脉或动脉血栓(45,46)。

获得性血栓形成倾向

抗磷脂抗体综合征(APA)

APA 综合征是一组密切相关的临床综合征:①红斑狼疮抗凝物(LA)综合征;②抗心磷脂抗体综合征;③其他原因引起的 APA,如抗磷脂酰丝氨酸抗体、抗磷脂酰乙醇胺抗体、抗磷脂酰甘油、抗磷脂酰胆碱抗体、抗磷脂酰肌醇抗体、抗膜联蛋白 B 抗体,以及抗磷脂酸抗体(47)。所有的 APA 均可能与动脉和静脉血栓、胎儿损耗、不孕症以及血小板减少等降低妊娠几率的因素有关(47)。据估计LA在其他健康个体中引起血栓的几率大约为6%～8%,但患有LA和系统性红斑狼疮红细胞增多症的患者有50%会出现血栓栓塞(48)。

血栓形成倾向的患者出现着床失败(IF)的机制

遗传性血栓形成倾向

近期研究资料认为导致血栓形成倾向的基因突变与IF有关联(15)。凝血与纤溶之间精确的平衡是滋养层侵蚀、纤维蛋白聚合和胎盘基底板稳定性的基础。这种平衡也会阻止纤维蛋白沉积在绒毛膜间隙和胎盘血管中(49)。凝血与纤溶过程的主要调节物为凝血酶。凝血酶原前酶通过凝血酶原复合物包括凝血因子Ⅴ的作用转变为凝血酶。活化的蛋白C是凝血酶原复合物反馈机制的关键物质。一旦凝血酶形成后它就会促进纤维蛋白的合成。纤维蛋白催化了血纤维蛋白溶酶原向血纤维蛋白溶酶的转变,从而加速纤维蛋白的溶解。这一过程被精确调节,如果出现血栓形成倾向的基因突变,凝血、抗凝与纤溶之间的平衡就可能被打破(49)。

一些研究者认为各凝血因子在胚胎着床时也发挥着非止血功能。血栓形成倾向基因也编码有关炎性和组织重建的蛋白质(50)。血栓形成倾向基因突变的患者发生复发性IF的病理可能与滋养层迁移过程中低纤溶的影响有关(51,52)。在着床过程中滋养层的迁移和侵蚀涉及细胞外基质的降解,这一过程由金属蛋白酶(MMP)催化,而血纤维蛋白溶酶会增强MMP的表达(53,54)。因此,有研究者推测滋养层着床依赖于血纤维蛋白溶酶原转化为血纤维蛋白溶酶的产量(55)。凝血因子Ⅴ的Leiden基因突变患者凝血酶生成量增加,进而也增加了纤维蛋白溶解,研究发现该类患者的胚胎着床率较其他人群增高,这在一定程度上支持了上述假说(19,56)。

获得性血栓形成倾向

最近,有关抗磷脂抗体综合征(APA)导致的前血栓影响(prothrombotic effect)已有多种病理机制假说。APA被认为是通过破坏抗凝机制而引起血栓的,如破坏膜联蛋白Ⅴ网络和增加组织因子的生成(57,58)。但是,越来越多的证据显示子宫与胎盘之间的循环出现血栓不是APA引起生殖失败的主要原因,上述假说理论也受到了挑战。研究发现绝大部分患有APA的女性的胎盘没有严重的梗死(59,61)。在怀孕的最初几周,绒毛膜外的滋养层侵蚀子宫的螺旋动脉,在这些血管腔内形成栓子组织母体血进入胎盘(62)。这些栓子直到妊娠第10～12周才消失。因此,母体动脉内的血栓不能解释妊娠10周以前的胚胎着床失败或流产。我们已清楚血栓不是导致IF的病理机制,目前研究者又提出了多种假说来解释此种现象。有研究显示APA可对胚胎细胞的分裂、滋养层的侵蚀,以及人绒毛膜促性腺激素等激素的合成产生负面影响(63,67)。这些机制均未能完整解释APA患者的IF过程。近期又有人认为APA会对子宫内膜的蜕膜样改变产生不利的影响,造成不利的囊胚着床环境(68)。越来越多的人体证据显示APA会干扰细胞膜的重要反应性或细胞膜表明对抗原的反应性,从而干扰其活动(69)。

血栓形成倾向的临床研究以及与IF的关系

不同的研究显示获得性以及遗传性血栓形成倾向与IF之间的关系是主要的研究焦点(70,79)。

2001年Grandone等(71)对18例至少出现三次IVF周期后胎儿丢失的患者调查了FVL、凝血酶原基因突变(G20210A)、抗凝血酶Ⅲ(AT-Ⅲ)、蛋白C和蛋白S缺乏症以及红斑狼疮和抗心脂抗体(ACL)(A组)的患病率。有两个对照组,B组为经过第一次或第二次IVF周期后,在进行了一次IVF治疗尝试后几乎成功妊娠的患者,C组为有过成功妊娠的经产妇。

总的说来,出现一个凝血酶原基因突变的患病率A组为27.7%,B组为0%,C组为6%。A组和C组的FVL和G20210发病率没有显著区别。

2001年Gopel等(76)调查了经IVF治疗或卵胞浆内单精子注射(ICSI)成功生育的102对母子,评价FVL突变对胚胎着床产生的影响。102对中有10对母子患有FVL突变,9对为第一次治疗即成功妊娠着床(90%),而没有突变的92例患者的成功率为49%($P=0.018$)。而且,伴有FVL等位基因突变的患者移植不成功次数的中间值[0(范围0～2)]明显低于无FVL等位基因突变的患者[1(0～8)]。多元分析显示只有FVL基因突变的状况能够预测第一次胚胎移植的成功与否。

2003年Martinellli等(72)进行了一项病例对照研究以确定234例进行IVF或ICSI治疗的患者中FVL、凝血酶原G20210A、MTHFR C677T基因突变、LA和ACL抗体的发生率。对照组为234例自然妊娠的女性。在接受IVF或ICSI治疗的患者中,72例(31%)得以妊娠。该研究并未发现血栓形成倾向与人工辅助生殖治疗失败之间存在关联(表45.2)。而且,当患者按年龄或接受胚胎移植的总数分组时也没有发现两者之间存在关联。

表 45.2　接受辅助生殖治疗以及对照组的女性中凝血因子Ⅴ、凝血酶原和 MTHFR 基因突变的发病率

	接受辅助生殖治疗失败的女性 n=162(%)	自然受孕的女性 n=234 (%)	OR (95% CI)
凝血因子Ⅴ基因突变	8(5)	5(2)	2.4(0.7~8.3)
凝血酶原基因突变	5(3)	13(6)	0.5(0.2~1.6)
MTHFR 基因突变	31(19)	46(20)	1.0(0.5~1.7)

2004 年 Azem 等(73)进行了一项病例对照研究对遗传性血栓形成倾向的发病率进行了比较，以经历过 4 次或 4 次以上失败 IVF 治疗周期的 45 名女性为研究组(A 组)，以 44 名外表健康且至少有过一次顺产的女性以年龄和宗教信仰两个方面与 A 组配对(B 组)，以在首次 IVF 治疗周期中即受孕的 15 名女性为 C 组。对研究中的 104 名女性中 FVL、G20210A、MTHFR 以及蛋白 C 和蛋白 S 缺乏症、AT-Ⅲ等的患病率进行了评估。患有至少一项遗传性血栓形成倾向异常的女性的患病率 A 组为 44%，B 组为 18.2%，C 组为 20%。有过失败的 IVF 治疗经历的女性所患的血栓形成倾向异常比 B 组女性明显增多($P=0.012$，$OR=3.6$，95% CI 1.25～10.6)。A 组中 MTHFR、蛋白 S 缺乏症和 G20210A 的患病率分别为 17.8%、8.9%和 8.9%。由于大多数女性服用叶酸的情况并不清楚，研究结果在除外了 MTHFR 突变后进行了重新分析。A 组血栓形成倾向的患病率为 26.7%，B 组的患病率为 9.1%($P=0.03$，$OR=2.9$，95% $CI=1.02$～8.4)(表 45.3)。

表 45.3　参与该项研究的所有女性的遗传性血栓形成倾向发生率

血栓形成倾向	A 组 n=45(%)	B 组 n=44(%)	C 组 n=15(%)
所有的遗传性血栓形成倾向	20(44.4)	8(18.2)[a]	3(20)
除 MTHFR 基因突变的所有血栓形成倾向	12(26.7)	4(9.1)[b]	1(6.7)
MTHFR 纯合子	8(17.8)	4(9.1)	2(13.3)
FVL	3(6.7)	3(6.8)	0

[a]$P=0.012$；OR 3.6；95% CI 1.25～10.6. [b]$P=0.03$；OR 2.9；95% CI 1.02～8.4.

2005 年，Van Dunne 等(75)对 115 名有过深静脉血栓或肺动脉栓塞的女性 FVL 基因突变的患者以及 230 名年龄配对的有静脉血栓史但没有 FVL 基因突变的患者进行了研究，目的在于确定 FVL 基因突变对胚胎着床以及人类生殖方面的影响。FVL 基因突变的携带者与非 FVL 基因突变者的治疗后获得首次妊娠的时间、3 个月内获得首次妊娠的患者比例以及 12 个月内获得首次妊娠的患者比例基本一致。

2006 年 Qublan 等(70)对血栓形成倾向的发病率做了评估。90 名曾经有 3 次或以上 IVF 胚胎移植治疗失败的连续性患者为 A 组，90 名接受第一次 IVF 治疗周期即成功受孕的患者为 B 组，以及 100 名有过至少一次自然妊娠并成功生育且没有流产史的女性。所有患者均进行了 FVL、MTHFR、G20210A 基因突变、LA、ACL 以及蛋白 C 和蛋白 S 缺乏症、AT-Ⅲ的发病率检查。至少患有一项血栓形成倾向疾病的发病率 A 组为 68.9%，B 组为 25.6%，C 组为 25%，差异具有统计学意义($P<0.01$)。重复出现 IVF 治疗失败的女性中 FVL 基因突变的纯合子发生率为 4.4%(4/90)，其他两组为 0。同样，A 组中 MTHFR 基因突变的纯合子患者为 14.4%(13/90)，B 组中为 3.3%(3/90)，C 组中为 2%(2/100)。在 MTHFR 基因突变的患者中，高同型半胱氨酸血症的发病率较对照组明显增高，研究组为 60%(12/20)，对照组为 9.1%(1/11)($P<0.001$)，A 组中 MTHFR 基因突变纯合子患者的高同型半胱氨酸血症发病率为 55%(11/20)，而 B、C 组为 0($P<0.042$)。复合性血栓形成倾向的发病率 A 组为 35.6%，B 组为 4.4%，C 组为 3%。G20210A 基因突变、LA、ACL 以及蛋白 C 和蛋白 S 缺乏症、AT-Ⅲ等在研究组和对照组中的发病率没有明显差异(表 45.4)。

2006 年，Coulam 等(74)对 42 名有复发性 IF 病史的患者进行 FVL 基因突变、G20210A 基因突变、凝血因子Ⅻ、B 纤维蛋白原、纤溶酶原激活物抑制因子-1(PAI-1)、血小板抗原 1 和 MTHFR 基因突变的发病率进行了评价。对照组包括 20 名被诊断患有血栓形成倾向基因突变的不孕症患者。与对照组相比，PAI-1 是 IF 患者中唯一一项发病率显著增高的基因突变类型[研究组发病率 38%(16/42)，对照组发病率 10%(2/20)($P=0.03$)]。患有复发性 IF 的患者中总的基因突变纯合子发生率较对照组高[研究组发病率 74%(31/42)，对照组发病率 20%(4/20)($P=0.007$)]。同样，以基因突变的杂合子记为一个突变次数，以基因突变的纯合子记为两个突变次数，复发性 IF 患者的总突变次数比对照组高(研究组 74%，对照组 20%，$P=0.0004$)。

表 45.4 研究组中血栓形成倾向各种病因的发病率

血栓形成倾向各种病因	研究组 A 组 (n=90)	对照组 B 组 (n=90)	对照组 C 组 (n=100)	P 值 A 组与 B 组之间的差异	P 值 A 组与 C 组之间的差异
FVL					
纯合子	4(4.4)	0	0	0.049	0.294
MTHFR(C677T)基因突变	13(14.4)	3(3.3)	2(2)	0.046[a]	0.012[a]
复合性血栓形成倾向	32(35.6)	4(4.4)	3(3)	<0.0001[a]	<0.0001[a]

众多研究致力于探索 APA 与 IF 之间的关系。1998 年,Stern 等(70)对至少接受过 10 次胚胎移植治疗却无一成功的 105 名患者检查了 LA 抗体、抗核(ANA)抗体、抗磷脂抗体、抗心磷脂抗体以及抗 B_2 糖蛋白(B_2GPI)I 抗体等指标。该研究其他各组包括 52 名即将接受 IVF 的患者,97 名患有复发性流产的患者,以及 106 名至少生过一个孩子且没有明显的孕期并发症和生育力低下史的患者。复发性流产组和接受 IVF 治疗后出现 IF 的患者中 ANA 抗体和 B_2GPI IgM 抗体的检出率明显高于生育力正常的对照组。复发性流产组和 IVF IF 组的患者 B_2GPI IgM 抗体的检出率为 8.6%(9/105),生育力正常的对照组检出率为 0。同样,IF 组患者的 ANA 抗体检出率为 21%(22/105),对照组患者检出率为 9.4%(10/106)。该项研究没有发现其他自身抗体与各组患者之间有明显的统计学关系。

2001 年,Matsubayashi 等(79)对 48 名有复发性(2~3 次)IVF-ET 失败史的患者、179 名健康的没有受孕的患者和 120 名孕妇进行抗膜联蛋白 V 抗体(aANX)的检验。复发性 IVF-ET 组患者 aANX 的阳性率明显高于正常孕妇组和未受孕对照组的患者($P<0.05$)。

1999 年,Hornstein 等(77)对 7 项探索 APA 与 IVF 成功率之间关系的研究进行了综合分析,APA 阳性患者合计的临床妊娠率为 57%,APA 阴性患者合计的临床妊娠率为 49%(*OR* 0.99,95% *CI* 0.64~1.53)(图 45.2)。由于该项综合分析所包含的各研究之间差异较大,实验设计以及包含的患者人群明显不同,所以研究结果难以解读(81)。

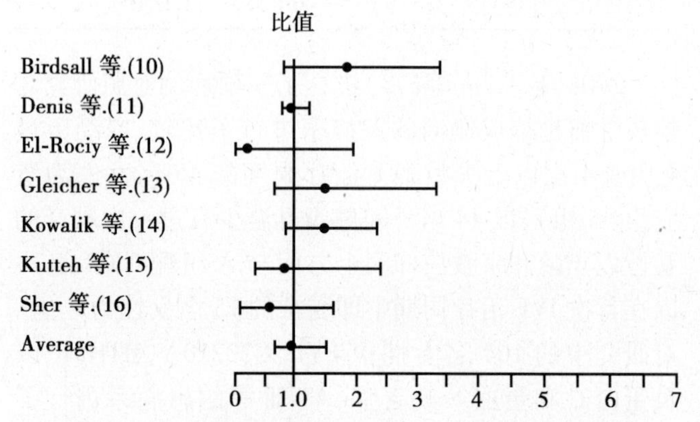

图 45.2 抗磷脂抗体阳性的患者与阴性的患者接受 IVF 后出现临床妊娠的相对可能性。圆点代表比值,短线代表 95% 可信区间

治疗

为数不多的几项研究探索了伴有获得性血栓形成倾向的 IF 患者的治疗方法(82~88),但伴有遗传性高凝状态的 IF 患者的治疗目前尚无研究。探索的主要治疗方法包括单独或联合使用肝素、阿司匹林(ASA)、皮质类固醇以及静脉注射免疫球蛋白等。

肝素/ASA

肝素可通过几种机制发挥治疗作用。肝素可使抗凝血酶Ⅲ的功能提高 1000 倍,而后者是阻止凝血过程呈瀑布式进行的自然抑制因子(89)。一些体外实验(90)发现治疗剂量的肝素在使用 ELISA 检测时可抑制 APA(抗磷脂抗体,译者注)的链接过程,这在活体中可能会阻止 APA 对滋养层的损害。另外,肝素和 ASA 在体外实验可调节滋养层的凋亡,从而为那些生育失败的患者提供了另外一种假说(91)。1994 年,Sher 等(84)给患有 APA 和器质性盆腔疾病的女性使用肝素和 ASA,并研究其疗效。与未经治疗的 APA 血清反应阴性的患者相比,接受肝素和 ASA 治疗的 APA 和盆腔器质性疾病的患者的可生育妊娠率明显增高(前者为 16%,后者为 49%)($P<0.05$)。上述结果接连受到了 Kutteh 等(1997 年)(83)和 Stern 等(2002 年)(84)的质疑。Kutteh 等对 191 名第一次接受 IVF 治疗的不孕症患者进行前瞻性的 APA 检测,并对 APA 阳性的患者给予肝素和 ASA 治疗。对照组包括 200 名无不孕史的育龄未孕女性、200 名患有复发性流产

(3次或更多)的未孕女性,以及200名患有系统性全身性红斑狼疮的未孕女性。APA抗体阳性且接受肝素和ASA治疗的胚胎着床率为25%。与之相比,APA抗体阳性并接受常规治疗的患者胚胎着床率为19.4%。另外,APA抗体阴性并接受常规治疗的患者胚胎着床率为19.4%,而接受肝素和ASA治疗的患者胚胎着床率为26.7%。两组的数据没有统计学显著性差异。

Stern等对143名至少一项APA检测阳性且接受IVF治疗后出现IF的患者进行了一项双盲试验,治疗组使用肝素和ASA,对照组使用安慰剂。治疗组给予普通未分级肝素钠5000单位,一天两次,ASA100单位,一天一次。治疗组和安慰组两组患者单次胚胎移植后妊娠试验阳性率(分别为14.6%和17.6%)以及胚胎胎心检出率(分别为6.8%和8.5%)没有明显差异。

皮质类固醇

一些研究对出现胎盘着床失败和APA的患者给予糖皮质激素,并探讨了其疗效(92~94)。

1996年,Ando等(94)对41名APA阳性并接受了总共41个胚胎移植周期的患者给予了低剂量的脱氢皮质醇治疗。该组患者的胚胎着床率与48名未接受脱氢皮质醇治疗的患者进行了对比,结果前者的着床率明显增高(分别为13.2%和3.8%)。

1998年,Hasegawa等(93)进行了一项非随机性研究,对接受IVF治疗的APA患者给予脱氢皮质醇10mg/d和ASA81mg/d。在ANA阳性但ACL和抗磷脂酰丝氨酸抗体(APS)阴性的患者中,接受治疗的患者胚胎着床率要高于未接受治疗的患者(分别为20.3%和6.8%)($P<0.01$)。但是ANA、ACL和APS均为阳性的患者接受治疗与未接受治疗两组的着床率没有明显差异。

2005年,Taniguchi进行了一项非随机研究,对接受IVF的ANA阳性患者给予了5天脱氢皮质醇治疗,剂量为15~60mg/d。研究包括了120名患者共223个IVF胚胎移植周期。未接受脱氢皮质醇治疗的ANA阳性患者的胚胎着床率和临床妊娠率均低于治疗组(着床率为0/41个移植胚胎,临床妊娠率为0/15个IVF周期)。

静脉注射免疫球蛋白

Sher等(95)进行了一项非随机试验,对接受IVF的APA阳性患者给予静脉注射免疫球蛋白(IVIG)并观察其疗效。687名患者首先给予肝素和ASA,603名患者同意接受药物性治疗。患者的APA病史被检测,322名患者只有一项APA阳性。121名只接受肝素和ASA治疗后出现两次IVF治疗失败的患者随后又联合了IVIG治疗。伴有APA相关的特别是脑磷脂(PS)和磷脂酰乙醇胺(PE)IgM和IgG阳性的患者在接受IVIG联合肝素和ASA治疗后活产率显著升高(分别为41%和17%,$P<0.0001$)。具有PS和PE以外的APA表面抗原的患者接受同样的治疗后其活产率没有明显的升高(分别为43%和36%,$P>0.05$)。

结论

有关血栓形成倾向和IF之间的关联目前的研究结果是不一致和不确定的(93)。由于不同研究中采用的诊断方法和检测手段不一致,治疗组和对照组的患者群也不同,导致研究结果的可信度下降。对于患有复发性IF的患者目前尚无好的病情诊断方法和治疗方法可供推荐。

关键点

- 在着床期和着床前期丢失的胚胎占据了相当大的比例。
- 获得性和遗传性血栓形成倾向可能与IF有关。
- 有假说认为血栓形成倾向可能通过凝血机制和非凝血机制导致IF。
- 众多关于血栓形成倾向和IF关系的研究目的多种多样,研究结果各不相同。
- 对伴有血栓形成倾向的IF患者推荐抗凝治疗为时尚早。

参考文献

1. Robert CJ, Lowe Cr. Where have all the conceptions gone? *Lancet* 1975; I: 498–9.
2. ZinMn MJ, O'Connor J, Clegg ED et al. Estimates of human fertility and pregnancy loss. *Fertil Steril* 1996; 65: 503–9.
3. Christiansen OB, Nielsen H, Kolte A. Future directions of failed implantation and recurrent miscarriage research.
4. Assisted reproductive technology in the United States: 2000 results generated from the American Society for Reproductive Medicine/Society for Assisted Reproductive Technology Registry. *Fertil Steril* 2004; 81(5): 1207–20.
5. Macklon NS, Geraedts JPM, Fauser BCJM. Conception to ongoing pregnancy: the 'black box' of early pregnancy loss. *Hum Reprod Update* 2002; 8: 333–43.
6. Vaquero E, Lazzrin N, Caserta D et al. Diagnostic evaluation of women experiencing repeated in vitro fertilization failure. *Eur J Obstet Gynecol* 2005.

7. Clark DA, Coulam CB, Daya S et al. Unexplained sporadic and recurrent miscarriage in the new millennium: a critical analysis of immune mechanisms and treatments. *Hum Reprod Update* 2001; 7: 501–11.
8. Gianaroli L, Masgli C, Ferraretti AP et al. Preimplantation diagnosis for aneuploidies in patients undergoing in vitro fertilization with a poor prognosis: identification of the categories for which it should be proposed. *Fertil Steril* 1999; 72: 837–44.
9. Coulam CB, Roussev RG. Correlation of NK cell activation and inhibition markers with NK cytotoxicity among women experiencing immunological implantation failure after in vitro fertilization and embryo transfer. *J Assist Reprod Genet* 2003; 20: 58–62.
10. Ntrivalas EI, Kwak-Kim JYH, Gilman-Sachs A et al. Status of peripheral blood natural killer cells in women with recurrent spontaneous abortions and infertility of unknown aetiology. *Hum Reprod* 2001; 16: 855–61.
11. Michou VI, Kanavaros P, Athanasssiou V et al. Fraction of the peripheral blood concentration of CD56+/CD16-/CD3- cells in total natural killer cells as an indication of fertility and infertility. *Fertil Steril* 80: 691–7.
12. Roussev FR, Kaider BD, Price DE et al. Laboratory evaluation of women experiencing reproductive failure. *Am J Reprod Immunol* 1996; 35: 415–20.
13. Kaider AS, Kaider BD, Janowicz PB et al. Immunodiagnostic evaluation in women with reproductive failure. *Am J Reprod Immunol* 1999; 42: 335–46.
14. Christiansen O, Nielsen H, Kolte A. Future directions of failed implantation and recurrent miscarriage research. *Reprod Biomed Online* 2006; 13(1): 71–83.
15. Kupferminc MJ, Eldor A, Steinman N et al. Increased frequency of genetic thrombophilia in women with complications of pregnancy. *N Eng J Med* 1999; 340: 9–13.
16. Hakim RB, Gray RH, Zacur H. Infertility and early pregnancy loss. *Am J Obstet Gynecol* 1995; 172(5): 1510–17.
17. Cauchi MN, Coulam CB, Cowchock S et al. Predictive factors in recurrent spontaneous aborters—a multicenter study. *Am J Reprod Immunol* 1995; 33: 165–70.
18. Seligsohn U, Lubetski A. Genetic susceptibility to venous thrombosis. *N Eng J Med* 2001; 344: 1222–30.
19. Dahlback B, Hildebrand B. Inherited resistance to activated protein C is corrected by anticoagulant cofactor activity found to be a property of factor V. *Proc Natl Acad Sci USA* 1994; 91: 1396–400.
20. Rodeghiero F, Tosetto A. Activated protein C resistance and factor V Leiden mutation are independent risk factors for venous thromboembolism. *Ann Intern Med* 1999; 130: 643–50.
21. Kalafatis M, Bertina RM, Rand MD, Mann KG. Characterization of the molecular defect in factor VR506Q. *J Biol Chem* 1995; 270: 4053–7.
22. Camire RM, Kalafatis M, Cushman M, Tracy RP, Mann KG, Tracy PB. The mechanism of inactivation of human platelet factor Va from normal and activated protein C-resistant individuals. *J Biol Chem* 1995; 270: 20794–800.
23. Lee DH, Henderson PA, Blajchman MA. Prevalence of factor V Leiden in a Canadian blood donor population. *CMAJ* 1996; 155: 285–9.
24. Ridker PM, Hennekens CH, Lindpaintner K, Stampfer MJ, Eisenberg PR, Milletich JP. Mutation in the gene coding for coagulation factor V and the risk of myocardial infraction, stroke, and venous thrombosis in apparently healthy men. *N Engl J Med* 1995; 332: 912–17.
25. Salomon O, Steinberg DM, Zivelin A, Gitel S, Dardik R, Rosenberg N et al. Single and combined prothrombotic factors in patients with idiopathic venous thromboembolism: prevalence and risk assessment. *Arterioscler Thromb Vasc Biol* 1999; 19: 511–18.
26. Ridker PM, Miletich JP, Hennekens CH, Buring JE. Ethnic distribution of factor V Leiden in 4047 men and women. Implications for venous thromboembolism screening. *JAMA* 1997; 277: 1305–7.
27. Dulicek P, Maly J, Safarova M. Risk of thrombosis in patients homozygous and heterozygous forfactro V Leiden in the East Bohemian region. *Clin Appl Thromb Hemost* 2000; 6: 87–9.
28. Poort SR, Rosendaal FR, Reitsma PH, Bertina RM. A common genetic variation in the 3'-untranslated region of the prothrombin gene is associated with elevated plasma prothrombin levels and an increase in venous thrombosis. *Blood* 1996; 88: 3698–703.
29. Rosendaal FR, Doggen CJ, Zivelin A, Arruda VR, Aiach M, Siscobick DS et al. Geographic distribution of the 20210 G to A prothrombin variant. *Thromb Haemost* 1998; 79: 706–8.
30. Egberg O. Inherited antithrombin deficiency causing thrombophilia. *Thromb Diath Haemorrh* 1965; 13: 516–30.
31. Martinelli I, Mannucci PM, De Stefano V, Taioli E, Rossi B, Crosti F et al. Different risks of thrombosis in four coagulation defects associated with inherited thrombophilia: a study of 150 families. *Blood* 1998; 92: 2353–8.
32. Mateo J, Oliver A, Borrell M, Sala N, Fontcuberta J. Laboratory evaluation and clinical characteristics of 2.132 consecutive unselected patients with venous thromboembolism—results of the Spanish Multicentric Study on Thrombophilia (EMET-Study). *Thromb Haemost* 1997; 77: 444–51.
33. Griffin JH, Evatt B, Zimmerman TS, Kleiss AJ, Wideman C. Deficiency of protein C in congenital thrombotic disease. *J Clin Invest* 1981; 68: 1370–3.
34. Ben-Tal O, Zivelin A, Seligsohn U. The relative frequency of hereditary thrombotic disorders among 107 patients with thrombophilia in Israel. *Thromb Haemost* 1989; 61: 50–4.
35. Tait RC, Walker ID, Reitsma PH, Islam SI, McCall F, Poort SR et al. Prevalence of protein C deficiency in the healthy population. *Thromb Haemost* 1995; 73: 87–93.
36. Sakata T, Kario K, Katayama Y, Matsuyama T, Kato H, Miyata T. Studies on congenital protein C deficiency in Japanese: prevalence, genetic analysis, and relevance to the onset of arterial occlusive diseases. *Semin Thromb Hemost* 2000; 26: 11–16.
37. Pabinger I, Brucker S, Krle PA, Schneider B, Korninger HC, Neissner H et al. Hereditary deficiency of antithrombin III, protein C and protein S: prevalence in patients with a history of venous thrombosis and criteria for rational patients screening. *Blood Coagul Fibrinolysis* 1992; 3: 547–53.
38. Comp PC, Nixon RR, Cooper MR, Esmon CT. Familial protein S deficiency is associated with recurrent thrombosis. *J Clin Invest* 1984; 74: 2082–8.
39. Comp PC, Esmon Ct. Recurrent venous thromboembolism in patients with a partial deficiency of protein S. *N Engl J Med* 1984; 311: 1525–8.
40. Gladson CL, Sharrer I, Hach V, Beck KH, Griffin JH. The frequency of type I heterozygous protein S and protein C deficiency in 141 unrelated young patients with venous thrombosis. *Thromb Haemost* 1988; 59: 18–22.
41. Goyette P, Frosst P, Rosenblatt DS, Rozen R. Seven novel mutations in the methylenetetrahydrofolate reductase gene and genotype/phenotype correlations in severe methylenetetrahydrofolate reductase deficiency. *Am J Hum Genet* 1995; 56: 1052–9.
42. Mudd SH, Skovby F, Levy HL, Pettigrew KD, Wilcken B, Pyeritz RE et al. The natural history of homocysteinuria due to cystathionine beta-synthase deficiency. *Am J Hum Genet* 1985; 37: 1–31.
43. Jacques PF, Bostom AG, Williams RR, Ellison RC, Eckfeldt JH, Rosenberg IH et al. Relation between folate status, a common mutation in the methylenetetrahydrofolate reductase, and plasma homocysteine concentrations. *Circulation* 1996; 93: 7–9.
44. Kluijtmans LA, van den Heuvel LP, Boers GH, Frosst P,

Stevens EM, van Oost BA et al. Molecular genetic analysis in mild hyperhomocysteinemia: a common mutation in the methylenetetrahydrofolate reductase gene is a genetic risk factor for cardiovascular disease. *Am J Hum Genet* 1996; 58: 35–41.
45. Cattaneo M. Hyperhomocysteinemia, atherosclerosis and thrombosis. *Thromb Haemost* 1999; 81: 165–76.
46. Ray JG. Meta-analysis of hyperhomocysteinemia as a risk factor for venous thromboembolic disease. *Arch Intern Med* 1998; 158: 2101–6.
47. Bick RL. Antiphospholipid thrombosis syndromes. *Hematol Oncol Clin North Am* 2003; 17: 115.
48. Bick RL, Baker WF. Antiphospholipid syndrome and thrombosis. *Semin Thromb Hemost* 1999; 25: 333.
49. Coulam DB, Jeyendran RS, Fishel LA, Roussev R. *Reprod Biomed Online* 2006; 12(3): 322–7.
50. Rawlins ND, Barrett AJ et al. Evolutionary families of peptidases. *Biochem J* 1993; 290: 205–18.
51. Axelrod HR. Altered trophoblast functions in implantation-defective mouse embryos. *Dev Biol* 1985; 108: 185–90.
52. Many A, Schrieber L, Rosner S et al. Pathologic features of the placenta in women with severe pregnancy complications and thrombophilia. *Obstet Gynecol* 2001; 1041–4.
53. Chung HW, Wen Y, Ahn JJ et al. Interluekin-1 beta regulates urokinase plasminogen activator (u-PA), u-PA receptor, soluble u-PA receptor, and plasminogen activator inhibitor-1 messenger ribonucleic acid expression in cultured human endometrial stromal cells. *J Clin Endocrinol* 2001; 86: 1332–40.
54. Aflalo ED, Sod-Moriah UA, Patashnik G, Har-Vardi I. Differences in the implantation rates of rat embryos developed in viva and in vitro: possible role from plasminogen activators. *Fertil Steril* 2004; 1: 780–5.
55. Solberg H, Rinkenberger J, Dano K et al. A functional overlap of plasminogen and MMPs regulates vascularization during placental development. *Development* 2003; 130: 4439–50.
56. Gopel W, Ludwig M, Junge A et al. Selection pressure for the factor-V Leiden mutation and embryo implantation. *Lancet* 2001; 358: 1238–9.
57. Rand JH, Wu XX, Quinn AS et al. Human monoclonal antiphospholipid antibodies disrupt the annexin A5 anticoagulant crystal shield on phospholipid bilayers: evidence from atomic force microscopy and functional assay. *Am J Path* 2003; 163: 1193–200.
58. Amengual O, Atsumi T, Khamashta MA. Tissue factor in antiphospholipid syndrome: shifting the focus from coagulation to endothelium. *Rheumatology* 2003; 42: 1029–31.
59. Out HJ, Bruinse HW, Derksen RH. Anti-phospholipid antibodies and pregnancy loss. *Hum Reprod* 1999; 6: 889–97.
60. Salafia CM, Cowchock FS. Placental pathology and antiphospholipid antibodies: a descriptive study. *Am J Perinatol* 1997; 14: 435–41.
61. Van Horn JT, Crave C, Ward K. Features of placentas and abortion specimens from women with antiphospholipid and antiphospholipid-like syndromes. *Placenta* 2004; 25: 642–8.
62. James JL, Stone PR, Chamley LW. The regulation of trophoblast differentiation by oxygen in the first trimester of pregnancy. *Hum Reprod update* 2006; 12: 137–44.
63. Shurtz-Swirski R, Inbar O, Blank M et al. In vitro effect of anticardiolipin autoantibodies upon total and pulsatile placental hCG secretion during early pregnancy. *Am J Reprod Immunol* 1993; 29: 206–10.
64. Adler RR, Ng AK, Rote NS. Monoclonal antiphosphatidylserine antibody inhibits intercellular fusion of the choriocarcinoma line, JAR. *Biol Reprod* 1995; 53: 905–10.
65. Di Simone N, De Carolis S, Lanzone A et. In vitro effect of antiphospholipid antibody-containing sera on basal and gonadotrophin releasing hormone-dependent human chorionic gonadotrophin release by cultured trophoblast cells. *Placenta* 1995; 16: 75–83.
66. Di Simone N, Meroni PL, de Papa N et al. Antiphospholipid antibodies affect trophoblast gonadotropin secretion and invasiveness by binding directly and through adhered B2-glycoprotein I. *Arthritis Rheum* 2000; 43: 140–50.
67. Chamley LW, Duncalf A, Mitchell M et al. Action of anticardiolipin and antibodies to B2 glycoprotein I on trophoblast proliferation as a mechanism for fetal death. *Lancet* 1998; 352: 1037–8.
68. Mak IY, Brosens JJ, Christian M et al. Regulated expression of signal transducer and activator of transcription, Stat5, and its enhancement of PRL expression in human endometrial stromal cells in vitro. *J Clin Endocrinol Metab* 2002; 87: 2581–8.
69. Rouby RA, Hoffman M. From antiphospholipid syndrome to antibody-mediated thrombosis. *Lancet* 1997; 350: 1491–2.
70. Qublan HS, Eid SS, Ababneh HA, Amarin ZO, Al-Khafaji FF, Khader YS. Acquired and inherited thrombophilia: implication in recurrent IVF and embryo transfer failure. *Hum Reprod* 2006; 21(10): 2694–8.
71. Grandone E, Colaizzo D, Lo Bue A, Checola MG, Cittadini E, Margaglione M. Inherited thrombophilia and in vitro fertilization implantation failure. *Fertil Steril* 2001; 76(1): 201–2.
72. Martinelli I, Taioli E, Ragni G, Levi-Setti P, Passomonti SM, Battaglioli T, Lodigiani C, Mannucci PM. Embryo implantation after assisted reproductive procedures and maternal thrombophilia. *Haematologica* 2003; 88(7): 789–93.
73. Azem F, Many F, Yovel I, Amit A, Lessing J, Kupferminc M. Increased rates of thrombophilia in women with repeated IVF failures. *Hum Reprod* 2004; 19(2): 368–74.
74. Coulam C, Jeyendran RS, Fishel L, Roussev R. Multiple thrombophilic gene mutations are risk factors for implantation failure. *Reprod Biomed Online* 2006; 12(3): 322–7.
75. Van Dunne FM, Doggen CJM, Heemskerk M, Rosendall FR, Helmerhorst FM. Factor V Leiden mutation in relation to fecundity and miscarriage in women with venous thrombosis. *Hum Reprod* 2005; 20(3): 802–6.
76. Gopel W, Ludwig M, Junge A, Kohlmann T, Diedrich K, Moller J. Selection pressure for the factor-V-Leiden mutation and embryo implantation. *Lancet* 2001; 358: 1238–9.
77. Hornstein M, Davis O, Massey J, Paulson R, Collins J. Antiphospholipid antibodies and in vitro fertilization success: a meta-analysis. *Fertil Steril* 2000; 73(2): 330–3.
78. McIntyre JA. Antiphospholipid antibodies in implantation failure. *Am J Reprod Immunol* 2003; 49: 221–9.
79. Matsubayashi H, Arai T, Izumi S, Sugi T, McIntyre J, Makino T. Anti-annexin V antibodies in patients with early pregnancy loss or implantation failures. *Fertil Steril* 2001; 76(4): 694–9.
80. Stern C, Chamley L, Hale L, Kloss M, Speirs A, Baker HW. Antibodies to B2 glycoprotein I are associated with in vitro fertilization implantation failure as well as recurrent miscarriage: results of a prevalence study. *Fertil Steril* 1998; 70(5): 938–44.
81. Gleicher N, Vidali A, Karande V. The immunological 'war of the roses': disagreements amongst reproductive immunologists. *Hum Reprod* 2002; 17: 539–42.
82. Stern C, Chamley L, Norris H, Hale L, Baker HW. A randomized, double-blind, placebo controlled trial of heparin and aspirin for women with fertilization implantation failure and antiphospholipid or antinuclear antibodies. *Fertil Steril* 2004; 81(5): 376–83.
83. Kutteh WH, Yetman DL, Chantilis SJ, Crain J. Effect of antiphospholipid antibodies in women undergoing in-vitro fertilization: role of heparin and aspirin. *Hum Reprod* 1997; 12(6): 1171–5.
84. Sher G, Feinman M, Zouves C, Duttner G, Maassarani G, Salem R, Matzner W, Ching W, Chong P. High fecundity rates following in-vitro fertilization and embryo transfer in antiphospholipid antibody seropositive women treated with heparin and aspirin. *Hum Reprod* 1994; 9(12): 2278–83.
85. Fiedler K, Wurfel W. Effectivity of heparin in assisted reproduc-

tion. *Eur J Med Res* 2004; 9(4): 207–14.

86. Sher G, Zouves C, Geinman M, Maassarani G, Matzner W, Chong P, Ching W. A rational basis for the use of combined heparin/aspirin and IVIG immunotherapy in the treatment of recurrent IVF failure associated with antiphospholipid antibodies. *Am J Reprod Immunol* 1998; 39(6): 391–4.
87. Taniguchi F. Results of prednisolone given to improve the outcome of in vitro fertilization-embryo transfer in women with antinuclear antibodies. *J Reprod Med* 2005; 50(6): 383–8.
88. Sher G, Matzner W, Feinman M, Maassarani G, Zouves C, Chong P, Ching W. The selective use of heparin/aspirin therapy, alone or in combination with intravenous immunoglobulin G, in the management of antiphospholipid antibody-positive women undergoing in vitro fertilization. *Am J Reprod Immunol* 1998; 40(2): 74–82.
89. Rosenberg RD, Edelberg J, Zhang L. The heparin/antithrombin system: a natural anticoagulant mechanism. In: Colman RW, Hirsh J, Marder VJ, Clowes AW, George JN, Eds. *Thrombosis and Hemostasis: Basic Principles and Clinical Practice*. 4th ed. Philadelphia: Lippincott Williams & Wilkins; 2001: 711–31.
90. Di Simone N, Ferrazzani S, Castellani R, De Carolis S, Mancuso S, Caruso A. Heparin and low-dose aspirin restore placental human chorionic gonadotrophin secretion abolished by antiphospholipid antibody-containing sera. *Hum Reprod* 1997; 12(9): 2061–5.
91. Bose P, Black S, Dadyrov M, Weissebborn U, Neulen J, Regan L, Huppertz B. Heparin and aspirin attenuate placental apoptosis in vitro: implications for early pregnancy failure. *Am J Obstet Gynecol* 2005; 192(1): 23–30.
92. Hasegawa I, Yamanoto Y, Suzuki M, Murakawa H, Kuraboyashi T, Takakuwa K, Tanaka K. Prednisolone plus low-dose aspirin improves the implantation rate in women with automimmune conditions who are undergoing in vitro fertilization. *Fertil Steril* 1998; 70(6): 1044–8.
93. Ando T, Suganuma N, Furuhashi M, Asada Y, Kondo I, Tomoda Y. Successful glucocorticoid treatment for patients with abnormal autoimmunity on in vitro fertilization and embryo transfer. *J Assist Reprod Genet* 1996; 13(10): 776–81.
94. Taniguchi F. Results of prednisolone given to improve the outcome of in vitro fertilization-embryo transfer in women with antinuclear antibodies. *J Reprod Med* 2005; 50(6): 383–8.
95. Sher G, Matzner W, Feinman M, Maassarani G, Zouves C, Chong P, Ching W. The selective use of heparin/aspirin therapy, alone or in combination with intravenous immunoglobulin G in the management of antiphospholipid antibody positive women undergoing in vitro fertilization. *Am J Reprod Immunol* 1998; 40(2): 74–82.
96. Rizk B, Abdalla HI. In Vitro fertilization. In: Rizk B, Abdalla HI, Eds. *Infertility and assisted reproductive technology*. 2008; chapter 9, 116–118.

第 46 章

宫腔内人工授精

Norman F. Angell, Hany F. Moustafa, Botros R. M. B. Rizk, Mary George Nawar, Christopher B. Rizk, Chris A. Huff, Ruth Kennedy, Scherri B. Holland, Julie Hazelton, Juan A. Garcia-Velasco, Hassan N. Sallam

引言

宫腔内人工授精(IUI)是目前不孕症或生育力低下夫妇最常采用的治疗方法。虽然此种技术最早由 Dickinson 于 1921 年报道(1),但直到 1980 年以后才开始逐渐普及。在过去的 25 年里,有关此项技术的研究数不胜数,原因在于在不孕症的治疗中,众多的有关治疗方法的分歧使我们难以获得清楚的治疗结果,尤其是设计完善的随机对照试验太少。虽然 IUI 技术尚存不足,已有的研究成果已能够让我们科学地治疗患者。

IUI 适应证

IUI 的适应证包括宫颈因素导致的不孕症、男性不育症、轻微到轻度的子宫内膜异位症,以及不明原因的不孕症等等(表 46.1)。

表 46.1　IUI 可能的作用机制列表

男性	增加精子活性
	增加精子浓度
	增加正常精子的浓度
	改善精子的筛选结果
	有助于精子迁移
女性	绕过宫颈障碍
	绕过宫颈黏液
	增加输卵管内精子数量
卵巢刺激	增加可受孕的卵子数量
	合理安排受孕时间

宫颈因素

当性交后实验异常时常采用 IUI。但该实验难以标准化,其预测性也较低。宫颈黏液分泌不足时难以定量,而宫颈正常功能所需要的黏液量是否存在一个阈值也未可知。宫颈发育不良常继发于 HPV 感染,由此导致了诸多的宫颈手术操作,如冷冻、LEEP 刀和锥切术等,这会移除和毁坏相当多的宫颈腺体,或多或少地影响患者以后的生育能力。

宫颈黏液拉丝实验异常表明宫颈黏液少或黏液黏稠度增加。与性交后实验类似,本实验结果异常时对生育力的预测性也不确定。许多研究者描述雌激素治疗可提高宫颈黏液的分泌量与黏稠度,尤其是与克罗米芬合用时,但其效果有限(2)。

尽管宫颈因素对不孕症的影响并不确定,IUI 治疗后的效果也不明了,但对存在宫颈因素的不孕症患者采用 IUI 治疗还是有一定道理的。理论上讲此类因素可被归类于无法解释的不孕症,并最终采用卵巢刺激疗法和 IUI 治疗。

男性因素

男性因素不孕症是 IUI 的一个主要适应证。John Hunter 是 200 多年前介绍 IUI 理论的第一人,他把一位尿道下裂患者的精液注入到他配偶的阴道内。目前估计 40% ~50% 的不孕症源于男性因素:射精异常、性功能异常和逆向射精并不会必然导致精子生成异常,但 IUI 可以有效解决这些器质性问题。

多数少精症、无精症和精子畸形为特发性疾病,病因不明。许多研究表明精液检验异常的患者的配偶可以出现自发性妊娠(3)。

有研究者试图确定 IUI 成功率的下限(参看 Kruger 和 Oehninger 编写的第 18 章)。对不孕症夫妇告知他们 IUI 治疗的成功率是十分重要的,可避免浪费时间和金钱而直接选择 IVF 治疗。

射精异常(参看 Fifer、Gurkan 和 Hellstrom 编写的第 21 章)可能会降低性交中精液进入阴道后的储存能力。逆向射精相对不常见。患有此种疾病的男性可以在碱化尿液后通过手淫射精,然后排尿收集相当数量的精子。通过排尿收集的精子按照常规方法进行浓缩后,可为 IUI 提供精子样本(4)。因脊髓损伤导致不射精的男性也可有效治疗(5,6)。如果尿道下裂严重,在性交过程中精子不能在阴道中驻留,治疗也无效,那么采用精子冲洗后进行 IUI 可以解决这个问题。

性功能障碍比想象中常见。如果临床医生没有特意问有关性功能障碍的情况,那么此种问题就有可能被排除在不孕症的病因之外。青年男性也可能发生阳痿(参看 Hellstrom 编写的第 21 章)。对不孕症的评估过程和治疗本身就有可能造成勃起障碍。目前有关阳痿的治疗较为有效,大多数不需进一步的生殖辅助技术。其他一些不能完成有效的阴道性交的患者可采用 IUI 治疗。

不明原因的不孕症与轻微子宫内膜异位症

不明原因的不孕症是排除性诊断(参看 Balasch 编写的第 36 章),但也可能包括一些轻微的子宫内膜异位症患者。一般来说,在完成不孕症检查后,约有 10% 的不孕症夫妇会被归于此类诊断。

不明原因不孕症目前是控制性超促排卵+IUI 治疗的主要适应证。按照国家临床优化研究所指导大纲(NICE),所有诊为不明原因不孕症的夫妇在接受其他形式的辅助生殖治疗(也即 IVF)之前,应该先接受 IUI 治疗(7)。

IUI 可能的作用机制

IUI 的适应证与其可能的作用机制有关(表 46.2)。一般来说,IUI 的疗效被认为与两个主要机制相关,其中包括增加配子数和延长配子在女性生殖腔管道内的存活时间,从而提高受孕几率。

表 46.2 IUI 适应证

宫颈因素	免疫性	
	宫颈黏液分泌不足	
	宫颈黏液黏度过高	
男性因素	原发性少精症	
	弱精症	
	畸形精子症	
	射精功能障碍	逆向射精
		不射精
		尿道下裂
	性功能障碍	勃起障碍
		其他阻止正常性交的功能障碍
不明原因不孕症		
轻微子宫内膜异位症		

男性因素

精液冲洗可增加活动精子的数量和浓度(8)。除了这些,IUI 治疗消除了宫颈过滤机制,提高了女性生殖腔管道内精子的浓度。注射冲洗过的精子也可延长其在生殖腔管道内的驻留,这将有助于精子游到输卵管壶腹部,增加参与受孕的精子数量。IUI 在精液参数正常的情况下也可增加受孕几率(9)。

女性因素

IUI 绕过宫颈的黏液,克服了导致不孕的宫颈因素。因宫颈黏液中的抗精子抗体而导致的免疫性不孕症可通过直接将精子注射进入宫腔而避免。广泛应用的宫颈癌早期筛查显著降低了宫颈癌的发病率,但对宫颈疾病的治疗会使宫颈黏液发生改变,从而影响受孕。如果将宫颈管内的腺体大部分或全部切除,宫颈黏液的分泌量会下降,成分会发生改变。IUI 采用精子冲洗的方式部分替代了精子经过宫颈黏液的获能方式,使宫颈黏液不再是精子迁移的介质。由于失去了宫颈隐窝的精子贮存功能,宫腔内精子注射需要精确确定操作日程。

卵巢刺激治疗

IUI 治疗中联合使用控制性超促排卵(COH)方案可增加每个周期中用于受精的卵细胞数。研究表明 IUI 中成熟卵泡数与妊娠率有阳性相关(10)。

不明原因的不孕症

显然,IUI 和 COH 治疗对不明原因的不孕症的效果不佳。据认为多种因素导致这些夫妇的生育能力下降,这些因素包括微小的卵巢病变、宫颈因素以及不能被常规检查确定的男性因素。当采用 IUI 治疗这些不孕症夫妇时,上述所有的因素都会对治疗结局的改善有影响。

IUI 治疗前的检查

不明原因不孕症患者的 IUI 治疗前检查与其他确定不孕原因夫妇的检查没有太大的差异。男性检查包括精液检查,以及治疗后精液的改变情况。女性检查包括超声的基本评价、卵巢功能的监测如 FSH 和雌激素的卵巢储备、子宫输卵管造影,如果需要还可进行经腹腔镜观察向输卵管注射色素后的通畅情况。这些检查不仅可以基本确定不孕症的原因、是否适合进行 IUI

治疗等，还能筛查出会减少IUI成功几率的微小病理变化，例如子宫内膜息肉或卵巢囊肿等。事实上，研究表明许多患有子宫内膜息肉的患者在摘除息肉后，IUI治疗周期还未开始之前就自发性受孕了(11)。其他病变如轻微的输卵管粘连在IUI前治疗可增加妊娠成功几率。

IUI治疗结局的决定因素

IUI总体的成功率有据可查。大部分国际文献报道IUI的单次治疗周期的妊娠率大约为9%，妊娠率范围为5%～70%。妊娠率的波动范围大可能与许多变量有关，如患者人群的差异、IUI和卵巢刺激方案的不同，这些都会对IUI治疗后的妊娠率产生影响。遗憾的是多数发表的论文是回顾性研究，只有少数是前瞻性和随机对照试验。

了解这些变量对临床医生预测可能的治疗成功率是十分重要的，在回答患者咨询时可以更客观地评价。

女性年龄

到目前为止，所有有关女性IUI治疗成功率的影响因素中，年龄是最重要的预测因子。这是因为随着年龄的增长，卵巢储备、卵细胞质量和子宫内膜容受性都会下降。Stone等对9963个连续性IUI治疗周期进行了回顾性统计分析，发现不同的年龄组其妊娠率各不相同，小于26岁、26～30岁、31～35岁、36～40岁、41～45岁、已经大于45岁的患者妊娠率分别为18.9%、13.9%、12.4%、11.4%、4.4%和0.5%。超过32岁以后妊娠率会有显著的下降(12)。

男性年龄的增长同样会对IUI治疗结局产生负面影响，虽然不如女性那样显著(13,14)。

不孕症的持续时间

不明原因的不孕症患者的病史长短与IUI治疗后的妊娠率呈负相关，病史愈长，IUI治疗后的妊娠率愈低(病史小于6年的患者妊娠率为20%，病史大于6年的患者妊娠率为10%)(15)。

许多研究均表明存在上述负相关(16)。Iberico等所作的研究认为不孕史小于3年的患者临床妊娠率较高(17)。

不孕症的种类

IUI周期治疗后的临床妊娠率、单次周期妊娠率和活产率等取决于我们治疗的是何种不孕症。总的说来，不明原因的不孕症和不排卵导致的不孕症接受IUI治疗后的妊娠率可能是最高的(18)。在男性方面生育力低下和射精障碍导致不孕症的IUI妊娠率最高。

其他因素如子宫内膜异位症和盆腔感染对IUI妊娠率有负面影响，即使并未造成明显的输卵管损害。

一项近期研究认为患有轻微至轻度子宫内膜异位症的患者在行腹腔镜术后的短期内，给予COH和IUI治疗的效果与不明原因的不孕症患者一致，两组患者的临床妊娠率相当(分别为21%和18.9%)(19,20)。

卵泡计数

另一个重要因素是IUI治疗周期内的优势卵泡数。诸多研究认为IUI治疗时卵泡计数的增加与妊娠率的增加有显著相关(1个卵泡为6.2%，2个卵泡为12.9%，3个卵泡为30%)(17,21,22)。IUI治疗周期中的窦卵泡计数和hCG注射当天E2浓度也被认为与临床妊娠率存在正相关(23)。

然而，临床妊娠率的增加同时也会增加多胎妊娠率，可达39%(24)。有人建议如成熟卵泡数超过6个，E2浓度超过1000pg/ml时应延缓hCG注射，取消IUI周期，并建议患者禁欲(25)。目前临床IUI治疗不再接受这种多卵泡的情况，因为可导致多胎高风险(HOMP)(三胎或多胎)(参看Dickey编写的第28章)，如果成熟卵泡超过3个就取消治疗周期。避免HOMP的另一个更可靠的方法是采用经过验证的预测模型，这是基于多种变量如年龄、血清E2浓度和卵泡计数而建立的(参看第28章)。研究认为这些模型可降低HOMP达285%，但由此产生的费用导致总妊娠率有8%的下降(26)(参看第28章)。

一些医生会在IUI治疗前抽吸额外的卵泡以储存，或者会进行多胎妊娠的减胎术，但这些操作都不应被视为常规，当多胎妊娠的可能性较高时(基于卵泡数和雌激素浓度的判断)，取消治疗周期不失为明智之举。有研究人员建议当出现COH的过度反应时(在计划进行hCG注射的当天有3个以上的卵泡直径大于15mm)应紧急进行IVF和胚胎移植(IVF-ET)。另有一些研究报道这些治疗周期中临床妊娠率和活产率可分别高达52%和48%(27)。

子宫内膜

接受COH治疗的患者于IUI当天子宫内膜出现三线征提示妊娠的几率较高(参看第15章)。在COH+IUI治疗中子宫内膜的厚度和Doppler检测子宫螺旋动脉都可对治疗结局做出较为准确的预测。

精子计数与形态学检查

通过设计完好的对照试验排除所有可能的女性因素之后，确定了精液参数对IUI治疗结局有显著的影响(参看第18章)。缺乏统一的精液分析标准和精液处理技术被认为是解释这些研究结果的另一个可能的原因。

研究人员发现某些精液参数与IUI临床妊娠率和活产率直接相关，包括每次精液注射时的活动精子总数(TMS)、精子活动度和精子形态学检查(参看TF Kruger和SC Oehninger编写的第18章)。

虽然精子计数没有最低阈值表明低于此阈值不可能发生妊娠，但实际上当活动精子总数低于2×10^6/ml)(28)时难以获得妊娠。Westerlaken等研究认为TMS<2×10^6/ml的患者夫妇的临床妊娠率明显低于TMS>2×10^6/ml的患者(29)。

Campana等在一项回顾性研究中分析了1115个治疗周期，只有当TMS<1×10^6/ml时妊娠率才有明显的下降(分别为2.1%和6.7%)(30)。其他研究表明TMS大于1×10^7/ml时临床妊娠率较TMS小于1×10^7/ml的患者有明显的增加(分别为12.3%和2.8%)(21,31)。基于此项结果，一些医疗机构甚至劝说TMS小于1×10^7/ml的患者接受IVF治疗，虽然采用费用较为低廉的IUI、ICSI等同样可能获得妊娠(32)。

而且，很明显TMS关于IUI的妊娠率的作用已被过度研究，多项研究及综合分析文章难以对精子总数确定一个阈值，导致患病夫妇不愿尝试IUI(33)。

精子活动程度和快速运动的精子比例与IUI治疗的阳性结局有显著相关。研究表明初始精子活动率大于30%的患者累积妊娠率4倍于精子活动率小于30%的患者(34,35)。

同样，Stone等的研究认为精子活动率低于20%的患者临床妊娠率明显小于精子活动率高于20%的患者(分别为5.5%和14%)(12)。

一些研究甚至认为冲洗后精子活动率比冲洗后TMS计数与成功的IUI结局比例相关更为紧密(36)。

原发的畸精症(采用严格标准时正常形态和正常运动的精子计数比例小于10%)也会影响IUI周期的临床出生率。新鲜精液中根据WHO标准判断正常形态的精子比例大于10%时单次治疗周期的妊娠率为18.2%，而正常精子低于10%时的单次治疗周期妊娠率为4.3%(37)。原发性畸精症与TMS计数和精子活动率异常时相比，其对治疗结局的影响同样显著(38)。其他研究表明正常形态的精子比例小于15.5%时临床妊娠率明显降低(39,40)。

其他借助计算机评价的精子运动性质参数被证明也是较好的IUI妊娠预测指标，如快速运动的精子比例大于等于25.5%和精子分离后平均直线速度(VCL)大于等于102.65μm/s。其他尚有一般参数如曲线运动速度(VCL)和直线运动速度等(39)。

不同的IUI方案

对于接受IUI治疗的夫妇，在开始治疗周期前会有许多治疗方案可供讨论和选择。虽然数量众多的文献表明了各种不同方案的有效性，对于某一特定夫妇而言所选的方案须权衡诊断、获得妊娠的可能性、风险以及治疗费用等各方面。选择的方面包括采用IUI还是其他方式的人工授精，采用自然周期还是COH，人工授精的时期选择，需要进行的IUI治疗周期数，患者夫妇在一次治疗周期中是需要单次精子注射还是双次精子注射，各型导管的选用，以及精子的准备技术等等。

IUI与择期性交(TI)

近期报道的多数研究表明IUI比TI效果更好，不论是针对不明原因的不孕症夫妇还是男性生殖力下降患者。Cohlen等综述了3662个完整的治疗周期，采用自然月经周期时，在所有类型的不孕症中IUI治疗的妊娠率明显高于TI(*OR* 2.43)。同样，IUI+COH的治疗周期比TI+COH治疗周期的妊娠率高(*OR* 2.2)，IUI+COH的妊娠率是TI+自然周期的妊娠率的6.23倍(41)。Verhulst等最近发表的综述分析了6个随机对照试验认为IUI治疗效果优于TI，不论是在自然周期还是刺激周期的治疗中，IUI可显著增加妊娠几率，两者比值为1.68(42)。

Zeyneloglu等对980个治疗周期进行了综合分析，也认为在使用促性腺激素超促排卵时，IUI治疗的妊娠率明显高于TI(分别为20.04%和11.37%)(43)。

宫腔内授精与其他方式的人工授精

人工授精的定义包含了范围广泛的技术，其中包括IUI、宫颈管内授精(ICI)、直接腹腔内授精(DIPI)、输卵管内授精(IFI)、输卵管内精液灌注(FSP)以及卵泡内授精等。无论采用何种方法，其主要目的是将活动度好的浓缩精子输送到尽可能靠近卵细胞的位置(44)。总的说来，大部分已有的资料显示上述各种方法在CPR、妊娠率或活产率方面没有显著的差异(45)。

直接腹腔内人工授精

DIPI在经阴道超声的引导下采用一根17G的单腔IVF针将精子送至腹腔内两侧输卵管伞部。但大部分已发表的文献认为对于各种生育力低下的患者来说,IUI和DIPI的妊娠率并无明显差异(46)。DIPI对于某些宫颈严重狭窄的患者可能有效(47)。

宫颈管内人工授精

ICI是某些不孕症治疗中心为那些不能支付IUI费用的患者提供的廉价替代方法。此种方法之所以价格较低是因为不需要精液的离体处理过程及相关医务人员。精液只是简单的输送至宫颈管内,只需用一根导管或子宫帽即可(48)。

尽管ICI采取了多种技术尝试提高疗效,IUI的治疗结果始终明显高于ICI,前者的单次周期妊娠率范围在14%~23%,而ICI为3.9%~5%(49~52)。

国家辅助生殖医学协作网络1999年公布了一项研究(53),包含了932对不明原因的不孕症夫妇,随机分成四组,分别采用不同的治疗方式:①单独使用ICI;②单独使用IUI;③COH+ICI;④COH+IUI。其妊娠率的结果如下:

- ICI为10%
- IUI为18%
- COH+ICI为19%
- COH+IUI为33%

输卵管内精液灌注

输卵管内精液灌注(FSP)采用较多量的精子悬浮液(FSPSH使用4ml,而常规IUI使用0.2~0.5ml)加压注入输卵管,并将宫颈口封闭防止回流。此种方法主要为了在卵巢排卵时增加输卵管内的精子浓度(54~56)。

文献报道的FSP效果相差较大,可能是因为所选择患者的差别大、操作技术的差异以及使用的导管类型不同等等。值得注意的是当选择Foley导管时FSP的效果最差(57,58)。

虽然一些研究认为与IUI相比,FSP治疗后的妊娠率较高,但若要将FSP作为常规的门诊治疗方法尚需更多确凿的临床依据(57,59)。

将注入的精液容量增至10ml可确保精子输送至目的地,提高临床妊娠率。此种情况下FSP的效果要优于宫腔内及输卵管腹膜内精子注射(60)。

自然周期与COH

IUI可采用自然月经周期或联合使用COH。采用自然周期的IUI具有费用低、不会产生药物副作用等优点。COH可使用克罗米芬枸橼酸盐(CC)、来曲唑和(或)促性腺激素,单独或促性腺激素释放激素(GnRH-a,GnRH-ant)。研究表明IUI过程中,根据不孕症的类型来选用某些COH方案的效果可能会优于其他一些方案。对于不明原因的不孕症夫妇,采用IUI联合CC、来曲唑等COH方案或采用促性腺激素,其治疗后妊娠率明显高于单独采用IUI(61,62)。

因男性因素导致的不孕症夫妇经过随机对照试验发现单独采用IUI或IUI联合使用CC的COH方案两者无明显差别,但当在COH方案中使用促性腺激素而不是CC时,妊娠率会明显升高。进一步的分析发现当TMS计数$\geqslant 10\times10^6$时采用IUI+COH联合治疗,其妊娠率会高于TMS$\leqslant 10\times10^6$(21,63)。

对于男性不育症,即使单独采用IUI治疗,其效果也会比单独使用CC的COH方案要好(64)。

总之,随机对照试验的结果已清晰表明,与采用自然月经周期的IUI治疗相比,IUI联合COH治疗时可提高妊娠几率(42,65,66)。

有关不同促性腺激素与CC和来曲唑的疗效差异已被深入研究。一些研究表明使用rFSH的妊娠率要高于尿FSH和HMG(分别为25.9%、13.8%和12.5%)(65),其他一些研究认为对于不明原因的不孕症夫妇来说,采用CC+IUI方案或rFSH+IUI方案的妊娠率无明显差异,而来曲唑+IUI与CC+IUI和HMG+IUI相比妊娠率差异也不明显(67~70)。

基于上述研究结论,对于不明原因的不孕症患者来说,CC看来是IUI治疗性价比最高的方案,尤其是治疗过程中不需要过分监控,与促性腺激素相比其OHSS和多胎妊娠的发生率也较低(71)。

Mitwally和Casper在近期一项研究中认为使用来曲唑或CC的妊娠率基本一致,但前者具有多胎妊娠率较低的优势,因此可将其作为一线的排卵诱导药物(72,73)。

最近,不少研究表明低剂量的促性腺激素(50IU)可增加多胎妊娠的可能而不会影响临床妊娠率(74)。

目前没有证据支持在IUI治疗周期中使用GnRH激动剂和拮抗剂。Crosignani等在一项近期的多中心随机对照研究中发现使用GnRH拮抗剂不会明显提高妊娠率,只有在那些有证据表明以前的周期中存在过早黄素化的患者GnRH拮抗剂才会有用(75,76)。

GnRH 拮抗剂可用于 IUI+COH 的联合治疗周期中已防止在某些情况下会发生的过早黄素化现象,此种情况是指在 IUI 开始治疗之前的周末,患者的卵泡直径大于等于 17mm 时。在这种情况下,如果患者从这个周末直到注射 hCG 的当天接受 GnRH 拮抗剂治疗,如 Cetrorelix,宫腔内授精就可安全地推迟到下一个周一而不会影响 IUI 的治疗结局(77)。采用此种方案的患者会出现 E2 水平增高,hCG 注射当天子宫内膜厚度会增加,但没有证据表明会增加 OHSS 的风险(78)。

在 IUI 治疗周期中如要进行卵巢刺激,很重要的一点是与患者进行沟通,告知可能获得较高的妊娠率同时,也伴随着费用的增加和 OHSS、多胎妊娠等并发症风险的提高(71)。

事实上,国家临床优化研究所指导大纲(NICE)建议 IUI 治疗周期中不要对不明原因的不孕症和男性不育症患者使用 COH(7)。一旦进行 COH,在 IUI 治疗周期中监测卵泡生长和子宫内膜的发育是非常重要的。超声检查和血中雌激素(E2)水平可反映卵泡成熟度,黄体激素(LH)和黄体酮的水平可发现可能出现的过早黄素化。这种监测还可降低年龄小于 30 岁的患者,尤其是 PCOS 患者所常见的 OHSS 和多胎妊娠的风险(79)。

宫腔内授精的时机

不论采用何种宫腔内授精方式,其时机的选择是非常重要的,准确的时机选择可确保精子在排卵时存活于女性的生殖道中。确定授精时机有多种方法,其中最为简单的当属基础体温测量法和宫颈黏液周期变化评估法。遗憾的是两种方法的敏感性和可靠性均不高。近期尿 LH 检测法被认为可以检出排卵前 LH 峰。Vermesh 等在其研究中认为 LH 试纸条对排卵的阳性预测值为 84%(80)。

超声扫查发现破裂的卵泡被认为是最为准确的证实排卵方法。在 COH 中注射 hCG<10 000IU 或 rLH 后 34 ~ 36 小时可以诱导排卵。近期有关 hCG 促发排卵和自发排卵的优缺点引发了争论。Kosmas 等在一项最近的综合分析中包含了 7 项研究共 2623 名患者,认为 hCG 诱导排卵在选择 IUI 时机上与自发排卵相比无明显优势(81)。

单次授精与双次授精

有一个重要的问题被多次问及:一个 IUI 周期中到底应该进行几次授精?

单次授精多于 LH 峰后或 hCG 注射后 34 ~ 36 小时后进行。双次授精方案中,附加的授精在 LH 峰后 12 小时或 60 小时时进行,其中的道理显然是为了增加围排卵期时精子的存活。

虽然许多研究表明单次授精与多次授精的结果无明显差异(82 ~ 84),但还有一些研究认为对于精子计数低或男性因素不孕症的夫妇,双次授精会明显增加妊娠几率(85)。如果患者夫妇决定接受双次授精,则最好在 hCG 注射后 12 ~ 34 小时内进行(86)。

为了减少二次授精所产生的费用,一些不孕症专家建议患者夫妇在 hCG 注射当天进行性交,但多数研究认为此种做法除了精子计数少($<40\times10^6$)的夫妇以外不会提高妊娠率(87,88)。

治疗周期的数量

对于适合做 IUI 治疗的不孕症夫妇应给予 4 ~ 6 个 IUI 或 IUI+COH 治疗周期。文献显示超过 6 个治疗周期不会带来更多的益处(89)。Khalil 等在其研究中指出第一个治疗周期的妊娠率最高,而在第四个治疗周期以后的累积活产率只有轻微的升高(18)。事实上多数文献报道大多数的 CPR(97%)是在最初的 4 个治疗周期中获得的(15)。

Dickey 等认为在 4 个治疗周期之后,卵巢功能不全的患者的 CPR 为 46%,宫颈因素不孕症、男性不育症和不明原因的不孕症患者的 CPR 为 38%,子宫内膜异位症患者的 CPR 为 34%,输卵管因素不孕症患者的 CPR 为 26%。6 个治疗周期之后,卵巢功能不全患者的 CPR 为 65%,子宫内膜异位症患者的 CPR 为 35%,其他不孕症患者的 CPR 没有变化(90)。

NICE 不孕症治疗大纲建议对于不明原因的不孕症、男性不育症、宫颈因素不孕症和轻微到轻度子宫内膜异位症的患者给予 6 个 IUI 治疗周期(7)。

如果在 4 ~ 6 个治疗周期后患者没有妊娠,则应进行 IVF。一些治疗中心甚至在 3 个治疗周期失败后就建议 IVF 治疗。Aboulghar 等认为在 3 个 IUI 治疗周期后给予 IVF 治疗,单次治疗周期妊娠率增加至 36.6%,而进行 6 次 IUI 治疗周期后再进行 IVF 治疗的单次治疗周期妊娠率为 5.6%(91)。

导管的类型

目前市场上的 IUI 导管种类繁多,其价格、精液反流的频率和导管介入时的难度也不尽相同。一般将这些导管分为硬头和软头导管。已有文献认为在 IUI 治疗中使用软头导管或硬头导管不会对妊娠率产生影响

(92~94)。

精液准备技术

目前所有的精液准备技术均由精液分离技术发展而来,可将活动度与形态正常的精子与精液中其他有害成分如白细胞、细菌和死精子分离开来,但也会产生氧化自由基,对精子的受精能力产生负面影响。这些精液冲洗和准备工作不仅可增加妊娠几率,还可降低感染和宫腔痉挛等并发症发生率(44)。

目前对IUI患者的精液处理尚无统一方法。一些治疗中心采用最简单也是最便宜的精子上游方法,另一些则采用密度梯度离心法(DGC)。

除了Duran等所做的综合分析(98)认为DGC比精子上游技术要稍好以外,多数已发表的研究论文和系统性综述认为采用何种精液处理技术并不影响IUI治疗结局(95~97)。

目前尚无证据表明从精液收集到进行IUI的这段时间会对IUI的治疗结局造成明显的影响,研究认为在精液样本收集后30~150分钟内进行IUI后所取得的结果是一样的。许多论文讨论了对离体精液采用药物激发精液的功能,并保护精子不受黄嘌呤、己酮可可碱、2-脱氧腺苷、碳酸氢盐、金属螯合剂、前列腺素、细胞分裂增强剂、以及血小板激活因子(PAF)等氧化反应性物质的损害(99~103)。虽然许多物质可提高离体精液的功能,但还需更多的临床试验来验证其在IUI治疗过程中的疗效。有一项研究认为对不明原因的不孕症夫妇的精液使用PAF会显著提高CPR(分别为23.07%和7.92%)(104),但只有精液参数正常的不孕症夫妇才能有如此明显的提高(105)。

IUI风险

表46.3总结了IUI治疗的风险。总的来说,IUI操作的风险是很小的。在IUI过程中可能会有轻微的不适,但少有患者因疼痛而放弃操作。因宫颈管弯曲需要额外的操作进行矫正,或因宫颈管狭窄需要进行扩张的患者可能会感到较为强烈的疼痛,对于这些患者应考虑使用局部麻醉剂如利多卡因胶或宫颈封闭,可能会出现过敏但非常罕见。有报告患者对作为介质加入的青霉素出现了过敏反应(106),患者对出现的血管迷走神经反应产生了恐慌,对此不作特殊处理会好于给予心理安慰。

表46.3　IUI治疗风险

操作风险	感染 疼痛 过敏反应 血管迷走神经反应
实验室人员对样本的错误处理	
卵巢刺激的风险	多胎妊娠 卵巢过度刺激综合征

同时对多对夫妇进行治疗操作具有极大的风险。标记好操作过程的每一步骤非常重要。所有的原始样本和已处理样本均应标明捐赠者姓名、受捐者姓名、样本采集时间和处理的步骤等等。捐赠者必须亲自给精液样本标记姓名,并亲手将精液样本交与送交实验室的人。有些人会对此感到窘迫,希望把精液样本留在采集室后自行离开,但出于安全的考虑是不允许这样做的,尽管这样会让他们心里感到不适。

在手术室进行授精之前应先核对名字标签。夫妇的姓不同会使这个问题变得复杂,事先与患者夫妇及手术同仁进行沟通非常重要。每个人都很忙,包括患者也一样,预先告知患者及各位手术参与者工作流程,以便时间能够合理安排。每一步骤需两人或以上进行核对,以保证绝对安全。所有操作均需做成文件并存档。

所有的辅助生殖操作均可导致畸形胎儿出生率的增高。理论上,精液的缺陷提示可能存在基因问题,如果允许此种精液授精将会增加畸形的风险。如果女性患者接受卵巢刺激治疗则也存在同样的问题。不容置疑的是越来越多的证据表明外源性促性腺激素可增加非整倍体的几率。卵巢刺激治疗也可能会对卵细胞产生进行性毒性作用,即使药物只是为了增加自发排卵的女性的受孕率。幸运的是,尚无确凿证据证明此种风险确切存在(107)。但是,有出生缺陷的胎儿只占3%~8%,细小的差别很难被发现。有文章认为COH+IUI治疗后即使在没有多胎妊娠的情况下,也会出现胎儿早产增多的现象(108)。

对于现代所有的辅助生殖治疗来说,多胎妊娠始终是主要并发症。IUI治疗还可能会有一些IVF不会出现的问题。在IVF治疗中,限制植入胚胎的数量便可减少多胎妊娠的发生,但辅助生殖从业人员却少有措施在IUI治疗中控制多胎妊娠(109)。采用轻度的卵巢刺激方案,当患者同时出现3~4个成熟卵泡时即取消治疗周期,或使用预测模型等等或可降低多胎妊娠的发生。

任何排卵诱导方式均可发生 OHSS，PCOS 患者发生 OHSS 时会比较严重，尤其是成功获得妊娠时(71)，其诊断与治疗和其他情形下的 OHSS 患者一致(110)。

夫妇一方存在病毒感染

乙型肝炎(HBV)、丙型肝炎(HCV)和人免疫缺陷病毒(HIV)可在捐赠授精的过程中传染给受捐者。鉴于存在这些风险，在授精前必须对捐赠精液进行严格检查。在辅助生殖治疗的操作过程中也可能沾染病毒。已有证据表明在 IUI 治疗过程中冲洗精液可减少病毒沾染的风险。

直到最近，HIV 还是能够引起早期死亡。由于难以预测这些患者的预后及传播病毒的可能性，多数生殖中心拒绝为 HIV 感染者进行辅助生殖治疗，这令大多数育龄的 HIV 感染者非常失望。但是有效的抗病毒治疗已使 HIV 感染成为慢性病，患者诊断后往往可以存活 20 年或以上，因此辅助生殖中心对于这些 HIV 感染者的态度正在改变(111)。

美国妇产科协会和美国辅助生殖医学协会的道德委员会建议不要因 HIV 感染的可能性而拒绝不孕症治疗。疾病控制与预防中心建议不要使用 HIV 感染男性的精子进行授精，因安全无法保证(112)。精液中是否携带 HIV 病毒尚无定论，但没有证据表明精液可以传播病毒。流式细胞术研究表明精子表达的 CD4、CCR5 或 CXCR4 水平不高，提示精子不是 HIV 感染的主要靶细胞(113)。有研究认为 HIV 表面的糖蛋白会与精子表面的半乳糖烷基甘油酯(GAL AAG)相结合(114)。冲洗以后精液中其他的细胞成分(CD4 白细胞和巨噬细胞)与病毒的结合是非常有限的。有效的精液冲洗采用密度梯度法与上游法相结合，并随后进行 HIV-1RNA 和前病毒 DNA 的内嵌式聚合酶链式反应，经此处理的精液内病毒含量可以降低到不能被检出(115)。需要重视的是大约有 10% 的精液冲洗后病毒检测仍表现为阳性，在这种情况下必须再准备另一份精液样本(116)。

近期一篇综述总结了 581 例夫妇一方为 HIV 血清检测阳性的病例，病毒传播的发生率为 0(117)。另一篇综述总结了 1111 例夫妇一方为血清阳性的患者共 3019 个治疗周期，没有发生感染的病例(114)。已有临床资料令人鼓舞，自 1990 年起，CDC 共报道两例病毒传播的病例。上述两例也并不说明精液冲洗方法的失败，其中一例精液离心后采用细胞弹丸状注射授精，弹丸中包含有精子和圆形细胞，而后者我们知道会与 HIV 病毒结合，另一例患者 HIV 病毒滴度很高，其精液经冲洗处理后 HIV 检查仍呈阳性，最终未采用其精液(111)。

治疗安全一直备受关注。目前已报道 3000 多例夫妇一方 HIV 阳性的患者，无一例因人工授精而感染，确定感染率是否有差异大约需要 30 000 例患者才能有足够的统计学依据。

在为夫妇一方为 HIV 阳性的患者提供 IUI 或 ICSI治疗时手术操作者应考虑降低病毒传播的发生，对于夫妇双方都是 HIV 患者但所感染菌株不同的病例来说，手术操作者同样应该采取降低病毒传播的方式(118)。患者夫妇尚需被告知，HIV 感染会降低对于男性(119)和女性(120)的不孕症治疗的有效性。

我们推荐准备进行辅助生殖治疗的患者接受系统的体检，对于 HIV 检查阳性的患者在精液处理完成后也应进行 HIV 检测。应建立一个独立的“感染实验室”以防止交叉感染。

有关这一领域的问题还有很多。我们对于其他相对常见的病毒(HBV 和 HCV)对于辅助生殖治疗的影响知道的不多。我们应该进一步加强相关精液的处理准备方法和处理后检测方法的研究。

临床实践关键点

- IUI 对于不明原因的不孕症、宫颈因素导致的不孕症、男性不育症以及性功能障碍引起的不孕症有效。
- IUI 是所有人工授精方式中效果最好的。
- 所有接受 IUI 治疗的患者在治疗开始前必须进行超声和激素检查，尤其是准备采用 COH 者。
- IUI 联合采用促性腺激素的 COH 治疗可获得最高的妊娠率，但应权衡由此带来的高费用和 OHSS、多胎妊娠的风险。采用此种治疗方式，三分之一甚至一半以上的患者夫妇可能获得妊娠。
- 除了多胎妊娠和 OHSS 以外，IUI 所带来的风险较小。当使用促性腺激素时，所带来的多胎妊娠风险是肯定的，所以超声监测发现 3 个以上的成熟卵泡时建议取消治疗周期。
- 在诸多影响 IUI 成功率的变量中，女性年龄是最重要的一项。
- 多数妊娠在治疗 3～6 个周期时发生。确定治疗周期数量时应充分考虑到患者夫妇的诊断、年龄以及经济状况。

- 人工授精的时机非常重要——排卵36～40小时内进行IUI妊娠率最高。
- 自然周期中卵泡数较少，难以掌握精确的授精时机。如果采用自然周期，应在预计排卵日的前几天开始每天化验晨尿以监测LH峰，以确定授精时机，增加妊娠率。
- 在一个治疗周期中的最佳时机进行单次授精就足以受孕。少数男性精子计数低的患者可采用一个治疗周期中多次授精的方法。
- 不同的精子准备方法或导管类型均不影响IUI成功率。
- 对于夫妇一方有HIV血清检查阳性或有其他慢性病毒疾病的患者，在进行IUI治疗时应考虑减少交叉感染的可能。

参考文献

1. Dickinson RL. Artificial impregnation: essays in tubal insemination. *Am J Obstet Gynecol.* 1921;1:252–61.
2. Gerli S, Gholami H, Manna C, Di Frega AS, Vitiello C, Unfer V. Use of ethinyl estradiol to reverse the antiestrogenic effects of clomiphene citrate in patients undergoing intrauterine insemination: a comparative, randomized study. *Fertil Steril.* 2000;73(1):85–9.
3. Nallella KP, Sharma RK, Aziz N, Agarwal A. Significance of sperm characteristics in the evaluation of male infertility. *Fertil Steril.* 2006;85(3):629–34.
4. Zhao Y, Garcia J, Jarow JP, Wallach EE. Successful management of infertility due to retrograde ejaculation using assisted reproductive technologies: a report of two cases. *Arch Androl.* 2004;50(6):391–4.
5. Shieh JY, Chen SU, Wang YH, Chang HC, Ho HN, Yang YS. A protocol of electroejaculation and systematic assisted reproductive technology achieved high efficiency and efficacy for pregnancy for anejaculatory men with spinal cord injury. *Arch Phys Med Rehabil.* 2003;84(4):535–40.
6. Ohl DA, Wolf LJ, Menge AC, Christman GM, Hurd WW, Ansbacher R, Smith YR, Randolph JF Jr. Electroejaculation and assisted reproductive technologies in the treatment of anejaculatory infertility. *Fertil Steril.* 2001;76(6):1249–55.
7. National Institute of Clinical Excellence. Fertility: assessment and treatment of people with fertility problems, Clinical guidelines No11. London: Abba Litho Ltd. UK, 2004.
8. Zimmerman ER, Robertson KR, Kim H, Drobnis EZ, Nakajima ST. Semen preparation with the sperm select system versus a washing technique. *Fertil Steril.* 1994;61(2):269–75.
9. Goldberg JM, Mascha E, Falcone T, Attaran M. Comparison of intrauterine and intracervical insemination with frozen donor sperm: a meta-analysis. *Fertil Steril.* 1999;72(5):792–5.
10. Kaplan PF, Katz SL, Thompson AK, Freund RD. Cycle fecundity in controlled ovarian hyperstimulation and intrauterine insemination. Influence of the number of mature follicles at hCG administration. *J Reprod Med.* 2002;47(7):535–9.
11. Perez-Medina T, Bajo-Arenas J, Salazar F, Redondo T, Sanfrutos L, Alvarez P, Engels V. Endometrial polyps and their implication in the pregnancy rates of patients undergoing intrauterine insemination: a prospective, randomized study. *Hum Reprod.* 2005;20(6):1632–5.
12. Stone BA, Vargyas JM, Ringler GE, Stein AL, Marrs RP. Determinants of the outcome of intrauterine insemination: analysis of outcomes of 9963 consecutive cycles. *Am J Obstet Gynecol.* 1999;180(6 Pt. 1):1522–34.
13. Mathieu C, Ecochard R, Bied V, Lornage J, Czyba JC. Cumulative conception rate following intrauterine artificial insemination with husband's spermatozoa: influence of husband's age. *Hum Reprod.* 1995;10(5):1090–7.
14. Brzechffa PR, Buyalos RP. Female and male partner age and menotrophin requirements influence pregnancy rates with human menopausal gonadotrophin therapy in combination with intrauterine insemination. *Hum Reprod.* 1997;12(1):29–33.
15. Nuojua-Huttunen S, Tomas C, Bloigu R, Tuomivaara L, Martikainen H. Intrauterine insemination treatment in subfertility: an analysis of factors affecting outcome. *Hum Reprod.* 1999;14(3):698–703.
16. Steures P, van der Steeg JW, Mol BW, Eijkemans MJ, van der Veen F, Habbema JD, Hompes PG, Bossuyt PM, Verhoeve HR, van Kasteren YM, van Dop PA; CECERM (Collaborative Effort in Clinical Evaluation in Reproductive Medicine). Prediction of an ongoing pregnancy after intrauterine insemination. *Fertil Steril.* 2004;82(1):45–51.
17. Iberico G, Vioque J, Ariza N, Lozano JM, Roca M, Llacer J, Bernabeu R. Analysis of factors influencing pregnancy rates in homologous intrauterine insemination. *Fertil Steril.* 2004;81(5):1308–13.
18. Khalil MR, Rasmussen PE, Erb K, Laursen SB, Rex S, Westergaard LG. Intrauterine insemination with donor semen. An evaluation of prognostic factors based on a review of 1131 cycles. *Acta Obstet Gynecol Scand.* 2001;80(4):342–8.
19. Rizk B. Clinical guidelines for treatment of selected cases of endometriosis by ART or surgery. *American Society For Reproductive Medicine*, 60th Annual Meeting, Postgraduate Course, Endometriosis Treatment: Medical, Surgical and Assisted Reproductive Technology. ASRM Postgraduate course syllabus. October 16, 2004.
20. Werbrouck E, Spiessens C, Meuleman C, D'Hooghe T. No difference in cycle pregnancy rate and in cumulative live-birth rate between women with surgically treated minimal to mild endometriosis and women with unexplained infertility after controlled ovarian hyperstimulation and intrauterine insemination. *Fertil Steril.* 2006;86(3):566–71.
21. Sikandar R, Virk S, Lakhani S, Sahab H, Rizvi J. Intrauterine insemination with controlled ovarian hyperstimulation in the treatment of subfertility. *J Coll Physicians Surg Pak.* 2005;15(12):782–5.
22. Tomlinson MJ, Amissah-Arthur JB, Thompson KA, Kasraie JL, Bentick B. Prognostic indicators for intrauterine insemination (IUI): statistical model for IUI success. *Hum Reprod.* 1996;11(9):1892–6.
23. Chang MY, Chiang CH, Hsieh TT, Soong YK, Hsu KH. Use of the antral follicle count to predict the outcome of assisted reproductive technologies. *Fertil Steril.* 1998;69(3):505–10.
24. van Rumste MM, den Hartog JE, Dumoulin JC, Evers JL, Land JA. Is controlled ovarian stimulation in intrauterine insemination an acceptable therapy in couples with unexplained non-conception in the perspective of multiple pregnancies? *Hum Reprod.* 2006;21(3):701–4. Epub 2005 Oct 27.
25. Valbuena D, Simon C, Romero JL, Remohi J, Pellicer A. Factors responsible for multiple pregnancies after ovarian stimulation and intrauterine insemination with gonadotropins. *J Assist Reprod Genet.* 1996;13(8):663–8.
26. Tur R, Barri PN, Coroleu B, Buxaderas R, Parera N, Balasch J. Use of a prediction model for high-order multiple implantation after ovarian stimulation with gonadotropins. *Fertil Steril.* 2005;83(1):116–21.
27. Olufowobi O, Sharif K, Papaioannou S, Mohamed H, Neelakantan D, Afnan M. Role of rescue IVF-ET treatment in the management of high response in stimulated IUI cycles. *J Obstet Gynaecol.*

2005;25(2):166–8.
28. Dickey RP, Pyrzak R, Lu PY, Taylor SN, Rye PH. Comparison of the sperm quality necessary for successful intrauterine insemination with World Health Organization threshold values for normal sperm. *Fertil Steril.* 1999;71(4):684–9.
29. van der Westerlaken LA, Naaktgeboren N, Helmerhorst FM. Evaluation of pregnancy rates after intrauterine insemination according to indication, age, and sperm parameters. *J Assist Reprod Genet.* 1998;15(6):359–64.
30. Campana A, Sakkas D, Stalberg A, Bianchi PG, Comte I, Pache T, Walker D. Intrauterine insemination: evaluation of the results according to the woman's age, sperm quality, total sperm count per insemination and life table analysis. *Hum Reprod.* 1996;11(4):732–6.
31. Miller DC, Hollenbeck BK, Smith GD, Randolph JF, Christman GM, Smith YR, Lebovic DI, Ohl DA. Processed total motile sperm count correlates with pregnancy outcome after intrauterine insemination. *Urology.* 2002;60(3):497–501.
32. Van Voorhis BJ, Barnett M, Sparks AE, Syrop CH, Rosenthal G, Dawson J. Effect of the total motile sperm count on the efficacy and cost-effectiveness of intrauterine insemination and in vitro fertilization. *Fertil Steril.* 2001;75(4):661–8.
33. van Weert JM, Repping S, Van Voorhis BJ, van der Veen F, Bossuyt PM, Mol BW. Performance of the postwash total motile sperm count as a predictor of pregnancy at the time of intrauterine insemination: a meta-analysis. *Fertil Steril.* 2004;82(3):612–20.
34. Yalti S, Gurbuz B, Sezer H, Celik S. Effects of semen characteristics on IUI combined with mild ovarian stimulation. *Arch Androl.* 2004;50(4):239–46.
35. Shulman A, Hauser R, Lipitz S, Frenkel Y, Dor J, Bider D, Mashiach S, Yogev L, Yavetz H. Sperm motility is a major determinant of pregnancy outcome following intrauterine insemination. *J Assist Reprod Genet.* 1998;15(6):381–5.
36. Pasqualotto EB, Daitch JA, Hendin BN, Falcone T, Thomas AJ Jr., Nelson DR, Agarwal A. Relationship of total motile sperm count and percentage motile sperm to successful pregnancy rates following intrauterine insemination. *J Assist Reprod Genet.* 1999;16(9):476–82.
37. Burr RW, Siegberg R, Flaherty SP, Wang XJ, Matthews CD. The influence of sperm morphology and the number of motile sperm inseminated on the outcome of intrauterine insemination combined with mild ovarian stimulation. *Fertil Steril.* 1996;65(1):127–32.
38. Spiessens C, Vanderschueren D, Meuleman C, D'Hooghe T. Isolated teratozoospermia and intrauterine insemination. *Fertil Steril.* 2003;80(5):1185–9.
39. Shibahara H, Obara H, Ayustawati Hirano Y, Suzuki T, Ohno A, Takamizawa S, Suzuki M. Prediction of pregnancy by intrauterine insemination using CASA estimates and strict criteria in patients with male factor infertility. *Int J Androl.* 2004;27(2):63–8.
40. Grigoriou O, Pantos K, Makrakis E, Hassiakos D, Konidaris S, Creatsas G. Impact of isolated teratozoospermia on the outcome of intrauterine insemination. *Fertil Steril.* 2005;83(3):773–5.
41. Cohlen BJ, Vandekerckhove P, te Velde ER, Habbema JD. Timed intercourse versus intra-uterine insemination with or without ovarian hyperstimulation for subfertility in men. *Cochrane Database Syst Rev.* 2000;(2):CD000360. Review.
42. Verhulst SM, Cohlen BJ, Hughes E, Te Velde E, Heineman MJ. Intra-uterine insemination for unexplained subfertility. *Cochrane Database Syst Rev.* 2006;(4):CD001838.
43. Zeyneloglu HB, Arici A, Olive DL, Duleba AJ. Comparison of intrauterine insemination with timed intercourse in superovulated cycles with gonadotropins: a meta-analysis. *Fertil Steril.* 1998;69(3):486–91.
44. Marcus SF. Intrauterine insemination. In (Brinsden PR Ed.), *Textbook of In Vitro Fertilization and Assisted Reproduction.* Chapter 13. Carnforth, UK: Parthenon Publishing, 2005; pp. 259–69.
45. Noci I, Dabizzi S, Evangelisti P, Cozzi C, Cameron Smith M, Criscuoli L, Fuzzi B, Branconi F. Evaluation of clinical efficacy of three different insemination techniques in couple infertility. A randomized study. *Minerva Ginecol.* 2007;59(1):11–18.
46. Tiemessen CH, Bots RS, Peeters MF, Evers JL. Direct intraperitoneal insemination compared to intrauterine insemination in superovulated cycles: a randomized cross-over study. *Gynecol Obstet Invest.* 1997;44(3):149–52.
47. Sills ES, Palermo GD. Intrauterine pregnancy following low-dose gonadotropin ovulation induction and direct intraperitoneal insemination for severe cervical stenosis. *BMC Pregnancy Childbirth.* 2002; Nov. 26;2(1):9.
48. Flierman PA, Hogerzeil HV, Hemrika DJ. A prospective, randomized, cross-over comparison of two methods of artificial insemination by donor on the incidence of conception: intracervical insemination by straw versus cervical cap. *Hum Reprod.* 1997;12(9):1945–8.
49. Carroll N, Palmer JR. A comparison of intrauterine versus intracervical insemination in fertile single women. *Fertil Steril.* 2001;75(4):656–60.
50. Patton PE, Burry KA, Thurmond A, Novy MJ, Wolf DP. Intrauterine insemination outperforms intracervical insemination in a randomized, controlled study with frozen, donor semen. *Fertil Steril.* 1992;57(3):559–64.
51. Hurd WW, Randolph JF Jr., Ansbacher R, Menge AC, Ohl DA, Brown AN. Comparison of intracervical, intrauterine, and intratubal techniques for donor insemination. *Fertil Steril.* 1993;59(2):339–42.
52. Rizk B, Lenton W, Vere M, Martin R, Latarche E. Superovulation and intrauterine insemination in couples with azoospermia after failed intracervical insemination. 7th World Congress on In vitro Fertilization and Assisted Procreation, Paris, June 1991. *Hum Reprod, Abstract book*, p. 171–2.
53. Guzick DS, Carson SA, Coutifaris C, Overstreet JW, Factor-Litvak P, Steinkampf MP, Hill JA, Mastroianni L, Buster JE, Nakajima ST, Vogel DL, Canfield RE. Efficacy of superovulation and intrauterine insemination in the treatment of infertility. National Cooperative Reproductive Medicine Network. *N Engl J Med.* 1999; Jan. 21;340(3):177–83.
54. Trout SW, Kemmann E. Fallopian sperm perfusion versus intrauterine insemination: a randomized controlled trial and meta-analysis of the literature. *Fertil Steril.* 1999;71(5):881–5.
55. Fanchin R, Olivennes F, Righini C, Hazout A, Schwab B, Frydman R. A new system for fallopian tube sperm perfusion leads to pregnancy rates twice as high as standard intrauterine insemination. *Fertil Steril.* 1995;64(3):505–10.
56. Kahn JA, Sunde A, Koskemies A, von During V, Sordal T, Christensen F, Molne K. Fallopian tube sperm perfusion (FSP) versus intra-uterine insemination (IUI) in the treatment of unexplained infertility: a prospective randomized study. *Hum Reprod.* 1993;8(6):890–4.
57. Ricci G, Nucera G, Pozzobon C, Boscolo R, Giolo E, Guaschino S. A simple method for fallopian tube sperm perfusion using a blocking device in the treatment of unexplained infertility. *Fertil Steril.* 2001;76(6):1242–8.
58. Cantineau AE, Cohlen BJ, Al-Inany H, Heineman MJ. Intrauterine insemination versus fallopian tube sperm perfusion for non tubal infertility. *Cochrane Database Syst Rev.* 2004;(3):CD001502. Review.
59. Nuojua-Huttunen S, Tuomivaara L, Juntunen K, Tomas C, Martikainen H. Comparison of fallopian tube sperm perfusion with intrauterine insemination in the treatment of infertility. *Fertil Steril.* 1997;67(5):939–42.
60. Mamas L. Comparison of fallopian tube sperm perfusion and intrauterine tuboperitoneal insemination: a prospective randomized study. *Fertil Steril.* 2006;85(3):735–40.
61. Nulsen JC, Walsh S, Dumez S, Metzger DA. A randomized and longitudinal study of human menopausal gonadotropin with

intrauterine insemination in the treatment of infertility. *Obstet Gynecol.* 1993;82(5):780–6.
62. Chaffkin LM, Nulsen JC, Luciano AA, Metzger DA. A comparative analysis of the cycle fecundity rates associated with combined human menopausal gonadotropin (hMG) and intrauterine insemination (IUI) versus either hMG or IUI alone. *Fertil Steril.* 1991;55(2):252–7.
63. Cohlen BJ, te Velde ER, van Kooij RJ, Looman CW, Habbema JD. Controlled ovarian hyperstimulation and intrauterine insemination for treating male subfertility: a controlled study. *Hum Reprod.* 1998;13(6):1553–8.
64. Martinez AR, Bernardus RE, Voorhorst FJ, Vermeiden JP, Schoemaker J. Intrauterine insemination does and clomiphene citrate does not improve fecundity in couples with infertility due to male or idiopathic factors: a prospective, randomized, controlled study. *Fertil Steril.* 1990;53(5):847–53.
65. Arcaini L, Bianchi S, Baglioni A, Marchini M, Tozzi L, Fedele L. Superovulation and intrauterine insemination vs. superovulation alone in the treatment of unexplained infertility. A randomized study. *J Reprod Med.* 1996;41(8):614–18.
66. Mahani IM, Afnan M. The pregnancy rates with intrauterine insemination (IUI) in superovulated cycles employing different protocols (clomiphene citrate (CC), human menopausal gonadotropin (HMG) and HMG + CC) and in natural ovulatory cycle. *J Pak Med Assoc.* 2004;54(10):503–5.
67. Demirol A, Gurgan T. Comparison of different gonadotrophin preparations in intrauterine insemination cycles for the treatment of unexplained infertility: a prospective, randomized study. *Hum Reprod.* 2007;22(1):97–100. Epub 2006 Sep 5.
68. Dankert T, Kremer JA, Cohlen BJ, Hamilton CJ, Pasker-de Jong PC, Straatman H, van Dop PA. A randomized clinical trial of clomiphene citrate versus low dose recombinant FSH for ovarian hyperstimulation in intrauterine insemination cycles for unexplained and male subfertility. *Hum Reprod.* 2007;22(3):792–7. Epub 2006 Nov 16.
69. Baysoy A, Serdaroglu H, Jamal H, Karatekeli E, Ozornek H, Attar E. Letrozole versus human menopausal gonadotrophin in women undergoing intrauterine insemination. *Reprod Biomed Online.* 2006;13(2):208–12.
70. Jee BC, Ku SY, Suh CS, Kim KC, Lee WD, Kim SH. Use of letrozole versus clomiphene citrate combined with gonadotropins in intrauterine insemination cycles: a pilot study. *Fertil Steril.* 2006;85(6):1774–7. Epub 2006 May 4.
71. Rizk B. Epidemiology of ovarian hyperstimulation syndrome: iatrogenic and spontaneous. In Rizk B (Ed.), *Ovarian Hyperstimulation Syndrome.* Chapter 2. Cambridge, New York: Cambridge University Press, 2006; pp. 10–42.
72. Mitwally MF, Biljan MM, Casper RF. Pregnancy outcome after the use of an aromatase inhibitor for ovarian stimulation. *Am J Obstet Gynecol.* 2005;192(2):381–6.
73. Casper RF, Mitwally MF. Review: aromatase inhibitors for ovulation induction. *J Clin Endocrinol Metab.* 2006;91(3):760–71.
74. Dhaliwal LK, Sialy RK, Gopalan S, Majumdar S. Minimal stimulation protocol for use with intrauterine insemination in the treatment of infertility. *Int J Fertil Womens Med.* 2000;45(3):232–5.
75. Crosignani PG, Somigliana E; Intrauterine Insemination Study Group. Effect of GnRH antagonists in FSH mildly stimulated intrauterine insemination cycles: a multicentre randomized trial. *Hum Reprod.* 2007;22(2):500–5. Epub 2006 Oct 24.
76. Allegra A, Marino A, Coffaro F, Scaglione P, Sammartano F, Rizza G, Volpes A. GnRH antagonist-induced inhibition of the premature LH surge increases pregnancy rates in IUI-stimulated cycles. A prospective randomized trial. *Hum Reprod.* 2007;22(1):101–18. Epub 2006 Oct 10.
77. Checa MA, Prat M, Robles A, Carreras R. Use of gonadotropin-releasing hormone antagonists to overcome the drawbacks of intrauterine insemination on weekends. *Fertil Steril.* 2006;85(3):573–7.
78. Matorras R, Ramon O, Exposito A, Corcostegui B, Ocerin I, Gonzalez-Lopera S, Rodriguez-Escudero FJ. Gn-RH antagonists in intrauterine insemination: the weekend-free protocol. *J Assist Reprod Genet.* 2006;23(2):51–4. Epub 2006 Mar 22.
79. Rizk B. Prevention of ovarian hyperstimulation syndrome. In Rizk B (Ed.), *Ovarian Hyperstimulation Syndrome.* Cambridge: United Kingdom, Cambridge University Press, 2006: chapter 7; 130–199.
80. Vermesh M, Kletzky OA, Davajan V, Israel R. Monitoring techniques to predict and detect ovulation. *Fertil Steril.* 1987;47(2):259–64.
81. Kosmas IP, Tatsioni A, Fatemi HM, Kolibianakis EM, Tournaye H, Devroey P. Human chorionic gonadotropin administration vs. luteinizing monitoring for intrauterine insemination timing, after administration of clomiphene citrate: a meta-analysis. *Fertil Steril.* 2007;87(3):607–12. Epub 2006 Dec 14.
82. Alborzi S, Motazedian S, Parsanezhad ME, Jannati S. Comparison of the effectiveness of single intrauterine insemination (IUI) versus double IUI per cycle in infertile patients. *Fertil Steril.* 2003;80(3):595–9.
83. Cantineau AE, Heineman MJ, Cohlen BJ. Single versus double intrauterine insemination (IUI) in stimulated cycles for subfertile couples. *Cochrane Database Syst Rev.* 2003;(1):CD003854. Review.
84. Ng EH, Makkar G, Yeung WS, Ho PC. A randomized comparison of three insemination methods in an artificial insemination program using husbands' semen. *J Reprod Med.* 2003;48(7):542–6.
85. Liu W, Gong F, Luo K, Lu G. Comparing the pregnancy rates of one versus two intrauterine inseminations (IUIs) in male factor and idiopathic infertility. *J Assist Reprod Genet.* 2006;23(2):75–9. Epub 2006 Feb 23.
86. Ragni G, Maggioni P, Guermandi E, Testa A, Baroni E, Colombo M, Crosignani PG. Efficacy of double intrauterine insemination in controlled ovarian hyperstimulation cycles. *Fertil Steril.* 1999;72(4):619–22.
87. Casadei L, Zamaro V, Calcagni M, Ticconi C, Dorrucci M, Piccione E. Homologous intrauterine insemination in controlled ovarian hyperstimulation cycles: a comparison among three different regimens. *Eur J Obstet Gynecol Reprod Biol.* 2006;129(2):155–61. Epub 2006 May 9.
88. Huang FJ, Chang SY, Chang JC, Kung FT, Wu JF, Tsai MY. Timed intercourse after intrauterine insemination for treatment of infertility. *Eur J Obstet Gynecol Reprod Biol.* 1998;80(2):257–61.
89. Crosignani PG, Somigliana E, Colombo M et al. The current role of intrauterine insemination for the treatment of male factor and unexplained infertility. *Middle East Fertil Soc J.* 2005;10:29–42.
90. Dickey RP, Taylor SN, Lu PY, Sartor BM, Rye PH, Pyrzak R. Effect of diagnosis, age, sperm quality, and number of preovulatory follicles on the outcome of multiple cycles of clomiphene citrate-intrauterine insemination. *Fertil Steril.* 2002;78(5):1088–95.
91. Aboulghar M, Mansour R, Serour G, Abdrazek A, Amin Y, Rhodes C. Controlled ovarian hyperstimulation and intrauterine insemination for treatment of unexplained infertility should be limited to a maximum of three trials. *Fertil Steril.* 2001;75(1):88–91.
92. Vermeylen AM, D'Hooghe T, Debrock S, Meeuwis L, Meuleman C, Spiessens C. The type of catheter has no impact on the pregnancy rate after intrauterine insemination: a randomized study. *Hum Reprod.* 2006;21(9):2364–7. Epub 2006 May 16.
93. Fancsovits P, Toth L, Murber A, Szendei G, Papp Z, Urbancsek J. Catheter type does not affect the outcome of intrauterine insemination treatment: a prospective randomized study. *Fertil Steril.* 2005;83(3):699–704.
94. Miller PB, Acres ML, Proctor JG, Higdon HL 3rd, Boone WR. Flexible versus rigid intrauterine insemination catheters: a prospective, randomized, controlled study. *Fertil Steril.* 2005;

83(5):1544–6.

95. Boomsma CM, Heineman MJ, Cohlen BJ, Farquhar C. Semen preparation techniques for intrauterine insemination. *Cochrane Database Syst Rev*. 2004;(3):CD004507. Review.
96. Carrell DT, Kuneck PH, Peterson CM, Hatasaka HH, Jones KP, Campbell BF. A randomized, prospective analysis of five sperm preparation techniques before intrauterine insemination of husband sperm. *Fertil Steril*. 1998;69(1):122–6.
97. Dodson WC, Moessner J, Miller J, Legro RS, Gnatuk CL. A randomized comparison of the methods of sperm preparation for intrauterine insemination. *Fertil Steril*. 1998;70(3):574–5.
98. Duran HE, Morshedi M, Kruger T, Oehninger S. Intrauterine insemination: a systematic review on determinants of success. *Hum Reprod Update*. 2002;8(4):373–84.
99. Henkel RR, Schill WB. Sperm preparation for ART. *Reprod Biol Endocrinol*. 2003;1:108. Review.
100. Fountain S, Rizk B, Palmer C, Wada I, Macnamee M, Blayney M, Brinsden P, Smith SK. A prospective randomized controlled trial of pentoxifylline in severe male factor infertility and previous failure of in vitro fertilization. The 49th Annual Meeting of the AFS, Montreal, Canada, October 1993. *Fertil Steril*, ProgramSupplement, 1993, S17–18.
101. Brown SE, Toner JP, Schnorr JA, Williams SC, Gibbons WE, de Ziegler D, Oehninger S. Vaginal misoprostol enhances intrauterine insemination. *Hum Reprod*. 2001;16:96–101.
102. Toner J, de Ziegler D, Brown S, Gibbons WE, Oehninger S, Schnorr JA, Williams SC. High rates of cramping with misoprotol administration for intrauterine insemination. *Hum Reprod*. 2001;16:1051.
103. Vandekerckhove P, Lilford R, Vail A, Hughes E. Kinin enhancing drugs for unexplained subfertility in men (Cochrane Review). In *The Cochrane Library*, Issue 1, 2002. Oxford: Update Software.
104. Grigoriou O, Makrakis E, Konidaris S, Hassiakos D, Papadias K, Baka S, Creatsas G. Effect of sperm treatment with exogenous platelet-activating factor on the outcome of intrauterine insemination. *Fertil Steril*. 2005;83(3):618–21.
105. Roudebush WE, Toledo AA, Kort HI, Mitchell-Leef D, Elsner CW, Massey JB. Platelet-activating factor significantly enhances intrauterine insemination pregnancy rates in non-male factor infertility. *Fertil Steril*. 2004;82(1):52–6. Erratum in: *Fertil Steril*. 2004;82(3):768.
106. Al-Ramahi M, Leader A, Leveille MC. An allergic reaction following intrauterine insemination. *Hum Reprod*. 1998;13(12): 3368–70.
107. Nuojua-Huttunen S, Gissler M, Martikainen H, Tuomivaara L. Obstetric and perinatal outcome of pregnancies after intrauterine insemination. *Hum Reprod*. 1999;14(8):2110–15.
108. Wang JX, Norman RJ, Kristiansson P. The effect of various infertility treatments on the risk of preterm birth. *Hum Reprod*. 2002;17(4):945–9.
109. Dickey RP, Taylor SN, Lu PY, Sartor BM, Rye PH, Pyrzak R. Relationship of follicle numbers and estradiol levels to multiple implantation in 3,608 intrauterine insemination cycles. *Fertil Steril*. 2001;75(1):69–78.
110. Rizk B, Dickey RP. In: Dickey RP, Brinsden PR, Pryzak R (Eds.), Intrauterine insemination. Cambridge: United Kingdom, Cambridge University Press, 2009, in press.
111. Rizk B, Dill SR. Counseling HIV patients pursuing infertility investigation and treatment. *Hum Reprod* 1997;12(3):415–16.
112. Englert Y, Lesage B, Van Vooren JP, Liesnard C, Place I, Vannin AS, Emiliani S, Delbaere A. Medically assisted reproduction in the presence of chronic viral diseases. *Hum Reprod Update*. 2004;10(2):149–62. Review.
113. Kim LU, Johnson MR, Barton S, Nelson MR, Sontag G, Smith JR, Gotch FM, Gilmour JW. Evaluation of sperm washing as a potential method of reducing HIV transmission in HIV-discordant couples wishing to have children. *AIDS*. 1999;13(6): 645–51.
114. Sauer MV. Sperm washing techniques address the fertility needs of HIV-seropositive men: a clinical review. *Reprod Biomed Online*. 2005;10(1):135–40. Review.
115. Kato S, Hanabusa H, Kaneko S, Takakuwa K, Suzuki M, Kuji N, Jinno M, Tanaka R, Kojima K, Iwashita M, Yoshimura Y, Tanaka K. Complete removal of HIV-1 RNA and proviral DNA from semen by the swim-up method: assisted reproduction technique using spermatozoa free from HIV-1. *AIDS*. 2006;20(7):967–73.
116. Garrido N, Meseguer M, Remohí J, Simón C, Pellicer A. Semen characteristics in human immunodeficiency virus (HIV)- and hepatitis C (HCV)-seropositive males: predictors of the success of viral removal after sperm washing. *Hum Reprod*. 2005;20(4): 1028–34.
117. Savasi V, Ferrazzi E, Lanzani C, Oneta M, Parrilla B, Persico T. Safety of sperm washing and ART outcome in 741 HIV-1-serodiscordant couples. *Hum Reprod*. 2007;22(3):772–7.
118. Semprini AE, Fiore S. HIV and reproduction. *Curr Opin Obstet Gynecol*. 2004;16(3):257–62.
119. Nicopoullos JD, Almeida PA, Ramsay JW, Gilling-Smith C. The effect of human immunodeficiency virus on sperm parameters and the outcome of intrauterine insemination following sperm washing. *Hum Reprod*. 2004;19(10):2289–97. Epub 2004 Jul 8.
120. Ohl J, Partisani M, Wittemer C, Schmitt MP, Cranz C, Stoll-Keller F, Rongieres C, Bettahar-Lebugle K, Lang JM, Nisand I. Assisted reproduction techniques for HIV serodiscordant couples: 18 months of experience. *Hum Reprod*. 2003;18(6): 1244–9.

第 47 章

ART 不良应答者的预测和处理

Hassan N. Sallam, Botros R. M. B. Rizk, Juan A. Garcia-Velasco

引言

尽管 1978 年报告的首例成功体外受精(IVF)是自然(非刺激)周期的结果,但随后,人们逐渐发现,卵巢刺激能够使穿刺获得的卵细胞数增多,受孕比例上升。在此后的若干年,人们发展了不同的刺激方法,并在接受 IVF 和卵胞浆内精子注射(ICSI)的患者中应用。当今,在 IVF 或 ICSI 之前进行卵巢刺激成为了广为接受的方法。但是,在某些情况下,女性伴侣对卵巢刺激的应答不是最优的,导致穿刺获得的卵细胞数量较少。这些患者被称为不良应答者。

不良应答者出现闭经、低受精、低受孕和着床率的几率较高。在 Saldeen 等进行的一项研究中,穿刺获得的卵子数低于 5 个、年龄高于 35 岁的被定义为不良应答者的患者,和正常应答者相比,相同年龄组中每个采卵(OPU)对应的受孕率和正常应答者相比显著偏低(30% *vs* 22.1%, $P<0.05$)。此外,这些妇女中有 43.6% 未接受胚胎转移(ET),而相同年龄组中正常应答者为 13.2%($P<0.05$)。37 岁及更年轻的不良应答者和相同年龄组的正常应答者相比,每个 OPU 对应的受孕率显著偏低(14.0% *vs* 34.5%, $P<0.05$),而失败率较高(40.1% *vs* 10.5%)。

定义

对"不良应答者"没有被普遍接受的定义。在 Surrey 和 Schoolcraft 做的回顾中,作者报告称,至少有 27 种对不良应答者的定义,不超过四组研究者采用了单独的定义。这些定义是基于超声观察中成熟滤泡(即,18mm)的数量、早期滤泡期 FSH 水平的测量、FSH/LH 比值的计算,基底膜 E2 水平的测量、可达到预设应答所需的平均日 HMG 剂量计算、使用的总 HMG 量、HMG 服药天数或穿刺获得的卵子的数目给出的。此外,这些定义不良应答者的标准中,采用了不同的截断值。例如, Surrey 等, Chong 等和 Rombauts 等在定义不良应答者时,分别定义为穿刺获得的卵子数少于等于 3 个、少于等于 4 个或少于等于 6 个。

缺乏对不良应答者的标准定义,使得为了预测或控制条件而对不同测试的比较和解释变得非常困难。在建立不良应答者客观定义的尝试中,我们论述了,若进行 IVF 或 ICSI 的目的是为了获得临床妊娠,那么不良应答者的定义应当基于最低的卵细胞恢复数目,低于这个数目则临床妊娠比例和较高数量的患者相比,出现显著的下降。在 2005 年发表的一项研究中,我们分析了所有 782 例在我们单位接收护理的连续的患者。其中,有 584 例患者接受 ICSI, 112 例患者接受 IVF, 78 例患者接受新获取的睾丸精液抽提物并随后接受 ICSI(TESE/ICSI)。采用冰冻的射精或睾丸精子进行 ICSI 周期,以及用冰冻 ET 建立周期的患者被排除在分析外。正如我们所预期的,卵细胞恢复量和临床妊娠比例之间存在显著的相关性($r=0.90$)(图 47.1)。为了确定临床妊娠比例出现显著下降的最适卵细胞量,建立接受者-操作者特性(ROC)曲线。若考虑全部患者,截断点为 8 个卵细胞(图 47.2),但是,亚组分析表明,对接受 ICSI 的患者,截断点为 5 个,而对 IVF 患者为 6 个,对接受 TESE/ICSI 的患者则为 8 个。这些发现表明,和 IVF 相比,较高的妊娠比例通常出现在 ICSI 中,而妊娠失败则经常令人惊讶地出现在那些表观上具有"正常的精液参数"的患者中。这些截断点的敏感性和特异性分别为 78.5%, 43.4%; 86.7%, 41.5%; 77.8%, 66.7%。(图 47.3 ~ 图 47.5)。在我们的部分中,我们因此定义不良应答者为那些接受 ICSI、IVF 或 TESE/ICSI,但是恢复的卵细胞数分别低于 5 个、6 个或 8 个的患者。

因此不良应答者的定义应根据特定单位的成功率和所用技术来决定。我们为什么想要在接受 ICSI 的妇女体内获取 8 个卵细胞,而如果我们获取 5 个卵细胞时成功率相同。尽管如此,我们需要给出标准的统一定义,通过采用平均国际成功率进行相似的分析,以对这些不幸的妇女们使用的不同预测方法和处理方案进行恰当的比较。

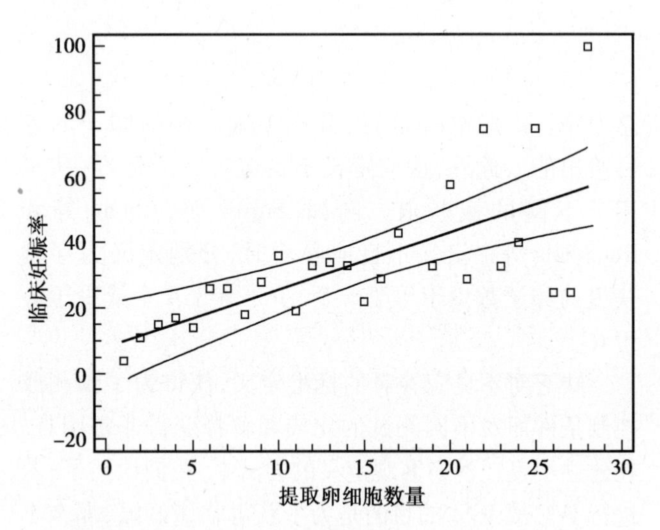

图 47.1 所有研究患者中提取卵细胞的数量和临床妊娠率的关系(n=782,r=0.90)

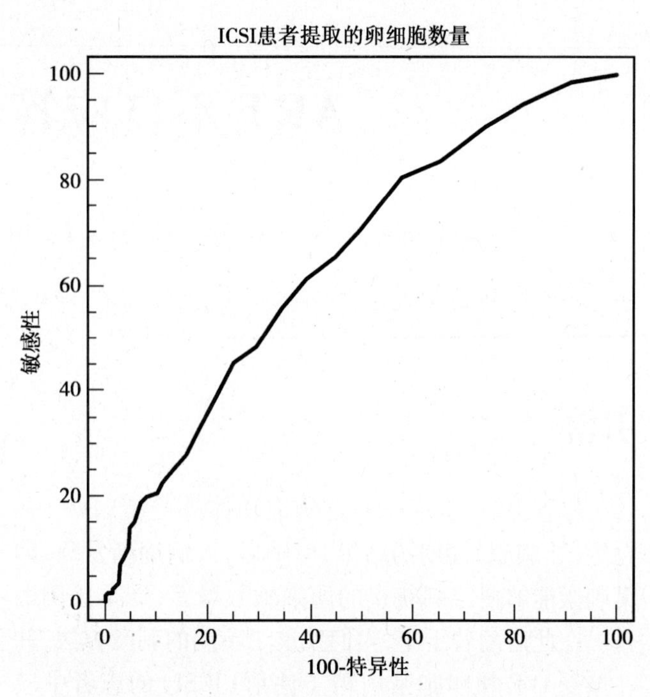

图 47.3 ROC 曲线,代表所有接受 ICSI 治疗的患者的敏感性和特异性之间的关系(n=584,截断点=5 个卵细胞,敏感性=78.5%,特异性=43.4%)

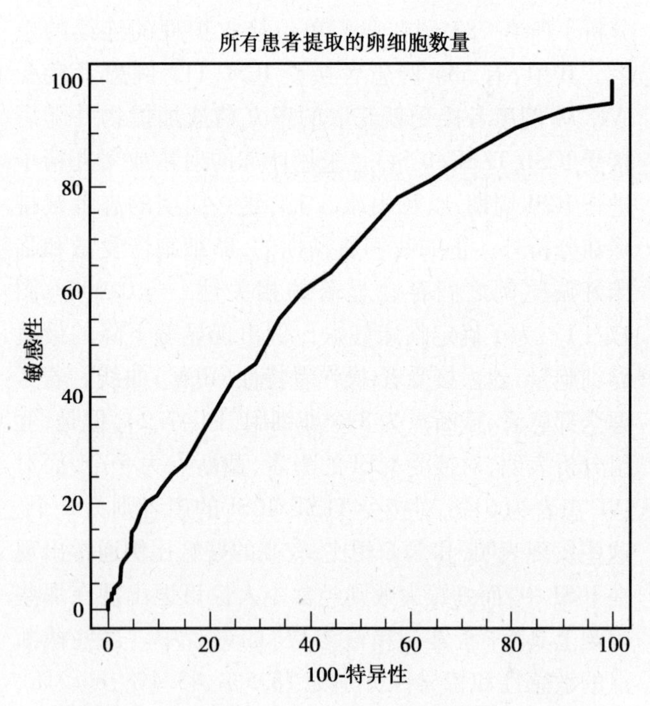

图 47.2 ROC 曲线,代表所有接受辅助生殖治疗的患者的敏感性和特异性之间的关系(n=782,截断点=8 个卵细胞,敏感性=60.2%,特异性=61.3%)

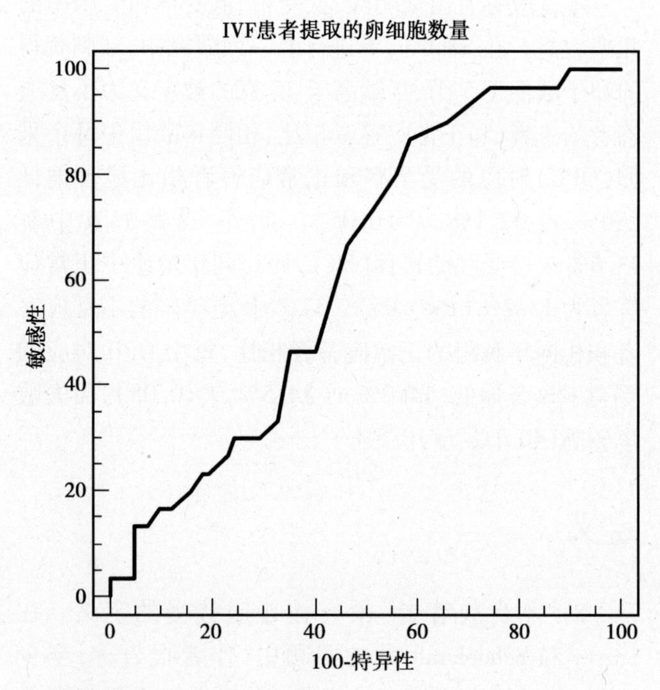

图 47.4 ROC 曲线,代表所有接受 IVF 治疗的患者的敏感性和特异性之间的关系(n=112,截断点=6 个卵细胞,敏感性=86.7%,特异性=41.5%)

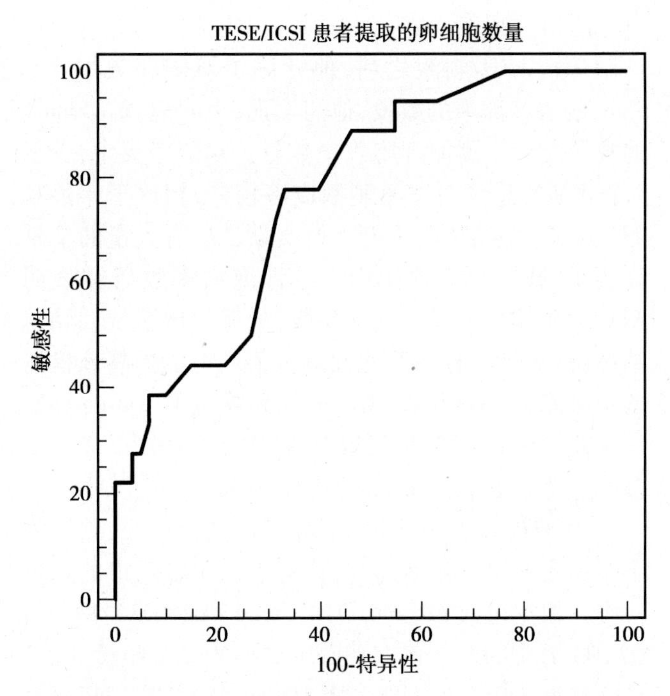

图 47.5　ROC 曲线，代表所有接受 TESE/ICSI 治疗的患者的敏感性和特异性之间的关系（$n=78$，截断点=8 个卵细胞，敏感性=77.8%，特异性=66.7%）

发病率

不良应答的确切发病率不明，但据推测占 ART 人群的 10% 左右。这一部分原因是缺乏统一的定义。来自 SRM/SART 登记的数据表明，14.1% 的初始周期被中断，这些人中至少 50% 是不良应答者。

病原学

卵巢刺激低应答的病原学尚不清楚，但是卵巢应答是年龄的函数。很多研究证实，IVF 中妊娠率随着年龄的增加而降低。在 Galey-Fontaine 等进行的一项研究中，妊娠率开始显著下降的年龄截断值为 36 岁。在较年轻的患者中，低应答的起因仍然是个谜，但是可能预示了提前绝经以及卵巢衰竭，卵巢库中的囊状卵泡变少。

为了了解这种条件下的机制，对低应答和正常应答者的卵泡液中的不同物质进行了分析。Owen 等测定了卵泡液中 IGF-Ⅰ和 IGF-Ⅱ的含量，并推测低应答者可能有生长因子应答异常。Bachcecei 等也报告了相似的结果。相反地，Hamori 等发现正常应答者和低应答者的卵泡液中 IGF 和 IGFBP 含量没有显著性差异。Nishimura 等发现，促性腺激素可导致卵泡巨噬细胞集落刺激因子（MCSF）生成，且该种作为 HMG 给药应答的生成在低卵巢应答者中缺失。Battaglia 等则发现，这些患者的卵泡液中血管内皮生长因子（VEGF）浓度上升。相似的，Luisi 等发现，低应答者和正常应答者相比，卵泡液中抑制素 B 浓度较低（$P<0.001$），而活化素 A 没有变化相反的，可溶性 Fas 和可溶性 Fas 配体的卵泡液浓度在低应答者和正常应答者之间没有显著性差异。较低的 FSH 受体表达量也和促性腺激素刺激的低卵泡应答有关，而 Luborsky 等则认为，在此过程中卵巢抗体可能发挥了作用。这些变化是低应答的原因还是结果，尚待观察，这些发现也是解决这个大谜团的小尝试。

低应答者预测

尽管年龄是卵巢应答的重要预测因子，但建议进行多重检测以在接受辅助生殖治疗（IVF 或 ICSI）的患者中预测低应答者。其中包括静态和动态测试。静态测试的依据为测定月经周期的早期滤泡期（通常是第 3 天）特定标志物在血液或血清中的含量或采用超声成像，而动态测试则评估卵巢对特定剂量的一种卵巢刺激药物的应答。

静态测试

低应答者预测的静态测试包括在第 3 天测定血清 FSH、血清抑制素 B、血清雌二醇（E2）以及血清抗中肾旁管激素（AMH）的含量，以及测定囊状卵泡技计数（AFC）、卵巢体积（OVVOL）和卵巢血流量。

由于在接近绝经时，血清 FSH 浓度开始上升，因此早期卵泡期基础 FSH 含量的测定可用于预测辅助生殖中的卵巢应答，较高的 FSH 水平指示应答较差。该检测在实际治疗周期前的周期的第 3 天进行。不同的作者分别采用了不同的截断值，为高于 10mIU/ml、高于 12mIU/ml 或高于 15mIU/ml。很多研究表明，基础 FSH 含量在低应答者中显著高于正常应答者。Toner等发现它是比年龄更好的预测因素。但是该检测的价值有限，因为有些妇女虽然基础 FSH 升高，但给出了良好的卵巢应答，反之亦如此。事实上，在 FSH 含量升高、且高于 40 岁的患者中，Bassil 等报告称每次卵提取具有 16% 的妊娠率，超声可观察到 3 个或更多的发育卵泡。相似的，在 FSH 含量高（>15IU/L），大于 40 岁的患者中，van Rooij 等报告了较高的进行妊娠率，虽然和正常基础 FSH 含量的人相比，他们出现更多的周期中断。此外，还进行了多次重复检测基础

FSH水平，以改善该检测的预期值，但这被证实是无效的。在进一步评估该检测的尝试中，Bansi等进行了荟萃分析，建立了ROC曲线，发现，该测试具有中等的预测能力。作者总结认为，基础FSH不能作为有效的常规检测用于预测卵巢应答或IVF结果。高FSH∶LH比也被认为是低应答的预测因子，虽然基础FSH含量正常，Mukherjee等推测，FSH∶LH比的升高在FSH含量上升之前。但是，这些发现还没有得到进一步的评估。

测定血清抑制素B的基础浓度（第3天）也是预测卵巢应答的方法之一。抑制素B是转化生长因子β（TGF-β）超家族中的糖蛋白成员。由围绕卵细胞的粒层细胞分泌，能抑制前叶垂体分泌FSH。不同的研究发现，低水平的抑制素B和低应答有关。Luisi等发现，血清抑制素水平和10mm或更大的发育卵泡密切相关（$P=0.000$）。Muttukrishna等发现，和正常应答者[（126.9±8.8）pg/ml]相比，平均抑制素B含量在低应答者[（70±12.79）pg/ml]中显著偏低（$P<0.001$）。但是该检测也表现为价值有限，因为某些妇女虽然具有很低的基础抑制素B水平，但卵巢应答良好，反之也是。

E2的基础水平（第3天）也被作为卵巢应答的预测因子。Liccardi等发现，在接受IVF但没有GnRH类似物的患者中，卵泡数量和妊娠率随着第3天E2水平的上升而下降。当E2含量超过75pg/ml时，没有发生妊娠。结合第3天FSH和E2水平，能够改善这些激素单独使用时的预测能力。Smotrich等、Evers等和Costello等也报告了类似的结果。但是其他研究没能证实这些结果。Vázquez等发现，雌二醇基础含量的上升对接受ART周期的年轻妇女没有负面征兆。Vázquez等发现，基础17β雌二醇水平和卵巢应答或治疗结果没有相关性。

AMH基础水平也被用于预测IVF和ICSI中的低应答。AMH是一种糖蛋白激素，属于TGF-β超家族，由睾丸Sertoli细胞或卵细胞周围的粒层细胞分泌。和正常应答者相比，低应答者的AMH基础水平也表现为统计学偏低。Muttukrishna等进行的研究中，低应答者[（0.175±0.04）ng/ml]和对照[（1.13±0.2）ng/ml]相比，平均AMH含量显著偏低（$P<0.01$）。最近，Elgindy等报告了AMH基础水平在ROC曲线90%下的面积具有良好的辨别能力。但是，在一项系统性回顾中，Broekmans等发现检测的预测能力有限，需要进一步的研究以评估该检测。

周期的早期卵泡期的AFC也被作为卵巢刺激应答的预测因子。该技术由Tomas等首次进行描述，通过经阴道的超声检查，在采用GnRH拮抗剂进行卵巢抑制开始FSH刺激之前，他计算了双侧卵巢中2～5mm的囊状卵泡的数量，他们发现，小卵泡（2～5mm）的数量能够预测卵细胞收集数量。双侧卵巢中，少于5个卵泡的患者对卵巢刺激应答较差，相比于年龄和卵巢体积，预测作用更好。该文献之后有大量的文献证实了AFC的预测作用。尽管绝大多数研究表明AFC的预测能力强于其他参数，最近一项系统回顾总结称，检测仅具有一般的预测价值。为了提高该检测的预测能力，Bancsi等建议进行重复检测，Durmusoglu等则建议将它和第7天的卵泡计数联合使用。需要更多的研究以证实目前对该检测的热情。

OVVOL的超声测定也被作为低应答者的预测因子。测定在早期卵泡期进行，适于采用经阴道的超声检查。根据公式$OVVOL=(4/3\pi D1\times D2\times D3)/8$（D1、D2、D3分别为两个正交平面中测得的三条卵巢直径）计算卵巢体积。也可以采用3D或4D超声，用超声机器计算OVVOL。Tomas等报告称OVVOL和AFC之间存在良好的相关性，有些研究认为它具有良好的预测价值。相反的，其他研究认为它的预测能力不强。例如，Bancsi等和Kwee等发现它的预测能力没有AFC强。而Eldar-Giva等和Elgindy等认为它的预测能力没有基础AMH强。最近的一项荟萃分析表明，卵巢体积预测低应答的性能劣于AFC。

动态测试

为了改善静态测试的预测能力，人们提出使用动态测试。这些测试评估卵巢对特定剂量的一种卵巢刺激剂的应答。它们包括枸橼酸克罗米芬（CC）激发测试。FSH刺激测试，以及促性腺激素拮抗剂刺激测试。

枸橼酸克罗米芬激发测试（CCCT）由Navot等首次提出。在月经周期的第5～9天服用每日100mg的CC。在CC服用前（月经周期的2～3天）后（9～11天）测定血清FSH。计算FSH的增量。不同的研究报告称该测试具有良好的预测能力，Erdem等发现它和其他四个参数（AFC、OVVOL、基础FSH以及基础和诱导抑制素B）相比，是唯一一个独立的预测卵巢应答的重要因子。Kwee等认为该测试具有良好的预测价值，18IU/L为最佳截断点。相反，Vladimirof等发现它的预测能力不如AFC，Hendricks等认为应重复测试以提高它的预测能力。在测试的变量中，Scott等测定了服用CC前后的血清E2水平，但发现这不能预测卵巢应答能力。相似的，Hofmann等测定了测试前后的抑制素B，发现卵巢储存下降的妇女在CCCT应答中，粒层细胞抑制素B的产量下降。他们认为,这些患者较低的抑制素B含量可能导致了FSH浓度的升高,并可能预测了衰老的卵泡器官。由于研究的异质性,最近的一份荟萃分析没能得到肯定的结论。

在辅助生殖中,FSH刺激测试也被用于预测卵巢应答。在该测试中,在IVF周期前的月经周期的第3~6天,每日服用150IU泌尿FSH或重组FSH。在FSH服用前后测定血清E2浓度,计算E2的增量。Fanchin等描述了测试的一个变量,将其命名为EFFORT(外源性FSH卵巢储量测试)。在EFFORT中,在周期第3天通过IM给予300IU FSH。在FSH给药之前和24小时后测定两份血样中的血浆E2浓度。计算血浆E2的增量。截断值设定为30pg/ml,较低的水平代表较低的应答。在研究中,Fanchin等发现测试能够预测卵巢应答,和基础FSH测定联合使用能够显著提高预测能力。不同的研究也证实了E2增量在低应答者中显著偏低。Fábregues等发现和年龄、基础FSH或抑制素激素水平相比,该检测具有更好的预测能力。此外,Kwee等发现该检测和基础FSH和CCCT相比,具有最小的周期间变异性。检测的变量中,Dzik等测定了FSH刺激应答的抑制素B增量,发现抑制素B的增量能够预测卵巢应答。但是,考虑该检测的不适性和费用,Fábregues等质疑了该检测的临床价值。

GnRH刺激测试也被用于预测IVF或ICSI治疗患者的卵巢应答,在未刺激月经周期的第2或3天给予GnRH拮抗剂的突发剂量。测定基础和刺激后E2浓度,计算E2的增量。在最初对该测试的热情之后,该测试由于低敏感性被放弃。为了改善该测试的敏感性,Hendricks等建议重复测试,但是发现没有改善。

指数比较

进行了不同的研究以比较这些测试的预测价值,这些研究一致性较低。例如,Bancsi等通过ROC曲线比较了不同统计指数的预测能力,发现和总OVVOL、FSH基础值、E2和抑制素B相比,AFC为最佳的预测因子。ROC曲线下的面积为0.87。将基础FSH和抑制素B添加到Logistic模型中,能够显著改善预测能力,ROC曲线下的面积为0.92。而基础E2和总OVVOL的添加不会改善测试的预测能力。

但是,Erdem等发现,和基础(第3天)FSH、雌二醇(E2)、抑制素B和AFC相比,CCCT和OVVOL是卵巢应答更好的预测因子。在一项不同的研究中,Vladimirov等进行了Logistic回归分析,发现CCCT(截断值>12.5mIU/ml)是比AFC和抑制素B更好的不良卵巢应答的单一预测因子。ROC曲线下的面积分别为0.90、0.85和0.79。但是,他们总结认为,将CCCT添加到更为简单的AFC中不能改良AFC单独预测的能力。相反的,Hendricks等发现,CCCT的预测值不比基础FSH联合AFC的效果更好。在一份不同的研究中,相同的作者比较了GAST检测和第3天AFC和抑制素B检测的预测价值,发现都不如它们。在第3个研究中,相同的研究组比较了AFC和第3天基础FSH含量的预测能力,发现它显著较好。他们建议,在IVF之前的卵巢储存评估时,AFC可作为第一选择。

Muttukrishna等比较了AFC、AMH和抑制素B的预测能力,发现基础AMH是不良应答最好的单一预测因子。最近,McIlveen等采用多变量Logistic回归,发现第3天抑制素B含量是周期中断的最佳预测因子,ROC曲线下面积(ROC AUC)为0.78。若仅考虑基础变量,平均卵巢体积是周期中断的最佳预测因子(ROC AUC=0.78),而AMH含量则为不良应答的最佳预测因子。

在另一份研究中,Kwee等比较了AFC、基础卵巢体积、EFFORT和CCCT预测低和超应答者的能力。他们发现,AFC测试卵巢应答效果良好,优于或至少等同于复杂的、昂贵的、耗时的内分泌检测。在一份不同的研究中,相同的小组比较了CCCT和EFFORT检测,发现CCCT在预测低应答时较好,而EFFORT在预测过刺激时较好。相反的,Fanchin等发现,第3天的血清AMH比血清抑制素B、E2、FSH和LH能更紧密地相关于卵巢卵泡状态。

在最近的一份系统性回顾中,Broekmans等提供了一份整合的ROC分析和曲线,囊括了所有单独评估的发表文献的各个检测,并总结称至今了解的ORT仅具有中度至较差的预测性能,因此尚远不到相关的临床应用。他们建议,直接进入第一个IVF周期而不进行任何检测似乎是更好的方案。

指数的结合

结合不同的指数被认为是改善预测能力的方法。例如,在研究中,Bancsi等发现,在Logistic模型中增加基础FSH和抑制素B能够显著改善预测能力,ROC曲线下的面积为0.92。但是,增加基础E2和总卵巢体积不能改善检测的预测能力。相似的,Vladimirov等发现,将CCCT加入到较为简单的AFC中不能改善AFC单独的预测能力。Muttukrishna还发现,基础FSH、AMH和抑制素B的联合测试能够改善预测能力,优于单独的AMH(Muttukrishna等,2004)。在一项不同的研究中，Muttikrishna等采用基础FSH、基础AMH、ΔE2（第4天的雌二醇含量减去第3天的含量）、Δ抑制素B、AFC以及年龄设计累计打分，发现能够得到最佳的预测效果，鉴定不良应答者的灵敏度为87%，特异性为80%，阳性似然比为4.36。

总的来说，目前没有预测ART患者不良应答的完整的预测实验或联合试验。在一份良好的回顾中，Bukulmez和Arici总结称，目前没有临床可用的足够准确的预测测试，能够从控制的卵巢刺激中及时地评估卵巢储存。相似的，在系统性回顾中，Broekmans等得到了相似的结论。事实上，他们建议，不进行任何试验而直接进入IVF第一个周期似乎是更好的方案。这个建议得到了Klinkert等的支持，他们发现首个IVF周期的低应答和之后周期的不良预后没有什么必然的联系。

处理

不管使用何种定义，人们提出了对刺激方案的不同修改用于治疗低应答者。包括增加HMG或FSH的剂量，采用纯化的或者重组FSH对抗HMG，减少GnRh拮抗剂的剂量或缩短给药间隔，采用GnRH拮抗剂，在自然周期（未刺激的）中使用IVF，或其他针对刺激药物的辅助疗法，或给予患者口服避孕药或雄激素类（睾酮或DHEA）进行预处理。在所有的病例中，IVF过程的每一步都对患者夫妇进行咨询辅导是成功医疗实践的基础，因为任何一步都可能出现周期中断。

修改FSH给药

很多作者都报告了增加HMG或FSH的剂量。日剂量增至6安瓿或8安瓿（450IU或600IU）。采用这种方案，Land等报告了平均回收卵细胞数量的显著增加，Hofman等报告了中断率的显著下降。但是，没有一个研究发现临床妊娠率的上升。另一份研究证实，低应答者的HMG剂量翻倍不能增加这些患者的卵巢应答。相似的，Khalaf等发现，IVF周期中提高促性腺激素的剂量不会改变起始的不良应答，证实了Hershlag等最早的观察结果。最近的一份随机试验表明，预期低应答者，即AFC低于5的患者，不会从IVF中促性腺激素更高的起始剂量中受益。

采用纯化的或者重组FSH（rFSH）也被建议用于低应答者的处理。在一项随机试验中，Raga等发现在年轻的低应答者中，rFSH能够比uFSH更有效地引导多卵泡发育和获得妊娠。这些结果得到了De Placido等和Lisi等研究的支持。但是。这些结果的临床重要性并不大，因为重组制剂现在已经成为了所有患者进行卵巢刺激的主要制剂，不管是正常的还是低应答者。

调整GnRH拮抗剂方案

尽管最初建议将标准GnRH方案用于低应答者，人们很快发现可能需要一种不同的疗法治疗这些患者。该方案的调整可能包括降低拮抗剂的剂量，缩短给药间隔（以天数）或当意识到卵巢应答不正常时直接停用拮抗剂。不同的作者报告了在低应答者中降低GnRH拮抗剂的用量。Feldberg等发现，小剂量的GnRH-a（每天0.1mg直至月经，随后每天0.05mg）可在hCG当天得到较高的E2含量和较低的P含量，以及较低的中断率。进一步的，可恢复并受精更多的卵细胞，移植更多的胚胎。该趋势表明，妊娠和着床率上升而流产率下降。Scott和Navot、Olivennes等、Surrey等也报告了相似的结果。此外，在随机试验中，Weissman等发现，在卵细胞产量和周期结果上，修正的长期“小剂量”方案优于修正后的大剂量方案，而妊娠率的上升没有达到统计学显著性。

缩短GnRH拮抗剂的给药时间间隔也被认为是不良应答者更好的治疗方案。这种“突发”方案由Howles等首次报告。7名不良应答者在月经周期的第1～3天以500μg/d的剂量服用GnRH拮抗剂，接着进行促性腺激素刺激。所有的7名患者都恢复卵细胞并进行了胚胎移植。3名患者妊娠。该研究之后有大量的文献表明，复发方案，通常和较高剂量的FSH联合使用，和较高的峰E2浓度、较多的卵细胞和较多的胚胎相关，但是没有出现显著的妊娠率上升。

一旦发现卵巢应答不良或月经开始，即停用GnRH拮抗剂，接着进行高剂量的FSH或HMG刺激，是另一种选择，该方案由Faber等描述，但是没有显著的妊娠率上升。Dirnfeld等、Schachter等和Wang等报告了相似的结果。

用于不良应答者的GnRH拮抗剂

在不良应答者病例中，也建议采用GnRH拮抗剂，起始研究结果也令人期待。GnRH拮抗剂涉及的刺激方案较简单、促性腺激素类要求较低、患者费用较低、连续周期之间的停药期较短。通常在优势卵泡直径达到14mm时开始每日摄入0.25mg西曲瑞克或加尼瑞克。治疗持续至开始服用HCG。Nikolettos等建议，多剂量方案可作为低应答者选择的方案。但是，随机试验没有证实这些起始的发现。此外，最近的一项荟萃分析表明,临床结果之间没有差异,除了和GnRH激动剂方案相比,GnRH拮抗剂方案的卵泡数量显著较多。而另一份荟萃分析则表明,在卵细胞提取方面,GnRH拮抗剂方案优于长期方案但是劣于突发方案。

传统的GnRH拮抗剂方案的变量已经被描述过。Frankfurter等采用两个单一的3mg醋酸西曲瑞克以及醋酸甲羟孕酮以在开始FSH刺激之前达到完全的卵巢抑制。D'Amato等采用GnRH拮抗剂联合应用高剂量的重组FSH和CC。此外,用口服雌二醇戊酸盐引导的雌激素或促性腺激素刺激之前采用雌二醇贴片的方法也得到了描述。所有这些非随机性研究都报告了卵细胞产量方面令人期待的起始结果,但是我们仍需要进一步的工作以证实这些方案能否得到较高的妊娠率。

不良应答者的自然周期IVF

自然(未刺激)周期IVF(NC-IVF)也被认为是不良应答者治疗的一个很好的选择。在一项Bassil等进行的研究中,作者报告称,这些患者可在自然周期内通过IVF得到相当数量的妊娠。Feldman等报告了相似的结果,在一份随机研究中,Morgia等发现,NC-IVF至少和标准刺激方案一样有效,尤其是在较年轻的妇女中。在尝试消除NC-IVF中可能出现的任何LH生成素峰,Elizur等提出增加GnRH抗拮抗剂,发现"修正后的自然IVF周期"是这些患者卵巢刺激方案的可行替代方案。Frydman建议GnRH拮抗剂应在第8天开始,日剂量为0.5mg。但是,在最近的一项研究中,Kolibianakis等未能证实这些结论。

辅助疗法

多种辅助疗法被提出用于改善不良应答者IVF和ICSI的结果。包括口服避孕药或睾酮进行预处理,或在刺激方案中加入CC、来曲唑、生长激素或阿司匹林。

口服避孕药(OC)进行预处理是由Gogen等先提出的,他发现这个方案能够防止LH生成素峰,减少FSH的所需剂量。1996年发表的两份文献支持这些发现。但是,随后的研究并没有证实这些初始的发现。在2005年发表的一项随机试验中,Bramat等发现,虽然OC预处理联合重组FSH/GnRH-拮抗剂方案提供了一项患者友好方案,但是在2PN胚胎、冻存胚胎数量、胚胎移植、着床和妊娠率方面,和传统的刺激方案相比,没有区别。

用睾酮预处理也被提出。在一项非对照试验中,Balasch等在促性腺激素治疗前的5天经皮给予25名不良应答者睾酮(每天20μg/kg),20名患者(80%)表现为恢复卵细胞数量增加5倍,每个卵细胞的临床妊娠率为30%。但是,在一项随机试验中,Massin等对一组不良应答者在接受卵巢刺激前给予15天睾丸素凝胶,但是不能证实这些结果。他们建议,应进行更多的临床试验以证实摄入合适剂量和(或)较长时间的睾酮是否是有益。此外还建议在卵巢刺激前摄入去氢表雄酮(DHEA)。在两个病例系列中,DHEA的预处理被发现能够改善对卵巢刺激的应答。但是,该工作尚未经更大的对照研究证实。

CC也被认为是更好的刺激方案,可单独或作为HMG刺激的辅助用药用于不良应答者。在一项不同的,非随机化试验中,D'Amato等给予85名不良应答者CC、高剂量重组人类FSH以及延迟的、多剂量GnRH拮抗剂联合用药。他们发现,和接受长期方案的患者相比,这种方案和较低的中断率、较高的E2水平、更多的卵细胞复原以及较高的妊娠率(22.2% *vs* 15.3%)和着床率(13.5% *vs* 7.6%)相关。但是,这些令人期待的结果并没有得到Ashrafi等的证实,显然我们需要随机试验来进一步验证这些方案。

hGH(每天0.1IU/kg体重)也被认为可作为不良应答者的一种辅助疗法,因为它被发现能够促进卵巢对促性腺激素刺激的应答,可能是通过IGF-I介导的。初始的研究令人鼓舞,但是后续工作,包括两次随机试验未能证实这些结果。在2003年发表的一份循证医学回顾中,Harper等总结认为,虽然荟萃分析表明活产率具有显著性改善,但是结果仅仅是刚好具有显著性,且来自三份小型试验,因此需要更多的随机试验以证实这种昂贵的治疗的效果。最近的一份研究表明,不良应答者同时服用GH和阿司匹林可有效增加卵细胞提取、增进卵细胞成熟并提高受精率。同时尝试了利用生长因子释放因子进行辅助治疗,在一项小型的随机试验中,Busacca等报告了发育滤泡数量的增加,但是妊娠率没有改善。

阿司匹林的摄入也被认为可能能够改善不良应答者ART患者的辅助生殖结果。然而,最近的两项研究不能支持这个声明。在Lok等进行的一项随机研究中,补充低剂量的阿司匹林不能改善卵巢或子宫血流,也不能改善接受IVF的不良应答者的卵巢应答。更新的一项研究却表明,不良应答者同时摄入GH和阿司匹林能够有效增加卵细胞提取的几率,改善卵细胞成熟以及改善受精率,但是不能改善接受IVF-ET疗法的患者的妊娠率。

来曲唑也被建议可用于处理不良应答者。但是,至今未发现确定的优点。在一项随机试验中，Goswami等将来曲唑和 rFSH 的使用和长期刺激方案进行比较。他们发现，来曲唑的使用是较为廉价的 IVF 方案，但是对妊娠率没有改变。相似的，Schoolcraft 等比较了微量 GnRH 激动剂突发方案和 GnRH 拮抗剂/来曲唑方案在不良应答者中的应用，发现突发方案趋向更高的进行妊娠率和更好的着床率。

还有其他的辅助疗法也被提出。在一项随机研究中，低剂量地塞米松联合阿司匹林被表明能够降低起始刺激周期中不良应答的发生率。采用吡啶斯的明和L-精氨酸在已知的不良应答者中的初步研究结果令人振奋，但是这些尚待充分说服力的研究证实。

总的来说，在处理不良应答者上，至今没有单独的疗法或联合疗法证明具有优越性。这种情况在 Tarlatzis 等 2003 年的一份系统性回顾中得到了说明。更新的，一份循证回顾重复说明了该种状况，并报告称，至今没有足够的证据支持在 IVF 不良应答者管理中，介入任何特定的垂体下调、卵巢刺激或辅助治疗。

结论

对 ART 不良应答者的评估和治疗仍然富有挑战。没有单一的检测或者联合检测被证明能够精确地预测该种状况。相似的，没有普遍适用的用于处理这些患者的方法。

了解该种疾病的病原学和病理生理学是有必要的，以帮助临床医生成功处理这些问题。如前，该领域的研究很少，需要大量的基础研究。同时，还需要对不良应答者做出标准定义，这正在寻找中（Nargund 和 Frydman，私人交流）。这将成为比较不同处理选择的多中心试验的基础，以为那些不幸的妇女们提供更好的妊娠机会。目前，低于 37 岁的不良应答者妊娠率大约为 14%，而年长的患者则有 3% 的机会在 IVF/ICSI 之后妊娠。

临床关键点

- 接受 IVF 或 ICSI 的患者中有 10% 左右对卵巢刺激应答不良。这个几率随着年龄的增长而上升。
- 没有不良应答者的标准定义。但需要定义以便对预测进行检测和对处理方案进行恰当的比较。
- 工作定义为，不良应答者是指那些接受 ICSI、IVF 或 TESE/ICSI，提取卵细胞分别少于 5、6、8 个的妇女。
- 确切的病原学尚未知。但是 FSH 受体或抗体发育的不敏感性是可能的原因。
- 没有普遍接受的检测或联合检测可用于预测该状况。在统计学检测中，最佳的可能是 AFC 和第 3 天 AMH 含量测定。
- 在预测动态测试中，CCCT 可能是最佳的预测不良应答的方法，而 EFFORT 检测在预测过度应答中更好。
- 随机试验不能证明任何一种处理方案的优越性。有希望的方案是联合使用充足 FSH（和尿 FSH 和 HMG 相反）、低剂量突发方案以及修正后的 NC-IVF（即，自然周期+GnRH 拮抗剂）。在处理中加入 hCG 没有改善。
- 采用这些治疗方法，14% 的不良应答年轻患者（低于 37 岁）和 3% 的年长患者（大于等于 37 岁）可预期妊娠。

参考文献

1. Jones HW Jr. IVF: past and future. *Reprod Biomed Online.* 2003;6(3):375–81.
2. Saldeen P, Källen K, Sundström P. The probability of successful IVF outcome after poor ovarian response. *Acta Obstet Gynecol Scand.* 2007;86(4):457–61.
3. Surrey ES, Schoolcraft WB. Evaluating strategies for improving ovarian response of the poor responder undergoing assisted reproductive techniques. *Fertil Steril.* 2000;73(4):667–76.
4. Raga F, Bonilla-Musoles F, Casan EM, et al. Recombinant follicle stimulating hormone stimulation in poor responders with normal basal concentrations of follicle stimulating hormone and oestradiol: improved reproductive outcome. *Hum Reprod.* 1999;14(6):1431–4.
5. Busacca M, Fusi FM, Brigante C, et al. Use of growth hormone-releasing factor in ovulation induction in poor responders. *J Reprod Med.* 1996;41(9):699–703.
6. Feldberg D, Farhi J, Ashkenazi J, et al. Minidose gonadotropin-releasing hormone agonist is the treatment of choice in poor responders with high follicle-stimulating hormone levels. *Fertil Steril.* 1994;62(2):343–6.
7. Fridstrom M, Akerlof E, Sjoblom P, et al. Serum levels of luteinizing and follicle-stimulating hormones in normal and poor-responding patients undergoing ovarian stimulation with urofollitropin after pituitary down regulation. *Gynecol Endocrinol.* 1997;11(1):25–8.
8. Serafini P, Stone B, Kerin J, et al. An alternate approach to controlled ovarian hyperstimulation in "poor responders": pretreatment with a gonadotropin-releasing hormone analog. *Fertil Steril.* 1988;49(1):90–5.
9. Surrey ES, Bower J, Hill DM, et al. Clinical and endocrine effects of a microdose GnRH agonist flare regimen administered to poor responders who are undergoing in vitro fertilization. *Fertil Steril.* 1998;69(3):419–24.

10. Lindheim SR, Sauer MV, Francis MM, et al. The significance of elevated early follicular-phase follicle stimulating hormone (FSH) levels: observations in unstimulated in vitro fertilization cycles. *J Assist Reprod Genet.* 1996;13(1):49–52.
11. Land JA, Yarmolinskaya MI, Dumoulin JC, et al. High-dose human menopausal gonadotropin stimulation in poor responders does not improve in vitro fertilization outcome. *Fertil Steril.* 1996;65(5):961–5.
12. Lashen H, Ledger W, Lopez-Bernal A, et al. Poor responders to ovulation induction: is proceeding to in-vitro fertilization worthwhile? *Hum Reprod.* 1999;14(4):964–9.
13. Faber BM, Mayer J, Cox B, et al. Cessation of gonadotropin-releasing hormone agonist therapy combined with high-dose gonadotropin stimulation yields favorable pregnancy results in low responders. *Fertil Steril.* 1998;69(5):826–30.
14. Karande V, Morris R, Rinehart J, et al. Limited success using the "flare" protocol in poor responders in cycles with low basal follicle-stimulating hormone levels during in vitro fertilization. *Fertil Steril.* 1997;67(5):900–3.
15. Toth TL, Awwad JT, Veeck LL, et al. Suppression and flare regimens of gonadotropin-releasing hormone agonist. Use in women with different basal gonadotropin values in an in vitro fertilization program. *J Reprod Med.* 1996;41(5):321–6.
16. Brzyski RG, Muasher SJ, Droesch K, et al. Follicular atresia associated with concurrent initiation of gonadotropin-releasing hormone agonist and follicle-stimulating hormone for oocyte recruitment. *Fertil Steril.* 1998;50(6):917–21.
17. Karande VC, Jones GS, Veeck LL, et al. High-dose follicle-stimulating hormone stimulation at the onset of the menstrual cycle does not improve the in vitro fertilization outcome in low-responder patients. *Fertil Steril.* 1990;53(3):486–9.
18. Yang JH, Wu MY, Chao KH, Chen SU, Ho HN, Yang YS. Long GnRH-agonist protocol in an IVF program. Is it appropriate for women with normal FSH levels and high FSH/LH ratios? *J Reprod Med.* 1997;42(10):663–8.
19. Salat-Baroux J, Rotten D, Alvarez S, et al. Comparison of growth hormone responses to growth hormone-releasing factor and clonidine in women with normal or poor ovarian response to gonadotropin stimulation. *Fertil Steril.* 1993;60(5):791–9.
20. Ibrahim ZH, Matson PL, Buck P, et al. The use of biosynthetic human growth hormone to augment ovulation induction with buserelin acetate/human menopausal gonadotropin in women with a poor ovarian response. *Fertil Steril.* 1991;55(1):202–4.
21. Manzi DL, Thornton KL, Scott LB, et al. The value of increasing the dose of human menopausal gonadotropins in women who initially demonstrate a poor response. *Fertil Steril.* 1994;62(2):251–6.
22. Hofmann GE, Toner JP, Muasher SJ, et al. High-dose follicle-stimulating hormone (FSH) ovarian stimulation in low-responder patients for in vitro fertilization. *J In Vitro Fert Embryo Transf.* 1989;6(5):285–9.
23. Hughes SM, Huang ZH, Morris ID, et al. A double-blind cross-over controlled study to evaluate the effect of human biosynthetic growth hormone on ovarian stimulation in previous poor responders to in-vitro fertilization. *Hum Reprod.* 1994;9(1):13–18.
24. Shaker AG, Fleming R, Jamieson ME, et al. Absence of effect of adjuvant growth hormone therapy on follicular responses to exogenous gonadotropins in women: normal and poor responders. *Fertil Steril.* 1992;58(5):919–23.
25. Chong AP, Rafael RW, Forte CC. Influence of weight in the induction of ovulation with human menopausal gonadotropin and human chorionic gonadotropin. *Fertil Steril.* 1986;46(4):599–603.
26. Rombauts L, Suikkari AM, MacLachlan V, et al. Recruitment of follicles by recombinant human follicle-stimulating hormone commencing in the luteal phase of the ovarian cycle. *Fertil Steril.* 1998;69(4):665–9.
27. Sallam HN, Ezzeldin F, Agameya AF, Rahman AF, El-Garem Y. Defining poor responders in assisted reproduction. *Int J Fertil Womens Med.* 2005;50(3):115–20.
28. Fasouliotis SJ, Simon A, Laufer N. Evaluation and treatment of low responders in assisted reproductive technology: a challenge to meet. *J Assist Reprod Genet.* 2000;17(7):357–73.
29. Society for Assisted Reproductive Technology; American Society for Reproductive Medicine. Assisted reproductive technology in the United States: 2001 results generated from the American Society for Reproductive Medicine/Society for Assisted Reproductive Technology registry. *Fertil Steril.* 2007;87(6):1253–66. Epub 2007 Feb 2.
30. Tan SL, Royston P, Campbell S, Jacobs HS, Betts J, Mason B, Edwards RG. Cumulative conception and livebirth rates after in-vitro fertilisation. *Lancet.* 1992;339(8806):1390–4.
31. Toner JP, Philput CB, Jones GS, et al. Basal follicle-stimulating hormone level is a better predictor of in vitro fertilization performance than age. *Fertil Steril.* 1991;55(4):784–91.
32. Check JH, Lurie D, Callan C, Baker A, Benfer K. Comparison of the cumulative probability of pregnancy after in vitro fertilization-embryo transfer by infertility factor and age. *Fertil Steril.* 1994;61(2):257–61.
33. Engmann L, Maconochie N, Bekir JS, Jacobs HS, Tan SL. Cumulative probability of clinical pregnancy and live birth after a multiple cycle IVF package: a more realistic assessment of overall and age-specific success rates? *Br J Obstet Gynaecol.* 1999;106(2):165–70.
34. Ulug U, Ben-Shlomo I, Turan E, Erden HF, Akman MA, Bahceci M. Conception rates following assisted reproduction in poor responder patients: a retrospective study in 300 consecutive cycles. *Reprod Biomed Online.* 2003;6(4):439–43.
35. Galey-Fontaine J, Cédrin-Durnerin I, Chaïbi R, Massin N, Hugues JN. Age and ovarian reserve are distinct predictive factors of cycle outcome in low responders. *Reprod Biomed Online.* 2005;10(1):94–9.
36. Beckers NG, Macklon NS, Eijkemans MJ, Fauser BC. Women with regular menstrual cycles and a poor response to ovarian hyperstimulation for in vitro fertilization exhibit follicular phase characteristics suggestive of ovarian aging. *Fertil Steril.* 2002;78(2):291–7.
37. Nikolaou D, Lavery S, Turner C, Margara R, Trew G. Is there a link between an extremely poor response to ovarian hyperstimulation and early ovarian failure? *Hum Reprod.* 2002;17(4):1106–11.
38. Lawson R, El-Toukhy T, Kassab A, Taylor A, Braude P, Parsons J, Seed P. Poor response to ovulation induction is a stronger predictor of early menopause than elevated basal FSH: a life table analysis. *Hum Reprod.* 2003;18(3):527–33.
39. Owen EJ, Torresani T, West C, Mason BA, Jacobs HS. Serum and follicular fluid insulin like growth factors I and II during growth hormone co-treatment for in-vitro fertilization and embryo transfer. *Clin Endocrinol (Oxf).* 1991;35(4):327–34.
40. Bahceci M, Ulug U, Turan E, Akman MA. Comparisons of follicular levels of sex steroids, gonadotropins and insulin like growth factor-1 (IGF-1) and epidermal growth factor (EGF) in poor responder and normoresponder patients undergoing ovarian stimulation with GnRH antagonist. *Eur J Obstet Gynecol Reprod Biol.* 2007;130(1):93–8. Epub 2006 May 23.
41. Hamori M, Blum WF, Török A, Stehle R, Waibel E, Cledon P, Ranke MB. Insulin-like growth factors and their binding proteins in human follicular fluid. *Hum Reprod.* 1991;6(3):313–8.
42. Nishimura K, Tanaka N, Kawano T, Matsuura K, Okamura H. Changes in macrophage colony-stimulating factor concentration in serum and follicular fluid in in-vitro fertilization and embryo transfer cycles. *Fertil Steril.* 1998;69(1):53–7.

43. Battaglia C, Genazzani AD, Regnani G, Primavera MR, Petraglia F, Volpe A. Perifollicular Doppler flow and follicular fluid vascular endothelial growth factor concentrations in poor responders. *Fertil Steril.* 2000;74(4):809–12.
44. Luisi S, Palumbo M, Calonaci G, De Leo V, Razzi S, Inaudi P, Cobellis G, Petraglia F. Serum inhibin B correlates with successful ovulation in infertile women. *J Assist Reprod Genet.* 2003;20(6):241–7.
45. Onalan G, Selam B, Onalan R, Ceyhan T, Cincik M, Pabuccu R. Serum and follicular fluid levels of soluble Fas and soluble Fas ligand in IVF cycles. *Eur J Obstet Gynecol Reprod Biol.* 2006;125(1):85–91.
46. Cai J, Lou HY, Dong MY, Lu XE, Zhu YM, Gao HJ, Huang HF. Poor ovarian response to gonadotropin stimulation is associated with low expression of follicle-stimulating hormone receptor in granulosa cells. *Fertil Steril.* 2007;87(6):1350–6.
47. Luborsky JL, Thiruppathi P, Rivnay B, Roussev R, Coulam C, Radwanska E. Evidence for different aetiologies of low estradiol response to FSH: age-related accelerated luteinization of follicles or presence of ovarian autoantibodies. *Hum Reprod.* 2002;17(10): 2641–9.
48. Bancsi LF, Broekmans FJ, Eijkemans MJ, de Jong FH, Habbema JD, te Velde ER. Predictors of poor ovarian response in in vitro fertilization: a prospective study comparing basal markers of ovarian reserve. *Fertil Steril.* 2002;77(2):328–36.
49. Kligman I, Rosenwaks Z. Differentiating clinical profiles: predicting good responders, poor responders, and hyperresponders. *Fertil Steril.* 2001;76(6):1185–90.
50. Klein NA, Illingworth PJ, Groome NP, McNeilly AS, Battaglia DE, Soules MR. Decreased inhibin B secretion is associated with the monotropic FSH rise in older, ovulatory women: a study of serum and follicular fluid levels of dimeric inhibin A and B in spontaneous menstrual cycles. *J Clin Endocrinol Metab.* 1996;81(7):2742–5.
51. Burger HG, Groome NP, Robertson DM. Both inhibin A and B respond to exogenous follicle-stimulating hormone in the follicular phase of the human menstrual cycle. *J Clin Endocrinol Metab.* 1998;83(11):4167–9.
52. Welt CK, Adams JM, Sluss PM, Hall JE. Inhibin A and inhibin B responses to gonadotropin withdrawal depends on stage of follicle development. *J Clin Endocrinol Metab.* 1999;84(6): 2163–9.
53. Licciardi FL, Liu HC, Rosenwaks Z. Day 3 estradiol serum concentrations as prognosticators of ovarian stimulation response and pregnancy outcome in patients undergoing in vitro fertilization. *Fertil Steril.* 1995;64(5):991–4.
54. Smotrich DB, Widra EA, Gindoff PR, et al. Prognostic value of day 3 estradiol on in vitro fertilization outcome. *Fertil Steril.* 1995;64(6):1136–40.
55. de Vet A, Laven JS, de Jong FH, Themmen AP, Fauser BC. Antimüllerian hormone serum levels: a putative marker for ovarian aging. *Fertil Steril.* 2002;77(2):357–62.
56. Pellicer A, Ardiles G, Neuspiller F, Remohí J, Simón C, Bonilla-Musoles F. Evaluation of the ovarian reserve in young low responders with normal basal levels of follicle-stimulating hormone using three-dimensional ultrasonography. *Fertil Steril.* 1998; 70(4):671–5.
57. Lass A, Skull J, McVeigh E, et al. Measurement of ovarian volume by transvaginal sonography before ovulation induction with human menopausal gonadotrophin for in-vitro fertilization can predict poor response. *Hum Reprod.* 1997;12(2):294–7.
58. Kwee J, Elting ME, Schats R, McDonnell J, Lambalk CB. Ovarian volume and antral follicle count for the prediction of low and hyper responders with in vitro fertilization. *Reprod Biol Endocrinol.* 2007;5:9.
59. Kan A, Ng EH, Yeung WS, Ho PC. Perifollicular vascularity in poor ovarian responders during IVF. *Hum Reprod.* 2006;21(6): 1539–44.
60. Scott RT, Toner JP, Muasher SJ, Oehninger S, Robinson S, Rosenwaks Z. Follicle-stimulating hormone levels on cycle day 3 are predictive of in vitro fertilization outcome. *Fertil Steril.* 1989; 51(4):651–4.
61. Bassil S, Godin PA, Gillerot S, Verougstraete JC, Donnez J. In vitro fertilization outcome according to age and follicle-stimulating hormone levels on cycle day 3. *J Assist Reprod Genet.* 1999;16(5):236–41.
62. Barroso G, Oehninger S, Monzo A, Kolm P, Gibbons WE, Muasher SJ. High FSH:LH ratio and low LH levels in basal cycle day 3: impact on follicular development and IVF outcome. *J Assist Reprod Genet.* 2001;18(9):499–505.
63. Muttukrishna S, Suharjono H, McGarrigle H, Sathanandan M. Inhibin B and anti-Mullerian hormone: markers of ovarian response in IVF/ICSI patients? *BJOG* 2004;111(11):1248–53.
64. Erdem M, Erdem A, Gursoy R, Biberoglu K. Comparison of basal and clomiphene citrate induced FSH and inhibin B, ovarian volume and antral follicle counts as ovarian reserve tests and predictors of poor ovarian response in IVF. *J Assist Reprod Genet.* 2004;21(2):37–45.
65. Onagawa T, Shibahara H, Ayustawati Machida S, Hirano Y, Hirashima C, Takamizawa S, Suzuki M. Prediction of ovarian reserve based on day-3 serum follicle stimulating hormone concentrations during the pituitary suppression cycle using a gonadotropin releasing hormone agonist in patients undergoing in vitro fertilization-embryo transfer. *Gynecol Endocrinol.* 2004; 18(6):335–40.
66. van Rooij IA, Bancsi LF, Broekmans FJ, Looman CW, Habbema JD, te Velde ER. Women older than 40 years of age and those with elevated follicle-stimulating hormone levels differ in poor response rate and embryo quality in in vitro fertilization. *Fertil Steril.* 2003;79(3):482–8.
67. Abdalla H, Thum MY. Repeated testing of basal FSH levels has no predictive value for IVF outcome in women with elevated basal FSH. *Hum Reprod.* 2006;21(1):171–4.
68. Bancsi LF, Broekmans FJ, Mol BW, Habbema JD, te Velde ER. Performance of basal follicle-stimulating hormone in the prediction of poor ovarian response and failure to become pregnant after in vitro fertilization: a meta-analysis. *Fertil Steril.* 2003; 79(5):1091–100.
69. Mukherjee T, Copperman AB, Lapinski R, Sandler B, Bustillo M, Grunfeld L. An elevated day three follicle-stimulating hormone:-luteinizing hormone ratio (FSH:LH) in the presence of a normal day 3 FSH predicts a poor response to controlled ovarian hyperstimulation. *Fertil Steril.* 1996;65(3):588–93.
70. Seifer DB, Lambert-Messerlian G, Hogan JW, et al. Day 3 serum inhibin-B is predictive of assisted reproductive technologies outcome. *Fertil Steril.* 1997;67(1):110–1104.
71. Hofmann GE, Danforth DR, Seifer DB. Inhibin-B: the physiologic basis of the clomiphene citrate challenge test for ovarian reserve screening. *Fertil Steril.* 1998;69(3):474–7.
72. Urbancsek J, Hauzman EE, Murber A, Lagarde AR, Rabe T, Papp Z, Strowitzki T. Serum CA-125 and inhibin B levels in the prediction of ovarian response to gonadotropin stimulation in in vitro fertilization cycles. *Gynecol Endocrinol.* 2005;21(1):38–44.
73. Corson SL, Gutmann J, Batzer FR, Wallace H, Klein N, Soules MR. Inhibin-B as a test of ovarian reserve for infertile women. *Hum Reprod.* 1999;14(11):2818–21.
74. Evers JL, Slaats P, Land JA, Dumoulin JC, Dunselman GA. Elevated levels of basal estradiol-17-beta predict poor response in patients with normal basal levels of follicle-stimulating hormone undergoing in vitro fertilization. *Fertil Steril.* 1998;69:1010–4.
75. Costello MF, Hughes GJ, Garrett DK, Steigrad SJ, Ekangaki A. Prognostic value of baseline serum oestradiol in controlled ovarian hyperstimulation of women with unexplained infertility.

Aust N Z J Obstet Gynaecol. 2001;41(1):69–74.
76. Vázquez ME, Verez JR, Stern JJ, Gutierrez Najar A, Asch RH. Elevated basal estradiol levels have no negative prognosis in young women undergoing ART cycles. *Gynecol Endocrinol.* 1998;12(3):155–9.
77. Phophong P, Ranieri DM, Khadum I, Meo F, Serhal P. Basal 17beta-estradiol did not correlate with ovarian response and in vitro fertilization treatment outcome. *Fertil Steril.* 2000;74(6): 1133–6.
78. Fanchin R, Schonauer LM, Righini C, Guibourdenche J, Frydman R, Taieb J. Serum anti-Mullerian hormone is more strongly related to ovarian follicular status than serum inhibin B, estradiol, FSH and LH on day 3. *Hum Reprod.* 2003;18(2):323–7.
79. Hazout A, Bouchard P, Seifer DB, Aussage P, Junca AM, Cohen-Bacrie P. Serum antimullerian hormone/mullerian-inhibiting substance appears to be a more discriminatory marker of assisted reproductive technology outcome than follicle-stimulating hormone, inhibin B, or estradiol. *Fertil Steril.* 2004;82(5): 1323–9.
80. Elgindy EA, El-Haieg DO, El-Sebaey A. Anti-Müllerian hormone: correlation of early follicular, ovulatory and midluteal levels with ovarian response and cycle outcome in intracytoplasmic sperm injection patients. *Fertil Steril.* 2007. Epub ahead of print.
81. Broekmans FJ, Kwee J, Hendriks DJ, Mol BW, Lambalk CB. A systematic review of tests predicting ovarian reserve and IVF outcome. *Hum Reprod Update.* 2006;12(6):685–718.
82. Tomas C, Nuojua-Huttunen S, Martikainen H. Pretreatment transvaginal ultrasound examination predicts ovarian responsiveness to gonadotrophins in in-vitro fertilization. *Hum Reprod.* 1997;12(2):220–3.
83. Chang MY, Chiang CH, Hsieh TT, Soong YK, Hsu KH. Use of the antral follicle count to predict the outcome of assisted reproductive technologies. *Fertil Steril.* 1998;69(3):505–10.
84. Eldar-Geva T, Ben-Chetrit A, Spitz IM, Rabinowitz R, Markowitz E, Mimoni T, Gal M, Zylber-Haran E, Margalioth EJ. Dynamic assays of inhibin B, anti-Mullerian hormone and estradiol following FSH stimulation and ovarian ultrasonography as predictors of IVF outcome. *Hum Reprod.* 2005;20(11): 3178–83.
85. Vladimirov IK, Tacheva DM, Kalinov KB, Ivanova AV, Blagoeva VD. Prognostic value of some ovarian reserve tests in poor responders. *Arch Gynecol Obstet.* 2005;272(1):74–9. Epub 2005 Jan 20.
86. Hendriks DJ, Broekmans FJ, Bancsi LF, Looman CW, de Jong FH, te Velde ER. Single and repeated GnRH agonist stimulation tests compared with basal markers of ovarian reserve in the prediction of outcome in IVF. *J Assist Reprod Genet.* 2005; 22(2):65–73.
87. Haadsma ML, Bukman A, Groen H, Roeloffzen EM, Groenewoud ER, Heineman MJ, Hoek A. The number of small antral follicles (2-6 mm) determines the outcome of endocrine ovarian reserve tests in a subfertile population. *Hum Reprod.* 2007;22(7):1925–31. Epub 2007 Apr 16.
88. Bancsi LF, Broekmans FJ, Looman CW, Habbema JD, te Velde ER. Impact of repeated antral follicle counts on the prediction of poor ovarian response in women undergoing in vitro fertilization. *Fertil Steril.* 2004;81(1):35–41.
89. Durmusoglu F, Elter K, Yoruk P, Erenus M. Combining cycle day 7 follicle count with the basal antral follicle count improves the prediction of ovarian response. *Fertil Steril.* 2004;81(4): 1073–8.
90. Kwee J, Elting ME, Schats R, McDonnell J, Lambalk CB. Ovarian volume and antral follicle count for the prediction of low and hyper responders with in vitro fertilization. *Reprod Biol Endocrinol.* 2007;5:9.
91. Hendriks DJ, Kwee J, Mol BW, te Velde ER, Broekmans FJ. Ultrasonography as a tool for the prediction of outcome in IVF patients: a comparative meta-analysis of ovarian volume and antral follicle count. *Fertil Steril.* 2007;87(4):764–75. Epub 2007 Jan 18.
92. Navot D, Rosenwaks Z, Margalioth EJ. Prognostic assessment of female fecundity. *Lancet.* 1987;2(8560):645–7.
93. Fanchin R, De Ziegler D, Olivennes F, Taieb J, Dzik A, Frydman R. Exogenous follicle stimulating hormone ovarian reserve test (EFORT) (a simple and reliable screening test for detecting "poor responders" in in-vitro fertilization). *Hum Reprod.* 1994;9:1607–1611.
94. Fábregues F, Balasch J, Creus M, Carmona F, Puerto B, Quintó L, Casamitjana R, Vanrell JA. Ovarian reserve test with human menopausal gonadotropin as a predictor of in vitro fertilization outcome. *J Assist Reprod Genet.* 2000;17(1):13–19.
95. Padilla SL, Smith RD, Garcia JE. The Lupron screening test (tailoring the use of leuprolide acetate in ovarian stimulation for in vitro fertilization). *Fertil Steril.* 1991;56:79–83.
96. Karande V, Gleicher N. A rational approach to the management of low responders in in-vitro fertilization. *Hum Reprod.* 1999;14(7):1744–8.
97. Loumaye E, Billion JM, Mine JM, et al. Prediction of individual response to controlled ovarian hyperstimulation by means of a clomiphene citrate challenge test. *Fertil Steril.* 1990;53(2): 295–301.
98. Scott RTJr, Illions EH, Kost ER, et al. Evaluation of the significance of the estradiol response during the clomiphene citrate challenge test. *Fertil Steril.* 1993;60(2):242–6.
99. Kwee J, Schats R, McDonnell J, Schoemaker J, Lambalk CB. The clomiphene citrate challenge test versus the exogenous follicle-stimulating hormone ovarian reserve test as a single test for identification of low responders and hyperresponders to in vitro fertilization. *Fertil Steril.* 2006;85(6):1714–22.
100. Hendriks DJ, Broekmans FJ, Bancsi LF, de Jong FH, Looman CW, Te Velde ER. Repeated clomiphene citrate challenge testing in the prediction of outcome in IVF: a comparison with basal markers for ovarian reserve. *Hum Reprod.* 2005;20(1): 163–9.
101. Hendriks DJ, Mol BW, Bancsi LF, te Velde ER, Broekmans FJ. The clomiphene citrate challenge test for the prediction of poor ovarian response and nonpregnancy in patients undergoing in vitro fertilization: a systematic review. *Fertil Steril.* 2006;86(4): 807–18. Epub 2006 Sep 7. Review.
102. Fanchin R, de Ziegler D, Olivennes F, et al. Exogenous follicle stimulating hormone ovarian reserve test (EFORT): a simple and reliable screening test for detecting poor responders in in-vitro fertilization. *Hum Reprod.* 1994;9(9):1607–11.
103. Iwase A, Ando H, Kuno K, Mizutani S. Use of follicle-stimulating hormone test to predict poor response in in vitro fertilization. *Obstet Gynecol.* 2005;105(3):645–52.
104. Kwee J, Schats R, McDonnell J, Lambalk CB, Schoemaker J. Intercycle variability of ovarian reserve tests: results of a prospective randomized study. *Hum Reprod.* 2004;19(3):590–5.
105. Dzik A, Lambert-Messerlian G, Izzo VM, Soares JB, Pinotti JA, Seifer DB. Inhibin B response to EFORT is associated with the outcome of oocyte retrieval in the subsequent in vitro fertilization cycle. *Fertil Steril.* 2000;74(6):1114–7.
106. Winslow KL, Toner JP, Brzyski RG, Oehninger SC, Acosta AA, Muasher SJ. The gonadotropin-releasing hormone agonist stimulation test—a sensitive predictor of performance in the flare-up in vitro fertilization cycle. *Fertil Steril.* 1991;56(4): 711–7.
107. Hendriks DJ, Broekmans FJ, Bancsi LF, Looman CW, de Jong FH, te Velde ER. Single and repeated GnRH agonist stimulation tests compared with basal markers of ovarian reserve in the prediction of outcome in IVF. *J Assist Reprod Genet.* 2005; 22(2): 65–73.

108. Hendriks DJ, Mol BW, Bancsi LF, Te Velde ER, Broekmans FJ. Antral follicle count in the prediction of poor ovarian response and pregnancy after in vitro fertilization: a meta-analysis and comparison with basal follicle-stimulating hormone level. *Fertil Steril.* 2005;83(2):291–301.
109. Muttukrishna S, McGarrigle H, Wakim R, Khadum I, Ranieri DM, Serhal P. Antral follicle count, anti-mullerian hormone and inhibin B: predictors of ovarian response in assisted reproductive technology? *BJOG* 2005;112(10):1384–90.
110. McIlveen M, Skull JD, Ledger WL. Evaluation of the utility of multiple endocrine and ultrasound measures of ovarian reserve in the prediction of cycle cancellation in a high-risk IVF population. *Hum Reprod.* 2007;22(3):778–85.
111. Bukulmez O, Arici A. Assessment of ovarian reserve. *Curr Opin Obstet Gynecol.* 2004;16(3):231–7.
112. Klinkert ER, Broekmans FJ, Looman CW, Te Velde ER. A poor response in the first in vitro fertilization cycle is not necessarily related to a poor prognosis in subsequent cycles. *Fertil Steril.* 2004;81(5):1247–53.
113. Hofmann GE, Toner JP, Muasher SJ, Jones GS. High-dose follicle-stimulating hormone (FSH) ovarian stimulation in low-responder patients for in vitro fertilization. *J In Vitro Fert Embryo Transf.* 1989;6(5):285–9.
114. Pantos C, Thornton SJ, Speirs AL, Johnston I. Increasing the human menopausal gonadotropin dose—does the response really improve? *Fertil Steril.* 1990;53(3):436–9.
115. Karande VC, Jones GS, Veeck LL, Muasher SJ. High-dose follicle-stimulating hormone stimulation at the onset of the menstrual cycle does not improve the in vitro fertilization outcome in low-responder patients. *Fertil Steril.* 1990;53(3):486–9.
116. Manzi DL, Thornton KL, Scott LB, Nulsen JC. The value of increasing the dose of human menopausal gonadotropins in women who initially demonstrate a poor response. *Fertil Steril.* 1994;62(2):251–6.
117. Land JA, Yarmolinskaya MI, Dumoulin JC, Evers JL. High-dose human menopausal gonadotropin stimulation in poor responders does not improve in vitro fertilization outcome. *Fertil Steril.* 1996;65(5):961–5.
118. van Hooff MH, Alberda AT, Huisman GJ, Zeilmaker GH, Leerentveld RA. Doubling the human menopausal gonadotrophin dose in the course of an in-vitro fertilization treatment cycle in low responders: a randomized study. *Hum Reprod.* 1993;8(3):369–73.
119. Hershlag A, Asis MC, Diamond MP, DeCherney AH, Lavy G. The predictive value and the management of cycles with low initial estradiol levels. *Fertil Steril.* 1990;53(6):1064–7.
120. Khalaf Y, El-Toukhy T, Taylor A, Braude P. Increasing the gonadotrophin dose in the course of an in vitro fertilization cycle does not rectify an initial poor response. *Eur J Obstet Gynecol Reprod Biol.* 2002;103(2):146–9.
121. Klinkert ER, Broekmans FJ, Looman CW, Habbema JD, te Velde ER. Expected poor responders on the basis of an antral follicle count do not benefit from a higher starting dose of gonadotrophins in IVF treatment: a randomized controlled trial. *Hum Reprod.* 2005;20(3):611–5. Epub 2004 Dec 9.
122. De Placido G, Alviggi C, Mollo A, Strina I, Varricchio MT, Molis M. Recombinant follicle stimulating hormone is effective in poor responders to highly purified follicle stimulating hormone. *Hum Reprod.* 2000;15(1):17–20.
123. Lisi F, Rinaldi L, Fishel S, Lisi R, Pepe G, Picconeri MG, Campbell A, Rowe P. Use of recombinant FSH and recombinant LH in multiple follicular stimulation for IVF: a preliminary study. *Reprod Biomed Online.* 2001;3(3):190–4.
124. Eskandar M, Jaroudi K, Jambi A, Archibong EI, Coskun S, Sobande AA. Is recombinant follicle-stimulating hormone more effective in IVF poor responders than human menopausal gonadotrophins? *Med Sci Monit.* 2004;10(1):PI6–9.
125. Berkkanoglu M, Isikoglu M, Aydin D, Ozgur K. Clinical effects of ovulation induction with recombinant follicle-stimulating hormone supplemented with recombinant luteinizing hormone or low-dose recombinant human chorionic gonadotropin in the midfollicular phase in microdose cycles in poor responders. *Fertil Steril.* 2007;88(3):665–9. Epub 2007 Feb 12.
126. Belaisch-Allart J, Testart J, Frydman R. Utilization of GnRH agonists for poor responders in an IVF programme. *Hum Reprod.* 1989;4(1):33–4.
127. Feldberg D, Farhí J, Ashkenazi J, Dicker D, Shalev J, Ben-Rafael Z. Minidose gonadotropin-releasing hormone agonist is the treatment of choice in poor responders with high follicle-stimulating hormone levels. *Fertil Steril.* 1994;62(2):343–6.
128. Scott RT, Navot D. Enhancement of ovarian responsiveness with microdoses of gonadotropin-releasing hormone agonist during ovulation induction for in vitro fertilization. *Fertil Steril.* 1994;61(5):880–5.
129. Olivennes F, Righini C, Fanchin R, et al. A protocol using a low dose of gonadotrophin-releasing hormone agonist might be the best protocol for patients with high follicle-stimulating hormone concentrations on day 3. *Hum Reprod.* 1996;11(6):1169–72.
130. Surrey ES, Bower J, Hill DM, Ramsey J, Surrey MW. Clinical and endocrine effects of a microdose GnRH agonist flare regimen administered to poor responders who are undergoing in vitro fertilization. *Fertil Steril.* 1998;69(3):419–24.
131. Weissman A, Farhi J, Royburt M, Nahum H, Glezerman M, Levran D. Prospective evaluation of two stimulation protocols for low responders who were undergoing in vitro fertilization-embryo transfer. *Fertil Steril.* 2003;79(4):886–92.
132. Howles CM, Macnamee MC, Edwards RG. Short term use of an LHRH agonist to treat poor responders entering an in-vitro fertilization programme. *Hum Reprod.* 1987;2(8):655–6.
133. Padilla SL, Dugan K, Maruschak V, Shalika S, Smith RD. Use of the flare-up protocol with high dose human follicle stimulating hormone and human menopausal gonadotropins for in vitro fertilization in poor responders. *Fertil Steril.* 1996;65(4):796–9.
134. Karande V, Morris R, Rinehart J, Miller C, Rao R, Gleicher N. Limited success using the "flare" protocol in poor responders in cycles with low basal follicle-stimulating hormone levels during in vitro fertilization. *Fertil Steril.* 1997;67(5):900–3.
135. Surrey ES, Bower J, Hill DM, Ramsey J, Surrey MW. Clinical and endocrine effects of a microdose GnRH agonist flare regimen administered to poor responders who are undergoing in vitro fertilization. *Fertil Steril.* 1998;69(3):419–24.
136. Karacan M, Erkan H, Karabulut O, Sarikamiş B, Camlibel T, Benhabib M. Clinical pregnancy rates in an IVF program. Use of the flare-up protocol after failure with long regimens of GnRH-a. *J Reprod Med.* 2001 May;46(5):485–9.
137. Confino E, Zhang X, Kazer RR. GnRHa flare and IVF pregnancy rates. *Int J Gynaecol Obstet.* 2004;85(1):36–9.
138. Orvieto R, Kruchkovich J, Rabinson J, Zohav E, Anteby EY, Meltcer S. Ultrashort gonadotropin-releasing hormone agonist combined with flexible multidose gonadotropin-releasing hormone antagonist for poor responders in in vitro fertilization/embryo transfer programs. *Fertil Steril.* 2007. Epub ahead of print.
139. Rizk B (Ed.). Ultrasonography in reproductive medicine and infertility. Cambridge: United Kingdom, Cambridge University Press (in press).
140. Faber BM, Mayer J, Cox B, Jones D, Toner JP, Oehninger S,

Muasher SJ. Cessation of gonadotropin-releasing hormone agonist therapy combined with high-dose gonadotropin stimulation yields favorable pregnancy results in low responders. *Fertil Steril.* 1998;69(5):826–30.

141. Dirnfeld M, Fruchter O, Yshai D, Lissak A, Ahdut A, Abramovici H. Cessation of gonadotropin-releasing hormone analogue (GnRH-a) upon down-regulation versus conventional long GnRH-a protocol in poor responders undergoing in vitro fertilization. *Fertil Steril.* 1999;72(3):406–11.
142. Schachter M, Friedler S, Raziel A, Strassburger D, Bern O, Ron-el R. Improvement of IVF outcome in poor responders by discontinuation of GnRH analogue during the gonadotropin stimulation phase—a function of improved embryo quality. *J Assist Reprod Genet.* 2001;18(4):197–204.
143. Wang PT, Lee RK, Su JT, Hou JW, Lin MH, Hu YM. Cessation of low-dose gonadotropin releasing hormone agonist therapy followed by high-dose gonadotropin stimulation yields a favorable ovarian response in poor responders. *J Assist Reprod Genet.* 2002;19(1):1–6.
144. Craft I, Gorgy A, Hill J, Menon D, Podsiadly B. Will GnRH antagonists provide new hope for patients considered 'difficult responders' to GnRH agonist protocols? *Hum Reprod.* 1999; 14(12):2959–62.
145. Nikolettos N, Al-Hasani S, Felberbaum R, Demirel LC, Kupker W, Montzka P, Xia YX, Schopper B, Sturm R, Diedrich K. Gonadotropin-releasing hormone antagonist protocol: a novel method of ovarian stimulation in poor responders. *Eur J Obstet Gynecol Reprod Biol.* 2001;97(2):202–7.
146. Fasouliotis SJ, Laufer N, Sabbagh-Ehrlich S, Lewin A, Hurwitz A, Simon A. Gonadotropin-releasing hormone (GnRH)-antagonist versus GnRH-agonist in ovarian stimulation of poor responders undergoing IVF. *J Assist Reprod Genet.* 2003; 20(11):455–60.
147. Mahutte NG, Arici A. Role of gonadotropin-releasing hormone antagonists in poor responders. *Fertil Steril.* 2007; 87(2):241–9. Epub 2006 Nov 16.
148. Akman MA, Erden HF, Tosun SB, Bayazit N, Aksoy E, Bahceci M. Addition of GnRH antagonist in cycles of poor responders undergoing IVF. *Hum Reprod.* 2000;15(10):2145–7.
149. Cheung LP, Lam PM, Lok IH, Chiu TT, Yeung SY, Tjer CC, Haines CJ. GnRH antagonist versus long GnRH agonist protocol in poor responders undergoing IVF: a randomized controlled trial. *Hum Reprod.* 2005;20(3):616–21. Epub 2004 Dec 17.
150. Malmusi S, La Marca A, Giulini S, Xella S, Tagliasacchi D, Marsella T, Volpe A. Comparison of a gonadotropin-releasing hormone (GnRH) antagonist and GnRH agonist flare-up regimen in poor responders undergoing ovarian stimulation. *Fertil Steril.* 2005;84(2):402–6.
151. De Placido G, Mollo A, Clarizia R, Strina I, Conforti S, Alviggi C. Gonadotropin-releasing hormone (GnRH) antagonist plus recombinant luteinizing hormone vs. a standard GnRH agonist short protocol in patients at risk for poor ovarian response. *Fertil Steril.* 2006;85(1):247–50.
152. Griesinger G, Diedrich K, Tarlatzis BC, Kolibianakis EM. GnRH-antagonists in ovarian stimulation for IVF in patients with poor response to gonadotrophins, polycystic ovary syndrome, and risk of ovarian hyperstimulation: a meta-analysis. *Reprod Biomed Online.* 2006;13(5):628–38.
153. Franco JG Jr, Baruffi RL, Mauri AL, Petersen CG, Felipe V, Cornicelli J, Cavagna M, Oliveira JB. GnRH agonist versus GnRH antagonist in poor ovarian responders: a meta-analysis. *Reprod Biomed Online.* 2006;13(5):618–27.
154. Frankfurter D, Dayal M, Dubey A, Peak D, Gindoff P. Novel follicular-phase gonadotropin-releasing hormone antagonist stimulation protocol for in vitro fertilization in the poor responder. *Fertil Steril.* 2007. Epub ahead of print.
155. D'Amato G, Caroppo E, Pasquadibisceglie A, Carone D, Vitti A, Vizziello GM. A novel protocol of ovulation induction with delayed gonadotropin-releasing hormone antagonist administration combined with high-dose recombinant follicle-stimulating hormone and clomiphene citrate for poor responders and women over 35 years. *Fertil Steril.* 2004;81(6): 1572–7.
156. Fisch JD, Keskintepe L, Sher G. Gonadotropin-releasing hormone agonist/antagonist conversion with estrogen priming in low responders with prior in vitro fertilization failure. *Fertil Steril.* 2007. Epub ahead of print.
157. Dragisic KG, Davis OK, Fasouliotis SJ, Rosenwaks Z. Use of a luteal estradiol patch and a gonadotropin-releasing hormone antagonist suppression protocol before gonadotropin stimulation for in vitro fertilization in poor responders. *Fertil Steril.* 2005;84(4):1023–6.
158. Bassil S, Godin PA, Donnez J. Outcome of in-vitro fertilization through natural cycles in poor responders. *Hum Reprod.* 1999;14(5):1262–5. CCT – Our findings demonstrate that an encouraging number of pregnancies can be achieved by IVF during natural cycles in poor responders to ovarian stimulation.
159. Feldman B, Seidman DS, Levron J, Bider D, Shulman A, Shine S, Dor J. In vitro fertilization following natural cycles in poor responders. *Gynecol Endocrinol.* 2001;15(5):328–34. CCT—We conclude that poor responders are a unique group of patients who may benefit from natural-cycle IVF treatment.
160. Morgia F, Sbracia M, Schimberni M, Giallonardo A, Piscitelli C, Giannini P, Aragona C. A controlled trial of natural cycle versus microdose gonadotropin-releasing hormone analog flare cycles in poor responders undergoing in vitro fertilization. *Fertil Steril.* 2004;81(6):1542–7. (RCT) In poor responders.
161. Elizur SE, Aslan D, Shulman A, Weisz B, Bider D, Dor J. Modified natural cycle using GnRH antagonist can be an optional treatment in poor responders undergoing IVF. *J Assist Reprod Genet.* 2005;22(2):75–9. Retrospective study.
162. Frydman R. [GnRH antagonists in natural cycles]. [Article in French]. *J Gynecol Obstet Biol Reprod (Paris).* 2004;33(6 Pt. 2): 3S46–9.
163. Kolibianakis E, Zikopoulos K, Camus M, Tournaye H, Van Steirteghem A, Devroey P. Modified natural cycle for IVF does not offer a realistic chance of parenthood in poor responders with high day 3 FSH levels, as a last resort prior to oocyte donation. *Hum Reprod.* 2004;19(11):2545–9. Epub 2004 Oct 7.
164. Gonen Y, Jacobson W, Casper RF. Gonadotropin suppression with oral contraceptives before in vitro fertilization. *Fertil Steril.* 1990;53(2):282–7.
165. Lindheim SR, Barad DH, Witt B, Ditkoff E, Sauer MV. Short-term gonadotropin suppression with oral contraceptives benefits poor responders prior to controlled ovarian hyperstimulation. *J Assist Reprod Genet.* 1996;13(9):745–7.
166. Fisch B, Royburt M, Pinkas H, Avrech OM, Goldman GA, Bar J, Tadir Y, Ovadia J. Augmentation of low ovarian response to superovulation before in vitro fertilization following priming with contraceptive pills. *Isr J Med Sci.* 1996;32(12): 1172–6.
167. al-Mizyen E, Sabatini L, Lower AM, Wilson CM, al-Shawaf T, Grudzinskas JG. Does pretreatment with progestrogen or oral contraceptive pills in low responders followed by the GnRHa flare protocol improve the outcome of IVF-ET? *J Assist Reprod Genet.* 2000;17(3):140–6.
168. Kovacs P, Barg PE, Witt BR. Hypothalamic-pituitary suppression with oral contraceptive pills does not improve outcome in poor responder patients undergoing in vitro fertilization-

embryo transfer cycles. *J Assist Reprod Genet.* 2001;18(7): 391–4.

169. Bendikson K, Milki AA, Speck-Zulak A, Westphal LM. Comparison of GnRH antagonist cycles with and without oral contraceptive pretreatment in potential poor prognosis patients. *Clin Exp Obstet Gynecol.* 2006;33(3):145–7.
170. Keltz MD, Gera PS, Skorupski J, Stein DE. Comparison of FSH flare with and without pretreatment with oral contraceptive pills in poor responders undergoing in vitro fertilization. *Fertil Steril.* 2007;88(2):350–3.
171. Barmat LI, Chantilis SJ, Hurst BS, Dickey RP. A randomized prospective trial comparing gonadotropin-releasing hormone (GnRH) antagonist/recombinant follicle-stimulating hormone (rFSH) versus GnRH-agonist/rFSH in women pretreated with oral contraceptives before in vitro fertilization.
172. Balasch J, Fábregues F, Peñarrubia J, Carmona F, Casamitjana R, Creus M, Manau D, Casals G, Vanrell JA. Pretreatment with transdermal testosterone may improve ovarian response to gonadotrophins in poor-responder IVF patients with normal basal concentrations of FSH. *Hum Reprod.* 2006;21(7):1884–93. Epub 2006 Mar 3.
173. Massin N, Cedrin-Durnerin I, Coussieu C, Galey-Fontaine J, Wolf JP, Hugues JN. Effects of transdermal testosterone application on the ovarian response to FSH in poor responders undergoing assisted reproduction technique—a prospective, randomized, double-blind study. *Hum Reprod.* 2006;21(5): 1204–11. Epub 2006 Feb 13.
174. Casson PR, Lindsay MS, Pisarska MD, Carson SA, Buster JE. Dehydroepiandrosterone supplementation augments ovarian stimulation in poor responders: a case series. *Hum Reprod.* 2000;15(10):2129–32.
175. Barad D, Gleicher N. Effect of dehydroepiandrosterone on oocyte and embryo yields, embryo grade and cell number in IVF. *Hum Reprod.* 2006;21(11):2845–9.
176. Awonuga AO, Nabi A. In vitro fertilization with low-dose clomiphene citrate stimulation in women who respond poorly to superovulation. *J Assist Reprod Genet.* 1997;14(9): 503–7.
177. Benadiva CA, Davis O, Kligman I, Liu HC, Rosenwaks Z. Clomiphene citrate and hMG: an alternative stimulation protocol for selected failed in vitro fertilization patients. *J Assist Reprod Genet.* 1995;12(1):8–12.
178. D'Amato G, Caroppo E, Pasquadibisceglie A, Carone D, Vitti A, Vizziello GM. A novel protocol of ovulation induction with delayed gonadotropin-releasing hormone antagonist administration combined with high-dose recombinant follicle-stimulating hormone and clomiphene citrate for poor responders and women over 35 years. *Fertil Steril.* 2004;81(6): 1572–7.
179. Ashrafi M, Ashtiani SK, Zafarani F, Samani RO, Eshrati B. Evaluation of ovulation induction protocols for poor responders undergoing assisted reproduction techniques. *Saudi Med J.* 2005;26(4):593–6.
180. Homburg R, West C, Torresani T, Jacobs HS. Co-treatment with human growth hormone and gonadotropins for induction of ovulation: a controlled clinical trial. *Fertil Steril.* 1990;53(2): 254–60.
181. Bergh C, Carlstrom K, Selleskog U, Hillensjo T. Effect of growth hormone on follicular fluid androgen levels in patients treated with gonadotropins before in vitro fertilization. *Eur J Endocrinol.* 1996;134(2):190–6.
182. Orvieto R, Homburg R, Farhi J, Bar-Hava I, Ben-Rafael Z. A new concept of cotreatment with human growth hormone and menotropins in ovulation induction protocols. *Med Hypotheses.* 1997;49(5):413–15.
183. Ibrahim ZH, Matson PL, Buck P, Lieberman BA. The use of biosynthetic human growth hormone to augment ovulation induction with buserelin acetate/human menopausal gonadotropin in women with a poor ovarian response. *Fertil Steril.* 1991;55(1):202–4.
184. Wu MY, Chen HF, Ho HN, Chen SU, Chao KH, Huang SC, Lee TY, Yang YS. The value of human growth hormone as an adjuvant for ovarian stimulation in a human in vitro fertilization program. *J Obstet Gynaecol Res.* 1996;22(5):443–50.
185. Shaker AG, Fleming R, Jamieson ME, Yates RW, Coutts JR. Absence of effect of adjuvant growth hormone therapy on follicular responses to exogenous gonadotropins in women: normal and poor responders. *Fertil Steril.* 1992;58(5):919–23.
186. Levy T, Limor R, Villa Y, Eshel A, Eckstein N, Vagman I, Lidor A, Ayalon D. Another look at co-treatment with growth hormone and human menopausal gonadotrophins in poor ovarian responders. *Hum Reprod.* 1993;8(6):834–9.
187. Bergh C, Hillensjö T, Wikland M, Nilsson L, Borg G, Hamberger L. Adjuvant growth hormone treatment during in vitro fertilization: a randomized, placebo-controlled study. *Fertil Steril.* 1994;62(1):113–20.
188. Hughes SM, Huang ZH, Morris ID, Matson PL, Buck P, Lieberman BA. A double-blind cross-over controlled study to evaluate the effect of human biosynthetic growth hormone on ovarian stimulation in previous poor responders to in-vitro fertilization. *Hum Reprod.* 1994;9(1):13–8.
189. Dor J, Seidman DS, Amudai E, Bider D, Levran D, Mashiach S. Adjuvant growth hormone therapy in poor responders to in-vitro fertilization: a prospective randomized placebo-controlled double-blind study. *Hum Reprod.* 1995;10(1):40–3.
190. Suikkari A, MacLachlan V, Koistinen R, Seppala M, Healy D. Double-blind placebo controlled study: human biosynthetic growth hormone for assisted reproductive technology. *Fertil Steril.* 1996;65(4):800–5.
191. Harper K, Proctor M, Hughes E. Growth hormone for in vitro fertilization. *Coch Database Syst Rev.* 2003;(3):CD000099.
192. Guan Q, Ma HG, Wang YY, Zhang F. [Effects of co-administration of growth hormone(GH) and aspirin to women during in vitro fertilization and embryo transfer (IVF-ET) cycles]. [Article in Chinese]. *Zhonghua Nan Ke Xue.* 2007;13(9):798–800.
193. Lok IH, Yip SK, Cheung LP, Yin Leung PH, Haines CJ. Adjuvant low-dose aspirin therapy in poor responders undergoing in vitro fertilization: a prospective, randomized, double-blind, placebo-controlled trial. *Fertil Steril.* 2004;81(3):556–61.
194. Frattarelli JL, McWilliams GD, Hill MJ, Miller KA, Scott RT Jr. Low-dose aspirin use does not improve in vitro fertilization outcomes in poor responders. *Fertil Steril.* 2007. Epub ahead of print.
195. Mitwally MF, Casper RF. Aromatase inhibition improves ovarian response to follicle-stimulating hormone in poor responders. *Fertil Steril.* 2002;77(4):776–80.
196. Goswami SK, Das T, Chattopadhyay R, Sawhney V, Kumar J, Chaudhury K, Chakravarty BN, Kabir SN. A randomized single-blind controlled trial of letrozole as a low-cost IVF protocol in women with poor ovarian response: a preliminary report. *Hum Reprod.* 2004;19(9):2031–5. Epub 2004 Jun 24.
197. Schoolcraft WB, Surrey ES, Minjarez DA, Stevens JM, Gardner DK. Management of poor responders: can outcomes be improved with a novel gonadotropin-releasing hormone antagonist/letrozole protocol? *Fertil Steril.* 2007; Epub ahead of print.
198. Keay SD. Poor ovarian response to gonadotrophin stimulation the role of adjuvant treatments. *Hum Fertil (Camb).* 2002;5(1 Suppl.):S46–52.
199. Tarlatzis BC, Zepiridis L, Grimbizis G, Bontis J. Clinical management of low ovarian response to stimulation for IVF: a sys-

tematic review. *Hum Reprod Update*. 2003;9(1):61–76.

200. Shanbhag S, Aucott L, Bhattacharya S, Hamilton MA, McTavish AR. Interventions for 'poor responders' to controlled ovarian hyperstimulation (COH) in in-vitro fertilisation IVF). *Coch Database Syst Rev*. 2007;(1):CD004379. Review.
201. Devroey P, Wisanto A, Camus M, Van Waesberghe L, Bourgain C, Liebaers I, Van Steirteghem AC. Oocyte donation in patients without ovarian function. *Hum Reprod*. 1988;3(6): 699–704.
202. Kolibianakis E, Zikopoulos K, Camus M, Tournaye H, Van Steirteghem A, Devroey P. Modified natural cycle for IVF does not offer a realistic chance of parenthood in poor responders with high day 3 FSH levels, as a last resort prior to oocyte donation. *Hum Reprod*. 2004;19(11):2545–9. Epub 2004 Oct 7.

第 48 章

卵细胞捐赠

E. Bosch, S. Reis, J. Domingo, J. Remohí

引言

卵细胞捐赠(OD)是一种辅助生殖技术(ART),其中雌配子来自一名不同于接受者或孕育胚胎的妇女。由于结果良好且适应证不断增加,这项技术的应用范围正迅速增长,从最开始的卵巢早衰(POF)(1,2)到大量的各种适应证,详见表 48.1。

表 48.1 卵细胞捐献适应证

无卵巢功能的妇女
原发性卵巢功能衰竭:Swyer 综合征、Turner 综合征
卵巢功能早衰:自身免疫、医源性、代谢性、感染
绝经
具有卵巢功能的妇女
遗传性或代谢性改变
反复的 IVF-ICSI 失败:
低应答、卵细胞质量低下、移植失败
小于 40 岁的妇女
复发性妊娠失败
传感器不可识别的卵巢:
严重的粘连性盆腔疾病

在西班牙瓦伦西亚不孕不育研究所(IVI),患者高龄(35%)、促性腺激素应答过低(21%)和 POE(18%)是 3 种最为常见的 OD 适应证(图 48.1)。

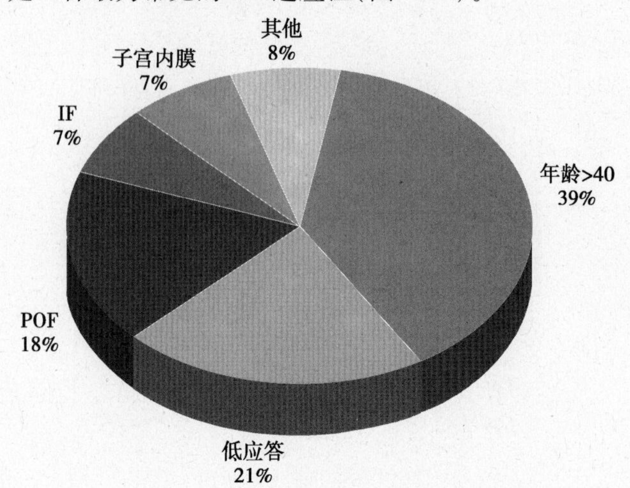

图 48.1 IVI 中的卵细胞捐献适应证

卵细胞供体

根据西班牙立法,捐献的卵子可为以下来源:

1. 妇女出于助人的目的自愿捐献。
2. 在体外受精(IVF)中,具有高促性腺激素应答的患者捐出部分收复的卵子。

-捐献必须是匿名的,且不具有任何盈利或商业目的。

-卵细胞捐赠者的年龄限制在 18 ~35 岁之间。

-卵子捐献者必须身心健康,不能够有任何个人的或家族性的遗传性疾病背景。

-捐献卵子的妇女血液梅毒、弓形虫、风疹、衣原体、CMV、乙肝和丙肝以及 HIV 检测均为阴性(3)。

-阴道培养呈阴性。

-在临床中,我们同时还对血样进行囊性纤维化突变、脆性 X 染色体综合征和核型分析检测。

综合考虑血型、表型以及生理特征,机构必须尽可能使供体和受体匹配(4)。

卵细胞捐献结果

在 20 世纪 90 年代,对于其他治疗技术预后不良的夫妇,OD 成为了一条通向成功的途径。和其他 ART 相比,通过 OD 获取的妊娠率是最高的(5)。在 IVI 组临床中,2006 年共进行了 3851 次 OD 周期,共有 3462 例胚胎移植(表 48.2)。

表 48.2 IVI 小组在 2006 年进行的卵细胞捐献项目的总体结果

带有胚胎移植的周期	3462
接受者的平均年龄	40
移植胚胎的平均数量	1.99
妊娠(%)	59.4
移植(%)	35.7

我们的策略是,用充足的卵细胞进行OD以确保能够移植高质量的胚胎。和之前报告的结果相比,平均胚胎移植量出现显著减少(从4.3降至2.1),没有影响受孕率,但是显著减少了多胎妊娠的比例。这是一线生殖中心的主要趋势,且由于培养条件的优化,可通过增加着床率实现。

另外的一个风险是不被人注意的同族血缘。为了使该种风险降到最低,限制来自某特定供体的新生儿数量。国际条例的发展可在未来进一步降低该风险。

卵细胞捐献中获得的教训

女性雌配子相对难以获取、很难将捐献者的排卵周期和受体的子宫内膜周期同步起来,这使OD的发展和精子捐献相比几乎滞后了一个世纪。但是,一旦这些问题得到了解决,OD在很短的时间内出现了指数级的增长。OD不仅仅是很多不孕夫妇的解决方案,也为获取生殖生理学的有用知识提供了参考模型,并得以在其他ART中应用。分别对卵巢和子宫功能进行评估,可对生殖系统中的两个部分的不同参数关系进行阐释。

供体的卵细胞复原

针对IVF的卵巢刺激,有一项争论是连续的周期可能对卵细胞复原中得到卵细胞的数量和质量产生影响。出于这个考虑,我们小组对卵细胞供体连续卵巢周期中得到卵细胞的数量、受精比例、胚胎发育,以及着床和妊娠比例进行了评估(6)。

依据顺序周期评估(图48.2,表48.3),在这些变量中没有观察到任何显著性差异。在对不同类型的患者进行的一项相似的研究中,和我们在卵细胞供体中观察到的相比,子宫内膜异位症患者的卵巢应答显著下降,而输卵管性患者在整个周期中表现出的卵巢应答相似(7)。

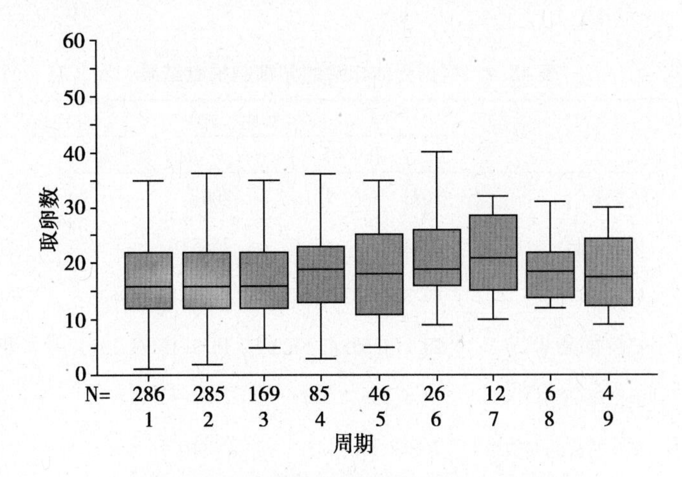

图48.2　在连续卵巢刺激周期后卵细胞捐献者的卵细胞复原

这些数据表明,高剂量的FSH产生的卵巢刺激可使闭锁卵泡复苏,不会加速卵巢储量的下降。因此,对卵泡数量没有不良影响,也没有出现卵巢对促性腺激素刺激抗性的增加。根据受精比例、胚胎形态、着床和妊娠比例,卵细胞的质量没有由于重复的卵巢刺激周期而出现下降(表48.3)。

表48.3　在5次连续刺激周期后卵细胞供体的感受性结果

变量	周期1	周期2	周期3	周期4	周期5	*P*值
受精(%)	77.9±18.3	77.2±17	81.8±17.2	78.7±15.0	72.6±21	NS
第2天的平均分裂球数	2.9±0.5	2.9±0.5	3.0±0.5	3.1±0.7	3.0±0.6	NS
胚胎碎裂程度	1.5±0.4	1.6±0.5	1.6±0.4	1.8±0.5	1.8±0.4	NS
平均转移胚胎数	3.0±1.1	3.4±0.9	3.0±1.1	3.2±1.0	2.9±1.2	NS
移植率(%)	23.9±28.1	26.5±21.6	32.3±34.1	25.1±25.4	30.7±38.3	NS
妊娠率(%)	35.5±40.3	47.0±38.4	35.1±38.3	43.1±41.7	42.7±39.4	NS

影响胚胎着床的因素

受体年龄

采用OD模型评估受体年龄对子宫接受性的影响,得出的结果是有争论的(8~12)。由于样本数量太小不能对年龄组之间的差异进行检测,文献没有得出统一的结论。2002年,在美国进行的一次针对OD供体周期数据的回顾性研究表明,着床和妊娠比例可以维持到45岁,在此年龄之后则出现显著下降(50岁之后下降更快)。在这些年龄组中,还观察到流产比例的上升(13)。本研究的样本数量巨大(超过17 000例),故说服力较强,但是和多中心研究常见的一样,它缺乏对应用方案和信息的对照。

2005 年，我们的小组刊发了序列最长的数据结果，来自单中心研究，仅考虑受体年龄和 OD 结果（超过 3000 周期）(14)。通过严格定义单一患者组、排除严重男性因素的病例、控制胚胎移植的数量和质量，对潜在的偏差来源进行控制。我们的结果和在上述多中心研究中观察到的类似，不可置疑地证明，着床、妊娠和流产比例在 45 岁之后出现显著恶化（表 48.4）。

表 48.4 根据受体年龄的卵细胞捐献结果

	年龄组（岁）	
	低于45	大于等于45
周期数	2683	406
供体年龄[a]	2.0±4.3	25.5±4.2
妊娠率（%）[b]	49.8(1.333/2.683)	44.4(180/406)
移植率（%）[c]	20.7(1.555/7.512)	16.8(191/1.137)
流产率（%）[d]	16.8(224/1.333)	23.3(42/180)
平均转移胚胎数目[a]	2.8±0.7	2.8±0.7
平均高质量转移胚胎数目[a]	1.6±0.6	1.7±0.5
子宫内膜准备时间（周）[a]	5.1±2.5	5.0±2.5

[a]NS；[b]$P=0.045$. [c]$P=0.02$. [d]$P=0.03$.

体重指数(BMI)

绝大多数对高 BMI 患者的 IVF 结果分析的研究表明，肥胖患者接受该种治疗的成功比例较低（15～18）。

有些作者评估了在这些较差的结果中子宫因素的作用，分析了 BMI 和 OD 结果之间的关系。两项研究在这两个变量中没有观察到任何显著性关联。第一例研究中，仅包含了 96 例 OD 周期，患者被分为四个 BMI 组，唯一的分析变量为着床率(19)。第二项研究中，周期数较大（$n=536$）(20)。作者报告称，总体的妊娠、着床和流产比例都比那些通常出现在文献中的结果要高（分别为 73%、54% 和 23%）。肥胖患者的流产比例为 29.8%，若对第 3 日胚胎移植进行分析，则肥胖患者的流产比例升至 45.0%。

我们在较大的样本中对该问题进行了分析，涉及 2597 个 OD 周期，其中排除了其他的流产因素。我们观察到肥胖患者有低着床率和妊娠率、高流产率的趋势，在 BMI 大于或等于 $30kg/m^2$ 的患者中，进行中的妊娠率显著下降(2,21)。这些数据表明，BMI 决定了临床相关的子宫感受性下降。

抽烟

尽管大家都知道抽烟对女性生殖有不良影响，不管是自然还是 IVF 周期（22～26），但是烟草摄入和子宫感受性之间的关联尚未得到分析。

我们最近刊登了抽烟对受体妊娠可能性的影响。分析了来自 785 例 OD 胚胎移植的数据(27)。对所有潜在的干扰变量进行了控制，如男性和卵细胞供体抽烟、受体 BMI、子宫内膜准备的时间以及移植胚胎的数量和质量。每天抽烟超过 10 支的受体表现出的妊娠比例显著较低（34.1% *vs* 52.2%），但是这类患者的双胞胎妊娠比例显著偏高（60.0% *vs* 31.0%）。这令人惊讶的悖论暗示，抽烟可能能够使患者表现出不同的子宫内膜基因特征。目前正在进行进一步的研究以阐述该问题。

子宫内膜异位症

患有子宫内膜异位症的患者和不患有该疾病的患者相比，IVF 结果显著较差(28,29)。所有的参数都受到不良影响，并显示子宫内膜异位可影响卵巢储备和卵细胞质量。但是，较低的着床率可能还和子宫内膜因素相关。

子宫内膜异位症由于免疫应答的改变，导致内分泌和旁分泌机制发生变化，从而通过改变局部环境影响子宫感受性。有些研究表明，子宫内膜异位症的患者血清和腹膜液的细胞因子和生长因子含量有变化（30～32）。相反的，这些患者和其他不孕患者相比，还表现出了黄体期不足(33,34)以及较高的细胞和体液免疫改变出现率(32)。

除了上述提及的数据，OD 周期也持续表现为，子宫内膜异位症的患者出现的结果和一般人群相似：妊娠、着床、流产和分娩率和其他不孕患者没有区别。这可用以下观点来解释：

1. 之前描述的变化对子宫感受性没有影响。
2. OF 再生子宫腔体环境的内膜准备方案。

在这方面，值得注意的是，某些“体内”或“体外”证据表明(35,36)，GnRH 类似物可对子宫内膜异位症患者的内膜细胞产生良好的生理作用（33,34,37～39）。进一步的，雌激素和孕酮类取代激素疗法可弥补这些患者出现的黄体缺陷。

参考文献

1. Trouson A, Leeton J, Besako M et al. Pregnancy established in an infertile patient after transfer of a donated embryo fertilized in vitro. *Br Med J* 1983;286:835–8.
2. Lutjen P, Trouson A, Leeton J et al. The establishment and maintenance of pregnancy using in vitro fertilization and embryo donation in a patient with primary ovarian failure. *Nature* 1984;307:104–5.
3. World Health Organization. Guidelines for gamete donation. *Fertil Steril* 1993;59:5–9s.
4. Ley 35/1988, de 33 de noviembre, sobre Técnicas de Reproducción Asistida. BOE núm. 282. Jueves, 24 de noviembre de 1988. 33373–8.
5. Remohí J, Gartner B, Gallardo E et al. Pregnancy and birth rates after oocyte donation. *Fertil Steril* 1997;67:717–23.
6. Caligara C, Navarro J, Vargas G et al. The effect of repeated controlled ovarian stimulation in donors. *Hum Reprod* 2001;16:2320–3.
7. Al-Azemi M, Bernal AL, Steele J. Ovarian response to repeated controlled stimulations in in-vitro fertilization cycles in patients with ovarian endometriosis. *Hum Reprod* 2000;15:72–5.
8. Yaron Y, Ochshorn Y, Amit A et al. Oocyte donation in Israel: a study of 1001 initiated treatment cycles. *Hum Reprod* 1998; 13:1819–24.
9. Moomjy M, Cholst I, Mangieri R et al. Oocyte donation: insights into implantation. *Fertil Steril* 1999;71:15–21.
10. Legro RS, Wong IL, Paulson RJ et al. Recipient's age does not adversely affect pregnancy outcome after oocyte donation. *Am J Obstet Gynecol* 1995;172:96–100.
11. Paulson RJ, Hatch IE, Lobo RA et al. Cumulative conception and live birth rates after oocyte donation: implications regarding endometrial receptivity. *Hum Reprod* 1997;12:835–9.
12. Noyes N, Hampton BS, Berkeley A et al. Factors useful in predicting the success of oocyte donation: a 3-year retrospective analysis. *Fertil Steril* 2001;76:92–7.
13. Toner JP, Grainger DA, Frazier LM. Clinical outcomes among recipients of donated eggs: an analysis of the U.S. national experience, 1996–1998. *Fertil Steril* 2002;78:1038–45.
14. Soares SR, Troncoso C, Bosch E et al. Age and uterine receptiveness: predicting the outcome of oocyte donation cycles. *J Clin Endocrinol Metab* 2005;90:4399–404.
15. Fedorcsak P, Dale PO, Storeng R et al. The impact of obesity and insulin resistance on the outcome of IVF or ICSI in women with polycystic ovarian syndrome. *Hum Reprod* 2001;16: 1086–91.
16. Nichols JE, Crane MM, Higdon HL et al. Extremes of body mass index reduce in vitro fertilization pregnancy rates. *Fertil Steril* 2003;79:645–7.
17. Fedorcsak P, Dale PO, Storeng R et al. Impact of overweight and underweight on assisted reproduction treatment. *Hum Reprod* 2004;19:2523–8.
18. Van Swieten EC, van der Leeuw-Harmsen L, Badings EA et al. Obesity and clomiphene challenge test as predictors of outcome of in vitro fertilization and intracytoplasmic sperm injection. *Gynecol Obstet Invest* 2005;59:220–4.
19. Wattanakumtornkul S, Damario MA, Stevens Hall SA et al. Body mass index and uterine receptivity in the oocyte donation model. *Fertil Steril* 2003;80:336–40.
20. Styne-Gross A, Elkind-Hirsch K, Scott RT Jr. Obesity does not impact implantation rates or pregnancy outcome in women attempting conception through oocyte donation. *Fertil Steril* 2005;83:1629–34.
21. Bellver J, Melo M, Bosch E et al. Obesity and poor reproductive outcome: the subtle role of the endometrium. *Fertil Steril* 2007. In press.
22. Augood C, Duckitt K, Templeton AA. Smoking and female infertility: a systematic review and meta-analysis. *Hum Reprod* 1998;13:1532–9.
23. Jick H, Porter J, Morrison AS. Relation between smoking and age of natural menopause. Report from the Boston Collaborative Drug Surveillance Program, Boston University Medical Center. *Lancet* 1977;309:1354–5.
24. Crha I, Hruba D, Fiala J et al. The outcome of infertility treatment by in-vitro fertilisation in smoking and non-smoking women. *Cent Eur J Public Health* 2001;9:64–8.
25. Klonoff-Cohen H, Natarajan L, Marrs R et al. Effects of female and male smoking on success rates of IVF and gamete intrafallopian transfer. *Hum Reprod* 2001;16:1382–90.
26. El-Nemr A, Al-Shawaf T, Sabatini L et al. Effect of smoking on ovarian reserve and ovarian stimulation in in-vitro fertilization and embryo transfer. *Hum Reprod* 1998;13:2192–8.
27. Soares SR, Simon C, Remohi J et al. Cigarette smoking affects uterine receptiveness. *Hum Reprod.* E-pub 2006 Nov 9.
28. Barnhart K, Dunsmoor-Su R, Coutifaris C. Effect of endometriosis on in vitro fertilization. *Fertil Steril* 2002;77: 1148–55.
29. Kuivasaari P, Hippeläinen M, Anttila M et al. Effect of endometriosis on IVF/ICSI outcome: stage III/IV endometriosis worsens cumulative pregnancy and live-born rates. *Hum Reprod* 2005;20: 3130–5.
30. Sharpe-Timms K, Keisler LW, McIntush EW et al. Tissue inhibitor of metalloproteinase-1 concentrations are attenuated in peritoneal fluid and sera of women with endometriosis and restored in sera by gonadotropin-releasing hormone agonist therapy. *Fertil Steril* 1998;69:1128–34.
31. Taketani Y, Kuo TM, Mizuno M. Comparison of cytokine levels and embryo toxicity in peritoneal fluid in infertile women with untreated or treated endometriosis. *Am J Obstet Gynecol* 1992; 167:265–70.
32. Ulukus M, Arici A. Immunology of endometriosis. *Minerva Ginecol* 2005;57:237–48.
33. Cunha-Filho JS, Gross JL, Bastos de Souza CA et al. Physiopathological aspects of corpus luteum defect in infertile patients with mild/minimal endometriosis. *J Assist Reprod Genet* 2003;20:117–21.
34. Ayers JW, Birenbaum DL, Menon KM. Luteal phase dysfunction in endometriosis: elevated progesterone levels in peripheral and ovarian veins during the follicular phase. *Fertil Steril* 1987;47: 925–9.
35. Surrey ES, Silverberg KM, Surrey M *et al.* Effect of prolonged gonadotropin-releasing hormone agonist therapy on the outcome of in vitro fertilization-embryo transfer in patients with endometriosis. *Fertil Steril* 2002;78:699–704.
36. Sallam H, Garcia-Velasco J, Dias S et al. Long-term pituitary down-regulation before in vitro fertilization (IVF) for women with endometriosis. *Cochrane Database Syst Rev* 2006;25(1):CD004635.
37. Simón C, Gutiérrez A, Vidal A et al. Outcome of patients with endometriosis in assisted reproduction: results from in-vitro fertilization and oocyte donation. *Hum Reprod* 1994;9: 725–9.
38. Sung L, Mukherjee T, Takeshige T et al. Endometriosis is not detrimental to embryo implantation in oocyte recipients. *J Assist Reprod Genet* 1997;14:152–6.
39. Díaz I, Navarro J, Blasco L et al. Impact of stage III-IV endometriosis on recipients of sibling oocytes: matched case-control study. *Fertil Steril* 2000;74:31–4.
40. Imai A, Takagi A, Tamaya T. Gonadotropin-releasing hormone analog repairs reduced endometrial cell apoptosis in endometriosis in vitro. *Am J Obstet Gynecol* 2000;182:1142–6.

第 49 章

人类卵母细胞的体外成熟

Ezgi Demirtas, Hananel Holzer, Shai Elizur,
Yariv Gidoni, Ri-Cheng Chian, Seang Lin Tan

体外成熟的发展

卵母细胞的体外成熟(IVM)可以追溯到20世纪30年代,Pincus、Enzman和Saunders研究了包括人类卵母细胞在内的哺乳动物卵母细胞在体内和体外的成熟。Pincus和同事们观察到,将卵母细胞从卵泡中取出,并在没有激素的实验室中培养,它们能够自发恢复减数分裂,并达到成熟阶段,中期Ⅱ(MⅡ),和在体内的发育一样。1965年,Edwards描述了人类和动物——小鼠、羊、牛、猪和恒河猴的体外卵母细胞成熟动力学。他引进了用于IVM的组织培养基质199(TCM-199),并证明减数分裂可在80%的不成熟卵母细胞中得到恢复,而与周期天数和促性腺激素无关。随后,他总结认为,“人类卵母细胞可在体外成熟后接受受精。”

1983年,Veeck等报告了两例来自体外成熟卵母细胞的妊娠。这些形态学上未成熟的卵母细胞是经人类绝经期促性腺激素和(或)促卵泡激素(FSH)和人绒毛膜促性腺素(hCG)预处理周期在体外受精(IVF)项目中完成的。

Cha等发表了首例来自体外成熟卵母细胞受精的生殖,来自一项卵母细胞捐献项目周期第13天的未刺激卵巢。在报告中,他们还提到,未成熟卵母细胞是恢复自未刺激的增生期和分泌期卵巢。在此后的几年,此研究小组发表了恢复自接受妇科手术的妇女或剖宫产术妇女的不成熟卵母细胞,并报告称,不成熟卵母细胞可在体外成熟并受精,分泌期的不成熟卵母细胞的成熟率甚至更高。该组也报告了来自体外成熟卵母细胞胚胎移植的活产,是恢复自剖宫产术卵母细胞供体的。

1994年,来自澳大利亚的Trounson等报告了首例无卵性不孕妇女采用自体不成熟卵母细胞实现的妊娠。1995年,该研究组报告了一名患有多囊卵巢综合征(PCOS)妇女通过联合采用IVM和卵胞浆内单精子注射(ICSI)实现的妊娠,并进行辅助孵化和胚泡培养。Trounson等开发了采用特殊设计的采集针,在经阴道的USG引导进行不成熟卵母细胞提取的门诊技术后,坚定地将IVM归入临床领域。

IVM的临床需求和优点

从1978年诞生首例IVF婴儿后,辅助生殖技术(ART)通过使用卵巢刺激帮助数以千计的夫妇生育孩子。然而,IVF也带有特定的风险,最重要的是卵巢过度刺激综合征(OHSS),这和卵巢刺激相关,是潜在的危及生命的症状。和正常卵巢的妇女相比,患有多囊卵巢(PCO)和(或)PCOS的妇女接受IVF,由于促性腺激素刺激卵巢导致OHSS的风险更高。严重的OHSS能够影响1%～2%的接受ART的妇女,可影响高达6%的患有PCO或PCOS的妇女。唯一可以消除OHSS风险的方法是完全回避卵巢刺激。进一步的,卵巢刺激是昂贵的治疗,尤其是高昂的促性腺激素制备。患者也必须接受多次超声检查和血清雌二醇测定以进行谨慎的观察,这也会增加治疗的负担。卵巢刺激的其他缺点有,每日注射的不方便、虚胖、乳房压痛以及恶心等症状。所有这些因素都是潜在的卵母细胞供体的主要顾虑,她们可能考虑到这些固有的风险而放弃。卵母细胞IVM能够去除OHSS的风险、简化患者的监控、减少治疗费用并得到相当的妊娠结果,从而似乎能够成为良好的替代。

卵母细胞成熟:体内和体外

体内成熟

卵巢滤泡的发育从原始结构开始,其中,包括有一个在首次减数分裂双线期暂停的卵母细胞，包围有一些扁平粒层细胞。出生时，卵母细胞停留在延长的静止期，每个卵巢都有大约500 000个健康的非生长或原始卵泡。青春期，这些卵泡开始缓慢、持续生长。在早期发育中，卵母细胞生长，粒层细胞增生，原始卵泡变成窦前期卵泡。一旦卵泡达到特定的大小，它们就形成了充满液体的腔，称为囊，形成囊状卵泡。卵泡的进一步发育则需要促性腺激素。卵母细胞的成熟被定义为，从生发泡阶段（GV）到中期Ⅱ的首次减数分裂重新启动并完成，同时伴有受精和早期胚胎发育必需的胞浆成熟。

体内卵母细胞成熟通常被分为两个部分：核成熟和胞质成熟。卵母细胞的核成熟可分为6个特定的结构事件：

1. 减数分裂恢复（GVBD）。体内卵母细胞成熟需要促性腺激素。在FSH的作用下，卵泡从早期窦状期发展到排卵前期，排卵前的促性腺激素激增将卵母细胞从静止期释放，并引导减数分裂的重新开始，标志为GV的溶出，即我们所知的胚泡破裂（GVBD），在显微镜下可以清晰地观察到膨大的核。

2. 染色质凝聚。在首次减数分裂前期的完成过程中，同源染色体进行配对和重组，随后发生同源染色体凝聚以准备进行减数分裂。

3. 减数分裂纺锤体的形成。两极的减数分裂纺锤体附着到同源染色体的中心粒上。

4. 同源染色体的分开和聚集。同源染色体的末端发生物理接触，并在赤道板上排列。至此，中期Ⅰ完成，同源染色体被拉向两极，标志着后期的开始。

5. 不成比例的胞浆移动/极体推出，这个过程持续到末期，第一极体通过不成比例的胞浆移动被推出。

6. 减数分裂重新暂停。卵母细胞停留在减数分裂暂停阶段直到发生受精，被紧密结合的粒层细胞包围，即卵丘细胞，形成卵丘-卵母细胞复合体（COC）。

胞质成熟是指卵母细胞胞质为受精和胚胎发育所作的准备。胞质成熟包括细胞器的重新分布、蛋白和mRNA的合成和修饰、分子的恰当储存和及时的反应以及成功受精所需构成材料必需的生化过程，以及原核形成。

卵丘细胞对胞质成熟来说是重要的。它们可应答促性腺激素、分泌不同的物质。这些物质不仅能够控制核的成熟，它们还在胞质成熟中扮演着重要的角色。卵母细胞的蛋白合成模式在有和没有卵丘细胞时是不同的，FSH对卵丘细胞-未受损卵母细胞的蛋白合成模式进行调控。

体外成熟

一旦未成熟的卵母细胞从卵泡中恢复，它们在成熟的基质、在卵丘细胞的包围中培养。体外卵母细胞成熟主要受到培养条件的影响，不同的基质被用于体外卵母细胞成熟。Edwards引入了TCM-199，在体外卵母细胞成熟培养中是最为常用的。其他的基质，如采用碳酸氢盐缓冲的Ham's-F10和Chang基质，或用血清、促性腺激素和雌二醇补充的HEPES也被用于IVM，但是其中没有任何一个基质表现出明显的优越性。根据动物研究，开发了一种新的IVM基质，并被证明有利于采自刺激的IVF和ICSI周期的未成熟人类卵母细胞的核和胞质成熟。

IVM基质包括了主要的有利成分：不同的能源物质（葡萄糖、丙酮酸盐、乳酸盐和氨基酸），血清、促性腺激素、固醇和生长因子。促性腺激素在体内的卵母细胞成熟中是必需的，但是不明确在体外是否必需。目前，绝大部分IVM基质提供促性腺激素。采用FSH和促黄体激素（LH）用于IVM是基于体内卵母细胞成熟中FSH和LH的生理角色。尽管LH生成素峰被证明能够激发体内减数分裂的重新开始，但是当它们从卵泡释放到体外培养基质中时，COCs能够被自发地诱导重新进行减数分裂。控制卵母细胞体外成熟的内分泌、旁分泌和自分泌因子作用受到卵丘细胞的调控。尽管FSH和LH在体内前窦期、窦期和排卵前卵泡的发育和成熟具有重要的作用，但是它们在体外的卵母细胞成熟中可能不具有相同的作用。绝大部分IVM应用采用的是来自小卵泡的卵母细胞，但是这些卵泡在很多方面都和排卵前卵泡不同。

不成熟卵母细胞的培养基质中雌二醇的存在对减数分裂的发展没有作用，但是能够促进受精和清除率。卵泡液中的孕酮比雌二醇的比率可能是卵母细胞成熟的指示标志；但是，孕酮在卵母细胞成熟中的角色没有被充分地阐明。用FSH和LH补充的培养基质能够刺激培养的粒层细胞和卵丘细胞的雌二醇和孕酮的分泌。因此，促性腺激素的一个作用可能是由雌二醇或孕酮介导的，且可能调控体外的卵母细胞的成熟。

广为人知的是，卵泡液中含有很多生长因子。这些因子分泌自应答促性腺激素的卵丘细胞，随后能够通过旁分泌和自分泌通道作用在卵母细胞上。由于体外成熟的卵母细胞是在周围的卵丘细胞中培养的，似乎只有裸露的卵母细胞要求在培养基质中补充生长因子。培养基质中加入人类血清或血清白蛋白作为蛋白源，这两种都是丰富的生长因子来源。因此，IVM培养基质可能没有加入额外生长因子的需要。

提取的不成熟卵母细胞的发育感受态

来自未刺激周期的不成熟卵母细胞

在IVF处理周期中,成熟的卵母细胞是在卵泡期恢复的。通过使用GnRH激动剂或拮抗剂,可以避免出现LH生成素峰。在常规的实践中,IVM周期的卵母细胞提取也是主要在卵泡期进行的。我们认为,选择优势卵泡可能会诱发其余同批卵泡的内分泌改变,对它们后续的受精和胚胎发育可能是有害的。因此,在过去的10年中,大部分情况下,卵母细胞提取是在优势细胞达到10mm之前进行的。虽然卵泡的大小可能对后续的胚胎发育来说很重要,但是来自囊状卵泡的卵母细胞的发育活性没有受到优势卵泡存在的不良影响。在卵泡生长中,即便选取了优势卵泡,非优势卵泡似乎也不会发生闭锁现象。恢复自非优势卵泡的不成熟卵母细胞在体外成功地成熟,并得到了若干妊娠和健康的活婴。动物研究也支持这些结果,在牛和同类模型中,优势卵泡存在不会对卵母细胞的质量和不成熟卵母细胞成熟后的早期胚胎发育活性产生不良影响。作为对这些发现一个可能的解释,最近两项新的研究表明,根据每天的经阴道超声检查,妇女每次月经周期中有两次或三次卵巢卵泡发育。这个推测挑战了传统的卵泡期仅有一次囊状卵泡发育的理论。在McGill生殖中心,我们目前使用的是14mm作为捐献卵泡直径的阈值,用于hCG管理。该种方法的另一个理论优势是子宫内膜在hCG当天仍具备足够的厚度。

不成熟人类卵母细胞可来自卵泡期和黄体期的卵巢,首例IVM婴儿来自供体妇科手术时取得的不成熟卵母细胞。在该卵母细胞捐献项目中,卵母细胞是在妇科手术或剖宫产中获得的,不考虑周期天数。有趣的是,该卵母细胞捐献项目中,和卵泡期相比,在黄体期获取的卵母细胞成熟率显著偏高。这种不考虑卵巢阶段的获取不成熟卵母细胞的可能,为卵母细胞捐献和没有时间等到下一次卵泡期的癌症患者提供了非常有弹性且有效的治疗选择。但是,对那些进行传统IVM并在新鲜周期内进行胚胎移植的患者,我们倾向选择卵泡期卵母细胞,以便为该周期的转移做好子宫内膜的准备。

来自刺激周期的不成熟卵母细胞

尽管大量的MII卵母细胞是在刺激周期中恢复的,但仍有大约15%的恢复的卵母细胞是不成熟的,不管是GV还是MI阶段,因为卵巢刺激会出现卵泡不同时性。如果这些来自刺激周期的不成熟卵母细胞能够像体外自发的核成熟那样在体外成熟,并正常受精,这将是非常有用的。但是,当在GV阶段,把它们从周围的粒层细胞中剥离出来后,出现了发育活性的问题。报告发现这些卵母细胞的IVM率低得令人失望,但仍然出现了几例妊娠。但是,这种想法也适用于卵巢刺激的高应答者。最近,Lim等报告了17名患者,他们在IVF周期内,发展为OHSS的概率非常高。他们没有中断周期,而是在正常的时间表、雌二醇含量升高之前给予hCG,并在优势卵泡达到12~14mm时进行卵母细胞移植。总的来说,共有11.6%的恢复的卵母细胞在采集当时已经成熟了。本组中,17名患者中有8名(47.1%)在IVM、ICSI以及胚胎移植(ET)之后妊娠,没有患者出现OHSS。

FSH预处理

在卵泡生长的早期用FSH进行预处理可能能够增加卵母细胞的数量,且(或)增加它们的成熟潜力。理论上,提供额外的FSH能够促进卵泡粒层细胞增殖和固醇的生成,因此,可以推测这种方法可能能够帮助子宫内膜增生,为着床做好准备。然而,由于没有针对子宫内膜对数据进行分析,这种推测目前只能说是一种可能。据猜想,FSH引导的另一个优势是能够促进卵母细胞的提取,并由于卵泡变大,能够得到较高数量的恢复卵母细胞,从而获得较高的妊娠率。

Suikkari等在较早的黄体期到优势卵泡达到10mm直径给予12名PCOS患者低剂量的rFSH(37.5IU),没有获得任何妊娠,但是在一项针对PCOS患者的随机对照研究中,和非引导组(0%~0%)相比,Mikkelsen等在FSH引导组中获得了更高的着床和妊娠率(21.6%~29%)。

对于周期规则、卵巢正常的妇女来说,FSH引导不会增加恢复卵母细胞的数量,和自然周期相比,FSH引导对成熟率没有什么好处。但是,需要进行进一步的研究以确定FSH引导对IVM周期的可能益处。

hCG预处理

对患有PCO或PCOS的妇女来说,若根据hCG引导后卵丘细胞形态学将GV期卵母细胞分成不同的组,则时间轴和成熟率是不同的。hCG引导似乎能够促使某些来自相对较大的卵泡的GV期卵母细胞达到MI期,并促使那些来自相对较小的卵泡的GV期卵母细胞获得成熟和发育活性。在IVM卵母细胞提取前用hCG 10 000IU预处理36小时能够增加体外卵母细胞的成熟率，促进成熟过程。一项回顾性的、随机的对照试验证明，和10 000IU的hCG相比，20 000IU的hCG对卵母细胞的成熟率没有改善作用，因此较高的剂量没有什么好处。在进行预处理后，植入率和妊娠率分别增加到了10%～15%以及30%～35%。

IVM适应证

PCO/PCOS患者

文献中绝大部分的IVM妊娠都是发生在PCOS妇女中，而卵巢正常的妇女妊娠率更低些。这种差异的原因是IVM的妊娠率和不成熟卵母细胞恢复的数量直接相关。根据早卵泡期多普勒超声检查到的2～8mm的囊状卵泡、卵巢体积以及峰卵巢基质速度，可对恢复的不成熟卵母细胞数量进行预测。此外，窦性卵泡计数是预测恢复的不成熟卵母细胞数量的最重要的独立超声检查指标。对PCO和(或)PCOS患者来说，IVM的优势在于她们和卵巢正常的妇女相比，囊状卵泡的数量更多，发生OHSS的风险更高。根据我们的研究，每个周期的临床妊娠率和囊状卵泡计数的关系如下：少于20个卵泡，6%；20～29个卵泡，15%；多于29个卵泡，44%($P<0.001$)。

PCO和(或)PCOS患者发生OHSS的风险更高，由于较高的囊状卵泡计数(AFC)，最好的妊娠机会来自常规的IVM治疗。在McGill生殖中心，具有20个以上AFC的ART候选为常规使用的IVM。

低应答者

对低应答者来说，卵母细胞捐献是最好的妊娠机会，因为IVF的卵巢刺激具有很高的失败率，且没有单独的方案利于低应答者。不成熟卵母细胞提取以及在ICSI和ET之后的恢复卵母细胞IVM对那些希望使用自己卵母细胞但又对促性腺激素类没有应答的患者来说可能是个选择。在一项由Child等进行的研究中，8名患有IVF低应答病史的妇女在服用hCG后36小时接受卵母细胞提取，没有进行卵巢刺激。6名妇女进行ET，1名妇女妊娠。产生的可得的胚胎数量和之前的IVF周期相似。在另一项研究中，Liu等报告了8名低应答者的3例妊娠(37.5%)，她们接受不成熟卵母细胞提取，并由于对促性腺类激素的低应答周期中断。在这项研究中，卵母细胞提取前没有使用hCG。在这些低应答者中，hCG摄入可能能够提高成功妊娠的几率，能够恢复某些已经成熟的卵母细胞，将这些成熟卵母细胞和体外成熟的混合进行胚胎移植，能够最优化治疗结果。

对低卵巢储存的妇女来说自然周期IVF是另一个选择。在这种治疗中，妇女具有规律周期，除了卵巢储存量较小，接受供体卵泡体内成熟卵母细胞的卵母细胞提取，在自然周期IVF中，四个周期后的累积妊娠率为46%，活产率为32%。一种提高自然周期IVF治疗的成功率的可能方法是将其和不成熟卵母细胞提取以及不成熟卵母细胞IVM联合使用。来自供体卵泡的成熟卵母细胞和其他体外成熟的卵母细胞可能会产生超过一个胚胎，并可能增加妊娠率。之前报告过应用这种方法的，3例成功的妊娠，1名妇女为低应答者。最近发表有一份初步报告，报告了129名患者接受自然周期IVF联合IVM。129名患者中有123名完成了治疗，达到了10.4%的植入率和29.3%的临床妊娠率。但是，后续的报告称，患者不是低应答者，均低于40岁、且血清FSH低于10IU/L。在IVF和IVM之后进行成熟和不成熟卵母细胞提取似乎是一种有效的治疗手段，但是，尚未确定它对低应答者的疗效。

IVM卵母细胞捐献

卵母细胞捐献后，通过卵巢刺激进行四次移植得到的累积妊娠率可达94.8%。但是，OHSS的风险，以及和过程相关的综合征，促性腺激素的副作用以及卵巢刺激的长期风险可能会吓住某些潜在的卵母细胞捐献者。有四分之三的潜在捐献者在了解过程信息后可能改变主意。避免卵巢刺激将消除大部分的担心并降低费用。

首个IVM婴儿的卵母细胞来自在周期第13天接受妇科手术。在这个卵母细胞捐献中，捐献者选自接受妇科手术的患者，不考虑周期天数或剖宫产。在手术时，通过剖腹直接取出卵泡进行卵母细胞提取，并报告了一些妊娠。在我们中心，12名具有高囊状卵泡计数(平均值:29.6)的卵母细胞捐献者在卵泡生长的卵泡期接受了不成熟卵母细胞的提取，没有进行卵巢刺激。平均提取了12.8GV卵母细胞，将48个胚胎移植到了12名受体中，有6名怀孕(50%)。尽管有2人发生流产，其余4名妇女产下了5名健康的婴儿。

生殖能力保护

虽然女性癌症发病率不断上升，抗肿瘤药物变得越来越有效。因此，越来越多的患癌妇女得以在长期的化疗后生存。年轻女性接受癌症治疗最重要的长期影响是永久的卵巢衰竭和不孕。由于存活率的上升，很多年轻的妇女在寻求保留生殖能力的方法。对时间充足、没有卵巢刺激禁忌证的患者，在控制卵巢刺激后进行胚胎或卵母细胞的冻存似乎是最为合适的方法。在雌激素敏感肿瘤和(或)时间紧张的情况下，IVM由于不需要卵巢刺激、IVF治疗无需太多时间而受到了推荐。可在停止排卵的患者的任何时间以及排卵患者排卵前进行卵母细胞提取。尽管这不是常规方法，在排卵后或在分泌期提取的不成熟卵母细胞也得到了令人满意的IVM结果。

提取的不成熟卵母细胞能够受精并玻璃化以备日后使用。对没有伴侣的患者来说，体外成熟的卵母细胞能够被玻璃化，并在妇女准备怀孕时被冻融并受精。和体内成熟并玻璃化的卵母细胞相比，妊娠率似乎较低，体外成熟卵母细胞在玻璃化、融化以及ICSI后，每次胚胎移植我们能够得到大约20%的妊娠率(未发表数据)。采自未刺激卵巢的卵母细胞玻璃化似乎是一种令人满意的保留生殖能力的方法，因为它避免了激素刺激，也不会导致癌症治疗的延误。

另一种新方法是从离体的卵巢组织中提取不成熟的卵母细胞，体外成熟并通过玻璃化冻存。这种新的生殖力保存方法可和卵巢组织库联合使用。22名不同的癌症患者在McGill生殖中心接受了卵巢组织冷藏库。最近，这些患者中有4人接受了来自卵巢组织的不成熟卵母细胞提取。采用这种方法的11个卵母细胞中有8个在体外成熟，并在卵巢组织冻存时被玻璃化。生殖能力保存适用范围不仅仅是癌症，任何导致卵巢储存量下降的情况都适用。除了上述的冷库用户，最近一名16岁的女孩由于Turner综合征，接受了卵巢楔形切除用于生殖能力保存，在卵巢组织被冻存前，从表面卵泡中提取了11个不成熟卵母细胞，在IVM后有8个成熟，得到了8个冻存的卵母细胞以备后用(未发表的数据)。

IVM周期概述

周期检测和hCG计时

在患有月经稀少或无月经的妇女，通过摄入孕酮开始治疗周期。在撤退性出血的第2～4天，进行基础超声检查，以确保没有卵巢囊肿。在周期的第7～9天进行经阴道的超声检查，以计划不成熟卵母细胞的提取。在McGill生殖中心，我们等子宫内膜厚度达到8mm时才给予hCG。月经稀发妇女的提取可推迟到周期的第3周。但是，对月经周期正常的志愿者，她们将生长有一个优势卵泡，对这些妇女，我们对优势卵泡直径的截断值为hCG当天直径为14mm。根据优势卵泡的大小，妇女在卵母细胞提取前36～48小时接受10 000IU hCG作为引导。

不成熟卵母细胞提取

经阴道超声引导的卵泡穿刺现在是IVM周期卵母细胞提取的首选方案；和传统的IVF卵母细胞提取相比，它需要特定的修正。

麻醉/镇痛

根据卵巢的获取方式确定麻醉法。尽管最开始的病例是在全麻或脊椎麻醉下进行的，绝大多数的病例并不需要这样。在McGill生殖中心，静脉内注射2mg咪达唑仑和50～200mg芬太尼用于镇痛，并用10～20ml的0.5%布比卡因进行宫颈旁阻滞，以进行不成熟卵母细胞提取。对那些之前在卵母细胞提取中出现疼痛缓解差或那些难以接近卵巢的患者，全麻或脊椎麻醉可能更合适，以我们的经验，在传统的IVF提取中更常见。

清洁和消毒

用生理盐水清洗阴道。

准备

和刺激周期的卵母细胞提取相比，更合适使用较小的计量注射针(19G或20G)。吸取真空压降到75～80mmHg，是传统IVF吸取压的大约一半。用2ml肝素化的盐水对抽吸管清洗，然后在保温模块中进行收集。肝素化盐水也用作润洗针头的抽吸介质。

抽吸技术

针头以相对于卵泡壁90°进入卵泡，否则，会很容易滑到周围的基质中。另外，频繁地移动针头以和小的卵泡调整位置。卵泡应当被完全抽空，为此可转动针头方便抽吸。IVM提取常常需要多次卵巢穿刺，几乎不可能在一个位置上够到所有的卵泡。此外，从卵泡中抽吸的液体体积非常小，单腔抽吸针很容易堵塞。在抽吸几个卵泡后，通常会取出针头，用肝素化盐水冲洗。平均地，采集需要比IVF卵母细胞抽提更长的时间，因为重复的冲洗和疏通针头以防止堵塞。

良好的超声显影是成功抽吸不成熟卵母细胞的关键。卵泡大小不一，特定的卵泡可能很难被抽吸，或者她们即便被抽吸了，卵母细胞也很难恢复，尤其是小的卵泡中(<4mm)。

体外卵母细胞成熟

从卵泡吸出物中分离得到卵泡，并通过立体显微镜收集在实验室含有肝素化盐水的试管中。评估卵母细胞胞浆中是否含有 GV，若不成熟卵母细胞中没有出现 GV，则将此定义为 GVBD。成熟（MII）卵母细胞是通过第一极体的出现定义的。对卵泡吸出物进行过滤并重新检测卵母细胞。不成熟卵母细胞被转移到 IVM 介质中，并补充有 75mIU FSH 和 LH，在 5% CO_2 和 95% 空气下、高湿度、37℃进行培养。在提取后 24 小时确认成熟，并在此时将成熟的卵母细胞从周围的粒层细胞中分离出来，并进行 ICSI。这些没有达到 MII 阶段的则在介质中再培养 24 小时，重新检测。

子宫内膜准备和黄体支持

给予妇女戊酸雌二醇以进行子宫内膜准备，计量取决于卵母细胞抽提当天的内膜厚度。若子宫内膜厚度小于 6mm，则给予 12mg 戊酸雌二醇，2mg，每天三次，口服以及 2mg，每天三次，阴道给药，从抽提日开始。若子宫内膜厚度为 6 ~ 8mm，则每日给予共 8 ~ 10mg；若厚度大于 8mm，则建议给予 2mg 戊酸雌二醇，每天三次，口服。

黄体支持是在达到成熟的当天开始的，并进行 ICSI。我们采用每天 50mg 肌内黄体酮注射液作为黄体支持。根据卵母细胞的成熟和受精，进行 ET。抽出的卵母细胞可能不能同步成熟，因此胚胎的发育阶段在 ET 时可能是不同的。

IVM 治疗周期的结果

IVM 成功率

所有进行传统的 IVF 和 IVM 的中心报告称，IVF 具有更高的临床妊娠率。一项病例匹配的对照研究中，比较了 PCOS 或 PCO 妇女 IVF 和 IVM 妊娠的结果，报告称传统 IVF 的临床妊娠率为 38%，而 IVM 为 26%。但是，IVM 妊娠率仍然高于自然周期的 IVF。

AFC 是可能被抽提的不成熟卵母细胞数量以及临床妊娠最佳的指示。因此，PCOS/PCO 患者的临床妊娠率在具有规则月经和正常卵巢的妇女中期望值最高。最近的数据表明，IVM 在不成熟卵母细胞提取前采用 hCG 引导可得到 30% ~ 35% 的临床妊娠率和 10% ~ 15% 的植入率。进一步的，目前的数据表明，在囊状卵泡数量较多的妇女中，妊娠率也较高，可达到 30% ~ 40%。如前所述，每个周期的临床妊娠率和 AFC 的关系据报告为，少于 20 个卵泡，6%；20 ~ 29 个卵泡，15%；多于 29 个卵泡，则为 44%。至于 IVF，临床妊娠率和植入率随着年龄的增加而下降。在 McGill 生殖中心，小于 35 岁的妇女，可达到每卵母细胞抽提 38% 的临床妊娠率和 13% 的植入率，而 36 ~ 40 岁的妇女，每卵母细胞抽提有 21% 的临床妊娠率和 5% 的植入率。

美国辅助生殖技术协会技术注册报告称，每卵母细胞抽提的临床妊娠率据为新鲜 IVF 周期为 38.2%，依据的是 2001 年采集自 385 个诊所进行的操作。加拿大 ART 注册得到的结果也是相似的，每个开始的周期，临床妊娠率为 31.2%，每个 ET 操作则报告为 37.3%。不同中心的植入率、妊娠率和分娩率各不相同。考虑总体的结果，在选择的患者群中，上述的 IVM 结果似乎和新鲜周期的 IVF 结果相当。

IVM 婴儿

任何辅助生殖的新方法都必须带有先天畸形和围产期结果的数据。早期关于 IVM 妊娠的数据通常是安慰性的。最近的研究也支持这样的报告。从 150 例经 IVM 出生的婴儿来看，共有 6 例重要的先天异常被报告；1 例脐膨出、2 例腭裂、2 例室间隔缺损、1 例 45XO/46XY 嵌合。这个比例和其他 ART 得出的报告相近，略高于那些自然出生的对照组。一份相当的研究表明，IVM 与 IVF 和 ICSI 相比，比值相近。经 IVF 妊娠的所有先天异常的比值报告为 1.01，IVM 为 1.19，ICSI 为 1.41，IVM 和其他 ART 妊娠相比，多胎妊娠比例没有显著性差异。IVM 后产科和围产期结果和已知的 ART 数据相当，甚至据比较了 55IVM、217IVF 和 160ICSI 新生儿结果的研究称，低体重胎儿更少。但是，仍需要进一步的数据收集和配对研究以得到更详细的信息。

关键点

- 卵母细胞 IVM 成了一种 PCO/PCOS 妇女相对于传统 IVF 治疗的可选治疗。AFC 是不成熟卵母细胞恢复数量最重要的独立超声检查预测。总的来说，PCO/PCOS 不孕妇女植入率和临床妊娠率分别可达到 10% ~ 15% 和 30% ~ 35%。
- 除了 PCO/PCOS 妇女，IVM 似乎也成了一种可靠的治疗选择，尤其是寻求保存生殖能力的妇女和准备捐献卵母细胞的妇女。低应答者可从 IVM 治疗中受益,因为她们不需要接受大剂量的促性腺激素。

- IVM 最重要的长处是它能够避免或最小化促性腺激素的使用,因此可避免 OHSS,降低成本,简化治疗。
- 用于 IVM 的卵母细胞抽提一般是在卵泡期、优势卵泡达到 10mm 直径之前进行的,但是卵泡的大小被证明对后续的胚胎发育很重要,但是优势卵泡的出现不会妨碍来自小的囊状卵泡的卵母细胞的发育能力。
- 尽管 IVM 是一种相对较新的治疗方案,但妊娠结果研究的早期数据表明经此治疗出生的儿童不太可能会有大的风险。

参考文献

1. Pincus G, Enzmann EV. The comparative behavior of mammalian eggs in vivo and in vitro. I. The activation of ovarian eggs. *J Exp Med* 1935;62:665–75.
2. Pincus G, Saunders B. The comparative behavior of mammalian eggs in vivo and in vitro. VI. The maturation of human ovarian ova. *Anat Rec* 1939;75:537–45.
3. Edwards RG. Maturation in vitro of mouse, sheep, cow, pig, rhesus monkey and human ovarian oocytes. *Nature* 1965;208:349–51.
4. Edwards RG. Maturation in vitro of human ovarian oocytes. *Lancet* 1965;286:926–9.
5. Veeck LL, Wortham JW Jr., Witmyer J, et al. Maturation and fertilization of morphologically immature human oocytes in a program of in vitro fertilization. *Fertil Steril* 1983;39(5):594–602.
6. Cha KY, Koo JJ, Ko JJ, Choi DH, Han SY, Yoon TK. Pregnancy after in vitro fertilization of human follicular oocytes collected from nonstimulated cycles, their culture in vitro and their transfer in a donor oocyte program. *Fertil Steril* 1991;55(1):109–13.
7. Cha KY, Do BR, Chi HJ, et al. Viability of human follicular oocytes collected from unstimulated ovaries and matured and fertilized in vitro. *Reprod Fertil Dev* 1992;4(6):697–701.
8. Trounson A, Wood C, Kausche A. In vitro maturation and the fertilization and developmental competence of oocytes recovered from untreated polycystic ovarian patients. *Fertil Steril* 1994;62(2):353–62.
9. Barnes FL, Crombie A, Gardner DK, et al. Blastocyst development and birth after in-vitro maturation of human primary oocytes, intracytoplasmic sperm injection and assisted hatching. *Hum Reprod* 1995;10(12):3243–7.
10. Steptoe PC, Edwards RG. Birth after the reimplantation of a human embryo. *Lancet* 1978;2(8085):366.
11. Tan SL, Royston P, Campbell S, et al. Cumulative conception and livebirth rates after in-vitro fertilisation. *Lancet* 1992; 339(8806):1390–4.
12. MacDougall MJ, Tan SL, Jacobs HS. In-vitro fertilization and the ovarian hyperstimulation syndrome. *Hum Reprod* 1992;7(5): 597–600.
13. MacDougall MJ, Tan SL, Balen A, Jacobs HS. A controlled study comparing patients with and without polycystic ovaries undergoing in-vitro fertilization. *Hum Reprod* 1993;8(2):233–7.
14. Buckett W, Chian RC, Tan SL. Can we eliminate severe ovarian hyperstimulation syndrome? Not completely. *Hum Reprod* 2005;20(8):2367; author reply 8.
15. Murray C, Golombok S. Oocyte and semen donation: a survey of UK licensed centres. *Hum Reprod* 2000;15(10):2133–9.
16. Thomas FH, Vanderhyden BC. Oocyte growth and developmental competence. In: Tan SL, Chian RC, Buckett WM, eds. *In-vitro Maturation of Human Oocytes, Basic Science to Clinical Application*. London: Informa Healthcare; 2007:1–14.
17. Cha KY, Chian RC. Maturation in vitro of immature human oocytes for clinical use. *Hum Reprod Update* 1998;4(2):103–20.
18. Swain JE, Smith GD. Mechanism of oocyte maturation. In: Tan SL, Chian RC, Buckett WM, eds. *In-vitro Maturation of Human Oocytes, Basic Science to Clinical Application*. London: Informa Healthcare; 2007:83–12.
19. Chian RC, Buckett WM, Tan SL. In-vitro maturation of human oocytes. *Reprod Biomed Online* 2004;8(2):148–66.
20. Chian RC, Sirard MA. Effects of cumulus cells and follicle-stimulating hormone during in vitro maturation on parthenogenetic activation of bovine oocytes. *Mol Reprod Dev* 1995;42(4): 425–31.
21. Chian RC, Buckett WM, Too LL, Tan SL. Pregnancies resulting from in vitro matured oocytes retrieved from patients with polycystic ovary syndrome after priming with human chorionic gonadotropin. *Fertil Steril* 1999;72(4):639–42.
22. Chian RC, Buckett WM, Tulandi T, Tan SL. Prospective randomized study of human chorionic gonadotrophin priming before immature oocyte retrieval from unstimulated women with polycystic ovarian syndrome. *Hum Reprod* 2000;15(1):165–70.
23. Mikkelsen AL, Lindenberg S. Influence of the dominant follicle on in-vitro maturation of human oocytes: a prospective non-randomized study. *Reprod Biomed Online* 2001;3(3):199–204.
24. Mikkelsen AL, Host E, Blaabjerg J, Lindenberg S. Maternal serum supplementation in culture medium benefits maturation of immature human oocytes. *Reprod Biomed Online* 2001;3(2):112–16.
25. Trounson A, Anderiesz C, Jones G. Maturation of human oocytes in vitro and their developmental competence. *Reproduction* 2001;121(1):51–75.
26. Trounson A, Anderiesz C, Jones GM, Kausche A, Lolatgis N, Wood C. Oocyte maturation. *Hum Reprod* 1998;13(Suppl. 3):52–62.
27. Chian RC, Tan SL. Maturational and developmental competence of cumulus-free immature human oocytes derived from stimulated and intracytoplasmic sperm injection cycles. *Reprod Biomed Online* 2002;5(2):125–32.
28. Tesarik J, Mendoza C. Nongenomic effects of 17 beta-estradiol on maturing human oocytes: relationship to oocyte developmental potential. *J Clin Endocrinol Metab* 1995;80(4):1438–43.
29. Kreiner D, Liu HC, Itskovitz J, Veeck L, Rosenwaks Z. Follicular fluid estradiol and progesterone are markers of preovulatory oocyte quality. *Fertil Steril* 1987;48(6):991–4.
30. Chian RC, Ao A, Clarke HJ, Tulandi T, Tan SL. Production of steroids from human cumulus cells treated with different concentrations of gonadotropins during culture in vitro. *Fertil Steril* 1999;71(1):61–6.
31. Cobo AC, Requena A, Neuspiller F, et al. Maturation in vitro of human oocytes from unstimulated cycles: selection of the optimal day for ovum retrieval based on follicular size. *Hum Reprod* 1999;14(7):1864–8.
32. Chian RC, Lim JH, Tan SL. State of the art in in-vitro oocyte maturation. *Curr Opin Obstet Gynecol* 2004;16(3):211–19.
33. Paulson RJ, Sauer MV, Francis MM, Macaso T, Lobo RA. Factors affecting pregnancy success of human in-vitro fertilization in unstimulated cycles. *Hum Reprod* 1994;9(8):1571–5.
34. Thornton MH, Francis MM, Paulson RJ. Immature oocyte retrieval: lessons from unstimulated IVF cycles. *Fertil Steril* 1998; 70(4):647–50.

35. Smith LC, Olivera-Angel M, Groome NP, Bhatia B, Price CA. Oocyte quality in small antral follicles in the presence or absence of a large dominant follicle in cattle. *J Reprod Fertil* 1996;106(2):193–9.
36. Chian RC, Chung JT, Downey BR, Tan SL. Maturational and developmental competence of immature oocytes retrieved from bovine ovaries at different phases of folliculogenesis. *Reprod Biomed Online* 2002;4(2):127–32.
37. Bomsel-Helmreich O, Huyen LV, Durand-Gasselin I, Salat-Baroux J, Antoine JM. Mature and immature oocytes in large and medium follicles after clomiphene citrate and human menopausal gonadotropin stimulation without human chorionic gonadotropin. *Fertil Steril* 1987;48(4):596–604.
38. Nagy ZP, Cecile J, Liu J, Loccufier A, Devroey P, Van Steirteghem A. Pregnancy and birth after intracytoplasmic sperm injection of in vitro matured germinal-vesicle stage oocytes: case report. *Fertil Steril* 1996;65(5):1047–50.
39. Edirisinghe WR, Junk SM, Matson PL, Yovich JL. Birth from cryopreserved embryos following in-vitro maturation of oocytes and intracytoplasmic sperm injection. *Hum Reprod* 1997;12(5):1056–8.
40. Liu J, Katz E, Garcia JE, Compton G, Baramki TA. Successful in vitro maturation of human oocytes not exposed to human chorionic gonadotropin during ovulation induction, resulting in pregnancy. *Fertil Steril* 1997;67(3):566–8.
41. Jaroudi KA, Hollanders JM, Elnour AM, Roca GL, Atared AM, Coskun S. Embryo development and pregnancies from in-vitro matured and fertilized human oocytes. *Hum Reprod* 1999;14(7):1749–51.
42. Lim KS, Son WY, Yoon SH, Lim JH. IVM/F-ET in stimulated cycles for the prevention of OHSS. *Fertil Steril* 2002;78(Suppl. 1):S10.
43. Suikkari AM, Tulppala M, Tuuri T, Hovatta O, Barnes F. Luteal phase start of low-dose FSH priming of follicles results in an efficient recovery, maturation and fertilization of immature human oocytes. *Hum Reprod* 2000;15(4):747–51.
44. Mikkelsen AL. FSH priming in IVM cycles. In: Tan SL, Chian RC, Buckett W, eds. *In-vitro Maturation of Human Oocytes, Basic Science to Clinical Application*. London: Informa Healthcare; 2007.
45. Yang SH, Son WY, Yoon SH, Ko Y, Lim JH. Correlation between in vitro maturation and expression of LH receptor in cumulus cells of the oocytes collected from PCOS patients in HCG-primed IVM cycles. *Hum Reprod* 2005;20(8):2097–103.
46. Chian RC, Gulekli B, Buckett WM, Tan SL. Priming with human chorionic gonadotropin before retrieval of immature oocytes in women with infertility due to the polycystic ovary syndrome. *N Engl J Med* 1999;341(21):1624, 6.
47. Gulekli B, Buckett WM, Chian RC, Child TJ, Abdul-Jalil AK, Tan SL. Randomized, controlled trial of priming with 10,000 IU versus 20,000 IU of human chorionic gonadotropin in women with polycystic ovary syndrome who are undergoing in vitro maturation. *Fertil Steril* 2004;82(5):1458–9.
48. Lin YH, Hwang JL, Huang LW, et al. Combination of FSH priming and hCG priming for in-vitro maturation of human oocytes. *Hum Reprod* 2003;18(8):1632–6.
49. Mikkelsen AL, Smith S, Lindenberg S. Impact of oestradiol and inhibin A concentrations on pregnancy rate in in-vitro oocyte maturation. *Hum Reprod* 2000;15(8):1685–90.
50. Child TJ, Gulekli B, Tan SL. Success during in-vitro maturation (IVM) of oocyte treatment is dependent on the numbers of oocytes retrieved which are predicted by early follicular phase transvaginal ultrasound measurement of the antral follicular count and peak ovarian stromal blood flow velocity. *Hum Reprod* 2001;16(Abstract book 1):41.
51. Tan SL, Child TJ, Gulekli B. In vitro maturation and fertilization of oocytes from unstimulated ovaries: predicting the number of immature oocytes retrieved by early follicular phase ultrasonography. *Am J Obstet Gynecol* 2002;186(4):684–9.
52. Child TJ, Gulekli B, Chian RC, Abdul Jalil AK, Tan SL. In-vitro maturation of oocytes from unstimulated normal ovaries of women with a previous poor response to IVF. *Fertil Steril* 2000;74(3 Suppl. 1):S45.
53. Liu J, Lu G, Qian Y, Mao Y, Ding W. Pregnancies and births achieved from in vitro matured oocytes retrieved from poor responders undergoing stimulation in in vitro fertilization cycles. *Fertil Steril* 2003;80(2):447–9.
54. Nargund G, Waterstone J, Bland J, Philips Z, Parsons J, Campbell S. Cumulative conception and live birth rates in natural (unstimulated) IVF cycles. *Hum Reprod* 2001;16(2):259–62.
55. Chian RC, Buckett WM, Abdul Jalil AK, et al. Natural-cycle in vitro fertilization combined with in vitro maturation of immature oocytes is a potential approach in infertility treatment. *Fertil Steril* 2004;82(6):1675–8.
56. Lim JH, Park SY, Yoon SH, Yang SH, Chian RC. Combination of natural cycle IVF with IVM as infertility treatment. In: Tan SL, Chian RC, Buckett W, eds. *In-Vitro Maturation of Oocytes, Basic Science to Clinical Application*. London: Informa Healthcare; 2007.
57. Holzer H, Scharf E, Chian RC, Demirtas E, Buckett W, Tan SL. In vitro maturation of oocytes collected from unstimulated ovaries for oocyte donation. *Fertil Steril* 2007. In press.
58. Hayat MJ, Howlader N, Reichman ME, Edwards BK. Cancer statistics, trends, and multiple primary cancer analyses from the Surveillance, Epidemiology, and End Results (SEER) Program. *Oncologist* 2007;12(1):20–37.
59. Lee SJ, Schover LR, Partridge AH, et al. American Society of Clinical Oncology recommendations on fertility preservation in cancer patients. *J Clin Oncol* 2006;24(18):2917–31.
60. Rao GD, Chian RC, Son WS, Gilbert L, Tan SL. Fertility preservation in women undergoing cancer treatment. *Lancet* 2004;363(9423):1829–30.
61. Holzer HE, Tan SL. Fertility preservation in oncology. *Minerva Ginecol* 2005;57(1):99–109.
62. Oktay K, Demirtas E, Son W, Lostritto K, Chian RC, Tan SL. In vitro maturation of germinal vesicle oocytes recovered post-premature LH surge: description of a novel approach to fertility preservation. *Fertil Steril* 2007. In press.
63. Huang JYJ, Holzer H, Tulandi T, Tan SL, Chian RC. Combining ovarian tissue cryobanking with retrieval of immature oocytes by in vitro maturation and vitrification: a noble method of fertility preservation. *Fertil Steril* 2007. In press.
64. Child TJ, Abdul-Jalil AK, Gulekli B, Tan SL. In vitro maturation and fertilization of oocytes from unstimulated normal ovaries, polycystic ovaries, and women with polycystic ovary syndrome. *Fertil Steril* 2001;76(5):936–42.
65. Child TJ, Phillips SJ, Abdul-Jalil AK, Gulekli B, Tan SL. A comparison of in vitro maturation and in vitro fertilization for women with polycystic ovaries. *Obstet Gynecol* 2002;100(4):665–70.
66. Assisted reproductive technology in the United States: 2001 results generated from the American Society for Reproductive Medicine/Society for Assisted Reproductive Technology registry. *Fertil Steril* 2007.
67. Gunby J, Daya S. Assisted reproductive technologies (ART) in Canada: 2003 results from the Canadian ART Register. *Fertil Steril* 2007.
68. Mikkelsen AL, Ravn SH, Lindenberg S. Evaluation of newborns delivered after in vitro maturation. *Hum Reprod* 2003;18(Suppl. 1):xviii5.
69. Buckett WM, Chian RC, Barrington K, Dean N, Abdul Jalil AK, Tan SL. Obstetric, neonatal and infant outcome in babies conceived by in vitro maturation (IVM): initial five-year results 1998–2003. *Fertil Steril* 2004;82(Suppl. 2):S133.

70. Cha KY, Chung HM, Lee DR, et al. Obstetric outcome of patients with polycystic ovary syndrome treated by in vitro maturation and in vitro fertilization-embryo transfer. *Fertil Steril* 2005;83(5):1461–5.
71. Buckett WM. Pregnancy and neonatal outcome following IVM. In: Tan SL, Chian RC, Buckett WM, eds. *In-vitro Maturation of Human Oocytes, Basic Science to Clinical Application*. London: Informa Healthcare; 2007:313–18.
72. Hansen M, Kurinczuk JJ, Bower C, Webb S. The risk of major birth defects after intracytoplasmic sperm injection and in vitro fertilization. *N Engl J Med* 2002;346(10):725–30.
73. Buckett W, Chian RC, Holzer H, Dean N, Tan SL. Congenital abnormalities and perinatal outcome in pregnancies following IVM, IVF, and ICSI delivered in a single center. *Fertil Steril* 2006;85(Suppl. 2):S11–12.

第 50 章

卵母细胞和胚胎冻存

Eleonora Porcu, Patrizia Maria Ciotti, Giuseppe Damiano,
Maria Dirodi, Stefano Venturoli

最近在世界范围内,用于体外受精(IVF)的生殖性低温保存技术受到了越来越多的关注,并可能在未来的几年内得到重要的应用。

该技术的主要优势有,能够储存以供未来使用而不需重复的卵巢刺激、将接受化疗的肿瘤父母能够有机会受精、降低了新鲜胚胎转移的数量故多胎妊娠风险低、且无需中断周期,出现卵巢过度刺激综合征以及最严重的超数排卵并发症的风险较低。

从报告人类胚胎冻存得到的第一例妊娠和出生开始,一些更安全的冻存、融化以及人类胚胎转移技术得到了发展,现在在世界各地的 IVF 治疗中,胚胎冻存作为一种常规技术应用。

但是,关于低温保存安全性的争论仍在继续,很多作者表达了他们的忧虑,尤其是在 1995 年发表的警告报告后,报告称来自冻融胚胎的小鼠出现了形态学和发育改变。此外,很多变异很难做出评估,它的表观效果较小,但后代出现存活力和宏观形态学的改变, 即可通过生化或微观结构的改变影响行为和认知功能。

事实上,关键的担忧是冻存胚胎和卵母细胞发育的孩子可能有长期的风险。

胚胎冻存

胚胎冻存技术在 1972 年首次应用于哺乳动物,在 20 世纪 80 年代早期用于人类。报告的首例来自人类胚胎冻存的妊娠来自 1983 年,而首例出生是在 1984 年。时至今日,冻存和冻融技术得到了长足的进步,冻融胚胎转移在全世界范围内得到了广泛而成功的应用,也由于冻存技术,IVF 疗效得到了不断的改善。

1993 年,在针对 485 名接受 IVF 治疗的妇女、有 124 例冰冻胚胎转移(FRET)的研究中,报告称出生率上升了 5.2%,妊娠率上升了 13.2%,活产率上升了 11.6%。2707 对接受 IVF 治疗的夫妇,持续妊娠率上升了 4%。同年,针对进行了 1000 例新周期、373 例 FRET 周期的 610 名患者,证明持续妊娠率上升了 6.6%。

1998 年,在 5032 例 FRET 周期中,观察到出生率增加了 8%,每次转移的活产率上升了 12%,每个转移胚胎则上升了 6%。最新的世界报告评估了 1995 年中多于 80 000 个冷冻胚胎以及多于 4000 例来自冷冻胚胎的妊娠。

因此,人类胚胎的冻存是一种迅速发展的技术,需要科学家们给予极大的关注,评估该技术的安全性。我们需要对质量相当的新鲜胚胎移植和冷冻胚胎移植做出比较,以检测胚胎冻融技术的可靠性。

1990 年进行的一项研究表明,和新鲜的胚胎相比,人类冻融胚胎的移植能力似乎显著下降,研究中供体卵受精,得到的胚胎随机分配到受体,以新鲜胚胎或冻融胚胎的方式进行移植。其中,有 24% 的新鲜胚胎,仅有 7.7% 的冻融胚胎被成功移植。

一项相似的研究报告称,新鲜的胚胎移植周期的移植率为 12.6%,而 FRET 周期仅为 8.1%。在最近的一项回溯性研究中,和冻融胚胎移植相比,新鲜的胚胎移植的移植率和妊娠率出现显著的上升。需要注意的是,胚胎移植的能力直接反映了它们能否挺过冻融环节,决定人类胚胎移植能力的一个重要因素就是冷冻时的形态学特征。

针对冻融胚胎移植和体内发育的回溯性分析表明,和部分破坏的胚胎(3.5%)相比,完整胚胎转移的移植率更高(11.4%)。

另一项回溯性研究报告称,和分裂球受到损伤的胚胎相比,分裂球完整的冻融胚胎移植的妊娠率显著更高。

观察结果导致的担心是,即便总体上 FRET 周期和新鲜周期相比,妊娠率偏低,但是多胎妊娠率显著偏高:13% 或 17% 对此的一个解决方法是,略微提高

FRET周期的子宫内膜感受性,以弥补冻融胚胎的质量下降。

很多研究指出,授精方法能够影响低温冻存的结果。卵胞浆内单精子注射(ICSI)可能能够获得较高的融后存活率、移植率以及分娩率,也可能由于ICSI时对透明带的破坏使得胚胎对冻融过程中的化学和物理变化更为敏感,导致较低的移植率和较高的临床前流产率。根据其他的作者,ICSI FRET和正常的IVF FRET在融后存活、移植率、临床前流产率以及临床妊娠率方面没有区别。

冻存的时间长度对冻存结果没有影响。事实上,有报告描述了一名44岁的妇女在移植冻存7.5年的胚胎后成功妊娠。此外,有报告称一名39岁的妇女从冻存12年的胚胎中产出了一对健康的双胞胎胎儿。还有一名40岁的患者接受了在液氮中冻存13年的胚胎,并产下一名正常的婴儿。

冻融胚胎可能存在的受损风险有,接触到环境中的生化污染物、胚胎内形成冰晶、抗冻剂的毒性、融化过程的损伤、胚胎操作时的机械损伤、胚胎储存中的DNA损伤;但是,冷冻本身不能被认为是致突变过程。很多研究表明,过去胚胎冻存和胎儿体重的下降和早期着床后胚胎丢失发生率的上升相关。事实上,这些变化可能和IVF周期中多胎妊娠的高发病率有关,尽管在独生IVF妊娠中观察到,和自发妊娠相比出现更不利的围产期结果。

1989年,进行了首例长达两年的针对50例来自冻融胚胎移植的妊娠的描述性研究。有一例妊娠在第22周由于出现严重的胎儿异常被终止妊娠,一例分娩为早产,单胎妊娠出现了高的臀先露率(12%)。

在来自冻融胚胎的胎儿和婴儿中,主要的染色体异常,如染色体13、18和21三体,和自然分娩的胎儿相比发生率较高,有两份研究报告了这个结果。1994年进行的一项回溯性研究考虑了1985年到1991年之间来自冻存胚胎的232名婴儿,另有相同数量的胎儿是在标准IVF操作后出生的,作为对照。两组中,平均妊娠年龄、体重和围产期死亡率都相近,主要的异常在冻融组中的发生率甚至低于对照组的。事实上,这里有"过滤"作用,即没有计入"化学性"妊娠和早期的自然流产,它们是先天异常的标记。

1995年进行的一项观察性研究观察了30例冻融胚胎移植后的妊娠。所有的婴儿出生体重都超过平均值(45%的单胎婴儿体重超过75%)。没有重大先天异常,仅有两个轻微的异常(足内翻和隐睾)。此外,单胎还表现为早产率低(4%),臀先露率高(14%)。

同年,报告了细菌和体细胞经受冻融过程的遗传学影响。

1989年到1994年间,将一组91名来自冻存胚胎的儿童(68个单胞胎,20个双胞胎,3个三胞胎)和83个正常分娩得到的儿童组成的对照组进行比较。研究组中,发现了较高的围产期问题发生率,比如需要在婴儿特别护理病房中护理更长时间,另外有三个儿童患有严重的先天异常。但是,两组的轻微和重大先天异常发生率相近(分别为31.9% *vs* 21.7%和3.3% *vs* 2.4%),冻融胚胎组和对照组相比的相对风险为轻微先天异常1.7,重大先天异常为1.4。两组都有的轻微先天异常为痣和血管瘤,重大先天异常有Down综合征、Beckwith-Widenmann综合征,冻存胚胎组还有低血磷性佝偻病,而对照组还有肾积水和腹裂。

1996年对89名产自冻融胚胎转移的儿童的研究得到了相似的结论,但是没有对照。该研究表明,多胎和早产的发生率较高(单胞胎妊娠占14.7%,85.7%为双胞胎),而畸形发生率和正常人群中观察到的类似(1.1%,仅有一名儿童出现输尿管短),即便是考虑了两例治疗性流产,分别为Down综合征和多发畸形(3.4%)。

1997年进行的一项完整的人群研究观察了270例妊娠(163例单胞胎,98例双胞胎,9例三胞胎),均从产科和新生儿角度去考虑。每个胚胎转移的妊娠率为21%,自发流产率为23%,异位妊娠为4%,多胎率为24.2%(22.8%为双胞胎,1.4%为三胞胎),单胞胎早产率为5.6%,而双胞胎为44.9%,三胞胎为100%,重大异常的发生率为2.7%,以及围产期死亡率为8%。和两个对照组相比(标准IVF和正常怀孕),妊娠率、分娩和围产期结果均没有显著性差异,仅有的意外的差异是和正常分娩组相比,IVF组的平均出生体重显著偏低,IVF组剖宫产儿率高。

同年Wood进行的一项研究也证明了相同的结果。

1998年进行了一项研究,255名来自冻存胚胎的儿童和255名来自新鲜IVF的儿童以及255名正常分娩的儿童配对,比较母亲年龄、产次、单胞胎或多胞胎妊娠以及分娩日期。本研究主要结果是出生前生长,三组单胞胎和双胞胎妊娠的生长特征相似。重大异常的发生率为第一组2.4%,第二组3.5%,第三组3.2%。

1999年,瑞典IVF国际登记处进行了一项人群研究,报告称FRET周期和新鲜周期相比,出生体重较低,早产率较高;IVF胎儿和一般人群相比,多胎妊娠的几率高20倍，出生体重低，早产率高。

事实上，我们很难区分遗传毒性和致畸性作用，它们是由胚胎冻融技术引起的还是接触有毒物质引起的：例如，小鼠中，着床前接触铵离子和胚胎发育迟缓以及神经管缺陷相关，而小羊的出生体重受到胚胎培养基质的影响；很明显，抗冻剂中含有的细胞毒性或诱变性化学物，如甲醛，是一个严重的问题。此外，ICSI方法被认为可能导致功能障碍，虽然其中可能包括了父母的遗传因素。因此，不把这些变化和冻存技术引起的混淆起来是很重要的。

总的来说，至今尚没有充足的科学依据证明胚胎冻存对产科结果以及先天畸形有不良影响，但是我们应该认为，大部分研究发现畸形率差异的能力是很差的。

尽管没有证据表明，胚胎冻存会增加出生缺陷的发生率，染色体异常如Down综合征，以及轻微的先天畸形和标准IVF相近，可能来自冻存技术的更严重的染色体异常，如细胞非整倍性，由于着床失败后早期流产，没有明显的临床表现。

人类流产组织和自然出生胎儿的四倍性发生率在4%～8%之间，可能是基因复制、早期卵裂被抑制导致的；相反，在冻存胚胎中，导致非整倍性的主要机制似乎是自发的卵裂球融合。

已知早期的胚胎对外源因子较为脆弱敏感，如病毒、聚乙二醇或电场。事实上，很容易推测，冻融过程可能能够导致细胞损伤，尤其是对早期的胚胎。很多研究观察到透明带裂缝和细胞膜受损或胞内物质受损，并认为是冻存的后果。

1984年进行了首例针对导致细胞非整倍性的细胞卵裂球融合的研究，发现在确定细胞损伤（除了甘油，它具有高危害性，很快被抛弃）时，不同抗冻剂之间没有差异。相反的，更关键的影响来自胚胎的低质量。

但是，使用丙二醇作为抗冻剂和多倍体细胞的形成相关，机制是自发的卵裂球融合，如1991年进行的研究所证实的那样。而快速冷冻技术（玻璃化）可能导致更多的有丝分裂互换和染色体损伤。

抗冻剂通过细胞脱水和渗透性水肿，可能能够帮助确定自发的卵裂球融合；胞质桥核能是另一个引导融合过程的重要因素，但是对早期胚胎的电子显微观察没有发现它们的存在。

1998年对非整倍体和染色体X和Y杂合以及冰冻人类胚胎发育2天和3天进行了研究，采用荧光原位杂交，发现，57%在前24小时出现分裂阻止的融化胚胎具有染色体异常。

2000年，一份报告指出，一组1141冰冻于第二天的胚胎以及873个冰冻于第3天的胚胎，出现有自发的卵裂球融合，导致多倍体和染色体杂合，这些冰冻采用标准的丙二醇技术。观察到的融合过程为，第二天4.6%，第三天1.5%，由此可得知，和较后的胚胎相比，早期人类胚胎更容易受到冷冻损伤，因为细胞膜的流动性和其他特性在胚胎发育中不断变化。两个或更多卵裂球的融合可导致形成多核杂交细胞，这是倍性改变的清晰标志，以及可导致完全的多倍体胚胎（四倍体、六倍体，或更复杂的畸形）或多倍体和正常细胞的杂合体。人染色体数目的改变可在人类冻融胚胎的嵌合体中得到证实，采用荧光原位杂交分析，DNA探针靶向染色体9、15、17和22的特异性序列，指示间期核中四倍体和二倍体荧光标志。变异胚胎中，完全多倍体的胚胎是较为少见的（16%），而嵌合体较多（84%）。此外，70%的变异胚胎表观正常，这是和之前的研究报告的不同。

受融合影响的胚胎的发育潜力尚不明确，本研究中，7%生长在次最优化培养条件下的胚胎达到了胚泡期，56%的发生卵裂，37%完全停止。移植了15个杂合的外观正常的胚胎，其中两个发生自然流产，一例化学流产。因此，很可能受到融合影响的胚胎在着床前或通过早期流产被除去；但是，可能保护机制能够修正胚胎错误，或者，那些异常细胞会被退到滋养层并接着退到胎盘，因为多倍体细胞通常会在这些胚胎外组织中发现。

仅有一例被报告，在移植冻融接合子后出现两个四倍体囊的双胞胎妊娠，但是出现了四倍体小鼠胚胎，能够发生进一步的着床后发育，可能能够存活。

总的来说，我们认为，冻存技术可能会导致细胞损伤，导致非整倍性，但是目前这些事件的临床后果似乎没有关联，对此需进行进一步的研究。

目前很少有研究关注人类胚胎冻存技术的长期影响，因为很难找到合适的临床参数进行评估，并很容易受到环境或其他干扰因素的影响；进一步的，密切的随访可能会干扰这些孩子的生活，他们的父母很难接受，他们通常希望保密这些出生信息。

和单胞胎相比，在双胞胎和三胞胎妊娠的儿童中，语言延迟、发育和精神障碍、脑瘫、智力迟钝、感觉缺失、学习困难以及注意力和行为问题的发生率较高。

1995年，一项研究从产后期开始随访了92名产自胚胎冻存的儿童，并将他们和83名自然分娩的儿童比较，包括整体QI，用Griffith分级评估，和对照组相比，研究儿童更高，但是这可能是由于他们父母的整体社会层次较高。在分析 Griffith 分级子商后,发现冻存组的听力和语言显著较低。

1996 年进行了一项群体研究,研究 89 名 1～9 岁儿童,但是没有使用对照。所有的儿童,除了 3 名 1 岁和 2 岁儿童以外,身高和体重正常,即便是早产的儿童。

慢性病的发病率没有特殊性。只有 7.9% 的儿童接受了暂时性的心理支持,其中 5 名出现学习困难,2 名出现睡眠障碍。在小于 5 岁的儿童中,没有发现心理运动学习方面的病理学特征,仅有 1 名(早产)儿童出现心理运动迟缓发育。根据这些大于 5 岁的儿童的学校成绩回溯性评估,发现智力正常:仅有 1 名儿童出现学习困难,而 24.4% 的儿童领先班级一年。

1998 年,对 255 名来自冻存胚胎的儿童进行了一项重要的研究,和 255 名来自新鲜 IVF 的儿童和 252 名正常分娩的儿童进行配对研究,针对母亲年龄、产次、单胞胎或双胞胎以及分娩日期。本研究的主要终末点为生长,次级终末点为前 18 个月中重大异常、慢性疾病和普通疾病的累积发病率以及发育。冻存组在 18 个月大时出现慢性病的几率为 17%,和标准 IVF 和自然分娩组相比,冻存组出现神经性疾病(1.2% *vs* 0% *vs* 0%)、食物过敏(4.3% *vs* 2.4% *vs* 2.8%)以及乳糖不耐受(1.6% *vs* 0.4% *vs* 0.8%)的概率略高。

三组普通疾病没有显著性差异。得出的结论是,冻存不会对生长产生负面影响,且不太会导致轻度残障、行为障碍、学习困难和注意力理解力障碍。但是,如果本研究对主要终末点的说服力足够强,那么可能不能排除这些幼儿出现轻度认知障碍。

总的来说,生自冻融胚胎转移的儿童应该是健康的,但是至今进行的研究很少,数量有限,因此,目前不能得出肯定的结果。

传统的胚胎冻存关注多细胞胚胎,但是,最近的研究专注于冻存早期的胚胎,如接合子、原核融合前后(分别为原核胚胎和有性接合子)。

原核胚胎的冻存(或两个 PN 卵母细胞)能够作为处理超数胚胎的有效方法,是一种简单的技术,和冰冻传统多细胞胚胎或有性接合子相比牵涉的伦理问题更少,它的遗传一致性已经通过原核融合建立起来了。进一步的,有两项研究表明,冰冻时接合子的年龄是决定融化后着床是否成功的关键因素;若接合子在完成原核迁移(受精后 20～22 小时)后原核融合前冰冻,则可达到最佳的着床率,因为邻近配子融合,冰冻 IVF 接合子逐渐丧失其着床能力。

但是,冰冻 ICSI-生殖配子的最佳时间尚不明确。

1997 年进行的一项研究比较了 39 例来自 ICSI 的胚胎和 60 个来自在原核阶段融合的标准 IVF 的胚胎,研究表明,两组存活率(93.2% *vs* 94.8%)和妊娠率(14% *vs* 17.4%)之间没有显著性差异。

1996 年的一项研究也得到了相似的结果,它比较了 ICSI-生殖胚胎和原核阶段冰冻的标准 IVF-生殖胚胎。

事实上,在 ICSI 卵母细胞中,原核出现得要比标准 IVF 卵母细胞早得多(因为卵母细胞在胞浆中直接插入精子后能够被快速激活)。因此,配子配合的开始(以原核的消失为信号)也比较早。这表明,ICSI 周期中受精和冰冻之间的间隔有必要短些。这已经被 1998 年进行的一项人群研究证实,该研究将来自 ICSI 的冰冻人类接合子和标准 IVF 的冰冻人类接合子比较存活、着床和胚胎丢失率。两组的存活率相似(87.7% *vs* 89.1%),而移植 ICSI 冻融接合子之后得到的着床率较低(10.9% *vs* 25%)以及流产率较高(57.1% *vs* 11.8%)。接合子冰冻的计时(ICSI 组原核融合之后)被认为是降低冻融 ICSI 接合子着床能力的主要因素。

而对于传统的胚胎冰冻,冻存的时间似乎不会对冰冻接合子的发育和着床潜力产生负面影响。事实上,有报告称在移植冻存 8 年的接合子后产下活婴。

因此,早期胚胎的冻存可以作为传统胚胎冻存的有效选择。

卵母细胞冻存

和早期胚胎冻存相比,未受精卵母细胞冻存涉及更多的技术问题,但是伦理和法律纠纷较少;进一步的,它使得妇女有可能在盆腔疾病、手术和放射化疗破坏卵巢后,保留有生殖能力。

小鼠和兔子中卵母细胞冻存后得到的正常活产后代。已知的是卵母细胞对低温特别敏感。

冷冻过程对卵母细胞可能产生的伤害有,透明带改变,可能会变硬,降低受精率;皮质颗粒的可能改变,可能被永久释放,增加多精入卵的风险;减数分裂纺锤体的可能改变,可能会增加非整倍体的风险;由于胞内冰晶形成导致卵质细胞器的改变;以及由于胞内和胞外溶液渗透压不同导致的卵母细胞体积改变。

和卵母细胞冻存相关的最重要的风险是通过这种

方法得到的胚胎的非整倍性。

事实上，卵母细胞减数分裂纺锤体可在低温下解聚，且即使在加热后发生重聚，在卵母细胞在第二次减数分裂的间期（MII 期）仍然会发生基因异常，可导致胚胎非整倍性，并在受精时完成分裂。纺锤体解聚的实质取决于温度下降的程度以及持续的时间，抗冻剂本身也会增加纺锤体结构的变化。

Kola 等发现，冰冻后的小鼠卵母细胞和对照相比，出现非整倍性的概率更高（32% *vs* 12%），即便我们没有观察到异常的着床胎儿。

评估非整倍体风险的重要因素是母体年龄，因为在40岁的妇女中，减数分裂纺锤体常常会出现异常，这些妇女中出现染色单体异常和前分裂更多。

很多作者研究了抗冻剂对卵母细胞减数分裂纺锤体的影响，1987 年，未受精卵母细胞接触二甲亚砜（DMSO）和纺锤体解聚相关。1，2-丙二醇被发现对 DMSO 有额外的影响，因为重热后它会阻止纺锤体正常化，虽然它对受精没有影响。另一个在 1988 年进行的研究表明，在 DMSO 的存在降温到 0℃ 不能使纺锤体保持稳定。

其他研究则给出了相反的结论，1993 年，丙二醇作为抗冻剂使得64%的 MII 卵母细胞得以存活慢速冷冻快速融化的过程，纺锤体正常，没有出现冰冻相关的非整倍性。1994 年，比较 182 例冻存 MII 卵母细胞和 268 例对照卵母细胞得出了相似的结果：采用慢速冷冻方案，以丙二醇蔗糖作为抗冻剂得到的存活率为65%，没有发现在冰冻卵母细胞中出现更多的异常染色体型。

2001 年，一项针对 55 例体外成熟卵母细胞的研究表明，中期Ⅱ阶段的纺锤体损坏是受时间依赖的：1 分钟后最小，10 分钟后完全消失。

最初引进玻璃化是为了通过完全避免冰晶的出现以避免细胞内和细胞外的结晶化损伤。本方法的另一个优点是简便：它是基于含有抗冻剂的玻璃化溶液和液氮直接接触实现的。

不成熟卵母细胞在前期Ⅰ（GV 阶段）的冻存也被建议作为标准卵母细胞冻存的替代方案，因为这些卵母细胞没有纺锤体，且膜通透性不同，对冻伤的敏感性较低。事实上，从存活率、受精率和发育能力上来看，不成熟卵母细胞冻存没有什么优势。此外，该方法要求卵母细胞融化后在体外成熟，也相关于染色体异常发生率的上升。1997 年进行的一项研究比较了 128 例冻存不成熟卵母细胞核和 91 例对照卵母细胞，发现染色体异常（77.8% *vs* 31.8%）和纺锤体异常（70% *vs* 22.2%）发生率上升。在另一项最近的研究中，这些百分比相似（70% *vs* 22%的纺锤体异常）。相反的，其他作者没有发现冻存 MII 或 GV 期卵母细胞的纺锤体异常之间存在差异。但是，据我们所知，仅有一个儿童产自早期的在体外成熟并 ICSI 受精的冻存卵母细胞。

1986 年至 1988 年间报告了首例人类妊娠和活产。明显地，这些儿童正常健康。Chen 报告称，采用了包括降低卵母细胞/卵丘复合体大小、加入 DMSO 作为一步过程、在接种后在-7℃和-36℃之间缓慢冷冻，并在液氮储存前迅速冷冻到-196℃的技术，得到了这些结果。稀释抗冻剂，作为单个步骤，然后通过 37℃ 水浴迅速热融。对卵母细胞进行形态学检查，检查是否存活。配偶子的进一步发育需要移植到常规培养基上，并在合适的时候进行受精。

Van Uem 在文献中报告了卵母细胞冻存后的第 2 例生殖，采用的冷冻技术和 Chen 描述的不同。为了克服过度冷却带来的细胞伤害，他开发了电脑控制的“开放容器”冷冻装置（CTE 8100）。这个装置能够保证接种在介质冷冻点附近的理想温度范围内自动接种（自接种）。进一步的，Van Uem 采用了慢冷冻慢加热的技术，和 Chen 一样，Van Uem 通过穿刺剥离减少了卵丘的量，但是他使用的是磷酸盐缓冲盐溶液冰冻介质，含有 10% 的热灭活胎儿脐带血清以及 1.5mol/L DMSO，而不是在添加到卵母细胞之前就已冷冻的。

之后经过了几年，又报告了一例来自冻存人类卵母细胞的健康女婴。这是首例用丙二醇慢速冷冻技术冻存卵母细胞 ICSI 后出生的胎儿。ICSI 似乎是冻存卵受精的优先选择，因为该小组以及其他采用相同技术的小组很快又得到了几例妊娠。在相同的时间段以及相同的技术下，Tucker 等得到了首例来自冻存核泡卵母细胞的健康胎儿。第二年，Kuleshova 报告了首例来自玻璃化储存的卵母细胞的胎儿。同样在此病例中，新生儿健康、正常。随后，其他作者也成功应用了玻璃化技术，并发表了 10 篇额外的妊娠。其他技术变量，如采用低钠介质，得到的胎儿正常。

有冷冻卵用附睾和睾丸精子受精后得到的妊娠被发表，以及一例由冷冻卵和冷冻精子生育出的胎儿。最近，有些作者成功地联合使用了冷冻卵和冷冻的精子液、附睾或睾丸精液，并发表了一名胎儿的出生，他来自冷冻卵和冷冻睾丸精液结合形成的冷冻胚胎。这些病例说明，生殖力储存提高了辅助生殖途径的弹性，甚至在最复杂的联合使用中，也显然是安全的。

最近的文献常报告采用慢速冷冻方案，能够得到高妊娠率，在33%至57%之间。但是，这些作者报告的是有限数量的周期、少量的卵母细胞，并且可能是选择的人群中的研究。最近，较大型的研究表明，501个热融循环的妊娠率为17%，201个循环为8.9%，159个循环为11.3%，502个循环为3.8%。

相反的，通过玻璃化的卵存储性能目前来看还不是非常有效。Yoon等在474个玻璃化卵母细胞的34个热融循环中，报告了每次移植21.4%的妊娠率，以及每个周期为17.6%。Katayama（每次移植33%）和Kuwayama（每次移植41.4%）报告的较高的妊娠率却和少量的卵母细胞热熔相关：分别为46和64。Lucena的文章也如此，他报告了来自玻璃化卵母细胞的23次胚胎转移，妊娠率为56.5%。该报告的患者很年轻，转移胚胎的平均数（4.63）量很高。

最后，应用卵母细胞冻存以保留癌症患者的生殖功能似乎是可信赖的。

对来自冻存卵的儿童进行随访是重要的。最近开始冻存卵胎儿国际登记以收集数据。

临床实践关键点

胚胎冻存

- 胚胎冻存对辅助生殖方法的疗效和安全性是重要的。
- 超数胚胎的储存使得每个患者的累积妊娠率出现显著性增加。
- 选择性冻存所有胚胎以及延迟胚胎移植可强制性进行，以避免高风险病例中的严重卵巢过刺激综合征。
- 冻存胚胎能够存活，甚至在储存超过10年后仍然能够临床成功地移植。
- 来自冻存胚胎的儿童应当被精确地监测以确定生长和发育的正常，以避免可能的基因异常和畸形。
- 长期储存的冻存胚胎可能会导致法律和道德上的问题，因此，两位父母应当签署详细的知情同意。

卵母细胞冻存

- 卵母细胞冻存是由于伦理和法律问题，而出现在生殖冻存装置中的附加方法。
- 卵冻存可增加每天IVF常规方法的弹性，在不能产生或回收精液时可用于挽救治疗周期。
- 超数卵母细胞的储存允许增加每个患者的累积妊娠率。
- 所有提取卵母细胞的选择性冻存、卵受精和胚胎移植的延迟，可避免高风险病例出现严重的卵巢超刺激综合征，并且没有法律或道德上的纠纷。
- 卵母细胞冻存应考虑接受抗肿瘤治疗的癌症患者（尤其是单身妇女）。
- 卵冻存使得卵子捐献时可进行检疫。
- 生自冻存卵母细胞的胎儿应当被密切监测以确保生长、发育正常，并排除可能的遗传性异常和畸形。

参考文献

1. Wada I., Matson P.L., Troup S.A. et al. Does elective cryopreservation of all embryos from women at risk of ovarian hyperstimulation reduce the incidence of the condition? *Br. J. Obstet. Gynaecol.* 1993; 100: 265–9.
2. Trounson, Mohr L. Human pregnancy following cryopreservation, thawing and transfer of an eight-cell embryo. *Nature* 1983; 305: 707–9.
3. Zeilmaker G.H., Alberta A.T., Gent Van, I. et al. Two pregnancies following transfer of intact frozen–thawed embryos. *Fertil. Steril.* 1984; 42: 293–6.
4. Dulioust E., Toyama K., Busnel M.C., et al. Long term effects of embryo freezing in mice. *Proc. Natl. Acad. Sci. USA* 1995; 92: 589–93.
5. Whittingham D.G., Leibo S.P., Mazur P. Survival of mouse embryos frozen to −196° and −269°C. *Science* 1972; 178: 411–14.
6. Edwards R.G., Steptoe P.C. *Matter of Life*. Hutchinson, London, UK; 1980.
7. Kahn J.A., von During V., Sunde A., Sordal T., Molne K. The efficacy and efficiency of an in-vitro fertilization programme including embryo cryopreservation: a cohort study. *Hum. Reprod.* 1993; 8: 247–52.
8. Wang X.J., Ledger W., Payne D., Jeffrey R. Matthews C.D. The contribution of embryo cryopreservation to in-vitro fertilization/gamete intra-fallopian transfer: 8 years experience. *Hum. Reprod.* 1994; 9: 103–9.
9. Van Voorhis B.J., Syrop C.H., Allen B.D., Sparks A.E., Stovall D.W. The efficacy and cost effectiveness of embryo cryopreservation compared with other assisted reproductive techniques. *Fertil. Steril.* 1995; 64: 647–50.
10. Mandelbaum, Belaisch-Allart J., Junca A.M., Antoine J.M., Plachot M., Alvarez S., et al. Cryopreservation in human assisted reproduction is now routine for embryos but remains a research procedure for oocytes. *Hum. Reprod.* 1998; 13 (Suppl. 3): 161–74.
11. Mouzon De, Lancaster P. International working group for registers on assisted reproduction. *J. Assist. Reprod. Gen.* 1997; 14: 251S–65.
12. Levran D., Dor J., Rudak E., Nebel L., Ben-Shlomo I., Ben-Rafael Z., Mashiach S. Pregnancy potential of human oocytes—the effect of cryopreservation. N. Engl. *J. Med.* 1990; 323: 1153–6.
13. Selick C.E., Hofmann G.E., Albano C., Horowitz G.M., Copperman A.B., Garrisi G.J., Navot D. Embryo quality and pregnancy potential of fresh compared with frozen embryos—is freezing detrimental to high quality embryos? *Hum. Reprod.* 1995; 10: 392–5.
14. Check J.H., Choe J.K., Nazari A., Fox F., Swenson K. Fresh embryo transfer is more effective than frozen for donor oocyte recipients but not for donors. *Hum. Reprod.* 2001; 16: 1403–8.
15. Mandelbaum J., Junca A.M., Plachot M., Alnot M.O., Alvarez S., Debache C., Salat-Baroux J., Cohen J. Human embryo cryopreservation, extrinsic and intrinsic parameters of success. *Hum. Reprod.* 1987; 2: 709–15.
16. Karlstrom P.O., Bergh T., Forsberg A.S., Sandkvist U., Wikland

M. Prognostic factors for the success rate of embryo freezing. *Hum. Reprod.* 1997; 12: 1263–6.

17. Van den Abbeel E., Camus M., Van Waesberghe L., Devroey P., Van Steirteghem A.C. Viability of partially damaged human embryos after cryopreservation. *Hum. Reprod.* 1997; 12: 2006–10.
18. Burns W.N., Gaudet T.W., Martin M.B., Leal Y.R., Schoen H., Eddy C.A., Schenken R.S. Survival of cryopreservation and thawing with all blastomeres intact identifies multicell embryos with superior frozen embryo transfer outcome. *Fertil. Steril.* 1999; 72: 527–32.
19. Wang J.X., Yap Y.Y., Matthews C.D. Frozen–thawed embryo transfer: influence of clinical factors on implantation rate and risk of multiple conception. *Hum. Reprod.* 2001; 16: 2316–19.
20. Check J.H., O'Shaughnessy A., Lurie D., Fisher C., Adelson H.G. Evaluation of the mechanism for higher pregnancy rates in donor oocyte recipients by comparison of fresh with frozen embryo transfer pregnancy rates in a shared oocyte programme. *Hum. Reprod.* 1995; 10: 3022–7.
21. Check J.H., Choe J.K., Katsoff D., Summers-Chase D., Wilson C. Controlled ovarian hyperstimulation adversely affects implantation following in vitro fertilization-embryo transfer. *J. Assist. Reprod. Genet.* 1999; 16: 416–20.
22. Hu Y., Maxson W.S., Hoffman D.I., Ory S.J., Eager S. A comparison of post-thaw results between cryopreserved embryos derived from intracytoplasmic sperm injection and those from conventional IVF. *Fertil. Steril.* 1999; 72: 1045–8.
23. Van Steirteghem A.C., Van der Elst J., Van den Abbeel E., Joris H., Camus M., Devroey P. Cryopreservation of supernumerary multicellular human embryos obtained after intracytoplasmic sperm injection. *Fertil. Steril.* 1994; 62: 775–80.
24. Kowalik A., Palermo G.D., Barmat L., Veeck L., Rimarachin J., Rosenwaks Z. Comparison of clinical outcome after cryopreservation of embryos obtained from intracytoplasmic sperm injection and in-vitro fertilization. *Hum. Reprod.* 1998; 13: 2848.
25. Palermo, Cohen J., Alikani M., Adler A., Rosenwaks Z. Intracytoplasmic sperm injection: a novel treatment for all forms of male factor infertility. *Fertil. Steril.* 1995; 63: 1231–40.
26. Hoover L., Baker A., Check J.H., Lurie D., Summers D. Clinical outcome of cryopreserved human pronuclear stage embryos resulting from intracytoplasmic sperm injection. *Fertil. Steril.* 1997; 67: 621–4.
27. Macas E., Imthurn B., Borsos M., Rosselli M., Maurer-Major E., Keller P.J. Impairment of the developmental potential of frozen–thawed human zygotes obtained after intracytoplasmic sperm injection. *Fertil. Steril.* 1998; 69: 630–5.
28. Damario M.A., Hammitt D.G., Galanits T.M., Session D.R., Dumesic D.A. Pronuclear stage cryopreservation after intracytoplasmic sperm injection and conventional IVF: implications for timing of the freeze. *Fertil. Steril.* 1999; 72: 1049–54.
29. Wennerholm W.B. Cryopreservation of embryos and oocytes: obstetric outcome and health in children. *Hum. Reprod.* 2000; 15 (Suppl. 5): 18–25.
30. Schalkoff M.E., Oskowitz S.P., Powers R.D. A multifactorial analysis of the pregnancy outcome in a successful embryo cryopreservation program. *Fertil. Steril.* 1993; 59: 1070–4.
31. Lin Y., Cassidenti D., Chacon R., et al. Successful implantation of frozen sibling embryos is influenced by the outcome of the cycle from which they were derived. *Fertil. Steril.* 1995; 63: 262–7.
32. Wang W.H., Meng L., Hackett R.J., Odenbourg R., Keefe D.L. Limited recovery of meiotic spindle in living human oocytes after cooling–rewarming observed using polarized light microscopy. *Hum. Reprod.* 2001a; 16: 2374–8.
33. Ben-Ozer S., Vermesh M. Full term delivery following cryopreservation of human embryos for 7. 5 years. *Hum. Reprod.* 1999; 14(6): 1650–2.
34. Revel A., Safran A., Laufer N., Lewin A., Reubinov B.E., Simon A. Twin delivery following 12 years of human embryo cryopreservation: case report. *Hum. Reprod.* 2004; 19(2): 328–9.
35. Lopez Teijon M., Serra O., Olivares R., Moragas M., Castello C., Alvarez J.G. Delivery of a healthy baby following the transfer of embryos cryopreserved for 13 years. *Reprod. Biomed. Online* 2006; 13(6): 821–2.
36. Sutcliffe A., D'Souza S., Cadman J., et al. Minor congenital anomalies, major congenital malformations and development in children conceived from cryopreserved embryos. *Hum. Reprod.* 1995a; 10: 3332–7.
37. Shaw J.M., Trounson A. Effect of dimethylsulfoxide and protein concentration on the viability of two-cell mouse embryos frozen with a rapid freezing technique. *Cryobiology* 1989; 26: 413–21.
38. Rall W.F., Wood M.J., Kirby C., et al. Development of mouse embryos cryopreserved by vitrification. *J. Reprod. Fertil.* 1987; 80: 499–504.
39. Liu J., Van Den Abbeel E., Van Steirteghem A. Assessment of ultrarapid and slow freezing procedures for 1-cell and 4-cell mouse embryos. *Hum. Reprod.* 1993; 7: 1115–19.
40. Olivennes F., Rufat P., Andre B., Pourade A., Quiros M.C., Frydman R. The increased risk of complication observed in singleton pregnancies resulting from in-vitro fertilization (IVF) does not seem to be related to the IVF method itself. *Hum. Reprod.* 1993; 8(8): 1297–300.
41. Tanbo Dale, P.O., Lunde O., Moe N., übyholm T. Obstetric outcome in singleton pregnancies after assisted reproduction. *Obstet. Gynecol.* 1995; 86: 188–92.
42. Frydman R., Forman R.G., Belaisch-Allart J., et al. An obstetric analysis of fifty consecutive pregnancies after transfer of cryopreserved human embryos. *Am. J. Obstet. Gynecol.* 1989; 160: 209–13.
43. Rizk B., Edwards R.G., Nicolini U., et al. Edward's syndrome after the replacement of cryopreserved-thawed embryos. *Fertil. Steril.* 1991; 55: 208–10.
44. Deffontaines D., Logerot-Lebrun H., Sele B., et al. Comparaison des grossesses issues de transferts d'embryons congeles aux grossesses issues de transferts d'embryons frais en fecondation in vitro. *Contracept. Fertil. Sex.* 1994; 22: 287–91.
45. Wada I., Macnamee M.C., Wick K., Bradfield J.M., Brinsden P.R. Birth characteristics and perinatal outcome of babies conceived from cryopreserved embryos. *Hum. Reprod.* 1994; 9: 543–6.
46. Heijnsbroek I., Helmerhorst F.M., van den Berg-Helder A.F., van der Zwan K.J., Naaktgeboren N., Keirse, M.J. Follow-up of 30 pregnancies after embryo cryopreservation. Eur. *J. Obstet. Gynecol. Reprod. Biol.* 1995; 59(2): 201–4.
47. Sutcliffe A.G., D'Souza S.W., Cadman J., et al. Outcome in children from cryopreserved embryos. *Arch. Dis. Child.* 1995b; 72: 290–3.
48. Olivennes F., Schneider Z., Remy V., et al. Perinatal outcome and follow-up of 82 children aged 1–9 years old conceived from cryopreserved embryos. *Hum. Reprod.* 1996; 11: 1565–8.
49. Wennerholm Hamberger, L., Nilsson L., Wennergren M., Wikland M. Bergh C. Obstetric and perinatal outcome of children conceived from cryopreserved embryos. *Hum. Reprod.* 1997; 12: 1819–25.
50. Wood M.J. Embryo freezing: is it safe? *Hum. Reprod.* 1997; 12 (Natl Suppl. 1): 32–7.
51. Wennerholm U.B., Albertsson-Wikland K., Bergh C., et al. Postnatal growth and health in children born after cryopreservation as embryos. *Lancet* 1998; 351: 1085–90.
52. Bergh T., Ericson A., Hillensjo T., Nygren K.G., Wennerholm U.B. Deliveries and children born after in-vitro fertilisation in Sweden 1982-95: a retrospective cohort study. *Lancet* 1999; 354(9190): 1579–85.
53. Lane M., Gardner D.K. Increase in postimplantation development of cultured mouse embryos by amino acids and induction of fetal retardation and exencephaly by ammonium ions. *J.*

Reprod. Fertil. 1994; 102: 305–12.
54. Thompson J.G., Gardner D.K., Pugh P.A., et al. Lamb birth weight is affected by culture system utilized during in vitro pre-elongation development of ovine embryos. *Biol. Reprod.* 1995; 53: 1385–91.
55. Karran G., Legge M. Non-enzymatic formation of formaldehyde in mouse ooycte freezing mixtures. *Hum. Reprod.* 1996; 11: 2691–86.
56. Mahadevan M.M., McIntosh A., Miller M.M., et al. Formaldehyde in cryoprotectant propanediol and effect on mouse zygotes. *Hum. Reprod.* 1998; 13: 979–82.
57. Bonduelle M., Joris H., Hofmans K., et al. Mental development of 201 ICSI children at 2 years of age. *Lancet* 1998; 351: 1553.
58. Bowen J., Gibson F.L., Leslie G.I., Saunders D.M. Medical and developmental outcome at 1 year for children conceived by intracytoplasmic sperm injection. *Lancet* 1998; 351: 1529–34.
59. Sheppard D.M., Fisher R.A., Lawler S.D., Povey S. Tetraploid conceptus with three paternal contributions. *Hum. Genet.* 1982; 62: 371–4.
60. Warburton D., Byrne J., Canki N. (eds) Chromosome Anomalies and Prenatal Development: An Atlas. *Oxford Monographs on Medical Genetics*. No. 21, Oxford University Press; 1991.
61. Hui S.W., Stewart T.P., Boni L.T., Yeagle P.L. Membrane fusion through point defects in bilayers. *Science* 1981; 212: 921–3.
62. Zimmermann U., Vienken J. Electric field-induced cell-to-cell fusion. *J. Memb. Biol.* 1982; 67: 165–82.
63. Ng S.C., Sathananthan A.H., Wong P.C., et al. Fine structure of early human embryos frozen with 1,2 propanediol. *Gamete Res.* 1988; 19: 253–63.
64. Dumoulin J.C., Bergers-Janssen J.M., Pieters M.H., Enginsu M.E., Geraedts J.P., Evers J.L. The protective effects of polymers in the cryopreservation of human and mouse zonae pellucidae and embryos. *Fertil. Steril.* 1994; 62: 793–8.
65. Trounson A. In vitro fertilization and embryo preservation. In: Trounson A., Wood C. (eds). *In Vitro Fertilization and Embryo Transfer*. Churchill Livingstone, Edinburgh; 1984; pp. 111–30.
66. Balakier H., Zenzes M., Wang P., et al. The effect of cryopreservation on development of S- and G2-phase mouse embryos. *J. In Vitro Fertil. Embryo Transfer* 1991; 8: 89–95.
67. Bongso A., Chye N.S., Sathananthan H., et al. Chromosome analysis of two-cell mouse embryos frozen by slow and ultrarapid methods using two different cryoprotectants. *Fertil. Steril.* 1988; 49: 908–12.
68. Ishida G.M., Saito H., Ohta N., et al. The optimal equilibration time for mouse embryos frozen by vitrification with trehalose. *Hum. Reprod.* 1997; 12: 1259–62.
69. Shaw J.M., Kola I., MacFarlane D.R., Trounson A.O. An association between chromosomal abnormalities in rapidly frozen 2-cell mouse embryos and the ice-forming properties of the cryoprotective solution. *J. Reprod. Fertil.* 1991; 91: 9–18.
70. Dale B., Gualtieri R., Talevi R., et al. Intercellular communication in the early human embryo. *Mol. Reprod. Dev.* 1991; 29: 22–8.
71. Mottla G.L., Adelman M.R., Hall J.L., et al. Lineage tracing demonstrates that blastomeres of early cleavage-stage human preembryos contribute to both trophectoderm and inner cell mass. *Hum. Reprod.* 1995; 10: 384–91.
72. Laverge H., Van der Elst J., De Sutter P., et al. Fluorescent in situ hybridization on human embryos showing cleavage arrest after freezing and thawing. *Hum. Reprod.* 1998; 13: 425–9.
73. Balakier H., Cabaca O., Bouman D., Shewchuk A.B., Laskin C., Squire J.A. Spontaneous blastomere fusion after freezing and thawing of early human embryos leads to polyploidy and chromosomal mosaicism. *Hum. Reprod.* 2000; 15(11): 2404–10.
74. James R.M., West J.D. A chimaeric animal model for confined placental mosaicism. *Hum. Genet.* 1994; 93: 603–4.
75. Ginsburg K.A., Johnson M.P., Sacco A.G., et al. Tetraploidy after frozen embryo transfer: cryopreservation may interfere with first mitotic division. 39th Annual Meeting of the Pacific Coast Fertility Society. 1991P-196, Abstracts of oral and poster presentations. Program Supplement, S169.
76. Henery C., Bard J.B.L., Kaufman M.H. Tetraploidy in mice, embryonic cell number, and the grain of the developmental map. *Dev. Biol.* 1992; 152: 233–41.
77. Tanbo T., Abyholm T. Obstetric and perinatal outcome in pregnancies after assisted reproduction. *Curr. Opin. Obstet. Gynecol.* 1996; 8(3): 193–8.
78. Wright G., Wiker S., Elsner C., Kort H., Massey J., Mitchell D., Toledo A., Cohen J. Observations on the morphology of pronuclei and nucleoli in human zygotes and implications for cryopreservation. *Hum. Reprod.* 1990; 5(1): 109–15.
79. Van der Auwera I., Meuleman C., Koninckx P.R. Human menopausal gonadotrophin increases pregnancy rate in comparison with clomiphene citrate during replacement cycles of frozen/thawed pronucleate ova. *Hum. Reprod.* 1994; 9(8): 1556–60.
80. Al-Hasani S., Ludwig M., Gagsteiger F., Kupker W., Sturm R., Yilmaz A., Bauer O., Diedrich K. Comparison of cryopreservation of supernumerary pronuclear human oocytes obtained after intracytoplasmic sperm injection (ICSI) and after conventional in-vitro fertilization. *Hum. Reprod.* 1996; 11: 604–7.
81. Go K., Corson S., Batzer F., et al. Live birth from a zygote cryopreserved for 8 years. *Hum. Reprod.* 1998; 13: 2970–1.
82. Porcu E., Fabbri R., Damiano G., Fratto R., Giunchi S., Venturoli S. Oocyte cryopreservation in oncological patients. *Eur. J. Obstet. Gynecol. Reprod. Biol.* 2004;113 (Suppl. 1): S14–16.
83. Whittingham D.G. Fertilization in vitro and development to term of unfertilized mouse oocytes previously stored at—196 degrees C. J. Reprod. *Fertil.* 1977; 49(1): 89–94.
84. Vincent C., Johnson M.H.Cooling, cryoprotectants, and the cytoskeleton of the mammalian oocyte. *Oxf. Rev. Reprod. Biol.* 1992; 14: 73–100.
85. Kazem R., Thompson L.A., Srikantharajah A., Laing M.A., Hamilton M.P.R., Templeton A. A Cryopreservation of human oocytes and fertilization by two techniques in-vitro fertilization and intracytoplasmic sperm injection. *Hum. Reprod.* 1995; 10: 2650–4.
86. Van Blerkom, Davis P. Cytogenetic, cellular and developmental consequences of cryopreservation of immature and mature mouse and human oocytes. *Microsc. Res. Tech.* 1994; 27: 165–93.
87. Pickering S.J., Brande P.R., Johnson M.H. Transient cooling to room temperature can cause irreversible disruption to the meiotic spindle in human oocytes. *Fertil. Steril.* 1990; 54: 102–8.
88. Wang W.H., Cao B., Meng L., Hackett R.J., Keefe D.L. Imaging living, human MII oocytes with the polscope reveals a high proportion of abnormal meiotic spindles. *Fertil. Steril.* 2001b; 76 (Suppl. 1): S2.
89. Mazur P., Rall W.F., Leibo S.P. Kinetics of water loss and the likelihood of intracellular freezing in mouse ova: influence of the method of calculating the temperature dependence of water permeability. *Cell Biophys.* 1984; 6: 197–213.
90. Bernard A., McGrath J.J., Fuller B.J., Imoedemhe D., Shaw R.W. Osmotic response of oocytes using a microscope diffusion chamber: a preliminary study comparing murine and human ova. *Cryobiology* 1988; 25: 495–501.
91. Magistrini M., Szollosi D. Effects of cold and of isopropyl-N-phenylcarbamate on the second meiotic spindle of mouse oocytes. Eur. *J. Cell Biol.* 1980; 22(2): 699–707.
92. Mandelbaum J., Anastasiou O., Levy R., Guerin J.F., de Larouziere V., Antoine J.M. Effects of cryopreservation on the meiotic spindle of human oocytes. *Eur. J. Obstet. Gynecol. Reprod. Biol.* 2004; 113 (Suppl. 1): S17–23.
93. Kola I., Cirby C., Shaw J., Davey A., Trouson A. Vitrification of mouse oocytes results in aneuploid zygotes and malformed fetuses. *Teratology* 1988; 38: 467–74.
94. Battaglia D.E., Goodwin P., Klein N.A., Soules M.R. Influence

of maternal age on meiotic spindle assembly in oocytes from naturally cycling women. *Hum. Reprod.* 1996; 11: 2217–22.
95. Sandalinas Marquez, C., Munne S. Spectral karyotyping of fresh, non-inseminated oocytes. *Mol. Hum. Reprod.* 2002; 8: 580–5.
96. Johnson MH, Pickering SJ. The effect of dimethylsulphoxide on the microtubular system of the mouse oocyte. *Development* 1987; 100(2): 313–24.
97. Van der Elst J, Van den Abbeel E, Jacobs R, Wisse E, Van Steirteghem A. Effect of 1,2-propanediol and dimethylsulphoxide on the meiotic spindle of the mouse oocyte. *Hum. Reprod.* 1988; 3(8): 960–7.
98. Sathananthan, Trounson A., Freeman L., Brady T. The effects of cooling human oocytes. *Hum. Reprod.* 1988; 3: 968–77.
99. Gook, Osborn S.M., Johnston W.I. Cryopreservation of mouse and human oocytes using 1,2-propanediol and the configuration of the meiotic spindle. *Hum. Reprod.* 1993; 8: 1101–9.
100. Zenzes, Bielecki R., Casper R.F., Leibo S.P. Effects of chilling to 0 °C on the morphology of meiotic spindles in human metaphase II oocytes. *Fertil. Steril.* 2001; 75: 769–77.
101. Fahy, McFarlane D.R., Angell C.A., Meryman H.A.T. Vitrification as an approach to cryopreservation. *Cryobiology* 1984; 21: 407–26.
102. Toth, Lanzendorf S.E., Sandow B.A., Veeck L.L., Hassen W.A., Hansen K., et al. Cryopreservation of human prophase I oocytes collected from unstimulated follicles. *Fertil. Steril.* 1994; 61: 1077–82.
103. Son, Park S.E., Lee K.A., Lee W.S., Ko J.J., Yoon T.K., et al. Effects of 1,2-propanediol and freezing-thawing on the in vitro developmental capacity of human immature oocytes. *Fertil. Steril.* 1996; 66: 995–9.
104. Park, Son W.Y., Lee S.H., Lee K.A., Ko J.J., Cha K.Y. Chromosome and spindle configurations of human oocytes matured in vitro after cryopreservation at the germinal vesicle stage. *Fertil. Steril.* 1997; 68: 920–6.
105. Boiso I., Marti M., Santalo J., Ponsa M., Barri P.N., Veiga A. A confocal microscopy analysis of the spindle and chromosome configurations of human oocytes cryopreserved at the germinal vesicle and metaphase II stage. *Hum. Reprod.* 2002; 17(7): 1885–91.
106. Baka, Toth T.L., Veeck L.L., Jones H.W. Jr., Muasher S.J. Lanzendorf S.E. Evaluation of the spindle apparatus of in-vitro matured human oocytes following cryopreservation. *Hum. Reprod.* 1995; 10: 1816–20.
107. Cobo A., Rubio C., Gerli S., Ruiz A., Pellicer A., Remohi J. Use of fluorescence in situ hybridization to assess the chromosomal status of embryos obtained from cryopreserved oocytes. *Fertil. Steril.* 2001; 75: 354–60.
108. Tucker, Wright G., Morton P.C., Massey J.B. Birth after cryopreservation of immature oocytes with subsequent in vitro maturation. *Fertil. Steril.* 1998; 70: 578–9.
109. Chen C. Pregnancy after human oocyte cryopreservation. *Lancet* 1986; i: 884–6.
110. Chen C. Pregnancies after human oocyte cryopreservation. *Ann. N.Y. Acad. Sci.* 1988; 54: 541–9.
111. Van Uem J.F., Siebzehnrubl E.R., Schuh B., Koch R., Trotnow S., Lang N. Birth after cryopreservation of unfertilized oocytes. *Lancet* 1987; i: 752–3.
112. Porcu E., Fabbri R., Seracchioli R., Ciotti P.M., Magrini O., Flamigni C. Birth of a healthy female after intracytoplasmic sperm injection of cryopreserved human oocytes. *Fertil. Steril.* 1997; 68: 724–6.
113. Porcu E., Fabbri R., Petracchi S., Ciotti P.M., Flamigni C. Ongoing pregnancy after intracytoplasmic sperm injection of testicular spermatozoa into cryopreserved human oocytes. *Am. J. Obstet. Gynecol.* 1999a; 180: 1044–5.
114. Porcu E., Fabbri R., Ciotti P.M., Petracchi S., Seracchioli R., Flamigni C. Ongoing pregnancy after intracytoplasmic sperm injection of epididymal spermatozoa into cryopreserved human oocytes. *J. Assist. Reprod. Genet.* 1999b; 16: 283–5.
115. Porcu E., Fabbri R., Damiano G., Giunchi S., Fratto R., Ciotti P.M., Venturoli S., Flamigni C. Clinical experience and applications of oocyte cryopreservation. *Mol. Cell. Endocrinol.* 2000; 169: 33–7.
116. Porcu E., Fabbri R., Seracchioli R., De Cesare R., Giunchi S., Caracciolo D. Obsterics, perinatal outcome and follow up of children conceived from cryopreserved oocytes. *Fertil. Steril.* 2000a; 74 (n.3S, Suppl. 1): S48.
117. Porcu E. Oocyte freezing. *Semin. Reprod. Med.* 2001a; 19: 221–30.
118. Porcu E., Fabbri R., Ciotti P.M., Frau F., De Cesare R., Venturoli S. Oocytes or embryo storage? *Fertil. Steril.* 2002; 169 (Suppl. 1): S15.
119. Polak de Fried E., Notrica J., Rubinstein M., Marazzi A., Gomez Gonzalez M. Pregnancy after human donor oocyte cryopreservation and thawing in association with intracytoplasmic sperm injection in a patient with ovarian failure. *Fertil. Steril.* 1998; 69(3): 555–7.
120. Young E., Kenny A., Puigdomenech E., Van Thillo G., Tiveron M., Piazza A. Triplet pregnancy after intracytoplasmic sperm injection of cryopreserved oocytes: case report. *Fertil. Steril.* 1998; 70(2): 360–1.
121. Nawroth F., Kissing K. Pregnancy after intracytoplasmatic sperm injection (ICSI) of cryopreserved human oocytes. *Acta Obstet. Gynecol. Scand.* 1998; 77(4): 462–3.
122. Chen S.U., Lien I.R., Tsai Y.Y., Hanh L.I. Successful pregnancy occurred from slowly freezing human oocytes using the regime of 1.5 mol/l 1,2-propanediol with 0.3 mol/l sucrose. *Hum. Reprod.* 2002; 17(5): 1412.
123. Fosas N., Marina F., Torres P.J., Jove I., Martin P., Perez N., Arnedo N., Marina S. The births of five Spanish babies from cryopreserved donated oocytes. *Hum. Reprod.* 2003; 18(7): 1417–21.
124. Kuleshova L., Gianaroli L., Magli C., Ferraretti A., Trounson A. Birth following vitrification of a small number of human oocytes: case report. *Hum. Reprod.* 1999; 14(12): 3077–9.
125. Yoon T.K., Kim T.J., Park S.E., Hong S.W., Ko J.J., Chung H.M., Cha K.Y. Live births after vitrification of oocytes in a stimulated in vitro fertilization-embryo transfer program. *Fertil. Steril.* 2003; 79(6): 1323–6.
126. Katayama K.P., Stehlik J., Kuwayama M., Kato O., Stehlik E. High survival rate of vitrified human oocytes results in clinical pregnancy. *Fertil. Steril.* 2003; 80(1): 223–4.
127. Quintans C.J., Donaldson M.J., Bertolino M.V., Pasqualini R.S. Birth of two babies using oocytes that were cryopreserved in a choline-based freezing medium. *Hum. Reprod.* 2002; 17(12): 3149–52.
128. Boldt J., Cline D., McLaughlin D. Human oocyte cryopreservation as an adjunct to IVF-embryo transfer cycles. *Hum. Reprod.* 2003; 18(6): 1250–5.
129. Azambuja R., Badalotti M., Teloken C., Michelon J., Petracco A. Case report: successful birth after injection of frozen human oocytes with frozen epididymal spermatozoa. *Reprod. BioMed. Online* 2005; 11: 449–51.
130. Ching-Ching Tjer G., Tak-Yu Chiu T., Cheung L., Lok I.H., Haines C.J. Birth of a healthy baby after transfer of blastocysts derived from cryopreserved human oocytes fertilized with frozen spermatozoa. *Fertil. Steril.* 2005; 83: 1547.e1–e3.
131. Levi Setti P.E., Albani E., Novara P.V., Cesana A., Bianchi S., Negri L. Normal birth after transfer of cryopreserved human embryos generated by microinjection of cryopreserved testicular spermatozoa into cryopreserved human oocytes. *Fertil. Steril.* 2006; 83: 1041.e9–10.
132. Chen S.U., Lien Y.R., Chen H.F., Chang L.J., Tsai Y.Y., Yang

Y.S. Observational clinical follow-up of oocyte cryopreservation using a slow-freezing method with 1,2-propanediol plus sucrose followed by ICSI. *Hum. Reprod.* 2005; 20(7): 1975–80.

133. Porcu E. Cryopreservation of oocytes: indications, risks and outcome. *Hum. Reprod.* 2005; 20: 50.

134. Borini A., Sciajno R., Bianchi V., Sereni E., Flamigni C., Coticchio G. Clinical outcome of oocyte cryopreservation after slow cooling with a protocol utilizing a high sucrose concentration. *Hum. Reprod.* 2006; 21(2): 512–17.

135. Levi Setti P.E., Albani E., Novara P.V., Cesana A., Morreale G. Cryopreservation of supernumerary oocytes in IVF/ICSI cycles. *Hum. Reprod.* 2006; 21(2): 370–5.

136. La Sala G.B., Nicoli A., Villani M.T., Pescarini M., Gallinelli A., Blickstein I. Outcome of 518 salvage oocyte-cryopreservation cycles performed as a routine procedure in an in vitro fertilization program. *Fertil. Steril.* 2006; 86(5): 1423–7.

137. Kuwayama M., Vajta G., Kato O., Leibo S. Highly efficient vitrification method for cryopreservation of human oocytes. *Reprod. BioMed. Online* 2005; 11(3): 300–8.

138. Lucena E., Bernal D.P., Lucena C., Rojas A., Moran A., Lucena A. Successful ongoing pregnancies after vitrification of oocytes. *Fertil. Steril.* 2006; 85(1): 108–11.

139. Porcu E., Fabbri R., Damiano G., Fratto R., Giunchi S., Venturoli S. Oocyte cryopreservation in oncological patients. *Eur. J. Obstet. Gynecol. Reprod. Biol.* 2004; 113 (Suppl. 1): S14–16.

第51章

雄性配子的冷冻保存

Amjad Hossain,Manubai Nagamani

引言

雄性配子的冷冻保存是保存人类繁殖力的一个重要方面。随着辅助生殖技术的不断进展,精子冷冻保存的指示也在不断扩展。多年来,该领域已经出现了一些相关技术。现有的技术使得冷冻精子在受精卵母细胞中的表现与新鲜精子一样好。我们的目标是为读者提供人类精子的冷冻保存方面的一些最新可用的信息,包括通过附睾吸引术和睾丸活检恢复状态的精子。本文提供了概念的、方法学的以及管理方面的信息,所以读者可以对人类精子冷冻保存信息获得全面的了解。因为美国生殖医学会(ASRM)是世界范围内的领先机构,它专业地参与辅助生殖技术方面的研究,所以我们讨论了ASRM对于人类精子的冷冻保存及应用相关的伦理、专业和病人安全问题的立场。本章节中所描述的技术、方法和程序与辅助人类生殖和精子库的现行做法是高度相关的。

历史背景

十几年前,人们就已经知道哺乳动物的受精能力可以通过冷冻保存技术来保存(1,2)。最早在1866年,一位意大利医生第一次提出了人类精子库可以储存精液样本的概念(1,3,4)。1954年,Bunge等第一次报告了人类通过冷冻保存的精子成功受孕的例子(1)。这个与冷冻保存相关的早期发现以及随后的成功怀孕(4~11),使得冷冻人类精子开始逐步在临床上引用,并逐步建立了精子库(1)。1978年,Sherman首次提出了使用冷冻保存的精子来治疗不育的主张(12),David和Lansac也于1980年提出了同样的观点(13),三人均是该领域的先驱者。随后,出现了一大批有关精子冷冻保存和精子库的综述,但是由Trounson等(5)、Crister(9)、Leibo等(2)以及Fuller和Paynter(2)所做的关于人类精子冷冻保存的综述是值得注意的。这是因为,他们的文章涵盖了人类精子冷冻保存领域出现的较大的历史事件。

委托人和捐精者精子冷冻保存之间的差异

捐助者精子库涉及捐助给不是亲密性配偶的女性的精液。精子库中使用的一些国际性公认的、有关的专门用语列于表51.1。捐精者可以是匿名的,也可以向接受者透露个人信息(定向捐赠)。委托人储户是指,其精子由亲密性配偶冷冻保存已被使用。捐精者与委托人储户之间的规章是相似的,但许多方面也有所不同。对于委托人储户的精子,没有强制性要求其进行检测和隔离检疫。有人认为,因为委托人与配偶之间有性关系,已经存在性传播感染的风险。FDA(食品和药物管理局)建议但不强制要求,当在亲密性配偶之间使用储存的生殖组织时,进行疾病检测和隔离检疫(11)。

表51.1 精液库中使用的专门用语

捐赠者	提供他自己的精液以进行冷冻保存,然后除他的妻子或性配偶之外的接受者用该精子来进行人工授精
匿名捐赠者	接受者不知道捐赠者的身份
定向捐赠者	接受者知道捐赠者,某个特定接受者指定用该捐赠者的精液
委托人储户	冷藏其精液,以与其性亲密配偶进行延期授精
冷库	收集、处理、储存和(或)分配人类精子以用于辅助生殖程序
检疫隔离	在一个物理上孤立的区域中,暂时储存/隔离冷藏精液。该做法的意图是预防精子的不适当发布,进而预防传染性疾病作用剂的扩散
冷冻保存	低温生物学的分支。在冻结状态、过低温度并在冷冻保护剂的帮助下,对生命活动性的可逆性悬浮液进行盐浸处理

捐赠者精子库的当前考虑

基于目前的科学认识,在使用捐赠者精子来进行人工授精(AI)中,新鲜精液已经不适合于治疗使用。这种改变不仅仅是一种推荐,也是一种管理要求,即只能使用捐赠者所提供的冷冻保存精子,并且精子样品需要进行6个月的疾病检测和隔离检疫,然后进行再次检测,之后才能投入使用。生殖组织库需要向FDA登记他们的实践监督。FDA以及其他联邦的和国家的管理机构正在生殖组织操作、处理和应用中实施强制性的良好组织实践(14~18)。捐精者筛查和检疫要求的水平并不完全相同。在美国,某种程度上来说,州与州之间的水平是不同的。对捐赠者精子库,纽约州可能执行最严格的规则。在私营机构,ASRM、AATB(美国组织库协会)、CAP(美国病理学学院)、AAB(美国生物分析学家协会)和JCAHO(健康护理措施鉴定联合委员会)已经确立了对生殖组织产业的标准和监督。

根据已确立的选择标准和筛选程序,选择精液捐赠者。捐赠者精子冷冻保存所需要的最小精液参数见表51.2。初始筛选应该包括个人履历、性交史和社交史,以及家族医疗史和遗传病史。接下来的筛选步骤包括身体检查,其中要详细检查泌尿生殖道。最后,进行特殊的血液化验和精液培养(4,9,19~21)。精液捐赠者的一般筛选测验见表51.3,推荐的配子捐赠者(卵子捐赠者以及精子捐赠者)的遗传学筛选列于表51.4。

表51.2 精子将要进行冷冻保存的捐精者的最小精液参数

体积	>2.0ml
精子活力	>50%
精子浓度	>50×10^{6}活精子/ml
精子形态学	正常范围
精子存活率	>50%

表51.3 用于筛选精液捐赠者的主要测试

1. 身体检查
2. 遗传筛查
3. 梅毒血清学
4. 乙型肝炎和丙型肝炎
5. HIV(人类免疫缺陷病毒)
6. 衣原体
7. 巨细胞病毒
8. 淋病
9. 特殊检测/筛查;建立在家族史和种族渊源基础上的特异性遗传紊乱

随着基因芯片技术的进步,清除携带某种遗传危险因素的捐赠者是可能的

表51.4 各种种族群体中的配子捐赠者的基因测试

种族群体	紊乱	测试
德系犹太人	泰-萨克斯病	血清氨基己糖苷酶-A
非裔美籍	镰状细胞血症	镰状细胞血红蛋白
地中海和东南亚	β-珠蛋白生成障碍性贫血	血红蛋白电泳
全部种族群体	囊性纤维化	25CFTR突变对象的分析

精子冷冻保存的适应证

随着辅助生殖技术方面知识的不断进展,精子冷冻保存的适应证也在不断扩展。据证明,卵胞浆内单精子注射(ICSI)是一种有效的受精方法。实际上,几乎所有的精液、分泌物都值得冻结,哪怕其质量很差。精子的冷冻保存降低了获取新鲜精子以进行随后的ART循环的必要性。文献中已存在充足的证据可证明,在受精卵母细胞及其随后生长中,冷冻精子与新鲜精子几乎一样(8,22~24)。当前,关于精子冷冻保存的已知的传统适应证以及非传统适应证,总结如下(24~29):

1. 癌症患者 癌症治疗对睾丸功能有深远影响,这是有据可查的。这种影响的持续时间可以是变化的,也可以是永久性的。因为某些男性癌症患者在癌症治疗中将会经历生殖腺毒性疗法,所以向这些患者提供精子冷冻保存是很重要的。

2. 输精管切除术 输精管切除术前的精子冷冻可作为一种生育保险措施。当输精管切除者再婚,或者其原有孩子因自然灾祸而丧生时,这种方法可让他再拥有一个孩子。输精管吻合术是输精管切除术前精子冷冻的一种替代方法,但是前者非常昂贵,而且接受输精管吻合术的男子有麻醉和手术的风险。另外,输精管吻合术也并不总是能成功的。

3. 脊髓损伤患者 电刺激采精样品可以进行冷冻保存,并成功用于脊髓损伤患者的辅助生殖。

4. 寡精症/弱精子症样本 通过同时使用几个冷冻保存的样本,可以增加活动精子数。

5. MESA、TESE和TESA(在相应部分查找这些专

业术语的解释） 为了避免多重活检/外壳手术。

关于精子冷冻保存和储存的其他不常见的适应证包括以下：

6. 附睾和附睾输精管重建程序。
7. 射精管的经尿道前列腺切除术。
8. 死后取精和存储。

所有人都有拥有自己的亲生子女的自然愿望。在现实生活中，男人和女人都可能面临非预期的境况，这些境况让他们开始计划在冷冻保存技术的帮助下进行生殖力保存。图51.1勾勒出了不育患者和需要放疗或化疗的癌症患者进行男性生殖力保存当前可用的一些冷冻保存选择。

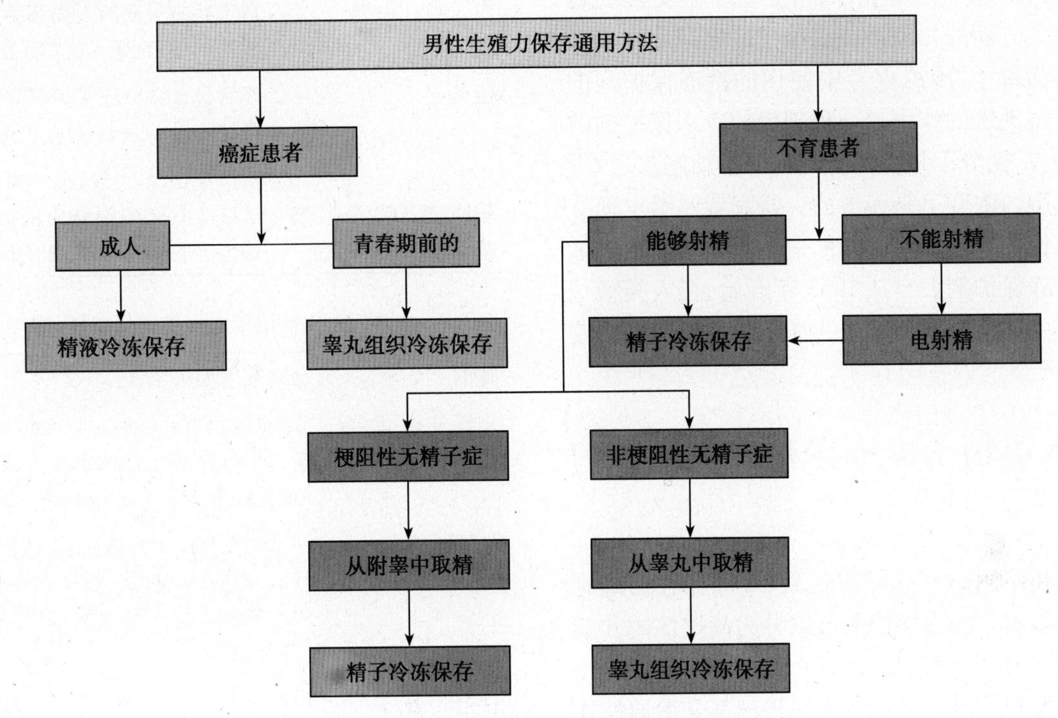

图51.1 男性生殖力保存的通用方法

人类精子的低温生物学

规定人类精子细胞的冷冻保存原则的热力学定量与其他细胞的冷冻保存是相同的（30～35）。精子冷冻保存工艺包括四个主要步骤，分别是温度降低、细胞脱水、冷冻和解冻。冷冻保护剂的功能是移走或减少精子细胞中的水汽含量，这反过来又有助于将冷冻过程中的细胞内成冰作用降至最低。将精子加入冷冻保护剂溶液中，开始时精子会因为丢失细胞内水分而发生收缩，细胞内水分的丢失则是由增强的细胞外同渗容摩而导致的。随后冷冻保护剂渗透进精子细胞内空间，精子细胞也返回到其原始体积。在实际冷冻中，冷冻保护剂的添加通常伴随着温度的降低。在冷却过程中，当温度达到-15～-5℃时，会出现细胞外成冰作用。细胞外成冰作用会引起一个细胞外固相的形成（35）。精细胞仍然解冻，但过度冷却。过冷的细胞内水分从细胞中渗透出来，冷冻过程在细胞外继续进行，从而导致在满足冷冻目标时发生脱水。在解冻阶段，精细胞经历相同的水化/脱水过程，但是是反向的。在解冻过程中，已经历慢速冻结的精子也应该慢慢解冻，而快速冻结的精子也同时需要快速解冻（33，35）。

表面上，人类精子与其他哺乳动物精子相同，但人类精子不适应长时间的低温。所有的哺乳动物精子都对冷却敏感。据显示，冷冲击（在0℃以上冷却）对运动性、膜渗透性和其他代谢功能有影响。温度的降低会导致膜磷脂的受迫跃迁，从液体结晶跃迁到凝胶上。可以使用某种冷冻保护剂，或者控制冷却速度，从而预防冷冲击的这些不利影响。冷冻相关的损伤与冷冲击造成的损伤不同。在零度以下（-10～-5℃）或者更低的温度下，细胞结构会因来自冰晶形成物的机械应力而发生机构瓦解。使用可控的冷却速度和冷冻保护剂，尽可能地预防冰晶对细胞完整性的影响。

冷冻保存的成功与否，受很多因素的影响，包括膜渗透性、细胞内水量、冷冻保护剂的类型以及冷冻和解冻的方法（7，31，33，35，36）。对冷冻保存影响最大的两个重要参数是细胞膜渗透性和细胞内水量。因此，冷冻保存的结果可以看做细胞特异性的。从理论上说，精子是接受冷冻保存的理想细胞，这是因为精子相对较小的体积、较大的表面积、非常少的细胞质，并且与其他细胞相比，精子含有的细胞内水分较少(35)。但是，人类精子并不能保证达到50%左右的冷冻存活率。如此低的冷冻存活率显示，有必要了解更多的精子低温生物学方面的知识以提高精子冷冻存活率。在控制冷冻存活率中，冷冻保存中使用的冷冻保护剂的有效性起着很关键的作用。一种理想的冷冻保护剂的性能应该为：①低分子量；②高溶解性；③细胞渗透性；④在高的细胞内浓度下是无毒的。研究者偶然发现甘油具有冷冻保护特性，而且甘油一直是冷冻精子中最常使用的冷冻保护剂。自从1953年开始，在人类精子的冷冻保存中，甘油已经作为一种冷冻保护剂开始使用(1)。

适用于人类精子冷冻保存的冷冻保护剂配方

在发现和使用防冷冻作用剂后，冷冻保存的细胞的存活成为事实。冷冻保护剂可以分为渗透性的和非渗透性的，是否具有渗透性取决于它们能不能进入细胞。目前已发现的绝大多数冷冻保护剂都是渗透性作用剂。最常用于人类精子的冷冻保存的四种冷冻保护剂分别列于表51.5。但是，甘油是人类精子首选的冷冻保护剂(1,35～38)。已经使用浓度为5%～10%的甘油来冷冻保存人类精子。据报告，冷冻存活率是不固定的，具体取决于冷冻方法中所使用的甘油混合物(甘油中添加更复杂的缓冲液补充剂)。在冷冻保存人类精子时，可使用许多不同的甘油混合物(表51.6)。据报告，作为缓冲剂和维持精子生育能力的稳定剂，两性离子、TES(三羟甲基甲氨基乙磺酸)和TRIS(三羟甲基氨基甲烷)、枸橼酸钠以及蛋黄要优于其他试剂。两性离子缓冲液可以结合周围溶液中游离氢和羟基离子，并在脱水过程中起作用。蛋黄可以通过提高膜流体性来促进精子生育能力。常规地，人类精液、家畜和外来物种的冷冻保存方案中包括蛋黄。蛋黄作为冷冲击的一种防护物。但是，在疾病控制的通用需要中，研究者迫切要求找到一种蛋黄替代物。TEST蛋黄缓冲冷冻介质(Irvine科学的)、人类精子保存介质HSPM(39)和IUI-ready冷冻保护剂(40)是用于人类精子冷冻保存的众多商业可用的冷冻保护剂介质中的几种。

表51.5 冷冻保护剂和防冷冻介质中的不同成分

甘油	使用范围最广，是人类精子的成功的冷冻保护剂。最优浓度约为7%(vol/vol)
二甲亚砜(DMSO)	热敏性的
乙二醇	具有快速渗透率
丙二醇(PROH)	对于卵裂早期的人类胚胎来说，是最成功的；但对于人类精子的用途不大
蛋黄	经常包含在冷冻保护剂介质中，但本身并不是一种冷冻保护剂。它有助于维持膜流动性
缓冲剂(TES、Tris、氨基乙酸、枸橼酸盐)	维持冷冻保护剂介质的pH，以避免对精子的酸性/碱度相关损害

表51.6 当前用作冷冻保护剂的甘油混合物

甘油	最终浓度为7.5%
枸橼酸盐-蛋黄-甘油	325mOsm枸橼酸钠、20%(vol/vol)新鲜蛋黄、2%(vol/vol)325mOsm果糖以及甘油(最终浓度为7.5%)，pH值调到7.0
TEST-C-I	一个两性离子缓冲液体系，包含325mOsm TES、325mOsm TRIS、48%(vol/vol)TEST、30%枸橼酸钠、20%蛋黄、2%果糖和甘油(最终浓度为6%)
TEST-C-II	70%(vol/vol)TEST、12.5%枸橼酸钠、17.5%蛋黄和甘油(最终浓度为10%)
TEST牛奶	30%(vol/vol)TEST、30% 325mOsm奶粉、18%枸橼酸钠、20%蛋黄、2%果糖，同渗重摩为325mOsm，pH值为7.0，以及甘油(最终浓度为6%)
HSPM	含有甘油(最终浓度为15%)的改良的Tyrode溶液
HEPES-KOH-G	325mOsm HEPES、pH值为7.0的325mOsm KOH、40% 325mOsm葡萄糖、20%蛋黄以及甘油(最终浓度为6%)

冷冻保存方案

常规方案

不同的冷冻保存方案之间有许多变动(8,41～45)。但是，对于射出的(人类精液、精液修复精子)、附睾的活睾丸的精子的冷冻保存来说，这些方案的效果都是相同的(35)。

在所有方案中，均要在环境温度下将冷冻保护剂介质(甘油混合物)添加到精液/精子溶液中。精子样品与介质最终的比例要达到1:1。轻微晃动玻璃瓶,以混合冷冻保护剂和样品。该混合物冷冻(2～4℃)一段时间(10～60分钟),以使其缓慢冷却。在精子冷冻中,使用一些冷却设备(表51.7)。如果使用手工冷却方法,则将样品玻璃瓶放在液氮水汽中进行冷冻,然后放入液氮中进行储存。冷冻速度是由玻璃瓶与液氮表面之间的距离来控制的。

表51.7　针对精子冷冻的不同的冷却方法和装置

自然蒸汽相冷却
在提供期望冷却效果方面,天然存在于液氮箱中的蒸汽相是足够理想的。在该装置中,冷冻瓶/细管放置在液相之上的预定高度处停止预定时长,所以预期的冷却曲线是无任何限制的
机械辅助蒸汽相冷却
在该装置中,机械装置可以让液氮水汽以一个可控速度在样品周围流动,因而可以达到一个预期的冷却速率
可编程冷凝机
该机器在人类精子冷冻保存中的应用并不普遍,这可能是因为精子冷冻不需要这种自动装置。该装置并不能产生任何比手动方法更好的结果

在液氮水汽中,含有样品的玻璃瓶可以用多种不同方法来处理。一种方法是,将冷冻瓶放在一个金属棒上,然后将该棒插入完全充满液氮的干燥托运箱中大约30分钟,接着将棒放入液氮中。另一种简单的方法是,将样品悬在液氮表面上(大约低于-150℃)大约4cm处,持续时间为20～30分钟,然后将样品放入液氮中(大约为-2℃)。第三种方法是,将样品悬在液氮表面上20cm处(大约-2℃),维持20～30分钟,然后降低至14cm处(大约-40℃),维持大约10分钟,最后降低至10～12cm处(大约-90℃),再维持10分钟,然后将样品放入液氮中。

冷冻人类胚胎中常规使用的可编程冷冻箱也可以用于冷冻精子。一个冷冻程序规定温度在冷冻操作中如何随时间变化。这种变化是由一个温度控制器控制的。换句话说,一个冷冻程序包含一系列的步骤,这些步骤由温度控制器按顺序执行。Kaminski组描述了一个可编程的冷冻箱,该冷冻箱的冷却速率为0.5℃/分钟,从室温冷却到-5℃;其冷冻速率为-10℃/min,从-5℃降到-80℃,冷冻后放入液氮中进行储存。许多商业公司正在出售电脑芯片控制的可编程冷冻箱,这种冷冻箱使用控制冷冻程序来冷冻精子。图51.2中给出了一个冷冻曲线的例子,在该例子中,这些电脑芯片控制的冷冻箱执行人类精子的冷冻过程(Biogenic,美国加州)。

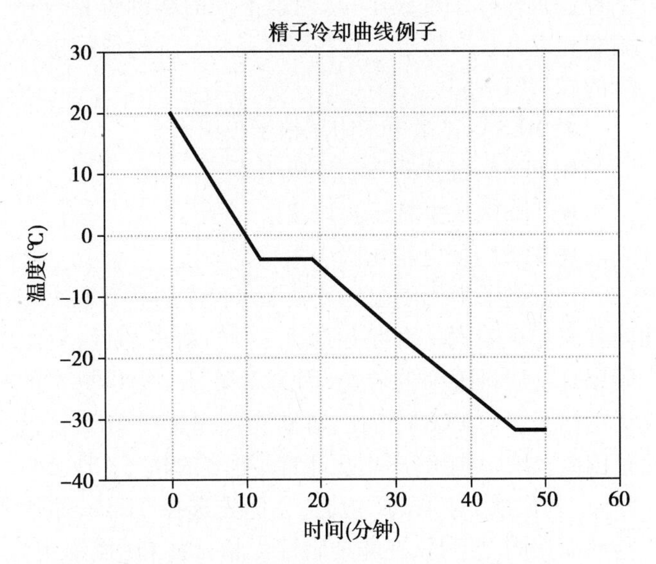

图51.2　精子冷却曲线(低温逻辑,生物起源地,加州)

冷藏精子的应用过程

只有当冷冻保护剂从精子中清除,且精子恢复运动性之后,才有可能使用冷藏精子。这是通过正确解冻冷冻样品和冷冻后的清洗来完成的。从液氮中取出冷藏精子,然后进行解冻、加温和冷冻保护剂的清除,从而恢复精子的运动性。冷冻精子可以以多种方式来进行解冻。在准备好清除冷冻保护剂之前,冷冻精子既可以在环境温度下缓慢解冻30～60分钟,也可以在37℃下快速解冻5～10分钟。通常使用间断梯度柱或直接液体(例如,改良的人类输卵管液)清洗来清除解冻样品中的冷冻保护剂。冷藏精子的梯度柱程序或其他清洗技术在文献中(7,23,46～48)有很好的描述。

附睾精子或睾丸精子的冷冻保存

使用射出精子、附睾精子或睾丸精子对卵母细胞进行ICSI后,不同精子类型对应的结果(受精、胚胎发育、囊胚形成率和怀孕)是相似的(6,24,46,49,50)。当因为某种原因而无法获得射出精子时,使用附睾精子或睾丸精子也是可以的。如果使用新鲜获取的附睾精子和睾丸精子,所执行的精子获取程序必须与卵母细胞获取程序一致(47,48)。这会给泌尿科医师带来逻辑问题,如果必要的话,则需要拜访泌尿科医师,咨询是否重新收集精子。附睾精子和睾丸精子的冷冻保存和储存将会为泌尿科医师和ART实验室人员减轻这种逻辑问题。更为重要的是,精子可以储存多个

ART 循环,因而可以避免使用多重手术程序来恢复精子(47,48)。当没有使用射出精子时,可以使用以下四种显微外科手术技术,从两个不同的解剖位置——附睾和睾丸获取精子。这些程序是切开活检或经皮执行的(23,51~53)。

- MESA:显微手术附睾精子吸引术
- PESA:经皮附睾精子吸引术
- TESE:睾丸精子提取法
- TESA:睾丸精子吸引术

获取精子中所使用的显微手术程序的类型取决于两种原始贮存体(附睾和睾丸)中的精子的可得性。附睾是泌尿科医师的首选,因为附睾可以提供更多的活动精子。与 PESA 相比,可能会优先选择 MESA,这是因为,MESA 能够产生更干净、更多的精子(51,54,55)。相似地,与 TESE 相比,会优先选择 TESA,原因与前面相同。但是,在非梗阻性无精子症和(血细胞)成熟停止或滋养细胞仅存综合征这些病例中,一般认为 TESE 是最具可靠性的选择(8,23,51,55)。

使用一个 27 尺寸蝶形物装置,从附睾中分离出来少量液体(MESA 或 PESA),继而可以获得附睾精子。然后,使用任一碱性介质稀释吸入的液体,例如改良的人类输卵管液(mHTF)。接下来,向液体中添加人类血清白蛋白或血清替代物,并在立体显微镜下检查血清。血清确认完成后,将样品进行冷冻保存。

对于从睾丸中获取精子(TESA 或 TESE),睾丸活检组织可以手动处理或酶解处理。在手动方法中,将活检组织在皮氏培养皿中切碎成细微的片段,具体是用注射器针头或外科手术刀在立体显微镜下执行。也可以用合适的组织均化器(手动)来砸碎组织。切碎的/砸碎的组织转移到适当体积的碱性溶液(例如 mHTF)中,以释放精子。可以用离心法(300g)和移除额外上清液的方法,来调整组织匀浆的体积以及匀浆内精子的浓度。

活检组织也可以进行酶解处理。在酶解方法中,睾丸组织被切成小碎片,并在 35℃下在胶原酶(1mg/ml)中培养一小段时间(10~20 分钟)。使用巴氏吸管进行反复吸取,将细精管从间质组织中分离出来。通过反复清洗和离心,清除胶原酶。然后用胰岛素(5μg/ml)处理胶原酶处理过的组织,在 37℃下处理 10~15 分钟。进行吸液,以进一步分解组织。可以添加胰蛋白酶抑制剂来抑制酶的活性。离心后的小球(睾丸组织分解体)可以悬浮在冷冻保存所需体积的液体中。

睾丸精子的冷冻保存方案与射出精子的冷冻保存方案非常相似(56)。在 37℃而不是环境温度下,向睾丸精子中加入冷冻保护剂,可以产生较好的复原结果。睾丸精子的冷冻保存方案中包含了下面的特殊建议,以获得更高的冷冻存活率:①一滴一滴地加入相同体积的预热的(37℃)冷冻保护剂,并轻轻混合;②在 37℃下再放 30 分钟;③在 4℃下培养 90 分钟;④在液氮水汽中培养 15 分钟;⑤然后放入液氮中储存(56,67)。如果使用冷冻机器来冷冻睾丸分解体,推荐与下面给出的方案类似的冷冻方案(43,56)。

起始温度	环境温度
下降过程 1	以 2℃/min 冷却到 6~7℃
浸水	10 分钟
晶化	6~7℃
维持	10 分钟
下降过程 2	以 0.3℃/min 降低至-35℃
程序结束	
放入液氮中	

睾丸组织分解体的解冻是按照标准快速解冻程序来进行的,该程序通常包括在大气中放置 1 分钟以及在较高温度下(30~37℃)放置几分钟。通过重复清洗(两次)和离心,清除冷冻保护剂。培养细胞/组织分离体几个小时,这有助于恢复精子运动性。如果看不到活动精子,可以用己酮可可碱(2.5mmol/L)处理样品。如果使用己酮可可碱,在 ICSI 中使用精子前,建议早一些清洗精子。一些研究发现,如果在冷冻保存前,睾丸精子进行短期培养,精子的解冻后运动性会有所提高。

对于将要接受化疗或放疗的个体,尤其是年龄不大时就要接受化疗或放疗的个体,可以考虑进行男性生殖力保存。睾丸精细胞对这两种治疗高度敏感。如果精细胞遭到破坏,此人可能会丧失生育能力,而且这种丧失是不可挽回的。已有人提议从睾丸活检中分离精原生殖细胞/精原细胞干细胞,并进行冷冻保存以用于将来的自体移植(28,58,59)。据预期,加入冷藏的干细胞,当患者康复后,他会重新获得精子发生。已有研究者实施了实验,他们通过向小鼠体内注入干细胞,讨论生殖力的恢复情况。人体内的精原细胞干细胞的冷冻保存可看作是针对干细胞储存的一种可实施的方法,同时,我们希望不远的将来会出现针对自体移植的可靠的方法。生殖组织的未来可能应用将取决于生殖技术的未来进展。伦理和法律方面的考虑将需要更多的评估。

特殊的冷冻保存方案

在ART领域，Cohen等以及其合作者介绍了单个精子或少量精子的冷冻保存技术(60,61)。在该方法中，精子在进行冷冻保护剂处理之前，需要将精子注入人类卵母细胞的空透明带中。然后将含精子的透明带储存在冰管或玻璃瓶中。这个特殊程序是专为精液中的精子特别少的个体而设计的。冷冻保存的常规方法不适用，因为常规方法无法从冷冻样本中收集少量精子。在精子放入透明带之前，必须清除透明带中的全部细胞物质，并彻底清洗。在该方法中，必须考虑到转基因的理论可能性。

另一种冷冻保存少量精子的方法是使用褐藻酸胶囊，据研究发现，这种方法非常有效。Herrler等(62)研制了一种在聚合褐藻酸滴剂中冷冻少量精子的方法，精子在解冻以复原精子之后可以被液化。该装置排除了精子被外来生物材料污染的可能性。

该领域的另一种不用冷冻保护剂对精子进行冷冻保存的新方法叫做玻璃化。玻璃化其实不能看做一种新方法；但是玻璃化的应用直到最近才开始显露(63～67)。在一种玻璃化程序中，Isachenko等(67)成功地在冷冻铜环中玻璃化了人类精子，冷冻铜环中装有精子悬浮液。实验显示，玻璃化方法可以保存精子的活动性以及使卵母细胞受精的能力。目前，与精子冷冻相比，玻璃化方法更加广泛地应用于卵母细胞、胚胎和胚囊的冷冻中。

个体变异性和变数影响冷冻保存

大约在50年前，就出现了冷藏精子使人类受孕的例子。其后，成千上万的儿童因辅助生殖这一简易程序而诞生。尽管已经取得了这些成功，我们却很难认为冷冻保存程序是标准的(11,19,36,67,68)。精子接触CPA、冷却、解冻或清除CPA为什么会导致精子损伤？答案目前还不清晰。为什么不同个体的精子对相同的冷冻保存程序反应不同？为什么大部分人50%的精子被冷冻-解冻循环损坏或破坏？答案也未可知。

成百上千的儿童因为冷藏精子的受精而诞生，这显示了人类生殖的冷冻保存技术的成功。然而，目前的冷冻保存技术并不是很有效。文献中所报告的冷冻生存数据表明，50%的精细胞被冷冻和解冻技术损毁或破坏，这限制了精子冷冻保存的整体效率和效能(2,4,9,41,68)。我们可以想到的显而易见的问题是，为什么精子冷冻的效率如此之低？目前，对于这个问题，我们还没有清晰的解答。不同男性的精子对相同的冷冻保存方案展示出差别非常大的反应。这种差异对不同男性的冷冻保存的敏感性，会在实践中严重影响冷冻保存方法的成功性。McLaughlin等(21)执行了一项实验，它提供了强有力的证据来证明对冷冻保存的敏感性有个体变异性。该实验的结果(21)显示，对于来自相同个体的不同精子来说，它们对冷冻保存的反应是一致的，但是来自不同个体的精子对冷冻保存的反应差异很大。不同个体之间的精子参数的变异系数要远高于相同个体的精子。一些研究已经解决了精子冷冻敏感性之间的个体差异是否反映膜特性，以及这些特性是否由基因决定的问题(1)。可用数据显示，精细胞膜的特性可能是由基因决定的。因为不同个体的精细胞膜是不同的，所以它们的渗透性也是不同的。这些膜上的组合差异将会导致不同个体精子的冷却与冷冻敏感性有极大差异。

激素差异也与个体的冷却敏感性差异有关。不同年龄的男性的激素浓度是不同的。因为激素影响细胞骨架的结构，不同个体的内分泌差异可能会影响不同年龄时的精子对冷冻损伤的敏感性(69,70)。

冷冻保存方案可能影响精子在冷冻保存过程中的存活性。对于维持令人满意的精子发育能力和运动性，冷冻溶液稀释精子样品的稀释率、从环境温度降至5℃的冷却过程、将样品降低至零下温度的冷却速率都是很重要的。其他的显著因素是CPA浓度、解冻速率和解冻后稀释方法。因冷却速率和加温速率的作用，精子在冷冻保存中的运动性非常不同。这一点需要再次强调。

冷冻样品和交叉污染的稳定性

与冷冻样品的稳定性相关的可用信息没有那么矛盾。大部分文献指出，冷藏精子以及胚胎都可以保存数十年而不会出现任何功能丧失(71,72)。以前的报告显示，冷藏37年的公牛精子可以授精卵母细胞，受精了的卵母细胞随后发育成胚泡(1)。在人类体内，据报告，冷藏超过15年的精子可以产生可行的怀孕。一些早期研究也报告，冷冻保存的样品会出现衰退现象(73,74)。这可能归因于未达最佳标准的冷冻保存技术。最近的关于冷藏的文献指出，精子能在液氮中保持活力的时限可能是没有限制的。

在一个特殊设计的冷藏库中，冷藏精子储存在液氮中。来自大量样本的样品通常储存在一个箱子中。因此，在冷藏精子的长期储存中，就有可能发生交叉污染(75～78)。一些研究显示，通常用于冷冻保存精子的塑料细管可能会发生泄漏，因而增加了交叉污染的可能性(75，76，79，80)。在储存箱中也会偶尔发现破碎的、有裂缝的以及爆破的冷冻瓶(7，11，19)。已有研究者开始关注冷冻储存过程中传染性作用剂的可能传播，尤其是像HIV和乙型肝炎这样的病毒。推荐使用由离聚物树脂生产的特殊细管，这种细管在零度以下温度时不会破裂或变得易碎，从而可以预防交叉污染的风险。一些方案中已经执行了另一种可预防样品间交叉污染的方法，即将冷藏样品储存在沸腾液氮上方的蒸汽相中，该蒸汽相大约为-180℃。

与水一样，液氮可以作为传播病毒、细菌和真菌的一种媒介(11)。以前的研究显示，在常规冷藏中，样品中的病毒可以在液氮中生存，而不会丧失活性。如果一个个体被指定为病毒阳性，则来自该个体的精子样品应该储存在一个单独的箱子中。针对每一种疾病，其样品均应该储存在单独的箱子中——这是最理想的，但也是逻辑上不现实的。许多设施已经采用了一些实用方法来将冷藏箱内传播的可能性降至最低。这些实用考虑包括：①液氮水汽储存；②使用特殊安全的细管；③冷冻瓶使用额外的包裹材料。在蒸汽相，病原体没有那么容易进出储存瓶。一些人建议，如果样品要在液氮中储存，冷冻瓶可以包裹上不可渗透的塑料材料。对于精子的冷冻保存，某种构想技术(圣地亚哥，美国加州)提出了高安全性的细管，据称可以消除液氮中交叉污染的风险。据评估，这些细管对胚胎和精子是无吸收性的、无孔的和无毒的，而且在零度以下温度下保证是防碎的。我们的目标是，应当采取适当措施，来消除同一个储存箱中发生交叉污染的风险。

冷藏精子在液氮中的储存

已有操作指南建议，液氮永远也不能与样品直接接触，冷冻瓶应该是密封的，并且排除外部污染，另外，未经筛选过的精液不能与经筛选的和无传染的精液保存在同一个容器中。通过将样品储存在液氮蒸汽相，这些建议很容易实现(10，81)。在蒸汽相方法中，储存真空箱中的样品与液氮没有直接接触，因为样品永远也不会浸入液氮中。文献显示，储存在液氮或蒸汽氮中的精液样品之间的生育能力参数没有任何差异(45，81，82)。因此，储存在蒸汽相，是液氮的一种切实可行的替代方法。越来越多的证据表明，将冷藏精子储存在氮气蒸汽相中，可以预防精液样品之间的交叉污染。

当然，我们也应该考虑到冷藏精子的蒸汽储存的不利之处。在蒸汽相储存中，持续监视是很有必要的。液氮必须保持在一个特定水平上，以便提供稳定的蒸汽相和较小的波动温度梯度。这一点需要特别保证。

冷冻包裹材料和储存材料

在包裹人类精液/精子以进行冷冻保存时，通常使用三种包裹材料，分别为玻璃安瓿、塑料冷冻瓶和塑料细管。玻璃安瓿最初用于精液冷冻保存，但是因为安全性的缘故，使用频率越来越少。冷冻瓶(螺丝帽，1～2ml)和细管(0.25～0.5ml)的通用程度差不多，均被广泛使用。下面的材料/设备用于冷藏精子的储存和安全操作：

1. 金属(铝)棒　堆积塑料冷冻瓶。
2. 高脚杯(塑料的)　堆积冷冻细管。
3. 小罐　桶状的钢铁容器，盛装一些棒/高脚杯。
4. 冷冻箱　通常盛装一些小罐。
5. 冷冻传感器　监测冷冻箱中的液氮水平的设备。

冷冻清单整理

一个诊所内的全部冷藏精子必须是可明确识别的。使用哪种存货控制系统取决于所使用的储存容器以及其他可用资源的类型。冷冻包裹材料(小瓶或细管)的标签必须是永久性的，尤其是有冷冻抗性的。冷冻瓶通常与金属棒附着使用，将瓶和棒以坐地式放在储存箱的小罐内。冷冻细管放在塑料管(生理管)/高脚杯中，然后与棒连接起来，一起放入储存箱的小罐中。Mortimer(7)提出了与安排冷冻箱中的冷冻样品有关的一些基本准则，总结如下：

1. 每一个冷冻样品(细管或小瓶)必须是各自可识别的，所以如果同时处理多个样品，也不发生混淆。
2. 冷冻信息必须可从保存在不同位置的一些文件中获取。
3. 一个系统/模式之后，冷冻箱中的冷冻样品应该井井有条。
4. 建议使用多种颜色的小瓶、棒和小罐。

冷冻样品的运输

利用冷冻保存，人类精子可以运输到世界上任何地方。使用一个干燥的托运箱,可以将冷冻瓶和冷冻细管运送到遥远的地方。该托运箱是一个特殊的真空迷你箱,它可以维持4~5天的低温,并且很容易搬运。商业捐赠精子库正使用这种所谓的“干燥托运箱”技术和快递服务UPS、Fed-X,来将捐赠者精子分发到全世界的委托人手中。ART诊所也使用干燥托运箱来将患者精子从一个诊所迁移到另一个诊所。

与液氮使用相关的安全性

液氮是冷冻保存中的主要成分,是一种低温冷却液(-196℃)。如果液氮与身体部位如手指、眼睛等等接触,身体会遭受与冻伤类似的冷冻损伤。操作液氮的实验室人员应该对液氮使用的安全惯例很熟悉;一些相关的安全措施列于下面:

1. 保护装置　穿上可遮盖住身体和腿部的围裙,戴上手套以保护手部,戴上护目镜以保护眼睛。

2. 应该在专为此实验目的而设计的器皿中操作液氮。

3. 在加液氮的过程中,应该使用液氮盖,以将液氮喷溅减至最低。在将液氮容器从一个地方搬到另一个地方时,也应该使用液氮盖。

4. 用来储藏液氮和冷冻箱的房间应该充分通风。

5. 对于像冷冻箱之类的较重的冷冻容器,应该使用合适的运输工具,例如滚板。

6. 可以使用商业上可获得的传感器来监测液氮操作区内的氧气水平。

冷冻保存的遗传后果

大部分文献指出,冷冻保存不会造成任何遗传后果。事实上,一些文献争论说,冷冻保存清除了有缺陷的精子,从而使得来自冷冻精子授精的自然流产和先天性缺陷较少。大部分调查报告,冷冻保存前后,染色体异常现象没有任何显著差异,也没有证据显示冷冻保存导致性别比例改变。通过使用仓鼠卵母细胞来显示精子染色体,对冷冻保存对人类精子的影响进行细胞遗传学调查。该调查报告,染色体异常的频率没有发生任何改变。相比之下,一些文献则指出,使用冷冻精子进行人工授精后,婴儿出现三染色体性的频率增加。关于与冷冻保存直接相关的有害遗传后果,冷冻相关的文献中找不到任何强有力的证据(1,27,36,83~88)。

与精子冷冻保存相关的ASRM建议

ASRM是美国人类不育症专家的前沿机构。该机构与其他国家的相似机构一样,处理ART时期出现的与人类生殖有关的新兴事件。ASRM已经成立了实践委员会和伦理委员会,来评论事件,并为生殖药物的不同方面制定指南、建议和最低标准(2004 ASRM实践委员会和伦理委员会纲要)(89)。因为辅助生殖还没有完全规范,生殖专家、公众甚至政府机构都重视ASRM对辅助生殖全部方面的见解,其中包括冷冻保存技术的合理使用。该部分总结了ASRM建议,具体是与生殖捐赠、冷冻保存技术尤其是男性配子冷冻保存的合理使用有关的建议。

一百多年来,医生一直使用捐赠者精子来治疗男性不育症。ASRM实践委员会建议评估潜在的精子捐赠者,以及关于最优筛选和检测性传染病、遗传疾病和心理评估的最新资料。委员会也建议使用来自疾病控制预防中心、FDA和AATB的资料。ASRM实践委员会指出,含白细胞丰富的精液捐赠物会带来异常风险。

在美国,对于没有男性配偶的女性,或者当其男性配偶因为某种原因无法提供遗传上有能力的精子,DI(捐精者授精)在伦理和法律上是允许的。只使用冷藏精子来进行捐赠者授精也是允许的。冷冻精子必须隔离检疫180天,并且在使用该样品前,捐赠者应该再次检测血清阴性。美国的商业精子库必须遵守联邦、州以及当地的规章制度,这些规章的目的是预防性传播疾病和其他问题。对于任何DI来说,提供合适的知情同意表格是必不可少的。在可能的程度上永久记录样品和其使用也是很有必要的。必须有一个机器装置,保存这些记录以作为未来的医疗和法律资源。同时,参与捐精方案的个体必须受机密性的保护。捐赠者和接受者必须接受规定或限制各自权利和义务的文件。

ASRM实践委员会建议由一个有资格的心理健康专家来对捐精者和接受者进行一个心理评估。该心理评估应该解决潜在的心理风险,并评估强制(经济的和感情的)的迹象。捐赠精子的接受者应该获得关于全部可能的心理暗示的咨询服务。

ASRM实践委员会也制定了针对配子捐赠者的最小基因测试的建议。该建议的主要重点是,捐赠者不能有任何严重的孟德尔紊乱,不能携带任何已知的核型异常，也不能携带任何重大的家族疾病。委员会认为一些种族群落具有潜在的高风险性，并建议筛查捐赠者来确定某些情况的杂合性（表 51.4）。因为针对其他紊乱症状的检测不断发展，检测目录可能有所变化。

ASRM 指定和总结了用于捐精冷冻保存和其他 ART 程序的知情同意表格中要考虑的因素。ASRM 建议，所有的批文必须是书面形式的，而且必须由所有参与方签署和见证。除了 ASRM，像 Organon 和 Serono 之类的不育药物生产商以及像胚胎捐赠协会之类的非营利组织制定了更为综合的 ART 程序同意表格，这些同意表格有时要求超过一个方面的管理遵守性。

ASRM 伦理委员会陈述了其对感染人类免疫缺陷病毒（HIV）的患者的不育治疗的主张，也涵盖了感染 HIV 的男性的精子的冷冻保存。大约 86% 的 HIV 感染患者在生殖年龄内，讽刺的是，这类人群绝大部分是男性。有关由职业引起的 HIV 传播的证据，根据 ASRM，尽管存在与 HIV 相关的风险，但这并不能成为拒绝对 HIV 感染个体和夫妻的生殖服务的原因。伦理委员会指出，临床医生有责任对感染 HIV 的个体和患有其他慢性疾病的患者提供相同的关照。男科实验室人员应该接受充足的训练，以安全地冷冻保存和使用 HIV 感染男性的精液。

关键点

- 已经通过检阅已发表文献，分析了人类精子冷冻保存领域的进展。
- 向读者提供人类精子（包括附睾精子和睾丸精子）冷冻保存方面可得到的最新资料。
- 已列出了关于精子冷冻保存的所有可能的适应证。
- 已阐明了男性生殖力保存的通用方法。
- 提供了概念、方法学以及管理方面的信息，所以读者可以获得人类精子冷冻保存方面的综合知识。
- 所描述的技术和方法与辅助人类生殖和精子储存的现行实践是高度相关的。
- 讨论了冷藏精子的运输和安全性。

致谢

本文作者非常感谢理科硕士 Collin Osuamkpe 对原稿的技术支持。

参考文献

1. Leibo SP, Picton HM, Gosden RG. (2001). Cryopreservation of human spermatozoa. In: *Current Practices and Controversies in Assisted Reproduction: A WHO Sponsored Symposium, Switzerland, September 17–21, 2001*, World Health Organization, WHO headquarters, Geneva, Switzerland.
2. Fuller B, Paynter S. (2004). Fundamentals of cryobiology in reproductive medicine. *RBM Online*, 9(6): 680–91.
3. Bunge RG, Keettel WC, Sherman JK. (1954). Clinical use of frozen semen. *Ferti Steril*, 5: 520–9.
4. Royere D, Barthelemy C, Hamamah S, et al. (1996). Cryopreservation of spermatozoa: a 1996 review. *Hum Reprod*, 2: 553–9.
5. Trounson AO, et al. (1981). Artificial insemination by frozen donor semen: results of multicentre Australian experience. *Intern J Androl*, 4: 227–32.
6. Wolf D, Patton P. (1989). Sperm cryopreservation: state of the ART. *J In Vitro Fertil Emb Trans*, 6: 325–7.
7. Mortimer D. (1994). *Practical Laboratory Andrology*. New York: Oxford University Press.
8. Watson PF. (1995). Recent developments and concepts in the cryopreservation of spermatozoa and the assessment of their post-thawing function. *Reprod Fertil Dev*, 7: 871–91.
9. Crister JK. (1998). Current status of semen banking in the USA. *Hum Reprod*, 13(Suppl. 2): 55–67.
10. Tomlinson M, Sakkas D. (2000). Is a review of standard procedures for cryopreservation needed? Safe and effective cryopreservation – should sperm banks and fertility centres move toward storage in nitrogen vapour? *Hum Reprod*, 15: 2460–3.
11. Centola GM. (2002). The art of donor gamete cryobanking: current considerations. *J Androl*, 174–9.
12. Sherman JK. (1978). Banks for frozen human semen: current status and prospects. In: Graham E, ed. *The Integrity of Frozen Spermatozoa*. Washington: National Academy of Sciences; pp. 78–91.
13. David G, Lansac J. (1980). The organization of the centers for the study and preservation of semen in France. In: David G, Price WS, eds. *Human Artificial Insemination and Semen Preservation*. New York: Plenum Press; pp. 15–26.
14. Centola GM. (1997). Update on the use of donor gametes, sperm and oocytes involvement in the FDA regulation of gamete banking: the FDA proposed rule to include reproductive tissue. *ASRM News. Fall*.
15. Federal Registry (2002). Eligibility determination for donors of human cells, tissues, and cellular and tissue-based products. 21 CFR parts 210, 211, 820, and 1271.
16. Food and Drug Administration (2004). Eligibility determination for donors of human cells, tissues, and cellular and tissue-based products. Posting in FDA Web site www.FDA.GOV.
17. ASRM (2005). Postgraduate course 21: FDA and ART—how to comply with the new regulations. ASRM annual meeting, Montreal, Canada.
18. Reglera (2005). Human cells, tissues, and cellular and tissue based products: registration, donor eligibility, and current good tissue practices final rules of FDA: Registration Final Rule and Donor Eligibility Final Rule, 21 CFR Part 1271, www.reglera.com.
19. AATB (1995). *Standards for Semen Banking*. Revision draft. MCLean, VI: American Association of Tissue Bank.
20. Bick D, et al. (1998). Screening semen donors for hereditary diseases. The Fairfax cryobank experience. *J Reprod Med*, 43: 423–8.
21. McLaughlin EA. (1999). British Andrology Society guidelines for

the screening of semen donor for donor insemination. *Hum Reprod*, 14: 1823–6.

22. Carson SA, Gentry WL, Smith AL, Buster JE. (1991). Feasibility of semen collection and cryopreservation during chemotherapy. *Hum Reprod*, 6: 992–4.
23. Verheyen G, De Croco I, Tournaye H, et al. (1995). Comparison of four mechanical methods to retrieve spermatozoa from testicular tissue. *Hum Reprod*, 10: 2956–9.
24. Davis NS. (1997). The hows, whys and when of sperm cryopreservation. In: *ASRM 30th Postgraduate Program Course on Andrologic Practices*; pp. 83–9, American Society for Reproductive Medicine, Burmingham, Alabama, USA.
25. Averette HE, Boike GM, Jarrell MA. (1990). Effects of cancer chemotherapy on gonadal function and reproductive capacity. *Cancer J Clin*, 40: 199–209.
26. Costabile RA. (1993). The effects of cancer and cancer therapy on male reproductive function. *J Urol*, 149: 1327–30.
27. Arnon J, Meirow D, Lewis-Roness H, Ornoy A. (2001). Genetic and teratogenic effects of cancer treatments on gametes and embryos. *Hum Reprod Update*, 7: 394–403.
28. Lee SJ, Schover LR, Partridge AH, et al. (2006). American Society of Clinical Oncology recommendations on fertility preservation in cancer patients. *J Clin Oncol*, 24: 2917–31.
29. Oktay K, Meirow D. (2007). Planning for fertility preservation before cancer treatment. *Sexuality, Reproduction and Menopause (srm) – A Clinical Publication of American Society of Reproductive Medicine*, 5(1): 17–22.
30. Mazur P. (1963). Kinetics of water loss from cells at subzero temperatures and the likelihood of intracellular freezing. *J Gen Physiol*, 47: 347–69.
31. Mazur P. (1984). Freezing of living cells: mechanisms and implications. *Am J Physiol*, 247: C125–42.
32. Wolfinbarger L, Sutherlan V, Braendle L, Sutherlan G. (1996). Engineering aspects of cryobiology. *Adv Cryogenic Eng*, 41: 1–12.
33. Gao DY, Mazur P, Crister JK. (1997). Fundamental cryobiology of mammalian spermatozoa. In: Karow A, Crister JK, eds. *Reproductive Tissue Banking*. San Diego, CA: Academic Press; pp. 263–328.
34. Leibo SP, Bradley L. (1999). Comparative cryobiology of mammalian spermatozoa. In: Gagnon C, ed. *The Male Gamete*. Vienna II: Cache River Press; pp. 501–16.
35. Kaminski J, Centola G, Lamb DJ. (2003). Sperm cryopreservation. *Androl Embryol Rev Course*, 13.1–13.8.
36. Sophonsritsuk A, Rojanasakul A. (2003). Cryopreservation of human spermatozoa. *Ramathibodi Med J*, 126: 156–62.
37. Weidel L, Prins GS. (1987). Cryosurvival of human spermatozoa frozen in eight different buffer systems. *J Androl*, 8: 41.
38. Crister JK, et al. (1998). Cryopreservation of human spermatozoa. III. The effect of cryoprotectants on motility. *Fertil Steril*, 50: 314–20.
39. Mahadevan M, Trounson AO. (1983). Effects of cryopreservative media and dilution methods on the preservation of human spermatozoa. *Andrologia*, 15: 355–66.
40. Larson JM, et al. (1998). An intrauterine insemination-ready cryopreservation method compared with sperm recovery after conventional freezing and post-thaw processing. *Fertil Steril*, 68: 143–8.
41. Taylor PJ, et al. (1982). A comparison of freezing and thawing methods for the cryopreservation of human semen. *Fertil Steril*, 37: 100–3.
42. Fiser PS, Fairfull RW, Marcus GJ. (1986). The effect of thawing velocity on survival and acrosomal integrity of spermatozoa frozen at optimal and suboptimal rates in straws. *Cryobiology*, 23: 141–9.
43. Henry M, et al. (1993). Cryopreseravation of human spermatozoa. IV. The effects of cooling rate and warming rate on the maintenance of motility, plasma membrane integrity, and mitochondrial function. *Fertil Steril*, 60: 911–18.
44. Gao DY, et al. (1995). Prevention of osmotic injury to human spermatozoa during addition and removal of glycerol. *Hum Reprod*, 10: 1109–22.
45. Medeiros CM, Forell F, Oliveira AT, et al. (2002). Current status of sperm cryopreservation: Why isn't it better? *Theriogenology*, 57: 327–44.
46. Cohen J, Felten P, Zeilmaker GH. (1981). Fertilizing capacity of fresh and frozen human sperm: a comparative study. *Fertil Steril*, 36: 356–62.
47. Hossain A, Osuamkpe C, Nagamani M. (2007a). Extended culture of human sperm in the laboratory may have practical value in the assisted reproductive procedures. *Fertil Steril, 2008* Jan; 89(1): 237–9. Epub 2007 May 4.
48. Hossain A, Osuamkpe C, Nagamani M. (2007b). Sole use of sucrose in human sperm cryopreservation. *Arch Androl*, 53: 1–5.
49. Bunge RG, Sherman JK. (1953). Fertilizing capacity of frozen human spermatozoa. *Nature*, 172: 767.
50. Gil-Salmon M, Romero J, Minguez Y. (1996). Pregnancies after ICSI with cryopreserved testicular spermatozoa. *Hum Reprod*, 11: 1309–13.
51. Craft I, Tsirigotis M. (1995). Simplified recovery, preparation and cryopreservation of testicular spermatozoa. *Hum Reprod*, 10: 1623–7.
52. Salzbrunn A, Benson D, Holstein A, et al. (1996). A new concept for the extraction of testicular spermatozoa as a tool for assisted fertilization (ICSI). *Hum Reprod*, 11: 752–5.
53. Van Perperstraten A, Proctor M, Phillipson G. (2002). Techniques for surgical retrieval of sperm prior to ICSI for azoospermia (Cochrane review). In: *Cochrane Library, Oxford, The Cochrane Collaborations*, John Wiley and Sons Ltd., Baltimore, Maryland.
54. Buch J, Philips K, Kolon T. (1994). Cryopreservation of microsurgically extracted ductal sperm: pentoxyfylline enhancement of motility. *Fertil Steril*, 62: 418–20.
55. Oates R, Lobel S, Harris D, et al. (1996). Efficacy of intracytoplasmic sperm injection using cryopreserved epididymal sperm. *Hum Reprod*, 11: 133–8.
56. Freeman MR. (2002). Cryopreservation of epididymal and testicular sperm. In: *ASRM 35th postgraduate program course on recent advances in cryopreservation*; 37–44, American Society for Reproductive Medicine, Burmingham, Alabama, USA.
57. Sharma R, et al. (1997). Factors associated with the quality before freezing and after thawing of sperm obtained by microsurgical epididymal aspiration. *Fertil Steril*, 68: 626–31.
58. Schover L, Brey K, Litchin A, et al. (2002). Knowledge and experience regarding cancer and sperm banking in younger male survivors. *J Clin Oncol*, 20: 1880–9.
59. Orwig KE, Schlatt S. (2005). Cryopreservation and transplantation of spermatogonia and testicular tissue for preservation of male fertility. *J Natl Cancer Inst Monogr*. 34: 51–6.
60. Cohen J, et al. (1997). Cryopreservation of single human spermatozoa. *Hum Reprod*, 12: 994–1001.
61. Liu J, et al. (2000). Cryopreservation of a small number of fresh human testicular spermatozoa and testicular spermatozoa cultured in vitro for 3 days in an empty zona pellucida. *J Androl*, 21: 409–13.
62. Herrler A, et al. (2006). Cryopreservation of spermatozoa in alginic acid capsules. *Fertil Steril*, 85: 208–13.
63. Luyet BJ, Hodapp A. (1938). Revival of frog spermatozoa vitrified in liquid air. *Proc Soc Exp Biol*, 39: 433–4.
64. Polge C, Smith AU, Parkes AS. (1949). Revival of spermatozoa after vitrification and dehydration at low temperatures. *Nature*, 169: 626–7.
65. Nawroth F, Isachenko V, Dessole S, et al. (2002). Vitrification

of human spermatozoa without cryoprotectant. *Cryoletters*, 23: 93–102.
66. Schuster G, Keller L, Dunn R, et al. (2003). Ultra-rapid freezing of very low number of sperm using cryoloops. *Hum Reprod*, 18: 788–95.
67. Isachenko V, Isachenko E, KatkovII, et al. (2004). Cryoprotectant-free cryopreservation of human sperm by vitrification and freezing in vapour: effect on motility, DNA integrity and fertilization ability. *Biol Reprod*, 71: 1167–73.
68. Centola GM, Raubertas RF, Mattox JH. (1992). Cryopreservation of human semen. Comparison of cryopreservatives, sources of variability, and prediction of post-thaw survival. *J Androl*, 13: 283–8.
69. Robinson J. (1975). Effects of age and season on sexual behavior and plasma testosterone concentrations of laboratory rhesus monkeys. *Biol Reprod*, 13: 203–10.
70. Wickings E, Nieschlag R. (1980). Seasonality in endocrine and exocrine testicular function in adult rhesus monkey. *Int J Androl*, 3: 87–104.
71. Leibo SP, Semple M, Kroetsch T. (1994). In vitro fertilization of oocytes by 37 year old cryopreserved bovine spermatozoa. *Theriogenology*, 42: 1257–62.
72. Fogarty NM, et al. (2000). The viability of transferred sheep embryos after long term cryopreservation. *Reprod Fertil Dev*, 12: 31–7.
73. Freund M, Wiederman J. (1996). Factors affecting dilution, freezing and storage of human semen. *J Reprod Fertil*, 11: 1–7.
74. Smith KD, Steinberger E. (1973). Survival of spermatozoa in a human sperm bank. Effects of long-term storage in liquid nitrogen. *J Am Med Assoc*, 223: 774–7.
75. Tedder R, Zuckerman M, Goldstone A. (1995). Hepatitis B transmission from a contaminated cryopreservation tank. *Lancet*, 346: 137–40.
76. Russell P, et al. (1997). The potential transmission of infectious agents by semen packaging during storage for artificial insemination. *Anim Reprod Sci*, 47: 337–42.
77. British Andrology Society (1999). Guidelines for the screening of semen donors for donor insemination. *Hum Reprod*, 14: 1823–6.
78. Clarke GN. (1999). Sperm cryopreservation: is there a significant risk of cross-contamination? *Hum Reprod*, 14: 2941–3.
79. Sherman J, Menna J. (1986). Cryosurvival of herpes simplex virus during cryopreservation of human sperm. *Cryobiology*, 23: 383–5.
80. Fountain D, Ralston M, Higgins N, et al. (1997). Liquid nitrogen freezers: a potential source of microbial contamination of hematopoetic stem cell components. *Transfusion*, 37: 585–91.
81. Amesse LS, et al. (2003). Comparison of cryopreserved sperm in vaporous and liquid nitrogen. *J Reprod Med*, 48: 319–24.
82. Saritha K, Bongso A. (2001). Comparative evaluation of fresh and washed sperm cryopreserved in vapor and liquid phases of liquid nitrogen. *J Androl*, 22: 857–62.
83. Mattei JF, Lemarec B. (1983). Genetic aspects of artificial insemination by donor (AID): indications, surveillance, and results. *Clin Genet*, 23: 132–8.
84. Chernos J, Martin H. (1989). A cytogenetic investigation of the effects of cryopreservation on human sperm. *Am J Hum Genet*, 45: 766–77.
85. Martin RH, et al. (1991). Effect of cryopreservation on the frequency of chromosomal abnormalities and sex ratio in human sperm. *Mol Reprod Dev*, 30: 159–63.
86. Donnelly E, Steele K, McClure N, et al. (2001). Assessment of DNA integrity and morphology of ejaculated sperm before and after cryopreservation. *Hum Reprod*, 16: 1191–9.
87. Rizk B, Edwards RG, Nicolini U, et al. (1991). Edwards syndrome after the replacement of cryopreserved thawed embryos. *Fertil Steril*, 55(1): 208–10.
88. Rizk B. (2007). Outcome of assisted reproductive technology. In: Rizk B, Abdalla H, eds. *Infertility and Assisted Reproductive Technology*. Oxford, UK: Health Press. pp. 214–16.
89. Rizk B (Ed.) (2008). Ultrasonography in reproductive medicine and infertility. Cambridge: United Kingdom, Cambridge University Press (in press).

第 52 章

无精症的处理

S. Friedler, A. Raziel, D. Strassburger, M. Schachter,
O. Bern, E. Kasterstein, D. Komarovsky, R. Ron-El

成功治疗无精症男性患者,并使其成为某个孩子遗传学上的父亲,这是过去 20 年来不育治疗领域中取得的最引人注目的进展。对于无精症患者来说,使用捐赠者精子早已不再是第一位且唯一的治疗方法。男性可以使用单个精细胞,使女性获得正常的胚胎怀孕,然后使用卵胞浆内单精子注射(ICSI)在辅助受精后进行分娩。这一发现改变了男科领域的众多既定原则(Palermo 等,1992;Van Steirteghem 等,1993)。对于射出精液中无精子的男性患者,医生可以使用外科手术并结合 ICSI 技术,将患者附睾中的精细胞转移到睾丸细精管中。这一进展也为这些男性患者拓展了一条新的治疗途径,进而实现他们做父亲的愿望。

手术取精(SSR)方法的进展

首先要治疗的是梗阻性无精症(OA)患者。使用睾丸精子提取技术(TESE)或睾丸活检术,可以从 OA 患者的睾丸中获得可用精子,并用于 ICSI 技术(Craft 等,1993;Schoysman 等,1993a,b;Devroey 等,1994;Nagy 等,1995;Abuzeid 等,1995;Silber 等,1995a,b,c;Tucker 等,1995)。或者使用附睾精子提取技术来取精,该技术是通过附睾部位的一个称作微附睾精子吸引术(MESA)的开放外科手术来实现的(Temple-Smith 等,1985;Silber 等,1994;Tournaye 等,1994)。

梗阻性无精症患者的治疗取得显著的进展后,接着出现了一个不那么有侵袭性的取精方法,即使用细针头的经皮吸引术,该技术针对于附睾(经皮附睾精子吸引术,PESA)(Craft 和 Shrivastav,1994;Shrivastav 等,1994;Craft 等,1995a,b)或睾丸部位(经皮睾丸精子吸引术,TESA)(Craft 和 Tsirigotis,1995;Tsirigotis 和 Craft,1995)。另外,也有研究者报告,对于 OA 患者,使用闭合经皮睾丸活检术可以有效提取睾丸精子。该技术是使用一个改良的 20GMenghini 睾丸活检针(Bourne 等,1995)、一个活检枪(Hovatta 等,1995)或者一个睾丸活检枪针(Tuuri 等,1999)实现的。

在梗阻性无精症病例中,附睾输精管或睾丸曲细精管中的精子很丰富,这使得取精成功率较高。而在非梗阻性无精症(NOA)患者中,其附睾中缺乏精子,而且睾丸中也只能发现极少数的精子发生地。有文献报道了利用睾丸切开活检术获得成功取精的两个病例,其中一个病例是部分睾丸曲细精管萎缩且精子严重减少,但促性腺激素分泌正常的患者(Yemini 等,1995),另一个病例是 Sertoli 细胞(SCO)综合征和由促性腺激素分泌过量所致的性腺功能低下症患者(Gil-Salom 等,1995)。几乎同时出现了另一篇报告,这篇报告给出了在非梗阻性无精症患者体内使用多重切开活检术以及睾丸取精术从睾丸组织中成功取精的一系列案例(Devroey 等,1995a)。从那以后,TESE 和 ICSI 成为 NOA 患者的首要疗法(Tournaye 等,1995,1996;Devroey 等,1996;Kahraman 等,1996a;Silber 等,1996;Schlegel 等,1997;Friedler 等,1997a)。对于 NOA 患者,睾丸细针吸引术(TEFNA)也是一种普及性较差但效率高的取精方法(Lewin 等,1996,1999)。Schlegel 等(1998)研发了最新的显微外科技术。首先,显微外科多重睾丸活检术(Micro TESE)利用一个手术显微镜来识别 NOA 患者睾丸中含精子的区域。然后,使用一种显微切割技术(显微切割 TESE),Schlegel(1999)获得了更好的取精率,同时切离睾丸组织的数量也减少了。该技术是以以下发现为基础的:与包含精细胞的细精管相比,只含有 Sertoli 细胞的患者的细精管要更细;同时,两种细精管之间的差异可以通过光学方法倍率观察到。

无精症患者恰当诊断的重要性

按照定义,无精症患者不能产生足够数量的精细胞，当在显微镜摄像下检查射出精液时，观察不到精细胞。对于一些患者来说，可能不必使用外科手术取精。这是因为，射出精液经过高速离心并彻底检查多重液滴中的颗粒后，可能从中发现精细胞，并将其用于ICSI（Ron-El等，1997）。应该把这些患者的病情归类为隐匿精子症。

为每一位无精症患者指定一种恰当的诊断过程，这是非常必要的。其中，应该根据无精症病因学（即睾丸前、睾丸或睾丸后病因）来对患者进行分类。这有助于将患者分为梗阻性无精症患者或非梗阻性无精症患者，从而可以为他们提供恰当建议，并估计其症状预后和最佳治疗方案。

睾丸前型无精症

因睾丸前病因而导致无精症的患者不能产生足够的有关精子生成的激素动力，通常也伴随着雄激素缺乏症状。针对这类患者的疗法是内科治疗，即使用含促性腺激素的激素替换疗法（Bouloux等，2002）。本章节不提供有关各种医疗方案的详细资料。

睾丸型无精症

睾丸衰竭患者完全不能产生精细胞，或者射出精液中的精细胞数量不足。非梗阻性无精症的特点是由促性腺激素分泌过量所致的性腺功能减退，其中发现了双边正常或较小的睾丸以及提高的卵泡刺激素（FSH）水平。因为NOA患者的促性腺激素水平也可能是正常的，睾丸衰竭的明确诊断的金标准是一个睾丸活检评估。该评估排除正常精子生成的可能性，并证实精子发生过少、血细胞成熟停止、生殖细胞先天萎缩或者伴随睾丸间质细胞肥大的管玻璃样变性这些症状。

包含Y染色体微小缺失分析和染色体组型检测的遗传评估可以为这些患者提供预兆信息。在不育男性体内，Y染色体微小缺失的发病率大约为6.5%～8.2%（Foresta等，2002；Teng等，2007），其中1%～55%取决于为研究而挑选的患者以及研究技术。超过80%的缺失现象与无精症有关。

在一个最新发表文献中，Teng等（2007）研究了629名患者，其整体缺失率为6.5%（41/627）。对于精子浓度小于1×10^6/ml或者患有无精症的患者，其缺失率为11.6%（34/293）；对于精子浓度为1×10^6～5×10^6/ml的患者，其缺失率为4.5%（5/110）；对于精子浓度超过5×10^6/ml的患者，其缺失率为0.9%（2/224）。绝大部分Y染色体的微小缺失发生在长臂（q）上，并可以再细分为三个无精子因素（AZF）区域：a、b和c（图52.1）。

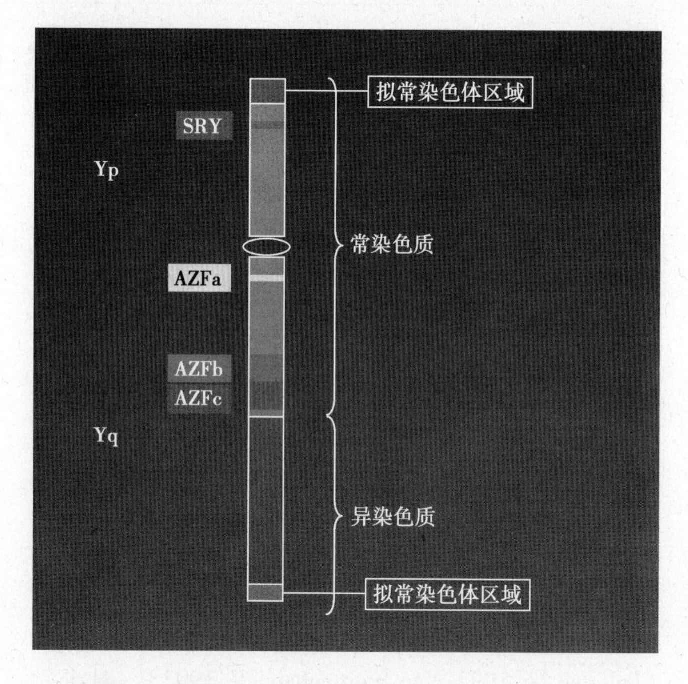

图52.1 标出AZF区域a、b和c的Y染色体图。SRY，Y染色体的性别决定区

对于精子发生来说，AZF区中编码的基因可能很重要。但是，一小部分（多达2%）（Foresta等，2001）有生殖能力的男性也可能产生较小的Y染色体微小缺失，缺失区域可能涉及非编码区。

有一个研究调查了Y染色体有微小缺失的17名患者，这17名患者在TESE后进行IVF/ICSI循环，最后，研究者只能从携带AZFc微小缺失症状的患者体内获取精子（并从一个携带部分AZFb微小缺失的患者体内获得精子）。据悉，Y染色体有微小缺失的患者有较低的受精率趋向，但是这一趋向尚未达到统计显著性。与对照体相比，每一循环和每一次转移的临床妊娠率是相似的。携带AZFc微小缺失的患者的IVF/ICSI结果与含有正常Y染色体的对照体是相当的。AZFa或b微小缺失是一个不祥预兆因素（Choi等，2002）。Silber和Repping（2002）发表了一篇综述，涉及了与Y染色体有关的男性不育症的传送中的相关知识和可能风险。

毫无疑问，无精症治疗中的最引人注目的进展是不同于以往认识的一个发现，即这些患者中40%～50%的人确实能产生一些精细胞，可以通过外科手术取精，并用于ICSI，且最终成功引起受孕和分娩（Jow等，1993；Devroey等，1995a；Silber等，1995a，b，c；Tournaye等，1997a，b）。一些关于NOA患者的研究发现，其精子提取率为 30% ~90%(Friedler 等,1997a;Tournaye 等,1997a,b;Ezeh 等,1998a;Amer 等,1999;Schlegel,1999;Turek 等,1999;Tsujimura 等,2002)(表 52.1)。

这些睾丸精细胞可能出现在微小病灶(病灶的精子发生),而且在睾丸组织中并不以一种同质方式来扩散(Hauser 等,1998;Silber,2000;Ezeh 和 Moore,2001)。

表 52.1　关于 NOA 患者的成功睾丸取精率的文献调查

参考文献	TESE 可提取的精子,n/N(%)
Devroey 等(1995)	13/15(87)
Kahraman 等(1996)	14/29(48)
Schlegel 等(1997)	10/16(62)
Silber 等(1997)	39/63(62)
Ostad 等(1998)	47/81(58)
Rosenlund 等(1998)	6/12(50)
Schlegel 等(1999)	10/22(45)
Ben Yosef 等(1999)	33/55(60)
Westlander 等(1999)	27/86(31)
Ezeh 等(1998)	22/35(63)
Turek 等(1999)	20/21(95)
Kahraman 等(1999)	22/86(31)
Von Eckardstein 等(1999)	34/52(65)
Hauser 等(2006)	54/87(62)
Seo 和 Ko(2001)	94/178(53)
Friedler 等(2002)	50/123(41)
Everaert 等(2006)	17/48(35)
总计	512/1009(51)

睾丸后型无精症

这些患者有正常的睾丸精子发生。但是,因为精液射出管道发生堵塞,射出精液中没有精细胞。这一缺陷可能是先天性的,即双边输精管(CABVD)的缺失或先天性附睾障碍,也可能是患者在患有睾丸附睾炎或其他输精管、附睾损伤后获得的。如果男性患有先天性的生殖道阻塞,他以及他的女性配偶都应该接受囊性纤维化(CF)基因突变分析。这是因为 CF 携带者男性具有高危险性。

这类患者的特点为正常的血清促性腺激素水平以及正常大小的睾丸,我们将他们的病情分类为 OA。显然,必须排除完全逆行射精的可能性。

无精症的患病率

无精症的患病率大约为 10% 的男性不育症病例,对于大部分患者来说,无精症是由睾丸功能不全引起的。男性生殖道的双边阻塞是形成无精症的原因。

SSR 的方法

SSR 方法包括附睾和睾丸取精,附睾和睾丸可能是切开的、闭合的或者伴随显微切割。

MESA 程序

MESA 包括切开阴囊,露出睾丸和附睾,找到充盈的附睾管道,并通过一个玻璃管或注射器提取其内含物,最好是从附睾尾部中提取。一些研究者发表了 MESA 方法(Schlegel 等,1994;Silber 等,1994;Tournaye 等,1994)。

PESA 程序

Craft 和 Shrivastav(1995)描述了 PESA 技术,一些研究者也实施了这一技术,具体步骤略有变化。依照 Friedler 等的试验(1998),使用 20 个与 20ml 注射器相配套的 3G 蝶形针来作为吸取设备,实施 PESA 技术。将睾丸夹在示指和拇指之间,并用手检查附睾,然后将蝶形针直接穿透阴囊皮肤进入附睾中。吸取尽可能多的附睾液体,从睾丸中取出针头之前需要先使用微动脉钳状骨针夹住蝶形微管。如果睾丸某一侧的抽取过程并不成功,可以从对侧睾丸进行抽取。

TEFNA/TESA 程序

另外,也可以使用直径不等的针头(Bourne 等,1995)或一个活检枪(Hovatta 等,1995),或者经皮细针睾丸精子抽取术(Lewin 等,1996),来尝试执行闭合睾丸活检术。

Friedler 等(1998)描述了 TEFNA 技术,其中的变动是,他们使用 20 个与 20ml 注射器相配套的 1G 蝶形针来作为抽取设备。蝶形针直接穿透阴囊皮肤,进入睾丸中,在睾丸不同位点上下移动,以使针头进入睾丸网中。用示指和拇指夹住睾丸,每一个睾丸中执行 6 次或更多次不同穿透,从而可以抽取不同位置的样品。在将针头从睾丸中取出之前,使用一个微动脉钳状骨针夹住蝶形微管。每一次抽取之后,用 Earle 平衡盐溶液冲洗针头,并将针内液体转移到四槽板中的一个槽中。每一次穿孔均使用一个新的蝶形针。使用放大率为×200 和×400 的倒置显微镜检查抽取过程，以检测精子的出现。显微镜下的初步探查可以帮助外科医生判断何时停止抽取过程。然后，适当的实验室操作之后再检查抽取过程。

TESA 程序的优势：从技术上来说，它更容易操作，需要较少的外科技巧和训练。TESA 程序所用时间更短，可以在局部麻醉条件下进行（Belker 等，1998；Gorgy 等，1998）。因为 TESA 操作不会留下皮肤伤痕或缝伤口，其康复过程可能更简单、更快速。然而，因为该操作对患者来说较为痛苦，患者一般需要接受局部麻醉或其他形式的镇静作用，甚至需要全身麻醉（Gorgy 等，1998）。在我们的程序中，对于所有外科手术取精过程，惯常使用全身麻醉。

睾丸取精

外科手术取精的最早的技术包括伴随 TESE 的切开睾丸活检。目前，在大部分医疗中心中，该程序仍然是治疗 NOA 患者的首要方法。TESE 技术要求一个装备完全的手术室、全身麻醉和一个熟练的外科医生。在切开活检技术中，提取出大量的睾丸组织，以寻找其中的精子。一些研究者建议执行一次大规模活检，其他研究者则对从睾丸不同区域中提取出来的组织执行多次小规模活检，具体是对每一个呈现最佳数量的睾丸执行 3 ~ 4 次活检（Hauser 等，1998；Amer 等，1999）。还有一些研究者则切掉大部分睾丸（Silber 等，1996，1997a；Tournaye 等，1996）。而且，该程序的持续时间相对来说较短（大约 20 ~ 45 分钟），并且是在日间门诊的基础上进行的。

常规性 TESE

一些研究者已经详细介绍了标准活检技术（Silber 等，1996；Schlegel 等，1997；Tournaye 等 1997a；Ostad 等，1998）。简而言之，通常是在全身麻醉的条件下，首先稳定化较大睾丸（一般是右侧睾丸）或者在诊断活检中显示出较好的有关精子发生的组织学证据的睾丸，然后切开一个约为 1cm 的切口，该切口穿透皮肤及下层、阴囊皮肤、鞘膜和白膜。然后，轻轻按压睾丸肿块，接着使用一对小弯剪刀剪掉 150 ~ 500mg（具体大小取决于睾丸体积）的突出的睾丸肿块样品，用液体清洗睾丸样品以清除血液痕迹，将其放在皮氏培养皿中。培养皿中包含大约 1 ~ 3ml 的肝素钠缓冲 Earle 溶液，以及 0.5% 的人类血清白蛋白和 0.4% 的肝磷脂。在实验室中，实施湿选法来进行检查。在皮氏培养皿中，使用两个玻璃显微镜载物片将睾丸组织大力切成碎片，并立即在倒置显微镜（放大率为×200 或×400）下观察组织碎片，检查是否出现精子。

一旦发现精子，则可以终结外科手术程序。如果没有观察到精子，则可以从相同睾丸的不同区域提取组织，继而从对侧睾丸中提取组织，进行最多三次活检。在外科手术中，对于每一个睾丸来说，应该将一个单一随机抽取的睾丸活检送去进行组织学检查。

大力切碎组织，并通过重复提取以使组织均质化，然后将碎组织转移到一个结核菌素注射管中，继而将添加了 7.5% 合成血清的人类输卵管液体培养基加到所获得悬浮液中，接着培养两小时。然后，从底层组织和离心液中获得重叠颗粒。剩下的颗粒进行分离、悬浮并最终在油层下的多重液滴中进行检查。同时，剩余的底层颗粒也在多重液滴中进行操作和检查。所有可用的成熟卵母细胞接受 ICSI 后，可以将剩余的睾丸细胞悬浮液冷冻起来供以后使用。

显微切割 TESE

为了最终减少切割睾丸组织的数量，并提高精子获取率，研究者研发了一种显微切割技术（Schlegel，1999）。该技术使用一个手术显微镜，手术显微镜可以识别膜下血管，并帮助检测精子发生的罕见病灶。

简而言之，使用光学放大率（6 ~ 8 放大率）来使鞘膜表面下的血管可视化，这可使活检切口定位于睾丸的无血管区域。然而，不需要特别设计白膜上的多次切割，只需要在白膜中部附近进行一个单一大面积切割便可以看到睾丸软组织，而且不会影响睾丸血供应。然后在×20 倍手术显微镜下直接检查睾丸软组织，以找出睾丸软组织中大于其他管的个别曲细精管。切出含有较大、较不透明的（更白）曲细精管的少量（2 ~ 10mg）样品。然后将每一个切离的睾丸组织样品切成更小的碎片，以露出曲细精管内部的精子。使用最终的混悬剂来检查精子。当获得精子或检查完睾丸组织的全部区域并获得了代表性的样品之后，终止该程序。

不同方法提取精子的成功率

对于 OA 患者来说，MESA 或 PESA 能产生大约 100% 的成功率（Silber 等，1994；Mansour 等，1997；Tournaye 等，1997a；Palermo 等，1999；Friedler 等，2002a；Nicopoullos 等，2004a）。事实上对于全部 OA 病例来说，如果附睾抽取物中没有发现精细胞，细针 TESA 技术将能成功提取睾丸精子。对于 NOA 患者来说，附睾抽取术是无用的，患者应该接受睾丸精子的外科取精，最好是通过切开活检来完成(Friedler 等,1997a)。TESE 提取精子的失败率高达 57%(Devroey 等,1995a;Kahraman 等,1996a,1996b;Friedler 等,1997a,2002b;Schlegel 等,1997;Hauser 等,1998;Rosenlund 等,1998;Seo 和 Ko,2001)。

对于 OA 和 NOA 患者来说,哪一种是最有效的 SSR 方法?

对于梗阻性无精症患者来说,关于获取精子的最佳外科程序是什么,目前尚未有定论(Craft 和 Shrivastav,1995;Schlegel 等,1995;Tsirigotis 和 Craft,1995,1996;Tsirigotis 等,1995;Khalifa 和 Grudzinskas,1996;Silber,1996)。

Schlegel 等(1994,1995)提倡开放式手术(MESA),他们指出血细胞可能会污染经皮细针抽取样品并影响授精率,同时,使用显微外科方法可以重新获得较干净的样品。Silber(1996)强调冷冻保存足够精子以在 MESA 之后进行 20 个 ICSI 循环的可能性。有人可能会争论说,通过 MESA 提取的附睾精子的易冻性可能不同于通过 PESA 提取的精子。尽管对于 OA 患者来说,PESA 是有效的(Craft 和 Shrivastav,1995;Craft 等,1995a,b;Tsirigotis 和 Craft,1995;Meniru 等,1997a,b),却极少有报告涉及通过 PESA 方法提取的精子的冷冻保存。我们的研究结果(Friedler 等,1998)表明,使用通过 PESA 方法提取的新鲜或冷藏-解冻的附睾精子来执行 ICSI,其授精率与通过 MESA 方法获取的精子是相当的,而且,两者之间的临床结果也没有显著差异。因为与 MESA 中所要求的开放式手术相比,PESA 有明确的临床进展。因此,对于梗阻性无精症患者来说,PESA 可能是首选疗法。Yamamoto 等建议使用伴随血管周神经刺激的附睾微刺法,并将附睾微刺法与常规 MESA 进行比较(Yamamoto 等,1996,1997)。但是,关于对 OA 患者来说哪种技术最有效这个问题,一个最近更新的 Cochrane 分析没有给出一个特定的选择。同时,鉴于他们没有证据可以证实哪种技术最有侵袭性或者技术上更困难,该分析仅给出了侵袭性最小且最简易的技术(Van Perperstraten 等,2006)。

表 52.2 在同一个 NOA 男性身上,同时使用 TESE 和 TESA 程序,并比较两种程序下的精子重获率

研 究	NOA 患者数量	TESE 的精子回收率,%(n)	TESA 的精子回收率(21G 针),%(n)	P 值
Friedler 等(1997a)	37	43(16)	11(4)	0.02
Rosenlund 等(1998)	12	50(6)	16.7(2)	--
Ezeh 等(1998a)	35	63(22)	14(5)	0.0001
Tournaye(1999)	14	64.3(9)	7.1(1)	--
Hauser 等(2006)	87	62.1(54)	24.1(21)	0.001
Qublan 等(2002)	27	33(9)	30(8)	NS
Aridogan 等(2003)	38	40.8(31)	39.5(30)	NS

目前,只有少量研究对 TESA 和 TESE 的效能进行了良好的比较研究,这些比较研究同时使用相同样品作为它们的对照物。虽然有些研究发现两种方法的结果相当,大部分研究则发现 TESE 的结果更好(Friedler 等,1997a;Ezeh 等,1998a;Tournaye,1999)(表 52.2)。最近,Hauser 等(2006)报告了一个研究,该研究涉及 87 名 NOA 患者,其研究结果再次说明在精子监测和获取方面,多病灶的 TESE 的效能要远远强于多病灶的 TESA。

TESE 程序能够更好地执行完整睾丸组织包括肾小管周围空间的组织病理学检查。一些调查者也报告了这种现象:使用 TESA 提取精子失败后,使用 TESE 方法则成功提取了精子(Mercan 等,2000;Khadra 等,2003)。

很多研究比较了常规 TESE 和显微切割 TESE(Schlegel,1999;Amer 等,2000;Okada 等,2002;Tsujimura 等,2002),他们发现显微切割 TESE 的取精率要高于切开活检,尽管切开活检技术(常规 TESE)可以获得多个样品。

在 Schlegel 手中,显微切割 TESE 可以将取精率从 45% 提到 63%。对于在非显微外科单一睾丸活检程序中没有发现精子的男性来说,其取精率为 35%(Schlegel,1999)。来自同一课题组的 Ramasamy 等(2005)比较两种取精方法常规和显微切割 TESE 之间的取精率,研究对象为 435 名组织学诊断不同的男性 NOA 患者,他们接受 543 次 TESE 操作。最初的 83 次操作是通过常规开放式技术来完成的，剩下的460次操作是通过显微切割来执行的。常规技术的取精率为32%，显微切割技术的取精率为57%($P=0.002$)。对于精子发生过少的患者来说，这两种方法的取精率之间有显著差别($P=0.03$)。尽管该研究中观察到了一个较高取精率的趋向，但对于组织病理学为其他类型的患者来说，两种方法的取精率之间没有统计上显著的差异。

对于SCO综合征患者，其他研究也报告了显著的益处(Silber,2000;Okada等,2002)。据报告，与Schlegel等的研究结果相比，其他研究者使用显微切割技术所获得的取精效果并没有那么好，取精率分别为47%(Amer等,2000)、42.9%(Tsujimiura等,2002)和44.6%(Okada等,2002)。

在一些医疗中心，显微切割TESE已经成为治疗NOA患者的标准疗法。对于通过微附睾精子吸引术和一个建议睾丸活检无法发现精子的NOA患者来说，我们可以对其使用多重显微外科睾丸活检或睾丸显微切割，从而获得35%的取精率。每对夫妇带回家婴儿的比例为24%(Everaert等,2006)。

研究者还提供了另外一些TESE策略，比如针抽取定位(Turek等,1999;Hussein等,2005)和多普勒制导TESE(Tunc等,2005;Herwig等,2006)。这些方法正在不断发展，其临床应用价值仍需要进一步验证。

哪些因素影响使用非射出精子的ICSI的结果?

男性因素

根据Friedler等的研究结果(2002a)，影响ICSI结果、且与男性配偶有关的参量包括年龄、血清FSH(卵泡刺激素)以及可能损及外科获取的精细胞的质量的睾丸组织学。注入精细胞的质量和发育能力也可能与无精症的病因学(即梗阻性的或非梗阻性的)、表示精细胞发育阶段的精子来源位点(即附睾或睾丸)(Bachtell等,1999)，以及精子状态(新鲜的或冷藏-解冻的)有关。高效的非射出精子的保存可以让外科取精过程从受控的卵巢刺激和卵母细胞获取进程中独立出来(Oates等,1996;Nudell等,1998;Ben-Yosef等,1999)。

女性因素

对于这些患者来说，由他们的女性配偶确定的参量如年龄和卵巢储备等也可能严重影响ICSI技术的成功率(Oehninger等1995;Silber等,1997b)。女性因素诸如年龄(小于37岁)和卵巢储备(提取卵母细胞数少于5个)对临床成功率有重大负面影响(Silber等,1997b;Friedler等,2002a)。

通过经皮附睾精子吸引术(55个循环)或睾丸精子提取术(142个循环)进行外科取精后，Friedler等(2002a)对ICSI的结果进行了分析。其中，经皮附睾精子吸引术是针对52名OA患者，睾丸精子提取术是针对123名NOA患者。怀孕发生率与女性年龄(90分位数:38岁)、提取的卵母细胞数量(10分位数:5个卵母细胞)和注入的卵母细胞数量(10分位数:4个卵母细胞)有极大关联。精子来源(附睾或睾丸)、精子状态(新鲜的或解冻的)、男性配偶的年龄以及血清FSH对着床率、每个胚胎移植的妊娠率或者自然流产率没有显著影响。据显示，根据活产率测量的ICSI的成功结果与程序类型无关(Nicopoullos等,2004b)。

影响ICSI结果的无精症病因

研究者持有以下共识：与射出精子相比，使用非射出精细胞的ICSI技术产生较低的受精率(De Vos和Van Steirteghem,1999;Van Steirteghem等,2000)。然而，关于哪类精子能够产生较好的结果，目前仍存在争论。

无精症的不同病因(OA或NOA)会影响提取精细胞的发育能力，并确定精细胞的成熟状态，即来源于附睾(对应OA)或睾丸(对应NOA)。精子的发育能力至少由其运动性来判断，并可能受到精子来源的影响(Bachtell等,1999)。一些报告发现，OA患者和NOA患者的2PN受精率、临床妊娠率、早期流产率和持续妊娠/流产率之间没有显著差异。尽管OA患者对应的进行中怀孕/流产率较高，但这种差异没有达到统计学显著性。

ESHRE ICSI专责小组报告了他们在1995年的研究经历(Tarlatzis和Bili,1998,2000)，他们发现与OA患者相比，NOA患者在ICSI之后有较低的受精率趋向。在298名OA患者身上执行了339个ICSI循环，在247名NOA患者身上执行了287次ICSI循环，结果显示对应的2PN受精率分别为54.7%和46.7%。Friedler等(1997a,b)也报告了相似的结果，即受精率分别为56%和51%。尽管OA患者对应的临床妊娠率、早期流产率以及持续妊娠/流产率均较高，但这种差异没有达到统计学显著性(Friedler等,1997a,b;Tarlatzis 和 Bili,1998,2000)。

Silber 等报告了有关 ICSI 结果的数据,涉及 186 名 OA 患者和 163 名 NOA 患者。他们发现,病理学或精子来源、数量或质量都对受精率或妊娠率没有任何影响。对比 OA 患者的 30 个 ICSI 循环结果和 NOA 患者的 39 个 ICSI 循环结果,Vicari 等(2001)发现,OA 患者有相似的受精率和妊娠率,而 NOA 患者的流产率要远高于 OA 患者,从而使得 OA 患者的持续/分娩率要远高于 NOA 患者。

除了上述结果,许多其他研究者也报告说,与 NOA 患者相比,使用 OA 患者的精子的 ICSI 结果较好。Mansour 等(1997)分别使用 OA 患者(44 个循环)的附睾精子和 NOA 患者(106 个循环)的睾丸精子来进行 ICSI,然后比较其结果。他们发现后者的受精率要远低于前者(59.5% *vs* 39%),后者每一循环的临床妊娠率也远低于前者(27.3% *vs* 11.3%),每一次胚胎移植的妊娠率也较低(27.3% *vs* 15.2%)。Palermo 等(1999)使用附睾精子对 OA 患者(后天性的和先天性的)执行 241 个循环的 ICSI,对 NOA 患者执行 53 个循环的 ICSI。OA 患者对应的受精率为 73%,临床妊娠率为 56%(135/241);NOA 患者对应的受精率为 57%,临床妊娠率为 49.1%(26/53)。由此可看出,OA 患者对应的受精率和临床妊娠率都远高于 NOA 患者。分别使用 OA(33 个循环)、NOA(29 个循环)和有射出精子的患者的睾丸精子,Ubaldi 等(1999)比较了相应的 ICSI 结果。他们发现 NOA 的着床率要远低于 OA(NOA 为 13.4%,OA 为 24.5%,$P=0.05$)。

在一个回顾性分析中,139 名 OA 患者和 54 名 NOA 患者使用睾丸精子来进行 ICSI,其中 NOA 患者的受精率要远低于 OA 患者。但是,两者的妊娠率和胚胎着床率是相似的(De Croo 等,2000)。在 NOA 患者中,针对血细胞成熟停止的妊娠率是最低的(20%),但是与 SCO 或组织发育不全之间的差异不大。生殖细胞发育不全症状中的着床率是最低的(15.8%)。

其他研究者也报告说,与 NOA 相比,OA 患者进行 ICSI 之后,其受精率和妊娠率都较高(Kahraman 等,1996b;Aboulghar 等,1997;Fahmy 等,1997;Ghazzawi 等,1998;Schwarzer 等,2003;Vernaeve 等,2003)。对于包含 833 名患者并比较 OA 和 NOA 的 5 个研究进行元分析,结果显示 OA 患者的受精率较高(Ghanem 等,2005)。但是,妊娠率之间没有显著差异。

考虑到 NOA 患者的睾丸精子之间的遗传异常发生率可能会增加(Palermo 等,2002;Silber 等,2003),这些发现并不出人意料。Oates 等(2002)认为这与 AZFc 微小缺失的出现没有关联。

预兆因素

为了确定无精症患者的最佳疗法,对患者的实际预兆进行分类是很重要的,这可以确定执行外科取精的临床决策。对于 OA 患者来说,大多数情况下都可以进行取精。对于 NOA 患者来说,因为不能获得良好的非侵袭性的预兆因素,包括患者年龄、睾丸大小或血清 FSH 水平,所以不可能预测必然成功的取精结果,也不能在 TESE 之后发现成熟睾丸精子(Ezeh 等,1998a;Jezek 等,1998;Friedler 等,2002a)。

对于发现用于 ICSI 的精子可能性,先前活检的睾丸组织病理学或者细针吸引术细胞学(Bettella 等,2005)是最强有力的指示方法。根据该文献中的一些报告,对于患有严重精子发生过少症状的患者来说,其取精率要远远高于其他患者(Tournaye 等,1996,1997b;Friedler 等,1997a,2002a;Mulhall 等,1997;Gil Salom 等,1998;Jezek 等,1998;Amer 等,1999;Schulze 等,1999;Mercan 等,2000;Silber,2000;Seo 和 Ko,2001;Vicari 等,2001;Tsujimura 等,2002)。根据由 McLachlan 等完成的一篇最新超短综述(2007),精细胞的模糊鉴定和混淆以及活检的不统一分类都可能导致文章结果的模糊不清。

当然,睾丸活检是一种侵袭性的方法;所以仍需要继续寻找一种非侵袭性的标志物。可以使用血清抑制素 B 的水平来测量 Sertoli 细胞的功能,它可能与 NOA 患者的取精率有关联。在成功执行 TESE 的患者体内,血清抑制素 B 的水平显著高于其他患者(Ballesca 等,2000;Bohring 等,2002)。但是,一些报告不能证实先前的结果,而且它们指出,抑制素 B 不能预测 NOA 患者中睾丸精子的出现(Von Eckardstein 等,1999;Vernaeve 等,2002;Tunc 等,2006)。因此,关于血清抑制素 B 水平的临床价值,目前仍存在争论。另外,最近开始使用多普勒超声波扫描术来观察无精症患者体内的睾丸血流量与取精成功率之间的关联性(Souza 等,2005)。标志物可以正确预测某些睾丸精子发生病灶的出现或缺失,以保证 NOA 患者体内 TESE 的顺利进行。然而,目前还没有一种标志物或两两组合的复合标志物已被证实为具有足够的临床价值来执行以上功能(Tunc 等,2006)。

TESA/TESE/显微外科 TESE 的并发症

一般来说,患者都可以很好地接受外科取精,PESA 和 PESE 所引起的并发症的发病率都很低(Wood 等,2003)。TESA 之后,两种程序的并发症都相当罕见。Gorgy 等(1998)在针吸引术程序中使用局部麻醉,并在两名患者(6%)身上发现了血管迷走神经反射,在 13 名患者(39%)身上发现了焦虑症状。

TESE 会在结构上和功能上影响睾丸损伤。在人体内,睾丸动脉先进入睾丸,其后在中极点进入附睾下方,继续进入下级,然后沿着前面行进,在此处动脉会产生供应软组织的分支(Jarow,1991)。因此,多次睾丸活检会导致睾丸组织的数量严重丧失,并干扰白膜下的睾丸血供应,并带来睾丸血供应阻断以及随后的睾丸萎缩这些风险(Schlegel 和 Su,1997,1998;Schlegel 等,1997)。事实上,Schlegel 和 Su(1997)报告了完全睾丸萎缩的两个病例,研究中共有 64 名患者接受了非显微外科 TESE。尽管在 TESE 中,我们可以通过全暴露组织来更好地控制睾丸内出血,TESE 有时会因感染或血肿而变得很复杂(Friedler 等,1997a;Hauser 等,1998)。据 Schlegel 和 Su(1997)报告,接受 TESE 程序的患者中,有 82% 的患者在其后长达 3 个月出现睾丸内超声波异常情况。TESE 后 6 个月时,绝大部分损伤会消失,只留下超声波可视的线状瘢痕。Ron El 等(1998)进行了一项涉及 OA 和 NOA 患者的研究,在此研究中,睾丸体积在后续阶段中保持不变,非梗阻性患者组和梗阻性患者组均是如此。在非梗阻性患者组中,程序实施 5 天后进行 26 项测试,其中有 20 项(77%)发现了病灶性睾丸损伤。6 个月后进行同样的测试,有 54% 的测试发现了病灶性睾丸损伤。有 10 个是超声回波少的,其中 6 个转变为发生回波病灶,3 个仍未超声回波少病灶,剩下 1 个在 6 个月时出现。另外 10 个是发生回波的损伤,其中 3 个在 6 个月时消失,其余的保持不变。在梗阻性无精症患者组中,没有发现病灶性损伤。在 4 个非梗阻性病例中发现了与血肿相并存的睾丸外异常,这种异常在 6 个月检查时消失。而且,梗阻性无精症患者体内没有发现这种异常。关于睾丸中残留的病灶性损伤有没有长期效应这个问题,还有待评估。在梗阻性无精症患者组中,吸引术没有留下任何超声异常状况。

来自睾丸内肿胀和血肿的压迫性萎缩也可能导致损伤(Silber,2000)。两种程序对睾丸组织学都可能有有害影响。有报告指出,TESE 之后,与活检位点相邻的睾丸软组织内的曲细精管的体积变小(Tash 和 Schlegel,2001)。

Ramasamy 等(2005)实施了一项关于显微-TESE 的最大型研究。研究中共执行了 543 次 TESE 技术,其中 83 次是使用常规开放性 TESE 技术,另外 460 次是使用显微切割 TESE 技术。尽管白膜中有一个较大的横切口,超声波结果显示,与常规组相比,显微切割组的急性和慢性变化较少($P=0.05$)。

另外,包含血管损伤的多次睾丸活检会导致睾丸间质细胞量减少,继而导致血清睾丸激素(T)水平减低。这可能会引起 T 缺乏,因为雄性激素缺乏可能有严重的长期健康后果,T 缺乏患者需要终身补充雄性激素(Comhaire,2000)。

Manning 等(1998)发现,对绝大部分 NOA 患者执行 TESE 后,最初其 T 水平会降低,程序结束后一年时又会部分恢复。Schill 等(2003)报告,执行常规的 TESE 技术平均 18 个月后,无精症患者体内的血清 T 水平没有降低。然而,该研究同时表明,与 OA 患者相比,NOA 患者的血清 T 水平较低,而且 T 对人绒毛膜促性腺激素刺激的反应更经常受损(Bouloux 等,2002)。因此,他们得出如下结论:NOA 患者在非显微外科 TESE 之后出现雄性激素缺乏的风险更大,建议对该组患者进行长期的后续跟踪研究(16)。根据 Komori 等的研究(2004),对于接受常规性 TESE 和显微切割 TESE 的患者来说,他们的总血清 T 变化和血清游离 T 变化是相似的。Ramasamy 等(2005)的研究中也指出,在执行 83 个常规 TESE 程序后,血清 T 浓度出现降低。继续跟踪血清 T 水平的初始降低,到第 18 个月末时,血清 T 水平又会返回到 TESE 前 T 水平的 95%。考虑到目前接受 TESE 技术的患者数量,关于由显微外科执行的 TESE 技术的长期效应,这方面的数据还相对较少。

对睾丸精子的针吸引术进行长达 9 个月的后续跟踪,发现该方法对血清 T 没有任何负面影响(West-lander 等,2001)。

为了评估睾丸的功能变化,Tash 等(2000)分别在手术前、显微-TESE 后 3 ~6 个月、12 个月以及 18 个月时分析 T 水平。以前有报告发现,4 名患者在接受显微切割 TESE 后 1 个月时,其血清 T 水平没有降低

(Hibi 等,2002)。然而,在 Tash 的研究中,术后 3～6 个月时,两组的 T 水平均降到了 TESE 前水平的 80%(P=0.01)。在12个月时,T 水平又上升到了 85%,18 个月时上升到 95%。TESE 之后,平均 FSH 水平由(22±2)IU/L 上升到(30±3)IU/L(P=0.02),但是对于获得精子的患者以及没有发现精子的患者来说,其 FSH 水平没有任何差异。FSH 水平的变化可能是由留在睾丸中的瘢痕组织所导致的,同时,执行 TESE 程序后瘢痕周围的局部生殖细胞丧失也可能引起 FSH 水平的变化(Tash 等,2000)。术前组和术后组的 LH 水平没有观察到任何显著差异。根据 Ramasamy 等的研究(2005),TESE 对睾丸功能有影响,但是与常规技术相比,显微切割技术要更安全,并可以显著提高 NOA 患者的取精率。

这些发现支持早期报道的一些研究(Amer 等,2000;Okada 等,2002)。由 Everaert 等完成的一份近期报告(2006)中指出,显微外科 TESE 与血清 T 水平的显著长期降低有关联。根据记录,术前的 T 缺失发生率相对较高(8%);后续跟踪平均 2.4 年后,16% 接受显微-TESE 的男性患者体内再次出现雄性激素缺失现象。这一现象表明,NOA 患者接受 TESE 技术后,研究者最好对其进行长期的激素跟踪研究(Everaert 等,2006)。因为研究对象都较为年轻,平均年龄为 34 岁,所以年龄本身不太可能是导致患者体内 T 缺乏的一个主要因素。

NOA 患者更倾向于出现过早的"男性更年期"症状,该症状对血清 T 的影响可能会进一步影响 TESE 程序(Everaert 等,2006)。当睾丸激素水平降低时,研究者应该考虑到除了显微-TESE 外科手术之外的因素,这些因素会逐步损害睾丸间质细胞的功能(例如,隐睾病、睾丸扭转和化学疗法)。

显然,应该告知患者 TESE 的长期后果,包括可能的雄性激素缺乏症状及其疗法。因为可能出现某种程度的自然恢复,所以在开始替代疗法之前,最好对术后患者进行大约一年的后续跟踪(Manning 等,1998)。

应该使用新鲜精子还是冷藏精子?

可以使用冷藏的非射出精子来进行 ICSI,证实这种情况下 ICSI 技术的效能是非常重要的。外科取精过程获得非射出精子,然后将其进行冷冻保存,这使得我们可以以后执行 ICSI 循环,因而也避免了 SSR 的重复。而且,高效的非射出精子的冷冻保存可以让 SSR 从受控卵巢刺激和卵母细胞提取中独立出来(Oates 等,1996;Nudell 等,1998;Ben Yosef 等,1999;Janzen 等,2000)。因此,在提取不到任何精子的情况下,可以不必执行不必要的卵巢刺激,同时卵母细胞提取方案在其他情况下也是可能的。

与 NOA 病例相比,OA 患者中通常会抽取并冷藏较多数量的游动精子。通常对于 NOA 患者,在睾丸活检中只鉴别出了少量的精细胞,来用于冷冻保存。

在 OA 组或 NOA 组中分别将新鲜精子与冷藏-解冻精子进行比较,很多研究者发现,OA 患者的附睾精子可以成功地进行冷冻保存,这表明胚胎移植之后可以获得相当大小的着床率、临床妊娠率或持续妊娠率(Devroey 等,1995b;Nagy 等,1995;Oates 等,1996;Holden 等,1997;Silber 等,1997b;Madgar 等,1998;Palermo 等,1999;Tournaye 等,1999;Janzen 等,2000;Cayan 等,2001)。另外,也有研究者报告了睾丸精子冷冻保存的成功例子(Fischer 等,1996;Gil Salom 等,1996;Hovatta 等,1996;Romero 等,1996;Liu 等,1997;Oates 等,1997;Perraguin-Jayot 等,1997;DeCroo 等,1998;Marmar,1998;Ben Yosef 等,1999;Tuuri 等,1999;Gil Salom 等,2000)。

例如,在 OA 患者中使用新鲜附睾精子来进行 ICSI(75 个循环),并检查其结果,Silber 等(1997)发现 2PN 受精率(58% *vs* 48%)、着床率(20% *vs* 14%)、临床妊娠率/胚胎移植(49% *vs* 41%)、分娩率/胚胎移植(36% *vs* 37%)方面都没有任何显著差异。在执行第一次 ICSI 循环的患者中使用新鲜附睾精子或冷藏-解冻的附睾精子(108 个新鲜精子,33 个冷藏精子),并比较两者的结果,Janzen 等(2000)发现,这两种精子对应的受精率(78.2% 和 76.9%)、临床妊娠率(67% 和 61%)和分娩率(57% 和 51%)都是相似的。Van Steirteghem 等(1998)总结了执行 ICSI 的 Brussels 课题组的 5 年研究成果,并指出在使用新鲜附睾精子和冷藏附睾精子(或冷藏睾丸精子)时,其对应的受精率和胚胎分裂率没有任何显著差异。每一次胚胎移植的分娩率对应为 31.3% 和 27.2%。

为了控制卵母细胞因素,一些研究在同一对夫妇中比较了 ICSI 的结果。研究者发现,当使用新鲜附睾精子或冷冻-解冻附睾精子时,受精率或临床妊娠率没有任何显著差异(Friedler 等,1998;Tournaye 等,1999)。Palermo 等的报告中也指出附睾精子冷冻保存后,其受精率没有发生变化(新鲜精子为72%,解冻精子为74%),但是其临床妊娠率显著减低(64.3% *vs* 46.4%)(Palermo 等,1999)。使用冷冻保存后的睾丸精子,其受精率或临床妊娠率都没有任何差异。同时,Ben-Yosef 等(1999)发现在 NOA 患者中,2PN 受精率、妊娠率或着床率都没有显著差异(使用新鲜精子或冷藏-解冻的睾丸精子,59% *vs* 61%,26.7% *vs* 21.7%,12.5% *vs* 8.5%)。另外,Habermann 等(2000)的报告中也指出在 OA 或 NOA 患者中,无论是使用新鲜的还是冷冻-解冻的,使用附睾精子还是睾丸精子,所有参量的结果都没有任何差异。但是,研究者需要注意到,精子解冻后其运动性的缺乏会导致受精率严重降低(Friedler 等,1997b;Liu 等,1997)。

有一个研究共涉及了90 名患者(48 名 OA 患者和42 名 NOA 患者),研究中使用新鲜睾丸精子和冷藏-解冻睾丸精子,分别调查 OA 和 NOA 患者的第一次 ICSI 循环后的 ICSI 结果(Ghanem 等,2005)。所有患者都接受 TESE 技术。精子状态(新鲜或解冻)、男性配偶的年龄、女性年龄以及男性血清 FSH 对受精率、着床率或妊娠率没有任何显著影响。元分析的结果表明,尽管 OA 患者的受精率要远高于 NOA 患者,两组之间的临床妊娠率却没有任何统计学显著性差异。

有一个研究的研究对象为 13 对夫妇,这 13 对夫妇同时接受两种治疗方案。其中一种方案为注入刚提取出来的新鲜睾丸精子;另外一种方案为使用从原来的 TESE 程序中提取出来的、并经冷冻-解冻的精子,并完成一个连续循环。结果显示,这两种方案对应的受精率和妊娠率都没有受到显著损害。尽管冷冻保存确实会损害精子的运动性,但该研究也的确获得了以上结果(Hauser 等,2005)。

如果不考虑活检的组织学诊断,附睾精子和睾丸精子都可能成功地进行冷冻保存。

在 NOA 患者中,虽然取精率较低,但是使用解冻精子后的 ICSI 结果与新鲜精子却是相似的。所以,在对患者配偶进行卵巢刺激前,可对患者进行选择性的外科取精。尤其是当这对夫妇无法使用捐精者提供的备用精子时,更可以采用以上方式。这种方式的主要益处是,当在取精后无法找到精子以用于 ICSI 的情况下,可以避免卵巢刺激过度。然而,在有些患者的睾丸活检中只能发现极少量的精子以用于冷冻保存,还有另外一些患者无法接受重复外科取精的风险。当精细胞在冷冻保存过程中死掉时,需要进行重复外科取精。在这些案例中,选择性的精子冷冻保存可能不能实现患者的最佳利益。

睾丸精子冷冻保存的方法

提取精子后如何冷冻保存剩余的睾丸组织,或者如何冷冻保存单个精细胞?这为研究者带来了一个技术上的挑战。少量的睾丸上清液/组织可能冷冻保存在一层含甘油的液状石蜡下面(Craft 和 Tsirigotis,1995),整个混合物称为睾丸片(Romero 等,1996)。也可以将分离精细胞注入仓鼠卵母细胞的空的透明带中,并将其置于吸管内的两个气泡之间,这有助于解冻后的定位(Cohen 等,1997;Hsieh 等,2000)。因为伦理上的原因,后面提及的方法被弃用了。

但是,本研究中心使用的冷冻保存方法非常简单(Friedler 等,1997a,b,1998)。简而言之,使用新鲜附睾或睾丸精子进行 ICSI 之后,使用一个冷冻方案来保存剩下的精子。该冷冻方案中使用测试蛋黄缓冲冷冻介质(Irivine Scientific)。然后使用冷冻介质按 1∶1逐滴稀释含精子的提取物,并密封在冷冻管(0.5ml,Instruments de Mé dicine Veterinaire,IMV,l Aigle,法国)中。使用一个简易的两步式冷冻保存方案。将吸管放入一个氮气蒸汽室中,并在-80℃下稳定 20 分钟(冷却速率为-10℃/min),然后浸入液氮中并在-196℃下储存精子。

谈到解冻这个问题,将冷冻管从液氮中取出之后,冷冻精子会在室温下快速解冻。然后用人工授精介质稀释含冷冻保护剂的冷冻-解冻精子混合物,并在 300g 下离心 7 分钟。然后加工颗粒,以在多重液滴中进行检查。

重复 SSR 的结果是什么?

使用 NOA 患者的睾丸精子进行 ICSI,其对应的妊娠率是有限的(Vernaeve 等,2003;Nicopoullos 等,2004b)。因此,冷冻保存剩下的睾丸组织是避免重复外科取精的一个有效的方法。然而,对于 NOA 患者来说,冷冻保存并非一定可行。大约 20% 的患者的冷冻品在解冻后找不到精子。因此,在这些情况下,应该考虑在提取卵母细胞的当天采用重复 TESE 程序(Verheyen 等,2004)。

一些夫妇可能也需要一个重复程序来实现二次怀孕。因为睾丸组织的数量是有限的,而且一些研究者也警告说 TESE 可能会带来一些睾丸损伤(Schlegel 和 Su,1997;Ron El 等,1998),因此,为了向患者提供充足的建议,重复性 TESE 的正确预测是相当重要的。

只有三项研究以有限的患者人数为研究基础，检查在无精症患者的重复睾丸活检中发现精子的可能性（Westlander 等，2001b；Friedler 等，2002b；Kamal 等，2004）。在 OA 病例中，研究者普遍认为所有患者都可以重获精子。Westlander 等（2001b）在 22 名 OA 患者中探讨重复睾丸精子吸引术的可行性。他们发现患者可以提供充足的精子数并能够注入每个患者的全部卵母细胞中，这种现象可以持续到第三次程序。在 Vernaeve 等（2006）完成的一个大型近期报告中，OA 患者共接受了 598 次循环，每次循环中的全部程序都能成功提取到精子（100%）。共有 117、57、24、11、7 和 1 位男性分别进行了 2、3、4、5、6 和 7 次取精过程；所有取精过程均成功实现。

为了探讨 NOA 患者中重复 TESE 程序的结果，Westlander 等（2001b）进行了一项涉及 34 名患者的研究。他们在一个患者身上发现，重复实施该程序多达 6 次也是可行的。然而，他们给 NOA 下的定义并不是建立在组织学基础上的。Fredler 等（2002b）的研究在 22 名 NOA 患者中检查重复 TESE，并且依照组织学来定义 NOA。他们发现，重复该程序多达 4 次是合理的。有少量患者接受了第 5 次 TESE 程序，结果没有发现任何精子，而且组织学上也没有显现出任何细精管。Kamal 等（2004）的研究可以证实这些调查结果。该研究对象为 41 名 NOA 患者，如果第 1 次 TESE 程序提取到精子，则有 91.5% 的患者可以成功进行重复的 TESE 试验。这些调查结果最近也被 Vernaeva 等（2006）证实了，他们报告了布鲁塞尔自由大学试管受精课题组在 SSR 后的成功率方面的成果。从 1995 年 1 月 1 日至 2003 年 12 月 31 日，共有 1066 名无精症患者进行了第 1 次取精。共有 381 名患者为 OA 患者，628 名为 NOA 患者，剩下 57 名有精子发生过少的症状。628 名 NOA 患者共接受了 784 次取精程序，其中 384 次程序中成功提取到精子（49%）。在第 1 次 TESE 程序中，可以从 261 名 NOA 患者身上提取到精子（41.6%）。在重复程序中，NOA 患者的 156 次 TESE 程序中，共有 123 次可以提取到精子（78.8%）。共有 103 名患者接受第 2 次尝试，有 34 名接受第 3 次尝试，11 名接受第 4 次尝试，6 名接受第 5 次尝试，2 名接受第 6 次尝试。在这些循环中，分别对应在 77 名（74.7%）、28 名（82.3%）、11 名（100%）、5 名（83.3%）和 2 名（100%）患者体内提取到精子。我们的研究原则是，如果某位患者在某次程序中外科取精没有成功，则不会对其再次执行 TESE 程序。原则虽是如此，但我们也选择了 2 名特殊患者（其第 1 次 TESE 程序是成功的，第 2 次则是失败的）进行第 3 次 TESE 程序。在这 2 名患者中，第 3 次活检也是不成功的。

总之，这些结果表明，重复的 TESE 程序可以确保一个较高的取精率，这一点即使对 NOA 患者来说也是成立的。然而，对于 NOA 患者来说，报告 TESE 的研究可能因重新安排取精成功的患者而过高估计了取精率。

而且，对那些在第一次针吸引术程序中成功取精的患者进行重复的针吸引术程序，研究者发现其取精率降低了 30%（Lewin 等，1999）。这种现象显示，该程序方法可能会损害睾丸。

应该向无精症患者推荐使用曲张精索静脉切除术吗？

多年来，关于曲张精索静脉切除术对 NOA 患者的有利影响，文献中出现了一些少见且相矛盾的报告（Mehan，1976；Czaplicki 等，1979；D Ottavio 等，1987；Matthews 等，1998；Kim 等，1999）。因为在这些研究中，部分研究是在广泛精子制备后寻找精细胞的特殊技术出现之前实施的（Ron El 等，1997；Jaffe 等，1998），因而今天很难评估这些研究的临床价值。显然，绝大部分患者需要执行 TESE 和 ICSI。一个近期研究考察了 31 名患有 NOA 和临床精索静脉曲张的患者，研究者 Schlegel 和 Kaufmann（2004）指出，在修复精索静脉曲张以避免进行 TESE 时，患有临床精索静脉曲张且与 NOA 相关联的男性的精液中一般没有充足的精子。他们得出如下结论：对于 NOA 患者来说，曲张精索静脉切除术的益处可能不如之前报告的那么好。

总之，我们回顾了当前关于无精症患者管理的文献。研究者可以先为患者提供一个正确的假定诊断，该假定诊断包含与 SSR 可能引发的短期及长期并发症相关的遗传咨询和知情同意。之后，研究者可以为 OA 患者提供一个非常高效的取精方法，而对于 NOA 患者来说，取精方法的成功性仍然无法确定。一旦可以获得精细胞，ICSI 技术便可以提供令人满意的妊娠率，此时妊娠率主要受女性因素的限制。外科取精的冷冻保存是高效的，并提供一种降低外科程序数量的方法。SSR 的重复（多达约 4 次）可以提供令人满意的结果，但是每一案例中应该考虑到长期性的并发症。并没有令人满意的证据可以证实曲张精索静脉切除术在无精症治疗中占有一席之地。

参考文献

1. Aboulghar M.A., Mansour R.T., Serour G.I., Fahmy I., Kamal A., Tawab N.A., Amin Y. (1997). Fertilization and pregnancy rates after intracytoplasmic sperm injection using ejaculate semen and surgically retrieved sperm. *Fertil Steril* 68: 108–11.
2. Abuzeid M., Chan Y., Sasy M.A. et al. (1995). Fertilization and pregnancy achieved by intracytoplasmic injection of sperm retrieved from testicular biopsies. *Fertil Steril* 64: 644–6.
3. Amer M., Ateyah A., Hany R., Zohdy W. (2000). Prospective comparative study between microsurgical and conventional testicular sperm extraction in non-obstructive azoospermia: follow-up by serial ultrasound examinations. *Hum Reprod* 15: 653–6.
4. Amer M., Haggar S.E., Moustafa T., Abd El-Naser T., Zohdy W. (1999). Testicular sperm extraction: impact of testicular histology on outcome, number of biopsies to be performed and optimal time for repetition. *Hum Reprod* 14: 3030–4.
5. Aridogan I.A., Bayazit Y., Yaman M., Ersoz C., Doran S. (2003). Comparison of fine-needle aspiration and open biopsy of testis in sperm retrieval and histopathologic diagnosis. *Andrologia* 35: 121–5.
6. Bachtell N.E., Conaghan J., Turek P.J. (1999). The relative viability of human spermatozoa from the vas deferens, epididymis and testis before and after cryopreservation. *Hum Reprod* 14: 3048–51.
7. Ballesca J., Balasch J., Calfell J.M., Alvarez R., Fabregues F., Osaba M.J. et al. (2000). Serum inhibin B determination is predictive of successful testicular sperm extraction in men with non-obstructive azoospermia. *Human Reprod* 15(8): 1734–8.
8. Belker A.M., Sherins R.J., Dennison-Lagos L., Thorsell L.P., Schulman J.D. (1998). Percutaneous testicular sperm aspiration: a convenient and effective office procedure to retrieve sperm for in vitro fertilization with intracytoplasmic sperm injection. *J Urol* 160: 2058–62.
9. Ben Yosef D., Yogev L., Hauser R., Yavetz H., Azem F., Yovel I., Lessing J.B., Amit A. (1999). Testicular sperm retrieval and cryopreservation prior to initiating ovarian stimulation as the first line approach in patients with non-obstructive azoospermia. *Hum Reprod* 14: 1794–801.
10. Bettella A., Ferlin A., Menegazzo M., Ferigo M., Tavolini I.M., Bassi P.F. et al. (2005). Testicular fine needle aspiration as a diagnostic tool in non-obstructive azoospermia. *Asian J Androl* 7(3): 289–94.
11. Bohring C., Printzen I.S., Weidner W., Krause W. (2002). Serum levels of inhibin B and follicle-stimulating hormone may predict successful sperm retrieval in men with azoospermia who are undergoing testicular sperm extraction. *Fertil Steril* 78(6): 1195–8.
12. Bouloux, P., Warne, D., Loumaye, E; FSH Study Group in Men's Infertility. (2002). Efficacy and safety of recombinant human follicle stimulating hormone in men with isolated hypogonadotropic hypogonadism. *Fertil Steril* 77: 270–3.
13. Bourne H., Watkins W., Speirs A., Baker H.W.G. (1995). Pregnancies after intracytoplasmic injection of sperm collected by fine needle biopsy of the testis. *Fertil Steril* 64: 433–6.
14. Cayan S., Lee D., Conaghan J., Givens C.A., Ryan I.P., Schriock E.D., Turek P.J. (2001). A comparison of ICSI outcomes with fresh and cryopreserved epididymal spermatozoa from the same couples. *Hum Reprod* 16(3): 495–9.
15. Choi M.J., Chung P., Veeck L., Mielnik A., Palermo G.D., Schlegel P.N. (2002). AZF microdeletions of the Y chromosome and in vitro fertilization outcome. *Hum Reprod* 17(3): 570–5.
16. Cohen J., Garrisi G.J., Congedo-Ferrara T.A., Kieck K.A., Schimmel T.W., Scott R.T. (1997). Cryopreservation of single human spermatozoa. *Hum Reprod* 12: 994–1001.
17. Comhaire F.H. (2000). Andropause: hormone replacement therapy in the ageing male. *Euro Urol* 38: 655–62.
18. Craft I., Bennett V., Nicholson N. (1993). Fertilising ability of testicular spermatozoa (Letter). *Lancet* 342: 864.
19. Craft I., Shrivastav P. (1994). Treatment of male infertility. *Lancet* 344: 191–2.
20. Craft I., Shrivastav P. (1995). Value of percutaneous epididymal sperm aspiration? *Fertil Steril* 63: 208–9.
21. Craft I., Tzirigotis M. (1995). Simplified recovery, preparation and cryopreservation of testicular spermatozoa. *Hum Reprod* 10: 1623–7.
22. Craft I.L., Tzirigotis M., Bennet V. et al. (1995a). Percutaneous epididymal sperm aspiration and intracytoplasmic sperm injection in the management of infertility due to obstructive azoospermia. *Fertil Steril* 63: 1038–42.
23. Craft I.L., Khalifa Y., Boulos A. et al. (1995b). Factors influencing the outcome of in-vitro fertilization with percutaneous aspirated epididymal spermatozoa and intracytoplasmic sperm injection in azoospermic men. *Hum Reprod* 10: 1791–4.
24. Czaplicki M., Bablok L., Janczewski Z. (1979). Varicocelectomy in patients with azoospermia. *Arch Androl* 3: 51–5.
25. De Croo I., Van der Elst J., Everaert K., De Sutter P., Dhont M. (1998). Fertilization, pregnancy and embryo implantation rates after ICSI with fresh or frozen-thawed testicular spermatozoa. *Hum Reprod* 13: 1893–7.
26. De Croo I., Van der Elst J., Everaert K., De Sutter P., Dhont M. (2000). Fertilization, pregnancy and embryo implantation rates after ICSI in cases of obstructive and non-obstructive azoospermia. *Hum Reprod* 15, 1383–8.
27. De Vos A., Van Steirteghem A. (1999). Assisted reproduction techniques for male factor infertility: current status of intracytoplasmic sperm injection. In: *In Vitro Fertilization and Assisted Reproduction*, 2nd edn (Brinsdern P., ed.) The Parthenon Publishing Group, London, pp. 219–36.
28. Devroey P., Liu J., Nagy A., Goossens A., Tournaye H., Camus M. et al. (1995a). Pregnancies after testicular sperm extraction and intracytoplasmic sperm injection in non-obstructive azoospermia. *Hum Reprod* 10: 1457–60.
29. Devroey P., Liu J., Nagy Z. et al. (1994). Normal fertilization of human oocytes after testicular sperm extraction and intracytoplasmatic sperm injection (TESE and ICSI). *Fertil Steril* 62: 639–41.
30. Devroey P., Nagy Z., Tournaye H. et al. (1996). Outcome of intracytoplasmatic sperm injection with testicular spermatozoa in obstructive and non-obstructive azoospermia. *Hum Reprod* 11: 1015–8.
31. Devroey P., Silber S., Nagy Z., et al. (1995b). Ongoing pregnancies and birth after intracytoplasmic sperm injection with frozen–thawed epididymal spermatozoa. *Hum Reprod* 10: 903–6.
32. D'Ottavio G., Lagana A., Pozza D., Mezzetti M., Toscana C. (1987). Results of the surgical treatment of varicocelectomy in patients with azoospermia. *Minerva Chir* 426: 489–91.
33. Everaert K., Croo De, Kerckhaert W., Dekuyper P., Dhont M., Van der Elst J., De Sutter P., Comhaire F., Mahmoud A., Lumen N. (2006). Long term effects of micro-surgical testicular sperm extraction on androgen status in patients with non obstructive azoospermia. *BMC Urol* 6: 9.
34. Ezeh U.I.O., Moore H.D.M., Cooke I.D. (1998a). Correlation of testicular sperm extraction with morphological, biophysical and endocrine profiles in men with azoospermia due to primary gonadal failure. *Hum Reprod* 14: 2020–4.
35. Ezeh U.I., Moore H.D., Cooke I.D. (1998b). A prospective study of multiple needle biopsies versus a single open biopsy for testicular sperm extraction in men with nonobstructive azoospermia. *Hum Reprod* 13: 3075–80.
36. Ezeh U.I.O., Moore H.M.D. (2001). Redefining azoospermia and its implications. *Fertil Steril* 75: 213–14.
37. Fahmy I., Mansour R., Aboulghar M., Serour G., Kamal A., Tawab N.A., Ramzy A.M., Amin Y. (1997). Intracytoplasmic sperm injection using surgically retrieved epididymal and testicular spermatozoa in cases of obstructive and non-obstructive azoospermia. *Int J of Androl* 20: 37–44.
38. Fischer R., Baukloh V., Naether O.G.J., Schulze W., Salzbrunn A., Benson D.M. (1996). Pregnancy after intracytoplasmic sperm injection of spermatozoa from frozen-thawed testicular biopsy. *Hum Reprod* 11: 2197–9.
39. Foresta C., Moro E., Ferlin A. (2001). Y chromosome microdeletions and alterations of spermatogenesis. *Endocr Rev* 22: 226–39.
40. Friedler S., Raziel A., Schachter M., Strassburger D., Bern O., Ron-el R. (2002b). Outcome of first and repeated testicular sperm extrac-

tion and ICSI in patients with non-obstructive azoospermia. *Hum Reprod* 17: 2356–61.
41. Friedler S., Raziel A., Soffer Y., Strassburger D., Komaroversusky D., Ron-El R. (1997b). Intracytoplasmic injection of fresh and cryopreserved testicular spermatozoa in patients with non-obstructive azoospermia—a comparative study. *Fertil Steril* 68: 892–7.
42. Friedler S., Raziel A., Soffer Y., Strassburger D., Komaroversusky D., Ron-El R. (1998). The outcome of intracytoplasmic injection of fresh and cryopreserved epididymal spermatozoa in patients with obstructive azoospermia—a comparative study. *Hum Reprod* 13: 1872–7.
43. Friedler S., Raziel A., Strassburger D., Schachter M., Soffer Y., Ron-El R. (2002a). Factors influencing the outcome of ICSI in patients with obstructive and non-obstructive azoospermia: a comparative study. *Hum Reprod* 17: 3114–21.
44. Friedler S., Raziel A., Strassburger D., Soffer Y., Komaroversusky D., Ron-El R. (1997a). Testicular sperm retrieval by percutaneous fine needle sperm aspiration compared with testicular sperm extraction by open biopsy in men with non-obstructive azoospermia. *Hum Reprod* 12: 1488–93.
45. Ghanem M., Bakr N.I., Elgayaar M.A., El-Mongy S., Fathy H., Ibrahim A.H.A. (2005). Comparison of the outcome of intracytoplasmic sperm injection in obstructive and non-obstructive azoospermia in the first cycle: a report of case series and meta-analysis. *Int J of Androl* 28: 16–21.
46. Ghazzawi I.M., Sarraf M.G., Taher M.R., Khalifa F.A. (1998). Comparison of fertilizing capability of spermatozoa from ejaculates, epididymal aspirates and testicular biopsies using intracytoplasmic sperm injection. *Hum Reprod* 13: 348–52.
47. Gil-Salom M., Remohi J., Minguez Y. et al. (1995). Pregnancy in an azoospermic patient with markedly elevated serum follicle stimulating hormone levels. *Fertil Steril* 64: 1218–20.
48. Gil-Salom M., Romero J., Minguez Y., Rubio C., De los Santos M.J., Remohi J., Pellicer A. (1996). Pregnancies after intracytoplasmic sperm injection with cryopreserved testicular spermatozoa. *Hum Reprod* 11(6): 1309–13.
49. Gil-Salom M., Romero J., Rubio C., Ruiz A., Remohi J., Pellicer A. (2000). Intracytoplasmic sperm injection with cryopreserved testicular spermatozoa. *Mol Cell Endocrinol* 169: 15–19.
50. Gorgy A., Meniru G.I., Naumann N., Beski S., Bates S., Craft I.L. (1998). The efficacy of local anaesthesia for percutaneous epididymal sperm aspiration and testicular sperm aspiration. *Hum Reprod* 13: 646–50.
51. Habermann H., Seo R., Cieslak J., Niederberger C., Prins G.S., Ross L. (2000). In vitro fertilization outcomes after intracytoplasmic sperm injection with fresh or frozen-thawed testicular spermatozoa. *Fertil Steril* 73(5): 955–60.
52. Hauser R., Botchan A., Amit A., Ben-Yosef D., Gamzu R., Paz G., Lessing J.B., Yogev L., Yavetz H. (1998). Multiple testicular sampling in non-obstructive azoospermia—is it necessary? *Hum Reprod* 13: 3081–5.
53. Hauser R., Yogev L., Amit A., Yavetz H., Botchan A., Azem F., Lessing J.B., Ben-Yosef D. (2005). Severe hypospermatogenesis in cases of nonobstructive azoospermia: should we use fresh or frozen testicular spermatozoa? *J Androl* 26: 772–8.
54. Hauser R., Yogev L., Paz G., Yavetz H., Azem F., Lessing J.B., Botchan A. (2006). Comparison of efficacy of two techniques for testicular sperm retrieval in nonobstructive azoospermia: multifocal testicular sperm extraction versus multifocal testicular sperm aspiration. *J Androl* 27: 28–33.
55. Herwig R., Tosun K., Schuster A., Rehder P., Glodny B., Wildt L., Illmensee K., Pinggera G.M. (2006). Tissue perfusion-controlled guided biopsies are essential for the outcome of testicular sperm extraction. *Fertil Steril* Dec 13; [Epub ahead of print].
56. Hibi H., Taki T., Yamada Y., Honda N., Fukatsu H., Yamamoto M., Asada Y. (2002). Testicular sperm extraction using microdissection for non-obstructive azoospermia. *Reprod Med Biol* 1: 31–4.
57. Holden C.A., Fuscaldo G.F., Jackson, P. et al. (1997). Frozen–thawed epididymal spermatozoa for intracytoplasmic sperm injection. *Fertil. Steril.* 67: 81–7.
58. Hovatta O., Foudila T., Siegberg R., Johansson K., von Smitten K., Reima I. (1996). Pregnancy resulting from intracytoplasmic injection of spermatozoa from a frozen-thawed testicular biopsy specimen. *Hum Reprod* 11(11): 2472–3.
59. Hovatta O., Moilanen J., Von Smitten K., Reima I. (1995). Testicular needle biopsy, open biopsy, epididymal aspiration and intracytoplasmic sperm injection in obstructive azoospermia. *Hum Reprod* 10: 2595–9.
60. Hsieh Y.Y., Tsai H.D., Chang C.C., Lo H.Y. (2000). Cryopreservation of human spermatozoa within human or mouse empty zona pellucidae. *Fertil Steril* 73: 694–7.
61. Hussein M.R., Bedaiwy M.M., Ezat A., Ibraheem A.F., Nayel M. (2005). Role of fine needle aspirate mapping and touch imprint preparations in the evaluation of azoospermia. *Anal Quant Cytol Histol* 27(2): 67–70.
62. Jaffe T., Kim E.D., Hoekstra T., Lipshultz L.I. (1998). Semen pellet analysis: a technique to detect the presence of sperm in men considered azoospermic by routine semen analysis. *J Urol* 159: 1548–50.
63. Janzen N., Goldstein M., Schlegel P.N., Palermo G.D., Rosenwaks Z., Hariprashad J. (2000). Use of electively cryopreserved microsurgically aspirated epididymal sperm with IVF and intracytoplasmic sperm injection for obstructive azoospermia. *Fertil Steril* 74(4): 696–701. Erratum in: Fertil Steril 2001; 75(1): 230.
64. Jarow J.P. (1991). Clinical significance of intratesticular arterial anatomy. *J Urol* 145: 777–9.
65. Jezek D., Knuth U.A., Schulze W. (1998). Successful testicular sperm extraction (TESE) in spite of high serum follicle stimulating hormone and azoospermia: correlation between testicular morphology, TESE results, semen analysis and serum hormone values in 103 infertile men. *Hum Reprod* 13: 1230–4.
66. Jow W.W., Steckel J., Schlegel P.N., Magid M.S., Goldstein M. (1993). Motile sperm in human testis biopsy specimens. *J Androl* 14: 194–8.
67. Kahraman S., Ozgur S., Alatas C., Aksoy S., Tasdemir M., Nuhoglu A. et al. (1996a). Fertility with testicular sperm extraction and intracytoplasmic sperm injection in non-obstructive azoospermic men. *Hum Reprod* 11: 756–60.
68. Kahraman S., Ozgur S., Alatas C. et al. (1996b). High implantation and pregnancy rates with testicular sperm extraction and intracytoplasmic sperm injection in obstructive and non-obstructive azoospermia. *Hum Reprod* 11: 673–6.
69. Kamal A., Fahmy I., Mansour R., Abou-Setta A., Serour G., Aboulghar M. (2004). Outcome of repeated testicular sperm extraction and ICSI in patients with non-obstructive azoospermia. *MEFSJ* 9: 42–6.
70. Khadra A.A., Abdulhadi I., Ghunain S., Kilani Z. (2003). Efficiency of percutaneous testicular sperm aspiration as a mode of sperm collection for intracytoplasmic sperm injection in nonobstructive azoospermia. *J Urol* 169: 603–5.
71. Khalifa Y., Grudzinkas J.G. (1996). Microepididymal sperm aspiration or percutaneous epididymal sperm aspiration? The dilemma. *Hum Reprod* 11: 680.
72. Kim E.D., Leibman B.B., Grinblat D.M., Lipshultz L.I. (1999). Varicocele repair improves semen parameters in azoospermic men with spermatogenic failure. *J Urol* 162: 737–40.
73. Komori K., Tsujimura A., Miura H. et al. (2004). Serial follow-up study of serum testosterone and antisperm antibodies in patients with non-obstructive azoospermia after conventional or microdissection testicular sperm extraction. *Int J Androl* 27: 32–6.
74. Lewin A., Reubinoff B., Porat-Katz A., Weiss D., Eisenberg V., Arbel R., Bar-el H., Safran A. (1999). Testicular fine needle aspiration: the alternative method for sperm retrieval in non-obstructive azoospermia. *Hum Reprod* 14: 1785–90.
75. Lewin A., Weiss D.B., Friedler S., Ben-Shachar I., Porat-Katz A., Meirow D., Schenker J.G., Safran A. (1996). Delivery following intracytoplasmic injection of mature sperm cells recovered by testicular fine needle aspiration in a case of hypergonadotropic azoospermia due to maturation arrest. *Hum Reprod* 11: 769–71.
76. Liu J., Tsai Y., Kats E., Compton G., Garcia J.E., Baramki T.A. (1997). Outcome of in-vitro culture of fresh and frozen-thawed human testicular spermatozoa. *Hum Reprod* 12: 1667–72.
77. Madgar I., Hourvitz A., Levron J., Seidman D.S., Shulman A., Raviv G.G., Levran D., Bider D., Mashiach S., Dor J. (1998). Outcome of in vitro fertilization and intracytoplasmic injection of epididymal and testicular sperm extracted from patients with obstructive and

nonobstructive azoospermia. *Fertil Steril* 69(6): 1080–4.
78. Manning M., Junemann K., Alken P. (1998). Decrease in testosterone blood concentrations after testicular sperm extraction for intracytoplasmic sperm injection in azoospermic men. *Lancet* 352: 37.
79. Mansour R.T., Kamal A., Fahmy I., Tawab N., Serour G.I., Aboulghar M.A. (1997). Intracytoplasmic sperm injection in obstructive and non-obstructive azoospermia. *Hum Reprod* 12: 1974–9.
80. Marmar J.L. (1998). The emergence of specialized procedures for the acquisition, processing, and cryopreservation of epididymal and testicular sperm in connection with intracytoplasmic sperm injection. *J Androl* 19(5): 517–26. Review.
81. Matthews G.J., Matthews E.D., Goldstein M. (1998). Induction of spermatogenesis and achievement of pregnancy after microsurgical varicocelectomy in men with azoospermia and severe oligoasthenospermia. *Fertil Steril* 70: 71–5.
82. McLachlan R.I., Rajpert-De Meyt E., Hoei-Hansen C.E., de Kretser D.M., Skakkebaek N.E. (2007). Histological evaluation of the human testis—approaches to optimizing the clinical value of the assessment: Mini Review. *Hum Reprod* 22(1): 2–16.
83. Mehan D.J. (1976). Results of ligation of internal spermatic vein in the treatment of infertility in azoospermic patients. *Fertil Steril* 271: 110–14.
84. Meniru G.I., Forman R.G., Craft I. (1997a). Utility of percutaneous epididymal sperm aspiration in situations of unexpected obstructive azoospermia. *Hum Reprod* 12: 1013–14.
85. Meniru G.I., Tsirigotis M., Zhu J., Craft I. (1997b). Successful percutaneous epididymal sperm aspiration (PESA) after more than 20 years of acquired obstructive azoospermia. *J. Ass. Reprod. Genet.* 13: 449–50.
86. Mercan R., Urman B., Alatas C., Aksoy S., Nuhoglu A., Isiklar A., Balaban B. (2000). Outcome of testicular sperm retrieval procedures in non-obstructive azoospermia: percutaneous aspiration versus open biopsy. *Hum Reprod* 15: 1548–51.
87. Mulhall J.P., Burgess C.M., Cunningham D., Carson R., Harris D., Oates R.D. (1997). Presence of mature sperm in testicular parenchyma of men with nonobstructive azoospermia: prevalence and predictive factors. *Urology* 49: 91–5.
88. Nagy Z., Liu J., Janssenswillen C. et al. (1995). Using ejaculated, fresh and frozen–thawed epididymal and testicular spermatozoa gives rise to comparable results after intracytoplasmic sperm injection. *Fertil Steril* 63: 808–15.
89. Nicopoullos J.D., Gilling-Smith C., Almeida P.A., Norman-Taylor J., Grace I., Ramsay J.W. (2004b). Use of surgical sperm retrieval in azoospermic men: a meta-analysis. *Fertil Steril* s82: 691–701.
90. Nicopoullos J.D., Gilling-Smith C., Ramsay J.W. (2004a). Does the cause of obstructive azoospermia affect the outcome of intracytoplasmic sperm injection: a meta-analysis. *BJU* Int 93: 1282–6.
91. Nudell D.M., Conaghan J., Pedersen R.A., Givens C.R., Schriock E.D., Turek P.J. (1998). The mini-micro-epididymal sperm aspiration for sperm retrieval: a study of urological outcomes. *Hum Reprod* 13(5): 1260–5.
92. Oates R.D., Lobel S.M., Harris D.H. et al. (1996). Efficacy of intracytoplasmic sperm injection using intentionally cryopreserved epididymal sperm. *Hum Reprod* 11: 133–8.
93. Oates R.D., Mulhall J., Burgess C., Cunningham D., Carson R. (1997). Fertilization and pregnancy using intentionally cryopreserved testicular tissue as the sperm source for intracytoplasmic sperm injection in 10 men with non-obstructive azoospermia. *Hum Reprod* 12: 734–9.
94. Oates R.D., Silber S., Brown L.G., Page D.C. (2002). Clinical characterization of 42 oligospermic or azoospermic men with microdeletion of the AZFc region of the Y chromosome, and of 18 children conceived via ICSI. *Hum Reprod* 17: 2813–24.
95. Oehninger S., Veeck L., Lanzendorf S., Maloney M., Toner J., Muasher S. (1995). Intracytoplasmic sperm injection: achievement of high pregnancy rates in couples with severe male factor infertility is dependent primarily upon female and not male factors. *Fertil Steril* 64: 977–81.
96. Okada H., Dobashi M., Yamazaki T. et al. (2002). Conventional versus microdissection testicular sperm extraction for nonobstructive azoospermia. *J Urol* 168: 1063–7.
97. Ostad M., Liotta D., Ye Z. et al. (1998). Testicular sperm extraction for nonobstructive azoospermia: results of a multibiopsy approach with optimized tissue dispersion. *Urology* 52: 692–6.
98. Palermo G., Joris H., Devroey P., Van Steirteghem A.C. (1992). Pregnancies after intracytoplasmic injection of single spermatozoon into an oocyte. *Lancet* 340: 17–18.
99. Palermo G.D., Colombero L.T., Hariprashad J.J., Schlegel P.N., Rosenwaks Z. (2002). Chromosome analysis of epididymal and testicular sperm in azoospermic patients undergoing ICSI. *Hum Reprod* 17(3): 570–5.
100. Palermo G.D., Schlegel P.N., Hariprashad J.J., Ergun B., Mielnik A., Zaninovic N., Veeck L.L., Rosenwaks Z. (1999). Fertilization and pregnancy outcome with intracytoplasmic sperm injection for azoospermic men. *Hum Reprod* 14: 741–8.
101. Perraguin-Jayot S., Audebert A., Emperaire J.C., Parneix I. (1997). Ongoing pregnancies after intracytoplasmic injection using cryopreserved testicular spermatozoa. *Hum Reprod* 12(12): 2706–9.
102. Qublan H.S., Al-Jader K.M., Al-Kaisi N.S., Alghoweri A.S., Abu-Khait S.A., Abu-Qamar A.A., Haddadin E. (2002). Fine needle aspiration cytology compared with open biopsy histology for the diagnosis of azoospermia. *J Obstet Gynaecol* 22: 527–31.
103. Ramasamy R., Yagan N., Schlegel P.N. (2005). Structural and functional changes to the testis after conventional versus microdissection testicular sperm extraction. *Urology* 65: 1190–4.
104. Romero J., Remohi J., Minguez Y., Rubio C., Pellicer A., Gil-Salom M. (1996). Fertilization after intracytoplasmic sperm injection with cryopreserved testicular spermatozoa. *Fertil Steril* 65: 877–9.
105. Ron-EL, R., Stassburger D., Friedler S., Komarovsky D., Bern O., Soffer Y., Bukovsky I., Raziel A. (1997). Extended sperm preparation (ESP) may save testicular sperm extraction (TESE) from the testis in non-obstructive azoospermia. *Hum Reprod* 12(6): 1222–6.
106. Ron-El R., Strauss S., Friedler S., Strassburger D., Komarovsky D., Raziel A. (1998). Serial sonography and colour flow Doppler imaging following testicular and epididymal sperm extraction. *Hum Reprod* 13: 3390–3.
107. Rosenlund B., Kvist U., Ploen L., Rozell B.L., Sjoblom P., Hillensjo T. (1998). A comparison between open and percutaneous needle biopsies in men with azoospermia. *Hum Reprod* 13: 1266–71.
108. Schill T., Bals-Pratsch M., Kupker W., Sandmann J., Johannison R., Diederich K. (2003). Clinical and endocrine follow-up of patients after testicular sperm extraction. *Fertil Steril* 79: 281–6.
109. Schlegel P. (1999). Testicular sperm extraction: microdissection improves sperm yield with minimal tissue excision. *Hum Reprod* 14: 131–135.
110. Schlegel P., Berkeley A.S., Goldstein M. et al. (1994). Epididymal micropuncture with *in vitro* fertilization and oocyte micromanipulation for the treatment of unreconstructable obstructive azoospermia. *Fertil Steril* 61: 895–901.
111. Schlegel P., Berkeley A.S., Goldstein M. et al. (1995). Value of percutaneous epididymal sperm aspiration. *Fertil Steril* 63: 209–10.
112. Schlegel P.N., Kaufmann J. (2004). Role of varicocelectomy in men with nonobstructive azoospermia. *Fertil Steril* 81: 1585–8.
113. Schlegel P.N., Li P.S. (1998). Microdissection TESE: sperm retrieval in non-obstructive azoospermia. *Hum Reprod Update* 4: 439.
114. Schlegel P.N., Palermo G.D., Goldstein M., Menendez S., Zaninovic N., Veeck L.L., et al. (1997). Testicular sperm extraction with intracytoplasmic sperm injection for nonobstructive azoospermia. *Urology* 49: 435–40.
115. Schlegel P.N., Su L. (1997). Physiologic consequences of testicular sperm extraction. *Hum Reprod* 12: 1688–92.
116. Schlegel P.N., Su L.M. (1998). Physiological consequences of testicular sperm extraction. *Hum Reprod* 13: 505–6.
117. Schoysman R., Vanderzwalmen P., Nijs M. et al. (1993a). Pregnancy after fertilization of human testicular sperm. *Lancet* 342: 1237.
118. Schoysman R., Vanderzwalmen P., Nijs M., Segal-Bertin C., Geerts L., Van de Casseye M. (1993b). Successful fertilization by testicular spermatozoa in an in-vitro fertilization programme. *Hum Reprod* 8: 1339–40.
119. Schulze W., Thoms F., Knuth U.A. (1999). Testicular sperm extrac-

tion: comprehensive analysis with simultaneously performed histology in 1418 biopsies from 766 subfertile men. *Hum Reprod* 14(Suppl. 1.): 82–96.

120. Schwarzer J.U., Fiedler K., Hertwig I., Krusmann G., Wurfel W., Muhlen B., et al. (2003). Male factors determining the outcome of intracytoplasmic sperm injection with epididymal and testicular spermatozoa. *Andrologia* 35: 220–6.
121. Seo J.T., Ko W.J. (2001). Predictive factors of successful testicular sperm recovery in non-obstructive azoospermia patients. *Int J Androl* 24: 306–10.
122. Shrivastav P., Nadkarni P., Wensvoort S., Craft I. (1994). Percutaneous epididymal sperm aspiration for obstructive azoospermia. *Hum Reprod* 9: 2058–61.
123. Silber J.S., Repping S. (2002). Transmisson of male infertility to future generations: lessons from the Y chromosome. *Hum Reprod Update* 8(3): 217–29.
124. Silber S.J. (1996). Microepididymal sperm aspiration or percutaneous epididymal sperm aspiration? The dilemma. *Hum Reprod* 11: 681.
125. Silber S.J. (2000). Microsurgical TESE and the distribution of spermatogenesis in non-obstructive azoospermia. *Hum Reprod* 15: 2278–84.
126. Silber S.J., Devroey P., Van Steirteghem A.C. (1994). Conventional in-vitro fertilization versus intracytoplasmic sperm injection for patients requiring microsurgical sperm aspiration. *Hum Reprod* 9: 1905–9.
127. Silber S.J., Escudero T., Lenahan K., Abdelhadi I., Kilani Z., Munne S. (2003). Chromosomal abnormalities in embryos derived from testicular sperm extraction. *Fertil Steril* 79: 30–8.
128. Silber S.J., Nagy Z., Devroey P., Camus M., Van Steirteghem A.C. (1997b). The effect of female age and ovarian reserve on pregnancy rate in male infertility: treatment of azoospermia with sperm retrieval and intracytoplasmic sperm injection. *Hum Reprod* 12: 2693–700.
129. Silber S.J., Nagy Z., Devroey P., Tournaye H., Van Steirteghem A.C. (1997a). Distribution of spermatogenesis in the testicles of azoospermic men: the presence or absence of spermatids in the testes of men with germinal failure. *Hum Reprod* 12: 2422–8.
130. Silber S.J., Nagy Z., Liu J. et al. (1995a). The use of epididymal and testicular sperm for ICSI: the genetic implications for male infertility. *Hum Reprod* 10: 2031–43.
131. Silber S.J., Van Steirteghem A.C., Devroey P. et al. (1995c). Sertoli cell only revisited. *Hum Reprod* 10: 1031–2.
132. Silber S.J., Van Steirteghem A.C., Liu J. et al. (1995b). High fertilization and pregnancy rates after ICSI with spermatozoa obtained from testicle biopsy. *Hum Reprod* 10: 148–52.
133. Silber S.J., Van Steirteghem A.C., Nagy Z., Liu J., Tournaye H., Devroey P. (1996). Normal pregnancies resulting from testicular sperm extraction and intracytoplasmatic sperm injection for azoospermia for maturation arrest. *Fertil Steril* 66: 110–17.
134. Souza C.A., Cunha-Filho J.S., Fagundes P., Freitas F.M., Passos E.P. (2005). Sperm recovery prediction in azoospermic patients using Doppler ultrasonography. *Int Urol Nephrol* 37: 535–40.
135. Tarlatzis B., Bili H. (1998). Survey on intracytoplasmic sperm injection: report from the ESHRE ICSI Task Force. *Hum Reprod* 13(Suppl. 1): 165–77.
136. Tarlatzis B.C., Bili H. (2000). Intracytoplasmic sperm injection. Survey of world results. *Ann N Y Acad Sci* 900: 336–44.
137. Tash J.A., McGovern J.H., Schlegel P.N. (2000). Acquired hypogonadotropic hypogonadism presenting as decreased seminal volume. *Urology* 56: 669.
138. Tash J.A., Schlegel P.N. (2001). Histologic effects of testicular sperm extraction on the testicle in men with nonobstructive azoospermia. *Urology* 57: 334–7.
139. Temple Smith P.D., Southwick G.J., Yates C.A. et al. (1985). Human pregnancy by *in vitro* fertilisation (IVF) using sperm aspirated from the epididymis. *J In Vitro Fert Embryo Transfer* 2: 112–22.
140. Teng Y.N., Lin Y.U., Tsai Y.C., Hsu C.C., Kuo P.L., Lin Y.M. (2007). A simplified gene-specific screen for Y chromosome deletions in infertile men. *Fertil Steril*. Epub ahead of print.
141. Tournaye H. (1999). Surgical sperm recovery for intracytoplasmic sperm injection: which method is to be preferred? *Hum Reprod* 14(Suppl. 1): 71–81.
142. Tournaye H., Camus C., Vandervorst M., Nagy Z., Joris H., Van Steirteghem A., Devroey P. (1997a). Surgical sperm retrieval for intracytoplasmic sperm injection. *Int J Androl* 20(Suppl. 3): 69–73.
143. Tournaye H., Camus M., Goossens, A. et al. (1995). Recent concepts in the management of infertility because of non-obstructive azoospermia. *Hum Reprod* 10(Suppl. 1): 115–19.
144. Tournaye H., Devroey P., Liu J. et al. (1994). Microsurgical epididymal sperm aspiration and intracytoplasmatic sperm injection: a new effective approach to infertility as a result of congenital bilateral absence of the vas deferens. *Fertil Steril* 61: 1045–51.
145. Tournaye H., Liu J., Nagy P.Z. et al. (1996). Correlation between testicular histology and outcome after intracytoplasmatic sperm injection using testicular spermatozoa. *Hum Reprod* 11: 127–32.
146. Tournaye H., Verheyen G., Nagy P., Goossens A., Ubaldi F., Silber S., Van Steirteghem A., Devroey P. (1997b). Are there any predictive factors for successful testicular sperm recovery in azoospermic patients? *Hum Reprod* 12: 80–6.
147. Tsirigotis M., Craft I. (1995). Sperm retrieval methods and ICSI for obstructive azoospermia. *Hum Reprod* 10: 758–60.
148. Tsirigotis M., Craft I. (1996). Microepididymal sperm aspiration or percutaneous epididymal sperm aspiration? The dilemma. *Hum Reprod* 11: 1680–1.
149. Tsirigotis M., Pelekanos M., Yazdani N. et al. (1995). Simplified sperm retrieval and intracytoplasmic sperm injection in patients with azoospermia. *Br J Urol* 76: 765–8.
150. Tsujimura A., Matsumiya K., Miyagawa Y., Tohda A., Miura H., Nishimura K., Koga M., Takeyama M., Fujioka H., Okuyama A. (2002). Conventional multiple or microdissection testicular sperm extraction: a comparative study. *Hum Reprod* 17: 2924–9.
151. Tucker M.J., Morton P.C., Witt M.A., Wright G. (1995). Intracytoplasmic injection of testicular and epididymal spermatozoa for treatment of obstructive azoospermia. *Hum Reprod* 10: 486–9.
152. Tunc L., Alkibay T., Kupeli B., Tokgoz H., Bozkirli I., Yucel C. (2005). Power Doppler ultrasound mapping in nonobstructive azoospermic patients prior to testicular sperm extraction. *Arch Androl* 51(4): 277–83.
153. Tunc L., Kirac M., Gurocak S., Yucel A., Kupeli B., Alkibay T., Bozkirli I. (2006). Can serum inhibin B and FSH levels, testicular histology and volume predict the outcome of testicular sperm extraction in patients with non-obstructive azoospermia? *Int Urol Nephrol*. Epub ahead of print.
154. Turek P.J., Givens C.R., Schriock E.D., Meng M.V., Pedersen R.A., Conaghan J. (1999). Testis sperm extraction and intracytoplasmic sperm injection guided by prior fine-needle aspiration mapping in patients with nonobstructive azoospermia. *Fertil Steril* 71(3): 552–7.
155. Tuuri T., Moilanen J., Kaukoranta S., Makinen S., Kotola S., Hovatta O. (1999). Testicular biopsy gun needle biopsy in collecting spermatozoa for intracytoplasmic injection, cryopreservation and histology. *Hum Reprod* 14: 1274–8.
156. Tzirigotis M., Craft I. (1995). Sperm retrieval methods and ICSI for obstructive azoospermia. *Hum Reprod* 10: 758–60.
157. Ubaldi F., Nagy Z.P., Rienzi L., Tesarik J., Anniballo R., Franco G., Menchini-Fabris F., Greco E. (1999). Reproductive capacity of spermatozoa from men with testicular failure. *Hum Reprod* 14: 2796–80.
158. Van Perperstraten A.M., Proctor M.L., Phillipson G., Johnson N.P. (2001). Techniques for surgical retrieval of sperm prior to ICSI for azoospermia. *Cochrane Database Syst Rev* 4: CD002807.
159. Van Perperstraten A.M., Proctor M.L., Phillipson G., Johnson N.P. (2006). Techniques for surgical retrieval of sperm prior to ICSI for azoospermia. Update. *Cochrane Database Syst Rev* 3: CD002807.
160. Van Steirteghem A., Devroey P., Liebaers I. (2000). Microinjection. In: *Manual in Assisted Reproduction*, 2nd update (Rabe, Diedrich V.T.K., Runnebaum B., eds). Springer-Verlag, Berlin; 377–87.
161. Van Steirteghem A., Nagy P., Joris H., Janssenswillen C., Staessen C., Verheyen G., Camus M., Tournaye H., Devroey P. (1998). Results of intracytoplasmic sperm injection with ejaculated, fresh and frozen-thawed epididymal and testicular spermatozoa. *Hum Reprod*

13 (Suppl. 1): 134–42. Review.

162. Van Steirteghem A.C., Nagy Z., Joris H. et al. (1993). High fertilization and implantation rates after intracytoplasmic sperm insemination. *Hum Reprod* 8: 1061–6.

163. Verheyen G., Vernaeve V., Van Landuyt L., Tournaye H., Devroey P., Van Steirteghem A. (2004). Should diagnostic testicular sperm retrieval followed by cryopreservation for later ICSI be the procedure of choice for all patients with non-obstructive azoospermia? *Hum Reprod* 19(12): 2822–30.

164. Vernaeve V., Tournaye H., Osmanagaoglu K., Verheyen G., Van Steirteghem A., Devroey P. (2003). Intracytoplasmic sperm injection with testicular spermatozoa is less successful in men with nonobstructive azoospermia than in men with obstructive azoospermia. *Fertil Steril* 79: 529–533.

165. Vernaeve V., Tournaye H., Schiettecatte J., Verheyen G., Steirteghem A.C., Devroey P. (2002). Serum inhibin B cannot predict testicular sperm retrieval in patients with non-obstructive azoospermia. *Hum Reprod* 17(4): 971–6.

166. Vernaeve V., Verheyen G., Goossens A., Van Steirteghem A., Devroey P., Tournaye H. (2006). How successful is repeat testicular sperm extraction in patients with azoospermia? *Hum Reprod* 21(6): 1551–4.

167. Vicari E., Grazioso C., Burrello N., Cannizzaro M., D'Agata R., Calogero A.E. (2001). Epididymal and testicular sperm retrieval in azoospermic patients and the outcome of intracytoplasmic sperm injection in relation to the etiology of azoospermia. *Fertil Steril* 75: 215–16.

168. Von Eckardstein S., Simoni M., Bergmann M., Weinbauer G.F., Gassner P., Schepers A.G. et al. (1999). Serum inhibin B in combination with serum follicle stimulating hormone (FSH) is a more sensitive marker than serum FSH alone for impaired spermatogenesis in men, but cannot predict the presence of sperm in testicular tissue samples. *J Clin Endocrinol Metab* 84: 2496–501.

169. Westlander G., Ekerhovd E., Granberg S., Lycke N., Nilsson L., Werner C., Bergh C. (2001a). Serial ultrasonography, hormonal profile and antisperm antibody response after testicular sperm aspiration. *Hum Reprod* 16: 2621–7.

170. Westlander G., Rosenlund B., Soderlund B., Wood M., Bergh C. (2001b). Sperm retrieval, fertilization, and pregnancy outcome in repeated testicular sperm aspiration. *J Assist Reprod Genet* 18: 171–7.

171. Wood S., Thomas K., Sephton V., Troup S., Kingsland C., Lewis-Jones I. (2003). Postoperative pain, complications, and satisfaction rates in patients who undergo surgical sperm retrieval. *Fertil Steril* 79: 56–62.

172. Yamamoto M., Hibi H., Asada Y., Suganuma N., Tomoda Y. (1997). Epididymal sperm retrieval by epididymal micropuncture combined with intracytoplasmic sperm injection: difference between acquired and congenital irreparable obstructive azoospermia. *Urol Int* 58(3): 177–8.

173. Yamamoto M., Hibi H., Miyake K., Asada Y., Suganuma N., Tomoda Y. (1996). Microsurgical epididymal sperm aspiration versus epididymal micropuncture with perivascular nerve stimulation for intracytoplasmic sperm injection to treat unreconstructable obstructive azoospermia. *Arch Androl* 36(3): 217–24.

174. Yavetz H., Hauser R., Botchan A., Azem F., Yovel I., Lessing J.B., Amit A., Yogev L. (1998). Pregnancy resulting from frozen-thawed embryos achieved by intracytoplasmic injection of cryopreserved sperm cells extracted from an orchidectomized, seminoma bearing testis, causing obstructive azoospermia. *Hum Reprod* 12: 2836–8.

175. Yemini M., Vanderzwalmen P., Mukaida T. et al. (1995). Intracytoplasmatic sperm injection, fertilization and embryo transfer after retrieval of spermatozoa by testicular biopsy from an azoospermic male with testicular tubular atrophy. *Fertil Steril* 63: 1118–20.

第 53 章

精细胞注射:现状

Rosália Sá, Nieves Cremades, Joaquina Silva, Alberto Barros, Mário Sousa

分泌性无精症的定义和主要的组织病理综合征

分泌性无精症(非梗阻性无精症)的诊断症状为离心后精液中无精子、精液 pH 正常、睾丸外生殖管阻塞,这些症状是由生理检查、生化检查、超声波检查和外科检查诊断出来的。分泌性无精症可能是原发性的,也可能是继发性的,而且精液中精子的缺乏是由生殖细胞增殖、减数分裂和分化过程的无效率、有缺陷或缺乏而引起的。

以睾丸活检诊断为基础,研究者在继发性无精症中识别出了三个主要的组织病理综合征,即 Sertoli 细胞仅存综合征、成熟停止和精子发生过少。Sertoli 细胞仅存综合征的特点是仅存在 Sertoli 细胞,而完全缺乏生殖细胞;成熟停止的特点是同时存在 Sertoli 细胞和二倍体生殖细胞[精原细胞和(或)初级精母细胞];精子发生过少的特点是生殖细胞数量的全面减少,从

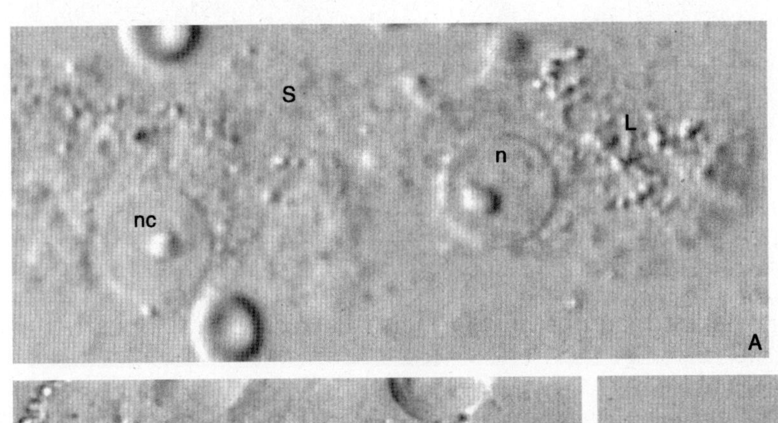

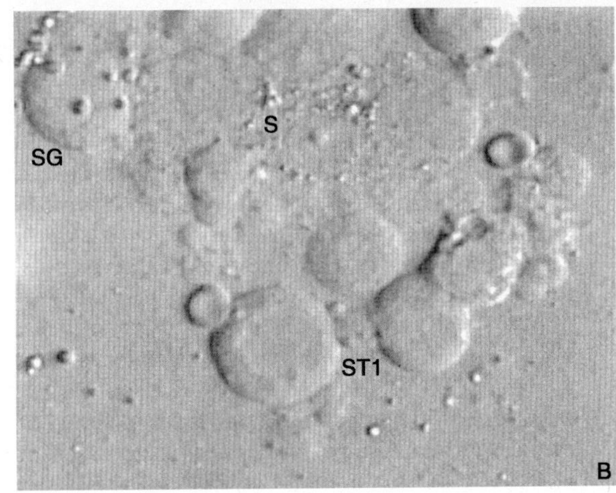

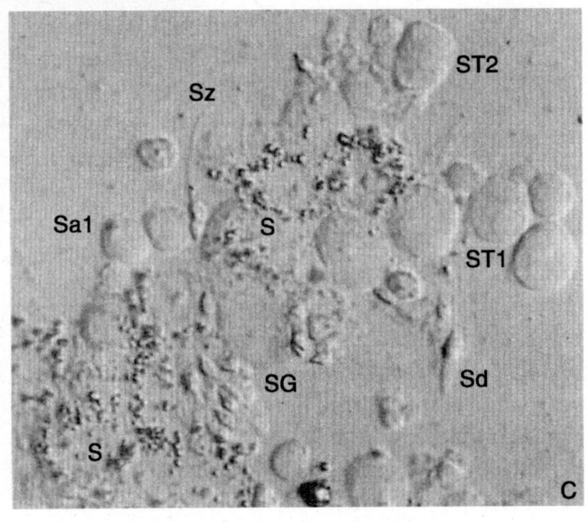

图 53.1 分泌性无精症患者的细精管细胞的细胞学检查。通过机械试验将细胞从细精管中释放出来后,可在含有 Normarsky 光学器件的倒置显微镜下观察到活细胞。细胞因载玻片的挤压而显得扁平。(A)Sertoli 细胞仅存综合征。注意 Sertoli 细胞(S)的特点,该细胞有一个较大的细胞核(n),核边界突出。还有一个较大的圆形核仁(nc)和一个非常大的细胞质,细胞质中含有丰富的脂滴和溶酶体(L)。(B)成熟停止。(C)精子发生过少。精原细胞(SG)、初级精母细胞(ST1)、次级精母细胞(ST2)、圆形精细胞(Sal)、晚期精细胞(Sd)、精子(Sz)。(A)、(B)、(C)分别使用×40、×20、×10 倍物镜

而导致精细胞和精子的产量下降(图 53.1)。

对于每一个继发性无精症患者,至少在显微镜下观察其 100 个细精管剖面,观察发现 Sertoli 细胞仅存综合征、成熟停止和精子发生过少可能是完全性综合征,也可能是不完全性综合征(图 53.2)。在完全性综合征中,所有的细精管都呈现出相同的细胞类型;而在不完全性综合征中,只有少数细精管(100 个中至少有一个)呈现出一个不同的细胞学图像。这表明,睾丸活检诊断仅代表了睾丸的临床状况,而且一次单独的睾丸活检可能无法最终反映睾丸的整体状况(图 53.3)。

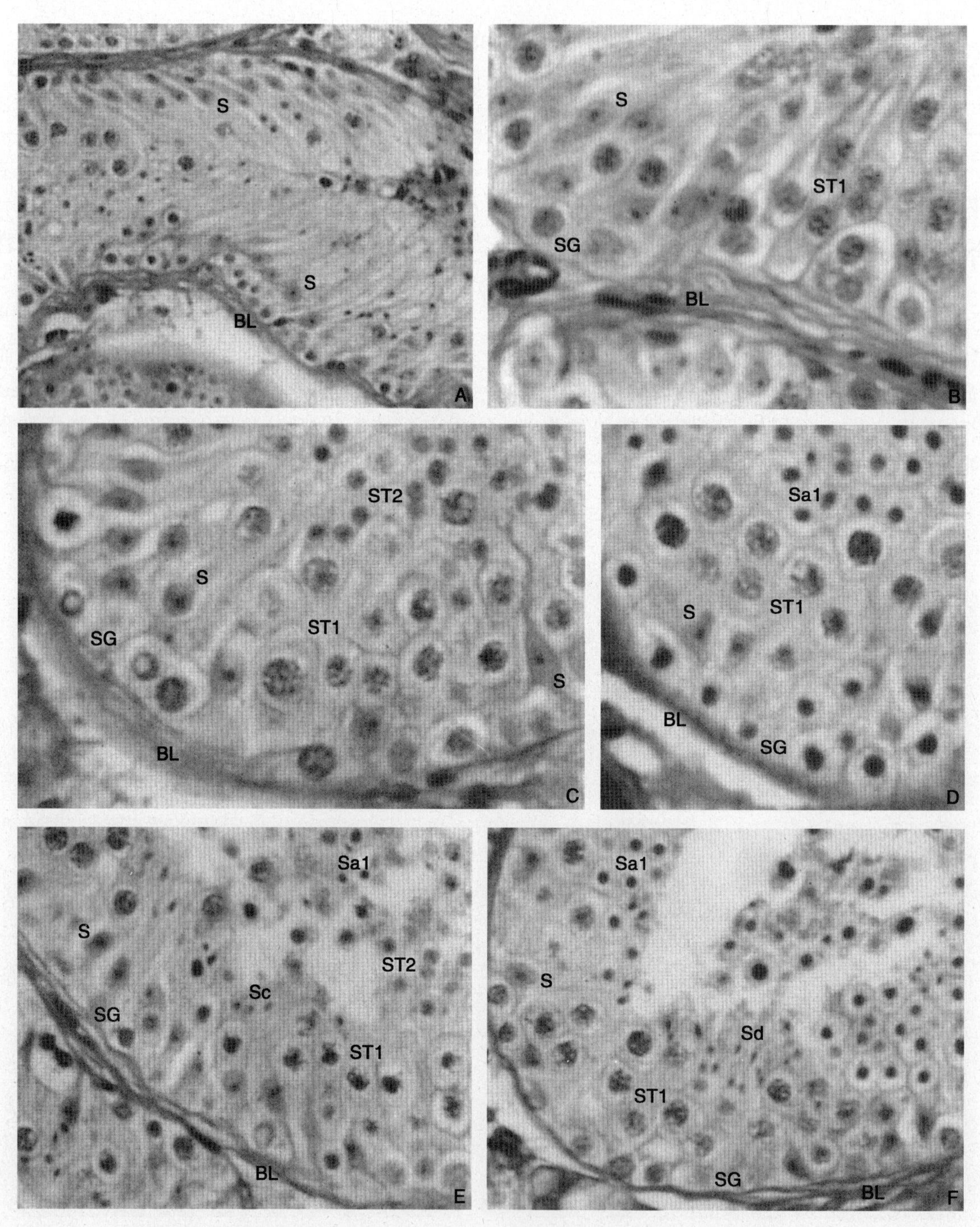

图 53.2 分泌性无精症患者的睾丸活检诊断。在不同的细精管剖面中,组织学可能会显示出不同的细胞阶段。(A)Sertoli 细胞(S)占优势地位的细精管。(B)一直到初级精母细胞阶段(ST1)都存在精子发生现象的细精管。(C)一直到次级精母细胞阶段(ST2)都存在精子发生现象的细精管。(D)一直到圆形精细胞阶段(Sal)都存在精子发生现象的细精管。(E)一直到拉长中的精细胞阶段(Sc)都存在精子发生现象的细精管。(F)一直到已拉长的精细胞阶段(Sd)都存在精子发生现象的细精管。精原细胞(SG),基片(BL)。A、B、C、D、E、F 图分别对应×4、×20、×20、×20、×10、×10 倍物镜

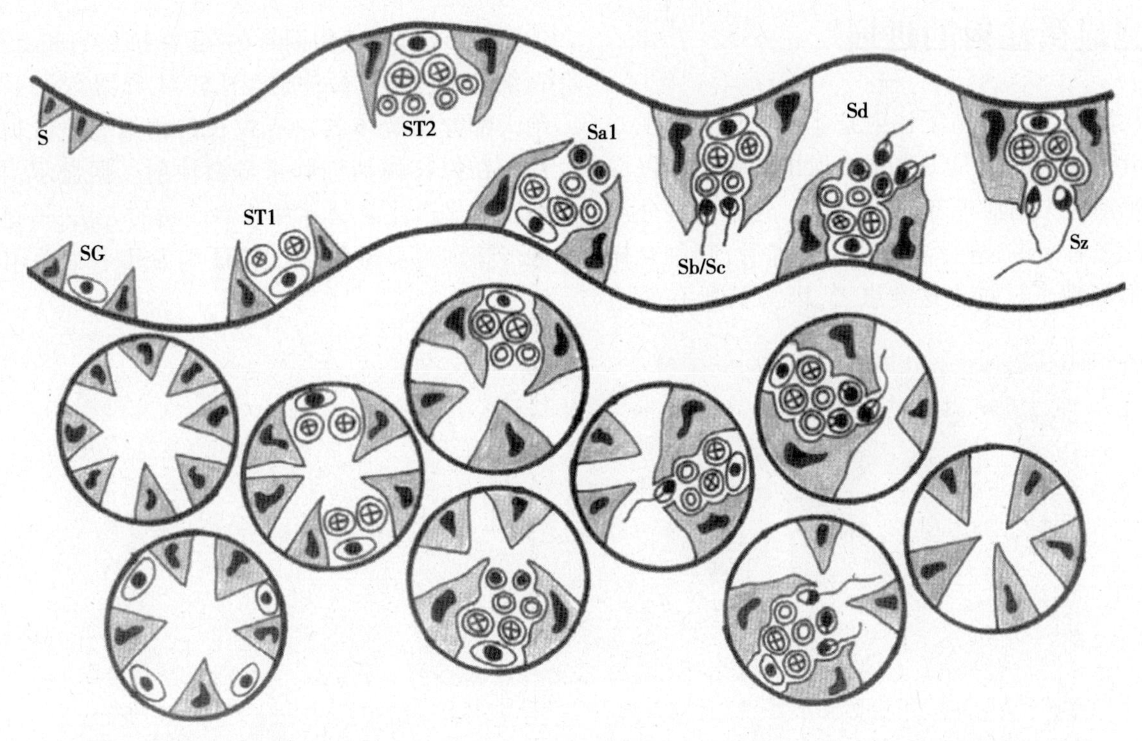

图 53.3　该图展示出沿着细精管的人类男性生殖上皮的同步性。Sertoli 细胞（S）、精原细胞（SG）、初级精母细胞（ST1）、次级精母细胞（ST2）、圆形精细胞（Sal）、早期拉长中精细胞（Sb）和晚期拉长中精细胞（Sc）、已拉长精细胞（Sd）和精子（Sz）

对于不完全性成熟停止和不完全性 Sertoli 细胞仅存综合征病例来说，如果睾丸活检诊断中出现精细胞和精子，则表明一个多次、双边处理的睾丸切开活检最终可能提取到精细胞和精子，并可用来治疗分泌性无精症。鉴于此，睾丸活检治疗也可能适用于完全性 Sertoli 细胞仅存综合征和完全性成熟停止病例。

有一个临床试验调查了 148 名分泌性无精症患者（表 53.1），并对这些患者进行组织病理学检查。检查结果表明，分别在 44 名（100%）患有精子发生过少的病例、47 名患有成熟停止的病例中的 15 名患者（32%）、57 名患有 Sertoli 细胞仅存综合征中的 35 名患者（61%）中发现了完全性综合征。另外，也在成熟停止病例（32/47，68%）中发现了不完全性综合征，其中 47 个病例中，17 个病例（36%）含有一个达到圆形精细胞阶段的生殖细胞病灶，15 个病例（32%）含有一个达到拉长精细胞/精子阶段的生殖细胞病灶。在 Sertoli 细胞仅存综合征（22/57，39%）中，57 个病例中，3 个病例（5%）含有一个二倍体生殖细胞病灶，17 个病例（30%）含有一个达到圆形精细胞阶段的生殖细胞病灶，2 个病例（4%）含有一个达到拉长精细胞/精子阶段的生殖细胞病灶（1）。

表 53.1　分泌性无精症中的组织病理综合征

DTB		DTB-亚型			
综合征	数量（%）	SC	DGC	Sa	SdSz
HP	44（30）	—	—	—	44（100）
MA	47（32）	—	15（32）	17（36）	15（32）
SO	57（39）	35（61）	3（5）	17（30）	2（4）

DTB：睾丸活检诊断。睾丸组织病理综合征：HP，精子发生过少；MA，成熟停止；SO：Sertoli 细胞仅存综合征。分析 100 个细精管剖面后，发现更多的成熟细胞：SC（Sertoli 细胞），DGC（二倍体生殖细胞），Sa（圆形精细胞），SdSz（拉长的精细胞/精子）

精细胞显微注射的进展

自从卵胞浆内单精子注射技术(2)开始出现并取得后续进展后(3),从睾丸中提取出的精子可以成功地用来治疗无精症患者(4)。然而,对于一些分泌型无精症患者来说,进行睾丸活检处理后,其睾丸样本中找不到精子。对于这类患者,因为其所有的精细胞都是单倍体生殖细胞,研究者设想了一种取精的替代方法,即使用圆形的、正在拉长的和已拉长的精细胞来进行显微注射(图 53.4 和图 53.5)。因为绝大部分患者体内含有拉长的精细胞,所以极少使用正在拉长的精细胞来显微注射。据显示,拉长精细胞的显微注射是一种非常成功的方法;遗憾的是,圆形精细胞显微注射已被证实为几乎是无用的(1,5~15)。

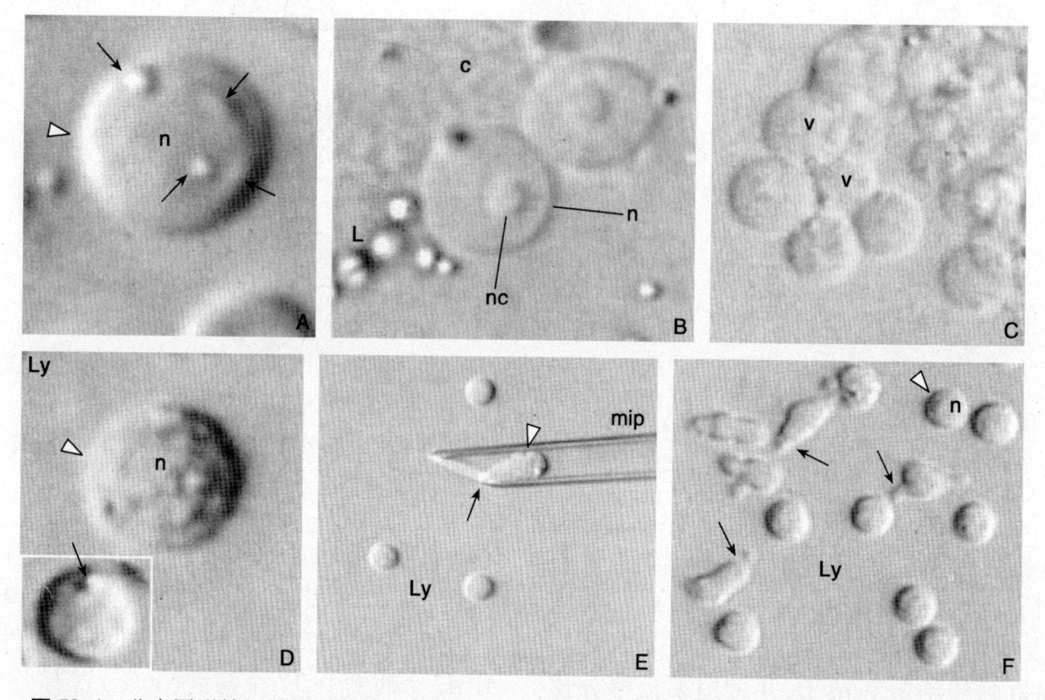

图 53.4　鉴定圆形精细胞的严格形态学标准。(A)高尔基期的圆形精细胞(直径为 6~8μm)。此时细胞是扁平、灰白色的,有光滑的外周和内容物。细胞核(n),原顶体囊(箭矢)和细胞质的短边(箭头)。(B~F)会与圆形精细胞相混淆的圆形细胞器和细胞。(B)释放出的核(n),细胞质残骸(c),来自破裂的 Sertoli 细胞的脂滴(L)。圆核有一个突出的边缘(n),并含有一个较大的核仁(nc)。Sertoli 细胞缺少一个细胞骨架,并在 PVP 中收缩。(C)通过起泡,从退化的 Sertoli 细胞中释放出来的圆形细胞质碎片。这些圆形结构没有任何内部细胞器,并在 PVP 中收缩。(D~F)来自睾丸组织的小型淋巴细胞。(D)无论在外周还是内部,小型淋巴细胞(Ly)都是紧密且不规则的。含有不规则的内容物(染色质丛)的核(n);类似于顶体泡的脂滴或溶酶体(箭矢);细胞质的短边(箭头)。(E)使用一个 8μm 的显微注射吸液管(mip)提取分离的淋巴细胞(Ly)。微量吸管尖端处(箭矢)吸住淋巴细胞,然后淋巴细胞向后伸展(箭头)。注意微量吸管内部的伸展细胞的不规则表面及内容物。(F)培养一天后分离的淋巴细胞(Ly)。淋巴细胞变成不规则形状,细胞核看上去更奇怪(n),同时细胞质留在塑料培养皿的底部,并向外伸展(箭矢)。含 Hoffman 光学器件的倒置显微镜。×40 倍物镜

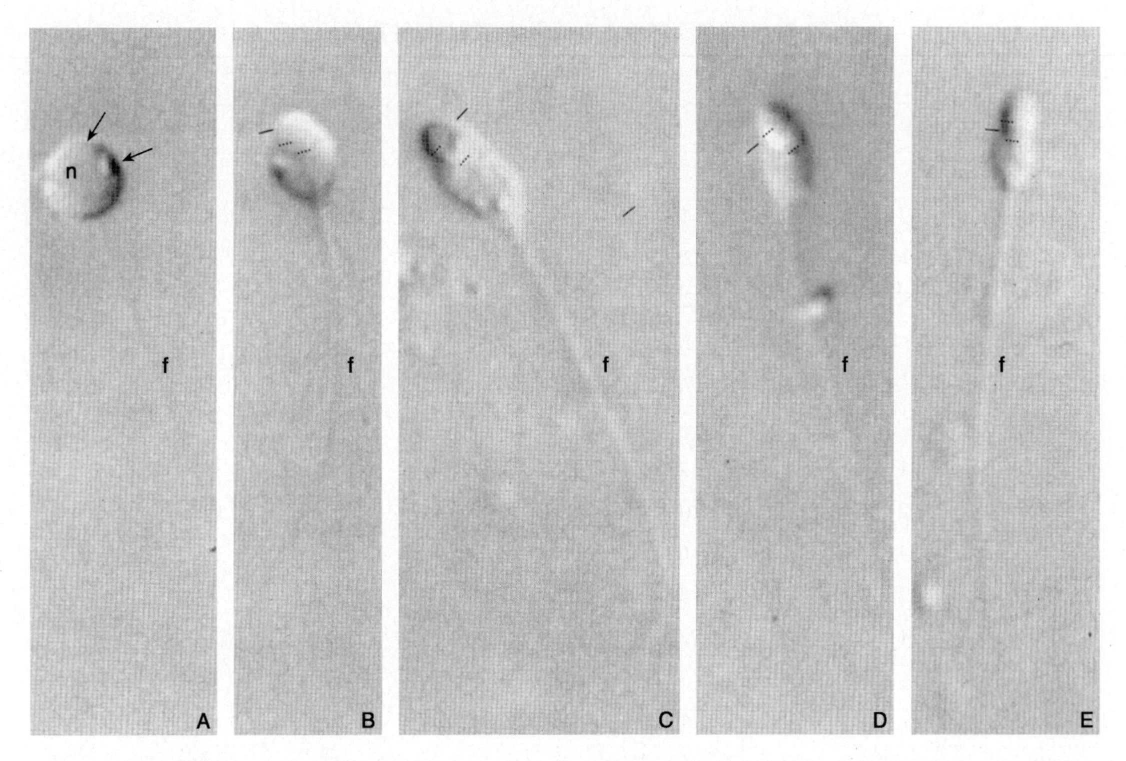

图53.5　鉴定带尾巴的精细胞的严格形态学标准。(A)晚期圆形精细胞(Sa2)。紧密的顶体泡仍在圆形中央核(n)上面延伸(箭矢)。(B)早期拉长中的精细胞(Sb)。核是圆形的,但是很浓缩(较小),形状古怪,并向细胞外周稍稍突出。细胞质正在延伸,并被替换到细胞基极。细胞质的上限(粗线)高于顶体泡的底部(核内的短划线)。核底部的短划线标示出将来出现核后环(头部细胞质膜与核被膜之间的封闭连接点)的位置。(C)晚期拉长中的精细胞(Sc)。核是椭圆形的、浓缩的,并向细胞外周突出。底部细胞质已完全拉长。细胞质的上限略高于顶体泡的底部(赤道区的上限)。(D)早期拉长的精细胞(Sd1)。核是拉长的、浓密的,且向细胞外周进一步突出。底部拉长的细胞质减少了。细胞质的上限低于顶体泡的底部。(E)晚期拉长的精细胞(Sd2)。核已完全拉长,是浓密的,且现在已向细胞外周完全突出。底部拉长的细胞质进一步减少。细胞质的上限略高于核底部。鞭毛(f)。含 Hoffman 光学器件的倒置显微镜。×40 倍物镜

精细胞临床治疗试验综述

在分泌性无精症的研究中,绝大部分临床试验都描述了与睾丸活检治疗和卵胞浆内精子注射技术(使用新鲜精子或冷冻-解冻精子)相关联的临床成果。总之,与射出精子相比,睾丸精子的受精率相对较低(38%～67%;受精卵有两个原核和两个极体),但它有一个正常的总妊娠率(40%～60%)。详细来说,受精率在39%和69%之间变动,胚胎卵裂率在66%和97%之间变动,具有高级形态的胚胎的比例在56%和77%之间变动,同时,每一次胚胎移植循环所对应的平均总妊娠率约为33%。

下面分别探讨三种睾丸组织病理学类型。精子发生过少患者的受精率为67%,胚胎卵裂率为83%,具有高级形态的胚胎率为71%,每一次胚胎移植循环所对应的平均总妊娠率为54%～60%;对于成熟停止患者来说,其受精率(42%～46%)和胚胎卵裂率(61%)都较低,具有高级形态的胚胎比率(80%～86%)较高,每一次胚胎移植循环所对应的平均总妊娠率是相似的(57%);在 Sertoli 细胞仅存综合征中,受精率较低(38%～44%),胚胎卵裂率(79%)、具有高级形态的胚胎比率(57%～61%)以及每一次胚胎移植循环所对应的平均总妊娠率(40%)均略低(16～23)。

关于睾丸活检治疗和卵胞浆内单精子注射技术(87个循环),我们的研究结果看上去非常相似,其中受精率为71%,具有高级形态的胚胎比率为79%,每一次胚胎移植循环所对应的平均总妊娠率为32%(表53.2)。关于睾丸组织病理学,我们的数据显示其具有较高的受精率(精子发生过少病例的受精率为75%,成熟停止病例为66%,Sertoli 细胞仅存综合征为63%)、较高的高级形态胚胎比例(精子发生过少病例的高级形态胚胎比例为82%,成熟停止病例为72%,Sertoli 细胞仅存综合征为75%),同时,每一次胚胎移植循环所对应的平均总妊娠率也较高(精子发生过少病例为33%,成熟停止病例为35%,Sertoli 细胞仅存

表 53.2　分泌性无精症患者使用精细胞显微注射后的结果

		ICSI			ELSI			ROSI		
		F	FT	总	F	FT	总	F	FT	总
HP										
	C	33	20	53	11	1	12	0	0	—
	iMII	194	104	298	76	6	82			
	2PN	157	66	223	37	2	39			
	AB	134	48	182	27	1	28			
	TP	13/32	4/20	17/52	5/11	0/1	5/12			
MA										
	C	11	11	22	35	5	40	37	3	40
	iMII	52	52	104	273	41	314	192	26	218
	2PN	34	35	69	156	19	175	33	5	38
	AB	27	23	50	126	9	135	26	5	31
	TP	4/11	3/9	7/20	10/35	0/5	10/40	0/22	0/3	0/25
SO										
	C	6	6	12	10	0	10	51	0	51
	iMII	33	30	63	56		56	348		348
	2PN	21	19	40	26		26	43		43
	AB	16	14	30	25		25	41		41
	TP	0/6	2/4	2/10	4/9		4/9	0/42		0/42
总										
	C	50	37	87	56	6	62	88	3	91
	iMII	279	186	465	405	47	452	540	26	566
	2PN	212	120	332	219	21	240	76	5	81
	AB	177	85	262	178	10	188	67	5	72
	TP	17/49	9/33	26/82	19/55	0/6	19/61	0/64	0/3	0/67

ELSI，拉长的精细胞；F，新鲜配偶子；FT，冷冻-解冻的配偶子；ICSI，胞浆内显微注射精子；ROSI，圆形精细胞。睾丸组织病理综合征：HP，精子发生过少；MA，成熟停止；SO，Sertoli 细胞仅存综合征。C，治疗周期；iMII，注射的、完整成熟的 MII 卵母细胞。正常受精的卵母细胞：受精卵有两个核和两个极体（2PN）；由 2PN 受精卵卵裂而成的胚胎，具有高级形态（AB）；每一胚胎移植循环的足月妊娠率（TP）

综合征为 20%）。另外，数据显示冷冻-解冻睾丸精子所对应的受精率（65%）、高级形态胚胎的比例（71%）和每一次胚胎移植循环的平均总妊娠率（27%）均较低。但是，冷冻-解冻睾丸精子数据与新鲜睾丸精子数据之间的差异并不显著。相似地，精子发生过少、成熟停止和 Sertoli 细胞仅存综合征这三种病例之间也没有发现任何显著性差异（1，8，9，15）。

正在拉长的精细胞和已拉长的精细胞

有一个临床试验是关于睾丸拉长精细胞胞浆内显微注射（62 个循环）的最大型试验，该试验在与睾丸精子胞浆内显微注射的对比之下，得出以下发现：尽管拉长的精细胞的受精率看上去似乎相当低（53%），但是它们却可以得到正常且相似的高级形态胚胎比率（78%）和每一胚胎移植循环所对应的足月妊娠率（31%）（表 53.2）。通过分析睾丸组织病理学的每一种类型，可证实这一发现。睾丸组织病理学分析发现，其受精率较低（精子发生过少病例的受精率为 48%，成熟停止病例为 56%，Sertoli 细胞仅存综合征为 46%），但高级形态胚胎比率（精子发生过少病例的高级形态胚胎比率为 72%，成熟停止病例为 77%，Sertoli 细胞仅存综合征为 96%）和每一胚胎移植循环所对应的足月妊娠率（精子发生过少病例的足月妊娠率为 42%，成熟停止病例为 25%，Sertoli 细胞仅存综合征为 44%）是相似的。使用新鲜的已拉长精细胞，研究发现其对应的妊娠率较低（54%），每一胚胎移植循环的足月妊娠率是正常的（35%），同时在精子发生过少、成熟停止和 Sertoli 细胞仅存综合征这三种组织病理学综合征之间没有发现显著差异。与此相反,冷冻-解冻的睾丸拉长精细胞有较低的受精率(45%)和高级形态胚胎比率(48%),同时,没有实现一例足月妊娠。这可能是由于所研究的案例数太少(6个循环),但也可能是因为冷冻-解冻的晚期精细胞很容易释放它们原地或缓慢进展的运动性(1,8,9,15)。

对通过体外受精和胞浆内精子显微注射技术而生出的孩子进行基于人群的研究(24~26),研究发现,通过胞浆内拉长精细胞显微注射技术生出的所有新生儿都是健康的,没有任何先天畸形、染色体畸变、癌症或发育迟缓症状(1,8,9,11,12,15)。我们强烈相信这一成就与以下事实相关:我们遵守了严格的形态学挑选标准,仅采用形态正常的精细胞(在头部和尾部)。与此相反(27,28),当仅发现形态异常的精细胞时,我们总是采用捐赠者精子(图53.6)。

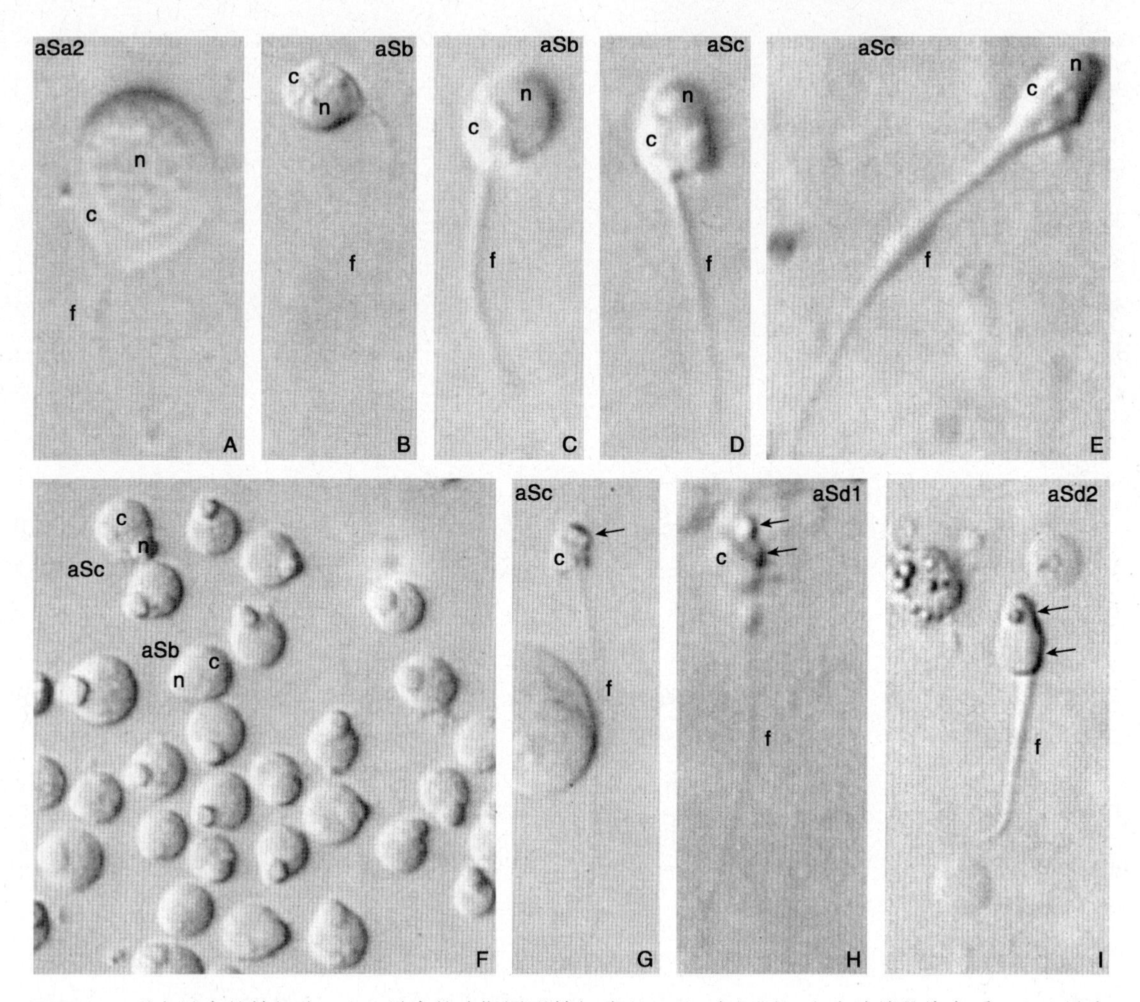

图53.6 形态异常的精细胞。(A)异常的晚期圆形精细胞(aSa2),有短尾巴和去浓缩的染色质。(B)异常的早期拉长中的精细胞(aSb),核(n)位于底部,细胞质(c)位于顶部。(C)异常的早期拉长中的精细胞(aSb),有短而粗厚的尾巴(f)。(D)异常的晚期拉长中的精细胞(aSc),有短而粗厚的尾巴和异常的浓缩核。(E)异常的晚期拉长中精细胞(aSc),具有粗厚的尾巴。(F)异常的早期(aSb)和晚期(aSc)拉长中精细胞,没有尾巴。(G)异常的晚期拉长中精细胞(aSc),有异常的核(箭矢)。(H)异常的早期已拉长精细胞(aSd1),有核碎片(箭矢)和粗厚的尾巴。(I)异常的晚期已拉长精细胞(aSd2),有短而粗厚的尾巴和巨大且无固定形状的核(箭矢)。含Hoffman光学器件的倒置显微镜。×40倍物镜

对所有与胞浆内正拉长的精细胞显微注射技术和胞浆内已拉长的精细胞显微注射技术相关的、且已广泛报告的研究案例(表53.3)进行分析,分析结果证实,这些精细胞呈现出较低的受精率(52%),而其胚胎卵裂率(72%)和每一胚胎移植循环的足月妊娠率(28%)是正常的(1,8,9,15,29~46)。这些研究中包含以下两种情况:通过早期拉长中的精细胞而实现的首次怀孕(8),通过早期拉长中的精细胞的体外成熟而实现的首次怀孕(15)。同时也包含通过粗线期初级精母细胞和圆形精细胞的体外成熟而实现的首次怀孕的例子。但是,因为体外成熟是在如此之短的时间内完成的,研究者对以上例子存在争议(42~44,46)。

表 53.3 使用分泌性无精症患者拉长中和已拉长的精细胞进行显微注射，表中列出相关且已广泛报告的研究案例结果

参考文献	循环	MII	2PN	EC	TP
29	4(a)	23	14	14	0
30,31	1	10	1	1	1
32	1(b)	13	4	2	0
33	15(c)	105	40	—	2
34	3	34	19	18	2
35	17	123	71	55	3
36	9	130	55	55	3
	14	—	—	—	5
37	8	36	23	23	3
38	13	137	49	—	0
8	1(d)	7	3	3	1
39	3	31	24	17	2
40	13	79	52	41	2
41	2	18	10	—	2
9	20(e)	148	78	63	7
42	1(f)	6	6	6	1
	1(fg)	—	—	—	0
	2(h)	—	—	—	1
43	1	5	1	1	0
	1(i)	6	5	5	1
1	39	289	155	119	10
44	4(j)	25	16	14	1
	9(k)	76	51	48	2
	1(l)	7	4	4	1
45	3	—	—	—	1
46	1(j)	—	—	—	1
15	2(m)	8	4	3	1
总计(百分比)	189	1316	685/1316(52)	492/685(72)	53/189(28)

ELSI,胞浆内拉长精细胞显微注射;ROSI,胞浆内圆形精细胞显微注射。注射的成熟 MII 卵母细胞(MII);正常受精的卵母细胞:受精卵有两个极体和两个核(2PN);从 2PN 受精卵卵裂而来的胚胎(EC);足月妊娠(TP)。

(a) 对于从患有严重的精子减少症而且最近变为无精症的患者,从其离心后的精液中提取出来的晚期拉长精细胞。

(b) 通过显微外科附睾吸引术无法提取精子的梗阻性无精症病例。

(c) 4 个 ELSI 循环(生出两个新生命)和 11 个混合 ELSI/ROSI 循环。

(d) 使用早期拉长中精细胞的循环。

(e) 共有 9 个临床怀孕例子,其中两个以头 3 个月流产而告终。

(f) 使用晚期拉长中精细胞的循环。体外培养粗线期初级精母细胞两天后便可获得成熟的晚期拉长中精细胞。

(g) 子宫外孕。

(h) 使用晚期拉长中精细胞和晚期已拉长精细胞(怀孕)的循环。体外培养圆形精细胞两天后得到成熟的晚期已拉长精细胞。

(i) 使用晚期已拉长精细胞的循环。体外培养早期拉长精细胞一天后得到成熟的晚期已拉长精细胞(出生于 2000 年 11 月)。

(j) 使用晚期已拉长精细胞的循环。体外培养粗线期初级精母细胞两天后得到成熟的晚期已拉长精细胞。

(k) 使用晚期已拉长精细胞的循环。体外培养早期拉长中的精细胞两天后得到成熟的晚期已拉长精细胞。

(l) 使用晚期拉长中精细胞的循环。体外培养圆形精细胞两天后得到成熟的晚期拉长中精细胞。

(m) 使用晚期已拉长精细胞的一个循环(怀孕,于 2000 年 5 月生产)。体外培养早期拉长中精细胞 5 天后获得成熟的晚期已拉长精细胞。

圆形精细胞

有一个临床试验是关于胞浆内睾丸圆形精细胞显微注射技术(91个循环)的最大型试验,该试验将该技术与胞浆内睾丸精子显微注射技术和胞浆内睾丸拉长精细胞显微注射技术进行对比,得出以下发现:胞浆内睾丸圆形精细胞显微注射技术对应的受精率较低(14%),高级形态胚胎比率是正常的(89%),同时没有出现成功怀孕的例子(表53.2)。通过分析睾丸病理组织学的每一种特殊类型,可以证实以上发现。分析结果显示,受精率较低(成熟停止为17%,Sertoli细胞仅存综合征为12%),且高级形态胚胎比例正常(成熟停止为82%,Sertoli细胞仅存综合征为95%)。新鲜循环(受精率为14%,高级形态胚胎比例为88%)和冷冻-解冻循环(受精率为19%,高级形态胚胎比例为100%)之间没有发现任何显著差异。分别使用从精液或睾丸组织中提取的圆形精细胞来进行研究,其对应结果也没有任何显著差异(1,8,9)。如果患者以前接受过胞浆内睾丸拉长精细胞/精子显微注射治疗,或者由于缺少进一步成熟的精细胞,而在第二次试验中需要再次进行胞浆内睾丸圆形精细胞显微注射,则将这种情况称作胞浆内睾丸圆形精细胞显微注射循环。比较初次胞浆内睾丸圆形精细胞显微注射病例和胞浆内睾丸圆形精细胞显微注射循环,我们也发现两者的受精率、高级形态胚胎比例或足月妊娠率之间不存在任何显著差异(1)。

对所有使用胞浆内圆形精细胞显微注射的已报告的研究案例(354个循环)进行分析,分析结果证实,与胞浆内睾丸精子显微注射和胞浆内睾丸拉长精细胞显微注射相比,胞浆内圆形精细胞显微注射技术的受精率(22%)和足月妊娠率(3%)严重下降(1,8,9,29,34,35,37~39,41,42,45,47~56)。据报告,单前核受精卵是从早熟的两个原核/两个极体受精卵发育而成的。尽管研究中使用单前核受精卵来描述圆形精细胞的受孕情况,我们知道单前核受精卵内含有染色体的一个单倍体组(12)。

其他研究也证实,胞浆内圆形精细胞显微注射与较高的胚胎卵裂率(41%)和低级形态胚胎比率(79%)高度相关,而且其对应的胚泡形成比例(8%)和高级胚泡形态比例(3%)也非常低。但是,在由卵裂成高级形态的胚胎形成的胚泡中,具有高级形态的胚泡的比例(37%)是正常的(52,53,55~58)。然而,即使移植高级形态的胚泡(55)或染色体组正常的胚胎,也没有患者出现受孕现象。胚胎的染色体组正常与否是由包含非整倍性筛查的植入前遗传诊断来查明的。因此,这些结果表明,来自圆形精细胞显微注射的胚胎存在发育故障。

与胞浆内完整圆形精细胞显微注射技术相比,人体内的圆形精细胞核注射是一种更好的选择(40,49,59)。圆形精细胞核注射技术是由一个日本团队研发的。研发起因有两点,一是他们认为使用较大的显微注射吸液管会引起卵母细胞损伤,而完整圆形精细胞显微注射中会用到这种吸液管。二是他们认为圆形精细胞的完整的细胞质膜和较多的细胞质会对雄前核的形成造成严重阻碍。然而,如何将圆形精细胞核注射技术应用在人类身上?实际上这方面的经验仍然很少,而且以往所有已实现的受孕现象最终都以早期流产而告终。

如果男性不育症患者的精液中找不到拉长中的精细胞、已拉长的精细胞或精子,或者对分泌性无精症或者实施睾丸活检治疗时,可以考虑使用胞浆内完整圆形精细胞显微注射技术(1,5~15)。但是,胞浆内完整圆形精细胞显微注射技术第一次是在精液中有精子的患者身上实施的,该患者最近发展为无精症患者(29,38,47)。仅对这些特殊例子(7个循环)进行分析,结果显示足月妊娠率是正常的(29%),但这类临床情况非常罕见(表53.4)。

表53.4　对分泌性无精症患者使用圆形精细胞显微注射,表中列出相关且已广泛报告的研究案例结果

参考文献	循环	MII	2PN	EC	TP
29,47	7(a)	39	14	14	2
34	56(b)	610	110	79	0
35,48	21	150	82	62	3
37	32	260	57	49	1
49	9	53	34	30	0
38	8(c)	37	10	—	1
39	20	199	51	31	0

续表

参考文献	循环	MII	2PN	EC	TP
8	8(d)	59	7	7	0
50	1	—	—	—	1
51	1	—	—	—	1
41	4	49	9	—	0
42	1(e)	2	2	2	0
9	50	325	43	42	0
52	17	—	—	—	0
53	6	—	—	—	0
54	1	—	—	—	1
45	7	—	—	—	0
55	58	1021	202	144	0
1	33(f)	182	31	23	0
56	14	143	52	11	0
					10/354(3)
					2/7(29)(a)
总计(百分比)	354	3129	704/3129(22)	494/704(70)	8/347(2)(g)

ELSI,胞浆内拉长精细胞显微注射;ICSI,胞浆内精子显微注射。ROSI,胞浆内圆形精细胞显微注射;TESE,睾丸活检处理。注射的成熟 MII 卵母细胞(MII);正常受精的卵母细胞:受精卵有两个极体和两个核(2PN);从 2PN 受精卵卵裂而来的胚胎(EC);足月妊娠(TP)。

(a) 从患有严重的精子减少症并且最近变为无精症的患者的精液中提取的圆形精细胞。没对该患者执行 TESE。

(b) 使用从精液中提取的圆形精细胞的 25 个循环;31 个循环使用 TESE-ROSI。

(c) 使用激素刺激后从精液中提取的圆形精细胞的 6 个循环;两个循环使用 TESE-ROSI。

(d) 使用从精液中提取、并在体外培养两天的圆形精细胞的 6 个循环;两个循环使用 TESE-ROSI。

(e) 体外培养粗线期初级精母细胞两天后成熟的睾丸圆形精细胞。

(f) 对于以前接受过 TESE-ELSI/ICSI 治疗、且在第二次治疗循环中没有发现成熟精细胞的患者,使用该患者的睾丸圆形精细胞进行 14 个循环。

(g) 使用精液中曾被证实存在但目前缺乏的拉长中精细胞/已拉长精细胞/精子的循环。

将胞浆内完整圆形精细胞显微注射技术用于症状更常见的患者身上,即精液中不含拉长中的精细胞、已拉长的精细胞或精子的患者,并用于分泌型无精症患者的睾丸活检处理中,所有的试验(347 个循环)都未能证明胞浆内完整圆形精细胞显微注射疗法的普遍有用性。这是因为其足月妊娠率相当低(2%)。因此,胞浆内完整圆形精细胞显微注射技术现在仅能用于少数特殊病例,即那些患有严重的精子减少症并且最近发展为无精症的患者,以及那些未接受捐精者精子并患有分泌性无精症的患者(1,15)。

成功提取精细胞的预兆因素

因为很多分泌性无精症患者在睾丸活检处理时不能成功提取到精子/精细胞,研究者们进行了一些研究以揭示有没有什么因素可以在处理前确定一个成功预测。目前的数据资料表明,在睾丸活检诊断里的组织病理学分析中,只有拉长的精细胞/精子的出现与否与睾丸活检处理时能够成功提取精子/精细胞高度相关(1,9,15~19,60)。

在一个小型临床试验中,对在睾丸活检处理中是否找到拉长的精细胞/精子的预测是根据主要的组织病理学综合征而变化的,即精子发生过少综合征对应为 74%,成熟停止对应为 48%,Sertoli 细胞仅存综合征为 25%(16,17)。也可能是根据进一步的组织病理学细分而变化的,即不完全性成熟停止和不完全性 Sertoli 细胞仅存综合征中为 100%,完全性成熟停止和完全性 Sertoli 细胞仅存综合征中为 0%(17)。在较大型的临床试验中,对于精子发生过少、不完全性成熟停止、完全性成熟停止、不完全性 Sertoli 细胞仅存综合征以及完全性 Sertoli 细胞仅存综合征患者,在睾丸活检处理时找到拉长的精细胞/精子的可能性分别对应为 95%、69%、52%、90% 和 22%(19,23)。

我们对 148 名连贯的分泌性无精症患者进行了研

究,研究结果(图53.5)显示,精子发生过少病例(98%)和成熟停止病例(60%;不完全性成熟停止病例中为63%,完全性成熟停止病例中为53%)的结果非常相似,而Sertoli细胞仅存综合征病例的结果则有所分歧(30%;不完全性Sertoli细胞仅存综合征为73%,完全性Sertoli细胞仅存综合征为3%)。这些结果证明,在睾丸活检诊断中,对至少100根细精管进行一个非常严格的组织病理学分析是非常重要的。事实上,对于显示出一个早期精子形成(圆形精细胞的出现)病灶的不完全性成熟停止病例来说,其拉长精细胞/精子提取率(41%)与完全性成熟停止病例是相似的;但是对于含有一个晚期精子形成(拉长的精细胞/精子的出现)病灶的不完全性成熟停止病例来说,其成功的几率(87%)要远高于完全性成熟停止病例。相似地,对于含有一个二倍体生殖细胞病灶(100%)、一个圆形精细胞病灶(71%)或一个拉长的精细胞/精子病灶(50%)的不完全性Sertoli细胞仅存综合征病例来说,他们在睾丸活检处理时成功提取拉长的精细胞/精子的几率很高(1,8,9,12,14,15,60)。

基于表53.1和表53.5中给出的结果,我们建议从睾丸活检诊断中制定的组织病理学诊断应该对三种主要的综合征(精子发生过少、成熟停止和Sertoli细胞仅存综合征)进行重新分类。应该根据从100根细精管中的至少一根中发现的更为成熟的细胞来进行重新分类,并且排除那些在绝大部分细精管中占支配地位的细胞。在这种新的分类(表53.6)下,精子发生过少综合征应该包含所有的未完成性成熟停止病例(那些出现圆形精细胞和拉长的精细胞/精子的病例)和未完成性Sertoli细胞仅存综合征病例,并含有一个圆形精细胞病灶和一个拉长精细胞/精子病灶。成熟停止综合征应该包含所有的完成性成熟停止病例和未完成性Sertoli细胞仅存综合征病例,并含有一个二倍体生殖细胞病灶。Sertoli细胞仅存综合征应该只包含完成性Sertoli细胞仅存综合征病例。我们在临床试验中应用了这种新型睾丸活检诊断分类,并得到了非同寻常的结果。首先,绝大部分含有正常染色体组型并患有分泌型无精症的男性群体被诊断为携带精子发生过少症状(64% *vs* 30%)。第二,随后出现更严重的完成性成熟停止综合征(12% *vs* 32%)和完成性Sertoli细胞仅存综合征(24% *vs* 39%)的患者要少得多。因此,根据这个新型睾丸活检诊断分类,在精子发生过少病例中,针对一个成功睾丸活检处理的普遍预测会降低(80% *vs* 98%);在成熟停止病例中,这种普遍预测保持不变(61% *vs* 60%);在Sertoli细胞仅存综合征中,这种普

表53.5 对睾丸活检处理时能够成功提取精细胞/精子的预测,以睾丸活检诊断为基础

TESE	数量(%)	DTB			
		SC	DGC	Sa	SdSz
HP	44	—	—	—	44(100)
SC	1				1(2)
DGC	—				—
Sa	—				—
SdSz	43				43(98)
MA	47	—	15(32)	17(36)	15(32)
SC	—		—	—	—
DGC	7(15)		3(20)	3(18)	1(7)
Sa	12(26)		4(27)	7(41)	1(7)
SdSz	28(60)		8(53)	7(41)	13(87)
SO	57	35(61)	3(5)	17(30)	2(4)
SC	32(56)	31(89)	—	—	1(50)
DGC	—	—	—	—	—
Sa	8(14)	3(9)	—	5(29)	—
SdSz	17(30)	1(3)	3(100)	12(71)	1(50)

DTB,针对组织病例分析的睾丸活检诊断;TESE,睾丸活检处理。

组织病理综合征:HP,精子发生过少;MA,成熟停止;SO,Sertoli细胞仅存综合征。

分析100个细精管剖面(DTB)后,或者在TESE时,发现更多的成熟细胞:Sertoli细胞(SC),二倍体生殖细胞(DGC),圆形精细胞(Sa),拉长的精细胞/精子(SdSz)。

表 53.6 分泌性无精症中,睾丸活检诊断的新型组织病理学分类

新型 DTB 分类		TESE 时,提取到 SdSz 的概率
综合征/亚型	数量(%)	
HP	95(64)	76(80)
HP	44	43
iMA(Sa)	17	7
iMA(SdSz)	15	13
iSO(Sa)	17	12
iSO(SdSz)	2	1
MA	18(12)	11(61)
cMA	15	8
iSO(DGC)	3	3
SO cSO	35(24)	1(3)

DTB,睾丸活检诊断;TESE,睾丸活检处理。

睾丸组织病理综合征:HP,精子发生过少;MA,成熟停止;SO,Sertoli 细胞仅存综合征。综合征可能是完全性的(cMA 和 cSO),也可能是不完全性的(iMA 和 iSO)。HP 包括以下所有情况:当对 100 个细精管剖面进行分析后,发现的更为成熟的细胞是任何类型的二倍体生殖细胞、圆形精细胞(Sa)、拉长的精细胞(Sd)和精子(Sz)。

MA 包括以下所有情况:当对 100 个细精管剖面进行分析后,发现的更为成熟的细胞是二倍体生殖细胞(DGC)。

SO 包括以下所有情况:当对 100 个细精管剖面进行分析后,发现所有的剖面都仅含有 Sertoli 细胞(SC)

遍预测也会降低(3% *vs* 30%)。有了这种新型的睾丸活检诊断分类,临床医生可以为患者提供一个更适合每一个体的预测。而且,这种新型分类反映了睾丸的细胞生物学。对于含有相似的精子发生病灶类型的不同的组织病理学综合征,其睾丸活检处理中所得到的结果会有所不同,而以前的睾丸活检诊断分类不能解释这种不同(表 53.1 和表 53.5)。例如,在含一个圆形精细胞病灶的不完全性成熟停止病例中,拉长精细胞/精子提取的成功率为 41%;在含有一个圆形精细胞病灶的不完全性 Sertoli 细胞仅存综合征病例中,其成功率为 71%;在完全性成熟停止病例中,成功率为 53%;在含有一个二倍体生殖细胞病灶的不完全性 Sertoli 细胞仅存综合征病例中,成功率为 100%。相似地,在同一组织病理学综合征诊断内部,拉长精细胞/精子提取的成功率与发现的精细胞的特有类型没有关联,而精细胞的特有类型常常与较差的预测相联系。例如,对于安全性成熟停止病例来说,其睾丸活检处理时的拉长精细胞/精子的提取成功率为 53%,而含有一个圆形精细胞病灶的不完全性成熟停止病例则为 41%,含有一个二倍体生殖细胞病灶的不完全性 Sertoli 细胞仅存综合征病例为 100%,含有一个圆形精细胞病灶的不完全性 Sertoli 细胞仅存综合征病例为 71%,含有一个拉长精细胞/精子病灶的不完全性 Sertoli 细胞仅存综合征病例为 50%。

临床实践关键点

分泌性(非梗阻性)无精症患者应该接受一次完整的男科评估。医生通过男科评估可以正确地诊断患者,并为其提供一个合适的预后。完整的男科评估包括临床家族病史和个人病史、身体检查、阴囊的超声检查(睾丸、附睾和精索结构)、外周静脉血的生物化学化验(包含激素水平和血清学)、遗传筛查(染色体组型,Yq11.2-AZF/DAZ 微小缺失)以及睾丸组织的组织病理分析。在组织病理学中,应该对从至少一个细精管剖面发现的最成熟的生殖细胞做出最终诊断:如果只存在 Sertoli 细胞,则称为 Sertoli 细胞仅存综合征(SO);如果仅出现精原细胞或精母细胞这两种生殖细胞,则称为成熟停止(MA);如果观察到了精细胞或精子,则称为精子发生过少(HP)。在患有原发性非梗阻性无精症但含有正常的染色体组型的患者中,多次双边睾丸活检(TESE)后找到可用于临床治疗的晚期精细胞/精子的可能性分别为:SO 中约为 3%,MA 中约为 61%,HP 中约为 80%。全部 AZFa 区域的缺失与 SO 有关,全部 AZFb 区域的缺失与 MA 有关。相反,全部 AZFc 区域的缺失或 DAZ1 和 DAZ2 基因拷贝的缺失则与 TESE 时找到精细胞或精子的高概率相关联。对所有使用从 TESE 技术中提取出来的正拉长精细胞和已拉长精细胞的临床试验进行分析,分析结果显示,平均足月妊娠率为 28%。相反,圆形精细胞所对应的足月妊娠率只有 3%。因此,我们建议,如果圆形精细胞能在体外成熟,则在显微注射前培养圆形精细胞。如果圆形精细胞不能成熟,则捐精者精子是更好的选择。为了避免出现任何胎儿异常,则应该按照严格的标准来筛选形态正常的精细胞以进行显微注射。SO 病例需要采用捐精者精子来进行治疗。对于与 AZF 微小缺失无关的 MA 病例,我们强烈建议执行二倍体生殖细胞的体外成熟。

致谢

Rosália Sá(Ph. D. 学生)负责在 Medline、PubMed 和 ISI 数据库上进行文献调查,并执行数据分析和检阅原稿。Nieves Cremades(Ph. D.,总胚胎学家)和 Joaquina Silva(M. D.,总胚胎学家)负责 IVF 工作。Alberto Barros(M. D.,Ph. D.)负责对患者进行招募、治疗和

后续跟踪，并参与原稿检阅。Mário Sousa（MD，PhD）计划和设计了该研究，负责精细胞的鉴定、分离、培养和注射，并完成最终文章。

我们感谢 C. Oliveira 和 J. Teixeira-Silva（妇科医学和产科学），L. Ferrás（泌尿学），P. Viana、A. Gonçalves、M. Cunha、C. Osório 和 S. Sousa（IVF 和男科实验室），同时感谢波尔图大学医学院遗传学系在染色体组型（S. Dória、C. Alves、M. J. Pinto 和 C. Almeida）、Y 染色体筛查（J. Marques、C. Ferraz 和 S. Fernandes）和 CFTR 筛查（A. Grangeia 和 F. Carvalho）方面的贡献。

该工作得到了科学技术部科学、技术和优良教育基金的部分支持（SFRH/BD/23616/2005；POCI/SAU-MMO/60709/04，60555/04，59997/04；UMIB）。本研究的资助者不参与研究设计、数据收集、数据分析、数据解析或报告书写。

参考文献

1. Sousa M, Cremades N, Silva J et al. Predictive value of testicular histology in secretory azoospermic subgroups and clinical outcome after microinjection of fresh and frozen-thawed sperm and spermatids. *Hum Reprod* 2002;17:1800–10.
2. Palermo G, Joris H, Devroey P, Van Steirteghem AC. Pregnancies after intracytoplasmic injection of a single spermatozoon into an oocyte. *Lancet* 1992;340:17–8.
3. Tesarik J, Sousa M. Key elements of a highly efficient intracytoplasmic sperm injection technique: Ca^{2+} fluxes and oocyte cytoplasmic dislocation. *Fertil Steril* 1995;64:770–6.
4. Schoysman R, Vanderzwalmen P, Nijs P et al. Pregnancy after fertilization with human testicular spermatozoa. *Lancet* 1993; 342:1237.
5. Sousa M, Barros A, Tesarik K. Human oocyte activation after intracytoplasmic injection of leucocytes, spermatocytes and round spermatids: comparison of calcium responses. *Mol Hum Reprod* 1996;2:853–7.
6. Sousa M, Barros A, Tesarik J. Current problems with spermatid conception. *Hum Reprod* 1998;13:255–8.
7. Tesarik J, Sousa M, Greco E, Mendoza C. Spermatids as gametes: indications and limitations. *Hum Reprod* 1998;13 (Suppl. 3): 89–111.
8. Bernabeu R, Cremades N, Takahashi K, Sousa M. Successful pregnancy after spermatid injection. *Hum Reprod* 1998;13: 1898–900.
9. Sousa M, Barros A, Takahashi K, Oliveira C, Silva J, Tesarik J. Clinical efficacy of spermatid conception. Analysis using a new spermatid classification scheme. *Hum Reprod* 1999;14:1279–86.
10. Cremades N, Bernabeu R, Barros A, Sousa M. In-vitro maturation of round spermatids using coculture on Vero cells. *Hum Reprod* 1999;14:1287–93.
11. Cremades N, Sousa M, Bernabeu R, Barros A. Developmental potential of elongating and elongated spermatids obtained after in-vitro maturation of isolated round spermatids. *Hum Reprod* 2001;16:1938–44.
12. Sousa M, Cremades C, Alves C, Silva J, Barros A. Developmental potential of human spermatogenic cells cocultured with Sertoli cells. *Hum Reprod* 2002;17:161–72.
13. Sá R, Sousa M, Cremades N et al. In-vitro maturation of sperm. In: Gurgan T, Demirol A, eds. *In Vitro Fertilization, Assisted Reproduction and Genetics*. Bologna, Italy: Medimond, 2005:79–82.
14. Sousa M, Cremades N, Silva J et al. Spermatid injection and beyond. In: Gurgan T, Demirol A, eds. *In Vitro Fertilization, Assisted Reproduction and Genetics*. Bologna, Italy: Medimond, 2005:83–6.
15. Sá R, Sousa M, Cremades N, Alves C, Silva J, Barros A. In vitro maturation of spermatozoa. In: Oehninger SC, Kruger TF, eds. *Male Factor Infertility. Diagnosis and Treatment*. Oxon, UK: Informa, 2007:425–52.
16. Devroey P, Liu J, Nagy Z et al. Pregnancies after testicular sperm extraction and intracytoplasmic sperm injection in non-obstructive azoospermia. *Hum Reprod* 1995;10:1457–60.
17. Gil-Salom M, Minguez Y, Rubio C, De los Santos MJ, Remohi J, Pellicer A. Efficacy of intracytoplasmic sperm injection using testicular spermatozoa. *Hum Reprod* 1995;10:3166–70.
18. Silber SJ, Van Steirteghem A, Nagy Z, Liu J, Tournaye H, Devroey P. Normal pregnancies resulting from testicular sperm extraction and intracytoplasmic sperm injection for azoospermia due to maturation arrest. *Fertil Steril* 1996;66:110–17.
19. Tournaye H, Liu J, Nagy PZ et al. Correlation between testicular histology and outcome after intracytoplasmic sperm injection using testicular spermatozoa. *Hum Reprod* 1996;11:127–32.
20. Romero J, Remohi J, Minguez Y, Rubio C, Pellicer A, Gil-Salom M. Fertilization after intracytoplasmic sperm injection with cryopreserved testicular spermatozoa. *Fertil Steril* 1996;65:877–9.
21. Devroey P, Nagy P, Tournaye H, Liu J, Silber S, Van Steirteghem A. Outcome of intracytoplasmic sperm injection with testicular spermatozoa in obstructive and non-obstructive azoospermia. *Hum Reprod* 1996;11:1015–18.
22. Gil-Salom M, Romero J, Minguez Y, Rubio C, De los Santos MJ, Remohi J, Pellicer A. Pregnancies after intracytoplasmic sperm injection with cryopreserved testicular spermatozoa. *Hum Reprod* 1996;11:1309–13.
23. Tournaye H, Verheyen G, Nagy P et al. Are there any predictive factors for successful testicular sperm recovery in azoospermic patients? *Hum Reprod* 1997;12:80–6.
24. Van Steirteghem AC, Bonduelle M, Devroey P, Liebaers I. Follow-up of children born after ICSI. *Hum Reprod Update* 2002; 8:111–16.
25. Lidegaard O, Pinborg A, Andersen AN. Imprinting diseases and IVF: Danish National IVF cohort study. *Hum Reprod* 2005;20: 950–4.
26. Marques CJ, Carvalho F, Sousa M, Barros A. Altered genomic imprinting in disruptive spermatogenesis. *Lancet* 2004;363: 1700–2.
27. Hansen M, Kurinczuk JJ, Bower C, Webb S. The risk of major birth defects after intracytoplasmic sperm injection and in vitro fertilization. *N Engl J Med* 2002;346:725–30.
28. Zech H, Vanderzwalmen P, Prapas Y, Lejeune B, Duba E, Schoysman R. Congenital malformations after intracytoplasmic injection of spermatids. *Hum Reprod* 2000;15:969–71.
29. Tesarik J, Rolet F, Brami C, Sedbon E, Thorel J, Tibi C, Thebault A. Spermatid injection into human oocytes. II. Clinical application in the treatment of infertility due to non-obstructive azoospermia. *Hum Reprod* 1996;11:780–3.
30. Fishel S, Green S, Bishop M, Thornton S, Hunter A, Fleming S, Al-Hassan S. Pregnancy after intracytoplasmic injection of spermatid. *Lancet* 1995;345:1641–2.
31. Fishel S, Aslam I, Tesarik J. Spermatid conception: a stage too early, or a time too soon? *Hum Reprod* 1996;11:1371–5.
32. Chen S-U, Ho H-N, Chen H-F, Tsai T-C, Lee T-Y, Yang Y-S. Fertilization and embryo cleavage after intracytoplasmic spermatid injection in an obstructive azoospermic patient with defective spermiogenesis. *Fertil Steril* 1996;66:157–60.

33. Mansour RT, Aboulghar MA, Serour GI et al. Pregnancy and delivery after intracytoplasmic injection of spermatids into human oocytes. *Middle East Fertil Soc J* 1996;1:223–5.
34. Amer M, Soliman E, El-Sadek M, Mendoza C, Tesarik J. Is complete spermiogenesis failure a good indication for spermatid conception? *Lancet* 1997;350:116.
35. Antinori S, Versaci C, Dani G, Antinori M, Pozza D, Selman HA. Fertilization with human testicular spermatids: four successful pregnancies. *Hum Reprod* 1997;12:286–91.
36. Araki Y, Motoyama M, Yoshida A, Kim S-Y, Sung H, Araki S. Intracytoplasmic injection with late spermatids: a successful procedure in achieving childbirth for couples in which the male partner suffers from azoospermia due to deficient spermatogenesis. *Fertil Steril* 1997;67:559–61.
37. Vanderzwalmen P, Zech H, Birkenfeld A et al. Intracytoplasmic injection of spermatids retrieved from testicular tissue: influence of testicular pathology, type of selected spermatids and oocyte activation. *Hum Reprod* 1997;12:1203–13.
38. Barak Y, Kogosowski A, Goldman S, Soffer Y, Gonen Y, Tesarik J. Pregnancy and birth after transfer of embryos that developed from single-nucleated zygotes obtained by injection of round spermatids into oocytes. *Fertil Steril* 1998;70:67–70.
39. Kahraman S, Polat G, Samli M, Sozen E, Ozgun OD, Dirican K, Ozbicer T. Multiple pregnancies obtained by testicular spermatid injection in combination with intracytoplasmic sperm injection. *Hum Reprod* 1998;13:104–10.
40. Sofikitis NV, Yamamoto Y, Miyagawa I et al. Ooplasmic injection of elongating spermatids for the treatment of non-obstructive azoospermia. *Hum Reprod* 1998;13:709–14.
41. Al-Hasani S, Ludwig M, Palermo I et al. Intracytoplasmic injection of round and elongated spermatids from azoospermic patients: results and review. *Hum Reprod* 1999;14(Suppl. 1):97–107.
42. Tesarik J, Bahceci M, Ozcan C, Greco E, Mendoza C. Restoration of fertility by in vitro spermatogenesis. *Lancet* 1999;353:555–6.
43. Tesarik J, Cruz-Navarro N, Moreno E, Canete MT, Mendoza C. Birth of healthy twins after fertilization with in vitro cultured spermatids from a patient with massive in vivo apoptosis of postmeiotic germ cells. *Fertil Steril* 2000;74:1044–6.
44. Tesarik J, Nagy P, Abdelmassih R, Greco E, Mendoza C. Pharmacological concentrations of follicle-stimulating hormone and testosterone improve the efficacy of in vitro germ cell differentiation in men with maturation arrest. *Fertil Steril* 2002;77:245–51.
45. Khalili MA, Aflatoonian A, Zavos PM. Intracytoplasmic injection using spermatids and subsequent pregnancies: round versus elongated spermatids. *J Assist Reprod Genet* 2002;19:84–6.
46. Tesarik J., Overcoming maturation arrest by in vitro spermatogenesis: search for the optimal culture system. *Fertil Steril* 2004;81:1417–19.
47. Tesarik J, Mendoza C, Testart J. Viable embryos from injection of round spermatids into oocytes. *N Engl J Med* 1995;333:525.
48. Antinori S, Versaci C, Dani G, Antinori M, Selman HA. Successful fertilization and pregnancy after injection of frozen-thawed round spermatids into human oocytes. *Hum Reprod* 1997;12:554–6.
49. Yamanaka K, Sofikitis NV, Miyagawa I et al. Ooplasmic round spermatid nuclear injection procedures as a experimental treatment for non-obstructive azoospermia. *J Assist Reprod Genet* 1997;14:55–62.
50. Gianaroli L, Selman HA, Magli MC, Colpi G, Fortini D, Ferraretti AP. Birth of a healthy infant after conception with round spermatids isolated from cryopreserved testicular tissue. *Fertil Steril* 1999;72:539–41.
51. Choavaratana R, Suppinyopong S, Chaimahaphruksa P. ROSI from TESE the first case in Thailand: a case report. *J Med Assoc Thai* 1999;82:938–41.
52. Levran D, Nahum H, Farhi J, Weissman A. Poor outcome with round spermatid injection in azoospermic patients with maturation arrest. *Fertil Steril* 2000;74:443–9.
53. Vicdan K, Isik AZ, Delilbasi L. Development of blastocyst-stage embryos after round spermatid injection in patients with complete spermiogenesis failure. *J Assist Reprod Genet* 2001;18:78–86.
54. Saremi A, Esfandiari N, Salehi N, Saremi MR. The first successful pregnancy following injection of testicular round spermatid in Iran. *Arch Androl* 2002;48:315–19.
55. Urman B, Alatas C, Aksoy S et al. Transfer at the blastocyst stage of embryos derived from testicular round spermatid injection. *Hum Reprod* 2002;17:741–3.
56. Benkhalifa M, Kahraman S, Biricik A, Serteyl S, Domez E, Kumtepe Y, Qumsiyeh MB. Cytogenetic abnormalities and the failure of development after round spermatid injections. *Fertil Steril* 2004;81:1283–8.
57. Aslam I, Fishel S. Evaluation of the fertilization potential of freshly isolated, in vitro cultured and cryopreserved human spermatids by injection into hamster oocytes. *Hum Reprod* 1999;14:1528–33.
58. Balaban B, Urman B, Isiklar A, Alatas C, Aksoy S, Mercan R, Nuhoglu A. Progression to the blastocyst stage of embryos derived from testicular round spermatids. *Hum Reprod* 2000;15:1377–82.
59. Hannay T. New Japanese IVF method finally made available in Japan. *Nat Med* 1995;1:289–90.
60. Sousa M, Fernandes S, Barros A. Prognostic factors for successful testicle spermatid retrieval. *Mol Cell Endocrinol* 2000;166:37–43.

第 54 章

优化胚胎的移植

Hassan N. Sallam

尽管辅助生殖技术已经取得了很大进展，但在IVF 和 ISCI 中，置换胚胎的着床率仍然很低。1995年，Edwards 发现，尽管置换了优质的胚胎，这些胚胎中有 85% 不能植入着床(1)。有些研究者将低成功率归因于削弱的子宫内膜感受性，它会损害胚胎的着床能力；有些研究者则认为是因为胚胎移植(ET)没达到最优标准。本综述的目的是描述 ET 技术，评估为最大化妊娠率而提议的各种各样的改进措施，并讨论可用来操作高难度的 ET 的各种方法。

ET 技术

通常在提取卵母细胞 2～5 天后进行 ET 操作。尽管一些研究者最初推荐膝胸卧位，现在绝大部分的胚胎移植都是在膀胱截石位下执行的(2,3)。ET 程序是在无菌条件下进行的；患者身上披上消毒围帘，医生将一个窥器插入患者阴道，并暴露出子宫颈。使用一个黏液洗液器吸出子宫颈黏液，然后用一个浸满盐溶液或培养液的药签清洗子宫颈。

ET 中使用不同类型的塑料导管，其长度、直径、刚度和弹性复原性各有不同，同时要检查塑料导管的胚胎毒性。可以预装导管，也可以后装导管，取决于胚胎是否直接装进导管中以及是否首先使用一个准绳或充填器将外鞘放进子宫腔中。

移植胚胎时，首先给导管配上一个 1ml 的结核菌素型注射器，并用培养液冲洗导管。然后将胚胎装进导管顶部，导管中有 15～25μl 的培养液。如果使用预装型导管，导管要穿过子宫颈到达子宫底下约 1～2cm 处。导管上标有 1cm 刻线，从而可以确定距离。应该提前测量子宫腔的长度，可使用子宫探子或超声波来测量。之后，轻轻按压注射器柱塞，将胚胎运送至子宫腔中。然后导管留在原处大约 30 秒钟，再轻轻拿出。在立体显微镜下检查导管，看是否有残留的胚胎。如果有残留胚胎，可以重装并再次移植胚胎。

如果使用后装型导管，外鞘首先穿过子宫颈到达内部子宫颈口上约 1cm 处(4)。然后将装有胚胎的内导管在外导管内部向前推，直到子宫底下 1～2cm 处。之后将胚胎轻轻放进子宫腔内。

在 IVF 程序的早期，患者需要卧床休养长达 12 小时(2,3)。IVF 程序完成后，患者需要休息 30 分钟。但是，近期很多研究显示这些做法都不是必要的(5～7)。

影响 ET 的因素

尽管 ET 技术表面上很简单，但如果仔细执行 ET 程序，那么它在最大化妊娠率方面是相当重要的。目前已获得了与优化 ET 的成功性有关的各种因素的更多信息，接下来依照近期研究证据一一讨论。

ET 操作前

在开始 ET 程序前，应该考虑到以下因素。

胚胎选择

在不育治疗中引入 IVF 和 ICSI 技术后，多胎妊娠的现象增多，并产生了各种各样的医疗、社会和经济后果(8)。为了解决这个问题，绝大部分 IVF/ICSI 程序已经引入了政策来限制移植胚胎的数量，通常限定为 2 个或 3 个。近期，有研究者呼吁单一胚胎移植的政策，而且很多研究报告说这种实践并没有降低成功率(9)。

这些政策的贯彻执行使得恰当选择胚胎成为必要，目前已经使用各种标准来选择胚胎。胚胎选择主要是基于形态学标准来实施的(10,11)。Fisch 等也描述了一种分等级的胚胎分值(12)。另外，我们最近用一个电脑辅助系统来进行胚胎选择(13)。用于胚胎选择的其他标准分别为早期卵裂(14,15)、延长胚胎培养到胚泡期(16,17)以及为胚胎选择执行胚胎着床前诊断(18)。最近,de Boer 等在移植一个单一胚胎前,在胚泡期的第5天和第6天执行PGD,从而将两种选择标准组合起来(19)。其他的胚胎选择方法包括胚胎的呼吸频率(20)、葡萄糖消耗量(21)和氨基酸周转率(22),但这些标准都还处在试验阶段。

导管选择

如何选择ET中使用的导管,这是一个尚存在争议的问题。一些研究指出软导管优于硬导管;另一些研究则持有相反观点,还有研究发现当ET中使用不同的导管时,其结果没有任何差异。然而,最近的两个随机对照试验(RCT)的元分析显示,与硬导管相比,软导管对应的临床妊娠率较高(23,24)。在Abou-Setta等的元分析中,使用软导管的临床妊娠手术室(*OR*)(95% *CI*)为1.49(1.26~1.77),而在Bucket的元分析中该数值为1.34(1.17~1.53)(图54.1)(23,24)。持续怀孕率/带回婴儿率也都显著增大[*OR*=1.25(95% *CI*=1.02~1.53)](23)。

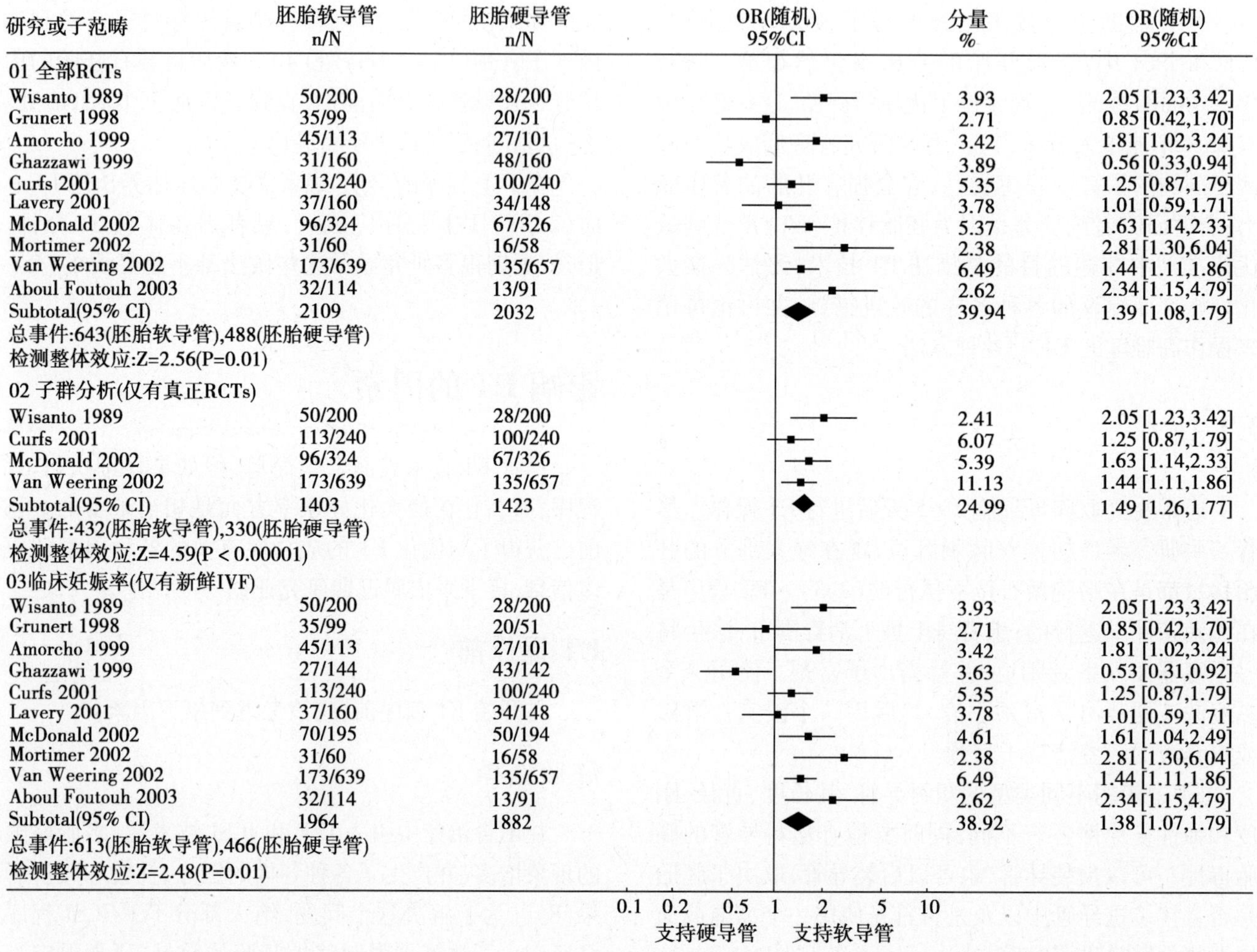

研究或子范畴	胚胎软导管 n/N	胚胎硬导管 n/N	分量 %	OR(随机) 95%CI
01 全部RCTs				
Wisanto 1989	50/200	28/200	3.93	2.05 [1.23,3.42]
Grunert 1998	35/99	20/51	2.71	0.85 [0.42,1.70]
Amorcho 1999	45/113	27/101	3.42	1.81 [1.02,3.24]
Ghazzawi 1999	31/160	48/160	3.89	0.56 [0.33,0.94]
Curfs 2001	113/240	100/240	5.35	1.25 [0.87,1.79]
Lavery 2001	37/160	34/148	3.78	1.01 [0.59,1.71]
McDonald 2002	96/324	67/326	5.37	1.63 [1.14,2.33]
Mortimer 2002	31/60	16/58	2.38	2.81 [1.30,6.04]
Van Weering 2002	173/639	135/657	6.49	1.44 [1.11,1.86]
Aboul Foutouh 2003	32/114	13/91	2.62	2.34 [1.15,4.79]
Subtotal(95% CI)	2109	2032	39.94	1.39 [1.08,1.79]
总事件:643(胚胎软导管),488(胚胎硬导管)				
检测整体效应:Z=2.56(P=0.01)				
02 子群分析(仅有真正RCTs)				
Wisanto 1989	50/200	28/200	2.41	2.05 [1.23,3.42]
Curfs 2001	113/240	100/240	6.07	1.25 [0.87,1.79]
McDonald 2002	96/324	67/326	5.39	1.63 [1.14,2.33]
Van Weering 2002	173/639	135/657	11.13	1.44 [1.11,1.86]
Subtotal(95% CI)	1403	1423	24.99	1.49 [1.26,1.77]
总事件:432(胚胎软导管),330(胚胎硬导管)				
检测整体效应:Z=4.59(P<0.00001)				
03临床妊娠率(仅有新鲜IVF)				
Wisanto 1989	50/200	28/200	3.93	2.05 [1.23,3.42]
Grunert 1998	35/99	20/51	2.71	0.85 [0.42,1.70]
Amorcho 1999	45/113	27/101	3.42	1.81 [1.02,3.24]
Ghazzawi 1999	27/144	43/142	3.63	0.53 [0.31,0.92]
Curfs 2001	113/240	100/240	5.35	1.25 [0.87,1.79]
Lavery 2001	37/160	34/148	3.78	1.01 [0.59,1.71]
McDonald 2002	70/195	50/194	4.61	1.61 [1.04,2.49]
Mortimer 2002	31/60	16/58	2.38	2.81 [1.30,6.04]
Van Weering 2002	173/639	135/657	6.49	1.44 [1.11,1.86]
Aboul Foutouh 2003	32/114	13/91	2.62	2.34 [1.15,4.79]
Subtotal(95% CI)	1964	1882	38.92	1.38 [1.07,1.79]
总事件:613(胚胎软导管),466(胚胎硬导管)				
检测整体效应:Z=2.48(P=0.01)				

0.1 0.2 0.5 1 2 5 10

支持硬导管 支持软导管

图 54.1 针对全部RCT(随机效应模型)、真正RCT(固定效应模型)和新鲜IVF循环(随机效应模型)的临床妊娠率的元分析

模拟 ET

有研究建议在真正的胚胎移植之前进行一次试验性的(模拟的或仿制的)ET,这可以减少高难度移植的发生率,并增大妊娠率和着床率(25)。可以在前一循环的黄体期(26)或者提取卵母细胞时(27)执行试验性ET,也可以在真实胚胎移植之前迅速执行试验性ET(28)。试验性ET技术可以让医生选择适用于特定子宫的最优导管,也有助于绘制子宫轴的方向(29)。

一篇近期发表的文献质疑模拟ET的价值,并指出,模拟ET中的子宫后倾在实际操作中经常会改变位置(30)。文章作者进一步指出,在实际ET操作中使用超声波引导可以更好地判断子宫轴的方向,这一结果可由该研究组早期发表的另一篇文献证实(31)。相反,Shamonki 等则指出,对于准备实际ET操作,在超声波引导下执行模拟ET可能是有益的(32,33)。

ET 培养液

ET 培养液中通常加入高浓度的患者去补体血清(34)、合成血清替代物(SSS)(35)、人血清白蛋白(36),甚至还加入胎儿脐带血清(37)。在一篇最近发表的文献中,Simon 等比较了两种 ET 培养液:一种添加了 10% 的 SSS,另一种添加了 0.5mg/ml 的透明质酸,比较发现两种培养液对应的妊娠率和着床率是相当的(38)。在另一个研究中,Loutradi 等评估了一种含有高浓度透明质酸酶的 ET 培养液,并发现它对妊娠率没有任何统计上显著的影响(39)。这两个研究为研制不含血液衍生添加剂的 ET 培养液向前迈出了重要的一步。

为了尝试改善 IVF 的结果,也有研究向 ET 培养液中添加了一种纤维蛋白黏合剂,并执行了两次 RCT。一个 RCT 研究显示妊娠率出现无意义的提高(40),而另一个研究则显示该做法对年长患者有益(41)。最近,第三个 RCT 发现,在 ET 之前用纤维蛋白胶处理胚胎,临床妊娠率、着床率和持续妊娠率都获得显著提高(42)。

ET 前超声波

在 ET 操作前使用超声波,来研究子宫内膜腔的构造和内容物。两个近期报告指出,ET 前超声波对于监测输卵管积水患者体内新形成的子宫积水症状很有用处。因为子宫液可以快速地重新累积,所以提取子宫液并不起作用。研究者建议移走输卵管积水后,对胚胎进行冷冻保存以用于将来的移植操作(43,44)。

超声波也用来在 ET 操作前测量子宫内膜厚度。厚度 8mm 为截止点,若低于该截止点,则不会出现着床现象。一般认为,过厚的子宫内膜会阻碍着床进程。但是,最近的一个文献中说,有两名女性的子宫内膜厚度分别为 16mm 和 20mm,而她们均成功受孕(45)。超声波也用来在 ET 操作前检测子宫内膜样式。Jarvela 等发现,如果子宫内膜样式为均质的,则 IVF 中会出现不利结果;如果为三相线样式,而且子宫内膜体积变小,则可能出现怀孕结果(46)。相似地,可以用 3D 超声波来测量子宫内膜体积。如果在 ET 操作当天,子宫内膜体积小于 2.5ml,则着床可能性较低(47)。

已经在 ET 操作前使用超声波来研究子宫内膜感受性,具体是使用经阴道彩色多普勒显像(48)和三维能量多普勒显像(49)来测量子宫内膜-子宫内膜下血流量。最近,Chien 等在 ET 操作前进行超声波多普勒检测,他们发现怀孕组的平均子宫动脉阻力指数和搏动指数值要远低于未怀孕组(50)。相似地,Ng 等发现,对于接受 IVF 或 ICSI 治疗的女性来说,安全生下婴儿的女性体内的子宫内膜和子宫内膜下血管分布要远高于流产的女性(51)。在另一个研究中,同一研究组报告说,在 IVF 处理过程中,子宫内膜和子宫内膜下血流量并不是怀孕现象的一个良好预测因子(52)。子宫内膜和子宫内膜下血流量是通过三维能量多普勒超声波测量的。这一结果也反驳了早期研究的调查结果(53,54)。显然,该领域还需要更多的研究来评估 ET 前超声波的作用,并评估如果预测着床率较差,则在随后的循环中胚胎是否应该冷冻和移植。

完整膀胱的必要性

Lewin 等指出,使用一个完整膀胱来执行 ET 会在程序进行中矫直子宫,并增大临床妊娠率(55)。然而,在由 Lurosso 等实施的另一个近期研究中,这一结果无法得到证实(56)。因此,现在需要执行更大型的 RCT,来评估 ET 中完整膀胱的必要性。

在 ET 前清洗子宫颈黏液

一个非随机试验的结果显示,在 ET 操作前用培养液大力清洗子宫颈管可以增大 IVF 后的临床妊娠率(57)。然而,在一个 RCT 中,我们无法证实这些结果(58)。相反,有些研究者则提出一些担忧,即在 ET 前清洗子宫颈黏液后,一些培养液可能会进入子宫腔,并有害影响胚胎着床。在一个近期 RCT 中,Berkkanoglu 等发现,在执行 ET 时,如果子宫腔内部出现培养液,并不会影响妊娠率或着床率(59)。

操作者的经验

在 ET 技术中,医生方面的因素可能是一个重要的变数。Hearns-Stokes 等进行了一项回顾性研究,共研究了 854 例 ET 操作。他们发现 10 名相关临床医生所对应的妊娠率之间存在显著差异(60)。Angelini 等也报告了相似的结果(61)。相反的,两个研究发现,在执行 ET 操作时,受过良好训练的护士表现与临床医生一样好,其对应的妊娠率和着床率之间没有显著差异(62,63)。在近期的一个 RCT 中,该结果得到了再次证实(64)。为了找出操作者若想拥有适当的经验,他们最少须有过多少次 ET 操作实践,Papageogriou 等执行了一项研究。他们发现,对于执行过 50 次 ET 实践的初步培训者来说,其对应的临床妊娠率与更有经验的高级临床医生是相似的(65)。

ET 过程中

一旦考虑过以前的因素,则可能采取以下步骤来最大化 ET 的结果。

患者的姿势

1986 年,Englert 等实施了一次 RCT,比较 ET 过程中的膝胸卧位和仰卧位。他们发现两组研究患者的临床妊娠率没有任何显著差异(66)。这一早期工作还没有被重复研究过。在调查 ET 过程中患者姿势与子宫外孕发生率之间的关系的一项研究中,Rubic-Pujcelj 等发现当在患者膝胸卧位下执行 ET 时,子宫外孕的发生率为 3.5%;当在膀胱截石位下执行 ET 时,子宫外孕发生率则为 5.4%,但两者之间的差异不具有统计学显著性(67)。

温柔无创伤性技术

一些文献说,为了最大化妊娠率,采用一种温柔无创伤性技术是很有必要的。ET 过程中的困难包括处理子宫颈管、使用子宫颈抓钳的必要性,以及 ET 后出血现象。在一个近期发表的文献中,Alverno 等发现在这些因素中,只有导管上或导管内的出血现象会严重降低临床妊娠率和着床率(68),从而证实了以前研究的调查结果(69,70)。相似地,Tomas 等发现对于预测妊娠率,难度系数是一个独立的因素(71)。与此相反,Silbersitien 等发现使用韧性外鞘对抗性内口执行套管插入术,对着床率或临床妊娠率并没有不利影响;ET 操作后移植导管上的出血现象也对着床率或临床妊娠率没有不利影响(72)。

为了帮助解决这个问题,我们对 10 个对照试验进行了元分析,并发现高难度 ET 与降低的妊娠率有关联[$OR = 0.73(95\%\ CI = 0.63 \sim 0.85)$](图 54.2)。一般认为,高难度胚胎移植会对宫颈内膜和子宫内膜造成损伤,从而影响妊娠率和着床率。Cevrioglu 等在一个模拟胚胎移植后快速执行了手术室子宫镜检查,并发现胚胎移植怀孕难度与子宫内膜损伤程度之间存在统计学上显著的一致性。高难度胚胎移植会引起更多的子宫颈内损伤和子宫内膜损伤,并会使导管上出现更多血液(73)。在另一个研究中,Marconi 等使用显微子宫镜检查技术来检查不同 ET 导管可能造成的损伤,并发现与 Tomcat 导管和 Frydman 装置相比,Wallace 导管对子宫内膜造成的损伤更小(74)。Murray 等则发现了与之相反的结果。他们也使用子宫镜检查术,但却发现胚胎移植受孕难度与子宫内膜损伤数量之间没有明显的联系(75)。因此,与高难度胚胎移植相关的妊娠率和着床率降低的原因到底是什么?这仍然是个待考察的问题。实际上,一个未发表的研究发现在正式执行胚胎移植前,如果子宫内膜被 ET 导管刮伤,则会出现较高的妊娠率(Ben-Rafael Z,个人通信)。

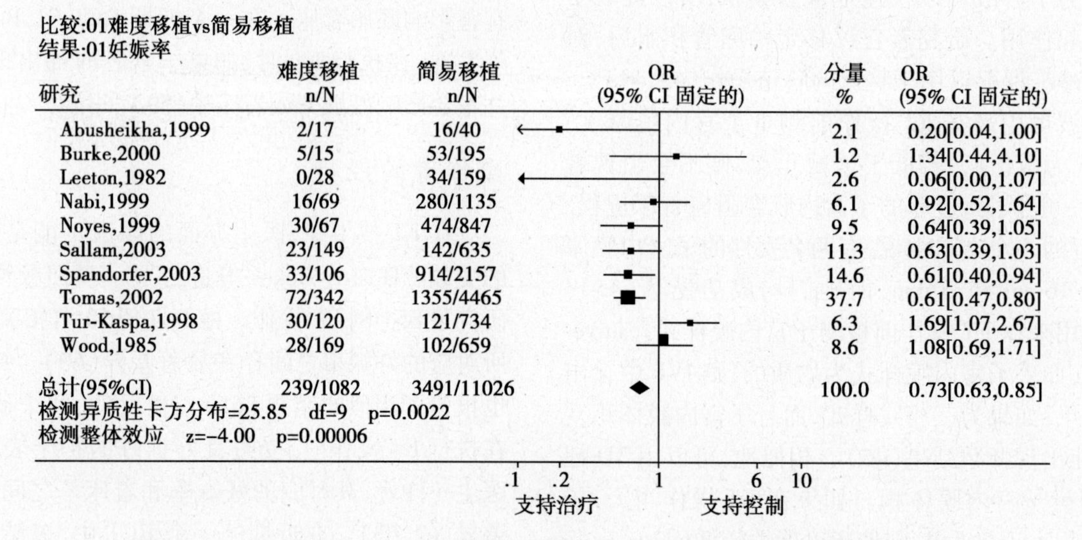

图 54.2 对显示高难度 ET 与妊娠率的显著降低有关联的对照试验进行的元分析

降低子宫收缩性

为了提高着床率,研究者建议在 ET 过程中使用各种药物来降低子宫收缩性。2001 年,Fanchin 等执行了一次 RCT,结果显示在提取卵母细胞的当天开始施用阴道孕酮会降低着床率(76)。与之相反,在另一个 RCT 中,Baruffi 等执行了以下两种对比操作:从提取卵母细胞的当天晚上开始施用 400mg 阴道孕酮,或者在 ET 操作当晚开始施用 400mg 阴道孕酮。对比结果显示，两种施药方法的妊娠率和着床率之间没有任何显著性差异(77)。还使用其他药物来降低子宫收缩性，包括硝基甘油(GTN)、吡罗昔康和阿托西班。在一个 RCT 中，Shaker 等发现在 ET 操作前对患者舌下给药 GTN，技术会更顺利，子宫颈内的操作时间会缩短，妊娠率也会升高(78)。最近，Moon 等也执行了一次 RCT，他们发现如果在 ET 操作前一到两个小时内口服 10mg 吡罗昔康后，临床妊娠率和着床率都显著升高(79)。

镇痛和麻醉

据显示，在 ET 过程中使用各种镇痛方法甚至麻醉，可能导致较高的妊娠率。1988 年，van der Ven 等发现 ET 过程中接受全身麻醉的患者与未接受全身麻醉的患者之间的妊娠率没有任何显著差异。

在 ET 过程中，也有人已经尝试使用针灸术和催眠术。在 2002 年发表的一个 RCT 中，Paulus 等发现在 ET 过程中接受针灸的患者的妊娠率要显著高于未接受针灸的患者(81)。最近执行了两个进一步的 RCT (82,83)。第一个研究证实了上述结果，而另一个研究则指出，虽然针灸有增大妊娠率的趋向，但这种趋向没有达到统计学显著性(83)。相似地，在一个非随机试验中，Levitas 等报告说，ET 过程中的催眠术会显著提高着床率和临床妊娠率(84)。

超声引导的 ET

1985 年，Strickler 等第一次提出了腹部超声引导 ET(85)。该技术可以让临床医生观察到 ET 导管的尖端和胚胎沉积的确切位置，也可以确保 ET 操作后胚胎相关的气泡没有发生移位(86)。已经使用含回声密集尖端的导管来帮助即时超声显像，并将子宫腔内操作次数减至最低(87)。也可以使用超声波在 ET 操作前即时测量子宫子宫颈角度(图 54.3)，并相应的弯曲导管，以将对子宫颈管和(或)子宫内膜的损伤降至最低(31)。目前已发表了很多评估该技术的研究文献，其中两个近期的元分析证实，与“临床接触”方法相比，腹部超声引导的 ET 显著增大了临床妊娠率[$OR=1.42$ (95% $CI=1.17\sim1.73$)](图 54.4)和持续妊娠率[$OR=1.49$(95% $CI=1.22\sim1.82$)](图 54.5)(88,89)。

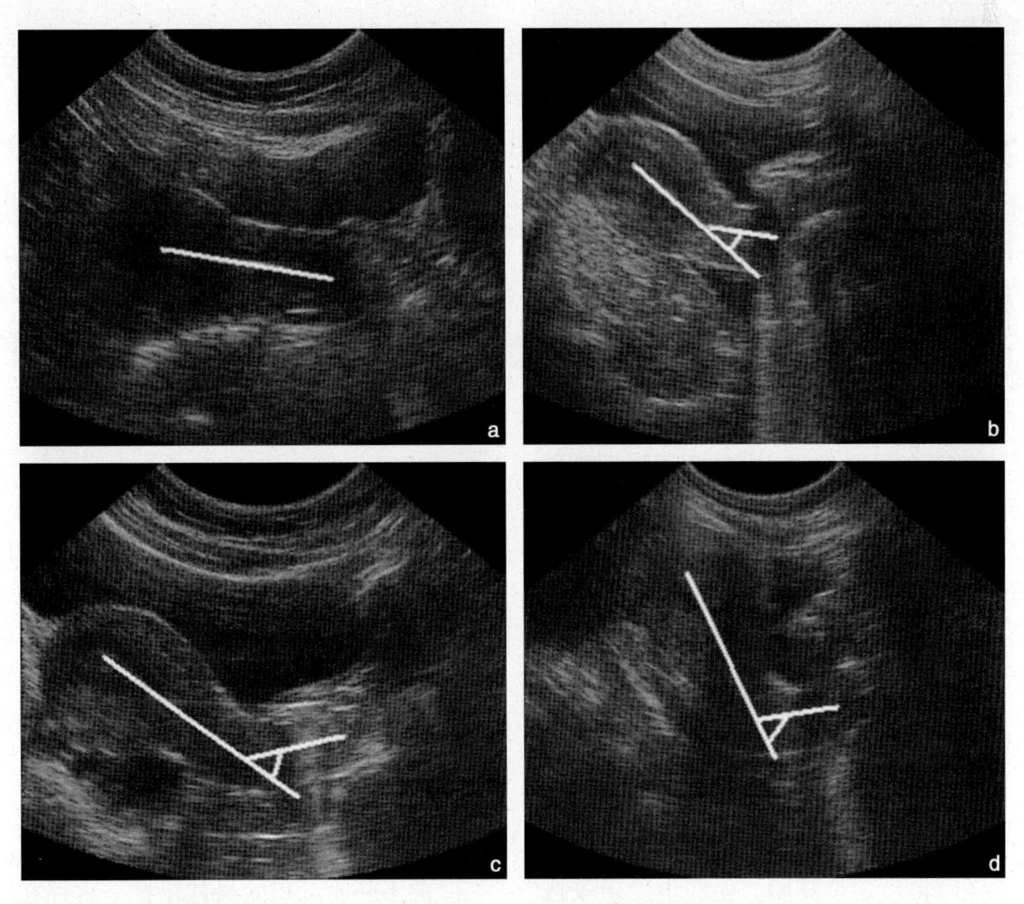

图 54.3 在胚胎移植前测量子宫子宫颈角度：(a)无角度，(b)小角度(<30°)，(c)中等角度(30°～60°)，(d)大角度(>60°)

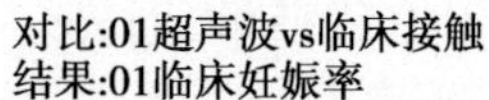

对比:01超声波vs临床接触
结果:01临床妊娠率

研究	超声引导 n/N	临床接触 n/N	分量 %	OR (95% CI固定的)
Coroleu等	91/182	61/180	17.7	1.95[1.28,2.98]
Garcia-Velasco	112/187	103/187	23.9	1.22[0.81,1.84]
Matorras等	67/255	47/260	19.8	1.62[1.06,2.46]
Tang等	104/400	90/400	38.5	1.21[0.88,1.67]
总计(95% CI)	374/1024	301/1027	100.0	1.42[1.17,1.73]

检测异质性卡方分布=3.99 df=3 p=0.26
检测整体效应 z=3.58 p=0.0003

.1 .2 1 5 10
支持治疗 支持控制

图 54.4 元分析显示在 IVF 和 ICSI 中,经腹超声引导的 ET 与临床妊娠率的升高相关的 RCT

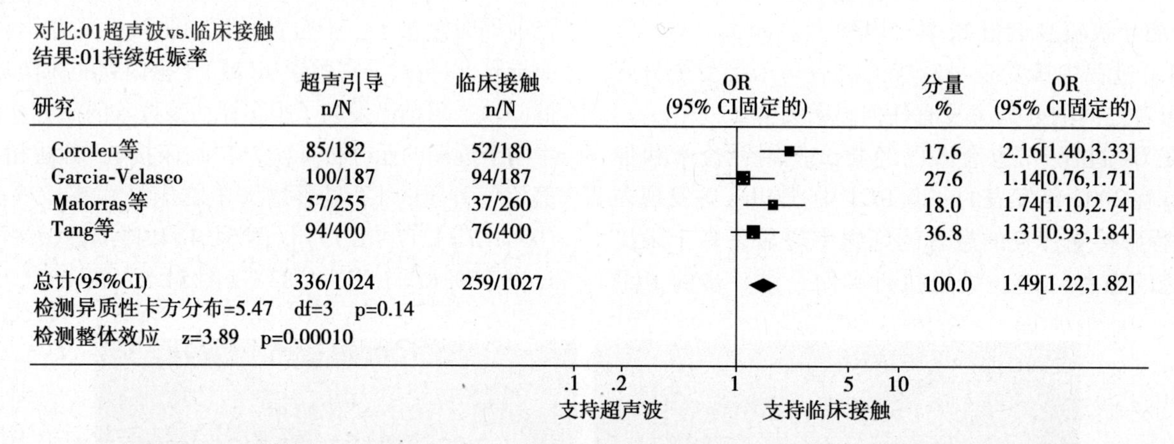

图 54.5 元分析显示在 IVF 和 ICSI 中,经腹超声引导的 ET 与持续妊娠率的升高相关的 RCT

也有研究者描述了经阴道的超声引导 ET 技术。Woolcott 和 Stanger 使用该技术来观察胚胎相关气泡的运动,并在 ET 过程中密切注意子宫内膜下子宫肌层的收缩(90)。而 Anderson 等发现对于以前体外受精循环失败的患者来说,该技术可以改善其结果(91)。近期,Letterie 描述了 3D 技术,Gergely 等也描述了 4D 技术(92,93)。这两个研究都指出,在为胚胎寻找最佳沉积位置时,这些改进技术能提供更高的精确性(92,93)。在一个有趣的研究中,Baba 等使用经腹和经阴道 3D 超声波来研究胚胎着床位置,胚胎着床位置与胚胎沉积位置有关。他们发现,80% 的胚胎在最初移植的位置完成着床(94)。

ET 导管中的空气

1995 年,Krampl 等提出,用气泡托住含胚胎的培养液可以提供一些益处,尤其可以跟踪超声波检测器上的空气,以便在 ET 后定位胚胎。他们也发现该技术并不影响妊娠率(95)。在一个近期 RCT 中,Moreno 等证实了这些发现(96)。与之相反,使用子宫腔的透明实验室模型,Eytan 等发现空气会阻塞液体运输,使液体不能运输到子宫腔底部。他们还指出,ET 导管中应该含有最小体积的空气,以提高胚胎到达着床位置的可能性(97)。研究者还需要进一步考察该模型是否模拟了 ET 中的真实状况,并需要执行更大型的 RCT 来澄清该问题。

胚胎装载和卸载的时间间隔

近期,Matorras 等执行了一项研究,调查从装载 ET 导管到将胚胎在子宫腔内沉积下来之间的时间间隔对成功率的影响(98)。研究者发现,时间间隔越长,妊娠率和着床率越低;时间间隔如果超过 120 秒,则会导致一个较差的预后。他们建议如果可能的话,一定要加速 ET 进程。

胚胎沉积位置

关于胚胎沉积的最佳位置一直存在争议,但是大部分研究认为,在远离子宫腔底的子宫中腔中沉积胚胎会产生较好的着床。在一个 RCT 中,Coroleu 等发现,当胚胎在子宫底部下2cm处沉积时,其着床率要远高于在子宫底部下1cm处沉积(99)。最近,Pope等对699例ET进行了一个多元逻辑回归分析,证实了上述结果,并发现胚胎沉积位置与子宫底部的距离每增加1mm,临床妊娠率的可能性则增大11%(100)。Frankfurter等也报告了相似的发现,他们研究了ET录像(101),并实施了一项前瞻性群组研究(102)。

其他的研究指出,胚胎沉积的最佳位置是子宫腔的中间部位。在一个RCT中,Franco等发现与子宫下半部相比,当胚胎沉积在子宫上半部时,两组的临床妊娠率或着床率之间没有任何统计上显著的差异(103)。随后,该研究组又实施了一项前瞻性研究,并发现当导管尖端靠近子宫内膜腔的中部区域时,着床率和妊娠率会升高。因此,他们得出如下结论:和导管尖端与子宫底之间的确切距离相比,子宫腔内导管尖端的相对位置则更为重要(104)。最近,他们报告说,当把胚胎移植到子宫腔的中心区域时,与自然受孕的着床率相比,中部区域内的着床率有所增加(105)。

使用3D超声引导,Gergely等尝试将胚胎沉积在最大着床潜力点(MIP),即子宫腔内沿着输卵管方向的两条延长线的交点。他们发现沉积在MIP的胚胎有良好的着床率和妊娠率(93)。类似地,Silberstein等发现,如果将胚胎沉积在子宫中腔,胚胎滞留在转移导管中的发生率会降低(106)。

在两个非随机研究中,研究者也发现胚胎沉积位置会影响子宫外孕的发生率。1993年,Nazari等报告说,当胚胎沉积位置远离子宫底部时,子宫外孕的发生率较低(107)。最近,Pope等也证实了相同的调查结果(100)。

子宫颈抓钳(挂钩)的使用

在ET过程中,有时候需要用一个挂钩(子宫颈抓钳)固定住子宫颈,这是为了让导管尖端穿过子宫颈管。研究者发现这一做法可以增强后叶催产素的释放和交界区的收缩(108,109)。同时,一个非随机研究指出,ET当天子宫的高频率收缩会阻碍IVF的结果,这可能是通过将胚胎从子宫腔中排除来实现的。但是,这个结果尚未经证实(110)。因此,研究者还需要进行更多的研究,来评估用子宫颈抓钳固定子宫颈这一做法对IVF和ICSI结果的真实效应。

立即移走ET导管

自从IVF的早期,"ET操作后将导管留在子宫腔内30秒"这一做法便一直是惯例。这样做是为了提高妊娠率和着床率。然而,一个RCT发现,ET后立即移走导管或者将导管留在子宫腔内30秒,这两种做法所对应的妊娠率之间没有任何统计上显著的差异。研究者得出如下结论:可能是等待时间太短,不足以检测到任何差异;或者移走导管前的停留时间并不是一个影响妊娠率的因素(111)。

子宫颈上的轻压力可以最小化胚胎排出量

据显示,在ET过程中,子宫颈上的轻压力可以最小化置换胚胎的排出量。在近期的一个RCT中,Mansour发现ET操作后,使用阴道窥器向子宫颈的阴道部施加轻柔的机械压力7分钟,临床妊娠率和着床率都显著升高(112)。然而,这一有趣的工作还未经重复验证。

保留的胚胎和双ET

IVF之后在导管中保留一个或更多个胚胎,这一做法给医生带来了一个困难的选择,因为立即进行再次胚胎移植可能会移走已经在子宫腔内的胚胎(113)。然而,Lee等实施了一项回顾性研究,并发现,立即再次移植保留的胚胎对妊娠结果并没有反作用(114)。

与这些发现相一致,近期发表的研究指出,可以在两个不同时刻进行胚胎移植以最大化妊娠率。该研究可以证实Abramovici等进行的一项早期研究结果(115)。Phillips等和Loutradis等发现,在同一循环中执行卵裂期胚胎和胚囊的连续ET可以防止操作失败,以实现ET并最大化妊娠率(116,117)。Goto等和Machtinger等也报告了相似的结果(118,119)。

ET操作之后

一旦完成ET操作后,应该考虑下面的因素。

ET后卧床休养

在IVF出现的早期,医生建议患者长时间卧床休养,以试图提高妊娠率。然而,随后的研究则显示,长时间卧床休养是不必要的(5~7,120)。Amarin和Obeidat最近执行的一项RCT(2004)证实了这一结果,他们发现对于ET操作后卧床休养1小时(21.5%)和24小时(18.2%)的患者来说,两者的临床妊娠率没有任何统计上显著的差异。有趣的是,仅卧床休养1小时的患者的着床率却显著高于卧床休养24小时的患者(14.4% *vs* 9%)(121)。

ET 后的性交

关于ET后性交有何影响的问题,一直存在争议。研究者们担心ET后性交可能会导致子宫收缩和(或)引入感染。然而,在一次RCT中,Tremellen等发现,与在近移植期没有性交的女性相比,在近移植期有性交的女性的妊娠率并没有显著差异。有趣的是,性交组的着床率要远高于禁欲组(122)。

ET 后施药

为了尝试提高IVF和ICSI的结果,医生提议患者在ET后使用各种各样的药物。在一次RCT中,Waldenstrom等研究了ET后日常施用低剂量的阿司匹林(75mg/d)的影响,并发现接受该药物的女性对应的婴儿出生率显著升高(123)。然而,近期的两个RCT则不能证实这些结果(124,125)。

也有医生建议对患者施用昔多芬(俗称"伟哥"),以在执行ET时提高其子宫内膜的感受性。然而,Check等则发现,对于子宫内膜厚度没有达到8mm的女性来说,无论是施用阴道E2,还是昔多芬,都不会显著提高随后循环中子宫内膜的厚度或血流量(126)。

一些研究显示,子宫颈内或ET导管尖端处的感染会导致妊娠率降低(127~129)。因此,医生们建议患者在ET后日常施用抗生素,但这一建议目前还没有得到任何一个RCT的证实(130)。

困难

尽管提供了很多预防措施,而在某些患者中,因为缺少一个紧密或闭合的子宫颈,或者纤维肌瘤或以前的手术介入导致了解剖变形,ET不能圆满完成。在这些情况下,医生可以考虑使用下面程序中的一种或多种:

1. 经腹经子宫肌的ET。在无法将导管引入子宫腔后,有些临床医生开始试验经腹的ET。1987年,Lenz等在10名患者中执行了超声引导的经子宫肌ET,结果这10名患者都没有怀孕(131)。相反的,Groutz等找到40名宫颈狭窄或IVF之后出现反复着床失败的40名患者,并对这40名患者中使用超声引导的经子宫肌和经子宫颈ET。其中有4名患者出现怀孕:有1个是在经子宫肌ET后,有3个是在经子宫颈ET后(132)。这些研究结果都较薄弱,可能是因为执行该程序后交界区的收缩会增强(133)。

2. 经阴道经子宫肌的ET。也是用超声引导的经阴道经子宫肌的ET。Kato等在104名患者中执行了该程序,并发现每一次ET中的临床妊娠率为36.5%(134)。1996年,Sharif等在13名患者体内执行了相同的程序,这13名患者在执行实际胚胎移植前无法实施模拟经子宫颈ET或者实施起来有难度。有4名患者怀孕了,其中3名为临床妊娠(135)。最近,Lai等对1名患有先天宫颈闭锁症的患者在IVF后同时实施经子宫肌ET和经输卵管ET,并发现该名患者成功受孕(136)。

3. 子宫颈口扩张。对于宫颈狭窄或以前实施ET失败的患者来说,子宫颈口扩张是另一种解决方法,而且最好是在治疗循环之前的循环中执行。Abusheikha等在57名患者执行了子宫颈口扩张操作,这57名患者曾经因为宫颈狭窄而在一次高难度ET后无法受孕。研究发现,有18名女性(31.6%)成功受孕;在40名患者(70.2%)中,随后的ET过程被归类为"简易型",而其他17名患者(29.8%)的ET仍然为高难度(137)。最近,在一次RCT中,Prapas等在先前ET为高难度的患者身上执行了子宫颈口扩张操作,该操作是在IVF前1~3个月内执行的。他们发现,子宫颈口扩张操作后患者的妊娠率、着床率和婴儿出生率都显著升高(138)。也有研究者以疑是患有宫颈狭窄的患者为研究对象,并在提取卵母细胞的当天实施子宫颈口扩张操作,但结果并不令人满意。Groutz等选用了22名以前有极高难度ET操作历史的患者,并在其41个治疗循环中实施子宫颈口扩张程序。结果显示,只有一个临床怀孕和一个宫外孕现象(139)。

4. 宫颈狭窄的子宫镜检查矫正。对于以前胚胎移植困难的患者,也建议使用子宫镜造管术。Noyes等在8名有极高难度ET史的患者身上实施宫颈狭窄的外科手术矫正。在这些女性体内,12例手术后的IVF-ET操作导致了8例临床妊娠。这些循环的胚胎着床率为42.2%(140)。Pabucco等最近也报告了相似的结果(141)。

5. 对缓慢子宫颈口扩张使用吸湿棒。也有研究以有高难度胚胎移植历史的患者为研究对象,对其使用吸湿棒来处理子宫颈管的缓慢扩张。Glatstein等选择两名患有宫颈狭窄而且有多次IVF循环失败历史的患者,对其使用昆布塞条。这两名患者最后都成功受孕(142)。最近,Serhal等对54名患者使用吸湿宫颈棒。其中,79.5%的患者随后有一个简易型ET,55%的患者成功怀孕(143)。

6. 使用特殊的ET导管。为攻克高难度的ET,研究者采用了很多方法来设计特殊的导管(144,145)。

但是，但目前为止，在这些情况中尚未有理想的导管被广泛使用。

7. 冷冻胚胎并在随后的循环中再次移植。显然，如果想实施上述程序中的一种，冷冻胚胎并在随后的循环中再次移植总是一个合乎逻辑的选择(146)。

结论

ET 是辅助生殖技术中最关键性的步骤，必须小心仔细地执行 ET 操作。若想获得操作经验，临床医生至少须执行过 50 次移植实践。胚胎沉积的最佳位置是子宫中腔，子宫底部下 2cm 处，而且试验性(模拟)ET 能让实际移植更容易。高难度的移植和子宫颈感染会导致较低的妊娠率，但立即再次移植保留的胚胎并不会产生不利后果。随机试验显示，超声波引导和软导管(相对于硬导管)的使用都会导致较高的妊娠率。它们也显示，导管中有空气、立即移走导管、ET 后卧床休养、性交以及 ET 后施用阿司匹林这些情况都不会影响结果。还需要进一步的研究来评估完整膀胱、ET 前冲洗子宫颈管、最佳移植培养液以及患者最佳姿势这些情况的必要性。也需要研究来解答镇痛或麻醉是否有益，以及降低子宫收缩性或增加子宫内膜血流量的某一特定药物能否提高这些不育女性的成功率。

临床实践关键点

- ET 是辅助生殖技术中的关键性步骤。
- ET 应该在超声引导下实施，软导管的表现要好于硬导管。
- 胚胎沉积的最佳位置是子宫中腔，子宫底部下 2cm 处。
- 高难度移植和子宫颈感染对结果有负面影响。
- 导管中有空气、导管的立即移除以及再次移植保留的胚胎这些情况都不会影响结果。
- ET 操作后患者不需要卧床休养，也允许性交。
- ET 操作后患者使用阿司匹林不会影响结果，但是日常使用抗生素、子宫松弛药和增加子宫血流量的药物会有何种影响，尚需进一步的评估。
- 在获取操作经验前，年轻临床医生应该执行至少 50 次 ET 实践。

还需要实施更多的 RCT，来评估完整膀胱、ET 前清洗子宫颈管、最佳移植培养液、患者最佳姿势这些方面的必要性，以及镇痛或麻醉操作的必要性。

参考文献

1. Edwards RG. Clinical approaches to increasing uterine receptivity during human implantation. *Hum Reprod* 1995;10 (Suppl. 2): 60–6.
2. Edwards RG, Steptoe PC, Purdy JM. Establishing full-term human pregnancies using cleaving embryos grown in vitro. *Br J Obstet Gynaecol* 1980;87:737–56.
3. Jones HW Jr., Acosta AA, Garcia JE, Sandow BA, Veeck L. On the transfer of conceptuses from oocytes fertilized in vitro. *Fertil Steril* 1983;39:241–3.
4. Neithardt AB, Segars JH, Hennessy S, James AN, McKeeby JL. Embryo afterloading: a refinement in embryo transfer technique that may increase clinical pregnancy. *Fertil Steril* 2005;83: 710–14.
5. Sharif K, Afnan M, Lenton W, et al. Do patients need to remain in bed following embryo transfer? The Birmingham experien ecof 103 in-vitro fertilization cycles with no bed rest following embryo transfer. *Hum Reprod* 1995;10:1427–9.
6. Botta G, Grudzinskas G. Is a prolonged bed rest following embryo transfer useful? *Hum Reprod* 1997;12:2489–92.
7. Sharif K, Afnan M, Lashen H, Elgendy M, Morgan C, Sinclair L. Is bed rest following embryo transfer necessary? *Fertil Steril* 1998;69:478–81.
8. El-Toukhy T, Khalaf Y, Braude P. IVF results: optimize not maximize. *Am J Obstet Gynecol* 2006;194:322–31.
9. Gerris JM. Single embryo transfer and IVF/ICSI outcome: a balanced appraisal. *Hum Reprod Update* 2005;11:105–21.
10. Kovacs G, MacLachlan V, Rombauts L, Healy D, Howlett D. Replacement of one selected embryo is just as successful as two embryo transfer, without the risk of twin pregnancy. *Aust N Z J Obstet Gynaecol* 2003;43:369–71.
11. De Neubourg D, Gerris J. Single embryo transfer—state of the art. *Reprod Biomed Online* 2003;7:615–22.
12. Fisch JD, Sher G, Adamowicz M, Keskintepe L. The graduated embryo score predicts the outcome of assisted reproductive technologies better than a single day 3 evaluation and achieves results associated with blastocyst transfer from day 3 embryo transfer. *Fertil Steril* 2003;80:1352–8.
13. Manna C, Patrizi G, Rahman A, Sallam H. Experimental results on the recognition of embryos in human assisted reproduction. *Reprod Biomed Online* 2004;8:460–9.
14. Van Montfoort AP, Dumoulin JC, Kester AD, Evers JL. Early cleavage is a valuable addition to existing embryo selection parameters: a study using single embryo transfers. *Hum Reprod* 2004;19:2103–8.
15. Ciray HN, Ulug U, Bahceci M. Transfer of early-cleaved embryos increases implantation rate in patients undergoing ovarian stimulation and ICSI-embryo transfer. *Reprod Biomed Online* 2004;8:219–23.
16. Gardner DK, Surrey E, Minjarez D, et al. Single blastocyst transfer: a prospective randomized trial. *Fertil Steril* 2004;81:551–5.
17. Milki AA, Hinckley MD, Westphal LM, Behr B. Elective single blastocyst transfer. *Fertil Steril* 2004;81:1697–8.
18. Gianaroli L, Magli MC, Ferraretti AP, et al. Preimplantation genetic diagnosis increases the implantation rate in human in vitro fertilization by avoiding the transfer of chromosomally abnormal embryos. *Fertil Steril* 1997;68:1128–31.
19. De Boer KA, Catt JW, Jansen RP, et al. Moving to blastocyst biopsy for preimplantation genetic diagnosis and single embryo transfer at Sydney IVF. *Fertil Steril* 2004;82:295–8.
20. Lopes AS, Greve T, Callesen H. Quantification of embryo quality by respirometry. *Theriogenology* 2007;67:21–31.
21. Sallam HN, El-Kassar Y, Hany Abdel-Rahman A, Agameya A, Farrag A, Shams A. Glucose consumption and total protein pro-

duction by preimplantation embryos in pregnant and non-pregnant women—possible methods for embryo selection. *Fertil Steril* 2006;86 (3) (Suppl.): S114.
22. Houghton FD, Hawkhead JA, Humpherson PG, Hogg JE, Balen AH, Rutherford AJ, Leese HJ. Non-invasive amino acid turnover predicts human embryo developmental capacity. *Hum Reprod* 2002;17:999–1005.
23. Abou-Setta AM, Al-Inany HG, Mansour RT, Serour GI, Aboulghar MA. Soft versus firm embryo transfer catheters for assisted reproduction: a systematic review and meta-analysis. *Hum Reprod* 2005;20:3114–21.
24. Buckett WM. A review and meta-analysis of prospective trials comparing different catheters used for embryo transfer. *Fertil Steril* 2006;85:728–34.
25. Mansour R, Aboulghar M, Serour G. Dummy embryo transfer: a technique that minimizes the problems of embryo transfer and improves the pregnancy rate in human in vitro fertilization. *Fertil Steril* 1990;54:678–81.
26. Knutzen V, Stratton CJ, Sher G, et al. Mock embryo transfer in early luteal phase, the cycle before in vitro fertilization and embryo transfer: a descriptive study. *Fertil Steril* 1992;57:156–62.
27. Sallam HN. Embryo transfer—the elusive step. In: *Progress in Obstetrics and Gynaecology*. Studd John, Ed. Edinburgh and London: Churchill Livingstone; 2003:363–80.
28. Sharif K, Afnan M, Lenton W. Mock embryo transfer with a full bladder immediately before the real transfer for in-vitro fertilization treatment: the Birmingham experience of 113 cases. *Hum Reprod* 1995;10:1715–18.
29. Urman B, Aksoy S, Alatas C, et al. Comparing two embryo transfer catheters. Use of a trial transfer to determine the catheter applied. *J Reprod Med* 2000;45:135–8.
30. Henne MB, Milki AA. Uterine position at real embryo transfer compared with mock embryo transfer. *Hum Reprod* 2004;19: 570–2.
31. Sallam HN, Agameya AF, Rahman AF, et al. Ultrasound measurement of the uterocervical angle before embryo transfer: a prospective controlled study. *Hum Reprod* 2002;17:1767–72.
32. Shamonki MI, Spandorfer SD, Rosenwaks Z. Ultrasound-guided embryo transfer and the accuracy of trial embryo transfer. *Hum Reprod* 2005;20:709–16.
33. Shamonki MI, Schattman GL, Spandorfer SD, Chung PH, Rosenwaks Z. Ultrasound-guided trial transfer may be beneficial in preparation for an IVF cycle. *Hum Reprod* 2005;20:2844–9.
34. Feichtinger W, Kemeter P, Menezo Y. The use of synthetic culture medium and patient serum for human in vitro fertilization and embryo replacement. *J In Vitro Fert Embryo Transf* 1986;3: 87–92.
35. Psalti I, Loumaye E, Pensis M, Depreester S, Thomas K. Evaluation of a synthetic serum substitute to replace fetal cord serum for human oocyte fertilization and embryo growth in vitro. *Fertil Steril* 1989;52:807–11.
36. Khan I, Staessen C, Devroey P, Van Steirteghem AC. Human serum albumin versus serum: a comparative study on embryo transfer medium. *Fertil Steril* 1991;56:98–101.
37. Laverge H, De Sutter P, Desmet R, Van der Elst J, Dhont M. Prospective randomized study comparing human serum albumin with fetal cord serum as protein supplement in culture medium for in-vitro fertilization. *Hum Reprod* 1997;12:2263–6.
38. Simon A, Safran A, Revel A, et al. Hyaluronic acid can successfully replace albumin as the sole macromolecule in a human embryo transfer medium. *Fertil Steril* 2003;79:1434–8.
39. Loutradi KE, Prassas I, Bili E, Sanopoulou T, Bontis I, Tarlatzis BC. Evaluation of a transfer medium containing high concentration of hyaluronan in human in vitro fertilization. *Fertil Steril* 2006.
40. Feichtinger W, Strohmer H, Radner KM, Goldin M. The use of fibrin sealant for embryo transfer: development and clinical studies. *Hum Reprod* 1992;7:890–3.
41. Ben-Rafael Z, Ashkenazi J, Shelef M, et al. The use of fibrin sealant in in vitro fertilization and embryo transfer. *Int J Fertil Menopausal Stud* 1995;40:303–6.
42. Valojerdi MR, Karimian L, Yazdi PE, Gilani MA, Madani T, Baghestani AR. Efficacy of a human embryo transfer medium: a prospective, randomized clinical trial study. *J Assist Reprod Genet* 2006;23:207–12.
43. Hinckley MD, Milki AA. Rapid reaccumulation of hydrometra after drainage at embryo transfer in patients with hydrosalpinx. *Fertil Steril* 2003;80:1268–71.
44. Hofmann GE, Warikoo P, Jacobs W. Ultrasound detection of pyometra at the time of embryo transfer after ovum retrieval for in vitro fertilization. *Fertil Steril* 2003;80:637–8.
45. Quintero RB, Sharara FI, Milki AA. Successful pregnancies in the setting of exaggerated endometrial thickness. *Fertil Steril* 2004;82:215–17.
46. Jarvela IY, Sladkevicius P, Kelly S, Ojha K, Campbell S, Nargund G. Evaluation of endometrial receptivity during in-vitro fertilization using three-dimensional power Doppler ultrasound. *Ultrasound Obstet Gynecol* 2005;26:765–9.
47. Zollner U, Zollner KP, Specketer MT, et al. Endometrial volume as assessed by three-dimensional ultrasound is a predictor of pregnancy outcome after in vitro fertilization and embryo transfer. *Fertil Steril* 2003;80:1515–17.
48. Zaidi J, Campbell S, Pittrof R, Tan SL. Endometrial thickness, morphology, vascular penetration and velocimetry in predicting implantation in an in vitro fertilization program. *Ultrasound Obstet Gynecol* 1995;6:191–8.
49. Kupesic S, Bekavac I, Bjelos D, Kurjak A. Assessment of endometrial receptivity by transvaginal color Doppler and three-dimensional power Doppler ultrasonography in patients undergoing in vitro fertilization procedures. *J Ultrasound Med* 2001; 20:125–34.
50. Chien LW, Lee WS, Au HK, Tzeng CR. Assessment of changes in utero-ovarian arterial impedance during the peri-implantation period by Doppler sonography in women undergoing assisted reproduction. *Ultrasound Obstet Gynecol* 2004;23:496–500.
51. Ng EH, Chan CC, Tang OS, Yeung WS, Ho PC. Endometrial and subendometrial vascularity is higher in pregnant patients with livebirth following ART than in those who suffer a miscarriage. *Hum Reprod* 2006.
52. Ng EH, Chan CC, Tang OS, Yeung WS, Ho PC. The role of endometrial and subendometrial blood flows measured by three-dimensional power Doppler ultrasound in the prediction of pregnancy during IVF treatment. *Hum Reprod* 2006;21: 164–70.
53. Chien LW, Au HK, Chen PL, Xiao J, Tzeng CR. Assessment of uterine receptivity by the endometrial-subendometrial blood flow distribution pattern in women undergoing in vitro fertilization-embryo transfer. *Fertil Steril* 2002;78:245–51.
54. Maugey-Laulom B, Commenges-Ducos M, Jullien V, Papaxanthos-Roche A, Scotet V, Commenges D. Endometrial vascularity and ongoing pregnancy after IVF. *Eur J Obstet Gynecol Reprod Biol* 2002;104:137–43.
55. Lewin A, Schenker JG, Avrech O, et al. The role of uterine straightening by passive bladder distension before embryo transfer in IVF cycles. *J Assist Reprod Genet* 1997;14:32–4.
56. Lorusso F, Depalo R, Bettocchi S, Vacca M, Vimercati A, Selvaggi L. Outcome of in vitro fertilization after transabdominal ultrasound-assisted embryo transfer with a full or empty bladder. *Fertil Steril* 2005;84:1046–8.
57. MacNamee P. Vigorous flushing the cervical canal with culture medium prior to embryo transfer. Paper presented at the World Congress of IVF, Sydney 1999.
58. Sallam HN, Farrag F, Ezzeldin A, Agameya A, Sallam AN. The

importance of flushing the cervical canal with culture medium prior to embryo transfer. *Fertil Steril* 2000;3 (Suppl. 1):64–5.
59. Berkkanoglu M, Isikoglu M, Seleker M, Ozgur K. Flushing the endometrium prior to the embryo transfer does not affect the pregnancy rate. *Reprod Biomed Online* 2006;13:268–71.
60. Hearns-Stokes RM, Miller BT, Scott L, et al. Pregnancy rates after embryo transfer depend on the provider at embryo transfer. *Fertil Steril* 2000;74:80–6.
61. Angelini A, Brusco GF, Barnocchi N, El-Danasouri I, Pacchiarotti A, Selman HA. Impact of physician performing embryo transfer on pregnancy rates in an assisted reproductive program. *J Assist Reprod Genet* 2006;23:329–32.
62. Barber D, Egan D, Ross C, et al. Nurses performing embryo transfer: successful outcome of in-vitro fertilization. *Hum Reprod* 1996;11:105–8.
63. Sinclair L, Morgan C, Lashen H, et al. Nurses performing embryo transfer: the development and results of the Birmingham experience. *Hum Reprod* 1998;13:699–702.
64. Bjuresten K, Hreinsson JG, Fridstrom M, et al. Embryo transfer by midwife or gynecologist: a prospective randomized study. *Acta Obstet Gynecol Scand* 2003;82:462–6.
65. Papageorgiou TC, Hearns-Stokes RM, Leondires MP, Miller BT, Chakraborty P, Cruess D, Segars J. Training of providers in embryo transfer: what is the minimum number of transfers required for proficiency? *Hum Reprod* 2001;16:1415–19.
66. Englert Y, Puissant F, Camus M, Van Hoeck J, Leroy F. Clinical study on embryo transfer after human in vitro fertilization. *J In Vitro Fert Embryo Transf* 1986;3:243–6.
67. Ribic-Pucelj M, Tomazevic T, Vogler A, Meden-Vrtovec H. Risk factors for ectopic pregnancy after in vitro fertilization and embryo transfer. *J Assist Reprod Genet* 1995;12:594–8.
68. Alvero R, Hearns-Stokes RM, Catherino WH, Leondires MP, Segars JH. The presence of blood in the transfer catheter negatively influences outcome at embryo transfer. *Hum Reprod* 2003; 18:1848–52.
69. Sallam HN, Agameya AF, Rahman AF, et al. Impact of technical difficulties, choice of catheter, and the presence of blood on the success of embryo transfer—experience from a single provider. *J Assist Reprod Genet* 2003;20:135–42.
70. Goudas VT, Hammitt DG, Damario MA, et al. Blood on the embryo transfer catheter is associated with decreased rates of embryo implantation and clinical pregnancy with the use of in vitro fertilization-embryo transfer. *Fertil Steril* 1998;70:878–82.
71. Tomas C, Tikkinen K, Tuomivaara L, Tapanainen JS, Martikainen H. The degree of difficulty of embryo transfer is an independent factor for predicting pregnancy. *Hum Reprod* 2002;17: 2632–5.
72. Silberstein T, Weitzen S, Frankfurter D, et al. Cannulation of a resistant internal os with the malleable outer sheath of a coaxial soft embryo transfer catheter does not affect in vitro fertilization-embryo transfer outcome. *Fertil Steril* 2004;82:1402–6.
73. Cevrioglu AS, Esinler I, Bozdag G, Yarali H. Assessment of endocervical and endometrial damage inflicted by embryo transfer trial: a hysteroscopic evaluation. *Reprod Biomed Online* 2006;13:523–7.
74. Marconi G, Vilela M, Bello J, et al. Endometrial lesions caused by catheters used for embryo transfers: a preliminary report. *Fertil Steril* 2003;80:363–7.
75. Murray AS, Healy DL, Rombauts L. Embryo transfer: hysteroscopic assessment of transfer catheter effects on the endometrium. *Reprod Biomed Online* 2003;7:583–6.
76. Fanchin R, Righini C, de Ziegler D, et al. Effects of vaginal progesterone administration on uterine contractility at the time of embryo transfer. *Fertil Steril* 2001;75:1136–40.
77. Baruffi R, Mauri AL, Petersen CG, et al. Effects of vaginal progesterone administration starting on the day of oocyte retrieval on pregnancy rates. *J Assist Reprod Genet* 2003;20:517–20.
78. Shaker AG, Fleming R, Jamieson ME, Yates RW, Coutts JR. Assessments of embryo transfer after in-vitro fertilization: effects of glyceryl trinitrate. *Hum Reprod* 1993;8:1426–8.
79. Moon HS, Park SH, Lee JO, Kim KS, Joo BS. Treatment with piroxicam before embryo transfer increases the pregnancy rate after in vitro fertilization and embryo transfer. *Fertil Steril* 2004;82:816–20.
80. van der Ven H, Diedrich K, Al-Hasani S, Pless V, Krebs D. The effect of general anaesthesia on the success of embryo transfer following human in-vitro fertilization. *Hum Reprod* 1988;3 (Suppl. 2):81–3.
81. Paulus WE, Zhang M, Strehler E, El-Danasouri I, Sterzik K. Influence of acupuncture on the pregnancy rate in patients who undergo assisted reproduction therapy. *Fertil Steril* 2002; 77:721–4.
82. Westergaard LG, Mao Q, Krogslund M, Sandrini S, Lenz S, Grinsted J. Acupuncture on the day of embryo transfer significantly improves the reproductive outcome in infertile women: a prospective, randomized trial. *Fertil Steril* 2006;85:1341–6.
83. Smith C, Coyle M, Norman RJ. Influence of acupuncture stimulation on pregnancy rates for women undergoing embryo transfer. *Fertil Steril* 2006;85:1352–8.
84. Levitas E, Parmet A, Lunenfeld E, Bentov Y, Burstein E, Friger M, Potashnik G. Impact of hypnosis during embryo transfer on the outcome of in vitro fertilization-embryo transfer: a case-control study. *Fertil Steril* 2006;85:1404–8.
85. Strickler RC, Christianson C, Crane JP, et al. Ultrasound guidance for human embryo transfer. *Fertil Steril* 1985;43: 54–61.
86. Coroleu B, Barri PN, Carreras O, Belil I, Buxaderas R, Veiga A, Balasch J. Effect of using an echogenic catheter for ultrasound-guided embryo transfer in an IVF programme: a prospective, randomized, controlled study. *Hum Reprod* 2006;21:1809–15.
87. Letterie GS, Marshall L, Angle M. A new coaxial catheter system with an echodense tip for ultrasonographically guided embryo transfer. *Fertil Steril* 1999;72:266–8.
88. Sallam HN, Sadek SS. Ultrasound-guided embryo transfer: a meta-analysis of randomized controlled trials. *Fertil Steril* 2003;80:1042–6.
89. Buckett WM. A meta-analysis of ultrasound-guided versus clinical touch embryo transfer. *Fertil Steril* 2003;80:1037–41.
90. Woolcott R, Stanger J. Potentially important variables identified by transvaginal ultrasound-guided embryo transfer. *Hum Reprod* 1997;12:963–6.
91. Anderson RE, Nugent NL, Gregg AT, Nunn SL, Behr BR. Transvaginal ultrasound-guided embryo transfer improves outcome in patients with previous failed in vitro fertilization cycles. *Fertil Steril* 2002;77:769–75.
92. Letterie GS. Three-dimensional ultrasound-guided embryo transfer: a preliminary study. *Am J Obstet Gynecol* 2005;192: 1983–7; discussion 1987–8.
93. Gergely RZ, DeUgarte CM, Danzer H, Surrey M, Hill D, DeCherney AH. Three dimensional/four dimensional ultrasound-guided embryo transfer using the maximal implantation potential point. *Fertil Steril* 2005;84:500–3.
94. Baba K, Ishihara O, Hayashi N, Saitoh M, Taya J, Kinoshita K. Where does the embryo implant after embryo transfer in humans? *Fertil Steril* 2000;73:123–5.
95. Krampl E, Zegermacher G, Eichler C, Obruca A, Strohmer H, Feichtinger W. Air in the uterine cavity after embryo transfer. *Fertil Steril* 1995;63:366–70.
96. Moreno V, Balasch J, Vidal E, et al. Air in the transfer catheter does not affect the success of embryo transfer. *Fertil Steril* 2004; 81:1366–70.
97. Eytan O, Elad D, Zaretsky U, Jaffa AJ. A glance into the uterus

during in vitro simulation of embryo transfer. *Hum Reprod* 2004;19:562–9.

98. Matorras R, Mendoza R, Exposito A, Rodriguez-Escudero FJ. Influence of the time interval between embryo catheter loading and discharging on the success of IVF. *Hum Reprod* 2004;19: 2027–30.
99. Coroleu B, Barri PN, Carreras O, et al. The influence of the depth of embryo replacement into the uterine cavity on implantation rates after IVF: a controlled, ultrasound-guided study. *Hum Reprod* 2002;17:341–6.
100. Pope CS, Cook EK, Arny M, et al. Influence of embryo transfer depth on in vitro fertilization and embryo transfer outcomes. *Fertil Steril* 2004;81:51–8.
101. Frankfurter D, Silva CP, Mota F, et al. The transfer point is a novel measure of embryo placement. *Fertil Steril* 2003;79: 1416–21.
102. Frankfurter D, Trimarchi JB, Silva CP, Keefe DL. Middle to lower uterine segment embryo transfer improves implantation and pregnancy rates compared with fundal embryo transfer. *Fertil Steril* 2004;81:1273–7.
103. Franco JG Jr, Martins AM, Baruffi RL, et al. Best site for embryo transfer: the upper or lower half of endometrial cavity? *Hum Reprod* 2004;19:1785–90.
104. Oliveira JB, Martins AM, Baruffi RL, et al. Increased implantation and pregnancy rates obtained by placing the tip of the transfer catheter in the central area of the endometrial cavity. *Reprod Biomed Online* 2004;9:435–41.
105. Cavagna M, Contart P, Petersen CG, Mauri AL, Martins AM, Baruffi RL, Oliveira JB, Franco JG Jr. Implantation sites after embryo transfer into the central area of the uterine cavity. *Reprod Biomed Online* 2006;13:541–6.
106. Silberstein T, Trimarchi JR, Shackelton R, Weitzen S, Frankfurter D, Plosker S. Ultrasound-guided miduterine cavity embryo transfer is associated with a decreased incidence of retained embryos in the transfer catheter. *Fertil Steril* 2005;84: 1510–12.
107. Nazari A, Askari HA, Check JH, O'Shaughnessy A. Embryo transfer technique as a cause of ectopic pregnancy in in vitro fertilization. *Fertil Steril* 1993;60:919–21.
108. Dorn C, Reinsberg J, Schlebusch H, et al. Serum oxytocin concentration during embryo transfer procedure. *Eur J Obstet Gynecol Reprod Biol* 1999;87:77–80.
109. Lesny P, Killick SR, Robinson J, et al. Junctional zone contractions and embryo transfer: is it safe to use a tenaculum? *Hum Reprod* 1999;14:2367–70.
110. Fanchin R, Righini C, Ayoubi JM, et al. [Uterine contractions at the time of embryo transfer: a hindrance to implantation?] [Article in French]. *Contracept Fertil Sex* 1998;26:498–505.
111. Martinez F, Coroleu B, Parriego M, et al. Ultrasound-guided embryo transfer: immediate withdrawal of the catheter versus a 30 second wait. *Hum Reprod* 2001;16:871–4.
112. Mansour R. Minimizing embryo expulsion after embryo transfer: a randomized controlled study. *Hum Reprod* 2005;20:170–4.
113. Visser DS, Fourie FL, Kruger HF. Multiple attempts at embryo transfer: effect on pregnancy outcome in an in vitro fertilization and embryo transfer program. *J Assist Reprod Genet* 1993;10: 37–43.
114. Lee HC, Seifer DB, Shelden RM. Impact of retained embryos on the outcome of assisted reproductive technologies. *Fertil Steril* 2004;82:334–7.
115. Abramovici H, Dirnfeld M, Weisman Z, et al. Pregnancies following the interval double-transfer technique in an in vitro fertilization-embryo transfer program. *J In Vitro Fert Embryo Transf* 1988;5:175–6.
116. Phillips SJ, Dean NL, Buckett WM, Tan SL. Consecutive transfer of day 3 embryos and of day 5-6 blastocysts increases overall pregnancy rates associated with blastocyst culture. *J Assist Reprod Genet* 2003;20:461–4.
117. Loutradis D, Drakakis P, Dallianidis K, et al. A double embryo transfer on days 2 and 4 or 5 improves pregnancy outcome in patients with good embryos but repeated failures in IVF or ICSI. *Clin Exp Obstet Gynecol* 2004;31:63–6.
118. Goto S, Shiotani M, Kitagawa M, Kadowaki T, Noda Y. Effectiveness of two-step (consecutive) embryo transfer in patients who have two embryos on day 2: comparison with cleavage-stage embryo transfer. *Fertil Steril* 2005;83:721–3.
119. Machtinger R, Dor J, Margolin M, et al. Sequential transfer of day 3 embryos and blastocysts after previous IVF failures despite adequate ovarian response. *Reprod Biomed Online* 2006;13:376–9.
120. Bar-Hava I, Kerner R, Yoeli R, Ashkenazi J, Shalev Y, Orvieto R. Immediate ambulation after embryo transfer: a prospective study. *Fertil Steril* 2005;83:594–7.
121. Amarin ZO, Obeidat BR. Bed rest versus free mobilisation following embryo transfer: a prospective randomised study. *BJOG* 2004;111:1273–6.
122. Tremellen KP, Valbuena D, Landeras J, et al. The effect of intercourse on pregnancy rates during assisted human reproduction. *Hum Reprod* 2000;15:2653–8.
123. Waldenstrom U, Hellberg D, Nilsson S. Low-dose aspirin in a short regimen as standard treatment in in vitro fertilization: a randomized, prospective study. *Fertil Steril* 2004;81:1560–4.
124. Pakkila M, Rasanen J, Heinonen S, et al. Low-dose aspirin does not improve ovarian responsiveness or pregnancy rate in IVF and ICSI patients: a randomized, placebo-controlled double-blind study. *Hum Reprod* 2005;20:2211–14.
125. Duvan CI, Ozmen B, Satiroglu H, Atabekoglu CS, Berker B. Does addition of low-dose aspirin and/or steroid as a standard treatment in nonselected intracytoplasmic sperm injection cycles improve in vitro fertilization success? A randomized, prospective, placebo-controlled study. *J Assist Reprod Genet* 2006;23: 15–21.
126. Check JH, Graziano V, Lee G, et al. Neither sildenafil nor vaginal estradiol improves endometrial thickness in women with thin endometria after taking oral estradiol in graduating dosages. *Clin Exp Obstet Gynecol* 2004;31:99–102.
127. Egbase PE, al-Sharhan M, al-Othman S, et al. Incidence of microbial growth from the tip of the embryo transfer catheter after embryo transfer in relation to clinical pregnancy rate following in-vitro fertilization and embryo transfer. *Hum Reprod* 1996;11: 1687–9.
128. Moore DE, Soules MR, Klein NA, Fujimoto, et al. Bacteria in the transfer catheter tip influence the live-birth rate after in vitro fertilization. *Fertil Steril* 2000;74:1118–24.
129. Wittemer C, Bettahar-Lebugle K, Ohl J, et al. [Abnormal bacterial colonisation of the vagina and implantation during assisted reproduction]. [Article in French]. *Gynecol Obstet Fertil* 2004;32:135–9.
130. Egbase PE, Udo EE, Al-Sharhan M, Grudzinskas JG. Prophylactic antibiotics and endocervical microbial inoculation of the endometrium at embryo transfer. *Lancet* 1999;354:651–2.
131. Lenz S, Leeton J, Rogers P, Trounson A. Transfundal transfer of embryos using ultrasound. *J In Vitro Fert Embryo Transf* 1987; 4:13–17.
132. Groutz A, Lessing JB, Wolf Y, Azem F, Yovel I, Amit A. Comparison of transmyometrial and transcervical embryo transfer in patients with previously failed in vitro fertilization-embryo transfer cycles and/or cervical stenosis. *Fertil Steril* 1997;67: 1073–6.
133. Biervliet FP, Lesny P, Maguiness SD, Robinson J, Killick SR. Transmyometrial embryo transfer and junctional zone contractions. *Hum Reprod* 2002;17:347–50.
134. Kato O, Takatsuka R, Asch RH. Transvaginal-transmyometrial embryo transfer: the Towako method; experiences of 104 cases. *Fertil Steril* 1993;59:51–3.

135. Sharif K, Afnan M, Lenton W, Bilalis D, Hunjan M, Khalaf Y. Transmyometrial embryo transfer after difficult immediate mock transcervical transfer. *Fertil Steril* 1996;65:1071–4.
136. Lai TH, Wu MH, Hung KH, Cheng YC, Chang FM. Successful pregnancy by transmyometrial and transtubal embryo transfer after IVF in a patient with congenital cervical atresia who underwent uterovaginal canalization during Caesarean section: case report. *Hum Reprod* 2001;16:268–71.
137. Abusheikha N, Lass A, Akagbosu F, Brinsden P. How useful is cervical dilatation in patients with cervical stenosis who are participating in an in vitro fertilization-embryo transfer program? *The Bourn Hall experience. Fertil Steril* 1999;72:610–12.
138. Prapas N, Prapas Y, Panagiotidis Y, Prapa S, Vanderzwalmen P, Makedos G. Cervical dilatation has a positive impact on the outcome of IVF in randomly assigned cases having two previous difficult embryo transfers. *Hum Reprod* 2004;19:1791–5.
139. Groutz A, Lessing JB, Wolf Y, Yovel I, Azem F, Amit A. Cervical dilatation during ovum pick-up in patients with cervical stenosis: effect on pregnancy outcome in an in vitro fertilization-embryo transfer program. *Fertil Steril* 1997;67:909–11.
140. Noyes N, Licciardi F, Grifo J, Krey L, Berkeley A. In vitro fertilization outcome relative to embryo transfer difficulty: a novel approach to the forbidding cervix. *Fertil Steril* 1999;72:261–5.
141. Pabuccu R, Ceyhan ST, Onalan G, Goktolga U, Ercan CM, Selam B. Successful treatment of cervical stenosis with hysteroscopic canalization before embryo transfer in patients undergoing IVF: a case series. *J Minim Invasive Gynecol* 2005;12:436–8.
142. Glatstein IZ, Pang SC, McShane PM. Successful pregnancies with the use of laminaria tents before embryo transfer for refractory cervical stenosis. *Fertil Steril* 1997;67:1172–4.
143. Serhal P, Ranieri DM, Khadum I, Wakim RA. Cervical dilatation with hygroscopic rods prior to ovarian stimulation facilitates embryo transfer. *Hum Reprod* 2003;18:2618–20.
144. El Danasouri I, Milki A. A new cervical introducer for embryo transfer with soft open-end catheters. *Fertil Steril* 1992;57:939–41.
145. Patton PE, Stoelk EM. Difficult embryo transfer managed with a coaxial catheter system. *Fertil Steril* 1993;60:182–3.
146. Sallam HN. Embryo transfer: factors involved in optimizing the success. *Curr Opin Obstet Gynecol* 2005;17:289–98.

第 55 章

单胚胎移植

Jan Gerris, Petra De Sutter

引言

大家总是默认,假设患者接受一个在身体和感情上都很耗心力而且在很多情况下还很耗钱的治疗,若想取得合理的治疗成功率,则医源性双胞胎和多胎妊娠(HOMP)是必须要付出的代价(Rizk 等,1989)。尽管很多双胞胎都健康地分娩出来,而且新生儿药物方面的进展也降低了多胎妊娠中早产儿的死亡率和发病率,但是(严重)病变的绝对数量仍有显著增加。Tan 等也指出,多胎妊娠、分娩和新生儿护理方面的平均费用也可能增加(Rizk 等,1991;Tan 等,1992;Hidlebaugh 等,1997;Wølner-Hanssen 和 Rydhstroem,1998;De Sutter 等,2002;Ericson 等,2002;Garceau 等,2002;Ellison 和 Hall,2003),而且轻微或严重残废的儿童需要终身护理。

比较母亲方面的风险、胎儿/新生儿方面的风险以及其并发症,我们发现多胎妊娠(MP)导致了一些记录完好的病变现象,这在文献中可以广泛查阅到(Dhont 等,1997,1999;Pons 等,1998a,b;Senat 等,1998;Bergh 等,1999;Koudstaal 等,2000a,b;Wennerholm 和 Bergh 2000,2004a,b;Rydhstroem 和 Heraib 2001;Klemetti 等,2002;Lynch 等,2002;Strömberg 等,2002;Wang 等,2002;Helmerhorst 等,2004)。除了医疗上的考虑,目前也存在哲学上的激烈争论,这种争论认为孩子在出生之初就应该有健康的身体,而这种责任应该由所有参与 IVF/ICSI 的人员承担(Pennings,2000;ESHRE Task Force on Ethics and Law,2003)。最近,来自世界各地的研究者表达了他们对单胚胎移植(SET)的看法和肯定,这表明医源性双胞胎和 HOMP 问题已经得到了世界范围上的认识。

关于 SET 的临床资料

比较不育治疗结果的已发表的随机试验

已经发表了 5 个真正回溯性随机试验,有 4 个欧洲研究和 1 个美国研究。在 4 个欧洲研究中,有 2 个使用 3 天装置(Gerris 等,1999;Martikainen 等,2001),另外 2 个则使用 2 天装置(Thurin 等,2004;van Montfoort 等,2006)。美国研究使用单胚囊移植(Gardner 等,2004)(表 55.1)。但是,对这些试验作可靠性的元分析是不完全恰当的。这 5 个试验都是随机设计的,但是它们比较的是不同的方面。在我们自己的研究中,有些患者接受一个最优质胚胎,有些患者则接受两个最优质胚胎,胚胎数量是随机分配的。最优质的胚胎严格设定为分裂率超过 20%、受精后第 2 天有 4 个或 5 个分裂球、受精后第 3 天有≥7 个分裂球、分裂球内没有多核化的胚胎。据显示,最优质胚胎的持续着床率约为 40%(Van Royen 等,1999)。该研究的目的是,当将着床可能性相似而且均较高的 1 个或 2 个胚胎移植到同一组理想型患者(小于 34 岁,第一次 IVF/ICSI 循环)体内后,找出患者妊娠率之间的差异。在四中心马蒂凯宁研究中,研究者以不同治疗等级中的患者为研究对象,并使用胚胎选择的传统标准,其研究目的是证明单胚胎移植和双胚胎移植能够产生相似结果。研究发现,SET 后妊娠率为 32.4%,双胚胎移植(DET)后妊娠率为 47.1%,由此可得出结论:SET 和 DET 后的妊娠率之间没有显著差异。这一结论虽然是统计上有效的,但却不能使人信服,这是因为 SET 和 DET 后妊娠率之间的差异也是相当可观的(34% *vs* 47%)。Thrin 研究是一个十一中心马蒂凯宁研究,研究对象为处于第一个或第一个治疗循环中的 36 岁以下的女性患者。在没有出现怀孕现象的情况下,有些患者要接受一个非常新鲜的胚胎和一个冷冻/解冻的胚胎(1+1),另一些患者要接受两个新鲜的胚胎(2)。胚胎是以分裂率、分裂球数量和多核化为基础来选择的。研究结果显示,与 2 胚胎移植(43/5%)相比,1+1 胚胎移植策略的持续妊娠率(39.7%)并没有显著降低。然而,SET 后的新鲜妊娠率为 91/330 = 27.6%,DET 后的新鲜妊娠率为 142/330 = 43%(*OR* = 1.56;95% *CI* = 1.26 ~ 1.93)。Gardner 研究在一个经由挑选的良好预测的群组中,比较了移植一个 5 天胚胎和移植两个 5 天胚胎这两种做法。van Montfoort 最近实施了一项研究,在未经挑选的患者中比较 eSET 和 DET。SET 组没有出现双胞胎结果,但 DET 后的妊娠率(40.3%)是 SET 后妊娠率(20.4%)的两倍(van Montfoort 等,2006)。

表 55.1 比较 SET 和 DET 的随机研究和群组研究(Martikainen 2001 研究和 Thurin 2004 研究的数据资料,显示新鲜妊娠率和冷冻增大的妊娠率)

随机研究					
作者,年份	**循环次数**	**妊娠率 SET(%)**	**双胎率(%)**	**妊娠率 DET(%)**	**双胎率(%)**
Gerris 等,1999	53	10/26(38.5%)	1/10	20/27(74)	6/20(30.0)
Martikainen 等,2001	144	24/74(32.4)	1/24	33/70(47.1)	6/33(18.2)
Gardner 等,2004	48	14/23(60.9)	0/14	19/25(76)	9/19(47.4)
Thurin 等,2004	661+冷冻	91/330(27.6) 131/330(39.7)	1/91 1/131	144/331(43.5)	52/144(36.1)
van Montfoort 等,2006	308	51/154(33.0)	0/51	73/154(47.4)	13/73(17.8)
总计	906	190/607(31.3)	3/190(1.58)	289/607(47.6)	86/289(29.8)
群组研究					
作者,年份	**循环次数**	**妊娠率 SET(%)**	**双胎率(%)**	**妊娠率 DET(%)**	**双胎+HOMPs(%)**
Gerris 等,2002	1152	105/299(35.1)	1/124	309/853(36.2)	105+5/309(35.6)
De Sutter 等,2003	2898	163/579(28.2)	1/163	734/2319(31.7)	219+4/734(30.4)
Tiitinen 等,2003	1494	162/470(34.5)	2/162	376/1024(36.7)	113/376(30.1)
Catt 等,2003	385	49/111(44.1)	1/49	161/274(58.8)	71/161(44.1)
Gerris 等,2004	367	83/206(40.3)	0	65/161(40.4)	20/65(30.8)
Martikainen 等,2004	1111	107/308(34.7) 187/308(60.7)	1/107	255/803(31.8)	n. a.
总计	7407	669/1973(33.9)	6/591(1.0)	1900/5434(35.0)	537/1645(32.6)

综合以上研究可知:4 个研究中的 SET 后平均新鲜妊娠率为 31.3%,其中出现双胞胎的几率为 1.58%;DET 后的平均妊娠率为 47.6%,其中出现双胞胎的几率为 29.8%。一个正式的 Cochrane 元分析也得到了相似的结论(Pandian 等,2005)。

描述 SET 和 DET 后不育治疗结果的已发表群组研究

有 6 个群组研究比较了单胚胎移植和双胚胎移植,共进行了 7407 次循环。总结这 7407 次循环的结果,并将其列于表 55.1 中。SET 后的平均妊娠率为 33.9%,其中双胞胎率为 1.0%;DET 后的平均妊娠率为 35.0%,其中多胎妊娠率为 32.6%。在绝大部分研究中,SET 都是可选择性的,也就是说,当一组胚胎中有一个高质量胚胎时,才选择执行 SET。总之,这些数据显示,选择性的 SET 产生的妊娠率与不加选择的双胚胎移植相同。这是因为,移植两个高质量胚胎后的高成功率会被移植两个低质量胚胎后的低成功率削弱。因此,最佳胚胎选择以及高质量胚胎有效定义的重要性是显而易见的。

最近,一些前瞻性非随机研究发表了非常有用的结果,研究者挑选出有良好预后的患者,并对他们实施单胚胎移植。

见解性论文

最近,一些研究者支持 SET 的应用,而另一些研究者则批评其应用。在一篇名为"一次一个人"的论文中,作者回顾了2004年美国生殖医学会年会上学者们所做报告的摘要,并证明预后良好的患者应该选择接受SET(Flisser和Licciardi,2006)。其他作者强调了对患者及职员提供咨询和教育服务的重要性(Wang等,2006)。与之相反,有些人则争论说,根据美国相关指导方针,eSET仅对一小部分IVF患者来说是恰当的移植选择。他们认为不加选择的SET是不切实际的,应该重新考虑之(Gleicher和Barad,2006)。

反对SET的争论绝大部分都具有非医学特性,但也是很容易理解的。一些评论则给出了公正的论证,以最优化而不是最大化IVF的结果(Bergh,2005;Gerris,2005;El-Toukhy等,2006)。

对已发表结果的公正评价

这些资料阐明了两点关于SET的首要重要性因素。首先,在减少IVF/ICSI后的双胞胎率方面,冷冻保存是一个非常重要的工具。第二,与移植最佳胚胎相比,移植"两个最佳"胚胎能产生更多的妊娠结果。说SET与DET相同是没有意义的。比较随机研究和群组研究的SET后结果以及DET后结果,我们很清晰地得到以上结论。在随机研究中,DET后结果与SET后结果之间有明显差异(DET:216/453 *vs* SET:139/453;*OR*=1.55;99% *CI*=1.24~1.94)。

Van Montfoort等在最近一项荷兰研究中(2006)也阐明了相同看法。阅读该研究可知,研究者们并不支持在全部循环中均使用SET,而是明确告诫医生切勿过度使用SET,因其可能会损害患者的利益。我们总是支持明智使用SET,并对SET的可能性和限制持公正看法。

选择性SET的优点为,选择性SET与最佳胚胎选择紧密联系在一起,并且只有在可以获得假定高质量的胚胎的情况下才使用选择性SET。我们以我们自己的方式定义了选择性SET(Van Royen等,1999),其他研究者则以别的方式。它可以应用于较小比例或较大比例的患者群体。不能忽略这一要点:对于接受最优化胚胎选择的患者来说,最优化胚胎选择可以在两个相反方向上使用。其一,可以使用最优化胚胎选择在大比例患者身上实施SET。对于有正常生育能力的夫妇来说,这可使得整体妊娠率接近自然怀孕率(约为30%),但会大大降低双胞胎率。其二,可以使用最优化胚胎选择在相同患者群组中实施最优化双胚胎移植,这可以将整体妊娠率很好地提高到30%以上,但是双胞胎率也会升高。有些医疗中心比较看重妊娠率,因而SET是一种退步的做法;而另一些医疗中心则首先关注安全性,SET则是一种进步的做法。这种区别是可以理解的。对于很多医疗中心来说,从妊娠率和安全性两方面考虑,SET更应该是一种进步的做法。具体决定还需要进一步的判断和权衡。

一般来说,随机化是取得临床研究目的的一种极有用的方法,它可使混杂变量在研究分支上的分配相似。随机化是阐明某种特殊疗法在某类患者群体中的效能的一种极好的工具,某类患者群体是指遵守指定选择标准进行选择的群体。然而,在一个临床IVF/ICSI程序(该程序不可能是无限随机试验)中,研究者需要清晰的标准来在现实情况下移植一个或两个胚胎,并使用一个有效的选择方法。

在随机试验中,SET和DET之间的差异是无法预期的;只能较清晰地知道差异的程度(DET后妊娠率增大50%)。在现实群组研究中,SET和DET之间不存在任何差异。这是因为SET意味着选择性移植一个细致挑选出的胚胎,该胚胎还具有可预测的着床可能性;而DET则意味着混合移植两个胚胎,这两个胚胎可能有高的、中等的或较弱的着床可能性。这些试验可以用来确立一个平衡点,在这个平衡点时能够达到一个平均的生理妊娠率,同时也伴随着可接受的低双胞胎率(<10%)。此外,当在显现SET循环中添加一个冷冻保存循环时,随机试验中所发现的显著差异会消失(Thurin等,2004)。

总之,综合考虑这些研究以及其他研究的数据资料,我们所能得到的唯一合理的解释是:在合适的患者身上,使用合适的胚胎来实施SET。

关于eSET的欧洲经验

2003年7月1日,比利时创立了一种关于6次IVF/ICSI循环的补偿体系,该体系建立在比利时团队的临床经验之上。受益者是享有比利时健康保险保护而且小于45周岁的患者。对于每一次卵母细胞的提取,医院在中心账户上收到大约1200欧元,这是由生殖医药中心记账的。这笔钱可以支付卵母细胞和精子的收集方面的费用,包括MESA/TESE、获得每一个卵母细胞所需要的新鲜和冷冻/解冻移植方面的实验室费用以及相关的登记费用。医疗费(专家会诊、超声波检查法、提取卵母细胞以及胚胎移植）和药费是由第三方补偿标准体系通过健康保险公司来支付的。问题的中心是，（主要是新生儿）双胞胎率的减少和三胞胎现象的消失可以节省一部分资金，这部分资金又用来支付 6 次循环所需的费用，因而任何需要 6 次循环治疗的患者均可接受该治疗，同时也确保了治疗结果的质量（Ombelet 等，2005）。另外，所有的循环都强制要求联机注册。

整个应用的关键是要审慎使用 SET。待移植的胚胎的最大数量是可以控制的，随女性年龄和试验等级而定。对于小于 36 岁的女性来说，在第一循环中任意接受一个胚胎，而且对该胚胎不进行形态评估。在较老的女性或者在随后的循环中，待移植胚胎的数量不能超过两个，除非该患者超过 39 岁。对于 39 岁以上的女性患者，待移植胚胎的数量没有指定最大值。

表 55.2 给出了由比利时人工生育登记处（BELRAP）提供的、补偿规章实施后第一年时的资料。SET 循环数剧烈上升，双胎率则大幅度降低。某一特定中心移植胚胎数量、多胎妊娠以及孩子出生率的演变见图 55.1 和图 55.2，而整个比利时国家在更长时期中的演变见图 55.3 和图 55.4。

表 55.2　来自 BELRAP 的结果，显示比利时实施补偿规章一整年后的结果（2003 年 7 月—2004 年 6 月）

等　级	<36 岁				36～40 岁			
	1	2	3～6	7	1	2	3～6	7
循环次数	5728	2033	732	183	1497	594	278	92
移植次数	5384	1921	691	170	1371	546	259	87
		(94%)				(93%)		
移植胚胎的数量								
1	4918	807	98	71	344	135	55	13
2	426	1103	581	82	968	382	114	58
3	28	7	12	14	50	28	86	13
添加+hCG 的循环次数								
	1880	697	213	74	419	135	66	34
% 每一循环	33	34	29	40	28	23	24	37
% 每一 ET	35	36	31	43	31	25	26	39

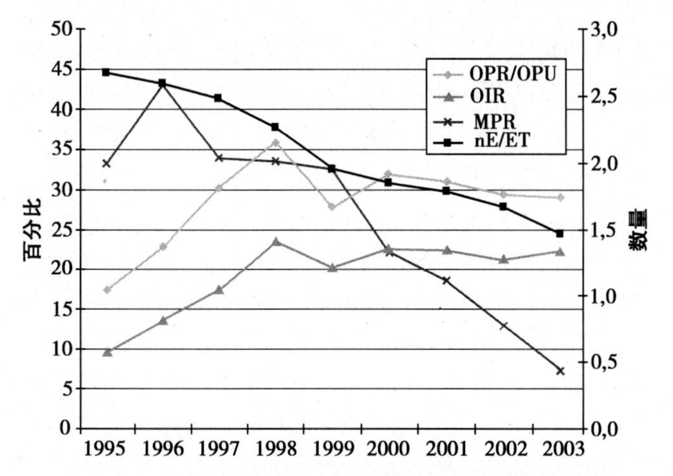

图 55.1　1995—2003 年间，在比利时安特卫普省的一个 IVF 中心中，每提取一个卵母细胞对应的整体妊娠率（OPR/OPU）、持续着床率（OIR）、多胎妊娠率（MPR）以及移植胚胎的平均数量（eE/ET）的演变

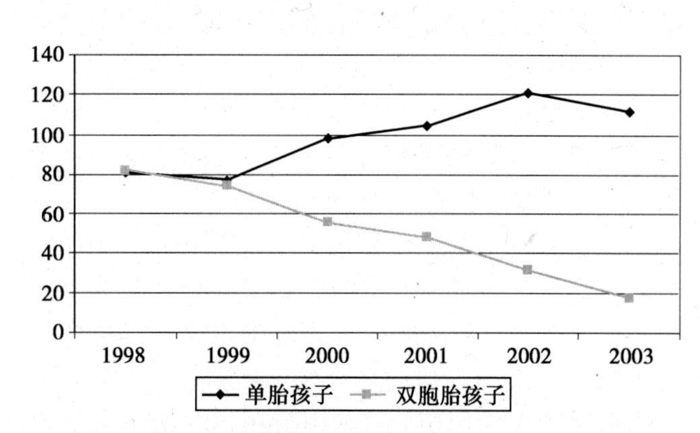

图 55.2　1998—2003 年间，在比利时安特卫普省 Middelheim 医院的生殖医药中心，单胎孩子的数量或者成为双胞胎的一部分的孩子数量的演变

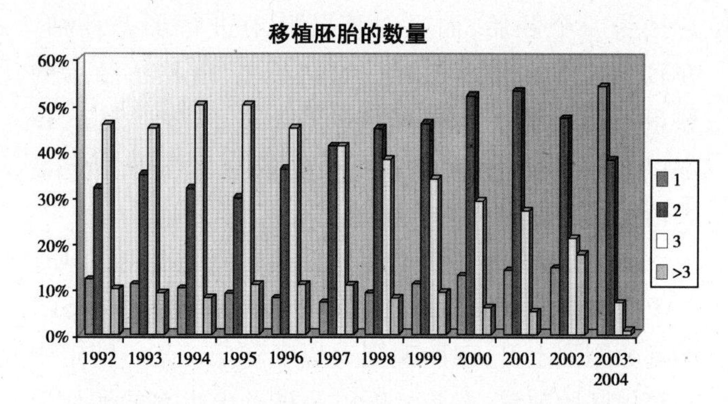

图 55.3 1992—2004 年间，在比利时，移植胚胎数量的演变

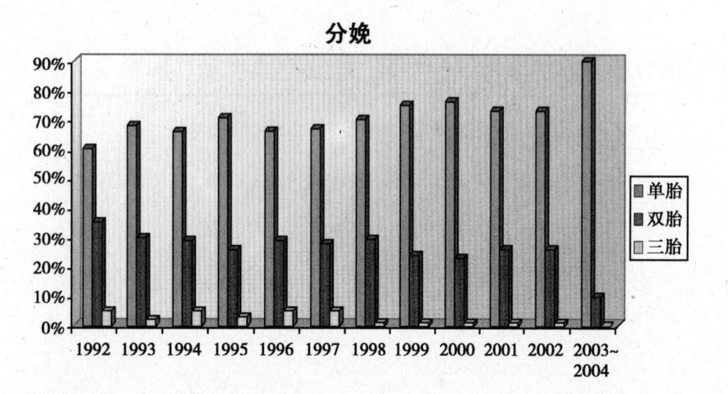

图 55.4 1992—2004 年间，在比利时，单胎、双胎及三胎分娩的数量的演变

在芬兰，从几年前开始就已经广泛应用 SET。从国家水平上来看，IVF/ICSI 双胞胎的发生率已经大大降低；甚至总的国家出生登记处的数据也显示双胞胎比率在降低（Vilska 和 Tiitinen，2004）。据显示，SET 已经与冷冻保存技术成功结合起来（Tiitinen 等，2001），在卵母细胞捐赠中也非常成功（Söderström-Anttila 等 2003）。

先前提及的一项北欧诸国前瞻性随机试验（Thurin 等，2004）是在 5 个瑞典中心、2 个挪威中心和 4 个丹麦中心实施的，这项试验使得 SET 现在已被这些国家的医疗中心广泛接受。在瑞典，SET 应用似乎与健康和福利国家委员会的规章制度相和谐的。该规章制度规定，除了特殊情况外，一对夫妇只能移植一个胚胎。这条规定看上去界定很模糊。

在德国，胚胎保护法中规定，不能有超过 3 个卵母细胞培养至双原核（2PN）阶段，而且任何胚胎都不能进行冷冻。这迫使胚胎学家必须在 2PN 阶段选择待移植的胚胎，这一阶段的胚胎不仅未达最大标准，而且也会阻碍 SET 的应用。这是因为在 2PN 阶段挑选出的胚胎的平均着床率要低于早期卵裂胚胎或胚囊。瑞士和奥地利也有相似的规定。

在意大利，目前的情况甚至更具限制性。意大利的相关机构规定，不能有超过 3 个卵母细胞接受授精，授精后的全部胚胎都必须进行移植。尊重人类生命、保护家族及其后代这些伦理问题具有相当可悲的影响，它们用一个法规给这些女性增加了负担，而该法规并没有反映生物医学上的真实（Robertson 等，2004）。

在荷兰，讨论 SET 的临床或健康经济学方面的文献逐渐增多，这显示荷兰的 IVF 中心支持 SET 的价值（Lukassen 等，2004；van Montfoort 等，2004；2006）。

在英国，目前有法律法规限定待移植胚胎的数量最多为两个，特殊情况除外。英国人类受精和胚胎学当局说，他们希望逐渐采纳 SET，而且目前已经建立了一个 SET 工作组来研究如何以及何时实施 SET。英国研究者近期发表的一些论文支持引入 SET（El-Toukhy 等，2006；Ledger 等，2006）。

到目前为止，南欧国家（法国、西班牙、葡萄牙、希腊）还没有提供关于大量使用 SET 的清晰证据，也没有法规规定待移植胚胎的数量没有最大值。

指示和例外：哪些人使用 SET？

采用选择性 SET 的基本前提很简单。在预后良好的患者组（例如，在小于 38 岁的女性体内执行第一循环和第二循环）中，该程序必须有一个较高的基线持续妊娠率和一个有说服力的高 MPR。同时，也必须有一个高效的冷冻保存方案。

我们应该对强制性 SET、医学 SET 和选择性 SET 加以区别。显然，如果只有一个胚胎可用于移植，SET 就是强制性的（cSET）。因为在绝大部分病例中，唯一可用的胚胎的质量较差，所以我们从已发表的 cSET 试验中可看出其平均着床率较低（表 55.3）（Giorgetti 等，1995；Vilska 等，1999；Gerris 等，2001，2002；De Sutter 等，2003a；Tiitinen 等，2003）。这些 cSET 试验的结果不好，这是因为这些循环的绝大部分都是在预后较弱的患者（弱应答者、年长女性以及内在受精障碍）身上实施的。

与整体群体相比，有些女性的多胎妊娠的风险增强。子宫的先天异常、较差的分娩史、以前流产过双胞胎、以前出现过严重的早产现象（单胎）、宫颈输卵管峡部不足、严重的全身性疾病（例如胰岛素依赖型糖尿病）以及接受者明确表示拒绝双胎妊娠，这些情况一起构成了反对双胚胎移植的绝对禁忌。

根据定义，选择性 SET 指可从两个或更多个适宜移植的胚胎中选择其一来进行移植，选择的目的是只移植一个胚胎。

表 55.3　强制性 SET 的已发表的结果

作者,年份	强制性 SET 的数量	着床数量	IR(%)	婴儿安全出生的数量	LBR(%)
Giorgetti 等,1995	858	88	10.3	62	7.2
Vilska 等,1999	94	19	20.2	15	16.0
Gerris 等,2002	86	26	30.2	19	22.1
Tiitinen 等,2003	205	39	19.0	31	15.1
De Sutter 等,2003	211	21	10.0	19	9.0
总计	1454	193	13.3	146	10.1

IR:着床率;LBR:婴儿安全出生率

因此,必须规定和确证胚胎的合格标准,以最优化胚胎选择。在一个前瞻性试验设置中实施胚胎移植,记录每一个胚胎的结果,并使用一个或一套标准来进行胚胎的最优化选择。其中,胚胎移植方法最好仅采用 SET,这样便可以进行一对一的观察。

目前,在所有循环中只移植一个胚胎的理论可能性可以丢弃。因此,当前的挑战是要界定应该接受一个胚胎的患者子群。以前的一些回顾性研究检查哪个临床因素与妊娠率可能性或 MP 有关(Staessen 等,1992;Roseboom 等,1995;Svendsen 等,1996;Templeton 和 Morris 1996;Commenges-Ducos 等,1998;Minaretzis 等,1998;Hsu 等,1999;Shapiro 等,2000,2001)。这些研究是建立于移植两个或多个胚胎的基础之上的。研究者发现,与之相关的绝大部分因素(年龄是最重要的因素)实际上是患者自身,这与内在胚胎着床可能性(例如,卵母细胞的数量、正常受精的 2PN 受精卵的数量、外型良好的胚胎、所需 FSH 的低剂量,以及良好的卵巢应答)相关。因而,与患者因素相比,研究者更强调胚胎因素的突出影响。

其他研究者也使用理论数学预测模型解决了问题(Martin 和 Welch 1998;Tri-marchi 2001;Hunault 等,2002),或者推荐使用双胚胎移植(Staessen 等,1993;Vauthier-Brouzes 等,1994;Tasdemir 等,1995;Roest 等,1997;Templeton 和 Morris 1998;Milki 等,1999;Dean 等,2000;Ozturk 等,2001)。

有一个研究试图找出最适用于 SET 的患者,研究者对双胚胎移植的超过 2000 例 IVF/ICSI 循环进行了多变量分析。研究发现,最适用于 SET 的患者是小于 35~37 岁的女性,处于第一或第二个治疗循环,至少接受两个胚胎,并且没出现输卵管病变(IVF 的一种指示)(Strandell 等 2000)。

据我们看来,对于在第一个 IVF/ICSI 循环中获得非持续妊娠的女性来说,医生们应该积极劝告这类特殊人群采纳 SET。因为心理原因,在第二个循环中,这类患者通常要求使用两个胚胎。尽管有证据显示这类患者是预后极好的患者,说服他们接受 SET 可能是有难度的(Croucher 等,1998;Bates 和 Ginsburg 2002)。

即使将 SET 当做 IVF/ICSI 的标准策略,也总是会存在一些特殊的患者子群。对于这类患者子群来说,基于明智的医疗考虑,移植超过一个胚胎是可以作为例外而接受的。

患者费用并不是一个医疗例外。但是在很多国家中,IVF/ICSI 的高费用使得患者拒绝使用 SET,这是可以理解的,尽管采用 SET 后患者的健康经济利益并没有改变。

一个现实例外是女性年龄。在一些国家,SET 在不满 38 岁甚至 40 岁的女性身上实施。对于超过该年龄的患者来说,实施多于一个胚胎的移植更公平一些。还需要进行进一步的临床研究,以阐明这个年龄组中的最佳移植运算法则是什么。非整倍性筛选的潜在益处可能也在于此。

在非梗阻性无精子症患者中,通过 TESE 获得并用于 ICSI 的精子提取率有时候非常低,以至于只能实施一个或两个治疗试验。在这种不利情况下,应该克服一切困难提取到多个胚胎,这样才可能保证移植多个胚胎。在只能获得极少量的精子的情况下,例如,化学疗法之前进行冷冻或某一特定捐精者的“断货”,患者可以被当做例外来处理,即可以采用多胚胎移植。

有些患者因为遗传疾病而需接受胚胎植入前诊断。经过一个技术复杂且昂贵的长期治疗后,患者只有一个或两个未受影响的胚胎是可用的。对于这类患者来说,将胚胎数量限定为一个可能是相对禁忌的做法。当然,在咨询服务期间,应该将这一做法与 MP 的可能性放在一起权衡考虑。

另一个例子是卵母细胞捐赠。在一些国家中,卵母细胞的可得性远远低于需求性。另外，由于实际安排，来自同一个捐赠者的卵母细胞会被多个接受者共用。因而，移植多个胚胎与冷冻保存之间可能会出现一个两难推论。然而，据一个芬兰的研究组报告，在一个卵母细胞捐赠方案中，SET 有出色的结果（Söderström-Anttila 等，2003）。

SET 和胚胎选择

关于实施 SET 时是否应该附加一些最优化选择待移植胚胎的策略这个问题，观点是不一的。如果胚胎选择的规格太过严格，具有高着床可能性的胚胎的界定也很严格，或者被提议的技术太复杂或太昂贵，那么 SET 循环的数量仍然会较低，对双胞胎率的影响也很有限。在另一方面，如果仅移植一个胚胎，而且没有使用严格的筛选标准，妊娠率也可能降到接受范围以下。

若要确定某一特定胚胎的能力，记录性的持续着床率是金标准。已发表资料显示，持续着床率是一个逐步变化的生物学变量，从 0%（最差胚胎）变到 60%（最佳胚胎）。可以将胚胎分别标记为"最优质胚胎"、"高着床率胚胎"或者"假定高能力胚胎"，这种标记方法在临床上仍然是有效的（当与患者沟通时），但从本质上讲，也将这种逐步变化的着床可能性过分简化了。表 55.4 中有详细阐释（Van Royen 等，2001），表中用确定已知的结果显示了观察到的胚胎着床率。据以前的研究显示，含多核分裂球的胚胎有非常低的着床率，约为 5%（Pickering 等，1995；Kligman 等 1996；Jackson 等，1998；Palmstierna 等，1998；Pelinck 等，1998；Van Royen 等，2003）。

表 55.4 没观察到多核化现象的胚胎的着床率，用第 2 天（44～46 小时）、第 3 天（66～69 小时）分裂球的数量以及分裂率（1：<10%；2：<20%）来评估着床率（每一组中≥10 个胚胎；只展示着床率观察值≥20%的胚胎）

分裂	第 2 天的细胞	第 3 天的细胞	100% 着床	0% +100% 着床	着床率（%）
1	4	8	187	429	43.6
1	4	9	12	30	40.0
2	4	9	8	20	40.0
2	4	8	50	129	38.8
1	5	9	13	38	34.2
1	5	8	10	31	32.3
1	2	7	4	13	30.8
1	2	8	6	20	30.0
2	5	10	3	11	27.3
1	6	10	3	11	27.3
2	5	9	10	38	26.3
1	5	10	5	19	26.3
2	5	8	5	20	25.0
1	2	6	3	13	23.1
1	4	7	19	83	22.9
2	4	7	10	45	22.2
2	5	7	4	20	20.0
1	3	5	2	10	20.0

经研究得出的形态和功能特点包含如下方面：卵母细胞的形态学；卵母细胞中的 ATP 含量和线粒体分布；原核体破裂；原核体在受精卵核内的数量和分布对称性；第 2 天胚胎的第一次卵裂早期（受精后 25～27 小时）和晚期；早期卵裂胚胎中分裂球的数量和对称性、分裂率和多核化的出现或消失；处于压缩过程中的分裂球的数量；第 4 天桑葚胚中压缩过程的形态学和第 5 天或第 6 天胚胎的胚囊形态学。也研究了诸如丙酮酸盐和葡萄糖代谢或氨基酸更新之类的动力特性，但不是在当前临床背景中研究的。

形态学本身并不能揭示某一特定胚胎能否着床，因为我们看到的是统计学关联，而不是一个单独的测量,而且形态学本身也不能揭示胚胎中所包含的全部信息。

很多研究试图将特定形态学特点与着床可能性联系起来,在这些研究中,待移植胚胎的选择标准并非建立在已研究出来的标准之上,而是以传统的第 2 天和(或)第 3 天观察为基础。一些研究是临床的,随机比较或者群组研究,并且明确陈述了胚胎选择技术。其他研究是回顾性分析,寻找 PR 和 IR 与特定已记录的、用作选择方法或未用作选择方法的胚胎特性之间的相关性。一些研究关注整体的 IVF/ICSI 群体,另一些则仅关注预后极好的患者。因此,比较研究是有缺陷的,也很难得出结论。似乎存在多种有效的选择方法。当提到 SET 时,目前还无法确定哪种方法是最佳的胚胎选择方法。

关注第一次卵裂早期的研究认为第一次卵裂早期是一个良好指示物,它可以从具有低着床可能性的胚胎中识别出具有高能力的胚胎。但是,除了其中有一个研究清晰表述说实际选择操作以第 2 天形态学为基础(Salumets 等,2003)外,其他研究报告的平均 IR 在 14% ~28% 之间变化。有些研究以第 2 天或第 3 天特性为常规选择基础,它们的 IR 在 27% ~48% 之间变化,平均 IR 为约 35%。相比之下,前者的 IR 较低。在使用第 5 天胚胎用来移植的研究中,报告了另一种 IR 范围(60%)。第 5 天胚胎移植通常是在高度选择性的患者中实施(Gardner 等,2004;Criniti 等,2005;Stillman 等,2005)。当将第 5 天胚胎用作一种常规选择阶段时,第 5 天胚胎的 IR 看上去也平均约为 35%。如果可能的话,将一些高质量的第 3 天胚胎培养至胚囊,可以增强选择能力,从而增加移植最佳可用胚胎的可能性。但是,这种做法只能限定在某一类患者子群身上:在第 3 天时至少有 4 个质量良好的胚胎(Papanikolaou 等,2005)。

任何单一静态观察研究都不能给出胚胎形态学中所包含的全部信息。以下做法才更加符合逻辑:联合使用多种不同的观察研究,尤其是那些反映着床可能性的不同方面的观察研究。例如,分裂球对称性和多核化都可能与非整数倍有关联(Hardarson 等,2001)。从预防 MP(包括双胞胎)的观点来看,我们认为关于最佳移植时期的讨论在很大程度上仍然是纯理论的。着手实施 SET 比等待可以证明何种选择技术更好的最终证据更为重要,因为问题一直都会存在:更适用于谁?更适用于普通患者还是特定患者子群?

尽管一些中心宣称其进行单胚囊移植后取得了出色结果(Gardner 等,2004;Criniti 等,2005;Stillman 等,2005),其他中心则发现胚囊之于卵裂期胚胎移植的优点并不是对全部患者群体都适用(Coskun 等,2000;Kolibianakis 和 Devroey,2002;Rienzi 等,2002;Bungum 等,2003;Blake 等,2004;Kolibianakis 等,2004;Utsunomiya 等,2004)。

总之,采用 SET 会迫使胚胎学家去最优化他们的胚胎选择程序。关于卵裂期选择,尚有很多地方需要改进;在某些环境下,胚囊培养可能会促使患者接受单胚胎移植。

关于胚胎植入前的非整数倍筛查是否优于形态学特性(联合)这个问题,仍未经证实。有限的可用证据表明,胚胎植入前的遗传诊断主要是用来预防流产,同时在 PGD 之后,可能会再次出现大约 35% 的"界限"(Obasaju 等,2001)。

应该强调以下说法:若想获得较高的持续妊娠率,除了胚胎能力之外的其他因素在 IVF/ICSI 治疗链中起作用,如卵巢刺激、卵母细胞提取和胚胎移植时的最优实验室条件、移植技术以及子宫内膜感受性。

冷冻保存的作用

SET 的一种益处就是增加了可用来冷冻保存的胚胎的数量(De Neubourg 等,2003)。SET 后胚胎的最优化冷冻保存也是减少多胎妊娠的策略的一部分(Jones 等,1995,1997a,b;Gerris 等,2003)。它增加了每提取到一个卵母细胞所对应的累积妊娠率,并理想地允许"渴望"双胎妊娠的患者获得他们"延时的"双胞胎。

有一个芬兰研究包含 127 名芬兰患者,患者接受一个新鲜 SET,结果有 49 名患者(38.6%)怀孕了,有 34 名患者(26.8%)成功分娩;那些没有持续妊娠的患者共接受移植了 129 个冷冻胚胎,导致另外 32 例妊娠和 32 例分娩现象。每个患者的妊娠率增加到 62.4%,分娩率增加到 52.8%(Tiitinen 等,2001,2003)。

在一个瑞典研究中,一次新鲜胚胎循环失败后,移植一个冷冻/解冻胚胎可以增加累积妊娠率(39.5%),使其与移植两个胚胎后的妊娠率(43.5%)大致相同(Thurin 等,2004)。

在一个丹麦研究中(van Montfoort 等,2004),SET 患者中的累积持续妊娠率从 24% 增长到 34%,DET 之后的累积持续妊娠率从 34% 增长到 38%,这使得 SET 和 DET 之间的差异丧失了显著性。

一个澳大利亚研究组使用一个胚囊或两个胚囊(妊娠率分别为 44% 和 59%)进行了一次新鲜移植,然后执行最多两个胚胎的一次冷冻/解冻循环。结果,

SET组中每个患者的妊娠率增长到74%，DET组中每个患者的妊娠率增长到70%（Catt等，2003）。新鲜SET对应的双胎率为2%，新鲜DET的双胎率为44%，冷冻增大后的双胎率则对应为5%和28%。近期的一个小型日本研究（Uchiyama等，2004）涵盖了66名患者，患者在66个新鲜SET循环后获得44.9%的新鲜妊娠率。29名患者随后接受了一个冷冻/解冻胚囊移植，从而获得72.4%的冷冻增大的妊娠率。在该研究中，胚胎是通过玻璃化来进行冷冻保存的。

对于每一个应用SET的IVF/ICSI程序来说，进一步发展冷冻技术以及增加冷冻/解冻循环的应用正成为程序的主要部分。

eSET：不仅双胎率减少，单胎结果也更好

据显示（Helmerhorst等，2004；Jackson等，2004），在一个标准双胚胎方案中，IVF/ICSI之后的单胎（而非双胎）结果要比自然怀孕生出的单胎或双胎差。

但是，这些研究在引入SET之前分析了妊娠结果。因此，这些患者组是非常混杂的，既包括年轻的预后良好的患者，例如在第一次治疗循环就怀上双胞胎的患者，另一方面也包括预后较弱的年长女性患者，在高等级试验中，她们在多胚胎移植之后怀上单胎。

最近，我们发现eSET之后的单胎比不上自发怀孕生出的单胎（De Neubourg等，2006）。

在另一个研究中，我们也发现，与不出现早期妊娠失血现象的妊娠相比，显示早期妊娠失血的持续IVF/ICSI妊娠有一个较次的分娩和新生儿结果（De Sutter等，2006a）；而且，移植胚胎数量与早期妊娠失血发生率之间几乎是一种线性关系。在辅助生殖技术（ART）妊娠中，早期妊娠出血现象很常见。如果早期妊娠出血不会最终导致自然流产，那么在单胎的ART中，早期妊娠出血会不会负面影响进一步的妊娠结果？该问题的答案以前尚未可知。我们从ART数据库（1993—2002）中获得了数据资料，该研究中共包括了1432例单胎持续妊娠现象。在早期妊娠出血和早期妊娠不出血的患者群中，比较以下测量结果：中期妊娠和晚期妊娠出血、早产收缩率、妊娠期、初生重、剖宫产术率、宫内发育迟缓（IUGR）、早产胎膜早破（P-PROM）、新生儿重症监护病房（NICU）住院以及围生期死亡率。我们发现，妊娠早期出血组中由双胎消减而引起的单胎妊娠（8.7%）要远远多于对照组（4.0%）。研究者发现妊娠早期出血发生率与移植胚胎数量之间有某种关联。妊娠早期出血导致妊娠中期（$OR=4.56$；95% $CI=2.76\sim7.56$）和妊娠晚期出血率（$OR=2.85$；95% $CI=1.42\sim5.73$）、P-PROM（$OR=2.44$；95% $CI=1.38\sim4.31$）、早产收缩率（$OR=2.27$；95% $CI=1.48\sim3.47$）以及NICU入住率（$OR=1.75$；95% $CI=1.21\sim2.54$）都增大。妊娠早期出血增加了早产（$OR=1.64$；95% $CI=1.05\sim2.55$）和严重早产（$OR=3.05$；95% $CI=1.12\sim8.31$）的风险。因此，我们认为ART之后，一个持续单胎妊娠中的早期妊娠出血会增加妊娠并发症的风险。妊娠早期出血与移植胚胎的数量之间的关联以及不利的妊娠结果都提供了可进一步支持SET的论证。

在另一个研究中，我们发现eSET后出生的单胎的初生重[（3324.6±509.7）g]要远远大于双胚胎移植后的初生重[（3204.3±617.5）g]（$P<0.01$）（De Sutter等，2006b）；SET后少于37周的单胎早产率为6.2%，而DET后则为10.4%（调整后比例为1.77；95% $CI=1.06\sim2.94$）；与DET（11.6%）相比，SET后的单胎低初生重（<2500g）发生率（4.2%）较低（调整后比=3.38；95% $CI=1.86\sim6.12$）。

这些观察结果符合以下事实：与先前猜测相比，实际的IVF后双胞胎消减事件更多（Pinborg等，2005），而且子宫内的着床竞争可能对妊娠的最终结果起作用。因此，eSET不仅可以预防已知并记录良好的双胎妊娠并发症，事实上也可以改善单胎妊娠的结果。

健康经济学考虑

尽管应用SET的主要原因是为了婴儿出生之初的健康，经济考虑也是很重要的。越来越多的ART儿童开始使用医院护理，这是MP导致的后果（Ericson等，2002）。据计算，IVF后的一个IVF单胎的预计成本是一个IVF双胎的3倍（Wølner-Hanssen等，1998）；一个美国研究组发现，一个双胎的成本是一个单胎的2倍，一个三胎的成本则是一个单胎的15倍（Hildebaugh等，1997）。其他研究者使用一个健康-经济学模型，并证实成功获得一个孩子所对应的SET和DET的成本是相等的。SET需要更多的循环，而且每一循环产生较少的孩子；而对于每一个孩子，DET则产生较高的分娩成本以及新生儿成本（De Sutter等，2002，2003b）。SET和DET的这些影响可以相互抵消。他们得出如下结论：SET是首选，因为绝大部分额外成本和护理仅从婴儿出生后才开始出现。

一个丹麦回顾性成本分析显示，与一个IVF单胎

妊娠相比,一个IVF双胎妊娠平均多花费10 000€(Lukassen等,2004)。一个现实回顾性比较研究在小于38岁的女性进行第一个IVF/ICSI循环时,比较了选择性SET和DET。研究者发现,一个高能力胚胎的选择性SET与双胚胎移植一样高效,但是执行选择性SET后每一孩子的成本仅仅约是DET的一半(Gerris等,2004)。在所有的研究中,与模型中一样,主要的成本动因是早产儿童所花费的较高的新生儿费用。

成本效用也强烈取决于女性配偶的年龄(Mol等,2000)。一个有关IVF成本的国际调查显示,不同国家的可达性和每一循环成本之间存在巨大差异(Collins,2002)。尽管在美国某些已完全覆盖保险的州,医疗中心里移植胚胎的数量仍然很高,但在美国,(部分)保险责任范围的存在对移植胚胎数量的影响已经逐渐减小(Jain等2002;Reynolds等,2003)。补偿措施可以激励患者的责任感,并作为一种力量来批驳急于求成的短浅考虑,还可将孩子的身体质量置于争论的中心。尽管补偿措施具有如此多的益处,它并不是事情的全部。

在比利时,据计算,预防半数MP所节省的费用足够支持一年内所有的IVF/ICSI循环(Ombelet等,2005)。这是比利时补偿体系的基础。尽管妊娠率、多胎妊娠率以及移植胚胎的数量已经发生了积极演变,仍然需要遵照健康经济学计算。该体系的关键点是循环的次数,循环次数起初急剧上升,但现在已经成功完成。

一个英国研究也发现,IVF后的多胎妊娠会对国家医疗保健体系(NHS)造成高的直接成本。实施强制性的"双胚胎移植"策略可以节省一些费用,然后使用这部分费来增加IVF治疗供应,这会加倍NHS-资助的IVF治疗的数量,而且并不花费任何额外成本。如果采用一个选择性"SET"策略,还可以进一步节省花费(Ledger等,2006)。

不同的国家正使用或考虑不同的IVF(部分)补偿体系。这很大程度上受到历史顾虑、社会中的基本选择以及政治议程的影响,所有这些因素看上去都对SET的引入有重大影响。

患者的看法:信息和咨询服务

未来若想实施安全的IVF/ICSI治疗,最重要的挑战之一便是为患者提供适当的咨询服务。对于某些事实,患者需要获得适当且完整的信息(Buckett和Tan,2004;D Alton,2004)。该事实即,有可能在妊娠率没有严重降低的情况下成功预防,尤其是与冷冻保存结合时,以及结果(以及患者或收费医疗保险)是以每获取一个卵母细胞而不是每一次循环或每一次移植来呈现时。

患者、胚胎学家以及临床医生对MP愿望的感知力是有差异的(Hartshorne和Lilford,2002)。这种差异有不同的起源,并由一系列客观因素(关于成功率 *vs* 并发症风险的统计学)和主观因素(患者的希望 *vs* 不良分娩经验和"幸福双胞胎"幻想;专家想要执行的想法 *vs* 责任感)共同决定。决定会影响知情患者自主权与医生临床判断之间的平衡,医生临床判断日益包含法医学考虑。

这需要那些为患者治疗并提供咨询服务的人员付出时间、耐心、承诺以及个人信念。它可以洞悉患者们对其机会以及其不一定理解的风险是怎么想的、怎么感觉的(Ryan和Van Voorhis,2004)。

一个英国研究调查在提供更换信息的情况下,患者是否乐意接受一个假定的SET策略。分别通过一个标准信息包、一个额外信息传单或一个个人讨论这三种方式,告知患者"妊娠率并不因SET而降低,新鲜和冷冻移植会影响一个固定支出"这些信息,研究者发现接受SET的应答者的比例是相似的,分别对应为82%、83%、87%(Murray等,2004)。因此,咨询服务似乎并不能轻易改变患者的看法。

一个丹麦研究组分析了IVF/ICSI-双胞胎母亲对双胞胎和胚胎移植的态度,并发现只有四分之一的母亲同意SET(Pinborg等,2003)。他们也发现,在婴儿分娩初生体重很低因而患病这种情况下,据预测其接受SET的程度很高。值得注意的是,有20%的女性没有填写调查问卷,因而研究者对其了解很少,而这20%女性的分娩结果可能较差。他们得出结论说,SET需要大规模的咨询服务。据说明,双胞胎甚至是有某种程度残疾的双胞胎的母亲都很爱孩子,并愿意经历拥有他们所必需的相同努力和风险。

最近,一个澳大利亚研究组强调了为患者提供完整咨询服务的重要性(Wang等,2006)。

结论和未来展望

选择性SET,与随后的冷冻/解冻胚胎移植相结合,可以维持一个高PR,并使MP率剧烈下降。这使得变成怀孕的不育患者呈现出一个相似的比率。医疗并发症、人类痛苦以及花费(可以避免)应该成为足够牢固的论据,以要求对IVF/ICSI成本进行补偿。这种补偿体系可以与一个严格的胚胎移植策略相连接以避免MP，并与一个严格的治疗接受策略相连接以避免过度消费。

有研究者认为，在不久的将来，SET应该成为预后良好的IVF/ICSI患者的默认策略。如果能够获得至少一个高能力胚胎，则应该只移植一个胚胎。其定义应该建立在一个大型及渐增数目的一对一式观察的基础之上（表55.3），因此，选择是由经验来精进的。因为不能从一个实验室到另一个实验室来推断选择标准，最好的选择似乎是让中心建立它们自己的专业技能。在SET的先驱研究中，SET循环的比例很好地超过了60%；因此，例外是非SET。可能还需要在全球范围内进行研究，我们也欢迎这种发展。相比之下，总是会存在这么一类大量的患者子群：对于这类患者来说，移植多个胚胎仍然是不可避免的，或者甚至是可接受的。

选择性SET的一个替代选择是使用自然循环IVF/ICSI（Pelinck等，2002）。尽管这种方法有其自身诱人的方面（简易、便宜、可重复，并且没有卵巢过度刺激综合征），其每一循环的效能却较低。选择性SET的优点在于：卵巢刺激允许选择假定的最有能力的胚胎。然而，与受激循环相比（Ziebe等，2004），自然循环的胚胎着床可能性的情况如何？这方面的认知几乎为零。另外，对于某些患者来说，自然循环IVF/ICSI这种可能性可能应该纳入一种可能性中。针对低剂量方法，可以采用卵巢刺激方案，而不损害选择的可能性。对最佳移植胚胎的搜寻应该维持在合理限度内，这一合理限度是由人类胚胎的内在遗传限制来规定的。

SET的影响将取决于使用SET的患者组的大小。如果标准非常严格，影响将会较小，但是整体妊娠率则有可能不降低。如果纳入标准非常宽泛，双胎率将会剧烈下降，尽管看上去双胎率已经远远低于了令人担忧的极限值，但这种降低可以用提高的冷冻增大来补偿。对于每一个IVF中心来说，找出持续妊娠率和双胎率之间的最佳平衡是最重要的临床挑战。

对于不同中心和不同国家来说，关于SET的临床判断是不同的。我们应该强调，没有人想在全部甚至绝大部分IVF/ICSI循环中实施SET，一些研究者也暗示了这种看法（Gleicher和Barad，2006）。同样，我们也清楚地认识到，在世界的大部分地方，没有任何一个研究者已为SET做好了充分研究和准备。这也是支持研究者继续寻找最优胚胎选择、不同类型的医疗实践之间交换有关SET的临床经验的最好的理由。

临床实践关键点

■ 越来越多的已发表资料显示执行SET的可行性。明确地，SET的可行性针对预后良好的患者（小于36岁，第一次或第二次IVF/ICSI试验）以及有多个胚胎选择的情况。胚胎选择是必不可少的，它仍然以使用严格标准和时间间隔的最优化形态学评估为基础。除了对双胞妊娠的预防效应（与许多但并非全部双胞妊娠有关的并发症），健康经济学考虑和新生儿结果考虑也巩固了SET的价值。在有关全部卵母细胞获取的最优策略和管理中，冷冻保存是一种有用的工具。

参考文献

1. Bates GW, Ginsburg ES (2002) Early pregnancy loss in in vitro fertilization (IVF) is a positive predictor of subsequent IVF success. *Fertil Steril* 77, 337–341.
2. Bergh C (2005) Single embryo transfer: a mini-review. *Hum Reprod* 20, 323–327.
3. Bergh T, Ericson A, Hillensjö T, Nygren KG, Wennerholm UB (1999) Deliveries and children born after in-vitro fertilization in Sweden 1982–95: a retrospective cohort study. *Lancet* 453, 1579–1585.
4. Blake D, Proctor M, Johnson N, Olive D (2004) The merits of blastocyst versus cleavage stage embryo transfer: a Cochrane Review. *Hum Reprod* 19, 795–807.
5. Buckett W, Tan SL (2004) What is the most relevant standard of success in assisted reproduction? The importance of informed choice. *Hum Reprod* 19, 1043–1045.
6. Bungum M, Bungum L, Humaidan P, Yding Andersen C (2003) Day 3 versus day 5 embryo transfer: a prospective randomized study. *Reprod BioMed Online* 7, 98–104.
7. Catt J, Wood T, Henman M, Jansen R (2003) Single embryo transfer in IVF to prevent multiple pregnancies. *Twin Res* 6, 536–539.
8. Collins JA (2002) An international survey of the health economics of IVF and ICSI. *Hum Reprod Update* 8, 265–277.
9. Commenges-Ducos M, Tricaud S, Papaxanthos-Roche A, Dallay D, Horovitz J, Commenges D (1998) Modelling of the probability of success of the stages of in-vitro fertilization and embryo transfer: stimulation, fertilization and implantation. *Hum Reprod* 13, 78–83.
10. Coskun S, Hollanders J, Al-Hassan S, Al-Sufyan H, Al-Mayman H, Jaroudi K (2000) Day 5 versus day 3 embryo transfer: a controlled randomized trial. *Hum Reprod* 15, 1947–1952.
11. Criniti A, Thyer A, Chow G, Lin P, Klein N, Soules M (2005) Elective single blastocyst transfer reduces twin rates without compromising pregnancy rates. *Fertil Steril* 84, 1613–1619.
12. Croucher CA, Lass A, Margara R, Winston RM (1998) Predictive value of the results of a first in-vitro fertilization cycle on the outcome of subsequent cycles. *Hum Reprod* 13, 403–408.
13. D'Alton M (2004) Infertility and the desire for multiple births. *Fertil Steril* 81, 523–525.
14. Dean NL, Philips SJ, Buckett WM, Biljan MM, Lin Tan S (2000) Impact of reducing the number of embryos transferred from three to two in women under the age of 35 who produced three or more high-quality embryos. *Fertil Steril* 74, 820–823.
15. De Neubourg D, Mangelschots K, Van Royen E, Vercruyssen M, Ryckaert G, Valkenburg M, Barudy-Vasquez J, Gerris J (2003) Impact of patients' choice for single embryo transfer of a top quality embryo versus double transfer in the first IVF/ICSI cycle.

Hum Reprod 17, 2621–2625.
16. De Neubourg D, Mangelschots K, Van Royen E, Vercruyssen M, Gerris J (2004) Singleton pregnancies are equally affected by ovarian hyperstimulation syndrome as twin pregnancies. *Fertil Steril* 82, 1691–1693.
17. De Neubourg D, Gerris J, Mangelschots K, Van Royen E, Vercruyssen M, Steylemans A, Elseviers M (2006) The obstetrical and neonatal outcome of babies born after single-embryo transfer in IVF/ICSI compares favourably to spontaneously conceived babies. *Hum Reprod* 21, 1041–1046.
18. De Sutter P, Gerris J, Dhont M (2002) A health-economic decision-analytic model comparing double with single embryo transfer in IVF/ICSI. *Hum Reprod* 17, 2891–2896.
19. De Sutter P, Van der Elst J, Coetsier T, Dhont M (2003a) Single embryo transfer and multiple pregnancy rate reduction after IVF/ICSI: a 5-year appraisal. *Reprod Biomed Online* 18, 464–469.
20. De Sutter P, Gerris J, Dhont M (2003b) A health-economic decision-analytic model comparing double with single embryo transfer in IVF/ICSI: a sensitivity analysis. *Hum Reprod* 18, 1361.
21. De Sutter P, Bontinck J, Schutysers V, Van der Elst J, Gerris J, Dhont M (2006a) First-trimester bleeding and pregnancy outcome in singletons after assisted reproduction. *Hum Reprod (advance access publication).*
22. De Sutter P, Delbaere I, Gerris J, Goetgeluk S, Van der Elst J, Temmerman M, Dhont M (2006b) Birth weight of singletons in ART is higher after single than after double embryo transfer. *Hum Reprod (advance access publication).*
23. Dhont M, De Neubourg F, Van Der Elst J, De Sutter P (1997) Perinatal outcome of pregnancies after assisted reproduction: a case-control study. *J Assist Reprod Genet* 14, 575–580.
24. Dhont M, De Sutter P, Ruyssinck G, Martens G, Bekaert A (1999) Perinatal outcome of pregnancies after assisted reproduction: a case-control study. *Am J Obstet Gynecol* 181, 688–695.
25. Ellison MA, Hall JE (2003) Social stigma and compound losses: quality-of-life issues for multiple-birth families. *Fertil Steril* 80, 405–414.
26. El-Toukhy T, Khalaf Y, Peter Braude (2006) IVF results: optimize not maximize. *Am J Obstet Gynecol* 194, 322–331.
27. Ericson A, Nygren KG, Otterblad Olausson P, Källén B (2002) Hospital care utilization of infants born after IVF. *Hum Reprod* 17, 929–932.
28. ESHRE Task Force on Ethics and Law (2003) Ethical issues related to multiple pregnancies in medically assisted procreation. *Hum Reprod* 18, 1976–1979.
29. Flisser E, Licciardi F (2006) One at a time. *Fertil Steril* 85, 555–558.
30. Garceau L, Henderson J, Davis LJ, Petrou S, Henderson LR, Mc Veigh DH, Barlow DH, Davidson LL (2002) Economic implications of assisted reproductive techniques: a systematic review. *Hum Reprod* 17, 3090–3109.
31. Gardner DK, Surrey E, Minjarez D, Leitz A, Stevens J, Schoolcraft W (2004) Single blastocyst transfer: a prospective randomized trial. *Fertil Steril* 81, 551–555.
32. Gerris J. (2005) Single embryo transfer and IVF/ICSI outcome: a balanced appraisal *Hum Reprod Update* 11, 105–121.
33. Gerris J, De Neubourg D, Mangelschots K, Van Royen E, Van de Meerssche M, Valkenburg M (1999) Prevention of twin pregnancy after in-vitro fertilization or intracytoplasmic sperm injection based on strict embryo criteria: a prospective randomized clinical trial. *Hum Reprod* 14, 2581–2587.
34. Gerris J, Van Royen E, De Neubourg D, Mangelschots K, Valkenburg M, Ryckaert G (2001) Impact of single embryo transfer on the overall and twin-pregnancy rates of an IVF/ICSI programme. *RBM Online* 2, 172–177.
35. Gerris J, De Neubourg D, Mangelschots K, Van Royen E, Vercruyssen M, Barudy-Vasquez J, Valkenburg M, Ryckaert G (2002) Elective single day-3 embryo transfer halves the twinning rate without decrease in the ongoing pregnancy rate of an IVF/ICSI programme. *Hum Reprod* 17, 2621–2626.
36. Gerris J, De Neubourg D, De Sutter P, Van Royen E, Mangelschots K, Vercruyssen M (2003) Cryopreservation as a tool to reduce multiple birth. *Reprod BioMed Online* 7, 286–294.
37. Gerris J, De Sutter P, De Neubourg D, Van Royen E, Van der Elst J, Mangelschots K, Vercruyssen M, Kok P, Elseviers M, Annemans L, et al. (2004) A real-life prospective health economic study of elective single embryo transfer versus two-embryo transfer in first IVF/ICSI cycles. *Hum Reprod* 19, 917–923.
38. Giorgetti C, Terriou P, Auquier P, Hans E, Spach J-L, Salzmann J, Roulier R (1995) Embryo score to predict implantation after in-vitro fertilization: based on 957 single embryo transfers. *Hum Reprod* 10, 2427–2431.
39. Glazebrook C, Sheard C, Cox S, Oates M, Ndukwe G (2004) Parenting stress in first-time mothers of twins and triplets conceived after in vitro fertilization. *Fertil Steril* 81, 505–511.
40. Gleicher N, Barad D. The relative myth of elective single embryo transfer. *Hum Reprod* (advance access publication).
41. Hardarson T, Hanson C, Sjögren A, Lundin K (2001) Human embryos with unevenly sized blastomeres have lower pregnancy and implantation rates: indications for aneuploidy and multinucleation. *Hum Reprod* 16, 313–18.
42. Hartshorne GM, Lilford RJ (2002) Different perspectives of patients and health care professionals on the potential benefits and risks of blastocyst culture and multiple embryo transfer. *Hum Reprod* 17, 1023–1030.
43. Helmerhorst FM, Perquin DAM, Donker D, Keirse MJNC (2004) Perinatal outcome of singletons and twins after assisted conception: a systematic review of controlled studies. *BMJ* 328, 261–264.
44. Henman M, Catt JW, Wood T, Bowman MC, de Boer KA, Jansen RPS (2005) Elective transfer of single fresh blastocysts and later transfer of cryostored blastocysts reduces the twin pregnancy rate and can improve the in vitro fertilization live birth rate in younger women. *Fertil Steril* 84, 1620–1627.
45. Hidlebaugh DA, Thompson IE, Berger MJ (1997) Cost of assisted reproductive technologies for a health maintenance organization. *J Reprod Med* 42, 570–574.
46. Hsu M-I, Mayer J, Aronshon M, Lanzendorf S, Muasher S, Kolm P, Oehninger S (1999) Embryo implantation in in vitro fertilization and intracytoplasmic sperm injection: impact of cleavage status, morphology grade, and number of embryos transferred. *Fertil Steril* 72, 679–685.
47. Jackson KV, Ginsburg ES, Hornstein MD, Rein MS, Clarke RN (1998) Multinucleation in normally fertilized embryos is associated with an accelerated ovulation induction response and lower implantation and pregnancy rates in in vitro fertilization-embryo transfer cycles. *Fertil Steril* 70, 60–66.
48. Jackson RA, Gibson KA, Wu YW, Croughan MS (2004) Perinatal outcome in singletons following in vitro fertilization: a meta-analysis. *Obstet Gynecol* 103, 551–563.
49. Jain T, Harlow BL, Horstein MD (2002) Insurance coverage and outcomes of in vitro fertilization. *N Engl J Med* 347, 661–666.
50. Jones HW, Schnorr JA (2001) Multiple pregnancies: a call for action. *Fertil Steril* 75, 11–17.
51. Jones HW Jr., Veeck LL, Muasher SJ (1995) Cryopreservation: the problem of evaluation. *Hum Reprod* 10, 2136–2138.
52. Jones HW Jr., Jones D, Kolm P (1997a) Cryopreservation: a simplified method of evaluation. *Hum Reprod* 12, 584–553.
53. Jones HW Jr., Out HJ, Hoomans EHM, Driessen GAJ, Coelingh Bennink HJT (1997b) Cryopreservation: the practicalities of evaluation. *Hum Reprod* 12, 1522–1524.
54. Klemetti R, Gissler M, Hemminski E (2002) Comparison of perinatal health of children born from IVF in Finland in the early and late 1990s. *Hum Reprod* 17, 2192–2198.
55. Kligman I, Benadiva C, Alikani M, Munné S (1996) The presence of multinucleated blastomeres in human embryos is correlated with chromosomal abnormalities. *Hum Reprod* 11, 1492–1498.
56. Kolibianakis EM, Devroey P (2002) Blastocyst culture: facts and fiction. *Reprod Biomed Online* 5, 285–293.
57. Kolibianakis EM, Zikopoulos K, Verpoest W, Joris H, Van Steirteghem AC, Devroey P (2004) Should we advise patients undergoing IVF to start a cycle leading to a day 3 or a day 5 transfer? *Hum Reprod.* In press.
58. Koudstaal J, Bruinse HW, Helmerhorst FM, Vermeiden JPW, Willemsen WNP, Visser GHA (2000a) Obstetric outcome of twin pregnancies after in-vitro fertilization: a matched control study in

four Dutch University hospitals. *Hum Reprod* 15, 935–940.

59. Koudstaal J, Braat DDM, Bruinse HW, Naaktgeboren N, Vermeiden JPW, Visser GHA (2000b) Obstetric outcome of singleton pregnancies after in-vitro fertilization: a matched control study in four Dutch University hospitals. *Hum Reprod* 15, 1819–1825.
60. Ledger WL, Anumba D, Marlow N, Thomas CM, Wilson ECF; the Cost of Multiple Births Study Group (COMBS Group) (2006) The costs to the NHS of multiple births after IVF treatment in the UK. *BJOG* 113, 21–25.
61. Lukassen HGM, Schönbeck Y, Adang EMM, Braat DDM, Zielhuis GA, Kremer JAM (2004) Cost analysis of singleton versus twin pregnancies after in vitro fertilization. *Fertil Steril* 81, 1240–1246.
62. Lynch A, McDuffie R Jr, Murphy J, Faber K, Orleans M (2002) Preeclampsia in multiple gestation: the role of assisted reproductive technologies. *Obstet Gynecol* 99, 445–451.
63. Martikainen H, Tiitinen A, Tomàs C, Tapanainen J, Orava M, Tuomivaara L, Vilska S, Hydèn-Granskog C, Hovatta O, Finnish (2001) One versus two embryo transfers after IVF and ICSI: randomized study. *Hum Reprod* 16, 1900–1903.
64. Martin PM, Welch HG (1998) Probabilities for singleton and multiple pregnancies after in vitro fertilization. *Fertil Steril* 70, 478–481.
65. Milki AA, Fisch JD, Behr B (1999) Two-blastocyst transfer has similar pregnancy rates and a decreased multiple gestation rate compared with three-blastocyst transfer. *Fertil Steril* 72, 225–228.
66. Minaretzis D, Harris D, Alper MM, Mortola JF, Berger MJ, Power D (1998) Multivariate analysis of factors predictive of successful live births in in vitro fertilization (IVF) suggests strategies to improve IVF outcome. *J Assist Reprod Genet* 15, 365–371.
67. Murray S, Shetty A, Rattray A, Taylor V, Bhattacharya S (2004) A randomized comparison of alternative methods of information provision on the acceptability of elective single embryo transfer. *Hum Reprod* 19, 911–916.
68. Obasaju M, Kadam A, Biancardi T, Sultan K, Munné S (2001) Pregnancies from single normal embryo transfer in women older than 40 years. *Reprod BioMed Online* 2, 98–101.
69. Ombelet W, De Sutter P, Van der Elst J, Martens G (2005) Multiple gestation and infertility treatment: registration, reflection and reaction—the Belgian project. *Hum Reprod Update* 11, 3–14.
70. Ostfeld BM, Smith RH, Hiatt M, Hegyi T (2000) Maternal behavior toward premature twins: implications for development. *Twin Res* 3, 234–241.
71. Ozturk O, Bhattacharya S, Templeton A (2001) Avoiding multiple pregnancies in ART. Evaluation and implementation of new strategies. *Hum Reprod* 16, 1319–1321.
72. Palmstierna M, Murkes D, Cseminczky Andersson O, Wramby H (1998) Zona pellucida thickness variation and occurrence of visible mononucleated blastomeres in preembryos are associated with a high pregnancy rate in IVF treatment. *J Assist Reprod Genet* 15, 70–74.
73. Pandian Z, Templeton A, Serour G, Bhattacharya S. (2005) Number of embryos for transfer after IVF and ICSI: a Cochrane review. *Hum Reprod* 20, 2681–2687.
74. Papanikolaou EG, D'haeseleer E, Verheyen G, Van de Velde H, Camus M, Van Steirteghem A, Devroey P, Tournaye H (2005) Live birth rate is significantly higher after blastocyst transfer than after cleavage-stage embryo transfer when at least four embryos are available on day 3 of embryo culture. A randomized prospective study. *Hum Reprod* 20, 3198–3203.
75. Pelinck MJ, De Vos M, Dekens M, Van der Elst J, De Sutter P, Dhont M (1998) Embryos cultured *in vitro* with multinucleated blastomeres have poor implantation potential in human in-vitro fertilization and intracytoplasmic sperm injection. *Hum Reprod* 13, 960–963.
76. Pelinck MJ, Hoek A, Simmons AHM, Heineman MJ (2002) Efficacy of natural cycle IVF: a review of the literature. *Hum Reprod* 8, 129–139.
77. Pennings G (2000) Multiple pregnancies: a test case for the moral quality of medically assisted reproduction. *Hum Reprod* 15, 2466–2469.
78. Pickering BJ, Taylor A, Johnson MH, Braude PR (1995) An analysis of multinucleated blastomere formation in human embryos. *Mol Hum Reprod* 10, 1912–1922.
79. Pinborg A, Loft A, Schmidt L, Andersen NA (2003) Attitudes of IVF/ICSI-twin mothers towards twins and single embryo transfer. *Hum Reprod* 18, 621–627.
80. Pinborg A, Lidegaard Ø, la Cour Freiesleben N, Andersen AN (2005) Consequences of vanishing twins in IVF/ICSI pregnancies. *Hum Reprod* 20, 2821–2829.
81. Pons JC, Charlemaine C, Dubreuil E, Papiernik E, Frydman R (1998a) Management and outcome of triplet pregnancy. *Eur J Obstet Gynecol Reprod Biol* 76, 131–139.
82. Pons JC, Suares F, Duyme M, Pourade A, Vial M, Papiernik E, Frydman R (1998b) Prévention de la prématurité au cours du suivi de 842 grossesses gémellaires consécutives. *J Gynecol Obstet Biol Reprod* 27, 319–328.
83. Reynolds MA, Schieve L, Jeng G, Peterson HB (2003) Does insurance coverage decrease the risk for multiple births associated with assisted reproductive technology? *Fertil Steril* 80, 16–22.
84. Rienzi L, Ubaldi F, Iacobelli M, Ferrero S, Minasi MG, Martinez F, Tesarik J, Greco E (2002) Day 3 embryo transfer with combined evaluation at the pronuclear and cleavage stages compares favourably with day 5 blastocyst transfer. *Hum Reprod* 17, 1852–1855.
85. Rizk B, Aboulghar MA, Mansour RT, et al. (1991) Severe ovarian hyperstimulation syndrome: analytical study of twenty-one cases. *Hum Reprod* 6, S368–9.
86. Rizk B, Davies M, Kingsland C, et al. (1989) *How many embryos should be replaced in an in vitro fertilization programme?. 6th World Congress for In Vitro Fertilization and Alternate Conception Techniques*. Jerusalem, Israel. Abstract Book, p. 97.
87. Roberston JA (2004) Protecting embryos and burdening women: assisted reproduction in Italy. *Hum Reprod* 19, 1693–1696.
88. Roest J, van Heusden AM, Verhoeff A, Mous HVH, Zeilmaker GH (1997) A triplet pregnancy after in vitro fertilization is a procedure-related complication that should be prevented by replacement of two embryos only. *Fertil Steril* 67, 290–295.
89. Roseboom TJ, Vermeiden JPW, Schoute E, Lens JW, Schats R (1995) The probability of pregnancy after embryo transfer is affected by the age of the patient, cause of infertility, number of embryos transferred and the average morphology score, as revealed by multiple logistic regression analysis. *Hum Reprod* 10, 3035–3041.
90. Ryan GL, Van Voorhis BJ (2004) The desire of infertile patients for multiple gestations—do they know the risks. *Fertil Steril* 81, 526.
91. Rydhstroem H, Heraib F (2001) Gestational duration, and fetal and infant mortality for twins vs. singletons. *Twin Res* 4, 227–231.
92. Salumets A, Hydén-Granskog C, Mäkinen S, Suikkari A-M, Tiitinen A, Tuuri T (2003) Early cleavage predicts the viability of human embryos in elective single embryo transfer procedure. *Hum Reprod* 18, 821–825.
93. Senat M-V, Ancel P-Y, Bouvier-Colle M-H, Bréart G (1998) How does multiple pregnancy affect maternal mortality and morbidity? *Clin Obstet Gynaecol* 41, 79–83.
94. Shapiro BS, Harris DC, Richter KS (2000) Predictive value of 72-hour blastomere cell number on blastocyst development and success of subsequent transfer based on the degree of blastocyst development. *Fertil Steril* 73, 582–586.
95. Shapiro BS, Richter KS, Harris DC, Daneshmand ST (2001) Dramatic declines in implantation and pregnancy rates in patients who undergo repeated cycles of in vitro fertilization with blastocyst transfer after one or more failed attempts. *Fertil Steril* 76, 538–542.
96. Söderström-Anttila V, Vilska S, Mäkinen S, Foudila T, Suikkari AM (2003) Elective single embryo transfer yields good delivery rates in oocyte donation. *Hum Reprod* 18, 1858–1863.
97. Staessen C, Camus M, Bollen N, Devroey P, Van Steirteghem A (1992) The relationship between embryo quality and the occurrence of multiple pregnancies. *Fertil Steril* 57, 626–630.
98. Staessen C, Janssenswillen C, Van Den Abbeel E, Devroey P, Van Steirteghem A (1993) Avoidance of triplet pregnancies by elective transfer of two good quality embryos. *Hum Reprod* 8,

1650–1653.

99. Stillman RJ, Richter KS, Tucker MJ, Kearns WG, Widra EA (2005) Preliminary experience with elective single embryo transfer (eSET). *Fertil Steril* 84(Suppl. 1), S81.
100. Strandell A, Bergh C, Lundin K (2000) Selection of patients suitable for one-embryo transfer may reduce the rate of multiple births by half without impairment of overall birth rates. *Hum Reprod* 15, 2520–2525.
101. Strömberg B, Dahlquist G, Ericson A, Finnström O, Köster M, Stjernqvist K (2002) Neurological sequelae in children born after in-vitro fertilization: a population-based study. *Lancet* 359; 461–465.
102. Svendsen TO, Jones D, Butler L, Muasher SJ (1996) The incidence of multiple gestations after in vitro fertilization is dependent on the number of embryos transferred and maternal age. *Fertil Steril* 65, 561–563.
103. Tan SL, Doyle P, Campbell S, et al. (1992) Obstetric outcome of in vitro fertilization pregnancies compared with normally conceived pregnancies. *Am J Obstet Gynecol* 167(3), 778–784.
104. Tasdemir M, Tasdemir I, Kodama H, Fukuda J, Tanaka T (1995) Two instead of three embryo transfer in in-vitro fertilization. *Hum Reprod* 10, 2155–2158.
105. Templeton A, Morris JK (1996) Factors that affect outcome of in-vitro fertilization treatment. *Lancet* 348, 1402–1406.
106. Templeton A, Morris JK (1998) Reducing the risk of multiple birth by transfer of two embryos after *in vitro* fertilization. *N Engl J Med* 339, 573–577.
107. Thurin A, Hausken J, Hillensjö T, Jablonowska B, Pinborg A, Strandell A, Bergh C (2004) Elective single embryo transfer in IVF, a randomized study. *N Engl J Med* 351, 2392–2402.
108. Tiitinen A, Halttunen M, Härkki P, Vuoristo P, Hydén-Granskog C (2001) Elective embryo transfer: the value of cryopreservation. *Hum Reprod* 16, 1140–1144.
109. Tiitinen A, Unkila-Kallio L, Halttunen M, Hydén-Granskog C (2003) Impact of elective single embryo transfer on the twin pregnancy rate. *Hum Reprod* 18, 1449–1453.
110. Trimarchi JR (2001) A mathematical model for predicting which embryos to transfer – an illusion of control or a powerful tool? *Fertil Steril* 76, 1286–1288.
111. Uchiyama K, Aono F, Kuwayama M, Osada H, Kato O (2004) The efficacy of single embryo transfer with vitrification. *Hum Reprod* 19(Suppl. 1), i135.
112. Utsunomiya T, Ito H, Nagaki M, Sato J (2004) A prospective, randomized study: day 3 versus hatching blastocyst stage. *Hum Reprod* 19, 1598–1603.
113. van Montfoort APA, Janssen JM, Fiddelers AAA, Derhaag JG, Dirksen CD, Evers JLH, Dumoulin JCM (2004) Single versus double embryo transfer: a randomized study. *Hum Reprod* 19(Suppl. 1), i134.
114. van Montfoort APA, Fiddelers AAA, Janssen JM, Derhaag JG, Dirksen CD, Dunselman GAJ, Land JA, Geraedts JPM, Evers JLH, Dumoulin JCM (2006) In unselected patients, elective single embryo transfer prevents all multiples, but results in significantly lower pregnancy rates compared with double embryo transfer: a randomized controlled trial. *Hum Reprod* 21, 338–343.
115. Van Royen E, Mangelschots K, De Neubourg D, Valkenburg M, Van de Meerssche M, Ryckaert G, Eestermans W, Gerris J (1999) Characterization of a top quality embryo, a step towards single-embryo transfer. *Hum Reprod* 14, 2345–2349.
116. Van Royen E, Mangelschots K, De Neubourg D, Laureys I, Ryckaert G, Gerris J (2001) Calculating the implantation potential of day 3 embryos in women younger than 38 years of age: a new model. *Hum Reprod* 16, 326–332.
117. Van Royen E, Mangelschots K, Vercruyssen M, De Neubourg D, Valkenburg M, Ryckaert G, Gerris J (2003) Multinucleation in cleavage stage embryos. *Hum Reprod* 18, 1062–1069.
118. Vauthier-Brouzes D, Lefebvre G, Lessourd S, Gonzales J, Darbois Y (1994) How many embryos should be transferred in in vitro fertilization? A prospective randomized study. *Fertil Steril* 62, 339–342.
119. Vilska S, Tiitinen A (2004) National experience with elective single-embryo transfer: Finland. In Gerris J, Olivennes F, De Sutter P (eds.) *Assisted Reproduction Technologies. Quality and Safety.* The Parthenon Publishing Group, New York, pp. 106–112.
120. Vilska S, Tiitinen A, Hydèn-Granskog C, Hovatta O (1999) Elective transfer of one embryo results in an acceptable pregnancy rate and eliminates the risk of multiple birth. *Hum Reprod* 14, 2392–2395.
121. Wang J, Lane M, Norman RJ (2006) Reducing multiple pregnancy from assisted reproduction treatment: educating patients and medical staff. *Med J Aust* 184, 180–181.
122. Wang JX, Norman RJ, Kristiansson P (2002) The effect of various infertility treatments on the risk of preterm birth. *Hum Reprod* 17, 945–949.
123. Wennerholm UB (2004) Obstetric risks and neonatal complications of twin pregnancy and higher-order multiple pregnancy. In Gerris J, Olivennes F, De Sutter P (eds.) *Assisted Reproduction Technologies. Quality and Safety.* The Parthenon Publishing Group, New York, pp. 23–38.
124. Wennerholm UB, Bergh C (2000) Obstetric outcome and follow-up of children born after in vitro fertilisation (IVF). *Hum Reprod* 3, 52–64.
125. Wennerholm UB, Bergh C (2004a,b) Outcome of IVF pregnancies. *Fetal Maternal Med Rev* 15, 27–57.
126. Wølner-Hanssen P, Rydhstroem H (1998) Cost-effectiveness analysis of in-vitro fertilization: estimated costs per successful pregnancy after transfer of one or two embryos. *Hum Reprod* 13, 88–94.
127. Ziebe S, Bangsbøll S, Schmidt KLT, Loft A, Lindhard A, Nyboe Andersen A (2004) Embryo quality in natural versus stimulated cycles. *Hum Reprod* 19, 1457–1460.

■ 第 56 章 ■

囊 胚 移 植

David K. Gardner

引言

在过去的30年里,人类辅助怀孕许多重大进展方面的基础研究已经达到了顶峰(Edwards 2004)。其中的一个例子便是更多生理培养条件的近期进展。按照惯例,使用这些培养条件,我们已经可以将人类胚胎培养至囊胚期(Gardner and Lane 1997)。关于胚胎移植的日期,诊所现在已有了更多选择,因而增加了行程安排的灵活性。随后,问题出现了,即对于人类来说,IVF后的胚胎移植有一个最佳日期。在该章节中,我们将讨论囊胚移植的可能优势,并回顾以前的临床资料。

在人类IVF中,囊胚移植有很多潜在益处,具体的益处总结见表56.1。并不是所有的精子或卵母细胞都一定能产生一个可自行生产发育的胚胎(Tesarik 1994)。培养人类胚胎,使其经过卵裂期,也就是经过胚胎基因组激活(Braude et al. 1988),然后方可恰当地研究胚胎。决定动物模型中移植结果的一个关键性因素是胚胎与女性生殖道的同步。在至今为止研究过的全部哺乳动物物种中,包括非人类灵长类动物(Marston et al. 1977),与桑葚胚移植或囊胚移植相比,在致密化之前(因而也是在第一运输上皮细胞出现之前)将胚胎移植到子宫内会导致妊娠率严重下降。致密化后进行胚胎移植有其重大意义,一方面是因新陈代谢的出现,胚胎能够更好地控制其动态平衡(Gardner and Lane,2005),另一方面是可以使胚胎新陈代谢与可用营养物同步(Gardner et al. 1996)。尽管人类卵裂期胚胎可以在子宫内发育,体内卵裂期胚胎停留在输卵管内直到第4天(Croxatto et al. 1978),也就是说,绝大部分IVF案例中都执行异步移植。在所有动物模型中,胚胎和子宫的异步性并不一定对应最佳移植结果(Barnes 2000)。而且,据证实,女性接受促性腺激素治疗后,其管道内的环境并不如自然循环中的管道环境那么有利于胚胎发育(Van der Auwera et al. 1999; Ertzeid and Storeng 2001;Kelley et al. 2006)。这种观察结果提出了这么一种担忧:患者接受外源性促性腺激素之后,其子宫环境的适合性变得如何?临床资料也支持以下假设,即过度刺激之后患者的子宫环境遭受损害(Pellicer et al. 1996;Simon et al. 1998)。因此,胚胎在这种变化的子宫环境中最好停留尽可能短的时间,这种短期停留可以通过囊胚移植来实现。最终,已有研究证实存在大量的子宫收缩后hCG,它会随着时间急剧减少(Lesny et al. 1998;Fanchin et al. 2001)。在胚胎发育的第5天之前,这种收缩已经停止了,因而也最小化了从子宫内机械排出胚胎的可能性。随后,现实显示,使用囊胚期的人类胚胎来进行移植有良好的生理基础。

表 56.1 在人类 IVF 中,囊胚移植的潜在益处

- ■ 通过形态评估和分级,可以辨别那些具有有限发育潜力和最高发育潜力的胚胎
- ■ 评估胚胎后基因组激活
- ■ 使胚胎期与女性生殖管道同步,从而减少胚胎上的细胞压力
- ■ 最小化胚胎与过度刺激的子宫环境接触
- ■ 在第5天前缩小子宫收缩,因而降低胚胎被排除子宫的可能性
- ■ 较高的着床率,导致移植胚胎的数量减少
- ■ 能够承受卵裂期胚胎活检,而且在活检后分裂球必须转移到另一地方进行分析时,不需要进行冷冻保存
- ■ 能够承受滋养外胚层活检而不是卵裂期活检,因而可以增加待分析细胞的数量(一般为6~8个),并克服取样胚胎组织时的伦理/宗教顾虑
- ■ 承受冷冻保存的能力增强
- ■ IVF的整体效率提高

在IVF实验室中,如何获取有生育能力的人类囊胚?

为了最优化胚胎培养和囊胚移植,你需要考虑到一个治疗循环的全部方面,正如图56.1所示例的那样

(Gardner and Lane 2003)。环境的改善及胚胎实验室的质量(Cohen et al. 2007)、培养液的质量(Gardner and Lane 1997,2005,2007;Summers and Biggers 2003;Lane and Gardner 2005,2007)以及用于生成胚胎和胚胎选择方法的设备的质量(Ebner et al. 2003;Sakkas and Gardner 2005)都对胚胎移植结果有积极影响。其后,为了获得由其他程序确立的结果,除了培养液之外,其他方面的改变无疑是必需的。

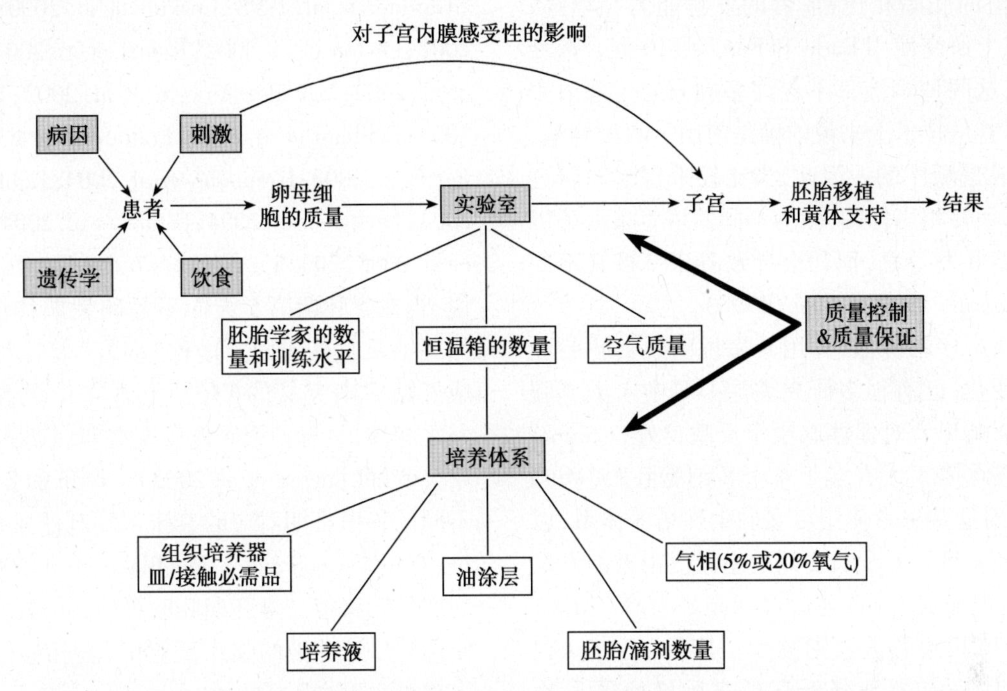

图 56.1 人类 IVF 的整体分析。该图可以解释人类 IVF 治疗的复杂且互相依赖的特性。例如,刺激方法不仅影响卵母细胞的质量(因而也影响胚胎生理和发育能力)(Hardy et al. 1995),而且也可以影响随后的子宫内膜的感受性(Simon et al. 1998;Van der Auwera et al. 1999;Ertzeid and Storeng 2001;Kelley et al. 2006)。显然,患者的病因学和遗传学特性将会影响她们的循环结果。而且,患者的健康和饮食状况对卵母细胞和胚胎的后续发育能力也有深远的影响。一般来说,我们并不把接受 IVF 治疗患者的饮食状况看作一个组合变量,但是,越来越多的资料显示患者的营养结构对卵母细胞和胚胎的质量会有一个深远的影响(Kwong et al. 2000;Armstrong et al. 2001;Gardner et al. 2004b,2004c)。在该图表中,可以将实验室分解为几个核心部分,只有一个核心部分为培养液。因此,如果猜测仅仅改变培养体系中的一个部分(例如,培养液)便可以模拟一个指定实验室或诊所的结果,那么,这种猜测似乎太过简单了。某一实验室和培养体系成功与否的一个主要决定因素是质量控制和质量保证的水平是否到位(Mortimer et al. 2005)。例如,不能仅仅因为以前某一次的执行结果令人满意,便草率地认为任何东西都是安全的,都可以加入到实验室程序中。只有使用相关的生物测定(例如,鼠胚胎化验)对某物进行预先试验之后,才可将该物纳入实验室程序中。只有 IVF 中使用的一小部分接触必需品和组织培养器皿接受了恰当的检测。因此,对于未经适当的预先试验便进入 IVF 中的任何事物,我们都应该暂时假定它为胚胎毒性的,直到试验证明其为胚胎无毒性的。在我们的研究程序中,使用单细胞鼠胚胎化验(MEA)来再次筛选可进入本程序的组织培养器皿批次,即经批准可用于组织培养的塑料制品。在所有这些材料中,大约有 25% 的材料没有通过单细胞 MEA(在一个不含蛋白质的简易溶液中,第一次"20 小时"之后)(Gardner et al. 2005)。因此,如果其中一个材料的 QC 结果没有达到这种水平,那么临床上使用的 4 个接触必需品中的一个便可以损害胚胎发育。实际上,许多程序并不能分配达到这种 QC 水平所需的资源;而且,当实验室中的胚胎质量受损时,我们一般认为这种受损来源于培养液,而实际上罪魁祸首更可能是组织培养器皿

囊胚移植方面的临床资料

Huisman 等(1994)在一个回顾性分析中比较了第 2 天、第 3 天和第 4 天移植。分析发现整体着床率和妊娠率都没有显著变化。有趣的是,当第 4 天出现空泡桑葚胚时,达到了 41% 的着床率。与之相反,如果没有出现空泡桑葚胚,第 2 天、第 3 天或第 4 天的着床率在 12.7% 和 14.4% 之间变化。Scholtes 和 Zeilmaker (1996)执行了一项随机试验,比较第 3 天胚胎移植和

第5天胚胎移植。第5天移植的着床率和妊娠率分别对应为23%和40%，而第3天移植的着床率和妊娠率分别为15%和28%。这些研究表明，如果一个胚胎在第4天或第5天发育到了一个恰当的阶段，与第2天或第3天移植的胚胎相比，前者的发育能力会增强。有趣的是，以上研究使用Earle和Eam's F10混合溶液来进行培养，这两种溶液都不含许多成分的生理浓聚物。同时，尽管从技术上来说的确是使用了两种溶液，却不能描述成是顺序的。因此，当比较来自不同研究的资料时，必须要相当仔细，因为不同的培养条件可以支持相似的囊胚发育率，但却会导致着床率极其不同(Gardner and Lane 1997；Gardner 1998)。

随着引入顺序培养液，并用其来说明人类胚胎和母体环境的变化，已有很多研究关注IVF中人类囊胚移植方面。有些患者对促性腺激素反映良好(Gardner et al. 1998)或在第3天有多于4个8细胞胚胎(Milki et al. 2000)，对这些患者使用更多的生理培养体系，以支持人类囊胚发育。对预后良好的患者使用以上方法后，着床率出现显著升高，并促进了高妊娠率(70%)的确立，而移植胚胎的数量则减少。其后，已有研究使用囊胚移植来有效地降低高位多胎妊娠的发生率，并极大地推动了在人类辅助怀孕中使用单胚胎移植(SET)的举措(Gardner et al. 2004a；Kissin et al. 2005)。

现在，研究者已经成功地使用囊胚移植来治疗胚胎质量较差的患者(Balaban et al. 2001a；Langley et al. 2001)、多次IVF失败的患者(Cruz et al. 1999；Levitas et al. 2004；Guerif et al. 2005)、卵母细胞和胚胎数量较少的患者(Wilson et al. 2002；Trokoudes et al. 2005)以及卵母细胞捐赠者(Schoolcraft and Gardner 2000)。甚至有人提议将囊胚移植作为胚胎植入前遗传诊断的一种替代选择，或者至少是一种补充(Menezo et al. 2001)。尽管上述所列的例子显示，延长的胚胎培养与IVF成功率的升高有关，仍有很多报告质疑延长培养的好处(Alikani et al. 2000；Coskun et al. 2000；Kolibianakis and Devroey 2002；Rienzi et al. 2002)。

父母方面的因素也会影响囊胚发育以及其后的着床率。随着母亲年龄的增加，能提取到卵母细胞的数量和质量都会下降，因而影响囊胚移植的结果(Scholtes and Zeilmaker 1998；Pantos et al. 1999)。据显示，囊胚培养的成功与否也受父亲方面的影响(Janny and Menezo 1994)。囊胚形成受到用于卵胞浆内精子注射的精子来源的影响。与之密切相关，囊胚移植的着床率和临床妊娠率出现下降，而生精障碍的严重性则升高(Balaban et al. 2001b)。

使用顺序培养液的17个前瞻性随机试验已经检测了移植日期对IVF循环结果的影响(表56.2)(Gardner et al. 1998；Coskun et al. 2000；Karaki et al. 2002；Levron et al. 2002；Rienzi et al. 2002；Utsu-nomiya et al. 2002；Van der Auwera et al. 2002；Bungum et al. 2003；Emiliani et al. 2003；Frattarelli et al. 2003；Margreiter et al. 2003；Hreinsson et al. 2004；Kolibianakis et al. 2004；Levitas et al. 2004；Pantos et al. 2004；Papanikolaou et al. 2005，2006a)。在这17个试验中，有8个报告说，当在囊胚期第5天而不是卵裂期移植胚胎时，IVF循环结果明显变好。这种“变好”是由增大的着床率或妊娠率来定义的(有一个研究只报告了妊娠率)。与之相反，只有一个研究发现在卵裂期移植胚胎时，结果会变好(Levron et al. 2002)。剩下的8个试验发现，不同的移植日期对应的着床率没有任何差异。有趣的是，有一个Cochrane综述(Blake et al. 2003)比较了卵裂期胚胎移植与囊胚期胚胎移植，并得出如下结论：在使用顺序培养液的临床试验中，囊胚移植后，“着床率出现重大提高”。

所以，如何解决结果中的这些差异？在显示第5天移植较好的试验中(表56.2)，有7个试验是建立于预后相对良好的患者基础之上的。因此我们从中可知，对于年轻患者或卵巢储备良好的患者来说，囊胚移植是一种切实有效的治疗方法。当然，还有一些后续资料可支持这一假设(Papanikolaou et al. 2005，2006b)。

遗憾的是，在表56.2中所列出的17个试验中，关于所使用的培养体系(见图56.1)的信息是有限的。尽管大部分案例中都列出了培养液类型，而所使用的培养体系中的其他成分方面的信息却是有限的。另外，也缺失一些重要的实验室信息，例如恒温箱的数量和类型、空气调节系统的类型等等。着手记录这些参量将会是极有价值的，可以使用记录资料来测定这些参量对IVF结果的影响。

在表56.2中列出的17个研究中，除了一个研究之外，其余所有研究都表明关于着床率和妊娠率，其对囊胚移植没有任何负面影响。因此，某些研究程序已经接受如下观点，即囊胚移植对全部患者都是有利的。在这些诊所中，延长培养和第5天移植这些操作都导致IVF结果变好。当然，这些分析都是回顾性的(Marek et al. 1999；Wilson et al. 2002)。

表56.2 在相似培养液类型中培养之后移植卵裂期胚胎或囊胚的前瞻性随机试验

作者	患者种群	卵裂期			囊胚		
		移植的胚胎	着床率(%)	妊娠率(%)	移植的胚胎	着床率(%)	妊娠率(%)
Gardner 等(1998)	在 hCG 当天有超过 10 个>12mm 的卵泡	3.7	37.0	66	2.2	55.4**	71
Coskun 等(2000)	≥4 个 2PN	2.3	21	39	2.2	24	39
Karaki 等(2002)	≥5 个 2PN	3.5	13	26	2.0	26**	29
Levron 等(2002)	小于 38 岁,并有>5 个 2PN	3.1	38.7**	45.5	2.3	20.2	18.6
Utsonomiya 等(2002)	全部	2.9	11.7	26.3	3.0	9.2	24.9
Rienzi 等(2002)	小于 38 岁,并通过 ICSI 获得≥8 个 2PN	2	35	58	2	38	62
Van der Auwera 等(2002)	全部(第 2 天移植)	1.86	29	32	1.87	46*	44
Frattarelli 等(2003)	小于 35 岁,以前没接受过 IVF,并在 hCG 当天有≥10 个≥14mm 的卵泡	2.96	26.1	43.5	2.04	43.4*	69.2
Emiliani 等(2003)	小于 39 岁(第 2 天移植)	2.1	29	49	1.9	30	44
Magreiter 等(2003)	平均年龄为 32.1 岁,平均有 7 个原核卵母细胞(第 1~5 天移植)			第 1 天为 20,第 2 天和第 3 天为 30.4			第 4 天和第 5 天为 50*
Bungum 等(2003)	小于 40 岁,FSH<12IU/L,分裂率<20% 的 8 细胞胚胎数量为>2	2.0	43.9	61	1.96	36.7	51
Pantos 等(2004)	小于 40 岁,以前失败案例少于 4 个,第 2 天和第 3 天	4.0	15.7 和 16	46.9 和 48.1	3.39	15.6	37
Levitas 等(2004)	小于 37 岁,有 3 次失败的 IVF 尝试	3.4	6.0	12.9	1.9	21.2**	21.7
Hreinsson 等(2004)	>5 个卵泡,第 2 天和第 3 天	1.8	20.9	36.7	1.9	21.1	32.5
Kolibianakis 等(2004)	小于 43 岁	1.9	24.5	33.1	1.8	24.5	33.2
Papanikolaou 等(2005)	小于 37 岁,>5 细胞的胚胎数量为>3 个,分裂率<20%	2.0	20.6	27.4	1.97	37.3**	51.3**
Papanikolaou 等(2006a)	小于 36 岁,第一次或第二次循环,FSH<12	1.0	24.0	22.2	1.0	34.3*	34.3**

显著不同于卵裂期移植;* $P<0.05$;** $P<0.01$

胚胎的选择

通过将人类胚胎培养至囊胚期,你不仅可以观察胚胎后基因组激活,还可以评估已分化的两种细胞类型,具体是指内细胞群(ICM)和滋养外胚层。研究者已经研发了分级系统,以顺应囊胚扩张的程度、ICM 的分化以及 ICM 的形状(Dokras et al. 1993;Gardner and School-craft 1999;Richter et al. 2001;Kovacic et al. 2004;Gardner et al. 2007)。在一个随机试验中,研究者确立了一个分级系统,该分级系统将 ICM 分化而非仅仅囊胚扩张考虑在内。研究发现,在选择具有较高着床可能性的胚胎时,该分级系统更为有效(Balaban et al. 2006)。使用图像分析系统来进一步捕获和描绘与后续妊娠有关的关键形态特性,也可以改善囊胚选择。图 56.2 展示了一个分级为 4AA 的人类囊胚,分级 4AA 即指着床可能性大于 60%。显然,这种胚胎应该单独移植。

但是,如果仅评估形态学,则只能提供极少的胚胎生理学方面的信息。着床率的进一步增大将来自以下

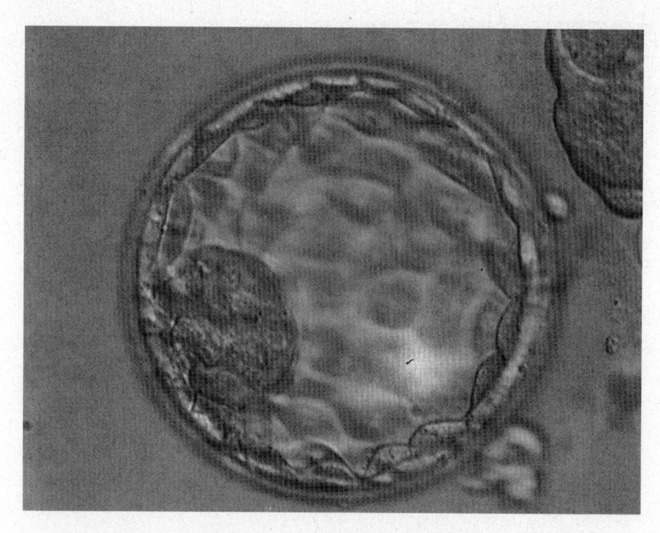

图 56.2 一个第5天人类囊胚的显微照相。从原核卵母细胞阶段开始,图片中的胚胎继续培养4天:在溶液G1中培养48小时,然后在溶液G2中培养48小时。气相为6%的二氧化碳和5%的氧气,剩余89%为氮气。该囊胚的分级为4AA

两个方面:一是应用非侵袭性的方法来评估囊胚的新陈代谢(Lane and Gardner 1996;Gardner and Leese 1999),二是鉴别由胚胎在阶段特异性时期产生的特定因素(Sakkas et al. 2003;Noci et al. 2005;Katz-Jaffe et al. 2006)。有人设想,分析囊胚生理学将会大大支持采用SET。

累积妊娠率和冷冻保存的影响

在囊胚培养的引入之初,很多诊所并不认可囊胚培养,因为囊胚冷冻保存的成功性较差(Alper et al. 2001)。然而,随着更多适宜的冷冻程序的发展,现在,使用冷冻-解冻囊胚可能获得大于30%的着床率和大于60%的持续妊娠率(OPR)(Gardner et al. 2003;Veeck et al. 2004;Kosasa et al. 2005)。这些数据显示囊胚冷冻保存实际上是非常有效的。事实上,已有两个研究指出,囊胚冷冻保存比卵裂期胚胎的冷冻保存更为有效(Veeck 2003;Anderson et al. 2004)。因此,这些资料显示,适当的囊胚冷冻保存将能协助增大某一指定IVF循环的整体效率。

人类囊胚冷冻保存方面的进展将会以玻璃化的形式出现(Vajta and Nagy 2006)。现在,玻璃化已经成为冷冻保存鼠和牛的胚胎的首选方法。而且,在临床实验室中,玻璃化这种简洁程序终会取代缓慢冷冻,这只是时间早晚的问题。关于人类囊胚的玻璃化,目前已发表了出色的相关资料(Takahashi et al. 2005)。研究者担心在玻璃化过程中胚胎会直接接触液氮,但是这种顾虑已经大大缓解了(Larman et al. 2006),而且目前已经可以使用新型闭合系统。

使用SET

已有研究证实,囊胚移植减少了移植所需胚胎的数量,因而也大大降低了高位多胎妊娠的发生率(Gardner et al. 1998;Kissin et al. 2005)。然而,尽管我们现在可以认为三胎妊娠现象只存在于IVF档案中,许多研究程序的整体多胎率并没有剧烈下降。这是因为当移植两个胚胎时,双胎率仍然较高。避免这一问题的唯一方法是实施单囊胚移植。

在比较单囊胚移植和双囊胚移植的第一个前瞻性随机试验中,研究对象为第3天FSH≤10mIU/ml且在施用hCG当天有至少10个直径大于12mm的卵泡的患者群体(年龄范围为26~43岁)。该研究显示,它可以在不出现任何双胞胎的情况下确立一个60.9%的持续妊娠率(Gardner et al. 2004a)。值得注意的是,当移植两个胚胎时,妊娠率升高至76%,但双胎率为47.4%。

对于某一类患者来说,卵泡移植应该成为治疗的首选。这类患者便是卵母细胞捐赠者。Schoolcraft和Gardner(2000)断言,执行一个第3天移植的捐卵接受者的着床率为42%,与之相比,接受囊胚移植的患者在捐卵循环中可获得65%的着床率(胎儿心搏)。对于第5天移植和第3天移植,结果妊娠率对应为80%和68%。至今为止,在科罗拉多州生殖医药中心,已经在近1000例捐赠者病例身上使用了第5天移植,并获得对应为68%和85%的结果着床率和妊娠率。但是,在怀孕了的这些捐赠者中,只有40%的人为单胎妊娠,明确突出了在这些案例中使用SET的必要性。

一个以前报告的前瞻性随机试验选用预后良好的患者(小于34岁,以前没进行过IVF,在胚胎移植时至少有两个最高品质的胚胎),在第3天实施SET和双胚胎移植(DET),并比较两者的结果。结果显示,SET组获得了38.5%的OPR(Gerris et al. 1999)。据报告,SET组的着床率为42.3%。显然,这种着床率和妊娠率是很好的,但是的确略逊于单囊胚移植所对应的结果。

因此,对于预后良好的患者来说,与SET相比,在第3天执行单囊胚移植似乎是一种更为可行的方法。在一个关于SET的前瞻性随机试验中,Papanikolaou及其同事指出,与SET相比,SBT不仅确立了较高的持续妊娠率,而且产生了较低的流产率以及较高的出生率(Papanikolaou et al. 2006a,2006b)。

对同卵双胞胎和囊胚移植的顾虑

当在20世纪末,囊胚移植在更大范围内被采用时,有一些孤立报告指出同卵双胞胎率显著增大。据Behr等(2000)的报告,在199例通过囊胚移植而怀孕的妊娠案例中,同卵双胎率为5%。但是,在2007年,同一资深作者在另一篇报告中指出,在其后的一个932例囊胚移植案例中,同卵双胞率已经降至2.3%(Moayeri et al. 2007)。与从同一研究程序中的第3天移植操作观察到的结果(1.8%)相比,这一比率并没有统计上的差异。为什么一个研究组起初会有较高的同卵双胞胎率,而随后降低至与别的辅助怀孕模型中观察到的结果类似?其原因尚不清晰。但是,这些观察结果确实支持IVF概念的整体分析(Gardner and Lane 2003),因为许多变量可以影响一个特定IVF循环的结果。

结论

已经分析了IVF的成本效用(Collins 2001),IVF对大众的负面影响包括与双胎、三胎及四胎妊娠相关的沉重的医疗和经济成本(Adashi et al. 2003)。有研究比较了第3天DET和SET的成本效用,比较结果显示即使SET需要更多的ART循环,其每出生一个婴儿所对应的全部成本与DET是相同的,或者比DET便宜。这是因为在DET组中,与多胎出生相关的费用会增加(Wolner-Hanssen and Rydh-stroem 1998;De Sutter et al. 2002)。因此,除了在某些国家患者需要独立承担IVF治疗的费用外(在其他国家,保险公司支付分娩和新生儿护理方面的费用),没有任何经济原因可以阻挡我们选用SET。

对于卵母细胞捐赠者(Schoolcraft and Gardner 2000)、预后良好的患者(Gardner et al. 1998)以及那些小于36岁的患者(Papanikolaou et al. 2006a)来说,单囊胚移植似乎是最有效的治疗方法。尽管有些研究已经对全部患者实施第5天移植,并且整体结果大有改善(Marek et al. 1999;Wilson et al. 2004),但是还需要进一步的研究来测定囊胚移植对全部患者是否都有效。

在人类辅助怀孕取得快速发展之时,我们应该开始考虑患者治疗的将来。有证据显示外源性促性腺激素对子宫内膜功能有不利影响,考虑到这种不利影响以及胚胎冷冻保存的更为有效的方法(即超速玻璃化),我们不用在提取周期中进行移植的那一天可能很快就会到来。更确切地说,首先将胚胎培养至囊胚期,然后在滋养外胚层活检之后,通过比较基因组杂交或基因芯片技术来分级胚胎形态,评估胚胎生理,并确定胚胎的全部染色体组型。一旦囊胚完成活检,并因此被分解,它便开始进行玻璃化。随后,将一个具有最高发育潜能的单整倍体囊胚移植到一个自然子宫内。囊胚是否具有最高发育潜能是通过形态分级和非侵袭性的生理化验来确定的。这是实现正常的单胎妊娠巧妙有效的方法。

参考文献

1. Adashi E.Y., Barri P.N., Berkowitz R. et al. (2003). Infertility therapy-associated multiple pregnancies (births): an ongoing epidemic. *Reprod Biomed Online* 7, 515–542.
2. Alikani M., Calderon G., Tomkin G. et al. (2000). Cleavage anomalies in early human embryos and survival after prolonged culture in-vitro. *Hum Reprod* 15, 2634–2643.
3. Alper M.M., Brinsden P., Fischer R. et al. (2001). To blastocyst or not to blastocyst? That is the question. *Hum Reprod* 16, 617–619.
4. Anderson A.R., Weikert M.L., and Crain J.L. (2004). Determining the most optimal stage for embryo cryopreservation. *Reprod Biomed Online*, 8, 207–211.
5. Armstrong D.G., McEvoy T.G., Baxter G. et al. (2001). Effect of dietary energy and protein on bovine follicular dynamics and embryo production in vitro: associations with the ovarian insulin-like growth factor system. *Biol Reprod*, 64, 1624–1632.
6. Balaban B., Urman B., Alatas C. et al. (2001a) Blastocyst-stage transfer of poor-quality cleavage-stage embryos results in higher implantation rates. *Fertil Steril* 75, 514–518.
7. Balaban B., Urman B., Isiklar A. et al. (2001b). Blastocyst transfer following intracytoplasmic injection of ejaculated, epididymal or testicular spermatozoa. *Hum Reprod* 16, 125–129.
8. Balaban B., Yakin K., and Urman B. (2006). Randomized comparison of two different blastocyst grading systems. *Fertil Steril* 85, 559–563.
9. Barnes F.L. (2000). The effects of the early uterine environment on the subsequent development of embryo and fetus. *Theriogenology*, 53, 649–658.
10. Behr B., Fisch J.D., Racowsky C. et al. (2000). Blastocyst-ET and monozygotic twinning. *J Assist Reprod Genet* 17, 349–351.
11. Blake D., Proctor M., Johnson N. et al (2003). Cleavage stage versus blastocyst stage embryo transfer in assisted conception. *Cochrane Database Syst Rev* 1, 1–92.
12. Braude P., Bolton V., and Moore S. (1988). Human gene expression first occurs between the four- and eight-cell stages of preimplantation development. *Nature* 332, 459–461.
13. Bungum M., Bungum L., Humaidan P. et al (2003). Day 3 versus day 5 embryo transfer: a prospective randomized study. *Reprod Biomed Online* 7, 98–104.
14. Cohen J., Gilligan A., and Garris J. (2007). Setting up an ART laboratory. In Gardner D.K., Weissman A., Howles C.M. et al. (eds), *Textbook of Assisted Reproductive Techniques; Laboratory and Clinical Perspectives*. Taylor and Francis, London, pp. 17–24.
15. Collins J. (2001). Cost-effectiveness of in vitro fertilization. *Semin Reprod Med* 19, 279–289.
16. Coskun S., Hollanders J., Al Hassan S. et al. (2000). Day 5 versus day 3 embryo transfer: a controlled randomized trial. *Hum Reprod* 15, 1947–1952.
17. Croxatto H.B., Ortiz M.E., Diaz S. et al. (1978). Studies on the du-

ration of egg transport by the human oviduct. II. Ovum location at various intervals following luteinizing hormone peak. *Am J Obstet Gynecol* 132, 629–634.

18. Cruz J.R., Dubey A.K., Patel J. et al. (1999). Is blastocyst transfer useful as an alternative treatment for patients with multiple in vitro fertilization failures? *Fertil Steril* 72, 218–220.
19. De Sutter P., Gerris J., and Dhont M. (2002). A health-economic decision-analytic model comparing double with single embryo transfer in IVF/ICSI. *Hum Reprod* 17, 2891–2896.
20. Dokras A., Sargent I.L., and Barlow D.H. (1993). Human blastocyst grading: an indicator of developmental potential? *Hum Reprod* 8, 2119–2127.
21. Ebner T., Moser M., Sommergruber M. et al. (2003). Selection based on morphological assessment of oocytes and embryos at different stages of preimplantation development: a review. *Hum Reprod Update* 9, 251–262.
22. Edwards R.G. (2004). The beginnings of human in vitro fertilization. In Gardner D.K., Weissman A., Howles C.M. et al. (eds), *Textbook of Assisted Reproductive Techniques: Laboratory and Clinical Perspectives*. Taylor and Francis, London, pp. 1–15.
23. Emiliani S., Delbaere A., Vannin A.S. et al. (2003). Similar delivery rates in a selected group of patients, for day 2 and day 5 embryos both cultured in sequential medium: a randomized study. *Hum Reprod* 18, 2145–2150.
24. Ertzeid G. and Storeng R. (2001). The impact of ovarian stimulation on implantation and fetal development in mice. *Hum Reprod* 16, 221–225.
25. Fanchin R., Ayoubi J.M., Righini C., et al. (2001). Uterine contractility decreases at the time of blastocyst transfers. *Hum Reprod* 16, 1115–1119.
26. Frattarelli J.L., Leondires M.P., McKeeby J.L. et al. (2003). Blastocyst transfer decreases multiple pregnancy rates in in vitro fertilization cycles: a randomized controlled trial. *Fertil Steril* 79, 228–230.
27. Gardner D.K. (1998). Changes in requirements and utilization of nutrients during mammalian preimplantation embryo development and their significance in embryo culture. *Theriogenology* 49, 83–102.
28. Gardner D.K. and Lane M. (1997). Culture and selection of viable blastocysts: a feasible proposition for human IVF? *Hum Reprod Update* 3, 367–382.
29. Gardner D.K. and Lane M. (2003). Towards a single embryo transfer. *Reprod Biomed Online* 6, 470–481.
30. Gardner D.K. and Lane M. (2005). Ex-vivo early embryo development and effects on gene expression and imprinting. *Reprod Fertil Dev* 17, 361–370.
31. Gardner D.K. and Lane M. (2007). Embryo culture systems. In Gardner D.K. (ed), *In Vitro Fertilization: A Practical Approach*. Informa Healthcare, New York, pp. 221–282.
32. Gardner D.K. and Leese H.J. (1999). Assessment of embryo metabolism and viability. In Trounson A. and Gardner D.K. (eds), *Handbook of In Vitro Fertilization*, Second Ed. CRC Press, Inc., Boca Raton, pp. 347–372.
33. Gardner D.K. and Schoolcraft W.B. (1999). In-vitro culture of human blastocysts. In Jansen R. and Mortimer D. (eds), *Towards Reproductive Certainty: Fertility and Genetics Beyond* 1999. Parthenon Press, Carnforth, pp. 378–388.
34. Gardner D.K., Lane M., Calderon I. et al. (1996). Environment of the preimplantation human embryo in vivo: metabolite analysis of oviduct and uterine fluids and metabolism of cumulus cells. *Fertil Steril* 65, 349–353.
35. Gardner D.K., Schoolcraft W.B., Wagley L. et al. (1998). A prospective randomized trial of blastocyst culture and transfer in in-vitro fertilization. *Hum Reprod* 13, 3434–3440.
36. Gardner D.K., Lane M., Stevens J. et al. (2003). Changing the start temperature and cooling rate in a slow-freezing protocol increases human blastocyst viability. *Fertil Steril* 79, 407–410.
37. Gardner D.K., Surrey E., Minjarez D. et al. (2004a). Single blastocyst transfer: a prospective randomized trial. *Fertil Steril* 81, 551–555.
38. Gardner D.K., Stilley K., and Lane M. (2004b). High protein diet inhibits inner cell mass formation and increases apoptosis in mouse blastocysts developed in vivo by increasing the levels of ammonium in the reproductive tract. *Reprod Fertil Dev* 16, 190.
39. Gardner D.K., Hewitt E.A., and Linck D. (2004c). Diet affects embryo imprinting and fetal development. *Hum Reprod* 19, i27.
40. Gardner D.K., Reed L., Linck D. et al. (2005). Quality control in human IVF. *Semin Reprod Med* 23, 319–324.
41. Gardner D.K., Stevens J., Sheehan C.B. et al. (2007). Analysis of blastocyst morphology. In Elder K., Coehn J. (eds) *Human Preimplantation Embryo Selection*. Informa Healthcare, London, pp. 79–87.
42. Gerris J., De Neubourg D., Mangelschots K. et al. (1999). Prevention of twin pregnancy after in-vitro fertilization or intracytoplasmic sperm injection based on strict embryo criteria: a prospective randomized clinical trial. *Hum Reprod* 14, 2581–2587.
43. Guerif F., Bidault R., Gasnier O. et al. (2005). Efficacy of blastocyst transfer after implantation failure. *RBM Online* 9, 630–636.
44. Hardy K., Robinson F.M., Paraschos T. et al. (1995). Normal development and metabolic activity of preimplantation embryos in vitro from patients with polycystic ovaries. *Hum Reprod* 10, 2125–2135.
45. Hreinsson J., Rosenlund B., Fridstrom M. et al. (2004). Embryo transfer is equally effective at cleavage stage and blastocyst stage: a randomized prospective study. *Eur J Obstet Gynecol Reprod Biol* 117, 194–200.
46. Huisman G.J., Alberda A.T., Leerentveld R.A. et al. (1994). A comparison of in vitro fertilization results after embryo transfer after 2, 3, and 4 days of embryo culture. *Fertil Steril* 61, 970–971.
47. Janny L. and Menezo Y.J. (1994). Evidence for a strong paternal effect on human preimplantation embryo development and blastocyst formation. *Mol Reprod Dev* 38, 36–42.
48. Karaki R.Z., Samarraie S.S., Younis N.A. et al. (2002). Blastocyst culture and transfer: a step toward improved in vitro fertilization outcome. *Fertil Steril* 77, 114–118.
49. Katz-Jaffe M.G., Schoolcraft W.B., Gardner D.K. (2006). Analysis of protein expression (secretome) by human and mouse preimplantation embryos. *Fertil Steril* 86, 678–685.
50. Kelley R.L., Kind K.L., Lane M. et al. (2006). Recombinant human follicle stimulating hormone (rhFSH) alters maternal ovarian hormone concentrations and the uterus, and perturbs fetal development in mice. *Am J Physiol Endocrinol Metab* 291, E761–E770.
51. Kissin D.M., Schieve L.A., and Reynolds M.A. (2005). Multiple-birth risk associated with IVF and extended embryo culture: USA, 2001. *Hum Reprod* 20, 2215–2223.
52. Kolibianakis E.M. and Devroey P. (2002). Blastocyst culture: facts and fiction. *Reprod Biomed Online* 5, 285–293.
53. Kolibianakis E.M., Zikopoulos K., Verpoest W. et al. (2004). Should we advise patients undergoing IVF to start a cycle leading to a day 3 or a day 5 transfer? *Hum Reprod* 19, 2550–2554.
54. Kosasa T.S., McNamee P.I., Morton C. et al. (2005). Pregnancy rates after transfer of cryopreserved blastocysts cultured in a sequential media. *Am J Obstet Gynecol* 192, 2035–2039.
55. Kovacic B., Vlaisavljevic V., Reljic M. et al. (2004). Developmental capacity of different morphological types of day 5 human morulae and blastocysts. *Reprod Biomed Online*, 8, 687–694.
56. Kwong W.Y., Wild A.E., Roberts P. et al. (2000). Maternal undernutrition during the preimplantation period of rat development causes blastocyst abnormalities and programming of postnatal hypertension. *Development* 127, 4195–4202.
57. Lane M. and Gardner D.K. (1996). Selection of viable mouse blastocysts prior to transfer using a metabolic criterion. *Hum Reprod* 11, 1975–1978.
58. Lane M. and Gardner D.K. (2005). Understanding the cellular disruptions during early embryo development that cause perturbed viability and fetal development. *Reprod Fertil Dev* 17, 371–378.
59. Lane M. and Gardner D.K. (2007). Embryo culture medium: which is the best? *Best Pract Res Clin Obstet Gynaecol* 21, 83–100.
60. Langley M.T., Marek D.M., Gardner D.K. et al. (2001). Extended embryo culture in human assisted reproduction treatments.

Hum Reprod 16, 902–908.
61. Larman M.G., Sheehan C.B., and Gardner D.K. (2006). Vitrification of mouse pronuclear oocytes with no direct liquid nitrogen contact. *Reprod Biomed Online*, 12, 66–69.
62. Lesny P., Killick S.R., Tetlow R.L. et al. (1998). Uterine junctional zone contractions during assisted reproduction cycles. *Hum Reprod Update* 4, 440–445.
63. Levitas E., Lunenfeld E., Har-Vardi I. et al. (2004). Blastocyst-stage embryo transfer in patients who failed to conceive in three or more day 2-3 embryo transfer cycles: a prospective, randomized study. *Fertil Steril* 81, 567–571.
64. Levron J., Shulman A., Bider D. et al. (2002). A prospective randomized study comparing day 3 with blastocyst-stage embryo transfer. *Fertil Steril* 77, 1300–1301.
65. Marek D., Langley M., Gardner D.K. et al. (1999). Introduction of blastocyst culture and transfer for all patients in an in vitro fertilization program. *Fertil Steril* 72, 1035–1040.
66. Margreiter M., Weghofer A., Kogosowski A. et al. (2003). A prospective randomised multicenter study to evaluate the best day for embryo transfer: Does the outcome justify prolonged embryo culture? *J Assis Reprod Genet*, 20, 91–93.
67. Marston J.H., Penn R., and Sivelle P.C. (1977). Successful autotransfer of tubal eggs in the rhesus monkey (Macaca mulatta). *J Reprod Fertil*, 49, 175–176.
68. Menezo Y., Chouteau J., and Veiga A. (2001). In vitro fertilization and blastocyst transfer for carriers of chromosomal translocation. *Eur J Obstet Gynecol Reprod Biol* 96, 193–195.
69. Milki A.A., Hinckley M.D., Fisch J.D. et al. (2000). Comparison of blastocyst transfer with day 3 embryo transfer in similar patient populations. *Fertil Steril* 73, 126–129.
70. Moayeri S.E., Behr B., Lathi R.B. et al. (2007). Risk of monozygotic twinning with blastocyst transfer decreases over time: an 8-year experience. *Fertil Steril* 87, 1028–1032.
71. Mortimer D. and Mortimer S.T. (2005). *Quality and Risk Management in the IVF Laboratory*. Cambridge University Press, Cambridge.
72. Noci I., Fuzzi B., Rizzo R. et al. (2005). Embryonic soluble HLA-G as a marker of developmental potential in embryos. *Hum Reprod* 20, 138–146.
73. Pantos K., Athanasiou V., Stefanidis K. et al. (1999). Influence of advanced age on the blastocyst development rate and pregnancy rate in assisted reproductive technology. *Fertil Steril* 71, 1144–1146.
74. Pantos K., Makrakis E., Stavrou D. et al. (2004). Comparison of embryo transfer on day 2, day 3, and day 6: a prospective randomized study. *Fertil Steril* 81, 454–455.
75. Papanikolaou E.G., Camus M., Kolibianakis E.M. et al. (2006a). In vitro fertilization with single blastocyst-stage versus single cleavage-stage embryos. *N Engl J Med* 354, 1139–1146.
76. Papanikolaou E.G., Camus M., Fatemi H.M. et al. (2006b). Early pregnancy loss is significantly higher after day 3 single embryo transfer than after day 5 single blastocyst transfer in GnRH antagonist stimulated IVF cycles. *Reprod Biomed Online* 12, 60–65.
77. Papanikolaou E.G., D'haeseleer E., Verheyen G. et al. (2005). Live birth rate is significantly higher after blastocyst transfer than after cleavage-stage embryo transfer when at least four embryos are available on day 3 of embryo culture. A randomized prospective study. *Hum Reprod* 20, 3198–3203.
78. Pellicer A., Valbuena D., Cano F. et al. (1996). Lower implantation rates in high responders: evidence for an altered endocrine milieu during the preimplantation period. *Fertil Steril* 65, 1190–1195.
79. Richter K.S., Harris D.C., Daneshmand S.T. et al. (2001). Quantitative grading of a human blastocyst: optimal inner cell mass size and shape. *Fertil Steril* 76, 1157–1167.
80. Rienzi L., Ubaldi F., Iacobelli M. et al. (2002). Day 3 embryo transfer with combined evaluation at the pronuclear and cleavage stages compares favourably with day 5 blastocyst transfer. *Hum Reprod* 17, 1852–1855.
81. Sakkas D. and Gardner D.K. (2005). Noninvasive methods to assess embryo quality. *Curr Opin Obstet Gynecol* 17, 283–288.
82. Sakkas D., Lu C., Zulfikaroglu E. et al. (2003). A soluble molecule secreted by human blastocysts modulates regulation of HOXA10 expression in an epithelial endometrial cell line. *Fertil Steril* 80, 1169–1174.
83. Scholtes M.C. and Zeilmaker G.H. (1996). A prospective, randomized study of embryo transfer results after 3 or 5 days of embryo culture in in vitro fertilization. *Fertil Steril* 65, 1245–1248.
84. Scholtes M.C. and Zeilmaker G.H. (1998). Blastocyst transfer in day-5 embryo transfer depends primarily on the number of oocytes retrieved and not on age. *Fertil Steril* 69, 78–83.
85. Schoolcraft W.B. and Gardner D.K. (2000). Blastocyst culture and transfer increases the efficiency of oocyte donation. *Fertil Steril* 74, 482–486.
86. Simon C., Garcia Velasco J.J., Valbuena D. et al. (1998). Increasing uterine receptivity by decreasing estradiol levels during the preimplantation period in high responders with the use of a follicle-stimulating hormone step-down regimen. *Fertil Steril* 70, 234–239.
87. Summers M.C. and Biggers J.D. (2003). Chemically defined media and the culture of mammalian preimplantation embryos: historical perspective and current issues. *Hum Reprod Update* 9, 557–582.
88. Takahashi K., Mukaida T., Goto T. et al. (2005). Perinatal outcome of blastocyst transfer with vitrification using cryoloop: a 4-year follow-up study. *Fertil Steril* 84, 88–92.
89. Tesarik J. (1994). Developmental failure during the preimplantation period of human embryogenesis. In Van Blerkom J. (ed), *In the Biological Basis of Early Human Reproductive Failure*. OUP, New York, pp. 327–344.
90. Trokoudes K.M., Minbattiwalla M.B., Kalogirou L. et al. (2005). Controlled natural cycle IVF with antagonist use and blastocyst transfer. *Reprod Biomed Online*, 11, 685–689.
91. Utsunomiya T., Naitou T., and Nagaki M. (2002). A prospective trial of blastocyst culture and transfer. *Hum Reprod*, 17, 1846–1851.
92. Vajta G. and Nagy Z.P. (2006). Are programmable freezers still needed in the embryo laboratory? Review on vitrification. *Reprod Biomed Online* 12, 779–796.
93. Van der Auwera I., Pijnenborg R., and Koninckx P.R. (1999). The influence of in-vitro culture versus stimulated and untreated oviductal environment on mouse embryo development and implantation. *Hum Reprod* 14, 2570–2574.
94. Van der Auwera I., Debrock S., Spiessens C. et al. (2002). A prospective randomized study: day 2 versus day 5 embryo transfer. *Hum Reprod* 17, 1507–1512.
95. Veeck L. (2003). Does the developmental stage at freeze impact on clinical results post-thaw? *RBM Online* 6, 367–374.
96. Veeck L.L., Bodine R., Clarke R.N. et al. (2004). High pregnancy rates can be achieved after freezing and thawing human blastocysts. *Fertil Steril* 82, 1418–1427.
97. Wilson M., Hartke K., Kiehl M. et al. (2002). Integration of blastocyst transfer for all patients. *Fertil Steril*, 77, 693–696.
98. Wilson M., Hartke K., Kiehl M. et al. (2004). Transfer of blastocysts and morulae on day 5. *Fertil Steril* 82, 327–333.
99. Wolner-Hanssen P. and Rydhstroem H. (1998). Cost-effectiveness analysis of in-vitro fertilization: estimated costs per successful pregnancy after transfer of one or two embryos. *Hum Reprod* 13, 88–94.

第 57 章

胚胎多核化的临床意义

Carlos E. Sueldo, Florencia Nodar, Mariano Lavolpe, Vanesa Y. Rawe

引言

辅助生殖技术(ART)在过去的几十年里发生了很多变化,期间,研究者一直致力于降低多胎妊娠的发生率。研究者普遍将多胎妊娠看做是 ART 中最严重的并发症之一。一些欧洲国家强烈要求减少移植胚胎的数量以降低高位多胎妊娠率,最近美国也提出了这样的要求。在一些欧洲国家,为了实现这一目标,医生选择性地移植一个胚胎(1);而在包括美国的其他国家,对预后良好的 IVF 患者移植两个胚胎是医生的准则(2)。

Rizk 和 Abdalla 指出,保持"降低 ART 中的多胎妊娠率"与"维持合理的整体着床率和临床妊娠率"这两种目标之间的恰当平衡是很重要的(3)。这意味着医生需要找出具有高着床可能性的质量最佳的胚胎。

对于生殖内分泌学家和胚胎学家来说,胚胎选择工序一直是其长期目标;在 IVF 早期,选用来进行移植的胚胎是那些培养规定时间后出现适当卵裂的胚胎,以及那些不出现重大分裂的胚胎(4)。最近,在原核阶段辨别第 1 天前胚胎中是否出现核仁型对齐现象,已经成为寻找临床有用的胚胎的另一个形态学参量。

大约同时期,也有研究者报告说,胚胎出现早期卵裂,即 ICSI 或 IVF 之后 24 ~ 27 小时之间出现两细胞胚胎,也是决定胚胎质量良好的一个突出标记(6)。其他一些调查者也得到了相同发现(7,8)。

在这些各种各样的形态评估工具中,很多文献中已经将胚胎多核化(MNC)作为胚胎质量的一种标记(9,10)。1982 年,Sathananthat 等(11)首次报告了胚胎多核化这一特性;此后不久,其他调查者也报告了相同的发现(12,13)。最近,Morikawi 等(14)报告说,与分裂率或分裂球对称性相比,MNC 是一种更好的胚胎质量预报因子。

Hardy 等(15)发表了一篇有趣的文章,文章介绍了胚胎 MNC 的机制和病理生理学,并探究了关于该胚胎异常的实际临床意义方面的知识。尽管已经经过了这么多年的研究,该领域仍然存在许多问题,而这也是本章节的主要中心:产生双核胚胎或微核胚胎的机制是否不同?双核或微核胚胎中出现染色体异常现象的可能性有多大?有没有一个可接受的多核化胚胎的分类方法以便于胚胎学家和医生之间很好的交流与合作?在同一影响群组中,有没有未多核化的胚胎?已移植的多核胚胎能否产生一个正常的妊娠?以上问题以及其他很多关于胚胎 MNC 的重要问题组成了本章节的中心内容,同时本章节还要阐明 ART 的这个胚胎学发现(即胚胎多核化)的实际临床意义。

胚胎 MNC 的病理生理学

可将"胚胎 MNC"定义如下:在体外培养的一个指定胚胎中,一个分裂球内出现两个或更多个核。与之相反,每个分裂球一般只有一个核,与正常的单核胚胎中一样(图 57.1A)。当分裂球内出现两个核时,我们便称它为双核分裂球或胚胎(图 57.1B)。相反,当出现多于两个核时,我们称之为微核分裂球或胚胎(图 57.1C 和 D)。这两类 MNC 在培养中发育为胚泡的可能性、染色体异常率以及在 ART 程序中移植后的妊娠率都是不同的,因而对这两类 MNC 进行分类是有其重大意义的(16 ~ 18)。

尽管一些调查者致力于揭示这些异常分裂球是如何形成的,而其形成机制目前仍未可知(15,19)。因为卵裂分裂接连细分无细胞生长的胚胎的细胞质,因而在后期阶段分裂球会成比例地变小(15)。最近,研究者通过对分裂球大小进行电脑控制的形态学分析,证实了以上发现(20);通过研究单核胚胎,研究者确定一个两细胞胚胎中分裂球的平均体积为 $0.28\times10^6\,\mu m^3$,而死细胞阶段的平均体积为 $0.15\times10^6\,\mu m^3$ ($P<0.01$)。

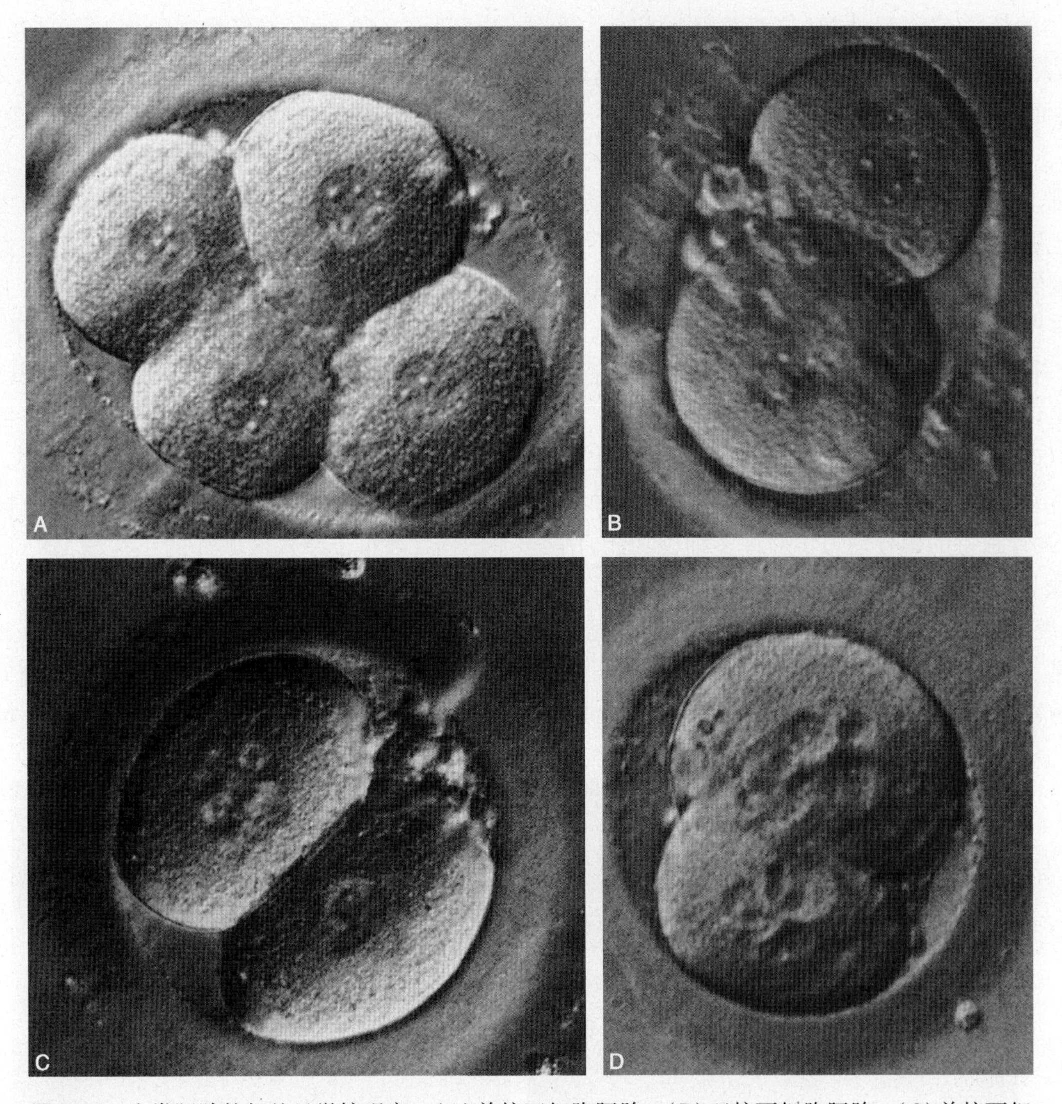

图 57.1　人类胚胎的相差显微镜观察。(A)单核四细胞胚胎。(B)双核两细胞胚胎。(C)单核两细胞胚胎,并混合含有 MNC(微核化的上部分裂球与双核化的下部分裂球)。(D)严重影响的微核两细胞胚胎

相反,在两细胞阶段和四细胞阶段,与非多核分裂球相比(分别小 51.5% ~73.1%),多核分裂球的体积都要大很多,$P<0.001$(19)。

通过研究一致均匀地完成特定卵裂分裂的正常胚胎中分裂球的体积,研究者可以确定一个分裂球经历了多少次分裂。通过在同一胚胎中,比较双核细胞和多核细胞中的分裂球的大小,Hardy 等(15)得出如下结论:双核细胞是由第二、第三或第四次卵裂时胞质分裂失败而形成的;一些双核分裂球在最初形成之后会继续停留 1 ~2 天,这表明它们可能已经经历了卵裂停止。考虑其他机制,这些作者假定双核化可能是胞质分裂失败后形成的,这也引起了卵裂停止(15)。

研究者提出了许多不同的机制来解释微核化;这种核异常现象可能是由持续的核分裂形成的,这些碎片核可能代表了一种类似于细胞凋亡的细胞死亡形式,而且如果这些碎片继续降解,有时会产生一个无核分裂球,即胚胎细胞异常的另一个变种。关于是什么引发了这些异常的细胞行为这个问题,目前仍存在争论。但是,除了适当的培养条件,染色体异常、有缺陷的细胞表面性能或者缺乏引发细胞分裂的分子成分都可能是候选因素,这些因素可能单独作用,也可能联合作用。

对于发育中的卵母细胞和最终胚胎来说,细胞内的重组、重塑以及铭记(imprinting,动物生命早期即起作用的一种学习机能)都具有至高的重要性;这些精细过程中发生任何中断都可能导致分裂出错,从而形成可能表达多核表型的异常胚胎(19)。

Meriano 等(19)对双核胚胎和微核胚胎进行了慢速摄影研究,并发现两种多核化胚胎上的单个核每隔几分钟就会自行消解。研究者也注意到,较大的核倾

向于在较小的核之前消解，同时与双核胚胎相比，微核胚胎更容易完全消失。因为该研究中仅监测了少数胚胎，因而很难根据其结果得出任何有意义的临床结论。

为了进一步阐明人类胚胎双核化及微核化过程中运转的细胞通路，我们在共聚焦显微镜下研究了不同的细胞骨架结构(图 57.2)。在 50 多个多核胚胎(未发表的观察资料)中，我们分析了关键组分的分布，比如 F-actin(纤维型肌动蛋白)、微管(a 和 b 微管蛋白)以及抑制蛋白之类的肌动蛋白相关蛋白质(Arps)。抑制蛋白可以推动肌动蛋白单体进入丝极，其成核化是由 Arps 2/3 综合体来催化的(21)。微管充当一种细胞内支架，微管独特的聚合动力学对许多细胞功能，例如胚胎卵裂，都是很重要的。如果在胚胎 MNC 过程中，胞质分裂出现故障，则在细胞骨架成分中可能观察到异常情况。

我们的初步研究显示，仅在出现超过两个核时(微核胚胎)，46% 的研究胚胎中出现 F-actin 解体现象(在不同区域积聚，或缺乏均匀分布)(图 57.2D)。与我们在绝大部分双核分裂球中观察到的现象相反，微核分裂球比较经常出现细胞凋亡特征，类似核膜分解和缺少 DNA 或 DNA 扩展(图 57.2A、C 和 D)。

为了阐明多核分裂球的形成机制，我们探寻在原核形成阶段是否已经存在这种现象。为了达到这一目的，我们随机挑选了额外的原核化卵母细胞，它们在光学显微镜下有正常的方位，然后可视化其 DNA 内含物。让我们吃惊的是，我们发现大约 30% 的卵母细胞在原核区域外出现小群的 DNA(箭头，图 57.3A)。

图 57.3B 和 D 给出了一种提议的微核形成机制的图示；散布于原核区域外的小片段 DNA(图 57.3B)仍停留在那里，并没有受到缺陷检查点的监测。在核膜瓦解(图 57.3C)以后，出现第一次卵裂(图 57.3D)，然后移位的 DNA 被一个新的核膜包围，继而在新形成的胚胎中形成可见的微核(使用光学显微镜)。

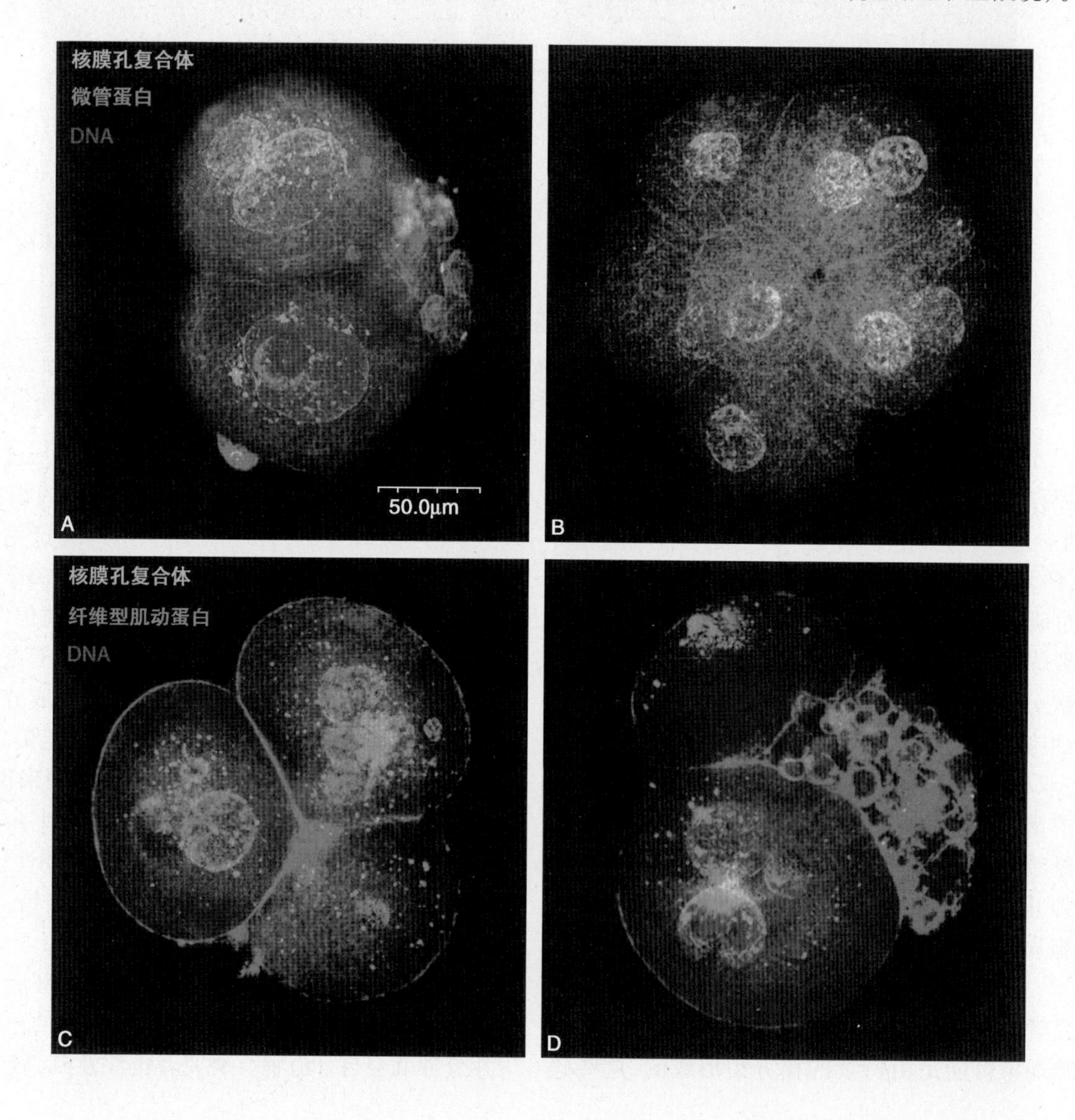

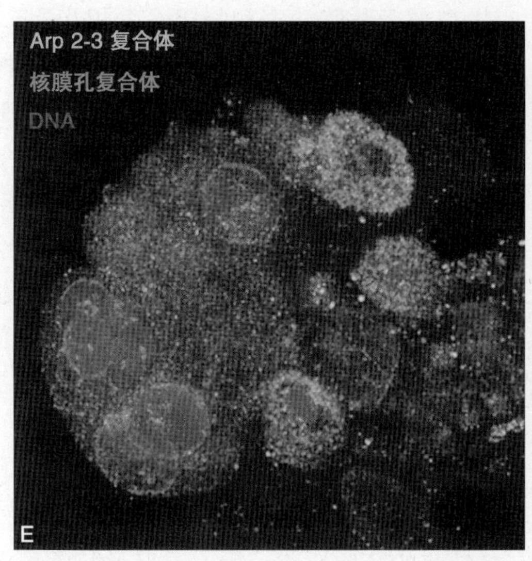

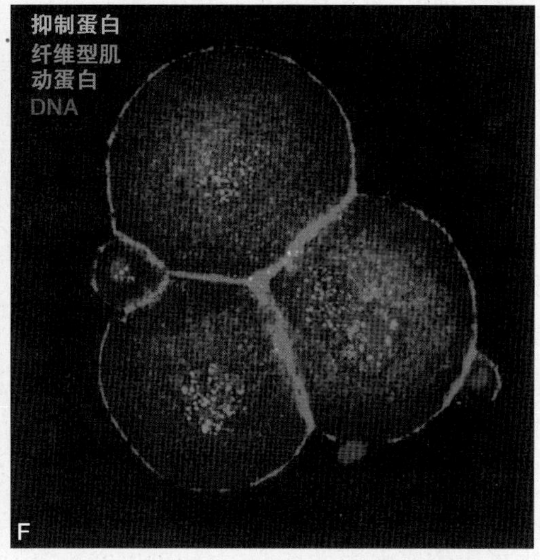

图 57.2　多核化人类胚胎的不同细胞骨架成分的共聚焦显微镜观察。研究中所有的胚胎都是从正常的受精卵发育而成的，并且在第 2 天至少有一个含有两个以上核的分裂球。(A)微管(红色)在细胞质中均匀分布，并集中于不同片段。注意，该胚胎含有不对称的双核分裂球(两个大小不相等的分裂间期核)，而且分裂球的核膜(绿色)是紊乱的。(B)在该双核胚胎中，微管(红色)均匀分布于细胞质中。看不到任何异常模式。在该胚胎中，每一个大小相等的核内均可以看到光滑、有组织的核膜。(C)F-actin 分布在细胞质中，并在一个三细胞多核胚胎的皮层处富集。与图 A 中所示一样，核膜是紊乱的，这一特征类似于凋亡细胞的特征。(D)同质的肌动蛋白丝(红色)为异常分布和缺失的两细胞胚胎。分裂球上部仅有极少量的伸展 DNA，DNA 被紊乱的核膜包围。分裂球下部可以看到四个核。也可以看到富集肌动蛋白的核片段。(E)细胞质以及每一个组成“核骨架”的核内，均出现 Arp 2/3 综合体(绿色)。每一个分裂球中均可观察到可变强度的荧光信号。(F)抑制蛋白(绿色)散布于细胞质中，并以一种间断模式存在于每一个核中。该模式与正常牛胚胎中观察到的现象类似(20)。肌动蛋白丝似乎是正常分布。在一个光谱共焦显微镜(Olympus)下观察胚胎，并使用波长为 488nm、568nm 和 633nm 的激光线(布宜诺斯艾利斯大学，精密科学和自然科学学院)。使用 Adobe Photoshop 7.0 来编辑图像

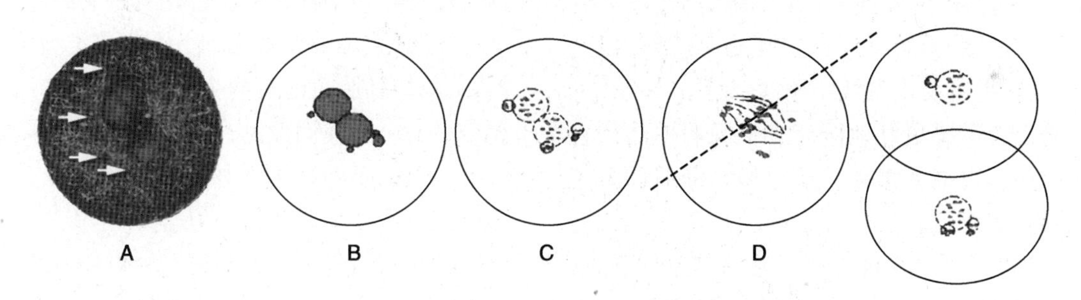

图 57.3　一种微核形成机制的共聚焦图像和示意图。(A)原核区域外出现小群 DNA。(B～D)DNA 片段散布于原核区域外，核膜瓦解后，出现卵裂，移位的 DNA 被新的核膜包围，从而形成一个微核胚胎

总之，可能有多种机制可以解释胚胎 MNC；一些调查者相信，双核化和微核化中涉及的病理生理学可能是不同的(19)。不含胞质分裂的核分裂可能是双核化的原因，而持续的核分裂或核的碎片化可能涉及微核化。导致核异常中所涉及的引发因素似乎是非常多样的，从未达最佳标准的培养条件到与卵巢反应类型有关或无关的内在卵母细胞染色体异常，这种染色体异常现象是在执行对照的卵巢过度刺激方案后观察到的。

多核胚胎中的染色体异常

在人类胚胎发育的早期卵裂期经常出现染色体缺陷，最终形成的胚胎不仅发育能力有限，而且在 ART 程序中移植后对应的着床能力也有限(22)。

一般而言，染色体异常与较弱的形态学胚胎特征

之间有某种关联。因此,具有体外生长缓慢、有分裂迹象、分裂球不对称等等特征的胚胎更容易出现染色体异常(23)。比较多核胚胎中染色体异常现象的发生率,研究者发现双核胚胎与微核胚胎中的发生率是不同的。Kligman 等(17)研究多核胚胎中的染色体异常率,发现 76.6% 的胚胎是异常的,而在单核胚胎对照组,排除非整数倍性后只有 32.3% 的胚胎是异常的($P<0.05$);多核胚胎中其他类型的异常现象为多倍性、镶嵌性、单倍性或混合型。

非整数倍性可能来源于两种机制:染色体缺失和不分离。染色体缺失是由分裂中期染色体滞后引起的,而染色体滞后可能是由于纺锤丝未能连接到染色体上。如果染色体停留在赤道板上,它便可以产生微核。不分离现象是由于两个姐妹染色单体不能正常分开,从而导致一个子细胞获得一个染色体,而另一个子细胞丢失一个染色体(24)。因此,不分离现象不会导致微核形成。

具有重大意义的是以下事实:遗传毒性剂(影响细胞分裂和有丝分裂纺锤体,从而产生非整倍性的作用剂)可能是胚胎微核的诱发剂。

Meriano 等(19)共研究了来自在第 2 天含多核化的 23 个胚胎的 69 个多核分裂球,并报告了通过 FISH 来分析的 55 个细胞的结果;微核胚胎呈现出 96.3% 的染色体异常率,而双核胚胎仅有 68% 的染色体异常率($P<0.01$)。这些研究者推测,以上结果可以解释为什么在体外双核胚胎更容易发育到胚泡期(25),以及为什么移植时它更容易产生妊娠现象(26)。

总之,研究者需要更好地研究多核胚胎中的染色体异常率;目前可得的数据似乎显示微核胚胎的染色体异常率较高,而双核胚胎的异常率位于正常单核胚胎的范围内(26)。这些发现与在体外培养条件下,这些胚胎类型达到胚泡期的能力大小是相协调的。Meriano 等(19)最近报告 38% 的双核胚胎到达胚泡期(38/102),而仅有 8.6% 的微核胚胎达到该生长阶段(7/81;$P<0.05$)。同时,Yakin 等(24)报告了 5982 例胚胎的胚泡形成能力;多核胚胎达到胚泡的比率为 11.4%,这一比率显著低于非多核胚胎,非多核胚胎在延长培养中形成胚泡的比率为 51%($P<0.05$)。

胚胎 MNC 的分类

目前,我们缺少一个令人满意的胚胎 MNC 分类方法,以便于胚胎学家和临床医生相互配合。恰当的胚胎 MNC 分类要既容易确定 ART 实验室中胚胎学发现的重要性,又可以为临床医生提供一个清晰的画面,以便他们与患者更好地交流。

我们认为,一个有用的分类应该考虑以下两个主要参量:第一,呈现的多核化的类型,双核化或微核化。因为据显示,双核化和微核化在临床上是不同的。第二,某一指定胚胎中与多核化有关的分裂球的数量。因为胚胎表面参与 MNC 的程度越大,预后就越差(19)。

我们提议用数字 1 来界定双核化,用数字 2 来界定微核化,然后可以使用一个数字来相称地定义涉及核缺陷的胚胎比率。因为在胚胎培养的第 2 天,MNC 的鉴定结果最好,所以大部分胚胎可能处于两细胞、三细胞或四细胞阶段(17)。

例如,仅有一个分裂球与双核化有关的一个两细胞胚胎将被分类为多核两细胞胚胎 1/50,数字“1”标识双核化,数字“50”指与 MNC 有关的分裂球的比率。有两个细胞呈现微核化的一个三细胞胚胎将被定义为多核三细胞胚胎 2/66,“2”代笔微核化,“66”代表与核缺陷有关的分裂球的比率。

这实际上是一种过分简易的分类方法,并不能涵盖临床胚胎学上所有可能的变种;例如,它没有考虑到混合型的存在(同一胚胎中的双核化和 MNC),尽管用预后较差类型来标记胚胎也是有意义的。

同时,它也没有考虑到一个指定类型内部的变种;例如,双核胚胎可能有两个大小相同的核,或者一个核大于另一个。我们猜测,与对称双核化(未发表的观察资料)相比,不对称的双核化的预后较差,而且这种差异也是值得区别对待的。但是,由于资料尚未确凿,所以暂时在还没有更多的临床资料可证实这一猜测的情况下,我们应该将这两种类型纳入同一组中。这就是为什么,我们中心使用基于对每一个分裂球进行编号的分类方法,“0”指对称双核化,“1”指不对称双核化,“3”或更大则对应出现微核的数量。例如,含有一个对称双核分裂球和一个正常分裂球的两细胞胚胎为 0/-,如果双核分裂球是不对称的,则为 1/-,以此类推。

总之,我们需要对胚胎 MNC 进行综合分类,以有助于胚胎学家和临床医生、临床医生和患者之间的交流沟通,同时也作为将来对这些常见的胚胎学研究发现进行科学报告的一种工具。上面提议的分类方法还仅仅是向着该目标前进的起步。

ART实验室中的胚胎MNC

在胚胎实验室中,胚胎MNC是一种常见的研究发现。尽管Hardy等(15)报告了一个17.5%的双核率,研究并没有涉及其他核异常类型。后来,Jackson等(26)指出,在所有已研究胚胎中,MNC发生率为31%;在全部循环中,有74%的循环出现至少一个多核胚胎。Van Royen等(27)也指出,33.6%的胚胎出现多核化,79.6%的循环至少出现一个多核胚胎。

在2005年,我们在使用其自身卵母细胞的患者体内共研究了1785例胚胎,结果发现33.5%的胚胎为多核胚胎,61.3%的循环出现至少一个多核胚胎(28)。令人有点吃惊的是,在2006年(在使用其自身卵母细胞的患者体内),研究发现胚胎多核化发生率已经大大降低,在所有已研究的胚胎中,只有19.5%的胚胎出现MNC,有50%的循环出现至少一个多核胚胎。

关于出现MNC的类型,Mariano等(19)指出,在全部已报告的183例多核胚胎中,55.7%(102/183)为双核,44.3%(81/183)为微核。基于该事实,我们审视我们于2006年获得的研究数据(研究总数=1569例胚胎),并发现了35.6%的双核化、49.6%的微核化以及14.7%的混合型。同样,我们的研究也是在使用其自身卵母细胞的患者身上进行的。

2006年,我们也研究了卵母细胞捐赠者中的MNC发生率(共有722个胚胎),发现其多核胚胎的发生率略低(16.9%,122/722)。同时,与使用其自身卵母细胞的患者相比,卵母细胞捐赠者的单个类型MNC的发生率也颠倒了(46.8%的双核化,34.4%的微核化,18.8%的混合型)。有趣的是,2005年,在全部卵子捐赠循环中,我们观察到胚胎群组中MNC的出现并不影响整体妊娠率(含MNC的循环与不含MNC的循环有相同的CPR和IR),但是,如果所有胚胎的多核率超过50%,则其CPR(10%)和PR(9.6%)均远远小于多核率小于50%的胚胎(CPR=52.1%,IR=34.2%)。因为上述数据涵盖了MNC的所有类型,所以必须进一步分析卵母细胞捐赠者中出现的MNC类型以及其对妊娠率的潜在影响。

必须强调我们的卵子捐赠方案是基于我们所谓的“分裂循环”或“卵子共享”的,即从一个捐赠者身上提取的卵母细胞被几个接受者共用。在2005年,平均有2.5%的接受者共用来自同一个捐赠者的卵母细胞(每一接受者接受的成熟卵母细胞的平均数量为5.0)。

基于染色体异常的高发生率,以及其他胚胎形态异常现象的共存,比如不对称分裂球(30)、高分裂程度(27)或者低的胚胎体外发育率(27),多核胚胎一般不用于胚胎移植(17)。然而,有时候,患者体内可能只有多核胚胎可用于移植,此时是否移植这些胚胎由患者和医生共同决定。

在2005年,我们曾仅使用多核胚胎来进行移植,并得到了其后妊娠方面的数据资料。患者使用其自身卵母细胞的循环共有约500个,我们研究了其中仅移植多核胚胎的22个循环;患者的平均年龄为37.5岁,每个患者移植胚胎的平均数量为1.47个。共出现5例妊娠现象(22.7%),其中1例在妊娠早期流产掉了。

剩下4例持续妊娠最终都生出了健康的足月新生儿:2例来自移植双核胚胎(50% MNC);在1例中,我们没能记录MNC的类型;最后1例来自微核胚胎,我们相信这是第1例仅移植微核胚胎后生出健康的足月新生儿的报告案例(31)。

在2006年上半年,我们在8个病例(共有236例)中仅移植了多核胚胎,并获得了3例妊娠,其中一个在妊娠早期流产,剩余两个是持续的。在后两例妊娠中,一例是移植了一个双核化的两细胞胚胎,另一例是移植了两个微核胚胎,两例都导致了持续妊娠(单独的液囊)。

Jackson等(26)也报告了仅移植多核胚胎后出现的妊娠现象,其中在25个病例中,临床妊娠率为8%,婴儿安全出生率为4%;Balakier等(32)也报告说其19例病例中出现1例双胎妊娠,Pelinck等(33)报告说其8例病例仅出现1例妊娠;尽管Jackson等(26)没有报告出现MNC的类型,其他调查者(32,33)也仅移植了双核胚胎。

讨论

在人类临床胚胎学中,胚胎MNC是一种常见的事件。据报告,胚胎MNC发生于体内(34),但是显然,人类胚胎的体外培养条件已经可以让我们充分鉴定和研究这一吸引人的细胞核-细胞质异常的不同方面。

我们已经积累了足够的临床资料,从而可以作出以下报告:两种MNC类型——双核化和微核化可能来源于不同的机制(尽管引发因素可能是相同的,也可能是不同的);在体外,这两种 MNC 类型都能继续卵裂并达到胚泡期,但其能力是不同的;如果作为 ART 程序的一部分进行移植这两类 MNC,对于是否能产生妊娠,两类 MNC 都有不同的预后。

关于人类胚胎中的 MNC,有些研究者对卵巢实施控制性卵巢过刺激,并指出 MNC 的出现与夸大的卵巢反应有关(26)。我们自己的研究经历则显示,MNC 的出现可能与夸大的卵巢反应无关。这是因为与使用其自身卵母细胞的年龄相当的 ART 患者相比,健康年轻卵子捐赠者并没有呈现较高的胚胎 MNC 发生率(32)。在我们的研究程序中,健康卵子捐赠者即指在使用 HCG 的当天出现高血清雌二醇的捐赠者。

与含有正常的卵巢储备和功能的年轻卵子捐赠者相比,卵巢功能有障碍且对 COH 有夸大的卵巢反应(类似 PCOS 患者,即多囊卵巢综合征患者)的年轻 ART 患者是否有较高的多核胚胎发生率?这个问题仍有待进一步研究。

根据上述发现,我们猜测导致双核化或 MNC 的机制可能是不同的,而且这种差异可能反映在每一类 MNC 中出现的染色体异常率中。Meriano 等(19)使用慢速摄影,观察到核会自行降解,从而证实每一套染色体材料都是截然不同的,并连接到不同的有丝分裂纺锤体。因而,如果先前存在染色体异常,异常子细胞也会继续生长发育。这一发现可用来说明另一个重要的临床方面,即双核胚胎可能不会影响其余不出现 MNC 的胚胎群组,而微核胚胎似乎确实影响其余的胚胎群组(19)。这可以解释为什么在那两种不同的环境设置下移植非多核胚胎时,对应的妊娠预期是不同的。

正如早期所指出的一样,胚胎 MNC 的出现可以是培养条件未达最佳标准的细胞表现。一个有趣的观察结果是,微核比率以及体细胞数量的增大(微核在红细胞中特别明显,红细胞的核中无 DNA)指示基因毒性。在过去的 20 年间,研究者研发了“微核测试”,这是一种在体内确立是否出现染色体损伤的测试。该测试基于如下观察发现:由不同的突变剂(化学的或辐射的)诱发的移位染色质会导致染色体缺失或损坏,继而在分裂末期后的一个分裂中细胞的主要核外产生一个次生核(微核)。

我们强烈认为胚胎 MNC 的分类方法是非常必需的,主要是为了规范化关于这些核异常的报告,并比较 ART 程序中发生的不同事件。同时,胚胎 MNC 的分类也有助于医生与患者恰当地讨论这些胚胎学发现及其临床意义。含少许分裂球的大量微核胚胎与参与细胞少于 50% 的少量双核胚胎显然是不同的。

最近,在 Ciray 等(35)的报告中,他们认为只有出现含 3 个或更多个核的分裂球的胚胎才有资格使用“胚胎 MNC”这一术语,因为有证据显示双核胚胎可以正常发育(36)。Sundstrom(37)则质疑这一说法,他认为多核分裂球无论含两个核还是更多个核,都应该被看做是病态的(染色体紊乱),而且因为这种早期胚胎的着床可能性较低,不能使用其来进行移植。

考虑到某一指定胚胎中出现的两种 MNC 类型以及牵涉到 MNC 的胚胎比例,我们认为本章节中提出的分类方法是一种方向正确的努力成果。当然,该分类方法仍然存在一些漏洞(混合型,核大小的差异)。将来,当我们在临床胚胎学领域获得更多的知识和经验时,必须对这些漏洞予以修正。

该领域有一个一般协定:如果能够得到单核胚胎来进行移植,则应该选择单核胚胎,并弃用出现 MNC 的胚胎,不管其样式或类型是怎样的。如前所述,双核化似乎不会影响其余不出现 MNC 的胚胎群组,而微核化的出现则会负面影响其余的胚胎,这种负面影响反映在低胚泡形成可能性以及移植该胚胎所对应的低持续妊娠率。

如果患者只有多核胚胎可用于移植,那么将会出现一个伦理悖论。我们相信在这种情况下,如果基于已制定的标准胚胎在形态上是“可移植的”,而且已经识别出其 MNC 类型为双核化,则移植这种胚胎是合理可行的。反之,如果患者只能得到形态可接受的微核胚胎,则在进行胚胎移植前必须对患者提供恰当的咨询服务,以让该夫妇患者了解我们所知道的微核胚胎中染色体异常方面的知识,即移植后可能不会出现妊娠现象,即使出现妊娠现象,最终也可能流产。当然,移植微核胚胎也可能产生一个健康的新生儿(31),但基于我们对微核胚胎中染色体缺陷的有限了解(19),这似乎是一种不可能的结果。

从在卵子捐赠循环中胚胎 MNC 方面的初步资料来看,我们断定如果少于 50% 的胚胎群组中出现 MNC,则整体着床率和临床妊娠率似乎不会受影响。然而,如果在可用于移植的胚胎中,MNC 占优势,则临床妊娠率和着床率都会受到负面影响(30)。

总之,在我们寻找具有最佳着床可能性的胚胎时,胚胎 MNC 的检测和类型应该继续成为形态学胚胎质量评估的一部分。考虑到双核化和微核化对其余胚胎群组的不同影响，最好单独记录双核化和微核化的数据资料。

目前，不使用多核胚胎来进行移植是审慎的做法，最好使用那些无MNC的胚胎。另外，我们要知道微核化的出现似乎会影响剩余胚胎的着床可能性，即使是那些无MNC的胚胎。

如果顺利的话，未来的研究将会揭示并帮助我们进一步认识胚胎MNC的病因学、其引发机制以及一些多核胚胎是如何自我修正并产生具有充分着床能力的胚泡继而导致正常妊娠的。这就是为什么认识胚胎MNC中运转的细胞通路以及其生物学和临床意义仍是生殖生物学领域的重大挑战之一。

临床实践关键点

- 胚胎MNC是ART中的普遍问题，应该将其看做是胚胎质量的一个形态学标志。
- 在体外达到胚泡期或移植后实现妊娠方面，双核胚胎比微核胚胎的预后要好。
- 多核胚胎中的染色体异常率增大，尤其是在微核胚胎中。
- 卵母细胞捐赠循环中也出现MNC，但是仅当MNC在整体胚胎群组中占优势时，它才会负面影响妊娠率。
- 在胚胎移植中应该排除多核胚胎，而是用单核胚胎。

参考文献

1. Gerris J and Van Royen E. Avoiding multiple pregnancies in ART. A plea for single embryo transfer. *Hum Reprod* 2000; 15: 1884–1888.
2. Gleicher N and Barad D. The relative myth of elective single embryo transfer. *Hum Reprod* 2006; 21: 1337–1344.
3. Rizk B and Abdalla H. Controlled ovarian hyperstimulation for IVF. In: Rizk B, Abdalla H, Eds. *Assisted Reproductive Technology*, Chapter III.3. Oxford, UK: Health Press, 2007; pp. 180–183.
4. Veeck L. *An Atlas of Human Gametes and Conceptuses*. New York: Parthenon Publishing Group; pp. 178–183.
5. Nagy ZP, Dozortaev D, Diamond M et al. Pronuclear morphology evaluation with subsequent evaluation of embryo morphology significantly increases implantation rates. *Fertil Steril* 2003; 80: 67–74.
6. Sakkas D, Shoukir Y, Chardonnens D et al. Early cleavage of human embryos to the two cell stage after ICSI as an indicator of embryo viability. *Hum Reprod* 1998; 13: 182–187.
7. Salumets A, Hyden-Granskog C, Makinen S et al. Early cleavage predicts the viability of human embryos in elective single embryo transfer procedures. *Hum Reprod* 2003; 18: 821–825.
8. Van Montfoort AP, Dumoulin JC, Keater AD et al. Early cleavage is a valuable addition to existing embryo selection parameters: a study using single embryo transfers. *Hum Reprod* 2004; 19: 2103–2108.
9. Morikawi T, Suganuma N, Hayakawa M et al. Embryo evaluation by analysing blastomere nuclei. *Hum Reprod* 2004; 19: 152–156.
10. Tesarik J, Kopecny V, Plachot M et al. Ultrastructural and autoradiographic observations on multinucleated blastomeres of human cleaving embryos obtained by IVF. *Hum Reprod* 1987; 2: 127–136.
11. Sathananthan A, Wood C and Leeton J. Ultrastructural evaluation of 8–16 cell human embryos cultured in vitro. *Micron* 1982; 13: 193–203.
12. Lopata A, Kohlman D and Johnston I. The fine structure of normal and abnormal human embryos developed in culture. In: Beier HM, Lindner HR, eds. *Fertilization of the Human Egg In Vitro*. Springer-Verlag, Berlin, 1983; 211–221.
13. Trounson A and Sathananthan AH. The application of electron microscopy in the evaluation of two to four cell human embryos. *J In Vitro Fertil Embryo Transfer* 1984; 1: 153–165.
14. Morikawa T, Suganuma N, Hayakawa M et al. Embryo evaluation by analysing blastomere nuclei. *Hum Reprod* 2004; 19: 152–156.
15. Hardy K, Winston R and Handyside AH. Binucleate blastomeres in preimplantation human embryos in vitro: failure of cytokinesis during early cleavage. *J Reprod Fertil* 1993; 98: 549–558.
16. Munné S and Cohen J. Unsuitability of multinucleated blastomeres for PGD. *Hum Reprod* 1993; 7: 1120–1125.
17. Kligman I, Benadiva C, Alikani M et al. The presence of multinucleated blastomeres in human embryos is correlated with chromosomal abnormalities. *Hum Reprod* 1996; 11: 1492–1496.
18. Pelinck MJ, De Vos M, Dekens M et al. Embryos cultured in vitro with multinucleated blastomeres have poor implantation potential in human IVF-ET. *Hum Reprod* 1998; 13: 960–963.
19. Meriano J, Clark C, Cadesky K et al. Binucleated and micronucleated blastomeres in embryos derived from human assisted reproduction cycles. *Reprod Biomed Online* 2004; 9: 511–520.
20. Hnida C, Engenheiro E and Ziebe S. Computer-controlled multilevel morphometric analysis of blastomere size as biomarker of fragmentation and multinuclearity in human embryos. *Hum Reprod* 2004; 19: 288–293.
21. Rawe VY, Payne C and Schatten G. Profilin and actin related proteins regulate microfilaments dynamics during early mammalian embryogenesis. *Hum Reprod* 2006; 21: 1143–53.
22. Rizk B, Edwards RG, Nicolini U et al. (1991). Edwards syndrome after the replacement of cryopreserved thawed embryos. *Fertil Steril* 55(1): 208–210.
23. Munné S, Alikani M, Tomkin G et al. Embryo morphology, developmental rates and maternal age are correlated with chromosomal abnormalities. *Fertil Steril* 1995; 64: 382–391.
24. Kirsch-Volders K, Vanhauwert A, De Boeck M et al. Importance of detecting numerical versus structural chromosome aberrations. *Mutat Res* 2002; 504: 137–148.
25. Yakin K, Balaban B and Urban B. Impact of the presence of one or more multinucleated blastomeres on the developmental potential of the embryo to the blastocyst stage. *Fertil Steril* 2005; 83: 243–245.
26. Jackson KV, Ginsburg E, Hornstein M et al. Multinucleation in normally fertilized embryos is associated with an accelerated ovulation induction response and lower implantation and pregnancy rates in IVF-ET cycles. *Fertil Steril* 1998; 70: 60–66.
27. Park J, Kort J, Bodine R et al. Is blastomere multinucleation associated with poor growth and lower rates of blastocyst development? *Fertil Steril* 2005; 84 (Suppl. 1): S234.
28. Van Royen E, Mangelschots K, Vercruyssen M et al. Multinucleation in cleavage stage embryos. *Hum Reprod* 2003; 18: 1062–

1069.
29. Glujovsky D, Fiszbajn G, Lipowicz R et al. Practice of sharing oocytes among several recipients. *Fertil Steril* 2006; 86: 1786–1788.
30. Lavolpe M, Nodar F, Fiszbajn G et al. Significance of embryo multinucleation in oocyte donation cycles. *Fertil Steril* 2006; 86 (Suppl. 3): S182.
31. Lavolpe M, Nodar F, Rawe VY et al. The transfer of micronucleated embryos resulted in a term pregnancy and healthy newborn. *Reproduccion* 2007, 22(2): 62–64.
32. Balakier H and Cadensky C. The frequency and developmental capability of human embryos containing multinucleated blastomeres. *Hum Reprod* 1997; 12: 800–804.
33. Pelinck MJ, De Vos M, Dekens M et al. Embryos cultured in vitro with multinucleated blastomeres have poor implantation potential in human IVF and ICSI. *Hum Reprod* 1998; 13: 960–963.
34. Hertig AT, Rock J and Adams EC. On the preimplantation stages of the human ovum: a description of four normal and four abnormal specimens ranging from the second to the fifth day of development. *Contrib Embryol* 1953; 35: 201–220.
35. Ciray HN, Karagenc L, Bener F et al. Early cleavage morphology affects the quality and implantation potential of day 3 embryos. *Fertil Steril* 2006; 85: 358–365.
36. Staessen LA and Van Steirteghem A. The genetic constitution of multinuclear blastomeres and their derivative daughter blastomeres. *Hum Reprod* 1998; 13: 1625–1631.
37. Sundstrom P. Interpretations of multinucleation—is it ever normal? *Fertil Steril* 2006; 86: 494.

■ 第58章 ■

IVF实验室的质量和风险控制

David Mortimer, Sharon T. Mortimer

背景

在过去的20年里，辅助生殖技术得到了快速扩展。同时，媒体对IVF中发生的“错误”也有强烈的兴趣。因此，很多政府都制定了规章制度来控制提供辅助怀孕治疗的活动，以及各种各样的实施基于同行的评审计划的国家性专业组织以及非政府组织。同时，越来越多的IVF中心已经申报ISO 9001:2000质量管理标准的认证(1,2)。

尽管我们不想去诋毁ISO 9001:2000认证的成就，但我们必须指出这一标准仅仅着眼于组织系统和程序，而实际上框架结构才是质量系统的基石，因而该标准并不固有地要求或产生质量保证或改善方面的内容。的确，业内流行这么一种说法：即使一个IVF中心仅有零妊娠率，它也完全可以获得ISO 9001:2000认证。对于医疗实验室来说，也有一个进一步的ISO标准，15189:2003认证医疗实验室——对强调治疗保证和改善的质量和能力的特定要求(3,4)。这么多年来，我们并没有致力于ISO 9001:2000标准，而是支持全面质量管理(TQM)的观念和原则。TQM是整合质量管理、风险管理以及流程管理的一个整体框架，它可以为参与提供不育护理的全部医疗组创造一个“最佳实践”的积极组织和经营理念(5)。

这样，质量管理不再仅仅是额外、恼人、昂贵且“不能有助于患者怀孕”的管理要求——是否提供了有效安全的IVF治疗取决于技术服务和医疗护理的标准是否得到提高。我们以前确定了可用来说明一个IVF实验室不在“控制之下”的三种特征(5)：

1. 结果和(或)指示物中的不可预测且无法解释的变化，同时结果中出现一个可能性的全面下降趋势。在极端的例子中，情况可能恶化到如此地步：最佳的描述是“方向盘脱落了”。

2. 当情况进展顺利时，你会感觉到“舒适”；而当普遍感知到这种舒适感消退时，最终会导致忧虑感甚至恐慌感。

3. 每个人都变成“防守的”，从而变得挑剔、指手画脚且指责他人，甚至会要求赔偿。最终，这种状况会导致一个普遍的“恐惧文化”的发展，实验室(还可能包括全部诊所)也会变成一个“有害工作场所”。

尽管别的文献中已经介绍了与质量和风险管理相关的特殊专业术语(5)，而在本章节中我们必须考虑一些基本的定义，尤其是澄清经常使用且几乎同义的术语之间的特殊差异。

规章制度是法律要求，组织或个人必须遵守规章才可以执行操作。通常通过视察(对于个人来说是审查)来核实组织或个人是否遵守规章，并颁发许可证来予以批准。一般来说，规章是高度规定性的，即规定组织或个人必须做什么或不允许做什么，从而遵守规章。

“评审”是一个基于自我评估和同行评估相结合的合议过程，并由权威机构(通常是一个非政府组织)颁发正式认证，承认某组织自愿遵守由权威机构设置的标准。与“许可证发放”不同，评审是基于过程而不是程序的，是基于质量改善的原则而不是严格服从规章，因此，评审并不是与技术程序或规则相关的规定。也见下面的“评审”小节。

“许可证发放”是指一个组织(或个人)被鉴定为遵守必要规章制度的过程。许可证发放是政府规章之下的一个法律要求，目的是许可一个组织开始运营；对于个人来说，授予许可证是确定他们可以在遵守规章的条件下执行一个规定活动(例如，驾驶机动车)。

“标准”是指包含技术说明或准则的已发表公文，技术说明或准则等同于规章、指南或规格定义，都是为了确保材料、产品、工序以及服务适合于其目的(换言之，他们不等同于“最小标准”)。与规章不同，标准是一个“使用中的公文”，描述所有与产品或服务相关的参与方之间的自愿协定，并包含每一件对产品或服务有深远影响的事情，尤其是产品或服务的安全性、可靠性及效能。是否服从标准是通过一个同行评估过程(例如,一个评审调查)来确定的,而不是通过视察。

质量和质量管理

质量是什么?

虽然“质量”常用来说明一个产品的优越性,但它并不等同于“奢侈”。“奢侈”是指产品特性要好于满足其基本要求所需的特性(因而一般来说也更昂贵)。因此,从基本的产品生产角度来看,可以将“质量”定义为遵守说明书——说明书是由生产商制定的,并以生产商在顾客需求方面的经验为基础。然而,在服务业,如果将“质量”定义为适合使用——基于顾客感知和意见,则更容易理解“质量”的概念。在市场营销方面,这种角度上的转变也就是从作为一个“销售产品”公司到一个“引入市场”公司的转变,这时“质量”就被看做顺从顾客要求。

在医学上,质量也可以定义为护理责任,并已经等同于达到最佳实践。因此,对于一个 IVF 实验室来说,这些定义可以与“顺应顾客要求”结合起来确立一个包含质量服务供应的框架结构,这些质量服务不仅满足顾客的要求,而且也满足顾客的预期。从整体的角度来看,在保护有关各方的权力和尊严时——包括成功治疗后生出的孩子,这些服务也必须是有效、高效且安全的。

质量管理

质量管理由质量控制、质量保证和管理理念方面的质量改善整合而成的,它起源于二战后日本制造业的复兴,彼时的“全面质量控制”的理念是由 Deming 和 Juran 教导的(7,8)。当这些原则在 20 世纪 80 年代和 90 年代被西方公司和组织接受时,它便称作“全面质量管理”或 TQM。对很多专家来说,TQM 仅仅是经营商业的一种科学方式,因而也完美地适用于运营一个 IVF 实验室(5)。

在工业中,质量控制(QC)致力于视察和检查,其目的是减少浪费,同时使用检查员来检查其他人的工作。在实验室中,QC 是为了确保每一份工作都正确完成,一般也等同于确保仪器都正常工作(例如,使用校准器)。同时也要确保一个试验正常实施(例如,使用参考标准),即证实实际产出结果接近于应得结果。然而,质量保证(QA)致力于程序和系统,将“质量”纳入工序中是为了提高该工序完全按照计划执行的可能性,从而提高一致性和整体性能,即与工作方式相关的 QA。

尽管“质量”的最初目的是满足要求,其目的随着顾客渐增的预期而变化,从而产生了一个商业要求和专业要求以最优化我们的 IVF/ICSI 授精率、胚胎培养体系以及冷冻保存技术。此外,在 IVF 中心中,要为患者提供更容易获得的服务,并在一个更舒适的环境下提供更个性化的护理。最后,必须更高效地提供目前更有效的服务。致力于持续增大有效性和高效性的质量系统部分是指质量改善(QI),通常涉及质量循环的应用。在质量循环(也叫做“计划-实施-检查-措施”或“PDCA 循环”;见图 58.1)工序中,找出一个问题,然后找出方法并实施之,最后检查结果以确保该问题已被解决。科学家将会立马看出 PDCA 循环是基本科学方法的一个简易表达。如果某一问题很复杂,针对其组件问题有几个解决方法,那么此时可以重复循环(也见“故障排除”)。

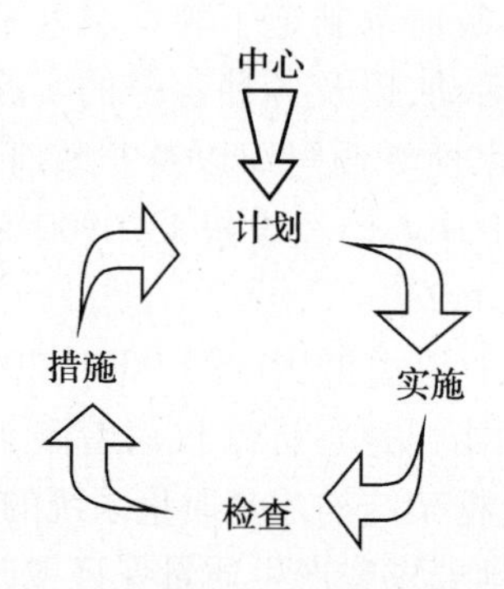

图 58.1 质量循环,也称作 PDCA 循环

TQM 是一个全方位的质量管理系统,它将 QC、QA 和 QI 整合进一个基于视察和审计的永久反复工序。这意味着 TQM 并不是一个短期方案;与评审方案一样,当首次授予证书/合格鉴定时,TQM 并没有完成,它实际上是一个不断寻求改进的无限过程。这种不断改进是通过一个质量循环统一体来实现的,同时穿插着自我评估实践和同行审查调查。因此,必须将 TQM 看做一个长期目标:对于其实施,没有捷径或权宜之计;对于某一组织的所有问题和困境,没有“魔法修复”或灵丹妙药;没有转键系统可以插入某组织已经存在的管理结构中。从实践经验来看,一个 IVF 中心实现“TQM-启用”所需的时间预计不少于两年。

实施 TQM 既需要顺序工序,也需要平行工序。归纳如下:

- 研发一种整合进所有组织的其他经营计划和策略中(例如,运营,人力资源,设施进展,人力管理和技术以及财政规划)的清楚、长期的方法。
- 创建一个可解决组织内各个领域需求的方针综合收集。这些方针组成了组织内实施 TQM 的基础,并将包含目标、目的、对象、特殊方案和资源。必须与负责将方针转化为成绩的个人进行充分协商，然后再来创建这个方针综合收集。

- 在组织领导层的各个水平以及组织活动的各个方面部署这些方针政策。
- 在最根本的层面上，管理系统分析并将质量整合进所有工序中。
- 开展预防为主的活动。这包括风险分析和管理，通常是从挑剔和指责到找出“真正的”错误以寻求改进（而没有轻视较差性能或忽视无能力）的一种文化上的转变。
- 教育组织内的每一个人，使他们接受改变。为了从组织最重要的财产——它的人员身上获得“认可”，创造一种“所有感”是非常重要的。
- 研发和采用定向的质量保证工序，使得 QI 可以发生。这对于质量循环是很重要的。
- 研发组织管理和基础设施以支持质量 QI 活动。尽管对于实现该目标来说，一些新的职位是很必要的，例如质量经理，但是不能把该功能看做组织管理的一个孤立部分；它必须高度整合进正常的企业管理结构中。
- 继续追求标准化、系统化和简单化所有的工作指南、程序及系统。这依赖于流程图和系统分析。

适当、有效的管理——以及领导——是必不可少的（2,5,7,9）。在确保 TQM 的执行不会拖延方面，高级管理起着非常关键的作用。如果拖延 TQM 的实施，人员对该工序的信心就会极大丧失，而且让他们“再次买回”将会困难得多。某一组织未能实施 TQM 程序的普遍原因包括如下：

- 不足或不恰当的人和（或）财政资源。
- 缺少管理人员的承诺和（或）支持（“空话”）。
- 积极或消极抵制改变（见“抵制改变”）。
- 对必要知识了解不足（教育失败）。
- 不恰当的信息管理资源和（或）系统（包含记录和资料）。
- 错误的态度或一个不恰当的环境，例如，一个恐惧、挑剔、指责和赔偿的文化环境（见“有害的工作场所”）。

抵制改变是源于人类对改变的内在恐惧。然而，自信且有能力的人相信——或者可以学习——改变可以是好的，它所带来的挑战可以导致专业、个人以及经济上的较大回报。抵制改变可以是被动的（例如惰性或自满），也可以是主动的（其中，采取积极行动来阻止、削弱或破坏改变）。这两种抵制改变形式都可以通过团队建设来处理——它并不总是采取支持的态度或做积极的事情；有时，它也要求移走明显不可移动的障碍。

一个有害工作场所的特征在于以下特征中的一个或多个：管理人员不支持员工；员工内部之间不相互支持；没精打采，旷工；口头和人身恐吓；投诉增加；员工行为的改变，包括丧失自信或主动性，减少人际关系，发展地盘争斗，出现“工作暴怒”，和（或）回避公司社交功能；一种恐惧文化（6）。

风险和风险管理

引言

与所有产业领域一样，减少医疗失误并增强患者和人员的安全性是现代医学的一个主焦点。但是，“风险”是什么？简而言之，它就是可能威胁组织完成其任务的一个未来事件中的任一不确定性。最初，风险管理是一种工程准则，处理一些未来事件导致损害或“亏损”的可能性。它包括鉴别和正视任何这类威胁的策略和技术，并提供一个规律的环境，从而可以提出积极决策以在一个连续的基础上评估哪里出错了，确定哪些风险需要处理，并实施策略来解决这些风险（5,10～12）。

在过去的 25 年间，对于 IVF 中心，生殖生物医学的不断发展以及规章要求的提高都引起了更难预测、通常也极为复杂的风险问题（10～13）。最基本的，风险管理提问并解答三个基本问题：

1. “什么会出错？”

2. “我们将做什么？”（既针对预防危害发生，又针对事件后果）

3. “如果有事情发生，我们将如何解决它？让事情恢复正确和（或）为其付出代价？”

在一个有效的风险管理程序中，风险被不断地识别、分析和最小化、减缓或清除，而且在问题发生之前预防其发生。在外行人看来，这是一种从“救火”和“危机管理”到积极制订决策和规划的文化转变。此外，对于实施风险管理，同样也没有任何“灵丹妙药”式的解决方法，它也不能保证一定成功（因为在 IVF 中心，成功的获取受到方方面面的影响）。然而，不执行风险管理也就意味着（5）：

- 更多的资源将会花费在纠正本可以避免的错误上。
- 灾难性的问题将会毫无预警地发生。
- 将没有能力快速应答这种“令人吃惊的事”，复原过程也将会非常困难和（或）昂贵，甚至不可能实现。
- 将会在未来可能后果的信息不完全或对其了解不

充分的情况下做出决策。

- 整体成功几率将会减低。
- 该组织将会一直处于危机状态。

风险管理工具

风险管理中主要使用两个工具:一个叫做“故障模式和影响分析”或“FMEA”的积极工具,以及一个叫做“根本原因分析”或“RCA”的反馈工具(5,8)。FMEA用于预防风险,而RCA用于处理实际的不利事件和故障排除。两种工具都分析系统和流程,因此要想实现有效的风险管理,了解流程分析和流程图是前提条件(见“流程管理”)。

故障模式和影响分析

“FMEA”是一种简单、强大的工程质量管理技术,它有助于识别和对抗产品设计或生产以及流程设计和执行中的缺点。它使用一种构造法来识别需要改进的流程组件,这种识别是基于预期故障频率的相对等级以及不利影响或事件的严重性。因其适用性,FMEA已经成为一个广泛使用的工具,可用来改善任何组织中的流程。

实施一个FMEA需要工作组遵守以下步骤顺序(总结见图58.2)。

1. 检查和绘制流程 找出预期发生的所有功能。

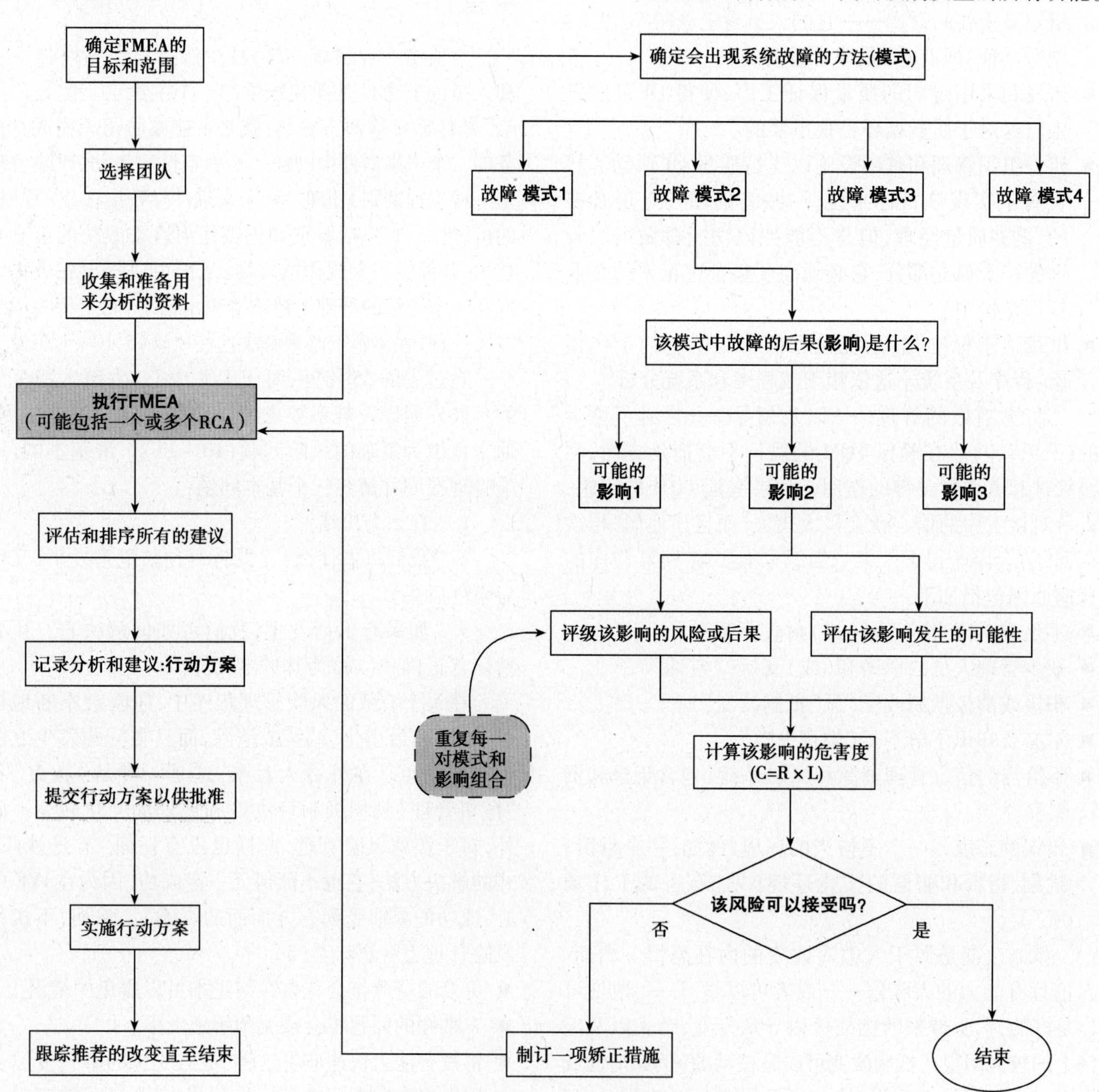

图58.2 描述FMEA执行过程的基本流程图

2. 识别故障模式　识别任一功能可能出错的方式。

3. 确定其影响　确定每一种故障模式的后果。

4. 识别促成因素,也就是找出导致每一个故障模式的全部可能的根本原因。

5. 使用标准化的评级方案(例如,表 58.1),评级每一个故障模式或促成因素的可能性(预期频率)以及后果的严重性。尽管所有的评级方案都采用 1～5 量级,我们倾向于采用更大动态范围的 1～10 量级来对风险进行排序。

表 58.1　对于 FMEA 风险分析,关于故障模式的可能性等级以及故障影响的后果的列表

等级	可能性	后果
0	不可能——绝不可能发生,因而它不是一个现实风险	无——因而它不能被看做一个现实风险
1	非常不可能,例如一个控制良好或最小化的风险,但是不能完全消除	没有意义,即实际上没有可测量的有害风险
2	不可能,例如将这类风险发生的条件完全控制在“实际可行”的范围之外,但是仍存在一些组织无法控制的外部因素	最小,即实际上这种风险仅仅是种滋扰或不便,对患者护理没有任何可识别的影响
3	有点可能	相当小,即仅影响组织的内部系统
4	可能	较小,即对效能有一个明确的有害影响,但是对治疗结果没有任何可测量的影响
5	非常可能	相当严重,即有明确的削弱治疗结果的风险
6	有希望的	严重,即对患者管理或治疗结果有明确的有害影响
7	相当有希望的	非常严重,即对多重患者管理或治疗结果有更多明确的有害影响,或者有伤害患者或人员的风险
8	非常有希望	较大的,即损失胚胎、OHSS(卵巢过度刺激综合征)、患者或员工感染、对患者或员工造成实际伤害
9	极其有希望	极端的,即丧失生命、设备损害(必须至少是“非常不可能的”)
10	肯定,因而现实情况下应该永不发生这种情况	灾难性的,即丧失多条生命、设备毁灭——在现实情况下,它应该仅适用于“天灾”、战争或恐怖主义

6. 同产品的可能性和后果等级一样,计算每一个故障模式(即每一个风险)的危害度。(因为该步骤,FMEA 有时也指“故障模式、影响和危害度分析”或“FMECA”。)

7. 将每一个风险的分值列成一个风险矩阵,并划分临界分值以将风险分为(例如)无风险、低风险、中等风险、重大风险或高风险。

8. 识别任何现有的控制　分析流程图,鉴定任何监测系统、减缓系统等,以及评估它们对指定临界分值的影响(这可能导致风险矩阵的修改)。

9. 准备和实施一个行动方案　按照 PDCA 循环,一个可监测行动方案内建立的每一个改变的有效性和效能的系统是必不可少的。

根本原因分析

“RCA”为找出一个不利事件或结果的根本原因(促成因素)而采取的一连串步骤,同时也伴有预防其再次发生的目的。显然,一个 RCA 必须在高层管理人员的完全支持下实施,否则 RCA 可能会以一种非常敷衍的方式实施,仅仅为了满足一些管理要求。而且,研究者必须认识到绝大部分误差都是来源于系统故障而不是人为误差:拙劣设计的流程把人置于更容易发生误差的环境中(详细讨论见图 58.5)。因此,只有整个组织的人员都认可 RCA 的目的是促进改善而不是指派责任(与 TQM 理念的不断改善原则保持一致),RCA 才能生效。

从本质上讲,RCA 实施(图 58.3)与一个事后 FMEA 是相同的,包括以下六步:

1. 了解问题　找出可能与该事故相关的每件事,着重关注可能导致事件发生的系统和流程。

2. 制订一个促成因素图表　针对每一个促成因素,问“为什么?”或“怎么样?”,然后将其分类为“资料不足”、“非促成性的”或“促成性的”。

3. 解决分类为“资料不足”的条目　获取每一个

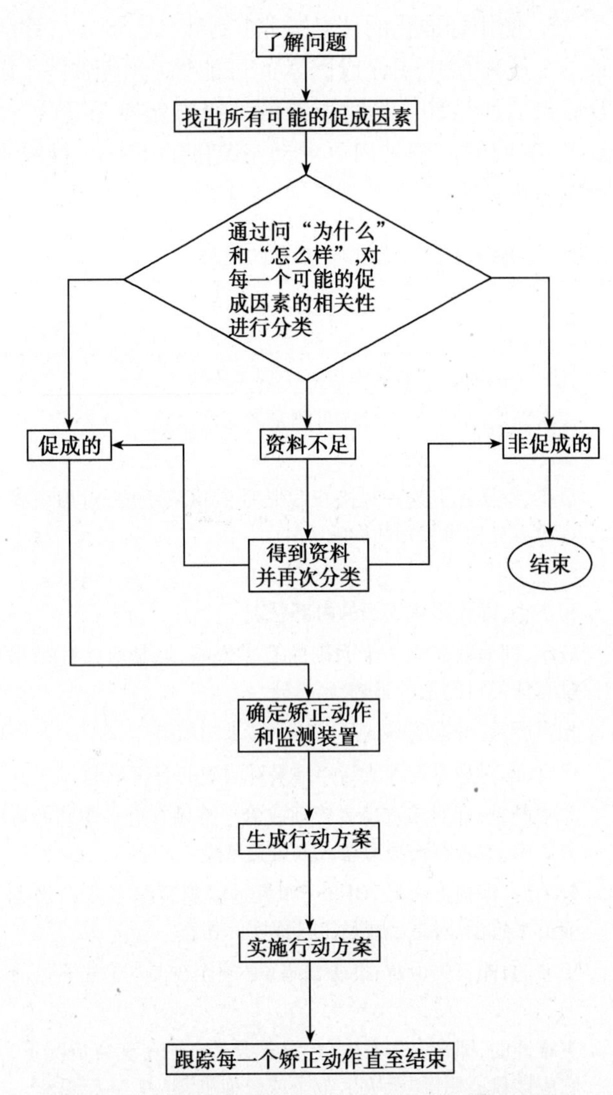

图 58.3 描述根本原因分析(RCA)的执行流程的基本流程图

真正或潜在促成因素方面的资料,从而可以对其明确分类。

4. 生成一个行动方案　对于每一个鉴别出的促成因素,行动方案应该包括至少一个矫正动作或改善。为行动方案制订一个 RCA 报告表格。

5. 实施行动方案　实施计划中的矫正动作及其监测流程。

6. 后续跟踪　使用监测流程来评估矫正动作的有效性。如果问题没有完全解决,则可能必须修订和重复 RCA 流程。

此外,每个相关人员必须认识到,RCA 的目标是揭示可能与事故相关的每件事,同时着重关注导致事件发生的系统和流程以及如何预防将来复发。每一个不含下级衍生因子的“促成因素”都被看做是一个根本原因(因为心理学和法律上的原因,使用“原因”来替代促成因素)。对于每一个促成因素,由 RCA 发展而来的 RCA 报告表格包含以下栏:

- 矫正动作。
- 实施矫正动作的专职人员。如果特别指定某人来监督每一个矫正动作,则不必追查所有人,否则成功结果的预期也会大大减低。
- 行动到期日。这为每一个矫正动作设置时间表,从而阻止拖延现象并制造一种流程时间有限的感觉。同时也设置一个问题解决的截止日期。
- 检测技术。必须有测定矫正动作是否生效的方法。
- 监测每一个矫正动作的专职人员。再一次,如果没有特别指定某人来监督每一个矫正动作,此操作的完结日期将会拖延。
- 后续日期。每个相关人员可以期待出现重大进展的截止日期。

流程管理

尽管术语“流程”和“系统”看上去可能是同义的,但其实它们不是。流程是指一系列连续行动或任务,或者执行某事的一种方法;而系统则是指一组物体相互关联或相互作用以形成一个统一体,或者是条分缕析的一套想法、原理、方法、程序等等。因此,一个系统要大于一个流程,一般来说系统包含一系列流程的集合。在该流程集合中,不同流程顺序发生或平行发生,同时一个流程的输出是另一个流程的输入。从根本上来说,一个流程可以定义为一个单一简单的序列,该序列含有导致“某事发生”的输入,从而产生输出(图 58.4)。

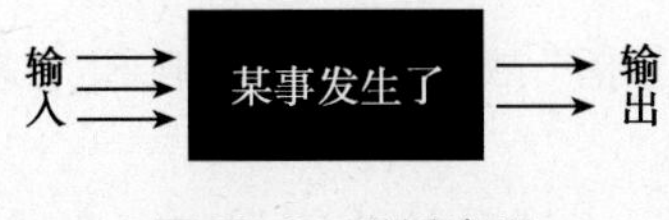

图 58.4 通用流程

系统分析是指诊断、规划和解决因系统组分之间的复杂关联而导致的问题。在 IVF 实验室中,系统分析用于指导对诸如计划实验室操作、资源使用和人员/环境保护、研发、实施新方法、教育需要以及临床服务供应之类的问题做出决策。

但是,如果不了解单个流程以及影响每个流程的全部外在因素,是不可能认识整个系统的。系统分析通常是通过图表来执行的,具体是将系统或“复杂流程”画成流程图,并标示出系统中的每一步骤或单个组分流程。这需要将系统分解为基本步骤,不包含下级衍生流程,这样才可以鉴别和分析作用于每一个组分流程的因素。例如,尽管可以将 IVF 实验室系统画成一个简易流程,但是这样便会产生大量的组分子流程,以至于完全不能分析(图 58.5)。实际上,“IVF 流程”中存在的细节数量是巨大的,即使图 58.6 也只是给出了相关实际步骤的一个概观。虽然已经使用了众所周知的流程制图工具——流程图来阐明这些例子,仍然有很多其他通常更复杂的工具,例如更适用于各类分析或方案的泳道分析或者自顶向下流程制图(5,14)。例如,一个自顶向下流程图是从头开始制定一个标准操作程序(SOP)的绝佳方法。

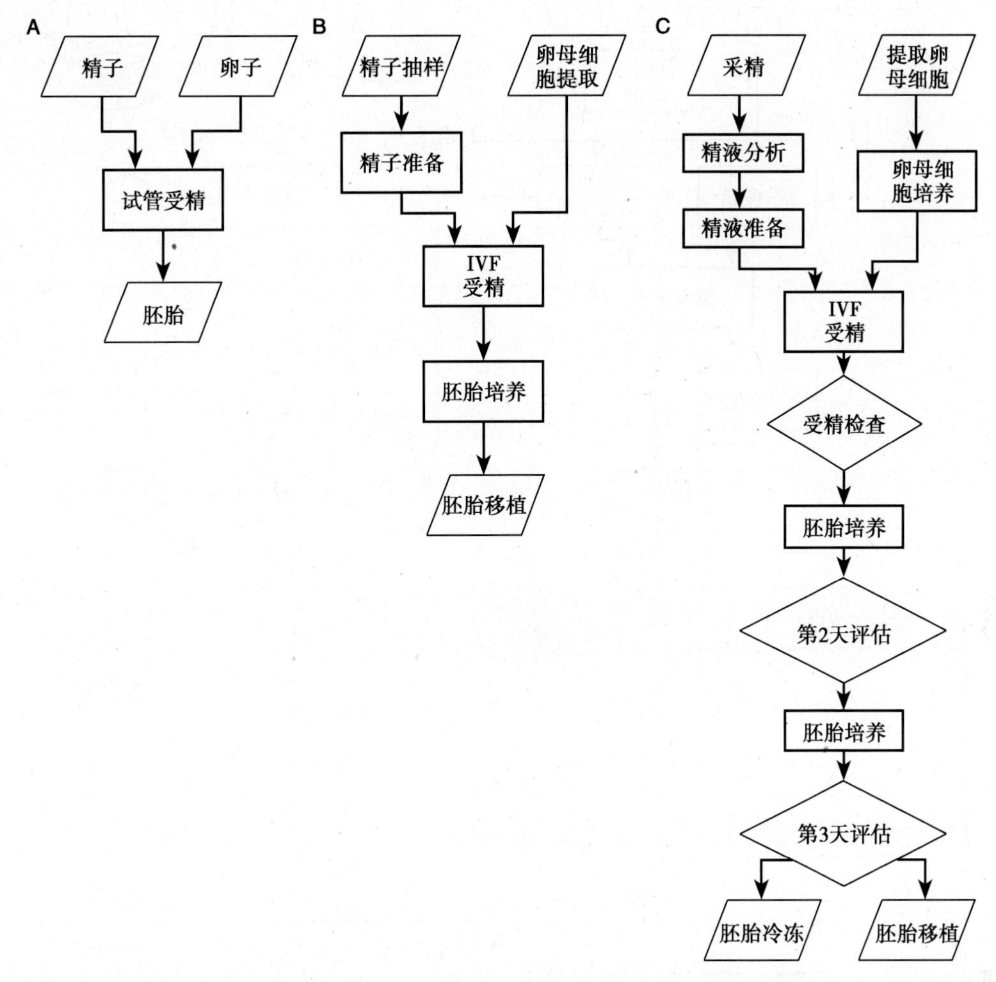

图 58.5 IVF 作为单一流程的图示。A 代表其最简易的水平,B 和 C 则按照流程中一般化阶段的顺序给出了更具深度的细节

一个成功的流程制图实践将会有以下结果:

- 对流程的了解增加。
- 关于流程是什么以及它是如何运作的这个问题,绘制图像的那些人的解答更加一致。
- 对改变需要的认可增强。
- 可以更快速地产生流程改进的想法的环境。

当完成一个流程制图实践后,隐藏在每个人头脑中的知识将会被揭开,并可用于整个组织。每个人都感觉被赋予权力,并在工作中更加自信。同时,企业知识可以毫无间隙或误解地传递给下一代。

流程分析是迈向流程控制的第一步,并依赖于科学方法和统计技术(5)。不管是为了质量管理还是风险管理,流程的分析都需要提前了解正常运行参数,包括关于流程历史性能的可靠信息以及流程的内在变化性知识。然后可以鉴定所有影响流程的内在因素和外在因素。内在因素是指那些内在于流程的因素,也就是说,它们是引起或控制流程的效应(IVF 实验室系统中最常见的内在因素是那些管理温度、pH 以及湿度的因素)。外在因素是指那些不内在于流程的因素,即导致冷却、有毒气体和生物变异的不受控制的来源。

这就是为什么实验室手册中的 SOP 必须包含充足的技术/程序细节,以使得具有基本的生物学实验能力的任何人都能够严格地按照指定方式来执行程序操作。在有些程序中,技术方法的变化会导致对影响流程的因素的控制变弱,甚至让本应被排除的外在因素侵入流程。对于这类程序来说,实验室手册中的 SOP

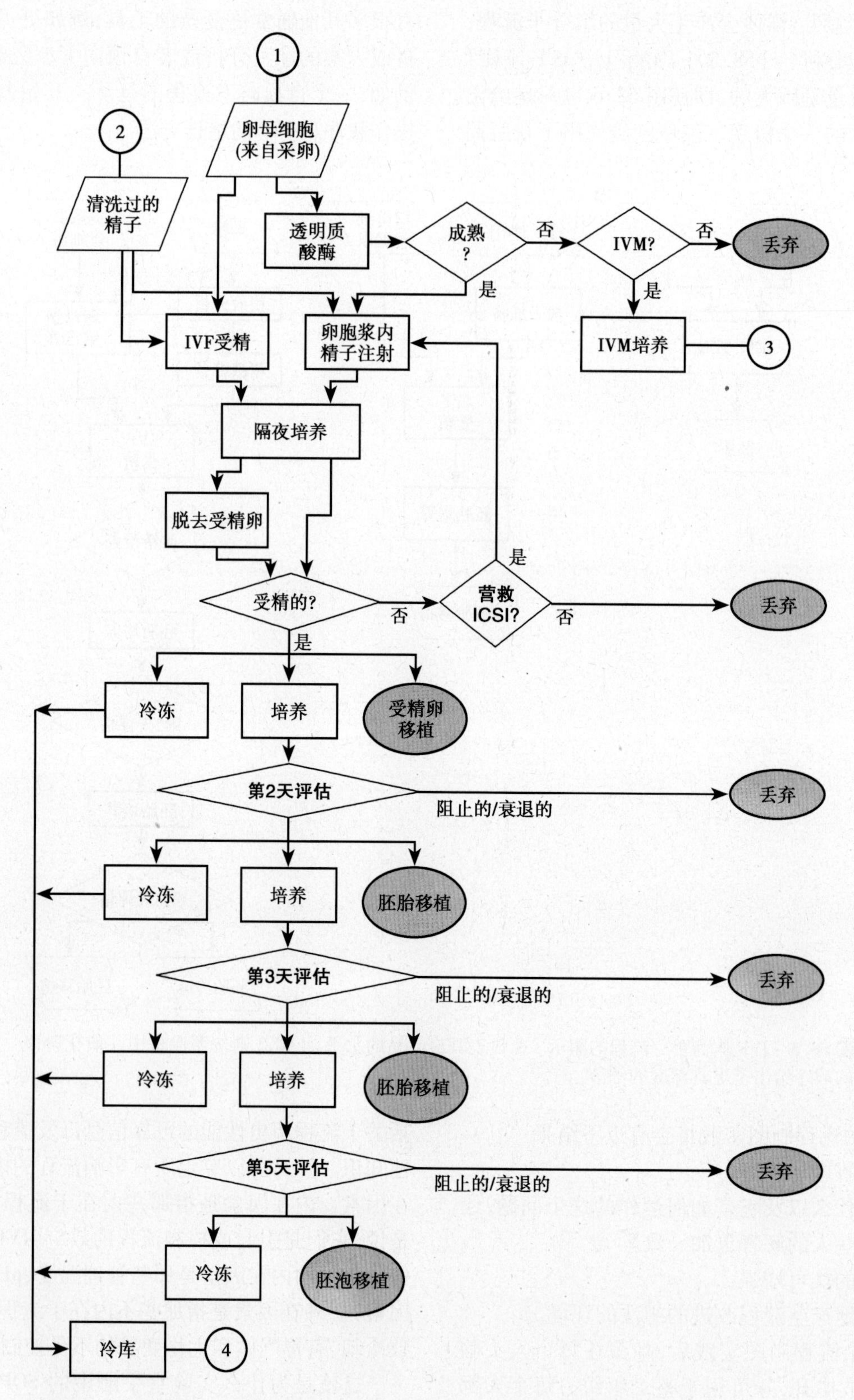

图 58.6 “标准”IVF 实验室流程的流程图。图中标示:①实际卵母细胞提取过程;②获得、分析及预备精子样本;③卵母细胞体外成熟的辅助过程;④样品转移至冷库的过程。注意,即使在这种详细水平上,每一步骤中仍然存在许多具体细化的过程(使用 SmartDraw 软件生成图表:SmartDraw. com,圣地亚哥,加州,www. smartdraw. com)

中包含充足的技术/程序细节是尤为重要的。要想确切知道SOP中必须规定什么才能达到正确技术和标准化的必要水平(与不必要的挑剔相反),那么,SOP作者不仅仅要知道出问题的流程是如何受到生物学、化学和物理学方面(因而也包括工程学)的调整的,还要知道它是如何被外在因素、实验室环境或生物工程学影响的。

知道或者更好是理解为什么我们以某种方式来做事——也可能是为什么我们不按照其他方式——不仅仅需要做某一特定工作的简单的技术能力。这就是为什么在IVF实验室中,一个合适的培训方案不仅需要包括“怎么做”,还必须包括“为什么”。合适的培训是极为重要的,而且必须以一个囊括性的教育框架来提供;从历史中学习是首要的。在一些实验室中,有些人员未经批准便任意变动方法,这是一个长期存在的问题,是因为新进科学家受到的培训较弱,或者负责人未能很好地控制全部实验室人员。尽管一般来说,这些问题起因于实验室负责人未能培训(或再培训)新人员,或者未能发现(并杜绝)某个职员的草率或懒散的行为,但是任何不尊重和遵守SOP的科学家在IVF实验室中都无立足之地。

流程控制是源于工业的另一项技术,其制定目的是监测生产工艺的性能(8)。有趣的测量称作指示物;但是在IVF实验室中,我们并不将某个相关流程的性能与一些外部参考或基准进行比较,而是通常将现在性能与以前我们实施过的该流程的历史性能作对比,从而监测现在性能。从根本上讲,流程控制技术可以让我们在任何时刻都能及时知道,与“正常的”性能水平相比,我们的系统是否“在控制下”。最常使用的工具是流程控制图(也叫“休哈特图”,该名来源于它的某个早期拥护者;图58.7)。

只要流程控制图中的周期数值保持在控制界限内,该流程就可视作“在控制之下”。但是,有4种情况需要采取进一步的行动:

1. 指示物在不利方向上超出了其控制界限　需要立即采取行动来测定是否真有问题,如果证实确有问题,则寻找解决方法。

2. 指示物在不利方向上超出了其警戒限　需要采取行动来测定是否已经存在问题或者问题在进展中。

3. 指示物在不利方向上展示出三个连续改变,但没有超过警戒限(或控制界限):需要采取行动来测定是否有问题正在进展中。

4. 指示物在有利方向上超出了控制界限:需要检

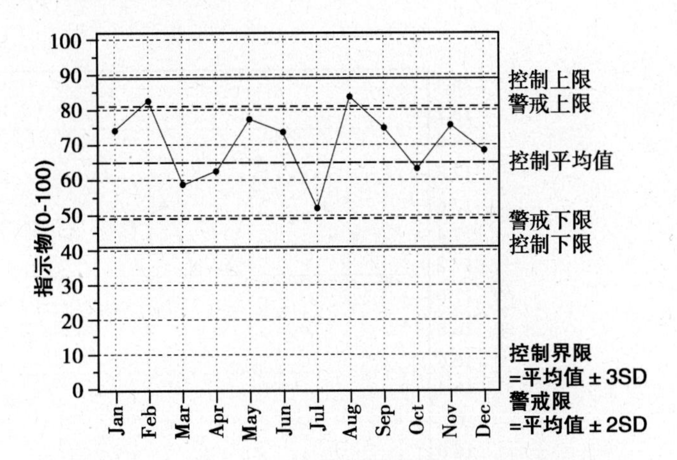

图58.7　通用流程的控制图标示例,该流程的结果是使用范围为0~100(例如百分比)的指示物来测量的。对于操作的一个典型时期,流程性能的基线数据是必需的。例如,在过去的6个月内,某指示物的月平均值。计算这6个数值的平均方差和标准方差(SD),并使用这些数值来确立“控制平均值”和两类操作界限:(a)“警戒限”,即平均值±2SD;(b)“控制界限”,即平均值±3SD。为了计算某个指示物的控制界限,需要经历先验数据过程。而先验数据过程的数量不能随意预先确定。数量必须足以很好地显示指示物的变化性,但是同时也不能太大以至于SD降低至“控制界限变得太窄”的程度,这时指示物中的控制偏差会频繁出现任意变动(使用MedCalc软件生成图表:玛利亚凯尔克,比利时;www.medcalc.be)

阅系统,看看为什么会发生这个现象以及这个改善是否是真实且持久的(图58.8)。

对于质量系统的发展和维护来说,指示物是极为重要的:正如一句古老格言中所说“你无法控制你无法衡量的东西。”每一个指示物都必须反映监测中的流程,并需要满足以下特征:

可靠的:必须测量有用的事物,待监测的流程必须明确规定。

健全的:必须最小化外部效应的影响,从而只测量指定流程。

常规的:资料收集不能费力,也不能包含大量额外工作。否则,将很难有规律地确定指示物,而且整个活动都将变成无谓琐事,从而削弱其对实验室的认知价值。

常规测定指示物有力地证明了信息/资料系统对于运行良好的IVF实验室的决定性作用,从而例证了“更聪明地工作而不是更辛苦地工作”这一原则。即使临床妊娠率或“带回家的婴儿率”是IVF程序的整体性能的一个重要指示物,而对于有效监测单个实验室流程来说,它则显得太过“大规模”了。因此,对于IVF实验室,需要实验室性能指示物(LPI),其中每一个指示物通过一个控制图标来监测一个特定流程(5,

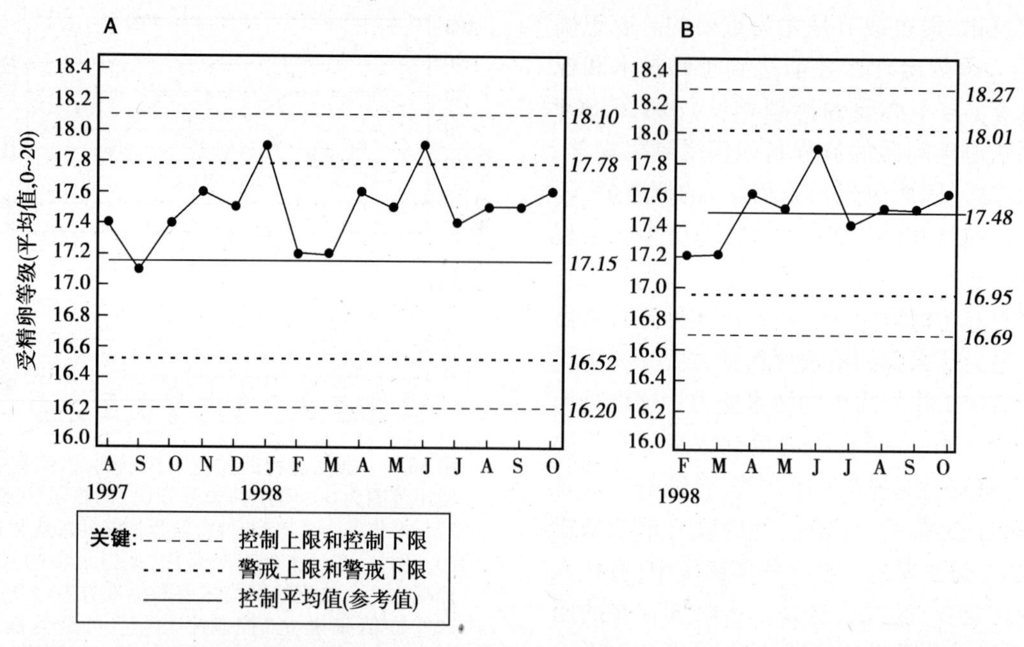

图 58.8 控制图中给出了受精卵等级方面的数据(基于 20 分制)。图 A 中给出了某一时期前 6 个月的月平均值,用其来确定控制平均值、警戒限以及控制界限。然而,1997 年 8 月中旬引入了一个改良的 IVF 和胚胎培养系统(13),导致后面的月份几乎全部(除了一个)超过了控制平均值,迫使他们使用图 B 中的月平均值(1997 年 8 月至 1998 年 1 月)来重新计算控制数值。控制平均值的增加显示受精卵等级有一个规律性的提高,而变小的控制界限则显示新培养系统的稳定性(即重复性)提高

16)。制订一个关于 LPI 的综合板,可以让 IVF 实验室快速回答那个似乎永久存在的问题,即"实验室哪里出错了?"——如果所有的 LPI 都在控制界限内,那么实验室可以确凿地陈述一切都与以前一样,没有事情发生改变,因此提问者需要在别处寻找论断来解释为什么在他所观察的任一终点均出现减少。当然,如果确实出现问题,实验室在早期便可通过 LPIs 来鉴定之——可能于问题在任一临床终点表现出来之前。然后,实验室可以调查这个问题,继而将其看做与运行性能中的任何变化或作用于一个或多个实验室流程的不利因素无关的一个变动,并忽视之;或者鉴别问题的来源并处理之。

但是,尽管对于实验室管理人或负责人来说,使用控制图表并通过 LPIs 来监测实验室流程是很重要的,但我们必须认识到,在绝大部分 IVF 中心中,这一资料对于医生或其他组员来说通常是无效的甚至是无意义的。虽然那些其他组员将会理解程序性能指示物("PPIs",例如妊娠率、临床妊娠率和着床率)对于 IVF 中心意味着什么,而实验室操作与妊娠率之间的认识经常会出现"分离"。从患者角度来看,撇开费用和地点不说,一个中心的妊娠率和着床率是他们将会追求的最可能的指示物。因此,中心的每一个人都要知道 PPIs 从整体上总结了中心的性能,而不仅仅是实验室的性能。他们也要意识到不同的 IVF 程序对于其 PPIs 可能会有(实际上是将来可能会有)不同的定义——因此,在尝试制订基准管理之前,需要了解这些定义,这也阐明了为什么使用参考群组来报告结果对于有效的基准管理来说是如此重要。

从根本上讲,基准管理就是证明什么是可能的。在一个传统商业环境中,基准管理是以其(最强大的)竞争者或者该领域享誉全球的领头羊为标准,来测量其产品或服务的连续工艺(5)。在 IVF 中心的实际应用中,基准管理采用各种 PPIs,并可在以下 3 个水平上审查:

- 内部基准管理:比较一个组或一个工作网内的不同中心。
- 竞争基准管理:与直接竞争者进行比较。
- 功能或通用基准管理:与"世界上最好的"中心进行比较。

对于一个 IVF 实验室,可以使用基准管理来证实实验室结果(由 LPIs 监测)保持不变,也可以来监测流程的实施和修正以提高结果并使其比得上那些竞争中心,还可以来评估更好流程或技术的进展是否达到或超过其他中心的表现。基准管理是避免自满的一个有效方式。

故障排除

图 58.9 阐释了一个通用的故障排除流程,它显示

使用科学方法是流程的基本原则,而且对于有效的故障排除也是必不可少的(5,12)。对于成功习得科学方法的人来说,解决问题的构造法应该是直觉性的——当遇到问题时,一个好的科学家会不自觉地好像是潜意识地检查 RCA 的所有步骤。程序规范化允许不那么训练有素或者经验欠缺的人来应用相同技术,另外,因为程序构架被记录下来了,它也可以为使用者提供构架。

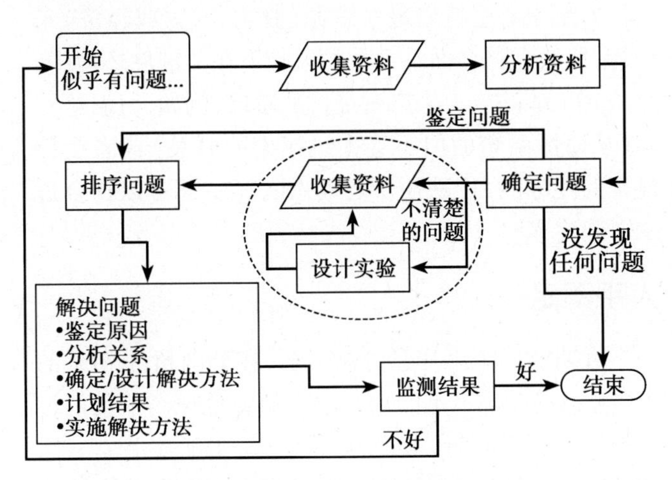

图 58.9　阐释故障排除流程并说明其基本等价于 RCA 的基本流程图

一个有效的故障排除可以与一次科学监测相比(5)——这也是为什么以下做法如此重要:当教导某人一种方法时,你不厌其烦地向他解释"为什么"事情按照这种方式进行(可能也包括为什么以某种特定方式来执行)。仅仅描述"怎么样"并不能造就一个真正有能力的科学家,并且缺乏综合知识将会大大削弱科学家最小化或清除问题的能力。

根本上,同一故障排除方法可应用于流程、方法、事故甚至全部系统——只要它们有包含充分细节的绘图。

评审

规章和许可证发放是强加于组织的无可选择的制度。它们是通过法规来生成和实施的,因此不同国家之间的差异很大(甚至一些国家的州与州之间也是不同的,譬如澳大利亚和美国)。一般说来,特许机构(例如英国的人类受精和胚胎学管理局,或 HFEA)在视察流程后,给其颁发一个许可证以证实该组织确实依照法律来运营。虽然这一过程可能会造成一些最低标准水平,然后已许可的 IVF 实验室将会按照这一标准来运行,但是在许可证发放过程的术语中,通常不能考虑性能标准或质量。有趣的是,最近提出的欧洲组织和细胞指令 2004/23/EC,2006/17/EC 以及 2006/86/EC(17～19)组成了一个规章构架,并包含质量管理系统要求。尽管有研究者最初着重关注源自原始指令草案的提案(20),影响 IVF 实验室运行的最终指令(即 2006/86/EC)将会非常有益于推动 IVF 实验室对有效质量管理的需要。

相比之下,评审是一个基于自我评估和同行评估的自愿、合议的过程,其目的是测定某一组织对一套商定的"标准"的遵守性(4,5)。"评审"完全基于流程以及"改进质量而不是严格服从规章"的原则。尽管一个评审标准可能包含必须同时应用的技术说明或标准——不管是否作为规章、指南或规格定义——来确保材料、产品、流程及服务适用于其目的,评审方案并不是与技术程序或规则相关的规定。一个评审标准描述参与各方对于产品或服务的一个自愿协定,并囊括可能影响产品或服务的所有组分或因素,尤其是影响其安全性、可靠性和效能的组分或因素。它必须是一个"使用中的公文",因为我们对生产产品、提供服务的流程的了解会随着经验而增加,因而标准不能包含于需要耗费几年时间来修正的法规。

有效的评审方案共有以下三个相同的基本典型阶段(总结见图 58.10):

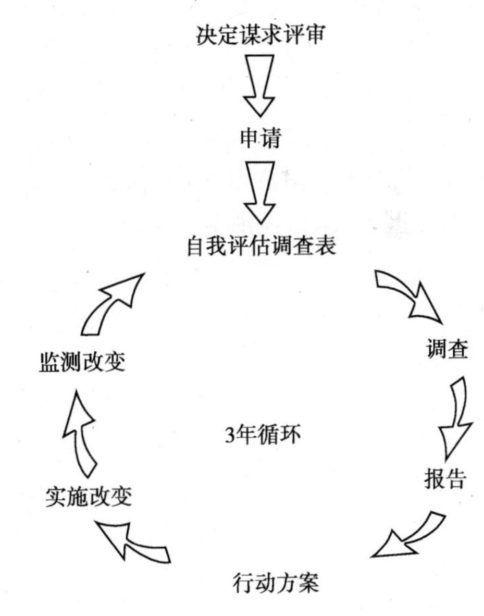

图 58.10　通用评审流程的图示

阶段 1:对组织的任务、程序、服务的各个方面进行初始自我评估,同时也必须包括来自各个领域和水平的个人以及其顾客(患者),最好也包括公众。使用来自这些参与方的输入资料来创建一个详细的自我评估,来记录组织的现状以及针对每个相关人员"买进"

后的主要伴随利益。自我评估的目标是：

- 确定与已制定的评审准则或“标准”的遵守性；
- 在患者护理和服务提供方面，评估组织是否遵守它自己规定的理念和目标，以及由任一管理机构施加的理念或目标；
- 评估结果和有效性；
- 鉴别和区分需要改进的领域。

阶段2：通过一组同行执行调查来进行外部评估（不是“视察”或“评估”实地考察）。调查组由一群在调查方面训练有素的客观专家组成，他们采访组织成员和（乐意的）患者，并检查资料来评估组织是否遵守评审机构的准则或标准。一般来说，调查员实施一个“离职面谈”，来显示将要纳入书面报告的调查结果以及建议。

阶段3：报告和建议。与自我评估文件相关的调查组的调查结果以书面报告的形式呈现，该书面报告着重关注该组织的优点和缺点。向组织提出建议，来帮助其制订改善其缺点并维持和拓展其优点的方案。该建议遵守一个标准化表达法规，以减轻寻求评审的组织诠释该建议时遇到的困难。

必须或应该指出，某组织若想遵从某一特定标准或者减轻一个指定问题，建议是必要的。

应该指出，鉴于调查者的经验，建议不仅可以提高组织在某一个特定标准下的等级，也可能为组织的运行标准或性能提供重大意义（尽管它们可能受制于优先化处理）。

鉴于调查者的经验和（或）其他类似组织，针对改变的鉴别建议可以提高组织的运行标准或性能，并预计提高组织在某一个特定标准下的等级。

与评审不同，质量并不是一个循环过程。虽然可能在一个3年周期上很好地执行调查，质量必须是一个基于质量循环的持续、永久的过程。应该永远不需要“回到”质量管理程序：它应该紧紧地整合进诊所每一部分的日常功能中（而不仅仅是实验室）。质量必须是不可或缺的，而不能是一个附加项目。如果组织放宽了对质量的承诺，或者认为它不需要担心“评审人员”直到开始准备下一次自我评审，那么很简单，该组织将不能看到评审的时刻，也不能从大家的辛勤工作中充分获益。

鉴别“质量较差”或“高风险”的IVF实验室

IVF是一种快速发展的技术，因此，不间断的训练和能力测试是很有必要的。但是，这些孤立的策略既不能保证质量，也不能预防潜在的灾难性的错误。而且，整体工作环境必须支持而不是阻碍操作系统中的技术训练和改进。从以往的经验来看，下面是IVF实验室中最可能发现风险因素的领域（尽管对于IVF实验室来说，这绝不是一个全面的风险分析）(5)。

资源不足

如果中心坚持以最小资源（物力，人力或经济）来运行，那么它将会面临更大的风险。在关键性环境中，必须有足够的能力来应对最忙的阶段，例如，恒温箱空间（从而恒温箱的门不会太过频繁的开关）或者受控速率的冷冻能力（从而所有的患者胚胎都可以在合适的时间冷冻）。

人手不足

近期的一个工作量分析显示，在英国超过70%的IVF实验室人手不足(21)。这个研究也证实了我们自己的一个早期推测（未发表），即一个IVF实验室若想在既定的质量标准下运行，则每年每125个受激治疗循环需要一个全职的胚胎学家。

过劳

胚胎学家必须警惕不被疲倦分心，从而可以准确可靠地执行其方方面面的工作，并将出现犯错误风险的几率减至最低。任何导致过度疲劳或精疲力竭的环境都象征了严重的风险因素。人员水平必须反映整个体系的最大工作量，同时也要有一些富余部分。这样，人员才不会一直在最大能力下工作。

富余部分的必要性

任何组织中都要有富余部分，这不仅仅可以使平均活动水平与最大活动水平之间存在差异，而且还可以处理一些“不可预测的”事件，例如流感疫情。一个组织若想进展下去，留出富余时间是必不可少的(22)。

经验不足的员工

即使制定了有效的培训方案，高人员流动率也会导致对实验室系统、SOPs及惯例不那么确定的人数增多。如果实验室中相对经验不足的胚胎学家的比率较高，那么该实验室鉴别并处理操作问题的能力就会变差。

缺乏培训的员工

对于培训所有胚胎学家使用并适应新技术和新程序(即新手及更多的初级员工),以及在必要时再培训来自其他实验室的胚胎学家来说,综合、正式的培训方案是绝对必要的。在完成指定工作的方方面面时,胚胎学家出现了无心的失误——这种现象显示培训是不足的或不完全的,应该予以纠正。

不接受职业责任

如果一个团队中的一个或多个人员未能足够小心地确保他们已执行并完成了所有分配给他们的任务,那么就出现了“不接受职业责任”这种情况。这可能是有意的,也可能是无心的,但是所有这些情况都是不专业的。某个人员有意疏忽职守将会危及结果,除非有其他人员抽空来确保所有的流程都已完成:有效的“安全网”。所有的专业人员都必须准备好在没有安全网的条件下工作;如果有人做不到这一点,那么他/她就不应该在 IVF 实验室中工作。

设备故障

所有的设备都必须纳入一个预防性维护程序中。同时,所有的“任务关键性”设备都必须接受持续监测,例如,冷冻储藏箱、恒温箱、二氧化碳供应以及液氮供应。此外,必须有一个工作时间之外的报警系统,它可以致电或呼叫能够解决某一问题的联络人名单。

停电

必须确保对关键设备提供连续供电,同时需要使用一个不间断电源或“UPS”来保护对电源波动敏感的设备。

非双重检查

每当某物被标记,或原料(即配偶子或胚胎)从一个容器被移到另一个容器时,必须严格执行身份检查,并通过一个有资格的证人或者一些已验证的流程或技术方法来核实身份检查。2002 年 10 月,在英国,HFEA 对所有这类事件提出了“双重见证”的要求。

不足的 SOPs

如果 SOPs 不完整或写得不好,那么它便会为胚胎学家们出错创造机会。

擅自变更方法

所有人员都必须严格遵守实验室的 SOPs。若要改动已记录 SOPs 中的任意一处,则必须得到实验室负责人的批准,实验室负责人要确保该改动没有害处。未经批准便擅自引入变动、捷径或自以为的“改进”是一种违纪行为,因为这一行为会极大增加风险性。

记录文档薄弱

当完成全部记录文档时,记录人员必须要特别谨慎,要确保所有的记录(实验室、医疗和政府)都是完整且准确的。疏忽或不留心细节(即风险)的指示因素包括:人员没有意识到患者预约/程序/管理计划、患者账单上的失误、打错电话等等。

遗漏

需要有一个全面的记录系统来记录通知和(或)任务列表,以确保实验室人员确切地知道他/她每天都做了什么。否则,实验室人员忘记做重要工作的风险将会增大。

无法识别的事件

除非一个针对全部不良事件的事件报告综合系统已经到位、生效并建设性地执行,很多错误将永远不会被识别或记住。在此处,“不良事件”可以指任何可能或确实影响人员安全性、患者安全性或治疗预备的事件。其中,是否影响“治疗预备”是根据患者护理计划或患者治疗的预期结果来判断的。

使用未经许可的产品或设备

一些 IVF 中心使用专供兽医用的产品或设备,或者未经适当的管理当局批准用于医疗使用的产品或设备。适当的管理当局包括美国的食品及药物管理局、欧洲的 CE 标准等。一个常见的例子是 Tomcat 导管,它是一种兽用产品,但目前仍有一些中心使用它来执行子宫内人工授精甚至胚胎移植。据一些研究的报告,这种导管对胚胎移植有有害影响(24),因此,继续使用该导管不仅带来成功率减低的严重风险,而且必须将其视作一种潜在责任风险。

结论

本章节仅概述了支持 TQM 的三大支柱中所用的基础的工具和技术,三大支柱即流程管理、质量管理和风险管理。工商界还有很多关于这些专业领域的参考文本,而且一旦理解了其原理,则很容易将这些观念应用到 IVF 中。虽然应用 TQM 并不能保证成功,甚至也不能保证IVF成功率一定提高，但是它能保证IVF实验室系统顺利有效地运行。控制良好的运行系统减轻了识别问题或问题领域的困难，TQM也提供了可最小化或消除这些问题源头的工具。显然，风险管理是质量管理的"另一个我"，两者密切和谐地运行。如果有人参与了TQM在任一组织而不仅仅是IVF中的成功实施过程，那么他/她一定会向组织、人们以及顾客证实TQM有多方面的益处。

参考文献

1. International Organization for Standardization. International Standard ISO 9001. Quality Management Systems – Requirements. Geneva, Switzerland: International Organization for Standardization, 2000.
2. Carson BE, Alper MM, Keck C. *Quality Management Systems for Assisted Reproductive Technology – ISO 9001:2000*. London, England: Taylor & Francis, 2004.
3. International Organization for Standardization. International Standard ISO 15189. Medical Laboratories – Particular Requirements for Quality and Competence. Geneva, Switzerland: International Organization for Standardization, 2003.
4. Burnett D. *A Practical Guide to Accreditation in Laboratory Medicine*. London, England: ACB Venture Publications, 2002.
5. Mortimer D, Mortimer ST. *Quality and Risk Management in the IVF Laboratory*. Cambridge, England: Cambridge University Press, 2005.
6. Coombs A. *The Living Workplace. Soul, Spirit and Success in the 21st Century*. Toronto, Canada: HarperCollins Publishers Ltd., 2001.
7. Dale B, McQuater R. *Managing Business Improvement and Quality. Implementing Key Tools and Techniques*. Oxford, UK: Blackwell Publishers, 1998.
8. Hutchison D. *Total Quality Management in the Clinical Laboratory*. Milwaukee: ASQC Quality Press, 1994.
9. Heller R, Hindle T. *Essential Manager's Manual*. New York: DK Publishing, 2003.
10. Kennedy CR. Risk management in assisted reproduction. *Clin Risk* 2004;10:169–175.
11. Kennedy CR, Mortimer D. Risk management in IVF. In: Edozien L, ed. *Risk Management in Obstetrics and Gynaecology*. Best Pract Res Clin Obstet Gynaecol 2007;21(4):691–712.
12. Mortimer D. Setting up risk management systems in IVF laboratories. *Clin Risk* 2004;10:128–137.
13. Keck C, Fischer R, Baukloh V, Sass P, Alper M. Quality management in reproductive medicine. In: Brinsden PR, ed. *A Textbook of In-Vitro Fertilization and Assisted Reproduction*, 3rd edn. London, UK: Taylor and Francis Medical Books, 2005: 501–520.
14. Grout JR. Process mapping. (accessed 29/12/2006 at http://campbell.berry.edu/faculty/jgrout/processmapping/).
15. Mortimer D, Henman MJ, Jansen RPS. *Development of an Improved Embryo Culture System for Clinical Human IVF*. Eight Mile Plains, Queensland, Australia: William A. Cook Australia, 2002.
16. Mayer JF, Jones EL, Dowling-Lacey D, Nehchiri F, Muasher S, Gibbons W, Oehninger S. Total quality improvement in the IVF laboratory: choosing indicators of quality. *Reprod Biomed Online* 2003;7:695–699.
17. European Union. Directive 2004/23/EC of the European Parliament and of the Council on setting standards of quality and safety for the donation, procurement, testing, processing, preservation, storage and distribution of human tissues and cells. Off J Eur Union, L102/48, 7.4.2004.
18. European Union. Commission Directive 2006/17/EC implementing Directive 2004/23/EC of the European Parliament and of the Council as regards certain technical requirements for the donation, procurement and testing of human tissues and cells. Off J Eur Union, L38/40, 9.2.2006.
19. European Union. Commission Directive 2006/86/EC implementing Directive 2004/23/EC of the European Parliament and of the Council as regards traceability requirements, notification of serious adverse reactions and events and certain technical requirements for the coding, processing, preservation, storage and distribution of human tissues and cells. Off J Eur Union, L294/32, 24.10.2006.
20. Mortimer D. A critical assessment of the impact of the European Union Tissues and Cells Directive (2004) on laboratory practices in assisted conception. *Reprod Biomed Online* 2005;11:162–176.
21. Harbottle S. Are you working too hard? Annual Meeting of the Association of Clinical Embryologists, *Glasgow (UK)*, 2003.
22. DeMarco T. *Slack: Getting Past Burnout, Busywork, and the Myth of Total Efficiency*. New York: Broadway Books, 2001.
23. Brison DR, Hooper M, Critchlow JD, Hunter HR, Arnesen R, Lloyd A, Horne G. Reducing risk in the IVF laboratory: implementation of a double-witnessing system. *Clin Risk* 2004;10:176–180.
24. McDonald JA, Norman RJ. A randomized controlled trial of a soft double lumen embryo transfer catheter versus a firm single lumen catheter: significant improvements in pregnancy rates. *Hum Reprod* 2002;17:1502–1506.

第 59 章

护士和 REI

Ruth Kennedy

引言

体外受精(IVF)第一个成功的案例是 1978 年 7 月 25 日出生的 Louise Brown。英国剑桥伯恩会堂诊所里的 Patrick Steptoe 医生和 Robert Edwards 医生第一次提出了最新的产科学/妇科医学(OB/GYN)分支——生殖医学(1)。Louise 的诞生给数百万不育夫妇带来了希望——"家"的梦想现在可以由科学和医学辅助实现,而且的确有真实成功的可能性。

位于这个新兴专业前线的是第一位 IVF 护士,Jean Marion Purdy。Jean Purdy 是伯恩会堂的一位手术室护士和实验室技术人员,她与 Steptoe 医生和 Edwards 医生一起工作。她研制了第一个抽吸导管,也是第一位提供人类胚胎的书面说明的人,还是第一位使用尿促黄体生成素的护士(1)。她为"护士"这一职责打开了一扇前所未有的大门,而且护士的这一功能自出现以来便不断地发展演变。今天,在这个尚属新兴的领域,护士有很多机会来履行关键作用,同时也加强了该领域的发展。Jean Purdy 的遗教挑战了生殖内分泌科的护士。

学术和独立执业领域中的生殖内分泌学和不育学(REI)将继续吸引最优秀、最聪明的 OB/GYN 人员(2)。Barbieri 医生强烈感觉,在未来的 50 年,所有执业背景中的 REI 医生都将享有蓬勃发展的执业机会,因为那时辅助生殖领域已经取得了巨大的科学和技术进步(2)。这些进步包括卵胞浆内单精子注射(ICSI)、胚胎和卵母细胞捐赠及冷冻保存、胚胎植入前遗传学诊断(PGD)以及胚胎干细胞生物学。同时,尚处于起步阶段的是针对接受化疗的女性的卵巢组织冷冻保存,通过这种方法,这些女性患者有希望实现未来生育。Barbieri 医生强烈相信 REI 的复兴时期即将到来,并且邀请 OB/GYN 团体共同加入这一行列中(2)。

因此,护士可以从事哪些领域?在这个"充满活力且不断进展的领域"中,护士可以找到许多令人兴奋且极度让人满足的机会来充分发挥其潜力,她们的潜力也越来越专业化和个性化(2)。如果你正在寻找一个创新、具有挑战性的专业前景,而且该专业要同时包含技术需求和人际需求,那么,生殖医学肯定能为您提供这一切。

护士

(在本文中,"护士"暗指"她",因为目前该领域的绝大部分护士都是女性。)谁是 REI 护士?对于一对夫妇来说,她是实现其家庭梦想的桥梁。是护士与患者相互联系,而且有时候是每天联系,夫妇患者也是从护士那里获得最多的信息和鼓励。今天的计划是什么,我的数量怎么样,我的循环进展得如何,我的胚胎怎么样?这些信息来自许多团队成员——例如医生、胚胎学家、实验室技术人员以及超声图记录员等,但是护士是将信息和要求传递给患者的主要传播者。患者从护士那里得到每一个字和每一处细微差别。这是最亲密的护士/患者关系之一,因为这么多医疗和个人方面的信息都是在治疗过程中交换的。要想成为一名 REI 护士需要多方面的能力,而且实际上因为该领域不断推进技术和科学方面的进步,所以具体的能力要求也要不断改良和重新定义。因为对于医学和护理方面来说,这仍然是一个相对年轻的领域,因此护士在她们自己的日常实践中也在不断地发展其角色功能,经常没有模板可供遵循。技能和知识都可以通过学习获得,经验也可以不断拓展,但是让护士成为护士的素质却是很难达到的。这尤其适用于 REI 护士。根据 Peplau,要想让患者更好地面对某种疾病的应激物和(或)感知到的对健康和福利的某种威胁,护士起着关键性的作用(3)。通常将护士描述为首要同盟者和支持的源泉。这种"同盟"在知识和技能、医术和科学、关心和同情的框架内起作用。没有这一框架,这种同盟关系就不会完全有效。这一点尤其适用于REI护士和患者之间的关系。这些护士必须具有某种专长，即对患者遭遇予以同情且感同身受，而且掌握一系列人际关系技巧。她是一个团队领导者和团队参与者；她是一个协调员、交通工程师、教师、知己、顾问、善解人意的倾听者以及拉拉队队长，她必须有极大的耐心、好奇心和对知识的渴望。Peplau将护理的概念总结为一个重要的、治疗的、人际的过程。它与可能为团体中的个人带来健康的其他人类过程一起协同作用。她进一步认为护理是一种教育性的工具和一种成熟的力量，推动人格朝着创造性、建设性、有益的个人和大众生存方向进展(3)。根据患者需求，护士在教育性角色和治疗性角色之间转变。这些概念都多次提及护理是一个复杂的过程，而且将护理应用于实际实践中是非常必要的。

护士怎么想？

随着当今的医学技术越来越富有挑战性，护士需要成为一个复杂、批判性的思想者，而且要完全投入护理过程中以处理每天每个患者身上出现的无数的决议和问题。这个过程包括五个步骤：评估、诊断、计划、实施和评价(4)。这是一种系统研究方法，应用于收集、检查和分析数据以及识别某一健康问题的患者反应；确定优先次序、目标和预期结果；采取适当的行动；以及最后评价该行动的有效性(5)。Roper在护理课本中讲到，“甚至今天很多人仍然认为护理不过是由护士做一些简单的工作。毋庸置疑，看得见的护士工作是护理的一个非常重要的方面，但这种限制性的解释并没有考虑到每一个看得见的工作之前、期间以及其后所涉及的思考过程。它也没有考虑到护士为了配合护理活动的灵敏表现所必须习得的知识和态度，虽然这仅是一个成熟的护理方案的一部分”(6)。有效的临床问题解决技巧必须利用批判性思维。这是护士用来做判断的一个认知过程，从基本水平跨度到高级复杂水平。最高水平的批判性思维是承诺(5)。它包含形成结论、做出决定、举一反三和反思(7)。成功的批判性思考者使用独立思考、创造性、好奇心和完整性，这些都会导致肯定判断。它还呈现出一种善于思维的谦逊态度。不管她是一个新进毕业生，还是一个经验丰富的老护士，尽责的护士都应该意识到她所不知道的事情，并且提出恰当的问题以提供安全优质的护理。

显然，REI护士不仅仅要考虑某一问题的替代方案，她要做的远不止于此。因为涉及如此多的变数和人，用于做出多重决策的思维过程必须是创造性的、包容广阔的和可扩展的。REI护士预感到需要做决定，并且能够在没有他人帮助的情况下做出决定，甚至还要考虑到决策影响并为其负责。基于可选的替代方法，她选择一个行动或想法，并使其自身可以使用该选择并为其负责。在这种承诺下，必须要注意决策的结果和适用性(5)。另一个有价值的长处是直觉。直觉是未经自觉的深思熟虑便理解某种情况(8)。它就是可以预测某事是如此的第六感。随着一个护士的临床经验增加，她的直觉也会不断进展，直觉能够触发一个分析过程，该分析过程能够导致数据的自觉收集并确保行动。在REI中，当评估某对夫妇及他们的特有事件时，直觉是一个关键的工具。

知识和专业支持

护理既是艺术，也是科学。一个专业护士以同情、关心和尊重的态度提供护理，并考虑到每一位患者的尊严和人性。合乎科学地，护理是建立于知识的基础之上的。尽管该知识体系充当护理的支柱，知识体系本身也是不断变化的——正如REI一样。艺术、科学和经验的整合体提供了一个高质量的护理，使患者在多方面受益。尽管通常要求新雇佣的护士具有REI经验，但是现实是情况并非总是如此。REI诊所要求老练的注册护士(RN)和(或)执业护士(NP)，她们最好是有女性健康护理的基础。护理短缺正影响着全部领域，新雇佣的护士可能需要通过实践来培训；如果培训有可靠的起始基础，则可以获得生殖操作细节方面的培训。已经在该领域工作的护士需要继续巩固其现有知识和经验，这一点也是非常重要的。诊所会从训练有素的护士身上受益，患者也会从中受益。如果护士感觉到其工作有价值，她们的工作满足感也会提高。对于诊所来说，提供继续教育和联网机会是一种明智的投资策略。它可以使全体员工振作起来，而且当护士互相学习时，也可能激励出患者护理方面的新方法。护士之间的这种配合会提升自信，并减少专业隔离。它也会给护士人员发出这样一个信号，即他们被诊所看重，从而促进更高的工作满意度，也可能促进更长的工作期限。根据Denton，不育护士报告了一种孤立感，这可能是因为同事之间对彼此执行的具体工作缺乏了解而导致的。许多REI护士在小型的私人诊所工作，诊所只雇用一两个护士。在培训课程和会议上碰到该领域的其他同仁可以为护士们提供支持和教育(9)。

知情同意

REI护理中的知情同意值得特别考虑。虽然所有中心在治疗方案开始前会让患者阅读并签署知情同意书，许多患者通常并不阅读或并不理解知情同意书中所说的内容，因而一定要迫使患者夫妇审阅知情同意书，以确定他们确实阅读并理解它。鉴于其经验和知识，REI护士能够帮助大部分患者解决其不明白的概念，并帮助其理解治疗以及治疗后的预期和非预期后果。护士理解复杂的方案以及其风险，从而可以将这些专业内容转化为患者能理解和讲述的语言。例如，对于循环监测，一开始医生和护士不能获得患者真正的知情同意，这时通常需要护士重新解释医生刚才说的话。护士自己必须要理解医生对持续或取消循环给出的逻辑依据，然后患者才能理解。或者患者有时候认为双胞胎甚至三胞胎是可取的，可以同时给他们一个家，这种想法让他们“停止尝试”。患者有时候会幻想他们成功实现怀孕甚至多胎怀孕，通常抱着这种不切实际的对梦想的渴望。在其他情况中，对于某些夫妇来说，怀孕的目标是如此大的一个驱动中心力，以至于他们没有充分考虑到一些潜在风险是否应予同意，例如多胎、早产、减胎以及卵巢过度刺激综合征等。只有当夫妇理解风险，他们才能完全同意。作为专家，我们需要意识到在将来可能需要参考知情同意书，可能是在一个困难情况下参考。知情同意书必须由各方准确完整地填写，而且必须讨论、理解并商定其中的含义。完整的记录文件是很重要的。正如Muirhead和Kirkland在他们的IVF课本中指出的那样，“可以说，在其他任何领域，知情同意书都不可能对后代有如此的影响”(10)。

人际交往技巧和咨询服务技巧

患者的不育症状不仅仅是对其生殖功能的一种威胁，同时也威胁到其心理和情绪的稳定性，在某些情况下也会威胁其认知和精神稳定性。它打击到众多夫妻的理想关系、婚姻以及家庭。非健康状态(例如不孕不育症)的紧张性刺激会引起自我和(或)夫妇内的一种形势危机，继而导致资源耗尽以及适应性策略的失败(3)。

良好的人际交往技巧能够产生一个良好的护士-患者关系。随着循环开始、进展、完成，以及等待或完成妊娠测试，这种技巧通常转化为与患者的日常配合，有时候是紧张配合。这些技巧能够建立一种融洽的氛围，并使患者信任护士和诊所。REI护士也为患者提供咨询服务，以使服务生效并使患者安心。这种咨询服务取决于训练高超、灵敏的人际交往技巧。根据Muirhead和Kirkland，REI护理的咨询服务方面可以分解为至少四大类(10)。额外解释如下：

1. 支持性咨询服务　该服务是为了支持情绪需要。因为患者在整个治疗周期会承受不同水平的压力并且需要不同的处理技巧，该项服务是持续性的。不育患者夫妇发现他们像在坐过山车，大部分患者还会发现它让人沮丧、害怕和迷惑。因为并不是所有患者都会描述他们的需求，这就需要护士的经验和直觉来判断某一特殊患者需要多少支持以及需要哪种支持。

2. 信息性咨询服务　在所有治疗阶段都为患者提供信息。这是为了加强患者的知识，并提高他们的遵守性和控制感。据证实，为患者提供个人控制的感觉，对于那些感觉目前有极少控制感的患者来说是特别有用的。信息性咨询服务和支持性咨询服务通常一起使用。

3. 启示性咨询服务　这有助于夫妇探究摆在他们面前的选择和决策的关联性及后续影响。它可能包括是否继续治疗或停止，暂时停止或完全停止。它将会包含信息性咨询服务，因为他们的诊断结果将最终决定初始治疗方案或对那些方案的修正。例如，与较弱的精液分析或多囊卵巢综合征相比，卵巢功能早衰的诊断结果对该对夫妇患者有不同的启示。

4. 治疗性咨询服务　这是用来帮助个别患者和(或)夫妇对不育诊断带来的无数问题制订处理策略。因为治疗和药物的高昂费用，夫妻问题可能会出现或恶化，也可能会出现经济窘迫状况。很多夫妇为丧失家庭梦想而悲伤，而这种家庭梦想本应是很容易实现的。当一些夫妇很难承认并面对治疗失败或流产所带来的失望情绪时，这种悲伤可能会被扩大。不育治疗侵袭性的天性以及治疗过程的强度都会促进人身尊严和自主权的丧失，这对于绝大部分患者来说都是很难调解的(10)。

此外，对于一些夫妇来说，转交到一个互助小组(例如，RESOLVE)是一种天赐。患者可以找到正与同样的问题作斗争的其他患者，真正理解对方的人对该患者来说是对身心健康有益的。对于这些患者夫妇来说，在互助小组可能发展一段毕生的友谊，这段友谊会在整个人生历程中提供不断的支持，而不管妊娠结果如何。许多诊所提供现场互助小组，以确保他们的患者在互助小组中有专业的领导人员。

一些患者有更好的应对技巧，而且并不是所有的患者都需要治疗性咨询服务。有时候,这类咨询服务是由护士来完成的,因为护士/患者相互作用确实有治疗功能。但是,大部分人的情绪资源是有限的,而且并不是所有的夫妇都很容易与他人分享自己的感觉。男性和女性对"丧失"的体验和定义是不同的,而且通常有不同的应对方法,从而导致这种关系内的疏远、误解和挫败。因为朋友和(或)家庭可能不知道患者对不育治疗的追求,所以个人支持系统可能不存在。辨明以下两种情形是非常重要的:一是,当患者所需超过了医生或护士所能实际、可靠地提供的东西;二是,需要将患者或夫妇转交给专业顾问时。一些诊所的人员名单中还包含一个心理学家或顾问。在美国,人类受精胚胎学法案要求注册生殖诊所为每一名患者提供一次咨询的机会(11)。在每一个生殖诊所中,护士作为一个拥护者,是实施这类护理的首要人员,而且护士应该不断警惕来自需要专业咨询服务的患者的信号。

因为咨询服务是REI活动中所不可或缺的,合适的介入对于患者来说是极为重要的,这有助于维持或重建患者的幸福感和整体感。不孕不育症状经常会对个人和(或)夫妻造成一种破裂感。这些患者有某些共性:他们不能生育,他们正遭受痛苦,他们正寻求帮助。理解了这些,每一次保健医疗接触都应该特别小心,因为患者甚至可能会曲解善意的"即兴的"评论。患者也普遍会感觉到焦虑、挫败、愤怒、内疚、疏离和悲痛(12)。应该注意到,患者咨询服务并不总是正式的活动;打电话向患者传递信息通常可以变形为多种层次,因为当问题提出时,患者反应也表达出来了。在所有的咨询活动期间,一定要温柔对待患者并尊重他们。压力会分别显露出来,出自挫败和恐惧的愤怒也并不是一个罕见的反应。专业护士知道不能单个看待患者反应。压力极大的患者个体更脆弱,自信也被治疗失败和健康及人身侵犯所摧毁。应该时刻准备好适当的前途感甚至幽默感,以帮助应对这三类情况(10)。

与其他情况一样,尤其是在REI护理中,必须要考虑到"成功"这个词语的含义。最初,好像这里的"成功"在婴儿出生时达到极点。但是,随着患者沿着不育的道路向前进,他们将会面临很多选择,一些选择是极其困难、棘手的。在患者夫妇基于自身的个性化和特异性状况进行综合并做出抉择中,REI护士起着首要的作用。患者可能会选择收养,也可能选择停止治疗并接受已有的家庭状况,或者他们可能选择任一种让他们更接近分娩的方法,而不顾其风险和投入代价。"成功"是与"接受"缠绕在一起的——"接受"即允许夫妇加入自己的决定,而不管其决定是什么,并在某种坚定程度下继续他们的生活,大部分情况下很可能是安定地度过一生。当是这种情况时,REI护士可以分享"成功"。

Tim Appleton医生写道,"我们需要不停地提醒自己,我们面对的是不育患者,而不仅仅是不育症状。这种区别应该强调以下观点,即关心超过临床治疗"(13)。换句话说,我们需要治疗的是一个完整的人,而不仅仅是"症状"。移情意识,加上积极倾听患者说出来和未说出来的话,都能够让患者感觉更舒服,更容易承认其脆弱感或愤怒感。移情作用不同于同情,它需要不含任何附加判断或评论地看待别人的观点(14)。REI作为知己的角色,可能知道患者不乐意与他人(甚至医生)讨论的感觉或问题。护理模式是全面的,照顾整个人而不仅仅是一种症状或疾病,并将人看做是一个整体(15)。最后,护士是识别患者是否需要转交给合适的专业顾问并协助其安排的关键。

交流

REI护士必须能够明确地通知并解释通常很复杂的概念和方案,这些概念和方案对团队成员是常见的,但对于患者则是难以理解的。与其他团队成员交谈是很重要的,这可以让每个人都充分知情并在正道上。每个人——护士和患者都讨厌并害怕的特别困难的任务是:坏消息的传递。必须谨慎处理坏消息的传递,并附上同情和关心。必须给患者时间来消化信息并对其含义做出反应。循环作废、负面的妊娠测试以及流产——这些状况通常都需要护士透露给患者。在这种棘手的交流活动中,一个和蔼温柔的语调甚至一个拥抱都可能有益。护理供应者必须仔细地直觉认识到患者个体的需求。因为患者需要努力弄清这些令人苦恼的信息,所以护士一定要参与到随后的交谈中。当患者获知坏消息后,后续电话访问对患者是有益的,它可以让患者提问题并讨论一些有时太波动而难以与他人分享的感受。

教育技巧

教育技巧与交流携手行进,因为护士几乎总是在教导某事,不管是正式的还是非正式的。基本了解月经周期、生殖解剖学以及某一特定诊断是如何影响其生殖系统功能的,能够增加患者的自主权,而且在解释方案前应该评估患者是否了解以上内容(16)。这可能是患者夫妇第一次得到针对这些令人困扰且麻烦的问题的解答。患者理解得越深,其顺从的可能性就越大。护士必须能够简单有效地教导通常很抽象的概念,并且在患者理解的水平上使用最少的医学语言。其他的教育任务包括针对患者和(或)其他个体的施药和注射指导。也应该探索药物和程序副作用、风险和益处。需要仔细解释经济成本和时间投入。许多程序(包括频繁监测是否安全完成诱导排卵或 ART 循环)会为患者带来极端困难,尤其是当这些程序阻碍应用或者运输有问题时。此外,它们也非常昂贵。这些问题会让某些患者成为不适宜的候选人,进一步限制了他们治疗选择。早期妊娠教育可能也是 REI 护理的一部分,因为很多诊所在大部分或全部妊娠早期持续提供患者护理。

护士作为管理者

整体患者护理依赖于计划、精确记录以及交流,从而发动优质护理。综合治疗循环的管理涉及多个团队成员和学科,并要求特殊技能。责任包括维持准确的记录和图表,并确保所有团队分科之间护理的连续性。也需要安排约会以及使这些约会与其他团队成员相协调,例如实验室和超声波人员、医生和胚胎学家。必须及时地对患者给药,患者也要及时地服药。以书面或口头的形式对患者进行后续跟踪,以证实患者循环日期。在完成期间监测循环进展也是一项日常任务。必须生成和(或)更新记录文件,例如指南、同意书和结算表格,这是为了确保患者理解、顺从、修正并及时记账诊所赔偿。对于护士来说,对除循环成本之外的当地保险和共同利益有一个基本的了解是越来越重要了,因为潜在新患者在寻找护理时在诊所接触到的第一个人便是护士。与发票部门有良好关系是非常有帮助的。最后,对于护士以及其他团队成员来说,全面理解 FDA 指导方针以及其对某一特定诊所的影响是必不可少的,因为为违规而付出的代价可能是毁灭性的。

护士作为协调者

在创建诊所、医生和患者之间的关联并在整个治疗阶段帮助患者过程中,护士起着关键性的作用。这包括一系列常规性的活动:日常测试后与患者会面并讨论循环细节和新的医嘱,开始新的评估,见新的患者以及后续患者。正如前面所讨论的一样,咨询服务发生于这些过程期间。

协调治疗周期、安排会面起点以及标绘日期都是这一角色职责的一部分。这是一个包含多重复杂性的富有挑战性的工作。有时,可能会在 REI 诊所外执行测试,并且需要医嘱。考虑到患者,它们必须专用于合适的护理中心,或者必须将测试结果传真给护理中心。必须获得以前治疗或护理的记录。图表必须随着最新的测试结果而不断更新,包括实验室、扫描、精液分析、手术记录和病理报告。访问也必须记录在案。

也处于协调者职责范围内的是,安排诸如 IVF、新鲜和冷冻胚胎移植、宫腔内人工授精、排卵诱导循环、捐卵以及共用的 IVF 代孕(新鲜的和冷冻的)循环之类的程序。最初,安排精液、胚胎和卵子的冷冻保存可能也是由协调者完成的。

某些其他干预操作也可能是由协调者计划安排的。这些可能包括子宫输卵管造影(HSG)、子宫超声显像以及子宫镜检查。在某些情况下,护士协调员可能也会安排医生手术。

根据 Muirhead 和 Kirkland,“不考虑培训或经验,对于护士来说,一般认为协调者的角色是最难的角色之一。它是一个高度激烈、情绪上紧张的工作环境”。很多工作是通过电话来完成的,“一种匿名媒介,需要直觉性的倾听技巧”。大部分这些电话都将会传达坏消息。但是,担任该职位的护士却报告了良好水平的工作满意度。这可能源于护士知道患者夫妇一直接受关心、支持,而且消息灵通,能够为小小的胜利而欢欣鼓舞,同时兼顾了乐观和现实。为了带来好消息,对于陷入这一紧张角色中的应激者来说,一个阳性妊娠测试结果是最大的慰藉(10)。

护士作为资源

患者依靠护士来提供出自各处的信息。有一个可用的资源库是相当有帮助的。这个资源库清单可能包括支持性的网站、提供最有竞争力的药物价格的药店、乐于在循环期间指导患者的其他不育症患者、互助小组的地点、提供关于特定主题的书面资料,以及乐于提供外地监测的医疗中心。也可能为从外地赶来诊所寻求服务的患者提供当地住宿。很多诊所给外地患者提供一个资料包,里面包含价格不等、距离最近的各种旅馆选择。还提供报告手册,里面包含当地的餐馆和该地区的旅游景点。同时,正如前面所陈述的一样,护士开始时可能会碰到保险和结算问题,她将会指导患者找到合适的人来寻求帮助。尽管护士应该有费用、保险和结算程序方面的工作知识,但这并不是护士应该主要参与的职责,除非将其作为背景知识或者护士是患者的一个辩护人。这是因为这种职责会扰乱护士单纯的治疗职责。应该主要由保险和结算部门来讨论未偿付的余额或募集款项以及其他经济问题,因而可以避免护士和患者之间的护理障碍。

IVF 护士

这些护士可能是,也可能不是在职临床团队的一部分。在一些诊所中,团队是轮转的,以实现交叉培训;而在另一些诊所,团队可能保持为一个单独指定团队。在检索区,有一个检索助手和一个传播者,这些角色通常也是可以交换的,同样也是为了交叉培训的目的。具体工作如下:

- 确保患者的安全、舒适和尊严。
- 为患者和(或)夫妇提供安心、支持和解释。
- 维持适用于执行中程序的无菌条件,以预防交叉污染。
- 帮助提取卵母细胞和胚胎移植,在某些中心还要执行这些操作。
- 评估最细微的个体患者需要,包括身体语言的诠释。例如,患者需要更多的镇痛吗?她想要交谈还是倾向于沉默?她舒服吗?因为患者常常把胚胎移植看做是怀孕,所以在这些程序过程中必须特别敏感,如果他们愿意的话,配偶双方都可以在现场。IVF 环境中的护士通过触摸、嗓音、噪音控制和减少照明,可以创建一个平静舒缓的环境。在适当的环境下,这些程序的创伤性较小,会减小压力,也可能影响结果(10)。
- 其他责任,包括对镇痛剂和抗生素施药开始 IVs(静脉内注射)。
- 按照医嘱准确施用适当的药物(与镇静状态一样)。
- 持续的安慰和解释。
- 在程序期间纠正患者体位,并支撑和保护患者四肢。
- 在程序之前、期间以及之后监测生命体征。
- 确保设备和仪器完全准备好。
- 在患者康复期间,仔细观察和提供适当的干预措施。
- 提供术后康复,并开具口头和书面的离开资料以同意患者离开。

诊所结构

依据诊所的大小,护士可能被分入执行特定职责的不同组。这些组可能包括以下:

- 初步接触以及包含基线测试的新的患者计划。在我们诊所中,这些是由一名护士执业者来完成的。初步会面是一种重要的初步接触方式。提早建立一种融洽和信任氛围,可以让患者放松地进入诊所并与医生进行第一次会面。诊所树立良好服务和人文关怀的理念,可以让患者对诊所建立起一种积极感觉,诊所还鼓励口头呈交。

门诊病人组涉及以下职责:

- 循环计划和教育。
- 施药和注射指导。
- 循环监测,可能包括静脉穿刺、超声波和医嘱的传播。
- 执行超声波。
- 执行 IUI。

程序组可能独享以下职责:

- IVF 提取。
- 胚胎移植。
- HSG 和子宫超声显像。

护士也将执行以下职能:

- 电话回访。
- 临床责任。
- 帮助培训医科学生、居民、研究员和护理专业学生。
- 研究。

如何划分这些工作取决于诊所的种类及其大小。护士通常可以建议或发起提高生产率和效率同时又减少患者和雇员压力的变化。在小型诊所中,护理和支持人员也会较少,上面的职责将会由较少的人来完成。例如,在我们的诊所中,我们的护理人员包括一个 RN 和一个 NP。这两名护士提供所有对患者的服务;这包括初步会面、循环计划和监测、执行全部 IUI 以及辅助所有的办公室程序。我们也是 IVF 和胚胎移植助手。在这种情况下,护士真正是患者的一切,必须防止其筋疲力尽(这一点后面将会讨论到)。

所有的服务都要方便、确定地提供给患者,以减少患者的挫败、压力和浪费的时间,并高效地收集资料。现场实验室服务和超声波是必不可少的,因为它使得患者流动和治疗更加顺利,并为所有人减少压力。

REI 专门诊所不会面临这样的问题:患者与常规的产科患者共用一间候诊室。但是,一些 REI 诊所是 OB/GYN 环境下的一个专门诊所。这是富有挑战性的,而且在某些情况下对于不育症患者来说也是令人苦恼的。候诊室里有些女性患者看上去漠不关心或者可能对她们轻松怀孕并不高兴,候诊室里还会有一些婴儿和(或)其他小孩陪着母亲候诊。当与这些患者共用候诊室时,不育症患者会感觉到挫败、悲伤以及愤怒(Clever K,个人通信,2007年5月27日)。护士通常会误解候诊室里这种混合患者群体的影响,甚至本应更明白的护理提供者也会误解。患者通常把这种办公室安排看做是对他们非常真实的痛苦和悲伤的一种不友好的轻视(Clever K,个人通信,2007年5月27日)。护理提供者和人员的有些评论或判断暗示患者需要"放松"或"渡过难关",这种评论或判断是不适宜的。尽管不育患者在日常生活的某些方面也会遇到孕妇,但他们通常能够相当快速、容易地逃到一个情感上更安全的环境中。你可以离开商场,甚至离开教堂,推掉宝宝送礼会的邀请,并离开小卖部。但是,在医生办公室中,她就是一个人质,不能躲开候诊室的笞刑。她不能离开她正寻求帮助的地方,而必须承受偶尔听到的这样的评论或对话,即别的女性正讨论着计划之外的或多余的怀孕。她必须应付疲惫的母亲,应付一窝烦人、不安静的孩子,虽然这些孩子并不想在这儿……让她独自渴望这样一种苦乐参半的感受。在以上两种环境下,当患者认出曾经成功怀孕的某位熟人也在与不育症作斗争时,绝望和嫉妒的感觉可能会同时出现,并对他人的成功受孕给予极大的高兴。在看医生或护士之前,这些女性可能是沮丧的、生气的。因为在一些诊所中很难改变身体安排,因此护理者必须更加警惕这种痛苦,并且提供同样多的安慰。同时,当患者讨论她的苦恼时,护理者要用心倾听。此外,护士有可能成为患者吐露心事的那个人,因为患者可能对医生的回应缺乏信心。善意的(但是不明智的)家人和朋友一直告诉患者要"放轻松",然后他们就能怀孕(或者相似的陈词滥调)。对于患者来说,她所信任的护理者评头品足其感觉是一种背叛行为,将会侵蚀患者对该护理的信任,不管该护理是合理的还是不合理的。患者的痛苦或悲伤是个人的、独一无二的。它就是她所说的那样。一个单独的候诊室、当有坏消息时患者独处的一个隔离区域——这些设施对于患者福利都是极为重要的,也向患者显示了他们以及他们的处境对于诊所是很重要的。

男性问题

鉴于现在已经成功地鉴定并处理男性因素,女性不再是唯一的"患者"。要想获得信任,以一种直接且兼顾男性尊严和敏感的方式来讨论少精液症或无精子症是必要的。增加配偶的舒适感可能有助于他更加信任地接受这样的推荐治疗,诸如ICSI、睾丸活检或捐精。对于男性配偶来说,甚至收集精液分析也是有压力的,因此要提供一个私人、安静、舒适、隔离的房间。

脊髓损伤男性的治疗呈现了异常的问题。阴茎震荡激励、直肠电射精法以及睾丸活检都是可用的治疗方法。在这些程序开始前、期间以及结束后,需要特殊技能和实际考虑来辅助之。因为大部分人将这种性干预看做是侵袭性的和羞辱性的,所以有力保护这些男性的隐私和尊严是至为重要的(10)。

伦理学

生殖医学可能会给夫妻和护理者带来伦理矛盾。而且随着科学和技术进步比现有的法律和道德构架扩展得更快,这些伦理矛盾也是一直存在。患者抓住他们从未设想过的决定。简单参与IVF对于某些人来说是一种宗教冲突,移植胚胎(新鲜的或冷冻的)的数量也是一种宗教冲突。当患者穿行于一个包含观念、治疗方案以及治疗结果的迷宫时,诸如PGD、回避某些遗传疾病的性别选择、携带多胎怀孕或者选择减胎之类的选择都可能让患者发现其自身与长期持有的文化、感情和宗教信念相冲突。因为通常REI患者与护士之间的关系比其他组员更为亲密,护士可能能够讨论患者经常发出的恐惧和不确定感,并且是患者的一个有价值的宣传媒介。提醒医生(以及治疗专家,如果有的话)注意这些患者焦虑能改善护理;可以用这些内心问题来充分探究治疗选择。必须支持将自身限定于某些疗法的患者选择,因为在离开诊所很久以后,这种患者也能够在自己的决定下生活。

护理者也有他们的价值观和信念,其价值观和信念有时也会受到挑战。对于护理者来说,处理单身女性、同性配偶、HIV-阳性患者、干细胞研究、性别选择(因为遗传或家庭平衡的原因)、减胎、高龄产妇等等都可能导致一种相似的两派竞争局面。一些专业诊所可能会基于技术上不能提供的服务来排除患者,另外一些诊所则依照个人道德观念来排除患者。美国生殖医学会(ASRM)有涵盖各种伦理问题以及有用的治疗指南的意见书,但这些并不是正式命令。最后,提供者必须自己决定将提供或不提供哪种治疗。护士必须能辨明自己的价值观以及这种价值观是如何应用于工作的。区分个人价值观以及患者价值观促进了尊重和信任。价值观的清晰能够让护士以中立的态度指导患者接受更适用于该患者的某种行动(或者缺乏行动)。

有时,护士可能发现她们不可能找到那种中立地位。很难与医生坦白地讨论某种导致个人、伦理或价值顾虑的治疗,但是这种讨论却是非常重要的。如果护士不能解决她自己的个人冲突,应该指定另一名护士来接任该工作。在进入 REI 之前,建议护士仔细检查和理解该领域,这样她们才可能"尝试"某些方案。在参与某个让人不舒服的护理时,持续的内部冲突必然会在护士和患者之间竖起一道栅栏。在专业的互助小组和(或)咨询委员会中,护士可以与她个人的宗教顾问或咨询者交谈,从而处理其自身的伦理问题。慢性的个人冲突往往也会导致崩溃。

崩溃

有趣的是,"burnout(崩溃)"这个单词来自护理行业(17)。它是对工作压力的一种反应,会让你感觉"无力、无助、疲乏、耗尽和挫败"(18)。Aguilera 把它定义为"一种情绪耗竭、他人人格解体以及个人成就感降低的综合征,起因是在一个护理环境中与他人关系紧张"(19)。它也不是一朝一夕的。它是渐进的、隐伏的,所以经历这种感受的人可能认不出它。它降低了生产效率,耗尽能量,并且显露出对同事、患者甚至家人的不满和讥讽。这种不愉快的状态能导致抑郁,威胁工作、健康和关系——甚至婚姻。重要的是,应该将"崩溃"与"情境压力"区别开来。当事情太多的时候就会感觉到压力:工作压力、个人压力冲突和要求太多。压力之下的人会想象,如果他们能以某种方式恢复对压力和混乱的控制,一切都会井井有条。崩溃则相反!它是空虚的、能量少的、零动力的,而且也超出了关心限度(18)。身体抱怨和旷工现象也会增加。原因包括以下:

- 设置或者有强加的、不现实的目标。
- 预期为太多人提供太多的事情。
- 感知到不合理地强制性或惩罚性的规章,以及不规则地实施规章。
- 从事违反个人价值观的工作。
- 无挑战性或无变化的工作带来的厌倦。
- 感觉经济上受困于符合上述任一条的某项工作。

预防崩溃的方法

因为"崩溃"是一种相对新的现象,有众多可与这些问题做抗争的资源。一些资源如下:

- 明确描述你的工作。更新责任,指出不在工作描述内且超过工作界限的预期。
- 要求换岗位,可能换到 REI 护理的其他不同部分。
- 要求新的职责。转到患者护理方面的另一个不同阶段可能有帮助。
- 换工作。有时,换工作真的是必要的。
- 升职。加强训练,以在该领域向上升职。

最好的预防措施是与他人在一起。培养友谊和婚姻关系。有同事一起参加社交活动,从而有机会在工作之外一起放松,甚至稍稍发泄一下。但是,最好避开长期消极的同事,因为消极是有传染性的。找到与工作无关且有意义的事情,并将它看做是一个在其他方面成长的机会;同时,培养积极的关系。这些都会带来一个更为乐观的心态。放下手头的工作,抽出一部分时间来恢复精力。知道并接受你自己的感觉和局限是重要的。寻求咨询服务可能是明智的,尤其是不可能换工作时。崩溃状态会影响你、你的父母以及你身边的每一个人。出现抑郁症状时应及时治疗,因为它会极大地干扰判断和体能。对崩溃中负面行为的讥讽和倾向会影响与患者和同事有效配合的能力,并可能产生这样一种障碍:必须避免与受影响的人交流;这会威胁到护理,监督者必须予以解决。它不应该是惩罚性的,而应是对雇员的一种关心行为,为雇员提供忠告和探索选择。

REI 是一个充满张力的领域。监督者应该努力用语言和行为让员工感觉到被重视、被欣赏。酬劳和正反馈对于工作满足感是决定性的(18)。承认某项工作完成得很好,提供足够的休息时间、带薪教育的机会以及奖金或加薪——这些方法都能鼓励员工长时间的愉快、高效地工作。但是,应该主要由受影响的员工自己来负责处理自身的崩溃状态,最好的治疗方法是防患于未然。

总结

由于科学的快速进步,REI 中的护理角色已经快速演变,而且没有明确的指导方针和培训方案(20)。随着角色的不断发展,高度专业化的护士逐渐出现,学术和临床界限也在不断拓展。英国和美国正在研究 REI 护理的本质属性,以促进专科护士角色在该领域的发展(21)。有必要区分"在专业领域工作的护士"和"在不育护理领域内工作的护士专家"(20)。英国中央委员会描述了专家及其先进的诊所价值,即要具有如下能力:

1. 在临床领域行使较高水平的判断和决策。
2. 论证较高水平的临床决策。

3. 通过监督诊所,监测和提高护理水平。

4. 承担临床护理查账,并在发展和领导诊所方面起作用。

5. 对研究作贡献。

6. 教导和支持专业同事(22)。

道德和伦理挑战为不育护理提供了更多的复杂性。一些患者刚来的时候是毫不知情的,从来没有坐过"不育症过山车"。我们的很多患者来的时候都是"伤痕累累的",正经历着四个"Ds"——绝望的,抑郁的,忧心如焚的,费心费力的。他们也是永远乐观的;一走进我们诊所大门,他们便表达其希望。与护理者一样,我们也必须面对这些极为特殊的人群,他们对家庭的希望抱有同样的精力和热情。实际上,我们与他们一起坐过山车。为了实现患者的希望,我们需要专注、专业并且乐于在 REI 领域成长的护士。这意味着定义"护士"在你的诊所中的角色,并且参与一个国家性组织(例如 ASRM 护理组)来为"护士"这个专业设计和制订清晰的指导方针及方案。我们的患者值得拥有这些。

关键点

- REI 护理是一个不断成长、发展且高度专业化的领域。
- REI 护理要求高水平的批判性思维、临床决策,并取得专业化的技能和知识。
- REI 要求自我认识个人的道德和伦理价值观。
- REI 护理必须在移情作用的、有同情心的、客观的构架内实施。
- 作为患者的拥护人,REI 护士必须确保患者真正的知情同意。
- 应该将 REI 患者作为一个整体来看待,而不仅仅是一个不育症患者。
- REI 患者实际上是一对夫妇,因为两人都对结果投入了财力物力等。
- "成功"的定义要广于"怀孕"。
- 所有的选择都要深思熟虑、再三探究,包括中断治疗和收养。

参考文献

1. Libraro J. The evolving roles of the ART nurse: a contemporary failure. In (Gardner DK, Howles CM, Weissman A, Shoham Z ed.), *Textbook Of Assisted Reproductive Techniques*, third edn., UK: Informa Healthcare, Chapter 69, 2004:891–900.
2. Barbieri R. A renaissance in reproductive endocrinology and infertility. *Fertil Steril* 2005;84:576–577.
3. Simpson H. *Peplau's Model in Action*. Palgrove Macmillan Education Ltd, 1991.
4. American Nurses Association. *Nursing's Social Policy Statement*. Washington, DC: The Association, 2003:6.
5. Kataoka-Yahiro M, Saylor C. A critical thinking model for nursing judgment. *J Nurs Educ* 1994;33(8):351.
6. Roper N. *The Elements of Nursing*. Churchill Livingstone, Inc, 1980.
7. Gordon M. *Nursing Diagnosis: Process and Application*, third edn. Saint Louis: Mosby, 1994.
8. Benner P, Wrubel J. *The Primacy of Caring*. Menlo Park: Addision-Wesley, 1989.
9. Denton J. The nurse's role in treating infertility problems. *Nurs Times* 1998;94(2):60–61.
10. Muirhead MA, Kirkland J. Nursing care in an assisted conception unit. In (Brinsden PR ed.), *Textbook of In Vitro Fertilization and Assisted Reproduction*, third edn. Volume 33. Nashville: Parthenon, 2005:557–569.
11. Code of Practice. *Human Ferilisation and Embryology Authority*, sixth edn. Part 7: Counselling. London: HFEA, 2003.
12. Mastroianni J. Evaluation of the infertile couple: Nurse practitioners play essential role. *Adv Nurse Pract* 2002;10(10):57–60.
13. Appleton T. The distress of infertility: impressions from 15 years of infertility counseling. In (Brinsden PR, ed.), *Textbook of In Vitro Fertilization and Reproduction*. Nashville, Tenn: Parthenon, 1999:401–406.
14. Jennings S. A lifeline offering support. *Prof Nurs* 1992;7(5):539–542.
15. Kuczynski J. The holistic healthcare of couples undergoing IVF/ET. *Midwives Chron Nurs Notes* 1989;Jan:9–11.
16. Mocarski V. The nurse's role in helping infertile couples. *Am J Matern Child Nurs* 1977;2(4):264–266.
17. Ainsworth D. Coping with job burnout. http://www.berkeley.edu/news/berkeleyan/2001/04/25_burn.html 2001.
18. Burnout: signs, symptoms, and prevention. http://www.helpguide.org/mental/burnout_signs_symptoms.htm 2007:1–7.
19. Aguilera DC. *Crisis Intervention: Theory and Methodology*, eighth edn. St. Louis: Mosby, 1998.
20. Barber D. Research into the role of fertility nurses for the development of guidelines for clinical practice. *Hum Reprod Natl-*Suppl JBFS 2(2)1997;12:195–197.
21. Castledine G, Brown R. A Survey of Specialist and Advanced Nursing Practice in England. *Br J Nurs* 1996 5(11):682–688.
22. United Kingdom Central Council for Nursing Midwifery and Health Visiting. The future of professional practice–the council's standards for education and practice following registration. London: UKCC, 1994.

■ 第 60 章 ■

了解辅助生殖技术中影响结果评估的因素

Brijinder S. Minhas, Barry A. Ripps

引言

自从 20 世纪 70 年代晚期体外受精取得初步成功之后，已经逐步开始用治疗干预来减轻不孕不育症。达到众人理想中的结果的道路仍然是长期的、艰巨的、不确定的。从开始应用辅助生殖技术（ART）以来，医生和患者一直共同致力于这有意义的结果表达。识别这些资料的方法是多种多样且有争议的，而且到现在为止还在不断变化。专业协会和政府监督机构一直致力于译解参量和收集统计资料。这些参量和资料对于临床医生是实质性的，而且病人消费者查看时也不会看不懂或被误导。在相当长的时间里，美国和其他国家的相关机构一直在实施这方面的努力。最近的法规要求遵守并为国家资料库作贡献，这对于美国的 ART 诊所和实验室是强制性的。关于是否遵守一个统一制度这个问题，仍然存在争论，虽然这个统一制度已经为科学或公众对 ART 结果的认识带来了不可否认的改善。下面的批评性审查可能导致这种认识：与公众相比，报告和分析 ART 结果的当前方法并没有为临床医生提供更多的确定性；为了公众利益，强制推行了国家指定报告。

尽管拒绝使用诊所报告的成功率的直接比较，临床医生和消费者内在的、不可避免的人类行为已经产生了一个非常公众化、竞争性的环境。这提高了患者护理，还是损坏了患者护理？在评估这个基于互联网的消费者市场之前，患者和医生之间仍然存在着对 ART 成功的动力和激励，同时他们对目标有着不言而喻的一致性。公众评估和直接比较结果已经推行了新的动力，从而用最高的数值表示来描画一个诊所。但在这种描画中，现在“见多识广的”公众的利益却是含糊不清的。

虽然关于该话题的已发表研究文献很少，本章节还是回顾了美国当前的 ART 结果分析进展，以拓展读者的视野和对其复杂性的认识。本章节还打算探究临床医生和患者对 ART 结果的有意义的收集、分析和解读的未来进展。

美国临床报告的历史发展

在美国，ART 诊所要向疾病控制与预防中心（CDC）报告结果数据，并且通过和贯彻 1992 年的生殖诊所成功率和认证法案（FCSRCA，也称作怀登法案）。辅助生殖技术协会（SART）是美国生殖医学会（ASRM）的一个附属机构，它与 CDC 一起协作担任数据收集和发表的最初承办者，并代表生殖专家和大部分国内 ART 诊所。自从 1985 年以来，SART 便一直参与结果数据的收集工作，比怀登法案还要早。自从 2004 年以来，SART 继续收集成员数据，而 CDC 则与第三方签约来收集、证实和报告 ART 结果。SART 中的所有会员要求每年向 CDC 报告。

SART 在网站上定义了其自身以及其使命，“SART 是致力于美国辅助生殖技术（ART）实践的主要专业机构。我们机构包括 392 余名会员诊所，代表了我国超过 85% 的 ART 诊所。我们机构的使命是设置和帮助维护 ART 的标准，从而更好地服务我们的会员和患者”（1）。SART 也承担了保护消费者的职责，这通过两种途径实现：一是设立广告标准；二是通过 ASRM 公众事务办公室，担任会员的政府联络人，处理近期的关于捐卵技术的 FDA 指导方针。因此，在对结果分析确定标准设置方面，当时和今天的 SART 都起着关键性的作用。FCSRCA 的激励和对公众造成的影响并不是完全一致的。不管 SART 是否已经实现了质量改善以及援助、遵守或回避额外的联邦监管干扰，官僚监督的影响并不完全是积极的，正如其他国家所经历的那样（2）。

收集的当前标准和它们的局限性

已经鉴定出了可能影响 ART 结果的绝大部分假

定性因素，而且已经将可测量的那些因素添加到了 CDC 资料库中来发表（见表格：CDC 2004 ART 报告：国家摘要）。粗略检阅一下关于成功率的 CDC 临床报告，我们可发现随着分子继续包含临床妊娠率、活胎、单个活胎、双胞胎及三胞胎，“最佳”分子和分母显然是缺乏一致性的（表 60.1）。分母包含起始循环、完成提取的循环以及完成移植的循环。“成功”的单一表达看上去是难以捉摸的，这可由计算和公布的多重数学比率来证明。临床医生对反映成功的最佳标准没有定论，而且消费者也可能从另一个角度来定义“最佳标准”（3～5）。成功的例子也可能随着手头的问题或提出的某个特定问题而变化，例如“弱回应者”中的成功刺激或者实现卵子提取、授精或胚胎移植。将定义限定为一个单一等式是不符合要求的，但是探究和处理影响这些比率的数据仍值得关注（6）。当考虑患者/消费者的想法时，争论将会大大扩展。婴儿出生、每一循环的成本、每出生一个婴儿的成本以及新生儿的健康都得到更大的关联性。近期和过去的研究继续对额外新生儿和产科风险都提出了担忧，因为 ART 怀孕超过了那些多胎怀孕的风险（7～9）。

表 60.1　针对 2004 年 ART 实践报告，治病控制中心所要求的参量

ART 类型：IVF（体外受精）、GIFT（配子输卵管内移植）、ZIFT（合子输卵管内移植）、综合型
程序因素：ICSI、未受激的、用过的妊娠期载体
患者诊断：输卵管的、排卵的、减少的卵巢储备、子宫内膜异位症、子宫因素、男性因素、其他因素、未知因素、多重因素：只有女性因素，女性+男性因素
妊娠成功率：每一个均按年龄分组来表达：<35，35～37，38～40，41～42
循环次数（起点）
导致妊娠的循环比例
导致婴儿活产的循环比例
导致婴儿活产的提取比例
导致婴儿活产的移植比例
导致单胎婴儿活产的移植比例
取消比例
移植胚胎的平均数量
双胎妊娠的比例
三胎或更多胎妊娠的比例
来自非捐卵者卵子的冷冻胚胎
移植数量
导致婴儿活产的移植比例
移植胚胎的平均数量
供卵循环
新鲜胚胎和冷冻胚胎
移植数量
导致婴儿活产的移植比例
移植胚胎的平均数量

注意：SART 将会为 2008 年收集的资料增加对胚胎质量的评估结果

尽管已有研究者认为女性年龄和男性年龄（近期提出的）是 ART 成功的最深远的驱动力，还有很多其他的临床和非临床因素促成“成功”的最终定义。在决定成功结果方面，卵巢储备、诊断特异性疗法、实验室技艺、实践管理理念、治疗通道、患者人口特征都起着错综复杂的作用。很难查明上述的每一个因素对“婴儿安全出生”这一概率值具体有多大的数字上的贡献。

在开始施药时便内含着循环，这种做法是一种有意识的努力，目的是阻止诊所追加有利刺激，从而减少了上报的循环取消次数，但提高了妊娠率。可以推测，诊所之间的竞争是由根据年龄组报告的取消率来区分高下的。但是，“循环开始”的定义解释可能是开放式的，例如，开始施用促性腺激素、亮丙瑞林和口服避孕药。因此，“取消”一个基底 FSH 或低腔卵泡计数可能不会登记在案。GnRH 拮抗剂的普遍使用使得情况进一步扩展。解释这些策略反映了诊所改善其统计外观的韧劲。仍存在一个具有约束力的假设：严格界定的标准和比率将会减少规避性，但是这种方法却内在地假定报告是诚实的。然而，数据完整性的可靠性可能是不确定的——这种担忧并不是第一次提出（10）。对临床数据的比较仍然是含糊不清的，而且这种比较已被 CDC/SART 正式推翻，并要求放弃比较，“比较诊所的成功率可能是无意义的，因为不同诊所的患者医疗特征和治疗方法是变化的。”（CDC 临床特异性 ART 成功率和 CDC 网站。）科学正直的临床医生容易理解这种放弃，但是公众公然忽视这种“放弃”要求，包括国内外的政府机构（11，12）。

阐释临床结果报告

数据收集及理论上的上述方法和演变将会减少或消除某一诊所对另一诊所的潜在优势。但是，每年报告的活产率都发生了极大变化。最近，2004 CDC 生殖健康资料库便以此为例证。证明结果的广泛变化的一个简略方法是，审查来自小于 35 岁的最小女性年龄组的数据和资料，以及每一胚胎移植对应的活产率（LB/ET）。这种方法消除了一些混淆因素。当把该年龄组中的移植数少于 20 的诊所排除后，LB/ET 的范围为 74.4%～14.3%。总的来说，2004 年的 LB/ET 为 40.7%±12.7%（平均值±SD）。进一步拓展这一观察结果的复杂性，即 2004 年，具有最高值 LB/ET 的诊所比例不足 35%（74.4%），而在 2005 年，这一比例又回到了平均值 38.2%。我们可以推测这个界定狭窄、有利的人群将会体验一致的结果。其他国家也得到了相同的观察结果,其中一些国家有更强烈的监管干涉,比如英国,而且年复一年地审查任一资料都能得到以上的观察结果(13,14)。

从表面上看,通常认为临床结果中的变化是因为实验室和临床条件各不相同,但很少有人提供可支持这一观点的证据。实验室设备、供给及程序几乎都是全球标准化的,这表明人(医生)的因素和患者选择对结果有更大的影响。其他未报告的因素也可能对ART效能的多样化比率有更为强烈的影响。假如已将对结果影响最深刻的临床因素纳入SART/CDC资料库中,那么,比率的持续多样性就归因于"实践模式"(可解释为患者选择/排除)和"人口统计特征"(可解释为专业诊所或社会经济学差异)(15)。大部分已发表的、探究结果变化的文献都是来自国外研究,有些研究如此肤浅以至于仅仅委婉地提出"私有化"和"市场力量"是显著性混淆的、尚未考察的变量(16)。准确、有意义且可比较的临床报告的潜在障碍是很多的、细微的,也很容易暗藏在当前的数据收集方法中。当客观审查时,你要反映出"它是肉汤、厨师,还是统计资料?"(15)。存在少量科学证据,可以回答某一特定参量是否极大影响ART结果。Karande等(17)进行了这样的尝试,他们表面上使用相似的刺激方案、一个实验室(多个胚胎学家)和相似的移植技术,并在同一个大型城市诊所中的多个医生之间检查其结果的差异。纵向重新评估表明,当对医生进行培训后,一些医生有所改进,但并不是所有医生都有改进。即使在这个研究中,较小的研究规模也削弱了统计力度,从而无法检测每一个医生的成功结果之间的差异,尽管该研究得出了一个相反的结论。当对不同诊所和实验室做结论时,也出现了类似的困难。

研究者经常考察累积妊娠率来为消费者提供建议,但实际上这是内在高估了这种做法的重要性。研究经验和已发表论文证实了一个可观的中止率或"退出"率,它会削弱"累积妊娠率"定义的精确性。中止率较大是因为"幸存者"组成为一个限制性群体,这显然不同于那些中止治疗(4,16)。在美国,中止ART治疗似乎主要是因为感情上和经济上的原因,可是,这些障碍可能阻碍了大量的成功结果和一个更为真实的累积妊娠率(18,19)。

患者选择:管理方法和患者群体

接受诊所提交数据的报告机构和监管机构相当清楚地意识到当前的局限,它们在其免责声明中也表述了这一点。但是"……患者医疗特征和治疗方法……"的意思并不局限于最初的患者人口特征,而是适用于经由患者选择策略界定的子群体的特征。错误理解以上短语的意思,可能会使比较无意义(20)。类似地,如果治疗算法相当正式化,以至于可以依其本身来标记,或者治疗算法是由最先进的科学知识衍生而来的,那么,因为当地患者文化、财政拮据和保险金的影响,治疗算法将会有所变化。这些实际问题随后都得到了解决。但是,最有可能影响患者管理决策的决定因素是劝说或劝阻接受ART或额外的ART治疗,而且目前咨询医生仍没有注意到这个因素,因而该因素的影响性在当前的数据收集技术下是无法测量的。

一般公认患者选择/拒绝是影响ART结果的有力因素,但是单个医生/诊所的具体实践水平是不同的。常见的例子是患者根据医生声誉、理念或统计资料来选择医生,将低概率的患者移出诊所,转到捐卵循环、收养或研究方案,并劝告其中止治疗;将低概率的病例转诊或自我转诊到以治疗困难病例而著称的医生/诊所;当采用不那么昂贵/侵袭性的选择便能满足要求时,则预后良好的病例要加速进入ART治疗;加速预后良好的病例,使其在他人之前;当观察到合意的卵巢反应时,后期登记、转化IUI循环到ART;使用预后来确定诸如"风险分担"和退款机会之类的财政激励的合格性(15)。年龄相关的中止、多变的卵巢储备值、对刺激的早期较弱反应都是医源性障碍,阻止患者进入某些IVF程序。用先前不成功的IVF尝试、不孕不育症状的长时间持续以及对呈现继发不孕的患者的偏好来回绝或重定向患者,从而患者选择的理念得到进一步拓展。卵巢储备的概念及其不断发展的测试方法成为另一种偏见,并潜在地阻碍成功(21,22)。

在较小的疗法便可胜任的情况下加速进入IVF治疗,这种做法会极大地促成对成功率的损害,而这种成功率在我们产业是大为标榜的。美国的非专业性媒体最近也报道了这种担忧,最后总结说因为"它起作用",因而是可接受的。类似地,热衷态度、表面上的早产儿以及推进到捐赠者卵母细胞都会将那些预后较差的患者排除在报告之外。即使你可以假设公平诚实地报告结果,但使用患者选择策略的诊所会建立并随后扩宽现实临床成就与感知临床成就之间的差距。有人明确地内在化了要求,并在一篇授权的文章中表达了这种要求,……"让我们互相诚实些吧"(10)。

如果读者需要实用性资源,来自作者研究经历的案例能够提供关于说服性咨询服务的明显例子,但是不能解答“这些策略实践到何种程度”这个问题。当然，这些资源受限于报告其体验的患者的看法，并且只代表了使用的多种患者选择策略中的一个小样本。

案例1

一位23岁的女性，患有原因不明的不孕症。15个月前曾经接受过一个枸橼酸氯米芬诱导排卵结合宫腔内人工授精的单一的、不成功的治疗循环。该治疗循环结束后，她返回诊所进行咨询，诊所医生建议她尝试IVF。对IVF的挑战感到不知所措，她离开了诊所，并开始探询她自己的咨询和管理选择。在附加检验期间，她自然怀孕了，而且现在还在怀孕中。当然，我们把这个患者看做是诊所成功率的一个“肯定事件”和额外奖励。

案例2

一个34岁的女性和一个35岁的男性（夫妻俩都是医生），之前有记录显示有男性因素影响治疗结果。他们首先接受了卵胞浆内单精子注射（ICSI），然后使用三个质量“良好”的胚胎进行一个第3天胚胎移植，并冷冻保存了6个剩余胚泡。但是，最终该女性在ART循环中未能成功怀孕。该夫妇随后进行冷冻胚胎移植（FET），结果也失败了。进行了这么两次尝试之后，医生建议37岁的妻子接受捐卵，尽管她还有剩余的冷冻胚泡。经由这些研究者的劝告，该对夫妇决定同意进一步的FET循环。这次治疗后，妻子成功怀孕了。当母亲年龄达到41岁的时候，这对夫妇通过新鲜的ART/ICSI循环又一次地怀孕了，而且没有采用捐赠者卵母细胞。向这个37岁的女性推荐捐赠者卵母细胞的动机似乎是自私的，而且缺乏理智的判断。

案例3

一个39岁的女性，经诊断患有子宫内膜异位症。她在一个大型IVF程序中曾经完成了一个初始的、不成功的ART循环，期间共产出9个卵母细胞。在她的第二次尝试中，ART循环因“反应不佳”而取消了——这种现象在她这个年龄并不常见。在复诊过程中，医生建议她考虑捐卵，但是她向另一位专家咨询是否一次失败的ART循环便暗示患者需要捐卵者卵母细胞。在这里，采用“第三方生殖”的动机可以绑定为保护该程序的成功率，但也是为了增加捐卵者卵母细胞程序的固有收益。

经济影响和提供ART的行业

一个近期研究调查正经历不孕不育治疗的怀孕患者，报告指出患者感谢临床医生对他们的关心照顾，并非常重视他们的孩子。他们有一种被当做完整个体来看待的感觉，虽然这种感觉的获得是以巨大的感情和经济成本为代价的（23）。

在该部分，我们将尝试阐释对于一个接受ART治疗的患者来说，可能更为平凡、实际的操作成功决定因素有哪些。ART经济学是患者接受ART的强大的驱动力，这一点在美国和其他国家已经成功验证（24）。

在对经验证的“预后良好”的患者进行提取卵母细胞程序时，若想不会出现因预后不佳而取消的推理风险，可以采用过度卵巢刺激以及从排卵诱导/IUI到ART的随后转化选择。这两种方法仍然是未经报告的策略。如果某一刺激循环的反应远未达到理想或预定水平，则取消该刺激循环——这是另一种方法，会影响普通程序 *vs* 平均线以上程序的结果。遗憾的是，受益和现金流转的经济现实必然会进入有关“废除”的决策过程。而且，根据诊所大小和管理类型，经济现实的频率和影响也会有所变化。

一个小程序可能并不希望没收循环收益，因而即使发生一个可能“未达到理想”的卵巢反应，该程序也会继续推进。相反，废除理想反应中那些偏离最轻微的反应，会使每一次的提取成功率升高，还可以提高诊所优势，从而增加来该诊所看病的患者人数。在一个地域性市场中，这个策略是能使自身永久存在的。因为当患者从一个程序中取消后，他会寻找那些标准不那么严格的程序，从而会削弱后者的结果。

增加经济盈利的同时增加患者就诊人数，也传达了一种需求和卓越的联合。因为公司管理机构或人员普遍变得好争斗，其他经济激励/不利诱因会影响获得准确的结果分析。法律和伦理评论一直认为可以接受风险分担和退款方案，并附有知情同意的说明（25，26）。但是，患者管理部门可能会偏离这一方案，以避免减少财政利润。ASRM就明确表达了这一担忧，但是目前还没有评估方法。表面上看，这种方案对患者是有诱惑力的；但是，进一步揭露其本质后，我们会发现风险分担本质上是唯利是图的，它使用保险精算的数据来挑选最有利可图的患者候选人，表面上是分担风险，最终却是为公司对应的保险公司和赌场增加了利润。当你审查这类程序常规使用的排除标准，你会发现这种看似粗鲁的比较和谴责看上去更为恰当。“患者对这种程序的经济成本和优缺点完全知情”这种现象可能存在，但一定是在不公平的情况下存在。最终，对于预后良好的夫妇来说，风险分担成为一个经济诱因，从而“欺骗”了一个诚实的 ART 结果观察者。

对于患者和监管机构来说，“多胎妊娠”这种 ART 结果应该引起特别关注。同时，对于 ART 诊所来说，“多胎妊娠”结果是一种妨碍，会带来相关的医疗成本代价。其他国家也施行了规章，这些规章对成本和结果有可量度的影响(27)。在 IVF 情况下，减少移植胚胎的数量将会免除我们对该遗留问题的专有责任。在患者咨询移植胚胎数量过程中，专业会议上激烈的公众讨论以及专家之间的武断性意见都丧失了其有意义的用途。正如其他患者所经历的那样，患者担心试验失败和更多试验所带来的追加费用。在决定移植数量时，这种患者担忧承负着更强烈的影响力。医生/诊所也会担忧公众因看到不断下降的统计数据而放弃实践，这种担忧可能更有影响。因而，在患者咨询移植超过一个胚胎做法时，医生/诊所将会心负重荷。一些人以这些不利诱因为论据，要求施行更有力、更严格的规章。但是这些经验命令往往适得其反，而且必然会增加护理成本，同时没有任何补偿。

Little 等(28)审查了 2003 ART 资料库，并得出如下结论：从社会角度考虑，每一循环移植一个胚胎是最便宜的，尤其对于较年轻的女性患者；但是，从患者角度考虑，这种做法却是最昂贵的选择。他们进一步推荐移植一个胚胎来降低 IVF-相关的多胎妊娠率，另外，国家政策必须解决这些迥然不同的经济诱因。

注重结果的 ART 未来进展

对于使用 ART 的普通夫妇来说，累积妊娠率的现实指示：患者进入多个循环是必要的，也是合理预期的。而且，有资料支持在多达 14 个循环中，患者仍然会发生妊娠现象(4)。因此，对未加入保险的患者来说，一种可能更为直截了当的替代性方法为：移走选择标准，并以一个折扣价为患者提供一整套循环，同时按规定提供辅助程序和服务(29)。这种方法可以降低患者和诊所的压力，而且没有除了熟练怀孕之外的其他任何隐秘不明的动机。这种方法也可以帮助实现单胚胎移植。这种方法如此高效地包含了 ART 实验室的间接成本，因而多数小型程序在经济上都是切实可行的。如果成本效率的水平还没有到位，则需要大型程序来审查成本效率。

诊所提前知道绝大部分患者都需要多次 ART 循环，并为患者提供打折的多循环 ART 费用，这能为多数夫妇带来慰藉，并减少移植额外胚胎的压力。相应的，“成功”因此也可以用另一种数学计算法来定义，例如每一个完成移植一个、两个或多个胚胎的患者对应的婴儿活产率，并且根据年龄组和诊断法来恰当分组(表 60.2)。这种方法降低了因治疗不连续而导致的夸大性，而且该方法的互惠性也为夫妇估计了指定程序中婴儿安全出生所需要的循环次数。尽管这样一种提议目前还缺少足够的证据来支持即刻贯彻，但是我们可以预期经保险授权的州和国家的结果可能已经证明了改良的单胎率和分娩安全性——这种预期是合情合理的。事实上，在授权州中，保险覆盖范围的拓宽引起了退款的减少，继而导致管理决策发生适得其反的改变，而且小型程序也因财政效率而联合在一起。

对我们当前报告矛盾的批评来自以下三种来源的一处或多处：

1. 统计分析和数据显示的限制。

2. 对深远影响结果的常见管理和报告策略的有限评估。

3. 限制治疗实现的混淆的社会经济学因素，例如情绪和经济困难。

自从出现导致 1978 年 Louise Brown 诞生的最初 IVF 实验室原型以来，IVF 实验室已经取得了极大的进展。刺激药物和方案、培养基、配子处理技术、实验室设计、注重空气质量以及更好地理解早期胚胎的发育要求——这些方面的改善导致全世界的实验室结果都出现一个稳定的改良和一致性。ART 程序正为不断增长的不育不孕症患者群体提供一个有价值的服务。

虽然强制性要求诊所报告诊所特有的成功案例，但诊所并没有报告所有想得到的或对患者和临床医生是合理的案例，这一点已被恰当证实。经济诱因坚持认为，诊所报告其特有成功案例这一做法能够熟练地控制患者选择和数据报告。卵巢储备测试的新进方法有可能保留相关的咨询服务要点。对真实的生殖方面病症进行一个“患者中心式的”、一致的评估，将有可能帮助减少患者选择对诊所间 ART 结果的影响。这种概念并不是新出现的，而且要求进一步的改良和应用。已经鉴定出了患者个体的生殖方面病症的主要组成部分，但是如何转化为客观价值则一直是含混不清的(表 60.3)。其他人也设想了这一概念，但一直未贯彻执行该概念(30)。

表60.2 每一患者-循环的婴儿活产计算。陈述完成一个、两个或三个循环的夫妇对应的活产率(LB):针对100名开始IVF治疗的患者的一个假设性描述,并假设每完成一个循环后,患者获得30%的每一循环LB率和20%的中止率

夫妇对数	LB	中止退出	循环编号	循环次数	LB/循环编号	累积LB/百分比
LB率固定为30%,中止率为20%						
100	30	13	1	100	0.30	0.30
57	17	6	2	157	0.11	0.47
34	10	4	3	191	0.05	0.57
191	57					
LB率固定为30%,中止率为0%						
100	30	0	1	100	0.30	0.30
70	21	0	2	170	0.12	0.51
49	15	0	3	219	0.07	0.66
219	66					
随着循环编号增加,LB率略有降低						
100	30	0	1	100	0.30	0.30
70	18	0	2	170	0.11	0.48
52	10	0	3	222	0.05	0.58
222	58					

表60.3 生殖方面病症的组成部分

母亲年龄
卵巢储备
不育症的患病时间
以前的分娩结果,产次
吸烟
肥胖
不孕不育症的病因(诊断类别)
以前的治疗类型、数目和反应
ART实验室调查结果

临床实践关键点

- ART结果的当前报告机制有针对临床医生和患者/消费者的限制因素和内在缺陷。
- 根据人口特征和非科学性因素的重大作用,医生提供的咨询服务应该与个人实践资料库有关,最好是按照年龄和诊断法类别提供每对夫妇每一循环的婴儿活产率。
- 临床医生应该放眼未来,同时立足于他们自己的诊所环境,以提高患者接受护理的机会,并增强患者理解力和情绪耐力。
- 当通过鉴定当前真实的实践和报告流程来评估ART结果时,应该配备好科学人员,以预防公众面对的情绪困难。

参考文献

1. Society for Assisted Reproductive Technologies. Internet Web address: www.sart.org.
2. Sharif K, Afnan M. The IVF league tables: time for a reality check. *Hum Reprod* 2003;18(3):483–5.
3. Katsoff B, Check JH, Choe JK, Wilson C. A novel method to evaluate pregnancy rates following in vitro fertilization to enable a better understanding of the true efficacy of the procedure. *Clin Exp Obstet Gynecol* 2005;32(4):213–16.
4. Stolwijk AM, Hamilton CJ, Hollanders JM, Bastiaans LA, Zielhuis GA. A more realistic approach to the cumulative pregnancy rate after in-vitro fertilization. *Hum Reprod* 1996;11(3):660–3.
5. Daya S. Life table (survival) analysis to generate cumulative pregnancy rates in assisted reproduction: are we overestimating our success rates? *Hum Reprod* 2005;20(5):1135–43.
6. Wilcox LS, Peterson HB, Haseltine FP, Martin MC. Defining and interpreting pregnancy success rates for in vitro fertilization. *Fertil Steril* 1993;60:18–25.
7. Ochsenkuhn R, Strowitzki T, Gurtner M, et al. Pregnancy complications, obstetric risks, and neonatal outcome in singleton and twin pregnancies after GIFT and IVF. *Arch Gynecol Obstet* 2003;268(4):256–61.
8. Zaib-un-Nisa S, Ghazal-Aswad S, Badrinath P. Outcome of twin pregnancies after assisted reproductive techniques—a comparative study. *Eur J Obstet Gynecol Reprod Biol* 2003;109(1):51–4.
9. Barlow P, Lejeune B, Puissant F, et al. Early pregnancy loss and obstetrical risk after in-vitro fertilization and embryo replacement. *Hum Reprod* 1988;3(5):671–5.

10. Soules MR. The in vitro fertilization pregnancy rate: let's be honest with one another. *Fertil Steril* 1985;43:511–13.
11. Deonandan R, Campbell MK, Ostbye T, Thummon I. Toward a more meaningful in vitro fertilization success rate. *J Assist Reprod Genet* 2000;17(9):498–503.
12. Marshal EC, Spiegelhalter DJ. Reliability of league tables of in vitro fertilization clinics: retrospective analysis of live birth rates. *BMJ* 1998;316:1701–4.
13. Dillner L. Infertility clinics show variation in success. *BMJ* 1995;311:1041.
14. Mohammed MA, Leary C. Analysing the performance of in vitro fertilization clinics in the United Kingdom. *Hum Fertil (Camb)* 2006;9(3):145–51.
15. Lu MC. Impact of "non-physician factors" on the "physician factor" of in vitro fertilization success: is it the broth, the cooks, or the statistics? *Fertil Steril* 1999;71(6):998–1000.
16. Deonandan R, Campbell MK, Ostbye T, Tummon I, Robertson J. IVF births and pregnancies: an exploration of two methods of assessment using life-table analysis. *J Assist Reprod Genet* 2001; 18(2):73–7.
17. Karande V, Morris R, Chapman C, Rinehart J, Gleicher N. Impact of the "physician factor" on pregnancy rates in a large assisted reproductive technology program: do too many cooks spoil the broth? *Fertil Steril* 1999;71:1001–9.
18. Rajkhowa M, McConnell A, Thomas GE. Reasons for discontinuation of IVF treatment: a questionnaire study. *Hum Reprod* 2006;21(2):358–63.
19. Collins J. Cost-effectiveness of in vitro fertilization. *Semin Reprod Med* 2001;19(3):279–89.
20. Hershlag A, Kaplan EH, Loy RA, DeCherney AH, Lavy G. Selection bias in in vitro fertilization programs. *Am J Obstet Gynecol* 1992;166:1–3.
21. Scott RT. Diminished ovarian reserve and access to care. *Fertil Steril* 2004;81:1489–92.
22. Legro RS, Shackleford DP, Moessner JM, et al. ART in women 40 and over. Is the cost worth it? *J Reprod Med* 1997;42:76–82.
23. Redshaw M, Hockley C, Davidson LL. A qualitative study of the experience of treatment for infertility among women who successfully became pregnant. *Hum Reprod* 2007;22(1): 295–304.
24. Collins J. An international survey of the health economics of IVF and ICSI. *Hum Reprod Update* 2002;8:265–77.
25. Robertson JA, Schneyer TJ. Professional self-regulation and shared-risk programs for in vitro fertilization. *J Law Med Ethics* 1997;25(4):283–91, 231.
26. The Ethics Committee of the American Society for Reproductive Medicine. Shared-risk or refund programs in assisted reproduction. Vol. 82, Suppl. 1, September 2004:S249–50.
27. Chambers GM, Ho MT, Sullivan EA. Assisted reproductive technology treatment costs of a live birth: an age-stratified cost-outcome study of treatment in Australia. *Med J Aust* 2006; 184(4):155–8.
28. Little SE, Ratcliffe J, Caughey. Cost of transferring one through five embryos per in vitro fertilization cycle from various payor perspectives. *Obstet Gynecol* 2006 108(3 Pt.1):593–601.
29. White C. Infertile couples to be given three shots at IVF. *BMJ* 2004;328:482.
30. Templeton A, Morris J, Parslow W. Factors that affect outcome of in vitro fertilization treatment. *Lancet* 1996;348:1402–6.
31. Centers for Disease Control for ART Practice Reporting in 2004. Web address: http://www.cdc.gov/ART/ART2004/sample.htm

■ 第 61 章 ■

辅助生殖技术的变革:传统中医如何影响不孕不育夫妇治疗后的生殖结果

Paul C. Magarelli, Diane K. Cridennda, Mel Cohen

在疼痛、运动损伤皮肤状况、麻醉以及整体养生方面,传统中医(TCM)已经在西方医学模式中占有了一席之地(见 WHO 报告;http://www.who.int/en/)。20 世纪 90 年代以前,辅助生殖技术(ART 或 IVF——体外受精)依靠大规模的技术、制药和医疗干预来适度提高预期结果(即因治疗而获得的活产婴儿;见 CDC,网址为 www.cdc.gov)。从 1986 年到 2000 年,每年改善的程度约为每一次胚胎移植的活产率提高一个百分点(www.cdc.gov 和图 61.1 SART 数据)。

1996 年,Stener-Vicotorin 等(1)发表了一篇关于人类生殖的标记论文,这导致 TCM 从业者对辅助 IVF 患者的方法产生浓厚的兴趣。她报告说,针灸术(Ac),具体形式为电刺激(e-Stim)针灸术,增加了 IVF 患者体内的子宫动脉血流量。随后,在 2002 年,Paulus 等(2)也在《生殖与不育》(*Fertility and Sterility*)(F&S)杂志上发表了另一篇论文,论文指出当患者在胚胎移植(ET)前后使用 Ac 时,妊娠率有所提高。尽管这些研究提供了重要的信息,西方临床医师仍然认为针灸术的作用还远未得到证实,并社论表达了对 IVF 患者过早采用 TCM 的屈尊俯就(3,4)。

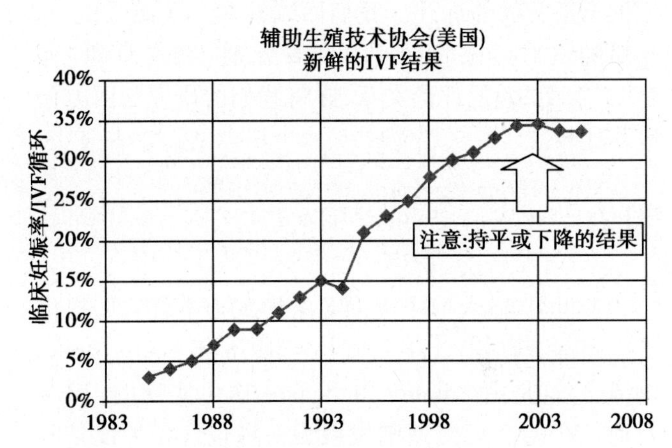

图 61.1 基于 SART 美国 1985—2005(www.cdc.gov),每个 IVF 循环的临床妊娠率

尽管生殖胚胎学家和不育症专家的最初反应是谨慎抵制 IVF 患者采用 TCM,但是 D.K.C 仍然坚持采用 TCM,并在 1999 年成功导致了该领域第一例真正的中西结合案例。该章节讨论我们的数据资料,并且将方法图解以回答问题(图 61.2):IVF 治疗中添加 Ac 是否能够改善结果?更重要的是,它是如何起作用的,作用机制是什么?以下提纲是组成本章基础的科学研究:

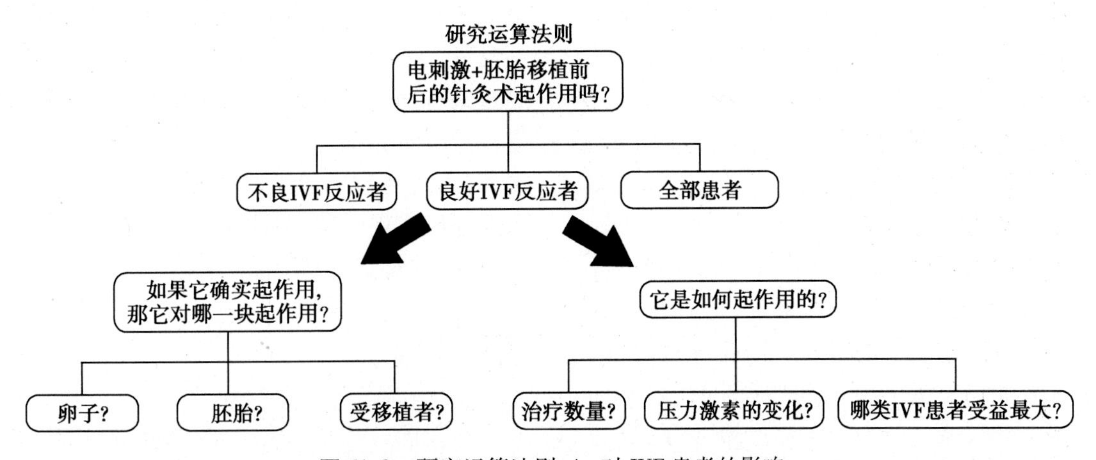

图 61.2 研究运算法则:Ac 对 IVF 患者的影响

1. Ac 和 IVF 弱回应者:治愈?(5)

2. Ac 和预后良好的 IVF 患者:协同作用(6)

3. Ac:对 IVF 患者的妊娠结果的影响(7)

4. 通过 Ac 改善 IVF 结果:涉及卵子和胚胎质量吗?(8)

5. Ac 和 IVF:治疗数量影响生殖结果吗?(9)

6. Ac 对 IVF 患者体内催乳素和皮质醇水平的影响(10)

7. 有关 Ac 对 IVF 结果影响的人口统计学:不育症诊断和 SART/CDC 年龄组(11)

我们也将会提供一份关于研究 TCM 在 ART 中作用的全部文献的综述。我们回顾针对 IVF 结果的 Ac 通用随机对照试验(RCT)和安慰剂(在本章即“假针”)对照试验的评论文章,并将我们的研究与西方研究作比较。

引言

在世界各地,ART 以 IVF 的形式为不育夫妇提供了生殖健康服务。IVF 过程始于 1978 年 Louise Brown 的诞生,这是由 Edwards 和 Steptoe 医生实现的(12)。目前,IVF 过程已经逐渐发展为一种包含各种设备和科学术语的技术,精通于传统且孕育着创新。与第一例心脏移植一样,IVF 也从医学奇迹转变为了“护理标准”。遗憾地,这也导致了一个略失人性化的技术,而这些孤注一掷的、受伤的不育夫妇所需要的却是人性化的技术。今天,在世界各地,每年共有 60 亿人接受超过 1 000 000 例 IVF 循环(13)。据计算,约有 15% 的结婚/结合的夫妇患有不育症。我们由此可以预测,更多的夫妇需要生殖护理,他们还没有收到这个构建家庭的礼物。发生了什么事?

部分问题是可达性和成本。其他问题包括过程带来的人格解体和患者夫妇自身的阻力因素!生育是个人的事,这是公开控制的。为生存而“要求”生殖,这是社会的天性。有些夫妇“抵抗”不育症的存在,这使得绝大部分夫妇相信这条“城市传说”:15 岁时,我们的生殖力为 100%!事实却非如此。图 61.3 中的图表给出了关于人类生殖力的最佳描述。

人类生殖力的最高点是在 25 岁,此时每个月的怀孕几率为 25%。对于大部分夫妇来说,这一几率为 10% 左右,因为很多夫妻直到完成学业、工作稳定、购买房产之后才开始考虑要孩子的问题(图 61.3)。而在完成这一系列事情后,夫妻已经接近 30 岁了,这时才刚刚开始考虑生孩子(图 61.4)(14)。

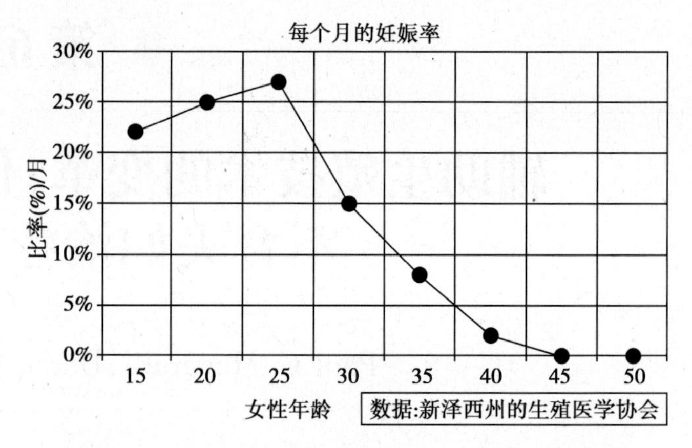

图 61.3 基于自然怀孕和宫腔内人工授精怀孕,以女性年龄为指标,列出每个月的妊娠率(新泽西州的生殖医学协会)

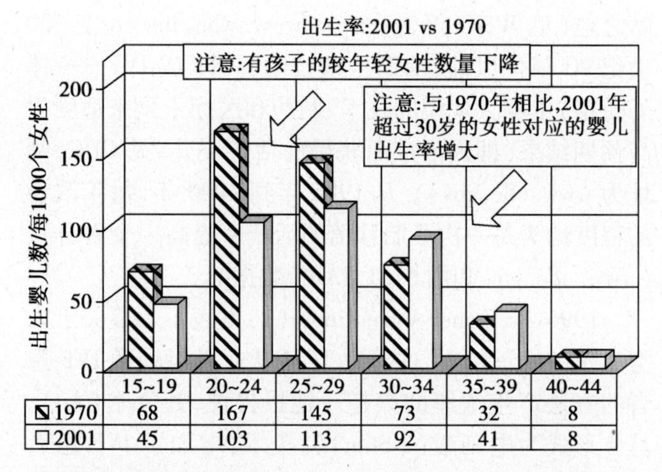

	15~19	20~24	25~29	30~34	35~39	40~44
1970	68	167	145	73	32	8
2001	45	103	113	92	41	8

图 61.4 根据女性年龄分组比较 1970—1990 年的婴儿出生率(14)

尝试怀孕几个月后,一系列个人身份、挫败、内疚的问题就出现了,更不用提对自身丧失信心。因为他们的交合不再是源于爱情和真正的性交,绝大部分夫妇会丧失自由感。性行为现在变成了一种工作,最好是定时的。妻子们把基体温度计长期含在舌下(而不是醒来时抚摸她们的丈夫),用验孕棒尿检,检查子宫颈黏液,关注身体变化,并计划行房方案以在恰到好处的时刻行房。尽管这些夫妇为之付出了积极的努力,但月经仍然如期而至。月复一月,他们不断地经历悲痛和挫败,逐渐忘记了要孩子的原因。技术已经可以帮助他们实现怀孕,但即使这样,很多夫妇仍然不愿采用技术,并对其感到不满。

历史观念

在美国,IVF 程序始于 20 世纪 80 年代,在 90 年代中期至晚期迅速扩散,并在 21 世纪早期已实施超过

150 000个治疗循环。在图61.1中，IVF程序报告了1986—2005年间的生殖成果。从1985年到2001年，每年的平均改善表现为每一治疗的积极结果、妊娠率或婴儿出生率增长1%～2%。2001年后，在结果方面，我们没看到任何改善；实际上，我们看到了一个适度降低现象（34%至33%，图61.1）！尽管总体结果是值得赞赏的，我们是不是丢失了某些可以增强改善率的东西？正是后面的问题第一次吸引了一位作者（D. K. C）来质疑IVF的西方治疗方法。

在IVF界中，Stener-Victorin和Paulus（1,2）鲜为人知；但是，TCM从业者却被他们迷住了。D. K. C. 进行了一项大胆的举措，她联系美国科罗拉多州的IVF中心，希望他们使用中西结合的方法来提高IVF结果。但是，这些中心的反应并不热情；D. K. C. 是一位多才多艺的三项全能运动员，所以她绝不会放弃！她去见了生殖医学和生育中心（RMFC）的医学主管（P. C. M.），并与他协商了一个方案。她将会使用Stener-Victorin和Paulus两种提案来治疗最差的IVF候选患者（1,2）。能够找出最困难的患者的原因是，P. C. M. 已经穷尽了资源也未能帮助这些夫妇实现怀孕，而且此时他已被别人说服Ac“没有伤害”。让某些患者成为“最差”候选患者的是他们的西方诊断病症：提高的卵泡刺激素（FSH），这是卵泡储备的一个标志物；非常弱的精子参数（尤其是非常大量的异常形状精子，叫做畸形精子）；弱的卵巢血流（叫做搏动指数，PI）；以及高龄产妇（超过35岁）。基于这些基础，研究者制订了一份研究方案。这些研究方案组成了我们此处报告的所有后续研究的基础。这些方案的关键要素列举如下：

1. 补充操作是前瞻性的。

a. 排除历史比较，并加强研究适用性。

2. 在临床医生不知情的情况下执行Ac补充操作。

a. 减少临床医生的偏差。

3. 在针灸师不知情的情况下执行IVF治疗方案。

a. 减少针灸师的偏差。

4. 只允许执行“标准化的”Ac治疗，也就是说并不把患者综合症状的分化作为治疗的基础；每一位患者都使用相同的Ac方案（这令D. K. C. 很惊愕）！

a. 排除治疗选择性偏差。

5. 所有的数据资料都是由第三方Mel Cohen（M. C.）收集的，而且3年内医生和针灸师无法得到这些数据。

a. 减少调查者的偏差。

6. 所有的TCM从业者要签署合同，遵守治疗的法定方案，以确保使用的方案之间不会出现任何变动或偏离。

a. 排除治疗变化性。

7. TCM从业者为该研究中的患者提供7天、一天24小时的治疗看护，这也是患者所必需的基础（很多时候ET发生于周末和假期）；患者在任何时候都可以去看他们的针灸师。

a. 减少时机/便利性偏差。

8. 患者自主选择参与Ac治疗与否，不允许强迫患者参与。护士可以与患者简单讨论一下患者完成Ac的能力。

a. 不能排除选择偏差。

i. 在大部分TCM研究中，这是一个弱点。

9. 不向参与Ac治疗的患者提供任何金钱利益。

a. 减少因金钱利益带来的选择偏差。

10. 对参与该研究的患者，不提供降低IVF费用的特殊待遇。

a. 减少基于金钱利益的治疗偏差。

11. 对参与该研究的患者，不提供降低TCM费用的特殊待遇。

a. 减少基于金钱利益的治疗偏差。

12. 大部分收集于1999年的研究数据是在2003年、2004年和2005年审阅的。

a. 减少积极结果对患者Ac选择的影响。

13. 在设计中，皮质醇/催乳素研究（2005年和2006年）是前瞻性的。

a. 尽管是非随机的，针灸师、临床医生和统计员直到分析研究时才知道该研究。

自从1999年，研究方案便已到位。在此，我们报告有关我们研究的观察资料、结果和影响。

研究概述

患者鉴定

从1999年至2006年进行数据收集。为有资格接受IVF、年龄介于22～44岁之间的全部女性患者（使用其自身卵子的患者）提供信息，并告知她们在下调和刺激施药期间以及ET前后都可以使用Ac。到目前为止，我们资料库中的患者总数为801。收集了患者的人口统计特征，并用其来测定对照组（不含Ac的IVF）和治疗组（包含Ac的IVF）的相似和差异之处。收集的人口统计特征和整体统计资料列于表61.1、表61.4、表61.7、表61.10和表61.13中，表格位于实施试验的每一个分部之后。在每一个研究分部中，有超过 377 个参数被计算机资料库和患者群体监测。每一个都有相当的人口统计特征、西方医学治疗方案和胚胎学结果(除非研究分部特意设计成不同的,见不良预后试验,表 61.1,参考文献 5)。

表 61.1 预后不良:人口统计特征、诊断结论和治疗数据

N=128	普通预后对照组 A	PPr 对照组 B	PPr Ac 组 C	P 值
样本大小,数量(%)	64(50)	18(14)	46(36)	
循环范围	1~4	1~4	1~4	
平均循环数	1.32	1.38	1.65	
患者年龄范围(年)	23.0~42.9	22.2~41.5	25.1~41.2	
患者平均年龄(年)	34.3	37.8	34.5	
配偶年龄范围(年)	23.0~55.3	22.1~54.0	23.5~59.8	
配偶平均年龄(年)	36.1	38.9	36.6	
等候时间,范围	1~12	1~11	1~11	
等候时间,平均数	3.2	3.8	2.7	
男性				
计数,平均数	79.5	73.1	74.6	
能动性,平均数	56.8	53.1	59.2	
形态学,平均数	6.4*	5.5	3.1*	* $P<0.05$
使女性怀孕	15(23.4)	4(22.2)	11(23.9)	
在该婚姻关系中致使怀孕	12(18.8)	3(16.7)	7(15.2)	
女性				
平均 FSH	10.7	11.1	10.6	
FSH 范围	5.1~14.4	7.4~14.6	4.7~19.3	
最高 FSH 平均数	**9.3*	13.1*	**15.2	* $P<0.05$, ** $P<0.01$
最高 FSH 范围	5.1~13.9	12.0~16.4	4.7~19.8	
PI,平均数	1.94*	2.81	2.91	$P<0.05$
PI,范围	1~2.7	2.5~2.9	0.7~3.1	
妊娠的,平均数	0.48	0.39	0.55	
妊娠的,范围	0~4	0~3	0~4	
体重,平均数	156.6	154.7	157.8	
体重,范围	110~238	104~222	106~267	
身高,平均数	5.07	5.05	5.06	
身高,范围	4.11~5.11	5.01~5.10	4.11~6.02	
BMI,平均数	35.8	34.9	35.6	
BMI,范围	22.7~51.2	24.0~48.9	18~51	
诊断				
PCOS	20(31.2)	6(33.4)	18(39.1)	
输卵管	12(18.8)	4(22.2)	12(26.0)	
子宫内膜异位	11(17.2)	3(16.7)	7(15.2)	
年龄超过 35 岁	26(40.6)	8(44.4)	21(45.6)	
IUI 失败	29(45.3)	8(44.4)	20(43.7)	
男性因素	53(82.8)	16(88.9)	37(88.1)	
方案				
长期	45(54.9)	10(55.6)	23(50.0)	
微小剂量潮红	0(0)	0(0)	0(0)	
潮红	6(7.3)	2(11.1)	3(6.5)	

"预后不良"定义为"男性因素、第 3 天 FSH 增大及平均搏动指数增大"

治疗组

我们的研究运算法则(图61.2)是专为系统地测定确定的Ac疗法对IVF患者组的影响而设计的。这些患者组的标示为以下3种:

1. 预后不良
2. 预后良好
3. 全部IVF患者

预后不良(PPr)是一种一般描述,描述那些在实现成功结果(即产出一个婴儿)前"应该"需要额外护理和长时间治疗的IVF患者。我们基于以下参量来定义不良反应者:

- 设法怀孕的年头
- 女性年龄
- 第3天FSH血清水平
- 严重的男性因素,即不良精液参数
- 增大的子宫动脉PI值

预后良好(GP)实际上就是非PPr的任何患者(即他们被分类为正常或潜在的良好反应者)。在我们的研究中,我们使用GPs作为IVF对照(C)。

"全部IVF患者"即既接受Ac治疗也接受IVF治疗的任一患者。

结果

在绝大部分IVF中心,按照以下三种方式之一来确定"积极结果":生化妊娠(积极的血清hCG水平)、临床妊娠(出现一个妊娠囊和卵黄囊)以及持续妊娠(胎儿出现心搏)。在我们的研究中,研究者将"生化妊娠"作为我们的基本终点,但把"带回家的婴儿(THB)"作为成功结果。我们也记录了自然流产或流产以及异位妊娠。异位妊娠即在女性子宫以外的地方出现怀孕。最后,多胎妊娠即通过超声波检测发现超过一个妊娠囊。

生化研究

我们对患者的血清皮质醇和催乳素水平进行了一项前瞻性研究。其中,有的患者只接受了IVF治疗,有的患者接受了IVF+Ac治疗。患者前瞻性地同意参加这项研究。使用一个Immulite自动分析器来监测皮质醇和催乳素的血清水平。

研究和设计

全部研究患者

研究征集

教导所有患者,告诉他们治疗选择中可以添加Ac治疗。这个教导工作是由护士完成的,临床医生(P. C. M.)并不知情。患者参加该研究的选择是自愿性的。

Ac

在IVF的药物刺激阶段实施Ac治疗:

改良的Stener-Victorin方案(1)(表61.18,图61.5)。Ac治疗类型为电刺激Ac或e-Stim(EA)。

IVF的治疗ET前和ET后阶段:改良的Paulus等的方案(2)(表61.19)以及传统的/耳Ac。

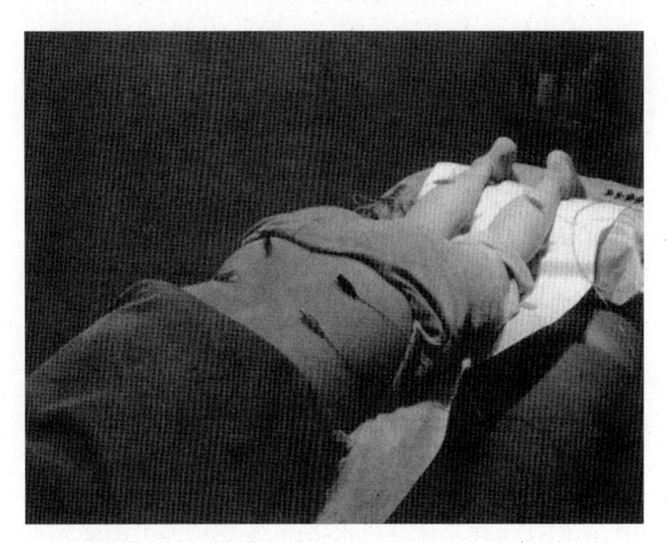

图61.5 改良的Stener-Victorin e-Stim方案图示(EWA©2000)

Ac会社

为了分开Ac治疗法方案而不是针灸师,我们创建了一个Ac会社来提供Ac治疗。这一做法减少或消除了从业者偏差。Ac会社中的每一位参加者都书面同意遵守Stener-Victorin(1)和Paulus(2)方案(表61.18~表61.20)。他们也同意向其中一位作者(D. K. C.)报告全部数据资料。所有的针灸师都是持有执照的,也是NCCAOM认证的。所有的治疗过程都是在针灸师办公室发生的。

患者的纳入标准

纳入标准为所有经历 IVF 的患者(Ac 组和对照组)都必须有小于 20mIU/ml 的 FSH(正常范围<10.5)、出现精子以及一个正常的子宫。IVF 的临床指示因素包括失败的排卵诱导(OI)或失败的 OI/宫腔内人工授精(IUI)、男性因素、子宫内膜异位以及输卵管因素。患者通常可以分入不止一个类别。患者也有与多囊卵巢综合征(PCOS)一致的诊断。

PI 监测

Stener-Victorin 等(1)发表了 PI 评估方案。我们研究中改良并使用这个方案:当新患者就诊时,用经阴道超声波检查术和脉冲多普勒曲线(LOQIC 400 MD,GE 医疗系统,美国)测量子宫动脉的 PI 值,测量中使用一个 7MHz 阴道探头。每一条动脉的 PI 值是从一条拟合平均波形的光滑曲线电子计算而来的,并依照以下公式:PI=(A-B)/平均值,其中 A 是收缩期峰值多普勒频移,B 是舒张期末移频,平均值是整个心动周期的平均最大多普勒移频。一般认为 PI 值的降低可以显示取样点远端阻抗的降低(1)。所有的测量都是由一位作者(P. C. M.)在上午 7~10 点之间完成的。Stener-Victorin(1)也采用相同的测量时间,以降低血流的昼夜节律影响 PI 测量的风险。我们使用>3 的平均 PI 值作为 Ac 群体在 PPr 组的标准之一。

Ac 治疗

电刺激针灸术(EA)

在促性腺激素刺激期间,我们使用一个改良版的 Stener-Victorin(1)来进行 EA Ac 治疗。在其方案说明中,他们认为在身体分段水平面,交感神经可能受到抑制,而且身体分段中的 Ac 穴是根据子宫神经分布(胸 12 到腰 2,骶骨 2~3)来选择的。表 61.21 给出了关于本研究中使用的所有针灸穴的传统中医热力学的解释。表 61.22 描述了 Stener-Victorin 方案中使用的 Ac 穴的理论基础(1)。表 61.22 也描述了与这些针灸穴有关的肌肉神经分布。

程序

将 4 根针(36G1.5 英寸,韩国 DBC 针)左右插入竖脊肌的胸腰部水平面和腰骶水平面两侧(BL23 和 BL28)。将另外 4 根针分别左右插入腓肠肌 BL57 和 SP6。从 BL23 到 BL28、从 SP6 到 BL57 分别连接 E-Stim(EA)。AWQ D 电刺激物通入直流电,可变频率为 0~100Hz,共通电 30 分钟。这种电流强度足够引起局部肌肉收缩(1)。一旦提取出卵子,就不再施用 Stener-Victorin 治疗。

ET 前和 ET 后治疗(改良的 Paulus 等的方案)

对于这个方案,我们使用 Paulus 等的方案的一个改良版(2)。在 Paulus 等的研究中,Ac 治疗使用特定时间。因为该研究是在一个门诊病人、私人诊所的环境中进行的,Ac 办公室的位置、日程安排等等都是不同的,所以按这种方式执行 Ac 治疗是不切实际的。补充与替代医学文献中有很多证据支持 Ac 治疗对患者有长期影响。我们也支持我们的决议,即 PI 值的减少持续超过两周,Stener-Victorin(1)也观察到了这一现象。

程序

依照改良的 Paulus 方案(2):ET 前 18 小时以及 ET 后两小时内插入 Ac 针。使用无菌一次性不锈钢韩国 DBC 针(32G×1.5 英寸)。获得针反应或“得气”,并将之作为正确插针的终点。插针的深度约为 10~20mm,具体深度取决于接受针灸治疗的身体区域。10 分钟后,用手旋转针,以再次获得得气感觉。每次治疗中,针停留在体内的时间为 25 分钟。在 ET 前,使用以下 Ac 穴:PC6(内关)、SP8(地机)、LIV3(太冲)、GV20(百会)和 ST29(归来)。也是用耳针(Vinco 7mm ND Detox),耳针不需要旋转,具体耳针位置如下:①右耳:神门,大脑;②左耳:子宫,内分泌。ET 之后,我们使用以下 Ac 穴:ST36(足三里)、SP6(三阴交)、SP10(血海)以及 LI4(合谷)。耳针(Vinco 7mm ND Detox)右耳:子宫、内分泌,以及左耳:神门,大脑。在治疗中,耳针停留在体内 25 分钟。治疗后,移走耳针,并按照相同模式放置耳钉(我们的改良版)。所有治疗都是在针灸师的诊所内完成的。针灸师为患者提供轻音乐、近光灯和眼枕,同时针灸过程中患者要盖上一个轻柔的丝绸披肩来御寒。在表 61.23 和表 61.24 中,我们给出了 Paulus 方案中使用的 Ac 穴的理论基础(2)。在表 61.25 中,我们也给出了耳朵 Ac 穴。

IVF 方案

在下面的一种方案中,使用 GnRHa(促性腺激素释放激素激动剂)来下调患者:长期(在 IVF 循环之前,月经周期的第 21 天)和潮红或微小剂量潮红(IVF 循环的月经期的第 1 天或第 2 天)。rFSH 和(或)

rFSH 和 HMG 方案的给药和施用方法是个性化的,并且根据制定好的方案来执行(15)。一个一般性的方案可能为上午及下午施用促性腺激素时开始第2~3天循环刺激。在晚上注射醋酸亮丙瑞林来进行下调,在提取卵母细胞前34~37小时施用 hCG。在第3天移植中,ET 占优势。我们比较了第5天胚泡移植结果和第3天胚泡移植结果,比较结果显示两者是相同的(P. C. M. 内部评估)。移植是在腹部超声波引导下进行的。在移植前30分钟时,所有的移植患者接受5mg 或10mg 的地西泮。在我们的 IVF 诊所中,使用地西泮来预先处理患者是一种标准方案,这是建立于 Paulus 等进行的一项追踪调查研究(16)的基础之上的。在 Paulus 等的追踪调查研究中,他们发现子宫活动力不是 Ac 处理过的患者积极结果的活动机制。因此,我们相信 Ac 治疗可能是一种独立效果。

在完成 ET 程序之前,要冲洗所有的转移导管,并检查流出物中是否含有胚胎。在刺激循环期间,监测雌二醇水平和孕激素水平。通常在第3、5、7、8、9和10天使用超声波确认卵泡生长状况,直到 hCG 引发注射的那一天。提取卵母细胞后,肌肉注射补充孕激素,注射方式为一天两次,一次50mg 剂量,一直注射到获得妊娠测试的结果为止。在 IVF 治疗之初,所有的患者都接受低剂量的阿司匹林,一天80mg。也鼓励所有患者服用产前维生素。在所有的授精方案中,均使用显现的射出精子。在该研究中,仅选用那些使用自身卵子来进行新鲜 IVF 循环的患者。在 Ac 组和对照组,ET 之后患者要静卧25分钟,并且鼓励患者持续卧床休养5天。移植后10~12天进行妊娠测试。

统计分析

用于该分析的统计资料包括正态分布检验:卡方检验、柯尔莫哥洛夫-斯米尔诺夫检验、不成对的 t 检验、多元逐步回归方差比检验(F-检验)、单向方差分析(ANOVA)、用于子群之间两两比较的学生-纽曼-科伊尔斯(SNK)检验。也是用离散多元分析。上面回顾的研究使用了下面的高水平统计分析工具。Roger Lipker 向作者提供指导和分析报告,Roger Lipker 是科罗拉多州立大学数学系的一位博士。

图标符号:1=不良预后患者,2=良好预后患者的人口统计特征,3=全部 IVF 患者,4=胚胎和卵子,5=压力研究,6=人口统计特征和结果。

传统中医的总结

	1	2	3	4	5	6
学生 t 检验	是	是	是	是	是	否
卡方检验	是	是	是	是	是	否
不成对的 t 检验	是	是	是	是	是	否
多元逐步回归	是	是	是	是	否	否
柯尔莫哥洛夫-斯米尔诺夫检验	是	是	是	否	否	否
方差比检验	是	是	是	是	是	否
单向 ANOVA	是	是	是	是	是	否
卡普兰-迈耶生存分析	否	否	是	否	否	否
曼-惠特尼 U 检验	否	否	否	否	否	是
对数秩	否	否	否	否	是	否

医学研究

每一个研究领域都按照以下格式呈现:摘要、有关表格和图像、讨论和关键点。

患者人口统计特征和诊断资料

对于所有研究,对照组和 Ac 治疗组的下列参量是相同的(表61.1、表61.4、表61.7、表61.10和表61.13):

- 女性年龄范围
- 平均女性患者年龄
- 配偶年龄范围
- 平均配偶年龄
- 女性体重
- 女性身高
- 女性身体脂肪百分比

诊断类别和使用的 IVF 方案类型都是一样的(表61.1、表61.4、表61.7、表61.10和表61.13)。使用的促性腺激素的类型[重组体和(或)HMG]也是一样的(表61.5、表61.7和表61.10)。

除了不良预后研究方案(表61.1)之外,男性因素数值都是相似的,包括平均精子计数、平均活力、致使怀孕的历史以及在该对夫妇关系中致使怀孕的历史(表61.1、表61.4、表61.7、表61.10和表61.13)。

也分析了内分泌数值,除了 PPr 实验(表61.1)以外,每组的内分泌数值之间没有发现任何显著差异(表61.1、表61.4、表61.7、表61.10和表61.13)。

每组的卵子和胚胎特性是相似的,以下参量之间没有任何显著差异:提取卵子的数量、平均取卵数以及平均移植胚胎数(表 61.2、表 61.5、表 61.8、表 61.11和表 61.14)。

研究、数据和讨论部分

我们将展示来自以下研究的数据资料:Magarelli P,Cridennda D. Ac 和 IVF 不良反应者:治愈?(5);Magarelli P,Cohen M,Caridennda,D. Ac 和预后良好的 IVF 患者:协同作用(6);Magarelli P,Cohen M,Cridennda,D. Ac:对 IVF 患者的妊娠结果的影响(7);Magarelli P,Cohen M,Cridennda,D. 通过 Ac 改善 IVF 结果:涉及卵子和胚胎质量吗?(8);Cridennda D,Magarelli P,Cohen M. Ac 和体外受精:治疗数量影响生殖结果吗?(9);Magarelli P,Cridennda D,Cohen M. Ac 对 IVF 结果的作用机制(10);Magarelli P,Cridennda D,Cohen M. Ac 的人口统计特征对 IVF 结果的影响:不育症诊断和 SART/CDC/年龄组(11)。

1.0 预后不良(5)

Ac 对预后不良的 IVF 患者的影响

1.1 预后不良:表 61.2~表 61.3,以及图 61.6

表 61.2 预后不良:IVF 循环和胚胎学数据

N=128	普通预后对照:组 A	PPr 对照:组 B	PPr Ac:组 C	P 值
样本大小,数量(%)	64(50)	18(14)	46(36)	
循环和胚胎学				
E2,平均数	4121	4685	3117	
E2,范围	1032~6154	1046~6247	1046~5487	
P4,平均数	1.56	1.55	1.12	
P4,范围	0.2~5.8	0.2~5.4	0.2~5.1	
子宫内膜组织,平均数	11.4	11.4	10.3	
子宫内膜组织,范围	7.8~17.5	7.3~16.6	8.4~17.2	
提取卵子的数量,平均数	11.2	10.5	12.9	
提取卵子的数量,范围	1~31	1~27	4~36	
移植胚胎的数量,平均数	2.2	2.8	2.2	
移植胚胎的数量,范围	1~4	1~5	1~4	
样本大小,数量	64(50)	18(14)	46(36)	
ET 数据				
第 3 天移植的数量	64(100)	18(100)	46(100)	
第 5 天移植的数量	0(0)	0(0)	0(0)	
新鲜的	64(100)	18(100)	46(100)	
ICSI	60(93.8)	17(94.4)	45(97.8)	

表 61.3 预后不良:生殖结果

N=128	普通预后对照:组 A	PPr 对照:组 B	PPr Ac:组 C	P 值
样本大小,数量(%)	64(50)	18(14)	46(36)	
结果				
妊娠	26(41)	5(27)	20(43)	
SAB	4(6)	0(0)	3(6)	
异位妊娠	2/26(8)	1/5(20)	0(0)	$P<0.001$
总体分娩	13(20)	1(15) *	13(28) *	$P<0.05$
怀孕后分娩	13/26(50) *	1(20) **	** 14/20(70) *	* $P<0.01$, ** $P<0.05$

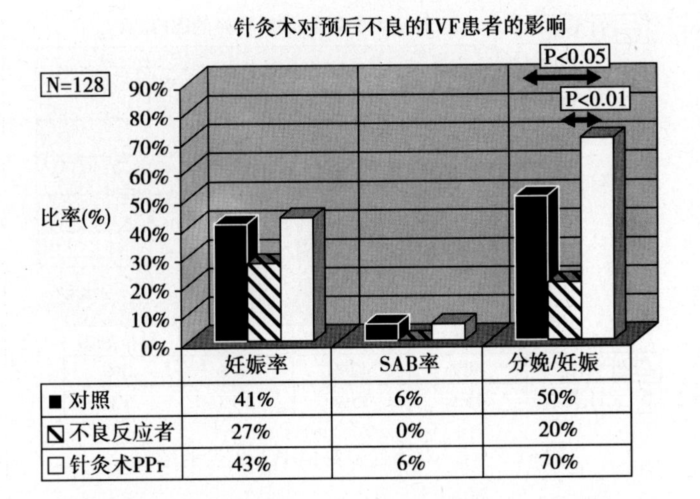

图 61.6 Ac 对预后不良的 IVF 患者的影响:生殖结果

1.2 预后不良——讨论

该研究是一项前瞻性的双盲群组分析,具体分析在 PPr 患者中 Ac 对 IVF 结果的影响;这些结果证明了 Ac 与真实的生殖方面结果(即 THB)的重要关联。尽管普通预后对照组(组 A)中有极大降低的峰值第 3 天 FSH、极大改善的男性因素参量以及加大降低的 PI 值(表 61.1),Ac 对 IVF PPr 患者仍然有积极影响。尽管 Ac 治疗组的人口统计、诊断和治疗参量都是相同的(表 61.1),最终仍然出现了这些结果。数据资料中最显著之处是:当将组 C 和组 B 作比较时,可发现组 C 的生殖结果(即 THB)有巨大提高(70% THB *vs* 20% THB,表 61.3)。这显示对于接受 Ac 治疗的 PPr 患者来说,THB 提高了 50%。总的来说,如果对照组是综合的(组 A 加组 B),异位妊娠结果以及每一循环或每一持续妊娠的 THB 率都有所提高(没给出数据,最低限度的 $P<0.05$)。

1.3 预后不良:关键点

- 当预后不良的患者在 IVF 治疗之前、期间和之后接受 Ac 治疗时,证明了其生殖方面的结果有所改善。
- 用一个"标准化的"Ac 治疗方案代替对症下药的治疗方案,可以改善生殖结果,并得到积极的最终结果,即 THB。

2.0 预后良好(6)

Ac 和预后良好的 IVF 患者:协同作用

2.1 预后良好:表 61.4 ~ 表 61.6,以及图 61.7

2.2 预后良好:讨论

该研究是一项前瞻性的双盲群组分析,具体分析预后良好的患者中 Ac 对 IVF 结果的影响;这些结果证

表 61.4 预后良好:人口统计特征、诊断结论和治疗数据

N=131	Ac	无 Ac	*P* 值
样本大小,数量(%)	48(37)	83(63)	
循环范围	1 ~ 4	1 ~ 4	
平均循环数	1.62	1.38	
患者年龄范围(年)	24.1 ~ 54.5	22.5 ~ 52.3	
患者平均年龄(年)	34.6	34.9	
配偶年龄范围(年)	23.5 ~ 60.5	23.0 ~ 55.3	
配偶平均年龄(年)	36.8	37.1	
等候时间,范围	1 ~ 11	1 ~ 12	
等候时间,平均数	2.8	3.1	
男性			
计数,平均数	81.2	80.2	
能动性,平均数	56.3	54.2	
形态学,平均数	12.9	13.2	
使女性怀孕	12(25)	20(24)	
女性			
平均 FSH	7.9	7.8	
FSH 范围	2.1 ~ 12.6	1.7 ~ 12.9	
最高 FSH 平均数	7.2	7.4	
最高 FSH 范围	3.8 ~ 19.3	3.8 ~ 22.4	
PI,平均数	1.21	1.13	
PI,范围	0.7 ~ 2.9	1 ~ 2.8	
妊娠的,平均数	0.59	0.52	
妊娠的,范围	0 ~ 4	0 ~ 4	
体重,平均数	163	166	
体重,范围	98 ~ 253	106 ~ 259	
身高,平均数	5.06	5.06	
身高,范围	4.11 ~ 6.02	4.11 ~ 5.10	
% 体脂肪,平均数	33.3	34.5	
% 体脂肪,范围	20 ~ 51	21 ~ 53	
诊断			
PCOS	19(40)	29(32)	
输卵管	11(23)	15(18)	
子宫内膜异位	7(15)	14(17)	
年龄超过 35 岁	20(42)	38(45)	
OI 或 OI/IUI 或 IUI 失败	18(38)	35(42)	
男性因素	29(60)	47(57)	

表 61.5 预后良好:IVF 循环和胚胎学数据

N=131	Ac	无 Ac	P 值
样本大小	48(37)	83(63)	
促性腺激素			
只有 rFSH	19(40)	36(43)	
rFSH 和 HMG	28(58)	43(52)	
只有 HMG	1(2)	2(3)	
循环和胚胎学			
E2,平均数	2765	2639	
范围	1046~5585	1029~6618	
P4,平均数	1.54	1.33	
范围	0.2~5.2	0.2~6.0	
子宫内膜组织,平均数	10.2	11.1	
范围	8.3~17.4	7.9~18.8	
提取卵子的数量,平均数	12.8	11.8	
范围	4~36	1~32	
着床胚胎的数量,平均数	2.2	2.2	
范围	1~4	1~4	
ET 数量,平均数	1.6	1.7	
ET 数量,范围	1~3	1~3	
正常受精的胚胎数量,平均数	7.9	7.7	
范围	1~22	1~21	
冷冻胚胎的数量,平均数	5.4	5.2	
范围	0~9	0~11	
预先 IVF 循环的数量,平均数	1.4	1.5	
范围	0~4	0~4	

表 61.6 预后良好:生殖结果数据

N=131	Ac	无 Ac	P 值
样本大小	48	83	
结果			
妊娠,n(%)	24(50)	37(45)	
SAB,n(%)	4(8)	12(14)	P<0.05
异位妊娠,n(%)	0(0)	4(5)	P<0.01
总体分娩,n(%)	29(42)	29(35)	P<0.05

明了 Ac 与真实的生殖方面结果(即 THB)的重要关联。尽管治疗组和对照组的妊娠率在统计上是一样的(表 61.6),Ac 对 IVF 预后良好的患者仍然有积极影响。尽管 Ac 治疗组的人口统计、诊断和治疗参量都是相同的(表 61.4),最终仍然出现了这些结果。数据资料中最显著之处是:当将 Ac 治疗组与对照组作比较时,可发现治疗组的生殖结果(即 THB)有巨大提高(表 61.7)。这显示对于接受 Ac 治疗的预后良好的患者来说,THB 提高了 6%。总的来说,异位妊娠率和流产率(SABs)都得到极大改善。

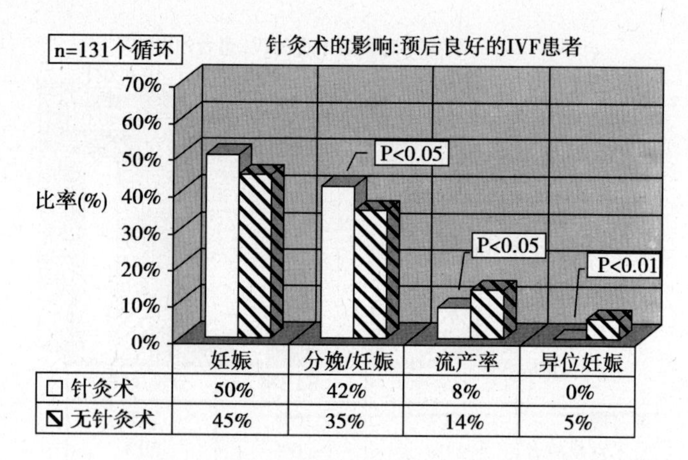

图 61.7 Ac 对预后良好的 IVF 患者的影响

2.3 预后良好:关键点

- 与预后不良研究不同,Ac 组和非针灸组的妊娠结果是相同的。
- 与非针灸组相比,Ac 组的婴儿出生结果有所改善。
- 对于所有患者来说,妊娠结果有所改善。
- 对于怀孕患者来说,妊娠结果有所改善。
- 极大减少的 SABs。
- 极大减少的异位妊娠。

3.0 全部 IVF 患者(7)

Ac:对 IVF 患者的妊娠结果的影响

3.1 全部 IVF:表 61.7~表 61.9,图 61.8

表 61.7 全部 IVF 患者:人口统计特征、诊断结论和治疗数据

N=130	Ac(%)	无 Ac	P 值
样本大小,数量(%)	48(36)	82(64)	
循环范围	1~4	1~4	
平均循环数	1.65	1.37	
患者年龄范围(年)	25.1~41.2	23.0~42.9	
患者平均年龄(年)	32.6	32.7	
配偶年龄范围(年)	23.5~59.8	23.0~55.3	
配偶平均年龄(年)	36.6	36.4	
等候时间,范围	1~11	1~12	
等候时间,平均数	2.7	3.2	

续表

N=130	Ac(%)	无 Ac	P 值
男性			
计数,平均数	69	67	
能动性,平均数	48	53	
形态学,平均数	6	7	
女性			
平均 FSH	5.5	6.4	
FSH 范围	4.7~19.3	5.1~14.6	
最高 FSH 平均数	8.3	7.6	
最高 FSH 范围	4.7~19.8	5.1~16.4	
PI,平均数	1.4	1.3	
PI,范围	0.7~3.1	1~2.9	
妊娠的,平均数	0.55	0.48	
妊娠的,范围	0~4	0~4	
体重,平均数	153.8	150.8	
体重,范围	106~267	100~240	
身高,平均数	5.06	5.06	
身高,范围	4.11~6.02	4.11~5.10	
BMI,平均数	34.2	35.02	
BMI,范围	18~51	22.5~51.3	
诊断			
PCOS	18(39.1)	26(31.7)	
输卵管	12(26.0)	16(19.5)	
子宫内膜异位	7(15.2)	36(43.9)	
年龄超过 35 岁	21(45.6)	36(43.9)	
IUI 失败	20(43.7)	37(45.1)	
男性因素	37(88.1)	70(85.4)	
方案			
长期	23(48)	45(55)	
微小剂量潮红	0(0)	0(0)	
潮红	3(6)	6(7)	
IVF 前 HRT	2(4)	3(4)	
OCP	4(8)	5(6)	
GnRH 对抗药	0(0)	0(0)	
醋酸亮丙瑞林	8(17)	17(20)	
FET	0(0)	0(0)	
促性腺激素			
只有 rFSH	18(39.1)	33(40.2)	
rFSH 和 HMG	27(58.7)	47(57.3)	
只有 HMG	1(2.1)	2(2.4)	

表 61.8 所有 IVF 患者:IVF 循环和胚胎学数据

N=130	Ac	无 Ac(%)	P 值
循环和胚胎学			
E2,平均数	3117	4709	
E2,范围	1046~5487	1022~6418	
P4,平均数	1.12	1.59	
P4,范围	0.2~5.1	0.2~5.8	
子宫内膜组织,平均数	10.3	11.7	
子宫内膜组织,范围	8.4~17.2	7.8~18.8	
提取卵子的数量,平均数	15	15	
提取卵子的数量,范围	4~36	1~31	
正常受精的卵子的数量,平均数	7.8	7.5	
正常受精的卵子的数量,范围	1~24	1~19	
冷冻胚胎的数量,平均数	5.4	5.2	
冷冻胚胎的数量,范围	0~9	0~11	
移植胚胎的数量,平均数	2.2	2.2	
移植胚胎的数量,范围	1~4	1~4	
着床胚胎的数量,平均数	0.7	0.6	
着床胚胎的数量,范围	0~2	0~2	
预先 IVF 循环的数量,平均数	1.4	1.5	
预先 IVF 循环的数量,范围	0~4	0~4	

表 61.9 全部 IVF 患者:生殖结果数据

N=130	Ac,n(%)	无 Ac,n(%)	P 值
结果			
妊娠,n(%)	32(66)	34(41)	P<0.05
SAB	4(8)	7(9)	
异位妊娠,n(%)	1(2)	4(5)	P<0.05
分娩/妊娠	28(88)	28(82)	
多胎分娩,n(%)	4(17)	8(22)	P<0.05

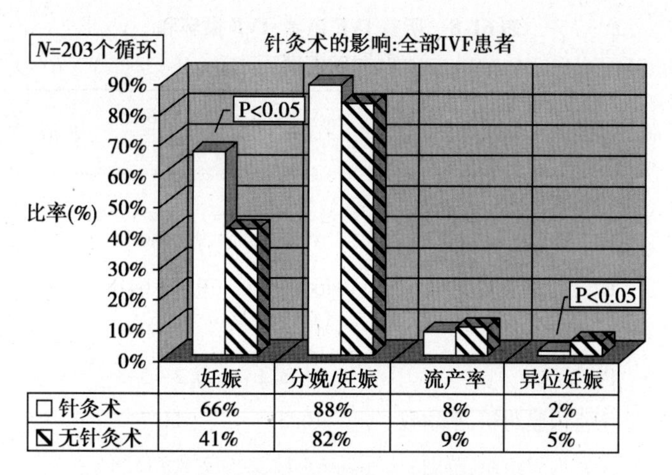

	妊娠	分娩/妊娠	流产率	异位妊娠
□针灸术	66%	88%	8%	2%
▨无针灸术	41%	82%	9%	5%

图 61.8 Ac 对全部 IVF 患者的影响

3.2 全部 IVF:讨论

为什么妊娠率(PR)是相等的,而出生率却提高了?(在统计上,PR 有所提高)

- TCM 见解
  - □ Ac 穴平衡肾脏:在 TCM 中,肾脏和子宫是紧密相关的……生殖泌尿系统。
  - □ 减少压力:放松;减少皮质醇?
  - □ 脾 10 以滋补血液/减少断裂而著称?
  - □ DU20(督脉 20)用来"维持";它使"气"平衡,并抬起阳气和精气。
- 西方见解
  - □ 因为增大了通流向子宫的血流量,胚胎着床更好。
  - □ 着床是基于胚胎特性和子宫因素,而持续妊娠则取决于子宫因素……想一想妊娠载体!

3.3 全部 IVF:关键点

- 与非针灸组相比,Ac 组的妊娠结果更好($P<0.05$)。
  - □ 在 $P<0.05$ 时,妊娠数要多很多。
  - □ 非针灸组和 Ac 组之间的分娩结果有所改善。
  - □ 对于怀孕患者来说,其妊娠结果有所改善。
- 更少的流产数。
- 极大减少的异位妊娠数($P<0.05$)。
- 极大减少的多胎妊娠数($P<0.05$)。
  - □ 结论:对于所有就诊患者来说,Ac 治疗都可以改善生殖结果,从而有益于 IVF 实践。

4.0 治疗数量(9)

Ac 和体外受精:治疗的数量影响生殖结果吗?

4.1 统计概要

患者群体分为妊娠组和非妊娠组,然后用学生 t 检验和卡方分析年龄、FSH 水平、体重、BMI 和 E2 水平。妊娠组和非妊娠组又进一步细分为接受 Ac 的患者组和未接受 Ac 的患者组,并用卡方分析来进行分析。因为所有患者都接受了包含改良版 Stener-Victorin e-Stim(1)和改良版 Paulus 方案(2)的 Ac,使用卡普兰-迈耶生存分析来分析患者分布。卡普兰-迈耶分析是一种保险统计法生存曲线。这个检验测量一个研究中的连续失败和成功终点(怀孕)。我们分析了可能导致妊娠的 Ac 治疗的数量。卡普兰-迈耶分析将所有在开始时有风险的患者(100%)积累在一起,并测定她们的妊娠率。每增加一个额外妊娠,有风险的患者的数量逐渐减少(即没有实现怀孕),继而从导致曲线的点推导出一条曲线。当与那些没有实现妊娠的患者进行比较时,这条曲线可以推导出一个关于实现妊娠所需的最小 Ac 治疗数量的统计学"最佳点"。

4.2 治疗数量:图 61.9

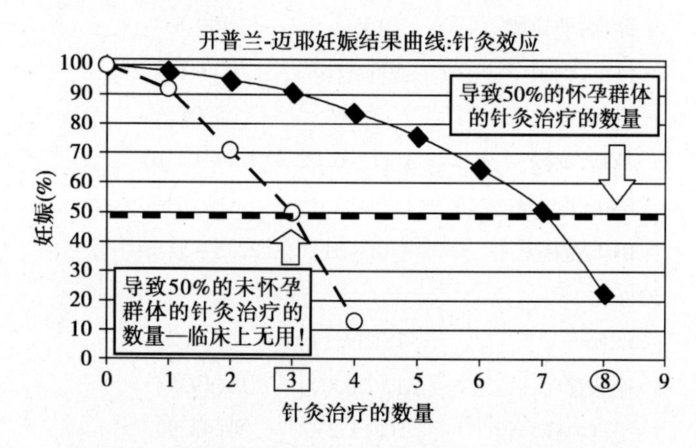

图 61.9 开普兰-迈耶妊娠结果曲线:产生 50% 的怀孕群体(实心菱形)或 50% 的未怀孕群体(空心圆形)所需的 Ac 治疗数

4.3 治疗数量:讨论

在 TCM 中,只有气、血、阴和阳处于动态平衡时,它才能在其最佳水平上发挥作用。在我们的研究中,患者接受 8 次以上 Ac 治疗时,Ac 对 IVF 结果发挥最大益处:妊娠($P<0.05$)(图 61.9)。我们也回顾了 Paulus 方案的独立影响(16),据推测为子宫肌肉收缩现象;但是,因为数量较少,我们无法执行分析。P. C. M. 也对所有 ET 使用安定药。Paulus 等(16)随后进行了一项研究,阐明了 Ac 效应。据证明,Ac 不影响子宫收缩。因此,我们认为安定药不干扰 Ac 效应。

4.4 治疗数量:关键点

- 使用我们的方案,建议 8 次 Ac 治疗的 Stener-Victorin 方案低估了改善妊娠率所需的"理想"治疗数量。
- 我们认为不考虑 PI,可以使用 Ac;而且如果提供 9

次或更多次 e-Stim 治疗,Ac 会提高妊娠结果。

- 安定药似乎并不改变 Paulus 方案对基于子宫静止的 IVF 结果的影响。

5.0　卵子和胚胎(8)

通过 Ac 改善 IVF 结果:是否涉及卵子和胚胎?

5.1　卵子和胚胎:表 61.10～表 61.12,图 61.10 和图 61.11

表 61.10　卵子和胚胎学:人口统计特征、诊断和治疗数据

N=208	Ac	无 Ac 对照	P 值
样本大小,数量	95(46)	113(54)	
循环,范围	1～4	1～4	
循环,平均数	1.65	1.37	
患者年龄范围(年)	25.1～41.2	23.0～42.9	
患者平均年龄(年)	34.5	34.5	
配偶年龄范围(年)	23.5～59.8	23.0～55.3	
配偶平均年龄(年)	36.6	36.5	
等候时间,范围	1～12	1～12	
等候时间,平均数	2.7	3.1	
男性			
计数,平均数	74.6	81.1	
能动性,平均数	59.2	55.8	
形态学,平均数	7.1	6.9	
女性			
平均 FSH	10.5	10.8	
FSH 范围	4.7～19	5～14.2	
最高 FSH 平均数	15	14	
最高 FSH 范围	5～17	5～15	
PI,平均数	1.84	1.76	
PI,范围	0.7～3.1	1～2.9	
妊娠的,平均数	0.56	0.48	
妊娠的,范围	0～4	0～4	
体重,平均数	163	159	
体重,范围	106～267	100～241	
身高,平均数	5.06	5.06	
身高,范围	4.11～6.02	4.11～5.10	
BMI,平均数	35.6	36.4	
BMI,范围	18～51	22.5～51.3	

续表

N=208	Ac	无 Ac 对照	P 值
诊断			
PCOS	37(39.1)	42(31.7)	
输卵管	25(26.0)	21(19.5)	
子宫内膜异位	14(15.2)	19(17.1)	
年龄超过 35 岁	42(45.6)	51(45)	
IUI 失败	40(43.7)	52(46.1)	
男性因素	74(78.1)	82(72.4)	
方案			
长期	43(45)	56(50)	
潮红	7(7)	9(8)	
IVF 前 HRT	4(4)	4(4)	
OCP	7(7)	7(6)	
GnRH 对抗药	0(0)	0(0)	
醋酸亮丙瑞林	14(15)	19(17)	
FET	0(0)	0(0)	

表 61.11　卵子和胚胎学:IVF 循环和胚胎学数据

N=208	Ac	无 Ac 对照	P 值
样本大小,数量(%)	95(46)	113(54)	
循环和胚胎学			
E2,平均数	3117	4709	
E2,范围	1046～5487	1022～6418	
P4,平均数	1.12	1.59	
P4,范围	0.2～5.1	0.2～5.8	
子宫内膜组织,平均数	10.3	11.7	
子宫内膜组织,范围	8.4～17.2	7.8～18.8	
提取卵子的数量,平均数	12.9	11.7	
提取卵子的数量,范围	4～36	1～31	
正常受精的卵子的数量,平均数	7.8	7.5	
正常受精的卵子的数量,范围	1～24	1～19	
冷冻胚胎的数量,平均数	5.4	5.2	
冷冻胚胎的数量,范围	0～9	0～11	
移植胚胎的数量,平均数	2.2	2.2	
移植胚胎的数量,范围	1～4	1～4	
着床胚胎的数量,平均数	0.7	0.6	
着床胚胎的数量,范围	0～2	0～2	
预先 IVF 循环的数量,平均数	1.5	1.6	
预先 IVF 循环的数量,范围	0～4	0～4	

表 61.12 卵子和胚胎学:生殖结果数据

N=208	Ac	无 Ac,对照	*P* 值
样本大小,数量	95(46)	113(54)	
结果			
妊娠,*n*(%)	52(55)	54(48)	*P*<0.05
SAB	8(8)	10(9)	
异位妊娠,*n*(%)	2(2)	9(8)	*P*<0.05
分娩/妊娠,*n*(%)	46(88)	44(82)	
多胎分娩,*n*(%)	15(16)	26(23)	*P*<0.05

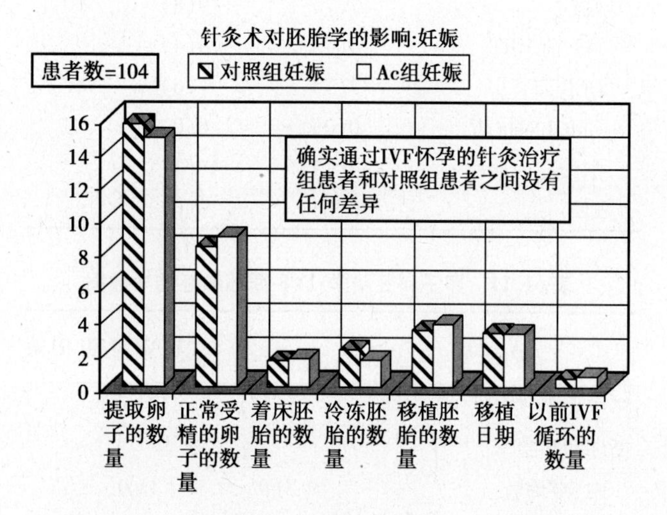

图 61.10 卵子和胚胎——妊娠,实施 Ac 或不实施 Ac

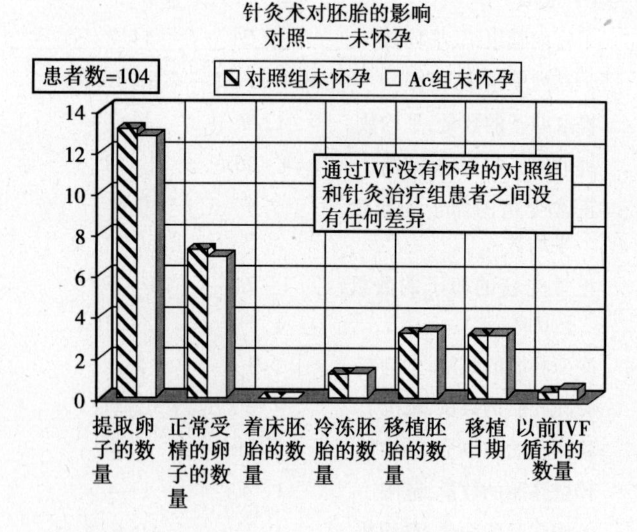

图 61.11 卵子和胚胎——未怀孕,接受 Ac 治疗或未接受 Ac 治疗

5.2 卵子和胚胎:讨论

很多研究比较接受 Ac 治疗和未接受 Ac 治疗的患者,并讨论结果:妊娠。在该试验中,我们再一次强调了 Ac 治疗组生殖结果的改善,同时又进一步调查了这种效应的"根本"原因,这些原因要符合训练有素的西方临床医师 P. C. M. 的要求。我们也很好奇地调查了 IVF 治疗对卵子或胚胎特性是否有某些影响。事实并非如此。尽管感觉失望,我们仍将这条信息作为询问以下问题的一个跳板:如果不是蛋,那是鸡(受移植者)吗?

可以使用 Ac 和草药治疗患者最少 3 个月,以评估对卵母细胞征集的影响,继而进一步调查上面提出的问题。我们对这种操作将会很感兴趣。

5.3 胚胎和卵子:关键点

- Ac 通过以下途径促进改善生殖结果:
  - □ 提高妊娠率
  - □ 减少流产率
  - □ 极大减少异位妊娠率
  - □ 更多的 THB
- Ac 的效应机制并不作用于以下客观胚胎学特征:
  - □ 提取卵子的数量
  - □ 正常受精的卵子的数量
  - □ 着床卵子的数量
  - □ 冷冻卵子的数量
  - □ 移植胚胎的数量
  - □ 移植日期
  - □ 以前 IVF 循环的数量
- 我们因此排除了卵子或胚胎质量中的变化,并确定变化的实际上是受 Ac 影响的"受移植者"。

6.0 压力激素的作用(10)

Ac 对 IVF 结果的拟定作用机制:催乳素和皮质醇水平

6.1 催乳素/皮质醇:表 61.13 ~ 表 61.17,图 61.12 和图 61.13

标准化的数据资料

因为 IVF Stim 起始日期有变化性,我们确定 Stim 开始日期为循环第 3 天,从而标准化这些资料。因此,所有其他激素收集日期定义为 Stim 起始+两天。

催乳素。从 Stim 起始+5 天直到 Stim 起始+9 天,对照组和 Ac 组之间的 PRL(催乳素)水平便一直在变化。因此,水平是相似的(图 61.13:催乳素)。

皮质醇。从 Stim 起始+6 天开始,对照组和 Ac 组之间的 CORT(皮质醇)水平便一直在变化,并且此后 Ac 组的 CORT 水平一直较高(图 61.12:皮质醇)。

表 61.13　压力激素：人口统计特征、诊断和治疗数据

N=67	Ac	无 Ac 对照	P 值
样本大小，数量	34	33	
循环，范围	1～4	1～4	
循环，平均数	1.32	1.44	
患者年龄范围(年)	25～41	23～40	
患者平均年龄(年)	34.6	34.7	
男性			
计数，平均数	77	79	
能动性，平均数	51	52	
形态学，平均数	7.3	6.9	
女性			
平均 FSH	10.2	10.1	
FSH 范围	4.3～12	5.1～13.8	
最高 FSH 平均数	11.1	12.0	
体重，平均数	148	144	
体重，范围	106～209	100～221	
身高，平均数	5.06	5.06	
身高，范围	4.11～6.02	5.01～5.11	
BMI，平均数	32.6	33.2	
BMI，范围	18～45	22～48	

表 61.14　压力激素：IVF 循环和胚胎学数据

N=67	Ac，n(%)	无 Ac 对照，n(%)	P 值
样本大小，数量	34	33	
循环和胚胎学			
E2，平均数	3417	3811	
P4，平均数	1.51	1.54	
子宫内膜组织，平均数	10.6	9.4	
提取卵子的数量，平均数	13.1	12.6	
正常受精的卵子的数量，平均数	10.3	9.7	
冷冻胚胎的数量，平均数	5.4	5.2	
移植胚胎的数量，平均数	2.8	2.9	
着床胚胎的数量，平均数	0.7	0.6	
预先 IVF 循环的数量，平均数	1.5	1.7	

表 61.15　压力激素：生殖结果数据

N=67	Ac，n(%)	无 Ac 对照，n(%)	P 值
样本大小，数量	34	33	
结果			
妊娠，n(%)	18(53)	14(41)	P<0.05
SAB，n(%)	0(0)	2(6)	P<0.05
异位妊娠，n(%)	1(3)	3(8)	
分娩/妊娠，n(%)	17(94)	9(64)	P<0.05
多胎分娩，n(%)	2(11)	5(33)	P<0.05

表 61.16　在一个 IVF 循环中，Ac 对皮质醇水平的影响

电刺激开始日期	Ac N=34	对照-无 Ac N=33	卡方分析
+2	14.1	16.2	NS
+3	16.2	15.3	NS
+4	13.9	14.6	NS
+5	12.0	14.0	NS
+6	13.9	13.9	NS
+7	16.2	9.8	P<0.05
+8	14.3	9.7	P<0.05
+9	14.1	8.4	P<0.05
+10	11.5	7.8	NS
+11	9.9	4.3	P<0.05
+12	8.4	1.9	P<0.01
+13	7.8	1.8	P<0.05
+14	3.0	0	NS
+15	2.9	0	NS

对数秩对比(随时间比较曲线，包括所有点)显示曲线之间有统计上的差异，P<0.05

表 61.17　在一个 IVF 循环中，Ac 对催乳素水平的影响

电刺激开始日期	Ac N=34	对照-无 Ac N=33	卡方分析
+2	13.3	15.1	NS
+3	16.3	17.0	NS
+4	19.4	18.2	NS
+5	26.0	21.1	P<0.05
+6	28.5	21.2	P<0.05
+7	34.9	17.6	P<0.001
+8	28.0	16.9	P<0.001
+9	19.4	15.3	NS
+10	14.6	13.9	NS

对数秩对比(随时间比较曲线，包括所有点)显示曲线之间有统计上的差异，P<0.034

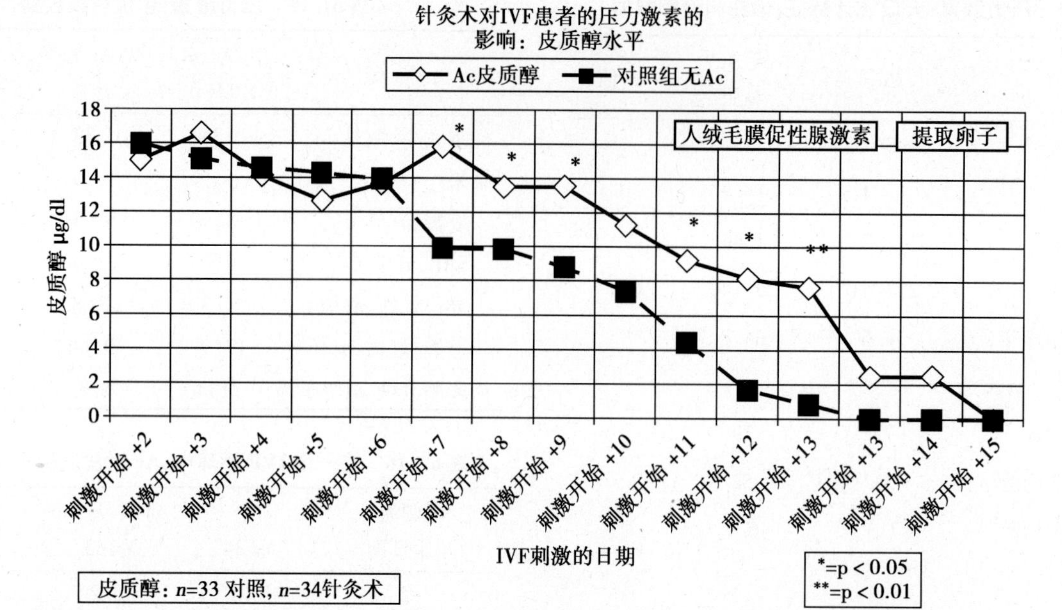

图 61.12 在促性腺激素治疗中，Ac 对 IVF 患者的压力激素的影响：皮质醇水平，曲线的对数秩比较，$P<0.05$

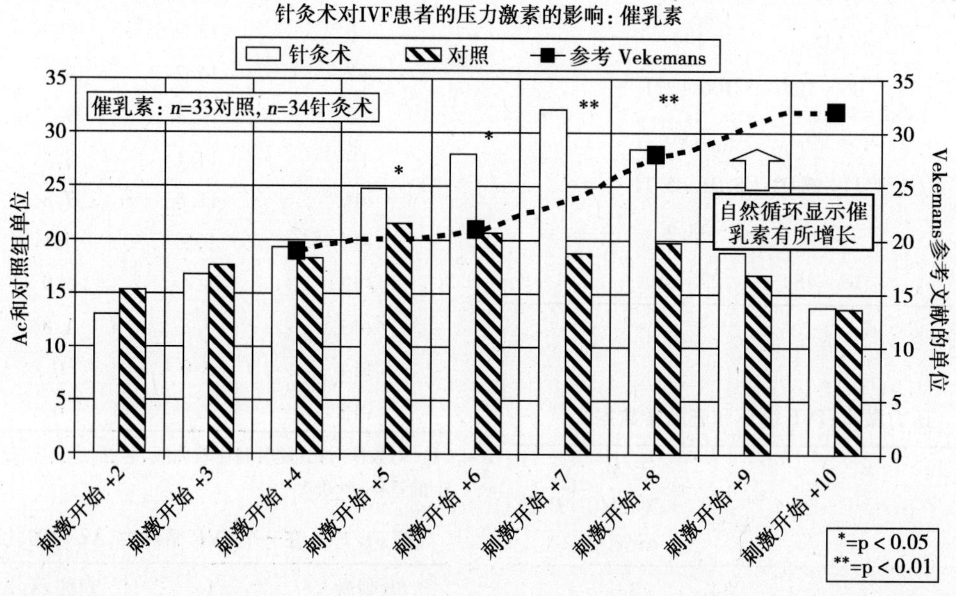

图 61.13 在促性腺激素治疗中，与自然月经周期的已报告数据相比，Ac 对 IVF 患者的压力激素的影响：催乳素水平。条形图的对数秩比较，$P<0.034$

6.2 催乳素/皮质醇：讨论

很多 RCT 已经证明了 Ac 对 IVF 结果的效能(19～21)。这些报告结果以 Paulus 和 Stener-Victorin(1,2)的初步数据资料为基础。另外，通过系统地评估 Ac 对预后不良的 IVF 患者、预后良好的 IVF 患者、全部 IVF 患者、胚胎差异、持续改善生殖结果的最佳 Ac 治疗数量以及 SART/CDC 和诊断类别的影响，我们进一步标准化了 Ac 对 IVF 患者影响的调查研究(5～11)。以前报告的研究案例都没有确定、充分地解释 Ac 是如何影响这些患者并改善生殖结果的。本研究是一个前瞻性的分析，具体分析 Ac 对压力激素、催乳素和皮质醇的影响。基于患者讨论和我们对 Ac 对中枢神经系统的影响的自身认识，我们推测这些激素之间可能会有差异。我们的结果证实了这一假设；但是，实际结果与我们的预期结果不同。

这个研究第一次假说了 Ac 改善 IVF 结果的拟定作用机制。据证明，施用 hCG 之前较高的 PRL 水平可以提高 IVF 患者的持续妊娠率(10)。在 hCG 之前，Ac 提高了 PRL 水平(图 61.13，催乳素)。在一个相似静脉中，CORT，以提高的皮质醇的形式：滤泡液中的氢化可的松水平与更多的怀孕循环有关(18)。在我们的研究中，从施用 hCG 的第 4 天开始，Ac 导致 CORT 水平提高，而且 CORT 水平在整个提取过程中一直高于对照组(图 61.12)。这一发现支持这一观点：针灸术除了对 IVF 结果有胚胎移植前/后单独效应外，还对 IVF 结果有累积效应，前者是由 Paulus 和其他研究者报告的(2,26)。

6.3　催乳素/皮质醇：关键点

- 在 IVF 循环的刺激阶段，IVF 治疗似乎能使催乳素和皮质醇水平产生非生理变化。
- Ac 似乎能反转这一非生理变化，并使 IVF 患者激素概况回归到更高的生理/生殖水平。
- 我们认为 Ac 对 IVF 结果的一个作用机制可能为：在 IVF 循环的刺激阶段中，Ac 使催乳素和皮质醇回归正常化。

表 61.18　改良的 Stener-Victorin 等的方案(1)

- 提取卵子前平均进行 9 次治疗
- 患者两周接受一次治疗，平均共 5 周，直到提取卵子时结束
- 旋转穴位针，以获得“得气”感受
  - □ UB23(黑夹)到 UB28(红夹，一条线)
  - □ SP6(黑夹)到 UB57(红夹，一条线)
- 电刺激使用直流电和可变频率：0
- –100Hz，持续 30 分钟(这是我们对方案的改良)
  - □ (AWQ-104 D 数码电子 Ac 刺激仪)
- 患者可以选择在其后背上放 TDP 灯，也可以选择不放(我们的变化)
- 针
  - □ 36g、1～1.5 英寸的针(1 英寸＝2.54 厘米)

患者有应急按钮，以防 e-Stim 中断或过于强烈

表 61.19　IVF 的 ET 前和 ET 后阶段中的治疗；改良的 Paulus 方案(2)

<table>
<tr><td>ET 前穴位
□ DU 20，PC 6，ST 29，SP 8，LIV 3
耳穴
□ 右：神门，脑；左：子宫，内分泌
□ 揿钉要固定在每个耳朵中，所用揿钉类型要一样。而且，在胚胎移植过程中要求患者刺激这些揿钉
ET 后穴位
□ ET 后一个小时内实施治疗
□ LI 4，SP 10，ST 36，SP 6</td><td>耳穴
□ 右耳：子宫，内分泌；左耳：神门，脑
□ 揿钉要固定在每个耳朵中，所用揿钉类型要一样。而且，告知患者要在 3 天内移除揿钉
针
□ 32g，1.5 英寸
□ 刺激针以获得“得气”
□ 10 分钟后刺激针；针在人体内再停留另外 15 分钟。针停留在人体内的总时间为 25 分钟</td></tr>
</table>

注意：耳穴位点出自《针灸大成》。上海中医药大学的 O'Connor 和 Bensky

表 61.20　Ac 会社合同的副本，ⓒEWA 1999

Ac 和 RMFC 会社协议ⓒEWA 1999
Diane Cridennda，L. Ac.，Ac 协调员
电子邮箱：eastwindstcm@earthlink.net
我__________同意遵守以下指导方针来对经历 IVF 循环的患者实施针灸治疗。
我同意遵守由该委员会以 Wolfgang E. Paulus 的研究(基督教-劳里森研究院，乌尔姆，德国)为基础而制定的研究方案来实施移植前和移植后 Ac 治疗。
我同意向 Diane Cridennda 提供接受治疗的患者名单和每一个循环末期执行的方案列表。这是为了统计的目的，以测定接受 Ac 治疗的患者的成功率。测定结果由 RMFC 审阅。
患者必须签署由 Ac 和 RMFC 会社制定的公开表格。
若因取消循环而导致约定中断，不会向患者收费。
胚胎移植后，患者不会坐在候诊室或者等候治疗超过 10～15 分钟。如果不能马上提供一个治疗室，应该为患者提供一个躺椅，让患者躺在上面。
＊在患者循环中，不允许使用任何草药。

IVF 方案

当在患者 IVF 循环之前治疗这些 RMFC 患者时，我同意使用下面的 IVF 方案。
UB 23 到 UB 28；UB 57 到 SP 6，电刺激仪要使用直流电和 0～100Hz 的可变频率，通电持续 30 分钟。推荐疗法是在卵子提取前一周两次，持续 4 周，共进行 9 次治疗，使用 36G-1-11/2”针。

胚胎移植前

右耳：脑，神门
左耳：内分泌，子宫
DU 20，胃 29，心包膜 6，脾 8，肝 3
(移走针后，按照与耳针相同的模式放置耳揿钉，并告知患者一天刺激几次揿钉，然后 3 天内移走揿钉)

续表

胚胎移植后

右耳:内分泌,子宫

左耳:脑,神门

大肠4,胃36,脾10和脾6

(移走针后,按照与耳针相同的模式放置耳揿钉,并告知患者一天刺激几次揿钉,然后3天内移走揿钉)

20×25(32g 1.5英寸的针)

在插针位置获得"得气"感受,10分钟后再次刺激针,针停留在人身上的总时间为25分钟。

针灸操作者签名___________

日期:_____________

表61.21 Stener-Victorin方案中Ac穴位的理论基础(1)

- □ UB23(肾腧穴)
  - a. 补养调理肾脏(阴和阳)、影响腰背并调理全身的强点
- □ UB28(膀胱腧)
  - a. 位于子宫动脉上方并调理子宫的局部点
- □ UB57(承山)
  - a. 放松肌肉,滋补血液
- □ SP6(三阴交)
  - a. 增强所有的女性结果,影响肾脏、肝脏和脾

表61.22 Stener-Victorin方案(1)中使用的Ac穴位的神经支配和肌肉定位

Ac穴	肌肉传入节段性神经支配	肌肉定位
BL23	L1,2,3	胸腰部竖脊肌
BL28	L4,5 S1,2,3	腰骶部竖脊肌
SP6	L4,5 S2,3	内侧的胫骨后肌
BL57	S1,2	背侧的腓肠肌和比目鱼肌

表61.23 Paulus方案(2)中的Ac穴位的理论基础:ET之前

ET之前(2)

- ■ DU20 hundred meetings
  - □ 任何产前和产后的问题,任何一种子宫脱垂,举阳气,举精气
- ■ PC6 内门
  - □ 平静并打开心脏,调气,调"中焦"
- ■ SP8 地机
  - □ 调理子宫
- ■ ST29 归来
  - □ 影响卵巢、阴道、所有的女性问题
- ■ LIV3 太冲
  - □ 静神,调血,安抚肝脏以及打开管道,镇定痉挛

表61.24 Paulus方案(2)中Ac穴位的理论基础:ET之后

ET之后(2)

- ■ LI 4 合谷
  - □ 子宫疼痛,补气并调气
- ■ ST 36
  - □ 调气、调血,促进消化,加强整个身体功能,治疗虚弱和不足的状况
  - □ SP 10
  - □ 滋补,冷静,并补血(一种类似肝磷脂的效应)
  - □ SP 6
  - □ 调理子宫,通过与心脏的联系静心,对肾脏、肝脏和脾有益,滋养阴气和血液

表61.25 耳Ac

耳穴

- ■ 子宫
- ■ 内分泌
- ■ 神门
- ■ 脑

** Vinco 7mm ND:使用Detox针

注意:耳穴位置出自上海中医药大学的O'Connor和Bensky的《针灸大成》

7.0 Ac影响的人口统计特征(11)

关于Ac对IVF结果的影响的人口统计特征:不育诊断和SART/CDC年龄组

7.1 人口统计特征和SART/CDC:表61.26和表61.27

7.2 统计审查:人口统计特征

使用针对多变量的曼-惠特尼U检验,我们发现,含有一个男性因素诊断并且女性年龄大于38岁的IVF患者接受Ac治疗后,与对照组相比,她们实现妊娠的可能性提高29%。

表61.26 以患者不育诊断的人口统计学为基础,列出Ac对IVF患者的影响

	n			百分比		
	232					
针灸	172			74		
无针灸	60			26		

	Ac			无针灸			*P*值
	n	妊娠数	%	*n*	妊娠数	%	
疾病							
PCOS	42	23	55	17	9	53	
输卵管因素	27	13	48	16	2	12	*P*<0.05
子宫内膜异位	14	8	57	8	4	50	
超过35岁	73	22	30	23	8	34	
IUI失败	24	15	63	12	9	75	*P*<0.05
男性因素	133	61	46	46	24	52	
PCOS和输卵管因素	2	2	100	2	0	0	
PCOS和子宫内膜异位	3	2	67	2	0	0	
PCOS和超过35岁	8	3	38	4	2	50	
PCOS和IUI	7	4	57	4	4	100	
PCOS和男性因素	35	20	57	14	7	50	*P*<0.05
输卵管因素和子宫内膜异位	3	1	33	4	1	25	
输卵管因素和年龄超过35岁	11	2	18	7	1	14	
输卵管因素和IUI	4	4	100	1	0	0	
输卵管和男性因素	18	7	39	12	5	41	
子宫内膜异位和年龄超过35岁	3	2	67	3	0	0	
子宫内膜异位和IUI	2	2	100	2	1	50	
子宫内膜异位和男性因素	9	6	67	5	2	40	
输卵管因素/年龄超过35岁/男性因素	8	1	13	6	1	17	

表61.27 以女性患者的年龄组为基础,列出Ac对IVF结果的影响:基于SART/CDC类别

SART/CDC	Ac			无针灸			*P*值
年龄组	*n*	妊娠数	%	*n*	妊娠数	%	
<35	90	49	54	35	20	57	
35~38	39	16	41	9	6	67	*P*<0.05
38~40	18	3	17	7	2	28	
>40	25	8	32	9	2	22	*P*<0.05

7.3 人口统计特征和SART/CDC:讨论

当根据不育诊断分类患者时,Ac对IVF患者的影响具有统计上显著性的差异:当IVF结合Ac治疗时,含输卵管因素的患者、含男性因素的PCOS患者有更好的结果。在超过40岁的女性体内,我们也观察到了显著改善的结果。对35~38岁年龄组中的患者,结果则相反。通过多变量统计分析,我们确定如果在患者的IVF治疗中添加Ac,可能从中受益的患者是超过38岁且患有男性因素不育症的患者。

7.4 人口统计特征和SART/CDC:关键点

- 对于IVF患者,Ac支持其妊娠结果。
- 该研究仅探索出了哪种IVF患者可能通过Ac受益最大。
  - □ 年长者
  - □ PCOS
  - □ 男性因素
  - □ 输卵管因素
- 对于IVF成功几率最大、较年轻以及预后良好的患者,Ac起不了那么大的作用。这可能显示了我们的患者群组中的选择偏差,因为IVF患者的平均年龄为35岁。

讨论

尽管这些研究是前瞻性双盲群组临床试验,研究结果却一再地证明了 Ac 对这些患者的 IVF 结果有积极影响,等同于改善了“真实的”生殖结果,即 THB。研究观察到,对于接受 Ac 治疗的 PPr 患者,THB 率提高了 50%。总的来说,研究也观察到,对于所有患者,异位妊娠结果和每一次循环或每一个持续妊娠的 THB 率都有所改善。

这些研究并没有排除选择偏差(患者自主选择治疗)和潜在治疗偏差(与预后良好的患者相比,护士可能更强烈地鼓励预后不良的患者采用 Ac 治疗)。我们认为,后一个偏差巩固而不是削弱了我们的结论。当 PPr 与普通预后对照组相比时,我们可以预期 PPr 有较低的妊娠率和肯定较低的 THB 率(图 61.6)。研究中没有观察到这些结果;实际上,与普通预后对照组相比,Ac 组中除了 SAB 之外的所有生殖结果都较好,这一发现与前述结果是相当的(表 61.9 和图 61.8)。

可加强“增大的 THB”与“Ac 治疗”之间的显著关联的另一方面是:尽管使用许多不同的针灸师,都可以观察到这些结果。这一点支持了我们的前提,即“平衡”患者的 TCM 治疗并不是从业者特异性的(即,从业者偏差)。

缺少假的/安慰剂 Ac 治疗可能也是该研究的一个漏洞。Quintero(22)给出一个摘要,显示在一个小型前瞻性随机安慰剂对照的交叉研究中,Ac 对 IVF 结果有一个积极影响。尽管这些数据资料是振奋人心的,它们也掩饰了关于 CAM 研究设计的西方观点。很多 CAM 研究者发现,即使在 Ac 穴使用假针或者使用非针灸穴也能产生反应,因此建立一个真正的“假研究”可能是不可能的。关于假 Ac 治疗的发展和设计,还需要继续研究。

Chang 等(23)对 Ac 在不育症治疗中的作用进行了一次 MEDLINE(联机医学文献分析和检索系统)计算机检阅,并得出如下结论“尽管 Ac 在女性不孕症治疗中的明确作用还没有完成确定,仍然需要系统检查 Ac 对下丘脑-垂体-卵巢轴(中心地)和子宫(外围地)的潜在影响。”关于 Ac 对 IVF 患者的影响,我们研究中呈现的数据资料提供了清晰的临床证据。

Ac 在 ART 中的使用发展

1996 年,Stener-Victorin 等(1)报告说使用 e-Stim Ac 可以降低 PI,继而提高子宫血流量。她让含受激循环的女性接受 8 次 e-Stim Ac 治疗,治疗后显示患者 PI 有所降低。她推测因为 Ac 增大了经过子宫动脉的血流量,胚胎着床可能性增大,从而导致结果增大。

以前的研究(24,25)已证明 PI 值为 2.0 ~ 2.99 的子宫血流量是最利于着床的,因此,我们把 PI>3.0 看做不良预后指示因子。收到大量评论报道的下一个发表研究是 Paulus 等进行的研究(2)。Paulus 等使用一个 Ac 方案而不是使用依照 TCM 的鉴别诊断来实施 ET 前和 ET 后 Ac 治疗,然后报告接受这种辅助生殖治疗的患者的妊娠率。据他报告,Ac 组的妊娠率增大 16.2%。要把在以前一次治疗循环中失败的患者从研究中移除。Paulus 使用假 Ac(27)重复了该研究(26),以排除 Ac 仅产生心理效应或产生身心效应。这个前瞻性、随机的、安慰剂对照试验(安慰剂 RCT)包含了 200 名经历 ICSI 或 IVF 的女性。Paulus 研究那些专有良好胚胎质量的患者。移植前 25 分钟和移植后 25 分钟,准时进行 ET 前和 ET 后治疗($n=100$)。在相同位点使用假 Ac,而且在相同的时段内没有插针。使用卡方检验来比较两组。“临床妊娠”定义为:在 6 ~ 8 周时,通过超声检查可以发现胎囊。Ac 组的临床妊娠率为 43%,而安慰剂组为 37%,两者在统计学上差异不大。Paulus 说“我们的安慰剂针装置诱导了一个针压效应,因而与没有任何互补治疗的患者群相比,安慰剂组有一个较高的妊娠率。”[我们的 Ac 方案是以 Stener-Victorin 和 Paulus 等的研究(1,2)为基础的]。

我们的研究再三证明与非针灸组相比,Ac 组有提高的妊娠率、较少的流产现象、较少的异位妊娠以及更多的 THB。我们也注意到 Ac 组有较少的多胎妊娠(图 61.14,$P<0.05$)。这是第一份给出“加入 Ac 治疗后,IVF 中的多胎妊娠率降低”这一现象的报告。

Emmons(28)指出,与在 Ac 前患者循环中得到的自身历史资料相比,接受 Ac 治疗的 IVF 患者体内卵泡

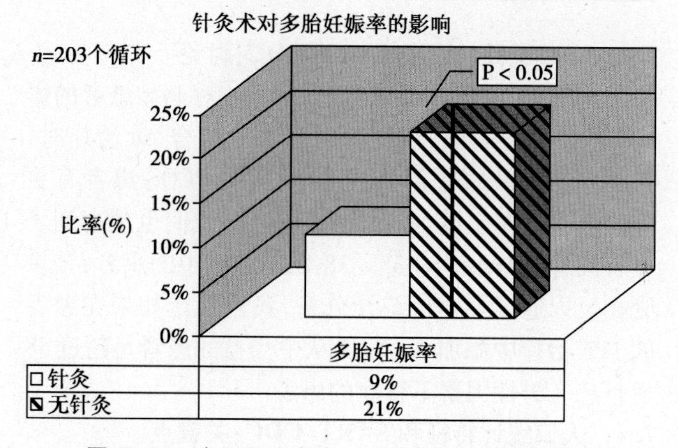

图 61.14 在 IVF 患者中,Ac 对多胎妊娠率的影响

的数量有所提高(平均11.3个卵泡 *vs* 3.9个卵泡)。他们评论说,“这些例子有一个明显偏差。这个患者组是从对促性腺激素疗法反应较弱的患者中挑选出来的。”我们也可能支持包含这些PPr患者。我们可以按照以下理论很好地解释预后较弱的IVF患者的生殖结果有所改善的可能机制:在TCM中,穿透的血管-血液-子宫与肾脏之间有强烈的关联。肾脏的任何短缺或失衡现象都会影响子宫(这反过来储存血液)。穿透或任脉源于肾脏之间的空隙,它不仅在卵泡生产中起作用,同时也在生殖的方方面面起作用(29)。TCM调整任脉,并补养肾脏能量,因而刺激卵巢中卵泡的生产。这可能暗示预后不良的患者可能是Ac治疗的理想候选人。要想回答这些问题,还需要进行更多的研究。

有关Ac对IVF患者的生殖力影响的理论基础

改良的Stener-Victorin方案

什么是理论基础或“Ac的生物学”? Stener-Victorin在研究中使用以下Ac穴,并报告了子宫血流:

- UB23(肾腧穴)
  - 补养调理肾脏、影响腰背并调理全身的强点
- UB 28(膀胱腧)
  - 位于子宫动脉上方并调理子宫的局部点
- UB 57(承山)
  - 放松肌肉,滋补血液
- SP 6(三阴交)
  - 增强所有的女性结果,影响肾脏、肝脏和脾

改良的Paulus方案:ET之前

- DU 20 百会
  - 任何产前和产后的问题,任何一种子宫脱垂,举阳气,举精气
- PC 6 内门
  - 平静并打开心脏,调气,调“中焦”
- SP 8 地机
  - 调理子宫
- ST 29 归来
  - 影响卵巢、阴道、所有的女性问题
- LIV 3 太冲
  - 静神,调血,安抚肝脏以及打开管道,镇定痉挛

改良的Paulus方案:ET之后

- LI 4 合谷
  - 子宫疼痛,补气并调气
- ST 36
  - 调气、调血,促进消化,加强整个身体机能,治疗虚弱和不足的状况
- SP 10
  - 滋补,冷静,并补血(一种类似肝磷脂的效应)
- SP 6
  - 调理子宫,通过与心脏的联系静心,对肾脏、肝脏和脾有益,滋养阴气和血液

IVF中的压力激素:Ac需要对压力激素做什么?

在我们的日常生活中,压力起着较大的作用。尝试怀孕多年后,夫妇已经智穷计尽,而且某些时候已经处于“战斗或逃跑”状态。压力增多了皮质醇激素以及其他影响神经系统的化学物质。在史前时期,当人类受到剑齿虎或披毛猛犸象的威胁时,这种“战斗”或“逃跑”是人类的生存方式。此时,肾上腺会大量释放肾上腺素,血液会从内分泌系统、胃肠系统以及生殖系统流出并流向腿部。然后,腿部的大肌肉会充血,从而使我们能够通过逃跑而“活下来”。现在,当面临压力时,我们坐在电脑前,身处繁忙的车水马龙中而无处可逃,但是,自适应机制仍然正常运转。当重要器官不够滋养而无法促进生殖时,这种机制是如何影响我们的生殖能力的?在中医中,我们可以把“压力”与肝气滞相比,怒气、怨气和未满足的欲望描述肝气滞的情绪状态。肌肉变得紧张,血管收缩;活跃的交感神经系统处于过度警戒的常态下,而且没有机制可关掉这种常态。

近期的研究已说明压力是如何影响妊娠率的。其中一个研究是由Gallinelli等实施的(30)。他们研究了40名不孕女性,这些女性在一个大学医院环境中接受IVF-ET治疗。使用血液抽样。Gallinelli认为压力和免疫力与人类生殖力有关联。与健康对照女性相比,患有功能性持续无排卵的女性有较高浓度的血清皮质醇和脑脊髓液促肾上腺皮质激素释放激素。据报告,接受IVF和ET治疗而且未能实现着床的女性体内也有这种皮质醇分泌过多的现象。而且,该研究也报道说,夫妇患者“对认知压力的低适应性”与“结果不佳”现象之间有极大的关联。Gallinelli(30)得出以下结论:长时间的压力状态会导致适应能力下降,同时暂时性的担忧状态也会导致外周血液中活性T细胞的比例较高,这种状况会降低胚胎着床率。在另一个研究中,Smeenk等(31)对患者使用自报告式压力治疗,并检查压力激素、肾上腺素、去甲肾上腺素和皮质醇的

泌尿水平,从而调查以前观察到的“焦虑和抑郁”与“IVF/ICSI结果”之间的负相关机制。这是一个前瞻性群组研究。收集夜尿样本:治疗前,提取卵母细胞前,ET前。向患者发放两份调查问卷,以检测患者的焦虑和抑郁状态。研究起点和ET时的尿中肾上腺浓度与起点时的抑郁分值有显著的正相关。与治疗不成功的女性相比,成功治疗后的女性在提取卵母细胞时有较低浓度的肾上腺素,在ET时有较低浓度的去甲肾上腺素。因而,他得出以下结论:肾上腺激素关联可能是社会心理压力与IVF结果之间的复杂关系中的一环。Klonoff-Cohen等(32)报告了与不育症相关的心灵创伤。IVF含有一系列的产生压力的因素:日常注射,抽血,超声波,腹腔镜手术,以及在任一时期治疗失败的可能性。他把“成功的IVF”定义为超声波上监测到一个妊娠囊。这个群组研究包含221名经历IVF GIFT治疗的女性(其中151名女性完成了研究)。这些女性填写了两份压力调查问卷,其中一份是在初诊(起点)时填写,另一份是在程序结束时填写。起点紧张性刺激:情绪状态的积极和消极的影响程度及两极概况;作者注意到,使用激素前后,起点处感觉到的压力有重大变化。这些女性被分类为“有良好水平的社会支持系统”。结果是有趣的:对于每一次治疗程序,当压力调查上“女性的慢性消极影响”分数增大时,提取到卵母细胞的数量下降2%。类似地,当女性的慢性消极影响分数较高时,移植胚胎的数量减少一到两个。压力和焦虑对成功妊娠率和婴儿活产率有影响。压力尺度上的“积极影响”分数每增加一分,婴儿安全分娩的比率便增大7%。Facchinetti等(33)证明,“患者对压力的脆弱感增强”与“IVF-ET治疗结果不佳”现象有关。基于我们的初步数据(图61.12和图61.13),我们认为Ac可能“纠正”IVF对催乳素和非敏感性肾上腺反应的抑制效应,而且这些效应可能影响患者感知到的“压力”。我们最近回顾了我们资料库中的586余例IVF循环,但尚未正式发表。在此回顾中,我们发现患者接受Ac和IVF治疗后,妊娠率增大26%。我们认为,在测量针灸术对接受辅助生殖技术治疗的患者的生殖结果的影响的全部试验中,这些数据资料代表了世界上最大型的对照试验。

研究设计:安慰剂效应或真实现象?

西方医生对Ac研究的主要批判集中于试验设计的适当性。在回顾研究中,使用前瞻性双盲群组试验,我们已经尝试消除我们实验中的以下偏差/不足:

1. 历史比较

a) 补充操作是前瞻性的。

2. 医生偏差

a) 医生对Ac补充治疗情况不知情。

3. 针灸师偏差

a) 针灸师对IVF治疗方案不知情。

4. 治疗选择偏差

a) 只允许执行“标准化的”Ac治疗,也就是说并不把患者综合症状的分化作为治疗的基础;每一位患者都使用相同的Ac方案(这令D. K. C. 很惊愕)!

5. 调查者偏差

a) 所有的数据资料都是由第三方Mel Cohen(M. C.)收集的,而且3年内医生和针灸师无法得到这些数据。

6. 治疗变化性

a) 所有的TCM从业者要签署合同,遵守治疗的法定方案,以确保使用的方案之间不会出现任何变动或偏离。

7. 时机/便利性偏差

a) TCM从业者为该研究中的患者提供7天、一天24小时的治疗看护,这也是患者所必需的基础(很多时候ET发生于周末和假期);患者在任何时候都可以去看针灸师。

8. 患者自主选择参与Ac治疗与否,不允许强迫患者参与。护士可以与患者简单讨论一下患者完成Ac的能力。

a) 不能排除选择偏差。

i) 在大部分TCM研究中,这是一个弱点。

9. 因金钱利益带来的选择偏差

a) 不向参与Ac治疗的患者提供任何金钱利益。

10. 基于金钱利益的治疗偏差

a) 对参与该研究的患者,不提供降低IVF费用的特殊待遇。

11. 基于金钱利益的治疗偏差

a) 对参与该研究的患者,不提供降低TCM费用的特殊待遇。

12. 安慰剂效应,即患者掌握的积极结果方面的知识对患者选择Ac与否的影响。

a) 大部分收集于1999—2003年的研究数据是在2003年、2004年和2005年审阅的。

13. 尽管是非随机的,针灸师、医生和统计员直到分析研究时才知道皮质醇/催乳素。

a) 在设计中,皮质醇/催乳素研究(2005年和2006年)是前瞻性的。

Stener-Victorin评论了试验设计在理解Ac研究中

的作用(34),并陈述道:"缺少关于某一影响的证据,并不等同于可证明'缺少影响'的证据。"她提醒我们说,TCM 已经使用了至少 3000 年,它既不是外来的,也不是一种新方法。然后,她迅速提出这一事实,即实际上从历史角度来看,西方医学也还没有经过严密测试。Dickey 的文章中(35)提到,Greenblatt 等在 1961 年曾经说过"尽管目前这种化合物(克罗米芬柠檬酸盐)的作用机制还不明确,但是对于无排卵女性来说,这是一种极有可能诱导带有相当规律性的排卵型月经的药物。这一点是令人振奋的。"1996 年,Greenblatt 等作者继续陈述道,有 5400 多个关于枸橼酸氯米芬的研究,而且"克罗米芬引入临床医学 25 年后,人们对克罗米芬对卵泡发育、类固醇浓度和促性腺激素浓度的影响的了解还不如对 HMG(人绝经期促性腺激素)和 FSH(卵泡刺激素)的了解多……"这就好像西医背景的医生一直在给患者开某种药,而医生对于"这种药是如何起作用的"这个问题仍然有些一知半解。Stener-Victorin(34)提醒我们说"一旦严格检测了某种疗法,则这种疗法是否被视作替代性的,已经无关紧要了。"如果实际上研究者已经认为这种疗法是安全有效的,则应该接受这种疗法。她欣然承认 Ac 试验的设计中存在很多困难,这妨碍了临床调查。

在 Norman Latov(36)的论文中,他给出了关于理解基于证据的指导方针方面的内容。他支持来自以 William Harvey、Louis Pasteur 和 William Osler 的工作为基础的生物实验的证据,其中这 3 个人是最确定没有对对照试验作出贡献的人。他继续说道,"在推荐一个试验、程序或疗法时,可供考虑的唯一证据是来自双盲对照试验中的证据。其他所有类型的证据,包括无对照试验的同行评审文章、案例报告或案例系列,代表了我们的集体经验,被视作无对照的,因而也是被禁止的。一般假定个人观察、经验、判断或专家意见是倾向性的,因而也是无效的。"最后,他得出如下结论:在临床实践中,医生需要以最佳可用证据为基础来向患者提建议;临床经验以及他们自己的判断是无效的。有多少已发表研究文献最终得出这一陈述"但是若要得出任一最终结论,尚需实施更多研究"?

我们认为,我们的试验以及其他已发表研究给出的证据提供了充足的临床证据,可证明以下事实:Ac 为不育患者提供帮助,而且没有任何消极副作用。在 EBGs 中,只有在提供来自严格双盲前瞻性对照试验的证据的基础之上,才可以明确推荐某一疗法。不那么严格的试验可以用来证明"可能考虑"或"应该考虑"这一疗法,而不是"推荐"该疗法。对于我们来说,EBGs 似乎是一种学术性活动,专用来评估临床试验的质量,而很少考虑下列所述事实:对照试验是专用来比较不同治疗选择的,判断某种治疗起作用或不起作用。但是,医疗决策是复杂的,而且需要考虑各种变数,包括临床表现、严重程度、进展、共存条件、遗传或生物变异、对并发症的易感性以及药物过敏症。设计试验来比较全部选择,这种做法也许是不可能的。我们需要专门知识以及临床判断。

传统上,医疗实践是通过可重复性和可预测性来证实的,而不是对照试验,对照试验对于西方医学来说是相对较新的。一个 TCM 医生将会报告一个新发现,如果这一新发现被其他医生重复和证实,它便成为惯例。这种做法允许已证实为"起作用"的某一疗法快速发展和传播。Latov(36)支持这种观点"这些无对照的证据推动了绝大部分人类科学进步,包括车轮、火、行星运转、万有引力、麻醉剂、青霉素和无菌技术的发现。"

研究摘要

基于这些可用的 IVF 和 Ac 文献,生殖结果方面的共同之处似乎是这些文献都指出妊娠率/出生率整体提高了 15%(表 61.28)。我们总结了已报告的 IVF 研究中使用的 Ac 穴,见表 61.29。基于这些结果,我们

表 61.28　Ac 和 IVF 研究摘要

研究作者	*n*	报告结果	对照组比率(%)	Ac 治疗组比率(%)	百分比差异	*P* 值
Dieterle(21)	225	持续妊娠	14	28	15	$P<0.05$
Magarelli 预后不良(5)	128	分娩/妊娠	50	70	20	$P<0.05$
Magarelli 预后良好(6)	131	分娩/妊娠	35	42	7	$P<0.05$
Magarelli 全部 IVF 患者(7)	130	分娩/妊娠	82	88	6	NS
Magarelli 卵子和胚胎(8)	208	分娩/妊娠	82	88	0	NS
Magarelli 压力激素(10)	67	分娩/妊娠	64	94	30	$P<0.05$
Paulus(2)	160	临床妊娠	26	43	16	$P<0.03$

表 61.29 IVF 研究中使用的 Ac 穴位一览表(1,2,5～11,19～22)

IVF 研究	*BL23*	*BL25*	*BL28*	*BL40*	*BL57*	*CV-4*	*DU20*	耳穴	*GB20*	*GB21*	*GB31*	*GB32*	*GB34*
Stener-Victorin(1)	X		X		X			X					
Paulus(2)								X					
Magarelli(5)	X		X		X			X					
Magarelli(6)	X		X		X			X					
Magarelli(7)	X		X		X			X					
Magarelli(8)	X		X		X			X					
Magarelli(9)	X		X		X			X					
Magarelli(10)	X		X		X			X					
Magarelli(11)	X		X		X			X					
Quintero(22)	X	X		X	X	X	X	X	X	X			
Smith(20)								X					
Dieterle(21)								X			X	X	X
Westergaard(19)													

IVF 研究	*REN4*	*REN12*	*REN6*	*REN3*	*SJ9*	*SJ12*	*SP6*		*SP9*	*SP10*
Stener-Victorin(1)							X			X
Paulus(2)							X	X		X
Magarelli(5)							X	X		X
Magarelli(6)							X	X		X
Magarelli(7)							X	X		X
Magarelli(8)							X	X		X
Magarelli(9)							X	X		X
Magarelli(10)							X	X		X
Magarelli(11)							X	X		X
Quintero(22)	X	X	X				X		X	X
Smith(20)							X	X		X
Dieterle(21)	X		X		X	X	X	X		X
Westergaard(19)				X			X	X		X

IVF 研究	*GV20*	*KD3*	*LI4*	*LI11*	*LIV3*	*PC6*	*ST25*	*ST28*	*ST29*	*ST36*
Stener-Victorin(1)										
Paulus(2)	X		X		X	X			X	X
Magarelli(5)	X		X		X	X			X	X
Magarelli(6)	X		X		X	X			X	X
Magarelli(7)	X		X		X	X			X	X
Magarelli(8)	X		X		X	X			X	X
Magarelli(9)	X		X		X	X			X	X
Magarelli(10)	X		X		X	X			X	X
Magarelli(11)	X		X		X	X			X	X

似乎可以看出在IVF循环中,下面的Ac穴是常见的、"有用的"或者能提高生殖结果的:

- PC 6
- BL 23,28,57
- SP 6,8,10
- ST 36,29
- REN 3,4'
- DU 20
- LI 4
- LIV 3
- 耳穴:神门,脑,子宫,内分泌

Ac研究中,与安慰剂对照试验有关的问题

确定一种安慰剂

已经执行了极少数的随机对照试验(RCTs)。安慰剂RCTs的使用最初是专为医药品而设计的,用来区分特定药物的真实效应和安慰剂效应。在关于Ac影响的文献和会议(个人观察)中,已经提出了安慰剂研究的问题。Paulus(26)和Streiberger(27)提出了如下问题:如何操纵安慰剂效应,如何假装把针插入了患者皮肤,有没有一种针压效应?这些问题研究了安慰剂Ac系统;但是,安慰剂针仍然带给患者一种局部刺痛感。你不得不对这种技术(非常像一种日本式针技术)能否实际影响人体感到疑惑。

对照

因为现在Ac和IVF/ART带来如此大的压力,很多患者都选择不参与对照组;我们也由此失去了我们的研究对照。为了测定一种"新药"的效应的制药试验,研究者实施了安慰剂随机对照研究。同时,制药公司投资了数千万美元来完成这一研究。针灸师和供针公司没有这种研究基金。这并不是一种借口;而是一个事实。尽管有这些问题,仍然执行了RCT和安慰剂-对照RCTs(见下面章节)。

针灸师 *vs*"训练有素的"插针人员

研究者正在医院环境下执行某些研究,在医院中是由护士来实施Ac(19)。由非专业的针灸师实施Ac,不管报告的是积极结果还是消极结果,都将会抹黑TCM 3000年的传统。学习Ac技术要花费多年。我们只推荐由NCCAOM-认证的针灸师来对IVF患者提供这些服务。

标准方案 *vs* 区分患者综合症状

应该使用区分不同的综合症状还是使用一个标准方案来设置研究(正如我们的研究,5~11)?在前种情况下,每个患者可能有不同的穴位。尽管D. K. C.坚定地认为区分综合症状"应该"更有效,西方设计的研究(如果我们要模拟他们)要求我们使用严格的指导方针,从而确保每个使用相同IVF方案的患者有严格一致的Ac方案,继而获得有效的患者结果。考虑到支持IVF患者使用Ac的压倒性的资料,我们已经"放宽了"我们对严格方案的要求,尽管我们强烈建议在我们的研究中,要以综合征的区分(DOS)为基础来考虑使用哪些穴并可能将哪些穴添加到附加穴中。注意:如果患者要求使用DOS来治疗,则不把他们纳入我们研究中呈现的任何数据中(5~11)]。

"理想的"Ac研究

尽管我们对为Ac设计前瞻性随机安慰剂对照试验提出了严正声明,我们现在介绍并评审已发表的RCTs。2006年5月,*F&S*上发表了三篇精心设计的文章(19~21)。下面,我们概述每一个研究:

Westergaard等(19)(丹麦)发表了一篇提名为"胚胎移植当日的Ac极大改善了不育妇女的生殖结果"的研究:一个前瞻性、随机试验。关键要素如下:

- 前瞻性RCT
- $N=273$
- 三组中的人口统计特征是相似的:
  - □ 年龄
  - □ BMI(体重指数)
  - □ 以前的IVF循环
  - □ 不育年限
  - □ 相似的胚胎学
- 对照组,$N=87$,无Ac
- 组1,$N=95$,按照Paulus方案在ET前后实施Ac。
- 组2,$N=91$,按照Paulus方案在ET当日实施Ac,并在ET后两天实施Ac:DU 20,LI 4,REN 3,ST 29,SP 10和SP 6。
- 由护士实施Ac;护士由针灸师教导和监督。
- 在每一例操作中,均移植两个胚胎。
- 表61.28给出了妊娠结果。

结果

- 组1[Paulus ET前和ET后(1)]
  - □ 显著增多的妊娠和持续妊娠。

- 组 2(ET 当日以及 3 天后)
  - □ 与对照组相比,该组患者有数量上更多的妊娠,但没有统计上的差异性。
- 从数量上来看,与对照组(21%)相比,组 2 的早孕流产更多(33%)。

我们的看法

使用了禁忌穴位——LI 4 和 SP 6。我们知道胚胎移植后大约 24 小时内出现胚胎着床。这可能是为什么组 2 中的早孕流产较显著的原因。

Smith 等(20)(澳大利亚)——Ac 刺激对接受胚胎移植的女性的妊娠率的影响。关键要素如下:

- *N*=228
- 在 Stim 阶段、ET 前和 ET 后三个时期处理对照患者和假 Ac 患者,共包含 3 种治疗,每种治疗都在每一时期的 7 天内实施。
- 第一个 Ac 治疗是在 IVF 刺激施药的第 9 天,第二个和第三个治疗分别在 ET 前和 ET 后。
- 建议移植胚胎的数量为两个(但是没有明确陈述)。
- 组与组之间的胚胎特征没有任何差异。
- "怀孕"规定为"胎儿心搏"。
- Ac 组 A 接受基于 Paulus 方案(2)的真正 Ac,同时穴位根据 TCM 综合征区分有所变化(作者没有列出)。第二个和第三个 Ac 治疗为改良的 Paulus ET 前和 ET 后方案(作者没有列出改良之处)。
- 使用 Streitberger 安慰剂在靠近穴位的经络之间实施假治疗,没有穿透皮肤。操作者一只手持针垂直于皮肤,并用另一只手"刺激"针 3 分钟。
- 表 61.28 给出了妊娠结果。

结果

真 Ac 组有 31% 的妊娠率,而假 Ac 组有 23% 的妊娠率,*P*=0.18(没有统计上显著的差异)。当跟踪研究妊娠直至第 18 周时,Ac 组的结果为 28%,而安慰剂组的结果为 18%,*P*=0.08(没有统计上显著的差异)。

我们的看法

一个没有解释某些细节的优秀的研究设计(移植胚胎的数量以及使用的 Ac 穴位可能极大地影响了妊娠结果)。我们也注意到,安慰剂放置位置离穴位很近。Paulus 在后期研究中指出,我们不能忽略假针的放置位置带来的影响(19)。

Dieterle 等(21)(德国,中国)——Ac 对体外受精和胞浆内精子注射结果的影响:一个随机的、前瞻性的、对照临床研究。关键要素如下:

- *N*=225
- 含 ICSI 的黄体期 Ac
  - □ 两组都在 ET 后 30 分钟和 ET 后 3 天接受 Ac 治疗。
- 使用耳穴种子;神门、子宫、脑和肾上腺。
  - □ 石竹科种子在耳朵适当位置停留两天。
- 移植胚胎的平均数量(2.6)
- ET 后两星期使用血清 hCG 检测妊娠
- 组 1 *N*=116
  - □ 患者使用 REN 4、REN 6、ST 29、PC 6、SP 10 和 SP 8 穴位以及上面提及的耳穴种子,接受 ET 后 Ac 治疗。
  - □ ET 后 3 天,这组患者使用 LI 4、SP 6、KD 3 和 LIV 3 穴位以及上面提及的耳穴种子再次接受 Ac 治疗。
- 组 2 *N*=109
  - □ 患者在 ET 后当日和 3 天后接受 Ac 治疗,使用无关生育的穴位:SJ 9、SI 12、GB 31、GB 32 和 GB 34,以及不同穴位的耳穴种子。
  - □ 把针放置在"无关生育的位点",从而进行安慰剂-对照操作。
  - □ 表 61.28 给出了妊娠结果。

结果

组 1 中的临床妊娠率和持续妊娠率都有统计上显著性的提高($P<0.05$),组 1 使用生育性 Ac 穴位,并含有黄体期 Ac 操作。组 1Ac 组有 33.6% 的临床妊娠率,而组 2(使用生育无关的穴位)为 15.6%。关于持续妊娠率,与对照组相比,生育性 Ac 组有较少的流产和较多的持续妊娠(28.4% *vs* 13.8%,$P<0.01$)。

我们的看法

IVF 方案更为严格,研究规模也更大,这些都证实了此中报告的大量其他非 RCT 研究的结果(5~11)。

RCTs 的争论和评论

F&S 发表这些研究的目的是为了创建一个讨论安慰剂效应的论坛(编辑个人通信联系作者)。TCM 看法远不止这些研究巩固和证实了 Ac 对 IVF 患者的作用。我们想要回顾对这些研究发表评论的"受邀的"观点对位的作者:

- Evan Myers,美国(37)

- □ 担心研究中使用不同的穴位
  - ■ 不理解 TCM
- □ 使用与生育无关的穴位
  - ■ 见上述评论
- □ 没有排除积极治疗的影响
  - ■ 积极治疗对结果有不利影响吗？
- □ 质量安慰剂效应的可能性
- □ 没有共用以下观点：因为安慰剂在某些地方起作用，而在其他地方不起作用，所以要平衡安慰剂效应。
- □ Ac 提供者是护士
  - ■ 我们同意
- □ 感觉他们应该把婴儿活产作为基本结果。
  - ■ 我们同意
- □ 质疑成本效用
  - ■ 这个问题将在后面的章节中讨论。

■ Alice Domar，美国(38)
- □ 批评在耳穴上使用“中药”
  - ■ 使用了石竹科种子，而不是“药”(TCM 从业者使用这些种子来物理性刺激耳穴)
- □ 安慰剂效应/难以应用
  - ■ 我们同意
- □ 也是护士实施 Ac 这一事实
  - ■ 我们同意
- □ 因该试验不是盲法试验，可能存在偏差。
  - ■ 我们同意
- □ 在《LA 时代》杂志中一篇题为“Ac 用于生育治疗？医生说‘为什么不呢’”的文章中，作者说 Domar 女士的诊所将要雇用一名针灸师，但是他也说到目前为止，Domar 女士的研究给出了不稳定的证据。
  - ■ 我们认为她的立场并不明确。
- □ 作者也说很难实施假 Ac，因为当患者被针刺时，他们是知道的。
  - ■ 我们认为这是一个关键问题，可能也是难以克服的问题。

■ John Collins，加拿大(39)
- □ 批评它不是盲法研究
  - ■ 我们同意
- □ 样本大小没有达到每一研究分支 250 个，这是一个“良好”RCT 达到有效性所需要的。
  - ■ 大部分不是临床Ⅲ期试验的、已发表的医学研究也没有达到这一统计强度。
- □ 应该尝试计算出可能需要多少治疗
  - ■ 基于我们的研究(9)，所研究的实验组要想达到 50% 的妊娠率，最低限度的必需治疗数为 9 次治疗。
- □ 感觉 Ac 的负面效应似乎最小。
  - ■ 我们同意。

为了研究目的而使用一个 Ac 会社

F&S 杂志中的近期文献，即 Westergaard 等(19)、Smith 等(20)和 Dieterle(21)的文献，以 Paulus 的文章(2)为基础报告了各种各样的方案。Paulus 在其文章中报告说接受 ET 前和 ET 后 Ac 治疗的女性的妊娠率升高。在 Westergaard 等的研究中(19)，Ac 是在医院环境中由“训练有素的”护士实施的。Ac 是一种至少研究和实践 4 年才能出师的技能。一个典型的针灸室要有柔和宁静的环境、令人愉快的音乐以及补养的能量，这可能促进任一种特定治疗的有效性。对于治疗结果来说，患者对被补养、被照顾的感受能力是如此重要。在我们的所有研究中，我们使用 NCCAOM-认证的针灸师。一个 Ac 会社逐渐发展而成，从而确保由训练有素、经验丰富的针灸师来对患者实施 Ac 治疗。这不仅提供了 24/7 的覆盖范围，而且也确保了患者有一个与医院环境体验相对的补养体验。

经济顾虑

有很多已发表文章证明当 Ac 疗法与西方治疗协同使用时，Ac 疗法不仅有效，而且有经济益处(40～43)。简要总结列举如下：

■ Ac 治疗可以最终回避外科手术。
- □ Christensen 等(40)研究了严重的膝骨关节炎，并让 20 名正等待关节造型手术的患者中随机选择接受 Ac 治疗，结果有 7 名患者不必要再接受外科手术。
  - ■ 节省预算：每位患者为 9000 美元

■ Ac 治疗导致患者住院或在家休养的时长变短
- □ Johansson 等(41)研究了脑卒中患者，并测定提供 Ac 治疗能否让其更快康复。随机选择后，患者接受 Ac 治疗。结果发现这些患者康复更快，平均康复日期为 88 天；而住院或在家休养的患者的平均康复日期为 161 天。
  - ■ 节省预算：每位患者为 26 000 美元。

■ 对于患腰痛的患者，Ac 治疗让他们更快恢复体力劳动。
- □ Gunn 等(42)研究了一家工人补偿诊所中的工

人，这些工人随机选择接受物理疗法/职业疗法/运动（标准护理）或者“标准护理+Ac”。有27个人选择接受标准护理，其中只有4个人回到了以前的岗位上。有29个人选择接受标准护理+Ac，其中有18个人回到了以前的岗位上。

■ 节省预算：没计算

■ 使用Ac治疗心绞痛后，患者住院时间变短，门诊次数减少，年病假工资也大大减少。

□ Ballegaard等(43)研究了心绞痛患者，这些患者一天接受两次Ac+指压按摩治疗。他指出，研究中的全部69名患者的住院天数都减少了，而且门诊次数也减少了。

■ 节省预算：每位患者为18 000美元。

我们也因此创建了以下表格，来估计IVF治疗中添加Ac治疗的影响。

我们推算一个IVF诊所每执行100次IVF循环，便会有额外15名患者实现怀孕和THB，这给患者夫妇带来了极大的费用节省。更重要的是，“综合性的”IVF诊所将会有更好的生殖结果，继而转化为更多的就诊患者和更好的利润。在上面的表格中，我们预测如果美国所有的IVF程序都转变为综合性的医学实践，可能会发生什么。在美国每年进行100 000次循环的基础上，如果美国的500个程序都使用Ac+IVF治疗，而且每一个程序都保守估计有10%的提高（平均益处更接近15%，表61.28和图61.15），那么，循环次数会减少10 000，每次循环花费为10 000美元，即节省100 000 000美元！还需要持续研究Ac在ART中的作用机制和方式。下一个研究目标是男性因素。

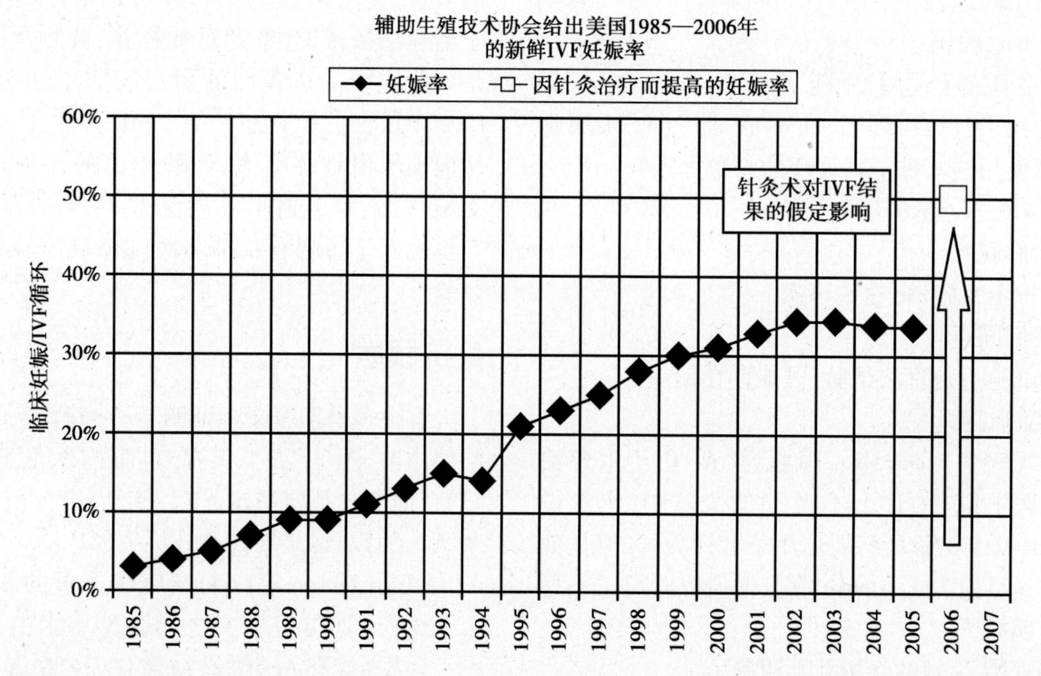

图61.15 以我们和他人的TCM以及www.cdc.gov上的数据为基础，绘制Ac对美国IVF生殖结果的假定影响图

拟定影响：THB(%)	每一IVF的费用：$ 12 000/循环	减少的循环数	典型的IVF		总费用
			实践次数	节省的循环总数	节省费用
5		每20个减少1个	100个循环/年	5	$ 60 000
10		每10个减少1个		10	$ 120 000
15		每10个减少1.5个		15	$ 180 000
20		每10个减少2个		20	$ 240 000

致谢

我们有幸与这些令人惊喜的、有天赋的、富有同情心的临床、实验室和管理团队一起工作,若没有他们的帮助,我们不可能完成这项工作。我们尤其感谢 Cecelia Roberts(注册护士,公共卫生学硕士)、Diane Polasky (D. O. M)、Steve Chan(博士)、Ann Cohen、Cynde Tagg (注册护士)、R. N. 、Francis Byrn(医学博士)以及 Tammie Parker 对本课题不懈的支持。我们还要感谢 Ac 会社的成员……感谢你们!

参考文献

1. Stener-Victorin E, Waldenstrom U, Andersson SA, Wikland M. Reduction of blood flow impedance in the uterine arteries of infertile women with electro-acupuncture. *Hum Reprod* 1996; 11:1314–1317.
2. Paulus WE, Zhang M, Stehler E, El-Danasouri I, Sterzik K. Influence of acupuncture on the pregnancy rate in patients who undergo assisted reproduction therapy. *Fertil Steril* 2002; 77:721–724.
3. McDonough P. Editorial Comments. *Fertil Steril* 2004;78:4.
4. Opher C. Clinical decision-making when science is uncertain. *Fertil Steril* 2002;78:891.
5. Magarelli P, Cridennda D. Acupuncture and IVF poor responders: A cure? *Fertil Steril* 2004;81:S20.
6. Magarelli P, Cohen M, Cridennda D. Acupuncture and good prognosis IVF patients: synergy. *Fertil Steril* 2004;82:S80–S81.
7. Magarelli P, Cohen M, Cridennda, D. Acupuncture: impact on pregnancy outcomes in IVF patients. *12th World Congress on Human Reproduction*, Venice, Italy, March 2005.
8. Magarelli P, Cohen M, Cridennda D. Improvement of IVF outcomes by acupuncture: are egg and embryo qualities involved? *Fertil Steril* 2005;83:S9.
9. Cridennda D, Magarelli P, Cohen M. Acupuncture and in vitro fertilization: does the number of treatments impact reproductive outcomes? *Society for Acupuncture Research*, 2005.
10. Magarelli P, Cridennda D, Cohen M. Proposed mechanism of action of acupuncture on IVF outcomes. *Fertil Steril* 2006;86: S174–S175.
11. Magarelli P, Cridennda D, Cohen M. The Demographics of Acupuncture's Impact on IVF Outcomes: Infertility Diagnosis and SART/CDC /age Groups. *Fertil Steril* 2007;87:S10–S11.
12. Steptoe PC, Edwards RG. Birth after the reimplantation of a human embryo. *Lancet* 1978;2:366.
13. Horsey K. Progress Educational Trust 2006.3,000,000 IVF Babies Born Worldwide Since 1979. Presented at the annual conference of the European Society of Human Reproduction and Embryology (ESHRE) 2006.
14. Speroff L, Fritz M. *Clinical Gynecologic Endocrinology and Infertility*. 7th Edition. Lippincott Williams & Wilkins, 1013–1020.
15. Arslan M, Bocca S, Mirkin S, Barrososo G, Stadtmauer L, Oehninger S., Controlled ovarian hyperstimulation protocols for in vitro fertilization: two decades of experience after the birth of Elizabeth Carr. *Fertil Steril* 2005;84:555–569.
16. Paulus WE, Zhang M, Strehler E, Sterzik K. Motility of the endometrium after acupuncture treatment. *Fertil Steril* 2003; 80:S131.
17. Osaki T, Takahashi K, Kurioka H, Miyaki K. Influence of midluteal serum prolactin on outcome of pregnancy after IVF-ET: A preliminary study. *CAT.INIST.FR. Kuwer/Plenum publisher NY* 1992.
18. Keay SD, Harlow CR, Wood PJ, Jenkins JM, Cahill DJ. Higher cortisol:cortisone ratios in the preovulatory follicle of completely unstimulated IVF cycles indicate oocytes with increased pregnancy potential. *Hum Reprod* 2002;17(9):2410–2414.
19. Westergaard LG, Mao Q, Krogslund M, Sandrini S, Lenz S, Grinsted J. Acupuncture on the day of embryo transfer significantly improves the reproductive outcome in infertile women: a prospective, randomized trial. *Fertil Steril* 2006;85:1341–1346.
20. Smith C, Coyle M, Norman RJ. Influence of acupuncture stimulation on pregnancy rates for women undergoing embryo transfer. *Fertil Steril* 2006;85:1352–1358.
21. Dieterle S, Ying G, Hatzmann W, Neuer A. Effect of acupuncture on the outcome of in vitro fertilization and intracytoplasmic sperm injection: a randomized, prospective, controlled clinical study. *Fertil Steril* 2006;85:1347–1351.
22. Quintero R. A randomized, controlled, double-blind, cross-over study evaluating acupuncture as an adjunct to IVF. *Fertil Steril* 2004;81:S11–S12.
23. Chang R, Chung PH, Rosenwaks Z. Role of acupuncture in the treatment of female infertility. *Fertil Steril* 2002;78:1149–1153.
24. Tekay A, Martikainen H, Jouppila P. Blood flow changes in uterine and ovarian vasculature, and predictive value of transvaginal pulsed color Doppler ultrasonography in an in-vitro fertilization program. *Hum Reprod*, 1995;10:688–693.
25. Steer CV, Campbell S, Tan SL et al. Transvaginal colour flow imaging after in vitro fertilization to identify optimum uterine conditions before embryo transfer. *Fertil Steril* 1992;57: 372–376.
26. Paulus WE, Zhang M, Stehler E, Seybold B, Sterzik K. Placebo-controlled trial of acupuncture effects in assisted reproduction therapy.Letter to the Editor. *Fertil Steril* 2002;78: No. 4.
27. Streitberger K, Kleinhenz J. Introducing a placebo needle into acupuncture research. *Lancet* 1998;352:364–365.
28. Emmons SL, Patton P. Acupuncture treatment for infertile women undergoing intracytoplasmic sperm injection. Medical Acupuncture, A Journal For Physicians By Physicians Spring/ Summer 2000- Volume 12/Number 2.
29. Maciocia G. *Women's Pathology in Obstetrics and Gynecology in Chinese Medicine*. Churchill Livingstone, 1998; pp. 31–32.
30. Gallinelli A, Roncaglia R, Matteo M, Ciaccio I, Volpe A, Facchinetti F. Immunological changes and stress are associated with different implantation rates in patients undergoing in vitro fertilization-embryo transfer. *Fertil Steril* 2001;76:85–91.
31. Smeenk J, Verhaak C, Vingerhoets A, Sweep C, Merkus J, Willemsen S, van Minnen A, Straatman H, Braat D. Stress and outcome success in IVF: the role of self-reports and endocrine variables. *Hum Reprod* 2005;20(4):991–996.
32. Klonoff-Cohen H, Chu E, Natarajan L, Sieber W. A prospective study of stress among women undergoing in vitro fertilization or gamete intrafallopian transfer. *Fertil Steril* 2001;76:675–687.
33. Facchinetti M, Matteo M, Artini G, Volpe A, Genazzani A. An increased vulnerability to stress is associated with a poor outcome of in vitro fertilization-embryo transfer treatment. *Fertil Steril* 1997;67:309–314.
34. Stener-Victorin E, Wikland M, Waldenstrom U, Lundeberg T. Alternative treatments in reproductive medicine: much ado about nothing. Acupuncture – a method of treatment in reproductive medicine: lack of evidence of an effect does not equal evidence of the lack of effect. *Hum Reprod* 2002;17(8):1942–1946.
35. Dickey RP, Holtkamp D. Development, pharmacology and clinical experience with Clomiphene citrate. *Human Reprod Update*

1996;2(6):483–506.

36. Latov N. Evidence Based Guidelines: Not Recommended. *J Am Phys Surg* 2005; 10(1).
37. Meyers E. Acupuncture as adjunctive therapy in assisted reproduction: *remaining uncertainties Fertil Steril* 2006;85:1362–1363.
38. Domar A. Acupuncture and infertility: we need to stick to good science. *Fertil Steril* 2006;85:1359–1361.
39. Collins J. The play of chance. *Fertil Steril* 2006;85:1364–1367.
40. Christensen BV et al. Acupuncture treatments of severe knee osteoarthritis; a long-term study. *Acta Anesthesiol Scandinavia* 1992;36:519–525.
41. Johansson K et al. Can sensory stimulation improve the functional outcome in stroke patients? *Neurology* 1994;43:2189–2192.
42. Gunn CC et al. Dry needling of muscle motor points for chronic low-back pain. *Spine* 1980;5:279–291.
43. Ballegaard et al. Acupuncture treatment results in avoidance of surgery, fewer hospital visits and greater return to employment. *Acupunct Electrother Res* 1996;21:187–197.

第 62 章

辅助生殖技术的并发症

Gamal I. Serour

目前,ART 已经在全世界范围内广泛使用,实际上可用来治疗所有形式的不孕不育症。到今天为止,已有近 200 万婴儿因 ART 而诞生。2000 年,根据全世界对 ART 的协作报告,ART 导致了 49 个国家共 460 000 例体外受精/卵胞浆内单精子注射(IVF/ICSI)循环,通过 ART 怀孕的婴儿总数为 197 000 ~ 220 000 个(1)。据估计,世界 IVF 报告中的数据仅代表了世界上执行的 ART 循环总数的三分之二。2002 年,ESHRE 的欧洲注册簿报告了 324 238 例治疗循环,这显示比 2001 年增长了 12%。在所有诊所都已注册的 13 个国家中,193 700 000 人口中共实施了 177 429 例循环,相当于每 100 万居民便进行 916 次循环。在这些国家中,ART 后出生的婴儿数占总婴儿出生数的 1.3% ~4.2%(2)。这一广泛使用的技术的长期健康后果还有待确定。在该程序的每一个阶段,都有可能发生并发症,其中一些并发症很危险,甚至有可能威胁生命。考虑到每年 IVF、ICSI 执行的 ART 循环的数目巨大且连续增长,ART 的并发症已经成为世界范围的医源性健康问题。2002 年,ESHRE 共识会议探讨了 ART 中的风险和并发症,并指出尽管 ART 对于低生育力夫妇是一种有效的疗法,但是迄今为止极少有研究者关注 ART 安全性,即不利事件和并发症(3)。良好的临床实践规范需要生殖医学临床医生注意预防这些并发症,并建立 ART 效力和安全性之间的临床平衡(4)。

发生率

在不同的研究系列中,ART 并发症的频率有所变化,这取决于是单个治疗循环报告的并发症,还是所有治疗循环报告的并发症。Bergh 和 Lunkvist 调查了 12 个斯堪的纳维亚诊所,并获得了关于 10 125 例循环的数据资料(5)。卵巢过度刺激综合征(OHSS)和与卵母细胞收集有关的并发症的发生率为 1.3%。Roest 等调查了 2495 例转移 IVF 循环,并报告说 4 种主要的临床并发症的总体发生率为 2%,这 4 种临床并发症包括 OHSS、子宫附件扭转、卵母细胞收集后的腹部并发症以及异位妊娠(6)。据 Serour 等的报告,在一系列 3500 例连续的 IVF 和 ICSI 循环中,8.3% 的循环出现了并发症(包括 OHSS),其中 22.7% 的妊娠女性体内出现了早期妊娠并发症(包括流产)(7)。Govaerts 等报告说,1500 例卵母细胞提取中有 2.8% 的并发症率,包括 1.8% 的 OHSS、0.4% 的骨盆腔炎、0.13% 的子宫附件扭转、0.18% 的妊娠期间子宫附件扭转和 0.13% 的肠道子宫内膜异位症(8)。根据 2002 年欧洲 ART 注册簿的报告,224 327 例循环中有 2148 例 OHSS,相当于所有受激循环有 1.0% 的风险。据报告,其他因卵母细胞提取、出血、感染和孕产妇死亡而导致的并发症分别对应为 1156 例(0.5%)、622 例(0.25%)、227 例(0.1%)和 2 例(0.001%)(2),总的并发症率为 1.85%(2)。

Klemetti 等研究了芬兰的 9175 例循环,并报告了第一次治疗循环和全部治疗循环(平均为 3.3 次循环)的并发症。每 1000 名女性的一次治疗循环和全部治疗循环的并发症率对应为:OHSS 为 19% 和 34.7%,出血为 1% 和 2.4%,感染为 5.1% 和 10.9%,流产为 41.9% 和 93.1%,异位妊娠为 9.3% 和 20.9%,其他并发症为 1.1% 和 1.9%;第一次治疗循环的总并发症率为 2.6%,全部治疗循环的总并发症率为 5%。全部治疗循环结束后,1354 个(15%)IVF 女性因并发症而留院。在这些医院偶发事件中,10.5% 的 IVF 女性的并发症发作持续超过 5 天。尽管每一个 IVF 治疗循环后出现并发症的风险较低,但是已有很多 IVF 治疗导致很多女性再三出现严重的并发症(9)(表 62.1)。

因为各种各样的原因,医疗中心通常会少报 ART 并发症。世界各地的医疗中心并不赞成公开他们的并发症率,尤其是存在"优劣名次表"或者提供服务的竞争性自由市场时,他们更不愿意,而这种情况是很常见。其他的重要原因是,研究者失去对大量 ART 循环的跟踪研究以及缺乏已记录的数据资料,2000 IVF 世界报告(1)和 ESHRE 报告(2)清晰反映了这一点。在生殖医学期刊中,ART 并发症也少报了,尤其是那些与 OHSS 相关的并发症。大量的这些患者最终允许进入重症特别护理室、普通外科室、神经外科室、血管外科室或肺科室。其他专业的医学期刊发表了大量的有关 ART 并发症的文献,而生殖医学医生通常没注意到这些文献。

表 62.1 ART 并发症的发生率

作　者	循环次数	总发生率(%)
Berg 和 Lunckvist(4)	10 125	1.3
Roest 等(6)	2495	2
Serour 等(6)	3500	8.3
Govaerts 等(8)	1500	2.8
Klemetti 等(7)	9175	
第一次治疗循环		2.6
全部治疗循环(平均 3.3 次)		4.99
Anderson 等(2)	224 327	1.85

在该章中,作者考虑了 ART 的每个阶段,讨论了它可能引起的并发症并提供了预防方法。

诱导排卵

卵巢过度刺激综合征

大多数 ART 循环都会引起某种程度的过度刺激。OHSS 的医源性疾病是诱导排卵操作导致的最重要的并发症,这种疾病最严重的形式是一种潜在的致命疾病(4,7,10)。在文献中,中度至严重 OHSS 的发病率在 1% ~10% 之间变化(4)。在安排患者接受卵巢过度刺激、卵巢刺激期间以及采集卵母细胞(OPU)后,医生应该鉴别出伴随 OHSS 风险的患者(11)。

癌

卵巢癌

1982 年,Bamford 和 Steele 报告了第一例诱导排卵后的浸润性上皮卵巢癌(12)。从那以后,研究者陆续发表了这种病例,有些是以病理报告的形式,有些是作为评论文章或研究的一部分(7,13,14)。一个可能环节引起的这类并发症是很重要的,因为在西方国家,卵巢癌是最常见的妇产科恶性肿瘤的致死原因,其中欧洲西北部和美国的致死率为 7.3 ~13/100 000 名女性(15)。到目前为止,研究阐释过程充斥着众多困难,如数量少、回溯性的不完全数据、治疗和疾病发作之间漫长的滞后时间等。这是因为卵巢癌是一种相对罕见的结果,而且主要发生于生命晚期(即正常分娩年龄或不育治疗后多年),同时不育症和低产次对卵巢癌的发病率有较为混淆的影响(4,16)。

三个主要假说组成了卵巢刺激和癌症之间的可能关联的基础。Fathalla 的持续排卵假说指出,重复性表面损伤的累积效应能引起恶变(17)。Zajicek 进一步提出,上皮包含性囊肿可能引起肿瘤变化,上皮包含性囊肿的发生与卵巢表面上的排卵有关(18)。第二种假说是:外源性或内源性促性腺激素或者提高的 E_2 水平直接充当致癌物(19,20)。第三种假说指出,在局部卵巢环境中,促性腺激素和 E_2 能产生化学致癌物,这种化学致癌物的刺激能引起恶变(21,22)。

该领域的第一批研究之一是 1987 年 Ron 等进行的研究,他们共调查了 2632 名接受不育治疗的女性(23)。研究发现在患有"激素性"不孕症的女性患者中,卵巢癌和排卵诱导药物的使用之间没有任何关联;但是大量的药物和疗法没有得到进一步的结论。1989 年,一个中国研究调查了 229 例卵巢癌,并使用基于人口的对照,但该研究也存在与前者类似的缺陷。据这个中国研究的报告,"预先使用激素以帮助怀孕"这种做法与"得卵巢癌的风险"之间有无意义的关联[相对风险(*RR*)=2.1;95% *CI*=0.2 ~22.7](24)。

1992 年,Whittemore 等和 Harris 等发表了来自 12 例卵巢癌美国病例对照研究的一个联合分析的结果(25 ~27)。在怀孕女性中,生育药物与浸润性的上皮、交界上皮、非上皮卵巢癌之间有关联(RR=27.0;95% *CI*=2.3 ~315.6),这引起临床医生和患者的极大关注。然而,这个研究也有一些缺点,具体包括如下缺点:只有少数女性使用了不育症的药物,前置时间偏差可能允许不育妇女的较早诊断,没有有力报告不育症的病因,施药的持续时间和种类没有明确规定,诊断和肿瘤分类的标准没有明确界定,癌症女性患者可能显示出回忆偏倚。因此,不能证实生育药物与卵巢癌之间的因果关联。

1994 年,Rossing 等进行了一项病例群组研究,将 3837 名不育女性分为病例组和对照组,结果显示从未生育过的女性和怀孕女性使用枸橼酸氯米芬(CC)12 个多月后,浸润性和交界卵巢癌的风险增大(*RR*=11.1;95% *CI*=1.5 ~82.3)(28)。这个研究有一些优点,具体优点包括:使用一个不育群组作为病例和对照,诊断癌症前从图表审查中获得数据资料。然而,1996年Shushan等研究了200名卵巢癌女性患者,结果并没有证实这种关联,尽管结果暗示了人绝经期促性腺激素(hMG)的使用与交界瘤有联系(29)。1995年,澳大利亚的Venn等发表了另一篇报告,他们观察5564名IVF期间接受卵巢刺激的女性和4794名IVF期间未接受排卵诱导的女性(30)。尽管研究显示排卵诱导女性患上卵巢癌的风险并没有显著增大,但是病例数较少、易变的后续跟踪研究(1~15年)这些因素都使得我们很难得出牢靠的结论。

1997年,意大利的Parazzini等发表了一项病例对照研究,研究对象为971名卵巢癌女性患者,研究结果显示生育药物与随后的卵巢癌风险之间没有强关联(31)。作者同意其报告在统计强度和可用资料方面有局限性[据报告,只有5个病例(0.5%)使用了生育药物]。1997年,丹麦的Mosgaard等研究了684个病例和1721个年龄相当的群组对照,他们也发现在经产女性或从未生育过的女性中,不育药物与卵巢癌之间没有任何关联。但是,以前有研究证实从未生育过的女性或那些不孕不育的女性(未经医学治疗)患卵巢癌的风险增大(32)。

荷兰的研究者进行了一项大规模群组研究,并追踪研究了5~8年,结果发现与未接受IVF的低生育力女性相比,接受IVF的女性患上卵巢癌的风险并没有增大(33)。Klemetti等研究了9175例IVF循环,并执行了平均年限为3.7年的追踪研究,结果发现与对照组相比,接受IVF的女性的卵巢癌发病率并没有增大(9)。

Klip等鉴别了发表于1966—1999年检查与卵巢癌、乳腺癌、子宫内膜癌、甲状腺癌、黑素瘤风险有关的生育药物(FDs)以及低生育力的具体原因的文献(33)。

他们报告说,虽然某些研究明确发现了FDs与卵巢癌风险之间的关联,并引发了严重的担忧,但是绝大部分报告中观察到的关联似乎只是出于偏差或偶然,而不是因果性的。导致偏差的最重要的来源是针对经产状况和低生育力的原因的不充足的混杂对照(33)。

Mahdavi等最近批判性地回顾了反映生育药对卵巢风险的影响的医学文献中的证据(34)。有些研究专用来调查诸如口服避孕药用法的持续时间、妊娠数量之类的混杂因素的影响,并指出那些虽长时间未作任何避孕措施却仍未怀上孩子的不孕妇女患上卵巢癌的风险增大。这些女性是否因自身不孕症的基本缘由或者诸如排卵诱导药物之类的因素而处于危险中?这个问题已经成为一些研究的基础。总的来说,与生育药物治疗有关的卵巢癌(尤其是浸润性上皮和非上皮卵巢癌)风险方面的研究发现是安慰性的。然而,已有研究发现FD使用与卵巢交界瘤之间有较强的关联(34)。他们得出如下结论:尽管这些可用研究得到了安慰性的结果,但是仍强烈需要设计周到的临床试验来进一步揭开排卵诱导药物潜在的致癌效应。

在那个时刻来临之前,还需要使用超声波和高怀疑指数对这些高风险患者进行仔细的临床评估。必须把治疗风险告知这些不孕不育妇女。建议使用最低有效剂量的排卵刺激物,并严密监测刺激过程。

乳腺癌

Serour等研究了共经历3500个卵巢刺激循环的2924名患者,并发现了1例乳腺导管癌(7)。Klemetti等进行了一项平均年限为3.7年的追踪调查,结果发现9175例IVF循环中有一例乳腺癌,没有接受排卵诱导的对照组中有3例乳腺癌(9)。荷兰的Klip等进行了一项大规模的群组研究,结果发现与没接受IVF的低生育力女性相比,接受IVF的女性患上乳腺癌风险并没有增大(33)。Braga等在意大利进行了一项多中心病例对照研究,研究涉及2569名乳腺癌女性患者,研究结果发现生育治疗与乳腺癌风险之间没有任何关联。然而,他们不能完全排除这种可能性:特定药物的使用可能与乳腺癌的发生有关(35)。

Venn等审查了5564名接受卵巢刺激的女性和4794名转交IVF后未接受刺激的女性患上乳腺癌的风险(30)。他们共观察到了34例乳腺癌,并断言在研究范围内IVF治疗后的女性患上乳腺癌风险并没有增大(RR=1.11;95% CI=0.56~2.20)。

Venn等进行了另外一项包含29 700名女性的群组研究,研究中20 656名女性使用生育药物,另外9044名女性不使用生育药物。他们在这些女性中发现了143例乳腺癌、13例卵巢癌和12例子宫癌。在使用生育药物的患者组中,乳腺癌的发生率不超过预期标准发生率(SIR)0.91(95% CI 0.74~1.13),卵巢癌的发生率不超过预期标准发生率(SIR)0.88(0.42~1.84);在未使用生育药物的患者组中,这两个数值分别对应为0.95(0.73~1.23)和1.16(0.52~2.59)(36)。他们得出如下结论:IVF治疗后的第一年,使用FD的女性诊断患上乳腺癌的风险有短暂增长,但是整体发生率不超过预期标准发生率。

1965—1988年期间,Brinton等在5个临床地点对

12 193 名不育妇女进行了一项回顾性群组研究，并追踪调查至 1999 年，最终鉴别出了 292 例原位乳腺癌和乳腺浸润性癌。SIR 比较了不育妇女和一般人群的乳癌风险。他们发现不育患者的乳癌风险远远高于一般人群（SIR = 1.29；95% *CI* 1.1 ~ 1.4）。群组内分析显示枸橼酸氯米芬的调整后 *RR* 为 1.02，促性腺激素的调整后 *RR* 为 1.07，使用剂量或周期与风险没有重大联系。追踪调查 20 余年后，研究者发现这两种药物的风险性都有微小、无意义的提高。与氯米芬有关的浸润性乳腺癌风险是统计上显著的(37)。

综上所述，尽管现有研究显示与排卵刺激药物有关的乳腺癌风险并没有总体增长，还需要继续监测这些药物的长期效应。

其他恶性肿瘤

Johannes 等提出了这种可能性：排卵诱导增大了其他激素敏感性肿瘤的风险。他们指出，应该把甲状腺癌、子宫内膜癌以及黑素瘤看做是排卵诱导疗法的潜在有害结果(38)。也有研究报告了 1 例输卵管绒毛膜癌(39)和 1 例子宫和卵巢癌(12)。

荷兰的研究者进行了一项大规模的群组研究，并追踪调查 5 ~ 8 年，结果发现接受 IVF 治疗的患者组和未接受治疗的患者组的子宫内膜癌的风险都增大，这显示这种治疗有一种低生育力相关的效应，这一点还需要进一步的评估(33)。

卵巢刺激的其他并发症

在文献中，关于 hMG 注射的有害反应的病理报告很少(40 ~ 42)。有研究描述，一位对 hMG 有遗传性过敏症和迟发型超敏反应历史的女性患者有局部荨麻疹反应和过敏性发作，其中据测量局部荨麻疹反应大小为 10cm×20cm，并持续发展 24 小时。

多年来，医生一直使用枸橼酸氯米芬来进行排卵诱导，而且这种药物也有一些潜在副作用，包括潮热、腹部不适、恶心、呕吐、抑郁、失眠、乳房胀痛、头痛、经间期点滴出血、月经过多、子宫内膜异位症、抽搐、体重增加、皮疹、头晕以及脱发。也可能出现视觉障碍，这时需要收回药物并开始眼科检查，因为已有研究报告了视神经病变症状(43)。

排卵诱导的其他罕见副作用包括患有子宫内膜异位症和家族性地中海热的女性体内的血性腹水、使用枸橼酸氯米芬后的垂体出血、使用溴隐亭治疗催乳素瘤之后妊娠中的垂体肥大。也有研究报告了施用枸橼酸氯米芬后，患者出现急性间歇性卟啉病(44)。

OPU 的并发症

IVF 的第一份报告使用了腹腔镜检查方法来采集卵母细胞(45)。现在，这种方法已经被超声引导卵泡抽吸术取代了。已经使用了一些技术来用于超声引导的卵母细胞提取，包括经阴道技术、经尿道技术和经皮腹腔技术。经阴道技术是首选方法，因为它能提取更多卵母细胞，缩短操作时间，不需要一个完整膀胱便能可视化卵泡，而且还可能避开全身麻醉。

20 世纪 80 年代中期，研究者第一次描述了经阴道超声引导卵泡抽吸术（TVUGFA）(46，47)。会发生三组主要的并发症：出血、盆腔炎、对诸如肠或输尿管之类的骨盆结构的损伤。

出血

根据 Serour 等的报告，3500 例卵母细胞提取中有 0.09% 出现了阴道出血现象(7)。Anderson 等则报告说 224 327 例循环中阴道出血的发生率为 0.25% (2)。Ludwig 等对 1000 多个循环进行了一项前瞻性研究，并报告说高达 2.8% 的程序在穿刺点有阴道出血现象(48)。这并不是个较大的问题，也没有报告说出血严重到需要局部压力或缝合(4，7，48)。源于卵巢血管、囊穿刺点或其他骨盆血管的腹内出血是一个更为严重的并发症，某些情况下需要紧急剖腹手术和输血来作为救生程序。建议在横截面图中观察一个外周卵泡，以将它从血管中区分出来，这可以在冲洗或抽吸所有卵泡时避免卵泡膨胀过度，而且不需要从卵巢中拔出针头，从而可以避免多次穿刺(7)。如果有彩色多普勒仪，便可以避免血管穿刺，从而大大减低这种风险。

感染

一些病理报告已经发表了 TVUGFA 后患者患上感染性并发症，包括盆腔脓肿、卵巢脓肿或感染性子宫内膜异位囊肿。在不同的研究系列中，感染的发生率变化很广，从 0.1% 到 3%，具体发生率取决于各种因素包括阴道穿刺技术、是否出现盆腔感染或盆腔子宫内膜异位、程序中的输卵管积水或肠穿刺、用 10% 的聚维酮碘或生理盐水配制术前阴道制剂以及是否使用了预防性抗生素(12，4，7，49，50)。TVUGFA 后的骨盆腔炎有 4 种可能的路径，包括有疾病史的患者体内潜在性感染的再激活、肠道创伤后的污染、阴道微生物的直接接种或者输卵管积水穿刺。Ludwig 等对 1058 例卵母细胞提取进行了一项前瞻性研究，结果没有观察到骨盆腔炎病例，而观察到了不明原因的发热病例(48)。

有研究报告，一名以前患有骨盆腔炎的女性接受经子宫颈的冷藏胚胎移植后，出现子宫脓肿(51)。

有骨盆腔炎病史的女性在采集卵母细胞前应该接受预防性抗生素，可能在冷藏循环的胚胎移植前也应该接受预防性抗生素。虽然有些作者建议所有的阴道卵母细胞采集都使用抗生素(49)，而其他作者则感觉现有资料尚不足以支持这一做法(48)。如果胚胎移植前出现临床感染的征兆，则建议在未来的循环中使用冷冻保存和ET。

对其他骨盆结构的创伤

子宫内膜囊肿或皮样囊肿破裂后，患者也可能出现急性腹痛症状，这种症状必须接受剖腹手术(52)。有研究报告了一个阑尾中有穿洞的急性阑尾炎病例(6)。

也有研究描述了对输尿管的创伤。有研究报告说多次腹腔镜的或经阴道的卵母细胞采集后，出现了肾盂积水、感染和最终肾切除术这些病例(53)。以前做过盆腔手术和变形的骨盆解剖的患者进行经阴道的卵母细胞采集后，体内会出现一块血肿，这种血肿会阻塞输尿管，并需要插入一个移植片固定模(48,54)。Coroleu 等(55)描述了卵母细胞采集后出现的伴随继发性输尿管阴道瘘的输尿管病变(55)。也有研究者报告了骨盆解剖正常的患者接受 TVUGFA 后，出现了导致急性输尿管梗阻的输尿管病变(56)。

术后疼痛

尽管大部分患者都能很好地接受 OPU，而一项涉及1058 例 OPU 的前瞻性群组研究则显示，OPU 之后有3%的患者出现严重到非常严重程度的疼痛，OPU 程序两天后仍然有2%的患者遭受严重的疼痛。疼痛水平随着提取卵母细胞数量的增多而提高。大约0.7%的患者要求住院接受疼痛治疗(48)。

OPU 的其他罕见并发症

Wong 等报告了 TVUGFA 之后的腹直肌鞘血肿(57)。Ayestran 等(58)和 Serour 等(7)报告了 TVUGA 之后严重的心动过缓和呼吸过慢症状，“心动过缓”是由宫颈旁甲哌卡因的潜在毒性作用引起的，“呼吸过慢”则是由对增大的卵巢的强烈腹压引起的。Azem 等报告了来自骶骨动脉的大量腹膜后出血病例，这种症状需要进行紧急剖腹手术(59)。据 Cho 等的报告，有多次 TVUGFA 历史的年长患者在 TVUGFA 期间出现阴道穿孔症状，尤其是当卵巢很难显像时(60)。

Almog 等报告了脊椎骨髓炎，它会导致严重的腰痛，但可以使用抗生素成功治疗这种病症(61)。Wehner Caroli 等报告了胚胎移植后患者对牛血清白蛋白的过敏反应。如果能够得到一份详细的患者病史，这种风险便可以大大减少(62)。

ART 妊娠并发症

流产

因 ART 而怀孕的女性的流产率要高于自发怀孕，这一点已得到广泛报告(4)。Serour 等研究了 702 例 ART 妊娠，研究发现其流产率为 20.6%(7)。

Klemetti 等研究了 9175 例 IVF 循环，并发现超过9%的怀孕女性因流产而接受医院护理。每 100 例 IVF 分娩中流产数为 23 例，其他作者也发现了相似的流产率(15% ~23%)(7,63 ~65)。

在一个美国研究中，ART 女性和其余女性群体的流产率是相似的(15%)(64)。但是，在另一个美国研究中，ART 后流产的风险略有增大(65)。这是 ART 程序的直接结果，还是仅仅反映有关群体？这个问题引发了一些困难，原因是多方面的：对“流产”的定义是不同的；使用高敏感的 β-hCG 化验；密切监测接受 ART 治疗的女性；在特定某天移植胚胎。当与一般人群比较时，所有这些因素都给出一个虚假的较高流产率。与之相反，长期停止排卵后过度成熟卵的受精、hMG 排卵诱导后的黄体期缺陷、处理卵母细胞所带来的潜在有害效应都是一些导致 ART 妊娠中流产风险增大的潜在因素(4)。

异位妊娠

IVF 程序中的第一例妊娠是一个异位妊娠(EP)(45)。从那以后，一般认为 ART 后的 EP 率为 2% ~11%(66,67)。来自大型研究的数据倾向于处在该范围的下端。Serour 等报告 702 例 ART 妊娠中有 1.9%的异位妊娠(7)，Roest 等发现有 2.1%的妊娠为异位妊娠(6)。近期一个芬兰研究考察了 9175 例 ART 循环，并发现每 100 例 IVF 分娩对应的 EP 率为 5%，这一比率是芬兰的早期研究的两倍(9)。与 IVF 治疗的早期研究相比，每开始一个 IVF 循环所对应的 EP 率(0.8%)也略高(5,7,66)。

EP 和排卵诱导药物之间的关联尚不清晰。尽管一些早期的研究提出了一种联系，但这一结论随后引起争论。然而,对于经历 ART 的患者来说,毫无疑问针对 ET 的最重要的风险因素是输卵管病理。Dubuisson 等(67)阐释了这一点,他们研究了 556 名因 ART 而怀孕的女性,并发现含输卵管因素的患者的 EP 率为 11.1%,而子宫内膜异位症患者的 EP 率降为 2.1%,原因不明的不孕症患者的 EP 率降为 3.4%。对这三组患者的样本进行病理检查,结果显示这些患者体内以前就存在输卵管病变。刺激方案的类型、E_2 水平、移植胚胎的数量以及黄体期支持类型并不显著影响 EP 率。Asung 等(68)分析了 97 240 名女性患者,她们共接受 156 454 例循环,结果共有 97 240 例妊娠,其中 765 例(2.4%)为异位妊娠。IVF 后的 EP 发生率(2.8%)要高于 ICSI 后的 EP 发生率(1.3%),$P<0.001$。在 IVF 组中,EF 发生率与孕妇年龄有关。对于那些患有输卵管疾病且年龄小于 25 岁、25～29 岁、30～34 岁、35～39 岁和大于 40 岁的女性来说,EP 发生率分别对应为 6.1%、4.1%、3.9%、3.0% 和 2%;一个重大趋向($P<0.004$)。与移植两个胚胎相比(2.2%),移植三个胚胎时有一个微小但明显增大的 EP 发生率(2.6%),$P<0.036$。治疗指征似乎是一个风险因子:输卵管疾病(3.8%)、子宫内膜异位症(2.3%)、其他或原因不明的女性因素(1.8%)以及男性因素(1.2%)。Rebic-Pucelj 等(69)研究了 1059 例妊娠,并报告说 44 例 EP 中有 42 例发生在输卵管因素不孕症患者身上。他们也发现卵巢刺激的类型、ET 时的膝胸卧位或膀胱切石卧位、移植胚胎的数量都不是重要因素。因为输卵管疾病在 EP 病因学中的重要性,研究者建议患者在 IVF 前接受预防性输卵管切除术,但是这种做法虽然可以治疗超过 89% 的患者,但同时也完全消除了正常自然妊娠的可能性,而且也不能避免输卵管子宫间妊娠(69)。Agarwal 等在 7 年间研究了 26 例 ET 后异位妊娠,并发现预先实施输卵管切除术后有 7 例妊娠位于子宫角残段或输卵管残段(70)。Arbab 等描述了 5 个宫角妊娠后子宫破裂的病例,这种症状是有输卵管切除史的女性患者进行 IVF 后出现的(71)。在该研究系列中,有两名女性需要子宫切除术,这强调必须对这种严重的并发症给予警觉和高的怀疑指数。

ART 之后,EP 也可能在其他罕见位置发生。已经报告的罕见妊娠位置包括同时性双侧输卵管妊娠、输卵管切除术后的双侧同时性间隙六胎妊娠、输卵管子宫间妊娠、卵巢妊娠、腹腔妊娠。也报告了宫颈妊娠,同时 ART 妊娠中以下风险可能增大:胚胎植入后回流到子宫颈或者 ET 期间的子宫颈损伤。病例较少时,这种风险很难定量,但是早期诊断在宫颈妊娠中尤其重要,并且随着孕龄增大,严重出血的风险也会增大(4)。

早期监测 EP 可以允许最小数量的外科手术或其他治疗方法。在该领域中,高敏感性 β-hCG 化验和阴道超声波有重要影响(4)。ART 病例中可能不使用惯常的运算法则,这是因为通常移植多个胚胎,这种做法会影响 β-hCG 水平。Marcus 等发现,三水平的 β-hCG、第 13 天孕酮测量再加上盆腔炎病史实现了高达 90% 的 ART 后 EP 预测值(72)。Mol 等指出,ET 后第 9 天进行一次 β-hCG 单独测量,超过 18IU/L 的测量值可用作截断值。因为在这些女性中 EP 可能性只有 1%,从而可以证实期待疗法是有道理的(在一个无临床症状的患者中)(73)。

异位双胎妊娠

ART 后更常出现共存性宫内妊娠和异位妊娠,或者异位双胎妊娠。据报告,在自然妊娠中,异位双胎妊娠率的发生率从 1/2600 例变化到 1/30 000 例妊娠(74,75)。有研究者回顾了 139 个病理报告,并指出 ART 后的异位双胎妊娠率约为 1/100 例妊娠(76)。最近,其他作者也回顾了这一课题,并报告了 0.1% ～ 0.3% 的异位双胎妊娠发生率(6,7,63,66,77)。因为患有输卵管疾病或骨盆疾病的人群接受多次排卵和多次 ET,所以异位双胎妊娠的风险增大。与 EP 相比之下,移植 4 个或更多个胚胎能给异位双胎妊娠一个 10.0 的比值比(78)。在 Tal 等的研究中,一半病例以前有过一个或多个 EP,45% 的女性患者以前做过盆腔外科手术(76)。根据研究者的提议,ET 技术是异位双胎妊娠的一种致病因子,包括介质的体积和黏度、导管插入深或浅、程序的难度系数。但是,目前已有数据还不足以得出明确的结论。

记录了破裂、出血和紧急干预的延迟诊断,这强调了及时手术治疗的重要性。但是,现在流行使用超声波检查法进行早期诊断,这种方法允许使用更新的技术,具体通过以下手段来实现:腹腔镜切除,经阴道超音波引导的高渗葡萄糖滴入异位双胎妊娠的异位妊娠囊中的滴注过程,或者伴随输卵管囊抽吸的氯化钾注射(69,70)。

葡萄糖妊娠

评定与 ART 有关的葡萄糖妊娠的风险是否有潜在增大是很困难的。从理论上说,以下两种情况都会增大完全性葡萄胎的风险:排卵诱导或减数分裂中断后使用不成熟的卵;因处理卵母细胞或变形而丢失母本染色体。另外,过度成熟的卵母细胞更容易发生多精入卵,由此产生杂合子完全性或部分性的葡萄糖妊娠。文献中极少报告周期性葡萄糖妊娠和绒毛膜癌的病例(4)。

如果不从众多医疗中心收集数据,则不可能对该并发症进行进一步的评估。使用现代分子生物学技术、胚胎植入前诊断以及ICSI能够进一步洞察这种疾病,并为有周期性葡萄糖妊娠的女性提供可能性的治疗策略。

多胎妊娠

在自然怀孕中,八十分之一的妊娠会产出双胞胎。然而,在ART中,多胎妊娠率超过五分之一。甚至在那些把移植胚胎数限制在三个以内的国家中,这一比率也超过了五分之一。Serour等研究了源自3500例IVF/ICSI循环的702例妊娠,并报告其多胎妊娠率为27.9%,其中双胎、三胎和死胎的比率分别为19.8%、6%和2.1%(7)。2000年,来自49个国家和6个地区的研究者第7次进行了IVF世界协作报告,报告共涉及全世界估计约197 000~220 000个婴儿,报告指出常规IVF和ICSI的双胎率分别为26.9%和26.2%,三胎率对应为2.8%和2.9%(1)。

2006年的ESHRE报告调查了324 238例IVF/ICSI治疗循环的结果,并指出对于组合型IVF和ICSI循环来说,单胎、双胎和三胎分娩的分布对应为75.5%、23.2%和1.3%。总多胎分娩率为24.5%,而2001年的总多胎分娩率为25.5%(2)。

一些研究者评估了ART对多胎妊娠的整体贡献。在1972—1974年(ART前)和1990—1991年(ART后),“三胎及更高次多胎怀孕婴儿/100 000个白种婴儿活产”这一比率增长了191%,其中38%可归于ART,30%可归于年长妇女生出的孩子增多(81)。这些作者指出剩下的30%的增长可能归因于排卵诱导药物。

对于很多长期想要孩子却一直未果并接受ART治疗的不育夫妇以及一些生殖医学医师来说,多胎妊娠是很有吸引力的。就此而言,很多人可能忘记了这一点:与其他哺乳动物不同,人类子宫的设计原则便是一次最好孕育一个胎儿。如果是多胎妊娠,子宫运作就没有那么高效了。虽然大部分(并非全部)双胎妊娠也产出了健康的孩子,而高序多胎妊娠(HOMP)就不太可能产出健康的孩子(7,82~84)。

多胎妊娠以及大部分明显的三胎和HOMP出现有害临床结果的风险显著增大,这主要是由于胎儿早熟以及其短期和长期后遗症。双胎中的新生儿死亡率是单胎的4倍,而且双胞胎患长期残疾的风险增大,包括脑性瘫痪(85)。

与抚养多胎妊娠和HOMP的孩子有关的压力、极大增长的产前和新生儿重症护理费用也是关键性的健康服务问题(86)。

一般认为高效率不育治疗的不可接受性——有关的多胎妊娠是对ART的未来安全和成功的最大威胁(84,87)。世界卫生组织将多胎妊娠看做ART治疗的一个主要并发症(88)。ART诊所面临的挑战是如何在不危及成功率的情况下降低双胎、三胎和HOMP的风险。一方面要确立成功的ART程序和妊娠率,另一方面要确保安全性,需要找到这两方面的平衡点。但是,安全性是第一位的。若要计算ART成功率,应该测量单胎活产率,而不是妊娠率。

在大部分欧洲国家,选择性移植两个胚胎这一做法已经大大减少了三胎和HOMP,但对双胎妊娠没有任何影响(2)。消除ART中医源性双胎妊娠的唯一确定的方法是,处于多胎妊娠高风险中的女性只移植一个胚胎。这种女性包括较年轻的女性、第一次或第二次接受IVF循环的女性以及含有许多优质胚胎的女性(87,89,90)。

对单胚胎移植 *vs* 双胚胎移植进行元分析,分析显示选择性单胚胎移植极大降低了多胎妊娠的风险,同时也降低了新鲜IVF循环中的婴儿活产可能性(91)。

目前可用的资料表明,通过对特定女性患者组使用严格的胚胎选择标准,单胚胎移植可以达到30%~40%的妊娠率/新鲜治疗循环,同时可以实际上消除双胎妊娠(92,93)。重复移植解冻-冷冻的备用胚胎可以进一步增强结果,可以实现一个与双胚胎移植相当的累积妊娠率,即47%~53%(94)。在年龄小于36岁的女性中,移植一个新鲜胚胎,然后如果需要,再移植一个冷冻-解冻的胚胎,可以极大降低多胎分娩率,同时也获得一个并不比双胚胎移植低太多的婴儿活产率(95)。然而,迄今为止,已实施的试验还都是小规模的,它们得出的结论还不足以促使临床实践出现一个广泛接受的变化。因此,下面的事实并不令人惊讶:2002年的ART ESHRE报告指出,在已执行的203 877例胚胎移植中,只有13.7%为单胚胎移植,54.8%为双胚胎移植,26.9%为三胚胎移植,4.7%为4+胚胎移植(2)。我们仍然需要明确的试验,来比较单胚胎移植 *vs* 双胚胎移植的临床结果、母体和围产期并发症、成本效率以及可接受性。

近期的研究证据显示,与自然怀孕对照相比,ART后的单胎妊娠有非常高的“极低出生体重”和“极早产”风险。诸如孕妇年龄和产次之类的混杂因素都不会改变这一结果(96)。诸如社会经济状态、胎儿性别以及分娩日期和地点也似乎不能解释这种差异(96,97)。也有研究者进行了一项病例对照研究并发现,如果不考虑不育治疗,低生育力病史与增加的围产期死亡有关(98)。

荷兰的研究者进行了一项基于人口的历史群组研究,以接受低生育力治疗的女性为研究对象,并将可控卵巢过度刺激和 IVF 后怀上的单胎的围产期结果(IVF+COHS,$n=2239$)、自然怀孕的低生育力女性中的胎儿围产期结果(低生育力对照,$n=6343$)、只接受 COHS 的女性中的胎儿围产期结果(只有 COHS,$n=84$)进行比较,结果发现 IVF 单胎的不良围产期结果不能用“低生育力”来解释,并显示其他因素可能很重要(99)。

在 ART 中,由移植多个胚胎引起的单胎妊娠、胚胎密集、多个次优的胚胎形成都可能是造成这种有害影响的原因。在 ART 中,在胎盘形成期间以早期确立的单胎畸形的形式发展的妊娠也可能负面影响结果(100)。

最近,有研究显示,使用单胚胎移植的预后良好的患者不仅有较高的怀孕几率,而且与自然单胎相比,他们的单胎婴儿不会有不利的结果(101)。

患者和他们的生殖医学医生通常抵制减少移植胚胎的数量。这主要是基于以前发表的数据,即移植胚胎数量减少,妊娠率也会降低(102)。在这些早期研究中,对于那些经常预后不良的患者来说,用于移植的胚胎是唯一可用的胚胎(103)。

使用单胚胎移植时的要素是能够在正确的患者、正确的循环中积极选择或挑选正确的胚胎。胚胎筛选的方法有很多,如非整数倍筛选、DNA 指纹印记,还有非侵袭性的技术,如胚胎的氨基酸消耗、形态选择、人类白细胞抗原-G(HLA-G)评估、胚胎卵裂速度以及在 6~8 细胞阶段胚胎时单核卵裂球的数量。临床医生需要根据患者夫妇的 MP 风险,为他们制订个性化的方案(104)。

根据多胎妊娠减少(MFPR)的结果方面的数据资料,一些生殖医学医师认为它能为 MP 和 HOMP 的问题提供一个令人满意的解决方法。MFPR 并没有解决双胞胎的问题。用 MFPR 来解决 HOMP 也伴随着伦理矛盾,并会对患者夫妇造成心理创伤。绝对不能把 MFPR 看做预防 MP 和 HOMP 的管理标准线。它不仅是一种管理救援线,而且是在其他方法不能预防 MP 和 HOMP 的情况下使用(104,105)。

解决 MP 和 HOMP 的问题应该不单单是提供解决问题的医学方法。据研究显示,在一些诊所中,寻求生育治疗的夫妇中有 10% 的人请求诊所帮助他们怀上双胞胎,而不是一次要一个孩子。这些夫妇为这一请求给出了各种各样的原因,包括一次怀孕便即刻获得一个家庭、最小化女性工作的中断次数、因为妇女不碍事便能得到整个家庭所以双胞胎是适合的、晚些时候妇女可能年龄太大而不能第二次怀孕(104)。在中国,使用生育药来避开中国的计划生育一胎法是很常见的。去年,在中国许多医院中,双胞胎的出生数翻了一番。必须对夫妇和社会进行健康教育,并详细介绍 MP 和 HOMP 的危险,以改变社会对 MP 的看法。同时,生殖医学医师和从业者也要承认 MP 和 HOMP 以及其产科、新生儿、发育和经济后果代表了不育治疗的主要医源性并发症,必须采取一切措施来预防它(104,105)。在测量 ART 程序的表现时,我们的关注重点从 ART 程序中每一循环的妊娠率转移到每一患者的累积婴儿活产率,这种转变有助于挑战当前的惯例。在每一个 ART 程序中,仔细调谐胚胎和与 MP 高风险有关的患者特征后,应该小心、逐渐地引入单胚胎移植。单胚胎移植与最佳冷冻保存方案的组合应该成为常规 IVF/ICSI 治疗的护理标准。

生殖医学医师应该帮助他们的患者把冲突可能性降至最低。决策人应该知道 MP 的后果,尤其是旨在单胎妊娠的不育治疗的成本和潜在成本效用。

孕妇和胎儿的并发症

产科并发症

在 ART 妊娠中,妊娠早期出血的发生率很高,在 29% 和 36.2% 之间变化(106~109)。据显示,在自然妊娠(50%)(110)和 ART 妊娠(25%~44%)中,妊娠早期出血都与增大的流产风险有关(106~109)。Sutter 等分析了来自他们的 ART 资料库(1993—2006)的数据资料,该研究中包括 1432 例单胎持续妊娠。与对照组(4%)相比,妊娠早期出血组(8.7%)中来自消没的双胎的单胎妊娠更多(111)。研究者发现妊娠早期出血的发生率与移植胚胎的数量有关系。妊娠早期出血导致增大的妊娠中期($OR=4.56$,$CI=2.76\sim7.56$)和妊娠晚期出血率($OR=2.85$,$CI=1.42\sim5.73$)、PROM($OR=2.44$,$CI=1.38\sim4.31$)、早产收缩(OR 2.27,CI 1.48~3.47)和 NICU 接诊。它也增大了早产和极度早产的风险。

在一个病例对照研究中，Tallo 等报告说与非 IVF 对照样本相比，IVF 母亲有更多的妊娠诱导型高血压症状（21% *vs* 4%）（112）。挪威的研究者进行了一项基于人口的全国性研究，涉及 845 384 例来自 1988—2002 年挪威医学出生登记处的妊娠。研究发现，在 7546 例 ART 后怀上的妊娠中，ART 后单胎妊娠的前置胎盘风险是自然怀孕妊娠的 6 倍（调整后 *OR* 5.6；95% *CI* 4.4～7.0）。在那些既有自然妊娠又有 ART 后妊娠的母亲中，ART 后妊娠中的前置胎盘风险几乎是自然妊娠的 3 倍（调整后 *OR* 2.9；95% *CI* 1.4～6.1）（113）。

Serour 等研究了产生于 IVF/ICSI 循环的 702 例妊娠，并报告说 10% 的妊娠出现妊娠诱导型高血压，21.5% 的妊娠出现未足月产，30.5% 的妊娠出现低出生体重，2% 的妊娠出现胎儿子宫内死亡（7）。一般来说，ART 后怀孕的女性较年长，而且更经常是初次分娩。她们也更容易怀上多胎。这些鉴别出的风险因素能增大 ART 妊娠中看到的产科并发症的发生率（7，114～116）。在这些珍贵的妊娠结果中，父母和临床医生的担忧程度较高，从而使得干预门槛较低。然而，ART 过程自身是否能够导致产科问题风险增大？答案尚不清晰。有些研究者进行了病例对照研究，比较 ART 相关的单胎妊娠和自然单胎妊娠，其中有些研究还分析了控制孕妇变量（如年龄和产次）后的结果（117～120）。这些研究者发现 ART 妊娠中妊娠诱导型高血压、妊娠期糖尿病、前置胎盘以及剖宫产术的比率均增大，然而 Reubinoff 等发现在研究群体中，仅有剖宫产的风险增大（119）。IVF 患者和排卵诱导患者中的不利结果相当，这表明有一个除 IVF 方法之外的因素导致风险增大（117）。还需要进行进一步的研究，以评估特定不育原因或治疗作为产科并发症的发病诱因的重要性。

围产期并发症

一些研究记录了 ART 妊娠的围产期结果，其中一些是以全国性数据为基础的（7，121，125）。早产儿占总出生数的比例在 21.5%～37% 之间变化（占单胎的比例是 5.3%～13.0%）。据报告，低出生重（<2500g）占总出生数的比例为 30.6%～37.5%（占单胎的比例是 7.7%～11.0%）。一般来说，死产率、围生期死亡率和婴儿死亡率都比全国登记处的全国平均率要高（121～125）。解释混杂变量的病例对照研究并不一定证实这一点（126，127）。不育治疗对新生儿发病率的绝大部分影响似乎都是由多样性和早熟性居间促成的（127）。

丹麦的 Pinborg 等对双胎和单胎分娩进行了一项全国性群组研究，并发现 IVF/ICSI 双胞胎和非 IVF/ICSI 双胞胎的身体健康方面没有任何较大差异。与 IVF/ICSI 单胎相比，更多的 IVF/ICSI 双胞胎进入 NICU 就诊（$P<0.01$），而且更多的双胞胎接受外科干预（$P=0.03$）和特殊需求（$P=0.02$）。而且，他们有更差的言语发展（$P<0.01$）。对出生重进行分层后，IVF/ICSI 双胎和单胎之间除了 NICU 就诊和言语发展之外的全部差异都消失了（128）。

Pinborg 等在丹麦进行了一项全国性的群组研究，包括 1995—2000 年出生的 3438 名 IVF/ICSI 双胞胎和 10362 名非 IVF/ICSI 双胞胎，结果发现两个群组之间的畸形率或死亡率没有任何差异（129）。尽管 IVF/ICSI 双胞胎的出生重不调和性更高、NICU 就诊数也更多，当在该比较中仅考虑异卵双胎时，IVF/ICSI 双胞胎的新生儿结果似乎与非 IVF/ICSI 双胞胎相当。

Soderstrom-Anttila 等在第 6、12 和 24 个月时评估了卵母细胞体外成熟后出生的孩子的生长发育状况（130）。

产前检查结果良好，婴儿的平均出生重也是正常的。在 12 个月时，过度表达了主要的发育迟缓状况，但在两岁时，孩子的发育是正常的（130）。

先天性异常

已有研究者表达了对 ART 后出生的孩子的健康状况的担忧。尤其是，包含男性因素低生育力的夫妇生出的男孩将来也有低生育力的风险，大量男性因素病例已经显示了这一点，这种风险可能是遗传导致的。这些遗传因素包括 Y 染色体微小缺失、X 染色体和常染色体畸变（即罗伯逊易位）、以不育为特征的综合性失调（即卡尔曼综合征）以及有遗传依据的超微精子缺陷（Meschede 等，2000 年）（131）。

一些研究报告说与自然怀孕对照组相比，IVF 孩子中神经管缺陷、食管闭锁、脐突出及尿道下裂（IVF 之后）的发生率增大（132，133）。然而，这种先天性畸形的增加可能主要是因为孕妇年龄的增大。Koivurova 等在芬兰进行了一项基于人口的大型研究，并报告说 IVF 孩子中出现过多的心脏纵隔缺损，但没有过多的其他先天性畸形（134）。尽管关于 ART 孩子的一些追踪研究指出，ART 对正常发育和儿童保健造成了极少的风险，其他的调查者则报告说 ART 孩子的主要出生缺陷是正常孩子的两倍（135）。

不孕妇女在怀孕时通常年龄都较大，她们也可能有各种各样的不孕原因。而且，在 IVF 程序中，胚胎会遭受力学、热学和化学方面的变化。从理论上讲,这些因素能增大先天性畸形的风险。

在已发表的研究中,主要先天性畸形和次要先天性畸形的比例是各不相同的。但是因为与研究设计和主要先天性畸形的定义相关的种种原因,这些不同比例是无法进行比较的。总的来说,大型可靠调查中的数据资料并没有指出 ICSI 孩子的畸形率高于自然孕育的孩子(136,137)。另外,关于 ICSI 胎儿染色体组型的现有资料也显示,与一般新生儿人口相比,ICSI 胎儿的染色体异常风险略有增加,主要是性染色体(138)。随着越来越多的无精子症患者使用 ICSI 治疗,一些研究者发现这些患者的精子染色体非整数倍率增大(139~143),一些研究者研究了这些患者的妊娠结果(144~146)。Ludwig 等研究了 229 例使用睾丸精子的妊娠,发现使用睾丸精子后出生的孩子并没有任何主要畸形的附加风险(145)。以活产和死产孩子为基础,并包括自然流产和人工流产,他们发现出生后 8 周内的主要畸形率为 9%,而使用射出精子进行 ICSI 后出生的孩子的主要畸形率为 8.4%。Bonduelle 等(136)发现使用射出精子(3.4%,$n=2477$)或睾丸精子(2.9%,$n=206$)生出孩子后,婴儿在 8 周内没有任何差异。Vernaeve 等(146)发现非梗阻性无精子症(NOA)患者使用睾丸精子后,婴儿主要先天性畸形率为 4%;而梗阻性无精子症(OA)患者使用睾丸精子后,婴儿主要先天性畸形率为 3%(NS)。胎儿期染色体组型显示,NOA 组的更始异常率为 7%,而 OA 组的更始异常率为 1%(NS)。

已发表的小型研究和病理报告系列指出,ART 后生出的孩子有增大的铭记失调风险,例如 Beckwith-Wiedemann 综合征和 Angelman 综合征,前者的特征是大舌头、大器官和大体型,后者是一种神经障碍,因为患这种病的孩子外表快乐、动作呆笨,所以这种病曾经也叫做"快乐木偶"。但是,这些证据仅是提示性的,还不足以断言 ART 与 Angelman 综合征和 Beckwith-Wiedemann 综合征中发生的畸形症状有关(147)。有时,这些先天性状况是由铭记缺陷而导致的。"铭记缺陷"是一种正常关闭来自母亲或父亲的基因的过程。尽管这种铭记障碍可能仅是 ART 的罕见并发症,但与目前已识别的缺陷相比,外生性缺陷可能解释更广范围的 ART 相关并发症(148)。

在 ART 中,越来越多的患者选择使用胚胎的冷冻保存,一些研究也评估了其结果。从理论上说,冷冻保存中可能会出现重要的细胞变化,而且解冻过程也可能有副作用。但是,有一个研究追踪调查使用冷藏胚胎孕育出的孩子直至孩子 4 岁,发现次要先天性异常率和主要先天性异常率都是正常的(149)。另一个关于 1~9 岁孩子的群组研究也显示冷藏胚胎孕育出的孩子没有任何病理特征(150)。Wennerholm 等研究了 270 名婴儿,并断言该过程不会负面影响胎儿发育,围产期风险也没有增大(151)。在为人类卵母细胞和胚胎研发一种最佳冷冻保存程序中,超速冷却技术上的玻璃化提供了一种新的希望。最近,研究者调查了玻璃化卵母细胞的结果,并报告了 92.9% 的受精率、32.5% 的妊娠率和 13.2% 的着床率,而且生出的婴儿都是健康的(152)。

有一个涉及 11 535 例妊娠的研究调查了冷冻捐精的使用,发现非染色体畸形或其他不利围产期结果没有任何增大(153)。据记录,略微增大的 21 三体性风险与增大的捐精者年龄有关,但仍需要进一步的研究来阐明这一发现。

心理并发症

这一研究领域存在方法和概念上的困难,包括选配对照组上的困难、样本量小、有关使用的各种调查问卷的有效性的争论、经历 ART 的夫妇中积极自我报告的趋势(4)。在回顾性研究中,对治疗压力的感知力可能受到治疗失败的影响。一般来说,IVF 治疗是非常紧张的,它对生活方式有消极影响,治疗失败后还会导致抑郁并降低婚姻满意度(154,155)。一个前瞻性研究发现第一个循环失败后,患者的焦虑和抑郁症状显著增加,同时轻度和中度抑郁症水平增大,这一点在女性患者中尤为明显(156)。涉及 144 对夫妇的一项前瞻性纵向研究发现,在接受 IVF 治疗时,女性比她们的配偶及配偶相当的角色更为焦虑,但是那些怀孕的女性不那么抑郁,而且她们对夫妻关系更积极(157)。

与相配的对照组相比,IVF 母亲更担忧她们腹中孩子的生存和正常状态、分娩时的伤害以及产后分离。有研究者研究了 45 对夫妇在 IVF 治疗、妊娠以及分娩期间的状况,结果发现治疗中患者心理负担超过了生理负担,而且与自然怀孕对照相比,IVF 妊娠更为紧张(158)。然而,母亲体验分娩,父亲体验妊娠,在这一点上 IVF 治疗组要优于对照组。与他们的对照人相比,IVF 治疗组的父亲更享受妊娠过程。Boivin 和 Takefman 也记录了 ART 的积极方面,即与无治疗循环相比,治疗循环中的女性的乐观程度更高(对婚姻和社会关系的压力和改变也更多)(159)。

Coplin 和 Soenen 近期也进行了一项研究,并指出

IVF 家庭和对照家庭的孩子养育状况和心理发展没有显著差异(160)。

Pinborg 等对 472 例 IVF/ICSI 双胞胎和 634 例 IVF/ICSI 单胎进行了一项丹麦全国性群组研究,发现 IVF/ICSI 双胞胎对家庭的影响要强于 IVF/ICSI 单胎(128)。

IVF/ICSI 和非 IVF/ICSI 双胞胎父母都体验了更多的婚姻压力(*OR* 2.9,95% *CI* 2.2~3.8),而且与单胎相比,双胎对母亲生活的影响更大(*OR* 1.7,95% *CI* 1.2~2.4)(128)。

Garel 和 Blondel 研究了有三胎的心理后果,并追踪调查至分娩后第 4 年,然后撰写了一系列相关文章,并在文章中报告了 HOMP 的影响(161,162)。12 例妊娠中只有 1 例是自然妊娠。第一年,大部分母亲报告了与家务助理、社会隔绝、夫妻关系、母子关系相关的困难。在 12 个母亲中,有 8 个母亲表达了心理困难,有 3 个母亲接受了抑郁症治疗。孩子出生后 4 年前,所有母亲都报告了情绪困扰(主要是疲劳和压力),4 个母亲有高的抑郁症评分,并在服用精神药物,还有 4 个母亲自发表达了后悔要三胞胎(162)。

"接受不育治疗的夫妇的心理困扰增加"这一发现使得咨询服务必须成为 ART 程序的一个重要部分。与仅仅提供信息相比,咨询服务并不能显著降低焦虑或抑郁水平。研究者面临的挑战是,要找出那些在早期可能通过特定干预手段获益的患者个体。

财政影响

尽管从严格意义上讲 ART 的财政方面并不是一个医疗问题,但是对于很多夫妇来说,它却是极为重要的。它对个人、社会及政治水平的影响是显著的。总成本的估算不固定,具体取决于治疗地点、伴随着随后的新生儿护理费用的妊娠产次、怀上一个孩子所需要的治疗次数。Callahan 等估算了 IVF 程序、孕妇和新生儿的总成本,单胎为 $ 9845,双胎为 $ 37 947。1994 年,三胎妊娠对应的孕妇和新生儿平均成本超过了 $ 109 000(163)。

1996 年,Goldfarb 等指出单胎或双胎妊娠的成本为 $ 39 000,三胎或四胎妊娠的成本为 $ 340 000,成本包括孕妇和新生儿费用(164)。在 Neumann 等的研究中,成本是有变化的,在第一个循环就成功的情况下成本为 $ 66 667,在女性超过 40 岁、伴随男性因素不育症并且最后第五个循环成功的情况下,成本为 $ 800 000(165)。

在卫生局或保险系统不支付这种服务费用的国家,尤其是那些低收入和极低收入的国家,对于那些寻求这种治疗的夫妇来说,ART 治疗的成本是一个很大的负担。在这些国家中,只有那些可支付 ART 服务的富人才能得到服务。这种情况应该引起极大的伦理关注,因为它违背了公平和公正的伦理原则。在 Serour 等的研究中,在需要 ART 治疗并到一个私人诊所问诊的夫妇中,只有 60% 的夫妇有财力完成 ART 治疗。第一次治疗怀孕未果后,只有 40% 的夫妇支付得起第二次 ART 治疗(166)。

在政府不财政支援 ART 程序的低收入国家中,必须找到一种机制来为那些支付不起的穷人提供服务。今后,软刺激方案、自然循环和卵母细胞的体外成熟的应用可能能为这些患者带来希望。

对某些经由挑选的患者实施单胚胎移植策略,与双胚胎移植相比,即使单胚胎移植策略需要更多的治疗循环,但它节省了孕妇和新生儿的费用,所以成本效益也可能更高。

临床实践的关键点(表 62.2)

表 62.2 临床实践的关键点——减少 ART 并发症的指导方针

风 险	减少风险的措施
一般性风险	BMI(体重指数)
	血液化验
	肾功能化验
	肝功能化验
	血糖评估
	FSH 和 E_2 评估
	腹部和盆腔超声波扫描
	选定患者的心电图
	选定患者的乳房 X 线照相术
	选定患者的输卵管切除术
	选定患者的子宫镜检查术
OHSS 及其并发症	请见关于 OHSS 的其他章节
OPU	预防性使用抗生素和抗真菌剂
	避免对卵巢上部施加强腹压
	正确的阴道杀菌
	最小数量的阴道穿刺
	穿刺前超声显像外周卵泡的横截面图
	如可用,使用彩色多普勒仪
	整个治疗程序中轻柔操作针
	整个治疗程序中正确显像针头
	如必要,使用术后镇静

续表

风　　险	减少风险的措施
妊娠并发症	用积极的 BHCC 排空子宫腔，以排除异位妊娠和异位双胎妊娠 针对 MP 风险，对患者实施健康教育 选定患者进行单胚胎移植 对 HOMP 实施多胎妊娠减少措施
先天性异常	为患者夫妇提供恰当的遗传咨询 ICSI 前检查男性配偶的染色体组型，看其是否有严重的少弱精子症或 NOA ICSI 之前夫妇双方都要接受针对 CAVD 囊性纤维化测验 一些患者接受 PGD
心理和社会经济问题	在治疗前、中、后，为患者提供信息性、指示性和支持性的咨询服务 鉴别出需要特别注意的那些患者

参考文献

1. Adamson GD, De Mouzon J, Lancaster P, Nygren KG, Sullivan E, Zegers-Hochs Child F. World collaborative report on in vitro fertilization, 2000. *Fertil Steril* 2006;85:6:1586–1622.
2. Anderson AN, Gianaroli L, Felberbaum R, Mouzon Jde, Nygren KG. Assisted reproductive technology in Europe, 2000. Results generated from European registers by ESHRE. *Hum Reprod* 2006;21:7:1680–1697.
3. Land JA, Evers JLH. Report of an ESHRE consensus meeting prepared. Risks and complications in assisted reproduction techniques. *Hum Reprod* 2003;18:2:455–457.
4. Serour GI, Rhodes C, Sattar MA, Aboulghar MA, Mansour R. Complications of assisted reproductive techniques. A review. *Assist Reprod* 1999;9:4:214–232.
5. Bergh T, Lundkvist O. Clinical complications during in-vitro fertilization treatment. *Hum Reprod* 1992;7:625–626.
6. Roest J. Mous HV, Zeilmaker GH, et al. The incidence of major complications in a Dutch transport IVF programme. *Hum Reprod Update* 1996;2:345–353.
7. Serour GI, Aboulghar M, Mansour R, et al. Complications of medically assisted conception in 3500 cycles. *Fertil Steril* 1998;70:638–642.
8. Govaerts F, Devreker F, Delbaere A, Revelard PH, Englert Y. Short-term medical complications of 1500 Oocyte retrievals for in vitro fertilization and embryo transfer. *Eur J Obstet Gynec and Reprod Biol* 1998;239–243.
9. Klemetti R, Sevon T, Gissler M, Hemminki E. Complication of IVF and ovulation induction. *Hum Reprod* 2005;20:12:3293–300.
10. Broat D, Bernardus R, Gerris J. Anonymous reports of lethal cases of ovarian Hyperstimulation syndrome. In (Eds) Gerris J, Delvigne A, Olivennes F. *Ovarian Hyperstimulation Syndrome*. Informa Health Care, 2006;59–70.
11. Serour GI. Clinical manifestations of ovarian hyperstimulation syndrome. In (Eds) Gerris J, Delvigne A, Olivennes F. *Ovarian Hyperstimulation Syndrome*. Informa Health Care, 2006;25–40.
12. Bamford PM, Steele SJ. Uterine and ovarian carcinoma in a patient receiving gonadotropin therapy: a case report. *Obstet Gynecol* 1982;89:962–964.
13. Schenker JG, Ezra Y. Complications of assisted reproductive techniques. *Fertil Steril* 1994; 61:411–422.
14. Kaufman SC, Spirtas R, Alexander NJ. Do fertility drugs cause ovarian tumors? *J Women's Health* 1995;4:247–259.
15. Heintz AP, Hacker NF, Lagasse LD. Epidemiology and etiology of ovarian cancer: a review. *Obstet Gynecol* 1985;66:127–135.
16. Nugent D, Salha O, Balen AH, et al. Ovarian neoplasis subfertility treatments. *Br J Obstet Gynecol* 1998;105:584–591.
17. Fathalla MF. Incessant ovulation: a factor in ovarian neoplasis? *Lancet* 1971;2:163.
18. Zajicek L. Prevention of ovarian cystomas by inhibition of ovulation: a new concept. *J Reprod Med* 1978;2:114.
19. Stadel BV. The etiology and prevention of ovarian cancer. *Am J Obstet Gynecol* 1975;123:772–774.
20. Daly MB. The epidemiology of ovarian cancer. *Hematol Oncol Clin North Am* 1992;6:729–738.
21. Bengtsson M, Rydstrom J. Regulation of carcinogen metabolism in the rat ovary by the estrous cycle and gonadotropin. *Science* 1983;219:1437–1438.
22. Bengtsson M, Hamberger L, Rydstrom J. Metabolism of 17,12-dimethyl-benz(a)anthracene by different types of cells in human ovary. *Xenobiotica* 1988;18:1255–1270.
23. Ron E, Lunenfeld B, Menczer J, et al. Cancer incidence in a cohort of infertile women. *Am J Epidemiol* 1987;125:780–790.
24. Shu XO, Brinton LA, Gao YT, et al. Population-based case-control study of ovarian cancer in Shanghai. *Cancer Res* 1989;49:3670–3674.
25. Whittemore AS, Harris R, Itnyre J, et al. The Collaborative Ovarian Cancer Group. Characteristics relating to ovarian cancer risk: collaborative analysis of 12 U.S. case-control studies. *I. Methods. Am J Epidemiol* 1992;136:1175–1183.
26. Whittemore AS, Harris R, Itnyre J. The Collaborative Ovarian Cancer Group. Characteristics relating to ovarian cancer risk: collaborative analysis of 12 U.S. case-control studies. II. Invasive epithelial ovarian cancers in white women. *Am J Epidemiol* 1992;136:1184–1203.
27. Harris R, Whittemore AS, Itnyre J. The Collaborative Ovarian Cancer Group. Characteristics relating to ovarian cancer risk: collaborative analysis of 12 U.S. Case-control studies. III. Epithelial tumors of low malignant potential in white women. *Am J Epidemiol* 1992;136:1204–1211.
28. Rossing MA, Daling JR, Weiss NS, et al. Ovarian tumors in a cohort of infertile women. *N Engl J Med* 1994;331:771–776.
29. Shushan A, Paltiel O, Iscovich J, et al. Human menopausal gonadotropin and the risk of epithelial ovarian cancer. *Fertil Steril* 1996;65:13–18.
30. Venn A, Watson L, Lumley J, et al. Breast and ovarian cancer incidence after infertility and in vitro fertilization. *Lancet* 1995;346:995–1000.
31. Parazzini F, Negri E, La Vecchia C, et al. treatment for infertility and risk of invasive epithelial cancer. *Hum Reprod* 1997;12:2159–2161.
32. Mosgaard BJ, Lidegaard O, Kjaer SK, et al. Infertility, fertility drugs, and invasive ovarian cancer: a case-control study. *Fertil Steril* 1997;67:1005–1012.
33. Klip H, Burger CW, Kenemans P, Leeuween V. Cancer risk associated with subfertility and ovulation induction: a review. *Cancer Causes Control* 2000;11:319–344.
34. Mahdavi A, Pejovic T, Nezhat F. Induction of ovulation and ovarian cancer: A critical review of the literature. *Fertil Steril* 2006;85:4:819–826.
35. Braga C, Negri E, La Vecchia C, et al. Fertility treatment and risk of breast cancer. *Hum Reprod* 1996;11:300–303.
36. Venn A, Watson L, Bruinsma F, Giles G, Healy D. Risk of cancer after use of fertility drugs with in vitro fertilization.

Lancet 1999;354:1586–1590.

37. Brinton L, Scoccia B, Moghissi KS, Westhoff CL, Althuis MD, Mabie JE, Lamb EJ. Breast cancer risk associated with ovulation stimulation drugs. *Hum Reprod* 2004;19(9):2005–2013.
38. Johannes CB, Caro JJ, Hartz SC, et al. Adverse effects of ovulatory stimulants – a review. *Assist Reprod Rev* 1993;3: 68–74.
39. Flam F, Lundstrom V, Lindstedt J, et al. Choriocarcinoma of the fallopian tube associated with induced superovulation in an IVF program: a case report. *Eur J Obstet Gynecol Reprod Biol* 1989;33:183–186.
40. Li TC, Hindle JE. Adverse local reaction to intramuscular injections of urinary-derived gonadotrophins. *Hum Reprod* 1993; 8:1835–1836.
41. Harika G, Gabriel R, Quereux C, et al. Hypersensitization to human menopausal gonadotropins with anaphylactic shock syndrome during a fifth in vitro fertilization cycle. *J Assist Reprod Genet* 1994;11:51–53.
42. Redfearn A, Hughes EG, O'Connor M, et al. Delayed-type hypersensitivity to human gonadotropin: case report. *Fertil Steril* 1995;64:855–856.
43. Lawton AW. Optic neuropathy associated with clomiphene citrate therapy. *Fertil Steril* 1994;61:390–391.
44. Wang JC, Guarnaccia M, Weiss SF, Sauer MV, Choi JM. Initial presentation of undiagnosed acute intermittent porphyria as a rare complication of ovulation induction. *Fertil Steril* 2006; 86:2:462–e1–e3.
45. Steptoe PC, Edwards RG. Reimplantation of a human embryo with subsequent tubal pregnancy. *Lancet* 1976;1:880–882.
46. Dellenbach P, Nisand I, Moreau L, et al. Transvaginal sonographically controlled ovarian follicle puncture for egg retrieval. *Lancet* 1984;1:1467.
47. Feichtinger W, Kemeter P. Laparoscopic or ultrasonically guided follicle aspiration for in vitro fertilization? *J In Vitro Fertil Embryo Transfer* 1984;1:244–249.
48. Ludwig AK, Glawatz M, Griesinger G, Diedrich K, Ludwig M. Perioperative and postoperative complications transvaginal ultrasound-guided oocyte retrieval. Prospective of study of >1000 oocyte retrievals. *Hum Reprod* 2006;21:12:3235–3240.
49. Howe RS, Wheeler C, Mastroianni L, et al. Pelvic infection after transvaginal ultrasound-guided ovum retrieval. *Fertil Steril* 1988;49:726–728.
50. Bennet SJ, Waterstone JJ, Cheng WC, et al. Complications of transvaginal ultrasound-directed follicle aspiration. A review of 2670 consecutive procedures. *J Assist Reprod Genet* 1993;10: 72–77.
51. Scoccia B, Marcovici I, Brandt T. Uterine abscess after ultrasound guided ovum retrieval in an in vitro fertilization-embryo transfer program: case report and review of the literature. *J Assist Reprod Genet* 1992;9:285–289.
52. Coccia ME, Becattini C, Bracco GL, et al. Acute abdomen following dermoid cyst rupture during transvaginal ultrasonographically guided retrieval of oocytes. *Hum Reprod* 1996;11: 1897–1899.
53. Jones WR, Haines CJ, Matthews CD, et al. Traumatic ureteric obstruction secondary to oocyte recovery for in vitro fertilization: a case report. *J In Vitro Fertil Embryo Transfer* 1989;6: 186–187.
54. Neuwinger J, Todorow S, Wildt L. Ureteral obstruction: a complication of oocyte retrieval. *Fertil Steril* 1994;61:787 (Letter).
55. Coroleu B, Lopez Mourelle FL, Hereter L, et al. Ureteral lesion secondary to vaginal ultrasound follicular puncture for oocyte recovery in in-vitro fertilization. *Hum Reprod* 1997; 12:948–950.
56. Miller PB, Price T, Nichols JE Jr., Hill L. Acute ureteral obstruction following transvaginal oocyte retrieval for IVF. *Hum Reprod* 2002;17:1:137–138.
57. Wang JG, Huchko MJ, Kavic S, Sauer MV. Rectus sheath hematoma after transvaginal follicle aspiration: a rare complication of in vitro fertilization. *Fertil Steril* 2005;84(1): 217.e1–e3.
58. Ayestaran C, Matorras R, Gomez S, Arce D, Rodriguez-Escudero F. Severe bradycardia and bradypnea following vaginal oocyte retrieval: a possible toxic effect of paracervical mepivacaine. *Eur J Obstet Gynaecol Reprod Biol* 2000;91:71–73.
59. Azem F, Wolf Y, Botchan A, Amit A, Lessing JB, Kluger Y. Massive retroperitoneal bleeding: a complication of transvaginal ultrasonography-guided oocyte retrieval for in vitro fertilization-embryo transfer. *Fertil Steril* 2000;74:2:405–406.
60. Cho MM, McGovern PG, Colon JM. Vaginal perforation during transvaginal ultrasound-guided follicle aspiration in a woman undergoing multiple cycles of assisted reproduction. *Fertil Steril* 2004;81(6):1695–1696.
61. Almog B, Rimon E, Yovel I, Bar-Am A, Amit A, Azem F. Vertebral osteomyelitis: a rare complication of transvaginal ultrasound-guided oocyte retrieval. *Fertil Steril* 2000;73(6): 1250–1252.
62. Wehner-Caroli J, Schreiner T, Schippert W, Lischka G, Fierlbeck G, Rassner G. Anaphylactic reaction to bovine serum albumin after embryo transfer. *Fertil Steril* 1998;70:4:771–773.
63. Kupka MS, Dorn C, Richter O, Felderbaum R, Van Der Ven H. Impact of reproductive history on in vitro fertilization and intracytoplasmic sperm injection outcome: evidence from the German IVF Registry. *Fertil Steril* 2003;80:508–516.
64. Schieve LA, Tatham L, Peterson HB, Tones J, Jeng G. Spontaneous abortion among pregnancies conceived using assisted reproductive technology in the United States. *Obstet Gynecol* 2003;101:959–967.
65. Wang JX, Norman RJ, Wilcox AJ. Incidence of spontaneous abortion among pregnancies produced by assisted reproductive technology. *Hum Reprod* 2004;19:272–277.
66. Bryant J, Sullivan EA, Dean JH. Supplement to assisted reproductive technology in Australia and New Zealand. *Assist Reproductive Technology Series. Number 8*. Publication of AIHW National Perinatal Statistics Unit, no. PER 26, Sydney, Australia, 2004.
67. Dubuisson JB, Aubriot FX, Mathieu L, et al. Risk factors for ectopic pregnancy in 556 pregnancies after in vitro fertilization: implications for preventive management. *Fertil Steril* 1991; 56:686–690.
68. Asung E, Cuckle HS, Dirnfeld M, Grudzinskas GJ. *Ectopic pregnancy following IVF/ICSI-ET in the United Kingdom*, HFEA Register (1991–1999). Abstracts of the 19th Annual meeting of ESHRE, Madrid, Spain, 2003:xviii34–xviii35.
69. Rebic-Pucelj M, Tomazevic T, Vogler A, et al. Risk factors for ectopic pregnancy after in vitro fertilization and embryo transfer. *J Assist Reprod Genet* 1995;12:594–598.
70. Agarwal SK, Wisot AL, Garzo G, et al. Cornual pregnancies in patients with prior salpingectomy undergoing in vitro fertilization and embryo transfer. *Fertil Steril* 1996;65: 659–660.
71. Arbab F, Boulieu D, Bied V, et al. Uterine rupture in first or second trimester of pregnancy after in vitro fertilization and embryo transfer. *Hum Reprod* 1996;11:1120–1122.
72. Marcus SF, Macnamee M, Brinsden P. The prediction of ectopic pregnancy after in vitro fertilization and embryo transfer. *Hum Reprod* 1995;10:2165–2168.
73. Mol BWJ, Van der Venn F, Hajenius PJ, et al. Diagnosis of ectopic pregnancy after in vitro fertilization and embryo transfer. *Fertil Steril* 1997;68:1027–1032.
74. Dicken D, Goldman F, Felding D, et al. Heterotopic pregnancy

after IVF-ET: report of a case and a review of the literature. *Hum Reprod* 1989;4:335–336.
75. De Vroe RW, Pratt JH. Simultaneous intrauterine and extra-uterine pregnancy. *Am J Obstet Gynecol* 1948;56:1119–1123.
76. Tal J, Haddad S, Gordon N, et al. Heterotopic pregnancy after ovulation induction and assisted reproductive technologies: a literature review from 1971 to 1993. *Fertil Steril* 1996; 66:1–12.
77. Westergaard HB, Tranberg Johansen AE, Erb K, Nyboe Andersen A. Danish National IVF Registry 1994 and 1995. Treatment pregnancy outcome and complications during pregnancy. *Acta Obstet Gynecol Scand* 2000;79:384–389.
78. Tummon IS, Whitmore NA, Daniel SA, et al. Transferring more embryos increases risk of heterotopic pregnancy. *Fertil Steril* 1994;61:1065–1067.
79. Kasum M, Grizelj V, Simunic V. Simultaneous bilateral tubal pregnancy following in vitro-fertilization and embryo transfer. *Hum Reprod* 1998;13:465–467.
80. Chang C-C, Wu T-H, Tsai H-D, et al. Bilateral simultaneous tubal sextuples: pregnancy after in-vitro fertilization-embryo transfer following salpingectomy. *Hum Reprod* 1998;13: 762–765.
81. Wilcox LS, Kiely JL, Melvin CL, et al. Assisted reproduction technologies: estimates of their contribution to multiple births and newborn hospital days in the United States. *Fertil Steril* 1996;65:361–366.
82. Seoud MA, Toner JP, Kruithoff C, Muasher SJ. Outcome of twin, triple and quadruplet in in-vitro fertilization pregnancies: the Nor Folk experience. *Fertil Steril* 1992;57:825–834.
83. Yokoyama Y, Shimizu T, Hayakawa K. Incidence of handicaps in multiple births and associated factors. *Acta Genet Med Gemellol* 1995;44:81–91.
84. Bergh T, Ericson A, Hillensjo T, et al. Deliveries and children born after in-vitro fertilization in Sweden 1982-95: a retrospective cohort study. *Lancet* 1999;354:1579–1585.
85. Davis OK. Elective single-embryo transfer. Has its time arrived? *N Engl J Med* 2004;351:2440.
86. Goldfarb J, Kinzer DJ, Boyle M, Kurit D. Attitudes of in vitro fertilization and intrauterine insemination couples towards multiple gestation pregnancy and multifetal pregnancy reduction. *Fertil Steril* 1996;65:815–820.
87. ESHRE Campus Report. Prevention of twin pregnancies after IVF/ICSI by single embryo transfer. *Hum Reprod* 2001;16:4: 790–800.
88. Vayena E, Rowe P, Griffin P. *Current practices and controversies in assisted reproduction.* WHO Report of a meeting on Medical, Ethical and Social Aspects of Assisted Reproduction 17–21 September 2001. WHO, 2002, Geneva.
89. Templeton A. Avoiding multiple pregnancies in ART. Replace as many embryos as you like – one at a time. *Hum Reprod* 2000;15:8:1662–1665.
90. Hunault CC, Eijkemans MJC, Pieters MHEC, te Velde ER, Habbema JDF, Fasuer BCJM, Macklon N. A prediction model for selecting patients undergoing in vitro fertilization for elective single embryo transfer. *Fertil Steril* 2002;77(4): 725–732.
91. Panadian Z, Bhattacharya S, Ozturk O, Serour GI, Templeton A. Number of embryos for transfer following in-vitro fertilization or intracytoplasmic sperm injection. Cochrane Review 25/ 8/2004. *Human Reprod* 2005;20(10):2681–2687.
92. Gerris J, De Neubourg D, Mangelschots K, et al. Prevention of twin pregnancy after in-vitro fertilization or intracytoplasmic sperm injection based on strict embryo criteria: a prospective randomized clinical trial. *Hum Reprod* 1999;14:2581–2587.
93. Martikainen H, Tiitinen A, Candido T, et al. One versus two embryo transfer after IVF and ICSI: a randomised study. *Hum Reprod* 2001;16(9):1900–1903.
94. Tiitinen A, Halttunen M, Harkki P. Elective single embryo transfer: the value of cryopreservation. *Hum Reprod* 2001; 16(6):1140–1144.
95. Thurin A, et al. Elective single embryo transfer versus double-embryo transfer in vitro fertilization. *N Engl J Med* 2004;351: 2392.
96. Helmerhorst FM, Perquin DA, Donker D, Keirse MJ. Perinatal outcome of singletons and twins after assisted conception: a systematic review of controlled studies. *BMJ* 2004;328:261–265.
97. Jackson RA, Gibson KA, Wu YW, Croughan MS. Perinatal outcomes in singletons following in vitro fertilization: a meta-analysis. *Obstet Gynecol* 2004;103:551–563.
98. Draper ES, Kurinczuk JJ, Abrams KR, Clarke M. Assessment of separate contributions to perinatal mortality of infertility history and treatment: a case-control analysis. *Lancet* 1999;353: 1746–1749.
99. Kapiteijn K, Bruijn CS de, Boer E de, Craen AJM de, Burger CW, Leeuwen FE, Helmerhost FM. Does subfertility explain the risk of poor perinatal outcome after IVF and ovarian hyperstimulation? *Hum Reprod* 2006;21(12):3228–3234.
100. Rosen MP, Friedman BE, Shen S, Dobson AT, Shaline LK, Cedars MI. UCSF, San Francisco, CA. The effect of a vanishing twin on perinatal outcomes. *Fertil Steril* 2005;84(1):1–2.
101. De Neubourg D, Gerris J, Mangelschots K, Van Royen E, Vercruyssen M, Steylemans A, Elseviers M. The obstetrical and neonatal outcome of babies born after single-embryo transfer in IVF/ICSI compares favourably to spontaneously conceived babies. *Hum Reprod* 2006;21(4):1041–1046.
102. WHO. Recent advances in medically assisted conception. Report of WHO Scientific Group (Co-Rapporteur) Geneva (820). 1992.
103. Ludwig M, Schopper B, Katalinic A, et al. Experience with the elective transfer of two embryos under the conditions of the German embryo protection law: results of a retrospective data analysis of 2573 transfer cycles. *Hum Repord* 2000; 1(5):319–324.
104. Serour GI. Multiple pregnancy. An ongoing epidemic. What can we do about it? *Egyptian J Fertil Steril* 2006;10(2):1–4.
105. FIGO Ethics Committee guidelines. Ethical recommendations on multiple pregnancy and multifetal reduction. *Int J Gynecol Obstet* 2006;92(3):331–332.
106. Goldman JA, Ashkenazi J, Ben-David M, Feldberg D, Dicker D, Voliovitz I. First trimester bleeding in clinical IVF pregnancies. *Hum Reprod* 1988;3:807–809.
107. Dantas ZN, Singh AP, Karachalios P, Asch RH, Balmaceda JP, Stone SC. Vaginal bleeding and early pregnancy outcome in an infertile population. *J Assist Reprod Genet* 1996;13: 212–215.
108. Hofmann G, Gundrun C, Drake L, Bertsche A. Frequency and effect of vaginal bleeding in pregnancy outcome during the first 3 weeks after positive β-hCG test results following IVF-ET. *Fertil Steril* 2000;74:609–610.
109. Pezeshki K, Feldman J, Stein DE, Lobel SM, Grazi RV. Bleeding and spontaneous abortion after therapy for infertility. *Fertil Steril* 2000;74:504–508.
110. Everett C. Incidence and outcome of bleeding before the 20th week of pregnancy: prospective study from general practice. *BMJ* 1997;315:32.
111. Sutter PD, Bontinck J, Schutysers V, Elst J Van Der, Gerris J, Dhont M. First-trimester bleeding and pregnancy outcome in singletons after assisted reproduction. *Hum Reprod* 2006; 21(7):1907–1911.
112. Tallo CP, Vohr B, Oh W, Rubin LP, Seifer DB, Haning VR Jr. Maternal and neonatal morbidity associated with in vitro fertilization. *J Pediatr* 1995;127(5):794–800.

113. Romundstad LB, Romundstad PR, Sunde A, During VV, Skjaerven R, Vatten LJ. Increased risk of placenta previa in pregnancies following IVF/ICSI; a comparison of ART and non-ART pregnancies in the same mother. *Hum Reprod* 2006;21(9):2353–2358.
114. Tan SL, Doyle P, Campbell S, et al. Obstetric outcome of in vitro fertilization pregnancies compared with normally conceived pregnancies. *Am J Obstet Gynecol* 1992;167:778–784.
115. Brinsden PR, Rizk B. The obstetric outcome of assisted conception treatment. *Assist Reprod Rev* 1992;2:116–125.
116. Tallo CP, Vohr B, Oh W, et al. Maternal and neonatal morbidity associated with in vitro fertilization. *J Pediatr* 1995;127: 794–800.
117. Olivennes F, Rufat P, Andre B, et al. The increased risk of complication observed in singleton pregnancies resulting from in-vitro fertilization (IVF) does not seem to be related to the IVF method itself. *Hum Reprod* 1993;8:1297–1300.
118. Tanbo T, Dale PO, Lunde O, et al. Obstetric outcome in singleton pregnancies after assisted reproduction. *Obstet Gynecol* 1995;86:188–192.
119. Reubinoff BE, Samueloff A, Ben-Haim M, et al. Is the obstetric outcome of in vitro fertilize singleton gestation different from nature ones? A controlled study. *Fertil Steril* 1997;67:1077–1083.
120. Maman E, Lunenfeld E, Levy A, et al. Obstetric outcome of singleton pregnancies conceived by in vitro fertilization and ovulation induction compared with those conceived spontaneously. *Fertil Steril* 1998;70:240–245.
121. De Mouzon J, Lancaster P. International Working Group for Registers on Assisted Reproduction: World Collaborative Report on In Vitro Fertilization Preliminary data for 1995. *J Assist Reprod Genet* 1997;14 (Suppl):251S–265S.
122. Report of the Working Party on Children Conceived by In Vitro Fertilization. Births in Great Britain Resulting from Assisted Conception, 1978–87. *BMJ* 1990;300:1229–1233.
123. Doyle P, Beral V, Maconochie N. Preterm delivery, low birth weight and small-for-gestational-age in liveborn singleton babies resulting from in vitro fertilization. *Hum Reprod* 1992; 7:425–428.
124. Rufat P, Olivennes F, de Mouzon J, et al. Task force report on the outcome of pregnancies and children conceived by in vitro fertilization (France: 1987 to 1989). *Fertil Steril* 1994; 61:324–330.
125. FIVNAT (French in Vitro National). Pregnancies and births resulting from in vitro fertilization: French national registry, analysis of data 1986 to 1990. Fertil Steril 1995;64:746–756.
126. Dhont De Nuebourg F, Van der Elst J, et al. Perinatal outcome of pregnancies after assisted reproduction: a case-control study. *J Assist Reprod Genet* 1997;14:575–580.
127. Addor V, Santos-Eggimann B, Fawer C-L, et al. Impact of infertility treatments on the health of newborns. *Fertil Steril* 1998:69:210–215.
128. Pinborg A, Loft A, Schmidt L, Andersen AN. Morbidity in a Danish National cohort of 472 IVF/ICSI twins, 1132 non-IVF/ICSI twins and 634 IVF/ICSI singletons: health-related and social implications for the children and their families. *Hum Reprod* 2003;18:6:1234–1243.
129. Pinborg A, Loft A, Rasmussen S, Schmidt L, Langhoff-Roos J, Greisen G, Andresen AN. Neonatal outcome in a Danish national cohort of 3438 IVF/ICSI and 10 362 non-IVF/ICSI twins born between 1995 and 2000. *Hum Reprod* 2004; 19:2:435–441.
130. Soderstrom-Anttila V, Salokorpi T, Pihlaja M, Serenius-Sirve S, Suikkari A-M. Obstetric and perinatal outcome and preliminary results of development of children born after in vitro maturation of oocytes. *Hum Reprod* 2006;21(6):1508–1513.
131. Meschede D, Lemcke B, Behre HM, De Greyer C, Nieschlag E, Horst J. Clustering of male factor infertility in the families of couples treated with intra cytoplasmic sperm injection. *Hum Reprod* 2000;15:1604–1608.
132. Bergh T, Ericson A, Hillensjo T, et al. Delivery and children born after in vitro fertilization in Sweden 1982-1995. *A retrospective cohort study. Lancet* 1999;1579–1585.
133. Ericson A, Kallen B. Congenital malformations in infants born after IVF: a population-based study. *Hum Reprod* 2001;16: 504–509.
134. Koivurova S, Hartikainen AL, Gissler M, Hemminki E, Sovio U, Jarvelin MR. Neonatal outcome and congenital malformations in children born after in-vitro fertilization. *Hum Reprod* 2002;17:5:1391–1398.
135. Hancen M, Kurinczuk JJ, Bower C, Webb S. The risk of major birth defects after intracytoplasmic sperm injection and in vitro fertilization. *N Engl J Med* 2002;346:725–730.
136. Bonduelle M, Liebaers I, Deketelaere V, Derde MP, Camus M, Devroey P, Van Steirteghem A. Neonatal Data on a cohort of 2889 infants born after ICSI (1991–1999) and of 2995 infants born after IVF (1983–1999). *Hum Reprod* 2002; 17:671–694.
137. Wennerholm U-B, Bergh C, Hamberger L, Lundin K, Nilsson L, Wikland M, Kallen B. Incidence of congenital malformation in children born after ICSI. *Hum Reprod* 2000;15:944–948.
138. Bonduelle M, Van Assche E, Joris H, Keymolen K, Devroey P, Van Steirteghem A, Liebaers I. Prenatal testing in ICSI pregnancies: incidence of chromosomal anomalies in 1586 karyotypes and relation to sperm parameters. *Hum Reprod* 2002; 17:2600–2614.
139. Bernardini L, Gianaroli L, Fortini D, Conte N, Magli C, Cavani S, Gaggero G, Tindiglia C, Ragni N, Venturini PL. Frequency of hyper-hypohaploidy and diploidy in ejaculated, epididymal and testicular germ cells of infertile patients. *Hum Reprod* 2000;15:2165–2172.
140. Aytoz A, Camus M, Tournaye H, Bonduelle M, Van Steirteghem A, Devroey P. Outcome of pregnancies after intracytoplasmic sperm injection and the effect of sperm origin and quality on this outcome. *Fertil Steril* 1998;70:5000–5005.
141. Levron J, Aviram-Goldring A, Madgar I, Raviv G, Barkai G, Dor J. Sperm chromosome abnormalities in men with severe male factor infertility who are undergoing in vitro fertilization with intracytoplasmic sperm injection. *Fertil Steril* 2001; 76:479–484.
142. Mateizel I, Verheyen G, Van Assche E, Tournaye H, Liebaers I, Van Steirteghem A. FISH analysis of chromosome X, Y and 18 abnormalities in testicular sperm from azoospermic patients. *Hum Reprod* 2002;17:2249–2257.
143. Martin RH, Greene C, Rademaker A, Barclay L, Ko E, Chernos J. Chromosome analysis of spermatozoa extracted from tests of men with non-obstructive azoospermia. *Hum Reprod* 2000; 15:1121–1124.
144. Wennerholm U-B, Bergh C, Hamberger L, Westlander G, Wikland M, Wood M. Obstetric outcome of pregnancies following ICSI, classified according to sperm origin and quality. *Hum Reprod* 2000;15:1189–1194.
145. Ludwig M, Katalinic A. Malformation rate in fetuses and children conceived after ICSI: results of a prospective cohort study. *Reprod Biomed Online* 2002;5:171–178.
146. Vernaeve V, Bonduelle M, Tournaye H, Camus M, Van Steirteghem A, Devroey P. Pregnancy outcome and neonatal data of children born after ICSI using testicular sperm in obstructive and non-obstructive azoospermia. *Hum Reprod* 2003; 18(10):2093–2097.
147. Tracy Hampton B. Panel reviews health effects data for assisted

reproductive technologies. *J Am Med Assoc* 2004;292(24): 2961–2962.

148. Maher ER, Afnan M, Barratt HL. Epigenetic risks related to assisted reproductive technologies: epigenetics, imprinting, ART and icebergs? *Hum Reprod* 2003;18(12):2508–2511.
149. Suteliffe AG, D'Souza SWD, Codman J, et al. Minor congenital anomalies, major congenital malformations and development in children conceived from cryopreserved embryos. *Hum Reprod* 1995;10:3332–3337.
150. Olivennes F, Schneider Z, Remy V, et al. Perinatal outcome and follow up of 82 children aged 1–9 years old conceived from cryopreserved embryos. *Hum Reprod* 1996;11: 1565–1568.
151. Wennerholm UB, Hamberger L, Nilson L, et al. Obstetric and perinatal outcome of children conceived from cryopreserved embryos. *Hum Reprod* 1997;12:1819–1825.
152. Antinori M, Licata E, Dani G, Cerusico F, Versaci C, Antinori S. Cryotop vetrification of human oocytes results in high survival rate and healthy deliveries. *RBM Online* 2007;14(1):72–79.
153. Thepot F, Mayaux MJ, Czylick F, et al. Incidence of birth details after artificial insemination with frozen donor spermatozoa: a collaborative study of the French CECOS Federation on 11.535 pregnancies. *Hum Reprod* 1996;11:2319–2323.
154. Mahlstedt PP, Macduff S, Bernstein L. Emotional factors and the in vitro fertilization and embryo transfer process. *J In Vitro Fertil Embryo Transfer* 1987;4:232–236.
155. Baram D, Tourtelot E, Muechler E, et al. Psychosocial adjustment following unsuccessful in vitro fertilization. *J Psychosom Obstet Gynaecol* 1988;9:181–190.
156. Newton CR, Hearn MT, Yuzpe AA. Psychological assessment and follow up after in vitro fertilization: assessing the impact of failure. *Fertil Steril* 1990;54:879–886.
157. Slade P, Emery J, Laeberman BA. A prospective, longitudinal study of emotions and relationships in vitro fertilization treatment. *Hum Reprod* 1997;12:183–190.
158. Van Balen F, Naaktgeboren N, Trimbos-Kemper TCM. In-vitro fertilization the experience of treatment, pregnancy and delivery. *Hum Reprod* 1996;11:95–98.
159. Boivin J, Taketman JE. Impact of the in-vitro fertilization process on emotional, physical and relational variables. *Hum Reprod* 1996;11:903–907.
160. Colpin H, Soenen S. Parenting and psychological development of IVF children: a follow up study. *Hum Reprod* 2002; 17(4):1116–1123.
161. Garel M, Blondel B. Assessment at one year of the psychological consequences of having triplets. *Hum Reprod* 1992;7:729–732.
162. Garel M, Salobir C, Blondel B. Psychological consequences of having triplets: a 4 year follow-up study. *Fertil Steril* 1997; 67:1162–1165.
163. Callahan TL, Hall JE, Ettner SL, et al. The economic impact of multiple-gestation pregnancies and the contribution of assisted-reproduction techniques to their incidence. *N Engl J Med* 1994;331:244–249.
164. Goldfarb JM, Austin C, Lisbona H, et al. Cost-effectiveness of in vitro fertilization. *Obstet Gynecol* 1996;87:18–21.
165. Neumann PJ, Gharib SD, Weinstein MC. The cost of a successful delivery with in vitro fertilization. *N Engl J Med* 1994; 331:239–243.
166. Serour GI, Aboulghar M, Mansour RT. In vitro fertilization and embryo transfer in Egypt. *Int J Obstet Gynaecol* 1991;36:49–53.

第63章

体外受精后的异位妊娠和异位双胎妊娠

Ziad R. Hubayter, Suheil J. Muasher

引言

"异位妊娠"即孕体异常着床在子宫腔外。"异位双胎妊娠"即同时发生子宫内妊娠和子宫外妊娠(1)。异位妊娠是一种危及生命的状况,也是导致母体死亡的主要原因之一。它导致了9%的妊娠相关死亡,也是早期妊娠中母体死亡的最常见的病因(2)。

辅助生殖技术(ART)与一些医学并发症有关。这些并发症包括卵巢过度刺激综合征、出血、感染(卵巢脓肿和子宫内膜炎)以及较高的异位妊娠发生率。在经历体外受精的患者中,较多的移植胚胎数量和较高的输卵管疾病发病率会导致ART中的异位妊娠发生率增大(3)。

在公元10世纪,Abulcasis是第一位描述异位妊娠的人。他是一名阿拉伯作家,也是第一批执行和讨论不同类型的外科手术程序的人。他曾经讨论过一个病例,其中他能够从血淋淋的腹部伤口处找回胎儿正体(4)。17世纪早期,Riolan描述了一个死于怀孕期第4个月的妇女,然后在她的一个输卵管中找到了一个胎儿(5)。1708年,Duverney在尸检时发现了一例异位双胎妊娠(4)。在19世纪晚期,英国外科医生Tait实施了一次剖腹手术和输卵管切除术,并挽救了一名异位妊娠破裂的妇女(5)。从那以后,异位妊娠的传统治疗方法便主要是外科手术。IVF之后的第一例妊娠便是异位妊娠(5)。最近几十年来,更早的诊断以及更好的技术和设备已经让传统的手术方法和医疗管理更加适用。

流行病学

在一般人群中,异位妊娠的发生率为19例/1000例妊娠(2)。IVF之后,不同医疗中心和研究的异位妊娠的发生率各有不同(占妊娠的2% ~11%)。2002年,美国的疾病控制和预防中心检查了本国执行的ART循环,发现异位妊娠的发生率占总ART循环的0.7%,或者约占全部临床妊娠的2%(6)。IVF之后的异位妊娠率较高,可能是因为这一事实:由于ART程序中实施更大规模的监测,所以对异位妊娠以及正常妊娠的诊断也就更多(7~9)。有研究者最近分析了6007例胚胎移植,结果有38.7%的临床妊娠,其中4.05%为异位妊娠。大多数有异位妊娠的患者都正经历针对输卵管病理的IVF(91.5%)(10)。一项协作研究涉及1163例IVF后妊娠,其中高达5%的妊娠为异位妊娠(11)。在一般人群中,异位双胎妊娠的发生率是极少的,4000例妊娠中会出现1例异位双胎妊娠(12)。1991年,Rizk等第一次强调说进行ART的女性的异位双胎妊娠率上升到1%,随后其他一些研究系列也说明了这一点(3,13)。

随着诊断性和治疗性干预措施的改善,异位妊娠的致死率也在逐渐降低。19世纪晚期,当Tait第一次执行输卵管切除术时,异位妊娠的致死率约为72% ~90%。目前,输卵管异位妊娠的病死率为0.14%(14)。在子宫内的输卵管段内着床后产生的怀孕现象称作"输卵管子宫间妊娠"。与其他的输卵管异位妊娠不同,输卵管子宫间妊娠有较高的致死率,其致死率约为2%(14)。

风险因素

研究者已经发现自然怀孕之后的异位妊娠有一些风险因素。这些风险因素包括先前的输卵管手术、先前的异位妊娠、在子宫内接触乙芪酚、先前的盆腔炎性疾病以及吸烟(9)。在吸烟者中,异位妊娠的风险是取决于吸烟剂量的。吸烟会影响免疫系统,继而导致较高风险的骨盆腔炎和随后的输卵管疾病。它也会影响输卵管运行性(15)。对经历VIF的女性来说,这些风险因素的发生率较高,即使她们自然怀孕,也有异位妊娠的风险。此外，还有其他风险尤其适用于那些渴望生育的女性。不孕妇女的异位妊娠风险较高，即使她们没有输卵管疾病。接受超数排卵治疗的女性有较高的子宫外妊娠风险。在一项多中心研究中，女性接受枸橼酸氯米芬排卵诱导后，异位妊娠发生率增大了两倍(11)。相似地，使用促性腺激素的女性的异位妊娠发生率也较高，其异位妊娠率为2.7%(16)。

对于异位妊娠的发生率，不同的ART程序有不同的风险。接受IVF并经子宫颈移植新鲜胚胎的女性的异位妊娠率为2.2%。在使用捐卵者卵母细胞的情况下，这一风险会低些(1.6%)。当把胚胎移植到一个妊娠期载体时，该风险为0.9%。对于接受受精卵输卵管内移植的女性，异位妊娠风险显著增大(高达3.6%)(17)。对于接受辅助孵化治疗的女性，其异位妊娠率也有所提高。在一项涉及623例IVF后妊娠的回顾性调查中，接受辅助孵化治疗的患者的异位妊娠发生率为5.5%(18)。

Strandell等进行了一项回顾性群组调查，并评估了辅助生殖后的异位妊娠的风险因素。在接受IVF的女性中，导致异位妊娠的最强预测性风险因素是输卵管因素不育症(高达6.4%)(19)。移植后，胚胎可能到达输卵管。如果胚胎已经损坏了，输卵管可能无法把胚胎向后推进子宫腔内(4)。纤维瘤和子宫肌瘤切除术历史并不增大风险，除非患者患有伴发性输卵管疾病。在患有伴发性输卵管疾病的女性中，异位妊娠的可能性高达27%(19)。在接受双侧输卵管切除术的IVF患者体内，很少出现异位妊娠。在这些情况下，可能遗漏了异位双胎妊娠和输卵管子宫间妊娠(19，20)。在接受过单侧输卵管切除术的女性中，对侧输卵管中的异位妊娠发生率较高(19)。对于出现输卵管积水的患者，形成异位妊娠的风险为9.2%。对于没出现输卵管积水且接受IVF的患者，异位妊娠的风险仅为3.4%(19)。如果患者先前有过输卵管炎、腹部手术或异位妊娠，则她形成异位妊娠的风险会显著增大(19)。此外，已知不育症病因的患者有4.6%的异位妊娠几率，而患有原因不明的不育症的患者有0.9%的异位妊娠几率(19)。

提取卵母细胞的数量、移植胚胎的数量和质量以及胚胎移植的日期均不会影响异位妊娠的发生率(19)。比较使用新鲜胚胎和冷藏胚胎的患者，发现两者的异位妊娠率没有任何差异。类似地，比较使用不同类型的移植导管的患者，也发现她们的异位妊娠率没有任何差异(19)。然而，当把导管伸到底部时，异位妊娠的风险较高(3，21，22)。而且，如果注射液体积较大，则异位妊娠发生率增大(23)。在第3天移植的胚胎与在第5天移植的胚胎有相似的异位妊娠率(24)。

随着移植胚胎数量的增多，异位双胎妊娠的发生率也会增大(3，25～27)。在形成异位双胎妊娠的女性中也鉴别出了其他研究结果，即高水平的血清雌二醇和黄体酮。一般认为当胚胎到达输卵管后，高水平的血清雌二醇和黄体酮会削弱胚胎推进到子宫腔的过程。此外，移植介质的体积和黏性也可能导致较高的流体静压力，并可能将胚胎推进输卵管中。如上所述，胚胎移植的技术可能也增大异位妊娠的风险(13)。

有一些针对异位妊娠的保护性因素。在一般人群中，使用避孕方法(包括子宫内装置)可以减少妊娠总数，从而降低异位妊娠的风险。在ART人群中，与传统的IVF相比，卵胞浆内单精子注射(ICSI)与较低的异位妊娠风险相关(19)。ICSI可能有一种保护作用，这种保护作用来自以下事实：ICSI主要用于男性因素不育症，而不是输卵管因素不孕症(19)。由经验丰富的医生在超声引导下实施胚胎移植，并不会减少异位妊娠率(28，29)。然而，若要确保胚胎移植过程中导管尖端位于子宫中部位置，超声波仍然是一种有用且相对便宜的方法，尤其是针对新近培训的医生。

位置

异位妊娠通常发生在输卵管内，大部分输卵管妊娠都位于壶腹部。Bouyer等进行了一项基于人口的研究，其中涉及1800例已手术移除的异位妊娠，他们研究了这些异位妊娠的着床位置(30)。在该报告中，70%的异位妊娠位于输卵管的壶腹部，12%发生了峡着床，11%发生了菌毛着床，而输卵管子宫间妊娠则很罕见(占全部异位妊娠的2.4%)。

如上所述，先前接受过输卵管切除术的女性可以出现壁性妊娠或输卵管子宫间妊娠。医生经常会遗漏这些妊娠现象，从而导致灾难性的后果。患者的子宫壁内会出血，并可能导致子宫破裂。据报告，如果在早期妊娠未监测到患者的壁性妊娠或输卵管子宫间妊娠，那么高达20%的病例会出现子宫破裂(14)。“输卵管子宫间妊娠”和“宫角妊娠”这两种称呼通常可以替换使用。但是，“宫角妊娠”是指在子宫角的子宫内膜腔着床的妊娠，而“输卵管子宫间妊娠”则发生于胚胎着床在嵌入子宫内的输卵管中时(14)。

其他位置也可能成为异位妊娠的着床环境。宫颈妊娠占全部异位妊娠的0.15%(4)。卵巢妊娠占全部异位妊娠的3.2%。它们通常很难诊断，尤其是在异位双胎病例中。一开始，医生通常把它们误诊为“出血性囊肿”(31)。腹腔妊娠极其罕见，5000次分娩中仅出现一例(32)。在其他的报告中，1.3%的异位妊娠为腹腔妊娠(30)。这些妊娠的来源可能是菌毛异位妊娠的破裂(30)。医生可能识别不出这类妊娠，所以腹腔妊娠妇女的怀孕期可能前进到妊娠中期甚至妊娠晚期。对于以前接受过剖宫产的女性来说，异位妊娠也可能着床在子宫切开术后的瘢痕中(33)。

临床表现

如果不出现输卵管破裂，超过50%的患者是无临床症状的。形成症状的那些患者的临床表现出现在怀孕期第6周左右。最常见的表现是腹痛。90%的病例会出现腹痛。其他的症状和征兆包括阴道小量出血(80%)、无月经(80%)以及骨盆腔肿块(50%)(34)。

异位妊娠的输卵管破裂率为18%(35)。在法国的一项基于人口的研究中，评估了输卵管破裂的风险因素。从未使用过避孕法、有输卵管损伤和不育症病史、经历过排卵诱导或者血清β人绒毛膜促性腺激素(hCG)水平高于10 000mIU/ml的女性具有较高的输卵管破裂风险(35)。在破裂异位妊娠病例中，腹部变得非常疼痛和僵硬，患者可能发展为体位性低血压和心动过速，这暗示血流动力学不稳定。在骨盆检查中，也可能出现子宫附件和子宫颈运动压痛，这是由腹膜疼痛导致的。

诊断

几十年前，大部分异位妊娠都是在输卵管破裂后诊断出来的。

超声技术的近期发展和声谱仪的更高技能已经改善了异位妊娠的早期诊断。较早诊断出异位妊娠，能导致较低的异位妊娠致死率。在IVF人群中，利用更紧密的追踪调查以及连续超声波和定量的hCG化验，医生通常在出现异位妊娠临床症状前便诊断到异位妊娠。较多的移植胚胎数以及异位双胎妊娠的风险经常会使诊断复杂化(表63.1)。

表63.1　IVF之后17例异位双胎妊娠的临床表现和超声诊断

患者编号	诊断					诊断时妊娠的持续时间	
	临床表现	超声发现					
		类型	子宫内的妊娠囊	子宫内的胎儿心脏	异位妊娠	IUP	异位妊娠
1	腹痛	腹部	1	1	1	6	8
2	腹痛	腹部	3	2	0	6	无
3	腹痛	腹部	1	0	0	5	无
4	腹痛	腹部	1	0	1	6	6
5	腹痛	腹部	1	0	0	5	无
6	腹痛	腹部	1	0	1	7	7
7	腹痛和出血	腹部	2	1	1	7	7
8	腹痛和出血	腹部	1	0	0	7	无
9	腹痛和出血	腹部	1	0	1	8	8
10	急性腹痛	腹部	1	0	0	5	无
11	急性腹痛	腹部	2	2	0	8	无
12	急性腹痛	腹部	1	1	0	6	无
13	无临床症状的	腹部+阴道	1	1	1	7	7
14	无临床症状的	腹部+阴道	2	2	1	7	7
15	无临床症状的	腹部+阴道	1	1	1	7	7
16	无临床症状的	腹部+阴道	1	1	1	7	7
17	无临床症状的	腹部+阴道	1	1	1	7	7

β人绒毛膜促性腺激素

医生已经使用hCG的β亚单位来区分“发育中的、能成活的子宫内妊娠”和“异常妊娠(流产或异位妊娠)”。β-hCG是由滋养层组织生产的。最初，其产量呈曲线型增长，直到孕期第10周达到稳定状态。在正常妊娠中，妊娠早期阶段每48分钟hCG的血清水平便增长超过66%(36)。在一个正常的能成活的子宫内妊娠(IUP)中，最慢的增长速度为48小时增长53%(37)。但是，在15%的正常能自行生产发育的IUP中，β-hCG水平有较小幅度的增长，而17%的异位妊娠将有加倍的hCG(29)。孕期第7周后，加倍的血清β-hCG水平就不是那么稳定了，但是经阴道超声图应该能识别到IUP。在自然流产中，hCG可能下降。但是，如果两天后hCG下降了不足21%，那么就会带来这种怀疑：孕妇体内可能有滞留产品或异位妊娠(38)。

一些报告评估了IVF后一个单一有差别的hCG值在预测异位妊娠中的价值。这些研究的目的是减少对血清hCG测量和办公室或实验室频繁问诊的要求。有一个研究评估了β-hCG的预测价值，并指出胚胎移植后第16天时，高于265mIU/ml的β-hCG水平与90%的宫内着床率有关(39)。另一个研究分析了胚胎移植后第9天的血清β-hCG水平，结果发现高于18mIU/ml的β-hCG水平与一个能成活的IUP有关。孕期第7周进行了一次超声波检查来证实IUP。孕期第7周前，hCG水平高于18mIU/ml的女性不需要超声波检查。但是，如果患者的hCG水平低于18mIU/ml，或者患者出现阴道出血或腹痛，则在孕期第7周之前就需要接受超声波检查(40)。在由Chen等执行的另一项研究中，他们发现早期血清hCG水平对于预测正常妊娠是有帮助的。在孕期第15天和第22天测量进行IVF的妇女的hCG水平。如果第15天的水平高于150mIU/ml，则正常妊娠的阳性预测值(PPV)为89%。但是，阴性预测值为51%。在那些第15天时hCG水平较低的患者中，则使用第22天hCG水平对第15天hCG水平的比率。如果这一比率高于15，则认为hCG水平的增长是适当的，正常妊娠的PPV为90%。如果这一比率低于15，则NPV为84%(41)。

超声波检查法

1993年，Rizk等研究了经阴道超声检查、hCG和异位双胎妊娠诊断的价值(42)。通常地，除了异位双胎妊娠病例以外，当鉴别出宫内妊娠时，就排除了异位妊娠的诊断。一旦血清hCG水平高于6000mIU/ml，经腹部超声波经应该检测到一个宫内妊娠。随着经阴道超声检查法的改善和经验的丰富，经腹部超声波的价值也逐渐降低。使用经阴道超声波，1000mIU/ml的hCG水平可能就足以鉴别IUP。在这种hCG水平上，宫内妊娠的无显影高度暗示了异位妊娠的出现。遗憾的是，因为使用多胚胎移植，hCG水平可能由于多胎妊娠和极少的异位双胎妊娠而出现虚高。在这些病例中，建议几天后对无临床症状的患者重复进行超声波检查。

通常在孕期第5周左右看到子宫内妊娠囊，第5～6周左右可清楚看到卵黄囊。第6周时，通常能看到胚胎显影。一旦胎儿的顶臀长度为3～5mm，便能鉴别出胎心。因为可以明确知道孕龄，所以这些界标是很重要的，尤其是在IVF中(43)。看到一个子宫附件环、一个复杂子宫附件包块以及一个回声液的显影与异位妊娠有关(44)。如果看到宫外妊娠囊中有一个活妊娠或一个卵黄囊，那么宫外孕的可能性就相当高。但是，与一个复杂子宫附件包块相比，这些发现都有较低的敏感度(45)。据发现，彩色多普勒血流显像可以改善经阴道超声图在诊断异位妊娠中的敏感度(46)。胚胎滋养层的侵袭可以增加受感染输卵管中的血流量(47)。

在辅助生殖中，异位双胎妊娠的发生率增大了，而且肯定出现异位妊娠也不能排除IUP的出现。必须仔细检查子宫附件(42)。在一项前瞻性研究中，研究者在外科手术前对女性患者执行经阴道超声波检查术以检测可疑的异位妊娠，结果发现在90.9%的病例中可以准确预测异位妊娠(48)。

在IVF人群中，暗示异位妊娠的调查结果可能很难评估。在过度受激的患者中，盲管游离液体中可能出现腹水。一般来说，当用探针施加压力时，患者将会有增大的卵巢，这会很痛，而且这种做法可能会限制准确的显影。增大的卵巢和多个黄体也可能掩盖异位妊娠(49)。

当超声波调查结果不明确时，磁共振成像术(MRI)可能给予帮助，尽管MRI较为昂贵(50,51)。Kataoka等前瞻性地评估了37名患者，并断言伴随静脉对比的MRI可以诊断异位妊娠，具体是通过输卵管壁的增厚和发展中的血肿来诊断的(52)。另一项研究发现，在诊断早期异位妊娠时，MRI和多普勒超声波检查术的效果是相似的(53)。

一些病理报告显示，在鉴别异位妊娠的确切位置时，附加使用三维超声波是有益处的，这一点尤其适用于以前做过手术(子宫肌瘤切除术或输卵管切除术)

的患者以及输卵管子宫间妊娠(54)。

黄体酮

在 ART 中,血清黄体酮的解释更为复杂。超速排卵之后,形成了很多黄体,黄体酮的补充现象也是常见的。尽管在 IVF 人群中化验分析有极大的变化,异常妊娠中的血清黄体酮显著较低。在一项前瞻性调查中,IVF/ICSI 后胚胎移植之后的第 14 天,那些含有正常能成活的妊娠的患者体内含有显著较高的黄体酮水平(55)。通常来说,血清黄体酮水平高于 25ng/ml,就意味着 99% 的病例中含有正常能成活的妊娠(56)。血清黄体酮水平低于 5ng/ml,则意味着 99.8% 的病例中含有异常妊娠(57)。遗憾的是,绝大部分妊娠的血清黄体酮水平倾向于介于两者之间,因而也限制了这种化验分析作为单一鉴别性试验的价值。

其他试验

还可以评估一些其他标志物来诊断异位妊娠。在异位妊娠中,血管内皮生长因子(VEGF)水平有所提高。与其他血清试验不同,VEGF 水平可以区分异位妊娠和流产。在流产情况中,VEGF 水平较低。用来区分异位妊娠和流产的 VEGF 水平截断值为 200pg/ml(58)。在一项回顾性调查中,胚胎移植后第 11 天的血清 VEGF 水平与异位妊娠有关,其中 PPV 为 64%,NPV 为 71%(59)。

Saha 等进行了一项回顾性研究,评估了血清肌酸激酶水平。与正常妊娠患者相比,异位妊娠患者的血清肌酸激酶水平较高。这可能是由于输卵管肌肉组织受到损害。但是,这个试验不是特异性的,其他肌肉病理也可能提高血清肌酸激酶水平较高(60)。其他已评估的血清标志物包括雌二醇、松弛素、胎盘蛋白、甲胎蛋白、碱性磷酸酶、血管细胞黏附分子、胎儿纤维连接蛋白和 CA125。

管理

异位妊娠有一些治疗方法。早期诊断异位妊娠允许医生选择一个更为保守的管理方法。将会讨论医药和手术治疗以及期望管理。

医药或手术治疗

异位妊娠的早期诊断和医学管理能导致较低的成本,并能为未来生育保存输卵管(3,27)。在施用甲氨蝶呤后,异位妊娠仍然可能破裂。因此,要求患者必须是稳定的、遵从性的。当出现输卵管破裂或医药治疗失败时,必须采用手术预防。常用的两种方案包括单剂量甲氨蝶呤和多剂量甲氨蝶呤。恰当挑选出的患者接受这两种施药方法后,对应的整体成功率均超过 90%(61)。

医药治疗的失败预测因子包括异位妊娠病史、不考虑以前的治疗模式预处理前的血清 hCG 水平。对于含有复发性异位妊娠的患者来说,甲氨蝶呤治疗失败的风险为 18.6%。对于那些第一次出现异位妊娠的患者来说,这一风险显著降低(6.8%)(62)。处理前的血清 hCG 水平越高,医药疗法失败的几率就越高。在一个评估甲氨蝶呤成功性的研究中,低于 1000mIU/ml 的 β-hCG 水平导致 98% 的成功率。如果 β-hCG 水平低于 5000mIU/ml,成功率仍然高于 90%。如果 hCG 水平介于 5000 ~ 9999mIU/ml 之间,这一成功率降至 87%;介于 10 000 ~ 14 999mIU/ml 之间时,成功率降至 82%。在 hCG 水平高于 15 000mIU/ml 的异位妊娠中,只有 68% 的病例治疗成功了(63)。这个研究也发现了黄体酮水平和胎儿心搏与成功率之间有重大关联。如果黄体酮水平较高或者出现胎儿心搏,则该妊娠对甲氨蝶呤的耐药性更大。这可能间接地与较高水平的血清 hCG 有关。较高的 hCG 浓度通常与较高的黄体酮水平和胎儿心搏的出现有关(63)。游离腹膜液以及异位妊娠的大小和体积并不与成功率显著相关(63)。另一个可以预测失败的有用的声像图发现为卵黄囊的出现。在一项回顾性调查中,研究者发现医药治疗成功的异位妊娠中看不到卵黄囊,而治疗失败的异位妊娠中有 88% 会出现卵黄囊(64)。

在一个比较单剂量甲氨蝶呤和手术干预的随机试验中,医药疗法的有效性较低。但是,如果在 hCG 水平出现次优下降的病例中施用重复计量的甲氨蝶呤,成功率则与手术干预相当(65)。接受医药治疗的患者对治疗有更好的心理认知(65)。Sowter 等也评估了异位妊娠治疗的经济学方面。与手术治疗相比,医药治疗与较低成本极大相关(66)。

甲氨蝶呤

甲氨蝶呤是一种抗肿瘤剂,它主要影响快速分裂的细胞。这种药有多种用途,可用来治疗癌症、风湿性关节炎和银屑病等。甲氨蝶呤是一种叶酸拮抗药,它连接到二氢叶酸还原酶,并导致四氢叶酸减少。甲氨蝶呤对于所有快速分裂的组织来说都是有毒的,包括恶性细胞、胎儿细胞、膀胱细胞、骨髓、颊黏膜和肠黏膜。甲氨蝶呤的副作用取决于其剂量和治疗持续时间。患者可能会报告恶心、呕吐、口腔炎、结膜炎、腹泻和头晕眼花这些症状。罕见并发症包括严重的中性粒细胞减少症、可逆的突发症和局限性肺炎。一般来说,在异位妊娠的管理中,使用的甲氨蝶呤的剂量远少于化疗中的剂量,而且其副作用是短暂的、温和的。

医药治疗的候选人必须在血流动力学上是稳定的和兼容的。不稳定或易变的患者是医药治疗的禁忌证。其他的禁忌证包括母乳喂养的女性、免疫抑制的女性、胃溃疡疾病女性患者或者患肺、肝(酒精中毒)、肾或血液系统疾病的女性。以前的过敏反应是另一个禁忌证(67)。相对禁忌证是与较低成功率有关的状况。高于 5000mIU/ml 的处理前 hCG 水平、大于 3.5cm 的异位妊娠以及胎儿心搏的出现是经常引用的相对禁忌证。

在施用甲氨蝶呤之前,医生应该告知患者在最初的几天内腹痛会增强,血清 hCG 水平在数量上也会增加。在那些医药治疗失败的患者中,这种疼痛可能会持续,hCG 水平也可能不会适当降低。所有患者都应该测量出处理前血清 hCG 水平、全血细胞数、血清肌氨酸酐水平并进行肝功能测试。也应该确定恒河猴状态,因为 Rh 阴性患者也需要 Rhogam(抗 Rh 免疫球蛋白)注射。患者也应该停止使用产前维生素和叶酸。

甲氨蝶呤有一些施药方法,可以静脉注射、肌肉(IM)注射、口服或局部施药。最常使用的方法是肌肉注射。可以使用单剂量或多计量方案来施药。

单剂量甲氨蝶呤

如果施用单剂量甲氨蝶呤,总体成功率为 91.5%(61)。甲氨蝶呤的剂量是由体表面积决定的,在肌肉注射中每平方米注射 50mg 甲氨蝶呤。注射后第 4 天,血清 hCG 水平可能最初增长到一个最大值。如果第 7 天时 hCG 值至少比第 4 天时低 15%,则认为该治疗是成功的(67)。如果没有出现恰当的降低,可能会第二次给药。20% 的女性将会要求再一次给药。应该每周追踪患者的 hCG 水平,可能需要长达 109 天,hCG 水平才会变成完全负值的(61)。表 63.2 阐明了单剂量方案。

多剂量甲氨蝶呤

在该施药方案中,第 1、3、5、7 天时肌肉注射 1mg/kg 的甲氨蝶呤。第 2、4、6、8 天时应该施用 0.1mg/kg 的亚叶酸。如果血清 hCG 水平没有恰当降低,则可能重复该施药方案。与单剂量疗法相比,这种施药方案要求更频繁的办公室问诊,也更为昂贵。表 63.3 阐明了多计量方案。

表 63.2 单剂量甲氨蝶呤方案

处理前测试	hCG、CBC、BUN、肌氨酸酐、SGOT、SGPT、Rh 状态
甲氨蝶呤剂量	第一天为 50mg/m^2
甲酰四氢叶酸剂量	无
hCG	第 0 天、第 4 天、第 7 天,然后一周一次直至 hCG 水平为负值
频率	如果在第 4 天与第 7 天之间 hCG 水平没有下降 15%,则在第 7 天重复施药(直至总计 4 次剂量)

表 63.3 多剂量甲氨蝶呤方案

处理前测试	hCG、CBC、BUN、肌氨酸酐、SGOT、SGPT、Rh 状态
甲氨蝶呤剂量	第 1、3、5、7 天为 1mg/kg
甲酰四氢叶酸剂量	第 2、4、6、8 天为 0.1mg/kg
hCG	第 0、1、3、5、7 天,直至与先前值相比,hCG 水平下降了 15%
频率	重复剂量,直至与先前值相比,hCG 水平下降了 15%

有一个元分析调查了 1966—2002 年间的数据资料,发现多剂量方案比单剂量方案更为成功。单剂量方案更常使用,并引起较少的副作用(68)。最近,Alleyassin 等进行了一项回顾性随机对照试验,并在异位妊娠治疗中比较了甲氨蝶呤的单剂量施药方案和多剂量施药方案。研究发现两种施药方案的成功率和副作用没有任何显著差异(69)。当比较这两种施药方案时,Lipscomb 等也得到了相似的发现(70)。表 63.3 阐明了多剂量方案。

口服甲氨蝶呤

Lipscomb 等在一项研究中比较了甲氨蝶呤的口服和肌肉注射。口服两剂量的甲氨蝶呤,服药时间间隔两小时。据计算,服用的剂量相当于 60mg/m^2。成功率为 86%,与 IM 注射相当,副作用也是相似的。但是,并没有明显的迹象显示口服甲氨蝶呤治疗何时更可取(71)。

局部注射甲氨蝶呤

甲氨蝶呤可以局部注射进异位妊娠内。可以在经阴道超声引导下或在腹腔镜检查时执行局部注射。在一项回顾性非随机研究中,对于 hCG 水平低于 5000mIU/ml 的患者来说,甲氨蝶呤的经阴道局部注射导致高达 92.8% 的成功率(72)。在一项比较甲氨蝶呤的局部注射(1mg/kg)和腹腔镜输卵管造口术的随机试验中,恰当选择的患者的成功率是相当的(73)。在另一项研究中,研究者发现高级异位妊娠对较高剂量的局部甲氨蝶呤(100gm)做出反应。如果出现胎儿心搏,则另外注射氯化钾(74)。

在异位双胎妊娠中,较低剂量下的局部注射一直都挺成功的(75)。但是,因为药物进入体循环中,所以可能会对共存性正常妊娠造成全身毒性。这可能使正常胎儿产生畸形。

甲氨蝶呤和米非司酮(一种堕胎药)

有研究进行了一项比较甲氨蝶呤和安慰剂的随机试验,其中施用甲氨蝶呤后患者口服600mg米非司酮。研究发现成功率之间没有任何差异。但是,当黄体酮水平高于10ng/ml时,相继施用甲氨蝶呤和米非司酮的做法有较高的成功率(76)。

手术治疗

推荐血流动力学不稳定的患者、输卵管破裂或医药治疗失败的患者以及那些可能兼容性较差的患者使用手术治疗。如果患者在出现输卵管破裂时无法住进一个能提供紧急手术的医疗中心,也推荐这样的患者使用手术治疗。对于大于3.5cm的异位妊娠、具有胎儿心搏的患者以及hCG水平高于5000mIU/ml的患者,她们医药疗法失败的可能性更大。

据报告,施用甲氨蝶呤后42天,仍然会出现异位妊娠的破裂(77)。医药疗法失败和输卵管破裂的征兆为恶化的腹痛、血流动力学不稳定以及血清β-hCG的降低量不足、平稳时期和上升。

腹腔镜检查或剖腹手术

在两个随机试验中,研究者发现与剖腹手术相比,腹腔镜检查可能导致失血量显著减少,手术后住院时间显著变短,费用也大大减少。手术时间是相似的。将来的生育力和复发性异位妊娠率也是相当的。腹腔镜检查后,IUP为56%;剖腹手术后,IUP为58%。综上所述,腹腔镜检查是一种更为合适的首要手术干预手段(78,79)。Hajenius等进行了一项Cochrane调查,并发现腹腔镜检查是一种更好的方法,尽管持续滋养层组织的风险更高(80)。

输卵管造口术或输卵管切除术

输卵管造口术是一种手术管理异位妊娠的保守方法。输卵管切除术更容易执行,出现持续滋养层组织的风险也较低。对于生育力保存,如果病例为未破裂的异位妊娠,大部分医生更倾向于执行线性输卵管造口术。每种程序之后,未来IUP的生殖结果都是相当的。在那些接受保守性手术方法的患者中,异位妊娠的复发率更高(81)。未来IUP比率取决于对侧输卵管的状态。如果患者有输卵管病史,则正常妊娠的可能性会降低(82)。部分输卵管切除术并不能确保将来不出现异位妊娠。患者接受部分或全部输卵管切除术后,也有可能复发宫外妊娠。复发率约为10%,而那些接受输卵管造口术的患者的复发率约为15%。

输卵管中异位妊娠的位置也是一个需要考虑的重要因素。一般来说,壶腹部的妊娠会长出输卵管,这时推荐使用输卵管造口术。而在输卵管峡部妊娠病例中,胎儿会在输卵管内生长,同时输卵管腔会受到严重损伤。在输卵管峡部异位妊娠中,部分输卵管切除术可能更为合适(83)。输卵管切除术更适用于以下病例:相同输卵管中的复发性异位妊娠、严重损伤的输卵管、不受控制的出血、大的异位妊娠(>5cm)以及对未来生育不感兴趣的女性(84)。

为了最小化手术干预期间的出血量,可以将抗利尿激素这种稀释溶液注射进靠近异位妊娠的输卵管系膜中。但是,抗利尿激素的注射会导致全身毒性,例如高血压和心动过缓。

期望管理

一些病例可以选择观察治疗,这将会避免手术的风险和甲氨蝶呤的副作用。含有低血清hCG水平(<1000mIU/ml)的无临床症状的女性会偶然性地自然流产。在某些经由选择的病例中,在没采用任何干预手段的情况下,期望管理的成功率高达88%(85)。类似地,这种方法可能适用于含有早期异位妊娠和已经降低的血清hCG水平的女性。五分之一的异位妊娠呈现出下降的hCG水平(86)。

宫颈妊娠的管理

宫颈妊娠并不常见,但会出现急需子宫切除术的失血症状。在较早期诊断下,可能执行保守管理。当鉴别出胎儿心搏时,局部注射甲氨蝶呤和氯化钾是另一种治疗模式。其他的方法包括栓化、导尿管填塞、刮宫和宫颈环扎术。成功率约为80%(87)。在完成分娩的病例中,可能执行一个简易的子宫切除术。

输卵管子宫间妊娠的管理

输卵管子宫间妊娠很难诊断。一旦诊断出来,可能执行剖腹手术或腹腔镜检查来手术排出妊娠。把抗利尿激素注射入子宫肌层或者使用套圈结扎或缝合结扎,都可能减少出血。在Lau等的一项关于输卵管子宫间妊娠的调查中,医药管理成为一种可接受的方法。局部注射甲氨蝶呤的总成功率为91%,而全身注射甲氨蝶呤的总成功率为79%(14)。联合疗法涉及抽吸孕体后甲氨蝶呤或氯化钾的滴注。

腹腔妊娠的管理

腹腔妊娠很难诊断到,并可能到达妊娠晚期。治疗方法是手术治疗。为了避免对相关器官造成损伤,当夹住索后,将胎盘原封未动地留下来。在全身IM注射期间同时施用甲氨蝶呤。在极少情况下,为了控制出血可能需要形成动脉栓塞。

异位双胎妊娠的管理

异位双胎妊娠通常经手术治疗(3,27)。通常执行部分或全部的输卵管切除术。这个方法将会避免随后血清hCG水平中呈现的困难,尤其是输卵管造口术之后会出现持续滋养层组织。在这些输卵管切除术中,应该小心使用电凝术,以避免损害对剩余IUP的血液供应。

在包括一个输卵管子宫间妊娠的异位双胎妊娠病例中,可能执行异位妊娠的抽吸和氯化钾(KCl)的滴注。KCl对滋养层组织没有毒性,但对具有胎儿心搏的妊娠是致命的。在异位妊娠没有胎儿心搏证据的病例中,可能替代使用注射较低剂量的甲氨蝶呤来治疗(49,75)。局部注射是在超声引导或腹腔镜检查引导下执行的。

结论

异位妊娠是一个较大的健康问题。随着致死率的降低,异位妊娠是妊娠早期孕妇死亡的主要原因。在辅助生殖中,因为输卵管性不孕症患病率较大,移植胚胎的数量也较多,所以异位妊娠的发生率可能有所增大。生殖内分泌学家和妇科医生必须熟悉诊断性和治疗性干预手段。尽管很多研究已经评估了单一鉴别性试验在区分正常能存活的妊娠与异位妊娠中的作用,临床怀疑以及连续血清hCG水平和经阴道超声波检查法仍然是首选的诊断方法。超数排卵和IVF之后,IUP的显像并不能排除异位妊娠。在IVF患者中,异位双胎妊娠的发生率显著较高,在出现临床症状前也很难诊断到。在经由选择患者中,异位妊娠的最佳治疗方法是施用甲氨蝶呤的保守性方法。当需要手术时,腹腔镜检查更为适当,而不是剖腹手术。而且很多人认为输卵管造口术能保存未来的生育力。将来的研究可能显示异位妊娠的血清标记特征。这将会允许一个甚至更早的诊断和更为成功的保守性医药疗法。

关键点

- 异位妊娠是一种危及生命的状况,并导致9%的妊娠相关死亡。
- IVF之后,异位妊娠和异位双胎妊娠的发生率都有所增大,主要是由于该类人群移植胚胎数量的增多和输卵管疾病发病率的增大。1%的妊娠出现IVF后的异位双胎妊娠。
- 风险因素的知识有助于更紧密地追踪调查易于出现异位妊娠的女性。这些风险因素包括先前的输卵管手术、先前的异位妊娠、子宫内接触DES、先前的盆腔炎、吸烟、超数排卵、受精卵输卵管内转移、辅助孵化、转移导管推进到底部、输卵管病理。输卵管病理是最重要的因素。
- 随着诊断技术和治疗技术的发展,死亡率已经极大改善了。在输卵管破裂前的早期阶段便可以诊断出异位妊娠。
- 异位妊娠的早期诊断取决于连续hCG水平和声像图发现。将来的研究需要鉴别出一个可以指示异常着床的血清标志物。由于异位双胎妊娠的发生率较高,应该一直评估子宫附件,即使是子宫内妊娠显影后。暗示异位妊娠的声像图发现包括子宫附件环、复杂子宫附件包块、回声液和一个宫外妊娠。
- 保守性手术管理或医药管理是相当的。对恰当选择的患者实施甲氨蝶呤医药干预,这种方法的成本效益更高。单剂量和多剂量施药方案有相似的成功率和副作用。
- 与剖腹手术相比,腹腔镜手术更便宜,并导致较低的失血率和较短的住院时间。保守性手术与较高的持续滋养层组织有关。
- 在异位双胎妊娠中,手术管理异位妊娠,以避免甲氨蝶呤对IUP的全身毒性。

参考文献

1. Barbieri RL, Hornstein MD. Assisted reproduction. In: Strauss JF, Barbieri RL, eds. *Yen and Jaffe's Reproductive Endocrinology*. Fifth edn. Elsevier Saunders, Philadelphia, 2004: 839–73.
2. Ectopic pregnancy – United States, 1990-1992. *MMWR Morb Mortal Wkly Rep* 1995; 44: 46–8.
3. Rizk B, Tan SL, Morcos S, et al. Heterotopic pregnancies following in-vitro fertilization and embryo transfer. *Am J Obstet Gynecol.* 1991; 164(1): 161–4.
4. Abusheikha N, Marcus SF. Ectopic pregnancy following assisted reproductive technology. In: Brinsden PR, ed. *A Textbook of In Vitro Fertilization and Assisted Reproduction. The Bourn Hall Guide to Clinical and Laboratory Practice*, second edn. The Parthenon Publishing Group Inc., Pearl River, 1999: 333–42.
5. Jain A, Solima E, Luciano AA. Ectopic pregnancy. *J Am Assoc Gynecol Laparosc* 1997; 4: 513–31.
6. Department of Health and Human Services. CDC. 2002 Assisted

Reproductive Technology (ART) Report, 2002. (Accessed December 1, 2006, at http://www.cdc.gov/ART/ART02/index.htm).
7. Rizk B, Morcos S, Avery S, et al. Rare ectopic pregnancies after in-vitro fertilization: one unilateral twin and four bilateral tubal pregnancies. *Hum Reprod* 1990; 5(8): 1025–28.
8. Rizk B, Lachelin GCL, Davies MC, et al. Ovarian pregnancy following in-vitro fertilization and embryo transfer. *Hum Reprod* 1990; 5(6): 763–4.
9. Dimitry ES, Rizk B. Ectopic pregnancy: epidemiology, advances in diagnosis and management. *Brit J Clin Pract* 1992; 46(1): 52–4.
10. Xiao HM, Gong F, Mao ZH, Zhang H, Lu GX. Analysis of 92 ectopic pregnancy patients after in vitro fertilization and embryo transfer. *Zhong Nan Da Xue Xue Bao Yi Xue Ban* 2006; 31: 584–7.
11. Cohen J, Mayaux MF, Guihard-Moscato ML, Schwartz D. In vitro fertilization and embryo transfer: a collaborative study of 1163 pregnancies on the incidence and risk factors of ectopic pregnancies. *Hum Reprod* 1986; 1: 255–8.
12. Seeber BE, Barnhart KT. Suspected ectopic pregnancy. *Obstet Gynecol* 2006; 107: 399–413.
13. Tal J, Haddad S, Gordon N, Timor-Tritsch I. Heterotopic pregnancy after ovulation induction and assisted reproductive technologies: a literature review from 1971 to 1993. *Fertil Steril* 1996; 66: 1–12.
14. Lau S, Tulandi T. Conservative medical and surgical management of interstitial ectopic pregnancy. *Fertil Steril* 1999; 72: 207–15.
15. Bouyer J, Coste J, Shojaei T, et al. Risk factors for ectopic pregnancy: a comprehensive analysis based on a large case-control, population based study in France. *Am J Epidemiol* 2003; 157: 185–94.
16. Gemzell C, Guillome J, Wang CF. Ectopic pregnancy following treatment with human chorionic gonadotropins. *Am J Obstet Gynecol* 1982; 143: 761–5.
17. Clayton HB, Schieve LA, Peterson HB, Jamieson DJ, Reynolds MA, Wright VC. Ectopic pregnancy risk with assisted reproductive technology procedures. *Obstet Gynecol* 2006; 107: 595–604.
18. Jun SH, Milki AA. Assisted hatching is associated with a higher ectopic pregnancy rate. *Fertil Steril* 2004; 81: 1701–3.
19. Strandell A, Thorburn J, Hamberger L. Risk factors for ectopic pregnancy in assisted reproduction. *Fertil Steril* 1999; 71: 282–6.
20. Dumesic DA, Damario MA, Session DR. Interstitial heterotopic pregnancy in a woman conceiving by in vitro fertilization after bilateral salpingectomy. *Mayo Clin Proc* 2001; 76: 90–2.
21. Yovich JL, Turner S, Murphy A. Embryo transfer technique as a cause of ectopic pregnancies in in vitro fertilization. *Fertil Steril* 1985; 44: 318–21.
22. Knutzen V, Stratton CJ, Shee G, McNamee PI, Huang TT, Soto-Albors C. Mock embryo transfer in early luteal phase, the cycle before in vitro fertilization and embryo transfer: a descriptive study. *Fertil Steril* 1992; 57: 156–62.
23. Marcus S, Brinsden P. Analysis of the incidence and risk factors associated with ectopic pregnancy following in vitro fertilization embryo transfer. *Hum Reprod* 1995; 10: 199–203.
24. Milki AA, Jun SH. Ectopic pregnancy rates with day 3 versus day 5 embryo transfer: a retrospective analysis. *BMC Pregnancy Childbirth* 2003; 3: 7.
25. Dor J, Seidman DS, Levran D, Ben-Rafael, Ben-Shlomo I, Mashiach S. The incidence of combined intrauterine and extrauterine pregnancy after in vitro fertilization and embryo transfer. *Fertil Steril* 1991; 55: 833–4.
26. Rizk B, Dimitry ES, Morcos S, Edwards RG, et al. *A multicenter study on combined intrauterine and extrauterine pregnancy after IVF.* 2nd joint meeting of ESHRE and European Sterility Congress Organization, Milan, Italy. August. *Reproduction* 1990; Abstract No. 377: 113–4.
27. Rizk B, Tan SL, Riddle A, et al. Heterotopic pregnancy and IVF. *British Fertility Society Annual Meeting, The London Hospital,* London, England, 1989.
28. Tang OS, Ng EH, So WW, Ho PC. Ultrasound-guided embryo transfer: a prospective randomized controlled trial. *Hum Reprod* 2001; 16: 2310–15.
29. Sallam HN, Sadek SS. Ultrasound-guided embryo transfer: a meta-analysis of randomized controlled trials. *Fertil Steril* 2003; 80: 1042–6.
30. Bouyer J, Coste J, Fernandez H, et al. Sites of ectopic pregnancy: a 10 year population based study of 1800 cases. *Hum Reprod* 2002; 17: 3224–30.
31. Comstock C, Huston K, Lee W. The ultrasonographic appearance of ovarian ectopic pregnancies. *Obstet Gynecol* 2005; 105: 42–45.
32. Martin JN Jr., Sessums JK, Marin RW, et al. Abdominal pregnancy: current concepts of management. *Obstet Gynecol* 1988; 71: 549–57.
33. Maymon R, Halperin R, Mendlovic S. Ectopic pregnancies in Caesarean section scars: the 8 year experience of one medical centre. *Hum Reprod* 2004; 19: 278–84.
34. Pisarska MD, Carson SA, et al. Ectopic pregnancy. *Lancet* 1998; 351: 1115–20.
35. Job-Spira N, Fernandez H, Bouyer J, et al. Ruptured tubal ectopic pregnancy: risk factors and reproductive outcome: results of a population-based study in France. *Am J Obstet Gynecol* 1999; 180: 938–44.
36. Kadar N, Caldwell BV, Romero R. A method of screening for ectopic pregnancy and its indications. *Obstet Gynecol* 1981; 58: 162–6.
37. Barnhart K, Sammel MD, Rinaudo PF, Zhou L, Hummel AC, Guo W. Symptomatic patients with an early viable intrauterine pregnancy: hCG curves redefined. *Obstet Gynecol* 2004; 104: 50–5.
38. Barnhart K, Sammel MD, Chung K, Zhou L, Hummel AC, Guo W. Decline of serum human chorionic gonadotropin and spontaneous complete abortion: defining the normal curve. *Obstet Gynecol* 2004; 104: 975–81.
39. Glastein IZ, Hornstein MD, Kahana MJ, et al. The predictive value of discriminatory human chorionic gonadotropin levels in the diagnosis of implantation outcome in in vitro fertilization cycles. *Fertil Steril* 1995; 63: 350–6.
40. Mol BW, Veen VF, Hajenius JP, et al. Diagnosis of ectopic pregnancy after in vitro fertilization and embryo transfer. *Fertil Steril* 1997; 68: 1027–32.
41. Chen CD, Ho HN, Wu MY, Chao KH, Chen SU, Yang YS. Paired human chorionic gonadotropin determination for the prediction of pregnancy outcome in assisted reproduction. *Hum Reprod* 12: 2538–41.
42. Rizk B, Marcus S, Fountain S, et al. The value of transvaginal sonography and hCG in the diagnosis of heterotopic pregnancy. 9th Annual meeting of the ESHRE, Thessaloniki, June. *Hum Reprod* 1993; Abstract No. 102.
43. Levi CS, Lyons EA, Lindsay DJ. Ultrasound in the first trimester. *Radiol Clin North Am* 1990; 28: 19–38.
44. Tongsong T, Pongsatha S. Transvaginal sonographic features in diagnosis of ectopic pregnancy. *Int J Gynaecol Obstet* 1993; 43: 277–83.
45. Brown DL, Doubilet PM. Transvaginal sonography for diagnosing ectopic pregnancy: positivity criteria and performance characteristics. *J Ultrasound Med* 1994; 13: 259–66.
46. Pellerito JS, Taylor KJ, Quedens-case C, et al. Ectopic pregnancy: evaluation with endovaginal color flow imaging. *Radiology* 1992; 183: 407–11.
47. Kirchler HC, Seebarcher S, Alge AA, Muller-Holzner E, Fessler S, Kolle D. *Obstet Gynecol* 1993; 82: 561–5.
48. Condous G, Okaro E, Khalid A, et al. The accuracy of transvaginal ultrasonography for the diagnosis of ectopic pregnancy

prior to surgery. *Fertil Steril* 2005; 20: 1404–9.
49. Fernandez H, Gervaise A. Ectopic pregnancies after infertility treatment: modern diagnosis and therapeutic strategy. *Hum Reprod Update* 2004; 10: 503–13.
50. Bassil S, Gordts S, Nisolle M, Van Beers B, Donnez J. A magnetic resonance imaging approach for the diagnosis of a triplet corneal pregnancy. *Fertil Steril* 1995; 64(5): 1029–31.
51. Ginsburg ES, Frates MC, Rein MS, Fox JH, Hornstein MD, Friedman AJ. Early diagnosis and treatment of cervical pregnancy in an in vitro fertilization program. *Fertil Steril* 1994; 61: 966–9.
52. Kataoka ML, Togashi K, Kobayashi H, Inoue T, Fuji S, Konishi J. Evaluation of ectopic pregnancy by magnetic resonance imaging. *Hum Reprod* 1999; 14: 2644–50.
53. Takeuchi K, Yamada T, Oomori S, Ideta K, Moriyama T, Maruo T. Comparison of magnetic resonance imaging and ultrasonography in the early diagnosis of interstitial pregnancy. *J Reprod Med* 1999; 44: 265–8.
54. Izquierdo LA, Nicholas MC. Three-dimensional transvaginal sonography of interstitial pregnancy. *J Clin Ultrasound* 2003; 31: 484–7.
55. Ioannidis G, Sacks G, Reddy N, et al. Day 14 maternal serum progesterone levels predict pregnancy outcome in IVF/ICSI treatment cycles: a prospective study. *Hum Reprod* 2005; 20: 741–6.
56. Mol BW, Lijmer JG, Ankum WM, et al. The accuracy of single serum progesterone measurement in the diagnosis of ectopic pregnancy: a meta-analysis. *Hum Reprod* 1998; 13: 3220–7.
57. McCord ML, Muram D, Buster JE, et al. Single serum progesterone as a screen for ectopic pregnancy: exchanging specificity and sensitivity to obtain optimal test performance. *Fertil Steril* 1996; 66: 513–16.
58. Daniel Y, Geva E, Lerner-Geva L, et al. Levels of vascular endothelial growth factor are elevated in patients with ectopic pregnancy: is this a novel marker? *Fertil Steril* 1999; 72: 1013–17.
59. Fasouliotis SJ, Spandorfer SD, Witkin SS, Liu HC, Roberts JE, Rosenwaks Z. Maternal serum vascular endothelial growth factor levels in early ectopic and intrauterine pregnancies after in vitro fertilization treatment. *Feril Steril* 2004; 82: 309–13.
60. Saha PK, Gupta I, Ganguly NK. Evaluation of serum creatine kinase as a diagnostic marker for tubal pregnancy. *Aust NZ J Obstet Gynaecol* 1999; 39: 366–7.
61. Lipscomb GH, Bran D, McCord ML, Portera JC, Ling FW. Analysis of three hundred fifteen ectopic pregnancies treated with single-dose methotrexate. *Am J Obstet Gynecol* 1998; 178: 1354–8.
62. Lipscomb GH, Givens VA, Meyer NL, Bran D. Previous ectopic pregnancy as a predictor of failure of systemic methotrexate therapy. *Fertil Steril* 2004; 81: 1221–4.
63. Lipscomb GH, McCord ML, Stovall TG, Huff G, Portera G, Ling FW. Predictors of success of methotrexate treatment in women with tubal ectopic pregnancies. *N Engl J Med* 1999; 341: 1974–8.
64. Bixby S, Tello R, Kuligowska E. Presence of yolk sac on transvaginal sonography is the most reliable predictor of single-dose methotrexate treatment failure in ectopic pregnancy. *J Ultrasound Med* 2005; 24: 591–8.
65. Sowter MC, Farquhar CM, Petrie KJ, Gudex G. A randomised trial comparing single dose systemic methotrexate and laparoscopic surgery for the treatment of unruptured tubal pregnancy. *Br J Obstet Gynecol* 2001; 108: 192–203.
66. Sowter MC, Farquhar CM, Gudex G. An economic evaluation of single dose systemic methotrexate and laparoscopic surgery for the treatment of unruptured ectopic pregnancy. *Br J Obstet Gynecol* 2001; 108: 204–12.
67. Medical management of tubal pregnancy. ACOG Practice bulletin #3. American College of Obstetricians and Gynecologists, 1998.
68. Barnhart KT, Gosman G, Ashby R, Sammel M. The medical management of ectopic pregnancy: a meta-analysis comparing "single dose" and "multidose" regimens. *Obstet Gynecol* 2003; 101: 778–84.
69. Alleyassin A, Khademi A, Aghahosseini M, Safdarian L, Badenoosh B, Hamed EA. Comparison of success rates in the medical management of ectopic pregnancy with single dose and multiple dose administration of methotrexate: a prospective, randomized clinical trial. *Fertil Steril* 2006; 85: 1661–6.
70. Lipscomb GH, Givens VM, Meyer NL, Bran D. Comparison of multidose and single dose methotrexate protocols for the treatment of ectopic pregnancy. *Am J Obstet Gynecol* 2005; 192: 1844–7.
71. Lipscomb GH, Meyer NL, Flynn DE, Peterson M, Ling FW. Oral methotrexate for treatment of ectopic pregnancy. *Am J Obstet Gynecol* 2002; 186: 1192–5.
72. Fernandez H, Benifla JL, Lelaidier C, Baton C, Frydman R. Methotrexate treatment of ectopic pregnancy: 100 cases treated by primary transvaginal injection under sonographic control. *Fertil Steril* 1993; 59: 773–7.
73. Fernandez H, Yves Vincent SC, Pauthier S, et al. Randomized trial of conservative laparoscopic treatment and methotrexate administration in ectopic pregnancy and subsequent fertility. *Hum Reprod* 1998; 13: 3239–43.
74. Tzafettas JM, Stephanatos A, Loufopoulos A, et al. Single high dose of local methotrexate for the management of relatively advanced ectopic pregnancies. *Fertil Steril* 1999; 71: 1010–13.
75. Oyawoye S, Chander B, Pavlovic B, Hunter J, Abdel Gadir A. Heterotopic pregnancy with aspiration of corneal/interstitial gestational sac and instillation of small dose of methotrexate. *Fetal diagn ther* 2003; 18: 1–4.
76. Rozenberg P, Chevret S, Camus E, et al. Medical treatment of ectopic pregnancies: a randomized clinical trial comparing methotrexate-mifepristone and methotrexate-placebo. *Hum Reprod* 2003; 18: 1802–8.
77. Lipscomb GH, Stovall TG, Ling FW. Nonsurgical treatment of ectopic pregnancy. *N Engl J Med* 2000; 343: 1325–9.
78. Murphy AA, Kettel LM, Nager CW, et al. Operative laparoscopy versus laparotomy for the management of ectopic pregnancy: a prospective trial. *Fertil Steril* 1992; 57: 1180–5.
79. Vermesh M, Silva PD, Rosen GF, et al. Management of unruptured ectopic gestation by linear salpingostomy: a prospective, randomized clinical trial of laparoscopy versus laparotomy. *Obstet Gynecol* 1989; 73: 400–4.
80. Hajenius PJ, Mol BW, Bossuyt PM, Ankum WM, Van Der Veen F. Interventions for tubal ectopic pregnancy. *Cochrane Database Syst Rev* 2000; (2):CD000324.
81. Silva PD, Schaper AM, Rooney B. Reproductive outcome after 143 laparoscopic procedures for ectopic pregnancy. *Obstet Gynecol* 1993; 81: 710–15.
82. Dubuisson JB, Morice P, Chapron C, De Gayffier A, Mouelhi T. Salpingectomy—the laparoscopic surgical choice for ectopic pregnancy. *Hum Reprod* 1996; 11: 1199–203.
83. Mueller MD. Ectopic pregnancy. In: Lebovic DI, Gordon JD, Taylor RN, Eds. *Reproductive Endocrinology and Infertility – Handbook for Clinicians*. First edn. Scrub Hill Press, Inc., Arlington, 2005: 113–23.
84. Tulandi T. *Surgical treatment of ectopic pregnancy and prognosis for subsequent fertility*. In: Rose BD ed. UpToDate. Waltham, MA, 2006.
85. Trio D, Stoblet N, Picciolo C, et al. Prognostic factors for successful expectant management of ectopic pregnancy. *Fertil Steril* 1995; 63: 15–19.
86. Shalev E, Peleg D, Tsabari A, et al. Spontaneous resolution of ectopic tubal pregnancy: natural history. *Fertil Steril* 1995; 63: 469–72.
87. Lemus JF. Ectopic pregnancy: an update. *Curr Opin Obstet Gynecol* 2000; 12: 369–75.

第 64 章

氧化应激对女性生殖和 ART 的影响：一个基于证据的调查

Sajal Gupta，Lucky Sekhon，Nabil Aziz，Ashok Agarwal

引言

有氧代谢与被称作自由基或活性氧组分(ROS)的氧化强化剂有关，包括羟基自由基、超氧阴离子自由基、过氧化氢和一氧化氮。氧化强化剂和抗氧化剂之间有复杂的相互作用，这种相互作用能够维持细胞内动态平衡。当氧化强化剂与抗氧化剂之间出现不平衡时，就会启动氧化应激(OS)状态。

OS 和 ROS 概述

在正常状态下，成对电子会在生物分子中产生稳定的连接。但是，如果连接较弱，它可能会裂开，从而导致自由基的形成。自由基即外层轨道含有一个或多个未成对电子的任一组分，包括 ROS，如过氧化物、过氧化氢、羟基和单线态氧自由基。它们通常是非常小的分子，也是高度活性的，因为它们含有未成对的价电子，能引发更多的自由基级联反应，继而导致不受控制的链式反应(1)。当高能电子从电子传递链泄漏出来时，会形成诸如超氧自由基之类的自由基。过氧化物的气化作用能导致过氧化氢的形成。氢氧离子是 ROS 的一个主要类型，它能修正嘌呤和嘧啶，并导致破坏的 DNA 链裂开(2，3)。

ROS 是内生的，是有氧代谢的一种自然副产品，也可以通过各种代谢路径活动以及卵母细胞和胚胎的酶类活动形成。ROS 可能直接产生自胚胎或它们的周围环境。某些外部因素能够增大由胚胎产生的 ROS 的数量，这些外部因素包括耗氧量、金属离子、可见光、胺氧化酶和精子(3，4)。嗜菌细胞、白细胞、软组织类固醇细胞、内皮细胞都是 ROS 的潜在出处。已知产生 ROS 的酶类包括：嗜菌细胞中的质膜 NADPH 氧化酶；出自线粒体、微粒体及过氧化物酶体的氧化酶；以及内皮细胞中的细胞质黄嘌呤氧化酶(5)。

尽管对于某些生理功能来说，控制 ROS 的生产是有必要的，但是较高水平的 ROS 可能会覆盖抗氧化剂的活性，并导致发生 OS(6)。氧自由基可能正常生产，它可以作为细胞代谢的一部分，或作为身体防御机制的一部分。细胞活素类、激素类以及其他影响自由基的细胞生成的应激原之间有复杂的相互作用。通过调节基因表达因子和基因转录因子，自由基可以进一步起作用。在调解组织重构、激素信号、卵母细胞成熟、卵泡生成、输卵管功能、卵巢类固醇生成、子宫内膜周期性变化以及生殖细胞功能方面，ROS 发挥重要作用(2，3，7)。然而，在有环境应力的情况下，ROS 水平会急剧上升，从而对细胞结构造成重大损害。有一个关于阻碍 ROS 生成、清除 ROS 以及修复细胞损坏的抗氧化剂的分类方法(8，9)。非酶抗氧化剂包括维生素 C、牛磺酸、亚牛磺酸、半胱胺和谷胱甘肽(6)。由于氧化强化剂与抗氧化剂之间的复杂相互作用，细胞内动态平衡得以维持。

在一个缺乏适当的抗氧化剂平衡的环境中，自由基的持续产生能导致 OS，继而导致细胞内的病理变化。一般认为 OS 具有细胞毒性效应，它能引发膜磷脂的过氧化反应，并改变大多数细胞分子种类，例如脂类、蛋白质和核酸。随后，这些改变能导致膜渗透性增大、丧失细胞膜完整性、酶失活、DNA 的结构损伤、线粒体的改变、三磷酸腺苷耗尽以及细胞凋亡(4，6，10)。自由基能影响其滤泡液中的卵母细胞、精子和胚胎，并影响输卵管液体和腹膜液微环境，从而影响生殖结果(3)。

ROS 在女性生殖中的生理作用

研究者已在女性生殖道中研究了 OS 的各种生物

标记。另外,研究者已经定位出了 ROS 和各种抗氧化剂酶的转录物,不同研究也已经证实了女性生殖道中存在 ROS。ROS 可能在激素信号、卵母细胞成熟、卵巢类固醇形成、排卵、黄体溶解、妊娠中的黄体维持、着床、致密化、卵泡形成、生殖细胞功能以及黄体形成这些过程中担任一种重要的介质(2,6)。

ROS 和卵泡生成

ROS 在卵母细胞成熟、卵泡生成、卵巢类固醇生成以及黄体溶解中起调整作用。卵泡生成是指卵泡的成熟,卵泡是含有不成熟卵母细胞的体细胞的一种稠密填充的外壳。发育过程需要大量小的原始卵泡发育为大的排卵前卵泡。滤泡液 ROS 水平可能代表卵母细胞和随后的胚胎发育所需要的 ROS 的生理范围(5)。一般认为,可控的 OS 在排卵过程中起关键作用。在黄体化过程中,卵泡内膜和卵泡的颗粒层首先发生类似炎症性的修正,以作为对 hCG 的反应。在卵泡破裂前,卵母细胞成熟的最终阶段是精心安排的,并伴随生成各种细胞活素、激肽、前列腺素、蛋白水解酶、一氧化氮和类固醇(11)。

在受精和胚胎发育中,卵母细胞周围的滤泡液环境可能起着关键作用,并影响诸如授精率、胚胎卵裂率和妊娠率之类的 IVF 结果参量(6)。除了颗粒细胞、生长因子和类固醇激素之外,滤泡液环境还含有白细胞、巨噬细胞和细胞活素,这三种成分都能产生 ROS(5)。卵巢滤泡生成过程也涉及局部自分泌和旁分泌因子,例如一氧化氮(NO)自由基。一般认为卵泡 NO 是由内皮 NO 合成酶或诱导型 NO 合成酶产生的。NO 通过激活各种含铁酶来发挥其效应(12)。一些研究已经显示 NO 浓度和卵泡生长、程序性卵泡细胞凋亡之间有关联,其中涉及卵泡生长、程序性卵泡细胞凋亡这两种过程中的自由基(13,14)。低浓度的 NO 可能预防细胞凋亡,而当 NO 为较高浓度时,NO 的影响可能是病态的,通过产生过亚硝酸盐来推动细胞死亡。与类固醇生产过程有关的细胞包括卵泡膜细胞、颗粒叶黄素细胞、肺门细胞等,这些细胞显示出较强的氧化酶活性,这暗示 OS 和卵巢滤泡形成之间有关联。

已有研究证实正常循环的卵巢中会出现 OS 的各种标志物的表达(15,16)。据证实,滤泡液中的各种 OS 标志物的浓度要低于血清中 OS 标志物的浓度,这表明滤泡液含有高浓度的抗氧化剂体系,它能帮助保护卵母细胞免受氧化性损伤(17)。已有研究者研究了卵泡阶段的原始卵泡、初级卵泡、窦前期卵泡和非优势窦状卵泡以及优势卵泡、闭锁卵泡中的超氧化物歧化酶(SOD)表达,并将 SOD 作为抗氧化酶的一种代表性酶(18)。SOD 是一种含金属的抗氧化酶,它催化过氧化物分解为过氧化氢和氧气,从而保护细胞免受有害氧自由基的损害。研究发现卵巢中含有 SOD,尤其是窦状卵泡中的卵泡内膜细胞中(18)。因此,卵泡内膜细胞可能作为一种重要的保护因子,在卵母细胞成熟过程中保护卵母细胞免受 OS 的损害。排卵前卵泡有一个有力的抗氧化防御作用,这种防御作用会被强烈的过氧化反应耗尽(19)。研究发现,铁传递蛋白能抑制 ROS 的产生,铁传递蛋白是一种能连接铁的血浆糖蛋白。而且据证实,铁传递蛋白是致使卵泡成功发育的一种重要因子(20)。抗坏血酸(一种抗氧化因子)可以被维生素 C 的氧化剂清除和受损细胞回收过程耗尽。典型地,抗坏血酸缺乏会导致卵巢萎缩、大规模的卵泡闭锁和过早恢复减数分裂,从而阐明了抗坏血酸对 OS 的防御作用的重要性。也有研究显示其他抗氧化酶可以解毒和中性化 ROS 的生成过程,从而保护卵母细胞和胚胎免受 OS 的干扰,这些抗氧化酶包括过氧化氢酶和其他非酶抗氧化剂,例如维生素 E、过氧化物酶辅因子-还原型谷胱甘肽和类胡萝卜素叶黄素(5)。

ROS 和子宫内膜周期

OS 与子宫内膜中的周期性变化的调节有关。已有研究者调查了子宫内膜中 SOD 表达的波动。据证明,在月经前的晚分泌期间,子宫内膜中的 SOD 和 ROS 水平发生变化(21)。有研究者报告在晚分泌阶段,人类子宫内膜中的脂类过氧化物浓度增大,而 SOD 浓度降低,这些变化可能导致子宫内膜的破裂,其中涉及月经过程中 OS 的参与(21)。据证明,人类子宫内膜和子宫内膜血管中表达内皮 NO 合成酶(NOS)和诱导型 NOS(12,22)。内皮 NOS 分布在人类子宫内膜的腺体表面上皮细胞中(23)。一般认为 NO 可以调节子宫内膜的微脉管系统。已有研究发现分泌中期和分泌晚期会出现内皮 NOS mRNA 的表达,这显示内皮 NOS 参与子宫内膜的蜕膜化和月经过程。内皮 NOS 也能带来某些变化,使子宫内膜为着床做好准备。近期研究探索了子宫内膜脱落的潜在机制,结果证实,体外培养的子宫内膜细胞中的雌激素和黄体酮撤退(出血)能导致 SOD 活性降低,继而增大 ROS 浓度。反过来,ROS 可能激活核因子 kappa B,kappa B 能刺激增大环氧合酶-2 mRNA 的表达和前列腺素 F2a 的合成,从而促进发生子宫内膜脱落和(或)着床所需的生理变化(21)。

VEGF和Ang-2是子宫内膜血管生成的关键调控因子。VEGF和Ang-2是由组织缺氧和ROS诱导的(24),而且研究发现,在长期服用纯黄体酮避孕药的患者的子宫内膜中,VEGF和Ang-2是上调的。一般认为,VEGF和Ang-2表达对于异常肿胀、脆弱的血管的生成起必要作用,异常肿胀、脆弱的血管会导致与长期只使用黄体酮避孕药有关的子宫异常出血。后者会降低子宫内血流,这会导致组织缺氧,从而引发异常的血管生成(25)。在体外,组织缺氧能通过诱导硝基酪氨酸的表达而增大OS。在培养的子宫内膜微血管内皮细胞中,硝基酪氨酸是过氧亚硝基阴离子生成的一种标志物。因此,长期使用纯黄体酮避孕药的患者中,OS参与子宫内膜病理生理学的发生(25)。

OS在女性不孕症中的作用

OS通过一系列的机制导致妇女不孕。我们已经讨论了经历OS的卵巢滤泡是如何对卵母细胞造成直接损伤的。卵母细胞和精子也可能遭受直接损伤,同时由于腹膜腔中的OS环境,又能导致受精过程受损。即使当受精出现时,也会出现导致胚胎分裂、着床失败、流产或后代先天性异常的细胞凋亡现象。输卵管中的OS能对胚胎造成直接副作用。当女性生殖道中出现ROS-抗氧化剂不平衡时,子宫内膜会出现缺陷。正常情况下,子宫内膜能支持胚胎及其发育(26)。在黄体退化和黄体激素对妊娠持续的支持不足的情况中,也涉及ROS-抗氧化剂不平衡现象(8)。很多其他不孕症原因中也牵涉到OS,如子宫内膜异位、输卵管积水、多囊卵巢疾病、原因不明的不孕症和复发性流产(27)。

OS和子宫内膜异位

子宫内膜异位与不孕症之间的关联仍然是一个具有高度争议性的话题。研究者认为,一些与子宫内膜异位有关的不孕症病例可能是由于精卵结合受到机械阻塞,而这种机械阻塞是由子宫内膜异位囊肿、粘连组织和骨盆解剖畸形导致的。但是,对于患有轻至中度子宫内膜异位症的患者以及不具有解剖扭曲的患者来说,其不孕症的发病机制尚不清晰。

据报告,子宫内膜异位症女性患者的腹膜液体积增大,腹膜液中腹膜巨噬细胞、细胞活素和前列腺素的浓度都增大。子宫内膜异位症的病理学涉及激活的巨噬细胞,这是因为巨噬细胞可能导致ROS产量增大(28)。有研究者指出,ROS可能增大腹腔中子宫内膜细胞的生长和粘连,从而促进子宫内膜异位粘连和不孕症(29)。

至于在与子宫内膜异位的联系中为什么会出现OS,研究者已经提出了一些假说。有大量证据显示月经逆流将细胞碎片带到腹膜腔中,而且月经逆流与子宫内膜异位的发展有关。红细胞释放血红蛋白和hem,它们起促炎因子的作用。Hem含有氧化还原反应生成的铁分子(30)。如果腹膜液中出现铁(31)、巨噬细胞(32)和(或)环境污染物如多氯化联苯(33),可能会扰乱ROS和抗氧化剂之间的平衡,从而导致子宫内膜异位和组织生长。源自他处的OS循环水平也可能促成疾病的发病机制。关于OS和子宫内膜异位之间的关联,研究者们很难得出一个明确的结论,这是因为调查这一关联的绝大部分研究在很多方面都存在巨大差异,包括对照人口的选择、合格标准、OS和抗氧化剂状态的标志物以及测量OS时的生物培养基(1)。

有研究发现,在子宫内膜异位患者中,腹膜液巨噬细胞增大了ROS产量,并增强了脂质过氧化作用(34);而其他研究者则报告了相反的发现(10)。据证明,在子宫内膜和子宫内膜异位着床的巨噬细胞富集区,脂质过氧化作用产生了抗原决定基。Jackson等在调整了诸如年龄、BMI、孕次、血清维生素E和血清脂质水平这类的混杂因子之后,测量了总体OS和子宫内膜异位,并报告说硫代巴比妥酸反应物质之间有弱关联(35)。据观察,与输卵管结扎对照患者相比,患有特发性不育症和子宫内膜异位症的女性有较高的ROS腹膜液浓度(10)。然而,并没有观察到这种效应与子宫内膜异位症的严重性有什么关联,而且也没有观察到重大效应,这表明在子宫内膜异位症患者中,腹膜液ROS可能并不直接导致不孕症。OS可能促成异常子宫内膜着床中的血管生成,并通过提高VEGF产量而辅助子宫内膜异位症的进展(24)。这种效应部分是由glycodelin调解的,glycodelin是一种糖蛋白,OS能增大glycodelin的表达。通过提高VEGF的表达,glycodelin在异常子宫内膜组织中可能充当一种自分泌因子(24)。

研究者在子宫内膜异位女性患者的子宫内膜只能观察到更大量的NO和NOS(1)。据报告,在子宫内膜异位患者中,腺体子宫内膜中的诱导型NOS的表达增加,内皮NOS水平也增大。子宫内膜血管生成过程涉及内皮NOS基因表达的变化,因而调节子宫内膜异位过程。NOS表达中的这些变化也可能改变子宫内膜感受性,并削弱胚胎着床。一些研究已经发现,子宫内膜异位患者的腹膜液中的NO浓度增大。NO浓度的增大,例如由激活的巨噬细胞产生的浓度增大,能以很多种方式阻碍不孕症,包括改变腹膜液环境的成分,其中腹膜液环境主持排卵、配子运输、精子-卵母细胞相互作用、受精和早期胚胎发育这些过程(1)。

在子宫内膜异位患者的子宫内膜中,脂质-蛋白的复合修饰增加。据证明,在子宫内膜异位患者中,过氧化脂质的浓度是最高的。已有研究者观察到子宫内膜异位患者的腹膜液有不充足的抗氧化防御作用和较低的总抗氧化能力(TAC),而且腹膜液中的诸如SOD之类的个别抗氧化酶的水平也极大降低(36,37)。已有研究证实,从统计上来看,子宫内膜异位的不育妇女体内的SOD浓度明显低于可育对照妇女。

若干研究都未能证实子宫内膜异位女性和可育女性的腹膜液中ROS、NO、脂质过氧化物和抗氧化剂水平之间的差异(38,10)。这可能能用以下事实解释:当诊断到子宫内膜异位症时,可能只能检测到OS的持久标志物,例如氧化反应的酶或稳定副产品。另一个可能的原因是,OS只在局部发生,因此不会导致总的腹膜液ROS浓度增大。

OS可能通过分子遗传路径,促成子宫内膜异位的发病机制。有研究者调查了子宫内膜异位组织,结果显示线粒体DNA发生基因缺失,从而导致线粒体DNA的重组。已经阐明了异位的子宫内膜和正位的子宫内膜中的基因表达水平的差异,包括904个差异表达的基因和谷胱甘肽-S-转移酶基因家族的差异表达,其中,有力的抗氧化谷胱甘肽的新陈代谢中涉及这些差异表达。基因的差异表达可能也能测定细胞对OS的反应,包括细胞增殖和血管生成(39)。

ROS与抗氧化水平的不平衡可能在与不育症有关的子宫内膜异位的发病机制中发挥重要作用。输卵管液中ROS浓度的增大,可能负影响卵母细胞和精子发育能力以及输卵管内的受精和胚胎运输过程。同时,输卵管液中会出现激活的中性粒细胞、巨噬细胞和致炎因子,从而可能通过子宫内膜异位症的病灶显著增大ROS产量(29)。ROS产量的显著增大可能引起对精子质膜和顶体膜的氧化性损伤,继而导致精子丧失运动性和结合、穿过卵母细胞的能力。导致OS的DNA损伤可能导致受精失败、胚胎质量下降、妊娠失败和自然流产。

在治疗子宫内膜异位症中,自身免疫病的疗法可能起作用,这是因为自身免疫病与子宫内膜异位症有很多相似之处。子宫内膜异位女性的生殖道中可能出现肿瘤坏死因子α(TNF-α)的病理水平。在女性子宫内膜中,TNF-α在子宫内膜增殖和脱落的生理学中起作用,也在子宫内膜异位症的发病机制中发挥其作用(40)。据证明,在子宫内膜异位女性中,腹膜液中的异常高水平的TNF-α以及其水平的提高似乎都与子宫内膜异位阶段积极相关(40,41)。

据显示,在体外环境中,使用TNF-α并以一种剂量依赖性和时间依赖性方式培育精子后,精子的质量下降(42)。这可能为子宫内膜异位相关的不育症提供一些解释。在同一个实验中,在使用TNF-α+英夫利昔单抗(一种单克隆抗体,连接TNF-α的可溶形式和膜形式,并中和其毒性效应)进行培育的患者样本中,精子活力以及膜和染色质的完整性都高于只用TNF-α处理的患者样本。据显示,英夫利昔单抗可能用于帮助治疗由子宫内膜异位导致的女性不孕症,而且这些患者的腹膜液中的TNF-α水平有所提高。

也调查了另一种药物在治疗子宫内膜异位相关的不育症中的潜在作用,这种药物就是己酮可可碱,它是一种3′,5′-核苷酸磷酸二酯酶抑制剂。己酮可可碱有强大的免疫调节性能,并且已有研究显示它能极大降低过氧化氢的胚胎中毒效应(43)。

OS和输卵管积水

尽管对于输卵管积水来说,IVF是公认最好的生育治疗方法,但一些调查者却指出输卵管积水的出现能降低IVF的成功率。输卵管积水液似乎能降低胚胎着床率,并增大流产的风险,这种现象促使一些医生建议在执行IVF之前将患者输卵管从子宫中移除或者分离出来。据显示,输卵管积水的副作用是可逆的,可以通过IVF前的输卵管切除术实现(44)。

目前,输卵管积水液诱导其胚胎中毒效应的准确机制是未知的,但是有研究者假设这种现象中可能涉及一种OS-调解机制。实验室研究已经证明输卵管积水液中含有ROS、抗氧化剂和脂质过氧化作用产物。据显示,当ROS水平较低时,输卵管液中的ROS与胚泡发育积极相关。低水平的ROS可能代表一个能起作用的输卵管内膜正常产生ROS,“低水平”即低于能对胚胎造成损伤的门槛浓度;而大量的输卵管内膜损伤可能产生HSF中无法检测的ROS水平。因此,低浓度的ROS的检测可能充当正常输卵管分泌功能的一种标志物。据研究发现,HSF中的IL-6水平与胚泡发育率积极相关,这表明IL-6在预防一些输卵管液样本变成胚胎毒性中起作用(Bedaiwy et al.,2005)。已知IL-1b能抑制卵巢滤泡细胞的凋亡,也有研究在所有输卵管液样本中检测到了IL-1b,并发现它可能是正常输卵管分泌功能的一种标志物(45)。

据显示,从因输卵管积水而扩大的输卵管中泄漏出的液体产生了一种浓度依赖性的胚胎中毒效应(46)。一般认为,HSF 中出现高浓度的毒性物质可以调解其负效应。据显示,HSF 也可以减低子宫内膜的完整性,这可能促进着床。流进子宫内膜腔的 HSF 可能将胚胎机械冲洗出子宫。研究者建议患者切除积水的输卵管,以使整联蛋白恢复正常并提高着床率。输卵管上皮细胞可能将细胞活素、白三烯或前列腺素分泌进鳌合液中,鳌合液可以直接改变子宫内膜的功能。细胞活素与炎症过程有关,并牵涉到胚胎中毒效应。另外,在含有远端闭塞的输卵管的女性中,IVF-ET 的不良结果也涉及细胞活素。Bedaiwy 等(2005)研究了 HSF 的生化特性,并发现 100% 的 HSF 样本中含有 TNF-α。TNF-α 是一种有细胞毒素的血管生成因子,它是由巨噬细胞和许多其他细胞类型产生的。

OS 和原因不明的不育症

有研究者提出一种假说,即提高的 ROS 水平会扰乱腹膜液中的氧化强化剂/抗氧化剂平衡,并可能是没有其他明显病因的不孕症女性的不孕病因。当卵子从卵巢中释放出来后,提高的 ROS 水平会损害卵子,也会损害受精卵/胚胎和精子,它们对 OS 很敏感(8)。研究者选择了进行腹腔镜检查以评估不育症状的女性和接受输卵管结扎的女性,并比较她们腹膜液中的 ROS 水平,结果发现患有原因不明的不育症的女性体内的腹膜液 ROS 水平要远高于可育女性(10)。在患有原因不明的不育症的女性体内,ROS 水平的提高暗示着抗氧化剂水平的降低,抗氧化剂包括维生素 E 和谷胱甘肽,继而导致清除 ROS 和中和其毒性效应的能力降低(10)。这一假说已由一项研究证实,该研究结果显示原因不明的不育症患者体内的抗氧化剂浓度远远低于可育患者,这表明抗氧化剂补充可能用于处理特发性不育症患者体内的高水平 ROS。

年龄相关的生育力下降、绝经和 ROS

平均来说,在 35 岁时,女性的生育能力开始略微下降,超过 40 岁以后,生育能力会急剧下降。在与年龄相关的雌激素产量下降中,ROS 可能发挥某种作用。从绝经前期到绝经期,卵巢中 SOD 和谷胱甘肽过氧化物酶表达量下降(47)。SOD 和谷胱甘肽过氧化物酶水平与芳香酶活性有显著、肯定的关联。

据证明,在执行 IVF、生育年龄较大的女性体内,OS 水平较高(48)。一般认为,卵巢衰老是由滤泡液中 OS 增强引起的。与年龄相关的卵泡储备的数量和质量下降这一现象可能会涉及自由基诱导的损伤,至少是部分涉及(49)。这一过程可能包含对线粒体 DNA、蛋白质和脂质的氧化损伤。已知 ROS 能够显著扰乱卵母细胞内的细胞内钙(Ca)稳态,并导致卵母细胞衰老(50)。在生育年龄较大的 IVF 患者体内,基因表达可能会减少,主要牵涉到 ROS 的中和,例如 SOD1、SOD2 和过氧化氢酶 mRNA 内容表达量的减少,这种现象代表了第一条证据:即生殖衰老可以下调颗粒细胞的基因表达(51)。针对 ROS 的前线防御中涉及的基因下调与主要影响线粒体的氧化性损伤的累积有关。某些与年龄相关的变化对颗粒细胞有负面后果,这些变化可能是生殖衰老导致卵母细胞发育能力下降的机制之一。这些变化可能对年长女性的妊娠造成某些常见影响,包括损坏的细胞骨架纤维,细胞骨架纤维损坏则会导致细胞变性或凋亡。此外,受精损坏和质量不佳的胚胎也是由老化过程引起的,其中大部分质量不佳的胚胎是非整倍体。

OS 和男性配子

在正常胚胎和胚胎发育中,父本基因组是非常重要的。在穿过细精管和附睾的精子运输中,ROS-诱导的精子损伤是导致精子 DNA 损伤的最重要的机制之一(52~57)。这些精子损伤导致单链或双链 DNA 分裂(初级损伤),并产生 8-OH-2′脱氧鸟苷类的次级 DNA 损伤。如果使用未修复初级或次级 DNA 损伤的精子对卵母细胞进行受精,结果可能会导致着床失败、胚胎发育停滞、流产或出生缺陷(58~61)。此外,近期的研究显示,精子 DNA 分裂可能与精子非整倍性的增加有关(61,62)。精子非整倍性主要是由精子发生期间减数分裂的改变引起的(63)。穿过附睾期间,非整倍体精子中 ROS-和(或)半胱天冬酶或核酸内切酶-诱导的 DNA 分裂会增加(57)。因此,诊断为复发性流产的患者夫妇可能从精子 DNA 分裂的检测中受益。

OS 及其对 ART 的影响

在排卵过程中,OS 起着某种重要作用。上文中,我们讨论了在决定卵母细胞的质量中,滤泡液微环境是如何发挥其关键作用的。卵母细胞质量会反过来影响受精率和胚胎质量。对于接受 IVF/胚胎移植的患者,研究者已经定位了其滤泡液中的 OS 标志物(5,64~66)。

已有研究发现,低的卵泡内氧化作用与减小的卵母细胞发育潜力相关,卵母细胞发育潜力减小可以通过卵母细胞细胞质缺陷率增大、卵裂受损、来自血管化不佳的卵泡的卵母细胞内染色体异常分离反映出来(67)。ROS可能导致胚胎分裂增加,这是由细胞凋亡增加引起的(68)(参考图64.1)。因此,增大的ROS水平并不有助于胚胎生长,而会导致胚胎发育受损。当前的研究关注生长因子保护体外培养的胚胎免受ROS的有害影响(例如细胞凋亡)的能力。这些生长因子通常发现于输卵管和子宫内膜中。正处于调查中的生长因子为鼠胚胎中的胰岛素生长因子和表皮生长因子,鼠胚胎在很多方面都与人类胚胎相似(69)。

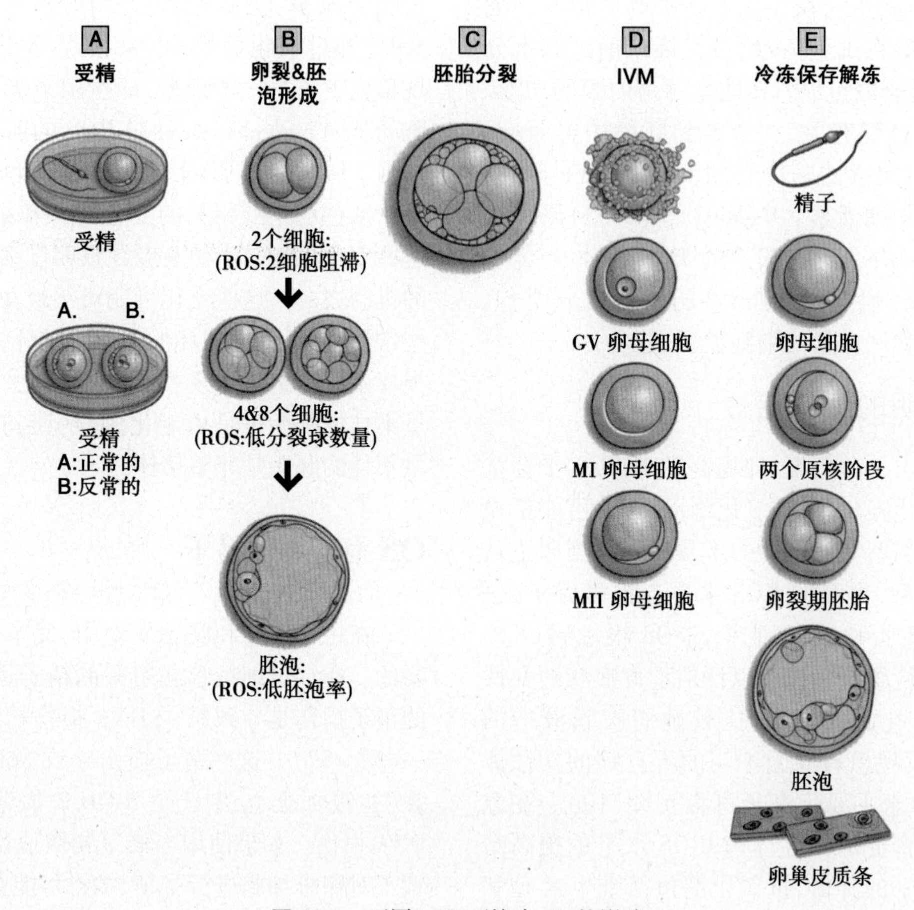

图64.1 不同ART环境中OS的影响

已有研究调查了卵泡OS对卵母细胞成熟、受精和妊娠的影响(66)。滤泡液ROS和脂质过氧化作用水平可能是指示IVF成功的标志物。IVF或ICSI之后怀孕的患者的滤泡液中有较高的脂质过氧化作用水平和TAC。然而,这两种标志物都不能预测胚胎质量。有研究证实妊娠率与脂质过氧化作用和TAC水平呈正相关。据报告,未怀孕的患者体内的滤泡液ROS水平远远低于已怀孕的患者(5)。因此,卵泡内ROS水平可以看做是一种用来预测IVF成功性的潜在标志物。经历IVF的女性滤泡液中的OS与女性年龄呈反相关(48)。使用热化学荧光化验,研究者发现斜面与最大血清雌二醇水平、成熟卵母细胞数量和卵裂胚胎数量呈正相关,而与使用的促性腺激素安瓿数量呈负相关。实现的妊娠率为28%,当热化学荧光幅度小时,全部妊娠都出现了。这与另一项研究是一致的,另一项研究报告说最小水平的OS对于实现妊娠是有必要的(66)。近期一项大型研究调查了156名接受ART的患者夫妇,结果证实子宫内膜异位女性的滤泡液中有高水平的同型半胱氨酸,而且它们与胚胎质量呈反相关(70)。在子宫内膜异位女性患者中,OS增强,导致同型半胱氨酸水平增大,继而导致卵母细胞和胚胎质量不佳。但是,“滤泡液中低水平的ROS对IVF结果有有利影响(4)”这一观点并没有得到普遍认同。近期研究报告说,滤泡液中高水平的ROS导致ART循环中卵母细胞的受精潜力下降(71)。

已有研究者研究其排卵期前滤泡液中的其他OS标志物,例如硫代巴比妥酸-反应物质、共轭双烯和脂质氢过氧化物(17)。研究发现这些标志物与IVF结果(受精率或生化妊娠)之间没有任何关联(17)。

可指示由OS导致的DNA损伤的一个可靠指示物

是 8-羟基-2-脱氧鸟苷。在其他各种疾病过程中，这种化合物也是 OS 的一种指示物，例如肾脏癌变和糖尿病。较高水平的 8-羟基-2-脱氧鸟苷与较低的受精率和不良的胚胎质量有关（72）。在子宫内膜异位患者的颗粒细胞中也发现了高水平的 8-羟基-2-脱氧鸟苷，这可能削弱卵母细胞的质量。

在一项来自我们课题组的研究中，Bedaiwy 等报告说在第 1 天的培养液中，缓慢的早期胚胎发育（第 3 天为 7 个细胞）、高的分裂化（10%）以及减少的形态正常的胚泡形成数量可能与增加的 ROS 水平有关。而且，在传统 IVF 循环中，第 1 天培养液中高水平的 ROS 与受精率（FR）没有任何关联；而在 ICSI 循环中，第 1 天培养液中高水平的 ROS 则会导致更高的受精率和胚泡发育率（46）。

文献报告显示，与 IVF 治疗后没有怀孕的女性相比，IVF 治疗后怀孕的女性的滤泡液中有更高水平的 TAC（66）。产生成功受精的卵母细胞的滤泡液体中的平均 TAC 远远大于与未成功受精的卵母细胞相关的滤泡液中的平均 TAC。相似地，在产生随后成功受精的卵母细胞的卵泡中，平均谷胱甘肽过氧化物酶水平也增加了（73）。相反的，其他研究者也调查了两种滤泡液，一种是与产生可存活至胚胎移植时刻的胚胎的卵母细胞相关的滤泡液，另一种是与产生无法存活的胚胎的卵母细胞相关的滤泡液，调查发现前者的平均 TAC 要远远低于后者的平均 TAC（64）。第 1 天培养液中的 TAC 水平似乎是一种额外生化标志物，它可以反映早期胚胎生长期间的 OS 状态。第 1 天 TAC 水平与 ICSI 循环中的临床妊娠率极大相关（74）。另一个方面，其他研究者则报告说，在多囊卵巢综合征女性患者中，高水平 TAC 是一种标记排卵诱导不良反应的标志物（75）。

研究发现，与患有输卵管因素或男性因素不育症的女性相比，原因不明的不育症女性滤泡液中的硒元素水平较低（73）。与受精的卵母细胞相比，未受精的卵母细胞的滤泡液中含有较高水平的 SOD 活性（76）。这些差异可能是由于以下事实所导致的，即研究测量了不同的参量。

研究发现吸烟会对卵巢功能造成持久的、剂量依赖性的负效应（77）。根据一个元分析，与吸烟相关的不育风险的比值比总值为 1.60[95% *CI* 1.34 ~ 1.91]。ART，包括 IVF，进一步阐明了吸烟对卵泡健康的影响。卵泡内接触可铁宁可增加卵泡内的脂质过氧化作用。

因为 ROS 在 ART 的不同阶段可能会有不同的影响，所以研究者还需要实施进一步的大型研究，调查排卵过程、卵母细胞质量、发育能力和卵母细胞的受精潜力，以确定滤泡液中 ROS 活性水平与 TAC 水平之间的关联。

氧化还原作用和胚胎发育

对于胚胎发生过程来说，氧化还原作用的生理水平可能很重要（参考图 64.2）。ROS 的生产过剩对胚胎是有害的，这是因为过剩的 ROS 会损坏细胞内环境并扰乱新陈代谢（78，79）。OS 可以在精子和白细胞内产生，也可以在精子介导的卵母细胞激活和胚胎基因组激活时产生。在卵母细胞和胚胎中，氧化磷酸化、NADPH 氧化酶以及黄嘌呤氧化酶是 ROS 的主要来源。氧化磷酸化是产生 ATP 所必需的过程，产生 ATP 是为了满足胚胎的能量需求，另外，氧化磷酸化也能引起 ROS 生产。电子会从线粒体内膜上的电子传递链中泄漏出来。这些电子被转移到氧分子中，从而导致轨道上的不成对电子。发生 ROS 的其他位点是细胞质 NADPH 氧化酶、细胞色素 p450 酶和黄嘌呤氧化还原酶。过度的 OS 会对细胞环境造成有害影响，并使得胚胎中的细胞生长受损或细胞凋亡，而这最终会导致胚胎分裂。因此，OS-介导的大分子损伤在胎儿胚胎病中发挥作用。硫氧还蛋白是一种广泛分布的小蛋白质组，具有强大的还原活力，而且已有研究发现硫氧还蛋白的表达对于鼠胚胎的早期分化和形态形成是至关重要的（80）。

母体内叶酸水平不足会导致同型半胱氨酸水平升高。有研究者提议同型半胱氨酸-诱导的 OS 是导致细胞凋亡、扰乱腭发育并导致腭裂的一种潜在因素（81）。也有研究者提议 OS-诱导的大分子损伤是镇静剂-诱导的胚胎病的一种机制（82，83）。由高血糖症/糖尿病-诱导的胚胎内环氧合酶-2 基因表达的下调会导致低的 PGE2 水平和糖尿病胚胎病（84）。

连续培养证明了植入前胚胎是一个静态实体，而实际上它并不是一个静态实体。在胚胎发育过程中，胚胎经历很多障碍，并有不断变化的需求。植入前的胚胎发育与能量代谢通路选择中的变化有关。胚胎具有内在能量需求，这可由产生自氧化磷酸化和糖酵解的 ATP 提供。胚泡发育伴随着 ATP 产生通路的变换，从由氧化磷酸化作用产生 ATP，变为逐渐依赖糖酵解过程来生成 ATP。致密化阶段前葡萄糖摄取量增加，从而满足胚胎对能量需求的增加。来自两细胞阶段胚胎的胚泡发育是由培养液中丙酮酸对乳糖的比率来调节的，因为这一比率又会影响细胞内丙酮酸对乳糖的比率。在某些关键时刻，譬如胚胎基因组激活、胚胎致

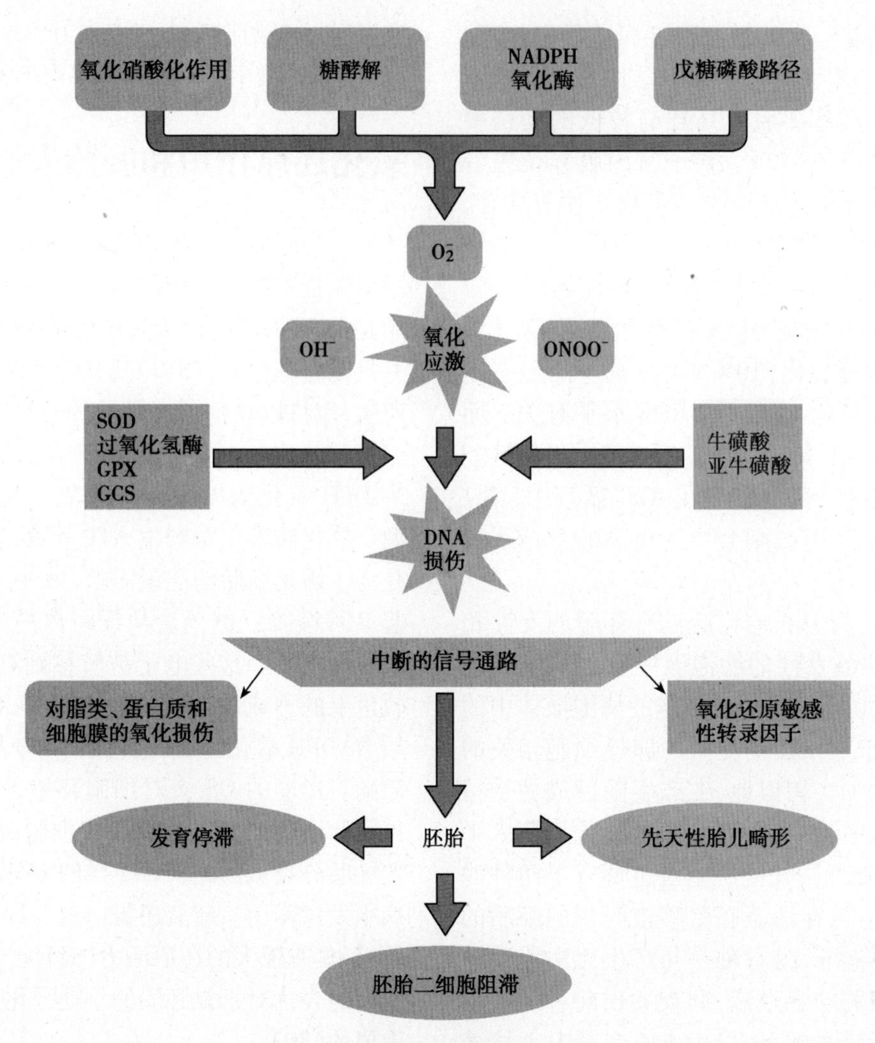

图 64.2 氧化还原作用和胚胎发育

密化以及胚胎孵化时，人体内会过度产生 ROS，同时伴随着增大的能量需求(85)。在胚胎发生的关键时刻，最小水平的 ROS 可能发挥作用。过度水平的 ROS 对胚胎质量和能力有负面影响(6,78,86)。文献报告说 OS 水平的降低能导致更好的 ART 结果(87,88)。

在 ART 环境中，大部分提取到的成熟卵母细胞能受精，但是在这些卵母细胞中，只有最多 70% 的卵母细胞在培养的前三天经历前三次卵裂(89)。不足 50% 的卵裂胚胎经历成腔过程，并在胚胎第 5 天之前进入胚泡形成(90,91)。相似地，只有大于 30% 的第 3 天胚胎将会继续发育成形态正常的胚泡。其中也牵扯到 OS，OS 是与 ART 中不良生育结果有关的一种病因因素。

在妊娠早期，胚胎在低氧浓度下生长得最好，这一点已经在母胎氧扩散研究中得到了证实(92)。据报告，在人类胚胎中，在整个胚胎操作期减少氧含量(5% O_2)并维持低照度水平能提高囊胚形成率(93)。在体外培养期间，高的 O_2 浓度能导致过氧化氢(H_2O_2)水平增长、DNA 分裂以及胚胎发育能力下降。诸如 H_2O_2 之类的 ROS 是导致程序性细胞死亡的原因，“程序性细胞死亡”也称作“细胞凋亡”，ROS 也可能导致胚泡发育失败和植入前胚胎死亡。一个动物研究强调了酶 G6PD(葡萄糖-6-磷酸脱氢酶)针对 OS 的防御作用。保护胚胎免受 OS 的干扰可以避免胚胎病(94)。

早期胚胎发育在一个低氧环境中发生，从受精到主要器官系统的分化(83)。据报告，当经历 IVF 和 ICSI 的患者处于低氧浓度时，植入前胚胎发育能力有一个微小提高(95)。在猪胚胎的体外培养中，较低浓度的氧气减少了 H_2O_2 含量，并导致 DNA 分裂减少，因而提高了胚胎的发育能力(96)。较高的氧气浓度(即 20%)与较低的胚胎发育能力有关。在低氧浓度下(5%)，研究者观察到胚胎发育加速。

OS 和配子冷冻保存

在冷冻过程中，精液细胞中产生 ROS(97)。冷冻保存可以增强脂质过氧化作用,因为已有研究证实冷冻精子中含有 ROS-诱导的膜脂损伤、DNA 损伤和细胞凋亡(97)。抗氧化剂防御的减少也会负面影响冷藏精子。向解冻溶液中补充诸如谷胱甘肽之类的抗氧化剂,有助于改善精子功能和体外受精能力(98)。据报告,冷藏卵母细胞有氧化毒性,因而在彗星实验(又称单细胞凝胶电泳)中显示出 DNA 损伤(99)。

卵巢移植和卵母细胞冷冻保存继续产生不良结果,有研究者提议这是由缺血和由此产生的 OS 导致的。缺血时间强烈与卵巢组织损伤强烈相关,而且使用抗氧化剂维生素 C 进行治疗能够减少基质组织细胞凋亡和损伤(100)。

在辅助生殖中克服 OS 的策略

ROS 可能源于雄配子、雌配子或胚胎,也可能间接来自周围环境,包括卵丘细胞、白细胞和培养液(参考图 64.1)。在人类 IVF/ICSI 程序中,临床妊娠率一直保持在 30% ~40%(101)。有研究者猜测体外条件下变化的氧化还原态可能对不良 ART 结果起作用,而且控制下的 OS 可能改善 ART 结果(68,78)。低氧张力环境中会发生受精和胚胎发育(83)。研究者注意到体外胚泡发育总是落后于体内胚泡发育,这是因为 IVF 介质及其成分清除 ROS 和预防 DNA 损伤和细胞凋亡的能力有变化(102)。

在 ART 程序中,通过避开促进 ROS 生成的条件来努力赶上体内条件,这一点是很重要的。有研究报告实现这一点能够导致胚泡变形减少、胚泡发育率增加、胚泡孵化增强、胚胎细胞凋亡减少以及其他退化的氧化强化剂影响(78)。可用的策略包括以下:

1. 确保体外培养处于低氧张力条件下　在培养期间,与高氧张力相比,低氧张力条件能更好地提高着床率和妊娠率(103)。

2. 金属离子培养液补充　据研究显示,金属离子可能提高氧化剂的产量。因此,这暗示向培养液中添加金属离子-螯合剂可能是有用的,它可以降低氧化剂的产量(103)。

3. 酶和非酶抗氧化剂培养液补充　据报告,当使用抗氧化剂-补充溶液而不是不含抗氧化剂的标准溶液时,能够获得更高的着床率和临床妊娠率。为了提高胚胎的发育能力,可以向培养液中添加各种非酶抗氧化剂,包括 β-巯基乙醇(104)、蛋白质(102)、维生素 E(96)、维生素 C(105,106)、半胱胺(107,108)、半胱氨酸(109)、牛磺酸和亚牛磺酸(110)以及硫醇(111),它们可以减少 ROS 的影响,从而提高胚胎发育能力。

另外,向培养液中添加酶抗氧化剂(例如 SOD)可以预防体外和体外环境下 OS 对精子发育能力和胚胎发育的影响(112)。这可由以下发现证明:在 SOD-补充的培养液中,两细胞阶段胚胎能更有力地发育到扩展胚泡期。有研究者研究了在 IVF/ET 中机械移除 ROS 这种方法,并指出它是一种提高 IVF 结果的方法(113)。据研究显示,在卵巢子宫内膜异位症患者中,冲洗卵丘能够克服 ROS 的有害效应(113)。

4. 控制精子 ROS 生产和精子染色质损伤　精子对 ROS-诱导的损伤尤为敏感,这是因为它们的质膜中含有大批多重不饱和脂肪酸,而且它们的细胞质中含有低浓度的清除酶(114)。精浆中富含抗氧化剂,并且保护精子免受 DNA 损伤和脂质过氧化作用(115)。精子制备技术,例如密度梯度离心和玻璃棉分离,通过移除白细胞、细胞残骸和不能游动的精子来减少 ROS 形成。据研究显示,精子制备方法影响 ART 结果。精子制备离心法可能与 ROS 的发生有关。牛磺酸是一种必需氨基酸,也是一种抗氧化剂,它能提高精子活力、精子获能和受精,并支持早期胚胎发育(116)。据研究显示,向精子制备液中补充其他多种抗氧化剂(维生素 C 和 E、谷胱甘肽和 β 胡萝卜素、己酮可可碱等),也能提高精子活力和顶体反应(117,118)。据报告,向 IVF 培养液中补充 N-叔丁基羟胺和 SOD/过氧化氢酶类似物,能阻止精子染色质的破裂(119)。标准精子制备液中要补充人类血清白蛋白、聚乙烯吡咯烷酮和 HEPES,它们是 DNA 保护剂(120)。在冷冻保存期间添加抗坏血酸能够降低哺乳动物胚胎中的过氧化氢的水平,因而也降低 OS 水平(89)。因此,随着胚泡发育率的增大,胚胎发育也提高了。

5. 减少精子-卵母细胞共培育时间　研究报告指出持久的精子-卵母细胞共培育时间(16 ~20 小时)能增加 ROS 的产生。两个前瞻性随机对照研究已经提倡使用较短的精子-卵母细胞共培育时间(121,122)。1 ~2 小时的共培育时间导致更好的胚胎,并极大提高受精率和着床率(123)。

滋养层 OS 和妊娠:在人工流产、葡萄胎和先兆子痫中的作用

尽管在细胞中氧气是维持生命所必不可少的,但它会经历大量的新陈代谢,其中一些新陈代谢会导致毒性衍生物的产生。这些新陈代谢主要限于最终产生 ATP 的线粒体中的电子传递链,ATP 能支持细胞代谢。

氧代谢的最终产物可能包括处于激活电子态的分子，这些分子含有不成对的电子，并且与生物系统中发现的分子高度反应。从总体上看，我们将这些从氧代谢衍生而来的激活了的分子种类指定为 ROS(124)。ROS 能广泛损坏细胞器，包括线粒体、核 DNA 和线粒体 DNA 以及细胞膜，并最终导致细胞死亡(125～127)。

一般来说，正常的人类胎盘形成是由子宫螺旋动脉的正确入侵决定的，而子宫螺旋动脉的正确入侵则是由一个基因组正常的胚胎滋养层决定的。子宫螺旋动脉的正确入侵控制胎盘脉管系统解剖结构的变化，以确保母体血管对胎盘脉管系统提供最适宜的灌注。在从妊娠早期向妊娠中期过渡期间，胚胎中发生明显的代谢变化。显然，在胚胎器官形成期间，现行氧分压较低，而且新陈代谢主要是缺氧型的(128)。因此，ROS 的生成减少了，可能是为了避免由氧化剂诱导的 DNA 损伤。这一点也可由动物研究证明，动物研究显示在低氧张力情况下胚泡率增大(129)。在早期妊娠结束时，绒毛间隙中的氧张力出现明显升高，从小于 20mmHg 升高到大于 50mmHg(130,131)，从而导致 OS 突然发作。研究显示，在妊娠早期，较低的氧张力激励胚胎滋养层的侵袭能力(132)。这可能是由于整联蛋白的活性增强，整联蛋白能帮助滋养层细胞繁殖。持续低氧张力也会减少胎盘增殖和入侵，因此增大氧张力能维持细胞滋养层的增殖(133)。据显示，在早期妊娠中，受损的胎盘发育或合胞体滋养层的变形可能是胎盘 OS 的一种效应，它可能导致一些并发症，例如复发性流产、先兆子痫和糖尿病中的先天性异常(83)。一些生物标志物与先兆子痫和增强的 OS 有关，其中一些主要“元凶”为 NOS-1 和内皮缩血管肽 1，NOS-1 是 NADPH 氧化酶的一种亚型(134)。这些因素中的某些因素可能对细胞增殖和成熟起抑制作用，并通过改变氧化剂(增加的 MDA 水平)和抗氧化剂(减少的 GSH、GSSG 和 AA)之间的平衡引发人类胎盘中的 OS。这会导致细胞凋亡，继而导致胎盘入侵紊乱和早期流产。在一项研究中，研究者使用免疫组化分析，调查了热休克蛋白(HSP 70i)的胎盘循环。热休克蛋白是细胞应激的一种标志物，例如硝基酪氨酸残基和羟基壬烯醛，前者是蛋白质氧化性损伤的标志物，后者是脂质氧化性损伤的标志物(135)。在这个病例对照研究中，正常妊娠的绒毛间血流量随着孕龄增加，其中在第 8～9 周 25 个病例中有 9 个检测到以上现象，而在 12～13 周 20 个病例中有 18 个检测到以上现象。

OS 及其与卵母细胞 IVM 的关联

卵泡发育和卵母细胞成熟是一个伴随高水平代谢活动的动态过程。卵母细胞的体外成熟构成了从前期Ⅰ的双线期到中期Ⅱ卵母细胞的体外进展，并伴随着细胞质成熟，细胞质成熟对于胚胎的受精和早期发育是必不可少的。这个阶段产生了很多自由基。当细胞内的氧化强化剂和抗氧化剂之间的平衡被打破时，就会发生 OS。最近几年中，保留生育力和治疗不孕不育这两种做法结合在了一起，因而引入了不成熟卵母细胞的体外成熟的观念，如果卵母细胞不成熟，它将会在生理过程中被丢弃。文献中有很多科学报告分析了 OS 的各种标志物与关于卵母细胞质量、发育能力、受精能力和胚泡发育的抗氧化保护之间的潜在关联。各种挑战阻碍选择卵母细胞的体外成熟作为辅助生殖的一种确定模式，尽管它有“不存在过度刺激综合征”和“低成本”的优势。显然，体外成熟卵母细胞的质量未达最佳标准，因为采自它们的胚胎含有增多的裂块。以下事实可能解释对细胞的各种影响：细胞培养液中产生 OS，这一事实有很多文件可证明。显然，体外培养液中产生的增加的 OS 可能对 ART 结果有各种各样的影响(78)。ROS 的产生是外部培养中的恒定现象，它也可能影响卵泡和卵母细胞的体外发育。对发育中卵母细胞的氧化损伤可能是导致 IVM 结果不良的一个因素，也可能是造成已受精的卵母细胞非整倍性的原因(136)。这个现象使得研究者找到预防这些由 OS 造成的细胞损伤的方法，但是尽管观察或实验证据显示向培养液中补充抗氧化剂能够提高卵母细胞发育和质量，但是研究者还没对抗氧化剂的这一用途达成一致意见。

治疗性抗氧化剂补充的作用

上面已经详细讨论了精子制备和配子培养液中补充抗氧化剂的问题，该部分将讨论抗氧化剂的孕前治疗用途。据显示，OS 会导致黄体溶解，同时那种口服抗氧化补充剂(例如维生素 C 和维生素 E)对预防黄体期缺陷有有益效应，并且导致较高的妊娠率(137，138)。其他的研究未能证实抗氧化剂补充的这一有利效应(139)。有一个元分析调查了维生素 C 补充对妊娠结果的影响，但是没有得出结论(140)。另一个元分析使用了固定效应模型，让女性患者在 20 孕周前开始补充任一种维生素补充剂，结果显示总胎儿流产或早期和晚期流产数量没有减少(141)。在另一项研究中，研究者选择含有薄子宫内膜的患者，并且因为她们有放射治疗历史，所以这些患者使用捐卵者卵母细胞进行IVF。这些患者同时口服抗氧化剂已酮可可碱和维生素E补充剂，共服用6个月，结果显示这些患者的妊娠率提高(142)。

因为OS能诱导精子功能障碍，所以很多近期文献报告强调了叶酸和锌元素对男性生育力的有益抗氧化效应的重要性。诸如叶酸、锌和硫醇之类的营养因子具有抗细胞凋亡的效应，并能预防DNA损伤，从而可能导致生育力增强(143)。尽管抗氧化剂疗法领域已经取得了很多进展，但目前得到的资料仍然是有争议的，所以还需要在更大的群体中进行进一步的对照评估。

结论

在许多生殖过程的发病机制中，ROS都起着非常重要的作用。在男性因素不育症中，OS攻击精子质膜的流动性和精核中DNA的完整性。ROS-诱导的DNA损伤可能加速精细胞凋亡的过程，从而导致精子总数减少，这与男性不育症相关。OS调节一系列的生理功能，并在影响女性生殖寿命甚至此后的绝经期的生理过程中发挥作用。ROS-诱导的女性生殖障碍与男性方面的生殖障碍有很多病原相似之处。因为有更新的证据显示OS在多囊卵巢疾病、流产、先兆子痫、葡萄胎、胎儿胚胎病、早产和胎儿宫内发育迟缓这些状况中起作用，所以OS的作用也越来越重要了。研究者还需要进一步阐明OS在原因不明的不育症和继发性早期流产中的作用，还要找出克服其负效应的策略。例如，可以使用抗氧化补充剂进行持续试验，这将会提供抗氧化剂的安全性和有效性方面的证据，并且能够判断它们能否改善母体和胎儿结果。高的滤泡液ROS水平与负面的IVF结果有关，尤其是对于吸烟者来说。在ART方案中，能够成功管理不育症取决于在体外情况下能够克服OS。

关键点

- 多种不同的生殖状况都牵扯到OS，例如子宫内膜异位、卵泡生成、卵母细胞成熟以及精子DNA损伤，而且OS对自然生殖和辅助生殖都是有害的。
- ART环境中存在很多外在条件和内在条件，可以通过改良这些条件来降低ROS的毒性效应。
- ART实验室人员应该避开已知有害的程序，尤其是当可以使用更安全的程序时。
- 尽管营养因子叶酸、锌和硫醇可能导致生育力增强，但这些资料是有争议的，还需要在大型群体中进行对照研究。

参考文献

1. Gupta S, Agarwal A, Krajcir N, Alvarez JG. Role of oxidative stress in endometriosis. *Reprod Biomed Online* 2006;13(1):126–34.
2. Agarwal A, Gupta S, Sharma R. Oxidative stress and its implications in female infertility — a clinician's perspective. *Reprod Biomed Online* 2005;11(5):641–50.
3. Agarwal A, Gupta S, Sharma RK. Role of oxidative stress in female reproduction. *Reprod Biol Endocrinol* 2005;3:28.
4. Wang X, Falcone T, Attaran M, Goldberg JM, Agarwal A, Sharma RK. Vitamin C and vitamin E supplementation reduce oxidative stress-induced embryo toxicity and improve the blastocyst development rate. *Fertil Steril* 2002;78(6):1272–7.
5. Attaran M, Pasqualotto E, Falcone T, et al. The effect of follicular fluid reactive oxygen species on the outcome of in vitro fertilization. *Int J Fertil Womens Med* 2000;45(5):314–20.
6. Agarwal A, Saleh RA, Bedaiwy MA. Role of reactive oxygen species in the pathophysiology of human reproduction. *Fertil Steril* 2003;79(4):829–43.
7. Sharma A. Role of reactive oxygen species in gynecologic diseases. *Reprod Med Biol* 2004;3:177–99.
8. Agarwal A, Allamaneni SS. Role of free radicals in female reproductive diseases and assisted reproduction. *Reprod Biomed Online* 2004;9(3):338–47.
9. Agarwal A, Gupta S, Sikka S. The role of free radicals and antioxidants in reproduction. *Curr Opin Obstet Gynecol* 2006;18(3):325–32.
10. Wang Y, Sharma RK, Falcone T, Goldberg J, Agarwal A. Importance of reactive oxygen species in the peritoneal fluid of women with endometriosis or idiopathic infertility. *Fertil Steril* 1997;68(5):826–30.
11. Du B, Takahashi K, Ishida GM, Nakahara K, Saito H, Kurachi H. Usefulness of intraovarian artery pulsatility and resistance indices measurement on the day of follicle aspiration for the assessment of oocyte quality. *Fertil Steril* 2006;85(2):366–70.
12. Rosselli M, Keller PJ, Dubey RK. Role of nitric oxide in the biology, physiology and pathophysiology of reproduction. *Hum Reprod Update* 1998;4(1):3–24.
13. Lee TH, Wu MY, Chen MJ, Chao KH, Ho HN, Yang YS. Nitric oxide is associated with poor embryo quality and pregnancy outcome in in vitro fertilization cycles. *Fertil Steril* 2004;82(1):126–31.
14. Manau D, Balasch J, Jimenez W, et al. Follicular fluid concentrations of adrenomedullin, vascular endothelial growth factor and nitric oxide in IVF cycles: relationship to ovarian response. *Hum Reprod* 2000;15(6):1295–9.
15. Suzuki T, Sugino N, Fukaya T, et al. Superoxide dismutase in normal cycling human ovaries: immunohistochemical localization and characterization. *Fertil Steril* 1999;72(4):720–6.
16. Tamate K, Sengoku K, Ishikawa M. The role of superoxide dismutase in the human ovary and fallopian tube. *J Obstet Gynaecol* 1995;21(4):401–9.
17. Jozwik M, Wolczynski S, Szamatowicz M. Oxidative stress markers in preovulatory follicular fluid in humans. *Mol Hum Reprod* 1999;5(5):409–13.
18. Sugino N, Takiguchi S, Kashida S, Karube A, Nakamura Y, Kato H. Superoxide dismutase expression in the human corpus luteum during the menstrual cycle and in early pregnancy. *Mol Hum Reprod* 2000;6(1):19–25.

19. Aten RF, Duarte KM, Behrman HR. Regulation of ovarian antioxidant vitamins, reduced glutathione, and lipid peroxidation by luteinizing hormone and prostaglandin F2 alpha. *Biol Reprod* 1992;46(3):401–7.
20. Briggs DA, Sharp DJ, Miller D, Gosden RG. Transferrin in the developing ovarian follicle: evidence for de-novo expression by granulosa cells. *Mol Hum Reprod* 1999;5(12):1107–14.
21. Sugino N, Karube-Harada A, Taketani T, Sakata A, Nakamura Y. Withdrawal of ovarian steroids stimulates prostaglandin F2alpha production through nuclear factor-kappaB activation via oxygen radicals in human endometrial stromal cells: potential relevance to menstruation. *J Reprod Dev* 2004;50(2):215–25.
22. Ota H, Igarashi S, Hatazawa J, Tanaka T. Endothelial nitric oxide synthase in the endometrium during the menstrual cycle in patients with endometriosis and adenomyosis. *Fertil Steril* 1998;69(2):303–8.
23. Tseng L, Zhang J, Peresleni T, Goligorsky MS. Cyclic expression of endothelial nitric oxide synthase mRNA in the epithelial glands of human endometrium. *J Soc Gynecol Investig* 1996;3(1):33–8.
24. Park JK, Song M, Dominguez CE, et al. Glycodelin mediates the increase in vascular endothelial growth factor in response to oxidative stress in the endometrium. *Am J Obstet Gynecol* 2006;195(6):1772–7.
25. Hickey M, Krikun G, Kodaman P, Schatz F, Carati C, Lockwood CJ. Long-term progestin-only contraceptives result in reduced endometrial blood flow and oxidative stress. *J Clin Endocrinol Metab* 2006;91(9):3633–8.
26. Iborra A, Palacio JR, Martinez P. Oxidative stress and autoimmune response in the infertile woman. *Chem Immunol Allergy* 2005;88:150–62.
27. Agarwal A, Said TM, Bedaiwy MA, Banerjee J, Alvarez JG. Oxidative stress in an assisted reproductive techniques setting. *Fertil Steril* 2006;86(3):503–12.
28. Zeller JM, Henig I, Radwanska E, Dmowski WP. Enhancement of human monocyte and peritoneal macrophage chemiluminescence activities in women with endometriosis. *Am J Reprod Immunol Microbiol* 1987;13(3):78–82.
29. Alpay Z, Saed GM, Diamond MP. Female infertility and free radicals: potential role in adhesions and endometriosis. *J Soc Gynecol Investig* 2006;13(6):390–8.
30. Reubinoff BE, Har-El R, Kitrossky N, et al. Increased levels of redox-active iron in follicular fluid: a possible cause of free radical-mediated infertility in beta-thalassemia major. *Am J Obstet Gynecol* 1996;174(3):914–18.
31. Arumugam K, Yip YC. De novo formation of adhesions in endometriosis: the role of iron and free radical reactions. *Fertil Steril* 1995;64(1):62–4.
32. Murphy AA, Palinski W, Rankin S, Morales AJ, Parthasarathy S. Evidence for oxidatively modified lipid-protein complexes in endometrium and endometriosis. *Fertil Steril* 1998;69(6):1092–4.
33. Donnez J, Van Langendonckt A, Casanas-Roux F, et al. Current thinking on the pathogenesis of endometriosis. *Gynecol Obstet Invest* 2002;54 (Suppl. 1):52–8; discussion 9–62.
34. Murphy AA, Palinski W, Rankin S, Morales AJ, Parthasarathy S. Macrophage scavenger receptor(s) and oxidatively modified proteins in endometriosis. *Fertil Steril* 1998;69(6):1085–91.
35. Jackson LW, Schisterman EF, Dey-Rao R, Browne R, Armstrong D. Oxidative stress and endometriosis. *Hum Reprod* 2005;20(7): 2014–20.
36. Polak G, Koziol-Montewka M, Gogacz M, Blaszkowska I, Kotarski J. Total antioxidant status of peritoneal fluid in infertile women. *Eur J Obstet Gynecol Reprod Biol* 2001;94(2):261–3.
37. Szczepanska M, Kozlik J, Skrzypczak J, Mikolajczyk M. Oxidative stress may be a piece in the endometriosis puzzle. *Fertil Steril* 2003;79(6):1288–93.
38. Ho HN, Wu MY, Chen SU, Chao KH, Chen CD, Yang YS. Total antioxidant status and nitric oxide do not increase in peritoneal fluids from women with endometriosis. *Hum Reprod* 1997; 12(12):2810–15.
39. Wu Y, Kajdacsy-Balla A, Strawn E, et al. Transcriptional characterizations of differences between eutopic and ectopic endometrium. *Endocrinology* 2006;147(1):232–46.
40. Bedaiwy MA, Falcone T, Sharma RK, et al. Prediction of endometriosis with serum and peritoneal fluid markers: a prospective controlled trial. *Hum Reprod* 2002;17(2):426–31.
41. Bedaiwy MA, Falcone T. Peritoneal fluid environment in endometriosis. Clinicopathological implications. *Minerva Ginecol* 2003;55(4):333–45.
42. Said TM, Agarwal A, Falcone T, Sharma RK, Bedaiwy MA, Li L. Infliximab may reverse the toxic effects induced by tumor necrosis factor alpha in human spermatozoa: an in vitro model. *Fertil Steril* 2005;83(6):1665–73.
43. Zhang X, Sharma RK, Agarwal A, Falcone T. Effect of pentoxifylline in reducing oxidative stress-induced embryotoxicity. *J Assist Reprod Genet* 2005;22(11–12):415–17.
44. Strandell A, Lindhard A, Waldenstrom U, Thorburn J. Hydrosalpinx and IVF outcome: cumulative results after salpingectomy in a randomized controlled trial. *Hum Reprod* 2001;16(11): 2403–10.
45. Strandell A, Lindhard A. Why does hydrosalpinx reduce fertility? The importance of hydrosalpinx fluid. *Hum Reprod* 2002;17(5): 1141–5.
46. Bedaiwy MA, Falcone T, Mohamed MS, et al. Differential growth of human embryos in vitro: role of reactive oxygen species. *Fertil Steril* 2004;82(3):593–600.
47. Okatani Y, Morioka N, Wakatsuki A, Nakano Y, Sagara Y. Role of the free radical-scavenger system in aromatase activity of the human ovary. *Horm Res* 1993;39 (Suppl. 1):22–7.
48. Wiener-Megnazi Z, Vardi L, Lissak A, et al. Oxidative stress indices in follicular fluid as measured by the thermochemiluminescence assay correlate with outcome parameters in in vitro fertilization. *Fertil Steril* 2004;82 (Suppl. 3):1171–6.
49. Tarin JJ. Potential effects of age-associated oxidative stress on mammalian oocytes/embryos. *Mol Hum Reprod* 1996;2(10): 717–24.
50. Takahashi T, Takahashi E, Igarashi H, Tezuka N, Kurachi H. Impact of oxidative stress in aged mouse oocytes on calcium oscillations at fertilization. *Mol Reprod Dev* 2003;66(2):143–52.
51. Tatone C, Carbone MC, Falone S, et al. Age-dependent changes in the expression of superoxide dismutases and catalase are associated with ultrastructural modifications in human granulosa cells. *Mol Hum Reprod* 2006;12(11):655–60.
52. Steele EK, McClure N, Maxwell RJ, Lewis SE. A comparison of DNA damage in testicular and proximal epididymal spermatozoa in obstructive azoospermia. *Mol Hum Reprod* 1999;5(9): 831–5.
53. Ollero M, Gil-Guzman E, Lopez MC, et al. Characterization of subsets of human spermatozoa at different stages of maturation: implications in the diagnosis and treatment of male infertility. *Hum Reprod* 2001;16(9):1912–21.
54. Dalzell LH, McVicar CM, McClure N, Lutton D, Lewis SE. Effects of short and long incubations on DNA fragmentation of testicular sperm. *Fertil Steril* 2004;82(5):1443–5.
55. Alvarez JG. Efficient treatment of infertility due to sperm DNA damage by ICSI with testicular sperm. *Hum Reprod* 2005;20(7): 2031–2; author reply 2–3.
56. Alvarez JG. The predictive value of sperm chromatin structure assay. *Hum Reprod* 2005;20(8):2365–7.
57. Suganuma R, Yanagimachi R, Meistrich ML. Decline in fertility of mouse sperm with abnormal chromatin during epididymal passage as revealed by ICSI. *Hum Reprod* 2005;20(11):3101–8.
58. Fraga CG, Motchnik PA, Shigenaga MK, Helbock HJ, Jacob RA, Ames BN. Ascorbic acid protects against endogenous oxidative DNA damage in human sperm. *Proc Natl Acad Sci USA* 1991; 88(24):11003–6.

59. Carrell DT, Liu L, Peterson CM, et al. Sperm DNA fragmentation is increased in couples with unexplained recurrent pregnancy loss. *Arch Androl* 2003;49(1):49–55.
60. Alvarez JG. DNA fragmentation in human spermatozoa: significance in the diagnosis and treatment of infertility. *Minerva Ginecol* 2003;55(3):233–9.
61. Rubes J, Selevan SG, Evenson DP, et al. Episodic air pollution is associated with increased DNA fragmentation in human sperm without other changes in semen quality. *Hum Reprod* 2005; 20(10):2776–83.
62. Young TW, Mei FC, Yang G, Thompson-Lanza JA, Liu J, Cheng X. Activation of antioxidant pathways in ras-mediated oncogenic transformation of human surface ovarian epithelial cells revealed by functional proteomics and mass spectrometry. *Cancer Res* 2004;64(13):4577–84.
63. Egozcue J, Sarrate Z, Codina-Pascual M, et al. Meiotic abnormalities in infertile males. *Cytogenet Genome Res* 2005;111(3–4):337–42.
64. Oyawoye O, Abdel Gadir A, Garner A, Constantinovici N, Perrett C, Hardiman P. Antioxidants and reactive oxygen species in follicular fluid of women undergoing IVF: relationship to outcome. *Hum Reprod* 2003;18(11):2270–4.
65. Paszkowski T, Clarke RN, Hornstein MD. Smoking induces oxidative stress inside the Graafian follicle. *Hum Reprod* 2002; 17(4):921–5.
66. Pasqualotto EB, Agarwal A, Sharma RK, et al. Effect of oxidative stress in follicular fluid on the outcome of assisted reproductive procedures. *Fertil Steril* 2004;81(4):973–6.
67. Van Blerkom J, Antczak M, Schrader R. The developmental potential of the human oocyte is related to the dissolved oxygen content of follicular fluid: association with vascular endothelial growth factor levels and perifollicular blood flow characteristics. *Hum Reprod* 1997;12(5):1047–55.
68. Yang HW, Hwang KJ, Kwon HC, Kim HS, Choi KW, Oh KS. Detection of reactive oxygen species (ROS) and apoptosis in human fragmented embryos. *Hum Reprod* 1998;13(4):998–1002.
69. Kurzawa R, Glabowski W, Baczkowski T, Wiszniewska B, Marchlewicz M. Growth factors protect in vitro cultured embryos from the consequences of oxidative stress. *Zygote* 2004; 12(3):231–40.
70. Ebisch IM, Peters WH, Thomas CM, Wetzels AM, Peer PG, Steegers-Theunissen RP. Homocysteine, glutathione and related thiols affect fertility parameters in the (sub)fertile couple. *Hum Reprod* 2006;21(7):1725–33.
71. Das S, Chattopadhyay R, Ghosh S, et al. Reactive oxygen species level in follicular fluid — embryo quality marker in IVF? *Hum Reprod* 2006;21(9):2403–7.
72. Seino T, Saito H, Kaneko T, Takahashi T, Kawachiya S, Kurachi H. Eight-hydroxy-2'-deoxyguanosine in granulosa cells is correlated with the quality of oocytes and embryos in an in vitro fertilization-embryo transfer program. *Fertil Steril* 2002;77(6):1184–90.
73. Paszkowski T, Traub AI, Robinson SY, McMaster D. Selenium dependent glutathione peroxidase activity in human follicular fluid. *Clin Chim Acta* 1995;236(2):173–80.
74. Bedaiwy M, Agarwal A, Said TM, et al. Role of total antioxidant capacity in the differential growth of human embryos in vitro. *Fertil Steril* 2006;86(2):304–9.
75. Ferda Verit F, Erel O, Kocyigit A. Association of increased total antioxidant capacity and anovulation in nonobese infertile patients with clomiphene citrate-resistant polycystic ovary syndrome. *Fertil Steril* 2007.
76. Sabatini L, Wilson C, Lower A, Al-Shawaf T, Grudzinskas JG. Superoxide dismutase activity in human follicular fluid after controlled ovarian hyperstimulation in women undergoing in vitro fertilization. *Fertil Steril* 1999;72(6):1027–34.
77. Shiverick KT, Salafia C. Cigarette smoking and pregnancy I: ovarian, uterine and placental effects. *Placenta* 1999;20(4): 265–72.
78. Guerin P, El Mouatassim S, Menezo Y. Oxidative stress and protection against reactive oxygen species in the pre-implantation embryo and its surroundings. *Hum Reprod Update* 2001;7(2): 175–89.
79. Harvey AJ, Kind KL, Thompson JG. REDOX regulation of early embryo development. *Reproduction* 2002;123(4):479–86.
80. Matsui M, Oshima M, Oshima H, et al. Early embryonic lethality caused by targeted disruption of the mouse thioredoxin gene. *Dev Biol* 1996;178(1):179–85.
81. Knott L, Hartridge T, Brown NL, Mansell JP, Sandy JR. Homocysteine oxidation and apoptosis: a potential cause of cleft palate. *In Vitro Cell Dev Biol Anim* 2003;39(1–2):98–105.
82. Parman T, Wiley MJ, Wells PG. Free radical-mediated oxidative DNA damage in the mechanism of thalidomide teratogenicity. *Nat Med* 1999;5(5):582–5.
83. Burton GJ, Hempstock J, Jauniaux E. Oxygen, early embryonic metabolism and free radical-mediated embryopathies. *Reprod Biomed Online* 2003;6(1):84–96.
84. Wentzel P, Welsh N, Eriksson UJ. Developmental damage, increased lipid peroxidation, diminished cyclooxygenase-2 gene expression, and lowered prostaglandin E2 levels in rat embryos exposed to a diabetic environment. *Diabetes* 1999;48(4):813–20.
85. Gott AL, Hardy K, Winston RM, Leese HJ. Non-invasive measurement of pyruvate and glucose uptake and lactate production by single human preimplantation embryos. *Hum Reprod* 1990;5(1):104–8.
86. Warren JS, Johnson KJ, Ward PA. Oxygen radicals in cell injury and cell death. *Pathol Immunopathol Res* 1987;6(5–6):301–15.
87. Buhimschi IA, Kramer WB, Buhimschi CS, Thompson LP, Weiner CP. Reduction-oxidation (redox) state regulation of matrix metalloproteinase activity in human fetal membranes. *Am J Obstet Gynecol* 2000;182(2):458–64.
88. Machaty Z, Thompson JG, Abeydeera LR, Day BN, Prather RS. Inhibitors of mitochondrial ATP production at the time of compaction improve development of in vitro produced porcine embryos. *Mol Reprod Dev* 2001;58(1):39–44.
89. Lane M, Maybach JM, Gardner DK. Addition of ascorbate during cryopreservation stimulates subsequent embryo development. *Hum Reprod* 2002;17(10):2686–93.
90. Lighten AD, Moore GE, Winston RM, Hardy K. Routine addition of human insulin-like growth factor-I ligand could benefit clinical in-vitro fertilization culture. *Hum Reprod* 1998;13(11):3144–50.
91. Racowsky C, Jackson KV, Cekleniak NA, Fox JH, Hornstein MD, Ginsburg ES. The number of eight-cell embryos is a key determinant for selecting day 3 or day 5 transfer. *Fertil Steril* 2000;73(3):558–64.
92. Jauniaux E, Gulbis B, Burton GJ. Physiological implications of the materno-fetal oxygen gradient in human early pregnancy. *Reprod Biomed Online* 2003;7(2):250–3.
93. Noda Y, Goto Y, Umaoka Y, Shiotani M, Nakayama T, Mori T. Culture of human embryos in alpha modification of Eagle's medium under low oxygen tension and low illumination. *Fertil Steril* 1994;62(5):1022–7.
94. Nicol CJ, Zielenski J, Tsui LC, Wells PG. An embryoprotective role for glucose-6-phosphate dehydrogenase in developmental oxidative stress and chemical teratogenesis. *FASEB J* 2000; 14(1):111–27.
95. Dumoulin JC, Meijers CJ, Bras M, Coonen E, Geraedts JP, Evers JL. Effect of oxygen concentration on human in-vitro fertilization and embryo culture. *Hum Reprod* 1999;14(2):465–9.
96. Kitagawa Y, Suzuki K, Yoneda A, Watanabe T. Effects of oxygen concentration and antioxidants on the in vitro developmental ability, production of reactive oxygen species (ROS), and DNA fragmentation in porcine embryos. *Theriogenology* 2004;62(7): 1186–97.
97. Wang AW, Zhang H, Ikemoto I, Anderson DJ, Loughlin KR. Reactive oxygen species generation by seminal cells during

cryopreservation. *Urology* 1997;49(6):921–5.
98. Gadea J, Gumbao D, Matas C, Romar R. Supplementation of the thawing media with reduced glutathione improves function and the in vitro fertilizing ability of boar spermatozoa after cryopreservation. *J Androl* 2005;26(6):749–56.
99. Chan PJ, Calinisan JH, Corselli JU, Patton WC, King A. Updating quality control assays in the assisted reproductive technologies laboratory with a cryopreserved hamster oocyte DNA cytogenotoxic assay. *J Assist Reprod Genet* 2001;18(3):129–34.
100. Kim SS, Yang HW, Kang HG, et al. Quantitative assessment of ischemic tissue damage in ovarian cortical tissue with or without antioxidant (ascorbic acid) treatment. *Fertil Steril* 2004;82(3):679–85.
101. Speroff L GR, Kase NG. *Assisted Reproduction Clinical Gynecologic Endocrinology and Infertility*, 6th edn. Philadelphia: Lippincott Williams & Wilkins, 1999:643–724.
102. Esfandiari N, Falcone T, Agarwal A, Attaran M, Nelson DR, Sharma RK. Protein supplementation and the incidence of apoptosis and oxidative stress in mouse embryos. *Obstet Gynecol* 2005;105(3):653–60.
103. Catt JW, Henman M. Toxic effects of oxygen on human embryo development. *Hum Reprod* 2000;15 (Suppl. 2):199–206.
104. Feugang JM, de Roover R, Moens A, Leonard S, Dessy F, Donnay I. Addition of beta-mercaptoethanol or Trolox at the morula/blastocyst stage improves the quality of bovine blastocysts and prevents induction of apoptosis and degeneration by prooxidant agents. *Theriogenology* 2004;61(1):71–90.
105. Tatemoto H, Ootaki K, Shigeta K, Muto N. Enhancement of developmental competence after in vitro fertilization of porcine oocytes by treatment with ascorbic acid 2-O-alpha-glucoside during in vitro maturation. *Biol Reprod* 2001;65(6):1800–6.
106. Dalvit G, Llanes SP, Descalzo A, Insani M, Beconi M, Cetica P. Effect of alpha-tocopherol and ascorbic acid on bovine oocyte in vitro maturation. *Reprod Domest Anim* 2005;40(2):93–7.
107. Oyamada T, Fukui Y. Oxygen tension and medium supplements for in vitro maturation of bovine oocytes cultured individually in a chemically defined medium. *J Reprod Dev* 2004;50(1):107–17.
108. de Matos DG, Furnus CC, Moses DF. Glutathione synthesis during in vitro maturation of bovine oocytes: role of cumulus cells. *Biol Reprod* 1997;57(6):1420–5.
109. Ali AA, Bilodeau JF, Sirard MA. Antioxidant requirements for bovine oocytes varies during in vitro maturation, fertilization and development. *Theriogenology* 2003;59(3–4):939–49.
110. Guerin P, Guillaud J, Menezo Y. Hypotaurine in spermatozoa and genital secretions and its production by oviduct epithelial cells in vitro. *Hum Reprod* 1995;10(4):866–72.
111. Takahashi M, Nagai T, Hamano S, Kuwayama M, Okamura N, Okano A. Effect of thiol compounds on in vitro development and intracellular glutathione content of bovine embryos. *Biol Reprod* 1993;49(2):228–32.
112. Nonogaki T, Noda Y, Narimoto K, Umaoka Y, Mori T. Effects of superoxide dismutase on mouse in vitro fertilization and embryo culture system. *J Assist Reprod Genet* 1992;9(3):274–80.
113. Lornage J. [Biological aspects of endometriosis in vitro fertilization]. *J Gynecol Obstet Biol Reprod (Paris)* 2003;32(8 Pt. 2): S48–50.
114. Saleh RA, Agarwal A. Oxidative stress and male infertility: from research bench to clinical practice. *J Androl* 2002;23(6):737–52.
115. Potts RJ, Notarianni LJ, Jefferies TM. Seminal plasma reduces exogenous oxidative damage to human sperm, determined by the measurement of DNA strand breaks and lipid peroxidation. *Mutat Res* 2000;447(2):249–56.
116. Bidri M, Choay P. [Taurine: a particular aminoacid with multiple functions]. *Ann Pharm Fr* 2003;61(6):385–91.
117. Henkel RR, Schill WB. Sperm preparation for ART. *Reprod Biol Endocrinol* 2003;1:108.
118. Paul M, Sumpter JP, Lindsay KS. Factors affecting pentoxifylline stimulation of sperm kinematics in suspensions. *Hum Reprod* 1996;11(9):1929–35.
119. Lamond S, Watkinson M, Rutherford T, et al. Gene-specific chromatin damage in human spermatozoa can be blocked by antioxidants that target mitochondria. *Reprod Biomed Online* 2003;7(4):407–18.
120. Ermilov A, Diamond MP, Sacco AG, Dozortsev DD. Culture media and their components differ in their ability to scavenge reactive oxygen species in the plasmid relaxation assay. *Fertil Steril* 1999;72(1):154–7.
121. Kattera S, Chen C. Short coincubation of gametes in in vitro fertilization improves implantation and pregnancy rates: a prospective, randomized, controlled study. *Fertil Steril* 2003;80(4): 1017–21.
122. Gianaroli L, Fiorentino A, Magli MC, Ferraretti AP, Montanaro N. Prolonged sperm-oocyte exposure and high sperm concentration affect human embryo viability and pregnancy rate. *Hum Reprod* 1996;11(11):2507–11.
123. Dirnfeld M, Shiloh H, Bider D, et al. A prospective randomized controlled study of the effect of short coincubation of gametes during insemination on zona pellucida thickness. *Gynecol Endocrinol* 2003;17(5):397–403.
124. Halliwell B, Gutteridge JM. Free radicals and antioxidant protection: mechanisms and significance in toxicology and disease. *Hum Toxicol* 1988;7(1):7–13.
125. Kowaltowski AJ, Vercesi AE. Mitochondrial damage induced by conditions of oxidative stress. *Free Radic Biol Med* 1999; 26(3–4):463–71.
126. Ronnenberg AG, Goldman MB, Chen D, et al. Preconception folate and vitamin B(6) status and clinical spontaneous abortion in Chinese women. *Obstet Gynecol* 2002;100(1):107–13.
127. Pierce JD, Cackler AB, Arnett MG. Why should you care about free radicals? *RN* 2004;67(1):38–42; quiz 3.
128. Jauniaux E, Watson A, Burton G. Evaluation of respiratory gases and acid-base gradients in human fetal fluids and uteroplacental tissue between 7 and 16 weeks' gestation. *Am J Obstet Gynecol* 2001;184(5):998–1003.
129. Quinn P, Harlow GM. The effect of oxygen on the development of preimplantation mouse embryos in vitro. *J Exp Zool* 1978; 206(1):73–80.
130. Jauniaux E, Watson AL, Hempstock J, Bao YP, Skepper JN, Burton GJ. Onset of maternal arterial blood flow and placental oxidative stress. A possible factor in human early pregnancy failure. *Am J Pathol* 2000;157(6):2111–22.
131. Rodesch F, Simon P, Donner C, Jauniaux E. Oxygen measurements in endometrial and trophoblastic tissues during early pregnancy. *Obstet Gynecol* 1992;80(2):283–5.
132. Barrionuevo MJ, Schwandt RA, Rao PS, Graham LB, Maisel LP, Yeko TR. Nitric oxide (NO) and interleukin-1beta (IL-1beta) in follicular fluid and their correlation with fertilization and embryo cleavage. *Am J Reprod Immunol* 2000;44(6): 359–64.
133. Caniggia I, Mostachfi H, Winter J, et al. Hypoxia-inducible factor-1 mediates the biological effects of oxygen on human trophoblast differentiation through TGFbeta(3). *J Clin Invest* 2000;105(5):577–87.
134. Myatt L, Cui X. Oxidative stress in the placenta. *Histochem Cell Biol* 2004;122(4):369–82.
135. Jauniaux E, Hempstock J, Greenwold N, Burton GJ. Trophoblastic oxidative stress in relation to temporal and regional differences in maternal placental blood flow in normal and abnormal early pregnancies. *Am J Pathol* 2003;162(1):115–25.
136. W. Choi JB, Agarwal A, Falcone T, Sharma RK. Can vitamin C supplementation reduce oxidative stress induced cytoskeleton damage of mouse oocyte. *Fertil Steril* 2005;84 (Suppl. 1):S452.
137. Henmi H, Endo T, Kitajima Y, Manase K, Hata H, Kudo R.

Effects of ascorbic acid supplementation on serum progesterone levels in patients with a luteal phase defect. *Fertil Steril* 2003;80(2):459–61.
138. Crha I, Hruba D, Ventruba P, Fiala J, Totusek J, Visnova H. Ascorbic acid and infertility treatment. *Cent Eur J Public Health* 2003;11(2):63–7.
139. Griesinger G, Franke K, Kinast C, et al. Ascorbic acid supplement during luteal phase in IVF. *J Assist Reprod Genet* 2002; 19(4):164–8.
140. Rumbold A, Crowther CA. Vitamin C supplementation in pregnancy. *Cochrane Database Syst Rev* 2005(2):CD004072.
141. Rumbold A, Middleton P, Crowther CA. Vitamin supplementation for preventing miscarriage. *Cochrane Database Syst Rev* 2005(2):CD004073.
142. Ledee-Bataille N, Olivennes F, Lefaix JL, Chaouat G, Frydman R, Delanian S. Combined treatment by pentoxifylline and tocopherol for recipient women with a thin endometrium enrolled in an oocyte donation programme. *Hum Reprod* 2002;17(5):1249–53.
143. Ebisch IM, Thomas CM, Peters WH, Braat DD, Steegers-Theunissen RP. The importance of folate, zinc and antioxidants in the pathogenesis and prevention of subfertility. *Hum Reprod Update* 2007;13(2):163–74.

第65章

胚胎植入前遗传学诊断技术诊断染色体异常

Anna Pia Ferraretti, Luca Gianaroli, M. Cristina Magli,
Valeria Farfalli, Michela Lappi, Santiago Munnè

引言

人类生殖是一个非常复杂的过程，过程中出现失败是常有的事。其他很多哺乳动物每个生殖周期的怀孕率能达到80%或者更多，与之相比，人类的生殖力似乎相对较弱(1)。对于经验证据有生殖力的正常夫妇来说，每个排卵周期怀孕的平均几率仅有20%～25%，峰值从来没有超过33%～35%(尝试怀孕头3个月里的年轻女性)。这个过程会在不同水平上“偶然”失败：胚子能力，卵子摄取，沿管的卵母细胞和精子通道，授精，早期胚胎卵裂及其运输到子宫，子宫感受性，以及胚泡植入。人类生殖力也受到自然流产的影响：大约15%已确立的妊娠会最终以流产结束，对于小于30岁的女性来说，这种风险会低一些(8%～11%)。

目前，关于胚胎植入前每一步骤的体内失败率，研究者还没有得出任何数据资料。

相比之下，在体外系统中，第一步骤是受控的(或者被避开)，而且已知胚胎能够到达子宫腔。然而，若想最终成功生出一个婴儿，则需要四到五个胚胎或者两到三个胚泡。此外，尽管在这些年中ART的效率已经大大提高，这可根据总婴儿活产率得出，但是与历史数据比较之下，我们发现卵母细胞的利用效率并没有表现出类似的提高(2)。自从20世纪80年代早期，医生们常规性地在受控卵巢刺激后收集卵母细胞；但是因为很多卵母细胞是生物无能型的，所以很多卵母细胞因生殖目的而浪费掉了，从而使得每一婴儿活产所需的平均卵母细胞数达到了大约10个。

在生物体内和体外，人类生殖力都在很大程度上受女性年龄的影响。众所周知，母亲年龄的增加会导致植入效率减少，并导致早期流产率增大。女性在30岁时，其生殖力开始出现下降，35岁之后，生殖力则加速下降(3)。

减数分裂过程是一个高度保留的机制，通过该过程可产生单倍体配子。虽然在大多数生物体中，减数分裂错误是相当少见的，而众所周知，人类的生殖过程受到非整倍性的影响。几年来，研究者已经获得了关于活产、死产和自然流产情况下人类染色体缺陷发生率的数据资料，这些资料显示非整倍性是胚胎植入后妊娠流失的主要原因(4)。在过去的10年间，多亏了ART治疗中的可用遗传材料以及胚胎植入前遗传学诊断(PGD)技术，研究者才得以收集到了关于胚胎植入前阶段染色体缺陷的大量资料。

20世纪90年代，研究者开始引入PGD技术，将之作为一种在胚胎植入前检测胚胎的某些遗传性疾病的新方法(5)。在活检卵裂球上，可以通过PCR诊断遗传性肌病。

研究者开始使用荧光原位杂交技术检测性染色体后不久(6)，就有一些研究者提出了这一想法：在ART背景下，筛选不孕人群体内的极体或卵裂球来诊断染色体异常(7)。

PGD是一个已确立的程序，提供该程序的医疗中心的数量也在稳步增加(8,9)。到目前为止，已执行了接近29 000例PGD，或者是通过胚胎活检实现的，或者是通过极体活检实现的。该领域人士似乎达成了一个普遍共识，即如果存在遗传一种严重的遗传性疾病的高风险，PGD是临床上有能力的。与之相反，对于经历IVF的不育夫妇来说，PGD能否改善低劣的生殖结果仍然存在争论。当IVF诊所在没有必要的专门技能的情况下便应用这种遗传手段时，这种讨论尤为重要。

在该章中，我们将会描述我们中心10年来使用PGD进行非整倍性筛查(PGD-AS)所得到的数据资料，主要关注以下两个主要话题：

1. 人类配子和胚胎的染色体状况
2. PGD-AS在ART中的应用及其争论

此外,本章也会给出关于极体新应用的初步资料。

材料和方法

自从1996年9月,我们中心就开始使用PGD进行胚胎非整倍性筛查,这种应用是针对足月妊娠预后不良的夫妇:女性年龄大于或等于38岁,以前使用传统ART出现大于或等于3次失败的胚胎移植,染色体组型改变,复发性流产(RPL),严重的男性因素,以及多次怀孕失败的年轻、不良应答者。该技术的目标是:①向这些患者提供其产生整倍体胚胎能力方面的资料;②选取最多两个整倍体胚胎进行移植,以让她们无需进行多胚胎移植便可获得最大的足月妊娠可能性。

对于那些呈现至少4个常规卵裂球的胚胎,在第3天执行卵裂球活检。每个胚胎仅取出一个细胞。在一个两步骤方案中,使用FISH对活检细胞进行固定和分析,以同时检测染色体XY、13、14、15、16、18、21和22。在这些年间,研究者使用染色体17或1的特异性探针替代染色体14的特异性探针,从而来评估这些染色体是否与早期非整倍性有关。使用着丝粒和端粒探针对染色体21进行了双倍检查,以检测其与非整倍性的临床牵连性(10)。

在一个小规模的胚胎群组中,研究者在胚胎的八细胞阶段和配套阶段执行FISH分析。

总的来说,共有5217个胚胎和16个胚泡经历了针对FISH分析的活检。此外,被视作不适宜移植的1415个胚胎的全部卵裂球也经历了固定和分析。其中,562个胚胎在第2天或第3天时被阻滞发育;剩下的853个胚胎在PGD-AS之后被诊断为非整倍体,而且扩散之后,重新分析所有的卵裂球,以证实该技术的效能。

通常在第4天执行整倍体胚胎的移植。在1998年之前,最多移植3个胚胎;从1999年直到数据收集结束,最多移植2个胚胎。

2004年3月,意大利国会通过了关于医学辅助生殖的第一条法律(11)。根据法律,最多有3个胚胎能被受精,而且在未经检测的情况下,每一个胚胎都必须转移到子宫内而不管其质量如何。禁止胚胎冷冻保存,PGD也是绝对禁止的。

因为这些限制,在本地伦理委员会的同意下,我们中心几年前已经开始使用FISH技术,并将这种技术应用从胚胎转移到卵母细胞上,旨在预先选择潜在可行的卵母细胞进行受精。遗传检测女性配子以预防非整倍性是一种已经确立的技术,它可用作卵裂球活检的替代方法(12),但是研究者获得从全部受精卵中取出的两个极体的FISH结果后,才开始回顾性地确定选择胚胎来进行移植。在我们的研究背景中,我们需要在受精前得到染色体分析结果,为此,我们设计了一个新方案。收集后一小时,溶蚀所有的卵母细胞,并划分其核成熟的程度。立即从全部MII卵母细胞中取出第一极体(PB1),然后在一个短杂交方案中进行FISH测验,测验中使用6种染色体13、15、16、18、21和22的特异性探针。因为PB1是卵母细胞的镜像,双点信号(其中一个点针对染色单体)的检测结果显示减数分裂Ⅰ时没有出现任何失误。与之相反,出现或缺乏两个额外的染色单体小点,暗示卵母细胞是非整倍性的。分析是在3个小时内完成的,而且最多有三个表面正常的卵母细胞通过ICSI受精,具体是将注射针插入已经为PB1活检而打开的裂口中。

这个程序只能给出减数分裂Ⅰ缺陷方面的资料,而分子研究已经证明母本分离缺陷普遍发生于第一次减数分裂中:42%的细胞表现出减数分裂Ⅰ缺陷,26%的细胞显示源自两种减数分裂的异常状况(13)。第一极体的分析能检测大约70%的女性减数分裂缺陷。当然,它不能诊断任何父源性非整倍性以及那些受精后出现的非整倍性。

PB1活检可以预先选择卵母细胞以进行受精,这是一种新技术,而且文献中尚未有任何可用数据资料。在患者的准许下,研究者执行了一项可控随机研究,并使用循环结果来检测PB1的效能。

直到2006年7月,研究者使用PB1分析了总共3937个卵母细胞。为了评估该技术的效能,研究者使用75个活检卵母细胞进行染色体测试,并将测试结果与极体中获得的结果进行比较。

除了胚胎和卵母细胞外,FISH技术也已经在精细胞中使用,来评估那些具有严重的不育因素的男性体内的染色体缺陷率,并将之与生育力正常或者中等少弱精症患者进行比较。设计了一个针对染色体XY、13、15、16、17、18、21和22的两回合FISH方案,方案中使用精液样本来检测这9种染色体的每个精子(14)。

以前发表的科学文献中已经详细描述了细胞(卵裂球、极体和精子)制备和FISH程序(15～17)。

从1996年9月至2006年7月间使用FISH分析的总材料列于表65.1:5217个胚胎(1081次循环),3937个MII卵母细胞(495次循环)和1 351 615个精子(552个样本)。

当评估临床结果时,只考虑超声证实的临床妊娠。"着床率"代表了具有胎儿心搏的妊娠囊的数量除以移植胚胎的总数量。"活产"定义为至少有一个婴儿安全出生而且存活超过一个月的任一分娩事件。

表 65.1 FISH 分析的 SISMER 材料

材料	患者数量	分析的单细胞数量	所测染色体的数量
胚胎	1081	5217 个卵裂球	9
卵母细胞	495	3937 个极体	6
精液样品	552	1 351 615 个精子（~3000/样品）	9

人类配子和胚胎的染色体状况

图 65.1 和图 65.2 给出了已测卵母细胞和胚胎中的总体染色体异常率。只有 45% 的卵母细胞和 37% 的胚胎为整倍体。这两个图示也给出了观察到的不同染色体异常现象的分布情况。

在卵母细胞中，最常检测到的染色体异常状况是单染色体三体和单体。按照出现顺序，更倾向于不分离的染色体依次为染色体 22、21 和 16，而染色体 18 表现出最低的异常率。这些数据证明，对于染色体 16、21 和 22，减数分裂Ⅰ缺陷占支配地位，而大部分三体 18 则起因于减数分裂Ⅱ缺陷（13）。11% 的卵子的两个或多个染色体中显示出非整倍性（复杂异常状况）。

在胚胎中，复杂异常状况（涉及超过三条待测染色体）是最常观察到的异常状况（占总异常状况的 46%），而单体性和三体性则显示出较低的发生率（23% ~25%）。据研究发现，胚胎非整倍性中最常涉及的染色体依次为染色体 22、16、15 和 21。除了非整倍性，减数分裂后缺陷可以解释早期卵裂胚胎中的一些异常状况。绝大部分已检测到的缺陷与婴儿活产甚至胚胎植入都是不相容的，但是我们发现有 967 个胚胎（18%）携带单体性（X,21）或三体性（21,22,16,13,15,18），但却有植入的可能性。

根据一些其他研究（18 ~21），我们对胚泡的观察结果显示，与整倍体胚胎相比，能发育到胚泡期的非整倍体胚胎数量大大减少（22% *vs* 40%），但是胚泡上仍然能检测到高水平的单体性、三体性甚至复杂异常状况（22）。单倍体胚胎和多倍体胚胎发育成胚泡的可能性非常低（<5%），但是胚泡期仍然能检测到这些异常状况，而且据悉，多倍体妊娠能发育到早期妊娠或者更远。

在分析影响非整倍性的主要因素之前，有必要记住我们所分析的材料属于一个特定人群（经历 ART 的不育夫妇），而这个人群并不能完全代表整体人口。此外，经由挑选接受 PGD-AS 的绝大部分夫妇都是预后不良的患者，而且所有患者都经历过促性腺激素刺激。所检测的非整倍性率是否是"自然的"或者部分受促性腺激素的影响，答案是未知的，而且文献中也没有比较自然循环和受激循环的报告。

尽管如此，这些图示仍然令人印象深刻，而且当前的事实是，对于人类来说，胚胎植入前阶段可能出现多种减数分裂和早期减数分裂失误，植入后水平上检测到的染色体缺陷仅仅是其"冰山一角"。

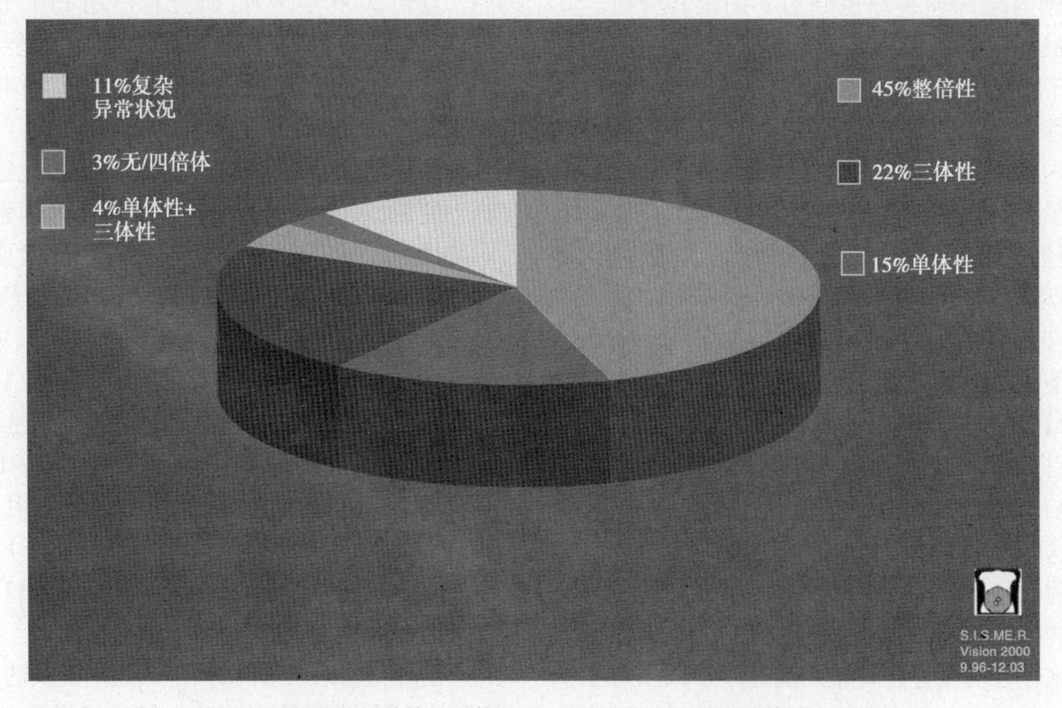

图 65.1 FISH 分析其第一极体的 3937 个卵母细胞的染色体状态分布

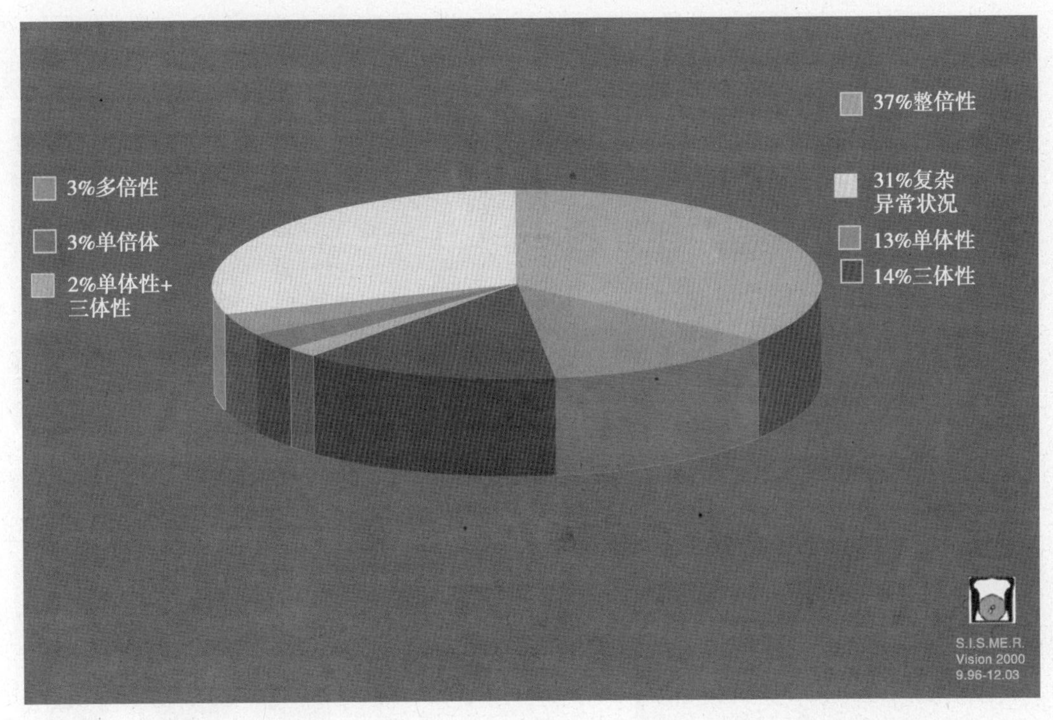

图 65.2　使用 FISH 分析一个卵裂球的 5217 个体外生成胚胎的染色体状态分布

与配子和胚胎非整倍性有关的因素

母体年龄

在异常人类孕体中，母源性的非整倍性是很普遍的，而且生殖性母体老化是影响非整倍性的最重要的因素(23)。早在 1933 年，研究者就发现了母体年龄与唐氏综合征之间的关联，到今天，这种关联性无疑是有案可稽的(3,24)。

对于非常年轻的女性(小于 28 岁)来说，卵母细胞和胚胎内的非整倍性风险都较低(卵母细胞为<25%，胚胎为<35%)(25)。不同的是，当今的体内和体外生殖延期到了较晚阶段。人口统计学研究清晰地指出，分娩女性的平均年龄为 30 岁(3,26)，而且 ICMART数据显示世界上几乎 50% 的 ART 治疗是在年龄为 35 岁或更大的女性身上执行的(27)。

图 65.3 以母体年龄为基础，给出了第一次减数分裂缺陷的平均频率以及异常胚胎的平均比例。在待测人群中，研究者持续观察到老化现象的明显增长。小于或等于 35 岁的女性与大于 40 岁的女性之间有统计上显著性的差异($P<0.01$)，但是我们有必要强调以下事实：即在某些特定情况下，通过 ART 方法，甚至被视作处于最小生殖年龄中的女性也能产生高达 50% 多的非整倍体胚胎。在大于 42 岁的女性体内，三分之二的卵母细胞表现出第一次减数分裂失误，五分之四的胚胎在发育的极早期阶段携带染色体缺陷。所有收集到的数据资料都报告说这些老化患者有非常低的着床率(2% ~4%)，这一点并不出乎意料。

正如所预期的那样，随着母体年龄的增长，卵母细胞和胚胎中的染色体 15、21 和 22 显示出显著较高的非整倍性率，随后是染色体 13 和 16。染色体 1、14、17、18、X 和 Y 显示出与母体年龄无关的、相似的非整倍性率。尽管单体性和三倍性随着年龄渐增，复杂异常状况、单倍体和多倍体并不受母体老化的影响，从而反转了这些染色体异常类型之间的比率。

异常染色体组型

对于不育夫妇来说，平衡易位的发生率为 0.6% ~0.9%，而且众所周知，平衡易位是导致复发性植入后妊娠流失的主要原因(28)。

图 65.4 给出了外周血中携带改变的染色体组型的年轻患者(年龄小于 38 岁)的胚胎植入前非整倍性率：具有低水平性染色体镶嵌性的女性，以及其中一方携带染色体易位(罗伯逊易位或互惠型易位)的夫妇。与含有正常染色体组型、年龄相仿的患者相比，胚胎非整倍性率显著较高，互惠型易位中达到 88%。研究检测到的异常状况，结果显示除了那些涉及易位的染色体之外，染色体间效应可能影响染色体减数分裂行为(29)。在观察到的异常状况中，最常见的异常状况是复杂异常状况(45%)、单体性和三体性(43%)。

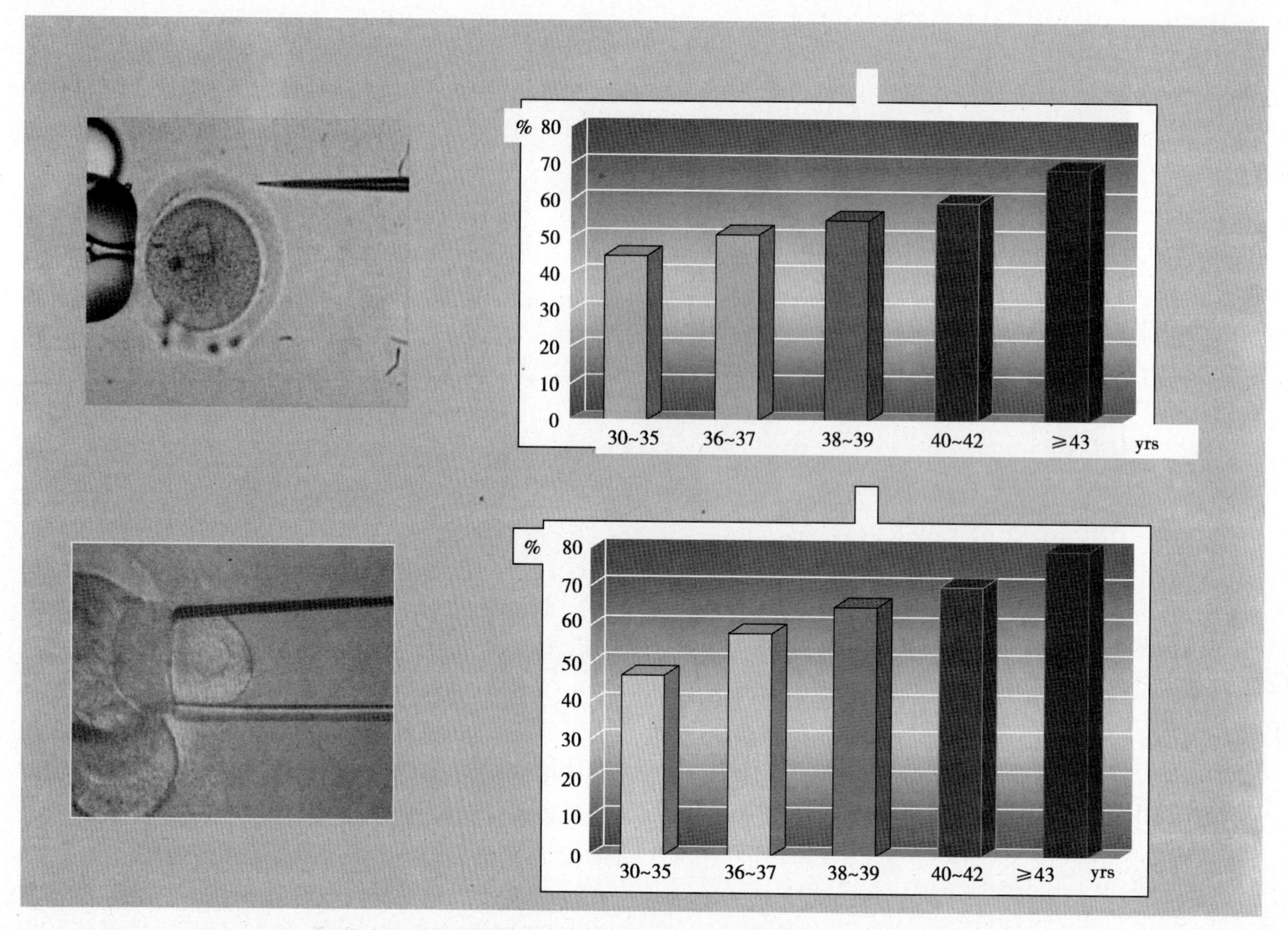

图 65.3　与母体年龄有关的卵母细胞(上)和胚胎(下)染色体异常率

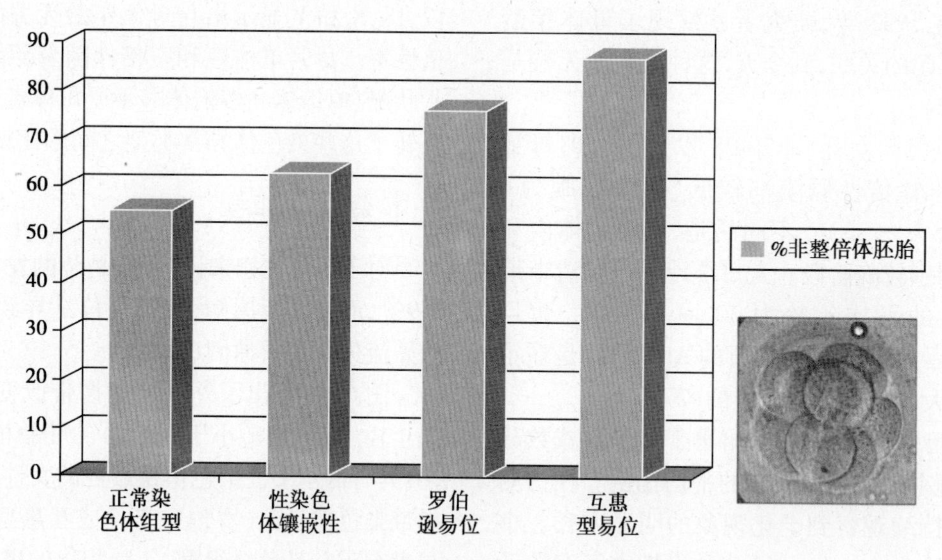

图 65.4　与父母外周染色体组型有关的胚胎染色体异常率

复发性妊娠流失

以前的自然流产史是妊娠流失的一个风险因子，甚至对于染色体组型正常的患者来说也是如此。排除诸如子宫畸形或血栓形成倾向因素之类的其他因子后，挑选有自然 RPL(复发性妊娠流产)史的年轻女性，并在 ART 循环中对其进行染色体分析，分析结果证明这些女性有产生非整倍体卵母细胞(54%)和非整倍体胚胎(68%)的高风险。据检测,最常见的异常状况是涉及染色体 15 和 16 的单体性和三体性。

反应不良

对于年轻女性来说,对 COH 反复反应不良可能是卵巢早衰老化的第一条临床迹象。与正常反应者相比,这些患者不仅呈现出较低的妊娠可能性/每一起始循环,而且移植胚胎的着床率也降低了。

反应不良的定义上存在争议,实际上,每个中心都使用其独有的鉴定标准(30)。SISMER 中心把"反应不良"定义为"真实的"不良反应者,即那些小于 38 岁且在注射高剂量(>3500 总 IU)的 FSH 后产生小于等于三个卵母细胞的女性。

使用 PGD 和 PB1 分析来检测这些患者,结果显示卵母细胞和胚胎非整倍性率相应为 60% 和 68%,这两个数据远远高于在年龄相等的正常反应者体内观察到的数据(50% 和 56%)。与大于 40 岁的女性相似,最常见的染色体异常状况也是单体性和三体性,从而证实了卵巢的生物老化,但是有趣的是,只有染色体 15 和 13(以及染色体 22 和 21)表现出较高的不分离缺陷发生率。

传统 IVF/ICSI 循环中的反复植入失败

在过去的 10 年里,ART 治疗取得了相当大的改善,为年轻女性在头 3 次循环中提供高的累积妊娠率(50% ~70%)(31)。但是,仍然有相关比例的年轻正常反应女性能产生体外形态正常的胚胎,而这些胚胎却再三地未能实现妊娠。这些患者被归类为"预后不良"的患者。对这类患者进行 PB1 活检,结果显示其有 50% 的平均非整倍性率;通过 PGD-AS 技术发现,非整倍体胚胎的平均比例为 59%(32)。但是,有趣的是,研究者发现在第一次 PGD-AS 循环仅产生一个非整倍体胚胎的患者在随后的循环中维持了相似的染色体表现:超过 90% 的胚胎重复携带非整倍性,即使这些胚胎是由来自不同群组的卵母细胞衍生而来的(33)。

染色体异常状况的分布显著区别于阐释母体年龄因素的分布:单体性和三体性仅占总异常状况的 35%,而年长女性体内则为 44%($P<0.005$)。其他的染色体缺陷,例如单倍体、多倍性和复杂异常,具有最高的发生率,从而引发了进入细胞分裂的过程或结构的功能障碍。

父体贡献

随着年龄的增长,精子数量和结构上的异常状况也略有增加,但是只有年龄超过 40 岁时,这些异常状况才开始增加,而且最初增加非常慢,所以在能生育的男性人口中,精子非整倍性是临床上不相关的(34,35)。然而,据证明,性染色体非整倍性和 21 三体性可能是父源性的(36)。

在进入 ART 治疗的不育人群中,通常涉及男性因素。几乎 30% ~40% 的男性患有某种程度上的 OAT,而且 5% ~8% 的男性因为患有非梗阻性无精子症(TESE),必须使用从睾丸中提取出的精子,或者因患有梗阻性无精子症(MESA)而必须使用提取自附睾的精子。

有些研究在人类精子中使用 FISH,其研究结果开始逐渐显示与精子正常的男性相比,OAT 患者和 TESE 样本有更高频率的非整倍性(37),但是考虑到测试的可靠性及其临床相关性,这个研究结果仍然存在一些疑问。

我们中心专为 FISH 精子分析设计了研究方案(14),该方案的数据证明在精子正常的男性中,精液样品中含有高比例异常染色体补体的男性非常少(<2%),而在不育男性人口中,这一数值却飙升到 12%(中等 OAT)~89%(睾丸样品)。在精子正常样品中,非整倍体精子的平均比例为 1.27%,而在严重 OAT 中为 4.02%,TESE 中为 13.7%,这些数据清晰地显示与射出精子相比,睾丸精子显著倾向于非整倍性。在 OAT 患者中,性染色体和染色体 13、21 和 22 的非整倍体率远远高于染色体 15、16 和 18 的非整倍体率,也显著高于正常人口中报告的非整倍体率。睾丸精子中也检测到了相似的结果,而且还发现染色体 15 最常出现非整倍性。

图 65.5 给出了 ICSI 产生的胚胎中的染色体异常率,具体比率取决于男性因素的严重程度:与其他群组相比,严重 OAT 和非梗阻性 TESE 精子产生显著较高的非整倍体胚胎发生率,这一现象强有力地显示当使用严重不育样品来进行 ICSI 时,父亲对胚胎非整倍性有一个父体贡献。这些胚胎中最常检测到的染色体异常状况是性染色体非整倍性和复杂染色体异常。

胚胎形态学和发育

尽管有事实显示任何一种染色体异常胚胎都能到达胚泡期,而且还有一些胚胎具有着床能力并能在早期妊娠流产中检测到,但最近的文献则清晰地指出染色体补体与卵裂期胚胎的形态学和发育变种之间有相关性(38,39)。

若想分析支持以上证据的数据资料,需要一整个

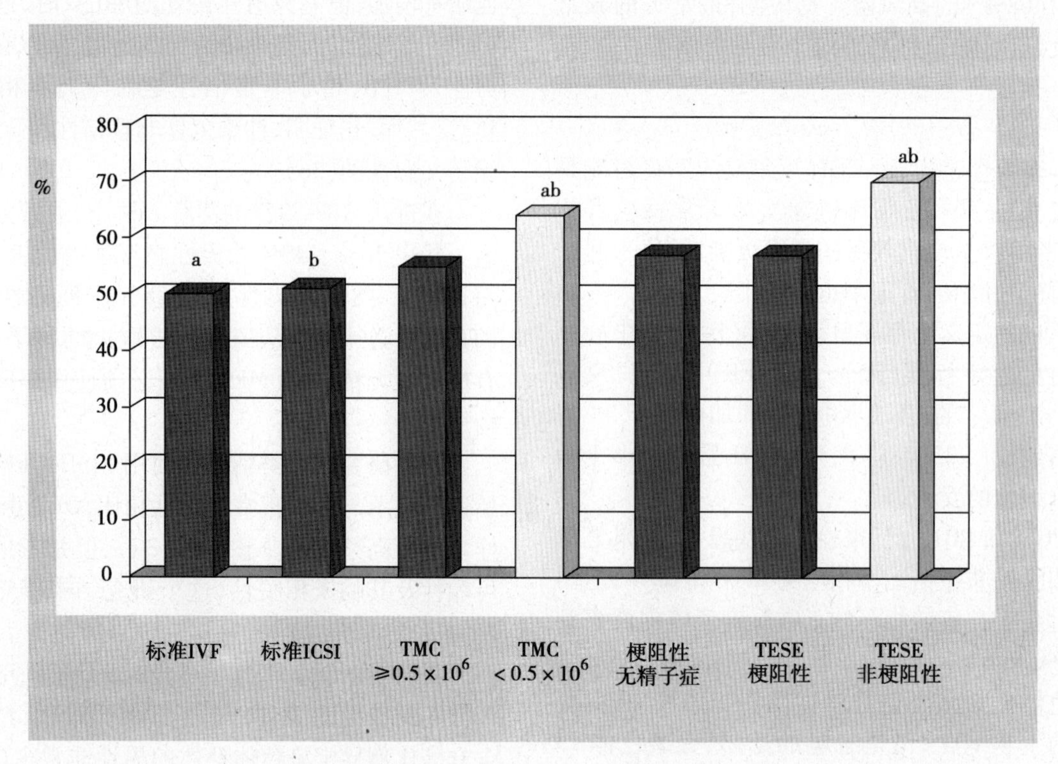

图 65.5 与用于授精的精液样品特征有关的胚胎染色体异常率(TMC=总游动精子数)

章节,我们在此仅总结一下 ART 中的临床相关性:

- 分裂、多核化和卵裂球的不对称卵裂增加了胚胎变成染色体异常的几率。随同质异形现象增加的不是非整倍性,而是减数分裂后异常状况,例如嵌合体、多倍体、单倍体和混乱胚胎。
- 根据卵裂率,培养 3 天后得到的细胞数与胚胎异常风险极大相关(图 65.6)。"完美"胚胎(7 ~ 8 个细胞)具有最低的异常率,而超过 80% 的阻止的、非常迟钝的胚胎具有染色体缺陷。按照常规标准,这些胚胎并不进行移植,但是甚至含 5 ~ 6 个细胞的胚胎或者含超过 9 个细胞的胚胎(在缺乏完美胚胎的情况,选取这些胚胎来进行移植)有 75% 的风险携带染色体异常状况。在阻止、迟钝的胚胎中,减数分裂后异常状况是最常见的,而在加速胚胎中,三体性是最常见的染色体异常状况。

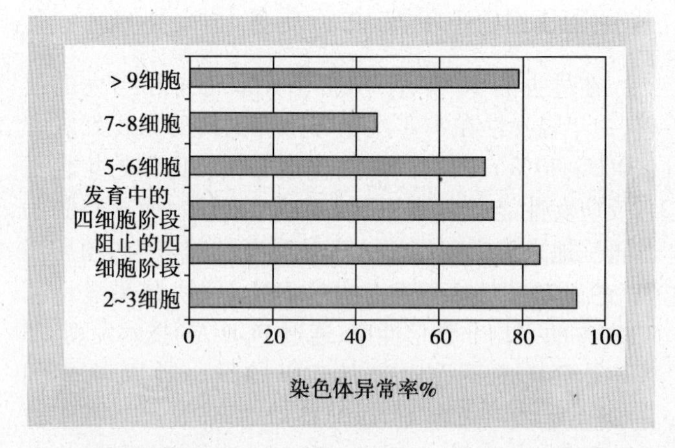

图 65.6 受精 62 小时后观察到的、与细胞状态有关的胚胎染色体异常率

基于这些观察研究以及"良好的 IVF 中心执行恰当的形态和发育胚胎选择"这一假设,在强大的倒置显微镜之下进行仔细评估能够选择和排出一部分染色体正常的胚胎,但仍然无法筛选出绝大部分非整倍体(以及一些减数分裂后异常状况),而在表面形态正常的胚胎中,非整倍体率为 30% ~40%。在大于 40 岁的女性中,这一比率则增长到 60% ~70%。

培养至胚泡期,能够进一步筛选出一些染色体异常状况,通常把"可培养至胚泡期"看做胚胎能产生后代的主要指示。然而,最常挑选出的异常状况是那些与胚胎植入几乎完全不相容的异常状况,而且还留下了移植单体和三体胚泡的临床相关风险。此外,这种方法可能轻易挑出迟钝胚胎,这些迟钝胚胎是染色体正常的,但无法在培养状态下长期生存,实际上是无法生存至胚胎植入阶段。

最近,有人提出了一种新型形态学标准,即在卵裂前阶段(原核形态学)进行评估,并将之作为预测胚胎发育和植入的一种评分系统(40)。在近期的一项研究中(41),研究者将源自整倍体卵母细胞的受精卵的原核形态(通过 PB1 活检诊断)与染色体正常胚胎的形态进行比较,并比较了两者的植入可能性。该研究的结果明显指出原核阶段的一些形态与最高比例的整倍性和活产有关,从而证实该评分系统确实能够挑选待移植的胚胎。

ART 中胚胎植入前遗传筛查的临床应用

逻辑依据

如果 50% 或者更多的胚胎是染色体异常的,而且这一频率远高于自然流产中报告的频率,那么,这显示相当大部分的染色体异常胚胎在临床鉴别前就已经被消除了(42)。胚胎的这种流失可以解释 ART 胚胎的低植入可能性,而且据假设,某种筛选可以反转这种趋势。因此,筛除染色体异常状况并只置换正常胚胎,应该能够显著提高胚胎着床率,并减少染色体异常怀孕和自然流产,继而应该导致更高的带回家婴儿率。

十多年以后,这个问题仍然产生了一些争论。回顾文献可知,研究者们得出了两个完全不同的结论。第一组调查者代表并支持这一假说:针对不育症的 PGD-AS 能提高着床率并降低流产率,从而导致较高的带回家婴儿率(43 ~45)。而第二组调查者则不能证明对照组和 PGD-AS 患者组之间存在任何显著差异(46,47)。

这些研究可能使用了不恰当的方法,从而无法取得明确的结果。最近的研究者活检了两个细胞而不是一个细胞,检测了不足数量的染色体,并使用了容易出现失误的固定方法和低劣的胚胎选择。有一个研究仅活检了一个细胞,但也使用了一套限制性的染色体(43),而且在该研究中,着床率并没有增大,但是流产率的确减少了,带回家婴儿率也增大了。其他一些研究使用了单细胞活检技术和九染色体探针,这些研究都证明了 FISH 对于检测非整倍性有一个可接受的效能,同时着床率也提高了(44,45)。样本大小不适于确定妊娠率的提高。

今天,科学界被划分成两半:其中一半人认为,只有当妊娠率取得显著提高时,额外入侵和昂贵的胚胎活检才是合理的(48)。另外,仍需把 PGD-AS 看做一种文献中尚未有充足证据证明其效能的实验程序。另一半人则支持将 PGD-AS 用作一种附加选择工具,并且假设正确执行 PGD-AS,从而提高着床率和减少自然流产。然而,即使后者也不得不承认临床结果远不如先前预期的惊人。

本章第二部分的目标就是证明在确保其安全性并评估其效能的情况下,PGD-AS 在伦理上和临床上是可接受的,因为除了对循环结果的直接影响外,PGD-AS 还在经历 ART 的不育夫妇的管理方面发挥一些作用。

卵母细胞和胚胎活检的安全性

从世界上出生的前 1000 个孩子身上得到的数据证明,与 ICSI 婴儿相比,PGD 婴儿患新生儿病变或畸形的风险并没有增大(9)。其他文献也证实了这些初步观察。来自胚胎活检后出生于我们中心的婴儿(n=170)的数据报告了三个较大的先天性畸形和一个较小的先天性畸形,其畸形率(2.35%)与从 IVF/ICSI 婴儿身上观察到的畸形率(63/2333=2.7%)类似。

当然,目前可获得的数据太小,不足以得出最终结论,而且仔细跟踪调查出生的婴儿仍然是一种道德义务,向患者提供关于"潜在的"未知长期后果的信息也是一种道德义务。

考虑到"活检可能负面影响着床可能性"这一风险,关于极体摘除方面的数据证明授精率、卵裂率以及胚泡形成率并没有降低(49)。胚胎发育中并不涉及 PB,而且从理论上来说,极体摘除不应该影响着床率。相反,胚胎活检可能影响随后的胚胎发育。人类研究已经发现,在八细胞阶段胚胎活检一个细胞并不有害于胚胎发育至胚泡期(50),但是移除两个细胞以及移除一个四细胞胚胎的四分之一细胞似乎会降低内细胞团和滋养层之间的比例(51)。这些试验的解释并不一致,而且研究者通常在全能型细胞数量过剩的背景下讨论生物量的减少。在 PGD 的临床应用中,研究者已经发现 PGD 并不负面影响着床率,但某些研究则明确地证实了相反的结论(43 ~45)。然而,正如之前所强调的,这些研究中所获得的着床率的提高并不像先前所认为的那么惊人,而且其他研究也没有证实着床率的提高。导致这种现象的其中一个原因可能是胚胎自身,但是"活检对胚胎几乎没有影响"这一假说仍然没有得到证实。就目前的知识来说,要想获得最佳结果,我们的建议是在八细胞阶段胚胎中执行单细胞活检。

FISH 技术的效能

因为其技术限制,分析卵母细胞或胚胎的 FISH 程序仍然蒙受损害(不合适的探针杂交、信号重叠以及固定过程中的微核损失),这些技术限制会产生临床和伦理相关性的误诊(47,52)。

PGD-AS 假阴性(移植具有非整倍性的胚胎)的风

险估计为3% ~4%。在IVF夫妇中,这种误诊的临床后果可能比未能实现妊娠还要严重。

据报告,假阳性(排出正常胚胎)的风险为4% ~5%。在我们中心,使用单细胞FISH对来自853个非整倍体胚胎的全部分裂球进行再分析,分析结果显示三分之二排出的胚胎实际上是正常的,导致假阳性率高达3.7%。

对于认为胚胎是一个"人"的人来说,甚至只筛除单个胚胎的做法也是不正当的。对于其他大部分人来说,这种做法是伦理上可接受的,而不管重要的人类兴趣是否足够强大以满足对胚胎特殊方面的要求(53)。

使用PB产品FISH分析误诊卵母细胞染色体补体的风险估计约为10%(13)。处理如此小数量的遗传物质并取得良好的质量制备,可能比处理和加工分裂球更为困难,但是与胚胎相比,伦理兴趣与排除卵子的相关性更小。对我们中心执行的75个卵母细胞进行再分析,结果显示2%的误差,显著小于文献中报告的误差率。

新进展的技术将能够显著提高PGD的敏感性,并减少诊断误差。尽管存在这些技术进展,这个问题仍然尚未解决,这是因为由于镶嵌性、受精卵后非整倍体以及三体援救这些生物事件,误诊可能是均衡的。

镶嵌性

30%的胚胎是嵌合体(54)。根据嵌合体的类型,误诊的风险和误诊的结果可能是不同的。八个细胞中有三个以上异常细胞的嵌合体胚胎可能无法植入。那些包含较低数量异常细胞的嵌合体胚胎是良性嵌合体,而且胚胎的完全发育通常能导致正常发育的胎儿。镶嵌性产生的误诊几率为5.6%,其中假阳性(排除大部分正常的胚胎)为1.3%,假阴性(移植具有有害嵌合体的胚胎)为4.3%。在这些胚胎中,绝大部分而并非全部胚胎没有到达胚泡期(55)。

受精卵后非整倍体

25%的嵌合体是由有丝分裂不分离现象产生的(23)。更早期,如果出现受精卵后失误,则胚胎中会产生更为有害的影响。当在六细胞阶段或八细胞阶段前出现失误时,误诊率(假阳性和假阴性)较高,但是由于有害嵌合体的缘故,胚胎进一步发育的可能性较低。

在上述后一种失误的情况下,执行PGD-AS的阶段过后,可以移植嵌合体胚胎(假阴性),但大部分胚胎可能具有良性镶嵌性。

三体援救

三体援救是一种描述性的现象,当受精卵最初为某一特定染色体三体性但随后失去超数染色体时,出现三体援救现象。在三分之二的病例中,失去的染色体是父母源性的,它促成了超数染色体(56)。在这个病例中,只有在六到八细胞阶段之后,胚胎能在超过40%的有丝分裂中救援三体的情况下,PGD-AS才会排除一个几乎正常的胚胎。关于这一现象的证据和频率,目前还没有任何可用数据资料。在三分之一的病例中,三体救援会导致来自同一父母的两份染色体(UPD,单亲二体)。UPD既涉及常染色体,也涉及性染色体,并且负责遗传性肌病的非孟德尔传递,还牵连到普拉德威利综合征和安吉尔曼综合征之中。通常常规PGD-AS无法检测到UPD(假阴性)。

研究者已经为卵母细胞提出了一个关于非整倍性救援的类似假设机制。因为相当大部分的卵母细胞在第一极体和第二极体显示出两种隔离失误,因此可以通过减数分裂Ⅰ和Ⅱ雌性分裂中的相继失误来形成平衡的受精卵。

基于这些数据,PGD-AS可视作一种安全有效的工具,用来筛查一些胚胎植入前染色体缺陷,但是它目前还不能作为胎儿期遗传诊断的替代方法。应该告知患者误诊的风险,并建议她们接受胎儿期诊断以证实PGD结果。

PGD-AS指示和临床结果

如前所述,从1996年9月至2004年3月,我们中心已经对某些不育夫妇执行PGD-AS,这些不育夫妇有产生非整倍体胚胎的高风险性:母体年龄较大,以前IVF重复失败,改变的染色体组型,以及未知明确病因的RPL。有证据证明含严重缺陷的男性能产生高比例的非整倍体精子(57)。基于这一证据,当使用传统ICSI循环至少失败一次后转而使用睾丸精子(IESE)时,研究者也提议使用PGD-AS。

表65.2给出了在年龄为(37±4.5)岁的群体中执行971次PGD-AS循环所得出的累计结果。将这些数据与同一时期(1997—2003)传统IVF/ICSI循环得出的结果进行比较,其中,传统IVF/ICSI循环是在不含PGD-AS指示因而被视作预后良好的较年轻患者身上执行的。在PGD-AS组,使用FISH分析了4898个形态正常的胚胎[(5.2±2.1)/循环],其中68%的胚胎是染色体异常的。由于移植前执行了PGD-AS挑选,预后不良的患者的着床率与"典型"患者身上所观察到的着床率非常相似(21% *vs* 22%),早期流产率也非常相似(15% *vs* 13%)。活产率为26%。

表 65.2　与传统循环比较之下的累积 PGD-AS 结果（法律实施前时期）

	PGD-AS 循环	传统 IVF/ICSI 循环
提取卵子的数量	971	2636
女性年龄	37.3±4.5	35.1±7.3
分析胚胎的数量	4898	—
FISH 正常	1554(32%)	—
移植循环数(平均胚胎/移植)	665(1.7±0.8)	1926(1.8±0.6)
临床妊娠数	201(30%)	675(35%)
着床率	21	22
流产数	30(15%)	90(13%)

因为所研究群组具有不同的生殖潜力，所以需要使用指示来分析和讨论数据（表 65.3）。

按照定义，前三个组（RPL、性染色体镶嵌性和易位）是具有保留的胚胎着床潜力但因非整倍体而具有植入后损耗的高风险的患者。实际上，每个相似年龄所报告的测量为 IR 的体外生殖力与体内生殖力是相似的。我们认为这就是一个明确的生物象征，标志着针对 PGD-AS 的胚胎操作并不影响进一步的胚胎发育和着床潜力。

我们的 PGD-AS 方案中所使用的探针组合（13、15、16、18、21、22、X 和 Y）能够检测将近 80% 的染色体异常胚胎，但也有造成流产的风险。在 81 次循环中（等于 31%），没有可用的整倍体胚胎可用来移植，而且因为他们的胚胎具有高着床潜力，这些患者也规避了流产的高风险，尽管这种高着床潜力是不正常的。移植后的患者共有 66 个临床妊娠，而且流产率大大低于预期(58)：17% *vs* 37%。

表 65.3　基于指示的 PGD-AS 结果

指示	重复妊娠流失	性染色体镶嵌性	易位	较大女性年龄	以前重复失败	TESE
循环数	110	66	84	529	120	62
女性年龄	37.8±1.8	34.4±3.6	34.9±4.5	39.8±2.1	32.6±2.4	35.2±4.4
分析胚胎的数量	589	350	415	2656	626	262
FISH 正常，n(%)	187(32)	128(37)	77(18)	813(31)	261(42)	88(34)
FISH 异常，n(%)	402(68)	222(63)	338(82)	1843(69)	365(58)	174(66)
移植循环数	79(72)	49(74)	51(61)	348(66)	96(80)	42(68)
移植胚胎数(M±SD)	1.6±0.7	2±0.1	1.4±0.5	1.7±0.8	1.9±0.8	1.6±0.7
临床妊娠数，n(%)	23(29)	25(51)	18(35)	91(26)	37(38)	7(17)
着床率，%	22	36	35	18	27	13
流产数，n(%)	3(13)	2(8)	6(33)	15(16)	3(8)	1(14)

PGD-AS 之后，55 名患者分娩出婴儿。这些患者的先前生殖史解释了 57 个自然妊娠中的 51 次流产。PGD-AS 后的带回家婴儿率也极大提高。

一项多中心研究已经证实了 PGD-AS 在这些具有染色体性流产高风险的患者群组中的益处(59)。然而，仍然出现了一些问题(60)。

具有“较大母体年龄和重复失败”指示的患者更代表了使用 ART 治疗的预后不良的不育人口。在 ART 效能的下降中，女性老化是最重要的因素(27)。Sharma 等(31)明确指出在年轻正常反应者中，头三次尝试中每一次循环的分娩率维持相同，但之后却剧烈下降。关于 PGD-AS 在这些患者类别中的作用，文献中存在争论。

针对 PGD-AS 效能的最常见的争论是以下事实：极少小规模的前瞻性研究(15，43～45)能证明与对照组相比，这些经历 ART 的不育患者组有较高的着床率和(或)活产率。最大数据集是以回溯性方式发表的。然而，研究者也可以争论说，显示 PGD-AS 无益处的前瞻性研究没有正确应用技术(46，47)。仍需在一个包含 PGD 专门技能的方案中执行一项大型对照前瞻性研究，并使用单细胞活检、八种或更多染色体分析以及再测验可疑的结果。

第二个争论是，即使在某些情况下显示 PGD-AS 能增加每一移植循环的 PR，与对照组相比，PGD-AS 并不能产生更多妊娠/每个起始循环，因此，对于 ART 系统是无效的(61)。

我们中心在前 127 次循环执行并发表于 1999 年的随机对照研究(12)指出，PGD-AS 对着床率和持续着床率有直接影响。在活动的 10 年间，这种趋势仍然维持，这一点可从表 65.3 的累积数据中清晰看出：大于 38 岁的女性有 26% 的 PR 以及低于预期的流产率；以前经历过三次或更多失败的年轻女性维持 38% 的

PR/每一次移植循环,即使在随后的尝试中也是如此。

PGD-AS除了对通常用来检测ART的终点有直接影响之外,在不育患者的管理中,通过PGD-AS执行ART程序也为我们的方案提供了明显的附加益处:

1. 即使存在发展中的形态正常的胚胎,32%的接受PGD-AS的患者没有用其进行移植,因为没有可用的单整倍体胚胎。这些夫妇不仅规避了黄体期支持,而且更为重要的是,他们也规避了可能从未实现的怀孕和分娩期望。

2. PGD-AS挑选后进行移植的患者获得平均数量为1.8±0.8的胚胎。

在过去的几年里,全部国际不育症协会都被建议减少与不育治疗有关的多胎分娩的数量(62)。移植胚胎数量不能超过两个,并且鼓励单胚胎移植(63)。然而,通常把预后不良患者视作该限制的一个例外,他们可以移植更多胚胎以增大妊娠几率(64)。由于PGD-AS挑选,自从1998年以来,我们中心一直移植不超过两个胚胎,即使对于预后不良患者也是如此,而且并没有因移植多胚胎的临床需要而出现三胞胎。

研究者也提议将胚胎培养至胚泡期以更好的筛选,并将之作为针对这些患者的一种替代方法。与这个方法相比,PGD-AS更擅长于筛选出与正常发育至胚泡和着床相容的染色体异常状况(单体性、三体性、不平衡易位,以及某些情况下,甚至更为复杂的异常状况),从而增大了移植染色体正常胚胎的可能性。

3. 当使用PGD-AS检测表面同质的预后不良患者群时,鉴别出了两个明显不同的子群。有些患者在第一次PGD-AS循环中仅发育非整倍体胚胎,这些患者在随后的治疗中显示出表现相同的清晰趋向。在54个额外循环中筛查出的419个胚胎中,只有35个胚胎(8.3%)是染色体正常的。相应的,足月妊娠的预后非常不良:8.5%。相反的,当在第一个PGD循环中检测到整倍体胚胎时,预后仍然对患者高度有利:33%/每个起始循环和三个额外循环的70%的累积足月妊娠率(33)。

PGD-AS可被视作一种估计每对夫妇产生整倍体胚胎的能力、预测随后循环的结果的一种工具。除了选择胚胎外,PGD-AS也可以通过识别子群来选择患者,对于PGD-AS的这种作用,我们仍然建议研究者进行进一步的试验。可以支持患者坚持对孩子的探求,或者辅助患者做出避免进一步尝试的艰难决定。

4. 正如本章第一部分所述,对检测到的染色体异常状况的分析显示生殖年龄较大的女性与经历重复植入失败的年轻女性之间有不同的分布。在我们的年老不育人口中,随年龄而增加的异常状况是由于单体性和三体性,正如正常女性人口群体生理上所出现的那样,这显示没有额外因素决定染色体缺陷。不同地,在第二个群组中,单倍体、多倍性和复杂异常状况是最常见的缺陷,这表明对于这些夫妇来说,进入细胞分裂的过程或结构可能是一种影响体内和体外生殖性能的额外因素。在重写经典的不育症诊断和分类中,这些资料具有重要相关性。

最后一个指示“严重男性因素”涉及62对夫妇,这些夫妇使用手术提取自睾丸的精子来进行ICSI,并且先前至少经历过一次失败的传统循环。非整倍体胚胎的比例达到几乎70%,但是仅是只移植经由PGD-AS挑选出的整倍体胚胎,PR和IR也非常差。胚胎移植能力可能更受除染色体缺陷之外的其他因素的影响,也可能受不同染色体中的缺陷影响。还需进行进一步的研究,以便为这些患者提供更好的妊娠可能性。然而,鉴于ICSI婴儿似乎具有较高的更始异常发生率,TESE可被估计为PGD-AS的一种指示(63)。

第一极体活检作为预先挑选卵母细胞以受精的工具

如前所示,在意大利,由于法律所强加的限制,医生们使用第一极体分析作为选择卵母细胞以受精的一种程序。

尽管PB FISH分析是预防非整倍性的一种既定技术,而且用作胚胎活检的一种替代方法,但是据我们所知,研究者还从未测试过卵母细胞预选性,这是因为还没有任何法律背景对受精卵母细胞的数量强加限制。进一步地,根据法律,不能应用其他任何标准来进行胚胎选择(胚胎分级,2PB形态学,胚泡培养以及分裂球FISH分析),而且所有产生的胚胎都必须进行移植。

正如所预期的那样,法律颁布后,我们中心观察到治疗效能的下降。将法律实施前一年所取得的结果(648次循环)与法律实施后第一年注册的、年龄相反的患者结果(534次循环)进行比较,结果显示妊娠率从33%降低到24%,着床率从22%降低到14%,流产率则从15%增加到23%。

一项前瞻性对照研究调查了PB1活检作为克服法律限制、预先挑选有能力的卵母细胞以受精并增大移植可存活胚胎几率的一种工具的安全性和效能。正如“材料和方法”中所述,收集MII卵母细胞后不久,就使用PB1分析检测MII卵母细胞的6条染色体(13、15、16、18、21和22),从而及时获取染色体结果以实现正确受精(在 3 个小时内)。

表 65.4 给出了 266 次循环实验组对比 244 次循环对照组(三个成熟卵母细胞的传统 IVF/ICSI)中所执行的研究的结果。

表 65.4　与传统 IVF/ICSI 相比较,预选卵母细胞的第一极体分析(法律实施后阶段)

	PB1 循环	传统 *IVF/CISI* 循环
提取卵子的数量	266	254
移植循环数(平均胚胎/移植)	227(1.7)	224(1.8)
临床妊娠数,*n*(%)	52(23)	56(25)
着床率,%	15.5	17.3
流产数,*n*(%)*	6(11.5)	16(28.5)

* $P<0.05$

研究者并没有发现患者年龄、收集卵母细胞数量、受精率和卵裂率以及移植胚胎的平均数量上的任何差异。两组之间的妊娠率和着床率是相似的,而 PB1 组的流产率则显著降低。与对照组相比,PB1 选择后的所有年龄组患者所登记的流产风险较低(表 65.5)。

这些初步数据第一次导出了相同发现:①对照组取得了相似比率,从而证明早期 PB1 活检不影响受精、胚胎发育和着床潜力;②研究组有较低的流产率,从而证明通过对允许发育至胚泡和早期妊娠的第一次减数分裂失误进行 PB1 筛查,能够降低移植正常卵裂的、具有着床潜力的非整倍体胚胎的风险;③该程序的技术和生物限制无法筛选出胚胎植入前失败中最常涉及的异常状况,因此,PB1 分析后没有注册更多的临床妊娠。将来,通过执行能在短期内完全得出细胞染色体组型的程序或新方法,研究者可能会部分克服这些限制。

表 65.5　研究组和对照组中,根据年龄划分的 PB1 循环的结果

年龄组 卵母细胞选择	≤34 岁 PB1	≤34 岁 传统	35～37 岁 PB1	35～37 岁 传统	38～43 岁 PB1	38～43 岁 传统
临床妊娠率(%)	33	36	30	18	15	24
着床率(%)	22	23	19	10	10	15
流产率(%)	6	21	12	50	18	33

结论

在体外,研究者总是在移植前通过直观检查胚胎的发育和形态来选择生成的胚胎。这些标准能够挑选出一些染色体异常胚胎,但是即使观察筛选后,超过 50% 的正常发育的卵裂期胚胎和 30% 的胚泡是染色体异常的。PGD-AS 是一种改善这一选择理由的工作,而且不会牵连有关优生学风险的伦理担忧。在人类体内,大部分(98%)非整倍体与生命甚至胚胎植入是不相容的。

PGD-AS 技术产生的数据提供了关于胚胎植入前阶段所出现的染色体异常方面的直接宝贵信息,从而促进了我们对人体内全部过程的理解(图 65.7)。

还需要进一步的技术改善来增加单细胞遗传学分析的精确性并避免技术误差。

对 PGD-AS 后出生的婴儿进行追踪调查(65),调查结果显示与传统 ICSI 循环相比,PGD-AS 婴儿组并没有报告任何差异,从而证明活检没有任何有害影响。然而,出生婴儿的数量仍然是有限的,而且目前还没有得出任何最终结论。

使用用来检测新型 IVF/ICSI 方案或技术的经典终点(着床率、妊娠率和活产率)来测量 PGD-AS 的效能,结果仍然是存疑的,而且文献中没有足够的证据可确定 PGD-AS 的普遍价值(66)。不管怎样,这种情况在 ART 系统中并不新鲜;尽管已进行了一些研究和元分析,有些问题仍然是悬而未决的,例如 rFSH 相对 uFSH 的效能、LH 补充的必要性、胚泡移植 *vs* 第三天移植(仅仅列举一些!)。

我们 10 年的经验支持 PGD-AS 目前是合理的,不仅因为它能够提高经由选择的患者组的足月妊娠可能性,还因为在困难夫妇的管理中,它能产生其他临床益处。

我们认为 PGD-AS 的效能将在不久的将来得到大幅改善,因此应该把 PGD-AS 看做执行 ART 程序并更好地理解胚胎发育和植入机制的一种工具。

目前,PGD-AS 需要专业化的设备、方法和经验丰富、专注的专业人员,而且须正确实施以获得最佳结果。

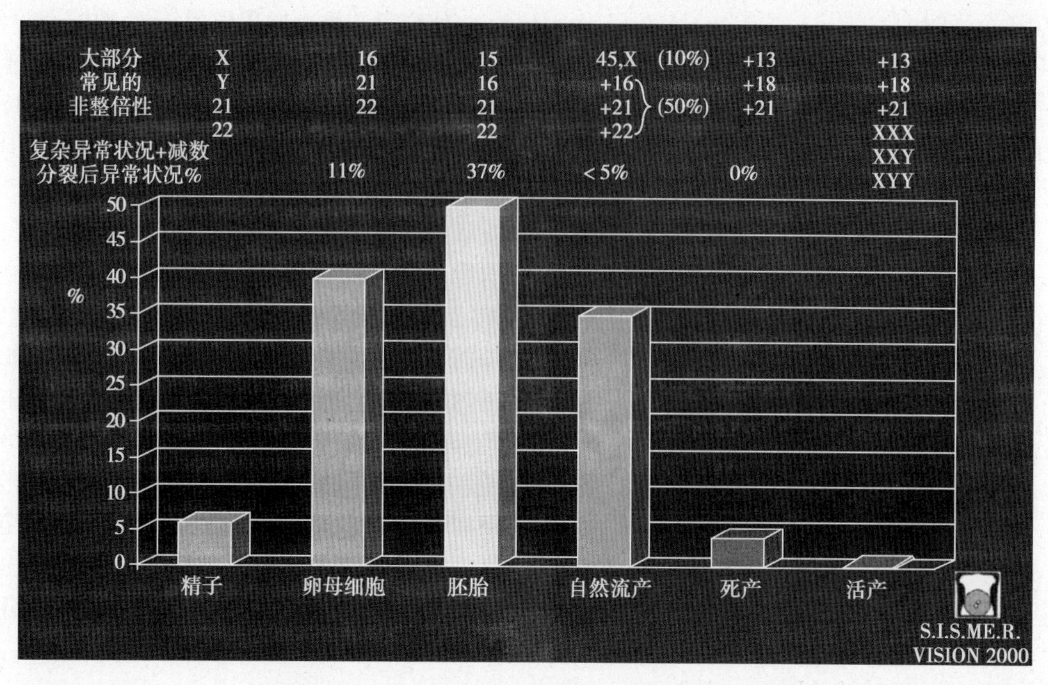

图 65.7 人类生殖过程不同阶段中的染色体异常率

临床实践关键点

- 人类生殖在很大程度上受到染色体缺陷的影响。体外生成的胚胎更容易出现失误，这不仅因为它是由不育人口产生的，而且也归因于 ART 程序本身。
- 与自然怀孕一样，母体老化也是影响非整倍性频率的主要因素，但是一些不育状况似乎表达高于预期的发生率。
- 胚胎植入前配子和胚胎的分析显示每一种染色体都以不同的比率产生非整倍性，而且异常状况的分布依照患者特征而有所差异。
- 尽管还未证明 PGD-AS 对于技术和生物事件是完全有效的，PGD-AS 是鉴别胚胎植入前异常状况的一种安全既定的程序，因此也可用作选择体外生成胚胎以移植的一种附加工具，从而提高产生持续妊娠的可能性。
- 医生须告知患者误诊的风险，并建议她们执行胎儿期诊断以证实 PGD 结果。
- 关于 PGD-AS 对经历 ART 的不育人口的有益影响的临床数据仍然存在争议。根据一些作者的文献，目前还未有足够的证据可支持在常规基础上实施这一程序。根据另一些作者的文献，他们已经证实在一些患者类别的管理中，如果恰当实施 PGD-AS，PGD-AS 程序是一种重要的工具。
- 还需进行进一步的随机试验并改善技术，以便明确确立 PGD-AS 的有用性。众所周知，人类生殖过程受到减数分裂失误的影响，因此预选不含非整倍性的胚胎对生殖结果有影响。

参考文献

1. Menken J, Trussel J, Larsen U. Age and infertility. *Science* 1986; 233:1389–94.
2. Inge GB, Brinsden PR, Elder KT. Oocyte number per live birth in IVF: were Steptoe and Edwards less wasteful? *Hum Reprod* 2005; 20:588–92.
3. Baird DT, Collins J, Egozcue, et al. Fertility and ageing (Eshre Capri Workshop Group). *Hum Reprod Update* 2005; 11:261–76.
4. Eiben B, Bartels I, Bahr-Porsch S, et al. Cytogenetic analysis of 750 spontaneous abortions with the direct-preparation method of chorionic villi and its implications for studying genetic causes of pregnancy wastage. *Am J Hum Genet* 1990; 47:656–63.
5. Handyside AH, Kontoganni E, Hardy K, Winston R., Pregnancies from biopsied human preimplantation embryos sexed by Y-specific DNA amplification. *Nature* 1990; 344:768–70.
6. Griffin DK, Wilton LJ, Handyside AH, Winston RMK, Delhanty JDA. Dual fluorescent in situ hybridisation for simultaneous detection of X and Y chromosome-specific probes for the sexing of human preimplantation embryonic nuclei. *Hum Genet* 1992; 89:18–22.
7. Munné S, Lee A, Rosenwaks Z, Grifo J, Cohen J., Diagnosis of major chromosome aneuploidies in human preimplantation embryos. *Hum Reprod* 1993; 8:2185–91.
8. The Practice Committee of the American Society for Reproductive Medicine and the Practice Committee of the Society for Assisted Reproductive Technology. Preimplantation genetic diagnosis. *Fertil Steril* 2006; 86 (Suppl. 4):257–8.
9. Harper JC, Boelaert K, Geraedts J, et al. ESHRE PGD Consortium data collection V: cycles from January to December 2002

with pregnancy follow-up to October 2003. *Hum Reprod 2006*; 21:3–21.
10. Gianaroli L, Magli MC, Fiorentino F, Baldi M, Ferraretti AP. Clinical value of preimplantation genetic diagnosis. *Placenta* 2003; 24:77–83.
11. Benagiani G, Gianaroli L. The new Italian IVF legislation. *RBM Online* 2004; 9:117–25.
12. Verlinsky Y, Cieslkak J, Ivanhnenko V, et al. Prevention of age-related aneuploidies by polar body testing of oocytes. *J Assist Reprod Genet* 1999; 16:165–9.
13. Pellestor F, Anahory T, Hamamah S. The chromosomal analysis of human oocytes. An overview of established procedures. *Hum Reprod* 2005; 11:15–32.
14. Gianaroli L, Magli MC, Cavallini G, et al. Frequency of aneuploidy in spermatozoa from patients with extremely severe male factor infertility. *Hum Reprod* 2005; 20:2140–52.
15. Gianaroli L, Magli C, Ferraretti AP, Munné S. Preimplantation diagnosis for aneuploidies in patients undergoing in vitro fertilization with a poor prognosis: identification of the categories for which it should be proposed. *Fertil Steril* 1999; 72: 837–44.
16. Magli MC, Ferraretti AP, Crippa A, Lappi M, Feliciani E, Gianaroli L. First meiosis errors in immature oocytes generated by stimulated cycles. *Fertil Steril* 2006; 86:629–35.
17. Gianaroli L, Magli MC, Ferraretti AP. Sperm and blastomere aneuploidy detection in reproductive genetics and medicine. *J Histochem Cytochem* 2005; 53:261–8.
18. Sandalinas M, Sadowy S, Alikani M, Calderon G, Cohen J, Munné S. Developmental ability of chromosomally abnormal human embryos to develop to the blastocyst stage. *Hum Reprod* 2001; 16:1954–8.
19. Bielanska M, Tan SL, Ao A. chromosomal mosaicism throughout human preimplantation development in vitro: incidence, type, and relevance to embryo outcome. *Hum Reprod* 2002; 17:413–19.
20. Veiga A, Gil Y, Boada M, et al. Confirmation of diagnosis in preimplantation genetic diagnosis (PGD) through blastocyst culture: preliminary experience. *Prenat Diagn* 1999; 19:1242–7.
21. Clouston HJ, Herbert M, Fenwick J, Murdoch AP, Wolstenholme J. Cytogenetic analŷsis of human blastocysts. *Prenat Diagn* 2002; 22:1143–52.
22. Magli MC, Jones GM, Gras L, Gianaroli L, Korman I, Trounson AO. Chromosome mosaicism in day-3 aneuploid embryos that develop to morphologically normal blastocysts in vitro. *Hum Reprod* 2000; 15:1781–6.
23. Nicolaidis P, Peterson MB. Origin and mechanisms of non-disjunction in human autosomas trisomies. *Hum Reprod* 1998; 13:313–19.
24. Hassold T, Chiu D. Maternal-age specific rates of numerical chromosome abnormalities with special reference to trisomy. *Hum Genet* 1995; 70:11–17.
25. Plachot M. Genetic analysis of oocyte – a review. Placenta 24 (Suppl. B) 2003;S66–9.
26. Daguet F. *Un siecle de feconditè francaise: 1901–1999.* INSEE, Paris 2002.
27. Adamson GD, de Mouzon J, Lancaster P, Nygren K-G, Sullivan E, Zegers-Hochschild F. World collaborative report on in vitro fertilization, 2000. *Fertil Steril* 2006; 85:1586–622.
28. Munnè S, Sandalina M, Escudero T, Fung J, Gianaroli L, Cohen J, Outcome of preimplantation genetic diagnosis of translocations. *Fertil Steril* 2000; 73:1209–18.
29. Gianaroli L, Magli MC, Ferraretti AP, et al. Possible interchromosomal effect in embryos generated by gametes from translocation carriers. *Hum Reprod* 2002; 17:3201–7.
30. Tarlatzis BC. Clinical management of low ovarian response to stimulation for IVF: a systematic review. *Hum Reprod* 2003; 9:61–76.
31. Sharma V, Allagar V, Rajkhowa M. Factors influencing the cumulative conception rate and discontinuation of in vitro fertilization treatment for infertility. *Fertil Steril* 2002; 78:40–6.
32. Gianaroli L, Magli MC, Ferraretti AP, et al. Gonadal activity and chromosomal constitution of in vitro generated embryos. *Mol Cell Endocrinol* 2000; 161:111–16.
33. Ferraretti AP, Magli MC, Kopcow L, Gianaroli L. Prognostic role of preimplantation genetic diagnosis for aneuploidy in assisted reproduction technology outcome. *Hum Reprod* 2004; 19:694–9.
34. Sloter ED, Lowe X, Moore II DH, Nath J, Wyrobek AJ. Multicolor FISH analysis of chromosomal breaks, duplications, deletions, and numerical abnormalities in the sperm of healthy men. *Am J Hum Genet* 2000; 67:862–72.
35. McInnes M, Rademarker AW, Martin RH. Donor age and the frequency of disomy for chromosomes 1, 13, 21 and structural abnormalities in human spermatozoa using multicolour fluorescence in-situ hybridization. *Hum Reprod* 1998; 13:2489–94.
36. Kühnert B, Nieschlag E. Reproductive functions of the ageing male. *Hum Reprod Update* 2004; 10:327–39.
37. Egozcue S, Blanco J, Anton E, Egozcue S, Serrate Z, Vidal F. Genetic analysis of sperm and implications of severe male infertility – a review. *Placenta* 2003; 24:62S–5.
38. Magli MC, Gianaroli L, Ferraretti AP, Lappi M, Ruberti A, Farfalli V. Embryo morphology and development is dependent on the chromosomal complement. *Fertil Steril* 2007; in press.
39. Munné S. Chromosome abnormalities and their relationship to morphology and development of human embryos. *RBM Online* 2006; 12:234–53.
40. Scott L, Alvero R, Leondires M, Bradley M. The morphology of human pronuclear embryos is positively related to blastocyst development and implantation. *Hum Reprod* 2000; 15: 2394–403.
41. Gianaroli L, Magli Mc, Ferraretti AP, Lappi M, Borghi E, Ermini B. Oocyte euploidy, pronuclear zygote morphology and embryo chromosomal complement. *Hum Reprod* 2007; in press.
42. Munné S, Chen S, Fischer J, et al. Preimplantation genetic diagnosis reduces pregnancy loss in women 35 and older with a history of recurrent miscarriages. *Fertil Steril* 2005; 84:331–5.
43. Munné S, Magli C, Cohen J, et al. Positive outcome after preimplantation diagnosis of aneuploidy in human embryos. *Hum Reprod* 1999; 14:2191–9.
44. Gianaroli L, Magli MC, Munné S, Fortini D, Ferraretti AP. Advantages of day 4 embryo transfer in patients undergoing preimplantation genetic diagnosis of aneuploidy. *J Assist Reprod Genet* 1999; 16:170–5.
45. Munné S, Sandalinas M, Escudero T, et al. Improved implantation after preimplantation genetic diagnosis of aneuploidy. *RBM Online* 2003; 7:91–7.
46. Platteau P, Staessen C, Michiels A, Van Steirteghem A, Liebaers I, Devroey P., Preimplantation genetic diagnosis for aneuploidy screening in patients with unexplained recurrent miscarriages. *Fertil Steril* 2005; 83:393–7.
47. Staessen C, Platteau P, Van Assche E, et al. Comparison of blastocyst transfer with or without preimplantation genetic diagnosis for aneuploidy screening in couples with advanced maternal age: a prospective randomized controlled trial. *Hum Reprod* 2004; 19:2849–58.
48. Robertson JA. Extending preimplantation genetic diagnosis: the ethical debate. Ethical issues in new uses of preimplantation genetic diagnosis. *Hum Reprod* 2003; 18:465–71.
49. Verlinsky Y, Kuliev AM (Eds.). *Preimplantation diagnosis of genetic diseases: a new technique in assisted reproduction.* New York: Wiley-Liss, 1993.
50. Hardy K, Martin KL, Leese HJ, Winston RML, Handyside AH. Human preimplantation development in vitro is not adversely

affected by biopsy at the 8-cell stage. *Hum Reprod* 1990; 5: 708–14.

51. Tarin JJ, Conaghan J, Winston RML, Handyside AH. Human embryo biopsy on the 2nd day after insemination for preimplantation diagnosis: removal of a quarter of embryo retards cleavage. *Fertil Steril* 1992; 58:970–6.
52. Gianaroli L, Magli MC, Ferraretti AP. The in vivo and in vitro efficiency and efficacy of PGD for aneuploidy. *Mol Cell Endocrinol* 2001; 183:13–18.
53. Shenfield F, Pennings G, Devroey P, et al. ESHRE Ethics Task Force 5: preimplantation genetic diagnosis. *Hum Reprod* 2003; 18:649–51.
54. Munné S, Sandalinas M, Escudero T, Marquez C, Cohen J. Chromosome mosaicism in cleavage stage human embryos: evidence of a maternal age effect. *RBM Online* 2002; 4:223–32.
55. Evsikov S, Verlinsky Y. Mosaicism in the inner cell mass of human blastocysts. *Hum Reprod* 1998; 11:3151–55.
56. Yaron Y, Orr-Urtreger A. New genetic principles. *Clin Obstet Gynaecol* 2002; 45:593–604.
57. Bernardini L, Gianaroli L, Fortini D, et al. Frequency of hyper-, hypohaploid and diploidy in ejaculate, epididymal and testicular germ cells of infertile patients. *Hum Reprod* 2000; 15:2165–72.
58. Brigham SA, Colon C, Farquharson RG. A longitudinal study of pregnancy outcome following idiopathic recurrent miscarriage. *Hum Reprod* 1999; 14:2868–71.
59. Munné S, Fischer J, Warner A, Chen S, Zouves C, Cohen J, and referring centers PGD group. Preimplantation genetic diagnosis significantly reduces pregnancy loss in infertile couples: A Multi-Center Study. *Fertil Steril* 2006; 85:326–332.
60. Ogasawara M, Suzumori K. Can implantation genetic diagnosis improve success rates in recurrent aborters with translocations? *Hum Reprod* 2005; 20:3267–70.
61. Shahine LK, Cedars MI. Preimplantation genetic diagnosis does not increase pregnancy rates in patients at risk for aneuploidy. *Fertil Steril* 2006; 85:51–6.
62. Infertility therapy-associated multiple pregnancies (births): an ongoing epidemic. Proceeding of an expert meeting in New York, USA. April 12–13 2003. *RBM Online* 7 (Suppl. 2).
63. World Health Organization. Current Practises and Controversies in Assisted Reproduction, Report of a Meeting on Medical, Ethical and Social Aspects of Assisted Reproduction held ad WHO Headquarters in Geneva, Switzerland, 17–21 September 2001. Vayena E, Rowe PJ, Griffin PD (Eds.), 2002.
64. Azem F, Yaron Y, Amit A, et al. Transfer of six or more embryos improves success rates in patients with repeated in vitro fertilization failures. *Fertil Steril* 1995; 63:1043–6.
65. Verlinsky Y, Cohen J, Munnè S, Gianaroli L, et al. Over a decade of experience with preimplantation genetic diagnosis: a multicenter report. *Fertil Steril* 2004; 82:292–4.
66. Donoso P, Staessen C, Fauser BCJM, et al. Current value of preimplantation genetic aneuplody screening in IVF. *Hum Reprod Update* 2007; 13:15–25.

第 66 章

胚胎植入前诊断单基因异常

Hany F. Moustafa, Botros R. M. B. Rizk, Zsolt Peter Nagy

尽管早在三十多年前，Robert G. Edward 及其同事就成功地鉴定了兔胚泡的性别，这也是第一次报道胚胎植入前遗传学诊断（PGD），但是直到 20 世纪 80 年代晚期，研究者才开始广泛地调查人类胚胎的 PGD。1990 年，Alan Handyside 报告说，他们使用聚合酶链式反应（PCR）扩增一个 Y 染色体重复序列以进行性别选择，从而排除男性胚胎，进而导致了健康女性婴儿的出生（1）。

IVF 领域的进一步的进展——显微操纵术和 DNA 技术使得 PGD 领域发生显著进步。它现在是生殖医学领域的一种既定临床选择，而且已经帮助全世界范围的夫妇怀上健康的孩子。2006 年，美国约翰霍普金斯大学的遗传学和公共政策中心对美国的 IVF 中心进行了一项调查，最终获得 186 份应答。基于这些应答，我们可知，在经调查的这些 IVF 诊所中，有几乎四分之三的诊所提供 PGD 服务，而且据估计，有 4% ~6% 的 IVF 循环包含 PGD（2）。很多国际机构已经致力于为这个程序提出基于证据的方案，包括美国生殖医学会、欧洲人类生殖及胚胎协会以及 PGD 国际协会。在缺乏广泛性随机对照试验的情况下，我们通常把这些国际机构提出的绝大部分建议看做是基于临床经验和已发表数据的一般准则（3 ~8）。

当前，PGD 的常见指征包括孟德尔病携带者、人类白细胞抗原（HLA）分类、易位携带者、复发性流产、复发性植入失败以及高龄产妇。PGD 的不那么可靠的指征包括不育夫妇的某些类别，例如不良反应者和 TESE 患者（8,9）。

最近，“胚胎植入前遗传学筛查（PGS）”这个术语专用于可能需要 PGD 的某类低风险患者。这类患者包括遭受重复性胚胎植入失败的 IVF 患者、复发性流产患者或者仅仅针对那些高龄产妇。我们把这类患者视作低风险患者组，而且有证据显示他们可能受益于胚胎移植之前的胚胎遗传学筛查，也就是术语“PGS”。“胚胎植入前遗传学诊断非整倍体筛查（PGD-AS）”这个术语可与 PGS 替换使用。因为研究者将胚胎植入前遗传学检测所获得的结果视作诊断性结果，并且确实使用这些结果来选择或确定移植哪些胚胎，因此一些专家曾批评了术语“筛查”的使用。其他人则认为基于一些检测的准确性未达最佳标准，术语“筛查”更为“合法”恰当，这还需要通过产前检测进行进一步的证实（Verlinsky，个人通讯）。当前，据估计，美国有三分之二的 PGD 循环被用来执行非整倍体筛查。已知携带遗传病或染色体结构异常（平衡易位）的患者具有将此症状遗传给后代的高风险，因此把他们看做较高风险组，而且他们需要 PGD（10）。

PGD 诊断单基因异常

有大范围的单基因异常可能通过 PGD 筛查出来。在过去的几年里，这种疾病的数量呈指数倍增长。这些疾病主要包括孟德尔病，例如常染色体疾病或 X 染色体连锁疾病，不管是隐性疾病还是显性疾病。根据最新的 ESHRE PGD 会社的数据资料（9），PGD 所诊断的最常见的常染色体隐性疾病是囊肿性纤维化、β-地中海贫血症和脊髓肌肉萎缩症。最常见的常染色体显性疾病包括强直性肌营养不良症、亨廷顿病、神经纤维瘤和腺瘤性息肉病。最常见的 X 染色体连锁疾病是脆性 X 综合征、杜兴型和贝克尔型肌营养不良症以及血友病。随着 PGD 检测中一些新型技术的使用（后面会详细介绍），目前研究者可以在一个背景中筛查几个基因，这又进一步可以筛查出本身多基因的疾病或与遗传异质性相关的疾病。同时，在以下这种情况下也可以执行 PGD：只有确立针对该情况的信息联动分析之后，才确定某个特定变异。表 66.1 给出了使用 PGD 可筛查出的最常见遗传性疾病的名单。也可以使用 PGD 来筛查迟发性遗传病，例如癌症、亨廷顿病和阿尔茨海默病，在产前诊断中通常不会检测这些疾病（11-13）。

表 66.1 PGD可筛查出的最常见的遗传性疾病名单

21-羟化酶缺乏症	腓骨肌萎缩症,脱髓鞘,1B型;CMT1B	大疱性表皮松解症和肢节型肌营养不良症
软骨发育不全;ACH	腓骨肌萎缩症1a型和2a型	癫痫
酰基辅酶A脱氢酶,中链,缺乏	腓骨肌萎缩症,X连锁,1;CMTX1	骨骺发育不良,多重
酰基辅酶A脱氢酶,极长链;ACADVL	胆汁郁积症,进行性家族肝内2	骨骺发育不良,多重,1;EDM1
腺苷脱氢酶缺乏症;ADA	斑点状软骨发育不良1,X连锁隐性;CDPX1	Exep macrosom 男性
腺嘌呤脱氢酶缺乏症	斑点状软骨发育不良,X连锁隐性;CMTX1	外生骨疣,多重,Ⅰ型
结肠腺瘤性息肉;APC	斑点状软骨发育不良,X连锁隐性	法布里病
腺苷氨基水解酶(ADA)缺乏症	无脉络膜症;CHM	面肩肱型肌营养不良症(FSHMDIA)
肾上腺脑白质营养不良;ALD	慢性肉芽肿病	面肩胛肱型肌营养不良症1A;FSHMDIA
肾上腺脑白质营养不良;X染色体连锁ALD	瓜氨酸血症,典型的	家族性脑中叶硬化
成人多囊肾疾病	科芬-洛伊综合征	家族性腺瘤息肉病
丙种球蛋白缺乏症	胶原蛋白,Ⅳ型,α-5;COL4A5	大肠杆菌型家族性腺瘤息肉病(加德纳综合征)
白化病,眼睛,Ⅰ型;OA1	遗传性非息肉性大肠癌,1型;HNPCC1	家族性淀粉样多发性神经病
秃头症,先天性	遗传性非息肉性大肠癌,2型;HNPCC2	家族性自主神经功能障碍症(赖利-戴综合征,DYS)
先天性普秃;ALUNC	复杂Ⅳ缺乏症(利氏综合征骨发育不良)	范科尼贫血E
脑灰质阿尔伯斯弥散变形和肝硬化	先天性肾上腺皮质增生症(CAH)	范科尼贫血F(和HLA)
阿尔伯斯综合征	结合素26(常染色体隐性非综合征性感觉神经性耳聋)	范科尼贫血J(和HLA)
α-1-抗胰蛋白酶缺乏症(AAT)	颅面骨发育不全,Ⅰ型;(CFDI)	范科尼贫血,互补C组;FANCC
奥尔波特综合征,X-连锁;ATS	克鲁宗综合征(颅面骨发育不全)	范科尼贫血,互补E组;FANCE
阿尔茨海默病	库拉利诺综合征	范科尼贫血,互补F组;FANCF
淀粉样变性Ⅰ,遗传性神经病	库拉利诺三联症	范科尼贫血,互补G组
雄激素不敏感综合征	皮肤松弛症,常染色体隐性,1型	范科尼贫血,互补J组
雄激素受体;AR(睾丸女性化;脊髓和延髓肌萎缩;肯尼迪病)	克鲁宗综合征	范科尼贫血,互补A组;FANCA
STR基因分型为非整倍体	无指示循环	FG综合征
血管性水肿,遗传性;HAE	囊性纤维化;CF	脆性位点,叶酸型,罕见,FRA(X)(q28);FRAXE
共济失调毛细血管扩张;AT	胱氨酸贮积症	脆性位点智力迟钝Ⅰ
孤独症	胱氨酸贮积症,肾病的;CTNS	脆性-X A综合征(FMR1)
巴特综合征	达-怀二氏病(又名毛囊角化病);DAR	脆性-X E综合征
基底细胞斑综合征;BCNS(戈林综合征)	感觉神经性耳聋,常染色体隐性1;DFNB1	脆性-X综合征
贝克肌营养不良	戴-布二氏贫血(又名先天再生障碍性贫血);DBA	费里德赖希共济失调
睑裂狭小	杜氏肌营养不良症	费里德赖希共济失调1;FRDA
睑裂狭小、上睑下垂和倒转型内眦赘皮;BPES	家族性自主神经异常	戈谢病
血型凯尔-塞拉诺系统	早发性家族性阿尔茨海默病	半乳糖血症
短指	无汗性外胚层发育不良1;ED1	神经节苷脂1型(GM1)
短指,B1型;BDB1	无汗性外胚层发育不良,ED1(X连锁)	神经节苷脂沉积症,广义GM1,1型
脑肿瘤,婴儿期后颅凹,家族性	无汗性外胚层发育不良	戈谢病,1型
乳腺癌,家族性	无汗性外胚层发育不良(常染色体隐性)	葡萄糖-6-磷酸酯酶缺乏症
BRCA1	先天性缺指、外胚层发育不良和唇裂/腭裂综合征1;EEC1	球形细胞静脉畸形(GVM)
布鲁顿丙种球蛋白血症酪氨酸激酶;BTK	埃-德二氏肌营养不良,常染色体隐性;ED-MD3	戊二酸血症Ⅰ
海绵状脑白质营养不良症	埃-德二氏肌营养不良(显性、隐性和X连锁)	戊二酸鸟1型
碳水化合物缺乏性糖蛋白综合征1A型	埃-德二氏肌营养不良,X连锁;EDMD	戊二酸鸟2型
核心疾病	大疱性表皮松解症	糖原累积症Ⅵ型
蜡样质脂褐质,神经2,后期婴儿期;CLN2(巴廷疾病)	营养不良性大疱性表皮松解症,帕西尼型	戈兰-罗斯综合征
腓骨肌萎缩症,神经轴突,2E型	大疱性表皮松解症(PLEG1,LAMB3,COL7A1)	戈尔茨综合征
腓骨肌萎缩症,脱髓鞘,1A型;CMT1A	交界型大疱性表皮松解症	戈林综合征

续表

肉芽肿病
血红蛋白-α 位点 1;HBA1
血红蛋白-α 位点 2;HBA2
血红蛋白-α 位点;HBB
血友病 A 和 B
家族性噬血细胞性淋巴 2
血友病 A
血友病 B
遗传性非息肉性大肠癌
遗传性乳腺/卵巢癌(BRCA1)
HLA 匹配基因型
HLA 分型
前脑无裂畸形
因缺乏 N(5,10)-亚甲基四氢叶酸还原酶酶活性而致的高胱氨酸尿症
赫雷-达尔森综合征;HHS
亨特疾病
亨特综合征
亨特综合征(黏多糖贮积病Ⅱ型)
亨廷顿舞蹈病
亨廷顿病;HD
胡尔勒综合征
胡尔勒综合征[MPS1,α-L 型艾杜糖苷酸酶缺乏症(IDUA)]
脑积水,X 连锁;L1CAM
高胰岛素血症
高胰岛素低血糖,家族性,1;HHF1
低血糖
少汗性外胚层发育不良
低磷酸酯酶症,婴儿期
低磷酸酯酶症,X 连锁
低磷酸酯酶症佝偻病,X 连锁显性
尿道下裂
免疫缺陷与高-IgM,Ⅰ型;HIGMI
色素失调症;IP
小儿神经元蜡样质脂褐质
倒位 X
异戊酸血症;IVA
交界型大疱性表皮松解症
卡尔曼综合征
克尔血型相容性
肯尼迪病
莱施-奈恩病(又叫高原酸血症)
莱施-奈恩综合征
白质消失型脑白质病;VWM
LHON 线粒体
李-弗劳明综合征 1;LFS1
李-弗劳明综合征(P53 基因有突变)
洛-伊迪茨综合征;LDS
长链 3-羟酰辅酶 A 脱氢酶缺乏症;HADHA
长链羟酰辅酶 A 脱氢酶缺乏症(LCHAD)
眼脑肾综合征
马查多-约瑟夫病;MJD
马方综合征;MFS
迈克尔-格鲁伯综合征
中链酰基辅酶 A 脱氢酶缺乏症(MCAD)
MELAS
门克斯病
异染性脑白质营养不良
干骺端发育不良
干骺端软骨发育不良,施密德型;MCDS
亚甲基四氢叶酸还原酶缺乏症(MTHFR)
甲基丙二酸尿症和高胱氨酸尿症(MMACHC)
小瞳孔-先天性肾病综合征
小瞳孔-先天性肾病综合征(LAMB2)
偏头痛,家族性偏瘫型,1;FHM1
莫奎综合征,非硫酸角质素分泌型
黏多糖贮积病Ⅱ型(亨特)亨特-麦卡尔颅缝早闭综合征
多重酰基辅酶 A 脱氢酶缺乏症;MADD
多重内分泌腺瘤病Ⅰ型(MEN1)
多重内分泌腺瘤病ⅡA 型;MEN2A
多发性外生骨疣
肌肉萎缩,贝克型;BMD
肌肉萎缩,杜兴型;DMD
肌强直性营养不良(DMI)
肌管性肌病
X 连锁性肌管性肌病
肌管性肌病 1;MTM1
神经纤维瘤
N-乙酰合成酶缺乏症
新生儿癫痫性脑病(PNPO 基因)
神经纤维瘤,Ⅰ型;NF1
神经纤维瘤,Ⅱ型;NF2
神经病,遗传性感觉和自主,Ⅲ型;HSAN3
尼曼-匹克病
诺里疾病
诺里疾病;NDP
眼皮肤白化病,Ⅰ型;OCA1
眼皮肤白化病,Ⅱ型;OCA2
欧门综合征
视神经萎缩
视神经萎缩Ⅰ;OPA1
Opitz-Kaveggia 综合征
口面指综合征 1 型
鸟氨酸氨基甲酰(OTC)缺乏症
鸟氨酸酶转氨酶缺乏症
成骨不全症大肠杆菌 A1 和大肠杆菌 A2 突变
先天性成骨不全症;OIC
成骨不全症Ⅰ型和Ⅳ型
骨骼石化症,常染色体隐性
骨骼石化症;恶性的,常染色体隐性
胰腺炎,遗传性;PCTT
P53 突变
PDH 缺乏症
家族性脑中叶硬
家族性脑中叶硬型似疾病;PMLD
波伊茨-耶格综合征(又叫色素沉着息肉综合征);PJS
苯丙酮尿症
斑菲素蛋白缺乏症
多囊性肾病
多囊性肾病 1;PKD1
多囊性肾病 2;PKD2
多囊性肾病常染色体显性 1 型
多囊性肾病常染色体显性 2 型
多囊性肾病,常染色体隐性;ARPKD
腘翼状胬肉综合征;PPS
普拉德-威利综合征
增生性疾病
丙酸酸血症
复发性葡萄胎
肾发育不全
色素性视网膜炎
色素性视网膜炎 3,RP3
眼癌;RB1
视网膜分层剥离
雷特综合征;RTT
恒河猴血型,CcEe 抗原;RHCE
恒河猴血型,D 抗原;RHD
恒河猴因子兼容性(RH 因子)
RhD 致敏
斑点状四肢近端软骨发育不良
桑德霍夫病
严重联合免疫缺陷
性染色体镶嵌性
镰状细胞贫血
镰状细胞贫血(血红素 SS 和 SC 病)
镰状细胞病
倾斜 X 失活
皮肤脆性综合征
史-伦-奥三氏综合征;SLOS
Sonic hedgehog;SHH
脊髓和延髓肌肉萎缩
脊髓肌萎缩症(SMA)

续表

脊髓肌萎缩症，Ⅰ型；SMA1	扭转张力障碍(DYT1)	冯希-林二氏综合征(又叫遗传性斑痣性错构瘤)；VHL
脊髓小脑共济失调1；SCA1	扭转张力障碍1，常染色体显性；DYT1	瓦尔登布尔综合征
脊髓小脑共济失调2；SCA2	颌面部骨发育不全综合征	威斯科特-奥尔德里奇综合征；WAS
脊髓小脑共济失调3；SCA3	特-弗二氏综合征(又叫下颌面骨发育不全综合征)；TCOF	X连锁
脊髓小脑共济失调6；SCA6	三功能蛋白缺乏症	X连锁性软骨发育不良
脊髓小脑共济失调7；SCA7	结节性脑硬化	X连锁性噬血
斯蒂克勒综合征	结节性脑硬化1型	X连锁性智力迟钝
斯蒂克勒综合征，Ⅰ型；STL1	结节性脑硬化2型	X连锁性肌小管
琥珀酸半醛脱氢酶缺乏症	酪氨酸血症	X连锁性眼白化病
异染性脑白质营养不良	酪氨酸血症，1型	X连锁性视网膜分层剥离
指关节粘连，近端；SYM1	尺骨-乳房综合征；UMS	Y染色体缺失
泰-萨克斯病(又名家族性黑蒙性白痴)；TSD	消失性脑白质病	脑肝肾综合征；ZS
地中海贫血症	极长链酰基辅酶A脱氢酶缺乏症(VLCAD)	脑肝肾综合征(PEX1和PEX2)
α地中海贫血症	抗维生素D佝偻病	ZFX/ZFY仅针对性别鉴定
β地中海贫血症		

另一个特殊使用是伴随HLA分型的组合型PGD，尽管该使用引起了大量的伦理争论。2001年，Verlinsky等第一次报告了针对范科尼贫血的这种用法(14)。

增加HLA分型不仅提供了怀上健康后代的机会，而且也提供了怀上一个HLA相容性脐带血捐赠者的可能性，从而使用脐带血来治疗患有先天性或后天性骨髓疾病的较年长的同胞。HLA匹配孩子分娩后可以获得脐带血，脐带血通常是被丢弃的，但在上述情况下则使用脐带血来进行干细胞培养，并将干细胞移植入患病的同胞体内(6)。

遗传咨询

遗传咨询的目的是促使含遗传缺陷的夫妇或家庭能够尽可能正常地生活和生殖。对于绝大部分希望进行PGD的夫妇来说，他们已经有一个家庭成员出现了某种遗传性疾病，因此他们希望避免生出患病的孩子。一般来说，当全科医生把他们的夫妇患者转交给临床遗传学家时，咨询过程便开始了。当临床遗传学家与夫妇以及可能他们的一些亲属讨论后，应该鉴别出该对夫妇的遗传性疾病。一旦鉴定好遗传性疾病，应该进一步讨论确诊方案。在此刻，最好也对其他家庭成员进行遗传检测，这种做法可能是审慎的。如果可用，也应该鉴定紧密相连的遗传标记，这一做法可以提高PGD的诊断精确性，本章后面部分会详细介绍(15)。一旦确诊，应该由一位经验丰富的遗传咨询师执行风险评估和复发风险评估，他也应该讨论疾病的性质、严重程度和可能影响。另外，遗传咨询师也会讲解有助于他们生出健康后代的除PGD之外的其他供选方案。这些供选方案包括不同形式的产前诊断、胚子捐赠、收养，或者仅仅接受风险而不做任何检测。对于"丁克族"夫妇来说，应该告知他们自然怀上患病孩子的可能性，并为之提供适当的避孕方法。

遗传咨询师应该与夫妇患者讨论所有程序的费用、可行性、妊娠率、风险、不利结果(包括多胎妊娠和其他与卵巢刺激有关的风险)以及局限性，从而帮助他们做出最恰当的选择。目前，据估计，除了IVF/ICSI循环的费用以外，单个PGD循环的费用在3000～5000美元之间。也应该仔细讨论PGD的可靠性和误诊可能性(16，17)。目前，研究者已经确证计算了不同类型PGD过程的精确度和误差率，遗传咨询师在提供咨询服务期间应该使用这些数据。因为与单细胞遗传检测有关的误差率是不可忽略的，遗传咨询师应该推荐夫妇进行产前诊断，以证实PGD的结果(3，6，18)。

咨询师应该告诉多产夫妇以下信息：与自然循环相比，PGD后的妊娠率预计会较低。尽管这种降低部分是由于使用了ICSI，遗传性疾病的性质仍然是妊娠率的主要决定因素。例如，如果父母双方都是某种常染色体隐性疾病(例如囊性纤维化)的携带者，则据估计，25%的胚胎的囊性纤维化基因是纯合子的，只有剩下75%的胚胎可以进行移植(包括杂合子胚胎和纯合子正常的胚胎)。相比之下，如果父母双方患有某种常染色体显性疾病，则通常有50%的胚胎是患病的，因此使得待移植的健全胚胎的数量降为一半。同时，当执行PGD来进行HLA分型时，预计只有25%的胚胎可用于移植。对于常染色体隐性疾病，应该与夫妇一起决定移植携带者胚胎(杂合子胚胎)还是纯合子正常的胚胎。在某些情况下,夫妇将会选择从家族中清除这种疾病,因而拒绝移植携带者胚胎。在咨询过程中,咨询师应该使用一种非指令的风格,以确保患者拥有最大自主权。咨询师也应该意识到,尽管对某些人来说 PGD 可能是最合理的选择,其他人可能仍然认为根据他们的宗教和文化信仰,PGD 是不伦理的。

PGD/PGS 的合格标准

关于"应该对哪些状况提供 PGD"这个问题,研究界存在着相当大的争论。正如早期所强调的那样,在美国,关于 PGD 检测的合格标准,学界并没有通用的规章,而通常由其提供者自行斟酌。在其他国家,相关法律变化也相当大。例如,法国只允许对某些状况提供 PGD 服务,意大利只允许在极体上执行 PGD,不能在卵裂球上执行,而德国已经完全禁止了整个程序。像希腊之类的其他国家还没有制定出管理 PGD 的一个法律构架(19,20)。

下面是提供 PGD 服务时应该考虑的一般准则。

遗传性疾病

一般的,PGD 应该只用于具有以下特征的遗传性疾病:可以使用技术诊断出来,而且可靠性要大于 90%。如果未对遗传性疾病进行准确诊断、遗传模式未确定或者疾病是由遗传异质性导致的,则不应该提供 PGD。遗传性疾病应该有高复发率(例如,染色体重排的复发率大于 10%,或者单基因疾病的复发率大于 25%)。当执行 PGD 以进行 HLA 分型,从而怀上一个潜在的干细胞捐赠者婴儿时,移植干细胞后其同胞孩子体内的疾病可能会治愈,或者至少其寿命预计会延长。还应该考虑到 PGD 检测、妊娠和 HLA 相配同胞的分娩所需的时限,尤其是在孩子身患绝症、寿命较短的情况下,更应该注意这些时限(6)。

夫妇

应该考虑接受 PGS 的夫妇包括那些患有复发性流产(超过两次流产)、重复性植入失败(进行过 3 次高质量的胚胎移植,或者在多胚胎移植中使用 10 个以上的胚胎)的女性以及高龄产妇(大于 37 岁)。

不建议向年龄介于 40 ~ 45 岁之间的女性提供 PGD/PGS,尤其是那些具有不良卵巢储备(少于 7 个囊状卵泡)或高基底 FSH 水平(大于 15IU/L)的女性。也不建议向那些对 IVF/ICSI 有禁忌证的患者或胚胎质量不佳的患者提供 PGD/PGS(6)。

患者准备

PGD 循环成功的一个重要的前提是提供适当的卵巢刺激以确保提取最大量的成熟卵母细胞,从而获得足够数量的胚胎以进行检测。ESHRE 数据显示在 PGD 循环中,提取卵母细胞的平均数量为 15 个(21)。一些作者建议,如果预计能提取到少于 9 个卵丘-卵母细胞复合体,则应该告知夫妇预后会不良,如果预计只能提取到不足 6 个卵母细胞,则应该取消 PGD 循环(22)。数据资料的回溯性分析显示,具有 10 个成熟卵母细胞、8 个正常受精的卵母细胞以及 6 个活检胚胎的患者有 90% 的可能进行一次胚胎移植(23)。在 PGD/PGS 循环期间,通常使用更积极的刺激方案,以确保更高的妊娠率。如果使用积极刺激方案,则卵巢过度刺激综合征(OHSS)是不容忽略或小觑的严重并发症之一(24)。最近,越来越多的研究者提出以下担忧:尽管增加的促性腺激素剂量与提取卵母细胞的数量正相关,它却可能与整倍体胚胎数量负相关,这表明卵巢刺激可能导致非整倍体率增大。一些研究比其他研究更多地涉及了某些卵巢刺激方案,但目前还没有得出确切可靠的结论(25)。例如,Weghofer 及其同事近期进行了一项研究,结果显示与重组体 FSH 刺激方案相比,含 LH 的卵巢刺激方案导致所测胚胎出现较低的非整倍体率。这一发现可能解释某些研究中 hMG 刺激所导致的较高的 IVF 妊娠率(26)。因此,一些作者建议未来的卵巢刺激策略应该避免最大化卵巢产量,而应该致力于通过减少干涉卵巢生理来产生足够数量的染色体正常的胚胎(26)。

经历 PGD 的夫妇应该进行保护性的性交或者完全禁欲,从而避免循环过程中出现自然怀孕的风险。同时,咨询师应该将与 IVF/ICSI/PGD 相关的所有潜在风险告知所有患者,包括早产、低出生体重、OHSS、多胎妊娠等风险(27)。

授精和胚胎培养

当在 PGD 期间使用 PCR 时,应该执行 ICSI。这是为了避免由其他精子所致的任何潜在污染,如果使用体外受精,这些精子可能一直停留在某个封闭区域。如果要用 FISH,则 ICSI 或 IVF 都是可选的授精方法(21,28)。

应该根据 IVF 实验室所用的标准方案来执行胚胎培养(29)。胚胎活检后,必须漂洗胚胎以除掉酸性物质或活检介质的残留物。每个胚胎都应该在单个量滴或器皿中进行单独培养和鉴定，以确保正确跟踪卵裂球。

胚胎活检

一般的，可以在以下三个阶段执行活检：极体、卵裂期（第 3 天）或者胚泡期（第 5～6 天）(30～32)。极体活检也称作孕前或受精前活检，而且在一些国家，它是经法律认可的 PGD 的唯一形式。第一极体活检通常是在提取卵母细胞后执行的（注射 hCG 后大约 36～42 小时）(33)。当胚胎处于原核受精卵阶段时，可获得第二极体。对于使用 FISH 的非整倍体筛查来说，两个极体可以同时或依次地移除(31,33,34)；而在使用 PGD 诊断单基因异常时，两个极体需要依次移除，并单独检测(35)。因为超过 70% 的非整倍体是母源性的，而且是来自第一次或第二次减数分裂或同时来自两次减数分裂，所以极体活检更适宜于非整倍体筛查(33)（图 66.2）。在使用 PGD 诊断单基因异常时，除了母源性常染色体显性异常之外，活检程序并不是很有用，这是因为活检程序无法检测父系基因元素(36,37)。在大部分实验室中，胚胎活检是在卵裂期或第 3 天执行的，第 3 天也即胚胎处于大约八细胞阶段的时期(6)。

一些作者建议既执行极体活检，也执行卵裂球活检，以在检测非整倍体时增大结果的有效性。这是基于以下事实：第一次或第二次减数分裂期间出现的一些非整倍体可能自我矫正（这种现象称作“三体救援”），从而产生整倍体卵裂球，这些胚胎与正常胚胎几乎一样，除了它们通常在发育后期呈现出镶嵌性的迹象，并且经常无法植入。

胚胎活检器皿应该包含适当体积的活检介质和漂洗介质滴剂，以在整个程序中维持温度、pH 和渗透压。

活检过程是通过两个阶段实现的：第一个阶段包含打开透明带，第二个阶段包含移走极体或卵裂球。这个程序是在倒置显微镜下使用显微操作器执行的（图 66.1）。可以使用机械方法、化学方法（使用酸性溶液，如酸性台氏液）或使用激光打开透明带。非接触式激光成为活检的首选工具，并逐渐占了酸性台氏液的上风。根据最新的 ESHRE 数据资料，在使用 PGD

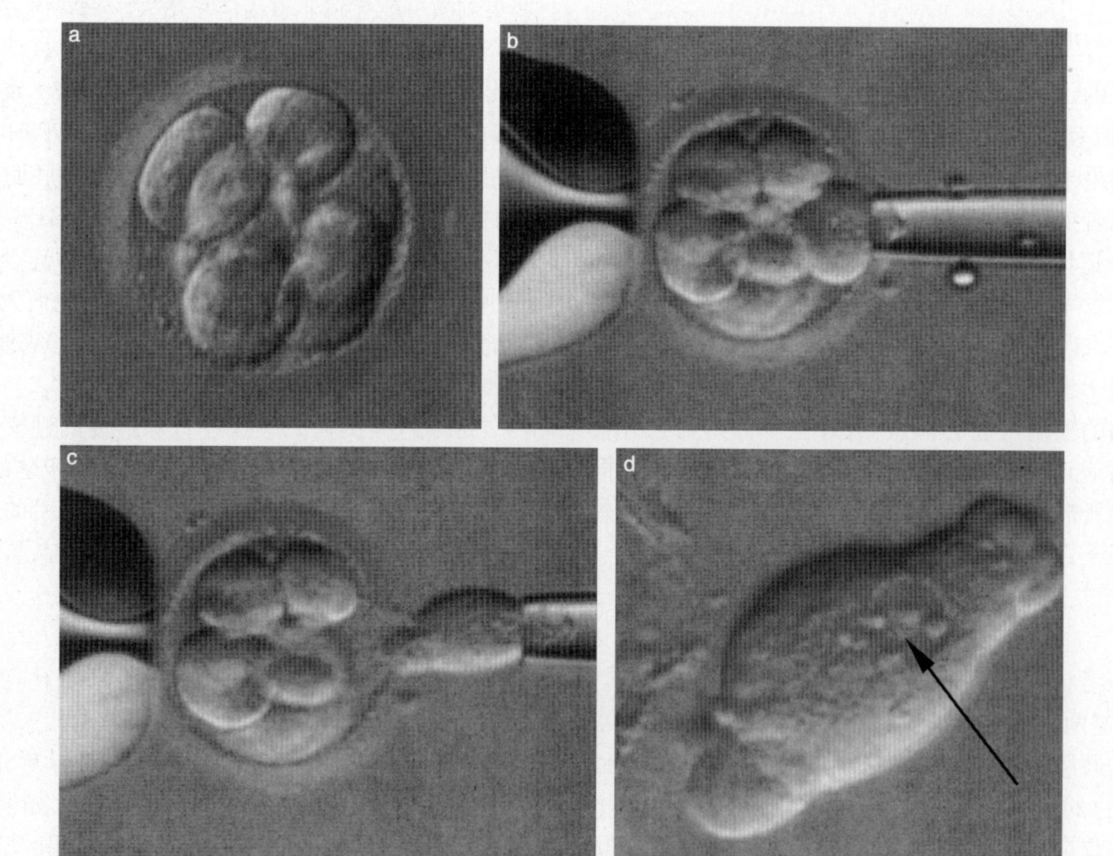

图 66.1　人类卵裂期胚胎的卵裂球活检。(a)八细胞胚胎，受精后第 3 天；(b)停留吸液管上的胚胎（左），同时活检吸液管（右）打开透明带；(c)抽吸出卵裂球；(d)含有一个清晰可见单核（箭头指示处）的活检卵裂球

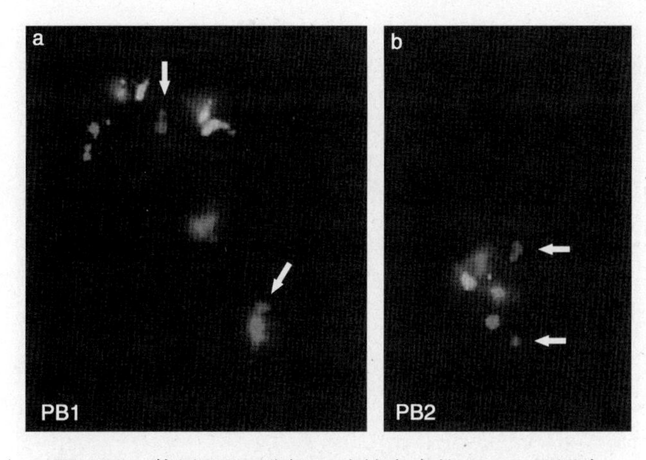

图 66.2 使用 FISH 进行 X 连锁疾病的 PGD。两图中均是与探针杂交后的核，探针与染色体 X（绿色）、Y（红色）和 18（蓝色）上的基因序列互补。（a）正常女性胚胎的卵裂球的核，具有两个绿色和两个蓝色信号；（b）正常男性的核，具有一个红色、一个绿色和两个蓝色信号

诊断单基因疾病时，最常使用的技术是激光打孔（64%的活检循环中使用）（12）。此处值得注意的是，在打开透明带以获取极体活检时，最好避免使用酸性台氏液，因为它可能负面影响有丝分裂纺锤体（38）。

必须尽力在最短的时间内打开一个单一、平均尺寸的带缺口。理想地，这个缺口不应超过 60μm，活检时间也不应超过 1～2 分钟。同时，卵母细胞或胚胎在恒温箱外的停留时间应该控制在最小量。

一旦打开透明带，使用微量吸管来操作胚胎并抽吸极体或卵裂球。在活检期间，必须尽力挑选出最标准、适当和单核的卵裂球（38）。遗憾的是，胚胎压缩可能会对活检结果造成不利影响。

研究者已经描述了移除卵裂球的不同技术，包括在卵裂胚胎的情况下使用挤压或移置、在胚泡胚胎的情况下使用疝形成并激光或机械切除滋养层（32,39～41）。在技术层面上，该程序并不困难，通常 97% 的案例都会成功（42）。在该过程中产生的主要问题之一是卵裂球的溶解以及其后遗传物质的损失。在胚胎活检中使用除去二价阳离子的溶液（不含 Ca^{2+}、Mg^{2+} 的溶液），能够帮助减少至这个并发症（43）。

活检之后，必须进行单胚胎培养。特别注意的是，一定要正确鉴定所获卵裂球或极体以及它们相应的器皿。

研究者已经明确证明了活检对随后的胚胎发育的影响。大部分已发表资料指出，活检来自卵裂胚胎的一个细胞对胚胎发育没有不利影响（30）。相反，移走两个细胞或者从一个四细胞阶段胚胎移走一个细胞似乎都会影响胚胎发育，尽管关于此事的结果是不一致的。当对诊断检测的可靠性和准确性有疑问时，两细胞活检是合理的。在未能作出诊断或损失遗传物质的情况下，可能再次活检同一个胚胎。在这种情况下，应该使用第一次活检中打开的透明带缺口作为接近第二个卵裂球的入口。

遗传检测

与产前诊断不同，PGD 期间的遗传检测更富有挑战性，这是因为只有少量遗传物质可用于检测，这些遗传物质通常是从一个或最多两个胚胎中获取的，从而要求使用敏感度更高的试验。在 PGD 中，同时使用 FISH 和 PCR 来诊断单基因异常。FISH 只在 X 染色体连锁疾病中起作用。

FISH

原位杂交中的荧光涉及荧光标记的 DNA 探针的使用，该 DNA 探针与染色体上的互补 DNA 结合，而且结合具有高度特异性。这些探针被不同的荧光染料标记，荧光染料能发出荧光信号，从而帮助鉴定每一个染色体。当检查间期细胞核时，FISH 尤其有用，这与卵裂球一样。因为细胞间期所见的染色体团集的蔓延，常规染色体组型并不高效（45）。当前，由于可用荧光染料的数量是有限的，所以 FISH 一次只能检查有限数量的染色体（每个回合只能检查五个染色体）。因此，更多探针的使用使得执行第二甚至第三回合的杂交成为必要。遗憾的是，FISH 回合数量与杂交效率之间总是存在损害。随着回合的重复，杂交效率会极大降低。一些作者甚至报告说，截止到第三次杂交回合，杂交效率降低了 80%。FISH 的其他限制之一是，并不是所有染色体都能得到特定探针（46～49）。

绝大部分当前使用的探针是 CEP（染色体枚举）或 LSI（位点特异性）探针。CEP 探针也称作着丝粒探针，它与通常位于着丝粒附近的卫星 DNA 序列相结合。例如，CEP 16 与卫星Ⅱ D16Z3 相结合，CEP 18 与 α 卫星 D18Z1 相结合。位点特异性探针包含与每条染色体的特定区域相结合的 DNA 探针序列，例如，LSI 13（13q14）和 LSI 22（22q11.2）。CEP 探针发出最强烈的荧光信号，但是也存在交叉杂交的问题。因为某些染色体的着丝粒之间有相当大的序列同源性，尤其是 Ch13/Ch21 或 Ch14/Ch22 之间，因而可能出现交叉杂交（50）。另一种探针形式是端粒探针，它是一种重复序列探针。这些探针与端粒结合，端粒是指在真核细胞染色体末端发现的 DNA 重复序列区域，因而这些探针有助于检测类似染色体易位中那样的染色体重排（50）。

当执行 PGD 以进行非整倍体筛查时，大部分实验室使用针对染色体 13、16、18、21 和 22 的五组探针。据显示，这五组探针能鉴定大约 80% 的异常胚胎。这五条染色体负责 70% 自然流产中监测到的最常见的非整倍体(46)。如果这一回合的结果是正常的，则应在第二回合中进一步检测染色体 X、Y、15 和 17。这通常有助于检测另外 15% 的异常胚胎。据一些研究的报道，在第三回合中筛查另外四条染色体(即染色体 2、3、4 和 11)能鉴定另外 3% 的异常胚胎，这些异常胚胎在前两个回合中可能未检测到(51)。显然，与成本和花费精力相比，第三回合的产量较低。当前，这八条染色体(13、15、16、17、18、21、22 和 XY)是最常推荐用于筛查的染色体。这不仅因为这些染色体是最常涉及非整倍体的染色体，而且也因为其他染色体非整倍体倾向于与这八条染色体所涉及的非整倍体相伴而生。CGH 研究进一步证实了这些数据资料(52 ~56)。

对于染色体易位，应该首先在携带者淋巴细胞上检测适当的探针组合，以证实其监测失衡重排的能力(3,56,57)。

对于性别选择，研究者建议使用一套探针组，探针组要包含至少一个性染色体特异性的探针和另一个常染色体(最好是 Ch18)特异性的探针(图 66.3)(59)。事实上，早在 1991 年，研究者就首次在 PGD 中使用 FISH 进行性别选择，并且使用针对 X 和 Y 染色体的探针(60)。有时，当使用某些据显示与其区域内(即 DYZ1)的高多态性比率有关的探针时，可能需要执行循环前工作。在这些情况下，在卵裂球上执行 FISH 之前，必须检查男性细胞间期核。

可以从市场上购买 FISH 探针，也可以自制 FISH 探针。前者更可靠些，因为它们通常伴有质量控制和确认。然而，建议在真正的临床应用前，使用淋巴细胞、成纤维细胞或者甚至以前活检和固定的卵裂球来检测所有玻璃瓶，以确保探针对每条染色体的特异性并评估信号的亮度和离散性。当前，大部分可用探针都是直接标记的 DNA 探针，这种探针初期需要免疫组化检测步骤，而间接标记的 DNA 探针则是无效的。同时，杂交时间也要短很多(3 小时 *vs* 7 小时)(50,61)。

尽管 FISH 主要用于 PGS 和染色体重排，它也可用于 X 染色体连锁疾病中的性别选择(60 ~65)。目前，据估计，X 染色体连锁疾病包含 400 余种疾病，并造成了 6% ~7% 的单基因缺陷(66)。

根据 ESHRE PGD 会社资料 Ⅰ ~ Ⅴ，在用于性别鉴定的 613 次 PGD 循环中，有 545 次循环使用了 FISH，只有 68 次循环使用 PCR 进行诊断(12)。

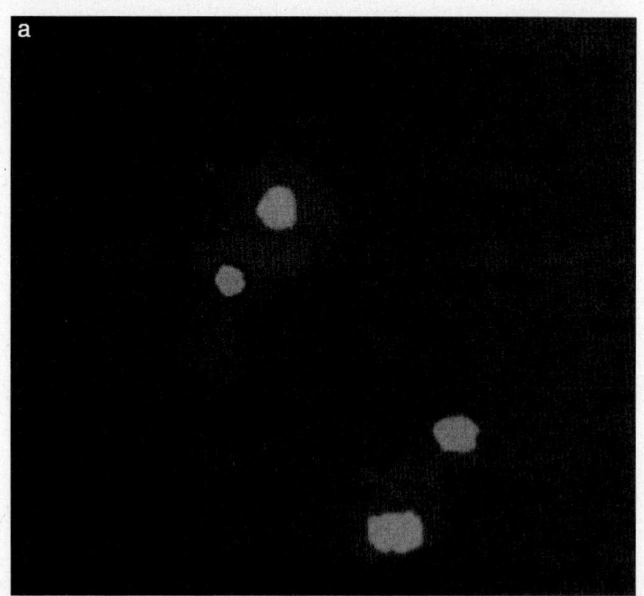

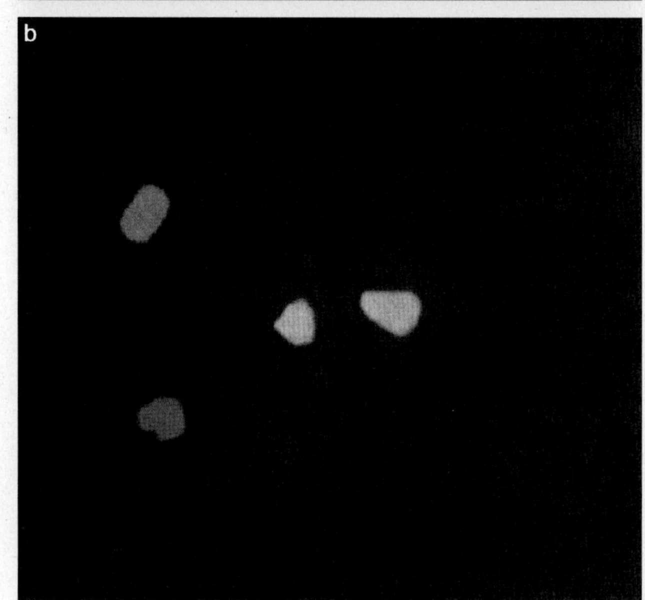

图 66.3 展示导致单体 13 的减数分裂Ⅱ错误的极体活检。在 PB1，有两个染色体 13 的红色信号(其中一个裂开了)在 PB2，有两个染色体 13 的信号，指示卵母细胞中的单体

当前，如果使用 PGD 来诊断伴性疾病，则建议使用 FISH 而不是 PCR，这是因为 FISH 具有很多优点。首先，FISH 不需要 PCR 所需的时间或精力，更不用说 FISH 具有较低的污染可能性，这一点将会在后面详细讨论(28,42,67)。第二，当处理 X 染色体连锁疾病时，如果基因变异的确切位置和性质尚未确定，则可以使用 FISH；尤其是不可能执行连锁分析时，更可以使用 FISH。第三，FISH 也可以提供性染色体副本数量方面的信息，而标准 PCR 则无法获得该信息(例如，PCR 无法区别 XX 和 XO，也无法区别 XXY 和 XY)。这降低或完全消除了移植 XO 雌性染色体的可能性，

在PGD过程中,有1%的胚胎会观察到这种现象;而如果使用PCR,则可能将其诊断为正常雌性染色体。因此,当使用FISH进行性别鉴定时,只有展现出两个X染色体信号的胚胎才可以用于移植(68)。

固定

获得卵裂球活检之后,应该将细胞固定在载玻片上。在FISH分析过程中,固定是一个非常重要的步骤。固定的主要目的是除掉尽可能多的细胞质,只留下核DNA附到杂交探针上。一个理想的固定技术应该完全除掉干涉结核探针的细胞质蛋白质,只留下完整无缺的染色体DNA和蛋白质。简而言之,细胞质的存在会增大误诊率和非指征性细胞的数量。

研究者已经说明了不同的固定技术,包括使用①醋酸/甲醇(卡诺方法);②吐温20HCl;③吐温20HCl和醋酸/甲醇(61,69~71)。基于固定后丧失的细胞数量、指征性细胞平均比率、信号重叠率以及FISH误差,卡诺方法是这些方法中最有效的一个,因为它能给出最佳核质量以进行PGD分析。其他两种方法涉及吐温20或吐温20+卡诺溶液的使用,这两种方法在技术层面上更简单一些,但无法获得与卡诺方法类似的较大的核直径(72)。

应该在立体显微镜下执行固定过程,并且可以使用相衬显微镜来证实固定核的出现和位置。在整个步骤中,必须确保湿度和温度范围位于可接受限度以内。

杂交

可以从生产商处购买预混溶液,溶液中含有针对待测定向染色体的特异性探针,也可以在实验室中自行混合溶液。应该使用70%、85%和100%的乙醇对含有固定极体或卵裂球的载玻片进行脱水,然后使用杂交溶液,并用盖玻片覆盖载玻片。在加热到DNA熔化温度之前以及随后的培养中,使用石蜡膜覆盖载玻片,或使用橡胶胶水密封盖玻片的边缘。可用自动系统,例如HYBrite(Vysis)或ThermoBrite(Abbott),含有允许在同一个腔室中执行这两个步骤(熔化和培养)的程序。一般来说,杂交时间应至少为3小时。建议将杂交时间延长为4小时,此时似乎能产生更清楚、明亮的信号。杂交之后,移除橡胶胶水和盖玻片,并在71~73℃下在0.7×的氯化钠/枸橼酸钠(SSC)/0.3% NP-40中清洗载玻片,然后再次在室温下在2×SSC/0.1% NP-40,pH 7.4的溶液中清洗载玻片。最后,在抗淬灭溶液中使用DAPI复染剂封固载玻片,并覆盖上盖玻片。一些实验室不愿使用DAPI,因其可能混淆光谱蓝色标记探针信号。然后这些载玻片可用于分析。

应该使用配有最佳滤光片组的荧光显微镜分析FISH载玻片。有时,对于分析和图像存储来说,数码计算机成像也是必不可少的。一些实验室使用三带通道滤光片组,而其他实验室则使用单带通道滤光片组。对于每个荧光标记探针来说,后者都是可用的,而且它们通常提供最亮的荧光强度和最低的背景噪音。当使用单带通道滤光片时,应该首先观察最敏感的荧光团,以避免光致漂白。因此,应该首先观察光谱蓝色探针信号,随后依次是浅绿色、绿色、黄色,最后是红色。

应该由两位独立的观察者分析FISH结果。基于未发表的生殖遗传学结果,这有助于结果诠释中的误差率从10.25%(一位观察者的情况下)降低为4.7%(两位观察者的情况下)。如果存在不一致之处,则可能需要第三位观察者对结果进行评分。

分析完第一组探针之后,应该在室温下在0.7×SSC中清洗载玻片直到盖玻片脱落,并在71℃下在蒸馏水中浸泡10秒钟。然后使用70%、85%和100%的乙醇脱水载玻片,各脱水两分钟。下一步骤应该按照之前所提及的相同程序来执行。

在一些情况中,当在结果诠释过程中未获得确凿结果时,建议使用替代性位点探针来解决疑虑。这个过程被称作“无结果救援”,据显示,该过程可以将无结果率从7.5%降低为3.2%,并将假阳性误差率从7.2%降低为4.7%(73,74)。可以在4℃下保存载玻片(75,76)。如果活检和FISH诊断是在不同位置执行的,则在执行FISH前,可以在环境温度中装运载玻片。

FISH分析过程中的误差

据估计,总FISH误差率为8%~15%,因此,建议所有患者在开始妊娠前都应该接受产前诊断。

FISH中的误差通常来源于不恰当固定、信号重叠、信号分裂或镶嵌性。不恰当固定会产生被细胞质覆盖的核,这会导致杂交信号显得太弱、太模糊,或者也会导致体积过小的浓缩核,从而造成信号重叠,并产生假阴性结果。蔓延过多会导致微核丧失,也会导致假阴性结果。

有时,一个单信号会分裂为两个信号,并产生错误的结果。此现象也很多起因,例如所用的探针类型(与其他探针相比,一些探针与信号分裂的关联性更强,例如染色体18的卫星探针和染色体Y的卫星Ⅲ探针)。实施固定的细胞阶段也可能是信号分裂的一个原因(双虚线信号可能代表复制后的两条姐妹染色单体)。

与信号分裂所造成的误差相比,不同目标信号之间的重叠所致的误差不那么常见。这是因为留心信号大小和形状能监测两种不同目标信号之间的绝大部分重叠,尤其是信号不完全重叠时。

在FISH分析中,两类误差都可能出现。第一类误差也称作“类1”,是最严重的误差,即假阳性误差和假阴性误差。在以下情况下会出现这种误差:PGD诊断某个胚胎为正常胚胎,而实际上它是异常胚胎;PGD诊断某个胚胎为异常胚胎,而实际上它是正常胚胎。第二类误差称作“类2”,在以下情况会出现这种误差:某个胚胎被归类为“有某种特定异常状况”,但重新分析后发现它含有不同的异常状况。显然,与第一类误差相比,第二类误差的严重程度较低,因为其对妊娠结果没有任何影响,而且通常第二类误差几乎占了总FISH误差的三分之二。

大部分已发表资料显示误差率最高的是Ⅱ类误差,随后是Ⅰ类假阳性误差(当胚胎诊断为异常,而实际上为正常时),Ⅰ类假阴性误差约为6%。尽管一些研究者并未接受这一比率,但这意味着可能检测到94%的三体,因而将40岁或更老女性发生三体妊娠的可能性降低至34岁或更年轻女性体内所发现的三体妊娠水平。

将永久成为FISH误差原因的一个问题是镶嵌性。据估计,镶嵌性所致的误差率约为5%~7%(46,51)。

PCR

PCR代表聚合酶链式反应,它涉及来自一条DNA链的一个特定DNA片段扩增到可以进一步分析的水平。该分析是通过限制性内切酶的消解和对基于其大小而产生的DNA片段进行评估来执行的,或者是通过使用变异检测技术来执行的。这些技术可能是检测特定变异的简易测验,也可能是可以检测异质突变谱、更为先进的扫描方法(17,77)。由于在PGD过程中可用于PCR的遗传物质数量是有限的,必须倾尽全力以最优化反应条件,从而增大诊断可靠性。在单细胞PCR中所遭遇的挑战之一是扩增效率。当处理较大DNA样本时,扩增效率通常约为100%;而在单细胞PCR中,扩增效率降为90%~95%(78)。可能的原因包括活检期间遗传物质的损失、无核细胞的活检,或者退化的细胞(79,80)。

为了改善扩增结果,研究者已经在细胞溶解期间引进了各种不同的技术,包括使用碱裂解缓冲液和含有蛋白酶K/SDS(钾/十二烷基硫酸钠)的缓冲液。

在使用PGD-PCR时,除了扩增失败以外,还有另外两个重要的局限:污染和等位基因丢失。在任何PCR反应中,污染都是一个常见的问题。在单细胞PCR过程中,由于更大量的PCR循环能轻易扩增污染片段,所以污染问题也变得更为显著(78)。通过使用严格的实验室方案以避免任何污染源,应该避开污染问题。污染源可能是活检材料自身,可能是因疏忽而引入了父本精子或母本卵丘细胞。应该使用ICSI并在转入PCR管之前正确清洗卵裂球,以避免污染问题。另一种污染形势被称作“遗留”污染,这是由来自以前试验的DNA原料的偶然扩增而导致的。因此,所有用于PGD-PCR的设备和试剂都应该只为此目的而保存(77)。

为了确保排除任一种污染物DNA,每一个案例样本都应该伴随阴性对照,阴性对照为不含细胞的洗剂和试剂。试验中也应该包含纯合正常DNA、纯合异常DNA和杂合DNA的阳性对照。获得卵裂球活检之后,最好清洗细胞至少两次,然后再将细胞转移到PCR管中,而且最好是在显微镜显影下清洗细胞。

过程中所用的全部试剂、溶液和缓冲液在临床应用前都应该仔细检验,这一点是很关键的。在去污过程中,过滤、紫外线和限制性内切酶也发挥作用。为了避免任何污染源,应该将PCR室与实验室其他空间隔离开来,并不断保持正压。最近,据显示,嵌套式PCR能降低因“遗留”污染而造成的误诊风险(图66.4)。嵌套式PCR包含两个连续的PCR反应,其中,第一个PCR反应旨在产生一个围绕突变位点的较大的DNA片段,而第二个PCR反应则在第一个扩增子中扩增较小的突变本身的DNA片段。较小片段的这种扩增能够减少随后反应中的遗留污染风险,尤其是第一组引物无法扩增这些较小的片段(81)。

PGD-PCR过程中可能碰到的另一个重要挑战是

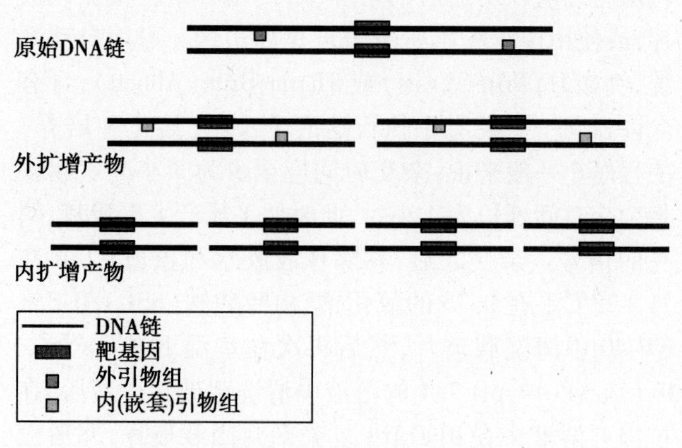

图66.4 嵌套式PCR

等位基因丧失(ADO)。当杂合胚胎中的一个等位基因未能扩增时,就会出现 ADO,并造成“胚胎为纯合子”这种假象。据估计,5% ~20% 的单细胞扩增中会出现 ADO,而一些实验室则报告说 30% 的单细胞 PCR 中会出现 ADO(82,83)。

ADO 的确切起因仍然是模糊不清的,尽管 ADO 似乎在某些细胞(包括卵裂球)中的发生率更高一些(图 66.5)(84)。其他牵涉 ADO 起因的因素为细胞溶解和不完美的 PCR 条件。一些作者认为 ADO 是一种极端优先扩增(PA)形式,其中来自两个等位基因的扩增后 DNA 之间有极端差异,而且其中一个等位基因只产生无法轻易看到的极少量的 PRC 产物。据估计,多达 25% 的单细胞 PCR 中出现优先扩增。为了避免因 ADO 而致的假阴性结果,推荐使用两种技术。这两种技术为在 PCR 反应过程中使用高度多态性连锁标记,或者使用荧光 PCR(图 66.6)(85)。

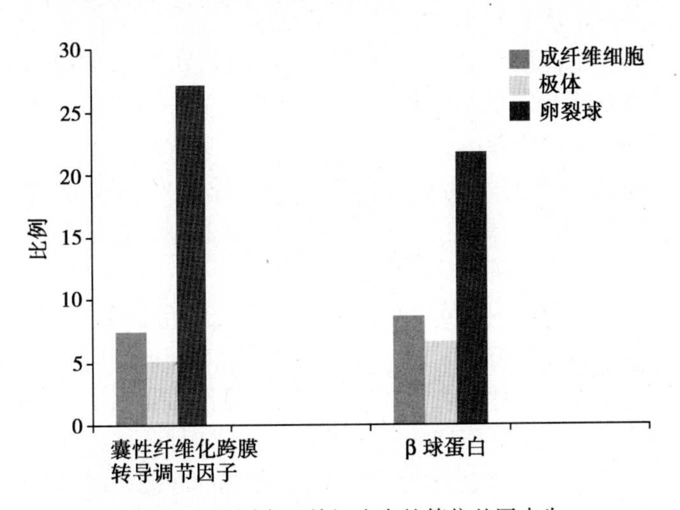

图 66.5 不同类型单细胞中的等位基因丧失

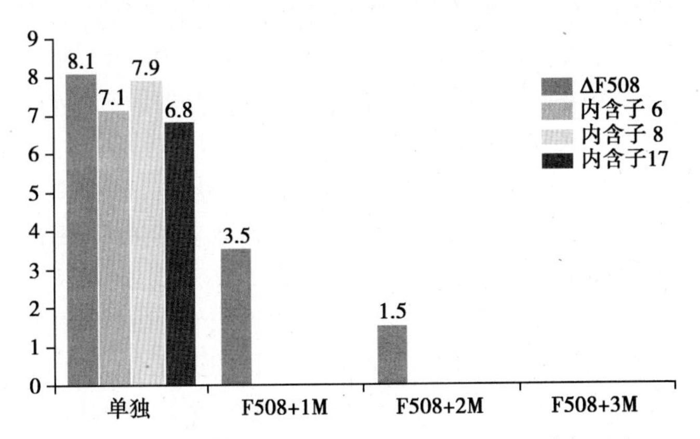

图 66.6 添加多态性标记后的 ADO 率。同时分析两个连锁基因位点把 ADO 率降低为 3.5%,而同时分析三个连锁基因位点则把 ADO 率降低为 1.5%

高度多态性连锁标记是位于基因自身或与基因紧密连锁的短串联重复序列。试验中的标记选择根据情况不同而有所变化。连锁标记分析需要对来自夫妇、其家人、其他患病同胞的 DNA 样本进行初步工作,也可能对来自父亲精子的 DNA 样本进行初步工作。后者称作单精子分类,它在确立父亲单体型分析中是很重要的,尤其是在父源性显性疾病和新生突变中。每个待测基因应使用大约 3 ~5 个标记。如果使用实时 PCR,则需要较少数量的标记。在同一个 PCR 反应(多元 PCR)中,这些标记与待测基因同时扩增,这会增大诊断精确性,并有助于检测 ADO 案例(86,87)(图 66.6)。

多元 PCR 仅指使用无关引物组合,在同一 PCR 反应中同时扩增多个位点的可能性。当要检测多于一个基因时,如果需要 HLA 分型和突变分析,或者使用连锁标记时提前指出 HLA 分型,多元 PCR 是有用的(88 ~90)。

当检测单基因异常时,多元 PCR 对于检测非整倍体也是非常有用的,从而允许从那些经测定为突变阴性的胚胎中挑选整倍体胚胎。在多元反应过程中,通过使用染色体特异性微卫星标记的引物可以实现以上结果。

另一类 PCR 为荧光 PCR,据显示,荧光 PCR 能降低 ADO 的发生率至少 4 倍。在该技术中,使用荧光引物而不是常规放射性标记引物。荧光 PCR 具有以下优势:使用激光分析系统可以轻易检测到 PCR 产物,即使产物太小以至于使用传统技术无法看到。因此,它能监测到 PA 或 ADO 案例,其中一个等位基因产物是明显缺额的(88)。荧光 PCR 的产物检测敏感度比标准 PCR 高 1000 多倍。因为只需要少量 PCR 产物便可以显影,所以只需执行 35 ~40 次 PCR 循环以进行诊断,这极大减少了诊断时间(78,91)。

经证实,在诊断单基因异常中,当突变位点太小以至于无法将其从正常等位基因中明确区分开来时,荧光 PCR 也是高度有效的。因为荧光 PCR 中所用的片段分析激光系统具有高精确性(这允许调整所产扩增子的大小以增大单核苷酸精确性),所以无需执行异源双链分析便可以轻易诊断出这些疾病。

据悉能降低 ADO 率的其他方法包括:将变性温度从 90℃增大为 96℃(92),恰当选择 DNA 聚合酶、引物和溶解缓冲液(碱性裂解液,或者那些含蛋白酶和洗涤剂的缓冲液)(84,93,94)。同时,PCR 过程中使用两个卵裂球也有助于监测 ADO,这是因为同一个等位基因在两个细胞中都无法扩增的几率非常低。一个更为高效的方法是执行按次序的第一极体和第二极体分析,并伴随卵裂球分析,这种方法在母源性突变中尤为高效。例如，如果针对该突变体等位基因，PB1 是纯合的，而 PB2 是杂合正常的，这便意味着对应的卵母细胞携带正常的等位基因。另外，如果 PB1 是突变体杂合的并具有正常等位基因（由于交叉），而 PB2 呈现出突变体等位基因，这意味着对应卵母细胞是正常的。如果在后面例子中情况有所不同，PB2 呈现出正常等位基因，则这意味着对应卵母细胞携带突变体等位基因(87)。图 66.7 中展示了不同类型的 PCR 所对应的 ADO 发生率。

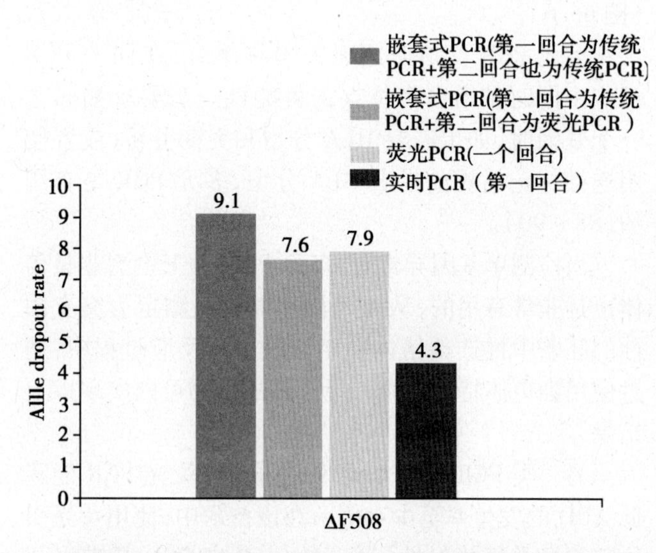

图 66.7 不同类型的 PCR 之后，CFTR 基因中的 F508 突变分析中的 ADO 率。红柱指示嵌套式传统 PCR，蓝柱指示嵌套式联合 PCR（第一回合为传统 PCR，第二组合为荧光 PCR），黄柱指示荧光 PCR，绿柱指示最敏感的实时 PCR

ADO 很好地证明了如下结论：在确定受影响细胞的基因型时，最好别依赖阴性结果。事实上，这也是 Alan Handyside 于 1999 年执行的 PCR 的第一次临床应用过程中所报告的失败背后的原因。

近期引入的一项技术（称作多重置换扩增）可以极大扩展检测可用的遗传物质，这会降低因扩增失败而导致的误诊几率(78)。

PCR 预试验验证

对于评估扩增效率、ADO 率和污染来说，临床应用前的试验验证是极为关键的。既要对受影响 DNA 样本进行试验验证，也要对未受影响的 DNA 样本进行试验验证(17)。验证所需的细胞数量是可变的，具体数量根据细胞类型而定。一般来说，当使用淋巴细胞或淋巴母细胞时，建议使用至少 50 个细胞；当使用卵裂球时，建议最少使用 10 个卵裂球。为了检测污染，操作中应该包含相似数量的细胞清洗空白。扩增效率应不低于 90%，ADO 率应不超过 10%。污染率应该为零，但 5% 以内的数值都是可以接受的。在常染色体隐性疾病中可以接受更高的 ADO 率，而常染色体显性疾病中不能接受。

胚胎选择和移植

用于移植的胚胎选择应该首先基于未受影响的诊断，其次基于形态学。活检前后的胚胎形态以及活性细胞分裂都是胚胎选择中应考虑的重要标准。携带者胚胎（常染色体隐性和具有 X 染色体连锁隐性疾病的女性）的移植取决于疾病性质，因为一些阴性特征可能与较轻微的疾病种类有关。在任一种情况下，都不能移植感染的胚胎，即使没有未感染的胚胎可用于移植。这些胚胎可能用于程序的质量控制和质量保证，因为在该机构中，它们为工作人员和未来的 PGD 患者提供了一个可靠的误诊率(3)。

不建议移植未经诊断的胚胎，尤其是如果使用 PGD 来诊断单基因异常。但是，当夫妇坚持移植并得到了机构伦理委员会的批准时，则可以移植未经诊断的胚胎，但是会为夫妇提供产前诊断(6)。正如在前面的“咨询”章节中所指出的那样，在移植前应该与夫妇详细讨论所有这些问题。

在 PGD 中，可以从受精后第 3 天开始直到第 6 天执行胚胎移植(95,96)。第 5 天或第 6 天的延时移植需要以下条件：IVF 团队应该熟悉延长的胚胎培养方法。尽管延时移植为诊断留出了更多时间，并且缓解了工作人员的压力，但是可用于移植的胚胎数量预计会较低。也有一系列因素可能影响可用于移植的胚胎数量。在 PGD 情况中，可能最重要的因素是筛查中遗传性疾病的性质。例如，在常染色体显性疾病中，预计只有 50% 的胚胎适宜移植，而在 HLA 分型中，可能只有 25% 的胚胎适宜移植。当 HLA 分型与诊断常染色体隐性异常的 PGD 相结合时，后面的数值（即 25%）下降为 18.8%；当 HLA 分型与针对 X 染色体连锁异常的性别鉴定相结合时，这一数值又下降为 12.5%(6,14)。基于关于单基因异常的 PGD 循环的 ESHRE 数据资料，在到达提取卵母细胞阶段的循环中，胚胎移植通常可以在其中 75% ~77% 的循环中实现(9,12)。

在移植活动前，应该与夫妇讨论待移植胚胎的数量。在决定胚胎数量时，应该考虑到多种因素，包括女性年龄、胚胎质量、以前移植次数以及可能增加多胎妊娠风险的女性配偶的医疗状况。基于来自 PGD 会社的数据资料，当移植一个、两个、三个、四个或五个胚胎时，其所对应的妊娠率预计约为13%、15%、34%、35%或50%。据显示，22%的起始PGD循环没有导致移植(42)。一般来说，建议预后良好的患者(小于37岁，正常的卵巢反应，良好的受精率，良好的胚胎质量，以及IVF成功史)移植不超过两个胚胎。多余未感染的胚胎可以冷冻保存起来以用于未来移植，尽管关于活检胚胎解冻后存活结果的可用资料并不显著。而且，卵裂期胚胎和胚泡期胚胎冷冻保存的成功率并不一致(56,97～100)。

当前，研究者并没有推荐PGD胚胎使用某种特定类型的移植介质或移植导管。但是，研究者建议移植中使用超声引导，因为据显示超声引导可以增大妊娠率。

PGD的安全性

在过去的几十年里，PGD已经针对各种指征在30 000余次循环中使用，并且导致了数千名健康婴儿的出生(8)。初步报道证实PGD并没有带来更高风险的先天性畸形。大部分已发表研究报告了2.3%～4%的比率，这与ICSI相关的畸形率非常相当。当前，一般认为在八细胞阶段活检一个细胞是最安全的，而且对胚胎的不利影响最小(30)。同时，据显示，移除极体的操作对随后的胚胎发育也没有任何影响(101)。据显示，联合极体活检和卵裂球活检的多重显微操作法也是安全的，对未来胚胎发育也没有任何不利影响(102,103)。移除两个细胞以及在发育较早期执行技术可能会影响胚胎发育，这大概是因为这种操作破坏了滋养层和内细胞团。因为PGD总是与IVF/ICSI相结合的，低出生体重、早产分娩的风险会增大，围产儿死亡率也会提高(27)。

PGD结果的有效性和误诊的可能性

尽管缺少随机对照，学界已经普遍接受了PGD诊断单基因异常的有效性，这是因为它降低遗传性疾病传播的成就是不证自明的。遗憾的是，PGD过程中会频繁报告误诊现象，而且误诊通常会带来严重的医疗、心理和经济影响。对于单基因身体异常，通常在86%的成功活检胚胎中执行诊断；而在诊断X染色体连锁异常的PGD中，在92%的成功活检胚胎中执行诊断(12)。少于1%的案例中出现假阴性结果，而且只能通过检测胎儿或新生儿观察到(10)。因此，几乎所有的IVF-PGD诊所都建议一旦确立妊娠后，须立即执行确定的产前诊断。误诊的常见原因包括胚胎镶嵌性、扩增失败、ADO、污染、因分裂或重叠而致的不适当的FISH信号诠释、错误标记/鉴定误差或者无保护的性行为。误诊的确切原因和比率取决于所用检测的性质。例如，如果使用FISH来诊断，则误差率估计为15%(46)。

镶嵌性仍然是PGD过程中的主要障碍之一。PGD的中心思想是活检胚胎可代表全部胚胎，而在镶嵌性中则不是那样，这在植入前胚胎并不鲜见。当异常胚胎与正常胚胎之间的比率超过3/8时，胚胎则应该诊断为“嵌合体”。镶嵌性是卵裂胚胎中所发现的最常见的异常状况，它占了全部染色体异常状况的三分之二。据估计，镶嵌性影响40%～50%的胚胎，而且可能源于减数分裂错误或受精卵后有丝分裂错误。估计一半的嵌合体胚胎源于第一次有丝分裂，四分之一的嵌合体胚胎源于第二次分裂，剩下四分之一则源于第三次分裂。镶嵌性可能不会影响胚胎发育，尤其是异常细胞并不促进胚胎自身的形成。一般来说，镶嵌性出现的阶段越早，其对胚胎的有害影响就越多。研究者已经说明了不同类型的镶嵌性，包括单倍体、多倍体、非整倍体、分裂和混合嵌合体。在常染色体显性疾病中，因镶嵌性而致的误诊显得尤为重要，这是因为它会导致无法诊断受感染的胚胎。在诊断诸如三体和单体之类的非整倍体中，镶嵌性的影响也同等重要。在胚胎性别鉴定和常染色体隐性疾病中，镶嵌性的影响不那么显著。两细胞分析极大减少了因镶嵌性而致的诊断误差(104,105)。

其他减少误诊可能性的方法包括使用嵌套式PCR、荧光PCR、多元PCR以及引入多态性标记。通过使用一些新型技术，研究者也希望未来PGD结果的有效性能持续增大，后面会详细介绍这些新型技术。

PGD后的妊娠率

遗憾的是，PGD之后的妊娠率仍然较低。这主要是由于IVF之后的低妊娠率，尽管在过去的几年里研究者做了多种改善该程序的尝试，妊娠率仍然维持在大约20%～35%。如前所述，PGD后的妊娠率在很大程度上取决于检测原因。累积ESHRE数据资料显示在为诊断单基因异常所执行的PGD循环中，所收集的卵母细胞的总受精率为71%。同时，在这些循环中，从88%的活检胚胎中获得了诊断结果，其中只有52%的胚胎是可移植的。在到达卵母细胞提取的循环中，有77%的循环实现了胚胎移植，着床率为16%。每次卵母细胞提取的总妊娠率为20%，每次胚胎移植的总妊娠率为26%(9)。表66.2根据PGD指征给出了不同的妊娠率。当至少有两个形状良好的健全胚胎可用于移植时,获得最佳的PGD结果。其他预后因素包括:

- 女性年龄
- 以前IVF成功
- 排卵诱导的反应
- 提取卵母细胞的数量
- 活检前后胚胎质量
- 可用于移植的胚胎数量(12,64)

表66.2 根据PGD指示的妊娠率

	常染色体疾病	X染色体连锁疾病	社会性别鉴定	PGS
每次卵母细胞提取对应的妊娠率	20	22	19	18
每次胚胎移植对应的妊娠率	27	30	32	24

为提高IVF妊娠率,PGD筛查非整倍体的效能

很多研究和报告发表了在某些IVF患者组中,PGD筛查非整倍体在提高IVF结果中的作用。这些特定IVF患者包括高龄产妇、反复不明流产的患者、植入失败的患者或TESE患者。这些患者组中的不良IVF结果起源于较高的非整倍体率,据一些研究观察,高达73%的胚胎具有非整倍体。基于最新的ESHRE PGD会社数据资料,在1182例PGD循环中,有529例循环用于非整倍体筛查,同时这一数字也在稳定增长(10)。尽管由知名中心所进行的很多研究和报告显示,PGS之后着床率和临床妊娠率都显著提高,但所有这些研究和报告都不是随机对照试验,因此它们的研究结果都不能看做基于证据的最佳数据(48,106)。而且,大部分这些研究都将着床率和临床妊娠率看做基本结果,而实际上对于这种研究来说,活产率才是更为有效的基本结果。到今天为止,只有3例临床对照试验研究了在高龄产妇体内PGS提高IVF结果中的作用(107)。其中两个临床试验并没有指出PGS可以提高这些患者的IVF结果,第三个试验甚至指出了PGS的不利影响,具体是降低了着床率和临床妊娠率(48,108,109)。遗憾的是,在研究设计中,这三个研究都没有使用活产率作为基本结果。另外,每个试验都有很多可批评之处,后面将会详细解读。这些试验引发了一系列关于PGD筛查非整倍体在提高IVF结果中的作用和效能的争论。

2007年,Mastenbroeck等最近发表的研究指出,PGS不仅是无效的,而且极大降低了活产率(108)。这个大型多中心随机双盲试验显示,PGS组的活产率为24%,而无PGS对照组的活产率为35%。基于这些结果,研究者断言PGS只不过干预了自然选择过程。他们也指出这一事实:如此低的着床率可能是因为未能移植检测为阳性的胚胎,这些胚胎可能具有能自我矫正的镶嵌模式。

这个研究引发了巨大的争议,并受到众多PGD专家的强烈批评。专家们的批评聚焦于以下方面:研究中所用的不合格的胚胎活检技术、试验中排除了两个关键性的染色体(CH15和CH22)、很大比例的胚胎中出现试验失败(比例为20%,而一般接受范围为5%~10%)。不合格的活检技术可能是造成对照组和移植未确诊胚胎的PGD组子集的着床率不同的原因(对照组为14.7%,未确诊PGD组为6%)(110)。

2004年,Sstaessen等执行了另一个随机临床试验,结果显示PGD筛查并没有导致持续妊娠率出现显著增长,尽管它确实将着床率从11.5%提高到了17.1%。不过,因为活检了来自PGD组的两个细胞,而该操作可能影响随后的胚胎发育,因而应该谨慎解读该研究结果(48)。第三个临床试验是由Stevens等在2004年执行的,他们仅报道了39名患者,因而其结果统计强度不足(109)。

关于PGD筛查的这一巨大争议需要最佳化且足够有力的随机试验,并使用标准化的活检和试验技术,以便为AMA和PGS当前所针对的其他指征证明PGS的效能。

未来展望

有很多新型技术预期可以增大PGD/PGS的效能。大部分这些技术试图最大化从单细胞获取的信息。其中一个进展是全基因组扩增(WGA),它旨在扩增单细胞的整个基因组,而不是像多元PCR中那样扩增多个片段(111,112)。如果需要分析大量基因,如多基因异常状况,WGA尤为有效。WGA也提供了一种DNA来源,这种DNA可以储存以用于后期进一步检测。WGA中当前使用的两个原则方法为引物延伸预扩增和退化寡核苷酸引物PCR(113)。

增大染色体分析效能的另一种技术是间期染色体转换,它对于年龄相关的非整倍体筛查和易位患者尤其有用。研究者早就知道间期FISH并不像中期FISH

那么高效，间期染色体转换旨在将细胞核阻止在间期，从而可能分别检查每个染色体(114)。通过将极体或卵裂球融合进卵母细胞或受精卵，继而诱导间期形成，通常可以实现上述现象。研究者认为细胞质内的因素诱导它们进入分裂中期(115,116)。其他物质诸如冈田酸也可用于确保过早的染色体凝集。到达这一阶段后，可以通过吉姆萨显带或其他技术如SKY(光谱核型分析)或多荧光核型分析来检查每一条染色体(83)。在后两种技术中，标记有不同荧光染料组合的染色体特异性涂层探针能一次分析所有的染色体。但是应该注意到，间期染色体转换是一个劳动密集型的程序(117~119)。

一种新型技术是比较基因组杂交(CGH)，PGD领域已经广泛研究了该技术。CGH能够确定一个单一杂交步骤中要评估的每个染色体区域的拷贝数(120)。这是通过将所测DNA与另一个确定具有正常核型的DNA样本进行杂交来实现的。因为每个DNA样本都标记了不同的荧光标签，从而可以轻易监测到任一染色体不平衡现象。这是通过使用计算机分析软件来实现的，这个软件可以准确计算沿着每条染色体长度的荧光信号比。遗憾的是，该程序的主要缺点之一是须等候长时间才能得到结果(3天或4天)。这意味着如果在第3天获得活检，则第7天前不可能进行移植。当前的研究尝试缩短该程序的时限(112,121,122)。

另一种有希望的技术是DNA微阵列(或芯片)，该技术在过去的几年里已经快速发展，近期更是在PGD中成功使用。DNA微阵列可以监测已定基因中数千个潜在的序列变化(83)。这可以通过多种方式实现。在最简易的方式中，与已知突变互补的短寡核苷酸探针排列在芯片上，从而可以与所测DNA进行杂交。杂交信号指示突变的出现。DNA微阵列试验的某些变动也可以确定所有染色体的拷贝数，也可能监测常见微缺失(123)。

近期的一些研究指出，WGA和DNA微阵列的组合可以提供针对基于FISH筛查PGD的替代性解决方法。一个研究显示，WGA后基于单核苷酸多态性的微阵列可以准确筛查单细胞23染色体非整倍体，精确度为100%，总体可靠性为93%(124)。

在PGD领域中，上述所提及技术的使用仍然是试验性的，在临床应用前还需要更多的数据资料。

伦理考虑

PGD激起了广泛的媒体关注，并继续成为争论源头，尤其是医学协会、政府和普通大众的争论。这可能是因为PGD的优生学潜力，以及担忧PGD的使用会逐渐从筛查严重的遗传性疾病转变为生产设计型婴儿，并将孩子视为定制消费品(125)。这些担忧是可理解的，尤其是PGD已经用于非医学目的，例如因社会原因而选择婴儿性别(126,127)。据估计，在美国，几乎一半的提供PGD服务的IVF诊所都提供非医学性别选择(2)。

遗憾的是，PGD可用于伦理上模棱两可的程序，例如为怀上一个组织匹配的孩子或者一个相容性干细胞捐赠者而进行的HLA分型(13,113)。这些状况可能产生一种伦理困境，建议有此情况的夫妇咨询与临床实践伦理有关的专门委员会，尤其是在尚未确立管理PGD实践的国家法律或一个法律框架的情况下。最近，HLA分型已引起了很多伦理和社会担忧，这让一些PGD中心拒绝父母对HLA分型的请求，除非HLA分型与胚胎遗传检测结合在一起。这是基于这一观念：在确定PGD的伦理接受性时，必须把经由挑选的孩子的健康放在第一位并优先于父母愿望。换句话说，人们普遍认为不应该仅仅把新生婴儿看做是治愈现有患病孩子的一种工具。

当前，PGD不仅用于筛查严重的遗传性疾病，也用于筛查迟发性疾病(例如，早发型阿尔茨海默病、亨廷顿病和遗传性癌症)，这又使得当前争论变得更为复杂。

虽然PGD的这种用法可看做是原始目标的一个合乎逻辑的延伸，研究者却越来越担忧PGD远远超越了伦理界限。随着分子生物学和细胞遗传学领域研究的快速发展，这种担忧尤其实际。不久之后，这些研究进展便允许在一个单一步骤中同时检测上百个基因，从而评估复杂的多基因性状(皮肤颜色、IQ等)(128)。尽管从实际上来看，因为可能没有适宜的胚胎用于移植，这种可能性则显得很遥远，但是这强调了PGD试验中监督、法律或法规的必要性(125)。这样的法律或法规应该是反映充足公共协议的伦理立场的一个子集。

幸运地，很多国家已经为PGD研究和实践提供了一个法律框架，而同样遗憾的是，很多国家已经制定了限制或压制PGD的法律。有趣的，一些国家允许产前诊断和胎儿终止妊娠，却不允许PGD，这看上去相当不合逻辑(129)。

PGD的主要反对者之一是残疾人权利活动家，他们认为使用PGD筛选某些疾病暗示着患有这些疾病的人本不应该生下来。有必要区分“残疾”和“残疾人”，因为选择不含残疾的胚胎并不意味着残疾人的生命便不那么有价值或有意义。

PGD通常涉及众多团队的协作，例如临床遗传学家、分子生物学家、生育临床医师和胚胎科学家。患者机密性是很关键的，必须倾尽全力确保不违反任何伦理或法律界限，尤其是使用如此大型的多学科方法时(130,131)。

PGD机构

IVF中心(室内)或独立机构都可以提供PGD服务。后者通常也称作“卫星PGD”。在美国，最近一项关于IVF诊所的调查显示超过86%的病例是在卫星机构中实施的。FISH和PCR监测都可以在卫星PGD中心实施，尽管在实施PCR时，必须要额外小心以避开任何潜在污染。卫星PGD机构应该为转交IVF中心提供关于样本处理和转运的特定实验室方案。PGD机构也应该核实，一旦接到样本后应严格遵守这些方案，从而确保FISH样本能正确杂交，并确保PCR样本能有适当的扩增效率和低污染风险。在大部分IVF诊所中(69%)，活检是由IVF诊所人员执行的。IVF实验室通常把含固定细胞的载玻片(FISH情况下)或者含溶解或未溶解细胞的离心管(PCR情况下)转交给IVF诊所。在转交正式样本以进行检测前，建议IVF中心把试运行样本转交给参考实验室。在PCR情况下，试运行样本包括一些伴随阳性和阴性对照的PCR管。这一操作对于证实不含DNA污染并确保适当的扩增效率是很重要的。在FISH情况下，试运行样本为固定细胞，应该把它转交给实验室以确定固定质量。一些卫星PGD中心将只接受已由相关人员活检或准备好的样本，而且中心会选择那些在培训工作中表现精湛的人员来执行这些操作。

关键点

- 当前，据估计美国有4%～6%的诊所包含PGD。
- 相对于PGD，PGD-AS或PGS用于指涉较低风险组的遗传筛查，“较低风险组”包括那些具有反复植入失败、复发性流产和高龄特征的患者。
- 诊断单基因异常的PGD主要用于筛查早期致命先天性疾病，但也用于筛查迟发性遗传性疾病，例如亨廷顿病、阿尔茨海默病、遗传性癌症，这些筛查过程也伴随HLA分型。当前，PGD可以筛查400余种疾病。
- 只能在以下疾病情况下提供PGD：使用当前可用技术可以诊断该疾病，并且诊断可靠性超过90%。这种疾病应该有高复发率(例如，染色体重排为>10%，单基因异常为>25%)。
- 关于PGD检测的合格标准，美国目前没有特定的法规，而在其他国家，相关法规变化相当大。
- 在PGD前的患者准备中，可能需要更积极的卵巢刺激，以确保提取到最大量的成熟卵母细胞。
- 在PGD过程中，当要使用PCR时，应该执行ICSI。这是为了避开由其他精子带来的任何潜在污染，这些精子可能嵌在透明带中。如果要使用FISH，ICSI或IVF都可用于授精。
- 大部分PGD中心在卵裂期或第3天执行胚胎活检，第3天时胚胎大约处于八细胞阶段。活检来自卵裂胚胎(六至八个细胞)的一个细胞对胚胎发育没有任何不利影响，而移除两个细胞的影响仍然存在争议。
- 可以使用机械方法、化学方法或非接触式激光来打开透明带。
- FISH主要用于PGS，但当前研究者建议，当使用PGD诊断伴性疾病时，最好使用FISH而不是PCR，因为FISH能带来更多优势。
- 在FISH中，可以在两个连续回合中检测多达九条染色体，以筛查自然流产中最常见的非整倍体(13，15，16，17，18，21，22，X和Y)。
- PCR是用于诊断单基因异常的主要检测。该检测的局限包括扩增失败、污染和ADO。使用嵌套式PCR、荧光PCR和多元PCR可以降低这些局限出现的可能性。
- 可以在受精后第3天至第6天进行胚胎移植。移植胚胎的选择应该首先基于一个未感染的诊断，其次基于活检前后的胚胎形态和活性细胞分裂。
- 初步报告证实PGD造成的先天性畸形风险并不高于与ICSI相关的风险。
- 当前，WGA、间期染色体转换、CGH和DNA微阵列领域存在大量的研究，预期可以彻底变革PGD的临床应用。

参考文献

1. Handyside AH, Kontogianni EH, Hardy K, Winston RML. Pregnancies from biopsied human preimplantation embryos sexed by Y-specific DNA amplification. *Nature* 1990;344:768–70.
2. Baruch S, Kaufman D, Hudson KL. Genetic testing of embryos: practices and perspectives of US in vitro fertilization clinics. *Fertil Steril* (published online 20 September 2006).
3. Gleicher N, Weghofer A, Barad D. Preimplantation genetic screening: "established" and ready for prime time? *Fertil Steril* 2008 Apr;89(4):780–8.

4. American Society of Reproductive Medicine and Society for Assisted Reproductive Technology (2001) Practice Committee Report. Preimplantation Genetic Diagnosis. Released June 2001.
5. American Society for Reproductive Medicine and Society for Assisted Reproduction Technology Practice Committees. Preimplantation genetic diagnosis. *Fertil Steril* 2004;82:120–2.
6. ESHRE PGD Consortium 'Best practice guidelines for clinical preimplantation genetic diagnosis (PGD) and preimplantation genetic screening (PGS)'. Hum Reprod 2005;20(1):35–48.
7. Simpson JL, Rebar R, Carson SA. Professional self-regulation for preimplantation genetic diagnosis: experience of the American Society for Reproductive Medicine and other professional societies. *Fertil Steril* 2006;85(6):1653.
8. Preimplantation Genetic Diagnosis International Society. The Preimplantation Genetic Diagnosis International Society (PGDIS): Guidelines for good practice in PGD. *Reprod Biomed Online* 2004 Oct;9(4):430–4.
9. Harper JC, de Die-Smulders C, Goossens V, Harton G, Moutou C, Repping S, Scriven PN, SenGupta S, Traeger-Synodinos J, Van Rij MC, Viville S, Wilton L, Sermon KD. ESHRE PGD consortium data collection VII: cycles from January to December 2004 with pregnancy follow-up to October 2005. *Hum Reprod.* 2008 Apr;23(4):741–55.
10. Sermon KD, Michiel A, Harton G, Moutou C, Repping S, Scriven PN, SenGupta S, Traeger-Synodino J, Vesela K, Viville S, Wilton L, Harper JC. ESHRE PGD Consortium data collection VI: cycles from January to December 2003 with pregnancy follow-up to October 2004. *Hum Reprod* 2007;22(2): 323–36.
11. ESHRE PGD Consortium data collection V: cycles from January to December 2002 with pregnancy follow-up to October 2003. *Hum Reprod* 2006;21(1):3–21.
12. ESHRE PGD Consortium data collection VI: cycles from January to December 2003 with pregnancy follow-up to October 2004. *Hum Reprod* 2007;22(2):323–36.
13. Sermon K, Goossens V, Seneca S et al. Preimplantation diagnosis of Huntington's disease (HD): clinical application and analysis of the HD expansion in affected embryos. *Prenat Diagn* 1998;18(13):1427–36.
14. Verlinsky Y, Rechitsky S, Schoolcraft W, Strom C, Kuliev A. Preimplantation diagnosis for Fanconi anemia combined with HLA matching. *JAMA* 2001;285(24):3130–3.
15. Verlinsky Y, Kuliev A. *An Atlas of Preimplantation Genetic Diagnosis.* Parthenon Publishing Group, New York, 2000.
16. Rechitsky S, Verlinsky O, Amet T et al. Reliability of preimplantation diagnosis for single gene disorders. *Mol Cell Endocrinol* 2001;183:S65–8.
17. Sermon K. Current concepts in preimplantation genetic diagnosis (PGD): a molecular biologist's view. *Hum Reprod Update* 2002;8:11–20.
18. Renwick P, Ogilvie CM. Preimplantation genetic diagnosis for monogenic diseases: overview and emerging issues. *Expert Rev Mol Diagn* 2007;7(1):33–43.
19. Viville S, Nisand I. Legal aspects of human embryos research and preimplantation genetic diagnosis in France. *Hum Reprod* 1997;12(11):2341–2.
20. Fiddler M, Pergament D, Pergament E. The role of the preimplantation geneticist in human cloning. *Prenat Diagn* 1999;19: 1200–5.
21. ESHRE PGD Consortium data collection IV: May-December 2001. *Hum Reprod* 2005;20(1):19–34.
22. Vandervorst M, Liebaers I, Sermon K, Staessen C, De Vos A, Van de Velde H, Van Assche E, Joris H, Van Steirteghem A, Devroey P. Successful preimplantation genetic diagnosis is related to the number of available cumulus–oocyte complexes. *Hum Reprod* 1998;13:3169–76.
23. Platteau P, Staessen C, Michiels A, Van Steirteghem A, Liebaers I, Devroey P. Which patients with recurrent implantation failure after IVF benefit from PGD for aneuploidy screening? *Reprod Biomed Online* 2006;12(3):334–9.
24. Rizk B. Epidemiology of ovarian hyperstimulation syndrome: iatrogenic and spontaneous. In Rizk B (ed), *Ovarian Hyperstimulation Syndrome.* Cambridge, New York: Cambridge University Press, 2006.
25. Weghofer A, Munne S, Brannath W, Chen S, Cohen J, Gleicher N. The quantitative and qualitative impact of gonadotropin stimulation on human preimplantation embryos: a preliminary study. *Fertil Steril* 2006; 86 (Suppl. 2):O-137.
26. Weghofer A, Munné S, Brannath W, Chen S, Tomkin G, Cekleniak N, Garrisi M, Barad D, Cohen J, Gleicher N. The impact of LH-containing gonadotropins on diploidy rates in preimplantation embryos: long protocol stimulation. *Hum Reprod* 2008 Mar;23(3):499–503.
27. Baart EB, Martini E, Eijkemans MJ, Van Opstal D, Beckers NG, Verhoeff A, Macklon NS, Fauser BC. Milder ovarian stimulation for in-vitro fertilization reduces aneuploidy in the human preimplantation embryo: a randomized controlled trial. *Hum Reprod* 2007;22(4):980–8.
28. ESHRE PGD Consortium Steering Committee. ESHRE Preimplantation Genetic Diagnosis (PGD) Consortium: Data collection III (May 2001). *Hum Reprod* 2002;17:233–46.
29. Gianaroli L, Plachot M, van Kooij R, Al-Hasani S, Dawson K, DeVos A, Magli MC, Mandelbaum J, Selva J, van Inzen W. ESHRE guidelines for good practice in IVF laboratories. Committee of the Special Interest Group on Embryology of the European Society of Human Reproduction and Embryology. *Hum Reprod* 2000;15:2241–6.
30. Hardy K, Martin KL, Leese HJ, Winston RML, Handyside AH. Human preimplantation development in vitro is not adversely affected by biopsy at the 8-cell stage. *Hum Reprod* 1990;5:708–14.
31. Verlinsky Y, Rechitsky S, Cieslak J, Ivakhnenko V, Wolf G, Lifchez A, Kaplan B, Moise J, Walle J, White M et al. Preimplantation diagnosis of single gene disorders by two-step oocyte genetic analysis using first and second polar body. *Biochem Mol Med* 1997;62:182–7.
32. De Boer KA, Catt JW, Jansen RPS et al. Moving to blastocyst biopsy for preimplantation genetic diagnosis and single embryo transfer at Sydney IVF. *Fertil Steril* 2004;82:295–8.
33. Verlinsky Y, Ginsberg N, Lifchez A, Valle J, Moise J, Strom CM. Analysis of the first polar body: preconception genetic diagnosis. *Hum Reprod* 1990;5:826–9.
34. Verlinsky Y, Cieslak J, Ivakhnenko V, Evsikov S, Wolf G, White M, Lifchez A, Kaplan B, Moise J, Valle J et al. Preimplantation diagnosis of common aneuploidies by the first- and second-polar body FISH analysis. *J Assist Reprod Genet* 1998;15:285–9.
35. Strom CM, Ginsberg N, Rechitsky S, Cieslak J, Ivakhenko V, Wolf G, Lifchez A, Moise J, Valle J, Kaplan B et al. Three births after preimplantation genetic diagnosis for cystic fibrosis with sequential first and second polar body analysis. *Am J Obstet Gynecol* 1998;178:1298–306.
36. Harper J, Thornhill AR. Embryo biopsy. In Harper J, Delhanty JDA, Handyside AH (eds.), *Preimplantation Genetic Diagnosis.* John Wiley and Sons, Chichester, UK, 2001; pp. 141–163.
37. Harper JC, Doshi A. Micromanipulation: biopsy. In Gardner DK, Lane M, Watson AJ (eds.), *Laboratory Guide to the Mammalian Embryo.* Oxford University Press, 2003.
38. Munné S, Cohen J. Unsuitability of multinucleated human blastomeres for preimplantation genetic diagnosis. *Hum Reprod* 1993;8:1120–5.
39. Dokras A, Sargent IL, Ross C, Gardner RL, Barlow DH. Trophec-

toderm biopsy in human blastocysts. *Hum Reprod* 1990;5:821–5.
40. Pierce KE, Michalopoulos J, Kiessling AA, Seibel MM, Zilberstein M. Preimplantation development of mouse and human embryos biopsied at cleavage stages using a modified displacement technique. *Hum Reprod* 1997;12:351–6.
41. De Boer K, MacArthur S, Murray C, Jansen R. First live birth following blastocyst biopsy and PGD analysis. *Reprod Biomed Online* 2002;4:35.
42. ESHRE PGD Consortium Steering Committee. ESHRE Preimplantation Genetic Diagnosis (PGD) Consortium: preliminary assessment of data from January 1997 to September 1998. *Hum Reprod* 1999;14:3138–48.
43. Dumoulin JC, Bras M, Coonen E, Dreesen J, Geraedts JP, Evers JL. Effect of Ca2þ/Mg2þ-free medium on the biopsy procedure for preimplantation genetic diagnosis and further development of human embryos. *Hum Reprod* 1998;13:2880–3.
44. Van de Velde H, De Vos A, Sermon K, Staessen C, De Rycke M, Van Assche E, Lissens W, Vandervorst M, Van Ranst H, Liebaers I et al. Embryo implantation after biopsy of one or two cells from cleavage-stage embryos with a view to preimplantation genetic diagnosis. *Prenat Diagn* 2000;20:1030–37.
45. Jamieson ME, Coutts JRT, Connor JM. The chromosome constitution of human embryos fertilized in vitro. *Hum Reprod* 1994;9:709–15.
46. Munne S, Magli C, Bahce M et al. Preimplantation diagnosis of the aneuploidies most commonly found in spontaneous abortions and live births, XY, 13, 14, 15, 16, 18, 21, 22. *Prenat Diagn* 1998;18:1459–66.
47. Gianaroli L, Magli MC, Ferraretti AP, Munne S. Preimplantation diagnosis for aneuploidies in patients undergoing in vitro fertilization with a poor prognosis: identification of the categories for which it should be proposed. *Fertil Steril* 1999;72:837–44.
48. Staessen C, Platteau P, Van Assche E et al. Comparison of blastocyst transfer with or without preimplantation genetic diagnosis for aneuploidy screening in couples with advanced maternal age: a prospective randomized controlled trial. *Hum Reprod* 2004;19:2849–58.
49. Hopman AHN, Raemakers FCS, Reap AK, Beck JLM, Devilee P, Ploeg van der M, Vooijis GP. In-situ hybridisation as a tool to study numerical chromosome aberrations in solid bladder tumors. *Histochemistry* 1988;89:307–16.
50. Harper JC, Wilton L. FISH and embryo sexing to avoid X-linked disease. In Harper JC, Delhanty J, Handyside A (eds.), *Preimplantation Genetic Diagnosis*. John Wiley & Sons, Ltd., 2001.
51. Abdelhadi I, Colls P, Sandalinas M, Escudero T, Munne S. Preimplantation genetic diagnosis of numerical abnormalities for 13 chromosomes. *Reprod Biomed Online* 2003;4(2):226–31.
52. Verlinsky Y and Anver Kuliev. Preimplantation diagnosis for aneuploidies. In Verlinsky Y and Anver Kuliev (eds.). *Atlas of Preimplantation Genetic Diagnosis*. Taylor and Francis, Abingdon, UK, 2005; pp. 49–61
53. Munné S, Magli C, Cohen J, Morton P, Sadowy S, Gianaroli L, Tucker M, Marquez C, Sable D, Ferraretti A et al. Positive outcome after preimplantation diagnosis of aneuploidy in human embryos. *Hum Reprod* 1999;14:2191–9.
54. Jobanputra V, Sobrino A, Kinney A et al. Multiplex interphase FISH as screen for common aneuploidies in spontaneous abortions. *Hum Reprod* 2002;17:1166–70.
55. Wilton L. Preimplantation genetic diagnosis for aneuploidy screening in early human embryos: a review. *Prenat Diagn* 2002; 22:1–7.
56. Voullaire L, Wilton L, McBain J, Callaghan T, Williamson R. Chromosome abnormalities identified by comparative genomic hybridization in embryos from women with repeated implantation failure. *Mol Hum Reprod* 2002;8:1035–41.
57. Gianoroli L, Magli MC, Ferraretti AP et al. Possible interchromosomal effect in embryos generated by gametes from translocation carriers. *Hum Reprod* 2002;17:3201–7.
58. Munné S. Preimplantation genetic diagnosis of numerical and structural chromosome abnormalities. *Reprod BioMed Online* 2002;4:183–96.
59. Staessen C, Van Assche E, Joris H, Bonduelle M, Vandervorst M, Liebaers I, Van Steirteghem A. Clinical experience of sex determination by fluorescent in-situ hybridization for preimplantation genetic diagnosis. *Mol Hum Reprod* 1999;5:382–9.
60. Griffin DK, Handyside AH, Penketh RJA, Winston RML, Delhanty JDA. Fluorescent in situ hybridisation to interphase nuclei of human pre-implantation embryos with X and Y chromosome specific probes. *Hum Reprod* 1991;6:101–5.
61. Harper JC, Coonen E, Ramaekers FCS, Delhanty JDA, Handyside AH, Winston RM, Hopman AHN. Identification of the sex of human preimplantation embryos in two hours using an improved spreading technique and fluorescent in-situ hybridization (FISH) using directly labeled probes. *Hum Reprod* 1994;9:721–4.
62. Griffin DK, Wilton LJ, Handyside AH, Winston RML, Delhanty JDA. Dual fluorescent in situ hybridisation for the simultaneous detection of X and Y chromosome specific probes for the sexing of human preimplantation embryonic nuclei. *Hum Genet* 1992;89:18–22.
63. Griffin DK, Wilton LJ, Handyside AH, Atkinson GHG, Winston RML, Delhanty JDA. Diagnosis of sex in preimplantation embryos by fluorescent in situ hybridisation. *BMJ* 1993;306: 1382.
64. Griffin DK, Handyside AH, Harper JC et al. Clinical experience with preimplantation diagnosis of sex by dual fluorescent in situ hybridisation. *J Assist Reprod Genet* 1994;11:132–43.
65. Verlinsky Y, Handyside A, Grifo J et al. Preimplantation diagnosis of genetic and chromosomal disorders. *J Assist Reprod Genet* 1994;11:236–41.
66. McKusick V. *Mendelian Inheritance in Man*, 11th edn. John Hopkins University Press, Baltimore, MD, 1994.
67. ESHRE PGD Consortium Steering Committee. ESHRE Preimplantation Genetic Diagnosis (PGD) Consortium: Data collection II (May 2000). *Hum Reprod* 2000;15:2673–83.
68. Delhanty JDA, Harper JC, Ao A, Handyside AH, Winston RML. Multicolour FISH detects frequent chromosomal mosaicism and chaotic division in normal preimplantation embryos from fertile patients. *Hum Genet* 1997;99:755–60.
69. Coonen E, Dumoulin JCM, Ramaekers FCS, Hopman AHN. Optimal preparation of preimplantation embryo interphase nuclei for analysis by fluorescence in situ hybridization. *Hum Reprod* 1994;9:533–7.
70. Dozortsev DI, McGinnis KT. An improved fixation technique for fluorescence in situ hybridization for preimplantation genetic diagnosis. *Fertil Steril* 2001;76:186–8.
71. Baart EB, Van Opstal D, Los FJ, Fauser BCJM, Martini EM. Fluorescence in situ hybridization analysis of two blastomeres from day 3 frozen–thawed embryos followed by analysis of the remaining embryo on day 5. *Hum Reprod* 2004;19:685–93.
72. Velilla E, Escudero T, Munné S. Blastomere fixation techniques and risk of misdiagnosis for preimplantation genetic diagnosis of aneuploidy. *Reprod Biomed Online* 2002;4(3):210–17.
73. Colls P, Escudero T, Cekleniak N, Sadowy S, Cohen J, Munné S. Increased efficiency of preimplantation genetic diagnosis for infertility using "no result rescue". *Fertil Steril* 2007;88(1):53–61.
74. Magli MC, Sandalinas M, Escudero T, Morrison L, Ferraretti AP, Gianaroli L, Munné S. Double locus analysis of chromosome 21 for preimplantation genetic diagnosis of aneuploidy. *Prenat Diagn* 2001 Dec;21(12):1080–5.
75. Munné S, Márquez C, Magli MC et al. Scoring criteria for preimplantation genetic diagnosis of numerical abnormalities for

chromosomes XY, 13, 16, 18 and 21. *Mol Hum Reprod* 1998;4: 863–70.

76. Magli MC, Sandalinas M, Escudero T et al. Double locus analysis of chromosome 21 for preimplantation genetic diagnosis of aneuploidy. *Prenat Diagn* 2001;21:1080–5.
77. Thornhill AR, Snow K. Molecular diagnostics in preimplantation genetic diagnosis. *J Mol Diagn* 2002;4:11–29.
78. Wells D, Sherlock J. Diagnosis of single gene disorders. In Harper J, Delhanty JC, Handyside A (eds.), *Preimplantation Genetic Diagnosis*. John Wiley & Sons Ltd., 2001.
79. Ray PF, Ao A, Taylor DM, Winston RML, Handyside AH. Assessment of the reliability of single blastomere analysis for preimplantation diagnosis of the AF508 deletion causing cystic fibrosis in clinical practice. *Prenat Diagn* 1998;18(13):1402–12.
80. Cui KH, Matthews CD. Nuclear structural conditions and PCR amplification in human preimplantation diagnosis. *Mol Hum Reprod* 1996;2(1):63–71.
81. Stern HJ, Harton GL, Sisson ME, Jones SL, Fallon LA, Thorsell LP, Getlinger ME, Black SH, Schulman JD. Non-disclosing preimplantation genetic diagnosis for Huntington disease. *Prenat Diagn* 2002;22:503–7.
82. Ray PF, Handyside AH. Increasing the denaturation temperature during the first cycles of amplification reduces allele dropout from single cells for preimplantation genetic diagnosis. *Mol Hum Reprod* 1996;2(3):213–18.
83. Harper JC, Wells D. Future developments in PGD. In Harper J, Delhanty J, Handyside A (eds.), *Preimplantation Genetic Diagnosis*. John Wiley & Sons Ltd., 2001.
84. Rechitsky S, Strom C, Verlinsky O, Amet T, Ivakhnenko V, Kukharenko V, Kuliev A, Verlinsky Y. Allele dropout in polar bodies and blastomeres. *J Assist Reprod Genet* 1998;15:253–7.
85. Hattori M, Yoshioka K, Sakaki Y. High-sensitive fluorescent DNA sequencing and its application for detection and mass-screening of point mutations. *Electrophoreses* 1992;13(8):560–5.
86. Fiorentino F, Biricik A, Nuccitelli A, De Palma R, Kahraman S, Iacobelli M, Trengia V, Caserta D, Bonu MA, Borini A, Baldi M. Strategies and clinical outcome of 250 cycles of Preimplantation Genetic Diagnosis for single gene disorders. *Hum Reprod* 2006 Mar;21(3):670–84.
87. Verlinsky Y and Anver Kuliev. Preimplantation diagnosis for single-gene disorders. In Verlinsky Y and Kuliev Anver (eds.). *Atlas of Preimplantation Genetic Diagnosis*. Taylor and Francis, Abingdon, UK, 2005; pp. 29–40
88. Sherlock J, Cirigliano V, Petrou M, Tutschek B, Adinolfi M. Assessment of quantitative fluorescent multiplex PCR performed on single cells. *Ann Hum Genet* 1998;62(1):9–23.
89. Eggerding FA, Lovannisci DM, Brinson E, Grossman P, Winn-Deen ES. Fluorescence-based oligonucleotide ligation assay for analysis of cystic fibrosis transmembrane conductance regulator gene mutations. *Hum Mutat* 1995;5(2):153–65.
90. Pertl B, Weitgasser U, Kopp S, Kroisel PM, Sherlock J, Adinolfi M. Rapid detection of trisomy 21 and 18 and sexing with quantitative fluorescent multiplex PCR. *Hum Genet* 98:55–9.
91. Sermon K, De Vos A, Van de Velde H et al. Fluorescent PCR and automated fragment analysis for the clinical application of preimplantation genetic diagnosis of myotonic dystrophy (Steinert's disease). *Mol Hum Reprod* 1998;4(8):791–6.
92. Piyamongkol W, Bermudez MG, Harper JC, Wells D. Detailed investigation of factors influencing amplification efficiency and allele dropout in single cell PCR: implications for preimplantation genetic diagnosis. *Mol Hum Reprod* 2003;9:411–20.
93. Thornhill AR, McGrath JA, Braude P, Eady R, Handyside AH. Comparison of different lysis buffers to assess allele dropout from single cells for preimplantation genetic diagnosis. *Prenat Diagn* 21:490–7.
94. El-Hashemite N, Delhanty JDA. A technique for eliminating allele specific amplification failure during DNA amplification of heterozygous cells for preimplantation diagnosis. *Mol Hum Reprod* 2001;3:975–8.
95. Grifo JA, Giatras K, Tang YX, Krey LC. Successful outcome with day 4 embryo transfer after preimplantation diagnosis for genetically transmitted diseases. *Hum Reprod* 1998;13:1656–9.
96. Gardner DK, Lane M. Blastocyst transfer. *Clin Obstet Gynecol* 2003;46:231–8.
97. Joris H, Van Den Abbeel E, Vos AD. Reduced survival after human embryo biopsy and subsequent cryopreservation. *Hum Reprod* 1999;14:2833–7.
98. Magli MC, Gianaroli L, Fortini D et al. Impact of blastomere biopsy and cryopreservation techniques on human embryo viability. *Hum Reprod* 1999;14:770–3.
99. Jericho H, Wilton L, Gook DA et al. A modified cryopreservation method increases the survival of human biopsied cleavage stage embryos. *Hum Reprod* 2003;18:568–71.
100. McArthur SJ, Leigh D, Marshall JT, de Boer KA, Jansen RP. Pregnancies and live births after trophectoderm biopsy and preimplantation genetic testing of human blastocysts. *Fertil Steril* 2005 Dec;84(6):1628–36.
101. Lee M, Munné S. Pregnancy after polar body biopsy and freezing and thawing of human embryos. *Fertil Steril* 2000;73(3):645–7.
102. Cieslak-Janzen J, Tur-Kaspa I, Ilkevitch Y, Bernal A, Morris R, Verlinsky Y. Multiple micromanipulations for preimplantation genetic diagnosis do not affect embryo development to the blastocyst stage. *Fertil Steril* 2006;85(6):1826–9.
103. Magli MC, Gianaroli L, Ferraretti AP, Toschi M, Esposito F, Fasolino MC. The combination of polar body and embryo biopsy does not affect embryo viability. *Hum Reprod* 2004;19(5): 1163–9.
104. Munné S, Cohen J. Chromosome abnormalities in human embryos. *Hum Reprod Update*. 1998 Nov-Dec;4(6):842–55.
105. International Working Group on Preimplantation Genetics. Tenth anniversary of preimplantation genetic diagnosis. *J Assist Reprod Genet* 2001 Feb;18(2):64–70.
106. Munné S, Sandalinas M, Escudero T, Velilla E, Walmsley R, Sadowy S, Cohen J, Sable D. Improved implantation after preimplantation genetic diagnosis of aneuploidy. *Reprod Biomed Online* 2003;7(1):91–7.
107. Harper J, Sermon K, Geraedts J, Vesela K, Harton G, Thornhill A, Pehlivan T, Fiorentino F, SenGupta S, de Die-Smulders C, Magli C, Moutou C, Wilton L. What next for preimplantation genetic screening? *Hum Reprod*. 2008 Mar;23(3):478–80.
108. Mastenbroek S, Twisk M, van Echten-Arends J et al. In vitro fertilization with preimplantation genetic screening. *N Engl J Med* 2007;357:9–17.
109. Stevens J, Wale P, Surrey ES, Schoolcraft WB. Is aneuploidy screening for patients aged 35 or over beneficial? A prospective randomized trial. *Fertil Steril* 2004;82(Suppl. 2):249.
110. Munné S, Gianaroli L, Tur-Kaspa I, Magli C, Sandalinas M, Grifo J, Cram D, Kahraman S, Verlinsky Y, Simpson JL. Substandard application of preimplantation genetic screening may interfere with its clinical success. *Fertil Steril* 2007;88(4):781–4.
111. Zhang L, Cui X, Schmitt K, Hubert R, Navidi W, Arnheim N. Whole genome amplification form a single cell – implications for genetic-analysis. *Proc Natl Acad Sci USA* 1992;89:5847–51.
112. Wells D, Sherlock JK, Handyside AH, Delhanty JDA. Detailed chromosomal and molecular genetic analysis of single cells by whole genome amplification and comparative genomic hybridisation (CGH). *Nucleic Acids Res* 1999;27(4):1214–18.
113. Ao A, Wells D, Handyside AH, Winston RM, Delhanty JDA. Reimplantation genetic diagnosis of inherited cancer: familial adenomatous polyposis coli. *J Assist Reprod Genet* 1998;15(3): 140–4.
114. Ruangvutilert P, Delhanty JDA, Rodeck C, Harper JC. Relative efficiency of FISH on metaphase and interphase nuclei from non-mosaic trisomic or triploid fibroblast cultures. *Prenat*

Diagn 2000;20:159–62.
115. Evsikov S, Verlinsky Y. Visualization of chromosomes in single human blastomeres. *J Assist Reprod Genet* 1999;16(3):133–7.
116. Willadsen S, Levron Munne S, Schimmel T, Marquez C, Scott R, Cohen J. Rapid visualization of metaphase chromosomes in single human blastomeres after fusion with in-vitro matured bovine eggs. *Hum Reprod* 1999;14(2):470–5.
117. Schrock E, S du Manoir, Veldman T et al. Multicolor spectral karyotyping of human chromosomes. *Science* 1996;273:494–7.
118. Speicher MR, Ballard SG, Ward DC. Karyotyping human chromosomes by combinatorial multi-fluor FISH. *Nat Genet* 1996;12:368–75.
119. Marquez C, Cohen J, Munne S. Chromosome identification in human ocytes and polar bodies by spectral karyotyping. *Cytogenet Cell Genet* 1998;81:254–8.
120. Kallioniemi A, Kallioniemi OP, Sudar D, Rutovitz D, Gray JW, Waldman F, Pinkel D. Comparative genomic hybridization for molecular cytogenetic analysis of solid tumors. *Science* 1992;258(5083):818–21.
121. Wells D, Delhanty JDA. Comprehensive chromosome analysis of human pre-implantation embryos using WGA and single cell CGH. *Mol Hum Reprod* 2000;6:1055–62.
122. Vouliare L, Slater H, Williamson R, Wilton L. Chromosome analysis of blastomeres from human embryos by using. *Coll Hum Genet* 2000;105:210–17.
123. Pinkel D, Segraves R, Sudar D et al. High resolution analysis of DNA copy number variation using comparative genomic hybridization to microarrays. *Nat Genet* 1998;20(2):207–11.
124. Treff NR, Su J, Mavrianos J, Bergh PA, Miller AK, Scott RT. Accurate 23 chromosome aneuploidy screening in human blastomeres using single nucleotide polymorphism (SNP) microarrays. *Fertil Steril* 2007;88:S1, Q1.
125. Viville S, Pergament D, Fiddler M. Ethical perspectives and regulation of preimplantation genetic diagnostic practice. In Harper JC, Delhanty J, Handyside A (eds.), *Preimplantation Genetic Diagnosis*. John Wiley & Sons, 2001.
126. Nagy A-M, De Man X, Anibal N, Lints FA. Scientific and ethical issues of preimplantation diagnosis. *Ann Med* 1998;30:1–6.
127. Berkowitz JM. Sexism and racism in preconceptive trait selection. *Fertil Steril* 1999;71:415–17.
128. King DS. Preimplantation genetic diagnosis and the 'new' eugenics. *J Med Genet* 1999;25:176–82.
129. Viville S, Pergament D. Results of a survey of the legal status and attitudes towards preimplantation genetic diagnosis and conducted in 13 different countries. *Prenat Diagn* 1998; 180(3):1374–80.
130. Geraedts JP, Harper J, Braude P, Sermon K, Veiga A, Gianaroli L, Agan N, Munne S, Gitlin S, Blenow E et al. Preimplantation genetic diagnosis (PGD), a collaborative activity of clinical genetic departments and IVF centres. *Prenat Diagn* 2001;21: 1086–92.
131. Kuliev A, Verlinsky Y. Thirteen years experience of preimplantation diagnosis. *Reprod BioMed Online* 2004;8:229–35.

■ 第 67 章 ■

实验胚胎学和辅助生殖技术

Martine De Rycke

ART 的安全性

世界各地的人们日益使用辅助生殖技术(ART)来克服不孕不育问题,而且据估计,有超过 100 万的孩子是在此技术辅助下出生的。目前,在发达国家,ART 分娩占总分娩的 1% ~3%。自出现以来,ART 已有了相当大的演变,目前 ART 包括可控卵巢刺激、(不成熟)配子的提取和操作、体外受精(IVF)中的标准、卵胞浆内单精子注射(ICSI)、(延长的)胚胎培养、胚胎的冷冻/解冻、胚胎植入前遗传诊断中的胚胎活检以及最近的卵母细胞的体外成熟和睾丸/卵巢组织的冷冻保存技术。自从 1978 年诞生第一例 IVF 婴儿(1)开始,对所怀孩子的健康问题的担忧便一直存在,而且在 20 世纪 90 年代早期引入更为侵袭性的 ICSI 程序后,这种担忧更为确定。研究者对 ART 后怀上的孩子进行了一些流行病学研究和实验性研究,解答了 ART 的安全性问题。Rizk 等调查了通过 IVF 怀上的头 1000 个婴儿体内的主要先天性异常。包含 Rizk 调查的后续跟踪研究指出,一般来说,ART 怀上的孩子与自然怀上的孩子是同样健康的(1),除了 ART 可能增大一些后果的风险。有累积证据证明 ICSI 孩子的染色体异常率增大,还有证据证明与一般人群相比,IVF/ICSI 人群的畸形率和低出生体重的单胎婴儿数量增大。但是,研究者还尚不清楚这些发现是否与父母不育问题或不育治疗有关。

最近,有研究报道 ART 后动物和人类体内出现了涉及表观遗传缺陷的综合征。研究者已经描述了羊和牛体内的大规模后代综合征,但人类体内极少发现印记异常。

本章的第一部分会提供关于基础表现遗传机制、基因组印记现象和人类印记综合征的背景资料。也会给出一个关于配子发育期间和早期胚胎内的表观遗传性再编程事件的概述。第二部分回顾有关 ART 孩子的表观遗传风险的流行病学资料,并讨论这些研究结果的意义和影响。

什么是实验胚胎学?

随着时间推进,“实验胚胎学”这一术语已经衍生出了多种意义。“实验胚胎学”这一词根要追溯到亚里士多德,他把胚胎发育描述为出现新结构和功能并逐渐复杂化的一系列事件。1942 年,在研究基因型如何产生表现型的过程中,发育生物学家康拉德·沃丁顿引入了“实验胚胎学”这一术语。在其发表于 1940 年的著作《组织和基因》中,他提出了“表观遗传景观”的概念,其中,他把“胚胎发育”形象地比喻成滚下斜面的一个球(胚胎),分流代表胚胎细胞发育路径的选择。当前对“实验胚胎学”的定义限定在分子层面上。

“实验胚胎学”即指对不改变 DNA 密码且不遵循孟德尔定律的基因表达可逆变化进行的研究。该研究具体包括:基因表达模式是如何通过 DNA 复制和细胞分裂(有丝分裂和减数分裂)遗传的,基因分化过程中基因表达模式是如何变化的,以及它们如何受到环境因素的影响。表观基因组是指特定时间和阶段的细胞整体表观遗传状态:因此,一个基因组可以对应许多表观基因组。

实验胚胎学领域相对较新,研究者从 20 世纪 90 年代才开始研究其分子基础。真核 DNA 与组蛋白一起压缩成染色质。染色质的基本单位是核小体,它含有八聚体的核心组蛋白(每个组蛋白 H2A、H2B、H3 和 H4 都有两个拷贝),周围包裹有 147bpDNA。核小体阵列的进一步折叠提供了更高级的秩序结构。染色质被组织成高度致密或开放的区域,分别称作“异染色质”或“常染色质”。异染色质的转录被抑制,并且晚期复制,而常染色质则是转录活性和早期复制。染色质的结构和功能是由表观遗传修饰调控的,包括 CpG 二核苷酸的 DNA 甲基化、组蛋白的共价修饰(磷酸化、乙酰化、甲基化和泛素化)、染色质重塑和非编码RNA。DNA或相关组蛋白的修饰将会调整组蛋白、DNA、RNA和非组蛋白之间的相互作用,而染色质重塑复合物可能取代核小体。这将会改变整体染色质结构,并影响DNA可达性,因而调控基因表达和其他细胞过程,诸如复制、重组、修复和染色体分离(2)。

表观遗传学基本机制

DNA 甲基化

几乎所有的活生物中都可以发现DNA甲基化作用。在真核细胞中,DNA甲基化作用主要涉及将一个甲基共价添加到一个胞嘧啶的CpG二核苷酸上。甲基化模式的确立和维持取决于至少三个不同的DNA转甲基酶:一个是“维持”转甲基酶Dnmt1,它倾向于选择半甲基化DNA作为底物;另两个是“重生”转甲基酶Dnmt3A和Dnmt3B,它优先作用于无甲基化DNA。缺乏任意一种转甲基酶的老鼠会在出生前或出生后死亡(2)。

众所周知,哺乳动物DNA甲基化作用对于胚胎发育、基因组稳定、X染色体失活和基因组印记都是必不可少的。DNA甲基化作用在基因沉默中发挥关键性的作用。一些基因组区域是高度甲基化且沉默的,如重复序列和转位子;其他区域是低甲基化和转录活性的,例如持家基因启动子的CpG岛。在有丝分裂过程中,分化细胞的甲基化程度是相对稳定的。然而,它仍然是一个可能易受环境变化影响的可逆修饰。随着年龄增长,特定基因变成高度甲基化,而重复序列失去其甲基化模式。畸变的DNA甲基化模式与癌症有关,转位子上的甲基化作用丧失,因整体低甲基化而激活原癌基因,因CpG岛的高度甲基化而灭活肿瘤抑制基因,从而导致基因表达改变、染色体结构改变以及基因组不稳定的总局面。

组蛋白修饰和染色质重塑

研究者早就发现了特定氨基酸(AA)的NH_2末端组蛋白尾内发生转录后修饰。但是,研究者最近才绘制了组蛋白-DNA界面上球状组蛋白核心内的修饰(3)。一些修饰,比如乙酰化和磷酸化作用,具有较高的周转率并与诱导基因表达模式有关;而其他修饰,比如甲基化作用,是非常稳定的,并与长期表达模式有关。研究者已经鉴定了染色质重塑和组蛋白修饰复合物的一些种类。组蛋白乙酰转移酶(HAT)把辅乙酰辅酶A上的一个乙酰基转移到赖氨酸上。逆反应是由乙酰基转移酶(HDAC)催化的。HAT和HDAC都是转录调控蛋白复合物的一部分。组蛋白甲基化作用是由组蛋白甲基转移酶催化的,这是一个相对不可逆的反应,组蛋白甲基转移酶使用S-腺苷甲硫氨酸作为辅因子。另一族蛋白质复合物是ATP-依赖性染色质重塑复合物,它们能使用ATP水解的能量定位或再定位核小体。

组蛋白编码假说的概念是,单独的组蛋白修饰或者多种不同复合物中的组蛋白修饰将会影响染色质结构,并确定潜在的遗传信息是否活性。组蛋白-DNA界面上的修饰可能对染色质有直接影响,而组蛋白尾巴处的修饰则可能间接改变染色质结构,具体是通过募集调控染色质结构的染色质相关蛋白来间接起作用的。据显示,H3中赖氨酸9的甲基修饰会募集那些将会诱导异染色质组装和表观遗传沉默的染色质域蛋白质。溴蛋白质被吸引而来,乙酰化赖氨酸,这个过程与转录激活有关。乙酰基修饰减少了核小体内组蛋白-DNA的相互作用,并募集转录共激活因子。类似地,磷酸化和泛素化“标记”组成了针对特定染色质相关蛋白质的结合位点。研究者还发现各种不同的组蛋白修饰可以拮抗或协同工作,而且核心组蛋白可以被专门的组蛋白变体替代,这些发现都进一步增加了系统的复杂性。

基因组印记

绝大部分常染色体基因经历双等位基因表达。这类基因的两个拷贝具有相同的功能,一条来自父系,一条来自母系。基因组印记是基因调控的一种外生形式,它涉及两个父母等位基因之一的单等位基因表达,表达以一种父母源性特异方式实现。

20世纪80年代早期,研究者发现了基因组印记现象。鼠内的原核移植研究显示,含两个母系基因组的孤雌胚胎和含两个父系基因组的雄胚胎在发育早期被阻止。孤雌胚胎展现出一个相对正常的胚胎,但该胚胎的胚胎外生长不良;而在雄胚胎中,主要存在胚胎外问题和不良胚胎发育。这些试验证明优先表达只来自一个父母基因组的某些基因,而且正常的胚胎发育既需要父系基因组,也需要母系基因组(4,5)。产生某个特定染色体或染色体区域为单亲二倍体(UPD)的鼠,从而允许在表现型上显示父母源性效应的染色体区域内鉴定印记集群(6)。此外,研究者某些特定母系UPD和父系UPD具有相反的表现型:减少生长和生长过度。

仅在胎盘哺乳动物和有袋目哺乳动物身上发现了印记现象，这些动物具有有限的胎盘形成。没有证据显示产卵单孔目动物（哺乳动物谱系的最早分支）具有印记现象，这表明印记是在与胎盘形成相关的哺乳动物进化中产生的。到目前为止，研究者已经鉴定了人类和老鼠体内的大约 80 个印记基因，印记基因总数预计为 100～600 个。大约一半的已鉴定基因都优先表达来自母系染色体的等位基因，而父系等位基因是沉默的。另外一半基因显示父系等位基因表达和母系等位基因沉默。印记基因在胚胎生长和胎盘功能中发挥关键作用。母系表达基因倾向于抑制胚胎生长，而大部分父系表达基因则加强胚胎生长。印记基因也影响大脑功能和行为发展，也参与癌病变（2）。

印记基因通常与父系和母系表达基因、印记非编码 RNA 和无印记基因聚集在一起。印记中心（IC）控制着集群中的印记和印记表达，它是含几个 kb 的 DNA 组分。潜在机制目前还尚未完全清晰，但是研究者发现 IC 组分可能担当染色质绝缘体（绝缘体可能阻碍增强子和基因启动子之间的相互作用，并阻碍染色质修饰的展开），也包含非编码 RNA 的启动子，这些研究结果是调控机制中的重要因素。当两个基因组分开时，IC 组分的父母等位基因在父母种系上是不同标记或“印记”的（印记复位）（图 67.1）。受精卵中会维持出现在所有 IC 中的这些种系印记，并进一步经历整个体细胞分裂（印记维持）。它们会导致胚胎和成人体内的单等位基因表达。根据胚胎性别，在种系中重置印记。不同的外生标记涉及等位基因特异性组蛋白修饰、不同的 DNA 甲基化和染色质结构中的等位基因差异。印记现象是一个可逆过程：通过母系种系时失活的一个印记基因再次通过父系种系时会被再激活，反之亦然。

一些人类综合征与缺陷印记有关，例如安吉尔曼综合征（AS）（OMIM 105830）和贝尔维斯-魏德曼综合征（BWS）（OMIM 130650）。这些印记异常没有遵守孟德尔遗传模式。AS 是一种罕见的神经系统疾病。这个综合征在新生儿中的发病率为 1/15 000，临床特征为严重的精神发育迟缓、延迟的运动发育、言语缺乏、动作生涩和快乐的性格。大部分病例是偶发性的，潜在病因是染色体 15q11-13 上一个印记区域的反常，继而导致 UBE3A 功能的丧失，UBE3A 是一种显示脑内单等位基因表达的基因。大部分病例是由于遗传性缺陷（单亲二倍体、易位、大规模染色体缺失、微缺失和点突变），只有一小部分的病例（不足 5%）是由外生缺陷导致的（7）。

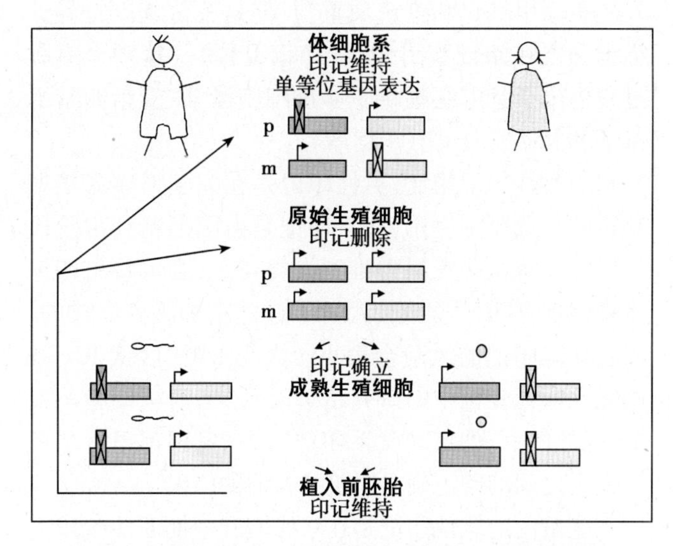

图 67.1　哺乳动物生命周期进程中的印记复位和印记维持。在原始生殖细胞中，这些印记被删除。后来在配子形成过程中，建立了新的性别特异性印记。受精后，从配子继承而来的印记维持经过体细胞分裂，并导致单等位基因表达

BWS 是另一种罕见的印记异常，其发病率为 1/14 000，该病是因一个印记集群中的遗传性或表观遗传性缺陷所致的，这个印记集群包括两个印记对照组分（IC1 和 IC2）和染色体 11p15.5。BWS 患者具有出生前/出生表观遗传长过度、巨舌症、腹壁缺损、耳朵异常这些特征，而且易患诸如肾母细胞瘤之类的胚胎瘤。尽管 10%～15% 的病例是家族性病例，但大部分病例是偶发性的。大约 50%～60% 病例涉及一个表观遗传蚀变，即 BWS 印记区域的 IC2 上母系甲基化的丧失（8）。

哺乳动物生命周期中的表观遗传再编程

主要的表观遗传再编程发生于配子发生期间和早期胚胎上。在胚胎发育和分化过程中，表观遗传模式通过预定程序加到基因组上（遗传因素或内在因素）。时空内适当基因表达模式的确立对于未来发展是极为必要的。表观遗传体系也允许早期生物和成熟生物调节应对环境变化中的基因表达模式（激素、生长因子等），并且不改变遗传密码。除了内在因素和环境因素外，一些基因组区域的表观遗传状态似乎是随机决定的（9）。

种系中的表观遗传再编程起始于印记基因和无印记基因中现存修饰的完全清除，以确保未来胚胎的遗传全能性。随后在配子形成过程中，整个基因组中都

发生重新甲基化和染色质重塑，但是等位基因特异性标记确立在印记基因位点（印记复位）。这种再编程过程为配子基因组提供了卵母细胞激活、受精卵基因激活和胚胎发育的分子程序。

与女性印记相比，男性印记是在配子形成更早期获得的。鼠研究显示，父系印记是由圆形精细胞阶段完成的。将这些资料类推到人类身上，则可看出印记复位是在ICSI中间或使用的不成熟精细胞内完成的，而且缺陷印记的风险会很小。人类BWS区域IC1处的完全印记复位中的研究结果以及“圆形精细胞阶段AS区域的IC处出现父系印记”这一发现都显示老鼠和人类之间的印记确立时机是相似的(10)。

老鼠内的雌性印记是在双线期和中期Ⅱ两阶段之间、在不同基因位点非同步确立的。这个时间窗与ART期间的激素刺激、体外操纵、胚胎和卵母细胞成熟的时间窗是一致的。激素刺激和(或)体外培养/成熟可能干预雌性印记确立。鼠实验显示体外成熟几天的卵母细胞内有异常印记(11)。人类卵母细胞体外成熟后，在BWS区域IC1处可检测到畸变甲基化模式(12)。

一起受精而来的配子在表观遗传学上是相当不同的。两个基因组都高度甲基化，转录也受到抑制。卵母细胞染色质结构被高度甲基化组蛋白包裹，它比包裹着精蛋白的精子染色质结构更抑制。受精之后，储存的卵胞质因素及其他因素更改父母基因组的表观遗传状态。对于不同物种来说，早期胚胎中表观遗传再编程的长度和时机是各不相同的，但是通常会出现相似的重塑步骤顺序。在老鼠中，父系染色体浓缩，并发生一个快速重塑：精蛋白被高度乙酰基化的母系组蛋白取代，DNA在复制前经历活性去甲基化作用。只有父系甲基化印记基因免于此过程。第一次细胞分裂后，母系基因组也被动去甲基化，除了母系甲基化印记基因。甲基化的整体被动丧失与排除卵母细胞和早期卵裂胚胎核内的Dnmt1有关。研究者还没有完全阐明特定序列（印记基因、近着丝粒区域和IAP反转录转座子）上的甲基化维持机制。在八细胞阶段，父系和母系基因组达成大约相当的DNA甲基化水平。在胚胎植入时，与滋养层相比，全基因组DNA甲基化优先在内细胞团处发生。印记基因抵制这种重新甲基化的整体波动（印记维持）。而且它们的等位基因特异性甲基化模式通过体细胞分裂而稳定遗传下来(10)。若要实现正确的基因表达和分化，早期胚胎中的表观遗传再编程是必需的。胚胎发育或（和）配子形成过程中，各种不同因素都可能负面影响表观遗传重塑。

分析动物研究资料

动物研究的累积证据证明胚胎培养环境与印记及无印记基因的表观遗传反常之间有关联。早期发育期间的这些表观遗传变化可能导致生命后期表现型的变化。例如，Khosla等(13)已经指出，在含血清的培养基中培养鼠胚胎会影响印记基因表达，并导致较低的出生体重。目前，培养基诱导表观遗传变化的机制尚未可知。研究者可以说，人类ART中心当前使用的胚胎培养条件已经最优化了，而且不像次优的动物培养条件，据显示后者会诱导基因表达和印记改变。在这种方式下，Gardner等(14)的报告证明，培养于人类IVF中心提供的序贯化培养基中的鼠胚泡具有正常印记。

研究者调查了克隆和体外胚胎生产后出生的牛和羊，并发现这些动物体内的LOS显著表现型特征为胎儿期和出生后的过度生长以及发育异常。在人类身上，该综合征让人联想到BWS。据显示，羊胚胎培养后的LOS与减少的母系甲基化和减少的IGF2R表达有关(15)。

分析人类流行病学资料

AS资料

有两个病例共报道了3个患AS的ICSI孩子，由此研究者开始考虑ART和AS之间的潜在关联(16,17)。进一步的分子遗传测试显示这些患者具有表观遗传缺陷。据预测，3名AS孩子的发生率为1/90 0000。如果有100万名孩子是在ART后出生的(18)，并且完全探查ART后的AS孩子是不太可能的，那么，这3个病例已经指出了AS和ART之间的联系，尽管它们没有给出因果连续的证据。最近，一项德国回溯性AS群组研究调查了不育治疗与印记缺陷之间的联系，结果发现在79名孩子中有16名是由低生育力夫妇生出的，在这里，“低生育力”是指尝试妊娠时间(TTP)超过两年和(或)接受不育治疗(19)。对于未接受治疗的低生育力夫妇来说，印记缺陷的相对风险为6.25，这与接受激素治疗或ICSI的夫妇的相对风险是相似的，这种现象显示低生育力夫妇似乎倾向于表观遗传缺陷。TTP超过两年并接受治疗的夫妇的相对风险为12.5，这表明不育治疗进一步增大了不育相关风险。

BWS资料

不同国家的一些研究者比较了BWS注册处的

ART 流行率和一般人群的 ART 流行率(表 67.1)。DeBaun 等(20)共报告了 7 名 ART 后患 BWS 的孩子,其中 4 名来自一个初始研究,另外 3 名来自研究的前瞻性部分中的 65 名孩子。ICSI 后怀上了 5 个孩子,常规 IVF 后怀上了 2 个孩子。分子分析显示在所研究的 6 名孩子中有 5 名具有特异性表观遗传缺陷。英国和法国 BWS 注册处的前瞻性研究报告了相似的数值:ART 后 149 名 BWS 患者中有 6 名出生了。Maher 等(21)所描述的 6 名患者(3 个 IVF 和 3 个 ICSI)代表了 ART 流行率的 4 倍增长。在执行遗传检测的父母双方体内都发现了表观遗传缺陷。在美国和英国的研究中,BWS 患者已经过临床诊断,而在法国注册处,患者已分子诊断了 BWS(22)。来自法国注册处的 6 名患者(2 名 ICSI 和 4 名 IVF)都显示 IC2 处丧失了母系甲基化。据计算,该研究中 ART 后的 BWS 风险比一般人群高 3 倍(4% *vs* 1.3%)。

表 67.1 ART 后 BWS 研究纵览

ART 病例数量/群组	研究	LOM 数量/所测数量	ICSI 数量/IVF 数量	RR	国家	参考文献
4	回溯性	5/6	5/2	X6	美国	DeBaun 等(21)
3/65*	前瞻性					
6/149	回溯性	2/2	3/3	X4	英国	Maher 等(22)
6/149	回溯性	6/6	2/4	X3	法国	Gicquel 等(23)
4/37	回溯性病例对照	3/3	1/3	X9	澳大利亚	Halliday 等(24)
19/341	回溯性		5/5		美国	Chang 等(25)

LOM,丧失母系甲基化;RR,相对风险

对这些研究的一个批判性评论是,一般人群中 ART 案例频率是估计得来的而不是测量的,而且,因为并非总能得到详细的生殖史,所以可能低估了注册处的 ART 案例频率。其他局限包括缺乏适当的对照组和群组规模较小,从而产生了大的置信区间。

在一个回溯性澳大利亚研究中,研究者规避了部分局限。Halliday 等(23)设计了一个 BWS 患者的病例对照研究,BWS 患者来自一个单一遗传诊所。他们发现 ART 表观遗传出了 4 名 BWS 孩子(1 名 ICSI 和 3 名 IVF)(4/14 894 名婴儿),而自然怀孕表观遗传出了 37 名 BWS 孩子(37/1 316 500 名婴儿),由此可推知 ART 人群的 BWS 风险比一般人群高 9 倍。由于研究的小规模,置信区间相当大(1.8 ~ 432.9)。另外,在可以分子分析的 3 名孩子身上发现了一种表观遗传反常。

最近,Chang 等(24)回顾了 ART 出生的 12 名 BWS 患者母亲的生殖内分泌腺病历,以查探是哪种因素促成了表观遗传异常。然而,所有女性最常见的因素是激素刺激。该研究的样本量太小以至于无法排除更多因素。

尽管研究使用了不同的方法,也有其他局限,但流行病学资料指出 ART 和 BWS 之间有联系。进一步的证据为:与自然怀上的 BWS 患者中所涉及的众多遗传缺陷和表观遗传缺陷相比,ART 后的 BWS 病例中某种特异性表观遗传缺陷比例过高并且丧失母系甲基化作用。这些结果与 ART 怀上的 AS 病例中所发现的表突变(chr15q11-13 上的 SNRPN 基因的 IC 处丧失母系甲基化)以及羊的 LOS 表现型(IGF2R 丧失母系甲基化)是一致的。

综合考虑这些资料,似乎只报告了 ART 后出生的孩子有较高的 AS 和 BWS 发病率。基于流行病学资料所报告的最高相对风险,BWS 的绝对风险估计为 1/3000,AS 的绝对风险为 1/20 000,它们的绝对风险太低以至于无法建立所有 ART 后出生孩子的常规筛查。

ART 后表观遗传反常的原因

研究者还尚未了解哪种特异性因素或机制决定所报告的表观遗传缺陷,但是他们指出,体外胚胎培养可能在植入前胚胎的印记基因位点上干预母系甲基化模式的维持,或者如果基因仅是在晚期卵子发生期间(即晚于胚泡阶段)复位的,则体外胚胎培养可能会干预母系印记复位。动物研究已经提供了很多可支持这一假说的证据。另一个假说是卵巢的激素刺激干预母系印记复位。使用一个鼠胚胎捐赠模型,研究显示卵巢刺激似乎损害卵母细胞/胚胎质量和子宫环境(25),并且导致着床率和胚胎发育降低。另一项研究比较了老鼠的总体 DNA 甲基化模式的异常率,发现超数排卵老鼠的异常率比正常排卵老鼠的异常率增长了两倍(26)。据我们所知,目前还没有资料涉及激素刺激对人类配子和植入前胚胎中的表观遗传再编程的潜在影响。第三个假说是 ART 之后的表观遗传缺陷并不是由技术造成的,而与夫妇的不育问题有关。该假说的支持性证据来自一项研究,这项研究指出患有生殖问题的男性精子存在不完全印记确立现象(不完全甲基化作用)(27)。

一个重要问题是表观遗传反常是否受限于一些诸如功能性单倍体印记位点之类的敏感位点,或者表观遗传缺陷是否在各种不同的基因组位点出现。后一种假说也称作"冰山理论",根据这一假说,印记异常仅表示了冰山一角(28)。AS 和 BWS 是先天性综合征,它们具有相对清楚的表现型和可执行遗传分析的已知分子原因。表观遗传反常可能使更难以诊断的表现型变得更广泛,分子基础可能复杂且未完全清楚,检测可能无法进行或者只能在生命后期执行。因为印记和整体表观遗传反常的丧失会导致肿瘤生长的引发或恶化,预期表现型是一种增大的癌症风险。到目前为止,儿童癌症的追踪研究没有发现任何显著增大的风险,尽管一些小型研究已经报告说某些特定癌症的风险增大(29~32)。Moll 等以荷兰注册处为基础进行了一项研究(33),该研究报告说 ART 后出生孩子的眼癌(Rb)风险增大,眼癌是一种罕见的眼部肿瘤。大部分 Rb 病例是由基因缺陷导致的,只有一小部分病例是由于表观遗传缺陷。在来自荷兰研究的 5 名孩子中,有 2 名鉴定出了基因突变。还需要执行进一步的分子测试以查看其他孩子体内是否存在表观遗传缺陷。英国的另一项研究发现 Rb 风险没有增大;他们在一组 176 名 IVF 孩子中没有发现 Rb 病例,而对照组 358 094 名孩子中却检测到了 24 个病例(34)。Lidegaard 等最近也进行了一项研究(35),其研究结论不赞成冰山理论。这个丹麦研究系统追踪了 6052 名 ART 单胎孩子和对照组 442 349 名自然怀上的孩子。两个组的儿童癌症、精神疾病、先天性综合征和发育障碍的发病率是相似的。

结论

综上所述,来自人类流行病学资料的证据指出 ART 后的印记异常率增大;然而,证据是有限的。为了更好地量化风险和了解潜在原因,研究者需要组织大规模的研究并得到足够的统计力量来检测低频事件的风险。执行前瞻性病例对照研究并汇总多中心的资料,这是大规模收集可靠资料的好方法,因为这些研究具有高的问题检测率。但是,它们是昂贵的,而且选择一个良好的对照组也是很困难的。当考虑表观遗传风险时,必须长期持续追踪研究 ART 孩子并评估新生儿结果,还要监测印记异常、癌症发病率和神经行为发育。资料收集应该包括 IVF 循环记录(不育史、培养基、激素刺激等),以鉴别出起作用的因素。除了追踪研究,研究者还需要继续对动物模型和人类的表观遗传再编程进行基础研究。

关键点

- 实验胚胎学领域包括 DNA 甲基化、组蛋白修饰和染色质重塑期间的基因调控研究,这个领域是相对较新的领域,研究者对该领域机制的阐明研究才刚刚开始。
- 印记是一种特殊的表观遗传机制,印记基因在胚胎发育期间起关键性作用。
- ART 可能干预胚胎和植入前胚胎的印记过程和表观遗传再编程过程,并导致表观遗传缺陷。
- 动物研究和人类流行病学研究的资料显示 ART 后的印记缺陷有较高的发生率,但这仍然存在争议。
- 研究者必须长期持续追踪研究 ART 孩子,同时还要继续该领域的基础性研究。

参考文献

1. Rizk B, Doyle P, Tan SL et al. Perinatal outcome and congenital malformations in in-vitro fertilization babies from the Bourn-Hallam group. *Hum Reprod* 1991;6(9):1259–64.
2. Viewpoints and reviews on epigenetics. *Science* 2001;293: 1063–103.
3. Cosgrove MS, Boeke JD, Wolberger C. Regulated nucleosome mobility and the histone code. *Struct Mol Biol* 2004;11:1037–43.
4. McGrath J, Solter D. Inability of mouse blastomere nuclei transferred to enucleated zygotes to support development in vitro. *Science* 1984;226:1317–19.
5. Barton SC, Surani MA, Norris ML. Role of paternal and maternal genomes in mouse development. *Nature* 1984;311:374–6.
6. Cattanach BM, Kirk M. Differential activity of maternally and paternally derived chromosome regions in mice. *Nature* 1985;315:496–8.
7. Horsthemke B, Buiting K. Imprinting defects on human chromosome 15. *Cytogenet Genome Res* 2006;113:292–9.
8. Weksberg R, Shuman C, Smith AC. Beckwith-Wiedemann syndrome. *Am J Med Genet C Semin Med Genet* 2005;137:12–23.
9. Jaenisch R, Bird A. Epigenetic regulation of gene expression: how the genome integrates intrinsic and environmental signals. *Nat Gen* 2003;33:245–54.
10. Lucifero D, Chaillet JR, Trasler JM. Potential significance of genomic imprinting defects for reproduction and assisted reproductive technology. *Hum Reprod Update* 2004;10:3–18.
11. Kerjean A, Couvert P, Heams T et al. In vitro follicular growth affects oocyte imprinting establishment in mice. *Eur J Hum Genet* 2003;11:493–6.

12. Borghol N, Lornage J, Blachere T, Sophie Garret A, Lefevre A. Epigenetic status of the H19 locus in human oocytes following in vitro maturation. *Genomics* 2006;87:417–26.
13. Khosla S, Dean W, Reik W, Feil R. Culture of preimplantation embryos and its long-term effects on gene expression and phenotype. *Hum Reprod Update* 2001;7:419–27.
14. Gardner DK, Hewitt EA, Lane M. Sequential media used in human IVF do not affect imprinting of the H19 gene in mouse blastocysts. *Fertil Steril* 2003;80 (Suppl. 3):S256.
15. Young LE, Fernandes K, McEvoy TG, Butterwith SC, Gutierrez CG, Carolan C, Broadbent PJ, Robinson JJ, Wilmut I, Sinclair KD. Epigenetic change in IGF2R is associated with fetal overgrowth after sheep embryo culture. *Nat Genet* 2001;27:153–4.
16. Cox GF, Burger J, Lip V, Mau UA, Sperling K, Wu BL, Horsthemke B. Intracytoplasmic sperm injection may increase the risk of imprinting defects. *Am J Hum Genet* 2002;71:162–4.
17. Orstavik KH, Eiklid K, van der Hagen CB, Spetalen S, Kierulf K, Skjeldal O, Buiting K. Another case of imprinting defect in a girl with Angelman syndrome who was conceived by intracytoplasmic semen injection. *Am J Hum Genet* 2003;72:218–19.
18. Schultz RM, Williams CJ. The science of ART. *Science* 2002; 296:2188–90.
19. Ludwig M, Katalinic A, Gross S, Sutcliffe A, Varon R, Horsthemke B. Increased prevalence of imprinting defects in patients with Angelman syndrome born to subfertile couples. *J Med Genet* 2005;42:289–91.
20. DeBaun MR, Niemitz EL, Feinberg AP. Association of in vitro fertilization with Beckwith-Wiedemann syndrome and epigenetic alterations of LIT1 and H19. *Am J Hum Genet* 2003;72:156–60.
21. Maher ER, Brueton LA, Bowdin SC, Luharia A, Cooper W, Cole TR, Macdonald F, Sampson JR, Barratt CL, Reik W, Hawkins MM. Beckwith-Wiedemann syndrome and assisted reproduction technology (ART). *J Med Genet* 2003;40:62–64.
22. Gicquel C, Gaston V, Mandelbaum J, Siffroi JP, Flahault A, Le Bouc Y. In vitro fertilization may increase the risk of Beckwith-Wiedemann syndrome related to the abnormal imprinting of the KCN1OT gene. *Am J Hum Genet* 2003;72:1338–41.
23. Halliday J, Oke K, Breheny S, Algar E, J Amor D. Beckwith-Wiedemann syndrome and IVF: a case-control study. *Am J Hum Genet* 2004;75:526–8.
24. Chang AS, Moley KH, Wangler M, Feinberg AP, Debaun MR. Association between Beckwith-Wiedemann syndrome and assisted reproductive technology: a case series of 19 patients. *Fertil Steril* 2005;83:349–54.
25. Ertzeid G, Storeng R. The impact of ovarian stimulation on implantation and fetal development in mice. *Hum Reprod* 2001;16:221–5.
26. Shi W, Haaf T. Aberrant methylation patterns at the two-cell stage as an indicator of early developmental failure. *Mol Reprod Dev* 2002;63:329–34.
27. Marques CJ, Carvalho F, Sousa M, Barros A. Genomic imprinting in disruptive spermatogenesis. *Lancet* 2004;363:1700–02.
28. Gosden R, Trasler J, Lucifero D, Faddy M. Rare congenital disorders, imprinted genes, and assisted reproductive technology. *Lancet* 2003;361:1975–7.
29. Doyle P, Bunch KJ, Beral V, Draper GJ. Cancer incidence in children conceived with assisted reproduction technology. *Lancet* 1998;352:452–3.
30. Bruinsma F, Venn A, Lancaster P, Speirs A, Healy D. Incidence of cancer in children born after in-vitro fertilization. *Hum Reprod* 2000;15:604–7.
31. Klip H, Burger CW, de Kraker J, van Leeuwen FE; OMEGA-project group. Risk of cancer in the offspring of women who underwent ovarian stimulation for IVF. *Hum Reprod* 2001;16: 2451–8.
32. Lerner-Geva L, Toren A, Chetrit A, Modan B, Mandel M, Rechavi G, Dor J. The risk for cancer among children of women who underwent in vitro fertilization. *Cancer* 2000;88: 2845–7.
33. Moll AC, Imhof SM, Schouten-van Meeteren AY, van Leeuwen FE. In-vitro fertilisation and retinoblastoma. *Lancet* 2003;361: 1392.
34. Bradbury BD, Jick H. In vitro fertilization and childhood retinoblastoma. *Br J Clin Pharmacol* 2004;58:209–11.
35. Lidegaard O, Pinborg A, Andersen AN. Imprinting diseases and IVF: Danish National IVF cohort study. *Hum Reprod* 2005;20: 950–4.

■ 第 68 章 ■

先天性畸形与辅助生殖技术

Amutha Anpananthar, Alastair Sutcliffe

引言

辅助生殖技术(ART)已经成为多种种类不育症的治疗护理标准。在丹麦,4%的婴儿是在体外受精(IVF)或卵胞浆内单精子注射(ICSI)之后出生的。众所周知,与自然怀上的孩子相比,ART后生出的孩子有较低劣的结果,这主要是由于高比率的多胎分娩和相关围产儿死亡、早产以及低出生体重。本章将讨论与ART和先天性畸形有关的证据。

始于20世纪80年代晚期的Lancaster研究第一次报告说IVF婴儿的神经管缺陷和大血管转位的发病率较高(1)。虽然一般认为ART相对安全,最近的证据则显示与自然怀上的婴儿相比,ART怀上的婴儿的出生缺陷增长了30% ~40%(2~4)。这一发现加强了有效指导预期患者的重要性。

许多先天性畸形在出生时显现出来,一些则是在生命后期变得明显。一些畸形与生命不相容,一些可以通过手术矫正,还有一些则与生命相容而且不能治疗矫正(5)。一些畸形与早产有关(动脉导管未闭),一些畸形与多胎分娩有关,还有一些畸形与不育症本身相关。

研究者对大部分先天性畸形的病因的了解相对较少。估计显示大约14%的先天性畸形是由于单基因突变和较大的染色体异常,大约5%是由于环境因素(如感染和毒素,如吸毒、酗酒),另外20%是由于环境和遗传因素的综合影响,但是其余60%或者更多的畸形原因仍是未知的(5)。其他可能视作先天性畸形风险的原因包括以下:卵巢刺激,可能造成卵泡环境和卵母细胞结构的变化;精子准备,理论上可能接触可能改变其自然功能的物质;IVF和ICSI循环中通过卵母细胞提取来操纵卵母细胞;进一步处理和使用低生育力男性的精子,可能造成更多的遗传异常或异常印记(6)。

先天性畸形可能是:

1. 诱变的,胎儿通过其受感染的家人或者一种新突变而遗传一种基因缺陷或染色体异常。

2. 怀孕时,包括大部分非遗传性染色体异常。

3. 怀孕后,包括不具遗传效应的致畸剂。任一种致畸剂的效应取决于怀孕中何时起作用、剂量强度以及该致畸剂的胎儿遗传易感性。

所有ART后怀上孩子的理论风险阐释见图68.1。

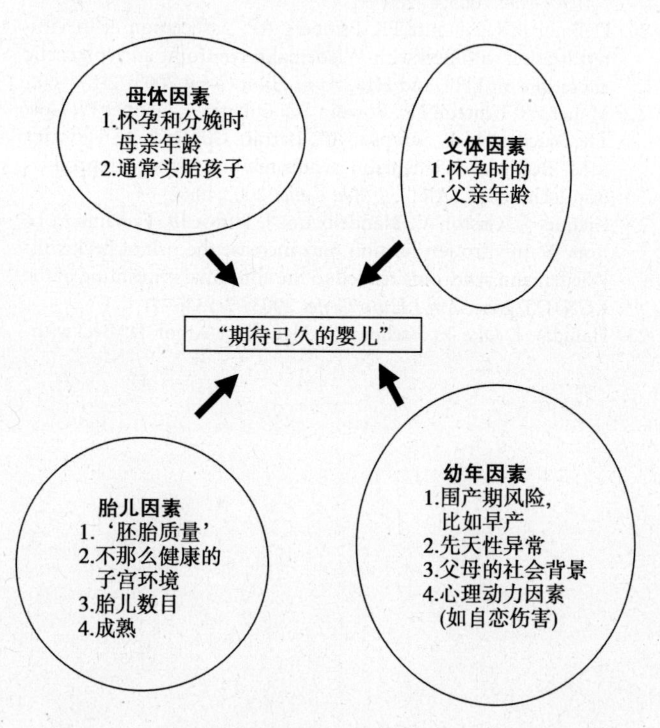

图68.1 考虑可能影响ART孩子福利的一些潜在因素

对于所有研究来说,解释和比较妊娠结果和ART后生出孩子结果的过程中都存在局限,包括术语的精确定义、群组的可比较性以及这些群组的其他流行病学问题。"主要畸形"的风险是很难估计的,因为受感染孩子的比率根据以下因素而产生极大变化:

- 是否只包含活产、自然流产、人工流产和死胎。
- 孩子/婴儿是在分娩后直接由产科医生检查,还是在生命的第一天或第一周由经验丰富的新生儿学专家或遗传学家检查。

- 检查只由身体程序完成，还是也包含更昂贵的程序，包括肾脏、臀部或颅骨的超声或者超声心动图。
- 如何定义“主要畸形”；研究组和对照组的所有这些条目是否使用相同的标准(6)。

当单独分析主要出生缺陷时，研究者注意到出生缺陷的风险增大，这是因为与次要缺陷相比，主要缺陷不那么受限于定义和统计漏报的问题(2)。对于诸如印记异常之类的罕见问题来说，大型充分的前瞻性研究太昂贵了，因此基于注册处的研究更为有用。关于畸形的基于人口的注册处研究具有“大样本量”的明显优势，从而能够进行交联研究；这种研究不要求患者接触，并最小化追踪损耗。考虑到以上事实，很多近期的ART研究元分析显示与自然怀上婴儿相比，ART婴儿的先天性异常风险增大(2,7~9)。

ART包含各种不同的技术，下面会简要讨论一下其中一些技术。

人们已经广泛认可IVF为针对原因不明不育症的一种疗法(NICE 2004,RCOG1998)(10,11)。1978年，第一例IVF后怀上的孩子在英国出生(12)。现在，全世界范围内已有超过200万婴儿是在IVF后出生的(13)。IVF的使用增多，其效能也随时间提高，尤其是胚胎冷冻保存和ICSI的引入(14)。

在IVF中，准妈妈接受排卵诱导治疗后，要从准妈妈体内采集卵母细胞。近期研究进展主张采用自然循环IVF，以避免母亲接触关于这些激素的已知短期并发症(例如卵巢过度刺激综合征)和未知长期负效应。精子预备后，将新鲜的射出精子与卵母细胞“混合”，某些情况下也会使用冷冻-解冻精子。如果出现正常受精，则在采卵后48小时内，将至多三个由此产生的胚胎移植到子宫内。自从出现以来，IVF中所涉技术已经变得更为精良。

一般认为IVF是一种有效的疗法，因为它规避了大部分原因不明不育症的病因，包括卵巢功能不全、宫颈因素、精子和卵子运输以及精卵交互问题。然而，IVF是昂贵的、侵袭性的，而且与一些并发症有关，包括多胎妊娠和卵巢过度刺激综合征。研究者对这些并发症的担忧渐增，转而评估其他治疗选择对该组患者的有效性。

一个近期Cochrane审查(15)断言道，目前还未有足够的证据显示IVF比原因不明不育症的其他可用治疗方法更有效。还没有充分评估不良事件和与对照干预有关的费用。当得到更多证据时，IVF可能不是这些夫妇的首选第一线疗法，继续采用侵袭性较弱的方法可能才是恰当的(15)。尽管使用新鲜胚胎移植的IVF已经成功治疗了一些不育夫妇，它在原发性男性不育症病例中却是无效的。此外，最初胚胎移植是在受精后立即执行的，但是如果程序成功且产生了超过三个胚胎，则可能会毁掉这些额外胚胎。

如果胚胎更换后母亲患上发展中的卵巢过度刺激综合征，则使用其他技术是很重要的，诸如胚胎冷冻保存和随后解冻。这种状况可能是致命的，而且已知会被妊娠恶化。冷冻胚胎会把胚胎移植推迟到较后期循环。在诊所筛查捐卵者或捐精者的传染性疾病时，胚胎冷冻保存也允许诊所“检疫胚胎”。卵母细胞冷冻保存技术是用来保存经历癌症治疗的父母的卵母细胞或者捐卵者的卵母细胞。冷藏的卵母细胞要求使用ICSI来受精(融霜之后)，这是因为冷冻保存过程使透明带发生变化，阻止了精子穿透(5)。

表68.1总结了关于先天性畸形风险和IVF的近期研究。Hansen等(2005)回顾了1989年至2003年欧洲、中东、澳大利亚和美国的文章(2)。但是，其中只有7篇文章适合纳入元分析。其中，大多数是基于人口的研究，并且给出了“出生缺陷”的清晰定义，而且大部分研究有大样本量。这7个研究都包含根据母体年龄和产次而调整、匹配的资料。其他研究都因严重的方法论限制而排除，而且很多研究并不是专用来评估出生缺陷风险的。这7个审查者挑选的研究的比值比为1.40(95% *CI* 1.28~1.53)，这显示ART后出生孩子的出生缺陷风险显著增大。

伴随ART的先天性畸形病例包括无脑畸形、脊柱裂、心血管缺陷、颜面部裂和消化道闭锁。大部分缺陷类别都发现了风险增大现象(2)。无脑畸形和脑积水与高多胎分娩率有关，而且ART先天性畸形的整体增大风险在某种程度上可能是由父母特征造成的(8)。Koivurova等研究发现，与自然怀孕组相比，IVF组的心脏畸形率增长了4倍，尤其是室间隔缺损(22)。先天性心脏畸形具有多因素的遗传和环境病因，一些是源自公认的染色体畸形和单基因突变。众所周知，与不患VSD的孩子的母亲相比，室间隔缺损(VSD)孩子的母亲有更糟糕的生育史，据此，研究者断言含有不同母亲激素的生育能力可能与VSD风险呈负相关(29)。研究者也描述了卵巢刺激与患颜面部裂和神经管缺陷的婴儿分娩之间的关联(30)。也观察到了IVF孩子患上神经管缺陷的风险增大的可能性(31)。生殖器官畸形的发病率增大与不育夫妇生出的单胎有关，这可能是由于使用了排卵诱导药物，大部分不育治疗过程都会使用排卵诱导药物(3)。

表 68.1 关于 IVF 孩子和先天性畸形风险的近期研究总结

作者	IVF 孩子数量	类型	国家	IVF 孩子 vs 自然怀上孩子的先天性畸形风险±比值比(OR)
Zhu 等(3)	1483	基于人口的研究	丹麦	6.6%(风险比 1.20)
Bonduelle 等(13)	540	基于人口的研究	丹麦	OR 1.80
Kallen 等(8)	16 280	基于人口的注册	瑞典	5% vs 4%(相对风险 1.26)
Klemetti 等(16)	4559	基于人口的注册	芬兰	OR 1.3
Merlob 等(17)	278	基于人口的注册	以色列	9.35% vs 4.05%
Olson 等(18)	1462	基于人口的注册	美国爱荷华州	6.2% vs 4.4%
Anthony 等(19)	4224	基于人口的注册	新西兰	OR1.20
Hansen 等(20)	837	基于人口的注册	澳大利亚	9% vs 4.2%(OR 2.0)
Isaksson 等(21)	92	病例对照研究	芬兰	单胎中 7.2% vs 3.5%
Koivurova 等(22)	304	基于人口的注册	芬兰	6.6% vs 4.4%(OR1.53)
Ericson 和 Kallen(23)	9111(估计的)	基于人口的研究	瑞典	OR 0.89
Koudstaal 等(24)	307	诊所研究	新西兰	2.3%(OR1.0)
Bergh 等(25)	5856	基于人口的研究	瑞典	5.4% vs 3.9% *
Bowen 等(26)	84	病例对照研究	澳大利亚	3.6% vs 5%,无明显差异#
D'Souza 等(27)	278	病例对照研究	美国	2.5% vs 0%
Sutcliffe 等(28)	91	诊所研究	英国	OR1.4

* 因为注册处未包含畸形资料,难以解释为“终止妊娠”

单胎男孩体内的风险增大,多胎女孩体内的风险减小

Palermo 及其比利时的同事第一次描述了 ICSI。在 ICSI 中,使用一根细玻璃针直接把单个精子注入(采集的)卵浆中,因此 ICSI 比 IVF 更具侵袭性。精子可以是射出的、抽吸自附睾(反式附睾精子抽吸术,TESA)或者直接采集自睾丸(后两种技术要求全身麻醉)。对于遭受低精子产量、精子质量不佳和(或)精子运动性不良的受感染男性来说,ICSI 可用来克服各种各样的严重男性因素不育症,包括诸如克氏综合征和囊性纤维化携带者之类的遗传病因。

因为 ICSI 机械穿透了卵母细胞膜,这一操作似乎避开了所有的生物和遗传选择,有一些报告指出通过 ICSI 怀上的后代的染色体异常、先天性异常和围产期危险的发病率增大。也存在与 ICSI 程序无关的风险,下文中总结了这两类风险(32)。

与 ICSI 程序自身相关的风险可能是由于:

- 物理和(或)生化干预卵质或减数分裂纺锤体
- 注射位点选择中的错误(由于中期Ⅱ纺锤体位置的变化导致一个有害注射位点)
- 注射生化污染物
- 注射外来的、精子相关的外源性 DNA

与 ICSI 程序无关的风险包括:

- 显微注射携带染色体异常的精子(例如,一个非整倍体或结构缺陷)
- 传递一种通常是男性因素不育症起源的遗传缺陷
- 雄配子结构性缺陷
- 精子活化因子异常
- 纳入精子线粒体 DNA 的潜力
- 雌配子异常(与年龄相关的卵母细胞)

尽管大部分 ICSI 怀上的孩子是健康的且正常发育,但与常规 IVF 或自然怀上的孩子相比,这些孩子在一岁时发育轻微延迟的风险增大(26)。这些研究结果支持研究者持续追踪 ICSI 怀上孩子的发育状况,以查看这些孩子在学龄时智力障碍或学习困难的风险是否增大。

研究显示,ICSI 后染色体异常率增大,主要是性染色体异常(33)。重新染色体畸变的轻微增加和较高频率的传递染色体畸变可能与所治疗不育男性的特征直接相关,而不是 ICSI 程序本身。表 68.2 总结了近期研究所得的与 ICSI 有关的先天性畸形风险。

近期的元分析得出如下结论:与通过其他 IVF 方法怀上的孩子相比,ICSI 孩子身上不存在主要出生缺陷的附加风险(7,8,32)。然而,ICSI 婴儿体内可能过度出现的特异性畸形是尿道下裂,它可能与父系不育症有关(8,37)。1974 年,研究者描述了尿道下裂男孩的父亲体内的睾丸异常率增大(38),但是目前还没有获得确凿的结果。一个可能解释是,早在胎儿期一个造成睾丸损伤的基因从父亲转移到儿子体内,从而导致尿道下裂的风险增大。在父亲身上,同一个基因可能导致生育能力低下。

表68.2 关于ICSI孩子和先天性畸形风险的近期研究总结

作者	ICSI孩子的数量	类型	国家	IVF孩子 *vs* 自然怀上孩子的先天性畸形风险±比值比(OR)
Zhu 等(3)	398	基于人口的研究	丹麦	8.8%(风险比1.39)
Bonduelle 等(13)	540	基于人口的研究	丹麦	4.6% OR2.7
Katalinic 等(34)	3372	第三不孕不育中心	德国	8.7% *vs* 6.1% OR1.24%
Hansen 等(20)	301	基于人口的研究	澳大利亚	8.6% *vs* 4.2% OR2
Ludwig 等(35)	3372	基于人口的研究	德国	8.6% *vs* 6.9% RR 1.25
Sutcliffe 等(36)	208	病例对照研究	英国	4.8% *vs* 4.5% OR1.06
Wennerholm 等(37)	1139	基于人口的研究	瑞典	7.6% OR1.75
Bowen 等(26)	89	病例对照研究	澳大利亚	4.5% *vs* 5%-无显著差异
Bonduelle 等(33)	877	基于人口的研究	比利时	2.6%(在正常范围内)*
Sutcliffe 等(28)	56	生殖中心	澳大利亚	OR0.67

*但是有增加的性染色体异常迹象

与安慰剂或无治疗相比,枸橼酸氯米芬对妊娠率有微小的有益影响(39),但是还尚未有大量试验比较枸橼酸氯米芬对IVF的有效性。

不育症治疗中广泛使用宫腔内人工授精(IUI),IUI中可以使用促性腺激素,也可以不使用促性腺激素(RCOG1998)(11)。使用一个小导管,穿过子宫颈,直接将精子注入子宫腔内,从而增加了穿过宫颈屏障到达子宫和输卵管的活动精子数量。在患原因不明不育症的夫妇中,单独使用IUI可以使得妊娠率增长3倍,伴随卵巢刺激则又会进一步增大妊娠率(40)。在受激循环中,与定时性交相比,IUI治疗后的妊娠可能性也有所增长。卵巢过度刺激治疗的不良事件和多胎妊娠方面的资料还不充分(41)。

配子输卵管内移植(GIFT)涉及可控卵巢刺激;研究已经发现在不明原因不育症的治疗中,在腹腔镜下取卵并与精子一同放回输卵管壶腹部是有效的(RCOG1998)(11)。比较GIET和IUI的有效性,研究者得到了多种混合结论。因为IVF提供了额外诊断信息并避免了腹腔镜检查和可能的全身麻醉,所以IVF可能是首选的(42)。

印记异常

除了多胎妊娠的广为接受的风险,近期报告指出ART与罕见印记异常有关。印记异常是由基因功能的减数分裂或有丝分裂遗传变化造成的,这种异常无法用DNA序列解释。印记基因以一种非随机的父母源性特殊方式表达。

已知由印记基因导致的综合征和癌症(但是必然与ART有关)包括普拉德-威利综合征、安吉尔曼综合征、拉塞尔-西尔芙综合征和贝克魏斯-威德曼综合征,癌症为双侧视网膜母细胞瘤、胚胎性癌肉瘤、骨肉瘤和横纹肌肉瘤。

越来越多的证据显示不育夫妇体内的遗传因素以及环境因素(激素和培养基)能对控制着床、胎盘形成、器官形成和胎儿生长的表观遗传过程起副作用(43)。此外,表观遗传控制的丧失可能暴露隐藏的遗传变异。这些表突变更可能在异常环境中出现,例如体外环境(尽管必须倾尽全力使IVF培养基尽可能地符合生理)。

因为印记异常很罕见,基于患者的研究比大型追踪研究更为可行。例如,贝克魏斯-威德曼综合征的发病率约为1/14 500(5)。据检查与IVF/ICSI怀孕有关的印记异常为安吉尔曼综合征和贝克魏斯-威德曼综合征,近期报告指出ART后这些特定异常有较高的风险(43,44)。

据显示,印记缺陷和低生育力可能有一个共有的、可能遗传性的原因,而且超数排卵而不是ICSI可能进一步增大了怀上携带印记缺陷的孩子的风险(43,45)。没有发现与其他印记异常的关联,如普拉德-威利综合征或暂时性新生儿糖尿病(44)。

双胎 *VS* 单胎

多胎分娩一直是需要生育治疗的夫妇的主要风险。接受IVF治疗的女性怀双胎的风险增大20倍,怀更多胎(三胎或更多)的风险增大400倍。较高的多胎妊娠率与较高的围产期风险有关,包括较高的早产率和较低的出生体重,这些风险自身导致各种各样的健康问题、儿童疾病和慢性疾病(6,47)以及增加的健康成本。

显然,ART 后出生的婴儿更可能在其预产期之前出生,这主要是因为存在更多的多胎分娩,但是即使是单胎分娩,它们也有可能提前出生(可能平均仅提前几天)。与自然怀上的单胎相比,单胎 ART 婴儿的围产期死亡、低出生体重和早产的风险增大约两倍,小于胎龄儿的风险增大 50%,出生缺陷风险增大 30% ~35%(48,49)。这些事实不太可能是由 ART 本身造成的,而更可能是因母亲特征导致的。例如,年长母亲有更高的胎盘功能不全风险,因此有较差胎儿生长的风险,其后生出具有较低出生体重的孩子。

在另一项研究中,研究者比较了来自辅助生殖的单胎妊娠和自然怀上的单胎妊娠,并得到相似的不良围产期结果,这表明双胎妊娠不是那样(50)。Helmerhost 指出,与自然怀孕相比,辅助生殖后的双胎妊娠的围产期死亡率降低了 40%。总的来说,该审查指出 ART 双胞胎和自然怀上的双胞胎的结果之间的差别很少(49)。与可育夫妇生出的双胞胎相比,不育治疗后生出的双胞胎并没有显示出较高的先天性畸形率(3,9)。多胎分娩并不是出生缺陷增多的额外原因(2)。

多胎分娩对于产妇来说也是一种风险,包括比率增多的产妇高血压、先兆子痫、自然流产和剖宫产。应该与准父母讨论早产自身的短期和长期并发症。早产婴儿需要在新生儿病房中在医生的帮助下成长为成熟婴儿,早产婴儿将会面临以下问题:温暖、喂养、感染、黄疸病、取决于怀孕期的神经系统并发症,例如脑瘫、发育迟缓,以及 EPICURE 研究(51)中所详细描述的极端早产和与之相关的神经和发育失能。总之,IVF 孩子似乎比一般人群更难活过新生儿期(22)。

一些研究观察到,与自然怀上孩子相比,ART 孩子的神经问题的风险增大,尤其是脑瘫,但是这主要是因为较高的低出生体重双胞胎率、宫内发育迟缓和低胎龄,但是无法排除的是 IVF 自身、父母不育症或其他因素的影响(6)。研究者观察到一对双胞胎有一个死于子宫内(主要是在妊娠晚期),另一个存活下来,这个存活下来的双胞胎患上脑瘫的风险增大 40 倍。研究显示 30% 的双胎妊娠最终会以单胎告终,这使得研究者开始讨论消失的双胎是否促使 IVF 后单胎中所发现的脑瘫的风险增大(6,42)。但是,研究者还没有评估因早期或中期妊娠死亡而导致消失双胎中出现脑瘫的风险。

排除动脉导管未闭之后,丹麦的一个基于人口的研究得出如下结论:ART 后怀上的单胎和双胎的畸形率没有任何显著差异(52);但是,研究者普遍认为双胎中的先天性畸形比单胎中更常见,尤其是同卵双胞胎。

一项大型观察性研究证明两个胚胎的选择性移植导致三胎率极大降低,而且不损害活产率(53)。因此,现在在大部分欧洲医疗中心,双胚胎移植是常见的。即使在双胚胎移植情况下,双胎的风险仍然较高,为 24%(54)。单胚胎移植极大减少了多胎妊娠的风险,但是也降低了新鲜 IVF 循环中的活产儿率。单个冷冻胚胎的随后替换获得了一个与双胚胎移植相当的活产率(15),而且如果考虑到长期发病率,这种方法也更具有成本效益。因此,因为已知与单胎相比,双胎后的整体先天性畸形风险会加倍,所以这含蓄地意味着 ART-"诱导的"先天性畸形减少。

Sills 等(2000)指出 IVF 后的同卵双胎增多(55)。据观察,各种形式的人类囊胚辅助孵化与较高的同卵双胎率有关(56)。同卵(同一的)双胎的增加比异卵双胎更重要。在妊娠过程中,因为一种称作"双胎输血综合征"的状况,大部分困难源于同卵双胎。在这种状况下,双胞胎之间出现血液的异常交换,因此一个人成为纯捐血者,另一个人成为纯受血者。捐血者双胞胎变得贫血、缺氧,且生长迟缓,而受血者双胞胎则变得水肿并可能发展为心力衰竭。未经治疗的严重病例有 100% 的死亡率。几乎所有的同卵双胎妊娠都会在某种程度上出现这种过程。研究者已经引入了一些治疗来试图改善妊娠结果,包括选择性堕胎、脐带结扎术和羊水引流法,还有胎儿镜检查激光切除连通导管的近期进展。研究者提出了同卵双胎和消化道闭锁之间的关联(57),这可能是由于胚胎发育中的极早期干扰。

ART 夫妇

ART 后出生孩子数量增多反映使用不育治疗的夫妇数量增多。有必要区别"与潜在低生育力有关的怀孕前原因"和"与生育治疗类型有关的风险因子"。大量证据显示不育症本身可能就是一个风险因子,而且包含不同可能对照组的更多长期追踪研究将有助于确定这些异常状况是否与治疗直接相关。

接受辅助生殖治疗的夫妇平均比那些自然怀孕的夫妇年长 5 岁(34),而且更频繁地具有与较高自然流产风险有关的风险因子,包括甲状腺疾病或多囊卵巢综合征。高龄产妇与流产和活产非整倍体的风险增大有关,而高龄父亲则与新鲜的孟德尔突变有关(5)。父亲年龄也增加了。各种资料显示不育症,尤其是女性不育症,可能是不育治疗后先天性畸形中的最重要因素(48)。

在男性因素低生育力症中,研究者鉴定某些精子异常与数量或结构性染色体异常之间有关联。研究者观察到ICSI后代中的重新染色体异常率较高,这主要与较高数量的性染色体异常有关,部分与较高数量的常染色体结构异常有关(58)。Park等以先天性畸形婴儿的父亲为研究对象,解释了低生育力症的可能遗传病因,并指出未来研究需要致力于确立这些关联的机制,然后在为父母提供咨询服务时也向其提供风险评估。原发性染色体重排,包括互惠易位、罗伯逊易位和倒位,都是造成生育力下降、流产众所周知的原因,也是造成遗传某种染色体失衡的后代体内出现出生缺陷全谱的原因(48)。

为了解答不育症本身是否造成先天性畸形风险增大,ART后出生婴儿的一个恰当的对比组应该包含未经IVF治疗而自然怀孕的不育夫妇生出的孩子(59)。实际上,这个对比组可能是很难鉴定的,但是另一组可能是输卵管切除逆转或输卵管结扎逆转失败后转而寻求ART治疗的夫妇,由于潜在的疾病过程,这些夫妇并不是不育的(2)。

1991年,一项瑞典研究分析了出生于瑞典1983—1986年间的384 589名儿童群组。这个分析结果显示7.8%的人具有低生育力,“低生育力”即备孕时间超过12个月。不包含任何IVF/ICSI治疗,但是24%的低生育力患者使用了枸橼酸氯米芬。主要畸形的风险较高,具体取决于备孕时间,与更少时间相比,备孕5年或更长时间后的OR 1.18(60)。

一项2006年丹麦纵向研究发现,与可育夫妇生出的单胎相比,自然怀孕或治疗后不育夫妇生出的单胎有较高的先天性畸形率(危险比分别为1.20和1.39)(3)。无治疗而自然怀孕的不育夫妇即指备孕时间超过12个月且未接受不育治疗的全部夫妇。研究者也注意到先天性畸形率随着备孕时间的增长而提高。作者指出,当把自然怀孕的备孕时间超过12个月的妇女与确实接受不育治疗的妇女进行比较时,辅助生殖技术和先天性畸形之间的很多明显关联丧失了(3,48)。

ART中的进展接连不断地出现。胚胎植入前遗传学诊断(PGD)涉及在早期人类发育的八细胞或十细胞阶段从IVF或ICSI怀上的胚胎中移除一个或两个细胞。受益于PGD的典型家庭可能是曾经失去过一个患有遗传疾病的孩子的家庭。当夫妇再次怀孕时,这允许夫妇能筛查出那种特定疾病。PGD会使已经经历IVF/ICSI受精的胚胎面临附加的未知风险,包括化学制剂、物理效果、移除一个或两个卵裂球[用于特定基因探测或荧光原位杂交(FISH)筛查染色体非整倍体]以及仅次于透明带钻孔的培养基所带来的直接胚胎损害(5)。

PGD逐渐用于在高风险人群(例如年长母亲)和家族危险群组中早期诊断检测罕见遗传性疾病。PGD也与用于性别鉴定、非整倍体筛查和结构性染色体异常的FISH,以及荧光和多元PCR一起不断发展,后者是单基因疾病的最新发展技术(61)。除了这个报告,关于PGD后孩子出生后的信息尚未可知。如果某种技术专用来促使夫妇生出健康的孩子而技术本身却会伤害这些孩子,这将是十分讽刺的。

总结

尽管很多调查和元分析已经指出,与自然怀上婴儿相比,ART治疗后出生的婴儿携带出生缺陷的风险增大,但极少有研究说明了诸如产妇接触毒素和社会经济地位之类的混杂因素(2)。然而,据显示,与一般怀孕女性相比,经历ART治疗的女性更可能较低接触诸如酒精和尼古丁之类的毒素,而且也更可能有较高的社会经济地位(5)。

当为患者提供咨询服务时,临床医生应该告诉他们,与他们所在群体的基础出生缺陷率相比,出生缺陷风险会增大30%~40%(2)。先天性畸形风险也会增大,因此胎儿医学专家要仔细监测低生育力夫妇体内的任一次妊娠,无论是自然怀孕还是通过不育治疗,同时还要使用详细的产前成像。ART后出生的孩子是健康的,与自然怀孕生出孩子的发育类似。关于一般健康、成长以及心理和精神发育,IVF孩子与自然怀上孩子没有任何差异,但是低出生体重和早产可能造成一些健康问题(6)。

ART领域继续向前飞速发展。在上述强调风险产生的各种方式的讨论中,我们可看出研究者还需要仔细考虑这一方案发展领域。

临床实践关键点

- 与自然怀上的孩子相比,ART怀上的孩子更可能携带先天性畸形。
- 与通过其他IVF方法怀上的孩子相比,ICSI孩子没有主要出生缺陷的附加风险(尽管ICSI孩子身上出现过度的尿道下裂)。
- ART可能与较高风险的印记异常有关,尤其是安吉尔曼综合征和贝克魏斯-魏德曼综合征。

- 与可育夫妇生出的双胞胎相比，不育治疗后生出的双胞胎并没有较高的先天性畸形率。
- 同卵双胎的增多导致许多相关问题。
- 不育症本身可能是ART后先天性畸形中的一种重要因素。

参考文献

1. Lancaster PA. Obstetric outcome. *Clin Obstet Gynaecol* 1985; 12(4):847–64.
2. Hansen M, Bower C, Milne E, de KN, Kurinczuk JJ. Assisted reproductive technologies and the risk of birth defects – a systematic review. *Hum Reprod* 2005; 20(2):328–38.
3. Zhu JL, Basso O, Obel C, Bille C, Olsen J. Infertility, infertility treatment, and congenital malformations: Danish national birth cohort. *BMJ* 2006; 333(7570):679.
4. Kurinczuk JJ, Hansen M, Bower C. The risk of birth defects in children born after assisted reproductive technologies. *Curr Opin Obstet Gynecol* 2004; 16(3):201–9.
5. Sutcliffe AG. *Health and welfare of ART children*. London: Taylor & Francis; 2006.
6. Ludwig AK, Sutcliffe AG, Diedrich K, Ludwig M. Post-neonatal health and development of children born after assisted reproduction: a systematic review of controlled studies. *Eur J Obstet Gynecol Reprod Biol* 2006; 127(1):3–25.
7. Lie RT, Lyngstadas A, Orstavik KH, Bakketeig LS, Jacobsen G. Birth defects in children conceived by ICSI with children conceived by other IVF-methods; a meta-analysis. *Int J Epidemiol* 2005; 34:696–701.
8. Kallen B, Finnstrom O, Nygren KG, Olausson PO. In vitro fertilization (IVF) in Sweden: infant outcome after different IVF fertilization methods. *Fertil Steril* 2005; 84(3):611–17.
9. Rimm AA, Katayama AC, Diaz M, Katayama KP. A meta-analysis of controlled studies comparing major malformation rates in IVF and ICSI infants with naturally conceived children. *J Assist Reprod Genet* 2004; 21(12):437–43.
10. NICE. National Collaborating Centre for Women's and Children's Health. *Fertility: Assessment and treatment for people with fertility problems. Clinical Guideline*. London: RCOG Press; 2004.
11. RCOG. RCOG Infertility Guideline Group. *The management of infertility in secondary care*. London: RCOG; 1998.
12. Steptoe PC, Edwards RG. Birth after the reimplantation of a human embryo [Letter]. *Lancet* 1978; 2(8085):366.
13. Bonduelle M, Wennerholm UB, Loft A et al. A multi-centre cohort study of the physical health of 5-year-old children conceived after intracytoplasmic sperm injection, in vitro fertilization and natural conception. *Hum Reprod* 2005; 20(2):413–19.
14. Palermo G, Joris H, Devroey P, Van Steirteghem AC. Pregnancies after intracytoplasmic injection of single spermatozoon into an oocyte. *Lancet* 1992; 340:17–18.
15. Pandian Z, Templeton A, Serour G, Bhattacharya S. Number of embryos for transfer after IVF and ICSI: a Cochrane review. *Hum Reprod* 2005; 20(10):2681–7.
16. Klemetti R, Gissler M, Sevon T, Koivurova S, Ritvanen A, Hemminki E. Children born after assisted fertilization have an increased rate of major congenital anomalies. *Fertil Steril* 2005; 84(5):1300–7.
17. Merlob P, Sapir O, Sulkes J, Fisch B. The prevalence of major congenital malformations during two periods of time, 1986-1994 and 1995-2002 in newborns conceived by assisted reproduction technology. *Eur J Med Genet* 2005; 48(1):5–11.
18. Olson CK, Keppler-Noreuil KM, Romitti PA et al. In vitro fertilization is associated with an increase in major birth defects. *Fertil Steril* 2005; 84(5):1308–15.
19. Anthony S, Buitendijk SE, Dorrepaal CA, Lindner K, Braat DD, den Ouden AL. Congenital malformations in 4224 children conceived after IVF. *Hum Reprod* 2002; 17(8):2089–95.
20. Hansen M, Kurinczuk JJ, Bower C, Webb S. The risk of major birth defects after intracytoplasmic sperm injection and in vitro fertilization. *N Engl J Med* 2002; 346(10):725–30.
21. Isaksson R, Gissler M, Tiitinen A. Obstetric outcome among women with unexplained infertility after IVF: a matched case-control study. *Hum Reprod* 2002; 17(7):1755–61.
22. Koivurova S, Hartikainen AL, Gissler M, Hemminki E, Sovio U, Jarvelin MR. Neonatal outcome and congenital malformations in children born after in-vitro fertilization. *Hum Reprod* 2002; 17(5):1391–8.
23. Ericson A, Kallen B. Congenital malformations in infants born after IVF: a population-based study. *Hum Reprod* 2001; 16(3):504–9.
24. Koudstaal J, Braat DD, Bruinse HW, Naaktgeboren N, Vermeiden JP, Visser GH. Obstetric outcome of singleton pregnancies after IVF: a matched control study in four Dutch university hospitals. *Hum Reprod* 2000; 15(8):1819–1825.
25. Bergh T, Ericson A, Hillensjo T, Nygren KG, Wennerholm UB. Deliveries and children born after in-vitro fertilisation in Sweden 1982-95: a retrospective cohort study. *Lancet* 1999; 354(9190):1579–85.
26. Bowen JR, Gibson FL, Leslie GI, Saunders DM. Medical and developmental outcome at 1 year for children conceived by intracytoplasmic sperm injection. *Lancet* 1998; 351(9115):1529–34.
27. D'Souza SW, Rivlin E, Cadman J, Richards B, Buck P, Lieberman BA. Children conceived by in vitro fertilisation after fresh embryo transfer. *Arch Dis Child Fetal Neonatal Ed* 1997; 76(2):F70–4.
28. Sutcliffe AG, D'Souza SW, Cadman J, Richards B, McKinlay IA, Lieberman B. Minor congenital anomalies, major congenital malformations and development in children conceived from cryopreserved embryos. *Hum Reprod* 1995; 10(12):3332–7.
29. Sands AJ, Casey FA, Craig BG, Dornan JC, Rogers J, Mulholland HC. Incidence and risk factors for ventricular septal defect in "low risk" neonates. *Arch Dis Child Fetal Neonatal*Ed 1999; 81(1):F61–3.
30. Greenland S, Ackerman DL. Clomiphene citrate and neural tube defects: a pooled analysis of controlled epidemiologic studies and recommendations for future studies. *Fertil Steril* 1995; 64(5):936–41.
31. Lancaster PAL, Hurst T, Shafir E. Congenital malformations and other pregnancy outcome after microinsemination. *Reprod Toxicol* 2000; 14:74.
32. Bonduelle M, Liebaers I, Deketelaere V et al. Neonatal data on a cohort of 2889 infants born after ICSI (1991-1999) and of 2995 infants born after IVF (1983-1999). *Hum Reprod* 2002; 17(3):671–94.
33. Bonduelle M, Wilikens A, Buysse A et al. Prospective follow-up study of 877 children born after intracytoplasmic sperm injection (ICSI), with ejaculated epididymal and testicular spermatozoa and after replacement of cryopreserved embryos obtained after ICSI. *Hum Reprod* 1996; 11 (Suppl. 4):131–55.
34. Katalinic A, Rösch C, Ludwig M. Pregnancy course and outcome after intracytoplasmic sperm injection (ICSI) – a controlled, prospective cohort study. *Fertil Steril* 2004; 81:1604–16.
35. Ludwig M, Katalinic A. Malformation rate in fetuses and children conceived after ICSI: results of a prospective cohort study. *Reprod Biomed Online* 2002; 5(2):171–8.
36. Sutcliffe AG, Taylor B, Saunders K, Thornton S, Lieberman BA, Grudzinskas JG. Outcome in the second year of life after in-vitro fertilisation by intracytoplasmic sperm injection: a UK case-control study. *Lancet* 2001; 357(9274):2080–4.

37. Wennerholm UB, Bergh C, Hamberger L et al. Incidence of congenital malformations in children born after ICSI. *Hum Reprod* 2000; 15(4):944–8.
38. Sweet RA, Schrott HG, Kurland R, Culp OS. Study of the incidence of hypospadias in Rochester, Minnesota, 1940-1970, and a case-control comparison of possible etiologic factors. *Mayo Clin Proc* 1974; 49(1):52–8.
39. Hughes E, Collins J, Vandekerckhove P. Clomiphene citrate for unexplained subfertility in women. *Cochrane Database Syst Rev* 2000;(2):CD000057.
40. Hughes EG. The effectiveness of ovulation induction and intrauterine insemination in the treatment of persistent infertility: a meta-analysis. *Hum Reprod* 1997; 12(9):1865–72.
41. Verhulst SM, Cohlen BJ, Hughes E, Te VE, Heineman MJ. Intrauterine insemination for unexplained subfertility. *Cochrane Database Syst Rev* 2006;(4):CD001838.
42. Pandian Z, Bhattacharya S, Vale L, Templeton A. In vitro fertilisation for unexplained subfertility. *Cochrane Database Syst Rev* 2005;(2):CD003357.
43. Horsthemke B, Ludwig M. Assisted reproduction: the epigenetic perspective. *Hum Reprod Update* 2005; 11(5):473–82.
44. Sutcliffe AG, Peters CJ, Bowdin S et al. Assisted reproductive therapies and imprinting disorders – a preliminary British survey. *Hum Reprod* 2006; 21(4):1009–11.
45. Chang AS, Moley KH, Wangler M, Feinberg AP, Debaun MR. Association between Beckwith-Wiedemann syndrome and assisted reproductive technology: a case series of 19 patients. *Fertil Steril* 2005; 83(2):349–54.
46. Martin BM, Welch HG. Probabilities for singleton and multiple pregnancies after in vitro fertilization. *Fertil Steril* 1998; 70(3):478–81.
47. Ludwig AK, Sutcliffe AG, Diedrich K, Ludwig M. Post-neonatal health and development of children born after assisted reproduction: a systematic review of controlled studies. *Eur J Obstet Gynecol Reprod Biol* 2006; 127(1):3–25.
48. Park SM, Mathur R, Smith GC. Congenital anomalies after treatment for infertility. *BMJ* 2006; 333(7570):665–66.
49. Bower C, Hansen M. Assisted reproductive technologies and birth outcomes: overview of recent systematic reviews. *Reprod Fertil Dev* 2005; 17(3):329–33.
50. Helmerhorst FM, Perquin DA, Donker D, Keirse MJ. Perinatal outcome of singletons and twins after assisted conception: a systematic review of controlled studies. *BMJ* 2004; 328(7434): 261.
51. Wood NS, Costeloe K, Gibson AT, Hennessy EM, Marlow N, Wilkinson AR. The EPICure study: associations and antecedents of neurological and developmental disability at 30 months of age following extremely preterm birth. *Arch Dis Child Fetal Neonatal Ed* 2005; 90(2):F134–40.
52. Pinborg A, Loft A, Nyboe AA. Neonatal outcome in a Danish national cohort of 8602 children born after in vitro fertilization or intracytoplasmic sperm injection: the role of twin pregnancy. *Acta Obstet Gynecol Scand* 2004; 83(11):1071–8.
53. Templeton A, Morris JK. Reducing the risk of multiple births by transfer of two embryos after in vitro fertilization. *N Engl J Med* 1998; 339(9):573–7.
54. Nyboe AA, Gianaroli L, Felderbaum R, de Mouzon J, Nygre KG. Assisted reproductive technology in Europe, 2001: results generated from European registers by ESHRE. *Hum Reprod* 2005; 20:1158–76.
55. Sills ES, Moomjy M, Zaninovic N et al. Human zona pellucida micromanipulation and monozygotic twinning frequency after IVF. *Hum Reprod* 2000; 15(4):890–5.
56. Cohen J. Assisted hatching of human embryos. *J In Vitro Fert Embryo Transf* 1991; 8(4):179–90.
57. Harris J, Kallen B, Robert E. Descriptive epidemiology of alimentary tract atresia. *Teratology* 1995; 52(1):15–29.
58. Jacobs PA, Browne C, Gregson N, Joyce C, White H. Estimates of the frequency of chromosome abnormalities detectable in unselected newborns using moderate levels of banding. *J Med Genet* 1992; 29(2):103–8.
59. Kovalevsky G, Rinuado P, Coutifaris C. Do assisted reproductive technologies cause adverse fetal outcomes? *Fertil Steril* 2003; 79(6):1270–2.
60. Ghazi HA, Spielberger C, Kallen B. Delivery outcome after infertility—a registry study. *Fertil Steril* 1991; 55(4):726–32.
61. Harper JC, Boelaert K, Geraedts J et al. ESHRE PGD Consortium data collection V: cycles from January to December 2002 with pregnancy follow-up to October 2003. *Hum Reprod* 2006; 21(1):3–21.

第四部分

生育与辅助生殖中的伦理学难题

■ 第 69 章 ■

干 细 胞 研 究

M. E. Poo, Carlos Simón

摘要

现在,干细胞是最有希望的再生医学研究领域之一。这是由它们的两个基本特性所决定的:能够通过自我更新的方式增殖的能力和能够分化为各种细胞类型的潜力。根据它们的起源可以被分为成年干细胞和胚胎干细胞。

人类胚胎干细胞(hESCs)是从人胚胎内细胞群(ICM)中分化而来的多潜能细胞。三个胚层的这些有分化潜能的细胞使它们在人类早期发育过程成为有吸引力的研究工具,并成为人类的多种疾病的有潜力的治疗手段。人类胚胎干细胞同样是研究胚胎发育的极为重要的研究工具,并且能够成为发展和测试治疗的平台。

引言

胚胎干细胞的发现及其特征对于科学的重大改革归咎于这些多潜能细胞在治疗上的潜力。与此同时,胚胎干细胞的研究在我们的社会中存在强烈的争论和政治问题。

在 20 世纪 60 年代初期使用兔胚泡时,胚胎干细胞首次被 Cole 等报道(1,2)。鼠胚胎干细胞(mESC)被从鼠植入前胚胎的内细胞群中分离出来(3,4)。鼠胚胎干细胞具有在未分化状态下不确定的再育能力,并且这种能力具有多向性,这使得它们成为鼠遗传操作的完美的载体。

从 1998 年以来,当人类干细胞被分离出来第一次被报道时(5),很明显,应用这些细胞的再生治疗的发展成为这个世纪主要的科学挑战之一。这些细胞具有无限制的自我更新能力,事实上能发育成为机体的任何一种细胞类型。它们也能够提供研究早期人类发育,先天异常,或其他有希望的领域,例如组织工程或遗传疾病的基因治疗体外模型的独特的模型。

很多研究者现在正在研究现存的人类干细胞序列。然而,由于法律、伦理和技术因素,在人胚胎干细胞群的衍生中只有几组是有活性的。Guhr 等,基于能够证实的公众资源,报道了现存的人胚胎干细胞的数量。

他们估计 414 个人类胚胎干细胞是可以获得的,并且在至少 20 个国家已经可以确定。这些研究揭示了尽管这个数量给人印象深刻,但是有关它们特性的报道却极为有限。只有其中的 42% 在杂志上有报道(6)。

鉴于研究和治疗都需要大量的干细胞,细胞诱导衍化的速度需要急速提高。据估计,人类干细胞的数量在未来要覆盖主要的人口需求。考虑到它们作为普通 HLA 配型的纯合子,Taylor 等,估计在将来英国人口中在 HLA 配型中可能需要 150 个细胞株(7)。然而另一项研究揭示在美国没有已经被分离出的所有 HLA 位点的纯合子,提示现有的片段不支持低估了的细胞数量(8)。

本章我们对用于人类胚胎干细胞衍生、培养及分化等方面的各种方法及其进展进行了综述,为其将来的临床应用做准备。

人类胚胎干细胞的衍化

人类胚胎在胚泡期由两种组织类型组成:内细胞群,将来会形成胚胎及其胚外结构;滋养外胚层,胎盘的不同结构由那里起源(9)。在活体内,在逐渐形成特殊和定型的细胞之前,内细胞群的细胞具有在一定时期内增殖和自我复制的能力。正是在这个时期具有多向性的内细胞群可以被衍生。自从 1981 年初次被记载以来,内细胞群衍化的方法论是相似的(3,10)。在大部分开展人类胚胎干细胞诱导工作的实验室,免疫外科的内细胞群的分离成为很普通的实践。增大的胚泡首先经链酶蛋白酶处理以溶解透明带(ZP)。透明带溶解的胚泡然后经抗人体全血清抗体和豚鼠补体处理。滋养外胚层溶化了的胚泡经新鲜的培养基冲洗，内细胞群分离并培养在有丝分裂灭活的细胞凝胶组织培养皿上。第一次被报道的人类胚胎干细胞的诱导经免疫外科证实(5,12)，这个方法已经被大多数的其他报道所应用(13,14)。

人类胚胎干细胞序列经使用正确的机械方法被成功分离已经被报道(15)。内细胞被从滋养细胞周围机械式分离，然后转移至饲养层。短暂的膨胀之后，生长出的细胞分裂并被重新放置于新鲜的饲养层。近来，使用整个囊胚灭活饲养层被证明是一个对人类内细胞群分离的替代方法(16)。使用这种方法，滋养外胚层是沉浸在饲养层，并停止增殖，而内细胞丛茂盛不断继续增殖(图 69.1)。

胚胎干细胞衍生的胚胎的主要来源是辅助生殖技术的临床体外受精(IVF)。患者，继成功完成试管婴儿周期，捐出自己的剩余胚胎。一般在欧洲国家和美国的大多数法律框架允许这些捐赠的研究，另一对夫妇(胚胎收养)，冷冻，胚胎或丢弃。

编外冷冻胚胎已被成功地用于人类胚胎干细胞序列(5)。这个来源的缺陷是，为研究所提供的冷冻胚胎数很少(17～19)。此外，它们的质量往往很差，因为较高的优质胚胎均在新鲜 IVF 周期中使用了，深温保存过程本身损害胚胎显著，减少其进一步发展的潜力。此外，在许多国家的法律允许人类胚胎干细胞只能从已为至少 5 年冷冻胚胎而得。这一法律规定加剧限制了分离，因为 5 年前，该技术可用于冷冻胚胎不如现在的先进或有效，因此，胚胎从那个时候质量是相当的差(20)。分离效果是 10%～20%，似乎在新鲜比冷冻胚胎高，虽然也有相反的结果的例子(21)。

很少有报告提供获得胚胎干细胞的所使用的胚胎的质量或级别信息(22,23)。有些作者认为在更高质量的胚胎能够有更大的效率(20,24)。但是，从胚胎产生稳定的人类胚胎干细胞被视为已很少或没有最后在一个活婴儿获得(22)。目前，还不清楚是否长期从胚胎获得的质量较差的遗传稳定性与从高品质的囊胚中获得的不同。胚胎干细胞系在人类胚胎第 3 天已被得到，这些胚胎由于低形态的得分(25)，从桑葚胚阶段的胚胎(26)，甚至从囊胚后期(7～8 天)(27)。因此，现有的人类胚胎干细胞系已被从来自胚胎在不同阶段，不同的形态特征和方法所得到。就干细胞研究的争论，主要是基于这样的事实，人类胚胎干细胞的分离剥夺胚胎进一步发育成一个人的可能。一个用于生成 mESC 和人类胚胎干细胞的新方法可以维持胚胎继

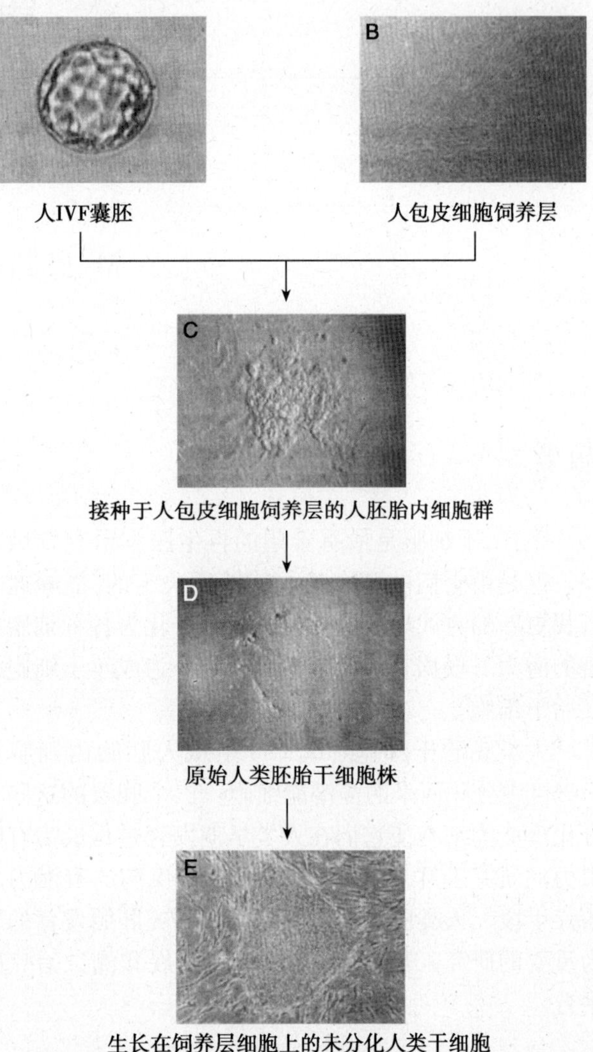

图 69.1　人类胚胎干细胞的衍生。第 6 天的囊胚(A)经台氏酸处理后去除透明带，然后将没有透明带的囊胚置于一层被抑制有丝分裂的饲养层细胞上(B)，几天后，滋养外胚层就会停止增殖，而胚胎内细胞群却持续增殖活跃(C)，形成了线形排列的人类胚胎干细胞。16 天后人包皮饲养层细胞上长出了原始人类胚胎干细胞株(D)。未分化的人胚胎干细胞株(E)。原始放大倍数：A：200×；B，C，D，E：100×

续的可行性，为了避免这方面的负担。这份报告是来自于生物技术公司的 Robert Lanza 的先进细胞技术组，表明单个卵裂球可以从小鼠和人的 8 细胞胚胎提取，汇总与先前存在的 ESC 系，然后发展成独立的 ESC 系(28)。它们表明，在小鼠模型中的活检胚胎可以植入并发育直到分娩。类似的胚胎活检技术已经在人类胚胎植入前遗传学诊断常规开展(29)。近日，同样的小组报道了两个人类胚胎干细胞系成功从人类胚胎卵裂球分离(30)。在这个重要的研究中，卵裂球从每个胚胎分离，因而不容许活检胚胎的正常发育；然而，他们证明了胚胎干细胞系是可以从人类的卵裂球

产生的概念。必须做进一步的研究，提高程序的效率以避免破坏胚胎。

通过核移植的胚胎干细胞衍生的研究和治疗拥有了很大的希望，但在技术上依然是不可行。改变核转移(ANT)已建议作为核移植技术的变种，以生产本身不能植入子宫，但会有能力产生定制胚胎干细胞的胚胎(31)。ANT 打算以这样一种方式从遗传学上改变体细胞核，就是核移植的产物是不能植入的胚胎但仍能产生多能干细胞。

为了评估这种概念试验的有效性，詹尼士的研究小组利用核移植供体从成纤维细胞获得鼠胚泡，它携带的短发夹 RNA 靶向 CDX2，一个形成滋养外胚层的关键基因(32)。作者表明，滋养细胞核与 CDX2 混合生成的 ANT 产物形态异常，无法植入子宫。重要的是，他们还从 ANT 产品产生胚胎干细胞。ESC 系建立后，抗 CDX2 的 shoRNA 可以被 Cre 重组酶去除，导致'正常'胚胎干细胞多能检测的多潜能分化结果。

尽管这些是技术的尝试，但不被那些反对人类胚胎用于干细胞生成的人完全接受。Lanza 的方法在人类胚胎体外操作上，有些人认为道德上是错误的。詹尼士的工作也一直存在争议。因此，看来这两份报告还没有解决，就 ESC 是否可以在不破坏胚胎的问题上，使所有的人都满意。

胚胎干细胞的维护

人类胚胎干细胞是永久的细胞，能够在培养中自我更新，同时保持未分化的表型和正常核型。关键是要考虑未来建立胚胎干细胞治疗应用的最佳生长条件。使用的技术已经从对 mESC 培养所采用的方法得到。

最初，在胚胎干细胞培养的小鼠胚胎成纤维细胞(MEF)饲养层，在这些饲养层细胞已被照射或丝裂霉素处理，以防止它们分裂(5)。饲养层细胞提供了一个人类胚胎干细胞的生长和维护的理想环境，因为饲养层细胞产生的细胞外基质，解毒培养液，并分泌许多促进细胞生长和未分化独特的蛋白质(33)。最初的培养液采用 Dulbecco 改良了 Eagle 培养基，包括 20%的胎牛血清，1mmol/L 的谷氨酰胺，0.1mmol/L 的 β-巯基乙醇，1% 的非必需氨基酸。这种培养基成分已被采纳为人类胚胎干细胞培养的基本公式，它被最广泛的应用。然而，尽管这些培养条件足以维持人类胚胎干细胞在一定程度上在未分化状态，在它们的常规培养时也观察到自发分化。(5,12)。

人类胚胎干细胞与鼠胚胎干细胞不同之处在于它的生长因子，以维持其未分化状态。白血病抑制因子(LIF)可以用来保持 mESCs 的未分化状态(34,35)。然而，人类的 LIF 没有被发现可以防止人类胚胎干细胞的分化(5,12)。

为了发展最佳的培养条件，重要的是要确定生长因子，它们需要保持细胞未分化的状态。在人纤维连接蛋白培养时，可以得到在存在碱性成纤维细胞生长因子和肿瘤生长因子 β1(TGFβ1)(36)。最近有人提出，TGFβ1 信号可能是维持胚胎干细胞未分化状态的在一个先决条件(37)。抑制骨形态发生蛋白信号，以及碱性成纤维细胞生长因子治疗，也可能是重要的人类胚胎干细胞的自我更新活动(38)。

大多数的人类胚胎干细胞使用胎牛血清(xenoproteins)和 MEFs 作为饲养层(xenosupports)或细胞繁殖的条件培养基源，在未分化状态已被分离并保持(39)。最近，研究人员已经找到一个使用小鼠饲养层细胞或小鼠成纤维细胞条件培养基的潜在缺点。一个外国的糖分子在用小鼠饲养层上生长的人类胚胎干细胞的表面上被发现。人类胚胎干细胞可以将小鼠饲养层和(或)介质的非人类唾液酸 Neu5Gc 混合，导致由大多数人的天然抗体介导的对 Neu5Gc 免疫反应(40)。纳入 Neu5Gc 对一般的人类胚胎干细胞生物学方面也有其他潜在的影响。糖脂或糖蛋白，许多人类胚胎干细胞的特征标记(SSEA-3、SSEA-4、TRA-1-60、TRA-1-81)可以携带唾液酸(5)。由于唾液酸是在涉及自我识别的活动，Neu5Gc 的存在代替 Neu5Ac(主要在人类唾液酸)可能导致细胞功能和组织发展的意想不到的减损(41)。对人类组成部分在使用人类胚胎干细胞衍生和文化方面取得了进展。完全的非动物饲养层体系已经建立，使用人类起源的饲养层和介质化合物。到目前为止，是已经可以得到未分化状态的人类胚胎干细胞，通过使用胎儿和成人的肌肉和皮肤，输卵管上皮，子宫内膜腺体，子宫内膜间质，骨髓间质和包皮细胞(42,43)。Richards 等成功地增长并获得未分化的胚胎干细胞，最初上 MEFs 而得，使用从人类胎儿的肌肉和皮肤以及成人输卵管上皮饲养层获得的饲养层。事实上，这个小组负责了首次使用人类胚胎肌肉饲养层和人类血清分离得到人类胚胎干细胞(42)。不过，胎儿的肌肉，胎儿皮肤，成人输卵管的人类胚胎干细胞系增长比在 MEF 细胞慢。另外，从人类流产儿获得的胎儿细胞的数量有限以及其使用的相关伦理问题，构成了一个障碍。同一作者使用从成人组织组成的成纤维细胞的饲养层能够生长人类胚胎干细胞(44)。

替代非异生的人类胚胎干细胞的生长饲养层统涉及其对人包皮细胞，从进行割礼新生男婴获得(46)。使用包皮作为饲养层细胞的细胞系的一个主要优势是它们的经历衰老之前，超过42代繁殖的能力，同时保持冻结后任何通过解冻都不会失去支持在未分化状态的ESC增长的能力。Hovatta等使用市售的人包皮成纤维细胞分离人类胚胎干细胞线，但在小牛血清中存在(13)。最近，同一组已成功获得人类胚胎干细胞使用的相同的人类饲养层，但血清替代的存在，从而避免使用动物血清(46)。大部分组现在使用血清替代，培养人类胚胎干细胞，但这些血清替代介质还含有动物蛋白质，当理想时，它们应该只含有人类蛋白质。有趣的是，Koivisto等开展研究显示在血清替代的存在，使得人类胚胎干细胞的增殖高于使用人血清或小牛血清。最近，我们小组报道了三个新的被成功地分离、鉴定和表征的细胞系(VAL-3、VAL-4和VAL-5)，通过使用瓦伦西亚干细胞库的长期冷冻保存胚胎，经过照射，微生物测试，商业可获得性，人包皮成纤维细胞，利用技术和产品设计，以尽量减少与外源性物质接触(48)。

由于在体内未分化的胚胎干细胞在发展过程中被滋养外胚层包围，使用人类胎盘成纤维细胞作为饲养层在胚胎干细胞的分离过程中是近似在体内的干细胞环境(20,49)。在此背景下，这两份报道都表明，妊娠早期胎盘成纤维细胞可作为馈线用于建立人类胚胎干细胞系，并从中获得如UCSF1-2(49)和VAL-1-2(20)的新的干细胞。在这些报告中，分离过程也被设计，以尽量减少与动物细胞/产品/蛋白质接触。ZP用酸性台氏的解决方案被去除，而不是链霉蛋白酶，并没有开展免疫外科，从而消除了接触动物抗体和补体因子。分离和培养的过程在血清替代中发生，而不是小牛血清的。由于胎盘的成纤维细胞进行动物和人类病原体筛选，并在分离过程中不使用血清，人畜共患病的风险大大降低，从而达到治疗级别。然而，重要的是要注意，使用动物成分建立和繁殖人类胎盘的成纤维细胞饲养层，使得必要的进一步的实验在血清和动物蛋白缺乏的情况下来分离饲养层和人类胚胎干细胞(20,50)。此外，器官和组织异体的经验表明，人类免疫缺陷病毒HIV-1、HIV-2，Creutzfeld-Jakob病，乙型或丙型肝炎病毒和其他传染性病原体可以从人类供体细胞传送到受体细胞(50)。在表69.1中，代表人类胚胎干细胞，详细说明不同的成纤维细胞饲养层及血清来源以衍生和保持它们。

表69.1　使用不同的成纤维细胞直属及血清来源而得的代表性人类胚胎干细胞

饲养来源	获得的人类胚胎干细胞系	血清来源	最近的hESC传代	参考文献
MEF	H1	FBS	50+	Thomson et al. (5)
	H7			
	H9			
	H13			
	H14			
MEF	HES-1	FBS	50+	Reubinoff et al. (12)
	HES-2			
MEF	ES-76	FBS	50+	Lanzendorf et al. (106)
	ES-78-1			
	ES-78-2			
HFM	Several	HS	20+	Richards et al. (42)
MEF	I-3	NS	50+	Amit et al. (15)
	I-4			
	I-6			
MEF	BG01	FBS	50+	Mitalipova et al. (23)
	BG02			
	BG03			
	BG04			
HFSK	HS181	FCS	30+	Hovatta et al. (13)
	HS207		10+	
HFSK	HS293	SR	56+	Inzunza et al. (46)
	HS306		41+	

续表

饲养来源	获得的人类胚胎干细胞系	血清来源	最近的 hESC 传代	参考文献
HUEC	Miz-hES-9	SR	55+	Lee et al. (107)
	Miz-Hes-14		40+	
	Miz-hES-15		50+	
H-placenta	UCSF1	SR	17+	Genbacev et al. (49)
	UCSF2		7+	
H-placenta	VAL-1	SR	44+	Simon et al. (20)
	VAL-2		24+	
Lysed MEFs	ACT-14	SR	30+	Klimanskaya et al. (62)
EDF-H1	SH7	SR	30+	Wang et al. (b)(53)
EDF-SH1				
EDF-SH2				
HFSK	VAL-3	SR	30+	Valbuena et al. (48)
	VAL-4			
	VAL-5			

EDF-Hs,源自人类胚胎干细胞的成纤维细胞饲养;FBS,胎牛血清;FCS,胎牛血清;HFM,人类胎儿肌肉;HFSK,人类包皮;HUEC,人类子宫内膜;HS,人血清;MEF,小鼠胚胎成纤维细胞;NS,非特异性;SR,血清替代

然而,饲养层细胞的使用限制了它们的医疗应用,因为异体饲养层携带了异种病毒转移的风险(13,42,51)。出于这个原因,在使用类似成纤维细胞作为饲养层细胞从人类胚胎干细胞分化的细胞的方法已经被提出(52,53)。然而,分化为成纤维细胞被认为可能是不明确的,并且可能再次发生去分化,导致来自不同的细胞系的混合菌落。

化学成分确定的无培养基的培养系统将简化所需的条件。此外,在基因治疗研究方面人类胚胎干细胞的遗传操作是必要的(54,55)。许多团体都试图使用不同的来源发展无饲养层系统。它们大多使用从小鼠或人类来源中提取的细胞外基质(ECM),补充了来自饲养层和(或)其他生长因子的条件培养基。ECM 提供的一个多细胞层支撑结构,以及重要的细胞调控信号,包括细胞生长、代谢和分化(56)。

Xu 等(39)第一个建立一个无饲养层的协议,从而构成为许多研究组(39,57 ~ 60)的基础。他们表明,骨形态发生蛋白拮抗剂是防止人类胚胎干细胞在培养时分化的关键。事实上,noggin 和碱性成纤维细胞生长因子的结合,在保持长期的增长的同时,保留了所有的人类胚胎干细胞的功能。然而,使用低水平碱性成纤维细胞生长因子,已发现可激活在某些胚胎干细胞的外胚层和中胚层的标记(61)。

在这种情况下,3 个有前途的报告最近已出版。在第一个报道中,Klimanskaya 等,在缺乏支持细胞或培养基中含有动物衍生物的情况下获得一个人类胚胎干细胞系。他们消除传播动物病原体至胚胎干细胞中的风险,以验证在治疗中使用这些细胞。细胞外基质的使用,最大限度地减少病原体传播的可能性;然而,在这种情况下,采用 MEFs 制作的基质仍然具有外源性物质的免疫原性(62)。在第二个报道中,斯托伊科维奇的研究小组表明,人类胚胎干细胞可以生长和维护,保持其特征的属性,在以人血清为基质,并且和自发性有区别的,从人类胚胎干细胞的成纤维细胞样细胞的条件培养基。然而,条件介质除有其局限性外,包括几个不确定的组件,以控制适当的人类胚胎干细胞繁殖(63)。在第三个报道中,研究人员一直在研究无饲养层的人类胚胎干细胞培养基的发展,其中蛋白质成分包括完全来自重组来源,或从人类材料纯化的蛋白;培养基的优化包括修改的理化环境,生长因子的补充和基质成分,和由此产生的介质(TeSR1)在与Ⅳ型胶原、纤维连接蛋白、层粘连蛋白,并与人玻连蛋白的结合作为人类基质,能够支持人类胚胎干细胞的长期增殖(64)。

根据欧盟新指令(2003/94/EC 和 2004/24/EC),用于移植的胚胎干细胞必须培养良好生产规范(GMP)的条件,以保证细胞的安全性和质量(22,44)。纳入 GMPs,意味着无懈可击的记录保存,高质量的人

才,高卫生标准,设备验证,验证的过程和投诉管理。任务是苛刻的,但可以理解的,因为细胞移植的安全必须优先。符合 GMP 的培养是那些希望得到临床级人类胚胎干细胞系的一个重要挑战。

人类胚胎干细胞的分化

允许指导体外胚胎干细胞的分化进入特定的体外谱系的发展是必需的,这个系统的发展需要适用于药物开发的细胞类型的提供,细胞替代疗法和基因传递系统。有几个系统已制定,但胚状体(EBS)的生产是最强大的模型系统(图 69.2)。在此方法中,胚胎干细胞是从饲养层,进入 3D 聚合悬浮液中培养,被称为 EBS。对于大多数细胞谱系(神经元的除外)的分化,这种聚合的步骤是必需的,并且认为细胞间三维结构的相互作用在分化过程中是很重要的。人类的 Eb 可以通过形成悬浮液中培养的人类胚胎干细胞聚集(即,使用非黏附的培养皿)的方式获取,或在它们在有盖培养皿中悬滴获得(15)。这些 Eb 的特征表达出不同谱系的标记外胚层、中胚层和内胚层起源的胚胎(66)。虽然未能诱发人类的 Eb 形成朝一个特定的谱系统一的分化,分化成特定的无菌层的代表,可通过添加特定的生长因子获得。例如,EGF、FGF、RA、BMP-4 和 TGFB 处理的诱导分化表达中胚层和外胚层标记,而激活素 A 处理有利于表达中胚层的衍生物(61)。

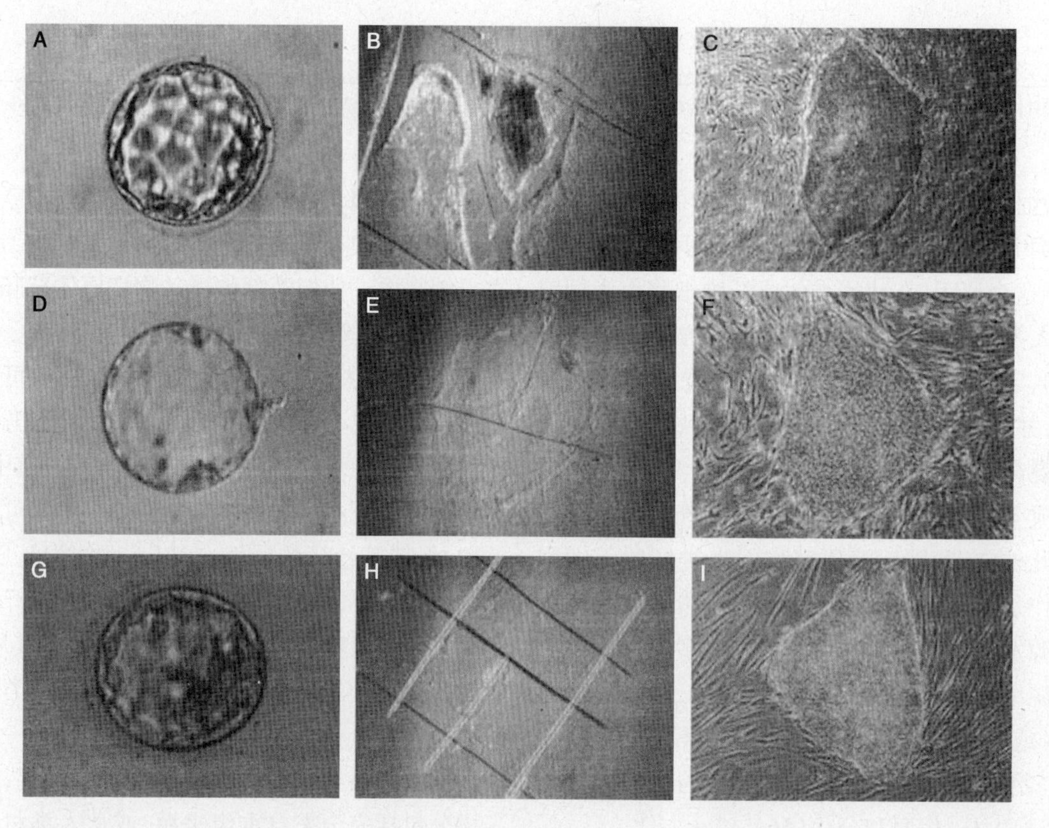

图 69.2 VAL-3、VAL-4 和 VAL-5 衍生的形态特征。第 6 天囊胚长期冷冻保存解冻后,从中 VAL-3(A)、VAL-4(D)和 VAL-5(G)起源。在灭活人包皮饲养基种植无 ZP-囊胚后的 29 天(B)、16 天(E)和 16 天(H),干细胞菌落的形态开发和第一机械分裂完成了。形态学方面的 VAL-3(C)、VAL-4(F)和 VAL-5(Ⅰ)的集落,经过 25 个通道(约 5 个月培养)。原始放大倍率:A,D,G:200×;B,E,H,C,F,I:100×

此外,97% 的纯心肌组分已被获得采用另一种方法涉及引入一种基因,其结构包含组织特异性启动子/增强子控制的绿色荧光蛋白基因的表达,并选择用荧光激活细胞分选所需的细胞(85)。

所有类型的细胞来自人类胚胎干细胞,包括神经细胞(67~69)、心肌细胞(70)、胰岛 β 细胞(71)、造血干细胞(72)、白细胞(73)、(74)内皮细胞、血管细胞(75)、滋养细胞(76)和生殖细胞(77)。这些结果指出,在如帕金森病、心脏病、糖尿病等等,可能使用人类胚胎干细胞的临床治疗。此外,携带遗传变异与人类疾病相关的人类胚胎干细胞衍生的将是这些疾病的病因和病理研究的重要工具(78,79)。

未来展望

虽然胚胎干细胞是细胞替代疗法的前途的来源，有其临床应用之前，需要解决许多问题。在未来的10年中，人类胚胎干细胞研究领域的中心，在于努力克服在人类胚胎干细胞的推导过程的三个主要障碍。首先，需要制定一致的“无饲养和非异种系统”，这将确保新派生的人类胚胎干细胞系的临床级。第二，“胚胎友好办法”甚至“无胚胎的技术”将是一个客观的，以规避伦理，宗教和政治压力的方法。最后，体细胞核移植技术，将寻求在临床上，以避免免疫排斥反应，使用或不使用的卵母细胞作为宿主细胞。

关键点

- 许多研究人员试图消除动物细胞/产品/污染物为人类胚胎干细胞的建立和培养。然而，最终异种培养条件是尚待开发的，因为在ICM隔离、饲养细胞培养和人类胚胎干细胞培养过程中继续使用动物材料。即使使用血清替代也不能被视为一个完整的异种系统，由于包含特定白蛋白的一小部分，它是从动物血清中纯化(86)。
- 培养技术需要耗用大量生产，产生临床相关的具体谱系数量：在此背景下，一些技术障碍，如质量控制检测，以及用于存储和运输的细胞(87)的方法的发展。
- 应开发一个移植技术，并且在体内的移植性能方面的重要问题应得到解决：长期存活的移植细胞，大量关键组织的存在，合适的供体细胞排列，和它们的与宿主组织的结构和功能一体化的一些因素，有待在今后的研究中确定(87)。Drukker等表明，人类胚胎干细胞表达低水平的MHC Ⅰ类蛋白质且MCH Ⅱ类抗原表达缺乏。MHC Ⅰ类蛋白的表达，只有在干扰素C治疗后，体外和体内分化才适度的增强和显著增加(88)。
- 鉴于HSC有限的可用遗传多样性，干细胞移植是与器官移植相同的免疫障碍。目前，长期免疫抑制治疗提供了唯一的防御，但增加了受体感染的风险，并与肾毒性有关。已经提出产生一代胚胎干细胞线系，允许匹配的主要组织相容性的决定因素和转基因改造的胚胎干细胞，以降低其免疫原性。
- 这些方法可以实现由管理“万能细胞捐献”通过去除主要组织相容性复合物(89)或删除其他的基因以能够调节免疫反应(90,91)。人类胚胎干细胞系的衍生，特别是为每个患者使用的体细胞核转移技术(ntESC)，是以克服组织的排斥反应的另一种方法(图69.3)。这种治疗性克隆策略已经在牛的种群中被证明(92)。从人类体细胞移植到去核的兔卵母细胞ntESC推导已经报道(93)。然而这个过程可能涉及的获得足够数量的卵母细胞的挑战，由此产生的ntESC可能携带兔线粒体，这就限制了其临床效用。
- 治疗性克隆技术的另一个障碍来自捐献的卵母细胞和相关的伦理问题的需求(94)。专门为此捐赠人卵母细胞的来源不可能满足需求。最近已表明，mESC和猪胎儿SC可以产生原始生殖细胞，它们分化为卵母细胞(95,96)。这一策略将允许建立特定的人类胚胎干细胞系以生产体外的卵母细胞，并使用它们来改编体细胞。是否人类胚胎干细胞可以分化成卵母细胞，如人类胚胎干细胞衍生的卵母细胞是否会具有相同的卵母细胞在体内的发展潜力还有待证明(图69.2)。卵胞质中滋养细胞核重编程所涉及的机制的理解，可以让科学家重新编程成年体细胞，直接避免了核移植和克隆胚胎的产生。有趣的是，最近有报道称，人类胚胎干细胞细胞融合后能够重新编程人类体细胞核至萌芽状态(97)。这项研究可能会提供一个量身定做的胚胎干细胞治疗应用的另一种方式。
- 人类胚胎干细胞的其他潜在应用领域在毒理学和药理学(图69.2)。它们是化合物的筛选和药物开发的一个功能强大的工具。人类胚胎干细胞可以为研究新的治疗药物提供无限供给的一个特定的细胞类型。人类肝细胞对于药物代谢和毒理学(98)，以及药物的代谢途径的分子遗传学研究非常有用(99)。从体外的SC衍生的肝细胞和心肌细胞，可用于屏障肝毒性和心脏毒性的新化学实体，是两个导致新的药物临床前研究发展失败的原因(100)。人类胚胎干细胞可以起到屏蔽化学化合物的致畸作用(101)。也许等基因人类胚胎干细胞可用于在体外对个体对不同的治疗药物不同反应的筛选，并且人类胚胎干细胞库的存在，可以使用一个更大的人口规模，以进一步研究药物基因组学(102)。
- Geron宣布第一次应用胚胎干细胞的临床试验，该公司资助的第一个人类胚胎干细胞衍生，该实验应该在2006年的夏天就已进行(105)，但它被延迟到

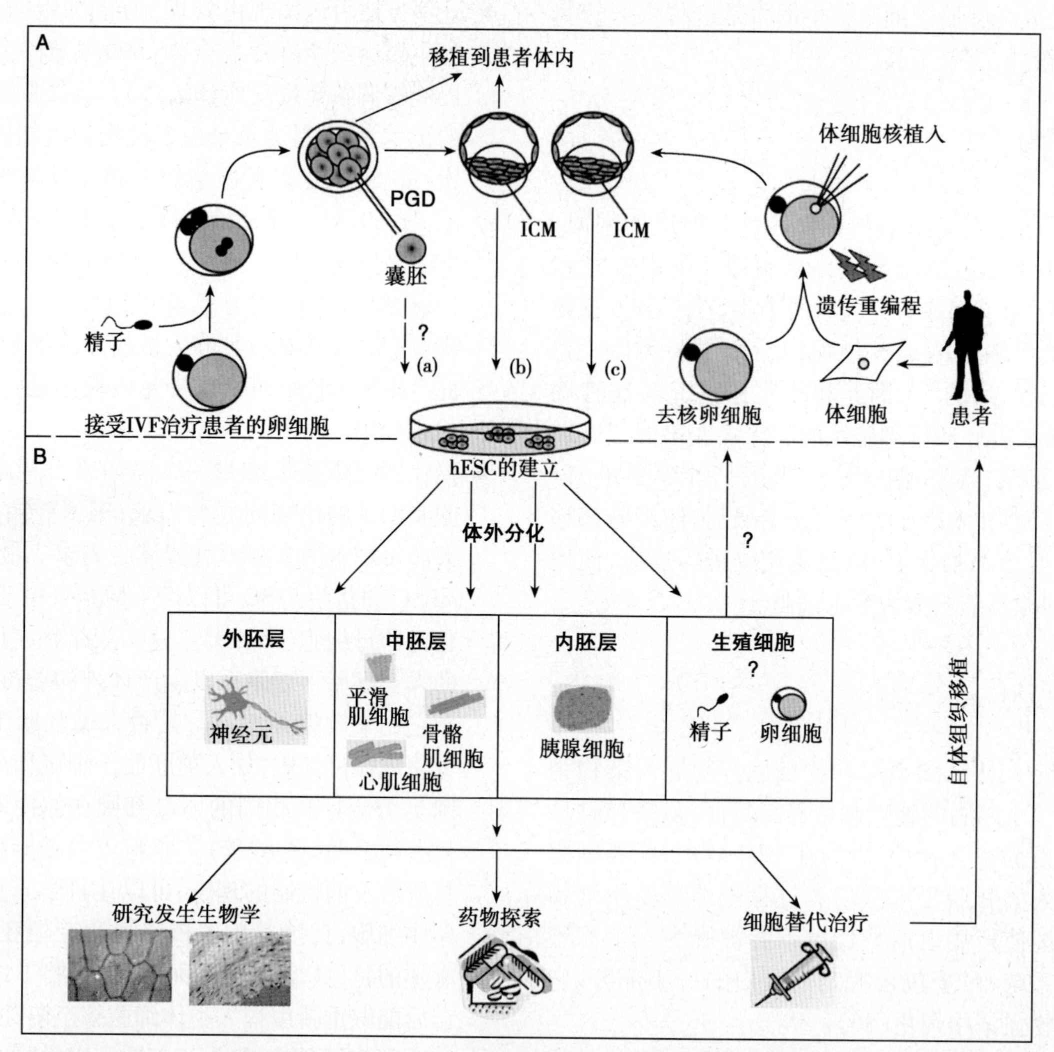

图 69.3 (A)衍生人类胚胎干细胞的策略。目前衍生胚胎干细胞的方法,是代表在(b)中表示,胚胎干细胞从试管婴儿病人的研究捐赠胚泡阶段的胚胎 ICM 派生。此系统意味着破坏胚胎。已经提出了许多新的方法生成人类胚胎干细胞。其中一个表明,单个囊胚,从 8 细胞胚胎的胚胎植入前诊断中提取,是能够发展成一个 ESC 系(a)。这种方法已在小鼠模型中被证明,但仍然有待在人体模型中被证明。替代方法建议使用的体细胞核转移技术(SNT)(c),它被称为“治疗性克隆”。在这种情况下,体细胞供体细胞的细胞核融合到去核卵母细胞。在卵母细胞的细胞质中,成年细胞的基因组被重新编程到胚胎状态。从这个胚胎,囊胚被发展并建立为人类胚胎干细胞。一个 ESC 系的衍生,特别是已建议为每个病人使用的 SNT 技术,成为克服组织排斥的方法。(B)在基础研究和医学上胚胎干细胞的潜在用途。无论用于衍生的人类胚胎干细胞的策略是什么,这些胚胎干细胞可随后体外分化成所需的细胞类型,然后是被用于研究,药物筛选,细胞替代疗法。从人类胚胎干细胞衍生卵母细胞的可能性,可以帮助覆盖所需的卵母细胞在治疗性克隆技术的需求

明年完成临床前动物毒理学和药效学研究后。

■ 此时,从目前正在进行的方案的无法估计对于人类细胞治疗产品的商品化进程,多少时间或投资将是必要的。特别是,人类治疗产品在美国和其他国家的发展都受到严格的临床前和临床试验。相比之下,程序应通过美国 FDA 和欧洲类似的监管当局批准。每个国家的监管当局可能有他们自己的要求。他们可以拒绝给予批准或授予它之前可能需要额外的数据,即使是已经由 FDA 或其他国家的监管机构批准的产品。

■ 私人诊所和公司的干细胞疗法应用的奇迹在世界各地迅速扩散,主要表现在不发达的国家法规的缺乏或不执行(106)。例如,乌克兰希望成为世界 ESC 的首都。它们有三个中心,声称在各种疾病 ESC 移植方面有的宝贵经验,而没有负面结果,但没有引用已经发表的相关杂志。在发表严谨的论著前,我们需要对文中描述的所谓前景的现实性进行认真的评价。

参考文献

1. Cole R, Edwards RG and Paul J. Cytodifferentiation in cell colonies and cell strains derived from cleaving ova and blastocysts of the rabbit. *Exp Cell Res* 1964;37:501–4.
2. Cole R, Edwards RG and Paul J. Cytodifferentiation and embryogenesis in cell colonies and tissue cultures derived from ova and blastocysts of the rabbit. *Dev Biol* 1966;13:285–407.
3. Evans MJ and Kaufman MH. Establishment in culture of pluripotential cells from mouse embryos. *Nature* 1981;292:154–6.
4. Martin MJ, Muotri A, Gage F and Varki A. Human embryonic stem cells express an immunogenic nonhuman sialic acid. *Nat Med* 2005;11:228–32.
5. Thomson JA, Itskovitz-Eldor J, Shapiro SS, et al. Embryonic stem cell lines derived from human blastocysts. *Science* 1998; 282:145–7.
6. Guhr A, Kurtz A, Friedgen K and Löser P. Current state of human embryonic stem cell research: an overview of cell lines and their use in experimental work. *Stem Cells* 2006; 24:2187–91.
7. Taylor CJ, Bolton EM, Pocock S, Sharples LD, Pedersen RA and Bradley JA. Banking on human embryonic stem cells: estimating the number of donor cell lines needed for HLA matching. *Lancet* 2005;366:2019–25.
8. Rao MS and Auerbach JK. Estimating human embryonic stem-cell numbers. *Lancet* 2006;367:650.
9. Kimber SJ. Molecular interactions at the maternal-embryonic interface during the early phase of preimplantation. *Semin Reprod Med* 2000;18:237–53.
10. Martin GR. Isolation of a pluripotent cell line from early mouse embryos cultured in medium conditioned by teratocarcinoma stem cells. *Proc Natl Acad Sci USA* 1981;781:7634–8.
11. Solter D and Knowles B. Immunosurgery of mouse blastocyst. *Proc Natl Acad Sci USA* 1975;72:5099–102.
12. Reubinoff BE, Pera MF, Fong CY, Trounson A and Bongso A. Embryonic stem cell lines from human blastocysts: somatic differentiation in vitro. *Nat Biotechnol* 2000;18:399–404.
13. Hovatta O, Mikkola M, Gertow K, et al. A culture system using human foreskin fibroblasts as feeder cells allows production of human embryonic stem cells. *Hum Reprod* 2003;18:1404–9.
14. Richards M, Fong CY, Chan WK, Wong PC and Bongso A. Human feeders support prolonged undifferentiated growth of human inner cell masses and embryonic stem cells. *Nat Biotechnol* 2002;20:933–6.
15. Amit M and Itskovitz-Eldor J. Derivation and spontaneous differentiation of human embryonic stem cells. *J Anat* 2002;200: 225–32.
16. Suss-Toby E, Gerecht-Nir S, Amit M, Manor D and Itskovitz-Eldor J. Derivation of a diploid human embryonic stem cell line from a mononuclear zygote. *Hum Reprod* 2004;19:670–5.
17. Elford K, Lawrence C and Leader A. Research implications of embryo cryopreservation choices made by patients undergoing in vitro fertilization. *Fertil Steril* 2004;81:1154–5.
18. Hoffman DI, Zellman GL, Fair CC, et al. Cryopreserved embryos in the United States and their availability for research. *Fertil Steril* 2003;79:1063–9.
19. McMahon CA, Gibson FL, Leslie GI, Saunders DM, Porter KA and Tennant CC. Embryo donation for medical research: attitudes and concerns of potential donors. *Hum Reprod* 2003;18:871–7.
20. Simon C, Escobedo C, Valbuena D, et al. A. First derivation in Spain of human embryonic stem cell lines: use of long-term cryopreserved embryos and animal-free conditions. *Fertil Steril* 2005;83:246–9.
21. Sjogren A, Hardarson T, Andersson K, et al. Human blastocysts for the development of embryonic stem cells. *Reprod Biomed Online* 2004;9:330–7.
22. Cowan CA, Klimanskaya I, McMahon J, et al. Derivation of embryonic stem-cell lines from human blastocysts. *N Engl J Med* 2004;350:1353–6.
23. Mitalipova M, Calhoun J, Shin S, et al. Human embryonic stem cell lines derived from discarded embryos. *Stem Cells* 2003;21:521–6.
24. Park SP, Lee YJ, Lee KS, et al. Establishment of human embryonic stem cell lines from frozen-thawed blastocysts using STO cell feeder layers. *Hum Reprod* 2004;19:676–84.
25. Chen H, Qian K, Hu J, et al. The derivation of two additional human embryonic stem cell lines from day 3 embryos with low morphological scores. *Hum Reprod* 2005;20:2201–6.
26. Strelchenko N, Verlinsky O, Kukharenko V and Verlinsky Y. Morula-derived human embryonic stem cells. *Reprod Biomed Online* 2004;9:623–9.
27. Stojkovic M, Lako M, Stojkovic P, et al. Derivation of human embryonic stem cells from day-8 blastocysts recovered after three-step in vitro culture. *Stem Cells* 2004;22:790–7.
28. Chung Y, Klimanskaya I, Becker S, et al. Embryonic and extraembryonic stem cell lines derived from single mouse blastomeres. *Nature* 2006;439:216–19.
29. Magli MC, Gianaroli L, Fortini D, Ferraretti AP and Munne S. Impact of blastomere biopsy and cryopreservation techniques on human embryo viability. *Hum Reprod* 1999;14:770–3.
30. Klimanskaya I, Chung Y, Becker S, Lu S-J and Lanza R. Human embryonic stem cell lines derived from single blastomeres. *Nature* (AOP Aug.23, 2006); doi:10.1038/nature05412.
31. Hurlbut WB. Altered nuclear transfer as a morally acceptable means for the procurement of human embryonic stem cells. *Perspect Biol Med* 2005;48:211–28.
32. Meissner A and Jaenisch R. Generation of nuclear transfer-derived pluripotent ES cells from cloned Cdx2-deficient blastocysts. *Nature* 2006;439:212–15.
33. Lim JW and Bodnar A. Proteome analysis of conditioned medium from mouse embryonic fibroblast feeder layers which support the growth of human embryonic stem cells. *Proteomics* 2002;2:1187–203.
34. Smith AG, Heath JK, Donaldson DD, et al. Inhibition of pluripotential embryonic stem cell differentiation by purifed polypeptides. *Nature* 1988;336:688–90.
35. Williams RL, Hilton DJ, Pease S, et al. Myeloid leukaemia inhibitory factor maintains the developmental potential of embryonic stem cells. *Nature* 1988;336:684–7.
36. Amit M, Sharki C, Margulets V and Itskovitz-Eldor J. Feeder layer- and serum-free culture of human embryonic stem cells. *Biol Reprod* 2004;70:837–45.
37. James D, Levine AJ, Besser D and Hemmati-Brivanlou A. TGFbeta/activin/nodal signalling is necessary for the maintenance of pluripotency in human embryonic stem cells. *Development* 2005;132:1273–82.
38. Xu RH, Peck RM, Li DS, Feng X, Ludwig T and Thomson JA. Basic FGF and suppression of BMP signalling sustain undifferentiated proliferation of human ES cells. *Nat Methods* 2005b;2: 185–90.
39. Xu C, Inokuma MS, Denham J, et al. Feeder-free growth of undifferentiated human embryonic stem cells. *Nat Biotechnol* 2001;19:971–4.
40. Martin MJ, Muotri A, Gage F and Varki A. Human embryonic stem cells express an immunogenic nonhuman sialic acid. *Nat Med* 2005;11:228–32.
41. Varki A. Loss of N-glycolylneuraminic acid in humans: mechanisms, consequences, and implications for hominid evolution. *Am J Phys Anthropol Suppl* 2001;33:54–69.
42. Richards M, Fong CY, Chan WK, Wong PC and Bongso A. Human feeders support prolonged undifferentiated growth of

human inner cell masses and embryonic stem cells. *Nat Biotechnol* 2002;20:933–6.
43. Cheng L, Hammond H, Ye Z, Zhan X and Dravid G. Human adult marrow cells support prolonged expansion of human embryonic stem cells in culture. *Stem Cells* 2003;21:131–42.
44. Richards M, Tan S, Fong CY, Biswas A, Chan WK and Bongso A. Comparative evaluation of various human feeders for prolonged undifferentiated growth of human embryonic stem cells. *Stem Cells* 2003;21:546–56.
45. Amit M, Margulets V, Segev H, et al. Human feeder layers for human embryonic stem cells. *Biol Reprod* 2003;68:2150–6.
46. Inzunza J, Gertow K, Stromberg MA, et al. Derivation of human embryonic stem cell lines in serum replacement medium using postnatal human fibroblasts as feeder cells. *Stem Cells* 2005;23: 544–9.
47. Koivisto H, Hyvarinen M, Stromberg AM, et al. Cultures of human embryonic stem cells: serum replacement medium or serum-containing media and the effect of basic fibroblast growth factor. *Reprod Biomed Online* 2004;9:330–7.
48. Valbuena D, Galan A, Sanchez E, et al. Derivation, characterization and differentiation of three new human embryonic stem cell lines (VAL-3, -4 and -5) on human feeder and serum-free conditions in Spain. *Reprod Biomed Online* 2006; 13(6): 875–86.
49. Genbacev O, Krtolica A, Zdravkovic T, et al. Serum-free derivation of human embryonic stem cell lines on human placental fibroblast feeders. *Fertil Steril* 2005;83:1517–29.
50. Rodríguez CI, Galan A, Valbuena D and Simon C. Derivation of clinical-grade human embryonic stem cells. *Reprod Biomed Online* 2006;12:112–18.
51. Gearhart J. New human embryonic stem cell lines-more is better. *N Engl J Med* 2004;350:1275–6.
52. Stojkovic P, Lako M, Stewart R, et al. An autogeneic feeder cell system that efficiently supports growth of undifferentiated human embryonic stem cells. *Stem Cells* 2005b;23:306–14.
53. Wang Q, Fang Z, Jin F, Lu Y, Gai H and Sheng HZ. Derivation and growing human embryonic stem cells on feeders derived from themselves. *Stem Cells* 2005b;239:1221–7.
54. Zwaka TP and Thomson JA. Homologous recombination in human embryonic stem cells. *Nat Biotechnol* 2003;21:319–21.
55. Ponsaerts P, Van der Sar S, Van Tenedlo VF, Jorens PG, Berneman ZN and Singh PB. Highly efficient mRNA-based gene transfer in feeder-free cultured H9 human embryonic stem cells. *Cloning Stem cells* 2004;6:211–16.
56. Mecham RP. Extracellular Matrix. In: Bonifacino JS, Dasso M, Harford JB, Lippincott-Schwartz J, Yamada KM, eds. *Current Protocols in Cell Biology*. NJ, USA: John Wiley & Sons Inc., 2004:2:10.1.1.
57. Brimble SN, Zeng X, Weiler DA, et al. Karyotypic stability, genotyping, differentiation, feeder-free maintenance, and gene expression sampling in three human embryonic stem cell lines derived prior to August 9, 2001. *Stem Cells Dev* 2004;13:585–97.
58. Rosler ES, Fisk GJ, Ares X, et al. Long-term culture of human embryonic stem cells in feeder-free conditions. *Dev Dyn* 2004;229:259–74.
59. Wang G, Zhang H, Zhao Y, et al. Noggin and bFGF cooperate to maintain the pluripotency of human embryonic stem cells in the absence of feeder layers. *Biochem Biophys Res Commun* 2005a; 330:934–42.
60. Xu C, Rosler E, Jiang J, et al. Basic fibroblast growth factor supports undifferentiated human embryonic stem cell growth without conditioned medium. *Stem Cells* 2005a;23:315–23.
61. Schuldiner M, Yanuka O, Itskovitz-Eldor J, Melton DA and Benvenisty N. Effects of eight growth factors on the differentiation of cell derived from human embryonic stem cells. *Proc Natl Acad Sci USA* 2000;97:11307–12.
62. Klimanskaya I, Chung Y, Meisner L, Johnson J, West MD and Lanza R. Human embryonic stem cells derived without feeder cells. *Lancet* 2005;365:1636–41.
63. Stojkovic P, Lako M, Przyborski S, et al. Human-serum matrix supports undifferentiated growth of human embryonic stem cells. *Stem Cells* 2005a;23:895–902.
64. Ludwig TE, Levenstein ME, Jones JM, et al. Derivation of human embryonic stem cells in defined conditions. *Nature Biotech* 2006;24:185–7.
65. Tzukerman M, Rosenberg T, Ravel Y, Reiter I, Coleman R and Skorecki K. An experimental platform for studying growth and invasiveness of tumour cells within teratomas derived from human embryonic stem cells. *Proc Natl Acad Sci USA* 2003;100: 13507–12.
66. Itskoviz-Eldor J, Schuldiner M, Karsenti D, et al. Differentiation of human embryonic stem cells into embryoid bodies compromising the three embryonic germ layers. *Mol Med* 2000;6:88–95.
67. Reubinoff BE, Itsykson P, Turetsky T, et al. Neural progenitors from human embryonic stem cells. *Nat Biotechnol* 2001;19:1134–40.
68. Schuldiner M, Eiges R, Eden A, et al. Induced neuronal differentiation of human embryonic stem cells. *Brain Res* 2001;913: 201–5.
69. Zhang SC, Wernig M, Duncan ID, Brustle O and Thomson JA. In vitro differentiation of transplantable neural precursors from human embryonic stem cells. *Nat Biotechnol* 2001;19:1129–33.
70. Kehat I, Kenyagin-Karsenti D, Snir M, et al. Human embryonic stem cells can differentiate into myocytes with structural and functional properties of cardiomyocytes. *J Clin Invest* 2001;108:407–14.
71. Assady S, Maor G, Amit M, Itskovitz-Eldor J, Skorecki KL and Tzukerman M. Insulin production by human embryonic stem cells. *Diabetes* 2001;50:1691–7.
72. Chadwick K, Wang L, Menendez P, Murdoch B, Rouleau A and Bhatia M. Cytokines and BMP-4 promote hematopoietic differentiation of human embryonic stem cells. *Blood* 2003;102:906–15.
73. Zhan X, Dravid G, Ye Z, et al. Functional antigen-presenting leucocytes derived from human embryonic stem cells in vitro. *Lancet* 2004;364:163–71.
74. Levenberg S, Golub JS, Amit M, Itskovitz-Eldor J and Langer R. Endothelial cells derived from human embryonic stem cells. *Proc Natl Acad Sci USA* 2002;99:4391–6.
75. Gerecht-Nir S, Osenberg S, Nevo O, Ziskind A, Coleman R and Itskovitz-Eldor J. Vascular development in early human embryos and in teratomas derived from human embryonic stem cells. *Biol Reprod* 2004;71:2029–36.
76. Xu RH, Chen X, Li DS, et al. BMP4 initiates human embryonic stem cell differentiation to trophoblast. *Nat Biotechnol* 2002;20: 1261–4.
77. Clark AT, Bodnar MS, Fox M, et al. Spontaneous differentiation of germ cells from human embryonic stem cells in vitro. *Hum Mol Genet* 2004;13:727–39.
78. Verlinsky Y, Strelchenko N, Kukharenko V, et al. Human embryonic stem cell lines with genetic disorders. *Reprod Biomed Online* 2005;10:105–10.
79. Pickering SJ, Minger SL, Minger SL, et al. Generation of a human embryonic stem cell line encoding the cystic fibrosis mutation deltaF508, using preimplantation genetic diagnosis. *Reprod Biomed Online* 2005;10:390–7.
80. Soria B, Roche E, Berna G, Leon-Quinto T, Reig JA and Martin F. Insulin-secreting cells derived from embryonic stem cells normalized glycemia in streptozotocin-induced diabetic mice. *Diabetes* 2000;49:157–62.
81. Zang W, Lee WH and Triarhou LC. Grafted cerebellar cells in a mouse model of hereditary ataxia express IGF-I system genes and partially restore behavorial function. *Nat Med* 1996;2:65–71.
82. Kim JH, Auerbach JM, Rodriguez-Gomez JA, et al. Dopamine neurons derived from embryonic stem cells function in an animal model of Parkinson's disease. *Nature* 2002;418:50–6.
83. Klug MG, Soonpaa MH, Koh GY and Field LJ. Genetically

selected cardiomyocytes from differentiating embryonic stem cells from stable intracardiac grafts. *J Clin Invest* 1996;98:216–24.

84. Li M, Pevny L, Lovell-Badge R and Smith A. Generation of purified neural precursors from embryonic stem cells by lineage selection. *Curr Biol* 1998;8:971–4.
85. Muller M, Fleischmann BK, Selbert S, et al. Selection of ventricular-like cardiomyocytes from ES cells in vitro. *FASEB J* 2000; 14:2540–8.
86. Galán A, Escobedo C, Valbuena D, Berna A and Simón C. From animal free to feeder free conditions. The desired derivation process for human embryonic stem cells. In: Grier EV, eds. *Embryonic Stem Cell Research*. NY, USA: Nova Science Publishers, Inc., 2006: 123–41.
87. Gepstein L. Derivation and potential applications of human embryonic stem cells. *Circulation Research* 2002;91:866–76.
88. Drukker M, Katz G, Urbach A, et al. Characterization of the expression of MCH proteins in human embryonic stem cells. *Proc Natl Acad Sci USA* 2002;99:9864–9.
89. Grusby MJ, Auchincloss H Jr, Lee R, et al. Mice lacking major histocompatibility complex class I and class II molecules. *Proc Natl Acad Sci USA* 1993;90:3913–17.
90. Hardy RR and Malissen B. Lymphocyte development: the (knock-) ins and outs of lymphoid development. *Curr Opin Immunol* 1998;10:155–7.
91. Harlan DM and Kirk AD. The future of organ and tissue transplantation: can T-cell costimulatory pathway modifiers revolutionize the prevention of graft rejection? *JAMA* 1999;282: 1076–82.
92. Lanza RP, Chung HY, Yoo JJ, et al. Generation of histocompatible tissues using nuclear transplantation. *Nat Biotech* 2002;20:689–96.
93. Chen Y, He ZX, Liu A, et al. Embryonic stem cells generated by nuclear transfer of human somatic nuclei into rabbit oocytes. *Cell Res* 2003;134:251–63.
94. Magnus D and Cho MK. Ethics. Issues in oocyte donation for stem cell research. *Science* 2005;308:1747–8.
95. Hübner K, Furhmann G, Christenson L, et al. Derivation of oocytes from mouse embryonic stem cells. *Science* 2003;300: 1251–6.
96. Dyce P, Wen L and Li J. In vitro germline potential of stem cells derived from fetal porcine skin. *Nat Cell Biol* 2006;8:384–90.
97. Cowan CA, Atienza J, Melton DA and Eggan K. Nuclear reprogramming of somatic cells after fusion with human embryonic stem cells. *Science* 2005;309:1369–73.
98. Raucy JL, Mueller L, Duan K, Allen SW, Strom S and Lasker JM. Expression and induction of CYP2C P450 enzymes in primary cultures of hepatocytes. *J Pharmacol Exp Ther* 2002;302:475–82.
99. Lamba JK, Lin YS, Thummel K, et al. Common allelic variants of cytochrome P4503A4 and their prevalence in different populations. *Pharmacogenetics* 2002;12:121–32.
100. Davila JC, Cezar GG, Thiede M, Strom S, Miki T and Trosko J. Use and application of stem cell in Toxicology. *Toxicol Sci* 2004;79:214–23.
101. Rohwedel J, Guan K, Hegert C and Wobus AM. Embryonic stem cells as an in vitro model for mutagenicity, cytotoxicity and embryotoxicity studies: present state and future prospects. *Toxicol In Vitro* 2001;15:741–53.
102. Lerou PH and Daley GQ. Therapeutic potential of embryonic stem cells. *Blood Rev* 2005;19:321–31.
103. Abe Y, Kouyama K, Tomita Y, et al. Analysis of neurons created from wild-type and Alzheimer's mutation knock-in embryonic stem cells by a highly efficient differentiation protocol. *J Neurosci* 2003;23:8513–25.
104. Ricordi C and Strom TB. Clinical islet transplantation: advances and immunological challenges. *Nat Rev Immunol* 2004;4: 259–68.
105. Aldhous P. Stem-cell research: after the gold rush. *Nature* 2005;434:94–6.
106. Ilic D. Going offshore: shady or shiny? *Regenerative Med* 2006;1:1–4.
107. Lanzendorf SE, Boyd CA, Wright DL, Muasher S, Oehninger S and Hodgen GD. Use of human gametes obtained from anonymous donors for the production of human embryonic stem cell lines. *Fertil Steril* 2001;76:132–7.
108. Lee JB, Lee JE, Park JH, et al. Establishment and maintenance of human embryonic stem cell lines on human feeder cells derived from uterine endometrium under serum-free condition. *Biol Reprod* 2005;72:42–9.

第70章

女性和男性癌症患者的生殖力保存

Mohamed A. Bedaiwy, Tommaso Falcone

引言

在更新的、更有效的癌症治疗,如消毒化疗和(或)放疗下,我们不仅仅希望年龄在15~49岁的女性癌症患者能够治愈疾病,还希望她们能够过上正常人的生活。因此,生殖能力保存成了重要的生活质量指标。癌症治疗后,出现了生殖力和产科疾病,如早期妊娠丢失、早产以及低出生体重。

辅助生殖技术的最新成就,如新的排卵诱导方案、卵母细胞冻存技术以及卵巢组织冻存和移植进一步扩大了准备接受化疗和(或)放疗的妇女的生殖保存机会。但是,大部分的生殖能力保存方案没有长期的随访数据。最新的美国生殖医学会(ASRM)委员会通报称,对具备足够临床可用证据的患者来说,胚胎冻存是唯一的选择。其他选择,包括冻存卵巢组织的正位移植,都尚在试验阶段或没有足够的证据可用于目前阶段的患者。

我们将对最近的化疗/放疗-诱导的生殖腺毒性的病理生理学以及最近的适应证和女性癌症患者的胚胎保存技术结果数据进行回顾。

基础的卵母细胞生物学

人类在妊娠的第7周,原生质细胞从卵黄囊内胚层到达生殖嵴。这些生殖细胞成为卵原细胞,并通过有丝分裂进行增殖,并分化成为初级卵母细胞。有些卵原细胞开始转化成初级卵母细胞,并在妊娠的第11~12周进入减数分裂第一阶段,在妊娠第20周,总生殖细胞数量峰值达到600万~700万原卵泡。减数分裂在前期Ⅰ中断,并在排卵前后方可恢复。这些精致的卵母细胞被称为初级卵母细胞。接下来,卵原细胞分裂速度减慢。出生后,生殖细胞不发生有丝分裂。这和精子生成相反,它在出生后仍可进行有丝分裂。

原始卵泡在妊娠中期前后开始形成,单层的扁平粒层细胞包围在各个卵母细胞周围,并持续至出生后。卵母细胞在原始卵泡中被包围后,它们保持中止在减数分裂Ⅰ的核网期。从妊娠20周的600万~700万峰值开始,卵母细胞数量急剧下降,到出生时,仅留有300 000~400 000个。卵母细胞的数量在青春期继续下降,故在青春期仅留下200 000个卵泡。

每个卵泡的命运都由内分泌、旁分泌和自分泌因素决定。卵泡经过原始、初级和次级阶段,发展出窦腔。有些著作中把窦腔称为三级卵泡。在窦期,绝大部分卵泡都已闭锁,有些在青春期后的周期性促性腺激素刺激下达到排卵前期。成熟的格拉夫卵泡是育龄妇女周期性分泌卵巢雌激素的主要来源。在对每个生殖周期中的排卵前促性腺激素生成素峰应答中,成熟格拉夫卵泡排卵,释放成熟卵母细胞准备受精,而剩下的膜和粒层细胞则转化成为黄体。哺乳动物卵巢中的卵母细胞量在生命早期就被固定,因此,任何影响卵泡储量的因素都将导致早绝经和卵巢早衰(POF)。

在全身性和(或)局部连续的抑制作用下,原始卵泡保存休眠状态。窦前和窦卵泡的生长促进依赖于促性腺激素的刺激。促卵泡激素(FSH)能够促进窦前卵泡的发育。但是,FSH和黄体生成素(LH)不能对原始卵泡产生直接作用,因为它们尚没有发育出功能性的促性腺激素受体。

很多基因、蛋白质、激素和因子都参与了卵泡形成过程。其中最重要的参与因子及其功能总结见表70.1。尽管卵泡在次级阶段前不能产生功能性的FSH受体,但粒层细胞和原始卵泡能够应答cAMP通道的激活子,增加芳香酶和FSH受体的表达。早期卵泡中,参与卵母细胞-粒层细胞通讯的因子也在初始的募集中扮演角色。这种相互作用就可以解释,为什么一个细胞由于癌症治疗或者其他原因死亡后,会导致另一个细胞的死亡。

表 70.1 卵子发生和卵泡生长的调控基因

基因/蛋白	卵巢表达模式	发育作用
Bmp 家族	PGCs	形成
Smad 家族		迁移
Scf		增殖
C-kit		形成性腺的聚群
整合素 B		存活
Scp 家族	减数分裂Ⅰ卵母细胞	前细线期 DNA 复制
Mih 家族		寻找并配对同源染色体和突触交换
		重组和 DNA 错配修复
Msh 家族		减数分裂中止
Fig alpha	原始卵泡	维持原始卵泡
Nobox	原始卵泡	从原始卵泡和初级卵泡过渡
连接蛋白类	囊状前卵泡	卵母细胞-粒层细胞交流
Gdf9, Bmp 15		粒层细胞增殖
		膜前体形成
FSH/FSHR	囊状/格拉夫卵泡	囊形成
LH/LHR		卵泡召集
ER-α/β		排卵前变化
PGE2, Cox2		黄体形成
		排卵

Bmp,骨形态形成性蛋白质;ER-α/β,雌激素 α 和 β;FSH/FSHR,卵泡刺激激素和受体;LH/LHR,黄体激素和受体;Mih 和 Msh,错配识别和修复蛋白;PGCs,原始生殖细胞;PGE2,前列腺素 E2 和环氧酶 2;Scf,干细胞因子;Scp,联会复合体蛋白;Smad,C. elegans 基因 ma 和果蝇基因 mad

Kit 配体是由生长中的卵泡的粒层细胞表达的,而 c-kit,一种血小板来源生长因子受体家族的酪氨酸激酶受体,定位于卵母细胞和膜细胞上。若小鼠变异导致不能产生 kit 配体的可溶形式,则会导致初级阶段后的卵泡生长失败。变异可影响人类的 c-kit 功能,但是,似乎不会影响女性生殖力。

一项针对生长分化因子-9(GDF-9),一种属于转化生长因子-β(TGF-β)/激活蛋白家族的研究阐述了早期卵泡发育过程中卵母细胞的可能角色。它通过丝氨酸-苏氨酸激酶受体传导信号,由初级和较大的卵泡中的人类卵母细胞产生,但是原始卵泡中没有。在变异小鼠中,GDF-9 基因破坏可阻止初级阶段以后的卵泡发育和膜细胞标志物的缺失以及卵母细胞的最后死亡相关。由于 kit 配体和 GDF-9 在次级卵泡中表达量较高,因此它们似乎在窦腔后卵泡发育中发挥重要作用。此外,还确定了一种 GDF-9 的同系物,称为骨形态发生蛋白 BMP-15,能够发挥相似的功能。在早期的卵泡发育中,可能有多种旁分泌因子参与了卵母细胞和体细胞的交流。

一个基本的生物学理论是,在女性的生命中,除了这些在卵巢形成时形成的,初级卵母细胞不可能出现任何增加。虽然该理论已经存在了 50 多年,最近的研究表明,小鼠在发育期和成年时,可产生卵母细胞(卵子形成),并被体细胞包围。Johnson 等总结称,小鼠卵巢的表面上皮中存在有性腺干细胞,并在整个生命过程中都是活跃的。但是,这个研究组又提出骨髓是生殖干细胞的来源,修正了该假说。这是针对一些有价值的关键质疑提出的。但是,很多生殖生理学领域的顶尖专家表达了对第二个假说中骨髓细胞在生殖中可能角色的质疑。这些假说尚待独立的验证。

虽然这些基因和产物提供了对极早期卵泡生长过程的观察,但是原始卵泡离开休眠储存的具体机制仍然未知。随着早期卵泡生成的秘密被揭晓,新的生殖技术能够被开发。例如,了解粒层细胞和卵母细胞之间的关系,可以使我们发展技术使两种细胞在消毒放疗和(或)化疗中处于休眠状态,以控制损坏的程度。但是,需要更深的研究以揭示参与到卵泡募集起始阶段的潜在因子。

化疗/放疗-诱发的卵巢衰竭

化疗诱发的 POF

很多出版物对化疗诱发的 POF 进行了说明。很难确定化疗后 POF 的确切发病率,因为有很多因素参与卵巢衰竭。最重要的参数是患者在治疗时的年龄,药物类型以及累积剂量。性腺损坏的风险随着年龄的增长而增加。最可能的是年龄增加后,卵母细胞更少。细胞毒性化疗剂不等于具有性腺毒性。细胞周期-非特异性化疗剂和细胞周期特异性相比,性腺毒性更强。

包含有细胞周期-非特异性烷化剂的化疗方案性腺毒性特别强(图 70.1)。环磷酰胺是这类药品中性腺毒性最强的。它常用于乳腺癌治疗中,因此也代表了最常见的化疗-诱发的卵巢衰竭药物。Manger 等报告称,在接受环磷酰胺治疗的狼疮患者中,60% 出现 POF 以及促性腺激素分泌过多性闭经。小于 30 岁的妇女出现 POF 的几率低于 50%,而 30~40 岁的妇女则为 60%。环磷酰胺的累积剂量也对 POF 的发病率有着重大的影响。其他研究者的相似报告阐述了不同治疗方案对卵巢功能的不同影响。

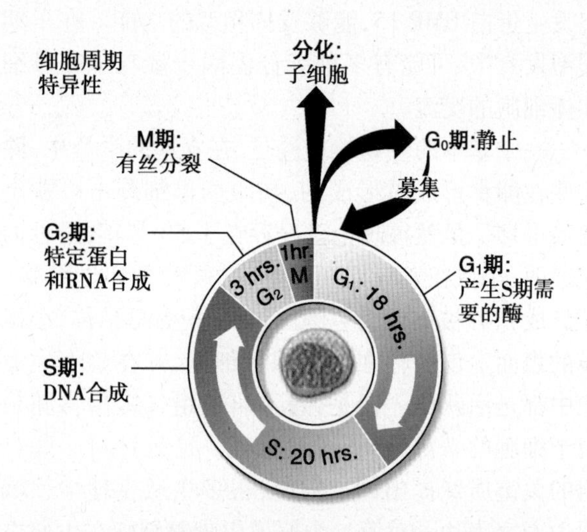

图 70.1　细胞周期图示。不同化疗药品的相对性腺毒性和细胞周期特异性是具有相特异性的药物:M 期:A,鬼臼毒素,依托泊苷和替尼泊苷;B,紫杉烷类,多西紫杉醇和紫杉酚;C,长春花生物碱、长春碱和长春新碱。G_2 期:博来霉素。S 期:A,抗代谢药物如 A,叶酸拮抗剂:甲氨蝶呤,抗嘌呤剂:巯基嘌呤,硫鸟嘌呤;B,抗嘧啶剂:阿糖胞苷,氟尿嘧啶,阿扎胞苷;C,混杂的:羟基脲,肼,顺铂和卡铂。G_0 期:亚硝基脲类如卡莫司汀,洛莫司汀,司莫司汀。G_1 期:天门冬酰胺,如肌苷二醛和类固醇。无相特异性的药物:A,烷化剂如美法仑,苯丁酸氮芥,环磷酰胺,氮芥,马法兰;B,蒽环类抗生素:多柔比星,道诺霉素,柔红霉素苯腙和放线菌素;C,杂项:DTIC,顺铂,卡铂;D,亚硝基脲类——也作用于 G_0

因此,并不是所有接受多药物化疗的患者都具有相同的出现 POF 的几率。那些在接受癌症治疗后 POF 高发的患者包括,接受高剂量烷化剂治疗或盆腔或全身照射的妇女。大部分年轻的霍奇金患者接受化疗或放疗的区域不包括卵巢时,她们能够保持有生育能力,尽管和年龄匹配的对照相比,她们的受精窗口期较短。最近的一份病例报告阐述了一名年轻的 POF 妇女在 14 个疗程的异环磷酰胺化疗联合盆腔照射治疗骨盆 Ewing 肉瘤后,自发妊娠。

放疗诱发的 POF

盆腔放疗能够破坏卵巢和子宫。一些影响盆腔器官的育龄恶性肿瘤能够用放疗治疗。这些包括宫颈、阴道和肛肠肿瘤,某些生殖细胞肿瘤、霍奇金病以及中枢神经系统肿瘤。和化疗一样,POF 的程度和持续时间和患者年龄以及卵巢接受的放射剂量相关。总剂量的分级在确定卵巢受损程度时具有重要作用,因为放射在作为单剂量时,毒性更大。

有两项研究表明,放射诱发卵巢衰竭的折点为卵巢被放射 300cGy 左右。300cGy 以下仅有 11% ~13% 妇女出现卵巢衰竭,而此阈值以上则有 60% ~63%。标准盆腔放射治疗下,卵巢接受的剂量都将引起卵巢衰竭,加入的化疗则会导致 POF 风险的升高。

卵巢卵泡对电离辐射导致的 DNA 损伤非常敏感。电离辐射能导致卵巢萎缩以及卵泡储量下降。在细胞水平上,卵母细胞表现出快速的核固缩、染色体浓缩、核膜破裂以及细胞质空泡形成。在接触射线后 4 ~8 周,FSH 和 LH 血清含量逐渐上升,而血清 E2 含量下降。接受放疗后的卵巢出现原始卵泡储量的剂量依赖性下降。据估计,不到 2Gy 就足以摧毁 50% 的卵母细胞(LDL_{50}<2Gy)。

POF 的诊断和预测

对癌症幸存者进行 POF 预测,不仅具有诊断重要性,还具有预后价值。至今,没有发现理想的标志物对化疗/放疗-诱发的 POF 进行预测。Bath 等发现,在正常月经周期的癌症幸存者中,血清 FSH 水平升高,而抗中肾旁管激素(AMH)水平则低于对照值,囊状卵泡计数(AFC)相近。此外,癌症化疗和青春期前女孩抑制素 B 的随机抑制相关。因此,抑制素 B 以及 FSH 的敏感测定,被认为是青春期前女孩癌症化疗性腺毒性作用的潜在标志物。基础 AFC 是对卵巢残余的另一项测定,广泛用于单独或与其他标志物共同测定。

和大部分依赖于卵泡发育阶段,尤其是更成熟的阶段的激素生物标记相反,AMH 是由初级或早期囊状卵泡阶段的各种卵泡的粒层细胞产生的。AMH 似乎和 FSH、LH 和抑制素水平无关。和其他参数相比,AMH 和 AFC 的关系更为紧密。事实上,外周 AMH 浓度在卵巢刺激中下降,生长的卵泡会逐渐失去产生 AMH 的能力。越来越多的证据表明,AMH 含量的测定可以是定量的,并可能是粒层细胞活性和健康度的定量标记。也可能成为接受消毒癌症治疗的青春期前女孩卵巢功能的良好标志物。没有其他标志物可用于该类患者的风险。

生殖力保存方案适应证

乳腺癌是目前在育龄妇女中最常见的恶性肿瘤,需要快速的生殖力干预措施。在低于 40 岁的妇女中,各种类型的乳腺癌总的发病率约为 15%。宫颈癌是另一种常见于育龄妇女的癌症,可能需要生殖力保持干预治疗。解剖学定位使得生殖力保存挑战性更强。

生殖力保存的适应证列表不断增长,目前不仅仅包括针对恶性肿瘤的化疗/放疗,还包括针对其他全身性疾病的治疗，包括系统性红斑狼疮、急性肾小球肾炎和贝赫切特病。此外，很多种癌症患者可能需要进行生殖力保存，包括肌肉骨骼癌症，如 Ewing 肉瘤、骨肉瘤，造血性癌症，如白血病和淋巴癌、神经母细胞瘤以及 Wilm 肿瘤。在骨髓移植和脐带干细胞移植中进行的化疗也是潜在的适应证。患有非妇产科癌症，如结肠直肠癌、淋巴瘤和肉瘤的患者都可能适用于生殖力保存。

生殖力保存选择

有大量不同的方案可用于生殖力保存，但是，没有一项经受过前瞻性的随机对照试验。很多可用的技术都具有良好的前景，但仍然为实验性技术。

化学防护

观察发现，初经前期女性性腺对细胞毒性药物敏感性较低，基于此，采用促性腺激素释放激素激动剂进行预处理。使用该药物的目的是使得卵巢在化疗治疗中能够处于青春期前的静止状态。该种方案也用很多其他药物进行过尝试，抑制下丘脑垂体卵巢通路。在此问题上，有少量的非对照性观察研究报告，给出了矛盾的治疗效果。

Blumenfeld 等报告了至今最为庞大的接受细胞毒性药物和 GnRH-a 的女性群体（多于 90 人）。在仅化疗组中，POF 的发病率为 5%，而 GnRH-a/化疗组则为 55%。但是，对照组的回溯性，以及激动剂治疗组较短的回访期，使得该研究缺乏说服力。Pereyra Pacheco 和 Fox 等报告了相似的结果。仅有一项回溯性对照研究表明，GnRH 类似物在预防 POF 方面无效。但是，该研究仅涉及了 18 名妇女。

对该方法的批评也来自以下方面，若作用机制主要是通过下丘脑垂体抑制的，那么这应当不会保护促性腺激素依赖的早期卵泡破坏。但是可能存在直接的性腺作用。

在可得证据不足的情况下，我们需要有足够说服力的前瞻性随机研究对 GnRH 类似物的疗效作出恰当的评估，以作为生殖力保存的潜在方案。但是，该方案很受患者和肿瘤科医生的欢迎，患者发现很容易开始治疗，并能够集中精力进行挽救生命的治疗。肿瘤科医生则认为，和辅助生殖技术所需的时间延迟相比，这种治疗没有延误。采用多种抑制剂，如口服避孕药或孕激素类进行抑制治疗在防治化疗或放疗导致的损伤中没有效果。

卵巢固定术

对准备接受性腺毒性放疗的患者来说，将卵巢移出受辐射区域能够帮助保护卵巢功能。这对接受盆腔照射，如霍奇金病患者或泌尿生殖系统或低位小肠恶性肿瘤患者能够显著降低卵巢受辐射程度。例如，转移之后的卵巢受辐射剂量可降到原位卵巢的 5% ~ 10%。各转移卵巢接受的剂量为，腹腔内辐射 126cGy，起始剂量为 4500cGy 时外部放射治疗为 135 ~ 190cGy，加上旁主动脉结 230 ~ 310cGy（4500cGy）。

采用内侧转移，并将卵巢缝合至子宫前侧，在治疗期间进行屏蔽，初始的经验表明几乎没有作用。侧向转移似乎更有效一些。

外侧卵巢转移通常是通过剖腹手术完成的。该方法在宫颈癌的子宫切除术时以及在霍奇金病的分期剖腹手术中应用。如今，霍奇金病的分期剖腹手术已经不常用了。在开始放射治疗前应通过腹腔镜进行卵巢转移。腹腔镜卵巢转移的一个重要优势是能够在手术后立即开始放疗。这能够帮助预防在迁移回辐射区域后出现卵巢 POF。在短距离放射治疗阴道或宫颈癌时，可采用和植入短距离放射装置相同的麻醉剂进行腹腔镜卵巢转移。

由于Ⅰ期和Ⅱ期霍奇金病不再进行分期剖腹手术和脾切除术，因此卵巢转移可作为门诊手术经腹腔镜操作，恢复更快、痛苦更少、外观更好、费用更低。几乎所有Ⅰ期和Ⅱ期霍奇金病妇女在单独接受放射治疗，或腹腔镜卵巢转移后轻度化疗之后，能够保留卵巢功能和生殖能力。

若卵巢转移距离照射区域不够远或它们迁移回原始部位，可能会导致卵巢衰竭。后一种状况可能在使用可吸收缝合线的状况下出现。若卵巢血管受到了手术治疗的影响或放疗损伤了血管蒂，卵巢衰竭也可能在移位后出现。

另一个值得担心的是，卵巢转移可导致出现卵巢囊肿症状。导致囊肿的机制尚不明确，但是它们可经口服避孕药抑制。

辅助生殖技术

对希望进行生殖力保存的患者来说，辅助生殖技术可能是最常用的方法。正如声明的，ASRM 发现，和其他治疗手段相比，有足够的证据推荐将胚胎冻存作为常规的临床治疗。

卵母细胞冻存

对没有配偶的妇女，冰冻成熟或不成熟的卵母细胞可能是唯一可行的选择。影响卵母细胞冻存结果的主要因素是其结构的复杂性。卵母细胞亚细胞器更复杂，对热伤害可能比着床前胚胎更敏感。一项针对卵母细胞冻存的详细回顾见本书的其他章节。

Porcu 等对 18 名等待接受化疗和放疗治疗肿瘤的患者进行了卵母细胞的冻存。他们发现，卵母细胞的储存时间似乎不会影响卵母细胞的存活，因为配子在液氮中冻存数年后仍然能够妊娠。应用冻融卵母细胞的妊娠率仍然较低。

考虑这些提高 IVF 冻融卵母细胞的卵母细胞存活率、卵母细胞受精和妊娠率最新的实验室改良方案，ASRM 实践委员会最近评估了可得的当前的证据。他们总结认为，虽然来自冻融胚胎的妊娠和分娩数量有限，但至今未发现冻融卵母细胞出生的儿童染色体异常、出生缺陷或发育缺陷发生率的增加。因此，他们建议，胚胎冻存选择只能作为试验性技术，在内部评审会支持下在研究方案下进行。卵母细胞冻存可作为传统 IVF 的附加方案，并作为可能失去生育能力或具生育能力妇女的选择。

最近的报告表明，不论是采用慢速冷冻还是玻璃化技术，妊娠率都在提高。需要更大的前瞻性试验来确定卵母细胞冻存的效果和长期安全性。除非达到足量的出生，收集到充分的结果数据，否则卵母细胞冻存应当继续被认为是实验性的，且需在机构审查委员会的监督下进行。

胚胎冻存

胚胎冻存是 ASRM 唯一推荐的生殖保存方法。这可能是最有效的技术，为具有配偶且能够进行 IVF 所需的卵巢刺激方案的妇女提供了可能的成功机会。根据辅助生殖技术协会，对那些低于 35 岁的妇女，每个利用冻存胚胎进行的胚胎移植的分娩率为 31.8%。胚胎的融后存活率为 35% ~90%。着床率据报告为 8% ~30%，累积妊娠率可达到 60% 以上。这是患者结果最佳的选择，但是，对青春期前以及青少年女性以及无配偶妇女来说不能够接受。若对患者来说该选择能够接受，那么可得的关于来自这些方案的出生儿童的长期数据证实，后代发育安全。

对患有雌激素-敏感性肿瘤，如乳腺癌患者来说，IVF 的使用可能是有问题的，因为它将导致非常高的雌二醇水平。通常，在手术和开始乳腺癌化疗之间有 6 周的时间间隔。采用短时间的激发方案，而不是标准方案，这通常需要更短的时间以达到卵泡召集。常规的控制性超排卵（COH）和血清雌激素的显著升高相关，这可能会影响整体的预后。由于这个原因，有些中心提供自然周期（未刺激的）IVF。采用这个方法，吸取单个的卵母细胞。但是，中断率高，妊娠率低（每个周期 7.2%，每个胚胎移植 15.8%）。非固醇类抗雌激素药、他莫昔芬，以及芳香酶 P450 抑制剂来曲唑都作为可能的卵母细胞诱发剂供乳腺癌患者使用。通过前瞻性的比较研究设计，Oktay 等比较了他莫昔芬和来曲唑在乳腺癌患者中的卵母细胞刺激作用，他们发现，若联合使用低剂量 FSH，两种药物的使用效果都较单独使用他莫昔芬为好。但是，更推荐使用来曲唑，因为它的血清雌二醇水平峰值更低些。Oktay 等提供了乳腺癌患者接受 IVF 以冻存胚胎进行生殖力保存的来曲唑和他莫昔芬卵巢刺激安全性和成功率的进一步证据。在接受 COH 和不接受 COH 的患者中，癌症复发率相当。

卵巢组织的冻存和移植

卵巢组织冻存和移植是对可能出现生殖损伤的妇女保存生殖力的另一种实验性方法。这种概念和自身移植相关，而不是两个遗传上不同的人的移植。因此，卵巢组织的冻存是关键的部分，在完成需要性腺毒性药物的原发疾病的药物治疗后能够替代摘除的生殖细胞。自身移植不需要免疫抑制剂。由于生殖细胞的冻存是潜在自体移植过程的完整部分，因此卵巢皮质带中的原始卵泡将具备更好的存活率，因为它们体积较小，且没有卵泡液。

动物模型为移植方案提供了有用的信息。采用羊卵巢，这是可靠的工具，Gosden 等建立了卵巢组织冻存和移植的羊模型。采用冻融的卵巢皮质带，他们表明在移植冻融卵巢皮质带后能够实现卵泡存活和内分泌功能，以及妊娠和分娩。

移植：缺血性伤害的预防

某些采用无血管瓣进行人类卵巢移植的病例中，卵巢功能寿命有限，这可能是初始的缺血性伤害导致的（Oktay，2001 No. 9；Oktay，2001 No. 10；Radford，2001 No. 11）。立即进行血管重建和缩短缺血时间可能对延长移植瓣功能来说是必需的（Aubard，1999 No. 12）。

Almodin 等提出了一种最小化缺血性伤害的方法，将冻融的一个卵巢切片注射入剩余的不育卵巢的皮质中。他们对母羊进行放疗，诱发剩余卵巢不育，并将另一个卵巢的切片进行冰冻。随后，将冰冻卵巢的融化部分注射入受照射的剩余卵巢的皮质中，采用“撒播”方法，以避免使用缝线。在移植后 6 个月，用公羊使得母羊受精。他们总结认为，生殖组织的内皮质瓣能够防止缺血损伤。

另一种预防卵母细胞起始冻伤的方法是移植入在伤口愈合时形成的生血管肉芽组织。该方法能够缩短24小时的缺血时间，并能够显著增加健康原始卵泡的量，以及移植瓣的撒播区域。作者能够在移植后两天即检测到移植瓣内的功能性血管。也能够证明瓣的功能。

血管瓣：动物模型

在我们的中心，我们研究了血管瓣作为预防瓣缺血性损伤可能解决方案的使用。组织立即发生重血管化的可能使得这种方案具有吸引力。但是，需要解决两个主要问题。第一个是吻合小口径血管的技术难度。但是，整形外科文献有相当多的小血管显微外科手术经验。更大的挑战是整个器官及其血管蒂的冻存。

在第一系列的试验中，我们尝试评估吻合所需时间，即缺血时间，是否会导致卵巢组织的伤害。我们证实，大的卵巢皮质带能够承受不同长度的缺血时间，而不改变组织学结构或导致分子损伤。我们也证实了完整的新鲜卵巢能够通过显微外科手术和血管蒂一起移植。若血管瓣技术成功，卵巢瓣可存活。在后一组试验中，我们证实，冻存的完整羊卵巢以及血管蒂的移植能够保存卵巢功能。

我们总结认为，新鲜的和冻融的完整卵巢移植至异位部位在技术上是可行的，容易操作且操作时间较短。并描述了对大鼠采用微血管吻合术进行完整的冻融卵巢以及上位阴道常位自体移植的详细技术说明。我们也给出了在动物模型中采用微血管吻合术进行完整的新鲜或冻融卵巢以及血管蒂自体移植的不同操作的详细方案。

最近，一项研究评估了对侧常位的冻存完整卵巢自体移植，并对卵巢血管蒂进行微吻合术。结果非常振奋人心，表明这种整体的概念是可行的。4只羊表现出术后具黄体功能，1只在自发交配后受孕，并在移植后545天产下健康小羊。但是，在移植后18～19个月的卵巢组织学检查表明，移植卵巢的卵泡存活率仅有1.7%～7.6%。这些数据表明，这些移植片存活率很低，即便进行血管吻合术，但是生育能力可能不能保持正常长度的时间。但是，全器官的冻存概念得到了越来越广泛的欢迎，最近还提出了完整子宫的冻存以及完整的兔子卵巢模型。

人类试验

所有的人类冻存自体移植组织都是带有皮质带的。这个概念来自之前动物模型中的工作，报告使用冻融卵巢皮质带，并在移植冻融卵巢皮质带之后能够保存生育力和内分泌功能。

冻存卵巢组织有若干潜在用途：移植回宿主、原始卵泡的体外成熟以及异种移植到宿主动物中（表70.2）。该组可被移植回患者中。在已知对卵巢具有偏向性的恶性肿瘤中，重新引入癌症病灶的可能会限制该种应用，如白血病和可能的乳腺癌。采用目前的技术，在化疗前将卵巢组织从患者中移出，以小的带进行冰冻。患者准备妊娠时，将其异位或常位移植回患者体内。由于这是无血管移植片，故移植组织的缺血性损伤可导致整个生长卵泡和大量原始卵泡的丧失。

表70.2　冻存卵巢组织的可能应用

- 异种植皮术
- 原始卵泡的体外成熟
- 自体移植

Oktay等发展了三种不同的卵巢皮质带移植手术方法：常位移植入骨盆、异位移植入手臂或腹壁。常位移植在9个月之后停止发挥功能，而异位移植可形成4细胞胚胎，移植后的没有妊娠。这个胚胎是在多个卵巢刺激周期后得到的。

最近，一名32岁的比利时妇女7年前在开始霍奇金淋巴瘤化疗之前储存了卵巢组织，如今产下一名健康的婴儿。虽然她由于化疗已经不育，但是重新植入卵巢组织后5个月她再次开始排卵。重新移植后11个月，她自然受精。这是开始化疗前冻存卵巢组织并随后成功地常位自体移植冻存卵巢组织后，第一例人类活产。

另一例妊娠报告是来自冻融卵巢皮质带的常位自体移植后的改良IVF周期，该妇女患有非霍奇金淋巴瘤。组织移植入天然的卵巢这个事实并没有排除重新获得天然的卵巢功能的可能性。越来越多的报告说明，在长期的性腺毒性的化疗/放疗后，POF妇女能够自发妊娠，我们应当注意前述报告中卵母细胞的确切来源位点。

卵巢组织冻存和移植的一个可能的局限是在移植后的起始缺血中可丢失大量的卵泡。之前的工作表明，虽然冰冻导致的丢失相对较少，但在移植后有多达三分之二的卵泡丢失。考虑到这个局限性，建议仅对低于35岁的患者进行卵巢组织冰冻。

研究应当关注改良冻存方案、抗冻剂以及移植技术，以降低缺血时间，尤其是使用血管化移植瓣。对移植位点的选择也应当考虑简单、容易、低侵入性的手术方案。进一步的，受皮区丰富的血液供应也是移植瓣建立、存活以及发挥长期功能的重要因素。

从一人到另一人的卵巢移植

Silber 等报告了在同卵双胞胎中进行的此类工作。他们报告了单卵 24 岁的双胞胎，患有不一致的卵巢功能。一名在 14 岁时出现卵巢早衰，而她的姐姐则具有正常的卵巢，并自然分娩三个婴儿。不育患者通过小切口剖腹术接受了来自姐姐的卵巢皮质组织移植，在移植后 3 个月内，受体周期得到重建，血清促性腺激素水平降至正常范围。在第二个周期内，患者受孕，并顺利地妊娠。在妊娠第 38 周，她产下一个外观健康的女婴。

该工作可作为证据，表明大块的卵巢组织移植能够被采用。这些同卵双胞胎的例子中，没有采用免疫抑制剂的需要。媒体的一项最新的报告（newscientist.com）由 Silber 等给出，表明移植到基因不同的人中是可能的。在那个病例中，患者在全卵巢移植前接受了来自姐姐的骨髓移植。这样，她可能能够避免长期服用免疫抑制药物。该病例并不是最常见的，在绝大多数的患者中，母亲可能出现急性排斥以及长期免疫抑制综合征的风险，如发生感染或产科综合征，这可能会限制它的应用。

仅有少数在常位和异位融化卵巢皮质带移植后的病例中描述了卵巢功能，ASRM 实践委员会建议，卵巢组织冻融或移植程序能够使用，但仅可在内部监察委员会的指导下作为实验性操作。

在大约 150 例人体的多器官获取手术中，有 9 例同意进行子宫获取。在一次针对尸体的多器官获取中，Del Priore 等进行了子宫摘除。该研究组在 8 例供体中证明了技术的可行性。使用了包括卵巢、子宫或髂内血管的血管蒂。在摘取后，在低温缺血过程中每隔 15 ~ 30 分钟进行连续切片，发现在 12 小时的低温缺血中没有变化的表征。他们总结认为，人类子宫能够从地方器官捐献者网采用已有的方案进行摘取。人类子宫移植的研究尚在起步阶段。在考虑该种选择之前需解决大量的方法学和技术方面的问题。

体外成熟（IVM）

从冻融卵巢皮质带中获取原始卵泡并进行 IVM 也是一种可能，但是尚不能在不远的将来实现。在 SCID 小鼠的移植研究（严重的联合免疫缺陷小鼠）明确表明，卵泡成熟和减数分裂 Ⅰ 的完成在准备排卵和可能的受精时完成。病毒感染以及一般的伦理的担忧可能会限制该种方案在临床中的应用。

为了防止散布恶性细胞，卵巢组织培养并进行体外卵泡成熟是较为合理的。对来自原始阶段的卵泡进行单独培养是一种富有吸引力的方案，因为这些细胞代表了超过 90% 的总卵泡储存并能够承受冻伤。不幸的是，分离的原始卵泡不能在培养基中正常地成熟，仍需要进一步的研究来确定维持正常的卵泡生长和成熟的因素，以及支持鞘和粒层细胞在这些过程中的角色。

囊状卵泡的 IVM 有了些局部的成功。虽然大部分的报告来自多囊卵巢综合征患者，它也可能用于癌症患者。考虑到某些辅助生殖中心提供卵母细胞 IVM 作为安全有效的治疗方案，它能够作为生殖力保存方案。它能够避免用昂贵的促性腺激素进行促排卵、药物的副作用以及风险，如卵巢过度刺激综合征。IVM 适应证范围正在扩大。最开始，适用者为具有多个囊状卵泡的多囊卵巢患者，但是现在适应证扩大到了包括重复周期原发低质量胚胎的妇女以及低刺激应答者。IVM 的两个新用途是面向卵母细胞捐献者和生殖能力保存的，尤其是在接受性腺毒性治疗的患癌妇女中。对没有配偶的年轻女性，她们需要该治疗以保存生殖能力，联合使用卵母细胞玻璃化。对不育治疗，30 岁以下妇女 IVM 每周期的临床妊娠率接近 38%，而对 IVM 卵子捐献的接受者，每周期可达大约 50% 的临床妊娠率。但是，IVM 作为生殖力保存方案的临床应用尚待研究。

男性患者的生殖力保存

引言

相似的，患有多种癌症的男性癌症治疗获得了更大的成功。癌症治疗进展尤其和保守治疗相关的生命质量要求，尤其是生育能力相关。人们提出了很多选择用于保存遭受风险的生育能力。

生殖能力保存选择

化学防护

恰当地选择化疗方案

不是所有的化疗药品的性腺毒性都是相当的。在确定治疗方案时应考虑到潜在的性腺毒性。在可能的情况下，应选择使用性腺毒性较弱的化疗药品。对育龄组的患者，应选择毒性最小但治疗效果最强的药物。和在妇女中一样，烷化剂对男性来说是性腺毒性最强的。绝大多数服用含丙卡巴肼药物治疗淋巴瘤的男性变得永久性不育。另一方面，盐酸多柔比星（亚德里亚霉素）、博来霉素、长春碱以及达卡巴嗪治疗似乎显著较优，绝大多数患者能够保持正常的生育能力。相似的，基于顺铂的睾丸癌化疗可导致绝大多数男性的一时性无精子，而大约50%的患者在2年后，80%的患者在5年后能够恢复精子生成。

激素复合治疗

在大鼠动物模型中，放疗或某些化疗剂治疗后，精子生成和生殖力的丧失可通过用GnRH激动剂或拮抗剂抑制睾酮后恢复，可在细胞毒性发作前或后。该方法在人类中的适用性尚未知。临床试验应当关注用激素在抗癌治疗中或后立即治疗患者。激素用药应当包括用少量的雄激素补充剂抑制睾酮生成，该方案尚没有足够的证据支持临床应用。

睾丸屏蔽

睾丸上皮对放射诱发的损伤敏感，0.2Gy放射量即可导致精原细胞改变。睾丸的0.2Gy剂量对FSH水平或精子数量没有显著作用，而0.2~0.7Gy的剂量可导致随机的剂量依赖性FSH上升和精子浓度的下降，可在1~2年内恢复至正常水平。但是，没有确定可导致永久性无精子症的放射剂量阈值。文献中有越来越多的证据表明，1.2Gy及以上的剂量可能和精子生成恢复的风险下降相关，如果确实如此，那么该风险也可能是剂量依赖性的。

将睾丸保持在辐射区域之外或进行屏蔽被证明是预防放射诱发的睾丸受损的有效方法。最近，睾丸辐射屏蔽被证实在青少年或童年接受骨髓移植的长期存活者中可有效保护睾丸生长和功能。

辅助生殖技术

精液冻存

在所有的男性癌症幸存者的生殖力保存方法中，精液冻存是最老也是最成功的选择。它是一种可靠的、易用的、无风险的选择，且具有相当的妊娠率。据称，恶性肿瘤以及系统性疾病患者的冻存精液在冻融后和正常男性的冻存精子效果相当。在化疗或放疗前，可建议进行精子冻存以避免任何对精子质量的不良影响。这些患者唯一的担忧是延误了男科实验室会诊，这些男性通常病重，精液参数差。但是，即使是这些患者，他们也能够在辅助生殖技术的帮助下，实现授孕。

睾丸组织冻存

除了从冻存的睾丸组织中获取精子，生殖细胞能够自体移植入患者自己的睾丸中，并恢复自然的生育能力，或经ICSI在体外成熟以达到妊娠。但是，后两种方案仍然处于试验阶段，尚未开发出有效的移植和IVM方案。冻存睾丸细胞的睾丸干细胞移植对青春期前接受不育治疗的儿童具有特殊的重要性，因为精子生成尚未启动，不能进行精液冻存。

结论

妇女的生殖力保存方法不断增加，但是大部分仍属实验性。选择任何方案的主要决定因素有，患者年龄、癌症类型以及细胞毒性化疗的类型。胚胎冻存目前是最为接受的选择，也是唯一受到ASRM推荐的。卵母细胞和卵巢组织冻存目前仍然是实验性的，但是是富有前景的选择。除了癌症患者治疗时情绪不稳定，伦理上有义务建议他们考虑生殖力保存的可能选择。

考虑到很多人希望在癌症、慢性病、医源性综合征治疗，或仅仅是年龄增长后仍具有生育力，ESHRE伦理和法律事务部研究了围绕配子和生殖组织冻存的伦理问题和特定的困境。考虑研究成为治疗的过渡时间，研究组不能给出新的证据可得性的预期而停止，尤其是在生殖组织、IVM以及体外卵泡培养的冻存中。应知情这是在研究条件下而非治疗或生殖力保存。

精子冻存代表了男性癌症患者中最广为接受的生殖力保存方法。期待其他目前尚在研究中的方法能够在这些病例中作出重要的贡献。

临床实践关键点

- 对接受性腺毒性治疗各种恶性肿瘤和非恶性肿瘤的患者，应提供生殖力保存选择。
- 化疗诱发的永久性卵巢衰竭主要受到患者年龄、药物类型、细胞周期特异性以及药物累积剂量的影响。
- 放疗诱发的永久性卵巢衰竭是由患者年龄和放射累积剂量决定的。
- 第3天的血清FSH、抑制素B、AMH和基础AFC是目前危险病人卵巢储量筛查的可用选择。
- 胚胎冻存是唯一确立的选择，对有配偶的患者效果最好。但是，对青春期前、青少年女孩和无配偶妇女不适用。
- 对患有雌激素敏感肿瘤的患者，修正的促排卵方案被频繁用于避免血清雌二醇水平的超生理性升高，这可能会影响患者的整体预后。
- 卵母细胞冻存技术目前应当被认为是实验性技术，

仅能在 IRB 的支持下按研究方案进行。

- 卵巢组织冻存或移植操作仅可在 IRB 的指导建议下作为实验性技术进行。
- 卵巢移位可在开始放疗前经腹腔镜进行。
- 精子冻存是男性癌症患者中最为广泛接受的生殖力保存技术。

参考文献

1. Green DM, Whitton JA, Stovall M, et al. Pregnancy outcome of female survivors of childhood cancer: a report from the Childhood Cancer Survivor Study. *Am J Obstet Gynecol* 2002; **187**(4):1070–80.
2. Block E. A quantitative morphological investigation of the follicular system in newborn female infants. *Acta Anat (Basel)* 1953; **17**(3):201–6.
3. Forabosco A, Sforza C, De Pol A, Vizzotto L, Marzona L, Ferrario VF. Morphometric study of the human neonatal ovary. *Anat Rec* 1991;**231**(2):201–8.
4. Gougeon A. Regulation of ovarian follicular development in primates: facts and hypotheses. *Endocr Rev* 1996;**17**(2):121–55.
5. Fauser BC, Van Heusden AM. Manipulation of human ovarian function: physiological concepts and clinical consequences. *Endocr Rev* 1997;**18**(1):71–106.
6. Wandji SA, Srsen V, Voss AK, Eppig JJ, Fortune JE. Initiation in vitro of growth of bovine primordial follicles. *Biol Reprod* 1996;**55**(5):942–8.
7. Oktay K, Briggs D, Gosden RG. Ontogeny of follicle-stimulating hormone receptor gene expression in isolated human ovarian follicles. *J Clin Endocrinol Metab* 1997;**82**(11):3748–51.
8. Ahmed CE, Dees WL, Ojeda SR. The immature rat ovary is innervated by vasoactive intestinal peptide (VIP)-containing fibers and responds to VIP with steroid secretion. *Endocrinology* 1986;**118**(4):1682–9.
9. Ezoe K, Holmes SA, Ho L, et al. Novel mutations and deletions of the KIT (steel factor receptor) gene in human piebaldism. *Am J Hum Genet* 1995;**56**(1):58–66.
10. Elvin JA, Clark AT, Wang P, Wolfman NM, Matzuk MM. Paracrine actions of growth differentiation factor-9 in the mammalian ovary. *Mol Endocrinol* 1999;**13**(6):1035–48.
11. Dong J, Albertini DF, Nishimori K, Kumar TR, Lu N, Matzuk MM. Growth differentiation factor-9 is required during early ovarian folliculogenesis. *Nature* 1996;**383**(6600):531–5.
12. Elvin JA, Yan C, Wang P, Nishimori K, Matzuk MM. Molecular characterization of the follicle defects in the growth differentiation factor 9-deficient ovary. *Mol Endocrinol* 1999;**13**(6):1018–34.
13. Dube JL, Wang P, Elvin J, Lyons KM, Celeste AJ, Matzuk MM. The bone morphogenetic protein 15 gene is X-linked and expressed in oocytes. *Mol Endocrinol* 1998;**12**(12):1809–17.
14. Johnson J, Canning J, Kaneko T, Pru JK, Tilly JL. Germline stem cells and follicular renewal in the postnatal mammalian ovary. *Nature* 2004;**428**(6979):145–50.
15. Johnson J, Bagley J, Skaznik-Wikiel M, et al. Oocyte generation in adult mammalian ovaries by putative germ cells in bone marrow and peripheral blood. *Cell* 2005;**122**(2):303–15.
16. Gosden RG. Germline stem cells in the postnatal ovary: is the ovary more like a testis? *Hum Reprod Update* 2004;**10**(3):193–5.
17. Telfer EE. Germline stem cells in the postnatal mammalian ovary: a phenomenon of prosimian primates and mice? *Reprod Biol Endocrinol* 2004;**2**:24.
18. Telfer EE, Gosden RG, Byskov AG, et al. On regenerating the ovary and generating controversy. *Cell* 2005;**122**(6):821–2.
19. Manger K, Wildt L, Kalden JR, Manger B. Prevention of gonadal toxicity and preservation of gonadal function and fertility in young women with systemic lupus erythematosus treated by cyclophosphamide: the PREGO-Study. *Autoimmun Rev* 2006; **5**(4):269–72.
20. Schilsky RL, Sherins RJ, Hubbard SM, Wesley MN, Young RC, DeVita VT. Long-term follow up of ovarian function in women treated with MOPP chemotherapy for Hodgkin's disease. *Am J Med* 1981;**71**(4):552–6.
21. Blumenfeld Z, Avivi I, Linn S, Epelbaum R, Ben-Shahar M, Haim N. Prevention of irreversible chemotherapy-induced ovarian damage in young women with lymphoma by a gonadotrophin-releasing hormone agonist in parallel to chemotherapy. *Hum Reprod* 1996;**11**(8):1620–6.
22. BFS. MWGcbt. A strategy for fertility services for survivors of childhood cancer. Hum Fertil 2003;**6**:A1–40.
23. Bath LE, Tydeman G, Critchley HO, Anderson RA, Baird DT, Wallace WH. Spontaneous conception in a young woman who had ovarian cortical tissue cryopreserved before chemotherapy and radiotherapy for a Ewing's sarcoma of the pelvis: case report. *Hum Reprod* 2004;**19**(11):2569–72.
24. Meirow D, Nugent D. The effects of radiotherapy and chemotherapy on female reproduction. *Hum Reprod Update* 2001;**7**(6):535–43.
25. Husseinzadeh N, Nahhas WA, Velkley DE, Whitney CW, Mortel R. The preservation of ovarian function in young women undergoing pelvic radiation therapy. *Gynecol Oncol* 1984;**18**(3): 373–9.
26. Gaetini A, De Simone M, Urgesi A, et al. Lateral high abdominal ovariopexy: an original surgical technique for protection of the ovaries during curative radiotherapy for Hodgkin's disease. *J Surg Oncol* 1988;**39**(1):22–8.
27. Williams RS, Littell RD, Mendenhall NP. Laparoscopic oophoropexy and ovarian function in the treatment of Hodgkin disease. *Cancer* 1999;**86**(10):2138–42.
28. Meirow D, Schenker JG, Rosler A. Ovarian hyperstimulation syndrome with low oestradiol in non-classical 17 alpha-hydroxylase, 17,20-lyase deficiency: what is the role of oestrogens? *Hum Reprod* 1996;**11**(10):2119–21.
29. Gosden RG, Wade JC, Fraser HM, Sandow J, Faddy MJ. Impact of congenital or experimental hypogonadotrophism on the radiation sensitivity of the mouse ovary. *Hum Reprod* 1997;**12**(11): 2483–8.
30. Wallace WH, Thomson AB, Kelsey TW. The radiosensitivity of the human oocyte. *Hum Reprod* 2003;**18**(1):117–21.
31. Bath LE, Wallace WH, Shaw MP, Fitzpatrick C, Anderson RA. Depletion of ovarian reserve in young women after treatment for cancer in childhood: detection by anti-Mullerian hormone, inhibin B and ovarian ultrasound. *Hum Reprod* 2003;**18**(11): 2368–74.
32. Crofton PM, Thomson AB, Evans AE, et al. Is inhibin B a potential marker of gonadotoxicity in prepubertal children treated for cancer? *Clin Endocrinol (Oxf)* 2003;**58**(3):296–301.
33. Feyereisen E, Mendez Lozano DH, Taieb J, Hesters L, Frydman R, Fanchin R. Anti-Mullerian hormone: clinical insights into a promising biomarker of ovarian follicular status. *Reprod Biomed Online* 2006;**12**(6):695–703.
34. Weir HK, Thun MJ, Hankey BF, et al. Annual report to the nation on the status of cancer, 1975-2000, featuring the uses of surveillance data for cancer prevention and control. *J Natl Cancer Inst* 2003;**95**(17):1276–99.
35. Jemal A, Murray T, Samuels A, Ghafoor A, Ward E, Thun MJ. Cancer statistics, 2003. *CA Cancer J Clin 2003*;**53**(1):5–26.
36. Chiarelli AM, Marrett LD, Darlington G. Early menopause and infertility in females after treatment for childhood cancer diagnosed in 1964-1988 in Ontario, Canada. *Am J Epidemiol* 1999; **150**(3):245–54.

37. Tangir J, Zelterman D, Ma W, Schwartz PE. Reproductive function after conservative surgery and chemotherapy for malignant germ cell tumors of the ovary. *Obstet Gynecol* 2003;**101**(2):251–7.
38. Blumenfeld Z, Dann E, Avivi I, Epelbaum R, Rowe JM. Fertility after treatment for Hodgkin's disease. *Ann Oncol* 2002;**13**(Suppl. 1):138–47.
39. Pereyra Pacheco B, Mendez Ribas JM, Milone G, et al. Use of GnRH analogs for functional protection of the ovary and preservation of fertility during cancer treatment in adolescents: a preliminary report. *Gynecol Oncol* 2001;**81**(3):391–7.
40. Fox KR BJ, Mik R, Moore HC. Prevention of chemotherapy-associated amenorrhea (CRA) with leuprolide in young women with early stage breast cancer (Abstract). *Proc Ann Soc Clin Oncol* 2001(20):25a.
41. Waxman JH, Ahmed R, Smith D, et al. Failure to preserve fertility in patients with Hodgkin's disease. *Cancer Chemother Pharmacol* 1987;**19**(2):159–62.
42. Howell SJ, Shalet SM. Fertility preservation and management of gonadal failure associated with lymphoma therapy. *Curr Oncol Rep* 2002;**4**(5):443–52.
43. Covens AL, van der Putten HW, Fyles AW, et al. Laparoscopic ovarian transposition. *Eur J Gynaecol Oncol* 1996;**17**(3):177–82.
44. Hadar H, Loven D, Herskovitz P, Bairey O, Yagoda A, Levavi H. An evaluation of lateral and medial transposition of the ovaries out of radiation fields. *Cancer* 1994;**74**(2):774–9.
45. Howard FM. Laparoscopic lateral ovarian transposition before radiation treatment of Hodgkin disease. *J Am Assoc Gynecol Laparosc* 1997;**4**(5):601–4.
46. Anderson B, LaPolla J, Turner D, Chapman G, Buller R. Ovarian transposition in cervical cancer. *Gynecol Oncol* 1993;**49**(2):206–14.
47. Treissman MJ, Miller D, McComb PF. Laparoscopic lateral ovarian transposition. *Fertil Steril* 1996;**65**(6):1229–31.
48. Yarali H, Demirol A, Bukulmez O, Coskun F, Gurgan T. Laparoscopic high lateral transposition of both ovaries before pelvic irradiation. *J Am Assoc Gynecol Laparosc* 2000;**7**(2):237–9.
49. Clough KB, Goffinet F, Labib A, et al. Laparoscopic unilateral ovarian transposition prior to irradiation: prospective study of 20 cases. *Cancer* 1996;**77**(12):2638–45.
50. Feeney DD, Moore DH, Look KY, Stehman FB, Sutton GP. The fate of the ovaries after radical hysterectomy and ovarian transposition. *Gynecol Oncol* 1995;**56**(1):3–7.
51. Chambers SK, Chambers JT, Holm C, Peschel RE, Schwartz PE. Sequelae of lateral ovarian transposition in unirradiated cervical cancer patients. *Gynecol Oncol* 1990;**39**(2):155–9.
52. Magistrini M, Szollosi D. Effects of cold and of isopropyl-N-phenylcarbamate on the second meiotic spindle of mouse oocytes. *Eur J Cell Biol* 1980;**22**(2):699–707.
53. Stachecki JJ, Cohen J, Willadsen S. Detrimental effects of sodium during mouse oocyte cryopreservation. *Biol Reprod* 1998;**59**(2):395–400.
54. Porcu E, Fabbri R, Damiano G, Fratto R, Giunchi S, Venturoli S. Oocyte cryopreservation in oncological patients. *Eur J Obstet Gynecol Reprod Biol* 2004;**113** (Suppl. 1):S14–16.
55. Ovarian tissue and oocyte cryopreservation. Fertil Steril 2004;**82**(4):993–8.
56. Oktay K, Cil AP, Bang H. Efficiency of oocyte cryopreservation: a meta-analysis. *Fertil Steril* 2006;**86**(1):70–80.
57. Jain JK, Paulson RJ. Oocyte cryopreservation. *Fertil Steril* 2006;**86** (Suppl. 4):1037–46.
58. Assisted reproductive technology in the United States: 1998 results generated from the American Society for Reproductive Medicine/Society for Assisted Reproductive Technology Registry. Fertil Steril 2002;**77**(1):18–31.
59. Wang JX, Yap YY, Matthews CD. Frozen-thawed embryo transfer: influence of clinical factors on implantation rate and risk of multiple conception. *Hum Reprod* 2001;**16**(11):2316–19.
60. Son WY, Yoon SH, Yoon HJ, Lee SM, Lim JH. Pregnancy outcome following transfer of human blastocysts vitrified on electron microscopy grids after induced collapse of the blastocoele. *Hum Reprod* 2003;**18**(1):137–9.
61. Meniru GI, Craft I. In vitro fertilization and embryo cryopreservation prior to hysterectomy for cervical cancer. *Int J Gynaecol Obstet* 1997;**56**(1):69–70.
62. Pena JE, Chang PL, Chan LK, Zeitoun K, Thornton MH2nd, Sauer MV. Supraphysiological estradiol levels do not affect oocyte and embryo quality in oocyte donation cycles. *Hum Reprod* 2002;**17**(1):83–7.
63. Pelinck MJ, Hoek A, Simons AH, Heineman MJ. Efficacy of natural cycle IVF: a review of the literature. *Hum Reprod Update* 2002;**8**(2):129–39.
64. Oktay K, Buyuk E, Davis O, Yermakova I, Veeck L, Rosenwaks Z. Fertility preservation in breast cancer patients: IVF and embryo cryopreservation after ovarian stimulation with tamoxifen. *Hum Reprod* 2003;**18**(1):90–5.
65. Oktay K, Buyuk E, Akar Z, Rosenwaks N, Libertella N. Fertility preservation in breast cancer patients: a prospective controlled comparison of ovarian stimulation with tamoxifen and letrozole for embryo cryopreservation. *Fertil Steril* 2004;**82**(2):s1(Abstract).
66. Oktay K. Further evidence on the safety and success of ovarian stimulation with letrozole and tamoxifen in breast cancer patients undergoing in vitro fertilization to cryopreserve their embryos for fertility preservation. *J Clin Oncol* 2005;**23**(16):3858–9.
67. Mazur P. The role of intracellular freezing in the death of cells cooled at supraoptimal rates. *Cryobiology* 1977;**14**(3):251–72.
68. Gosden RG, Baird DT, Wade JC, Webb R. Restoration of fertility to oophorectomized sheep by ovarian autografts stored at -196 degrees C. *Hum Reprod* 1994;**9**(4):597–603.
69. Baird DT, Webb R, Campbell BK, Harkness LM, Gosden RG. Long-term ovarian function in sheep after ovariectomy and transplantation of autografts stored at −196 ℃. *Endocrinology* 1999;**140**(1):462–71.
70. Almodin CG, Minguetti-Camara VC, Meister H, Ceschin AP, Kriger E, Ferreira JO. Recovery of natural fertility after grafting of cryopreserved germinative tissue in ewes subjected to radiotherapy. *Fertil Steril* 2004;**81**(1):160–4.
71. Israely T, Nevo N, Harmelin A, Neeman M, Tsafriri A. Reducing ischaemic damage in rodent ovarian xenografts transplanted into granulation tissue. *Hum Reprod* 2006;**21**(6):1368–79.
72. Jeremias E, Bedaiwy MA, Nelson D, Biscotti CV, Falcone T. Assessment of tissue injury in cryopreserved ovarian tissue. *Fertil Steril* 2003;**79**(3):651–3.
73. Hussein MR, Bedaiwy MA, Falcone T. Analysis of apoptotic cell death, Bcl-2, and p53 protein expression in freshly fixed and cryopreserved ovarian tissue after exposure to warm ischemia. *Fertil Steril* 2006;**85** (Suppl. 1):1082–92.
74. Jeremias E, Bedaiwy MA, Gurunluoglu R, Biscotti CV, Siemionow M, Falcone T. Heterotopic autotransplantation of the ovary with microvascular anastomosis: a novel surgical technique. *Fertil Steril* 2002;**77**(6):1278–82.
75. Bedaiwy MA, Jeremias E, Gurunluoglu R, et al. Restoration of ovarian function after autotransplantation of intact frozen-thawed sheep ovaries with microvascular anastomosis. *Fertil Steril* 2003;**79**(3):594–602.
76. Wang X, Chen H, Yin H, Kim SS, Lin Tan S, Gosden RG. Fertility after intact ovary transplantation. *Nature* 2002;**415**(6870):385.
77. Bedaiwy MA, Falcone T. Harvesting and autotransplantation of vascularized ovarian grafts: approaches and techniques. *RBM Online* 2007;**14**(3):360–71.
78. Imhof M, Bergmeister H, Lipovac M, Rudas M, Hofstetter G, Huber J. Orthotopic microvascular reanastomosis of whole cryopreserved ovine ovaries resulting in pregnancy and live birth. *Fertil Steril* 2006;**85**(Suppl. 1):1208–15.

79. Dittrich R, Maltaris T, Mueller A, et al. Successful uterus cryopreservation in an animal model. *Horm Metab Res* 2006; **38**(3):141–5.
80. Chen CH, Chen SG, Wu GJ, Wang J, Yu CP, Liu JY. Autologous heterotopic transplantation of intact rabbit ovary after frozen banking at −196 degrees C. *Fertil Steril* 2006;**86**(Suppl. 4):1059–66.
81. Sonmezer M, Oktay K. Fertility preservation in female patients. *Hum Reprod Update* 2004;**10**(3):251–66.
82. Oktay K, Buyuk E, Veeck L, et al. Embryo development after heterotopic transplantation of cryopreserved ovarian tissue. *Lancet* 2004;**363**(9412):837–40.
83. Donnez J, Dolmans MM, Demylle D, et al. Livebirth after orthotopic transplantation of cryopreserved ovarian tissue. *Lancet* 2004;**364**(9443):1405–10.
84. Meirow D, Levron J, Eldar-Geva T, et al. Pregnancy after transplantation of cryopreserved ovarian tissue in a patient with ovarian failure after chemotherapy. *N Engl J Med* 2005;**353**(3):318–21.
85. Oktay K, Nugent D, Newton H, Salha O, Chatterjee P, Gosden RG. Isolation and characterization of primordial follicles from fresh and cryopreserved human ovarian tissue. *Fertil Steril* 1997;**67**(3):481–6.
86. Aubard Y. Ovarian tissue graft: from animal experiment to practice in the human. *Eur J Obstet Gynecol Reprod Biol* 1999; **86**(1):1–3.
87. Silber SJ, Lenahan KM, Levine DJ, et al. Ovarian transplantation between monozygotic twins discordant for premature ovarian failure. *N Engl J Med* 2005;**353**(1):58–63.
88. Del Priore G, Stega J, Sieunarine K, Ungar L, Smith JR. Human uterus retrieval from a multi-organ donor. *Obstet Gynecol* 2007;**109**(1):101–4.
89. Gook DA, Edgar DH, Borg J, Archer J, Lutjen PJ, McBain JC. Oocyte maturation, follicle rupture and luteinization in human cryopreserved ovarian tissue following xenografting. *Hum Reprod* 2003;**18**(9):1772–81.
90. Smitz JE, Cortvrindt RG. The earliest stages of folliculogenesis in vitro. *Reproduction* 2002;**123**(2):185–202.
91. Abir R, Fisch B, Nitke S, Okon E, Raz A, Ben Rafael Z. Morphological study of fully and partially isolated early human follicles. *Fertil Steril* 2001;**75**(1):141–6.
92. Rao GD, Chian RC, Son WS, Gilbert L, Tan SL. Fertility preservation in women undergoing cancer treatment. *Lancet* 2004;**363**(9423):1829–30.
93. Rao GD, Tan SL. In vitro maturation of oocytes. *Semin Reprod Med* 2005;**23**(3):242–7.
94. Howell SJ, Shalet SM. Spermatogenesis after cancer treatment: damage and recovery. *J Natl Cancer Inst Monogr* 2005(34):12–17.
95. Meistrich ML, Shetty G. Suppression of testosterone stimulates recovery of spermatogenesis after cancer treatment. *Int J Androl* 2003;**26**(3):141–6.
96. Ishiguro H, Yasuda Y, Tomita Y, et al. Gonadal shielding to irradiation is effective in protecting testicular growth and function in long-term survivors of bone marrow transplantation during childhood or adolescence. *Bone Marrow Transplant* 2007.

第71章

ART的伦理学困境:目前的问题

Françoise Shenfield

绝大多数的辅助生殖治疗都涉及伦理学问题,很难能够彻底详细地说明,本章节的目的是提出从开始这项复杂、但已经变得常规的IVF技术开始就讨论的主要伦理学问题。能够在体外观察人类胚胎引起了全世界的关注,这和技术不太复杂但是相对较老的精子捐献之类的技术不同。这也引起了很多争论,以及永久的话题,仅仅是因为使用了更现代的技术,如社会性别选择。本章节将涉及用于生殖和研究的配子捐献,包括胚胎研究和较新的干细胞周围组织研究,这是目前主要的兴趣点,可能能够使用胚胎干细胞,并利用或者不用体细胞核转移技术(SCNT)。此外,在应用胚胎植入前遗传学诊断时做出的复杂选择也是伦理争论的内容,最后,我们也无法回避社会原因导致的性别选择的国际关注,这包含的内容远远超出了ART的专业领域。其他更专业的内容,从生殖组织的冻存到死后配子的使用,前文都已讨论过。

因此,本章节选取的重点是伦理学,但是我们应当从一般护理相关的内容入手,尤其是治疗和公平。接受生殖治疗远远没有达到世界公平,因为有些国家只提供私人的或有限的治疗。IVF的有限使用不仅仅出现在资源贫乏的国家,也出现在富裕国家。我们可能会对比法国和英国,它们的IVF周期数量和基金支持政策有着巨大的差异,当然,UK允许IVF治疗,以及两面不公平性,是至今仍和日常实践相关的例子。

配子捐献

关于配子捐献有两个主要问题:传统的和最近的关于配子捐献匿名性的质疑,这必须考虑到和他/她的预期(或社会学)父母以及和他/她来源相关的后代的身份认知;另一个问题也是较老的,但是经常被提起,尤其是捐献变得稀少时——应当付费给捐献者,或相反的,为捐献进行补偿,那么怎么样才是公平的补偿?进一步的,事实上,精子捐献已经进行了很多年了,这意味着和来自卵母细胞(或胚胎)捐献的后代相比,我们有更多的关于出生于这种方法的儿童的随访信息,这是两种需要使用IVF的技术。但是在分析和了解一个人起源的相关的内容前,我们必须提及捐献者付费或补偿的问题。似乎很显然,至少从语义学上来看,这个馈赠应当是免费的。事实上,如果社会计划付费给配子捐献者,那么名词"捐献"本身应当改为"销售"配子和胚胎。

但是,在绝大多数国家中,配子捐献作为解决不育问题的手段,那些募集捐献者的人很难将供应和需求匹配起来,尤其是卵母细胞。因此,有人认为,在稀有资源的环境下,实用是占优势的,某些经济刺激不应当受到禁止。在UK,这当然必须在英国法律的框架内,声明称"不能够在配子或胚胎的供给方面接受或提供钱或其他类型的利益,除非得到指导的允许"。在法国和西班牙的法律中,馈赠的概念也被遵循,尽管补偿以一次性付款的形式给予卵母细胞捐献者。

在坚信人类的身体和其部分以及产物不能够作为商业用途时,我们能够给出伦理学框架下合理的论证,并给出利他性捐献的理论基础。由于人类产生的特殊考虑在200多年前由Immanuel Kant提出。这根源于绝对命令的第二条原则,"不论是谁,在任何时候都不应把自己和他人仅仅视为工具,而应该永远看做自身就是目的。"在现代的语境下,这被理解为是对人类身体及其产物商业化的禁止。

相反的,实用主义观点则认为,在供应稀少的环境下,我们可以选择付费给捐献者。但是,Titmuss发现的献血付费导致的负面结果也可以扩大到配子捐献中:这可能阻止真正的利他性捐献者,且仅仅受到利益驱动的捐献者可能会导致疾病传播的风险增加并给出虚假的信息,尤其是,社会中经济层次最弱的人群潜在的开发的风险。反对者根据这种潜在强制的观点提出卵子共享,这是UK采用的一种合理的增进卵母细胞捐献的方法,事实上也是丹麦唯一可能的捐献卵母细胞的方法，能够避免妇女受到促排卵和卵子提取的风险。HFE Act 1990 允许妇女捐献者获利（被允许作为治疗手段和绝育），因此争论可以总结为：这是否是一种捐献的强制手段或者是一种付费形式或者是否是可接受的“交换”？该种实践受到的一个反对是，它可能连累捐献者成功的机会，但是她的选择（例如，年轻的，具有多囊卵巢，以及有男性问题）可能能够避免这个。因此，可能出现一个更严重的困境，即潜在的卵子共享者被拒绝了，因为她太老了，或者卵巢储量不佳，尤其是当她发现该种操作的代价很难承担。更不用说这种病例的会诊更加复杂、耗时，且在 UK 根据 HFEA 操作标准建议为必需的。但是主要的反对本质上仍然是这种实践可能被认为是付费的：事实上，Belgium 给出了一些证据表明经济必要性的程度，如果不是强制的，可在 Belgium 在保险对周期赔偿更大方且捐献妇女人数急剧下降后可应用。

关于匿名性的问题，UK 法律最近的一项变化说明了牵涉的复杂性：从 2005 年开始，类似地瑞士从 1985 年开始，所有新的配子捐献者都必须同意在后代成年时公布他们的姓名。这是否会减少新的捐献者，尤其是卵子捐献者将在 18 年后发现他们的受体成功，或者如果不成功，时间也将告诉她们，但是 HFEA 对照全国数据后已经发现 2005 年捐献者数量减少。

新的关于被告知自己出身的儿童的研究将给出配子捐献保密性缺乏的证据，但是我们也许需要等待很长的一段时间才能够观察到获知捐献对儿童的影响。这个问题是了解一个人的来源的意义，这对我们每个人都很重要，但是又具有很多不同的意义，历史的、社会的以及人类学的，而值得争论的是基因起源的意义对人类来说是比一般的血缘关系更新的。某些精子捐献儿童表达了他们的愤怒和痛苦，认为他们丧失了某些特定的知识，基因学精子提供者的身份（避免了法定和情感上的父亲），没有这些信息，他们觉得身份认知是不完整的。但是我们知道，在大多数情况下，儿童和父母的兴趣似乎能够重合，有几项研究表明，和自然怀孕或收养的儿童相比，来自“辅助生殖”的儿童在若干人格和社会范畴内的测试进展良好。另一项争议是“儿童获知他/她‘来源’的权利”，以及家庭中秘密的潜在分裂因素。当一个人涉足权利并发现在那些声明的权力之间存在矛盾，就很难确定哪一个应当被优先考虑。在这个特殊的情况下，我们是将父母和捐献者的“隐私权”还是未来儿童的“知情权”放在第一位？因此，权衡父母的选择，这通常被认为是有利于后代的，直到事实证明并非如此。欧洲人类生殖与胚胎学会（ESHRE）委员会推荐建立双重门系统，最近在荷兰被废止。这种系统允许父母和捐献者选择是否在将来保密身份，并匹配预期的父母和捐献者。事实上，我们没有证据说明总体结果不如自然受孕的后代是值得安慰的，但是正如 UK 法律规定的，我们不能够忘记我们职业对这些儿童的（伦理学）责任，以及我们的看护责任（法定的），不论是一般的还是特定的。这确实是我们的责任进行前瞻性的考虑并仔细考虑不同的方法。目前，似乎对家庭不同方法以及隐私的民主开放支持采用双链方法，对儿童的所有后果我们都共同负责。

PGD，采用或不采用 HLA 匹配选择救命手足

从它使用开始，胚胎植入前遗传学诊断（PGD）便导致了对潜在的基因操作的恐惧，并被批评为滑向了违法的优生学。如果优生学被定义为针对人群而非个体夫妇的选择的做法，以避免可能的严重疾病（如囊性纤维化），那么该项指责可被推翻。其他的恐惧则为，是否会导致夫妇期望能够确保得到一个“完美”的孩子，而他们应该期盼的仅仅是个正常的孩子，没有受到严重的家族性疾病的影响。但是绝大部分问题类似于这些在出生前操作遇到的问题，在筛查时，PGD 也可以被称为“孕前诊断”，患有严重遗传性疾病的夫妇能够免受终止受影响的妊娠时的痛苦，但也使他们在能够生育的时候承受 IVF 的负担。他们的决定是通过信息作出的，包括遗传学会诊，这是自主决策的关键。未受影响的妊娠目的是为了将来孩子的幸福，这是我们专业基本的标准。

一个新的困境是通过 PGD 选择没有疾病的胚胎以促使救命手足的出生，该儿童将与病重的兄姐的 HLA 匹配。

针对父母的这种要求，主要的争论集中在未来儿童的工具化。可以通过 UK 的两个不同病例解释该困境：通过 PGD 和胚胎移植（ET）产下的儿童也可能患上影响兄姐的遗传性疾病，如 Hashmi 家族；这个孩子也可能没有相关的风险，PGD 仅仅用于 HLA 印迹，如 Whittaker 家族。

在 UK，每个 PGD 病例都必须经过 HFEA 批准，Hashmis 的请求得到了接受，他们希望能够得到一个胚胎匹配他们患有严重的地中海贫血的儿子，所有其他的治疗都没有效果。但是，Whitaker 的请求被拒绝，因为他们的孩子患有戴-布二氏贫血，这种疾病绝大多数情况下是非遗传性的，因此未来的孩子没有患有该

疾病的风险,他"仅仅"是为了拯救他年长的兄长出生的。在大量的公众讨论之后,芝加哥的一例成功的PGD得到了一名救命手足的出生,第二年HFEA声明,UK类似的病例将得到批准。因此,现存手足的生命危险成了接受这种技术的强制性原因。即使是从未来孩子的角度考虑,似乎从团结的观点,能够拯救他的手足是有利的,如果未来孩子接受的操作危害很小那么似乎也是可以接受的(如,脐带血或骨髓捐献)。在父母的知情同意中通知了实践的问题,如,脐带血捐献仅能在患病儿童体重低于25kg时有可能进行,且当母亲年龄大于等于38岁时,该技术较难成功。在所有的情况中,会诊能够帮助父母预见困难,如初始的目的没有达到:没有胚胎能够匹配患儿,以及如果计划的孩子没能拯救年长的患儿,该怎么办?

另一个涉及胚胎选择动机的问题是:"出生后"检测是有用的,因为它声明称,如果对一个已出生的孩子来说某种目的是可以接受的,那么出于相同的目的通过PGD/HLA产下孩子在伦理学上也是可接受的(即,如果对志愿者来说,一个已存在的孩子像手足捐献干细胞是否可以接受,以及是否接受通过PGD/HLA产下孩子)。但是,从供体儿童的风险上考虑,仅仅为了取得非再生性器官而生育孩子是特别不公平的,以及成人的自利是难以接受的。

最后,有些人认为,如果父母生下孩子的动机不仅仅是为了作为捐献者,那么这种解决方案在道义上是能接受的。但是我们非常难评估父母的动机,因此,只要父母"计划和爱护和照顾患儿那样爱护和照顾这个孩子",那么出生后检测是可行的。

胚胎干细胞的克隆和使用

让我们首先考虑人类生殖克隆的问题:在谴责生殖克隆的文献和评论中(绝大部分),对尊严、身份、相同以及道德感之类的词语进行了详尽的分析,却没有考虑到该技术尚远非安全这样的事实,这是最主要和关键的缺陷。有人可能会持有这样的反对意见,他们认为生殖克隆将破坏未来克隆人的自主性,因为社会可能会把他们看成是某种程度上预定的人,这会导致(基因)决定论的增加,即便是相对的,因为克隆人生活的环境和被复制的人不一样。安全性和心理学问题似乎是能够反对生殖克隆支持者的唯一意见:父母自行决定的冒险可能会破坏孩子人格构建,最可能的是降低了和原始模型区分的可能性,因而降低了他/她的自主性。

考虑到这些因素,ESHRE做出了如下声明:"继续禁止生殖克隆",在5年的生殖克隆志愿禁止后,1999年,人们越来越明确地意识到,来自克隆动物的技术优越性在理论上能够尝试克隆人类。

幸运的是,生殖克隆导致的几乎普遍的反感并没有在人类胚胎干细胞的应用上导致相同的感受或争论。事实上,UK是第一个允许治疗性克隆的国家:从HFE Act 1990开始,胚胎研究可在严格的限制下得到批准,仅允许和生殖相关的研究。在包括一份首席医疗官的报告的一次民主程序后,并经两议院投票后,2001年1月31日的法规加入以下新的内容,这次允许进行"严重疾病的研究"。但是在所有的情况下,人类胚胎情况的困境一次又一次的被提起。

因此,意识到在讨论一般的胚胎研究中可能出现的语义学游戏,ESHRE委员会在社会的立场上在首次伦理学研究中定义了着床前胚胎,委员会强调这个名词是描述性的,表明胚胎在有机会通过ET成为胎儿并继而成为合法的人之前是在体外的。但是这个描述性名词并不代表重要性的减少。

同时,干细胞动物研究可能应用于人体胚胎也产生了特殊的问题。

这个领域中很多基础的伦理学问题都由来已久。事实上,研究必须取得知情同意,代表了自主性原则。但是委员会强调,"考虑到干细胞的特性以及其寿命,应当特别注意,胚胎可被用于研究建立细胞系,并保持其不确定性,可能最终可用于治疗,但不能够重新植入子宫。我们也应该弄清楚这些细胞能否用于商业和(或)临床目的。"知情同意变得更为特指,而非一般。

对细胞的来源,尤其是对专门用于研究的胚胎的创造,也有特殊的伦理学考虑。事实上,创造胚胎用于研究的问题是异常复杂的。欧洲人权和生物医药条约的第18条特别禁止这类用途,但是在UK,HFEA通过认证系统,能够在法律限制下监管胚胎研究:从头开始创造胚胎并不是不合法的,但是它的"必要性"必须得到认证,确保胚胎不是因为无意义的目的创造的。事实上,这种从头创造仅当不能通过多余的合子研究得到信息时才能得到批准。

进一步的,在实践中,用于任何胚胎创造的卵母细胞来源(尤其是通过SCNT)都是一个主要的问题,主要有两个原因。首先,用于生殖目的的卵母细胞捐献中,存在早已得到详细论述的供需不平衡。但特别需要考虑被诱骗销售自己卵母细胞的弱势妇女的可能泛滥。事实上,最近的刊物质疑了用于研究的卵母细胞捐献的条件,以及对妇女接受"馈赠"的"补偿"时承受的风险的压力。但有趣的是,很少提及妇女赠卵供生殖时的补偿,这有些时候远远超出了 ASRM 伦理学会的建议。这可以被称作卵子伴谬,根据卵母细胞使用的不同价值似乎会不同。这种条件下付款的考虑反映了胚胎立场上的正统观点,这通常是那些反对创造胚胎用于研究的人提出的,而非出于对妇女的考虑。

有些报告已经极大地引起了公众的注意,人们意识到韩国的试验不仅仅是伪造的,还违背了妇女的自主性,她们被迫在项目中拿出自己的卵母细胞,这囊括了绝大部分可能出现在研究中的罪行。

此外,跨国界的违法行为可能比国内的更严重(绝大部分时间是由于巨大的经济差异),避免募集海外妇女进行卵子捐献可能能够解决、至少部分解决这个问题。

出于社会原因的性别选择

性别社会选择,在这里我们放在 ART 的框架内进行讨论,这在历史上并不是新的:很久以前,就有人将女婴扔在山坡上任其死亡,很多社会在过去,妇女和少年儿童就在健康和教育方面受到歧视。但是技术的可得性,不管是低层次的(精子选择)还是复杂精密的(PGD),都使得性别选择的效率更为精确,因此和古老的在特定时间或妊娠时服用特殊的药剂以达到预期效果的神话相比,更具有危害性。

事实是在世界范围内,性别选择的活动更常见的是选择儿子而非女儿,也就是一个妇女的权利。但是,为了避免两性的歧视,这种争论是放在人权的框架下进行的。这个框架强调政治内涵以及伦理学视角,在通用规则的语境下,反对文化相对主义。

背景为全世界的性别不平等,如社会人类学家 M. Strathern 在 1993 年说的那样"值得追问的是,在我们努力在生活的其他方面反歧视时,允许在受孕时选择(性别选择)一个性别而非另一个将使我们的努力更容易还是更难?"

性别歧视确实在世界范围内非常常见,并且有很多种方式。在印度和中国地区性别比例的明显不平衡是一个极端的证据。在印度,A. Sen 最近总结认为"女性死亡率的下降平衡了性别选择性流产",从一项 110 万家庭的出生调查中,总结发现,不平衡的比例来自出生前超声性别诊断,并随后进行 TOP。虽然在 1996 年 1 月,印度通过了出生前诊断技术条例(法规和滥用禁止),但收效甚微,直至近年,印度仅有 300 名执业医师被起诉,被控告"自大"。但是,Haryana 州的 Anil Sabhani 拘留所可能代表了一个转折点。我们知道,在世界范围内,出生前性别决定的考虑是仅仅由于社会原因终止"错误"性别的妊娠,这在绝大部分立法中可归为非法流产。但是,加拿大的案例表明,某些妇女(绝大部分为印度裔)怎样越过国界来到美国进行胎儿性别测定,如果胎儿性别不合希望,就回到加拿大进行 TOP。这仍然令人苦恼地处于法律允许范围内。

中国在某些地区也面临着同样的问题,但是国家哲学所给出了不同的观点,2004 年 6 月宣称,行动的时机已经成熟,特别是建议对超声仪的使用进行批准和监管,尤其是现存法律反性别歧视的应用。

直至最近,某些欧洲国家允许夫妇进行看似无害的精子筛选以选择后代性别,因为仅有 ART 技术得到了立法的监管。在这类国家中,歧视是通过教育和经济分析进行总体衡量的,而不是通过男性和女性的绝对数量。但是这仍然是个值得注意的问题。但是,最近 Belgium 和 UK 的国家辩论导致了社会性别选择的禁止,并建议即便是流体细胞仪进行的精子筛选也应当受到监控,证实这类严肃问题的道德评估并不依赖于采用的方法。这推翻了"渐进者"的观点,他们认为 PGD,或妊娠终止进行的性别选择从道义上来说比用简单技术,如精子筛选更糟糕。这个逻辑是,舍弃性别不对的胚胎比 TOP 要好一些,因为胎儿更接近于完成人化的潜能(至少在法律上),且本身也比精子筛选要少严重一些。

越过大西洋,尽管美国生殖医学伦理学委员会认为性别选择是有严重问题的,但是它并没有严格地谴责这种行为。

但是,生育权拥护者的评论表达了他们的不安:Robertson 说,性别选择技术虽然不会被"立法禁止"或"不鼓励"进行"道义上的谴责",甚至,在某些情况下,进行"积极地阻止",他总结认为,只有性别平衡是能够被接受的。这作出了妥协,允许选择第二个(或更多)孩子的性别,仅仅使他和第一个孩子的性别不同,这个妥协也出现在 ESHRE 伦理学委员会对 PGD 的态度上,作为完全否认和严格的人权观点以外的建议。接受家庭平衡也暗示,性别选择本质上不是性别歧视,或者说,社会后果(M. Strathern 描述的意义)不能保证这种生殖特权的牺牲。

因此,我们再次将坚持严格的观点,认为任何类型的选择,不管是叫做平衡还是什么,本质上都是性别歧视的。进一步的,仅有男孩或女孩的家庭并非不平衡,不平衡是一种相比于具有理想男孩和女孩"平衡"家庭的负面评价。

事实上，某些辩称性别选择是一种生殖选择的观点比其他更糟糕。例如，某些社会中已知的性别不平衡产生了这样的评论，认为这将导致女性的“升值”，对看成具“稀有价值”的性别，这是一种贬低的观点。这种市场的术语进一步地将女性的地位（实际中并非男性）等同于产物。

此外，有人可能会进一步争论，认为将这个问题太重要了，不能够降低到国家层面上：对于这样的问题，“印度的社会性别选择操作能否说明UK禁止社会性别选择是正当的？”回答是肯定的，因为人权的特殊价值存在于普遍的/国际性的应用中。

事实上，整个人权史就是一部性别歧视（以及种族或表型）引发的针对代表或群体的（在此把妇女作为一个群体）不公正的政治反应。

最后，我们必须额外指出，如果任何方法，不管是低层次的还是高层次的技术（精子筛选或PGD）用于预防疾病或痛苦，如X连锁遗传疾病，出现家庭或社会眼中的“错误”性别，不论是男是女，都不能够被定义为是一种疾病。

如果不指出明显性[一个孩子在知道他/她受孕时采用的方法时，可能会有“条件性接受”的感觉和（或）受到她/他生活的社会中比普通人更大的压力，去满足行为、职业和私生活中的性别定型]，不指出优生学的可怕，以及提出灾难性恶化的警告，我们可能会觉得儿童出生在一个接受，而不是排斥任何差异（表型、性别或残疾）的社会中是正常的。在一个有着充分的人权保障的社会中生活是理想的，但目前，这个理想遥不可及。

因此在实践中，如果不能停止，我们能够做些什么来减缓歧视？如“性别（不是）一种障碍需要去终止或者选择”。在印度的案例后我们也许可以充满希望，也希望中国“女童关爱行动”将进行，尤其是在农村地区，正如哲学研究所声明的那样。

确实，不考虑个人或文化的动机，非医疗原因的性别选择（包括平衡）向更大范围的社会和世界传达了妇女价值较低的信息。这个赌注太高了以至于不能够允许有任何妥协，直至如人权声明的，两性之间机会的平等真正达到（没有歧视）。也许到那时，也只有那时，我们才能重新考虑允许家庭平衡性别的可能性，虽然我们怀疑到那时很多家庭还有没有兴趣。

结论

这些困境讨论涉及国家和国际层面，以及我们专业的很多其他人。但是，个体尺度通常是最敏锐的，这也是每个执业医师在日常的医疗实践中必须面对的。不论如何，不同社会文化方法研究的国际比较帮助我们挑战教条，当我们谨记Wittgenstein的哲学定义，我们能够拥有非常理智的态度（哲学不是一条教条，而是一种帮助人们从逻辑上理清思路的活动）。

不同学科的方法，在心理学家和法律顾问的无价帮助下，尤其是那些专门研究家庭动力的专家们，也能帮助我们为未来孩子的幸福进行最好的考虑。

最后，关于法律的一句话。根据Bernard Dickens，“伦理学给出了法律的框架，其中法律应当被自愿地服从”，在ART所有相关领域中立法被没有偏见和争议地通过前，这是对辩论和信息的最后要求。

参考文献

1. De Wert G, Geraedts J. Preimplantation genetic diagnosis for hereditary disorders which do not show a simple Mendelian pattern: an ethical exploration. In: Shenfield F, Sureau C, eds. *Contemporary Ethical Dilemmas in Assisted Reproduction*. UK: Informa Healthcare, 2006; 85–98.
2. Shenfield F, Davies MC, Spoudeas H. Attempts to preserve the reproductive capacity of minors with cancer: who should give consent? In: Shenfield, Sureau, eds. *Ethical Dilemmas in Human Reproduction*. Parthenon, 2002; 21–34.
3. Bahadur G. Till death do us part: to be or not to be a parent after one's death. In: Shenfield F, Sureau C, eds. *Contemporary Ethical Dilemmas in Assisted Reproduction*. UK: Informa Healthcare, 2006;29–42.
4. The European IVF monitoring (EIM) for ESHRE. Assisted reproductive technology in Europe, 2002. Results generated from European registers by ESHRE. *Hum Reprod* 2006; 21(7): 1680–97.
5. Shenfield F. Justice and access to fertility treatments. In: Shenfield F, Sureau C, eds. *Ethical Dilemmas in Assisted Reproduction*. Carnforth, UK: Parthenon Publishing, 1997;7–14.
6. Shenfield F. Too late for change, too early to judge, but an oxymoron will not solve the problem. *Reprod Biomed Online* 2005; 10(4): 433–5.
7. Shenfield F, Steele SJ. A gift is a gift is a gift, or why gametes donors should not be paid. *Hum Reprod* 1995; 10(2): 253–5.
8. HFE Act 1990. www.opsi.gov.uk/acts
9. Titmuss R. *The Gift Relationship: From Human Blood to Social Policy*. London: Allen and Unwin, 1971.
10. Rodrigez del Pozo P. Paying donors and the ethics of blood supply. *J Med Ethics* 1994; 20: 31–5.
11. Human Fertilisation and Embryology. 6th Code of Practice, HFEA. 2005. www.gov.hfea.uk
12. FIGO Ethical guidelines on the sale of gametes and embryos, (1997). In: *Ethical Issues in Obstetrics and Gynaecology by the Figo Committee for the Study of Ethical Aspects of Human Reproduction and Women's Health*. FIGO house, 2006. www.FIGO.org
13. Pennings G, Devroey P. Subsidized in-vitro fertilization treatment and the effect on the number of egg sharers. *Reprod Biomed Online* 2006; 13(1): 8–10.
14. Human Fertilisation and Embryology Authority (Disclosure of donor information) Regulations 2004 no 1511.
15. Gollancz D. Donor insemination: a question of rights. *Hum Fertil* 2001; 4: 164–7.

16. Golombock S, Breaways A, Cook R, Giavazzi MT, Guerra D, Mantovani A, van Hall E Crossignani PG, Dexeus S. The European study of assisted reproduction families: family functioning and child development. *Hum Reprod* 1996; 11: 2324–31.
17. ESHRE taskforce on law and ethics 3. Gametes and embryo donation. *Hum Reprod* 2002; 17(5).
18. Pennings G. The double track policy for donor anonymity. *Hum Reprod* 1997; 12: 2839–44.
19. Testard J, Sele B. Towards an efficient medical eugenics: is the desirable always the feasible? *Hum Reprod* 1995; 11: 3086–90.
20. Milliez J, Sureau C. PGD and the eugenic debate: our responsibility to future generations. In: Shenfield, Sureau eds. *Ethical Dilemmas in Assisted Reproduction*. Parthenon, 1997;51–6.
21. ESHRE taskforce 5; Shenfield F, Pennings G, Devroey P, Sureau C, Tarlatzis B, Cohen J. ESHRE Ethics Task Force: Preimplantation genetic diagnosis. *Hum Reprod* 2003; 18(3): 649–51.
22. ESHRE taskforce 9; Shenfield F, Pennings G, Cohen J, Devroey P, Tarlatzis B. The application of preimplantation genetic diagnosis for human leukocyte antigen typing of embryos. *Hum Reprod* 2005; 20(4): 845–7.
23. Pennings G, Liebaers I. Creating a child to save another: HLA matching of siblings by means of preimplantation diagnosis. In: Shenfield, Sureau, eds. *Ethical Dilemmas in Human Reproduction*. Parthenon, 2002;51–66.
24. CCNE, Reponse au President de la Republique au sujet du clonage reproductif, cahiers du CCNE, Paris, 1997.
25. The Human Reproductive Cloning Act 2001. www.legislation. Hmso.gov.uk/acts 20010023.
26. ESHRE Taskforce for Ethics and Law 1; Shenfield F, Pennings G, Sureau C, Cohen J, Devroey P, Tarlatzis B. European Society of Human Reproduction and Embryology Task Force on Ethics and Law. I. The moral status of the pre-implantation embryo. *Hum Reprod* 2001; 16(5): 1046–8.
27. Council of Europe Strasbourg. *Convention for the Protection of Human Rights and Dignity of the Human Being with Regard to the Application of Biology and Medicine*, 1997. www.coe.int
28. Check E. Special report ethicists and biologists ponder the price of eggs. *Nature* 2006; 442: 606–7.
29. Luket al. Evaluation of compliance and range of fees by ASRM-listed egg donor and surrogacy agencies (Oral Presentation). *ASRM*, 2006; P–156.
30. FIGO Ethical guidelines on embryo research (2005). In: *Ethical Issues in Obstetrics and Gynaecology by the FIGO Committee for the Study of Ethical Aspects of Human reproduction and Women's Health*. FIGO house, 2006. www.FIGO.org
31. ESHRE Taskforce for Law and Ethics 12. Oocyte donation for non reproductive purpose. *Hum Reprod* 2007; 22(5): 1210–13.
32. Edwards RG. Cloning and cheating. *Reprod Biomed Online* 2006; 12(2): 141.
33. Sen A. More than 100 million women are missing. In: *New York Review of Books*. 1990.
34. Sen A. Missing women-revisited. *Br Med J*; 327: 1297–8.
35. Strathern M. British Medical Association debate on sex selection. 1993.
36. Wu Z et al. Perinatal mortality in rural China: retrospective cohort study. *Br Med J* 2003; 327: 1319–22.
37. Prabath J et al. Low male to female sex ratio of children born in India: national survey of 1.1 million households. *Lancet* 2006; 367: 211–8.
38. Sheth S. Missing female births in India. *Lancet* 2006; 367(9506): 185–6.
39. Ganapar M. Doctors in India prosecuted for sex determination, but few selected. *Br Med J* 2006; 332: 257.
40. Nisker J, Jones M. The ethics of sex selection. In: Shenfield, Sureau eds. *Ethical Dilemmas in Assisted Reproduction*. Parthenon, 1997.
41. HFEA. Sex selection: options for regulation. Choice and responsibility in human reproduction. 2004. www.hfea.gov.uk
42. Ethics committee of ASRM. Preconception gender selection for non medical reasons. *Fertil Steril* 2001; 75: 861–4.
43. Robertson J. Sex selection: final word from the ASRM Ethics Committee on the use of PGD. *Hastings Cent Rep* 2002; 32(2): 6.
44. Pennings G. Ethics of sex selection for family balancing: family balancing as a morally acceptable application of sex selection. *Hum Reprod* 1996; 11: 2339–43.
45. Dahl E. No country is an island. Comment on the House of Commons Report. *RBM Online* 2005; 11: 10–11.
46. Shenfield F. Procreative liberty, or collective responsibility? A comment on the select committee on the Commons' Science and technology 5th report "Human reproductive technology and the law", and on Dahl's response. *RBM*.
47. Shenfield F. Sex selection, why not. *Hum Reprod* 1994; 9: 142.
48. Dickens B. Interfaces of assisted reproduction, ethics and law. In: Shenfield F, Sureau C, eds. *Ethical Dilemmas in Assisted reproduction*. Parthenon, 1997; 77–82.

第 72 章

绝经前妇女的不孕症治疗:伦理学考虑

Hyacinth N. Browne, Alicia Armstrong, Alan DeCherney

寻求不孕症治疗的妇女数量持续增长。据估计，美国大约 136 名妇女中有 1 名，或者说有 200 万妇女不孕症。这个数据部分可用年龄相关的不育来解释，这在医疗文献中已经得到了很好的说明。虽然有了新技术，如体外受精(IVF)，但是如果不采用捐献卵母细胞，这种年龄相关的生育力丧失不能被辅助生殖技术(ART)弥补。

对寻求母性的处于育龄晚期的绝经前妇女来说，ART 被看做是万能药。根据 2003 CDC 辅助生殖技术报告，寻求 ART 的妇女中 20% 是 40 岁及以上的。这个年龄组的妇女绝大部分是因为追求较高的教育层次和事业拖晚了生育，或者是生于“生育高峰期”(1946—1964)的部分妇女，虽然这些妇女能够进行自然妊娠，但是妊娠和活产的几率在高于 43 岁的妇女中低于 1% ~2%，且分娩时间也可能会延长。

当妇女使用自身的卵子时，年龄是影响活产机会的最重要因素。在 20 多岁的妇女中，妊娠和活产率相对稳定，从 35 岁前后开始稳定下降。低于 35 岁的妇女中，不育妇女的活产率为 37%，35 ~37 岁则为 30%，38 ~40 岁则为 20%，40 岁之后为 4%。对采用新鲜非供体卵子或胚胎的 40 岁以上的妇女，ART 成功率也会发生变化，并随着年龄每年下降。40 岁妇女的平均妊娠率接近 23%，活产率约为 16%。对 43 岁及以上的妇女，活产率低于 1% ~2%(图 72.1)。

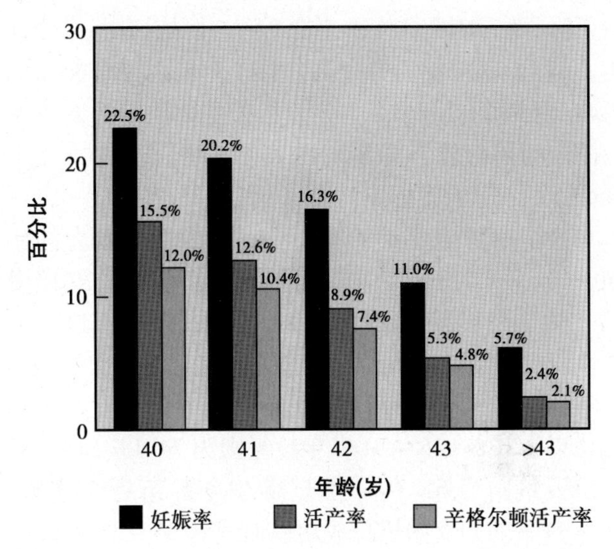

图 72.1 采用新鲜非供体卵子或胚胎进行 ART 周期的妊娠率、活产率和辛格尔顿活产率，针对 40 岁或以上的妇女，2003

40 岁后，妇女生育能力的显著下降是绝经的标志。在绝经前大约 10 年出现，虽然此时月经仍然规律。这个时期内，妇女月经长度变量变化，出现单向的促卵泡激素上升，并随着最后月经周期终结。FSH 和雌二醇上升，抑制素 B 含量下降，这是绝经前妇女中最具临床显著意义的激素改变，代表着卵巢储存量的下降，以及即将出现的卵巢衰竭。

尽管通过 ART 获得活产的希望渺茫，这个年龄组的很多妇女仍然选择继续努力生育。尽管有她们的年龄和医学证据，她们仍然将 ART 视作现实可靠的选择。这些妇女通常拒绝客观地看待获得活产的机会，并愿意接受 1% 的妊娠机会。她们不愿意停止治疗，寻求不同的诊所和提供者以获得更多的 IVF 周期。因此，她们要求使用对她们来说很少或没有用的生殖技术。对医生的难处在于，明知成功的可能性很低，还是要向绝经前妇女提供治疗。

本章将对年龄对绝经前妇女生育能力影响的文献进行回顾。我们也将讨论采用 ART 延长活产可能性低的绝经前妇女生育年龄的适当性以及伦理学问题。我们将以给出可能的绝经前妇女采用自身卵子的临床指导准则作为本章的总结。

文献回顾

因为影响变量的存在，很难评估年龄对女性生育能力的影响，如性交频率和其他不育相关的生物学变量，避孕的使用以及影响家庭大小的社会和经济学参数。不采用避孕法的培养法是检查年龄对生育力影响的有用模型。Tietze针对生活在达科他和蒙大拿的一个宗教部落(Hutterites)建立了生育曲线。他们不进行生育控制,也没有出于经济利益而限制家庭的大小。低于25岁的Hutterite妇女中有3.5%不育,在35~40岁的Hutterite妇女中不育率显著升高。40岁以上的Hutterite妇女有87%不育,45岁以上全部不育。Tietze也发现,随着母亲年龄的上升,妊娠之间的平均间隔时间也出现显著的增加。

尽管不同人群的生育率不同,但是有一致的年龄相关趋势。在生命的40~50岁之间出现生育率的缓慢下降,随后出现更为迅速的下降。但是,有些作者认为,“自然人群”的研究过高估计了年龄对生育能力的影响,因为其他和女性生育力相关生物原因的发生率也随着年龄而增加。年老的夫妇性交频率也可能下降,从而也会降低生殖率。

为了控制随着年龄性交频率和男性生殖力的影响,Schwartz等分析了丈夫无精子的可生育妇女接受12个周期的捐献精子授精后的累积妊娠率。这项回顾性研究针对2193名可生育的妇女。将妇女分为4个年龄组,12个授精周期后,低于25岁的妇女的累积成功率为73%,26~30岁年龄组则为74.1%,31~35岁年龄组则为61.5%,大于35岁年龄组为53.6%。25岁以下的妇女的累积成功率曲线和26~30岁的妇女相似。但是,这两条妊娠曲线和两个较老的年龄组不同(和35岁以上的年龄组相比,$P<0.001$;和31~35岁的年龄组相比,$P<0.03$)。本研究表明,30岁后的受精能力出现轻度下降,35岁之后则出现显著下降。

尽管生育能力随着年龄下降,并非所有的绝经前妇女都是不育的。这是因为年龄仅仅是妇女受精能力的一个指示值,当然也是很重要的一个。因此,我们一直在寻找卵巢储存量和应答能力的标志物,以在刺激前预测妇女的生殖能力。在没有合适的标志物时,很多40多岁的妇女就被排除在IVF项目之外,因为没有能够确定其中预后良好的人群的实用方法。卵巢储存量的标志物提供了卵巢应答的检测方式,但是年龄不能。

异常的卵巢储存量测试结果可能表示妊娠率较低,但是不能排除妊娠的可能性,也不能作为绝对的结果给予患者。同样的,单独的卵巢储存量可能会给出假性的安慰性结果,因为较高的母体年龄和卵巢储存量结果是不育的独立预测因子。40岁以上妇女的正常测试结果具有很差的负预测值,需要强调的是这些检测特异性较高但是敏感性较低。

和其他单独的卵巢储存量的静态预测子(包括年龄、LH和E2)相比,基础FSH水平能够提供更多的信息。虽然卵巢储存量的标志物在预测应答方面不是非常敏感,在年纪较大的妇女中较一致地出现较差的生育力结果。因此,“卵巢筛选”可能确定那些需要考虑卵母细胞捐献而非传统IVF的患者。

Pearlstone等进行了一项前瞻性的观察性研究,针对85对不育夫妇的402个周期,其中女性配偶为40岁或40岁以上,并接受排卵诱导治疗。本组的妊娠和活产率较低。基础FSH水平低于25IU/L以及44岁以下的妇女的临床PR为每周期5.2%,而基础FSH水平大于等于25IU/L或44岁及以上的病例为每周期0.0%($P<0.005$)。他们总结认为,基础FSH和实足年龄为这些夫妇生殖结果的精准预测子,这两者都可用于患者成功机会的咨询。

为了进一步证实FSH预测卵巢应答能力的有效性,Toner等针对1478个连续IVF周期进行前瞻性研究,以确定FSH是否是比年龄更好的IVF表现预测子。他们发现,总的和足月妊娠率随着年龄下降,而FSH值上升($P<0.0001$),但是,每次尝试的妊娠率(总的和正在进行的)随着基础FSH增加而持续下降,而没有发现随着年龄的增长出现有妊娠率斜率的下降。进一步的,中断风险和年龄之间没有关联,但是具有FSH值升高。他们总结认为,基础的第三天FSH水平预测IVF妊娠和中断率较年龄为好,但都需要同时衡量以对卵巢储存量给出最佳的预测。

此外,和第3天FSH相比,枸橼酸克罗米芬激发检测(CCCT)被证明为更好的卵巢储存量预测因子。Scott等对一般不育人群中的妇女进行了前瞻性CCCT筛查。236名受评估并随访至少一年的妇女中有大约10%出现异常CCCT。异常测试的结果发生率随着年龄的增加而升高(小于30岁为3%,30~34岁为7%,35~39岁为10%,大于40岁为26%)。最重要的是,卵巢储存量较低的患者妊娠率显著低于(9%)储存量充足的患者。即使是控制年龄变量,妊娠率仍然显著较低。23名检测值异常的患者中仅有7名第3天的FSH水平升高,这再次说明CCCT可能比单独的第3天样本筛查更为敏感。

即使CCCT检测正常,作者表明,在年纪较大的妇女中年龄是更好的妊娠结果预测因子。40岁或以上的92名妇女中有两名具有正常CCCT的妇女发生妊娠,而枸橼酸克罗米芬激发检测正常的30岁以下的妇女则为34/92。这进一步支持了推测,年龄能够比现在的激素标志物更好地预测绝经前妇女的卵巢功能。

总的来说,联合应用卵巢储量的标志物以及年龄是预测年长妇女成功的可能性或失败结果的最佳方式。滥用生育药物和标准的辅助生殖技术对年老的患者来说可能价值不大，特别是她们卵巢功能检测异常时。这些患者可能能够利用卵母细胞捐献以实现妊娠。因此，确定生殖能力或"卵巢储量"下降的个体的能力具有实际价值。但是，正常测试的预测能力局限性更大。似乎我们有理由向没有卵巢储量下降的实验室证据的妇女提供标准 IVF（40～42 岁），虽然她们产下活胎的几率很低，但并非不存在的。

年龄相关的产科问题

至此，我们的讨论都限于高龄对绝经前妇女生育结果的影响。那么，高母龄相关的产科问题呢？妊娠糖尿病、先兆子痫、异常胎盘形成、需要剖宫产的难产，以及早产在大于 40 岁的妇女中发生率大大增加。自发流产的风险随着女性年龄的增加而增加。根据 2003 年的 CDC 辅助生殖技术报告，在低于 34 岁的妇女中，流产率低于 13%。35～39 岁的妇女比例升高，并随着年龄继续升高，40 岁时达到 29%，43 岁时达到 48%。和年龄相关的女性受精能力下降以及自发流产风险的上升大部分是卵母细胞异常所导致的。

有效的用于绝经前妇女的 ART 治疗

40 岁以上的妇女最有效的治疗为卵母细胞捐献。虽然产下的孩子与生母没有生物学相关性，在所有的 ART 治疗中卵母细胞捐献都具有最高的活产率。若采用新鲜的捐献卵子，大于 40 岁的妇女每次移植都有 50% 的机会能够产下活婴（图 72.2）。

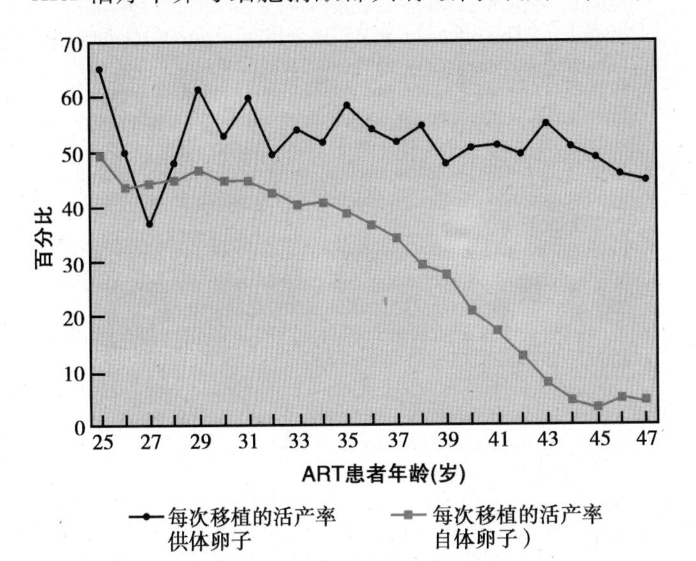

图 72.2　ART 周期每次移植的活产数，采用自身或供体卵子产生的新鲜胚胎，以 ART 患者年龄作为变量，2003

在接受捐献卵子的大龄妇女中，流产率显著低于一般值。较高的着床率和较低的流产率联合影响，使这个方法成为了更成功的治疗绝经前不育妇女的选择。

伦理学问题

绝经前妇女的不育治疗涉及很多伦理问题。是什么导致了不良预后或无效治疗？若妇女能够承担成功率低于 5% 的相关治疗，该治疗是否能够提供？患者的自主权能否保证无效或不当治疗的权利？患者的治疗愿望和要求是否能够强制医生提供该治疗？需要什么程序和步骤来确定低效、无效或医学不恰当的医疗护理需求？

回到第一个问题，我们怎样定义和不育治疗，尤其是 IVF 相关的非常差的预后以及无效性？很多来自不同医学专业的作者都对无效做出了定义，有时候是采用病例在医疗的语境下对这个术语做出解释。在一个例子中，一名 85 岁的老年妇女的家庭要求进行治疗，而主治医师认为该治疗无效。这个问题进一步的复杂性在于丈夫是代理人，治疗费用不是个问题。很多讨论都涉及临终患者的治疗决策。但是，有些文献阐述了和妇产科患者密切相关的伦理学问题。根据美国妇产科医师学会委员会的意见，无效治疗的定义需要满足以下 5 个因素中的一个或更多：

1. 死亡诊断或对危重死亡的预后
2. 建议疗法不能达到生理学目标
3. 建议疗法无法或不能达到患者或其家属预期的目标
4. 建议疗法无法或不能够延长患者的生命
5. 建议疗法无法或不能提高患者的生活质量

针对 40 岁以上妇女的生育治疗问题最相关的答案来自美国生殖医学会伦理学委员会。无效性被定义为，获得活产的机会为 0 或 1% 或更低，而"预后很差"则被用于描述获得活产非常低但是并非不存在的机会（每个周期>1% 但是<5%）。

进一步的，如果一名患者能够负担低效的治疗，该治疗是否应该被提供？具有讽刺意味的是，那些最能承担不育治疗的妇女通常是由于年龄原因导致的预后较差的妇女。这个问题在医院和法庭中都进行过辩论，如患者预后很差时仍然使用呼吸机支持。很明显，我们不能基于每个患者的要求和需要给予完整的健康护理体系。相反的，财政资源是否应该允许一名富裕的年老的预后不良、有限的预期寿命的透析患者去“购买”一个肾，而更合适的候选者却仍然停留在等待列表上？在这个以及相似的病例中，似乎应该考虑“伦理学管理”原则。医生在患者会诊以及拒绝否认不恰当的和低效的治疗中，应当进行恰当的管理。正像IVF病例中那样，即便治疗对患者产生的风险非常小，这也是确实存在的。

近年来，患者的自主性也得到了越来越多的考虑。但是，尊重患者的自主性不需要医生提供无效的治疗。同时，考虑到各个患者的情况或情感需要，医生在制定开始或继续不良预后患者的生育治疗时应保留有一些弹性。

绝大部分的医生不会拒绝向年老的妇女提供生育治疗，如果他们知道结果将是成功的。医生的困难在于知道成功的可能性低或者治疗无效时仍然向患者提供治疗。对患者来说，则是了解何时停止寻求进一步的治疗，或寻找备选方案以终结一种治疗方案。但是，我们应该怎样劝告乐意接受妊娠几率低于1%的妇女？

进一步的，应该做什么以为医生和患者创建一个愉快的平台，医生不愿意为绝经前妇女进行无效的生殖治疗，而患者则认为这是她的生殖权以通过辅助手段生育孩子，而不论年龄大小？一种处理这种伦理学困境的方法是建立采用自身卵子治疗绝经前妇女的临床指导意见。这将能够实现实践的一致性、建立基于证据的决策，并使我们能够更好地劝告我们的患者。证明发现对医生和患者来说这是双赢的情况。基于证据的数据，医生能够避免进行无效的治疗和维持专业完整性。而预后活产概率非常低的患者也可能在生殖辅助手段下具有相当的可能产下活胎。

ASRM伦理学委员会制定了相关的指导准则。在预后非常差的情况下，若患者充分了解预后并仍然希望治疗，伦理学委员会认为治疗是符合伦理规范的。如果患者遵从基于证据的决策以及生殖中心的规则，并且不做出草率的决定，医生可能出于伦理地拒绝接受或提供进一步的治疗。所有的生殖中心都应当基于文献和成功率指定指导准则。这些决策应该在初始访视时讨论，并指导起始或中断治疗的决定。

临床实践关键点

- 总的来说，除了卵子捐献，没有生殖治疗能够和绝经前妇女15%以上的活产率相关。但是，当年纪较大的妇女决定采用自己的卵子进行ART，对医生和患者来说，做出开始治疗的决定变得困难。在尊重患者自主性的同时，决定治疗之前，每一个案例都需要考虑无效和预后很差的概念。通过采用文献和各个中心产生的数据，建立基于证据的指导准则，我们能够更好地对患者的治疗无效性以及考虑寻找其他方法以获得活产时进行会诊。这些指导准则也将使医生和患者在成功率很低但又并非不存在时能够判断病例的治疗。

致谢

我们感谢疾病预防和控制中心，美国生殖医学会，辅助生殖技术学会，2003。辅助生殖技术成功率：国家总结和生殖医学报告，亚特兰大；疾病预防和控制中心，2006，感谢它们允许我们使用数据。

本研究受到了国家儿童保健和人类发展机构生殖和成人内分泌学，NIH的部分支持。

参考文献

1. www.wrongdiagnosis.com/f/female_infertility/prevalence.htm. (No author is listed.)
2. DeCherney AH, Berkowitz GS. Female fecundity and age. *The New England Journal of Medicine* 1982;306(7):424–6.
3. Pearlstone AC, Fournet N, Gambone JC, Pang SC, Buyalos RP. Ovulation induction in women age 40 and older: the importance of basal follicle-stimulating hormone level and chronological age. *Fertility and Sterility* 1992;58(4):674–9.
4. Gindoff PR, Jewelewicz R. Reproductive potential in the older woman. *Fertility and Sterility* 1986;46(6):989–1001.
5. Toner JP. Ovarian reserve, female age and the chance for successful pregnancy. *Minerva Ginecologica* 2003;55(5):399–406.
6. Speroff L. The effect of aging on fertility. *Current Opinion in Obstetrics and Gynecology* 1994;6(2):115–20.
7. Ron-El R, Raziel A, Strassburger D, Schachter M, Kasterstein E, Friedler S. Outcome of assisted reproductive technology in women over the age of 41. *Fertility and Sterility* 2000;74(3):471–5.
8. Klein J, Sauer MV. Assessing fertility in women of advanced reproductive age. *American Journal of Obstetrics and Gynecology* 2001;185(3):758–70.
9. Levi AJ, Raynault MF, Bergh PA, Drews MR, Miller BT, Scott RT, Jr. Reproductive outcome in patients with diminished ovarian reserve. *Fertility and Sterility* 2001;76(4):666–9.
10. Rowe T. Fertility and a woman's age. *The Journal of Reproductive Medicine* 2006;51(3):157–63.
11. www.cdc.gov/art/art2003/section2a.htm. (No author is listed.)
12. Soules MR, Sherman S, Parrott E, et al. Executive summary: Stages of Reproductive Aging Workshop (STRAW). *Fertility and Sterility* 2001;76(5):874–8.
13. Santoro N, Brown JR, Adel T, Skurnick JH. Characterization of reproductive hormonal dynamics in the perimenopause. *The Journal of Clinical Endocrinology and Metabolism* 1996;81(4):1495–501.
14. Fertility treatment when the prognosis is very poor or futile. Ethics Committee, American Society for Reproductive Medicine. *Fertility and Sterility* 2004;82(4):806–10.

15. Tietze C. Reproductive span and rate of reproduction among Hutterite women. *Fertility and Sterility* 1957;8(1):89–97.
16. Schwartz D, Mayaux MJ. Female fecundity as a function of age: results of artificial insemination in 2193 nulliparous women with azoospermic husbands. Federation CECOS. *The New England Journal of Medicine* 1982;306(7):404–6.
17. Toner JP. The significance of elevated FSH for reproductive function. *Bailliere's Clinical Obstetrics and Gynaecology* 1993;7(2): 283–95.
18. Toner JP, Philput CB, Jones GS, Muasher SJ. Basal follicle-stimulating hormone level is a better predictor of in vitro fertilization performance than age. *Fertility and Sterility* 1991;55(4): 784–91.
19. Aging and infertility in women. Practice Committee, American Society for Reproductive Medicine. *Fertility and Sterility* 2006;82 (Suppl 5):S248–52.
20. Scott RT, Leonardi MR, Hofmann GE, Illions EH, Neal GS, Navot D. A prospective evaluation of clomiphene citrate challenge test screening of the general infertility population. *Obstetrics and Gynecology* 1993;82(4 Pt. 1):539–44.
21. Gilbert WM, Nesbitt TS, Danielsen B. Childbearing beyond age 40: pregnancy outcome in 24,032 cases. *Obstetrics and Gynecology* 1999;93(1):9–14.
22. Angell RR. Aneuploidy in older women. Higher rates of aneuploidy in oocytes from older women. *Human Reproduction (Oxford, England)* 1994;9(7):1199–200.
23. Lim AS, Tsakok MF. Age-related decline in fertility: a link to degenerative oocytes? *Fertility and Sterility* 1997;68(2): 265–71.
24. Hassold T, Hunt P. To err (meiotically) is human: the genesis of human aneuploidy. *Nature Reviews* 2001;2(4):280–91.
25. Miles SH. Informed demand for "non-beneficial" medical treatment. *The New England Journal of Medicine* 1991;325(7): 512–15.
26. Schneiderman LJ, Jecker NS, Jonsen AR. Medical futility: its meaning and ethical implications. *Annals of Internal Medicine* 1990;112(12):949–54.
27. ACOG Committee Opinion No.362: Medical Futility. Obstetrics and Gynecology 2007;109(3):791–4.
28. Rome N. Childless: Some by chance, some by choice. *The Washington Post,* November 28, 2006.
29. Lantos JD, Singer PA, Walker RM, et al. The illusion of futility in clinical practice. *The American Journal of Medicine* 1989;87(1): 81–4.
30. Jecker NS, Schneiderman LJ. Medical futility: the duty not to treat. *Cambridge Q Healthcare Ethics* 1993;2(2):151–9.

■ 第 73 章 ■

不孕症和 ART 伦理问题的宗教视角

Botros R. M. B. Rizk, Sherman J. Silber, Gamal I. Serour, Michel Abou Abdallah

本章是基于在 2003 年 10 月圣安东尼奥市第 59 届美国生殖医学会年会座谈会上的演讲写作的。这是 ASRM/MEFS 文化交流会,我被要求将代表了主要宗教观点的演讲综合到一起。Sherman Silber, Botros R. M. B. Rizk, Pier G. Crosignianni 和 Gamal I Serour 给出了犹太教、基督教和伊斯兰教观点。讨论会非常热烈,引发了有趣的讨论,并登于 *Middle East Fertility Society Journal* 的 2005,(10)卷,第 3 期。本章经刊物允许进行写作,并在我的部分稍作更新。这引发了 2004 年 ASRM 第 60 届年会的另一次会议,演讲覆盖了更热点的话题,如干细胞和脐带血。这三次演讲是由 Joe Leigh Simpson, Robert Casper 和 Botros R. M. B. Rizk 发表的。

ART 伦理问题的宗教视角。*Middle East Fertility Society Journal* 2005;10(3):185-204.

不孕症、IVF 和犹太教

Sherman J. Silber, M. D.
Infertility Center of St. Louis, St. Luke's Hospital, Missouri, USA

犹太教的不同分支

对绝大多数犹太人来说,犹太教并不好定义。犹太教主要分成三支:“正统犹太教”、“保守”和“新教”,全世界范围内仅有大约 10% 的犹太人是正统犹太教徒,也只有正统犹太教是能够做出明确定义的。世界上大约 85% 的犹太人属于新教徒,这些教徒绝大部分是牧师。大约 5% 的犹太人是“保守派”的,是正统犹太教和新教的一种杂合。因此,除了正统犹太教徒(10%),绝大多数的犹太人很难定义自己的信仰体系。事实上,正统犹太教徒经常自称为“修道的”犹太人,以和其他 90%(新教和保守派)人做出区分,他们在正统犹太教眼中是种族和历史上的犹太人,但并不遵守传统的犹太教信仰。因此,为了简化犹太教和现代生殖技术的讨论,集中讨论犹太教中定义更明确的正统犹太教分支更简单,因为它的规矩最严格。

正统犹太教的基本信条

在 20 世纪发生革新和保守运动之前,犹太教不可动摇的基本信条是,Torah 是上帝 3500 年前在西奈山行传递下来的真言。“记录的 Torah”是犹太教和基督教圣经共同的前 5 本书。犹太教徒相信,我们有理由推测 100 代(3500 年)之前目睹的事件对这些沙漠游牧民族人民是如此重要,并由父母准确地传递给下一代,代表了上帝期待我们了解的绝对真理。事实上,“Torah”一词代表的是“生活的构成”,正统犹太教徒认为,生命如此复杂、充满挑战而令人困惑,因此没有这样的一本像指导准则那样的“手册”,我们将不可能知道怎样以尽可能好的方式去生活。这就是为什么当人类做好了接受这些指导的时候,也就是 3500 年之前,诺亚发现了道德行为的原则、亚伯拉罕发现了一神论的普遍适用性之后,世界最终在离开埃及之后做好了迎接西奈山法则揭示的准备。

Torah包括经典的“记录”Torah，是圣经的前5本，即5本摩西和“口述”Torah，也就是是“犹太法典”。犹太法典包括有在西奈山上授予“以色列子民”的指导，但是由于太过繁复，且解释过于精妙，不能“写下来”。事实上，在过去的3500年中，宗教学者、拉比和哲人都在不断地向口述Torah中添加内容，以合法观点和戒律解读异见的形式出现。因此，犹太法典中有的规则被认为是对记录Torah的口头扩展和说明，包含有几个世纪以来哲人的争论、观点和思想。早期的犹太教徒认为，口述Torah是不能记录下来的，因为口述Torah的概念允许根据新世纪中生活的改变而对绝对准则和要求作出重新解读。然而，在公元一世纪后被记录了下来，因为当时的拉比（罗马人将犹太人从以色列赶走后）担心如果按照之前1600年的形式仅仅采用口传，可能会失传。

正统犹太教徒的基本信条是，记录和口述的Torah包含有完整的指导，告诉你怎样按照上帝的期待去生活。关键是你遵守这些规定，同样重要的是，当这些指导之间出现矛盾或不明确时，你应当尽你的智慧去试图辨明这些准则中的矛盾和含糊。这正是上帝希望你在生活中每个境况下应该做的。

正统犹太教法律体系

正统犹太教法律体系可以被看做是演绎逻辑的特别事件，和“欧几里得”和“非欧几里得”几何的阐述相当。我们在高中学习的欧几里得几何不仅仅是形状和线条的数学课程。它也是对演绎推理逻辑的学习。在欧几里得几何中，有六条公理和十九个基本假设，是整个几何世界得以衍生的基本“显然”真理。例如，六条公理中有一条是“全部是部分之和”。公理不仅仅是几何，也是数学的基本真理。十九条基本假设中有一条是“两点之间线段最短”，从这些没有人会怀疑的代表了基础一般真理的基本公理和假设出发，包括三角形、四边形、多面体和圆的整个欧几里得几何体系得以建立起来。似乎不可怀疑的真理构成的复杂体系，可以通过演绎逻辑从这些非常简单的公理和假设建立起来。

相同的，犹太法律体系也是通过逻辑、推论和论证从Torah戒律中被认为不可怀疑和不可辩驳的公理和假设开始建立起来的。根据西奈山上上帝给予人类的基本启示，结果是包含了所有可预想的人类应该做和不应该做的法律体系。

但是，欧几里得几何（就像它表现的那样富于逻辑而不可置疑）一旦十九条假设中有一条受到了挑战，那么它将面临不可预料的偏差。例如，第十九条欧几里得假设称，“经过某个点，有且仅有一条直线与已知直线平行”。该假设似乎相当明显，但是在19世纪，一个完全不同的几何体系建立起来了，基于世界是弯曲的而非矩形结构，它假设认为，通过一个点能够做出无数平行于已知直线的直线。这种非欧几何体系构成了爱因斯坦相对论的大部分基础。这种“风险”是因为，犹太教中可能有某些被误解了的戒律（像假设那样）需要不断的研究、回顾和争论。正统犹太教法律体系支持这种长久的质疑过程，这是接近真理的唯一途径，这是正统犹太教徒从Torah中获取的最终信仰。

主要的犹太教内容

犹太教的主要内容有，上帝是唯一的，生命是有目的的，这个目的就是过美好、道德的生活。但是，生活是令人迷惑的，充满了可能的矛盾。因此，正统犹太教的本质是，只有通过勤奋的、不间断的学习，包括通过逻辑和推断的争论和辩驳，犹太人才能被引导穿过这些疑虑，而拥有恰当的生活。

因此，正统犹太教的实质精神是，人必须从早年开始用他们全部的智慧去学习Torah，目的是为了通过基于Torah的逻辑和内省、辩论和反驳，指出什么是上帝对我们的期待。只有通过严格的Torah学习，正统犹太教徒才能知道怎么处理生活的每一个细节。

最重要的两条戒律

Torah中出现的第一条戒律是人类必须“多生多产”。由此推论，维持人类生命是高于一切的。例如，如果只有猪肉能吃，如果你不吃猪肉你就会死，那么你应当违背不吃猪肉的禁令，使自己得以生存。唯一能够放弃生命的是，否认上帝的生存或者导致其他人的死亡。为了避免死亡，任何其他戒律都能够违背。自杀或者让自己不必要的死亡，或者杀死其他人，都是严格禁止的，因为正统犹太教最重要的戒律是人类生命的维持高于所有其他戒律。

犹太教律法的其他例子是你必须每顿饭、每次愉快的时候都感恩，不把任何获得都当成理所当然。要感恩的戒律不是为了向上帝传达你的感谢，而是不把生活的珍贵之处当做理所当然，从而能够获得更大的快乐。例如，当你早上醒来“更新”你的生活时，你必须感谢上帝。甚至，当你上完厕所之后，应当感谢你的括约肌。这听起来很滑稽，听众常常会笑。但是你想一想，我们把我们的括约肌想成理所当然的，直到我们接受回肠造口术或出现失禁。

当我们四处走动,过着正常的生活时,我们不能从拥有功能正常的括约肌中获取真正的快乐,除非每次我们记得在上完厕所之后感恩。

试图遵守“戒律”可能导致的困惑

众所周知,犹太人在安息日不能做任何工作以牢记和感谢宇宙的创造。安息日被认为是非常神圣的,因为这是对我们存在的庆祝,也是犹太人最重要的节假日。每周的第7天,上帝结束创造宇宙进行休息。通过遵循不在安息日做任何工作的特殊戒律,这是正统犹太教徒和上帝联系最为直接的一天。这听起来很简单,但是,你怎么样定义“工作”?拉比和哲人在过去的3500年内不断为此争论,仅仅是为了说明什么是、什么不是“工作”,什么能够或者不能够在安息日上做。

例如,在安息日开你的车,哪怕是去犹太教堂或其他地方都被认为是“工作”。但是,在安息日步行32公里或64公里,如果你住得这么远的话,不被认为是“工作”。在你自己的房子里举起22.5kg的重物不算是“工作”,但是即便是把一根羽毛带出你的住宅区,或者拿出你的屋子,都算是“工作”,是安息日所不允许的。单纯地按下开关,打开灯泡,被认为是“工作”,而招待40名客人吃饭,则不算“工作”。当一名教徒虔诚地遵守这些简单的Torah戒律,而不提出详细的、学术性问题时,这些困惑就产生了。富于逻辑的回答应该考虑,在西奈山边建造神龛时,什么是安息日所不允许的,被认为是“工作”的。驾驶汽车或开灯被认为是工作,因为它等同于生火。将羽毛带出住宅区被认为是工作,因为从一个地方转移到另一个地方是不被允许的,但是重新排布你家里的家具或其他东西不被认为是运输,Torah不作禁止。给出这些最具宗教性的犹太人在决定什么行为和上帝的预期冲突或不冲突时的困难例子有什么意义呢?是为了指出,正统犹太教对IVF(就像安息日)和现代生殖技术的观点正受到一些最聪明的犹太教徒不断的智慧地追问,试图从古老的律法开始推演,他们坚信这些律法是上帝直接的启迪,什么被或不被允许。

不育、IVF和犹太教

因此,犹太人对IVF的观点也是从推论来的。根据犹太法典,灵魂在第40天才进入胚胎。此外,我们都有义务生育后代,并且“多生多产”。因此,在医学适用的帮助夫妇生育孩子的条件下,IVF显然是有必要的。此外,PGD没有道德的或伦理学上的风险,因为灵魂还没有进入胚胎。进一步的,如果目标是增加生的可能性,选择性降低多胎妊娠也是可接受的。

因此,改善生命的胚胎研究是可接受的。此外,不仅仅治疗性克隆是可接受的,进行能够改善或增强拯救生命的治疗,如干细胞和细胞替代疗法研究也是必要的。

矛盾的戒律

犹太法典特别禁止“切割输精管”。但是,Torah坚持称“多生多产”。因此,如果我们不被允许切割输精管,且我们有义务尽一切可能生育孩子,那么“MESA”和“TESE”怎么办?现代的犹太法典学者普遍尊重正统希伯来观点,他们权衡了这个矛盾,认为首要戒律“多生多产”是高于不可“切割输精管”这条戒律的。因此,MESA和TESE得到了全面认可,事实上也是有义务的。但是,这样的决定是基于两条戒律的显著矛盾做出的,被认为是“仁慈的”。换句话说,拉比并不是真的乐意看到对Torah戒律的显著违背,但可以理解的是,上帝提出不允许切割输精管的戒律的意图是作为“多生多产”的推论,而不是禁止你去尽一切可能的“多生多产”。

争议性话题,如配子捐献

争议性话题,如配子捐献是否允许,尚未得到犹太法师的明确声明。伟大的律法正统犹太教头脑对这个问题相当谨慎。很多正统犹太教徒认为配子捐献是不允许的,甚至不想对这个问题进行详细的演绎审查。因此,绝大多数犹太法师总体上不允许精子捐献或卵子捐献。但是,Torah对精子捐献或卵子捐献没有明确的禁令,而明确提出要“多生多产”。事实上,“多生多产”这个要求是如此强,以至于在现代生殖技术出现前,若夫妇不育,离婚(这是正统犹太教徒通常会回避的)将被允许,仅仅是为让他们有机会通过不同的婚姻伴侣生育孩子。

因此,为了解决这个问题,夫妇需要寻找“对的拉比”,去和他们私密地完成这个复杂事件的全部细节。20世纪最伟大的最受尊敬的正统犹太教徒是拉比Moshe Feinstein。很不幸,他去世了,但是他的观点(虽然看起来很激进)被正统犹太教徒普遍接受,不管他们的疑虑是什么,绝大部分指导准则都是正确的。他的知识和推论被认为比20世纪后期所有其他的拉比都更可靠。他没有机会对卵子捐献做出规定,但是他不认为精子捐献是夫妇需要做出决定的隐私事件,在特定的情况下这是应该得到推荐的,以满足首要戒律并维持婚姻。但虽然有这个观点,正统犹太教徒还是普遍对卵子捐献感到“反感”。但是,我和很多伟大的犹太教徒讨论发现(我的个人观点),虽然有矛盾存在,但是特殊情况下,合适的夫妇进行配子捐献是优于不生育孩子的,在犹太律法下也是可以接受的。

Torah 和科学没有冲突

即便是最原教旨的正统犹太教观点也认为,Torah和科学没有冲突。人类必须利用他的创造性才能去解决矛盾,从“基础”的 Torah 原则指明什么是正确的,不被教条迷惑。一个很好的例子是正统犹太教徒对创造和大爆炸理论的观点,今天,绝大部分的物理学家相信,宇宙大约有130亿年了。这似乎和圣经中所说在6天之内创造宇宙、第7天上帝休息的观点有矛盾。但是,MIT 物理学家从数学上学习了这个大爆炸理论,采用了爱因斯坦普及的时间和速度相对性的基础原理。

若一个物体以光速或接近光速运动,相对于静止观察者,时间会大大减慢。爱因斯坦最初提出,如果你乘坐光速的宇宙飞船飞行几千年,回到地球,你不会明显衰老,但是回到地球时已经过去了几千年了。相对于静止观察者,你的速度越快,时间走得越慢。如果上帝是外部观察者,而宇宙正在以接近光速的速度膨胀,那么天文学家测定的130亿年宇宙年龄就相当于6天左右。因此,我们观察认为宇宙年龄大约为130亿年和传统的圣经认为的宇宙在6天之内生成并没有矛盾。这个例子表明,犹太教徒坚定地认为科学、发现和研究不会,也不应当和宗教与灵性产生矛盾。这不是上帝的期望。最受尊敬的拉比的正统犹太教观点认为,Torah 应该是以开放的观点观察宇宙的窗户,而不是木塞。

埃及哥普特教派对不育、辅助生殖和克隆治疗的观点

Botros R. M. B. Rizk, M. D. , M. A. , F. A. C. O. G. , F. A. C. S. , H. C. L. D. , F. R. C. O. G, F. R. C. S. (C)
Professor and Director Division of Reproductive Endocrinology and Infertility
Department of Obstetrics and Gynecology, University of South Alabama, Alabama, USA

埃及哥普特教派

埃及哥普特教派是一种使徒宗教,历史和基督教一样悠久。埃及哥普特教派多传道苦行生活、真挚的爱国传统、神圣的礼拜、灵性修炼、生活的赞美诗和美丽的图像。这种教会是埃及结构的一部分,His Holiness Pope Shenouda Ⅲ有句话说,埃及不是我们生活的国家,而是生活在我们心中的国家。“copt”经埃及kyptaios 和阿拉伯 Qibti,由希腊 Aigyptios“Egyptian”得来。Aigyptios 来自 hikaptah,是 Ptah Ka(灵魂)的居所,是埃及神话中最受尊敬的神,也是埃及第一个首都的名字之一。阿拉伯人在640A. D. 到达埃及时,将埃及喊作 dar al Qibt(埃及人的家园),又因为基督教是埃及的官方宗教,Qibt 这个词被用来指代基督教徒以及尼罗河谷的居住者(图73.1)。

St. Mark 对哥普特教派的奠基

在第一个世纪,埃及受到了 Holy Family 造访的祝福(图73.2和图73.3)。在埃及有支持新约圣经中《出埃及记》记载的有力传统:带着年轻的孩子和母亲逃往埃及(Matt. 2:13,15);“耶和华乘驾快云,要进入埃及” Isaiah 19:1;“我从埃及召我的儿子”(Hosea 11:1);这是基督教和穆斯林教所共有的。尤其在饥荒中,埃及是很多人的避难所。Abraham、Joseph 和 Jeremiah 都到过埃及。根据传统,在公元第一个世纪,罗马帝国尼禄的统治下,St. Mark(图73.4)将基督教带到埃及。他宣讲福音,获得了他的第一个信仰者,构建了 See,并在亚历山大港被杀害。

St. Mark 是来自 Levite 族的犹太人。St. Mark 有两个名字,犹太名 John 含义为上帝是仁慈的,他的非犹太名 Marcos,更为著名。他的犹太名只在 Chapter 13,

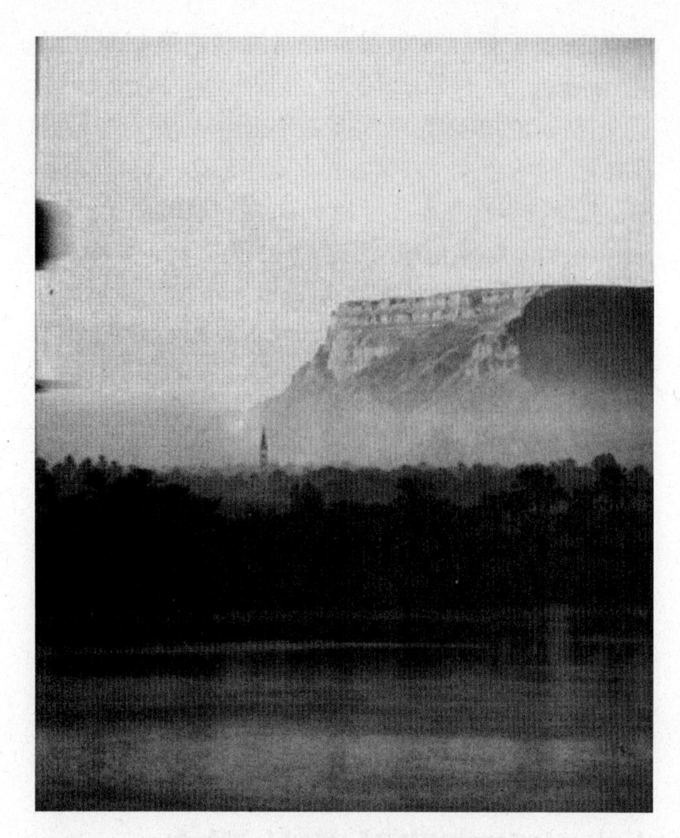

图 73.1 pharoahs 大地上的尼罗河

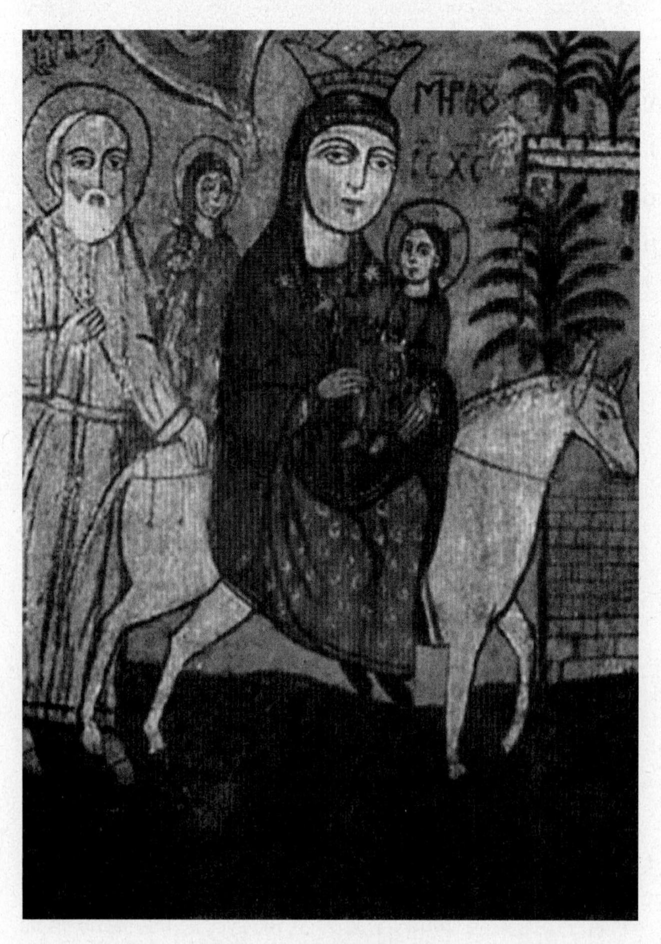

图 73.2 圣家庭逃往埃及

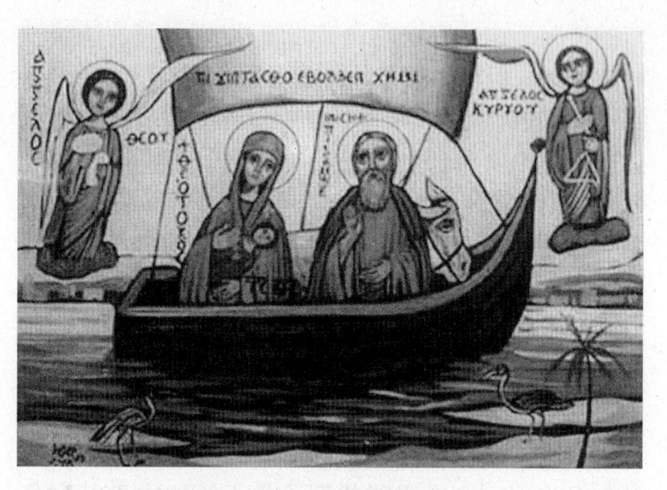

图 73.3 圣家庭在尼罗河上的旅行

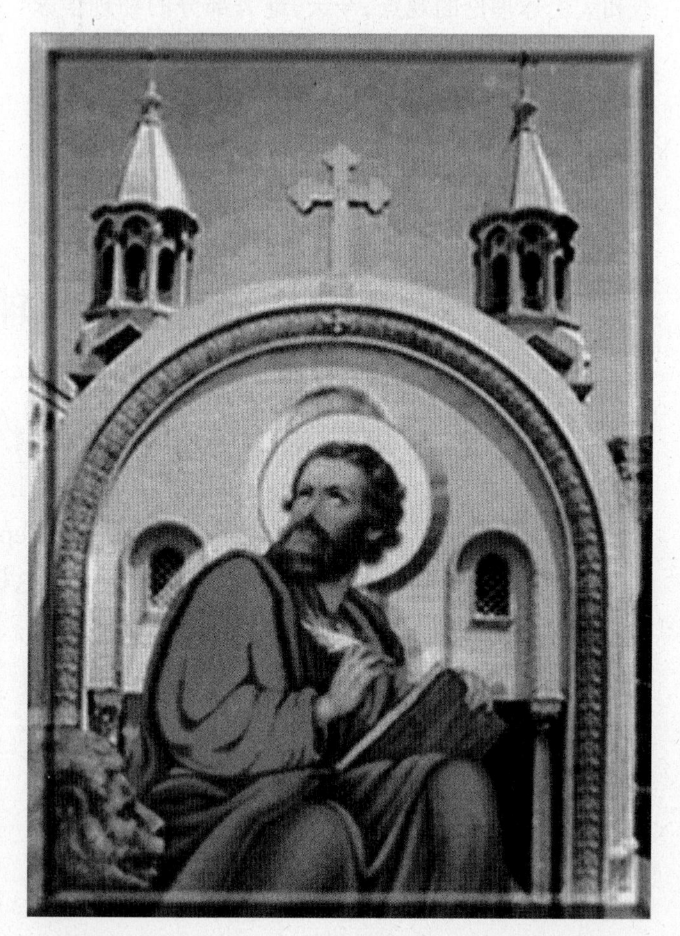

图 73.4 St. Mark，埃及教会的奠基者，以及他在亚历山大的大教堂

verses 5 and 13，the Acts of the Apostles 以及 St. Paul' s letter to the Colossians and St. Peter' s letter 中被单独引用过两次。

St. Mark 生于普兰尼，是利比亚五城之一，称作 Apriatolis。他的母亲名字叫 Mary，是追随耶稣基督的 Mary 之一，他的父亲是 Aristopaul，是 St. Peter 的侄子，也是 St. Barnabas 的亲戚，正如歌罗西书 4:10 中说的那样。在使徒行传中,Mark是Saul和Barnabas的同伴(12:52;13:13);他也被说成是St. Peter,耶稣使徒的同行(12:12),也是St. Paul异教使徒的同行(Col 4:10;2Tim 4:11)。St. Mark在亚洲、欧洲、安提阿、赛普拉斯、罗马、Colossy和威尼斯布道。

根据Pamphylia的历史学家Eusabius(4世纪),St. Mark在亚历山大港收下了第一个信徒,鞋匠Ania-nus,以作为亚历山大港的主教。此外,他收下了3名牧师,Milus、Cerdon和Primus,他们都成了亚历山大教区的元老。这个城市的非信仰者很恼火福音的快速传播,计划在68CE的复活节庆典上逮捕布道者。在大家享用圣餐的过程中,暴徒抓住了St. Mark,在他的脖子上套上绳索,拽着他穿过亚历山大城。第二天又用绳子拖着他直到他死去。埃及犹太社区中这些最早皈依新的信仰的人可能代表了巴勒斯坦之外公元前1000多年前的犹太人的绝大部分人口。

亚历山大学校

早在亚历山大建立基督教前,这个城市就以大量的学校闻名。至今,最大的学校是"Museum",这是由Ptolemy建立的,并成了东方最著名的学校。此外,还有"Serapeum"和"Sebastion"。这三个学校都有自己巨大的图书馆。Museum图书馆有超过700 000卷藏书。

亚历山大是埃及的首都,繁荣的商业、希腊和犹太人学习的胜地,还有最伟大的古代世界的图书馆。它势必会成为基督教的伟大中心,与安提阿和罗马抗衡。

St. Jerome记录称,亚历山大基督教学校是由St. Mark亲自建立的,他受到了圣灵的鼓舞,建立这个学校进行基督教教育,这是在城市中为新的宗教建立坚实基础的唯一方法。在亚历山大的历史上,这个学校成了最古老的宗教科学中心。它形成了第一个基督教理论体系,并创造了圣经外推的寓意方法。

东正教在基督教世界里的大体图景

如果考虑世界范围内所有的基督教徒,超过7亿是天主教徒,3.25亿是不同教派的新教徒,2亿是东正教徒。但是,Marc Dunaway神父(1995)称,如果你和绝大多数美国人一样,你可能对东正教和东正教徒所知甚少。美国有大约1.34亿基督徒,其中8000万为新教徒,500万为天主教徒,当今世界上主要的东正教地区为希腊、俄国、东欧、埃及和中东,如叙利亚、黎巴嫩、巴勒斯坦和以色列。东正教教堂的数量大于任何一种新教。

教会的历史

教会的历史涉及不同的时代。第一个时代是使徒时代,接着是迫害时代,接着是一般教会时代。在教会历史的关键时期,教会沿着东西方向被拉往两个方向。当时,"东方"到达希腊、亚洲、亚历山大和中东,"西方"则指欧洲。这种裂缝出现的原因很多很复杂,其中包括了语言和文化,拉丁语和希腊语的对抗。这种方法上的分别被称为"大分裂",这开始了西方现称的罗马新教和东方的东正基督教。

埃及东正教会

埃及传统保留了St. Mark作为亚历山大元老的头领,今天埃及社会精神领袖His Holiness Pope Shenouda Ⅲ,是第117代亚历山大教皇(图73.5)。His Holiness Pope是教会最伟大的精神领袖、神学者、诗人和哲人之一。他用神圣的讲演充实我们、更新我们的头脑,并用他伟大的幽默让我们享受时间。埃及教会早期的历史既光辉又悲壮。它的光辉在于它培养出了聪慧的孩

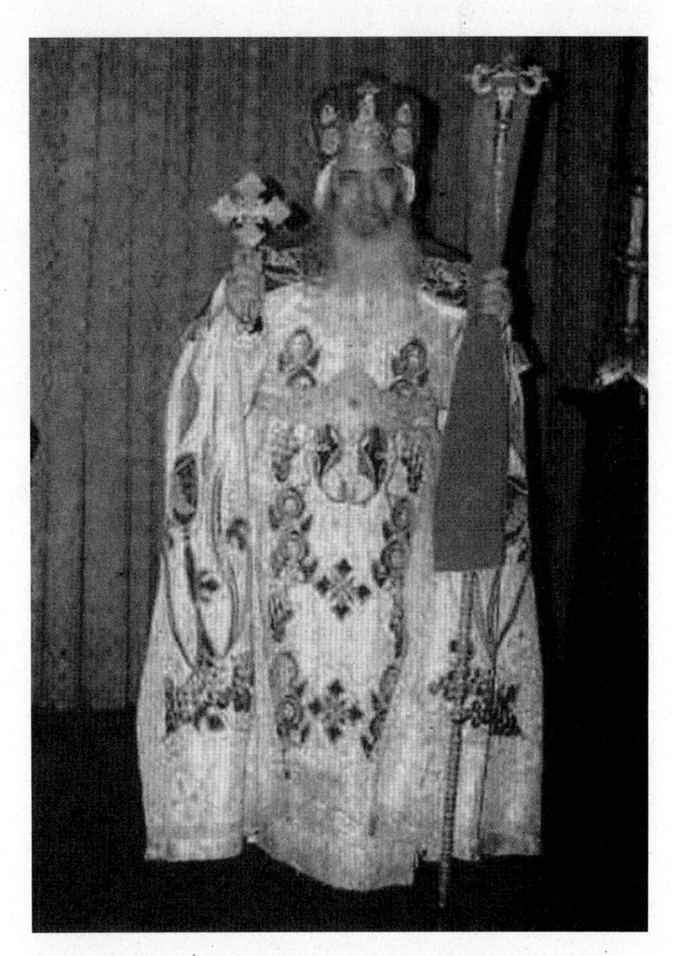

图73.5　His Holiness Pope Shenouda Ⅲ,第117位亚历山大教皇,以及the See of St. Mark. 元老

童，如神学者 Athanasius 和 Cyril the Great，以及修道士父母 St. Anthony，St. Pachomias 和 St. Syncletica。它的悲壮在于迫害。埃及人认为他们的教会是东正教会，他们坚持尼西亚信条，是公元 325 年经第一个也是最伟大的教会提出的。他们引以为豪的是，St. Anthony，一名埃及隐士（图 73.6 和图 73.7）作为基督徒修道院的圣父（图 73.8 和图 73.9），他的弟子 St. Anthanasius，则是尼西亚信条的奠基者。St. Basil，St. Jerome 和 St. Benedict 建立的所有基督教修道院都直接或间接地来源于 Saint Antony 或 Saint Pachomias 建立的埃及修道院。

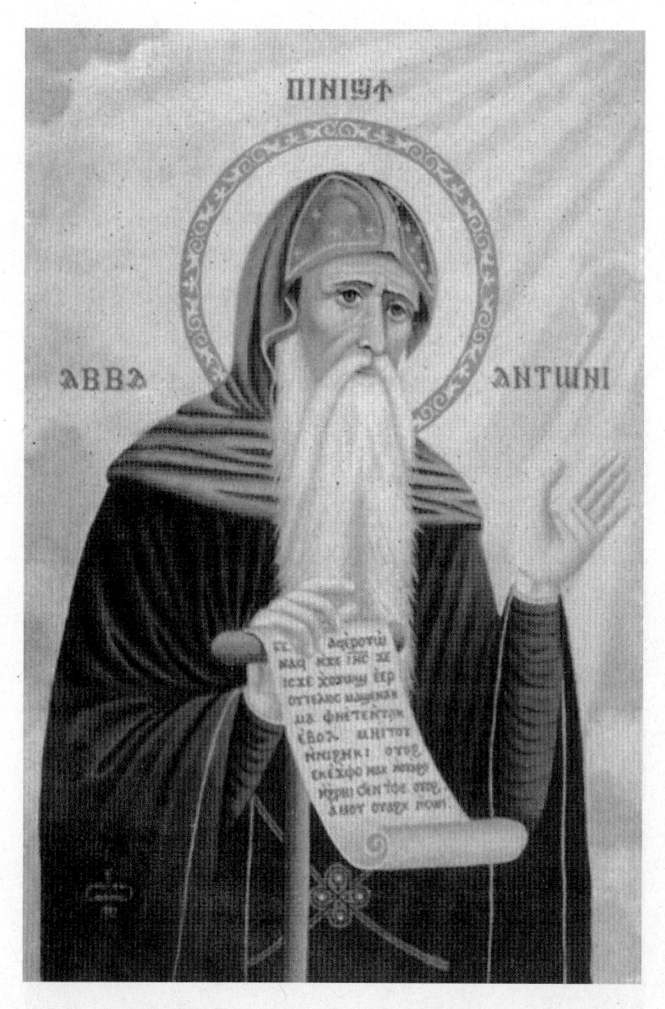

图 73.6　St. Anthony，修道院制度创始者

20 世纪的埃及东正教会

埃及教会在 20 世纪得到了复苏。主要的复兴是通过主日学校运动和埃及修道院的复建开始的。在过去的 40 年间，His Holiness Pope Shenouda Ⅲ带领的埃及东正教会在各个洲都进行了布道。在 20 世纪 90 年代，His Holiness 在埃及任命了超过 100 名主教，在美国

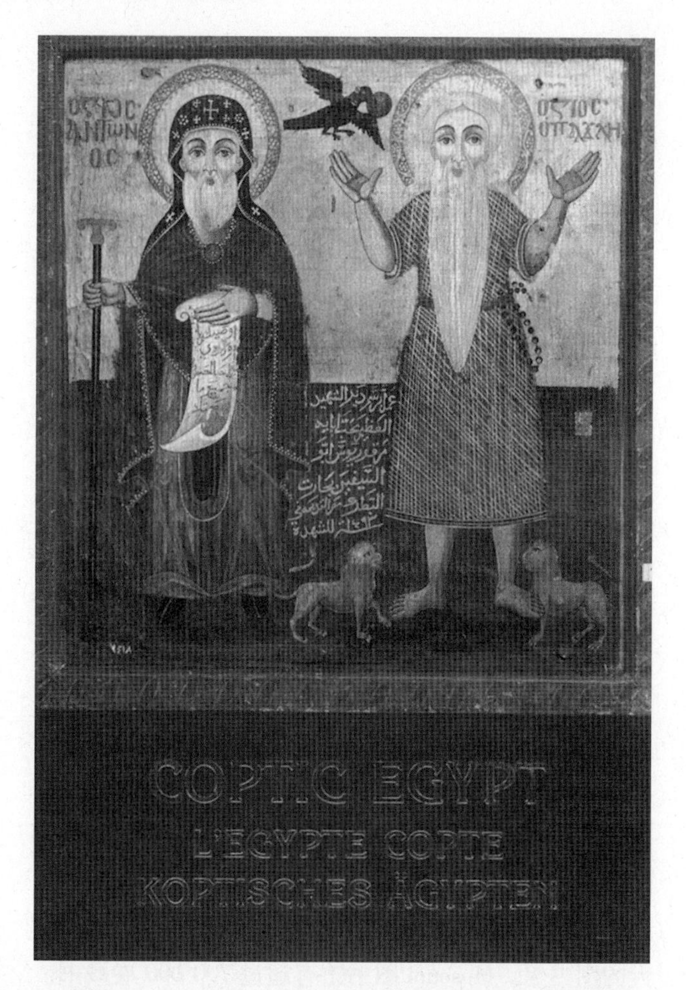

图 73.7　St. Anthony 和 St. Paul，描述他们的历史性会议

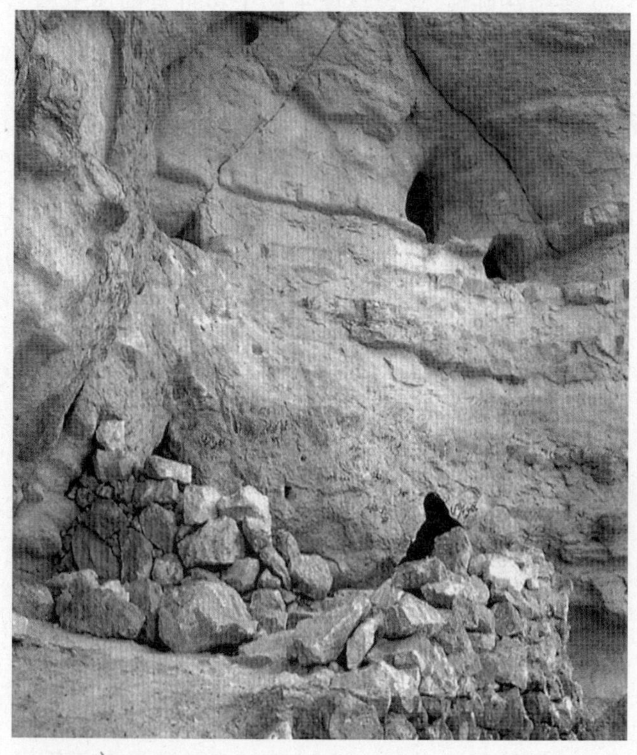

图 73.8　St. Anthony 在红海边上的修道院：世界上的第一个修道院

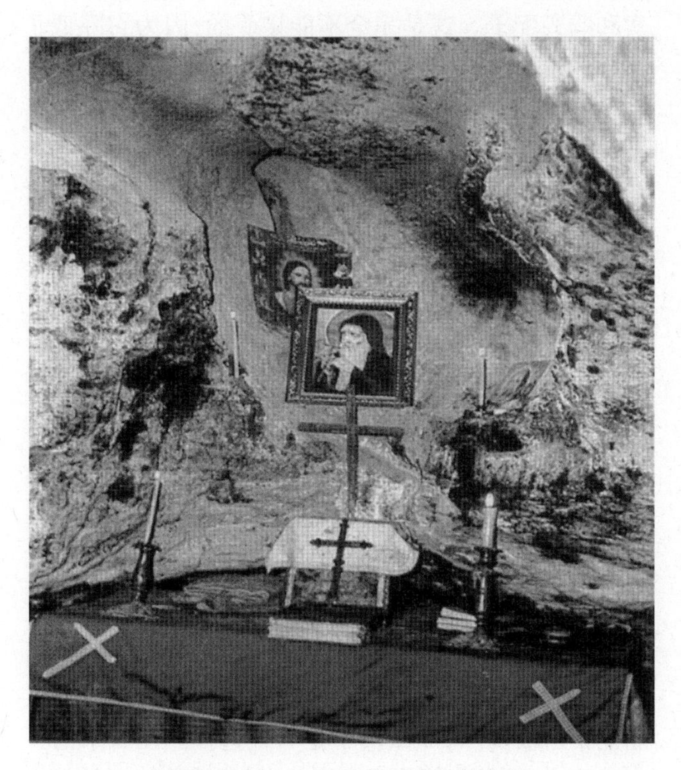

图 73.9 St. Anthony 在红海上的山洞

也任命了若干主教。His Grace Bishop Youssef,一名受人爱戴的美国南部教区首领仁慈地修改了该手稿。由于他起先是ENT外科医生,所以他熟悉医疗技术和科学进步。他孜孜不倦地工作了15年,以慈悲的心开发教区,并在这个过程中在福罗里达州和得克萨斯州建立了数量可观的教堂(图73.10)。

第一本关于基督教针对体外受精观点的书

第一本讲述埃及东正教会对体外受精和胚胎移植的书是由His Grace出版的,也就是后来的神父Gregorios(图73.11和图73.12),理论研究、埃及历史和科学研究的神父。他的书是根据1987年3月,开罗的Ain Shams大学医学院的第10届年会上的一次讲座写出的。作者能够个人证明,His Grace神父Gregorios是理论、科学不同领域的学者,代表了献身和纯粹所能达到的最高水平。Mohamed Aboulghar教授在15多年前把他的书赠与我,他开始在埃及进行体外受精,并搜寻了埃及东正教教会以及伊斯兰社会的观点。他的讲座和书籍引言首先肯定了体外受精的成功代表了科学的巨大成功,为想要孩子的已婚夫妇扫除了巨大障碍。虽然生育孩子不是结婚的唯一目的,但是它代表了所有生物,包括人类在内的婚姻的第一目的。他充分肯定母性是妇女最强的本能,任何母亲的首要愿望就是生育孩子,当然不育的妇女是那些最不开心的妇女之一,即便她们嫁给了最富裕的、最智慧的、最著名的丈夫。他也指出体外受精的成功给成千上万的已婚夫妇带来了欢乐,能够安定很多家庭的生活。他从旧约中援引例子,绘出了这类悲剧将如何影响家庭生活的图景,比如Sara要求Abraham嫁给她的女仆,以及Rachel和Jacob。他引用Rachel的话,请Jacob为她生育孩子,不然她宁可去死。

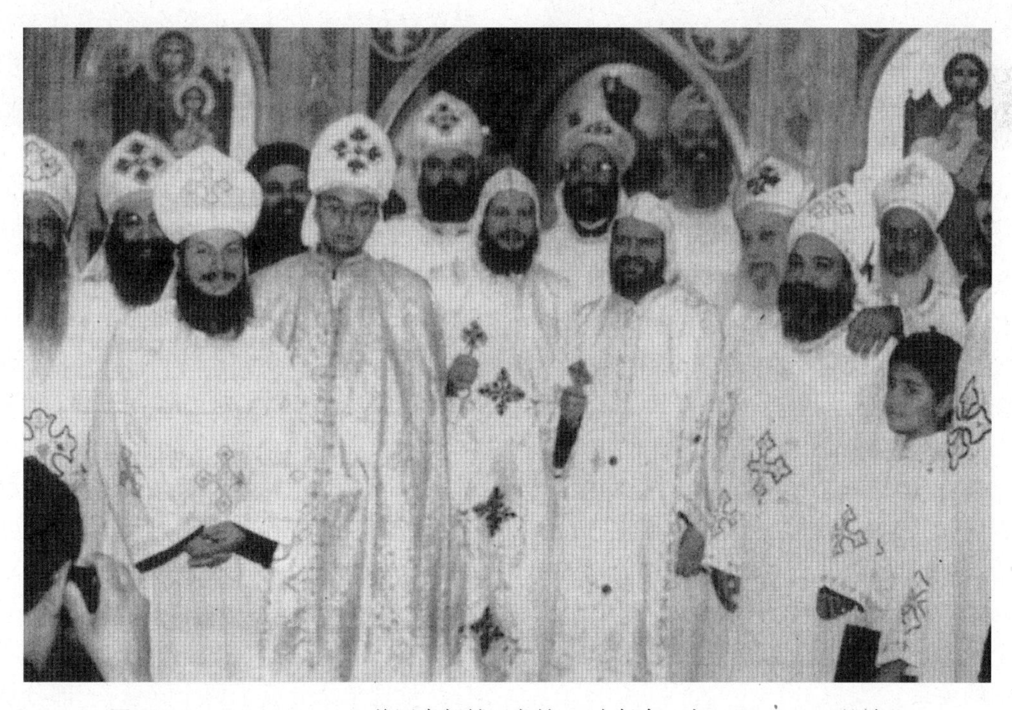

图 73.10 Bishop Youssef,美国南部教区主教,正在任命一名Dallas,Texas的神父

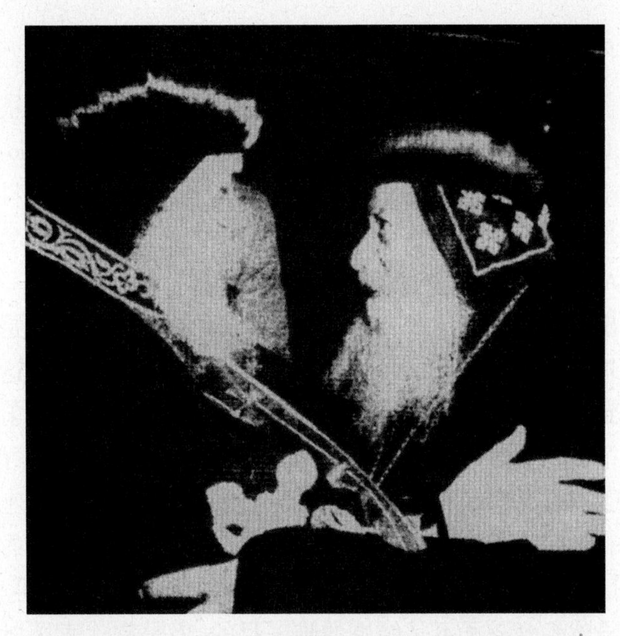

图 73.11 His Holiness Pope Shenouda Ⅲ和 His Grace Bishop Gregorios，第一本体外受精书籍的作者和科学研究主教

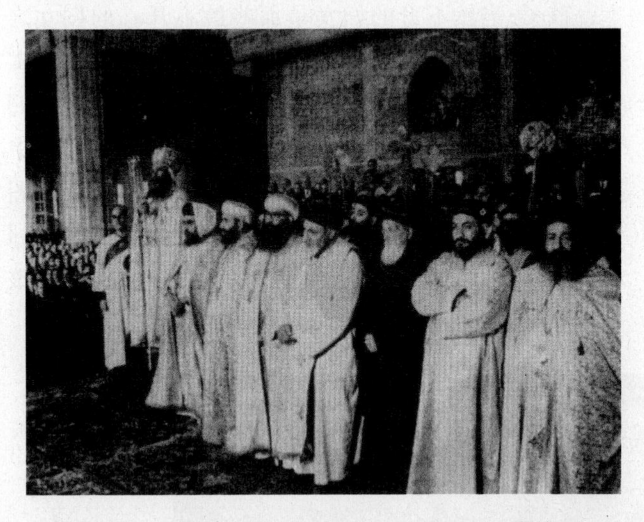

图 73.12 1971 年，His Holiness Pope Shenouda Ⅲ和 His Grace Bishop Gregorios 任命主教

第二章集中书写体外受精和辅助受孕的缺陷。他强调说，关键的问题是一个妇女的卵子应由她丈夫的精子授精，在这个重要的问题上应具有极高的精确性。他真心地强调了治疗医师的角色，从而受精毫无疑问将发生在丈夫和妻子之间，而不会有任何第三方的参与。他指出，在特定的情况下，受精可能不能发生，但是这不意味着可以通过妻子的卵子和任何其他男人的精液实现受精，不管这是来自已知的还是匿名的捐献者。His Grace 神父 Gregorios 认为这种受精从各个方面都是不完全伦理的或合法的，因为男女关系的果实应当来自神圣的关系。

另一个他不能接受的内容是建立胚胎库、用钱出卖和购买配子。这是完全不能接受的，因为它降低了婚姻的价值和受孕以及生育孩子的价值。

接着，His Grace 讨论了代孕的难题，他相信这是个会导致严重后果的领域。后果之一就是婴儿可能会遗传一些载体的不同的心理或生理特征。他指出在过去，一名死去的母亲能够让另一位可以胜任的母亲养育她的孩子，在没有哺育装置的情况下，这是合法的选择。在稍晚的一次讨论中，His Grace Bishop Gregorios 抨击了代孕。

总的来说，His Grace Bishop Gregorios 仅在卵子和精子来自丈夫和妻子、且体外受精没有配子混合的疑问时欢迎并接受体外受精。胚胎移植必须在作为卵子来源的母体上进行。所有的体外受精步骤都应该在丈夫和妻子的同意下进行，主治医师应当注意不能发生任何配子混合的情况，也不应使任何人怀疑配子的来源。他在讲座中认可，若精子和卵子来自已婚夫妇，而妻子丧失了或者不具有受孕能力，如妻子由于出血或癌症子宫被切除，那么代孕是一种选择。在后来的一次交流中，他关闭了代孕的大门，即便是这些罕见的情况。在他讲座的细节中，他介绍了体外受精的临床适应证，以及从卵子提取到胚胎移植应当遵守的步骤，以确保夫妇和主治医师的极度谨慎。

1998 年，洛杉矶的 His Grace Bishop Serapion 在 El Kiraza 杂志中刊登了一系列文章，His Holiness Pope Shenouda Ⅲ是主编。His Grace Bishop Serapion（图 73.10）的背景也是一名医生，他指出，体外受精是经包括医疗和手术方法等正常途径无法生育的夫妇的合法选择。仅当配子分别来自丈夫和妻子时，体外受精是可接受的。任何条件下都不能使用捐献的卵子或精子。代孕应完全禁止。

1997 年，His Grace Bishop Moussa，也是一名医生，出版了一本关于避孕、体外受精和克隆的小书。他支持采用丈夫和妻子配子的体外受精的伦理学应用。他提出了多余胚胎命运以及如何处理它们的难题。

2000 年，His Grace Bishop Moussa 出版了另一本关于新世纪挑战，尤其是技术、繁殖和器官移植的书。他支持 IVF 的使用，但是不能使用捐献配子或第三方以及罪犯的克隆。最重要的是，他强调了在教会中应需要有诚实的科学家和医师，以在科技进步方面给予教会建议。

性别选择

伦理学家分成了两个阵营：一部分认为性别选择是夫妇的选择，另一部分相信这将导致消极后果。His

Grace Bishop Moussa不支持性别选择。

克隆或体细胞核移植

体细胞核移植或克隆是导致西方世界伦理学家分歧更多的问题。克隆可用于生殖。这类克隆被称为生殖克隆。在我们的认识中,人类没有被成功克隆。虽然这不是不可能,但是很难这样做。绝大部分医学会,包括美国生殖医学会在内,从伦理学角度都不接受克隆,即便它变得技术可行。用于生殖的干细胞克隆称作治疗性克隆,对某些医学会来说是可以接受的。埃及教会洛杉矶主教教区在网站上讨论了这个问题。它提出,干细胞治疗目标是数万人的美好目标。但是,它强调,美好的目标需要美好的途径去实现。因此,建议采用其他来源的干细胞,而不采用可导致胚胎损伤的胚胎干细胞。

参考文献

1. Kamil J. *Coptic Egypt, History and Guide*. American University in Cairo Press. Cairo, Egypt. 1996.
2. Kamil J. *Christianity in the land of the Pharoahs*. The Coptic Orthodox Church Routledge, London. 2002, pp. 1–11.
3. Meinradus OFA. *The Holy Family in Egypt*. The American University in Cairo press. 1986, pp. 15–17.
4. Rev. Fr. Ermia Ava Mina. *The Holy Family in Egypt*. St. Mina Monastery, 1st Edition. St. Mina Press, Cairo, 2000. St. Mina Monastery.
5. His Holiness Pope Shenouda III. St. Mark, the Apostle, Saint and Martyr. 3rd Edition. Ambarouis, Cairo, Egypt, 1996.
6. d'Orlcan Cheneau P. Les Saints d'Egypte. *Jerusalem*, 1923.
7. Meinradus OFA. Coptic Christianity past and present. In: Capuani M (Ed.) *Christian Egypt Coptic Arts and Monuments Through Two Millennia. The Order of St. Benedict Collegeville*, Minesota. pp. 8–20, 2002.
8. Aboulghar M. The Jews of Egypt from Prosperity to Diasphora. *Dar Al Hilal*, 2004. p. 8.
9. Fr. Tadros Y. Malaty. *The School of Alexandria, Before Origen*. Coptic Theological College, Sydney, Australia, 1995, pp. 8–10.
10. Dunaway M. *What is the Orthodox Church? A Brief Overview of Orthodoxy*. Conciliar Press, Ben Lomond, CA, 1995.
11. HG Bishop Bishoy. Ecumenical Councils. The Institute of Coptic Studies, Theology Section. 2003, pp. 1–7.
12. Father Tadros Y. Malaty, Introduction to the Coptic Orthodox Church, 1993. St. George's Coptic Orthodox Church, Alexandria, Egypt.
13. His Grace Bishop Gregorios. The Christian Opinion in In vitro Fertilization and Embryo Transfer. Bisphoric of Higher theological Studies, Coptic Culture and Scientific Research Publications, Cairo, Egypt, 1988.
14. Serour G. Personal Communication.
15. HG Bishop Serapion. The View of the Coptic Orthodox Church on In Vitro Fertilization. Al-Kcraza, Cairo Egypt. 1998.
16. His Grace Bishop Moussa Current medical issues contraception, in vitro fertilization and cloning Youth Bisphorship, cairo, Egypt, 1997.
17. His Grace Bishop Moussa Challenges of the new century Youth Bisphoric, Cairo, Egypt, 2000.
18. Rizk B. Preconception sex selection. American Society for Reproductive Medicine/Middle East Fertility Society Symposium. September, 1999. *Middle East Fertility Society Journal*, 4 (Suppl. 2):14–21.
19. Rizk B. Somatic Cell Nuclear Transfer: Cloning University of South Alabama. *Department of Obstetrics and Gynecology*, Grand Rounds, Dec 17, 2004.
20. Rizk B. Somatic Cell Nuclear Transfer: Cloning. University of Alexandria. Department of Obstetrics and Gynecology 19th Annual Meeting May 5, 2005, Alexandria, Egypt.

ART伦理学问题的伊斯兰视角

Gamal I. Serour, F. R. C. O. G, F. R. C. S.

Professor of Obstetrics and Gynecology, Director International Islamic Center for Population Studies and Research, Al-Azhar University, Clinical Director, The Egyptian IVF&ET Center, Maadi, Cairo, Egypt

没有良心的科学会毁灭灵魂。因此,毫不奇怪从人类历史的开端,科学和宗教就密不可分。过去的20年中,生物伦理学从宗教中剥离出来。接着,宗教对生物伦理学的影响减少。今天的生物伦理学不像过去那样受到宗教和医学传统的主导。但是,在世界的某些地方,如中东,出现了三种主要的宗教,即犹太教、基督教和伊斯兰教,宗教仍然意味着并影响了大部分行为、实践和政治决策。这也适用于世界不同地方这些宗教的保守者和追随者。这三种主要宗教犹太教、基督教和伊斯兰教都鼓励在婚姻的框架下,通过自然受孕生育、构成家庭和养育孩子。古兰经鼓励结婚、构成家庭并生育。它说:"我们在你之前派出使徒,并为他们指定妻子和孩子。"在另一个版本中,它也说道:"上帝根据你的本性,为你创造了伙伴(以及伴侣),并为你准备了儿子、女儿、孙子,为你提供了最好的生计。"它也提及了某些夫妇可能出现的不育,它说:"这些馈赠(孩子),根据他的意愿(和计划),可以是男的或者女的,或者他可以是男的和女的,他也可以根据他的意愿离开。"

ART 和伊斯兰视角

自从 1978 年 7 月 25 日 Louise Brown 在 UK 的降生,辅助生殖技术(ART)的到来,我们开始可能解开生殖和性行为之间的联系。ART,不管是体内还是体外,能够允许妇女不经性行为受孕。ART 使得第三方能够参与生育过程,不管是提供卵子、精子、胚胎还是子宫。ART 打开了其他一些实践的大门,包括性别选择、胚胎植入前遗传学诊断(PGD)、基因操作、配子、胚胎和睾丸的冻存、克隆等等。这些技术从一出现就对古老的观点提出了挑战,引发了激烈的伦理学辩论。不论宗教、文化、经济或政治背景,全世界很多国家都出现了不一致的观点。

伊斯兰教义涉及了人类活动的所有领域;精神的和物质的,个体的和社会的,教育的和文化的,经济的和政治的,国家的和国际的。好的穆斯林应该遵守的控制每天生活行为的指导称作 Sharia。伊斯兰有两种 Sharia 来源:首要的和次要的。Sharia 的首要来源按时间次序为:古兰经、神的话、the Sunna 和 Hadith,是先知穆罕默德的话和可靠传统,由圣训的专家 igmaah 编纂,是伊斯兰学者一致的观点,或 Aimma 和推论(Kias),是智慧的推理,通过和令人苦恼的相似或等同的事件比较,用于规范古兰经和 Sunna 没有提及的事件。Sharia 的次要来源是 Istihsan,这是若干法律观点、先知同伴的观点、目前的当地合法的习俗、公共鼓励以及之前神圣宗教的规则中的一个选择,如果他们没有违背 Sharia 的首要来源。一个好的穆斯林在碰到首要来源没有解答的问题时会去 Sharia 次要来源寻找。即便这个行为是被禁止的,若采取其他方法或导致伤害,那么也应该进行这个行为。Sharia 不是一成不变的,它有足够的弹性以应对不同问题和地点出现的情况。只要不和首要来源的精神相冲突,它能够适应任何真诚的观点,并为人类的利益服务。正如古兰经所说,Islam 是一种 Yusr(轻松)的宗教,而非 Usr(难的),除非被明文禁止(Ibaha),伊斯兰教法的宽大原则是具有容许性的,没有伤害,没有困惑;必要性能够允许被禁止的,选择伤害较小的。在 Sharia 的首要来源中没有提到 ART,但是,这些相同的来源强调了婚姻、家庭构建和生育的重要性。同样的,在伊斯兰,领养不能被允许作为不育问题的解决方案。伊斯兰给予谱系的纯净、所有儿童确定的亲子身份以法律的优先性,古兰经明确禁止法定收养但是鼓励友好地抚养孤儿。在伊斯兰,不育和它未被禁止的治疗方案是被允许和鼓励的。如果涉及生殖能力的保存和已婚夫妇不育的治疗,这是必要的。这也适用于 ART,这是一种不育的治疗。在穆斯林世界里,不育的预防和治疗具有特殊的重要性。穆斯林妇女的社会状态,她的尊严和自尊和她在家庭中以及在整个社会中的生育能力密切相关。生殖和培养被认为是家庭的义务而不仅仅是生物学和社会学功能。由于 ART 在 Sharia 的首要来源中并未提及,患者和穆斯林医生一样考虑通过寻求 ART 治疗不育,他们在挑战神的意愿以使不育妇女生育,处理人类的配子和胚胎。仅在权威科学和宗教主体和组织制定指导准则后,ART 才能被广泛接受,这些准则将被不同穆斯林国家医学会或有关当局采纳,控制 ART 中心的实践。

这些指导准则在改变穆斯林世界的社会和个人态度中扮演着角色,包括 Fatwa from AI-Azhar, Cairo 1980 (7)和 Fatwa from Islamic Fikh Council, Mecca 1984,科威特伊斯兰医学组织(1991),卡塔尔大学(1993),Rabaat 伊斯兰教育、科学和文化组织(2002)、阿联酋(2002)和国际人类研究伊斯兰中心,AL Azhar 大学。这些组织强调伊斯兰在首要来源中鼓励婚姻、组建家庭和生育,对症进行不育治疗,包括 ART 是被鼓励在婚姻的框架下用于保存人类的,否则将导致不治的不育。患者的态度从 20 世纪 80 年代对 ART 的抵触、怀疑、羞耻、内疚和秘密,改变为到 20 世纪 90 年代公开要求 ART。针对男性不育的有效 ICSI 治疗的引入,在改变很多夫妇对 ART 的态度中起到了作用。在家庭事务中,尤其是生育,这个决定通常是由夫妇做出的。但是,通常是丈夫的意见占主导地位。丈夫们对 ART 变得非常热心,他们主动并鼓励妻子接受 ART 治疗男性、女性或不明原因的不育。今天,穆斯林世界的 ART 基本准则为:若 ART 是已婚夫妇的必要治疗方案,那么在没有基因混杂下,在婚姻的有效期内,这是允许的。若婚姻关系由于离婚或丈夫死亡终止,则不能够对女性伴侣进行人工生殖,哪怕是使用前夫的精子。通过 1999 年 Ayatollah Ali Hussein Khomeini 的 Fatwa,Shi'aa 准则则打开了第三方捐献的大门。这份 Fatwa 允许第三方的参与,包括卵子捐献、精子捐献和代孕。在部分 Shi'ite 世界中,Fatwa 正在得到越来越广泛的接受。最近。Shi'aa 中出现了某些对精子捐献的忧虑。所有这些生殖的第三方参与都基于维系家庭结构以及Shi'aa家庭完整性的重要性。在与相应捐献者不同的暂时性的婚姻制约下,这是被允许的。

代孕

对绝大多数Sunni,代孕是不被允许的。1984年Fikh教会的Fatwa通过替换提供精子的同一个丈夫的第二个妻子子宫内的胚胎,允许代孕。1985年,教会撤销了对代孕的批准。

最近,Sunni学者对代孕开始了争论。某些宗教当局认为这应该被允许,而另外一些则认为不应当批准。

冻存

多余的受精卵可通过冻存得以保存。冰冻胚胎仅归夫妇所有,并可经连续周期移植到同一个妻子体内,但仅可在婚姻有效期内进行。2000年,由AL Azhar大学国际伊斯兰人类研究中心组织的国际工作组讨论了夫妇的冻存胚胎能否在丈夫死亡后移植到妻子体内。严格的观点是,婚姻随着死亡终止,宗教律法禁止未婚妇女接受妊娠,例如,从孩子应该由双亲抚育的权利方面考虑,以及从遗传考虑。在规定的时间之后,寡妇能够重新结婚,但是不能生育非新丈夫的孩子。相反的观点则认为,应当反映伊斯兰的悲悯和寡妇的利益,单身的妇女在寡妇期的早期应该被容许接受养育她已故丈夫的孩子,通过她愉快的伴侣,卸下抚养儿童的宗教责任以及之后的支持。The Grand Mufti of Egypt(个人谈话)指出,在一次特殊情况下,一名妇女被允许在丈夫死亡后接受胚胎移植,但是,这不应该成为普遍情况,每个案例都应该独立考虑。

多胎妊娠减少

首先应防止多胎妊娠,尤其是HOMP。若在采取所有预防措施的情况下仍出现多胎妊娠,那么应当进行多胎妊娠减少,以实践允许被禁止的行为和做出伤害较小选择的必要性原则宗法。仅当妊娠活产的机会很小时,以及当母亲的生命或者健康处于危险状态下,才能进行多胎妊娠减少。操作的目的不是为了流产,而是保存剩余胎儿的生命以及减小母亲的综合征。

胚胎研究

胚胎/胎儿的发育是伴随着形态学的发育逐步进行的,从一个小块成为一团血肉,生出骨骼,并最终成为发育完全的胎儿。40天时,母体子宫内的胚胎是一个"nutfa",接着一个"alaqa",再经过同样长的时间,成为一个"mudgha"。受精后42天开始器官分化。受精后120天胎儿开始具有意识。老的期限为40天,而受孕后的期限被规定回14天,因为新的胚胎学建立了这个细胞活性胚胎期,在此之前不能出现个体化。胚胎研究,用于推进科学进步和人类受益,因此在受精后14天允许在夫妇知情同意的情况下捐献胚胎用于研究。但是,这些胚胎不能植入卵子拥有者的子宫内,或任何其他妇女的子宫内。考虑若干穆斯林国家无组织的研究伦理学管理现状,每个国家都应该成立一个国家研究伦理学委员会,任何计划涉及胚子或胚胎体外使用的研究都应该申请进行早期评审和批准。

性别选择

非医疗目的,如用于性别选择或平衡家庭内性别比例的精子筛选或PGD是慎行的。这些技术是比必须进行流产实现性别选择的产前诊断更好的替代技术。穆斯林认为,人类生命从受孕和子宫着床两至三周开始需要保护。因此,由于严重的染色体或基因异常,如非整倍体、囊性纤维化、肌营养不良症或血友病,体外产生的胚胎不用于移植是被允许的。在可行的情况下,PGD是被鼓励的,作为一种避免夫妇以极高的风险进行临床妊娠终止。更受争议的是非医学目的的性别选择。1400多年前,阿拉伯早于伊斯兰通过杀婴进行性别选择。古兰经描述了这种行为并进行了谴责,它说:"在最后审判日,被埋葬的活女婴被问道,她犯了什么过错以致受到杀害?"由于性别选择技术的应用是为了区别对待女性胚胎和胎儿,继续对女孩的歧视和妇女的社会贬值,因此该技术受到了谴责。这种歧视和贬值在穆斯林世界里是受到谴责的。但是,这种世界范围的禁止本身也可能在很多当今社会中造成对妇女的歧视,尤其是儿子的出生对妇女来说是重要的。家庭内的性别比例平衡是可接受的。例如,一个妻子已经生下了三个或四个儿子或女儿,那么从她和家庭最佳利益考虑,另一次妊娠应当是她的最后一次了。因此,可能会批准使用性别选择技术来确保女儿或儿子的降生,以满足宗教感或家庭义务,使妇女免受风险越来越高的妊娠。原则上,应禁止采用PGD或精子筛选技术进行性别选择,但是可在指导准则下利用它特有的长处避免两性歧视,尤其是女孩。它不应该用于选择家庭第一个孩子或唯一一个孩子的性别,仅可用于孩子性别单一,并强烈希望有个不同性别的孩子的家庭。该服务仅在和生殖医疗医生、遗传学家、社会学家和心理学家进行恰当的会诊后进行。

绝经后妊娠

过去在冻存技术之前,绝经后妊娠的可能性被认为是依赖于卵子移植的,这在原则上被禁止因为它涉及基因的混杂。此外,绝经后妊娠和母亲、孩子的风险增加有关。因此,这在穆斯林世界里是不被允许的。但是随着冻存技术的发展,现在已经有可能采用自己冻存的胚胎甚至卵子实现绝经后妊娠,未来还可能采用冻存的卵巢。考虑到高龄或超过正常育龄的妇女,以及某些较早的病例中应处育龄但出现过早绝经的妇女需要特殊照顾以安全分娩并完成妊娠,且孩子需要父母能够活到至少他们青少年中期之后,研究应集中于预防过早绝经,在特殊的病例中,经证明能够维持儿童基因谱系、环境压力特性、母婴相对安全性和父母可履行儿童抚养义务的能力,那么绝经后妊娠是可以被允许的。

克隆

创造并产下和已生某人基因完全一致的新的人的生殖克隆是有罪的。非生殖性克隆研究,尤其是干细胞构建研究和旨在人类利益的研究是被鼓励的。承认可能采用有目的创造的胚胎并不影响鼓励。学习和研究的目的是为了对生殖产生有利的影响,了解胚胎和胎儿发育基因缺陷的起源将促进缺陷的预防和纠正,当预防或者纠正不可能时,选择健康的配子或胚胎。有些神学者赞成考虑无子不育男性细胞的生殖克隆,如果他的妻子愿意这样生育孩子,以允许他们完成宗教义务,释放家庭苦闷,降低妻子离婚导致的婚姻失败。这不影响禁止第三方参与或谱系混杂的规则。但是,基因学父亲将是丈夫的父亲,这会导致他的认可问题以及可能的继承法问题。折中来说,人们认为建议去除之前对生殖克隆的谴责是不成熟的。

伴随着干细胞研究,是基因治疗的繁荣。体细胞基因治疗的进步,只能改变一名已治疗的患者的基因,最近受到了挫败。而种系基因治疗,将影响患者未来的所有后代,在受到普遍责难和禁止的情况下,仍然非常少。在细胞分化前,即当细胞仍然全能时进行胚胎的基因改造,将构成种系处理。很难再往之前反复陈述的诘难中加入别的东西。基因治疗是一个正在发展的领域,未来它可能能够和 ART 联合使用。关键在于,它的使用必须是明确有利的,专注于减少人类的痛苦。医疗应用的焦点应排除纯粹的整容应用,以及非病理条件的增强目的。仅仅用于缓和基因疾病和病理状况,将排除这种使得在正常体格、能力和资质范围的人变得更高、更强,更容易获得体育上的成功,或变得更聪明或更具艺术敏感性、更有天赋的目的。基因治疗可能被合法化,不是为了推进优点或特权,而是为了弥补基因或其他病理遗传的缺陷。

结论

提供 ART 的医生经常会考虑不同 ART 实践在其实践的国家的立法。但是,很多国家并没有立法,医生遵从有声望的个人和组织机构订下的规则,如果它们存在的话。随着全球化,医生和患者都在世界的各个部分流动,因此,医生为不同于自己的伦理学条约的患者提供医疗服务变得常见。但是,因为医生本身良心抗拒向患者提供特定治疗的,不应该被剥夺去其他医生处寻求医疗服务的权利。因此,我们有义务了解对不同 ART 实践的不同宗教视角。

参考文献

1. Serour GI. Ethical considerations of assisted reproductive technologies: a Middle Eastern Perspective. Opinion. *Middle East Fertile Soc J* 2000;5:1:13–18.
2. Sura Al-Ra'd 13:38, Holy Quraan.
3. Sura Al-Nahl 16:27, Holy Quraan.
4. Sura Ai-Shura 42:49–50, Holy Quraan.
5. Steptoe PC, Edwards RG. Birth after the preimplantation of human embryo. *Lancet* 1978;2:366.
6. Scrour GI, Aboulghar MA, Mansour RT. Bioethics in medically assisted conception in The Muslim World. *J Assisted Reprod and Genetics* 1995;12:9:559–565.
7. Gad El-Hak AGH.In vitro fertilization and test tube baby. *Dar El Iftaa*, Cairo, Egypt. 1980;1225:1:115:3213–3228.
8. Gad El Hak AG.E. Serour GI. (ed). *Some gynecological problems in the context of Islam*. The International Islamic Center for Population Studies and Research. Cairo: Al Azhar University, 2000.
9. Serour GI. Attitudes and cultural perspective on infertility and its alleviation in the Middle East Area. Vaycnna E (ed.) *Current Practices and Controversies in Assisted Reproduction*. Report of WHO Meeting, WHO Geneva 2002, 41–49.
10. Sura Al Bakara 2:185, Holy Quaraan.
11. Hadilh Shareef. Reported by Abou Dawood.
12. Hadilh Shareef. Reported by Bukhary and Muslaam.
13. Sura Al Ahzab 32:4–5, Holy Quraan.
14. Proceedings of 7th Meeting of the Islamic Fikh Council in IVF & HT and AIH, Mecca (1984) Kuwait Siasa Daily Newspaper, March, 1984.
15. Serour GI. *Embryo research. Ethical implications in the Islamic World 2002.* ISESCO, Rabat, Morocco.
16. Serour GI. (ed.). *Ethical guidelines for human reproduction research in the Muslim Worlds. The international Islamic Center for Population studies and Research.* Cairo: Al Azhar University, 1992.
17. Serour GI. (ed.). *Ethical implications of the use of ART in the Muslim World*. The International Islamic Center for Population Studies and Research. Cairo: Al Azhar University, 1997.
18. Serour GI. (ed.). *Ethical implications of the use of ART in the Muslim World: Update*. The International Islamic Center for Population Studies and Research. Cairo: Al Azhar University, 2000.
19. Islamic organization of education, science and culture (ISECO). Ethical reflection of advanced genetic research. Qatar: Doha. February 1993.
20. Serour GI, Dickens B. Assisted reproduction developments in the Islamic World. *International J Gynecol Obstet* 2001;74:187–193.
21. Tanlawi S.Islamic Sharia and selective fetal reduction. *Al Ahram Daily Newsletter*, Cairo: Egypt, 1991.

22. Serour GI. 2002. Medically assisted conception, dilemma of practice and research: Islamic views. GI Serour (ed.). In *Proceedings of the First International Conference on Bioethics in Human Reproduction Research in the Muslim World, IICPSR.* 1992;234–242.
23. Sura E3 Hag 22:5, Holy Quraan.
24. Sura Al Mo'menon 23:14, Holy Quraan.
25. Hadith Shareef Reported by Bokhary and Muslim.
26. Sura Al-Nahl 58–59, Holy Quran.
27. Sura Al-Takwir: 8–9, Holy Quran.
28. Fathalla MF. The girl child. *Int J Gynecol Obstet* 2000;70:7–12.
29. Serour GI. *Transcultural issues in gender selection.* Daya S., Harrison R., Kampers R. (ed.). Recent Advances in Infertility and Reproductive Technology. International Federation of Fertility Societies (IFFS) 18th World Congress on Fertility and Sterility, Montreal 2004.
30. Serour GI. Family Sex and Section. Healy DL (ed.). *Reproductive medicine in the twenty-first century. Proceedings of the 17th World Congress on Fertility and Sterility,* Melbourne: Australia. The Parthenon publishing group 2002;97–106.
31. Serour GI. Ethical guidelines for gender selection: are they needed? *Proceeding in International Conference on Reproductive Disruptions Childlessness, Adoption and Other Reproductive Complexities,* USA; University of Michigan, May 18–22, 2005.
32. El Bayoumi AA, Al Ali K. Gene therapy: the state of the art. Rabat, Morocco: Ethical Reflection of Advanced Genetic Research. In Islamic Educational. *Scientific and Cultural Organization (ESESCO),* Rabat, 2000.

罗马教对人类生殖的看法

Michel Abou Abdallah, M. D.
Chief Consultant, Middle East Fertility Clinic, Beirut, Lebanon

引言

造物主赠与人类生命,并希望人能够珍视其中不可估计的价值,并为之负责:这个基本原则必须放在我们考虑的核心,以阐明并解决人类生命诞生和繁殖过程中人工介入产生的道德问题。感谢生物和医学科学的进步,人类能够采用更有效的治疗资源,但是人类也可能获得新的力量,对人类生命的起始和最初阶段造成不可预见的后果。当今,不同的操作使得干涉辅助,以及主导生殖过程成为可能。这些技术使得人们"可以主宰自己的命运"。但也导致人类"被诱惑超越合理主宰自然的极限"。它们可能能够帮助我们更好地服务人类,但他们也可能导致严重的风险。

服务于人类的科学和技术

上帝按自己的容貌创造了人类:"他创造了男人和女人"(Gen 1:27),委托他们"统治地球"(Gen 1:28)。基础科学研究和应用研究使得人类能够明显地统治其他生物。科学技术在应用恰当、并推进整体发展以利益全人类的情况下,是人类的宝贵资源,但是他们本身不能体现自身存在和人类进步的价值。他们是受人类安排的,人类开发并发展它们,它们来自人类,人类的道德决定了它们的目的以及它们的限制。

技术发现的迅速发展越来越迫切地要求关注上述问题:没有良知的科学只能导致人类的毁灭。

道德判断的基础准则

和人工人类繁殖技术相关的基础价值有两点:被称作成为存在的人类生命,以及婚姻中传递人类生命的特殊本质。因此,这类人工繁殖方法的道德判断必须根据这些价值做出。

如今技术的进步使得不通过性关系进行繁殖成为可能,只要让之前提取自男人和女人的生殖细胞在体外相遇即可。但是技术的可能性并不意味着道德上的允许。因此,对生命基础价值和人类繁殖的理智思考对建立这类从起始阶段开始介入人类生殖的技术的道德评估是必需的。

教权的教育

作为教堂教权,它为在这领域思考的人类提供了启示:教权教给人类的教义中有很多因素都为我们面临的问题提供了启发。从受孕那一瞬开始,每个人的生命都受到绝对的尊重,因为人类是地球上唯一一种上帝"盼望"的生物,每个人的灵魂都是由上帝"直接创造"的。他的形象象征了造物主的形象。人类生命是神圣的,因为从一开始,他就包含了"上帝的创造性工作",并永远和造物主处于特殊的联系中,这是他唯一的终结。上帝本身就是生命从头到尾的主宰:没有人,能够在任何条件下,声称他有权力直接摧毁一个善良的人。人类繁殖一方面需要配偶,以负责和上帝生产的爱合作;人类生命的馈赠必须通过婚姻,通过丈夫和妻子特殊、排他的行为实现,并符合个人和团体订立的法律。

尊重人类胚胎

在第二次罗马教会议上,教会部分再次向现代人提出了她永恒的确定的教义,教义认为:"生命一旦发生,必须受到最好的保护;流产和杀婴都是可恶的犯罪。"最近,Holy See 出版的家庭权利宪章,确定"人类生命必须从受孕开始受到绝对的尊重和保护"。

人类生殖的干涉

在这里,"人工生殖"或"人工授精"都被理解为能够直接获得人类受孕的不同技术方法,而不必通过男女之间的性交。该方法在试管中对卵子进行授精(体外受精),以及将之前收集的精液移入女性的生殖道内进行人工授精。

对这类技术操作,初步的道德评估观点是通过考虑环境和后果得出的,这些操作涉及对人类胚胎的尊重。体外受精治疗的发展需要数不清的受精和人类胚胎破坏。即便是今天,一般的医疗实践预设妇女的超数排卵:取出很多卵子,受精,并在体外培养一些天。通常不是所有的都能移入女性生殖道,有些胚胎,通常被称作"多余的",被毁坏或冻存。必要时,一些着床胚胎也因为不同的优生学、经济或心理学原因被处死。这类对人类的有意毁坏或出于各种原因破坏他们完整性和生命的,在流产方面和教义相反,它们已经被取消。体外受精和人类胚胎的有意破坏联系过于频繁。这是很显著的:通过这些带有明显相反目的的过程,由人决定生或者死,从而,人把自己当成了生命和死亡的裁判。对那些想要利用这些操作,并亲自接受这些操作的人来说,这种暴力和控制的动态可能是不被注意的。必须考虑记录的事实和联系它们的冰冷的逻辑,以对 IVF 和 ET 做出道德判断(体外受精和胚胎移植):流产的想法使得这个过程变得可能,从而导致,不管我们愿不愿意,人类对他同伴的生与死的控制,并会导致一套激进优生学。

但是,这类滥用并不意味着我们可以不考虑对人工生殖技术进行深刻、充分的伦理学研究,从体外产生胚胎的毁坏中尽可能地抽象信息。因此,本章将第一考虑异源人工授精导致的问题,接着讨论同源人工授精导致的问题。在对每种操作做出伦理学判定之前,我们将考虑决定这些道德评估的原则和价值。

异源性人工授精

为什么人类繁殖必须在婚姻中产生?

每个人都是上帝的祝福和恩赐。但是,从道德的角度上来看,相对未出生的孩子,一个真正负责的生育必须是婚姻的果实。

由于父母和孩子的个人尊严,人类生育具有特殊的特性:一个新的人的生育,通过男人和女人以及造物主的力量,必须是夫妇、他们的爱和忠诚相互给予的果实和象征。婚姻关系中夫妇的忠诚度包括对他们仅能通过彼此成为父亲和母亲的权利的相互尊重。儿童有权利被生育、在子宫内孕育、带到这个世界上并在婚姻的框架内被抚养长大:这是通过与他父母之间安全的、被公认的关系,并能够完成他适当的成长。父母在孩子身上验证并完成了他们相互的无私给予:孩子是他们爱的活的形象,是他们婚姻关系的永恒象征,也是他们父性和母性的活泼、真实的表达。

异源人工生殖是否符合夫妇的尊严和婚姻的忠实?

希望生育孩子的愿望,以及希望能够避免其他方法不能克服的不育的夫妇之间的爱导致了可以理解的行为;但是主观上美好的愿望并不能使异源人工生殖符合婚姻的客观和不可转让的特性,也不能符合对儿童、夫妇权利的尊重。

同源人工生殖

由于异源人工生殖被认为是不可接受的,于是产生了这样的问题,如何从道德上评估同源人工生殖:丈夫和妻子之间的 IVF、ET 和人工授精。首先,必须明白一个原则性问题。

从道德的观点上看,生殖和夫妇行为之间应该存在什么样的联系?

1. 教会对婚姻和人类生殖的教导强调"婚姻行为的两个含义之间存在不可分割的联系:团结的含义和生产的含义。这是上帝的意志,不可因人类自己的动机破坏。事实上,婚姻行为通过它的亲密结构,绝大多数最亲密的丈夫和妻子,根据作为男人和女人天生的定则,他们有能力生育新的生命"。基于婚姻的性质和婚姻配偶的亲密关系,这个原则在有责任的父亲和母亲层面上具有众所周知的结果:"通过保卫这两个基本方面,即团结和生产,夫妇行为能够保持真实的相互之间的爱和人类尊贵的天赐的亲子关系的完整性"。相同的针对夫妇行为含义之间和婚姻双方之间联系的教义则启示了同源人工生殖的道德问题,因为"它从来不允许将这些不同的方面孤立开来,以致能够排除生育意愿或婚姻关系"。避孕有意排除了婚姻行为的生殖可能,并因此导致婚姻因自愿离婚而终止。因此,当它是"婚姻行为天生就适合生育孩子,孩子是婚姻的本性也是夫妇合为一体的结果"的结果时,生育是一种正当的要求。但是从道德的观点看,生殖如果不是作为婚姻行为,即夫妇结合的特定行为的果实来看,那么它就丧失了完美性。

2. 婚姻双方的亲密联系以及配偶行为意义之间的联系的道德价值是以人类的结合为基础的,是肉体和灵魂的结合。夫妇用"身体的语言"互相表达他们的爱,这显然是包括了"爱的含义"和亲代的含义。在配偶行为中,夫妇互相馈赠自己的时候,也同时打开了馈赠生命的大门。在这种行为中,肉体和精神是不能分离的。只有在他们的身体里,以及通过他们的身体,夫妇才能完善他们的婚姻,并能够成为父亲和母亲。为了表示对身体和天然的慷慨的尊重,配偶结合应当在尊重生育的基础上进行,生育必须是婚姻之爱的果实和结果。因此,人类的起源是从生育来的,"和父母的结合相关,不仅仅是生物学的,也是灵魂的,通过婚姻的结合得以生育"。体外完成的受精因为这个事实失去了身体语言和人类结合表达的含义和价值。

3. 只有尊重配偶行为含义之间的联系,尊重人类的结合,才能使符合人类尊严的生育成为可能。在这独特而不可复制的来源中,孩子必须得到尊重,并具有和给予他生命的人一样的尊严。人类必须在他父母的结合和爱的行为中被接受,因此孩子的生育必须是相互给予的结构,通过配偶行为实现,其中夫妇在造物主爱的工作中应该像仆人那样而不是主宰者。现实中,人类的起源是给予的结果。受孕的必须是父母爱的果实。他不能够经医疗或生物技术的介入得到或被分娩,这相当于将他降低到科学技术产物了。没有谁能够将孩子的出世放在技术有效性的条件下衡量,根据控制和支配的标准进行评估。婚姻行为和婚姻双方之间关系的道德相关性,以及人类的结合和他起源的尊贵,要求我们将人类的生育作为配偶行为的结果,特别地,是夫妇之间的爱。因此,生育和配偶行为之间的关系对人类学和道德系统具有极大的重要性,他阐明了教权在同源性人工授精中的地位。

同源"体外"受精是否道德正当?

这个问题的答案严格依赖于刚才提及的原则。当然,我们不能忽视不育夫妇的合法需求。对某些夫妇来说,求助同源IVF和ET似乎是满足他们想要孩子的真诚愿望的唯一途径。这个问题在于,这种情况下全部的婚姻生活是不是不足以确保人类繁殖的尊严。人们认为,考虑到孩子受到的风险和这个过程的困难,IVF和ET显然不能弥补性关系的缺失,劣于配偶结合的特定行为。但还有个问题,如果没有其他的方法能够克服不育这个痛苦的来源,同源性IVF不能作为辅助,如果不采用治疗形式,凭什么承认它的道德合法性。对孩子的渴望——或者至少说是传递生命的途径——从道德的观点来看,是负责的人类繁殖的必要前提。但是这个美好的愿望不足以对夫妇间的IVF做出正面的道德评价。IVF和ET过程必须就其本身做出判断,而不能借用它完整配偶生活中确定的道德品质,其中缺乏该过程前后的配偶行为而不完整。

体外受精是操控受精过程的技术操作的结果。这种受精事实上不是通过夫妇结合的特定行为达到的,也不被作为夫妇结合行为的表现和果实得到积极的鼓励。因此,在同源IVF和ET中,即便它是在"实际上"存在的性行为下发生的,人类的产生仍然客观地失去了它特有的完美,即,夫妇通过配偶行为"和上帝合作生育新生命"的结果和果实。这些原因使我们可以明白,为什么在教义中,配偶之间的爱的行为被认为是唯一的值得人类繁殖的行为。由于相同的原因,所谓简单病例,即,不会导致损坏胚胎的流产操作和手淫的同源IVF和ET技术仍然是一种道德上不正当的技术,因为它削弱了人类繁殖合适的以及天生的尊严。当然,同源IVF和ET受精没有那些出现于婚姻外繁殖的伦理学问题;家庭和婚姻仍然构成生育和养育孩子的环境。尽管如此,根据婚姻双方和人类尊严相关的传统教义,教会出于道德原因,仍然反对同源"体外"受精。这类受精本身是不法的,和繁殖的尊严以及婚姻结合相反,即便做出了所有的努力避免人类胚胎的死亡。虽然通过IVF和ET实现人类受精的方法不被批准,但在任何情况下,所有来到世上的孩子都应该作为神圣的上帝的恩赐,并受到爱的养育。

针对人类繁殖的医疗介入能够提出什么样的道德标准?

如今,每个人都坚持医疗人性化,要求尊重人类尊严,这首先是夫妇生育新的生命。因此,我们急需向那些值得效仿的由于人类胚胎和生殖尊严受到尊重的天主教医生和科学家寻求帮助,天主教医院和诊所的医疗看护团队被以某种特殊的方式催促对他们承担的道德义务做出判定，这也常常是他们合约的一部分。那些对天主教医院、诊所负责的以及虔诚的人将保护并推进遵守目前指导中重新提出的道德规范。

结论

介入人类生殖过程的技术的传播产生了非常严重的道德问题，它们相关于人类从受孕开始即具备的尊严、人类的尊贵、他或她的性别以及生命的传递。在这个指导下，the Congregation for the Doctrine of the Faith，在实现它推进、保护教会在此严重问题上的教导责任中，向所有那些因为自己的角色和承诺起到正面的影响并确保能够在家庭和社会中尊重生命和爱的人发出新的、发自内心的邀请。它向那些负责建立良心和公共观点的人、向科学家和医务专家、向法学家和政治学家发出邀请。它希望，所有人都能够理解人类尊严和生命、爱的藐视之间，对生的上帝的信仰和独断地决定人类起源和命运的声明之间的不相容性。

特别地，Congregation for the Doctrine of the Faith 向神学者，尤其是伦理学家发出了充满信心和鼓励的邀请，他们研究更为深入，在性别和婚姻问题方面以及在必要的不同学科方法的背景下，能够使我们更快更好地了解充实的人类学研究下教堂教权的教义内容。因此，他们将可能使我们更好地理解这些教义的原因和效力。通过保护人类免受过多的自己力量的干预，上帝教会提醒他真正的高尚的原因；只有这样，未来的男人和女人才可能带着来自尊重真理的尊贵和特权生活和相爱。因此，目前的指导中准确的指示并不意味着我们能够停下思考的努力，而是意味着再次推动对教会教义不可放弃的忠诚。

根据人类生命馈赠的事实，以及根据由此事实产生的道德原则，每个人都被邀请参与到每个人都有责任的这个领域中来，就像厚道的 Samaritan 那样，即便是最小的孩子都是邻居（cf. Lk 10:29-37）。这里，基督的话给出了新的特别的回应："你对我最小的弟兄做的，也是对我做的"（Mt 25:40）。

参考文献

1. POPE JOHN PAUL II, Discourse to those taking part in the 81st Congress of the Italian Society of Internal Medicine and he 82nd Congress of the Italian Society of Genera! Surgery, 27 October 1980: *AAS*72 (1980) 1126.
2. POPE PAUL VI, Discourse to the General Assembly of the Religious Perspectives in ART United Nations Organization, 4 October 1965: *AAS*57 (1965) 878; Encyclical Populorum Progressio, 13: *AAS*59 (1967) 263.
3. POPE PAUL VI, Homily during the Mass closing the Holy Year,25 December 1975: *AAS*68 (1976) 145; POPE JOHN PAUL II, Encyclical Dives in Misericordia, 30: *AAS*72 (1980) 1224.
4. POPE JOHN PAUL II, Discourse to those taking part in the 35th General Assembly of the World Medical Association, 29 October 1983: *AAS*76 (1984) 390.
5. Cf. Declaration Dignitatis Humanae, 2.
6. Pastoral Constitution Gaudium et Spes, 22; POPE JOHN PAUL II, Encyclical Redemptor Hominis, 8: *AAS*71 (1979) 270–272.
7. Cf. Pastoral Constitution Gaudium et Spes, 35.
8. Pastoral Constitution Gaudium et Spes, 15; cf. also POPE PAUL VI, Encyclical Populorum Progressio, 20: *AAS*59 (1967) 267; POPE JOHN PAUL II, Encyclical Redemptor Hominis, 15: *AAS*71 (1979) 286–289; Apostolic Exhortation Familiaris Consortio, 8: *AAS*74 (1982) 89.
9. POPE JOHN PAUL II, Apostolic Exhortation Familiaris Consortio, II: *AAS*74 (1982) 92.
10. Cf. POPE PAUL VI, Encyclical Humanae Vitae, 10: *AAS*60(1968) 487–488.
11. POPE JOI-IN PAUL II, Discourse to the members of the 35th General Assembly of the World Medical Association, 29 October 1983: *AAS*76 (1984) 393.
12. Cf POPE JOHN PAUL II, Apostolic Exhortation Familiaris Consortio, 11: *AAS*74 (1982) 91–92; cf. also *Pastoral Constitution Gaudium et Spes*, 50.
13. SACRED CONGREGATION FOR THE DOCTRINE OF THE FAITH, Declaration on Procured Abortion, 9, *AAS*66 (1974) 736–737.
14. POPE JOHN PAUL II, Discourse to those taking part in the 35th General Assembly of the World Medical Association, 29 October 1983: *AAS*76 (1984) 390.
15. POPE JOHN XXIII, Encyclical Mater et Magistra, III: *AAS*53 (1961) 447.
16. Pastoral Constitution Gaudium et Spes, 24.
17. Cr. POPE PIUS XII, Encyclical Humani Generis: *AAS*42 (1950) 575: POPE PAUL VI, Professio Fidel: *AAS*60 (1968) 436.
18. POPE JOHN XXIII, Encyclical Mater et Magistra, III: AAS 53 (1961) 447; cf. POPE JOHN PAUL II, Discourse to priests participating in a seminar on "ResponsibJc Procrcation", 17 September 1983, Insegnamcnti di Giovanni Paolo II, VI, 2 (1983) 562: "*At the origin of each human person there is a creative act of God: no man comes into existence by chance: he is always the result of the creative love of God.*"
19. Cf. Pastoral Constitution Gaudium et Spes, 24.
20. Cf. POPE PIUS XII, Discourse to the Saint Luke Medical~Biological Union, 12 November 1944: *Discorsi e Radiomessaggi* VI (1944–1945) 191–192.
21. Cf. Pastoral Constitution Gaudium et Spes, 50.
22. Cf. Pastoral Constitution Gaudium et Spes, 51: "When it is a question of harmonizing married love with the responsible transmission of life, the moral character of one's behaviour does not depend only on the good intention and the evaluation of the motives: the objective criteria must be used, criteria drawn from the nature of the human person and human acts, criteria which respect the total meaning of mutual self-giving and human procreation in the context of true love."
23. Pastoral Constitution Gaudium et Spes, 51.
24. HOLY SEE, Charter of the Rights of the Family, *4: L'Osservatore Romano*, 25 November 1983.
25. SACRED CONGREGATION FOR THE DOCTRINE OF THE FAITH, Declaration on Procured Abortion, 12–13: *AAS*66 (1974) 738.
26. Cf. POPE PAUL VI, Discourse to participants in the Twenty-third National Congress or Italian Catholic Jurists, 9 December 1972: *AAS*64 (1972) 777.
27. The obligation to avoid disproportionate risks involves an authentic respect for human beings and the uprightness of therapeutic intentions. It implies that the doctor "above all ... must

carefully evaluate the possible negative consequences which the necessary use of a particular exploratory technique may have upon the unborn child and avoid recourse to diagnostic procedures which do not offer sufficient guarantees of their honest purpose and substantial harmlessness. And if, as often happens in human choices, a degree of risk must be undertaken, he will take care to assure that it is justified by a truly urgent need for the diagnosis and by the importance of the results that can be achieved by it for the benefit of the unborn child himself" (POPE JOI-IN PAUL II, Discourse to Participants in the Pro-Life Movement Congress, 3 December 1982: lnsegnantenti di Giovanni Paolo II, V, 3 [1982] 1512). This clarification concerning "proportionate risk" is also to be kept in mind in the following sections of the present Instruction, whenever this term appears.

28. POPE JOHN PAUL II, Discourse to the Participants in the 35th General Assembly of the World Medical Association, 29 October 1983: *AAS*76 (1984) 392.
29. Cf POPE JOHN PAUL II, Address to a Meeting of. *The Pontifical Academy of Sciences, 23 October 1982: AAS*75 (1983) 37: "I condemn, in the most explicit and formal way, experimental manipulations of the human embryo, since the human being, from conception to death, cannot be exploited for any purpose whatsoever."
30. HOLY SEE, Charter of the Rights of the Family, 4b: *L'Osservatore Romano*, 25 November 1983.
31. Cf POPE JOHN PAUL II, Address to the Participants in the Convention of the Pro-Life Movement, 3 December 1982: Insegnamenti di Giovanni Paolo II, V, 3 (1982) 1511: "Any form of experimentation on the fetus that may damage its integrity or worsen its condition is unacceptable, except in the case of a final effort to save it from death." *SACRED CONGREGATION FOR THE DOCTRINE OF THE FAITH*, Declaration on Euthanasia, 4: *AAS*72(1980) 550: "In the absence of other sufficient remedies, it is permitted, with the patient's consent, to have recourse to the means provided by the most advanced medical techniques, even if these means are still at the experimental stage and are not without a certain risk."
32. No one, before coming into existence, can claim a subjective right to begin to exist; nevertheless, it is legitimate to affirm the right of the child to have a fully human origin through conception in conformity with the personal nature of the human being. Life is a gift that must be bestowed in a manner worthy both of the subject receiving it and of the Religious perspectives ill ART MET'S subjects transmitting it. This statement is to be borne in mind also for what will be explained concerning artificial human procreation.
33. Cf. POPE JOHN PAUL II, Discourse to those taking part in the 35th General Assembly of the World Medical Association, 29 October 1983: *AAS*76 (1984) 391.
34. Cf. Pastoral Constitution on the Church in the Modern world, Gaudium et Spes, 50.
35. Cf. POPE JOHN PAUL II, Apostolic Exhortation Familiaris; *Consortio, 14: AAS*74 (1982) 96.
36. Cf. POPE PIUS XII, Discourse to those taking part in the 4th International Congress of Catholic Doctors, 29 September 1949: *AAS*41 (1949) 559. According to the plan of the Creator, "A man leaves his father and his mother and cleaves to his wife, and they become one flesh" (Gen 2:24). *The unity of marriage, bound to the order of creation, is a truth accessible to natural reason.* The Church's Tradition and Magisterium frequently make reference to the Book of Genesis, both directly and through the passages of the New Testament that refer to it: Mt 19: 4–6; Mk: 10:5–8; Eph 5: 3 I. Cf. ATHENAGORAS, Legatio pro christianis, 33: PO 6, 965–967; ST CIIRYSOSTOM, In Matthaeum homiliae, LXII, 19, I: PG 58 597; ST LEO THE GREAT, Epist. ad Rusticum, 4: PI. 54, 1204; INNOCENT III, Epist Gaudemus in Domino: DS 778; COUNCIL OF LYONS II, IV Session: DS 860; COUNCIL OF TRENT, XXIV, Session: DS 1798. 1802; POPE LEO XIII, Encyclical Arcanum Divinae Sapientiae: ASS 12 (1879/80) 388–391; POPE PIUS XI, Encychcal Casti Connubii: AAS 22 (1930) 546–547; SECOND VATICAN COUNCIL, Gaudium et Spes, 48; POPE JOHN PAUL II, Apostolic Exhortationamiliaris Consortio, 19: *AAS*74 (1982) 101–1 02; Code 0 Canon aw, Can. 1056.
37. Cf. POPE PIUS XII, Discourse to those taking part in the 4th International Congress of Catholic Doctors, 29 September 1949: AAS 4 (1949) 560; Discourse to those taking part in the Congress of the Italian Catholic Union of Midwives, 29 October 1951: *AAS*43 (1951) 850; Code of Canon Law, Can. 1134.
38. POPE PAUL VI, Encyclical Letter Humanae Vitae, 12: *AAS* 60 (1968) 488–489.
39. Loc. cit, ibid., 489.
40. POPE PIUS XII, Discourse to those taking part in the Second Naples World Congress on Fertility and Human Sterility, 19 May 1956: *AAS*48 (1956) 470.
41. Code of Canon Law, Can. 1061. According to this Canon, the conjugal act is that by which the marriage is consummated if the couple "have performed (it) between themselves in a human manner."
42. Cf. Pastoral Constitution Gaudium et Spes, 14.
43. Cf POPE JOHN PAUL II, General Audience on 16 January 1980: *Insegnamenti di Giovanni Paolo H, III*, 1 (1980) 148–152.
44. POPE JOHN PAUL II, Discourse to those taking part in the 35th General Assembly of the World Medical Association, 29 October 1983: *AAS*76 (1984) 393.
45. Cf. Pastoral Constitution Gaudium et Spes, 51.
46. Cf. Pastoral Constitution Gaudium et Spes, 50.
47. Cf. POPE PIUS XII, Discourse to those taking part in the 4th International Congress of Catholic Doctors, 29 September 1949: *AAS*41 (1949) 560: "*It would be erroneous. to think that the possibility of resorting to this means (artificial fertilization) might render valid a marriage between persons unable to contract it because of the impedimentum impotentiae.*"
48. A similar question was dealt with by POPE PAUL VI, Encyclical Humanae Vitae, 14: *AAS*60 (1968) 490–491.
49. Cf. supra: I, 1 ff.
50. POPE JOHN PAUL II, Apostolic Exhortation Familiaris Consortio. 14: *AAS*74 (1982) 96.
51. Cf. Response of the Holy Office, 17 March 1897: DS 3323; POPE PIUS XII, Discourse to those taking part in the 4th International Congress of Catholic Doctors, 29 September 1949: *AAS*41 (1949) 560; Discourse to the Italian Catholic Union of Midwives, 29 October 1951: *AAS*43 (1951) 850; Discourse to those taking part in the Second Naples World Congress on Fertility and Human Sterility, 19 May 1956: *AAS*48 (1956) 471–473; Discourse to those taking part in the 7th International Congress of the International Society of Haematology, 12 September 1958: *AAS*50 (1958) 733; POPE JOHN XXIII, Encyclical Mater et Magistrà, III: *AAS*53 (1961) 447.
52. POPE PIUS XII, Discourse to the Italian Catholic Union of Midwives, 29 October 1951: *AAS*43(1951) 850.
53. POPE PIUS XII, Discourse to those taking part in the 4th International Congress of Catholic Doctors, 29 September 1949: *AAS*41 (1949) 560.
54. SACRED CONGREGATION FOR THE DOCTRINE OF THE FAITH, Declaration on Certain Questions Concerning Sexual ethics, 9: *AAS*68 (1976) 86, which quotes the Pastoral Constitution Gaudium et Spes, 51. Cf. Decree of the Holy Office, 2 August 1929: *AAS*21 (1929) 490; POPE PIUS XII, Discourse to those taking part in the 26th Congress of the Italian Society of Urology, 8 October 1953: *AAS*45 (1953) 678.
55. Cf. POPE JOHN XXIII, Encyclical Mater et Magistra, III: *AAS*53 (1961) 447.

56. Cf. POPE PIUS XII, Discourse to those taking part in the 4th International Congress of Catholic Doctors, 29 September 1949: *AAS*41(1949) 560.
57. Cf. POPE PIUS XII, Discourse to the taking part in the Second Naples World Congress on Fertility and Human Sterility, 19 May 1956: *AAS*48 (1956) 471–473.
58. Pastoral Constitution Gaudium et Spes, 50.
59. POPE JOHN PAUL II, Apostolic Exhortation Familiaris Cons0l1io, 14: *AAS*74 (1982) 97.
60. Cf. Declaration Dignitatis Humanae, 7.
61. Caed Joseph. Ratzinger (The actual Holy Pope), Instruction on respect for human life in its origin and on the dignity of procreation replies to certain questions of the day, *Given at Rome, from the Congregation for the Doctrine of the Faith*, February 22, 1987, the Feast or the Chair of St. Peter, the Apostle.

第 74 章

辅助生殖技术的未来

Biljana Popovic Todorovic，Paul Devroey

过去的 30 年中，生殖医学有了革命性的进步。自从 1978 年 Louise Brown 的降生，全世界范围内体外受精治疗数量大大增加。在首例欧洲登记刊物中，18 世纪欧洲报告了 203 893 IVF/ICSI，到 2002 年，数量增至 324 238 个周期，来自 25 个国家，几乎占到了登记周期的 60%。在最近的从 2000 年至今的世界 IVF 报告中，在 49 个国家中进行了 460 157 个周期，据估计大约有 200 000 个婴儿降生。尽管从登记数据上来说，欧洲或世界覆盖的范围都不完整，但是 IVF 的增加是事实，据估计，辅助生殖技术发展以来，有多于 300 万的儿童因此获得生命。

该医疗领域的驱动力是较好的治疗结果。改善治疗效果是我们未来的任务。

成功的定义

在辅助生殖中，什么叫成功？2004 年，在人类生殖中掀起了一场争论，Min 等建议，将成功定义为"BESST——着重于成功产下单胞胎的分娩"。这激发了很多著名国际研究组的讨论，引入了一系列的定义——健康的低位分娩，每个中心选择性单胚胎移植的数量，以及细胞冻存项目的价值。Danish 所在小组建议，报告每次胚胎移植的卵母细胞数量、着床率以及分娩数量将涵盖 ART 中的所有步骤：刺激、试验，即，体外和胚胎转移/结果方面。Heijnen 等则前进了一步，强调了专注于整体治疗而非单个周期的必要性，且报告成功率为每个开始的 IVF 治疗或每段给定时期的单胞胎分娩。

所有这些方法都有一个共同的目标：一方面提高治疗的效果和安全性，另一方面降低风险。

这就是辅助生殖技术未来的目标，这包括优化每一个治疗阶段，从促排卵开始，通过实验室程序，选择最佳的转移胚胎，胚胎移植、黄体期支持促成妊娠，产下健康的单胞胎婴儿。

促排卵方案的最优化

GnRH 激动剂

从首次尝试开始，促排卵已经有了很长的历史。Howard Jones 教授对历史作了一次文笔优美的回顾，他回顾了 IVF 的开始以及改良过程中遇到的障碍。1980 年，在 Norfolk 的研究中心，一个自然周期中进行了 41 次抽取，进行了 13 次移植，但没有妊娠发生。同时在 Melbourne，氯米芬枸橼酸盐刺激后进行了 48 次移植，得到了 3 次妊娠，但均流产未能足月分娩。1981 年，采用促排卵，但全世界具正常月经的妇女经刺激和 IVF 联合治疗没有成功足月分娩的。Jone 的研究组在 1981 年开始采用普格纳，第 13 次尝试终于取得了成功。

GnRH 激动剂改变了用于体外受精的促排卵的过程，从 1984 年开始，他们应用它来预防受控卵巢过刺激中过早出现 LH 峰。引入深度刺激方法，得到了如预期结果的大量卵子。

临床经验中越来越多的证据导致了人们态度的改变，从将大量的卵子认定为成功标准的激进方案转变为更为温和的方法。

多少是最佳的卵子抽提数目？卵子的增多可使妊娠率上升，但是最终会达到稳态，因为副作用和风险也会增加。OHS 是 COH 的著名短期风险，发生率在 2% ~5%。有证据表明 COH 对子宫内膜感受性和胚胎着床有潜在的不良作用。目前，临床上接受的观点是，提取 5 ~14 个卵子可取得合适的卵巢应答。

图 74.1 阐释了该概念，从理想的观点看，患者应落在高收益、低风险范围内。

荷兰的研究组在大约 7500 名妇女群体中证明了该概念，表明每次胚胎移植(PR/ET)以及每个开始周期(PR/C)受孕机会最高相关的卵子平均数量为 13.1

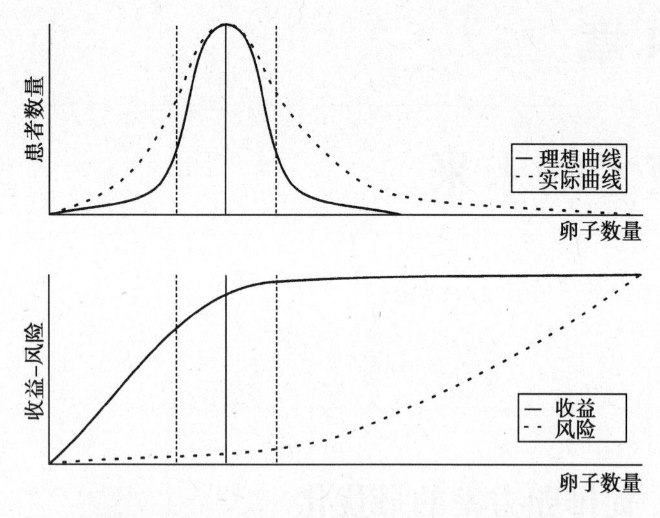

图 74.1 卵子、收益和风险的分布——目前状况和理想状况

(图 74.2)。在这个卵子数量之后,妊娠率达到稳态,这与胚胎移植率无关,因为当获取 4 个或更多卵子时,胚胎移植率稳定在 93% ~95%(图 74.2)。

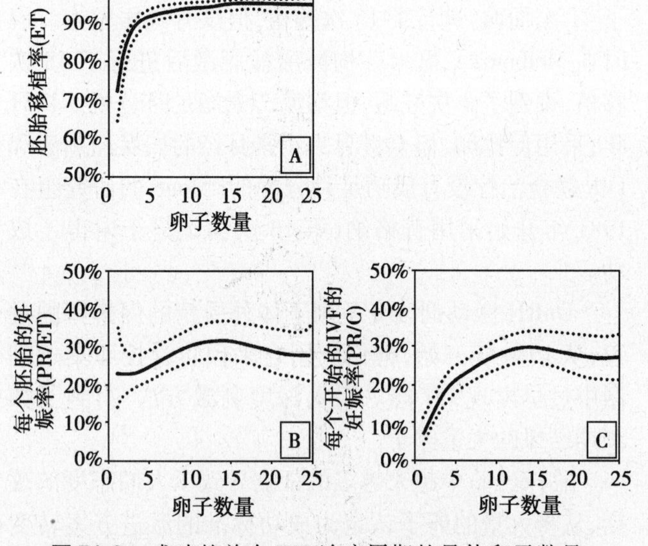

图 74.2 成功的首次 IVF 治疗周期的最佳卵子数量,提取卵子的数量(平均值,95% *CI*)和胚胎移植率的关系(A);每个胚胎移植的妊娠率(B);每个开始的 IVF 周期的妊娠率(C)。获取卵子受孕的最佳数量为 13.1

在实践中,COH 并非经常"受控的",经常出现一定范围的不当卵巢应答。在这个范围的一头,我们获取少量的卵子,获得的应答不充分,治疗中断增多;而在另一头,观察到一部分过高应答增加了 OHSS 的风险。应答的差异性可能是由于固有的生物学机制,和可恢复卵泡数量、卵泡对 FSH 敏感性以及药效学的差异相关,也可能是可预测并至少部分可控的因素导致的。

近年来,越来越多的数据表明,我们能够在某种程度上预测卵巢应答,研究因素包括有年龄、卵巢体积、囊状卵泡计数、间质血流评估、吸烟、激素标志物评估 FSH、LH、抑制素 B 和 AMH。

如何以及到什么程度能够通过给予合适的 FSH 起始剂量以降低不当应答的发生率?

起始 FSH 剂量

虽然 COH 已经实践了很多年,最佳起始 FSH 剂量尚未被建立,因为在早期 IVF 中没有随机对照试验。再引入 rFSH 预备之后,很多研究尝试确定最佳起始剂量。剂量范围从 100IU/d 到 250IU/d,即从"友好 IVF"的最低剂量策略到以获取大量卵子作为成功标准方法的范围。除了所用的剂量,出现有应答的差异性,从提取时仅有 1 个卵子到超过 30 个。

对低于 40 岁、具双卵巢、正常血清基础 FSH 和规则月经的"标准"患者,很多诊所选择采用"标准"剂量。剂量调整是常见的临床实践,对较年长的患者采用较高的剂量。年龄的截断值通常为 34 岁,即,低于 35 岁的患者接受 150IU/d,而大于 35 岁的患者则用较高的 rFSH 剂量起始(通常为 225 ~300IU/d)。

虽然有大量的研究试图建立卵巢应答的预测因子,但是尚没有在建立剂量线图中得到真正的应用。首先,这是在 PCO 患者的卵巢诱导中进行的。荷兰研究组基于预处理临床和内分泌、超声筛查特性建立了一个模型,以预测正常促性腺激素无卵性不育妇女的 FSH 阈值。根据体重指数、是否对枸橼酸氯米芬具抗性、起始游离胰岛素样生长因子-I 和基础 FSH 确定 FSH 阈值(75IU/d 至>187IU/d)。

仅有一项前瞻性随机试验检测了在"标准"患者中剂量线图的应用,基于预测因子,比较了 100 ~250IU/d 的个体剂量和标准剂量 150IU/d。首先,进行了一项前瞻性试验,建立采用 150IU/d rFSH 标准治疗的首次 IVF/ICSI 治疗周期卵巢应答的预测因子,构成的 FSH 剂量线图包括以下参数:年龄、囊状卵泡计数、卵巢体积、多普勒成像评分以及吸烟状况。接着对线图进行测试,结果表明,在定义良好的首次 IVF/ICSI 周期标准患者人群中,个体剂量方案能够增加恰当卵巢应答的比例、降低 COH 过程中剂量改变的发生率。虽然该实验并不在于研究妊娠率的差异,但是个体剂量组中观察到了较高的进行妊娠率。

Howles 等对 Ⅱ ~ Ⅳ 期的 11 项随机试验进行回溯性分析,以确定卵巢应答的预测因子。通过对多个独立变量潜在影响的打分建立预测因子——共 14 个,但是首要的结果变量为恢复卵子的数量。基于基础

FSH、BMI、年龄和囊性卵泡计数的剂量计算器正在测试中。

有必要进一步研究这部分内容；应通过前瞻性随机试验对多种不同的线图进行测试，以从首个治疗周期开始即采用特定的起始 FSH 剂量。

GnRH 拮抗剂方案

最近 GnRH 拮抗剂被引入用于促排卵，以进行垂体抑制。它们和内源性 GnRH 直接竞争受体结合，药代动力学特征为对垂体 GnRH 受体迅速、可逆的阻断，因此可预防过早出现 LH 峰。临床上对 GnRH 拮抗剂的接受很慢，并很大程度上是由于起始的荟萃分析，分子中观察到临床妊娠率有 5% 的差异。该荟萃分析包括 5 例 RCT，活产率差异为激动剂周期高出 3.8%，但是不具备统计学显著性。

起初，GnRH 拮抗剂通常用于预后不良的患者，如德国登记的数据显示，它们已经经历了很多次不成功的尝试。最新的荟萃分析表明，在用促性腺激素和 GnRH 类似物进行 IVF 治疗的患者中，活产的可能性并不依赖于类似物的类型。

和超过 20 年的激动剂方案相比，拮抗剂方案是新的，随着知识的积累正逐步优化。拮抗剂周期中的固醇水平和激动剂周期中的下调水平不同，因为拮抗剂周期之前为自然周期的黄体期。Kolibianakis 等证明，在刺激开始时表现出孕酮水平升高的这部分患者（5%）和孕酮水平正常的患者相比，妊娠可能性较低（5% *vs* 31.8%）。这部分内容尚待进一步研究。

仅有两项前瞻性随机试验，研究了标准患者应用 150IU/d *vs* 200IU/d 和 150IU/d *vs* 225IU/d 的疗效。较高的剂量能够产生更多的卵子，但是妊娠率相同。这些研究不足以评估起始剂量改变对妊娠率的影响。前瞻性研究建立了拮抗剂周期中所需的卵巢应答的预测因子。进一步的，GnRH 拮抗剂方案中的个体给药方案尚未被研究，应进行进一步的优化以确定从首次治疗周期开始采用特定的剂量方案。

在刺激的第 6 天经验性地引入固定的拮抗剂方案，因为据推测，此时有足够的雌二醇产生，可能诱发过早的 LH 上升。在弹性方案中，根据卵泡大小决定开始服用拮抗剂的时间，通常是在优势卵泡达到 14～15mm 时。针对 4 例随机控制实验比较固定和弹性方案的荟萃分析，表明固定方案妊娠率有较高的趋势，虽然该分析尚不足以给出确定的结论。另一个方法学的问题是，在第 6 天，大约 50% 的患者卵泡达到 15mm，这降低了检测到两个方案之间存在的差异的机会。

对拮抗剂，以及 hCG 摄入的时机尚待进一步的研究。仅有一个试验评估了延缓的 hCG 的影响，表明卵泡期的延长可对妊娠率产生不良的影响。GnRH 激动剂的使用能够激发最终给的卵子成熟，对具有 OHSS 风险的患者具有潜在的益处，但是目前的证据表明这将导致妊娠率降低。

需要大量 RCT 以进一步研究拮抗剂周期开始时的激素评估、弹性或固定的拮抗剂摄入、定时和剂量、最终卵子成熟激发以及 GnRH 激动剂使用的问题。

随着知识的增加和医生临床经验的积累，GnRH 拮抗剂将在临床实践中得到越来越多的应用。

促排卵、子宫内膜感受性和黄体期

尽管促排卵方案得到了改良，但是促排卵对子宫内膜感受性的影响尚不清楚。移植涉及人类胚泡和母体子宫内膜之间的特定相互作用。移植的窗口期被定义为子宫具有感受性，出现在排卵后 8～10 天。胚胎质量的重要性也得到了证实，但是即便是移植高质量的胚胎，移植率的增加也会停止。移植失败始终是辅助生殖成功的主要限制性因素。

在着床窗口期之前的子宫内膜引导是母体来源的，卵子捐献周期中，与受体年龄无关的高着床率和妊娠率表明，促排卵可减低刺激周期中的子宫内膜感受性。

正常的激素环境和正常的子宫内膜能够产生功能性的黄体期。这可在多个水平上被促排卵改变。GnRH激动剂理论上能够直接和粒层细胞、膜细胞以及人类子宫内膜上的类 GnRH 肽受体相互作用，COH 能够诱发卵泡期出现超生理水平的固醇，导致进一步的子宫内膜发育，与 GnRH 类似物的类型无关。在GnRH 激动剂周期中，排卵前期在 hCG 注射前的子宫内膜活检表明，在孕酮水平上升之前即出现显著的增生和早期分泌改变。

卵子恢复当天进行的活检表明，超过 90% 的病例中出现子宫内膜增生，若超过 3 天，则不会发生妊娠。这些发现在 GnRH 拮抗剂周期中得到了证实。

对孕酮的敏感性增加可导致分泌性增加，可由雌激素浓度上升诱发。卵子捐献项目中的临床研究表明，雌激素水平的上升对着床率不利，但不影响胚胎质量。此外，下降方案能够改善妊娠率。中等应答者和高应答者相比，子宫内膜改变没那么显著。

已知由于延长的垂体下调恢复和黄体支持的缺乏，在促排卵和 GnRH 激动剂联合治疗后需要给予黄体支持。由于在中断 GnRH 拮抗剂治疗后，垂体可在几个小时内得到恢复,故有人推测 GnRH 拮抗剂联合治疗周期中不必要进行黄体期的支持。但证据表示事实并非如此,在未补充的 GnRH 拮抗剂周期中,黄体解体过早出现,妊娠率严重下降。

一系列的事件导致缺陷黄体期的出现,包括自身促排卵、卵泡吸取时粒层细胞的取出,以及早期黄体期出现大量黄体,可通过下丘脑-垂体轴的负反馈机制直接抑制 LH 释放。

尽管针对刺激周期中子宫内膜形态的研究中有很多异质性,但大体的趋势是接着早期黄体期的"正常"子宫内膜以及黄体期中晚期频繁的腺体-间质不协调后,排卵前后出现子宫内膜增生。如正常的同相子宫内膜组织学显示的,黄体支持对规则的子宫内膜发育是必需的,不管是否采用黄体支持。

促排卵的有害作用出现在卵泡期较高的固醇水平中,这将导致链式反应,导致子宫内膜感受性缺陷,以及黄体期不足,难以支持胚胎发育。

促排卵的未来着眼于发展较温和的促排卵方案上。引入 GnRH 拮抗剂能够使该方案在卵泡期较晚的时候开始摄入 FSH。在一项随机的非劣效性疗效试验中,Heijnen 等发现,吻合的刺激方案和标准刺激方案的累积活产率没有差异。尚待解决的问题是,什么是最佳卵巢应答? 从讨论的证据来看,成功的定义必须倾向更温和的促排卵,提取较少的卵母细胞,更接近生理的激素环境。

如果通过不同的促排卵方案,我们极大地改变激素环境和子宫内膜感受性,细胞冻存技术将在未来扮演越来越重要的角色,在 OHSS 风险周期中,对卵裂期胚胎进行选择性冻存是一种发展良好的临床方案。

冻存领域的迅速发展使得我们能够开发不同的辅助生殖治疗方案。1985 年,-196℃玻璃化进行小鼠胚胎无水冻存被报告作为不同冻存方案的尝试。从此,玻璃化逐渐成为了辅助生殖技术的主流,是传统的慢冷/速热方案的替代方案。

我们可以推测通过选择性冰冻胚胎以及在子宫内膜感受性未受到促排卵抑制的自然周期进行移植可提高着床率。虽然该方案可能还远未实现,但有证据表明它能够克服目前的治疗局限。一个德国研究组在具 OHSS 风险的患者中玻璃化了两个 PN 卵子,并 GnRH 拮抗剂方案进行治疗,并通过 GnRH 激动剂诱导最终的卵子成熟。所有的冻融胚胎移植都在人工周期的自发月经之后进行,其中在从第 15 天开始加入阴道孕酮后,用经皮的雌二醇贴片预处理子宫内膜。总之,19 名患者进行了 24 次 FT-Ets,累积进行妊娠率为 36.8%。

子宫内膜感受性

目前,没有易用的子宫内膜感受性的临床标记。尽管有其局限性,子宫内膜活检仍然是最常用的方法。这种方法已经建立了 50 年之久,Noyes 标准中仅包括了不育患者,是观察者之间和观察者之内差异性的研究对象。进一步的,它和子宫内膜感受性之间存在有可质疑的关系。最重要的,这是一种有创性方案,因此不能够作为常规使用。

由于所有的已知标志物仅可用于研究(pinopodes,结合素、白细胞抑制因子),我们迫切需要建立临床有效地、可常规使用的子宫内膜感受性标记。经阴道超声是一种非创伤性技术,但是目前研究的参数,如子宫内膜厚度、内膜形式、内膜和内膜下血流的积极预测价值很低。

三维超声的引入打开了研究子宫内膜新的可能性。为了评价子宫内膜感受性,评估了子宫内膜体积、内膜下和内膜血管化。针对子宫内膜体积,至今绝大多数的研究总结认为它不能预测子宫内膜感受性。关于子宫内膜和内膜下血管化评估预测妊娠的报告是有冲突的,有些研究发现内膜/内膜下血管化在受孕周期中增加,而另外的研究认为没有差异。矛盾性来自研究的方法学不一致,尤其是超声检查的时间。由于 3D 超声仍然是一种新的技术,随着经验的增加,数据的一致性将得到增加。

在不远的将来,3D 超声数据和子宫内膜的组织学日诊之间的关联将得到建立。如果结果是令人鼓舞的,我们可能能够建立一个新的子宫内膜感受性临床标记。

胚胎移植——如何、何时以及多少?

胚胎移植过程在辅助生殖技术中具有关键性作用。积累的证据表明,大量因素影响着胚胎移植技术。最近的一项荟萃分析比较了软和硬的胚胎移植导管的使用,从妊娠率考虑结果倾向使用软的(*OR* 1.34. 95% *CI* 1.18~1.54)。

从经验上,胚胎移植是盲法进行的,将胚胎放置在离底部 1cm 的地方。最近的研究发现,若增加距底部的距离可获得改善。相反的,将胚胎放置在子宫腔的下部可能增加前置胚胎的风险。

超声引导的胚胎移植在很多不育中心是常规治疗手段。很多研究以此为研究对象,一项针对 4 个随机对照试验的荟萃分析表明，在ET中应用超声可增加妊娠和着床率。我们自己的经验是超声对比“临床接触”胚胎移植技术，结果没有差异。

人们已经认识到并在临床上接受胚胎移植应当以无创伤的方式进行，最小化子宫收缩。IVF患者中很高比例在第3天移植时出现持续的高子宫收缩频率。进一步地，子宫收缩频率越高，妊娠率越低。子宫收缩在hCG注射后7天下降，并在第5天移植时达到几乎静止的状态。

未来技术将专注于在药理学上进一步最小化收缩，进一步确定胚胎放置的正确位置。

不同中心的胚胎移植天数不同，分别为第2、3和5天。早年，绝大部分都在受精后第2天移植胚胎，随着培养介质和实验技术的进步，变成第3天。而近年改为第5天进行胚胎移植。

移植卵裂期胚胎的主要缺点在于目前的形态学标准是高度主观的，具有高度的观察者间和中度的观察者内差异性，这些病例很高比例下不能反映胚胎的整倍性。相反的，第5天移植的风险在于，大量的胚胎可能没有达到胚泡期，周期中断的风险增加。我们的研究组进行了一项前瞻性随机对照试验，比较了36岁以下患者第3天和第5天单胚胎移植。结果表明，接受单胚泡期胚胎移植的妇女妊娠和分娩率显著较高。

尽管客观地说，目前的胚泡移植不能适用于所有的患者人群，需要对不同的患者人群进行进一步的研究。高胚泡妊娠率反映了高实验室标准，进一步的改善后，胚泡移植可在未来具有更为广阔的应用。

辅助生殖技术的主要复杂性是超多胎妊娠率，可达到24.5%。围生期发病率、母体并发症的增加以及医疗费用是个体、社会和医学专家均难以承担的代价。

辅助生殖的里程碑是单胚胎移植的引入，目标是降低多胎妊娠率。由于仅有的多胎妊娠的预测变量为年龄和高质量胚胎移植的数量，针对36岁以下妇女单胚胎移植对比双胚胎移植，包括SET组的冻存胚胎移植周期的最大RCT，结果表明1+1=2。这表明，一次新鲜和一次冻存SET的累积进行妊娠率为38.2%，和双胚胎移植组（DET）的进行妊娠率42.9%没有显著性差异。eSET组仅登记了一对双胞胎，而DET组有33.1%。

引入SET能够降低双胞胎率，而不影响妊娠率。本实验验证了功能良好的冰冻操作至关重要。

在某些国家，正在进行越来越多的SET，尽管大部分IVF学会仍然忽略这种方法。需要意识到，基于妊娠预后，我们有必要允许胚胎移植的数目有一定的弹性。Belgian模型意识到了这个需要，因为它根据年龄和周期数目进行了分层，因此成功可能性小时能增加移植胚胎的数目。该规则被引入以提高辅助生殖的经济性，降低多IVF和ICSI妊娠。据估计，和多胎妊娠相关的价格下降可作为治疗补偿。2003年7月1日起，对43岁以下的患者一生进行6个周期的IVF和ICSI的实验室花费可得到补偿。对36岁以下的患者，头两个周期必须是SET，如果失败，第3～6周期可以是双胚胎移植。对36～39岁的患者，头两个周期可以是双胚胎移植，第3～6周期可以是三胚胎移植。39岁以上的患者能够从第一个周期开始就采用三胚胎移植。

在我们研究组给出的一份文献中，分析了应用规则前后15个月的时间。总的来说，多胎妊娠率从29.1%降至9.5%（所有患者），36岁以下的患者则从28.9%降至6.2%。绝大多数的双胞胎出现于36岁以下患者的第3个周期以及36～39岁患者的头三个周期。总体上，多胎妊娠的显著下降主要出现于36岁以下的人群。妊娠率没有受到新法规的影响。本研究也提出，对36～39岁人群的特定部分引入SET的问题。

考虑这些结果，我们越来越难以接受世界范围内的多胎妊娠率。Belgian模型的经济方面明确显示，降低多胎妊娠以降低治疗费用提供了增加治疗易得性的方法。

胚胎选择

过去的20年，辅助生殖技术有了引人注目的进步。胚胎植入前遗传学诊断（PGD）被引入预防性别相关疾病的遗传，首例成功的妊娠出现于1990年。

非整倍性筛查PGD（PGD-AS，PGS）能够帮助评估卵裂期胚胎的未分离染色体组成，是通过移出卵裂球并使用荧光染色体原位杂交进行分析实现的。

表观上来说，所有IVF产生的胚胎中大约三分之一是染色体异常。在预后不良的IVF人群中，包括母亲高龄（AMA）、复发性着床失败（RIF）、复发性流产（RM）以及睾丸精子提取患者，染色体异常的发生率升至70%。

目前选择最佳移植胚胎的形态学标准常常不能够选择整倍体胚胎，即，在25%的病例中，形态学最佳的胚胎是非整倍体的。引入PGS的原因是选择并移植整倍体胚胎能够提高着床和妊娠率，降低流产率和多胎妊娠率。目前世界上越来越多的不育治疗中心正在应用PGS，故有必要评估其有效性。

很多比较研究探查了在AMA、RIF、RM和睾丸精子提取患者中的PGS应用。结果一开始表现得很乐观,但是需要解决一系列的问题以解释不同试验中的发现和结论。

特定的方法学问题,如采样差异性(样本容量差异很大)以及临床异质性(不同的研究人群,评估的分裂球数目、采用的探针数量、采用的方法、随机化过程等)均出现在评估PGS应用的研究中。

和方法学问题一致的,循证医学回顾仅包括两项前瞻性随机临床试验,分别为Staessen等和Stevens等的临床试验。还有一份由Werlin等进行的小型前瞻性随机对照试验,但是它没有给出足够的方法学质量相关数据。

荟萃分析中包括的两项随机对照试验涉及428名患者,绝大部分患者来自Staessen等的研究($n=389$)。两项研究中的PGS针对Staessen等中37岁及以上和Stevens等中35岁以上的AMA患者。PGS对比非PGS组的活产率没有差异,分别为11%对比15%(*OR* 0.65;95% *CI* 0.36~1.19)。妇女的进行妊娠率为PGS组15%比对照组的22%(*OR* 0.42,95% *CI* 0.12~1.51)。

Werlin等的试验将三类患者,AMA、RM和RIF随机分为PGS和非PGS组。虽然这是仅有的随机复发流产患者的研究,11个对比8个对照,妊娠数量为研究组63.6%对比对照组37.5%($P=0.07$),这些数据很难处理。样本容量太小,随机过程没有给出,所有患者均接收皮质类固醇和低剂量阿司匹林。考虑RIF患者($n=19$,11名研究患者,9名为对照),妊娠数量为研究组20%对比对照组的0%。

进一步地,前瞻性队列研究和回溯性研究结果表明,PGS能够改善妊娠率,但是试验设计尚不能使这些结果可用于建议将PGS作为常规程序。

Munne等一项最近发表的文献分析了2279例PGD周期,是针对35岁以上的患者,来自美国数百个不育中心。大部分中心进行的周期少于30个,它们共有89个,而剩下的11个中心进行的周期数量为30~531个。总的来说,1886个周期进行了胚胎移植(82.2%),其中有608例成功妊娠,但仅包括了已知妊娠结果的562个周期。将结果和一般IVF人群进行比较,非供体新鲜周期,7682个35~40岁的周期和1024个大于40岁的周期被用作对照组。PGS组的平均妊娠丢失率(16.7%)显著低于一般IVF组(21.5%,$P<0.001$)。若根据年龄分组,35~40岁组中,妊娠丢失率为14.1%对比对照组的19.4%($P=0.03$),对40岁以上的患者,则从对照组的40.6%降至22.2%($P<0.001$)。虽然这个试验容量很大,各诊所的结果具有很强的不一致性,妊娠率范围为11%~57%。

没有RCT对患有NOA和OA夫妇PGS进行评估,虽然有确凿的证据表明,和可育男性相比,无精子男性得到的胚胎非整倍性和杂合性的发生率升高。令人惊讶的是,Platteau等发现,NOA的胚胎非整倍性发生率为53%,而OA为60%,尽管他们的女性伴侣年龄较小。

所有这些研究都证实了在这些患者人群中非整倍性的高发生率。Baart等最近的一项研究表明,在年轻的患者中,非移植选择胚胎的非整倍性率为64%。

虽然在该领域中进行了大量的研究,需要更好的随机前瞻性试验,可对评估PGS在定义良好的患者人群的价值,将产下健康儿童作为主要结果。

PGS的主要局限性是杂合性,估计可高达所有卵裂胚胎的50%。杂合性是出现整倍性和非整倍性细胞或不同分裂球上出现不同的非整倍性细胞,因此PGS分析的细胞不代表胚胎其他部分的基因组成。这种现象的机制是有丝分裂不分离和后期落后。Coonen等证实,后期落后占分裂球杂合性的56%。

杂合性常常会导致误诊,给出假阳性和假阴性结果的可能性可达60%。人们认为,仅移除一个分裂球不具备代表性,需要移除两个分裂球。由于切除并非以随机顺序进行,若分析两个分裂球,有25%的可能性切除了两个相反的子细胞,可使之前的杂合胚胎成为整倍性。也有可能移除了正常的卵裂球后导致现有的杂合性恶化,降低健康的移植胚胎的数量。

有必要重复说明,目前PGS后的高杂合率可能是一种过度估计,因为绝大多数研究中分析的胚胎是移植或冻存中丢弃的。Staessen等证明,在母亲高龄的患者中,杂合率为10.7%,和Pehlivan等研究的复发性流产患者对照组一致,为10.8%。虽然研究人群不同,杂合率是在高质量胚胎中建立的,可能更有代表性。

操作本身具有技术局限性,正如我们公认的,信号重叠和信号分裂。

不同组中使用的探针数量不同;目前,FISH能够分析多达10条染色体,1,7,13,15,16,18,21,22,X和Y。不考虑采用的探针数量,目前不是所有的染色体都能经PGS评估。比较基因组杂交(CGH)可能能够克服这个,因为它允许进行完整的染色体状态评估,但仍有问题使得CGH不能被常规应用,如长时间的杂交、移植前胚胎冻存的必需性,以及不能区分双倍体和单倍体或四倍体。整倍体胚胎的数量比FISH分析之后的少,大约为 25%。CGH 后的首例分娩和一例改良的冰冻方案有 Wilton 等在 2001 年发表。

总之,PGS 技术尚不能作为常规的临床技术。目前的临床证据表明,不良预后患者的妊娠率没有好转,但是缺乏设计良好的随机对照试验,故不能给出确定的结论。

卵裂胚胎的杂合性是误诊的重大来源,且不能采用移除两个卵裂球而非一个作为解决方案。

最严重的结果误解是,由于杂合性,卵裂球整倍性事实和胚胎的整倍性无关,可能是由于胚胎能够自我修正。

最后,应用目前可用的技术,包括比较基因组杂交,卵裂球筛查不能对整个胚胎作出评估。可以预见的是,如果有更多随机对照试验,最终的答案将证实我们的解释。胚胎选择的未来应着眼于开发新的基因工具用于胚胎选择。

最终结论

辅助生殖的未来发展应当围绕着个性化的促排卵方案,玻璃化,单胚胎移植以及开发新的基因测试工具。

由于促排卵对子宫内膜感受性具有不良作用,开发更温和的具特性的刺激方案将是促排卵即将的发展方向。精细的调控将允许卵巢卵泡生长和子宫内膜的同步化。应采用最优化的激素环境以允许着床窗口期在最佳条件下进行协调的内膜发育。进一步的,对所有胚胎进行玻璃化,并在自然或取代周期中进行移植,其中促排卵对内膜感受性的影响将被完全抑制。

总的来说,传统 IVF/ICSI 的主要缺点是多胎妊娠的出现,这可通过转移一个胚泡克服。

胚胎选择是决定性的操作。单或双卵裂球的主要缺点是杂合性的出现,虽然比较基因杂交很有吸引力,但它并不能解决问题。由于 PGS 未表现为能够改善妊娠率,未来本领域的研究将专注于开发基因测试的新方法。

临床实践关键点

辅助生殖的未来将在以下方向有所发展:

- 开发较温和的刺激方案,并带有特制的剂量方案。
- 自然周期的胚胎玻璃化和胚胎移植。
- 单个胚泡移植。
- 新的用于胚胎选择的基因工具开发。

参考文献

1. Steptoe PC, Edwards RG. Birth after the reimplantation of a human embryo. *Lancet* 1978; 2(8085):366.
2. Nygren KG, Andersen AN. Assisted reproductive technology in Europe, 1997. Results generated from European registers by ESHRE. European IVF-Monitoring Programme (EIM), for the European Society of Human Reproduction and Embryology (ESHRE). *Hum Reprod* 2001; 16(2):384–391.
3. Andersen AN, Gianaroli L, Felberbaum R, de Mouzon J, Nygren KG. Assisted reproductive technology in Europe, 2002. Results generated from European registers by ESHRE. *Hum Reprod* 2006; 21(7):1680–1697.
4. Adamson GD, de Mouzon J, Lancaster P, Nygren KG, Sullivan E, Zegers-Hochschild F. World collaborative report on in vitro fertilization, 2000. *Fertil Steril* 2006; 85(6):1586–1622.
5. Min JK, Breheny SA, MacLachlan V, Healy DL. What is the most relevant standard of success in assisted reproduction? The singleton, term gestation, live birth rate per cycle initiated: the BESST endpoint for assisted reproduction. *Hum Reprod* 2004; 19(1):3–7.
6. Dickey RP, Sartor BM, Pyrzak R. What is the most relevant standard of success in assisted reproduction?: no single outcome measure is satisfactory when evaluating success in assisted reproduction; both twin births and singleton births should be counted as successes. *Hum Reprod* 2004; 19(4):783–787.
7. Land JA, Evers JL. What is the most relevant standard of success in assisted reproduction? Defining outcome in ART: a Gordian knot of safety, efficacy and quality. *Hum Reprod* 2004; 19(5):1046–1048.
8. Tiitinen A, Hyden-Granskog C, Gissler M. What is the most relevant standard of success in assisted reproduction?: The value of cryopreservation on cumulative pregnancy rates per single oocyte retrieval should not be forgotten. *Hum Reprod* 2004; 19(11):2439–2441.
9. Pinborg A, Loft A, Ziebe S, Nyboe AA. What is the most relevant standard of success in assisted reproduction? Is there a single 'parameter of excellence'? *Hum Reprod* 2004; 19(5):1052–1054.
10. Heijnen EM, Macklon NS, Fauser BC. What is the most relevant standard of success in assisted reproduction? The next step to improving outcomes of IVF: consider the whole treatment. *Hum Reprod* 2004; 19(9):1936–1938.
11. Jones HW Jr. IVF: past and future. *Reprod Biomed Online* 2003; 6(3):375–381.
12. Lopata A. Successes and failures in human in vitro fertilization. *Nature* 1980; 288(5792):642–643.
13. Porter RN, Smith W, Craft IL, Abdulwahid NA, Jacobs HS. Induction of ovulation for in-vitro fertilisation using buserelin and gonadotropins. *Lancet* 1984; 2(8414):1284–1285.
14. de Vries MJ, De Sutter P, Dhont M. Prognostic factors in patients continuing in vitro fertilization or intracytoplasmic sperm injection treatment and dropouts. *Fertil Steril* 1999; 72(4):674–678.
15. Sharma V, Allgar V, Rajkhowa M. Factors influencing the cumulative conception rate and discontinuation of in vitro fertilization treatment for infertility. *Fertil Steril* 2002; 78(1):40–46.
16. Beerendonk CC, van Dop PA, Braat DD, Merkus JM. Ovarian hyperstimulation syndrome: facts and fallacies. *Obstet Gynecol Surv* 1998; 53(7):439–449.
17. Macklon NS, Fauser BC. Impact of ovarian hyperstimulation on the luteal phase. *J Reprod Fertil*Suppl 2000; 55:101–108.
18. Van Der Gaast MH, Beckers NG, Beier-Hellwig K, Beier HM, Macklon NS, Fauser BC. Ovarian stimulation for IVF and endometrial receptivity – the missing link. *Reprod Biomed Online* 2002; 5(3 Suppl. 1):36–43.

19. Popovic-Todorovic B, Loft A, Lindhard A, Bangsboll S, Andersson AM, Andersen AN. A prospective study of predictive factors of ovarian response in 'standard' IVF/ICSI patients treated with recombinant FSH. A suggestion for a recombinant FSH dosage normogram. *Hum Reprod* 2003; 18(4):781–787.
20. Popovic-Todorovic B, Loft A, Bredkjaeer HE, Bangsboll S, Nielsen IK, Andersen AN. A prospective randomized clinical trial comparing an individual dose of recombinant FSH based on predictive factors versus a 'standard' dose of 150 IU/day in 'standard' patients undergoing IVF/ICSI treatment. *Hum Reprod* 2003; 18(11):2275–2282.
21. Van Der Gaast MH, Eijkemans MJ, van der Net JB, de Boer EJ, Burger CW, van Leeuwen FE et al. Optimum number of oocytes for a successful first IVF treatment cycle. *Reprod Biomed Online* 2006; 13(4):476–480.
22. Rosenwaks Z, Davis OK, Damario MA. The role of maternal age in assisted reproduction. *Hum Reprod* 1995; (10 Suppl. 1): 165–173.
23. Lass A, Skull J, McVeigh E, Margara R, Winston RM. Measurement of ovarian volume by transvaginal sonography before ovulation induction with human menopausal gonadotrophin for in-vitro fertilization can predict poor response. *Hum Reprod* 1997; 12(2):294–297.
24. Lass A, Brinsden P. The role of ovarian volume in reproductive medicine. *Hum Reprod Update* 1999; 5(3):256–266.
25. Tomas C, Nuojua-Huttunen S, Martikainen H. Pretreatment transvaginal ultrasound examination predicts ovarian responsiveness to gonadotrophins in in-vitro fertilization. *Hum Reprod* 1997; 12(2):220–223.
26. Syrop CH, Dawson JD, Husman KJ, Sparks AE, Van Voorhis BJ. Ovarian volume may predict assisted reproductive outcomes better than follicle stimulating hormone concentration on day 3. *Hum Reprod* 1999; 14(7):1752–1756.
27. Ng EH, Tang OS, Ho PC. The significance of the number of antral follicles prior to stimulation in predicting ovarian responses in an IVF programme. *Hum Reprod* 2000; 15(9):1937–1942.
28. Kupesic S, Kurjak A, Bjelos D, Vujisic S. Three-dimensional ultrasonographic ovarian measurements and in vitro fertilization outcome are related to age. *Fertil Steril* 2003; 79(1):190–197.
29. Scheffer GJ, Broekmans FJ, Looman CW, Blankenstein M, Fauser BC BC, te Jong FH et al. The number of antral follicles in normal women with proven fertility is the best reflection of reproductive age. *Hum Reprod* 2003; 18(4):700–706.
30. Zaidi J, Barber J, Kyei-Mensah A, Bekir J, Campbell S, Tan SL. Relationship of ovarian stromal blood flow at the baseline ultrasound scan to subsequent follicular response in an in vitro fertilization program. *Obstet Gynecol* 1996; 88(5):779–784.
31. Van Voorhis BJ, Dawson JD, Stovall DW, Sparks AE, Syrop CH. The effects of smoking on ovarian function and fertility during assisted reproduction cycles. *Obstet Gynecol* 1996; 88(5): 785–791.
32. Bancsi LF, Huijs AM, den Ouden CT, Broekmans FJ, Looman CW, Blankenstein MA et al. Basal follicle-stimulating hormone levels are of limited value in predicting ongoing pregnancy rates after in vitro fertilization. *Fertil Steril* 2000; 73(3):552–557.
33. Scott RT, Toner JP, Muasher SJ, Oehninger S, Robinson S, Rosenwaks Z. Follicle-stimulating hormone levels on cycle day 3 are predictive of in vitro fertilization outcome. *Fertil Steril* 1989; 51(4):651–654.
34. Noci I, Biagiotti R, Maggi M, Ricci F, Cinotti A, Scarselli G. Low day 3 luteinizing hormone values are predictive of reduced response to ovarian stimulation. *Hum Reprod* 1998; 13(3):531–534.
35. Seifer DB, Lambert-Messerlian G, Hogan JW, Gardiner AC, Blazar AS, Berk CA. Day 3 serum inhibin-B is predictive of assisted reproductive technologies outcome. *Fertil Steril* 1997; 67(1):110–114.
36. van Rooij IA, Broekmans FJ, te Velde ER, Fauser BC, Bancsi LF, de Jong FH et al. Serum anti-Mullerian hormone levels: a novel measure of ovarian reserve. *Hum Reprod* 2002; 17(12):3065–3071.
37. Fanchin R, Schonauer LM, Righini C, Guibourdenche J, Frydman R, Taieb J. Serum anti-Mullerian hormone is more strongly related to ovarian follicular status than serum inhibin B, estradiol, FSH and LH on day 3. *Hum Reprod* 2003; 18(2):323–327.
38. Penarrubia J, Fabregues F, Manau D, Creus M, Casals G, Casamitjana R et al. Basal and stimulation day 5 anti-Mullerian hormone serum concentrations as predictors of ovarian response and pregnancy in assisted reproductive technology cycles stimulated with gonadotropin-releasing hormone agonist – gonadotropin treatment. *Hum Reprod* 2005; 20(4):915–922.
39. van Hooff MH. The human menopausal gonadotropin (hMG) dose in in vitro fertilization (IVF): what is the optimal dose? *J Assist Reprod Genet* 1995; 12(4):233–235.
40. Out HJ, Lindenberg S, Mikkelsen AL, Eldar-Geva T, Healy DL, Leader A et al. A prospective, randomized, double-blind clinical trial to study the efficacy and efficiency of a fixed dose of recombinant follicle stimulating hormone (Puregon) in women undergoing ovarian stimulation. *Hum Reprod* 1999; 14(3):622–627.
41. Out HJ, Braat DD, Lintsen BM, Gurgan T, Bukulmez O, Gokmen O et al. Increasing the daily dose of recombinant follicle stimulating hormone (Puregon) does not compensate for the age-related decline in retrievable oocytes after ovarian stimulation. *Hum Reprod* 2000; 15(1):29–35.
42. Out HJ, David I, Ron-El R, Friedler S, Shalev E, Geslevich J et al. A randomized, double-blind clinical trial using fixed daily doses of 100 or 200 IU of recombinant FSH in ICSI cycles. *Hum Reprod* 2001; 16(6):1104–1109.
43. Devroey P, Tournaye H, Van Steirteghem A, Hendrix P, Out HJ. The use of a 100 IU starting dose of recombinant follicle stimulating hormone (Puregon) in in-vitro fertilization. *Hum Reprod* 1998; 13(3):565–566.
44. Hoomans EH, Mulder BB. A group-comparative, randomized, double-blind comparison of the efficacy and efficiency of two fixed daily dose regimens (100- and 200-IU) of recombinant follicle stimulating hormone (rFSH, Puregon) in Asian women undergoing ovarian stimulation for IVF/ICSI. *J Assist Reprod Genet* 2002; 19(10):470–476.
45. Tinkanen H, Blauer M, Laippala P, Tuohimaa P, Kujansuu E. Prognostic factors in controlled ovarian hyperstimulation. *Fertil Steril* 1999; 72(5):932–936.
46. Imani B, Eijkemans MJ, Faessen GH, Bouchard P, Giudice LC, Fauser BC. Prediction of the individual follicle-stimulating hormone threshold for gonadotropin induction of ovulation in normogonadotropic anovulatory infertility: an approach to increase safety and efficiency. *Fertil Steril* 2002; 77(1):83–90.
47. Howles CM, Saunders H, Alam V, Engrand P. Predictive factors and a corresponding treatment algorithm for controlled ovarian stimulation in patients treated with recombinant human follicle stimulating hormone (follitropin alfa) during assisted reproduction technology (ART) procedures. An analysis of 1378 patients. *Curr Med Res Opin* 2006; 22(5):907–918.
48. Klingmuller D, Schepke M, Enzweiler C, Bidlingmaier F. Hormonal responses to the new potent GnRH antagonist Cetrorelix. *Acta Endocrinol (Copenh)* 1993; 128(1):15–18.
49. Al Inany H, Aboulghar M. GnRH antagonist in assisted reproduction: a Cochrane review. *Hum Reprod* 2002; 17(4):874–885.
50. Griesinger G, Felberbaum R, Diedrich K. GnRH antagonists in ovarian stimulation: a treatment regimen of clinicians' second choice? Data from the German national IVF registry. *Hum Reprod* 2005; 20(9):2373–2375.
51. Kolibianakis EM, Collins J, Tarlatzis BC, Devroey P, Diedrich K, Griesinger G. Among patients treated for IVF with gonadotrophins and GnRH analogues, is the probability of live birth dependent on the type of analogue used? A systematic review and

meta-analysis. *Hum Reprod Update* 2006; 12(6):651–671.
52. Kolibianakis EM, Zikopoulos K, Smitz J, Camus M, Tournaye H, Van Steirteghem AC et al. Elevated progesterone at initiation of stimulation is associated with a lower ongoing pregnancy rate after IVF using GnRH antagonists. *Hum Reprod* 2004; 19(7):1525–1529.
53. Wikland M, Bergh C, Borg K, Hillensjo T, Howles CM, Knutsson A et al. A prospective, randomized comparison of two starting doses of recombinant FSH in combination with cetrorelix in women undergoing ovarian stimulation for IVF/ICSI. *Hum Reprod* 2001; 16(8):1676–1681.
54. Out HJ, Rutherford A, Fleming R, Tay CC, Trew G, Ledger W et al. A randomized, double-blind, multicentre clinical trial comparing starting doses of 150 and 200 IU of recombinant FSH in women treated with the GnRH antagonist ganirelix for assisted reproduction. *Hum Reprod* 2004; 19(1):90–95.
55. Al Inany H, Aboulghar MA, Mansour RT, Serour GI. Optimizing GnRH antagonist administration: meta-analysis of fixed versus flexible protocol. *Reprod Biomed Online* 2005; 10(5): 567–570.
56. Kolibianakis EM, Albano C, Kahn J, Camus M, Tournaye H, Van Steirteghem AC et al. Exposure to high levels of luteinizing hormone and estradiol in the early follicular phase of gonadotropin-releasing hormone antagonist cycles is associated with a reduced chance of pregnancy. *Fertil Steril* 2003; 79(4):873–880.
57. Kolibianakis EM, Albano C, Camus M, Tournaye H, Van Steirteghem AC, Devroey P. Prolongation of the follicular phase in in vitro fertilization results in a lower ongoing pregnancy rate in cycles stimulated with recombinant follicle-stimulating hormone and gonadotropin-releasing hormone antagonists. *Fertil Steril* 2004; 82(1):102–107.
58. Griesinger G, Diedrich K, Devroey P, Kolibianakis EM. GnRH agonist for triggering final oocyte maturation in the GnRH antagonist ovarian hyperstimulation protocol: a systematic review and meta-analysis. *Hum Reprod Update* 2006; 12(2):159–168.
59. Liu HC, Jones GS, Jones HWJr., Rosenwaks Z. Mechanisms and factors of early pregnancy wastage in in vitro fertilization-embryo transfer patients. *Fertil Steril* 1988; 50(1):95–101.
60. Papanikolaou EG, Camus M, Kolibianakis EM, Van Landuyt L, Van Steirteghem A, Devroey P. In vitro fertilization with single blastocyst-stage versus single cleavage-stage embryos. *N Engl J Med* 2006; 354(11):1139–1146.
61. Soares SR, Troncoso C, Bosch E, Serra V, Simon C, Remohi J et al. Age and uterine receptiveness: predicting the outcome of oocyte donation cycles. *J Clin Endocrinol Metab* 2005; 90(7): 4399–4404.
62. Raga F, Casan EM, Kruessel JS, Wen Y, Huang HY, Nezhat C et al. Quantitative gonadotropin-releasing hormone gene expression and immunohistochemical localization in human endometrium throughout the menstrual cycle. *Biol Reprod* 1998; 59(3):661–669.
63. Marchini M, Fedele L, Bianchi S, Losa GA, Ghisletta M, Candiani GB. Secretory changes in preovulatory endometrium during controlled ovarian hyperstimulation with buserelin acetate and human gonadotropins. *Fertil Steril* 1991; 55(4):717–721.
64. Ubaldi F, Bourgain C, Tournaye H, Smitz J, Van Steirteghem A, Devroey P. Endometrial evaluation by aspiration biopsy on the day of oocyte retrieval in the embryo transfer cycles in patients with serum progesterone rise during the follicular phase. *Fertil Steril* 1997; 67(3):521–526.
65. Kolibianakis E, Bourgain C, Albano C, Osmanagaoglu K, Smitz J, Van Steirteghem A et al. Effect of ovarian stimulation with recombinant follicle-stimulating hormone, gonadotropin releasing hormone antagonists, and human chorionic gonadotropin on endometrial maturation on the day of oocyte pick-up. *Fertil Steril* 2002; 78(5):1025–1029.
66. Jacobs MH, Balasch J, Gonzalez-Merlo JM, Vanrell JA, Wheeler C, Strauss JFIII et al. Endometrial cytosolic and nuclear progesterone receptors in the luteal phase defect. *J Clin Endocrinol Metab* 1987; 64(3):472–475.
67. Simon C, Cano F, Valbuena D, Remohi J, Pellicer A. Clinical evidence for a detrimental effect on uterine receptivity of high serum oestradiol concentrations in high and normal responder patients. *Hum Reprod* 1995; 10(9):2432–2437.
68. Simon C, Garcia Velasco JJ, Valbuena D, Peinado JA, Moreno C, Remohi J et al. Increasing uterine receptivity by decreasing estradiol levels during the preimplantation period in high responders with the use of a follicle-stimulating hormone step-down regimen. *Fertil Steril* 1998; 70(2):234–239.
69. Basir GS, WS O Ng EH, Ho PC. Morphometric analysis of peri-implantation endometrium in patients having excessively high oestradiol concentrations after ovarian stimulation. *Hum Reprod* 2001; 16(3):435–440.
70. Smitz J, Devroey P, Braeckmans P, Camus M, Khan I, Staessen C et al. Management of failed cycles in an IVF/GIFT programme with the combination of a GnRH analogue and HMG. *Hum Reprod* 1987; 2(4):309–314.
71. Akande AV, Mathur RS, Keay SD, Jenkins JM. The choice of luteal support following pituitary down regulation, controlled ovarian hyperstimulation and in vitro fertilisation. *Br J Obstet Gynaecol* 1996; 103(10):963–966.
72. Frydman R, Cornel C, de Ziegler D, Taieb J, Spitz IM, Bouchard P. Prevention of premature luteinizing hormone and progesterone rise with a gonadotropin-releasing hormone antagonist, Nal-Glu, in controlled ovarian hyperstimulation. *Fertil Steril* 1991; 56(5):923–927.
73. Beckers NG, Macklon NS, Eijkemans MJ, Ludwig M, Felberbaum RE, Diedrich K et al. Nonsupplemented luteal phase characteristics after the administration of recombinant human chorionic gonadotropin, recombinant luteinizing hormone, or gonadotropin-releasing hormone (GnRH) agonist to induce final oocyte maturation in in vitro fertilization patients after ovarian stimulation with recombinant follicle-stimulating hormone and GnRH antagonist cotreatment. *J Clin Endocrinol Metab* 2003; 88(9):4186–4192.
74. Garcia J, Jones GS, Acosta AA, Wright GLJr. Corpus luteum function after follicle aspiration for oocyte retrieval. *Fertil Steril* 1981; 36(5):565–572.
75. Smitz J, Devroey P, Van Steirteghem AC. Endocrinology in luteal phase and implantation. *Br Med Bull* 1990; 46(3):709–719.
76. Fauser BC, Devroey P. Reproductive biology and IVF: ovarian stimulation and luteal phase consequences. *Trends Endocrinol Metab* 2003; 14(5):236–242.
77. Bourgain C, Devroey P. The endometrium in stimulated cycles for IVF. *Hum Reprod Update* 2003; 9(6):515–522.
78. Bourgain C, Smitz J, Camus M, Erard P, Devroey P, Van Steirteghem AC et al. Human endometrial maturation is markedly improved after luteal supplementation of gonadotrophin-releasing hormone analogue/human menopausal gonadotrophin stimulated cycles. *Hum Reprod* 1994; 9(1):32–40.
79. Hohmann FP, Macklon NS, Fauser BC. A randomized comparison of two ovarian stimulation protocols with gonadotropin-releasing hormone (GnRH) antagonist cotreatment for in vitro fertilization commencing recombinant follicle-stimulating hormone on cycle day 2 or 5 with the standard long GnRH agonist protocol. *J Clin Endocrinol Metab* 2003; 88(1):166–173.
80. Heijnen EM, Eijkemans MJ, De Klerk C, Polinder S, Beckers NG, Klinkert ER et al. A mild treatment strategy for in-vitro fertilisation: a randomised non-inferiority trial. *Lancet* 2007; 369(9563): 743–749.
81. Vyjayanthi S, Tang T, Fattah A, Deivanayagam M, Bardis N, Balen AH. Elective cryopreservation of embryos at the pronucleate stage in women at risk of ovarian hyperstimulation syndrome may affect the overall pregnancy rate. *Fertil Steril* 2006; 86(6):1773–177.

82. Rall WF, Fahy GM. Ice-free cryopreservation of mouse embryos at -196 degrees C by vitrification. *Nature* 1985; 313(6003): 573–575.
83. Kuwayama M, Vajta G, Kato O, Leibo SP. Highly efficient vitrification method for cryopreservation of human oocytes. *Reprod Biomed Online* 2005; 11(3):300–308.
84. Griesinger G, von Otte S, Schroer A, Ludwig AK, Diedrich K, Al Hasani S et al. Elective cryopreservation of all pronuclear oocytes after GnRH agonist triggering of final oocyte maturation in patients at risk of developing OHSS: a prospective, observational proof-of-concept study. *Hum Reprod* 2007 22(5):1348–1352.
85. Noyes RW, Hertig AT, Rock J. Dating the endometrial biopsy. *Am J Obstet Gynecol* 1975; 122(2):262–263.
86. Smith S, Hosid S, Scott L. Endometrial biopsy dating. Interobserver variation and its impact on clinical practice. *J Reprod Med* 1995; 40(1):1–3.
87. Murray MJ, Meyer WR, Zaino RJ, Lessey BA, Novotny DB, Ireland K et al. A critical analysis of the accuracy, reproducibility, and clinical utility of histologic endometrial dating in fertile women. *Fertil Steril* 2004; 81(5):1333–1343.
88. Martel D, Frydman R, Glissant M, Maggioni C, Roche D, Psychoyos A. Scanning electron microscopy of postovulatory human endometrium in spontaneous cycles and cycles stimulated by hormone treatment. *J Endocrinol* 1987; 114(2):319–324.
89. Lessey BA. The role of the endometrium during embryo implantation. *Hum Reprod* 2000; 15 (Suppl. 6):39–50.
90. Lessey BA, Ilesanmi AO, Lessey MA, Riben M, Harris JE, Chwalisz K. Luminal and glandular endometrial epithelium express integrins differentially throughout the menstrual cycle: implications for implantation, contraception, and infertility. *Am J Reprod Immunol* 1996; 35(3):195–204.
91. Tavaniotou A, Bourgain C, Albano C, Platteau P, Smitz J, Devroey P. Endometrial integrin expression in the early luteal phase in natural and stimulated cycles for in vitro fertilization. *Eur J Obstet Gynecol Reprod Biol* 2003; 108(1):67–71.
92. Laird SM, Tuckerman EM, Dalton CF, Dunphy BC, Li TC, Zhang X. The production of leukaemia inhibitory factor by human endometrium: presence in uterine flushings and production by cells in culture. *Hum Reprod* 1997; 12(3):569–574.
93. Giess R, Tanasescu I, Steck T, Sendtner M. Leukaemia inhibitory factor gene mutations in infertile women. *Mol Hum Reprod* 1999; 5(6):581–586.
94. Coulam CB, Bustillo M, Soenksen DM, Britten S. Ultrasonographic predictors of implantation after assisted reproduction. *Fertil Steril* 1994; 62(5):1004–1010.
95. Zaidi J, Campbell S, Pittrof R, Tan SL. Endometrial thickness, morphology, vascular penetration and velocimetry in predicting implantation in an in vitro fertilization program. *Ultrasound Obstet Gynecol* 1995; 6(3):191–198.
96. Remohi J, Ardiles G, Garcia-Velasco JA, Gaitan P, Simon C, Pellicer A. Endometrial thickness and serum oestradiol concentrations as predictors of outcome in oocyte donation. *Hum Reprod* 1997; 12(10):2271–2276.
97. Friedler S, Schenker JG, Herman A, Lewin A. The role of ultrasonography in the evaluation of endometrial receptivity following assisted reproductive treatments: a critical review. *Hum Reprod Update* 1996; 2(4):323–335.
98. Pierson RA. Imaging the endometrium: are there predictors of uterine receptivity? *J Obstet Gynaecol Can* 2003; 25(5):360–368.
99. Pairleitner H, Steiner H, Hasenoehrl G, Staudach A. Three-dimensional power Doppler sonography: imaging and quantifying blood flow and vascularization. *Ultrasound Obstet Gynecol* 1999; 14(2):139–143.
100. Schild RL, Indefrei D, Eschweiler S, Vand V, Fimmers R, Hansmann M. Three-dimensional endometrial volume calculation and pregnancy rate in an in-vitro fertilization programme. *Hum Reprod* 1999; 14(5):1255–1258.
101. Yaman C, Ebner T, Sommergruber M, Polz W, Tews G. Role of three-dimensional ultrasonographic measurement of endometrium volume as a predictor of pregnancy outcome in an IVF-ET program: a preliminary study. *Fertil Steril* 2000; 74(4):797–801.
102. Kupesic S, Bekavac I, Bjelos D, Kurjak A. Assessment of endometrial receptivity by transvaginal color Doppler and three-dimensional power Doppler ultrasonography in patients undergoing in vitro fertilization procedures. *J Ultrasound Med* 2001; 20(2):125–134.
103. Wu HM, Chiang CH, Huang HY, Chao AS, Wang HS, Soong YK. Detection of the subendometrial vascularization flow index by three-dimensional ultrasound may be useful for predicting the pregnancy rate for patients undergoing in vitro fertilization-embryo transfer. *Fertil Steril* 2003; 79(3):507–511.
104. Jarvela IY, Sladkevicius P, Kelly S, Ojha K, Campbell S, Nargund G. Evaluation of endometrial receptivity during in-vitro fertilization using three-dimensional power Doppler ultrasound. *Ultrasound Obstet Gynecol* 2005; 26(7):765–769.
105. Buckett WM. A review and meta-analysis of prospective trials comparing different catheters used for embryo transfer. *Fertil Steril* 2006; 85(3):728–734.
106. Oliveira JB, Martins AM, Baruffi RL, Mauri AL, Petersen CG, Felipe V et al. Increased implantation and pregnancy rates obtained by placing the tip of the transfer catheter in the central area of the endometrial cavity. *Reprod Biomed Online* 2004; 9(4):435–441.
107. Coroleu B, Barri PN, Carreras O, Martinez F, Parriego M, Hereter L et al. The influence of the depth of embryo replacement into the uterine cavity on implantation rates after IVF: a controlled, ultrasound-guided study. *Hum Reprod* 2002; 17(2): 341–346.
108. Romundstad LB, Romundstad PR, Sunde A, von D V, Skjaerven R, Vatten LJ. Increased risk of placenta previa in pregnancies following IVF/ICSI; a comparison of ART and non-ART pregnancies in the same mother. *Hum Reprod* 2006; 21(9):2353–2358.
109. Buckett WM. A meta-analysis of ultrasound-guided versus clinical touch embryo transfer. *Fertil Steril* 2003; 80(4): 1037–1041.
110. Kosmas IP, Janssens R, De Munck L, Al Turki H, Van der EJ, Tournaye H et al. Ultrasound-guided embryo transfer does not offer any benefit in clinical outcome: a randomized controlled trial. *Hum Reprod* 2007;22(5):1327–1334.
111. Fanchin R, Righini C, Olivennes F, Taylor S, de Ziegler D, Frydman R. Uterine contractions at the time of embryo transfer alter pregnancy rates after in-vitro fertilization. *Hum Reprod* 1998; 13(7):1968–1974.
112. Fanchin R, Ayoubi JM, Righini C, Olivennes F, Schonauer LM, Frydman R. Uterine contractility decreases at the time of blastocyst transfers. *Hum Reprod* 2001; 16(6):1115–1119.
113. Baxter Bendus AE, Mayer JF, Shipley SK, Catherino WH. Interobserver and intraobserver variation in day 3 embryo grading. *Fertil Steril* 2006; 86(6):1608–1615.
114. Baart EB, Martini E, van d B I, Macklon NS, Galjaard RJ, Fauser BC et al. Preimplantation genetic screening reveals a high incidence of aneuploidy and mosaicism in embryos from young women undergoing IVF. *Hum Reprod* 2006; 21(1): 223–233.
115. Assisted reproductive technology in the United States: 2000 results generated from the American Society for Reproductive Medicine/Society for Assisted Reproductive Technology Registry. Fertil Steril 2004; 81(5):1207–1220.
116. Pinborg A. IVF/ICSI twin pregnancies: risks and prevention. *Hum Reprod Update* 2005; 11(6):575–593.
117. Strandell A, Bergh C, Lundin K. Selection of patients suitable for one-embryo transfer may reduce the rate of multiple births

by half without impairment of overall birth rates. *Hum Reprod* 2000; 15(12):2520–2525.

118. Thurin A, Hausken J, Hillensjo T, Jablonowska B, Pinborg A, Strandell A et al. Elective single-embryo transfer versus double-embryo transfer in in vitro fertilization. *N Engl J Med* 2004; 351(23):2392–2402.
119. Van Landuyt L, Verheyen G, Tournaye H, Camus M, Devroey P, Van Steirteghem A. New Belgian embryo transfer policy leads to sharp decrease in multiple pregnancy rate. *Reprod Biomed Online* 2006; 13(6):765–771.
120. Handyside AH, Kontogianni EH, Hardy K, Winston RM. Pregnancies from biopsied human preimplantation embryos sexed by Y-specific DNA amplification. *Nature* 1990; 344(6268):768–770.
121. Marquez C, Sandalinas M, Bahce M, Alikani M, Munne S. Chromosome abnormalities in 1255 cleavage-stage human embryos. *Reprod Biomed Online* 2000; 1(1):17–26.
122. Rubio C, Simon C, Vidal F, Rodrigo L, Pehlivan T, Remohi J et al. Chromosomal abnormalities and embryo development in recurrent miscarriage couples. *Hum Reprod* 2003; 18(1):182–188.
123. Staessen C, Platteau P, Van Assche E, Michiels A, Tournaye H, Camus M et al. Comparison of blastocyst transfer with or without preimplantation genetic diagnosis for aneuploidy screening in couples with advanced maternal age: a prospective randomized controlled trial. *Hum Reprod* 2004; 19(12):2849–2858.
124. Harper JC, Boelaert K, Geraedts J, Harton G, Kearns WG, Moutou C et al. ESHRE PGD Consortium data collection V: cycles from January to December 2002 with pregnancy follow-up to October 2003. *Hum Reprod* 2006; 21(1):3–21.
125. Donoso P, Staessen C, Fauser BC, Devroey P. Current value of preimplantation genetic aneuploidy screening in IVF. *Hum Reprod Update* 2007; 13(1):15–25.
126. Gianaroli L, Magli MC, Ferraretti AP, Munne S. Preimplantation diagnosis for aneuploidies in patients undergoing in vitro fertilization with a poor prognosis: identification of the categories for which it should be proposed. *Fertil Steril* 1999; 72(5):837–844.
127. Kahraman S, Bahce M, Samli H, Imirzalioglu N, Yakisn K, Cengiz G et al. Healthy births and ongoing pregnancies obtained by preimplantation genetic diagnosis in patients with advanced maternal age and recurrent implantation failure. *Hum Reprod* 2000; 15(9):2003–2007.
128. Montag M, Van dV Dorn C, Van dV. Outcome of laser-assisted polar body biopsy and aneuploidy testing. *Reprod Biomed Online* 2004; 9(4):425–429.
129. Munne S, Weier HU, Stein J, Grifo J, Cohen J. A fast and efficient method for simultaneous X and Y in situ hybridization of human blastomeres. *J Assist Reprod Genet* 1993; 10(1):82–90.
130. Munne S, Magli C, Cohen J, Morton P, Sadowy S, Gianaroli L et al. Positive outcome after preimplantation diagnosis of aneuploidy in human embryos. *Hum Reprod* 1999; 14(9): 2191–2199.
131. Pehlivan T, Rubio C, Rodrigo L, Romero J, Remohi J, Simon C et al. Impact of preimplantation genetic diagnosis on IVF outcome in implantation failure patients. *Reprod Biomed Online* 2003; 6(2):232–237.
132. Wilding M, Forman R, Hogewind G, Di Matteo L, Zullo F, Cappiello F et al. Preimplantation genetic diagnosis for the treatment of failed in vitro fertilization-embryo transfer and habitual abortion. *Fertil Steril* 2004; 81(5):1302–1307.
133. Munne S, Chen S, Fischer J, Colls P, Zheng X, Stevens J et al. Preimplantation genetic diagnosis reduces pregnancy loss in women aged 35 years and older with a history of recurrent miscarriages. *Fertil Steril* 2005; 84(2):331–335.
134. Pellicer A, Rubio C, Vidal F, Minguez Y, Gimenez C, Egozcue J et al. In vitro fertilization plus preimplantation genetic diagnosis in patients with recurrent miscarriage: an analysis of chromosome abnormalities in human preimplantation embryos. *Fertil Steril* 1999; 71(6):1033–1039.
135. Rubio C, Pehlivan T, Rodrigo L, Simon C, Remohi J, Pellicer A. Embryo aneuploidy screening for unexplained recurrent miscarriage: a minireview. *Am J Reprod Immunol* 2005; 53(4): 159–165.
136. Silber S, Escudero T, Lenahan K, Abdelhadi I, Kilani Z, Munne S. Chromosomal abnormalities in embryos derived from testicular sperm extraction. *Fertil Steril* 2003; 79(1):30–38.
137. Platteau P, Staessen C, Michiels A, Tournaye H, Van Steirteghem A, Liebaers I et al. Comparison of the aneuploidy frequency in embryos derived from testicular sperm extraction in obstructive and non-obstructive azoospermic men. *Hum Reprod* 2004; 19(7):1570–1574.
138. Twisk M, Mastenbroek S, van Wely M, Heineman MJ, Van dV Repping S. Preimplantation genetic screening for abnormal number of chromosomes (aneuploidies) in in vitro fertilisation or intracytoplasmic sperm injection. *Cochrane Database Syst Rev* 2006;(1):CD005291.
139. Stevens J, Wale P, Surrey E, Schoolcraft W. Is aneuploidy screening for patients aged 35 or over beneficial? A prospective randomized trial. *Fertil Steril* 2004; 82 (Suppl. 2):249.
140. Werlin L, Rodi I, DeCherney A, Marello E, Hill D, Munne S. Preimplantation genetic diagnosis as both a therapeutic and diagnostic tool in assisted reproductive technology. *Fertil Steril* 2003; 80(2):467–468.
141. Munne S, Fischer J, Warner A, Chen S, Zouves C, Cohen J. Preimplantation genetic diagnosis significantly reduces pregnancy loss in infertile couples: a multicenter study. *Fertil Steril* 2006; 85(2):326–332.
142. Baart EB, Van Opstal D, Los FJ, Fauser BC, Martini E. Fluorescence in situ hybridization analysis of two blastomeres from day 3 frozen-thawed embryos followed by analysis of the remaining embryo on day 5. *Hum Reprod* 2004; 19(3):685–693.
143. Coonen E, Derhaag JG, Dumoulin JC, van Wissen LC, Bras M, Janssen M et al. Anaphase lagging mainly explains chromosomal mosaicism in human preimplantation embryos. *Hum Reprod* 2004; 19(2):316–324.
144. Los FJ, Van Opstal D, van den BC. The development of cytogenetically normal, abnormal and mosaic embryos: a theoretical model. *Hum Reprod Update* 2004; 10(1):79–94.
145. Munne S, Sandalinas M, Escudero T, Marquez C, Cohen J. Chromosome mosaicism in cleavage-stage human embryos evidence of a maternal age effect. *Reprod Biomed Online* 2002; 4(3):223–232.
146. Wilton L. Preimplantation genetic diagnosis and chromosome analysis of blastomeres using comparative genomic hybridization. *Hum Reprod Update* 2005; 11(1):33–41.
147. Voullaire L, Slater H, Williamson R, Wilton L. Chromosome analysis of blastomeres from human embryos by using comparative genomic hybridization. *Hum Genet* 2000; 106(2): 210–217.
148. Wilton L, Voullaire L, Sargeant P, Williamson R, McBain J. Preimplantation aneuploidy screening using comparative genomic hybridization or fluorescence in situ hybridization of embryos from patients with recurrent implantation failure. *Fertil Steril* 2003; 80(4):860–868.
149. Wilton L, Williamson R, McBain J, Edgar D, Voullaire L. Birth of a healthy infant after preimplantation confirmation of euploidy by comparative genomic hybridization. *N Engl J Med* 2001; 345(21):1537–1541.

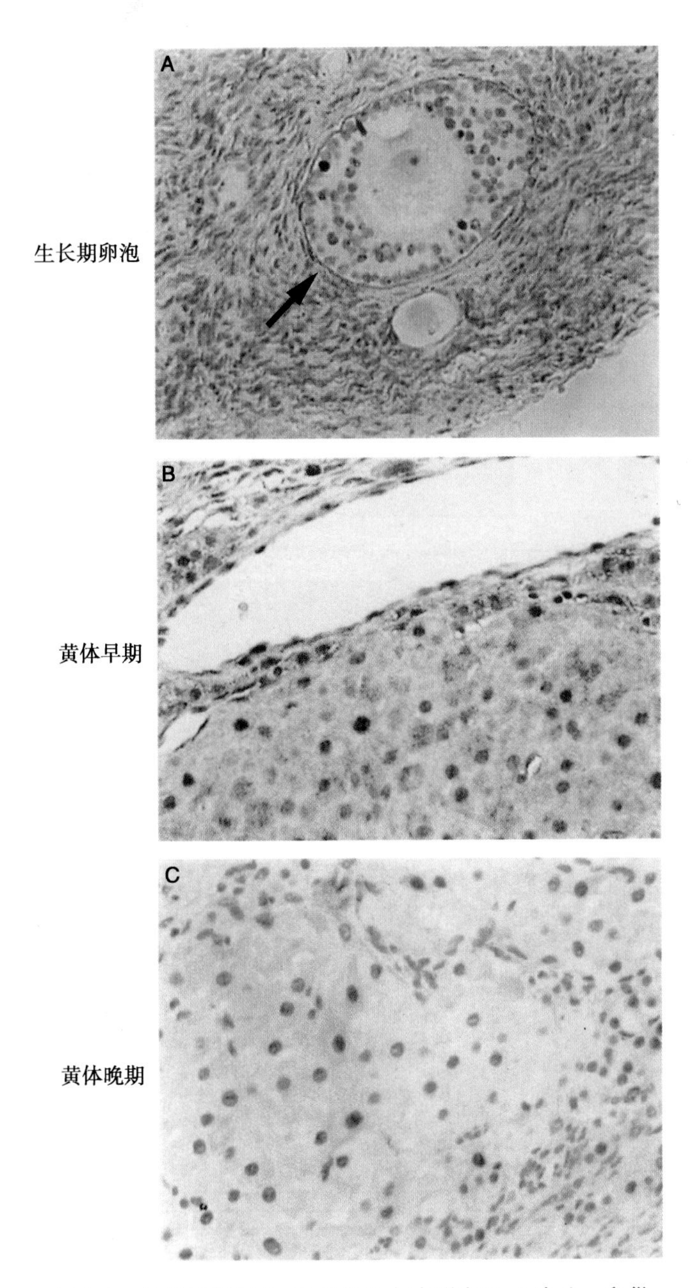

图 1.1 卵巢组织切片,染色的地方表明有 Flt-1 表达。卵巢组织用抗 Flt-1 抗体染色以确定在卵泡生长期和黄体的形成及退化期是否表达。在生长期卵泡中未检出 Flt-1(A,箭头),但是在黄体早期颗粒细胞上有表达(B),在黄体晚期则表达不明显(C)(放大倍数:×400)

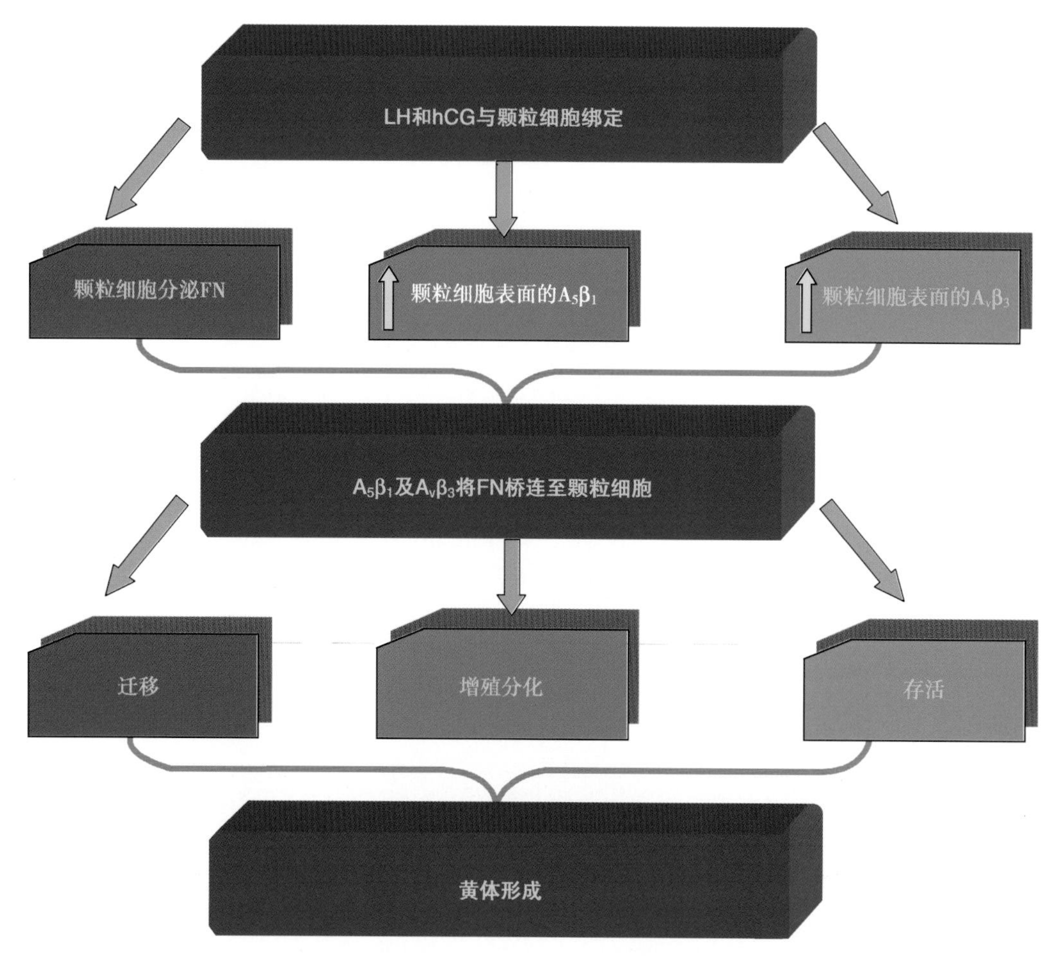

图 1.2 黄体形成过程中纤维连接蛋白和它的两个整合蛋白配体之间可能的参与机制以及hCG 通过 VEGF 对这个过程的控制机制

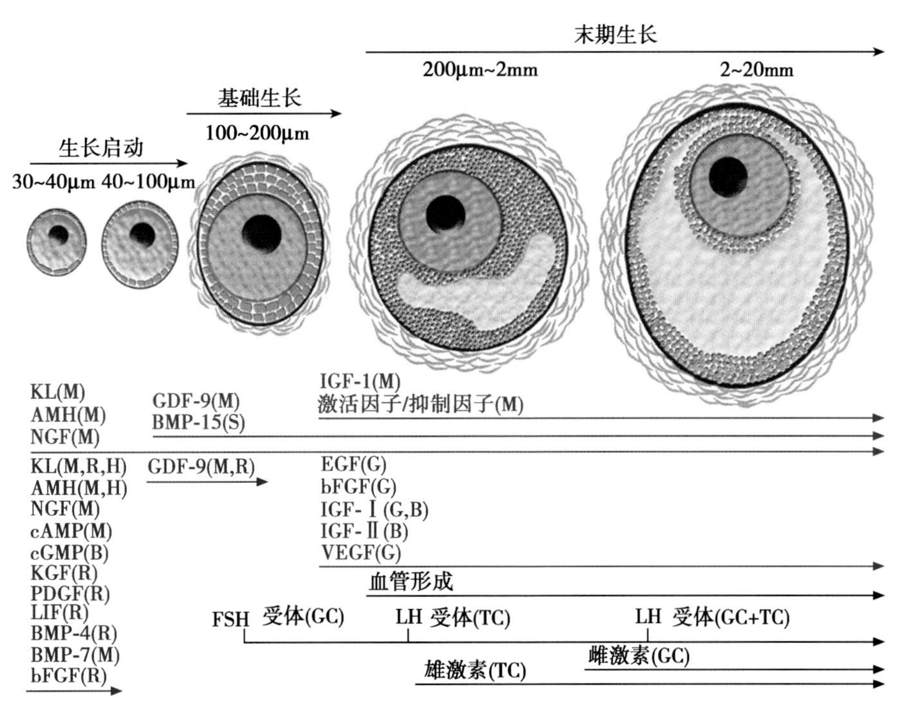

图 3.1 参与卵泡早期发育调节机制的各种因子示意图:绿色表示资料来自体内实验,蓝色表示资料来自体外实验。AMH:抗苗勒管激素;bFGF:基础成纤维细胞生长因子;BMP:骨形态发生蛋白质;cAMP:环磷酸腺苷;cGMP:环鸟苷酸;EGF:上皮生长因子;FSH:卵泡刺激素;GDF-9:生长分化因子 9;IGF:类胰岛素生长因子;KL:kit 配体;KGF:角质细胞生长因子;LIF:白血病抑制因子;LH:黄体生成素;NGF:神经生长因子;PDGF:血小板源性生长因子;VEGF:血管内皮生长因子;GC:颗粒细胞;TC:泡膜细胞;H:人类;B:牛;G:山羊;M:小鼠;R:大白鼠;S:绵羊

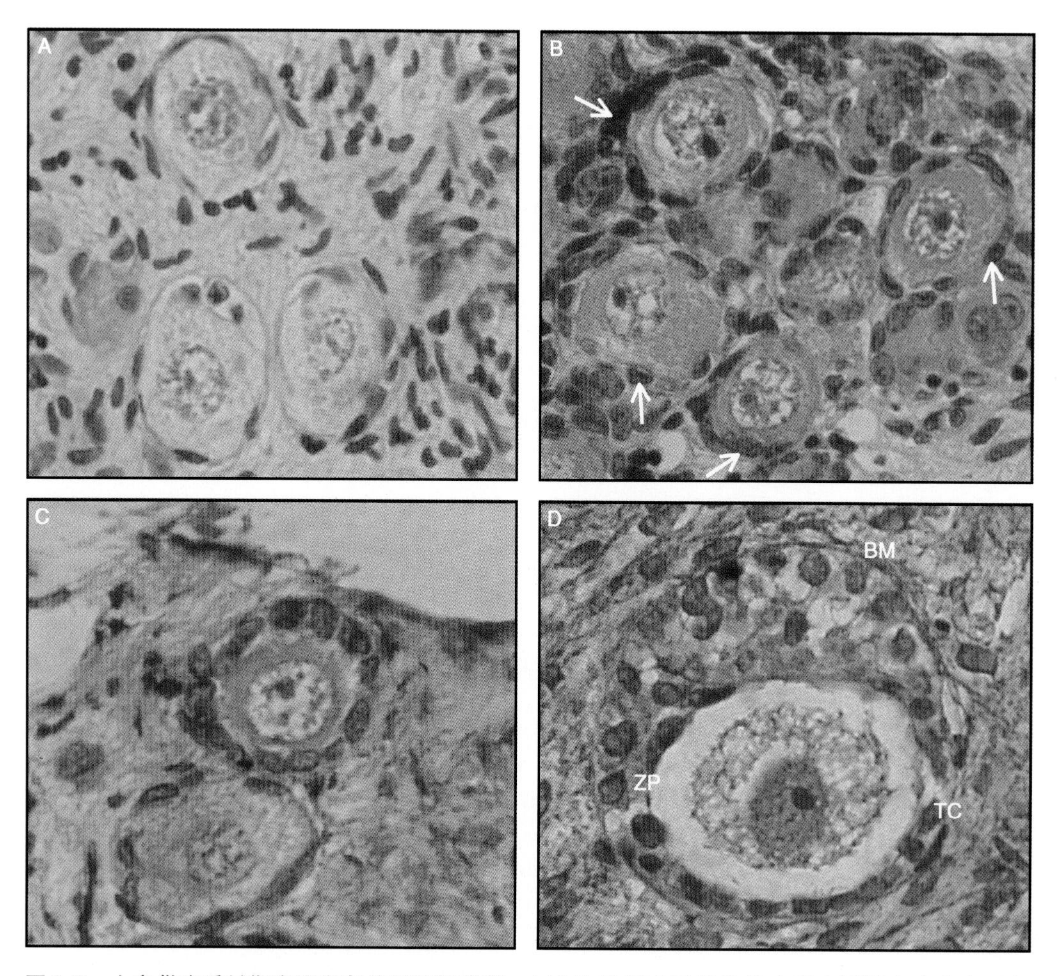

图 3.2 人卵巢皮质早期卵泡发育的组织学观察。(A)冷冻解冻后的卵巢皮质中原始卵泡由扁平的颗粒细胞包围;(B)在体外培养中,原始卵泡被激活后,扁平颗粒细胞变为柱状;(C)卵泡进一步发育,颗粒细胞增殖分化,并形成由一单层颗粒细胞包围的初级卵泡;(D)颗粒细胞分化,形成次级卵泡。卵母细胞的生长伴随着透明带(zona Pellucida,ZP)的沉积,卵泡膜细胞(theca cell,TC)的募集和基底膜(basal membrane,BM)的形成(A ~ C,200×;D,400×)

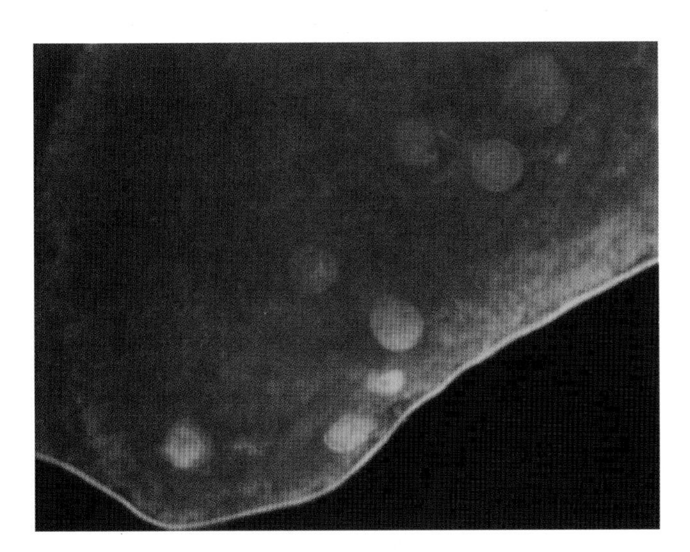

图 3.4 卵巢皮质冷冻解冻后早期卵泡的位置。如图所示:活的卵泡用钙黄绿素 AM 染色,发绿色荧光,死的细胞被二聚乙锭染色后发红色荧光

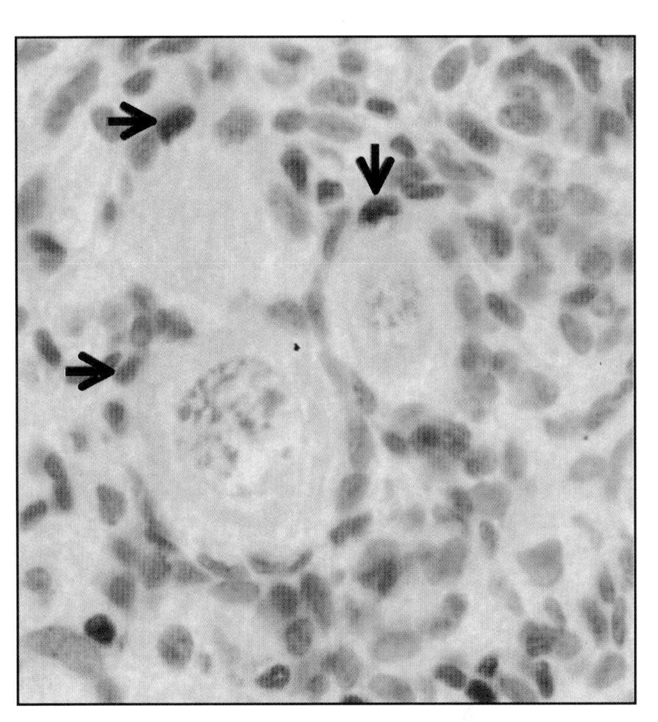

图 3.5 人卵巢皮质中 PCNA 的免疫染色。柱状颗粒细胞 PCNA 染色显示阳性(箭头所示),颗粒细胞的分裂说明卵泡生长被激活(200×)

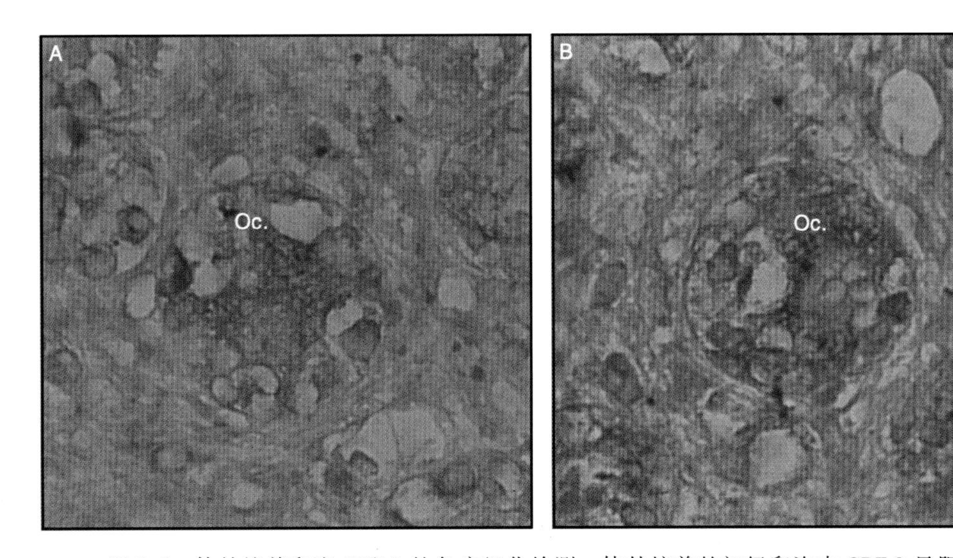

图 3.6 体外培养卵泡 GDF-9 的免疫组化检测。体外培养的初级卵泡中 GDF-9 呈阳性(Oc.)(400×)

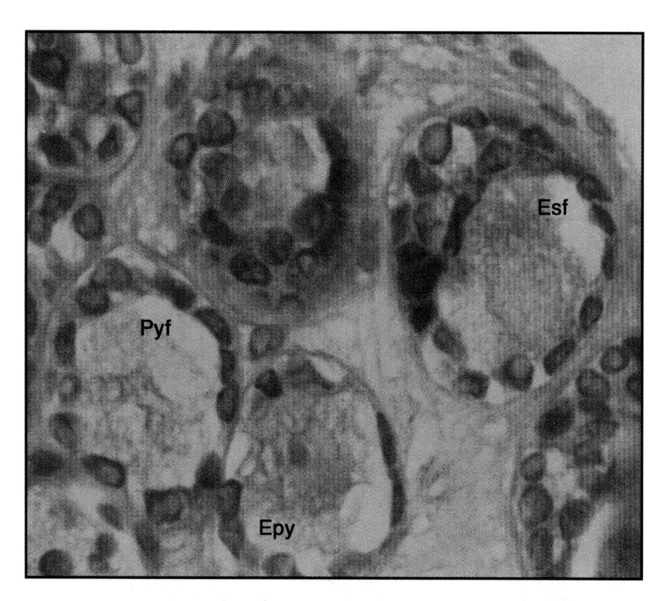

图 3.7　体外培养的卵泡中 AMH 免疫组化检测。如图所示，正在生长的早期初级卵泡（Epy）、初级卵泡（Pyf）和早期次级卵泡（Esf）中均有 AMH 的表达（400×）

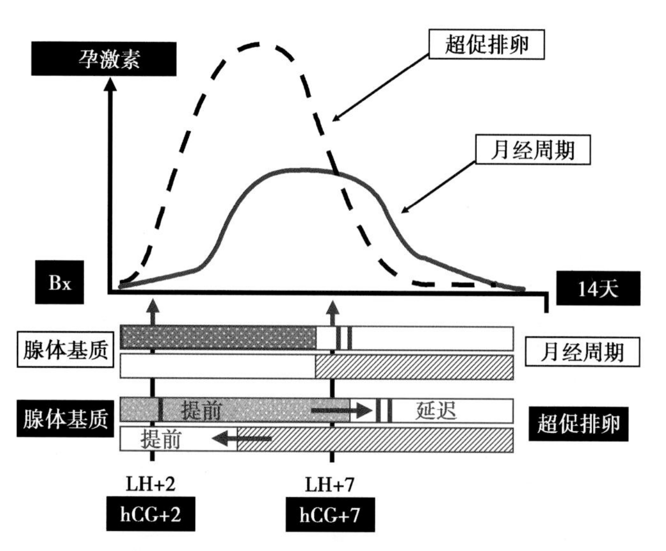

图 4.1　试管婴儿黄体早期激素的概况。该图描绘孕激素水平在月经周期和超促排卵周期中的模式。在超促排卵周期，血浆孕酮峰值出现较早，并达到较高水平。子宫内膜组织学分析表明，子宫内膜的腺体分泌转化延迟（hCG 注射后两天内略有暂时的轻度转化），而子宫内膜间质的前蜕膜反应在特异性转化

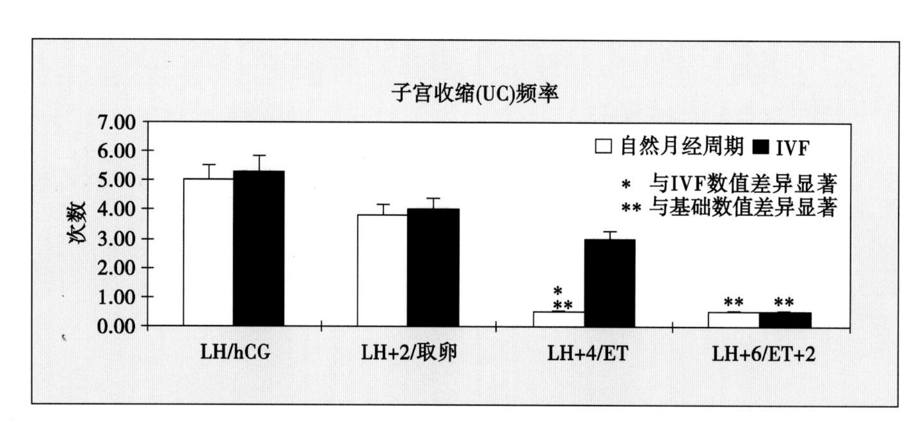

图 4.3　在月经周期和 IVF 周期中的子宫收缩。在月经周期和试管婴儿周期的黄体期的子宫收缩。在月经周期，LH 峰后的第四天观察到子宫收缩大大减少。当该患者接受 IVF 治疗，观察到由于对黄体酮的无反应导致内膜特异性延迟

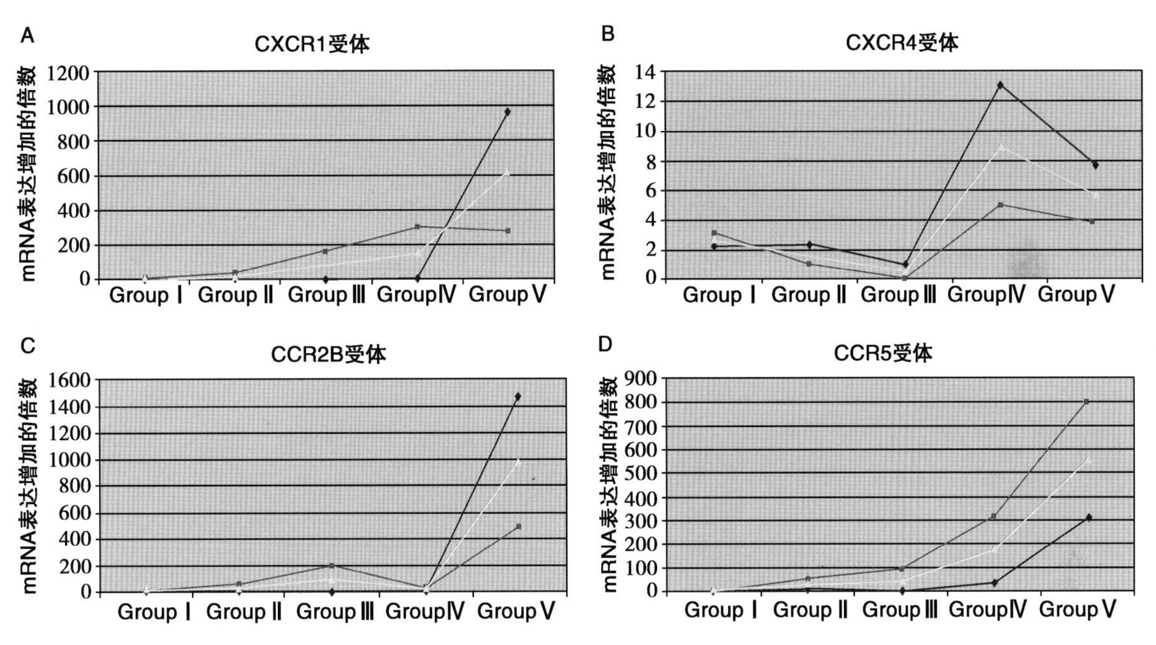

图 5.1 应用荧光定量 PCR 测定分析整个月经周期中不同受体基因的表达情况。(A)CXCR1 受体的表达；(B)CXCR4 受体的表达；(C)CCR2B 受体的表达；(D)CCR5 受体的表达。按整个月经周期子宫内膜的变化分为 5 个组，group Ⅰ，增殖早期到中期(月经 1～8 天)；group Ⅱ，增殖晚期(月经 9～14 天)；group Ⅲ，分泌早期(月经 15～18 天)；group Ⅳ，分泌中期(月经 19～22 天)；group Ⅴ，分泌晚期(月经 23～28 天)。正方形：结果一；菱形：结果二；三角形：均值

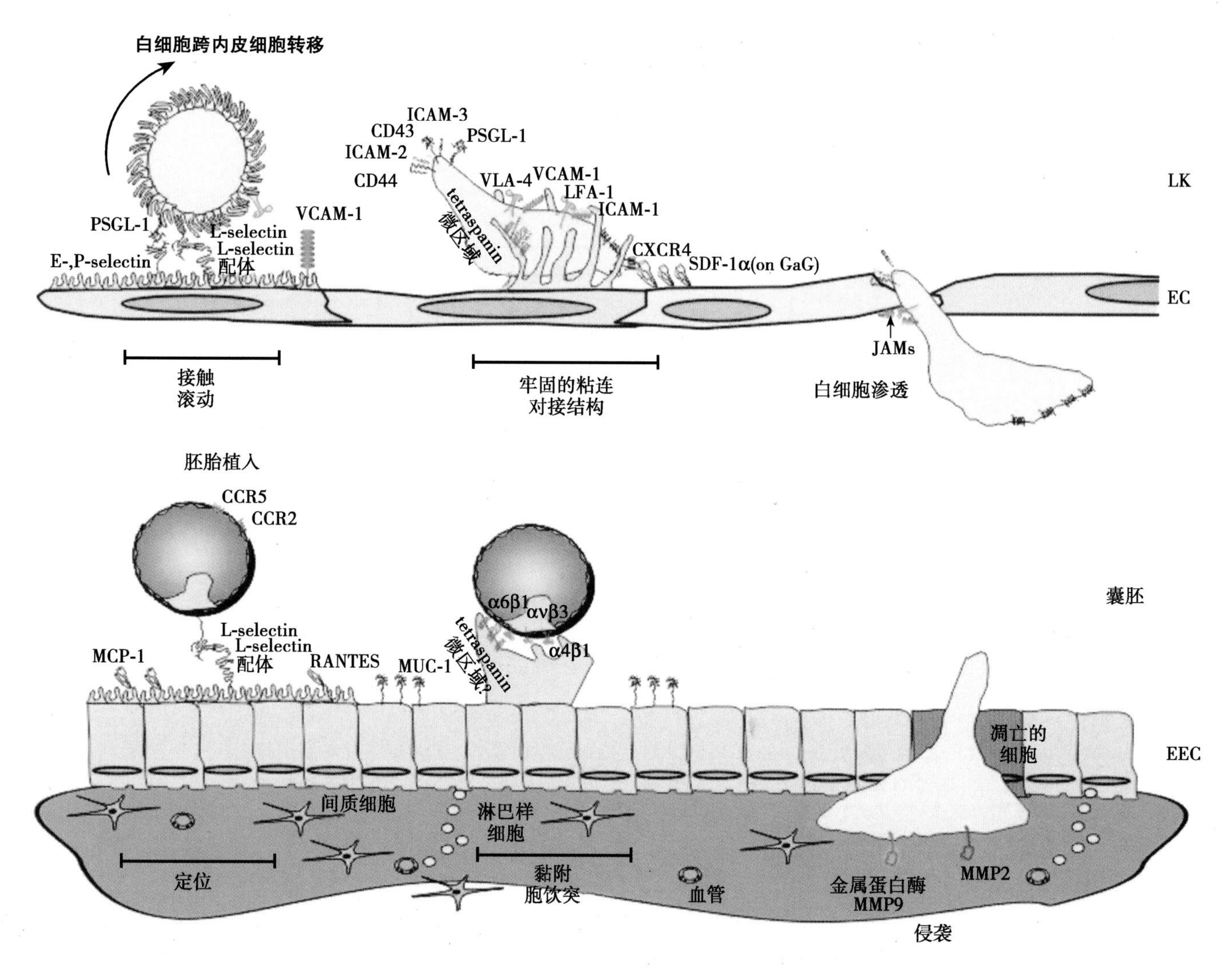

图 5.2 白细胞跨内皮细胞转移与胚胎植入几个连续步骤及参与分子的比较。白细胞的滚动，通过整合素与其糖基配体的相互作用使白细胞滚动，白细胞滚动速度降低使趋化因子更容易与其 G-蛋白偶联受体结合。趋化因子诱导白细胞整合素呈高亲和力的构象，使其与细胞间黏附因子 1(ICAM-1)和血管细胞黏附分子 1(VCAM-1)结合，ICAM-1 和 VCAM-1 属于四次跨膜蛋白(tetraspanin)微区域，并能吸附到上皮细胞表面尖端的肌动蛋白上。当白细胞黏附时，内皮细胞形成一个三维的对接结构以防止黏附的白细胞脱落，这样使得白细胞有机会跨膜转移。当白细胞渗透时，整合素与内皮细胞黏附分子 JAM 相互作用，形成 JAM 连接。当白细胞通过内皮细胞层后，即在嗜同种受体反应作用下恢复为初始连接。在胚胎植入过程中，趋化因子参与胚胎的定位。囊胚表面表达 CCR5 和 CCR2 受体，而趋化因子配体则附着在子宫内膜的氨基葡聚糖上。L-选择蛋白(L-selectin)与其配体的结合在胚胎植入的第一步也是很重要的。黏附分子和抗黏附分子如位于胞饮突(pinopode)区域的整合素亚基及子宫内膜表面的 MUC-1 促进或阻碍胚胎黏附。Tetraspanin 微区域在囊胚植入中的作用仍不清楚。在最后的胚胎侵入阶段，囊胚黏附点细胞凋亡增加，突破上皮屏障，进而到达子宫内膜基质，并分泌不同的金属蛋白酶如 MMP-2 和 9

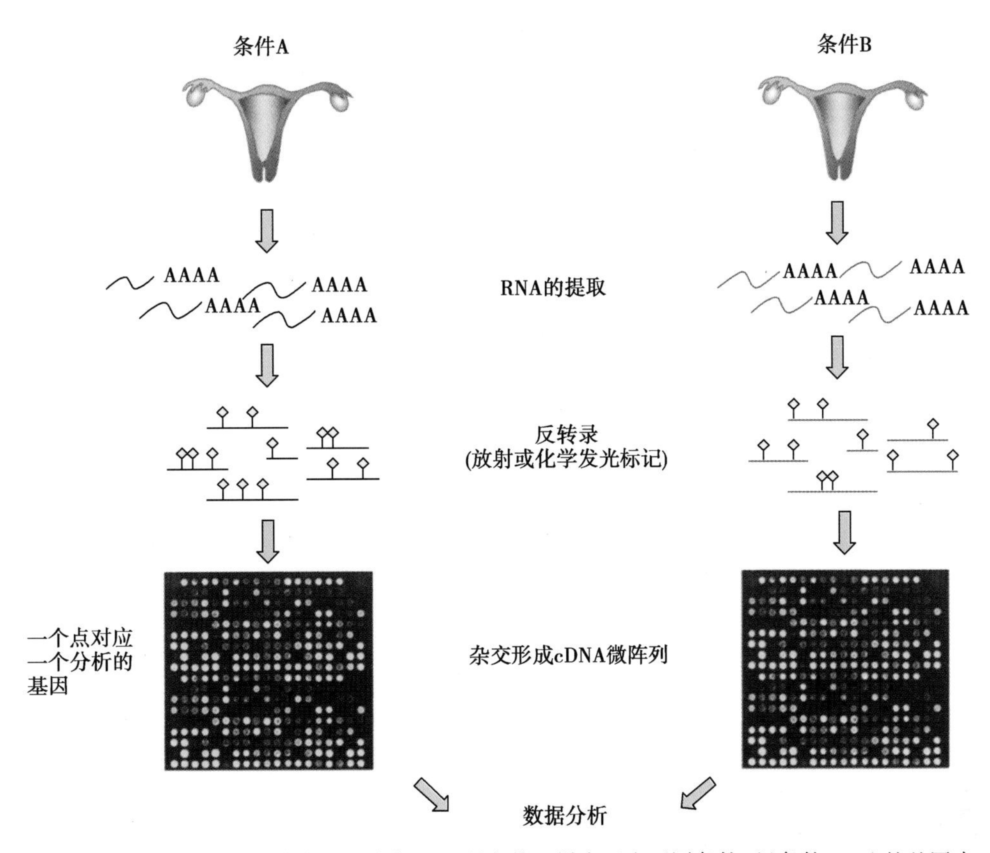

图 5.3 微阵列技术实验路线图。我们可以研究某一样本两个不同条件下(条件 A,B)的基因表达谱及二者差异:首先收集两个条件下的样本,提取 RNA,然后将 RNA 反转录形成 cDNA,并用放射性或免疫荧光标志物标记,这些探针经杂交形成 DNA 微阵列。为保证数据客观真实性,建议应用功能强大的分析软件来比较两个条件下的基因表达谱,并由此获得差异基因表达谱

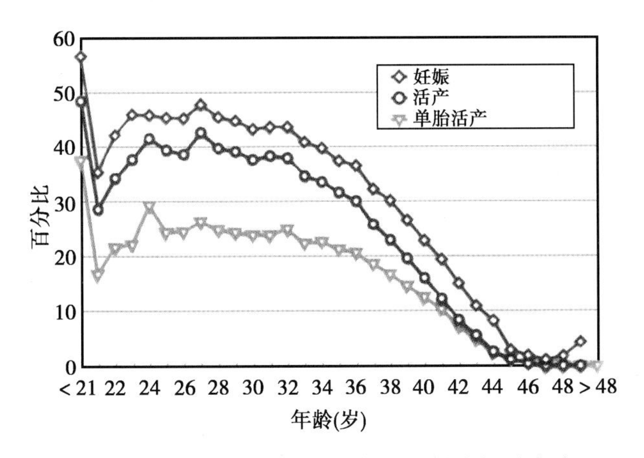

图 6.2 2005 年各年龄组女性使用新鲜非捐赠卵或胚胎进行 ART 治疗后的妊娠率、活产率和单胎活产率

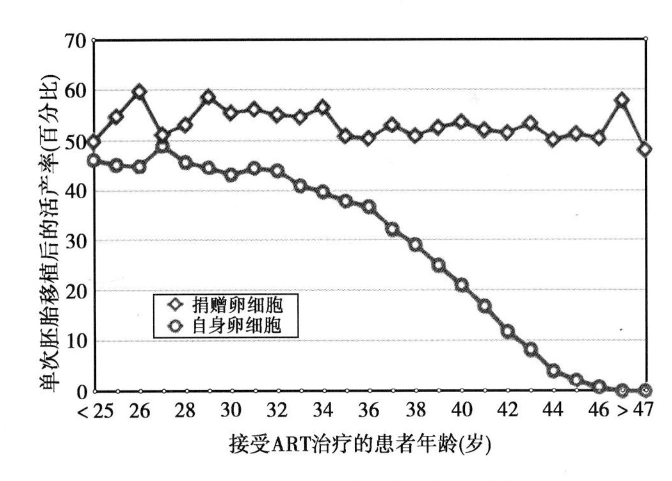

图 6.3 2005 年 ART 治疗周期中采用捐赠卵或自身卵细胞受精的新鲜胚胎单次移植的活产率与接受 ART 治疗的患者年龄关系。采用捐赠卵的胚胎单次移植后的平均活产率为 51%,采用自身卵细胞的胚胎单次移植后活产率则随着患者年龄的增长而稳步下降

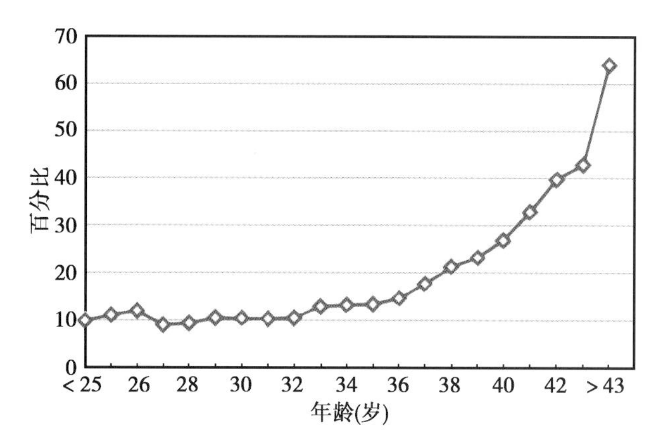

图 6.4 采用新鲜的自身卵细胞或胚胎进行 ART 辅助生殖周期治疗时各年龄段女性的流产率,2005 年数据。女性的年龄不仅会影响她自身卵细胞的受孕几率,还会增加流产的风险

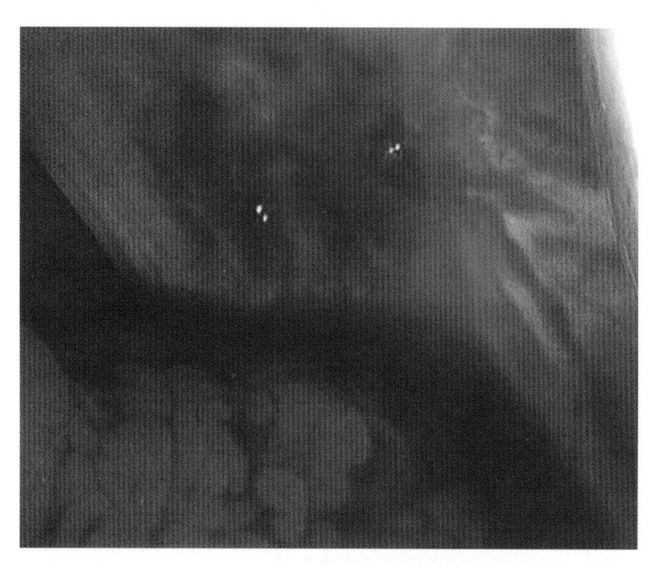

图 6.6 子宫内膜异位症Ⅲ期的腹腔镜下表现

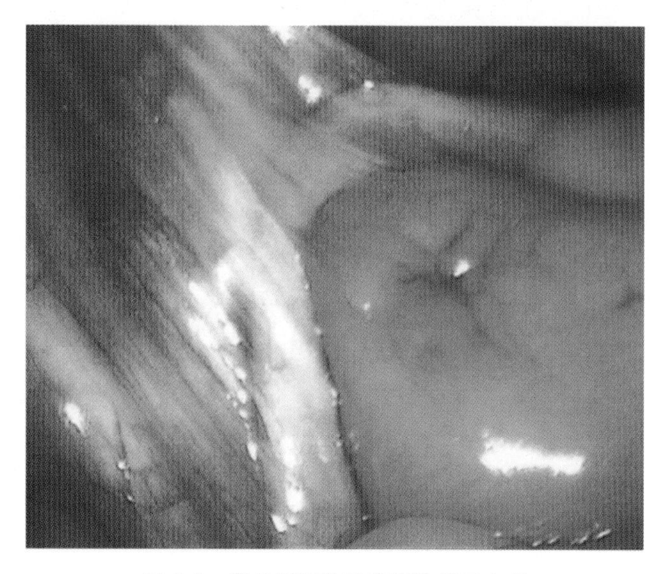

图 6.7 附件周围粘连的腹腔镜下表现

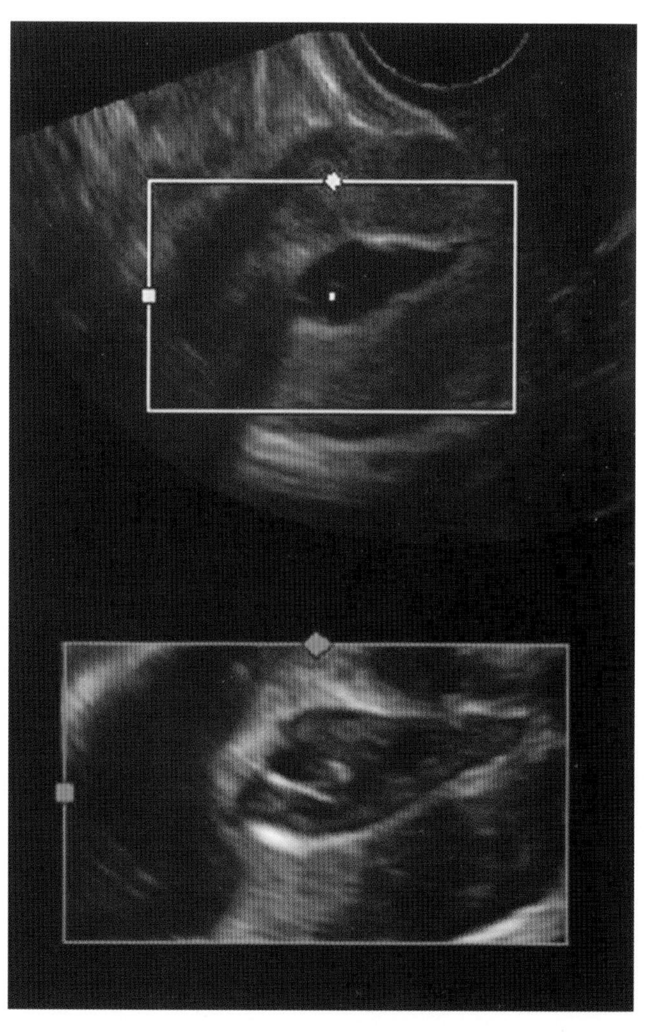

图 6.10 超声子宫造影显示宫腔粘连

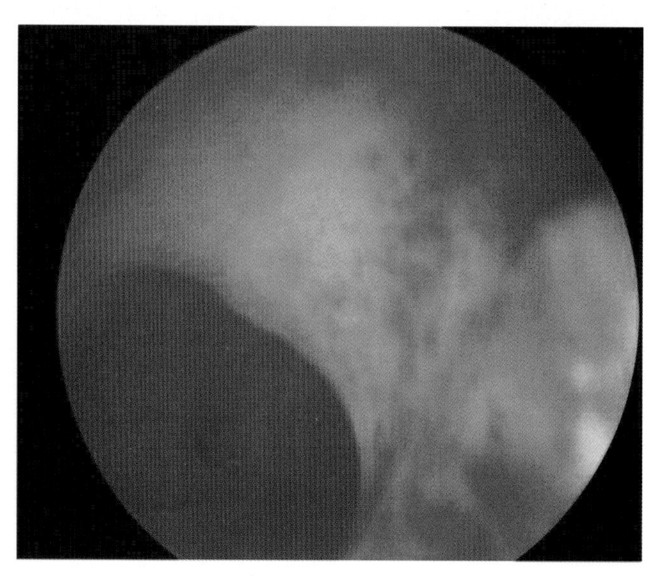

图 6.11 宫腔镜显示患者有子宫纵隔

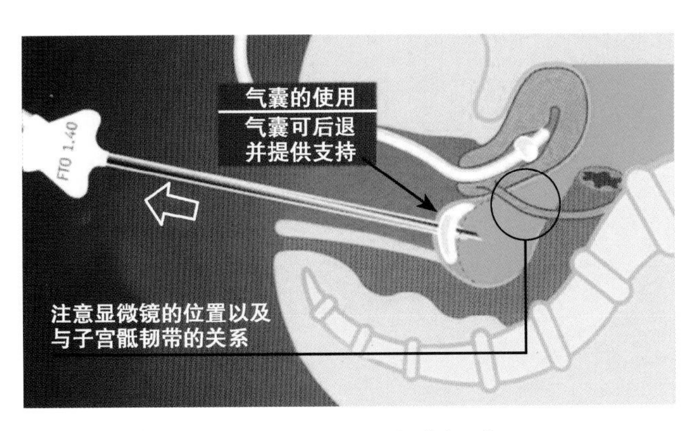

图 7.1 生殖镜的操作规则

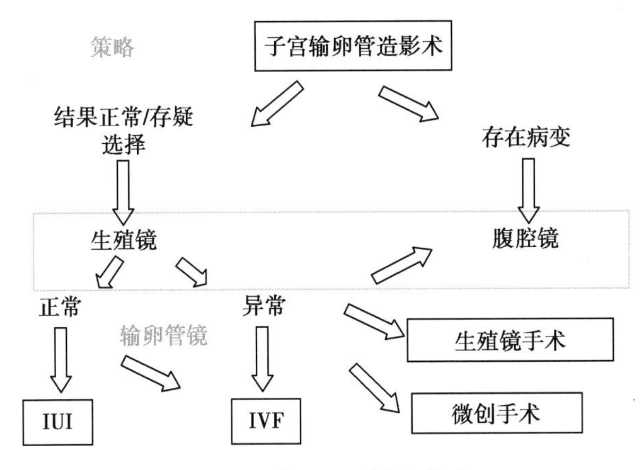

图 7.4 使用生殖镜的策略

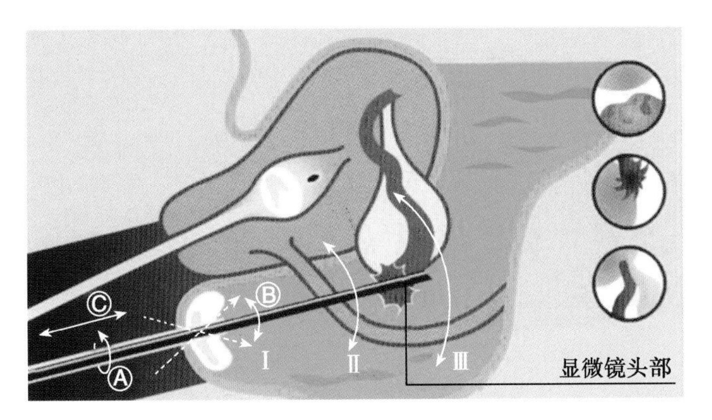

图 7.2 盆腔镜检查中光源的移动

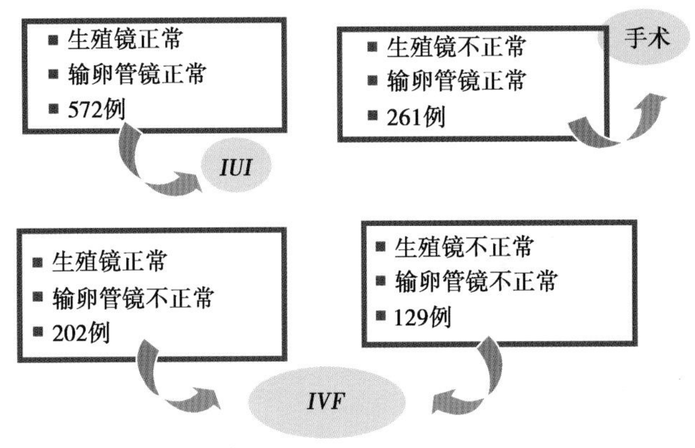

图 7.5 根据输卵管黏膜状态将患者分为四组

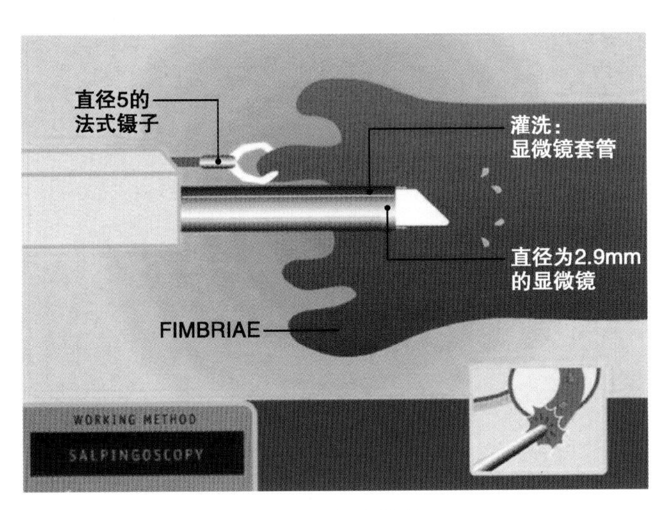

图 7.3 输卵管镜

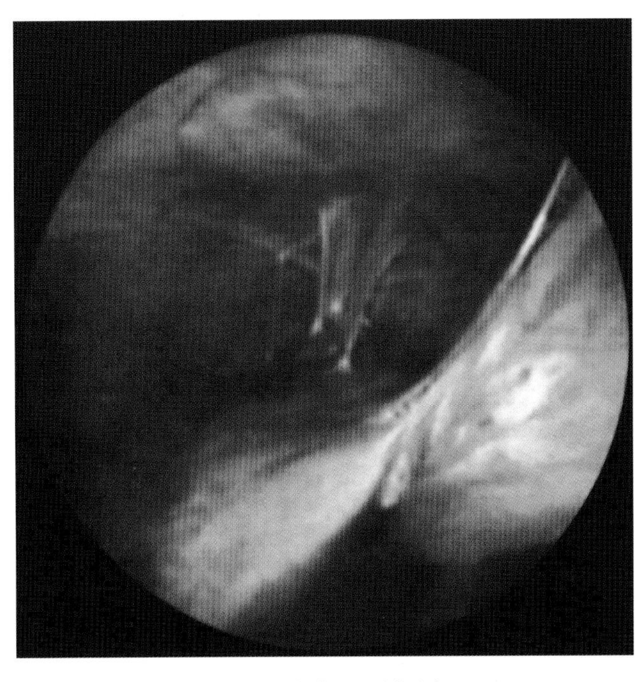

图 8.1 淋菌性肝周围炎

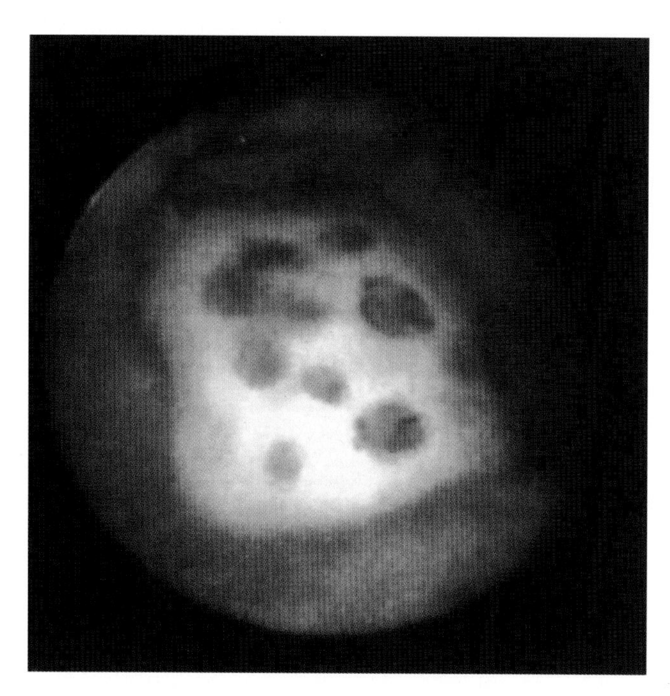

图 8.2 应用微型腹腔镜进行卵巢打孔

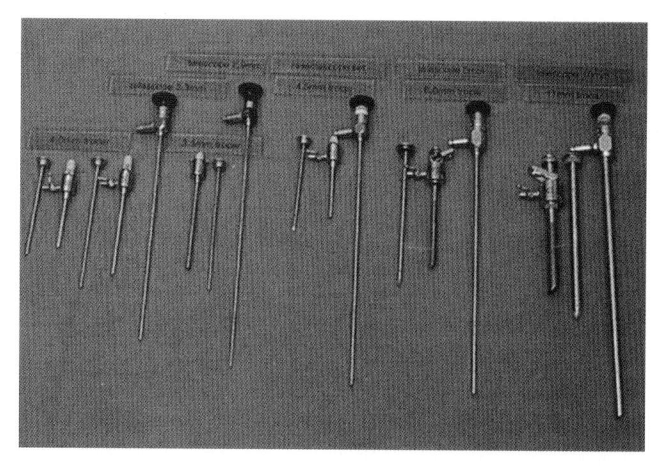

图 9.1 应用于青少年腹腔镜手术中不同规格的仪器

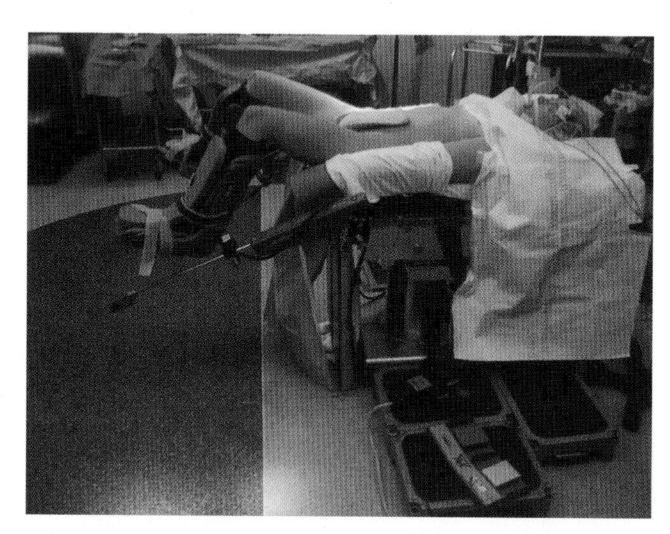

图 9.2 正确的体位，双腿在镫子内，手臂被包裹在一侧

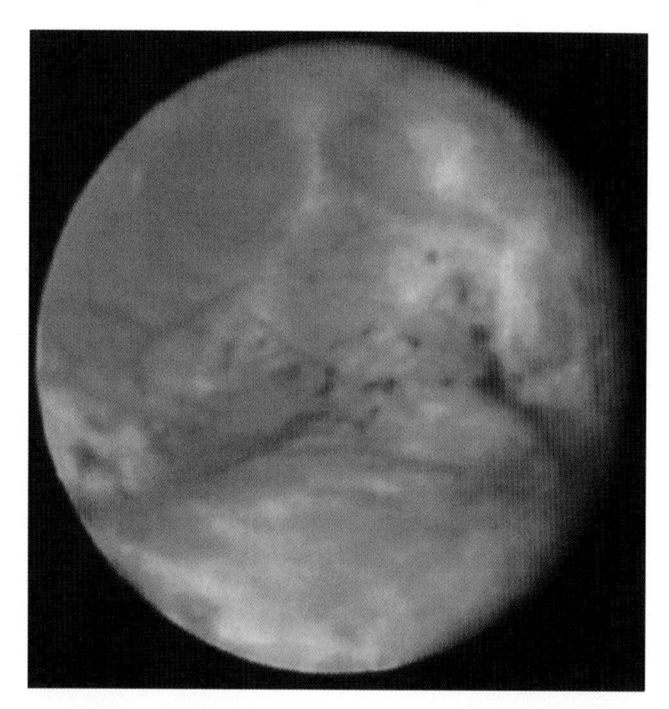

图 8.3 膀胱腹膜上一处典型的红色子宫内膜异位灶（充血）

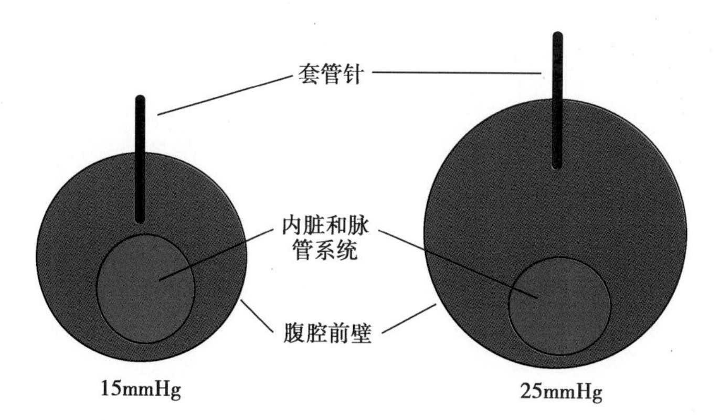

图 9.3 在套管针穿入内脏和脉管系统之前，将腹压升高到 25mmHg

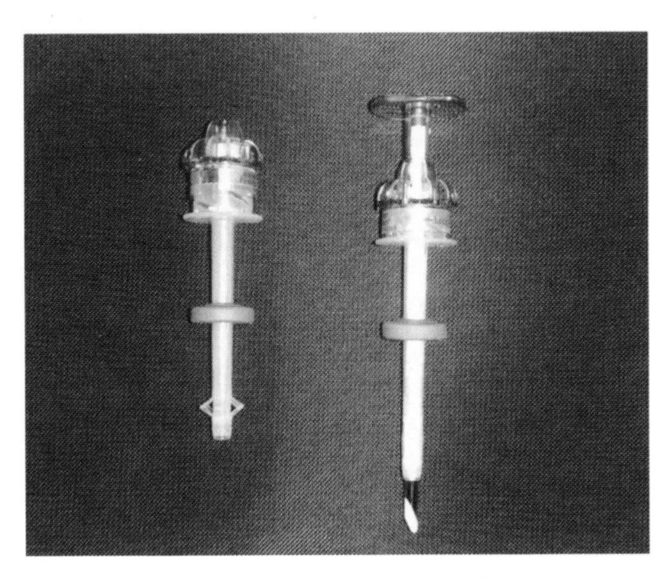

图 9.4 Pediport 套管针(美国外科标准)带有可扩展的装置(左)和可以回缩的装置(右)

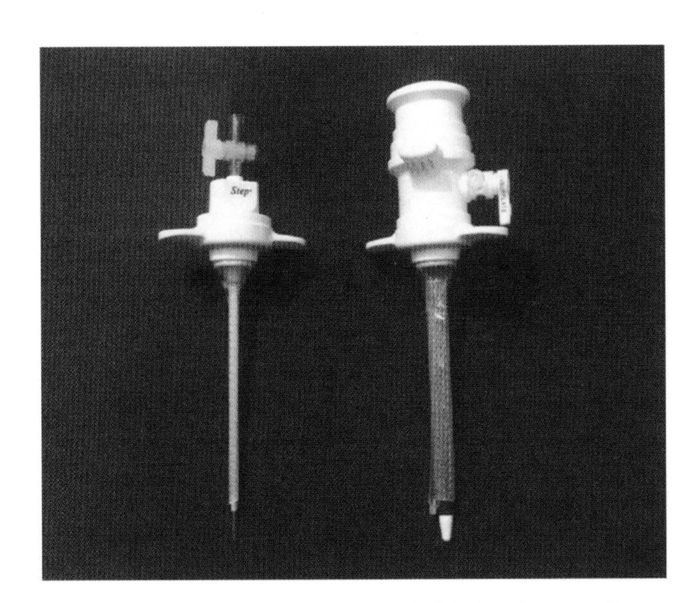

图 9.5 Versa-step 套管针(美国外科标准)有 Veress 针和不能移动的套(左),以及钝头带有可移动的套(右)

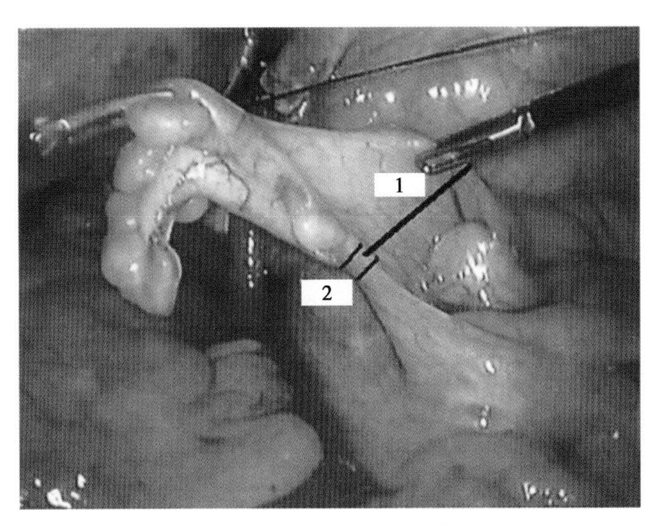

图 9.6 正常阑尾。标志 1. 阑尾根部和阑尾动脉需要结扎;标志 2. 阑尾结扎的部位

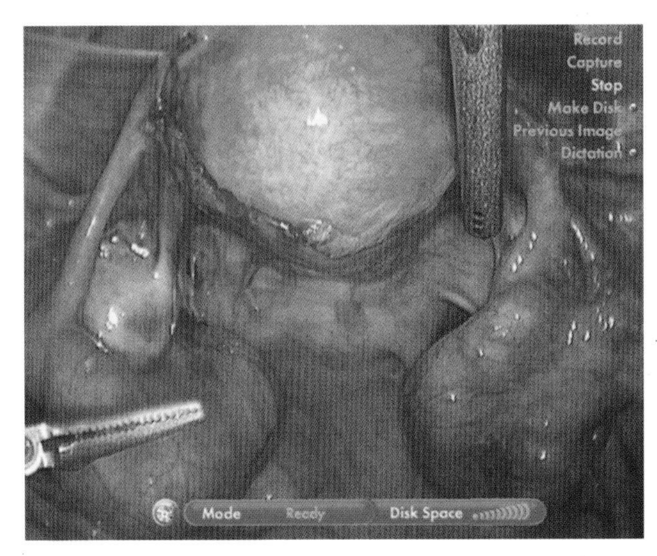

图 9.7 盆腔炎后遗症。患者有双侧的输卵管水肿、阻塞和盆腔痛

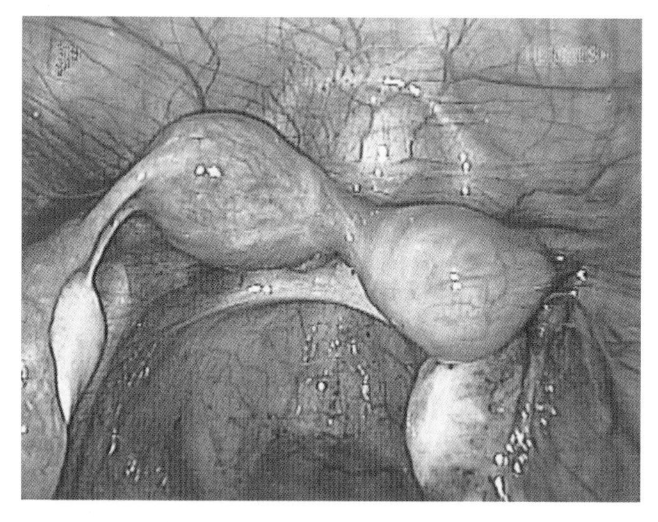

图 9.8 双子宫畸形,呈附件包块

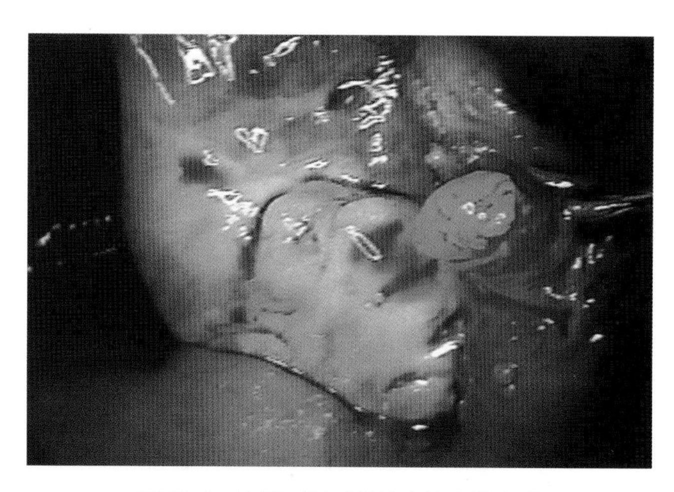

图 10.2 边缘更新后的健康输卵管黏膜

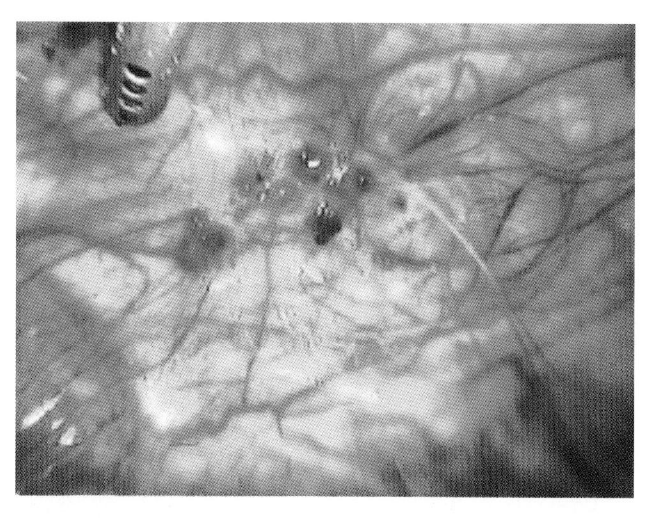

图 9.9 一个年轻女孩的子宫内膜损伤。红色并呈囊泡状

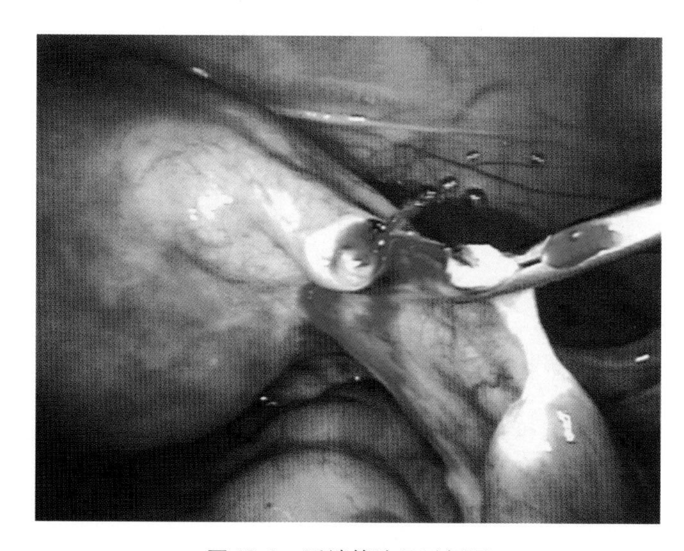

图 10.3 近端管腔显示畅通

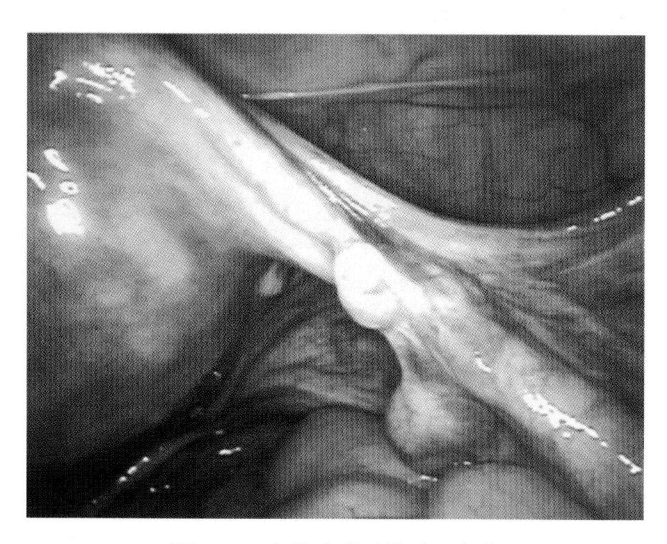

图 10.1 切除术前硅橡胶环定位

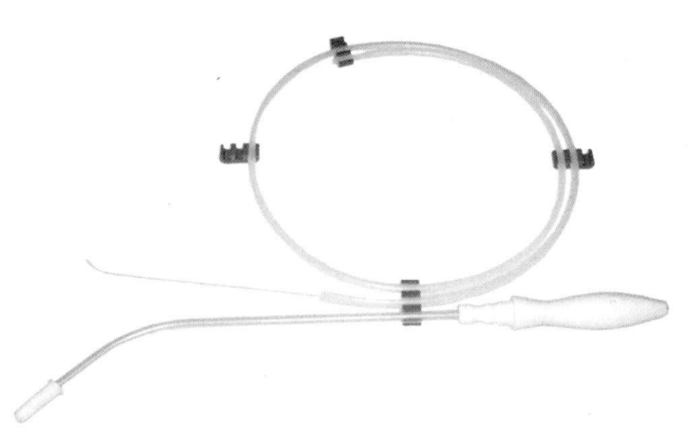

图 10.4 附随 3F 支架的输卵管导管

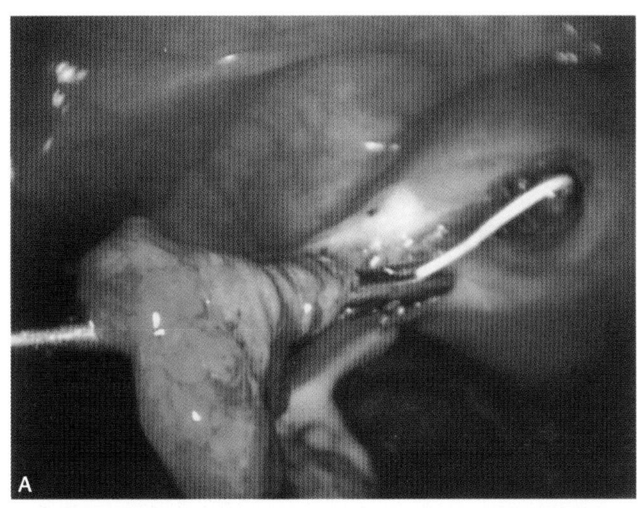

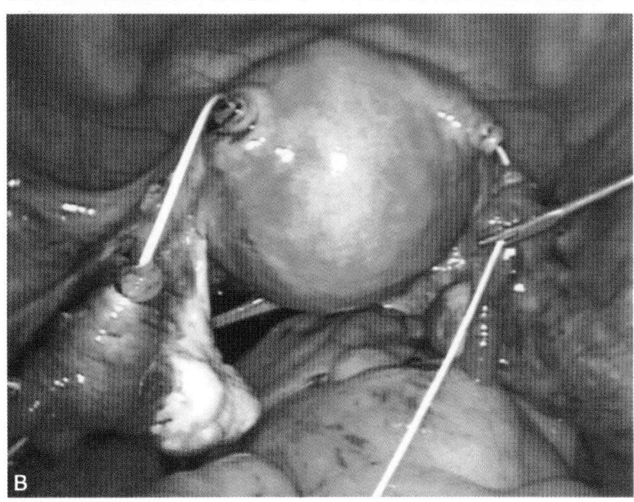

图 10.5 A)显示远端部分畅通,准备拉入支架;B)置管完成

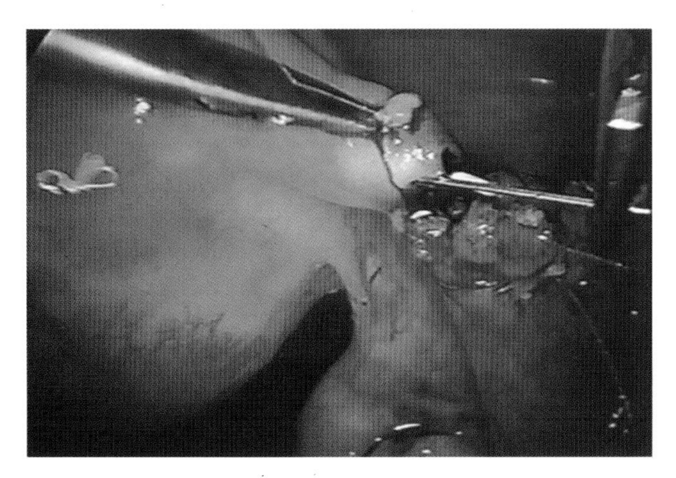

图 10.6 峡部厚基层的缝合处(7-0),可清楚看见输卵管管腔

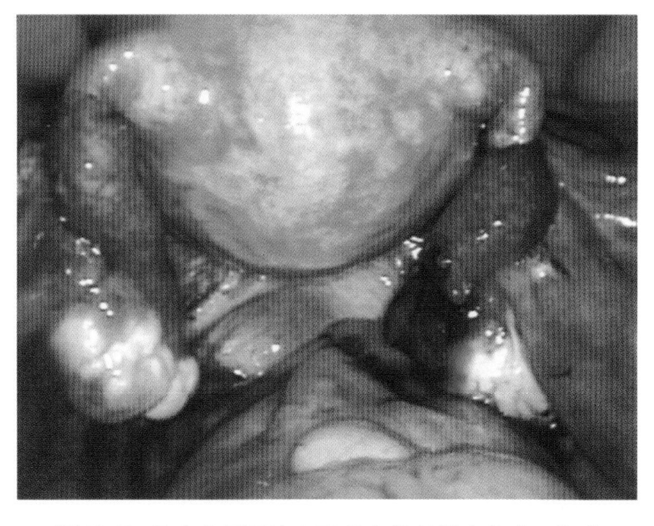

图 10.7 取出支架后检查已完成的双侧吻合术。注意到远端部分填充性良好,靛胭脂染料可自由流动至输卵管伞端

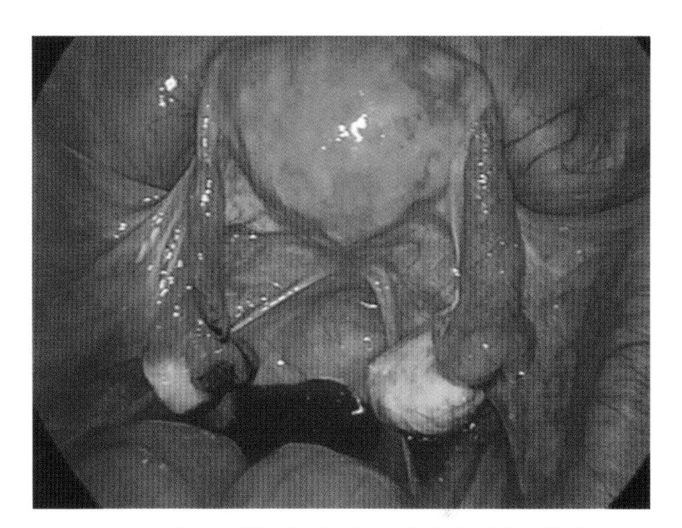

图 10.8 在一个腹腔镜胆囊切除术中,输卵管复通后3个月的之前患者的图像

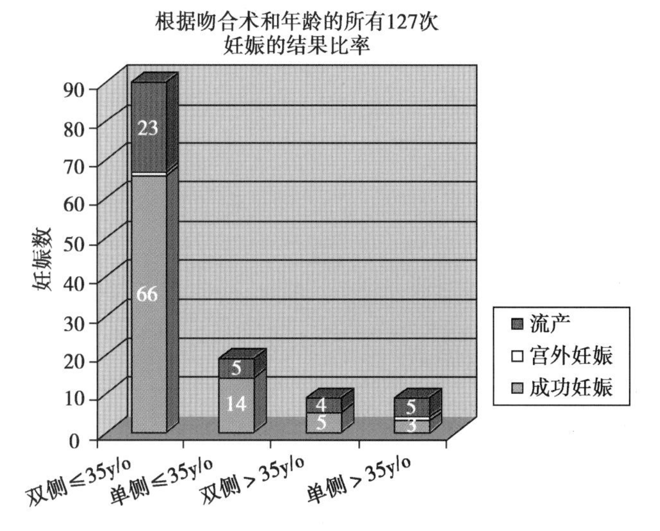

图 10.9 根据吻合术和年龄的妊娠结果总结

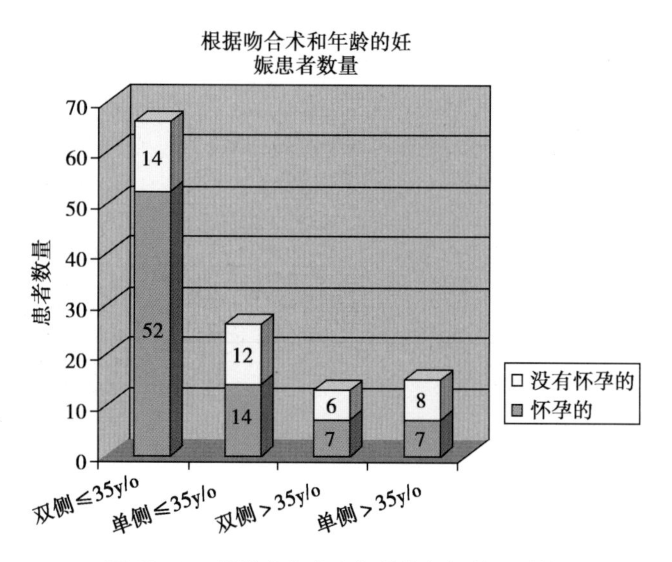

图 10.10 根据吻合术和年龄的妊娠情况总结

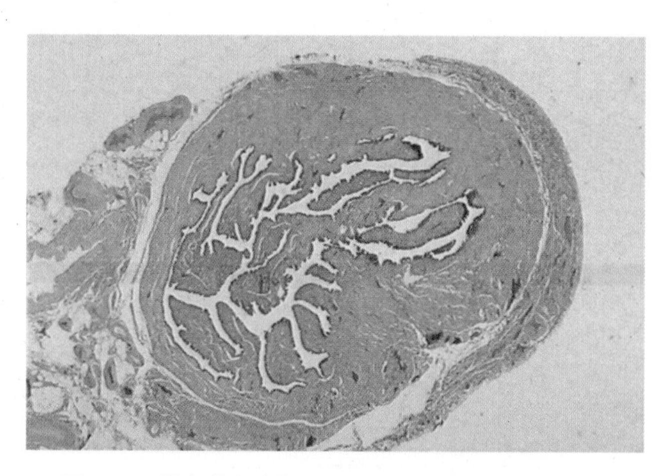

图 11.1 输卵管壶腹部的显微结构。正常黏膜皱襞

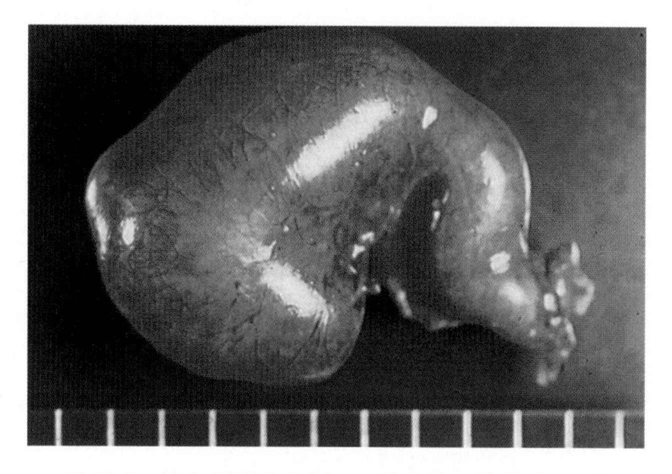

图 11.2 输卵管积水全图——输卵管显著扩张，远端完全堵塞和伞部缺失

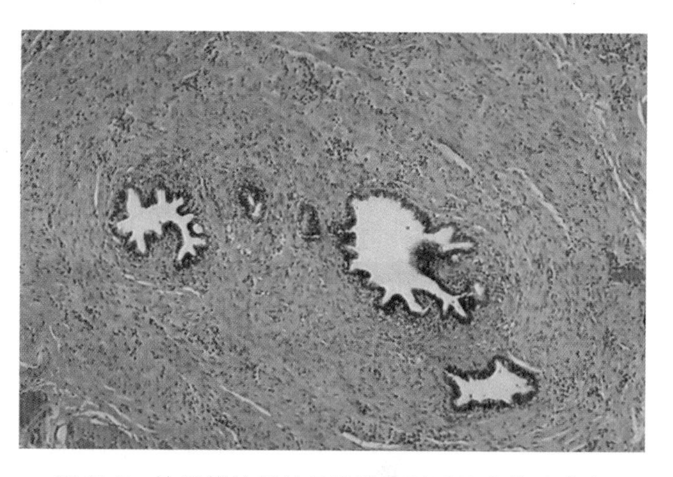

图 11.3 输卵管峡部的显微结构显示输卵管腔内炎（结节性输卵管峡炎）

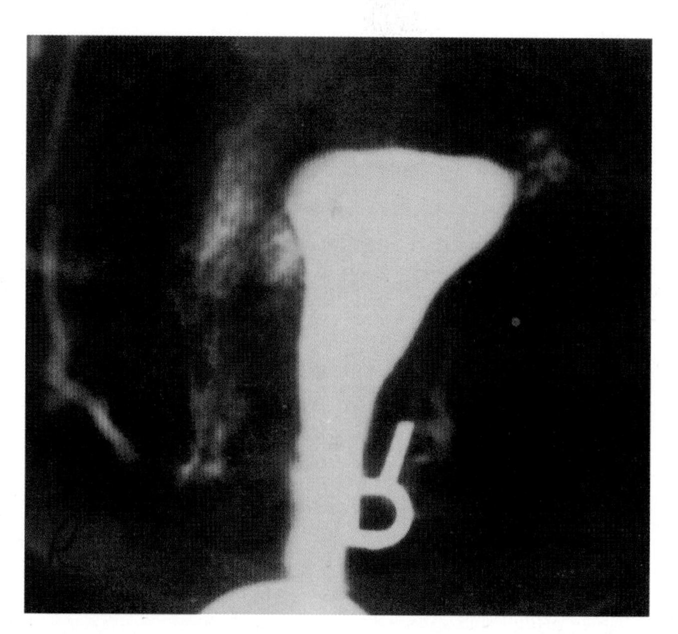

图 11.4 子宫输卵管造影显示输卵管炎。峡部结节（蜂窝状表现）

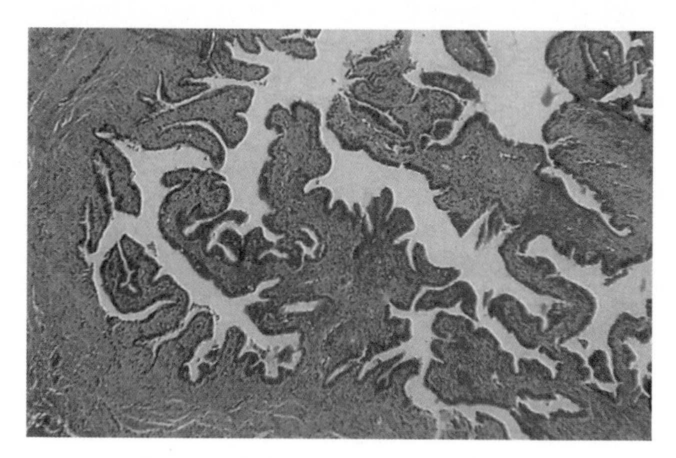

图 11.5 Pomeroy 输卵管绝育术后进行输卵管吻合时切除部分输卵管的显微图像。显示有正常皱襞的正常黏膜

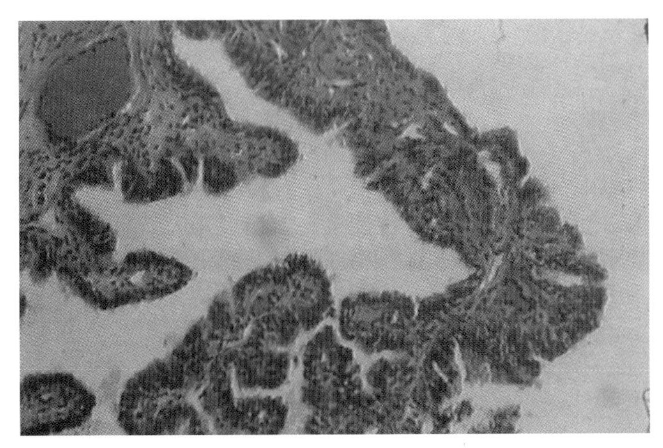

图 11.6 使用 falopi 环进行输卵管绝育术后行输卵管重建时切下的部分输卵管的显微图像。显示健康的输卵管黏膜。子宫输卵管造影显示显著的输卵管扩张(输卵管炎)

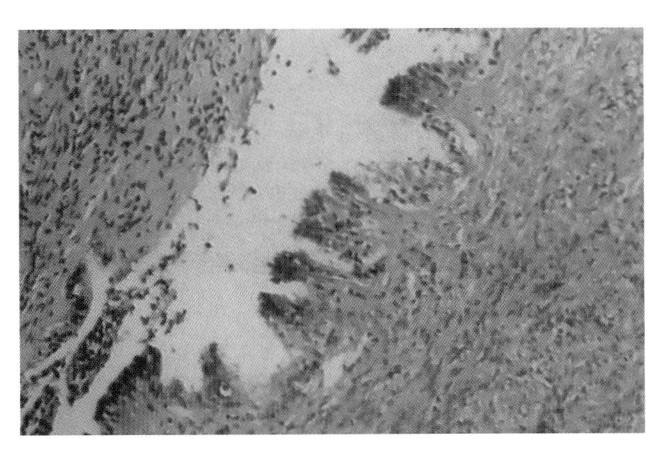

图 11.7 使用单极电凝进行输卵管绝育术后进行输卵管重建时切下的部分输卵管的显微图像。显示部分管腔黏膜的缺失和管壁的纤维化

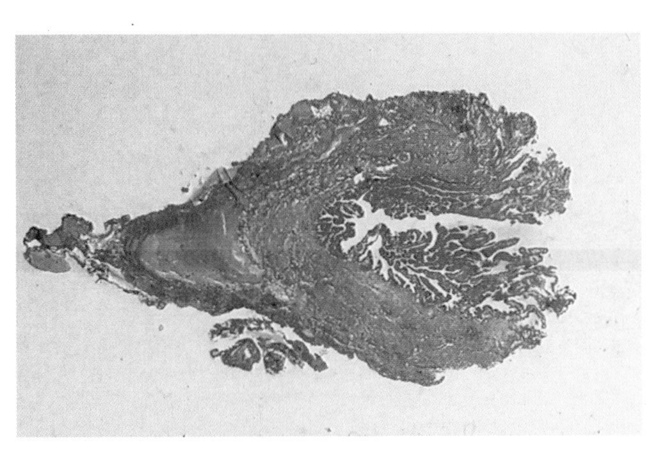

图 11.8 使用双极电凝进行输卵管绝育术后进行输卵管重建时切下的部分输卵管的显微图像。显示健康的输卵管黏膜

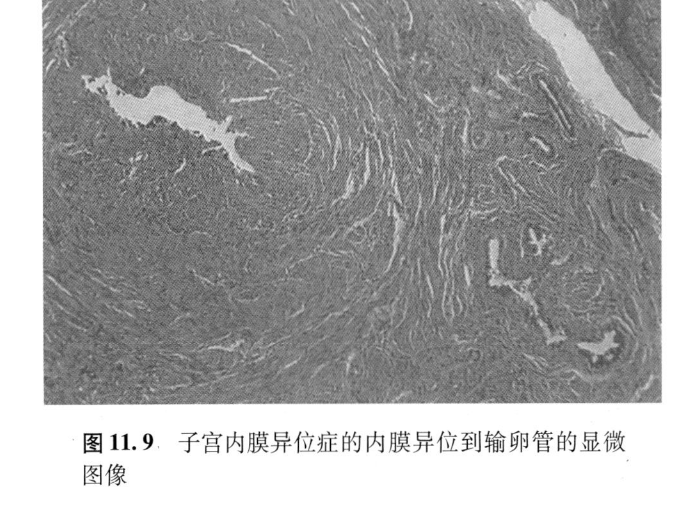

图 11.9 子宫内膜异位症的内膜异位到输卵管的显微图像

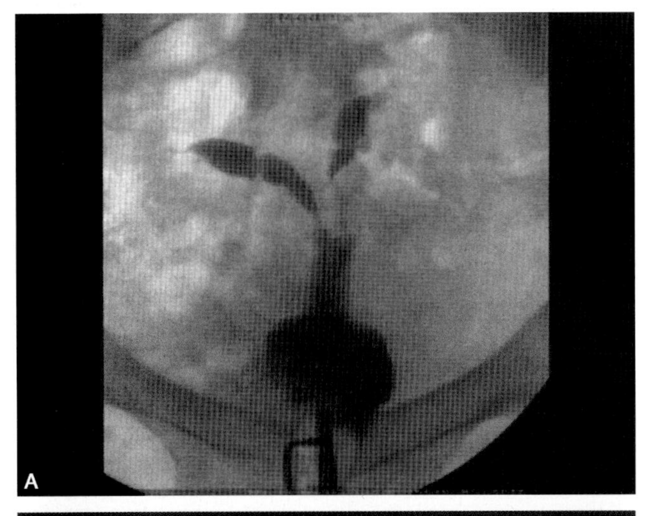

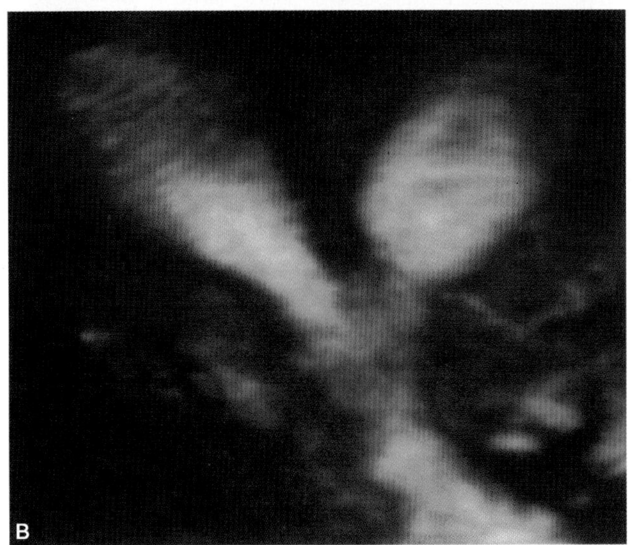

图 13.3 图中显示的为子宫输卵管造影术提示完全性纵隔(A)和双角子宫(B)。注意子宫输卵管造影术中子宫纵隔两侧宫腔的角度更宽。双角子宫中这一角度更小一些

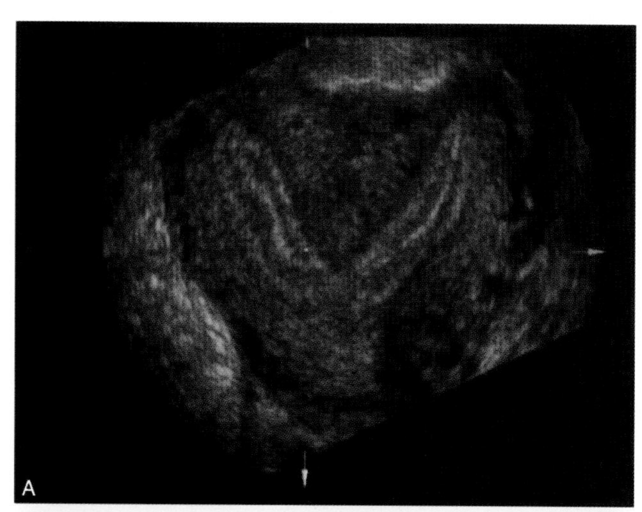
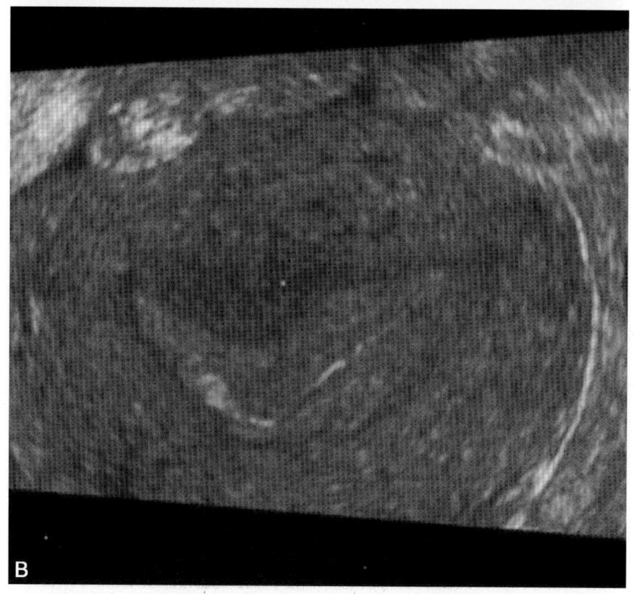

图 13.5 经阴道三维超声显示不全子宫纵隔(A),和一种不全纵隔的亚型——我们称为不对称性不全纵隔(B)。注意这种超声技术在观察纵隔维度、宫腔不同部分的关系及子宫外部轮廓上的优势

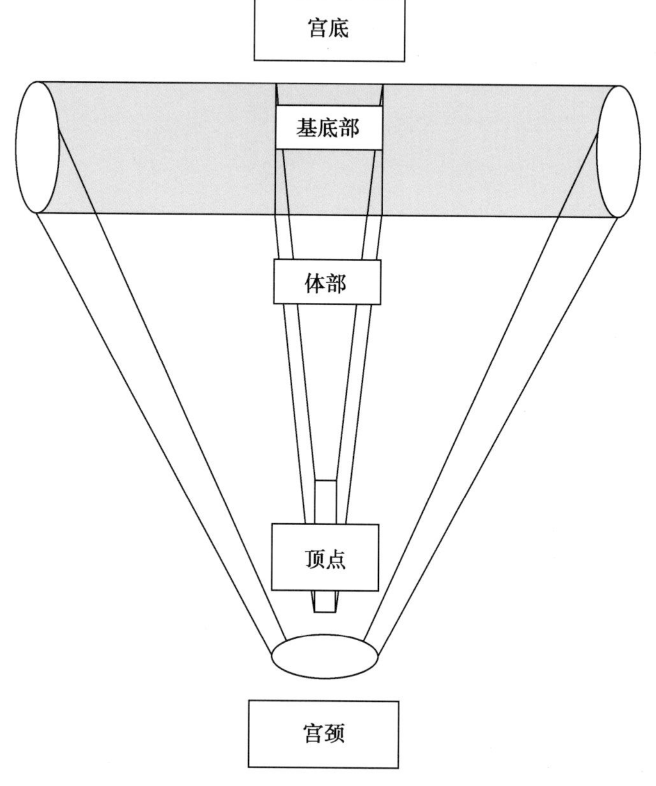

绘图 13.1 显示子宫纵隔与子宫壁相对的不同部位:纵隔基底部是纵隔与宫底相连接的部分,纵隔体部是向下延伸的部分将宫腔分成两部分,纵隔顶点是纵隔最下面的部分

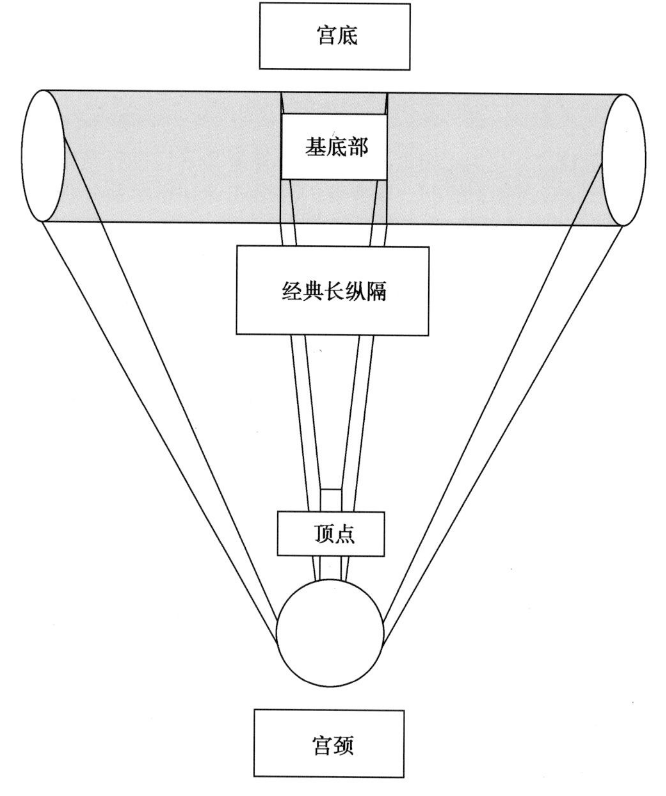

绘图 13.2 显示完全或长纵隔类型(纵隔子宫)。这种类型的子宫纵隔其体部一直从宫底延伸至宫颈,完全地将子宫腔分成两个部分

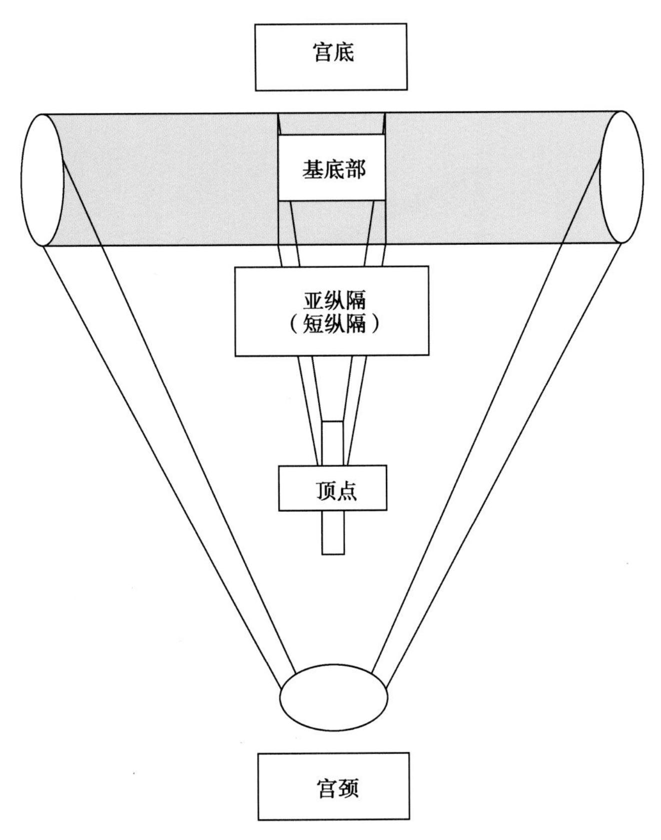

绘图 13.3　显示不完全短纵隔(不全纵隔)。这种类型的纵隔顶点在宫底和宫颈之间的任一部位

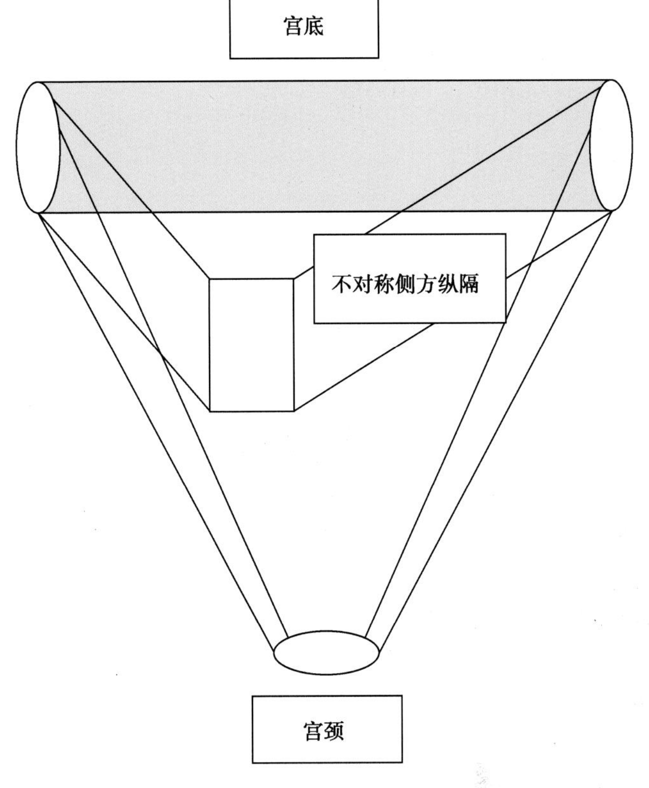

绘图 13.5　显示短纵隔的另一种亚型(不对称型)。这种类型的两侧宫腔不对称。纵隔的顶点偏向一侧

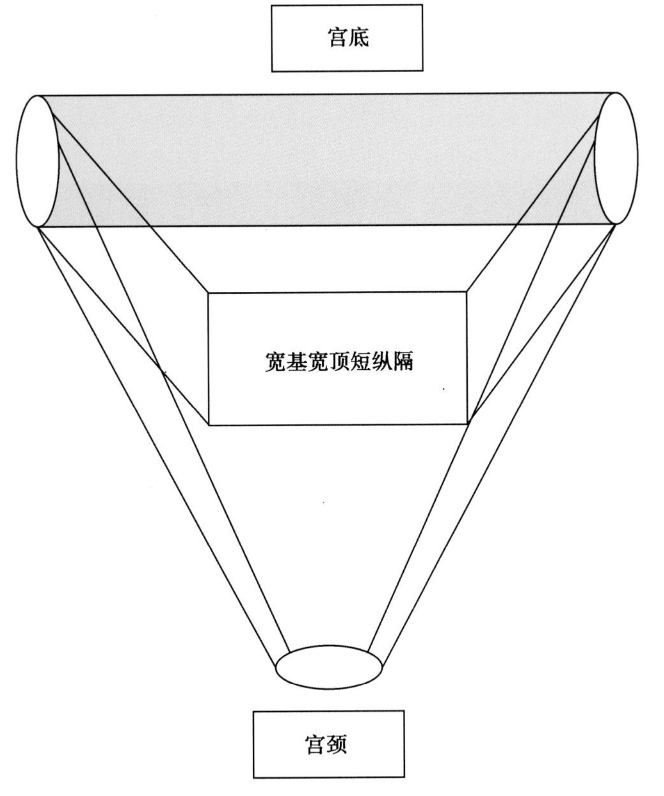

绘图 13.4　显示短纵隔的一个亚型。我们称之为宽基短纵隔。这种纵隔的基底部非常宽,几乎横贯两侧输卵管开口之间。这种类型的基底部通常是宽的

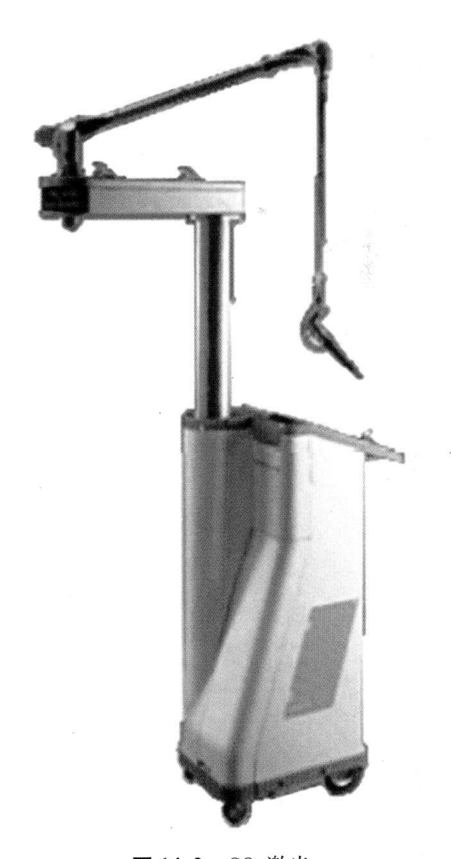

图 14.2　CO_2激光

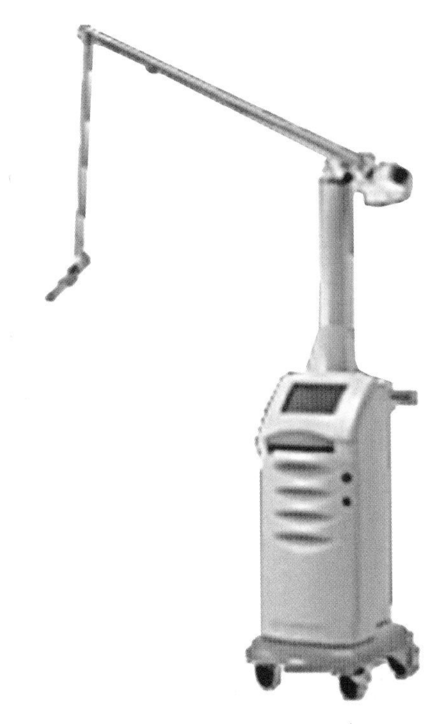

图 14.4 超脉冲激光

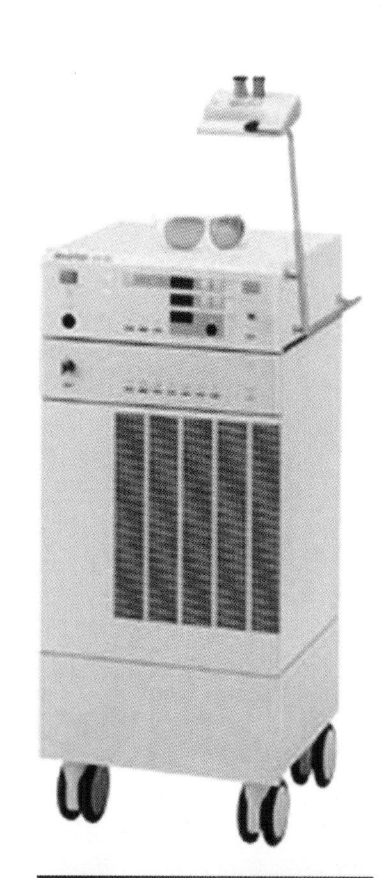

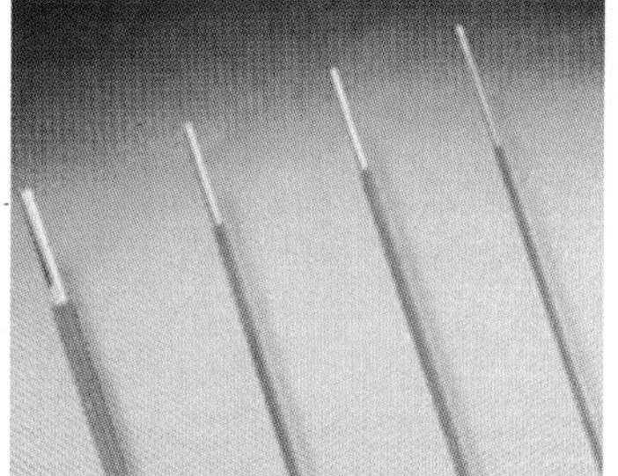

图 14.3 Nd:YAG 激光及各种纤维

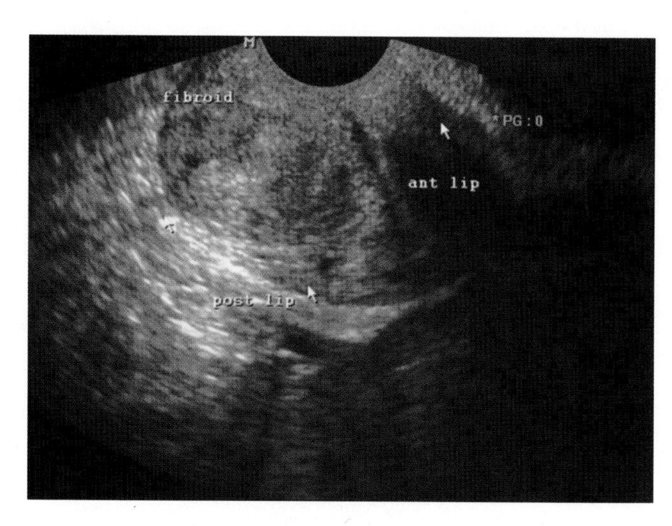

图 16.6 宫颈肌瘤

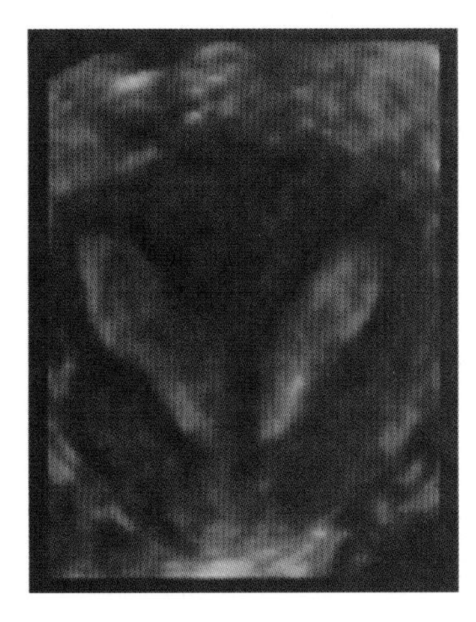

图 16.7 苗勒管畸形,双子宫的三维超声图像

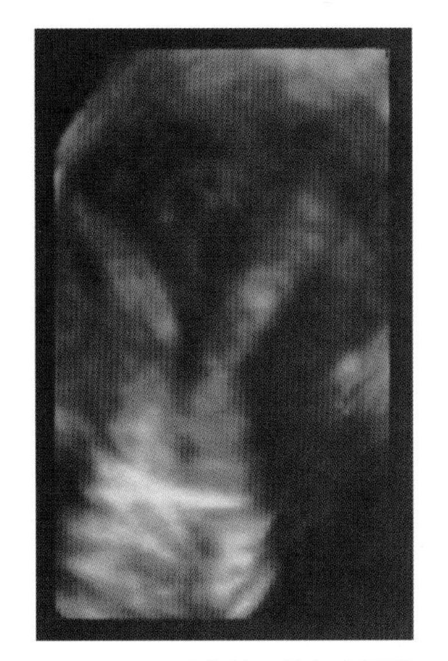

图 16.8 双子宫的三维超声图像

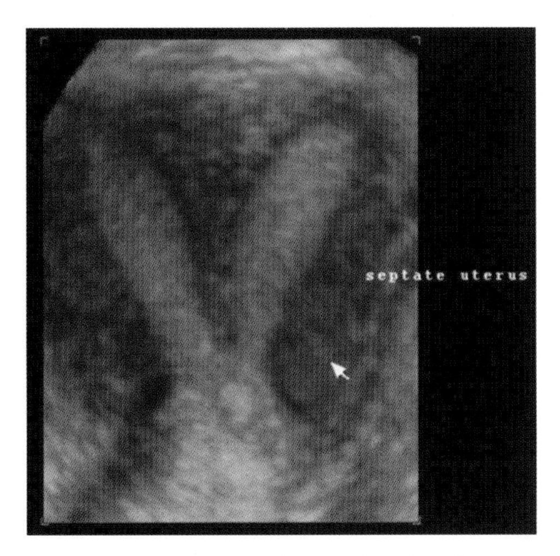

图 16.9 纵隔子宫的三维超声图像

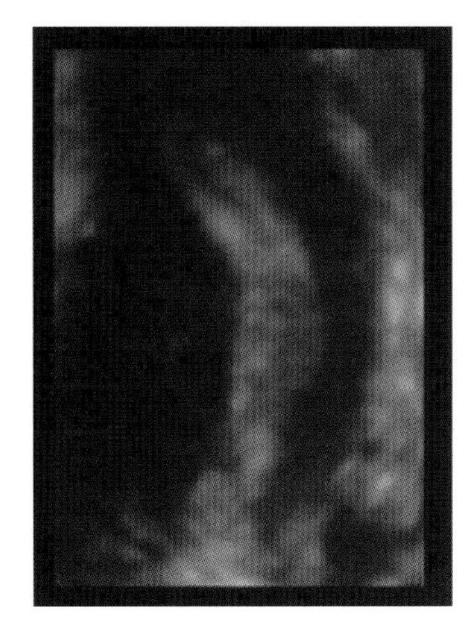

图 16.10 单角子宫的三维超声图像

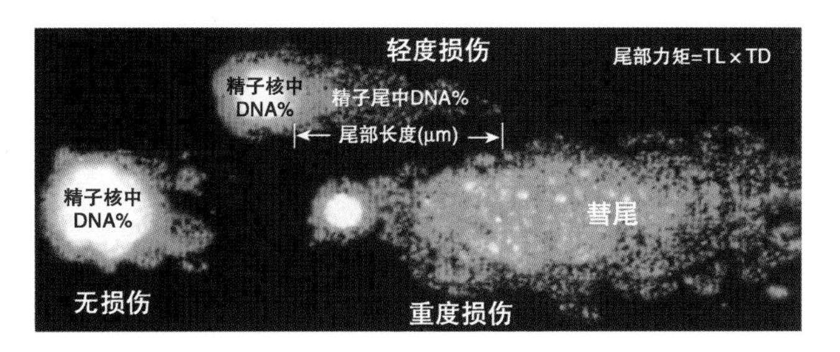

图 19.2 利用凝胶电泳技术检测 DNA 损伤的彗星实验。在 DNA 提取并电泳后,损伤的 DNA 像一个“彗星”。显微视野下的动态视频图像转移到计算机后,可以利用专门的软件来分析 DNA 碎裂的水平。其中用于评价的一个指数为尾距[彗尾长度(tail length,TL)和彗尾 DNA 百分含量的乘积彗尾密度(tail density,TD)]。尾距可以分为三个水平,即:轻度、中度和重度,分析结果分别给出三者的百分比

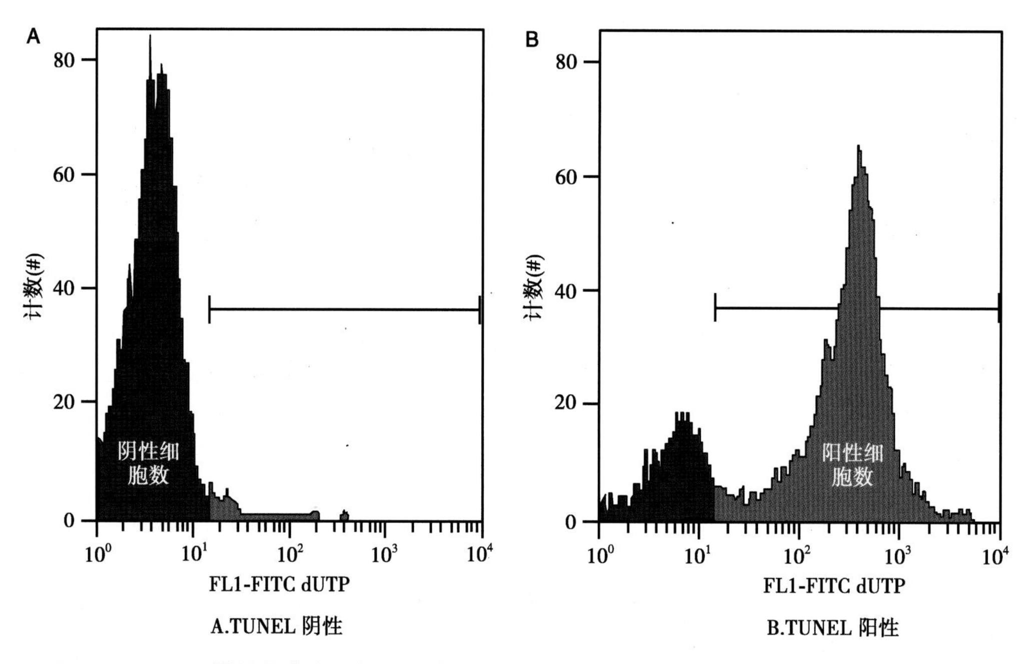

图 19.1 TUNEL结果的荧光活性细胞分选图,(|——|)表示在650nm下检测到的荧光细胞。(A)精子DNA断裂率较低的精液样本;(B)精子DNA断裂率较高的精液样本

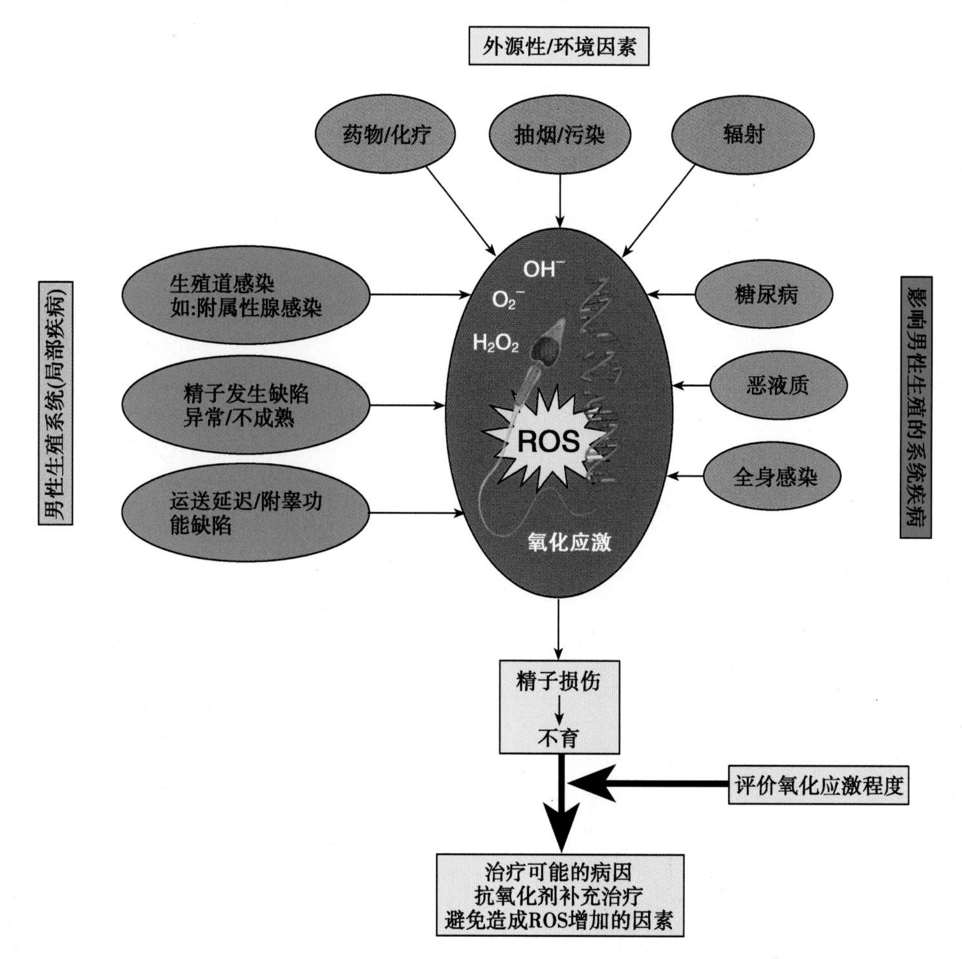

图 19.3 氧化应激的病因和处理。包括男性生殖系统原发性病变,系统疾病和环境因素在内的多种因素均增加氧化应激状态,引起精子功能障碍,进而导致不育

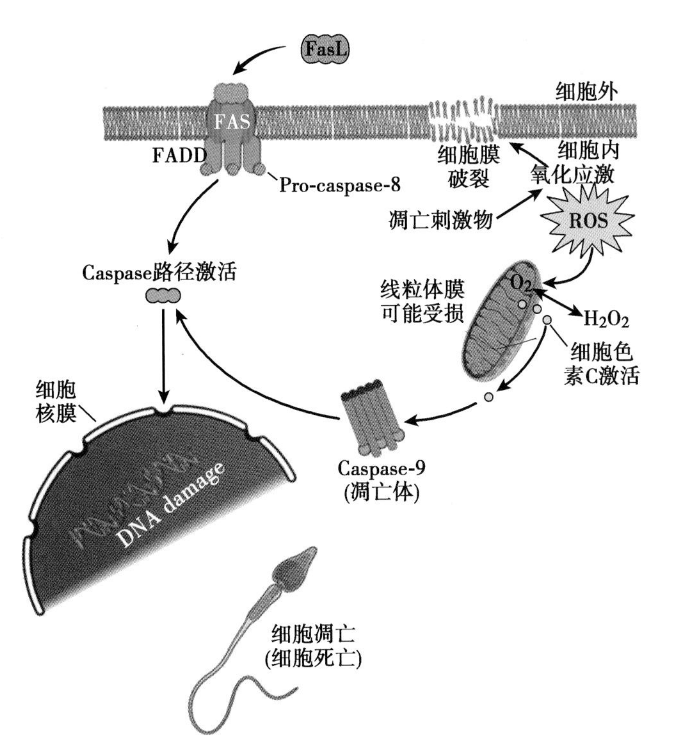

图 19.4 ROS 诱导的凋亡。ROS(凋亡刺激信号)促发线粒体释放细胞色素 C,启动 caspase 级联效应。在凋亡机制中 Fas 和 Fas 配体之间的相互作用也是必需的。DNA 断裂发生是 caspases 效应器(caspase-3、caspase-6 和 caspase-9)激活的结果,并最终导致细胞凋亡

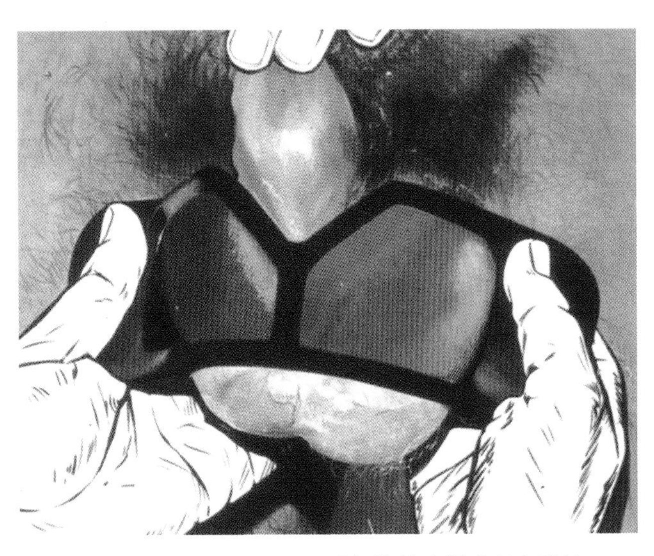

图 20.1 应用 Varicoscreen 进行接触式阴囊温度测量

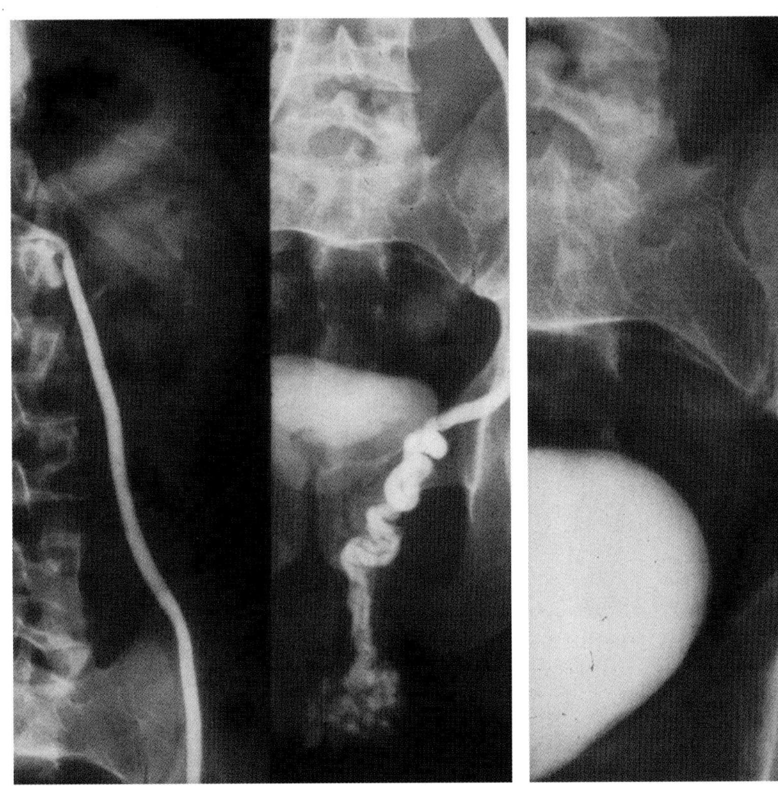
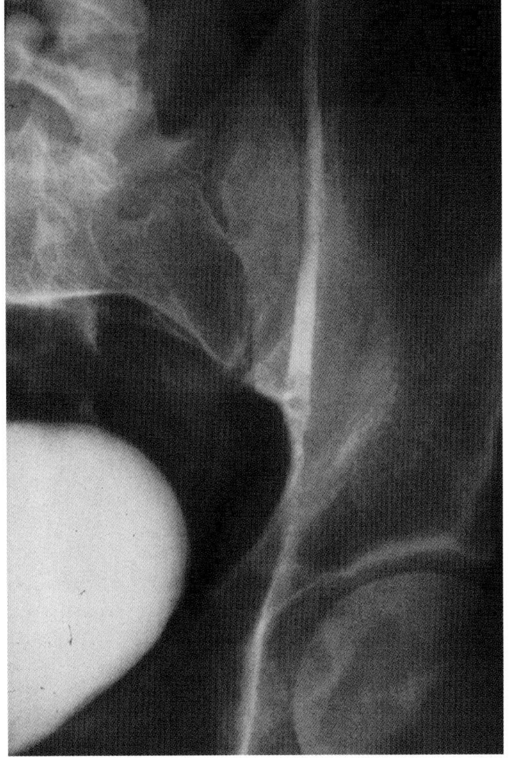

图 20.2 精索静脉曲张栓塞治疗;栓塞前、后逆行造影结果

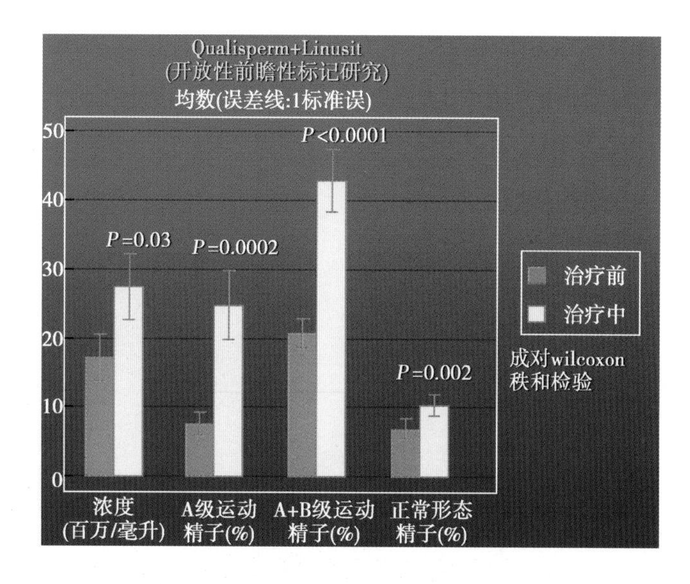

图 20.3 男性不育患者给予 Qualisperm® 加亚麻籽油补充治疗 3 个月前、后精子特征柱形图

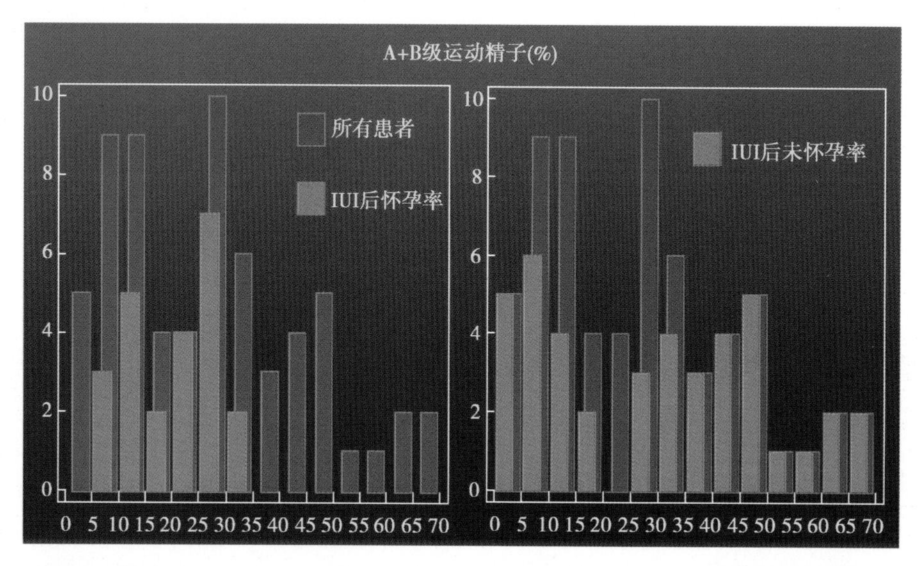

图 20.4 精液原液中前向运动精子(A 级+B 级)百分率与 IUI 治疗获得或未获得妊娠夫妇比例

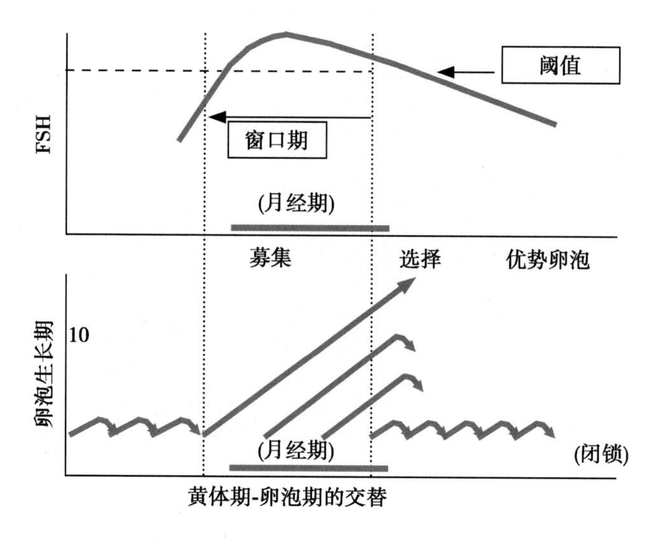

图 22.2 FSH 阈值窗的概念。在生理状态下，早卵泡期(左边区域)，血中 FSH 水平逐渐升高，达到并超过 FSH 阈值，使得卵泡发育，随后 FSH 下降(很窄的 FSH 窗)，阻止其他的多卵泡发育。在卵巢超促排卵过程中，由于 FSH 没有下降，使得多个卵泡发育(提高阈值，右侧区域)

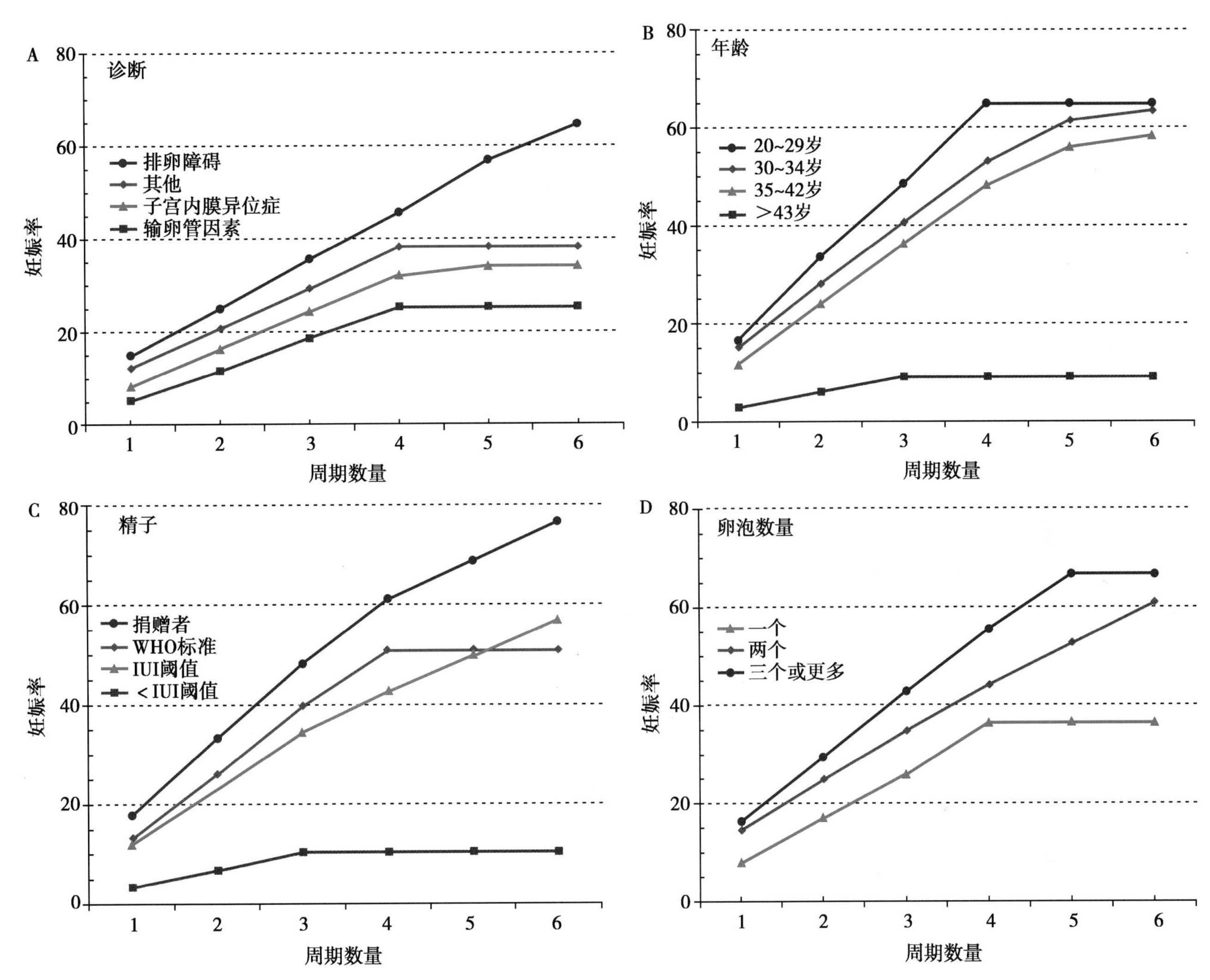

图 23.7 累积妊娠率。(A)诊断:排卵障碍=无排卵、PCO 或黄体功能不全;子宫内膜异位症=累及或未累及输卵管;输卵管因素=单侧输卵管堵塞或不伴子宫内膜异位的输卵管粘连;其他=宫颈因素、男方因素或不明原因不孕及没有子宫内膜异位症或输卵管因素的正常周期。除外年龄≥43 岁患者及活动精子数量少于 500 万或活力低于 30% 的周期。(B)年龄,子宫内膜异位症患者,输卵管损伤及活动精子数量少于 500 万或活力低于 30% 的周期被除外。(C)精子,WHO:精液质量达到或超过世界卫生组织(1992)的标准,即浓度 2000 万,总数 4000 万,活力 50%,正常形态率 30%。IUI 阈值:精液质量低于 WHO 的标准,但活动精子数量≥500 万且活力≥30%。Sub-IUI 阈值:活动精子数量<500 万或活力<30%。患者年龄≥43 岁,患有子宫内膜异位症及输卵管因素的患者,精子数量低于 500 万或活力<30% 者除外

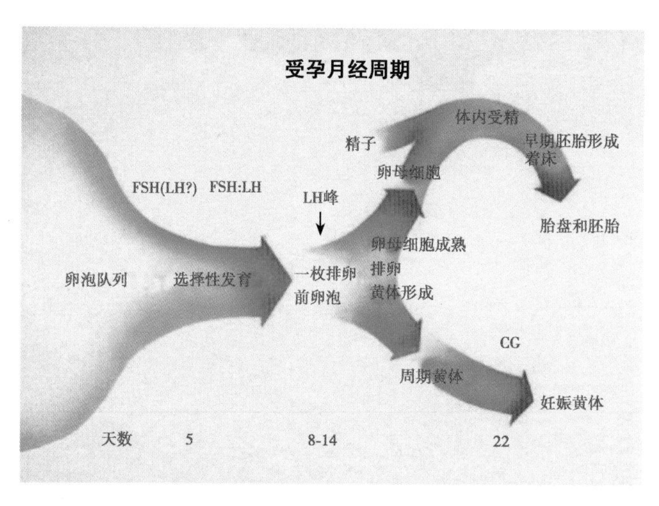

图 25.1 灵长类中，自然生殖的受孕月经周期前三周期间，卵巢和生殖系统中发生事件图解

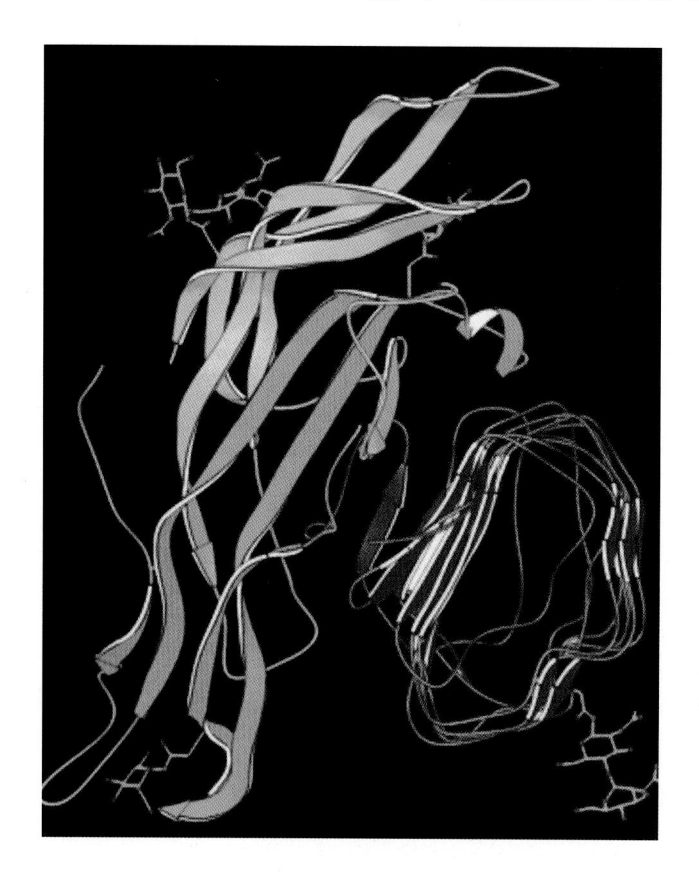

图 25.3 FSH 与 FSHR 结合的复合体结构带状图。FSH 的 α-链为绿色，FSH 的 β-链为蓝色。N-连接糖基化位点（FSH 分子和 FSHR）为黄色

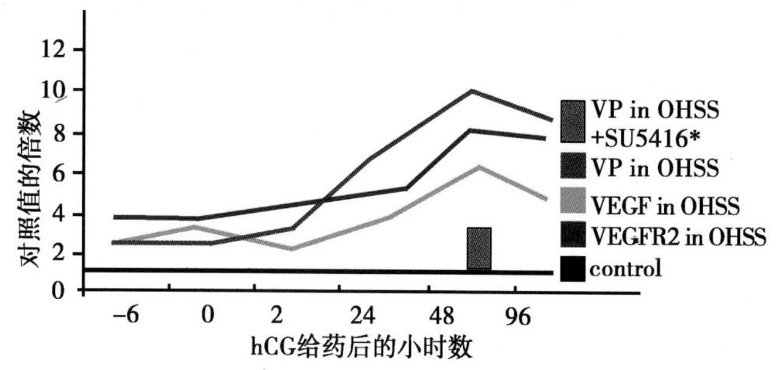

图 27.1 卵巢过度刺激大鼠中，随着时间变化 VP、VEGF 和 VEGFR-2 mRNA 的表达情况。特异性 VEGFR-2 阻断剂（SU5416）对 VP 的显著作用也用棕色柱状表示

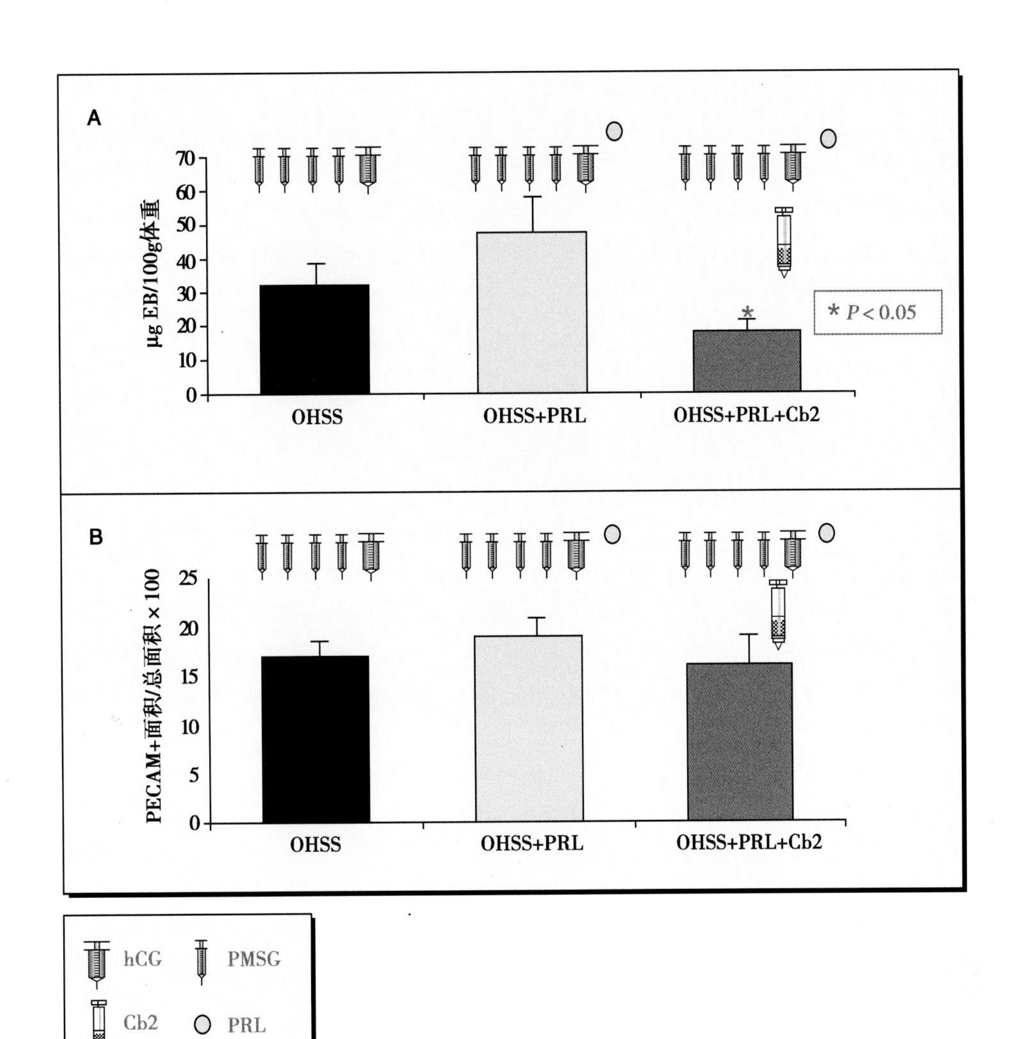

图 27.4 补充泌乳素 OHSS 大鼠中用低剂量 Cb2 治疗 VP 增加的作用。增加血管通透性的状态(A)(根据每 100g 动物体重所渗出的 EB 染料的显微图片计算),发现补充泌乳素 OHSS 大鼠接受 Cb2 给药后显著抑制血管通透性增加。实验组中观察到的 VP 变化并不是由黄体解体作用介导的,因为黄体血管密度(B)(根据 PECAM 百分比计算,PECAM 是一种特定的内皮细胞标志物)未受影响

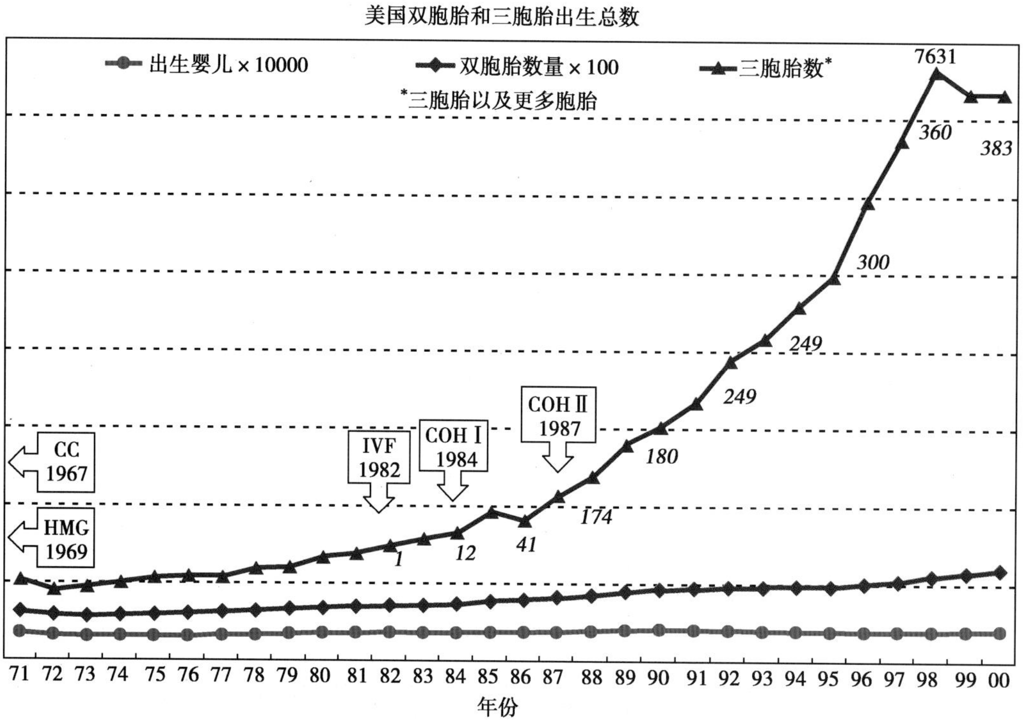

美国双胞胎和三胞胎出生总数
出生婴儿×10000
双胞胎数量×100
三胞胎数*
*三胞胎以及更多胞胎
7631
360
383
300
249
249
180
174
41
12
1
CC 1967
HMG 1969
IVF 1982
COH Ⅰ 1984
COH Ⅱ 1987
71 72 73 74 75 76 77 78 79 80 81 82 83 84 85 86 87 88 89 90 91 92 93 94 95 96 97 98 99 00
年份

图 28.2 美国 1971—2000 年的出生婴儿总数、双胞胎、三胞胎或更多胞胎数。数据显示个体出生数量。斜体数字表示 IVF 诊所数量

卵泡数量
1~2卵泡
3~4卵泡
5~6卵泡
7~8卵泡
>9 卵泡
妊娠率
80
60
40
20
0
1
2
3
4
5
HMG/FSH-IUI 周期

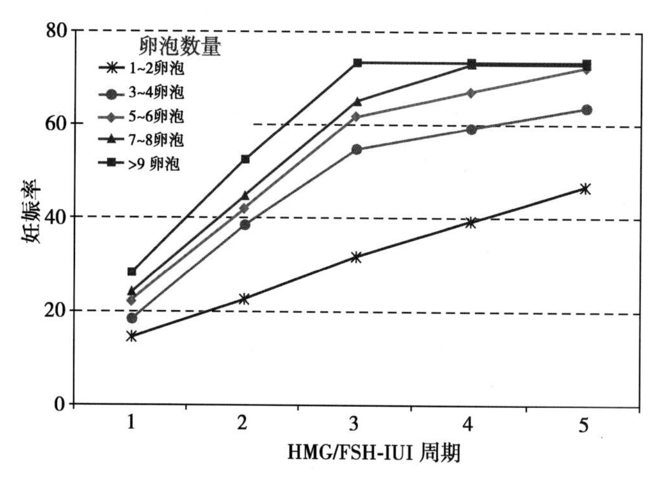

图 28.3 HMG 或 FSH-IUI 治疗前五个周期中累积妊娠率与大于等于 10mm 的排卵前卵泡数量的关系；患者年龄<38 岁，无输卵管因素，子宫内膜异位，初始有活力精子总数<500 万，或有活力精子<30%。卵泡数量如图表所示

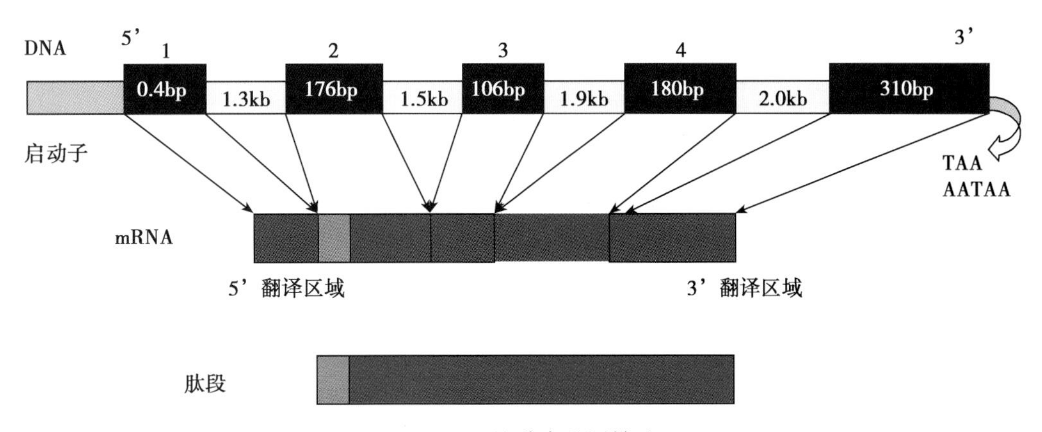

图 29.1 泌乳素基因转录

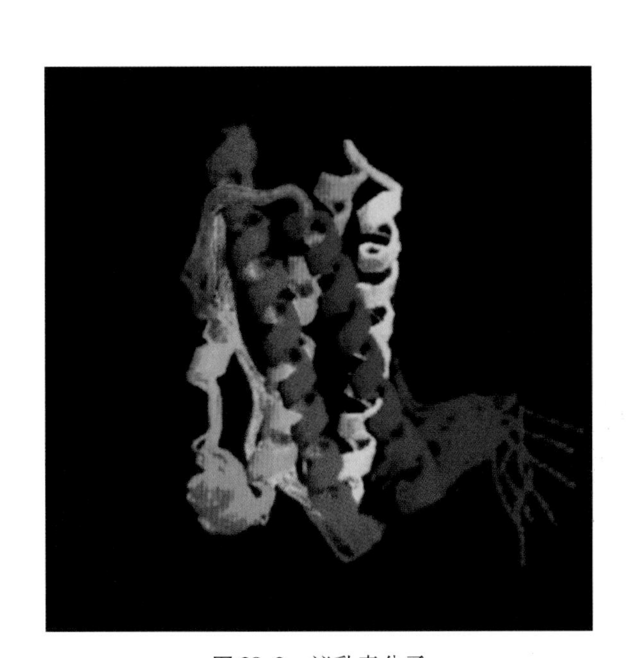

图 29.2 泌乳素分子

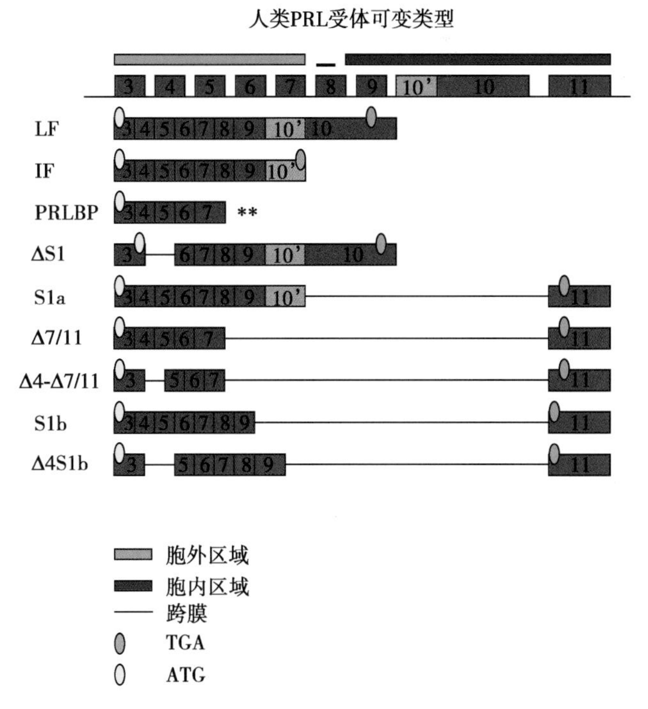

图 29.3 泌乳素受体异构体

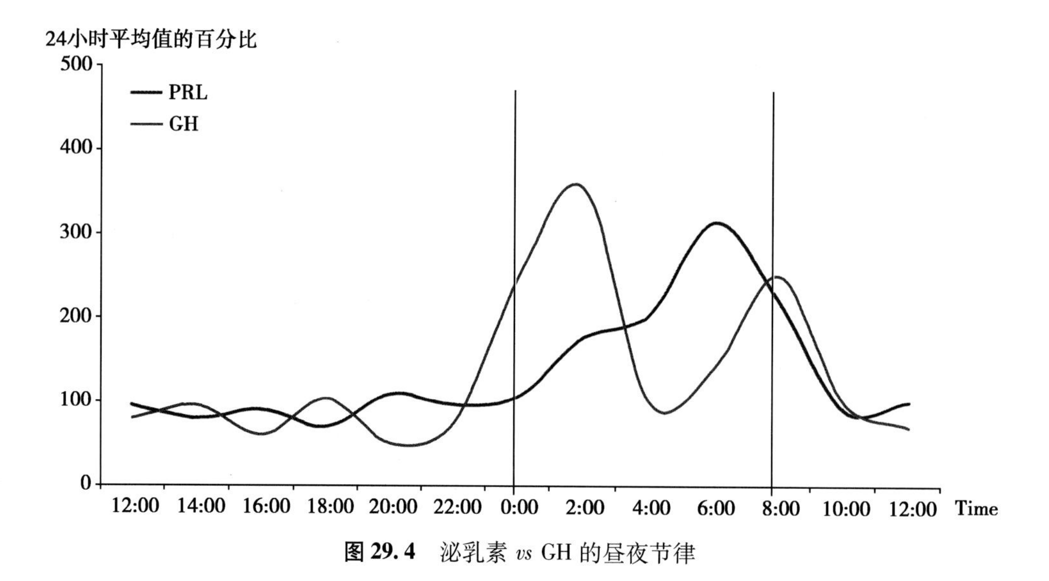

图 29.4 泌乳素 *vs* GH 的昼夜节律

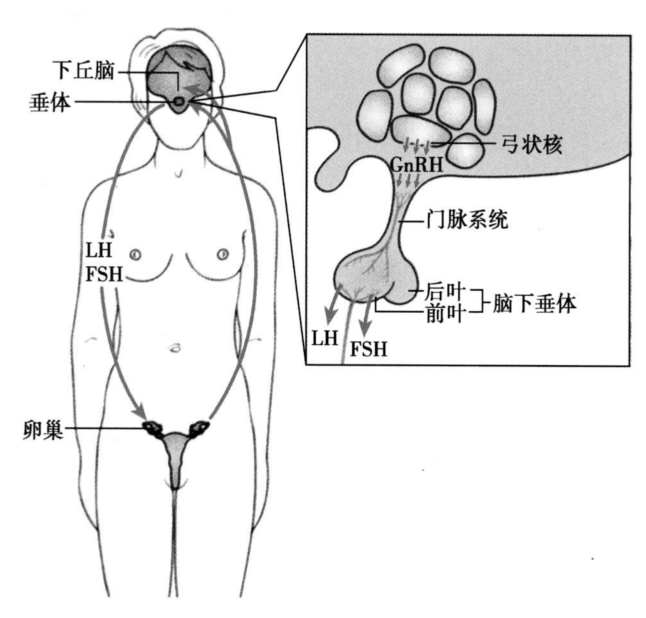

图 33.1 GnRH 的脉冲式分泌以及来自卵巢的 FSH 和 LH 的刺激

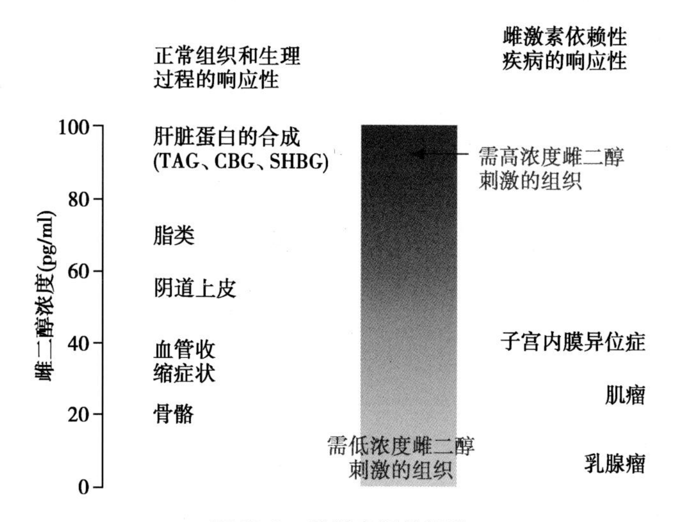

图 33.2 雌激素阈值假说

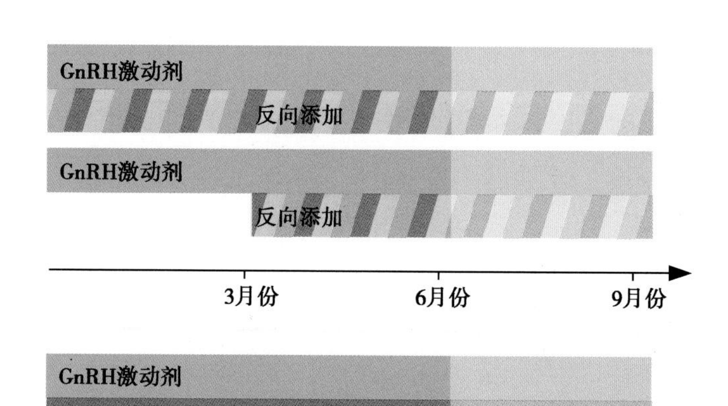

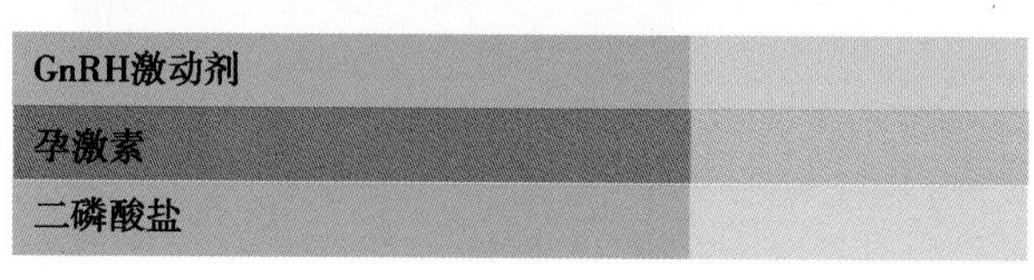

图 33.3 在 GnRH 治疗期间,针对常规骨质流失的骨保护的反向添加疗法

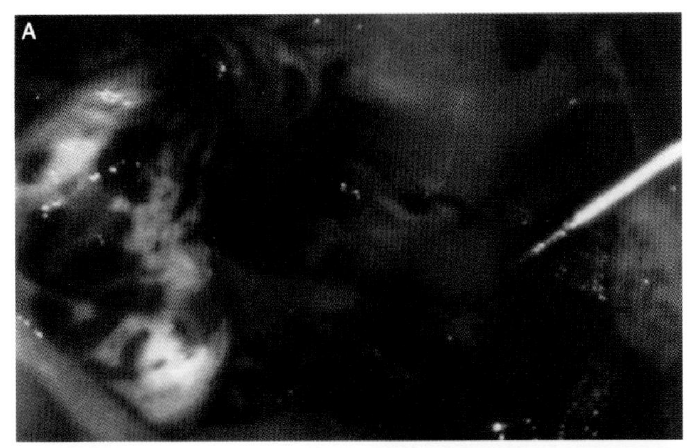

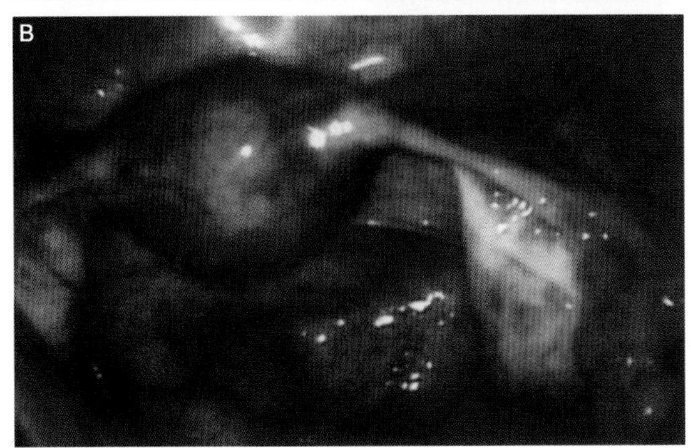

图 33.4 使用 GnRH 拮抗剂治疗前后的骨盆子宫内膜异位

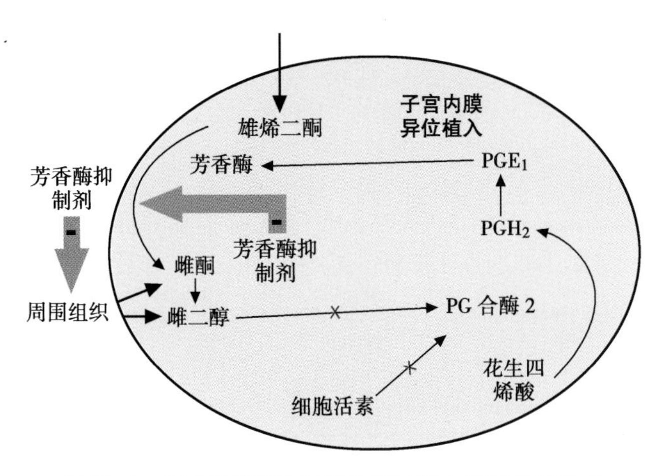

图 33.5 使用芳香酶抑制剂治疗子宫内膜异位症的分子基础

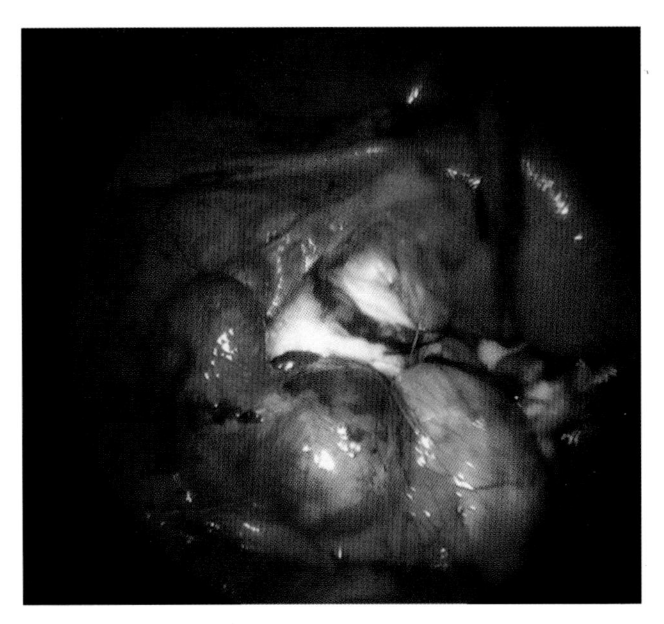

图 34.2 包含子宫附件和后穹隆粘连的重度子宫内膜异位症

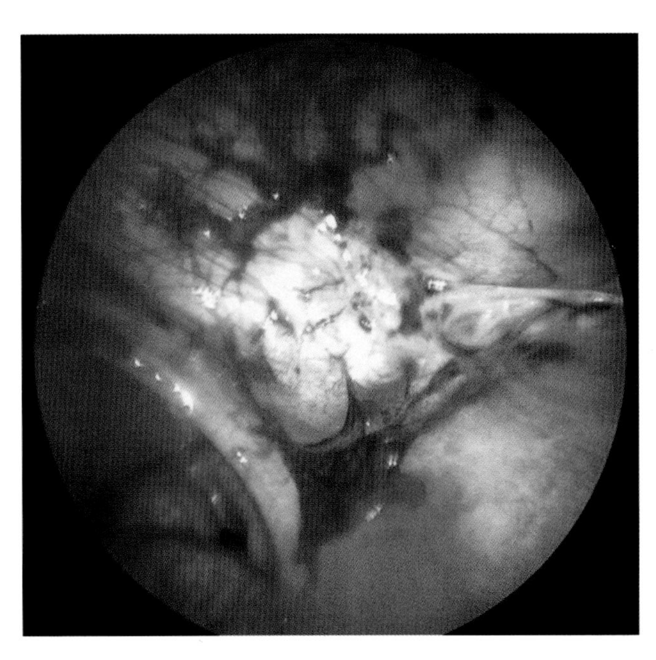

图 34.3 含有轻度子宫内膜异位植入物的骨盆

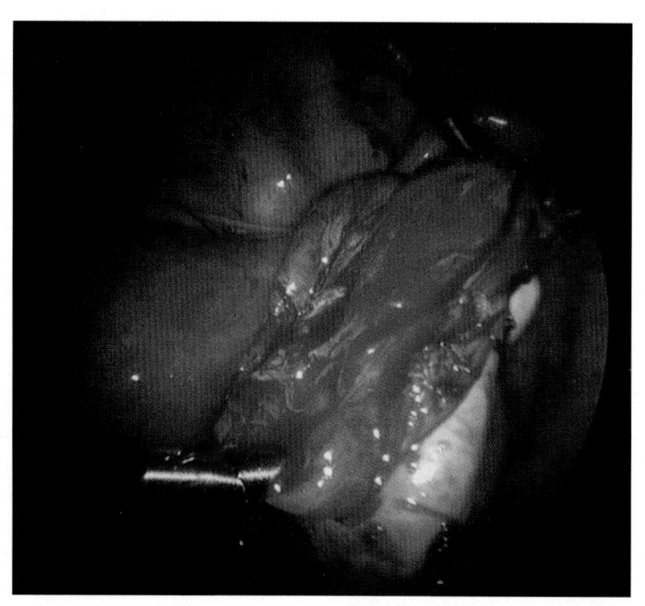

图 34.4 子宫内膜瘤囊壁切除术

综述：围胚胎移植期使用糖皮质激素对辅助生殖技术的人工周期的影响
比较：使用糖皮质激素与未使用糖皮质激素或使用安慰剂的区别(1项研究)
结局：采用不同的ART方式时每对夫妇的妊娠率(4项研究)

研究或其中子范畴	糖皮质激素组 n/N	对照组 n/N	所占比例(%)	比值(方块处) 95%CI
01 IVF术后妊娠率				
Kemeter 1986	16/73	6/73	9.19	3.13 [1.15,8.54]
Moffitt 1995	42/103	37/103	42.98	1.23 [0.70,2.16]
Ando 1996	12/23	16/35	11.90	1.30 [0.45,3.72]
Bider 1996-1	9/54	4/24	9.05	1.00 [0.28,3.63]
Mottla 1996	17/39	12/36	13.81	1.55 [0.60,3.95]
Kim CH1997	33/43	29/44	13.07	1.71 [0.66,4.38]
小计(95%CI)	335	315	100.00	1.50 [1.05,2.13]
妊娠数总计:129(糖皮质激素组),104(对照组)				
异质性检验:Chi^2=3.09,df=5(P=0.69),I^2=0%				
总体效果检验:Z=2.24(P=0.02)				
02 卵胞浆内单精子注射后妊娠率				
Tan 1992	7/17	5/14	3.95	1.26 [0.29,5.42]
Catt 1994	8/56	6/55	6.35	1.36 [0.44,4.22]
Ubaldi 2002	21/50	24/50	17.05	0.78 [0.36,1.73]
Ezzeldin 2003	66/267	65/259	60.84	0.98 [0.66,1.46]
Duvan 2006	19/50	14/40	11.81	1.14 [0.48,2.70]
小计(95%CI)	440	418	100.00	1.00 [0.74,1.36]
妊娠数总计:121(糖皮质激素组),114(对照组)				
异质性检验:Chi^2=0.84,df=4(P=0.93),I^2=0%				
总体效果检验:Z=0.00(P=1.00)				

比值(方块处) 95%CI

0.1 0.2 0.5 1 2 5 10

支持对照组 支持类固醇组

图 38.2 IVF 和 ICSI 过程中给予辅助的糖皮质激素治疗对妊娠结局的意义

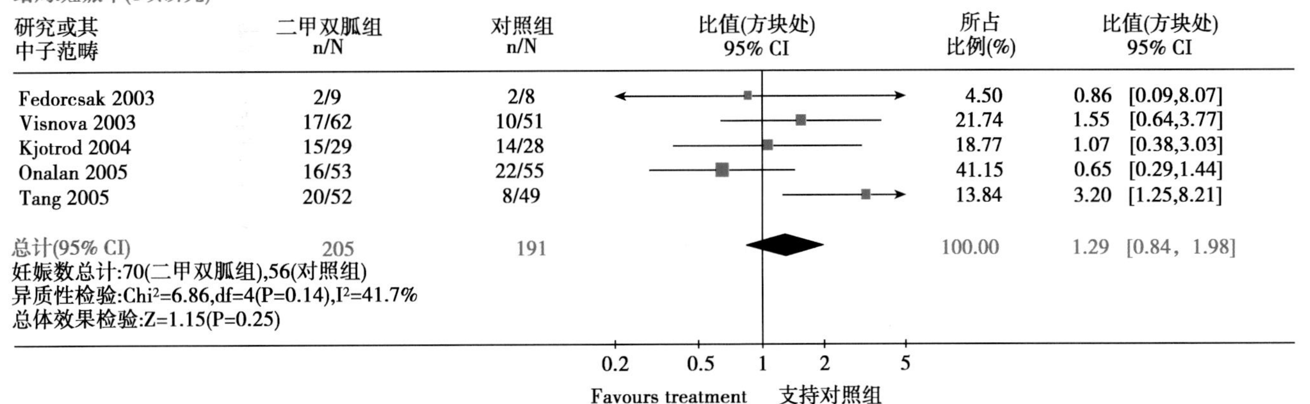

图 38.3 服用二甲双胍与未服用或服用安慰剂对 IVF 妊娠率的影响

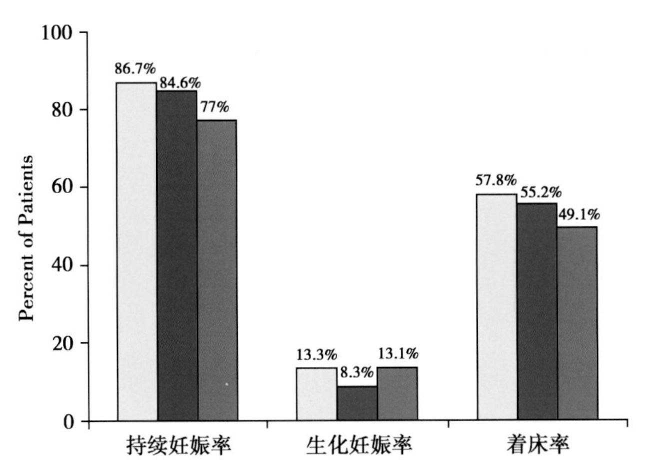

图 39.1 使用赠卵的患者进行 IVF 周期治疗的结局 (■)A 组:宫腔镜切除肌瘤;(■)B 组:经腹手术切除肌瘤;(■)C 组:接受赠卵对照组

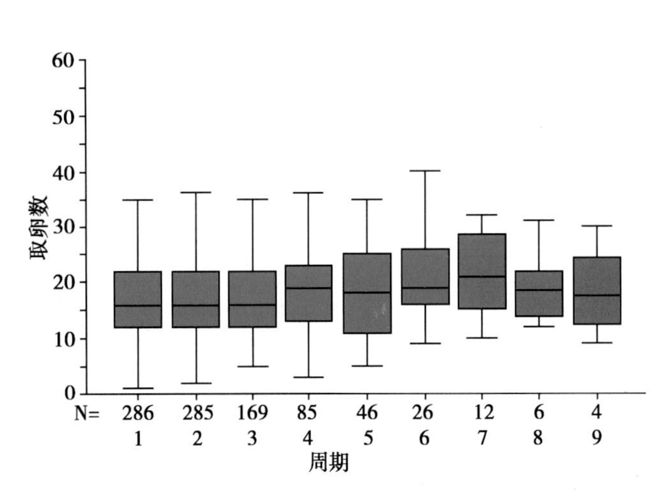

图 48.2 在连续卵巢刺激周期后卵细胞捐献者的卵细胞复原

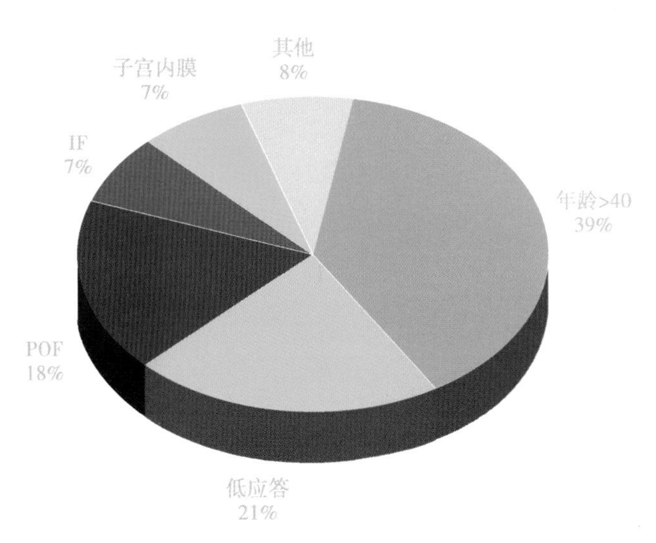

图 48.1 IVI 中的卵细胞捐献适应证

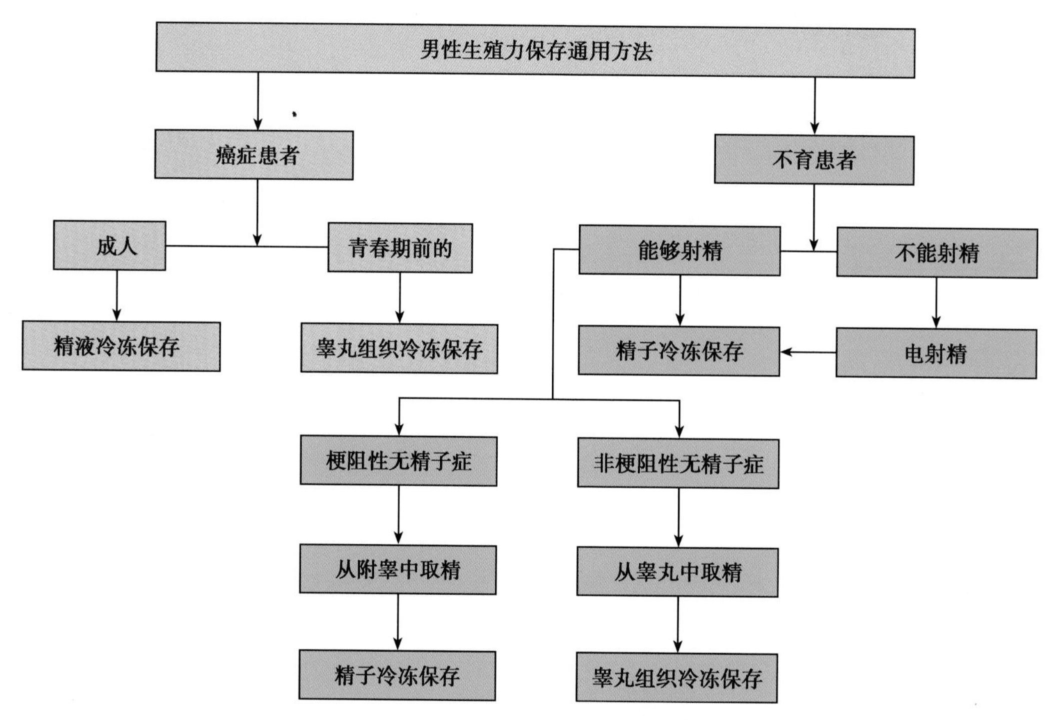

图 51.1 男性生殖力保存的通用方法

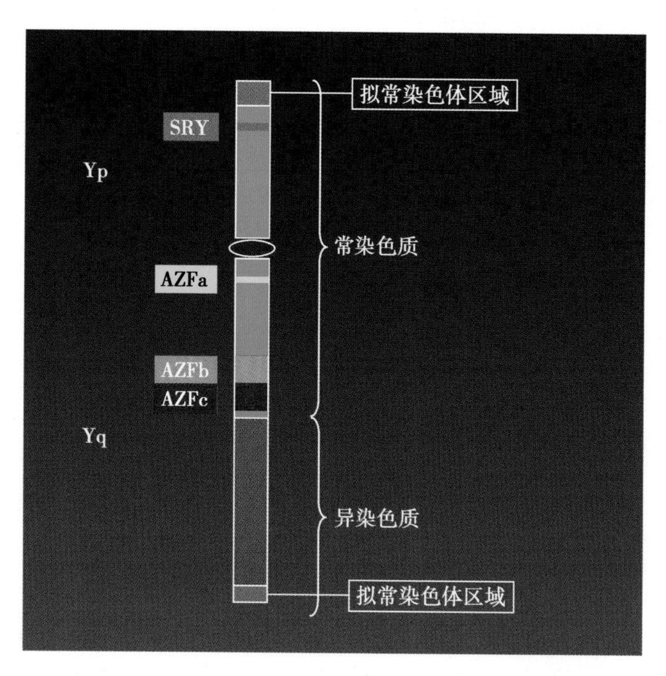

图 52.1 标出 AZF 区域 a、b 和 c 的 Y 染色体图。SRY，Y 染色体的性别决定区

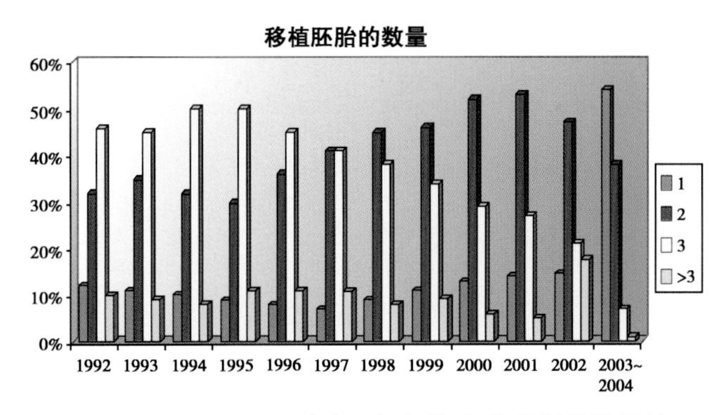

图 55.3 1992—2004 年间,在比利时,移植胚胎数量的演变

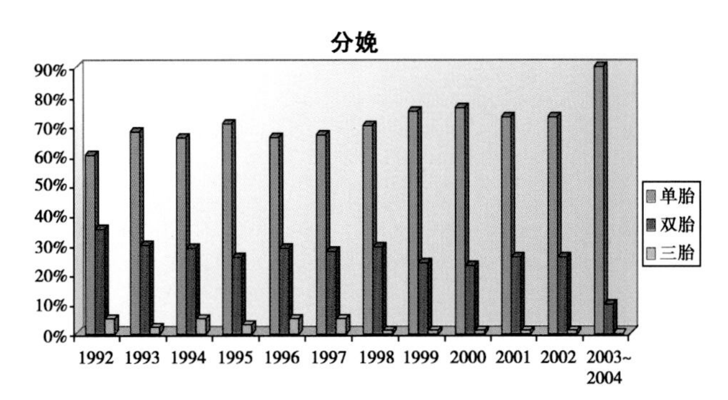

图 55.4 1992—2004 年间,在比利时,单胎、双胎及三胎分娩的数量的演变

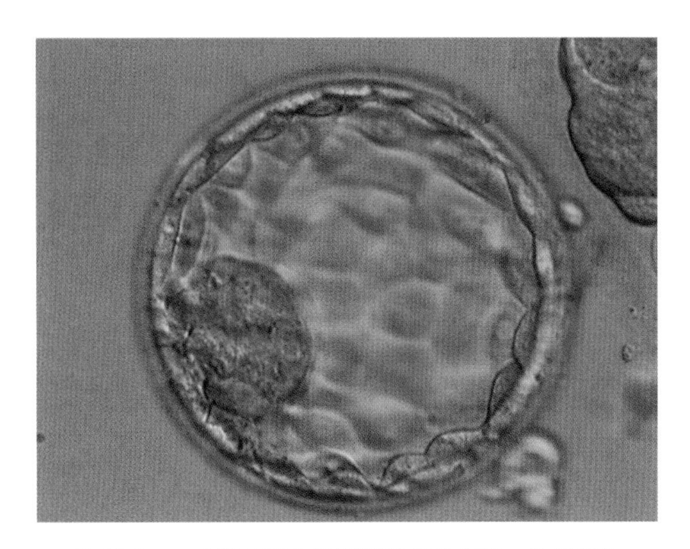

图 56.2 一个第 5 天人类囊胚的显微照相。从原核卵母细胞阶段开始,图片中的胚胎继续培养 4 天:在溶液 G1 中培养 48 小时,然后在溶液 G2 中培养 48 小时。气相为 6% 的二氧化碳和 5% 的氧气,剩余 89% 为氮气。该囊胚的分级为 4AA

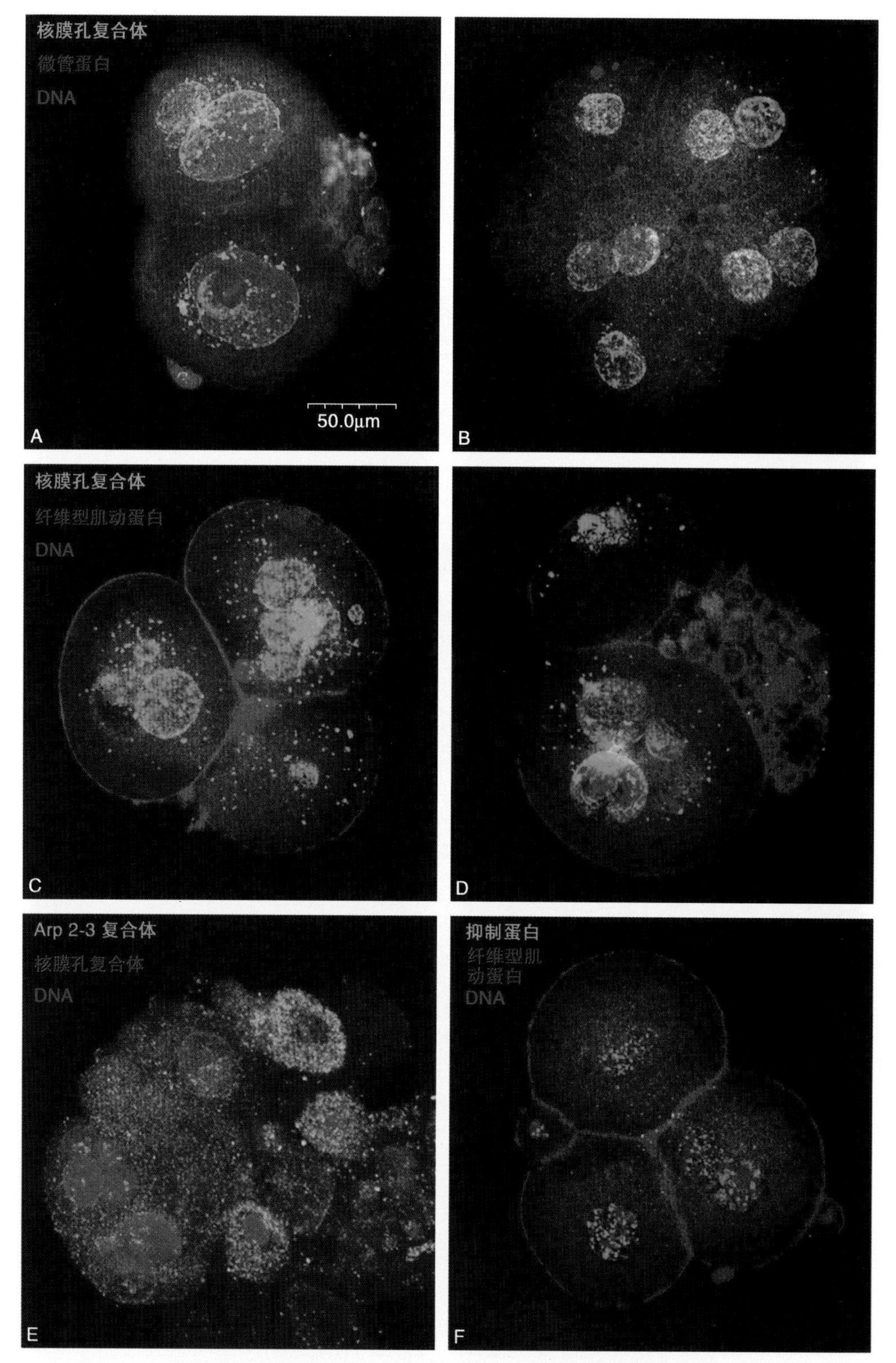

图 57.2 多核化人类胚胎的不同细胞骨架成分的共聚焦显微镜观察。研究中所有的胚胎都是从正常的受精卵发育而成的，并且在第 2 天至少有一个含有两个以上核的分裂球。(A)微管(红色)在细胞质中均匀分布,并集中于不同片段。注意,该胚胎含有不对称的双核分裂球(两个大小不相等的分裂间期核),而且分裂球的核膜(绿色)是紊乱的。(B)在该双核胚胎中,微管(红色)均匀分布于细胞质中。看不到任何异常模式。在该胚胎中,每一个大小相等的核内均可以看到光滑、有组织的核膜。(C)F-actin 分布在细胞质中,并在一个三细胞多核胚胎的皮层处富集。与图 A 中所示一样,核膜是紊乱的,这一特征类似于凋亡细胞的特征。(D)同质的肌动蛋白丝(红色)为异常分布和缺失的两细胞胚胎。分裂球上部仅有极少量的伸展 DNA,DNA 被紊乱的核膜包围。分裂球下部可以看到四个核。也可以看到富集肌动蛋白的核片段。(E)细胞质以及每一个组成“核骨架”的核内,均出现 Arp 2/3 综合体(绿色)。每一个分裂球中均可观察到可变强度的荧光信号。(F)抑制蛋白(绿色)散布于细胞质中,并以一种间断模式存在于每一个核中。该模式与正常牛胚胎中观察到的现象类似(20)。肌动蛋白丝似乎是正常分布。在一个光谱共焦显微镜(Olympus)下观察胚胎,并使用波长为 488nm、568nm 和 633nm 的激光线(布宜诺斯艾利斯大学,精密科学和自然科学学院)。使用 Adobe Photoshop 7.0 来编辑图像

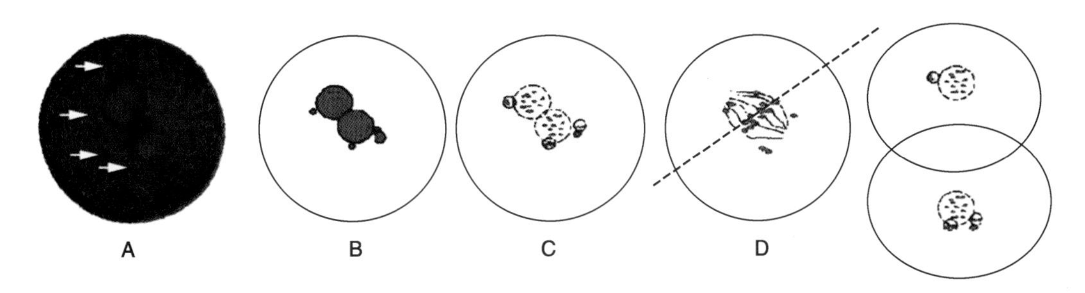

图 57.3 一种微核形成机制的共聚焦图像和示意图。(A)原核区域外出现小群 DNA。(B～D)DNA 片段散布于原核区域外,核膜瓦解后,出现卵裂,移位的 DNA 被新的核膜包围,从而形成一个微核胚胎

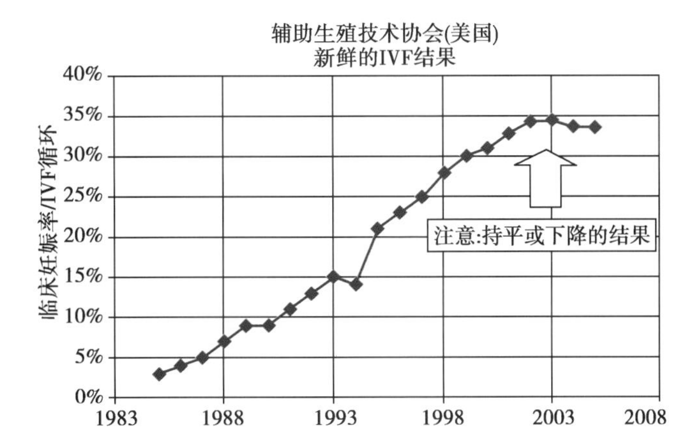

图 61.1 基于 SART 美国 1985—2005(www.cdc.gov),每个 IVF 循环的临床妊娠率

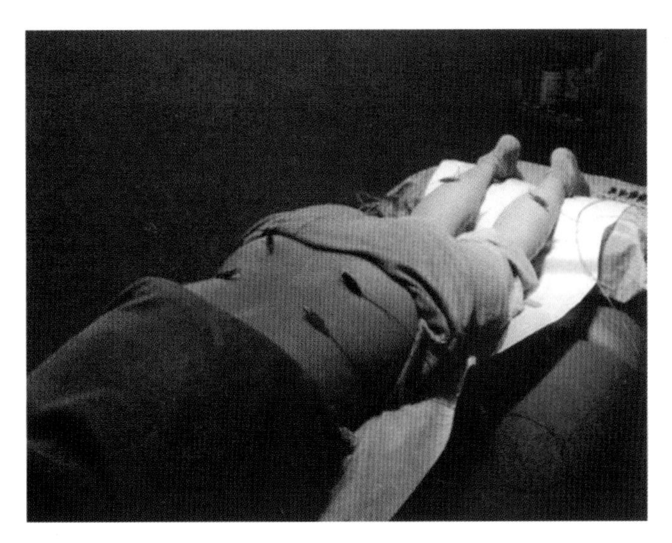

图 61.5 改良的 Stener-Victorin e-Stim 方案图示(EWA © 2000)

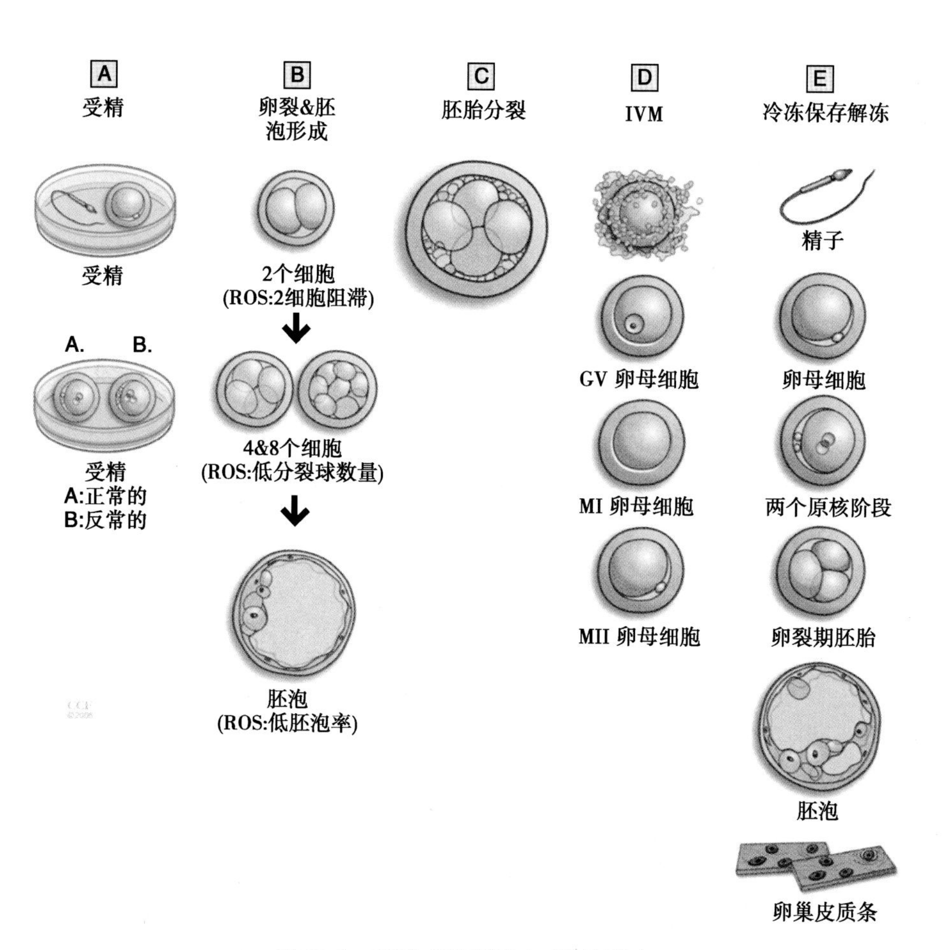

图 64.1 不同 ART 环境中 OS 的影响

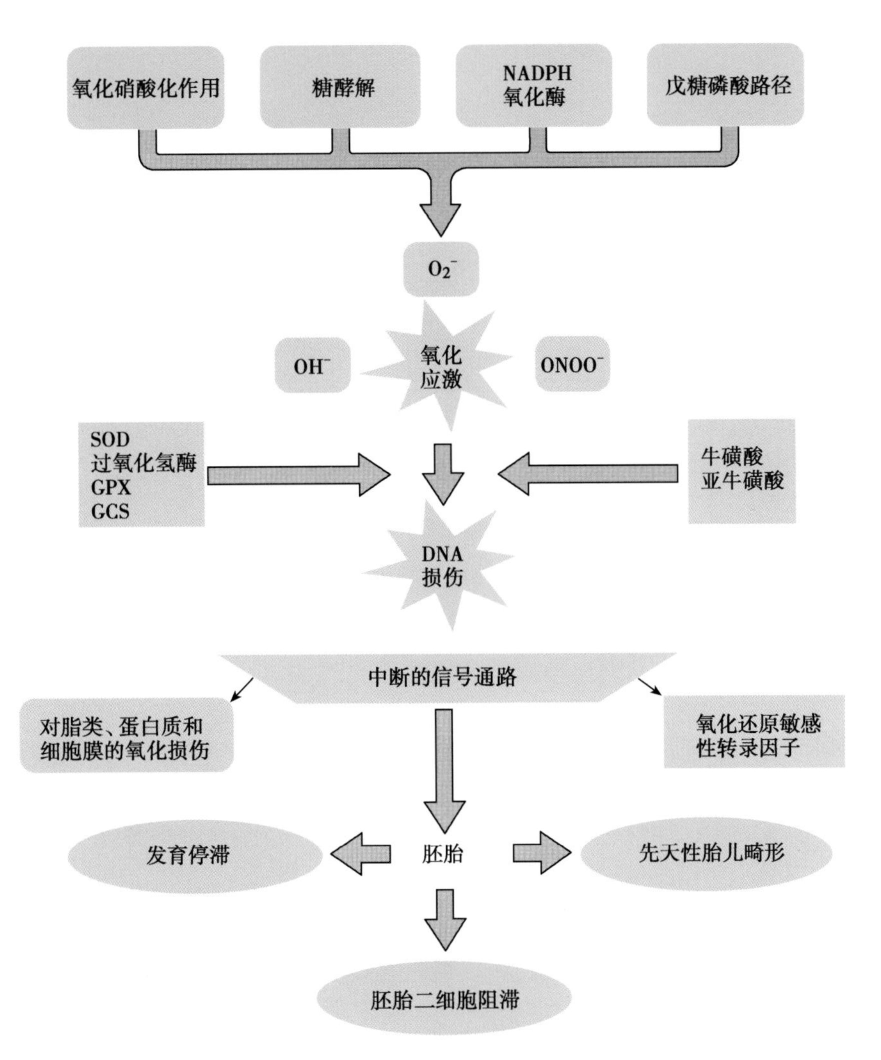

图 64.2 氧化还原作用和胚胎发育

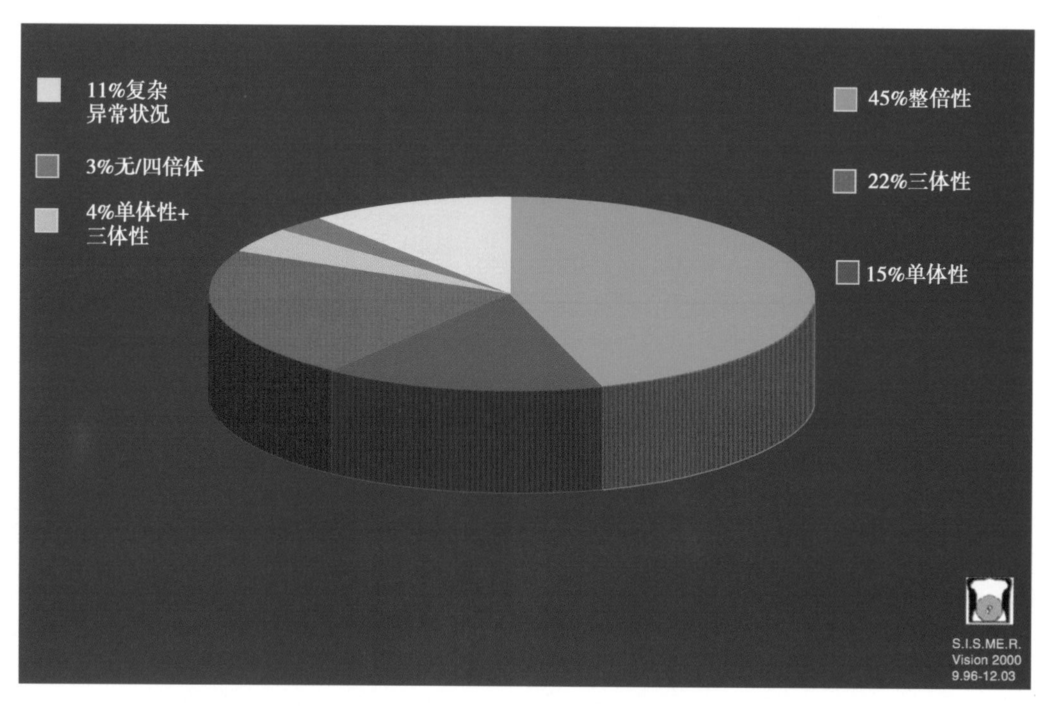

图 65.1 FISH 分析其第一极体的 3937 个卵母细胞的染色体状态分布

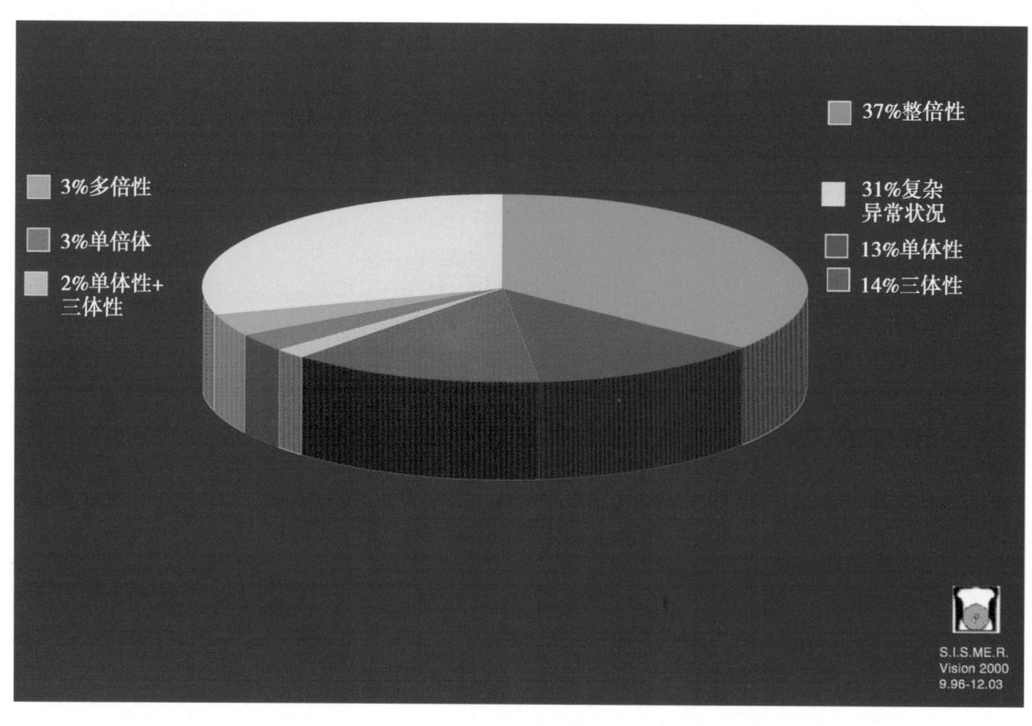

图 65.2 使用 FISH 分析一个卵裂球的 5217 个体外生成胚胎的染色体状态分布

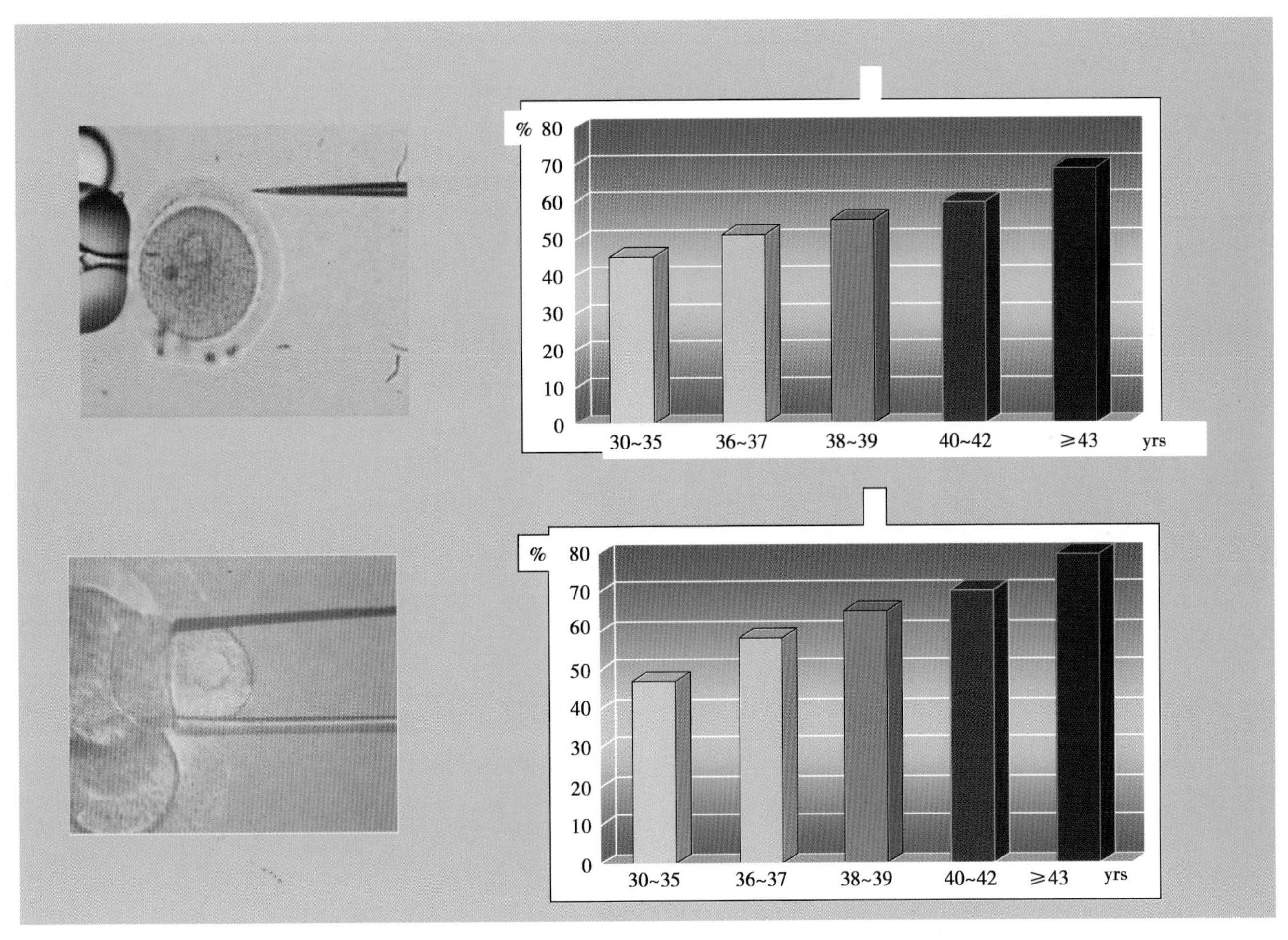

图 65.3 与母体年龄有关的卵母细胞(上)和胚胎(下)染色体异常率

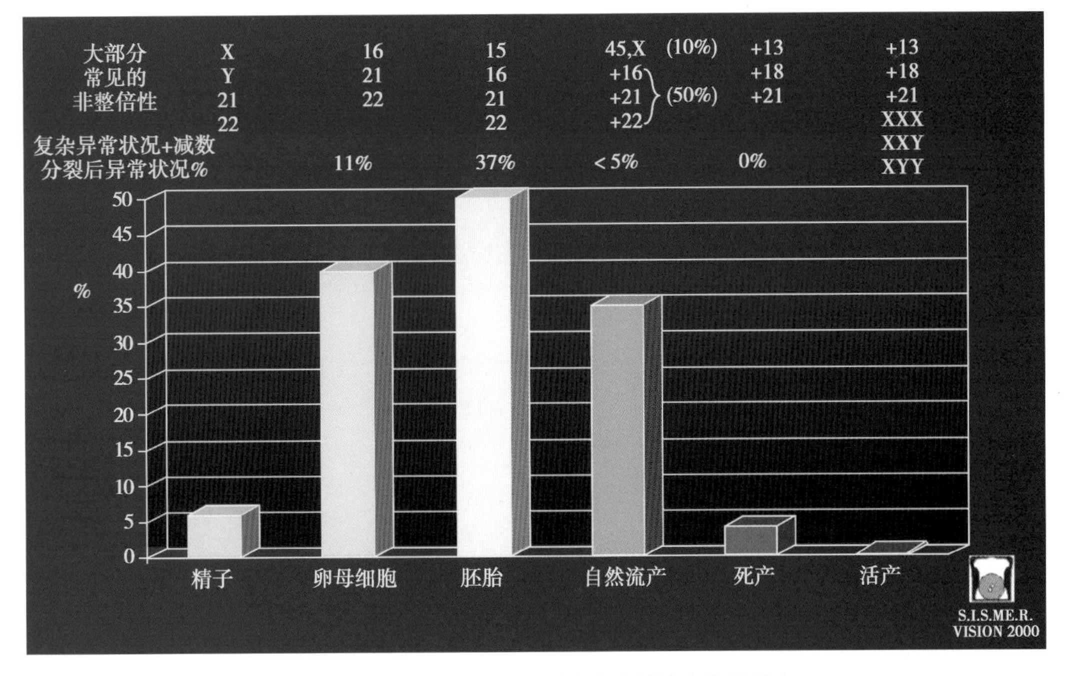

图 65.7 人类生殖过程不同阶段中的染色体异常率

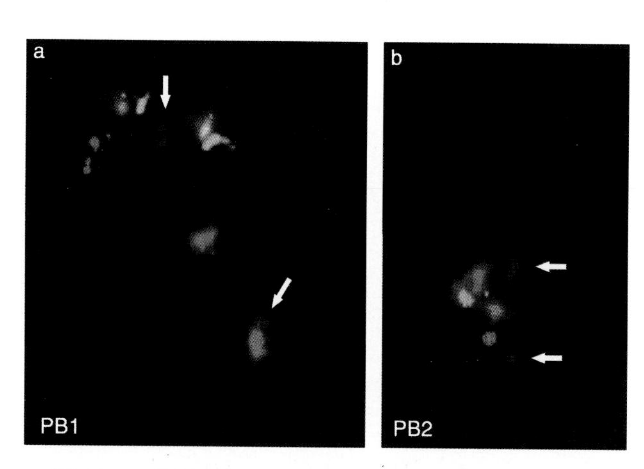

图 66.2 使用 FISH 进行 X 连锁疾病的 PGD。两图中均是与探针杂交后的核,探针与染色体 X(绿色)、Y(红色)和 18(蓝色)上的基因序列互补。(a)正常女性胚胎的卵裂球的核,具有两个绿色和两个蓝色信号;(b)正常男性的核,具有一个红色、一个绿色和两个蓝色信号

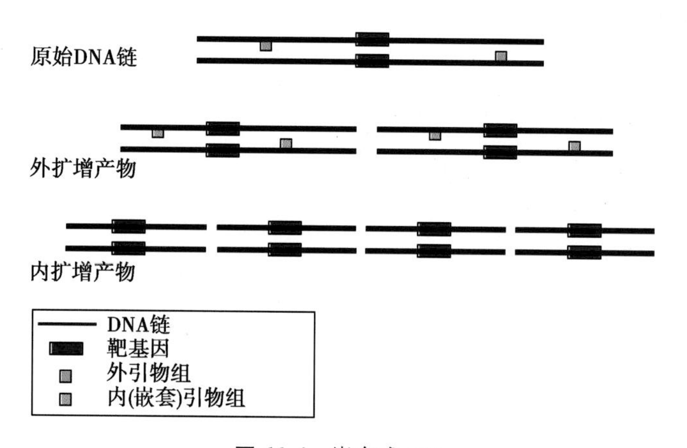

图 66.4 嵌套式 PCR

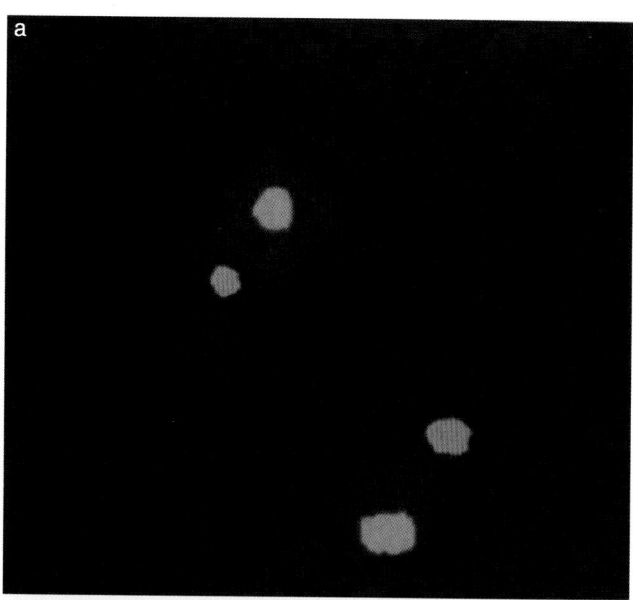

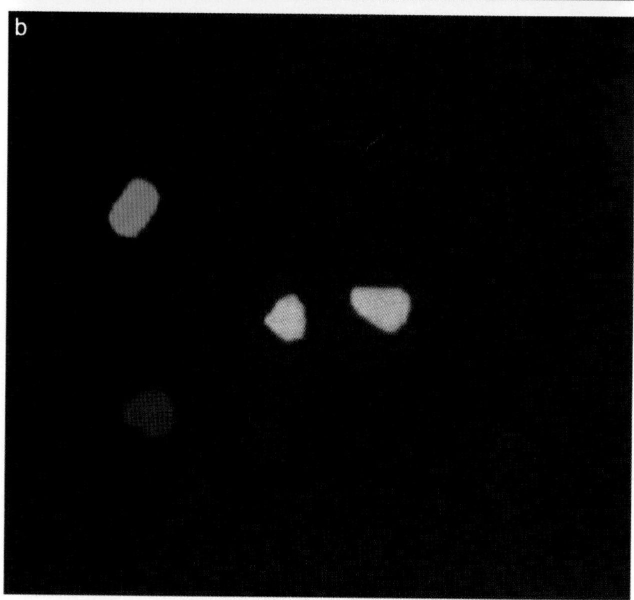

图 66.3 展示导致单体 13 的减数分裂Ⅱ错误的极体活检。在 PB1,有两个染色体 13 的红色信号(其中一个裂开了)在 PB2,有两个染色体 13 的信号,指示卵母细胞中的单体

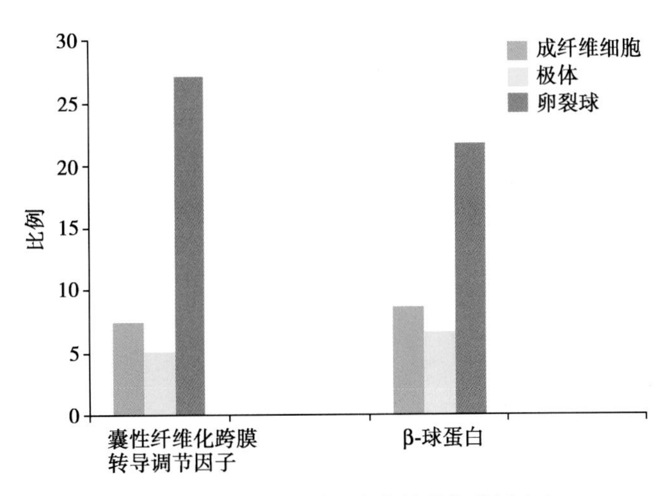

图 66.5 不同类型单细胞中的等位基因丧失

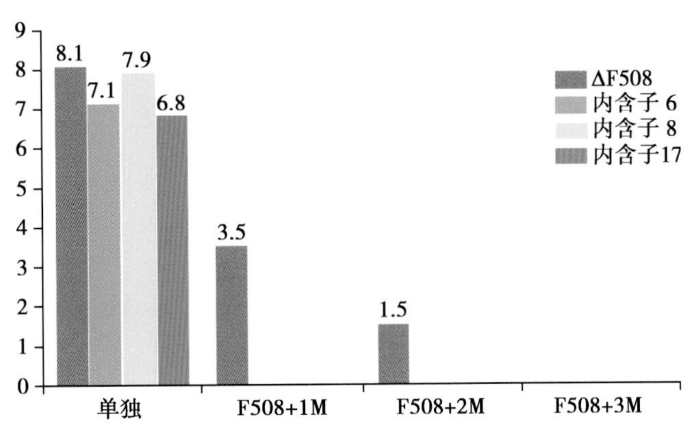

图 66.6 添加多态性标记后的 ADO 率。同时分析两个连锁基因位点把 ADO 率降低为 3.5%，而同时分析三个连锁基因位点则把 ADO 率降低为 1.5%

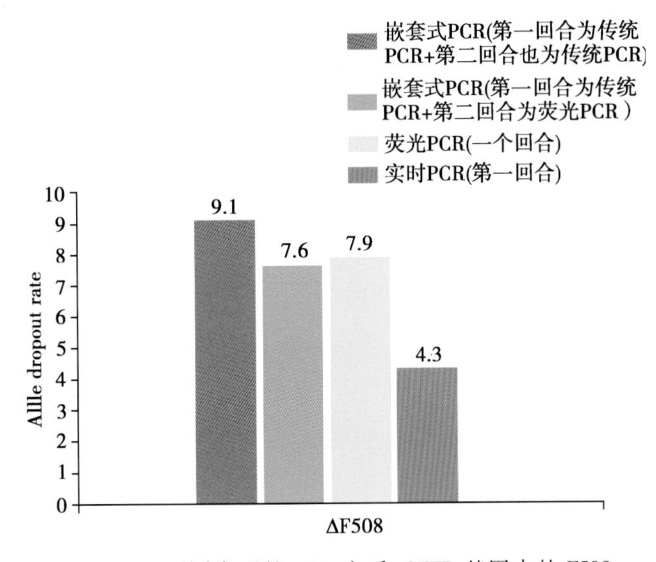

图 66.7 不同类型的 PCR 之后，CFTR 基因中的 F508 突变分析中的 ADO 率。红柱指示嵌套式传统 PCR，蓝柱指示嵌套式联合 PCR（第一回合为传统 PCR，第二组合为荧光 PCR），黄柱指示荧光 PCR，绿柱指示最敏感的实时 PCR

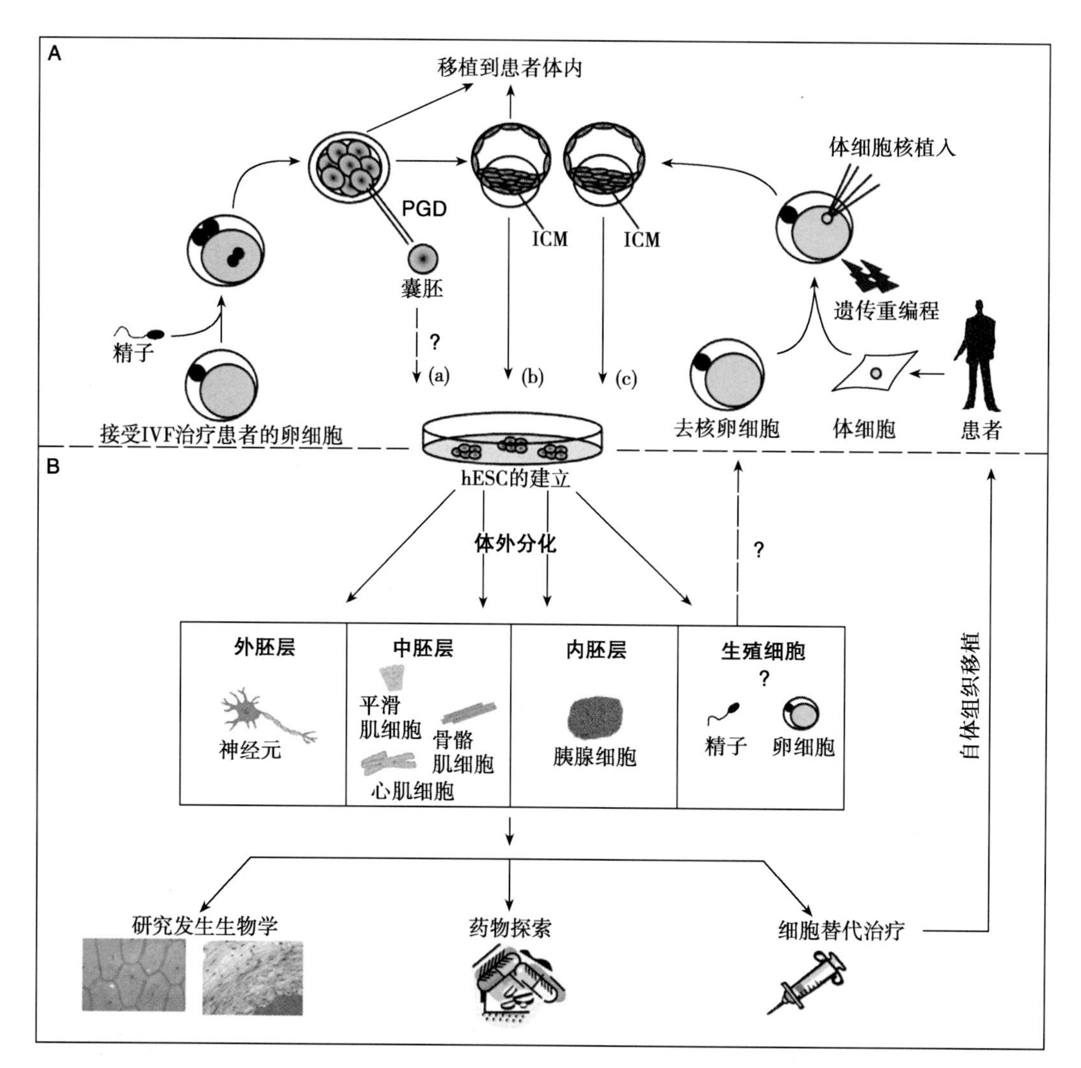

图 69.3 (A)衍生人类胚胎干细胞的策略。目前衍生胚胎干细胞的方法,是代表在(B)中表示,胚胎干细胞从试管婴儿病人的研究捐赠胚泡阶段的胚胎 ICM 派生。此系统意味着破坏胚胎。已经提出了许多新的方法生成人类胚胎干细胞。其中一个表明,单个囊胚,从 8 细胞胚胎的胚胎植入前诊断中提取,是能够发展成一个 ESC 系(a)。这种方法已在小鼠模型中被证明,但仍然有待在人体模型中被证明。替代方法建议使用的体细胞核转移技术(SNT)(C),它被称为“治疗性克隆”。在这种情况下,体细胞供体细胞的细胞核融合到去核卵母细胞。在卵母细胞的细胞质中,成年细胞的基因组被重新编程到胚胎状态。从这个胚胎,囊胚被发展并建立为人类胚胎干细胞。一个 ESC 系的衍生,特别是已建议为每个病人使用的 SNT 技术,成为克服组织排斥的方法。(B)在基础研究和医学上胚胎干细胞的潜在用途。无论用于衍生的人类胚胎干细胞的策略是什么,这些胚胎干细胞可随后体外分化成所需的细胞类型,然后是被用于研究,药物筛选,细胞替代疗法。从人类胚胎干细胞衍生卵母细胞的可能性,可以帮助覆盖所需的卵母细胞在治疗性克隆技术的需求

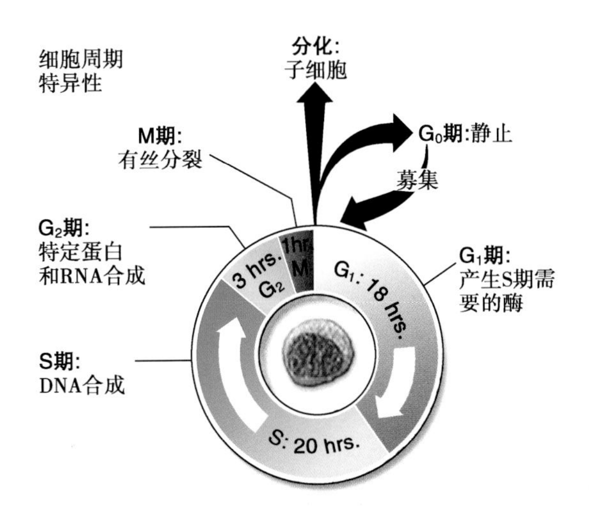

图 70.1 细胞周期图示。不同化疗药品的相对性腺毒性和细胞周期特异性是具有相特异性的药物：M 期：A，鬼臼毒素，依托泊苷和替尼泊苷；B，紫杉烷类，多西紫杉醇和紫杉酚；C，长春花生物碱、长春碱和长春新碱。G_2 期：博来霉素。S 期：A，抗代谢药物如 A，叶酸拮抗剂：甲氨蝶呤，抗嘌呤剂：巯基嘌呤，硫鸟嘌呤；B，抗嘧啶剂：阿糖胞苷，氟尿嘧啶，阿扎胞苷；C，混杂的：羟基脲，肼，顺铂和卡铂。G_0 期：亚硝基脲类如卡莫司汀，洛莫司汀，司莫司汀。G_1 期：天门冬酰胺，如肌苷二醛和类固醇。无相特异性的药物：A，烷化剂如美法仑，苯丁酸氮芥，环磷酰胺，氮芥，马法兰；B，蒽环类抗生素：多柔比星，道诺霉素，柔红霉素苯腙和放线菌素；C，杂项：DTIC，顺铂，卡铂；D，亚硝基脲类——也作用于 G_0

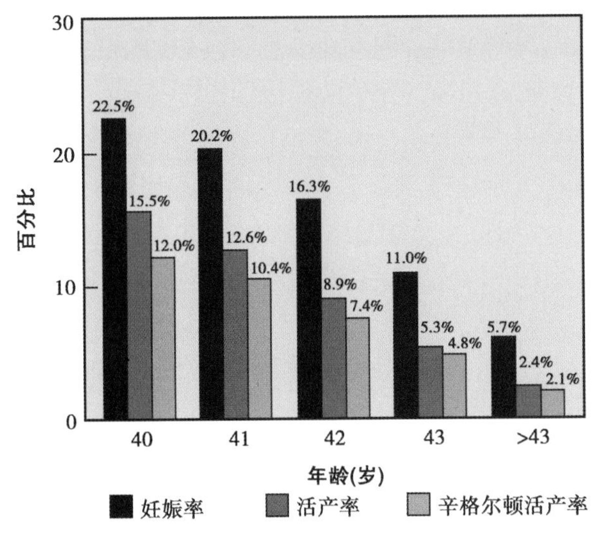

图 72.1 采用新鲜非供体卵子或胚胎进行 ART 周期的妊娠率、活产率和辛格尔顿活产率，针对 40 岁或以上的妇女，2003

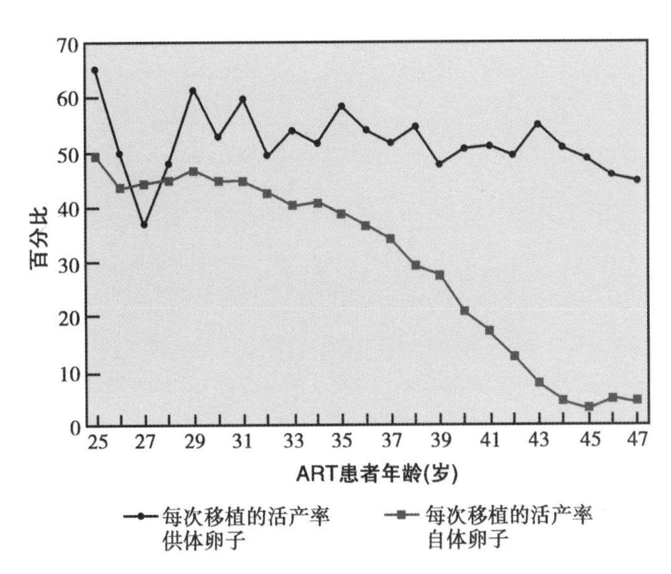

图 72.2 ART 周期每次移植的活产数，采用自身或供体卵子产生的新鲜胚胎，以 ART 患者年龄作为变量，2003

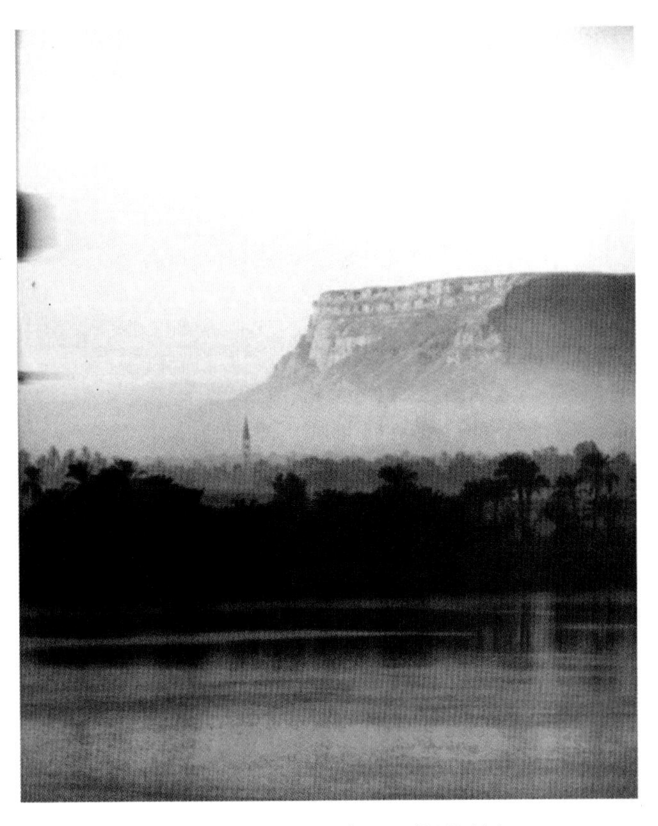

图 73.1 pharoahs 大地上的尼罗河

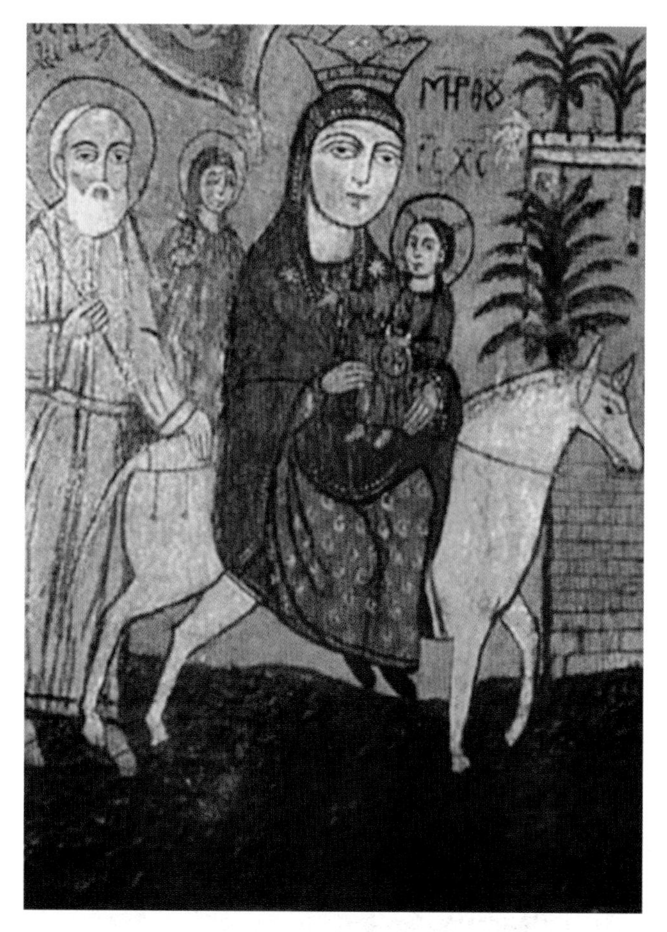

图 73.2 圣家庭逃往埃及

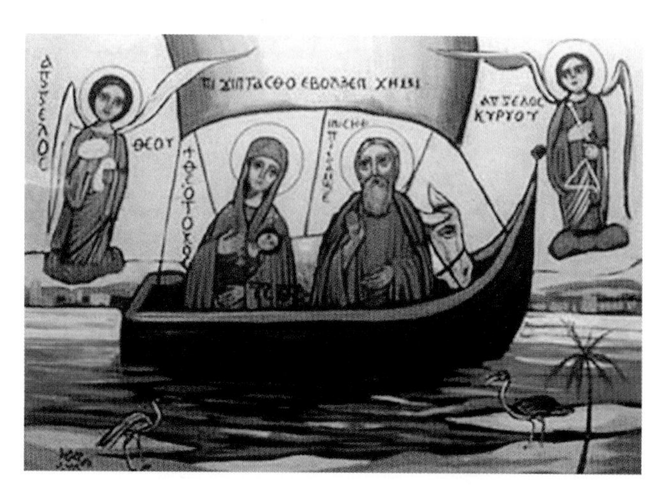

图 73.3 圣家庭在尼罗河上的旅行

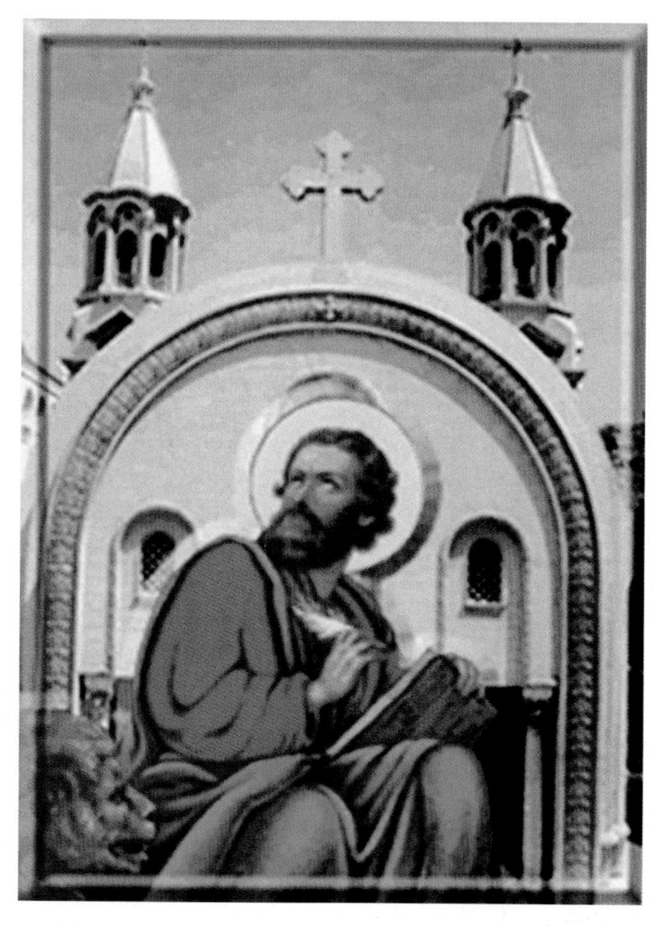

图 73.4 St. Mark，埃及教会的奠基者，以及他在亚历山大的大教堂

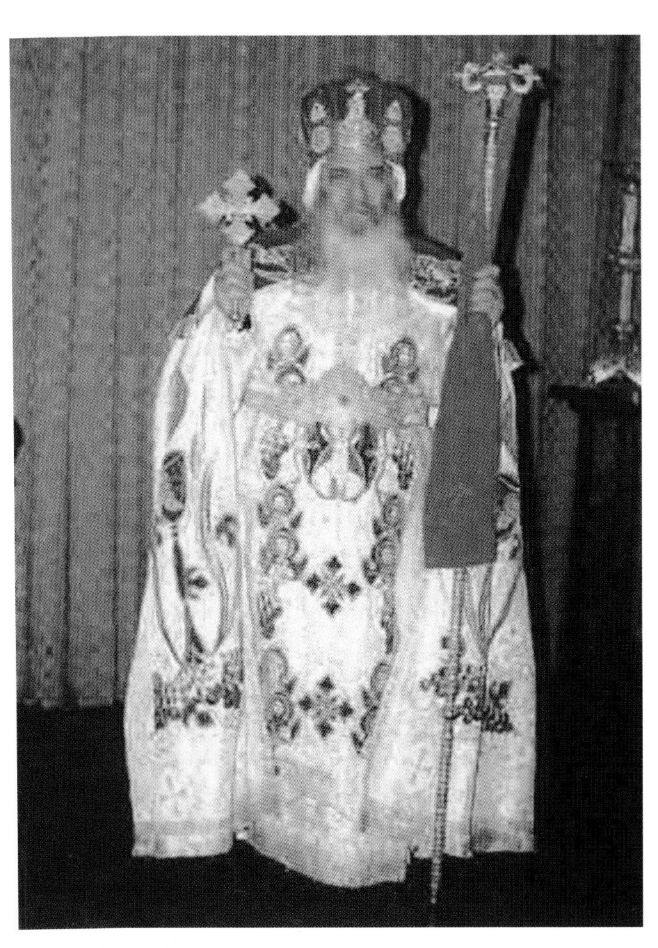

图 73.5　His Holiness Pope Shenouda Ⅲ,第 117 位亚历山大教皇,以及 the See of St. Mark. 元老

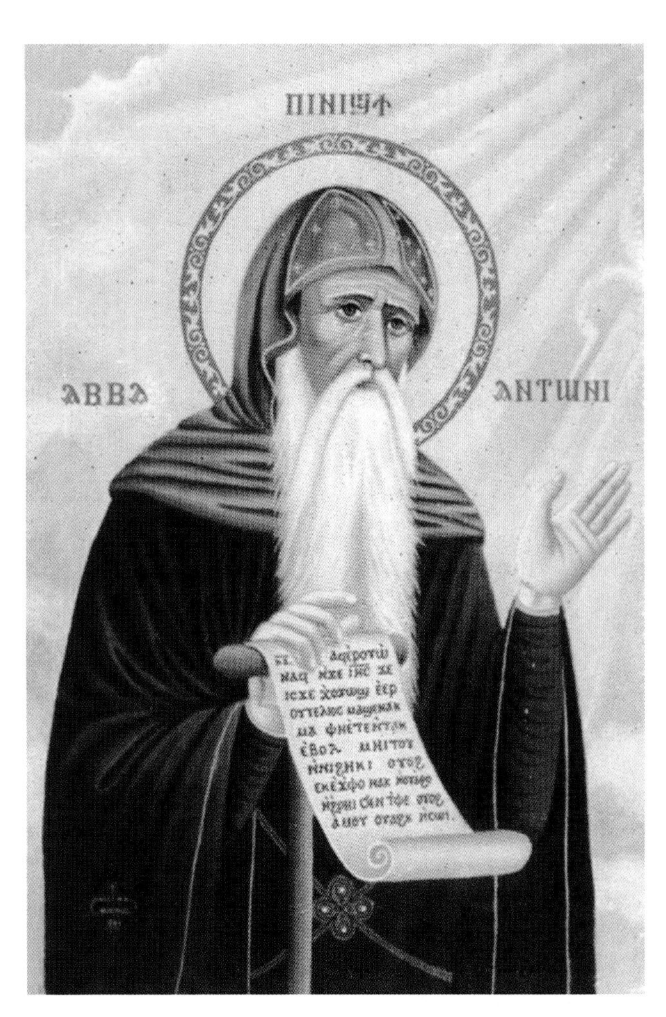

图 73.6　St. Anthony,修道院制度创始者

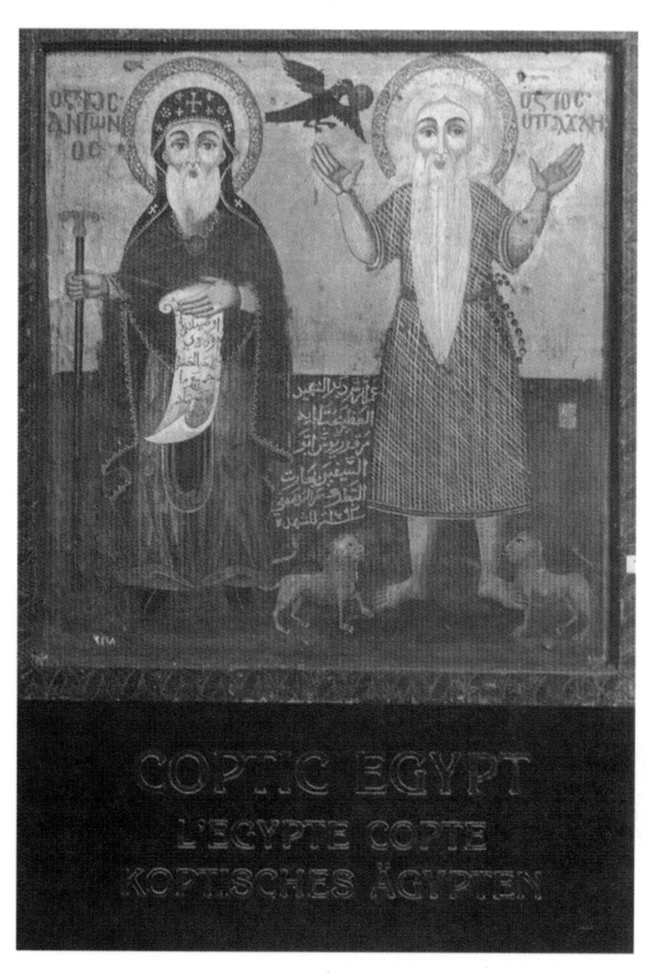

图 73.7 St. Anthony 和 St. Paul，描述他们的历史性会议

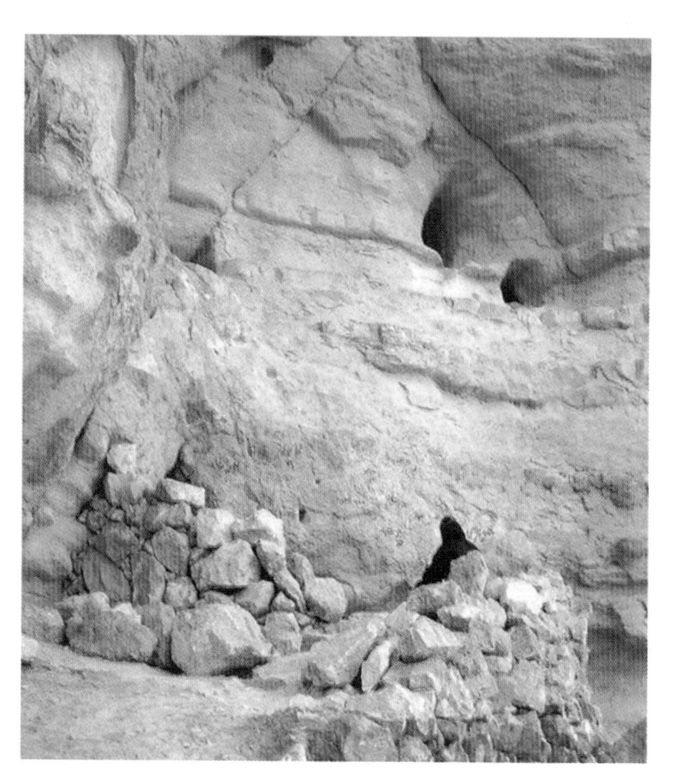

图 73.8 St. Anthony 在红海边上的修道院：世界上的第一个修道院

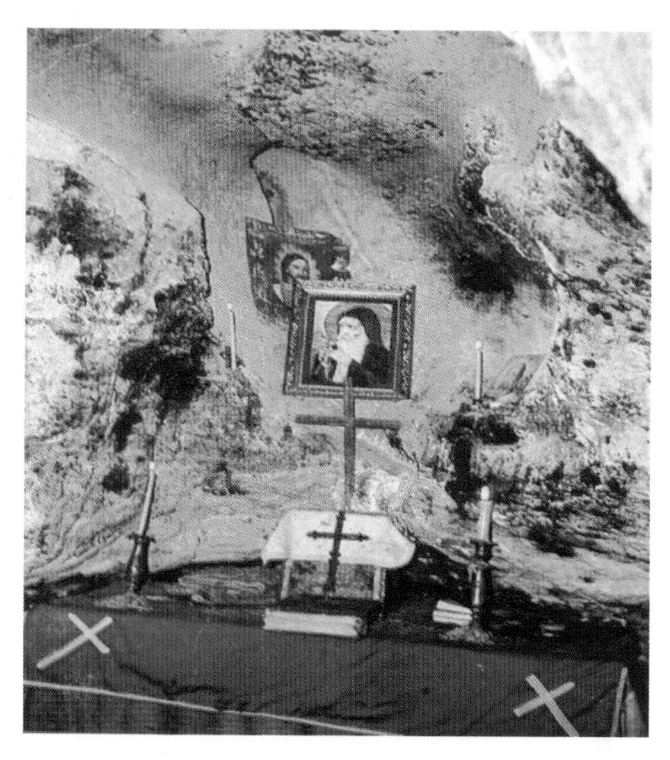

图 73.9 St. Anthony 在红海上的山洞